Uwe Henrik Peters

Lexikon
Psychiatrie Psychotherapie Medizinische Psychologie

7. Auflage

Unter Mitarbeit von Eva Milena Peters

ELSEVIER

ELSEVIER
Hackerbrücke 6, 80335 München, Deutschland

ISBN Print 978-3-437-15063-0
ISBN e-Book 978-3-437-17140-6

Wichtiger Hinweis für den Benutzer
Die Erkenntnisse in der Medizin unterliegen laufendem Wandel durch Forschung und klinische Erfahrungen. Herausgeber und Autoren dieses Werkes haben große Sorgfalt darauf verwendet, dass die in diesem Werk gemachten therapeutischen Angaben (insbesondere hinsichtlich Indikation, Dosierung und unerwünschter Wirkungen) dem derzeitigen Wissensstand entsprechen. Das entbindet den Nutzer dieses Werkes aber nicht von der Verpflichtung, anhand weiterer schriftlicher Informationsquellen zu überprüfen, ob die dort gemachten Angaben von denen in diesem Werk abweichen, und seine Verordnung in eigener Verantwortung zu treffen.

Für die Vollständigkeit und Auswahl der aufgeführten Medikamente übernimmt der Verlag keine Gewähr.
Geschützte Warennamen (Warenzeichen) werden in der Regel besonders kenntlich gemacht (®). Aus dem Fehlen eines solchen Hinweises kann jedoch nicht automatisch geschlossen werden, dass es sich um einen freien Warennamen handelt.

Bibliografische Information der Deutschen Nationalbibliothek
Die Deutsche Nationalbibliothek verzeichnet diese Publikation in der Deutschen Nationalbibliografie; detaillierte bibliografische Daten sind im Internet über http://www.d-nb.de abrufbar.

17 18 19 20 21 5 4 3 2 1

Um den Textfluss nicht zu stören, wurde bei Patienten und Berufsbezeichnungen die grammatikalisch maskuline Form gewählt. Selbstverständlich sind in diesen Fällen immer Frauen und Männer gemeint.

Anschrift des Autors:
Prof. Dr. med. Dr. h.c. Uwe Henrik Peters, Universität zu Köln, Klinik für Psychiatrie und Psychotherapie, Kerpener Str. 62, 50931 Köln
Anschrift der Mitarbeiterin:
Priv.-Doz. Dr. med. Eva Milena Peters, Klinik für Psychosomatik und Psychotherapie der Universität, Friedrichstr. 33, 35392 Gießen

Planung: Ursula Jahn, München
Projektmanagement: Martha Kürzl-Harrison, München
Bearbeitung und Redaktion: Frank Wittenhagen, München
Satz: abavo GmbH, Buchloe/Deutschland; Konvertus, Haarlem/Niederlande
Druck und Bindung: Dimograf, Bielsko-Biała, Polen
Umschlaggestaltung und Grafik: SpieszDesign, Neu-Ulm

Aktuelle Informationen finden Sie im Internet unter **www.elsevier.de** und **www.elsevier.com**

Vorwort zur 7. vollständig aktualisierten Auflage

Die Bedeutung eines Wortes ist sein Gebrauch in der Sprache. Ich werde auch das Ganze der Sprache und der Tätigkeiten, mit denen sie verwoben ist, das „Sprachspiel" nennen.

Ludwig Wittgenstein (1953)

Dieses Buch geht in seinen Anfängen auf die Schwierigkeiten zurück, welche der Verfasser einst selbst hatte, als er damit begann, sich in die Psychiatrie einzuarbeiten. Die Psychiatrie besitzt stärker als andere medizinische Disziplinen ein eigenes umfangreiches Begriffssystem, eine eigene Sprache. Dieser historisch gewachsene und darum oft in sich widersprüchliche Wortbestand der Psychiatrie erschwert nicht nur dem psychiatrischen und psychologischen Anfänger den Zugang zum Fach, sondern all den vielen, die als Ärzte, Fachärzte, Psychotherapeuten, Psychologen, Helfer, Richter, Anwälte usw. etwas mit psychischen Störungen zu tun haben. Ihnen allen möchte das Buch das Zurechtfinden erleichtern.

Das Buch beschreibt den Sprachgebrauch so, wie er innerhalb und außerhalb der Psychiatrie üblich ist oder in Klassifikationssystemen verwendet wird. Aus der Erkenntnis heraus, dass eine Fachsprache wie jede andere gesprochene Sprache ein eigengesetzliches Leben führt, verzichtet es absichtlich darauf, neue Normen zu setzen, obwohl ebendieses häufig vom Verfasser gefordert worden ist. Dagegen konnte sich das Buch auf die rein psychiatrische Nomenklatur – unter ausdrücklichem Einschluss der Psychoanalyse, Psychotherapie und der weiteren medizinischen Psychologie – beschränken, weil es für die zahlreichen Randgebiete, mit denen der Psychiater es zu tun hat, bereits gute Nachschlagewerke gibt. Dies trifft insbesondere für die Psychologie zu. Eine Ausnahmestellung nimmt die Epileptologie ein, deren über die Jahrhunderte gleich gebliebene Zugehörigkeit zur Psychiatrie keineswegs mehr unumstritten ist.

Als dieses Buch 1971 zum ersten Mal erschien, enthielt es die deutsche und die französische Psychiatrie. Jedem Stichwort war nicht nur die englische, sondern auch die französische Übersetzung angefügt. Zusätzlich gab es am Ende des Buches nicht nur ein englisches, sondern auch ein französisches Glossar. Etwa gleichzeitig war die 4. Auflage des amerikanischen *Psychiatric Dictionary* von Hinsie und Campbell erschienen. Die amerikanische Psychiatrie wurde zu der damaligen Zeit vor allem von der Psychoanalyse geprägt. Zusätzlich gab es darin umfangreiche Erklärungen zu der für die USA dieser Zeit typischen, jedoch heute vergessenen Ergasiologie des aus der deutschen Schweiz eingewanderten Adolf Meyer.

Selbst wenn man noch wenig von der Psychiatrie weiß, wird man erkennen, dass seither ausgedehnte Änderungen vor sich gegangen sind. Mit dem Erscheinen von DSM-III in den USA fing 1980 die Wende an. Dem folgten die weiteren, jedes Mal stark veränderten Ausgaben von DSM-III-R bis DSM-V. 1991 kam ICD-10 hinzu. Alles war jedes Mal mit einer neuen oder doch stark veränderten Begriffswelt verbunden.

Der Erklärungsbedarf hat sich somit immer mehr erweitert. Die, namentlich nicht genannten, Autoren werden sich vielleicht gewünscht haben, dass die Psychiater sofort alles vergessen, was vorher gewesen war. Aber die Sprache vergisst nichts und der Mensch ist kein Computer. In den Köpfen ebenso wie in älteren Büchern und Zeitschriften leben die Begriffe nicht nur weiter, sondern vermischen sich auch mit neueren. Selbst wenn dieselben Wörter gebraucht werden, verändert sich mit der Zeit deren Bedeutung.

Wir benutzen daher jetzt gleichzeitig und nebeneinander drei psychiatrische Sprachen zusammen mit deren „Dialekten". Die klassische deutsche Psychopathologie und die dazu oft in Widerspruch stehende Sprache der Psychoanalyse sind das eine. DSM-III bis -V mit ihren mehreren Zwischenstufen stellen eine andere Sprache dar, wobei das amerikanische Original und die deutsche Übersetzung durchaus Unterschiede aufweisen können. Die Sprache von ICD-10 – auch hier sind englisches Original und deutsche Übersetzung nicht immer identisch – muss der Arzt laut Gesetz für Abrechnungen und Arbeitsunfähigkeitsbescheinigungen benutzen.

Psychologen aller Schattierungen, Neuropsychologen, kognitive Neurowissenschaftler und viele andere untersuchen mit ihren Methoden oft dieselben Phänomene wie die Psychiater. Das führt häufig auch zur Bedeutungsänderung der benutzten Begriffe oder es wird auf Begriffe der Psychologie zurückgegriffen. Auch das führt zu einem vermehrten Erklärungsbedarf.

Wenig bemerkt wurde bis jetzt eine in DSM-V angeführte grundsätzliche Änderung. DSM-III bis -IV waren vielfach als einfache Klassifikationen aufgefasst worden, die jedermann benutzen konnte. Ihre Anwendung ging daher weit über die psychiatrischen Fachgrenzen hinaus. DSM-V hat demgegenüber klargestellt, dass für die Beurteilung der darin enthaltenen aus Kriterien zusammengesetzten „Syndrome“ umfangreiche psychiatrische Kenntnisse und vor allem Erfahrungen notwendig sind.

Ein anderes Phänomen stellt Wikipedia dar, denn das ist heute häufig die erste Anlaufstelle, wenn jemand etwas zur Psychiatrie wissen will. Wikipedia wird jedoch nicht von Psychiatern gemacht und erhebt selbst auch gar keinen Anspruch auf Zuverlässigkeit. Trotzdem war das zu berücksichtigen.

Das Lexikon bleibt auch in der jetzigen Auflage so angeordnet, dass der Benutzer möglichst an der Stelle, wo er es aufschlägt, sofort eine kurze Antwort auf die von ihm gestellte Frage erhält oder – bei zusammengesetzten Begriffen – unmittelbar auf das Hauptstichwort „verschickt“ wird. Es wird daher nirgendwo auf größere zusammenhängende Kapitel verwiesen, sondern der Sachverhalt ist auf die ihm zugeordneten Begriffe aufgeteilt worden. Über Eigennamen und Jahreszahlen ist im elektronischen Zeitalter der Zugang zur Primärliteratur und zu Übersichten möglich. Umfangreichere Quellenangaben mussten wie schon in früheren Auflagen aus Raumgründen unterbleiben.

Das Buch hätte einen unhandlichen Umfang bekommen, wenn es nicht zugleich möglich gewesen wäre, Entbehrliches zu streichen. Daher wurde auf ein französisches Glossar verzichtet. Auch konnten die früher als nützlich empfundenen Angaben zu vielen psychiatrischen Gesellschaften, Selbsthilfegruppen usw. gelöscht werden. Das kann das Internet wirklich besser und aktueller als ein Buch. Außerdem erwiesen sich graphische Schemadarstellungen als entbehrlich, weil Power Point die Möglichkeiten solcher Darstellungen vervielfacht hat.

Zu danken hat der Autor vor allem den vielen Nutzern dieses Buches, die ihn auf Fehlendes und Fehlerhaftes hingewiesen und oft auch mit einzelnen Formulierungen zu Verbesserungen beigetragen haben. Der Dank verbindet sich mit der Bitte, auch in Zukunft zur Weiterentwicklung beizutragen, denn die Sprache der Psychiatrie befindet sich ständig in Bewegung.

Köln, im Herbst 2016

Uwe Henrik Peters

A

AA ►anonyme Alkoholiker.

AÄGP ►Gesellschaft, allgemeine ärztliche, für Psychotherapie.

Abänderungsstereotypie *(f).* ►Manieriertheit.

Abandonismus *(m)* Ständige Furcht vor dem Verlassenwerden. Bezieht sich im Kindesalter auf Eltern, später auf nahestehende Personen. In der Vorgeschichte finden sich gewöhnlich Erlebnisse des Verlassen-worden-Seins, z. B. durch den Tod einer Beziehungsperson. Eine Folge kann etwa wiederholtes Eingehen von ►Abhängigkeitsbeziehungen sein. Vgl.►Trennungsangst.
e: abandonment complex, abandonment neurosis.

Abartigkeit *(f).* 1. Von der ursprünglichen Natur abgewichen (degeneriert). 2. In der Degenerationslehre: Abweichungen von der körperlichen, seelischen oder charakterlichen Norm, die ererbt worden sind. 3. In den Musterungsvorschriften der Deutschen Wehrmacht (1944) Bez. für psychisches Anderssein (z. B. Psychopathie, Homosexualität), welches Wehruntauglichkeit zur Folge hatte.

Abartigkeit, schwere andere seelische *(f).* Im rechtlichen Sinne: eine der 4 Kategorien psychischer Störungen, welche zu ►Schuldunfähigkeit oder verminderter ►Schuldfähigkeit führen können. Es werden darunter alle Neurosen, abnormen Persönlichkeitsstörungen, Störungen der Sexualität und vorübergehende Ausnahmezustände zusammengefasst. Eine Einschränkung der Schuldfähigkeit wird jedoch nur für besonders schwere Fälle angenommen, sofern die Fähigkeit, das Unrecht der Tat einzusehen oder nach dieser Einsicht zu handeln, aufgehoben oder erheblich vermindert ist.

Abasie *(f).* Unfähigkeit zu gehen. Meist nur für Gehunfähigkeit aus seelischen Gründen gebraucht. Ist dann gewöhnlich mit ►Astasie kombiniert. ►Dysbasie.
e: abasia. *fr:* abasie

Abbau *(m).* (C. v. Monakow). Allmähliche Reduzierung allgemeiner geistiger Fähigkeiten und der intellektuellen Leistungsfähigkeit durch organische Hirnveränderungen. Die Gesamtpersönlichkeit wird dabei als psychischer Einheitskomplex gesehen, der durch Altersveränderungen oder Krankheit eine quantitative Verringerung erfährt. Der Abbau erfolgt nach gewissen allgemeinen Regeln, vor allem im Sinne eines Verlustes der differenziertesten Leistungen, sodass es zu einer karikaturhaften Vergröberung der angestammten Persönlichkeitszüge kommt. Auch pflegt der jüngere Besitz vor dem älteren abgebaut zu werden (►Ribot'sches Gesetz). Beides gilt nicht ganz streng; im Einzelnen kann es je nach Ursache (z. B. Altersinvolution, hirnatrophischer Prozess) oder auch ohne erkennbare Gründe zu ganz verschiedenen klinischen Bildern kommen.
e: mental deterioration. *fr:* détérioration mentale

Abbauindex *(m).* Maß für das Nachlassen der intellektuellen Leistungen mit zunehmendem Alter oder bei organischen Hirnveränderungen im ►HAWIE. Normalerweise ist die Zahl der Wertpunkte einer Gruppe von Untertests (UT) mit dem Alter beständig (AW, AV, FL, BE, WT), während andere unbeständig sind (ZN, RD, ZS, MT, GF, [BO]). Hieraus errechnet sich der Abbauindex in folgender Weise:

$$\frac{\text{Summe der beständigen UT}-\text{Summe der unbeständigen UT}}{\text{Summe der beständigen UT}}$$

Normalwerte (nach Wechsler) in Altersgruppen: 25–29 Jahre (1); 30–34 (2); 35–39 (3); 40–44 (4); 45–49 (6); 50–54 (7); 55–59 (8). Nach faktorenanalytischen Untersuchungen von Riegel ist jedoch der sog. **Abbauquotient** das bessere Maß. Dieser errechnet sich:

$$\frac{\text{nicht beständige UT}}{\text{beständige UT}}\times 100$$

e: index of deterioration. *fr:* indice de détérioration mentale

abdominale Epilepsie *(f).* Syn. für ►Moore'sches Syndrom.

Abdominalmigräne *(f).* Syn. ►Moore'sches Syndrom.

Aberglaube *(m).* Glaube an übernatürliche Erscheinungen und Kräfte, die im Widerspruch zur herrschenden Religion stehen. Der Unterschied zur Religion besteht u. a. darin, dass aus den abergläubischen Vorstellungen keine sittlichen Forderungen abgeleitet werden. Auch fühlt sich der Mensch in der

Religion von der schicksalsbestimmenden Macht völlig abhängig, während er z. B. in der Magie diese imaginären Mächte zu bezwingen und für seine Zwecke nutzbar zu machen sucht. Besondere Formen des Aberglaubens sind Magie, Mantik, Geisterglaube u. a.
e: superstition. *fr:* superstition

Aberwitz *(m)*. Obsolet: Krankhafte Störung des Geistes ohne ganz bestimmte Bedeutung. Nach historischen Fallgeschichten sind am ehesten solche Störungen des Verstandes gemeint, die sich auch in verkehrten Handlungen äußern. Das Wort kommt schon im Althochdeutschen vor (âwizzi). »Ein Aberwizziger (mente captus), welcher in einem Alter, da der Gebrauch des Verstandes sonst ganz merklich ist, denselben noch nicht in einem merklichen Grade besizzet, kan ebenfalls blos durch die Übungen nach denen logicalischen Regeln curiret werden« (►Bolten, 1751, § 48).

Abfuhr (der Affekte) *(f)*. (S. Freud). Die innerhalb des psychischen Apparates durch äußere oder innere Reize entstandene psychische Energie muss nach der Vorstellung Freuds nach außen entladen werden. Dadurch löst sich die innere Spannung oder verringert sich zumindest, und das psychische Gleichgewicht ist wiederhergestellt. Als Mittel kann z. B. Weinen (»sich ausweinen«) oder Bewegung (»sich austoben«) oder Komik (»sich auslachen«) dienen. Die vom Organismus hierfür gangbaren Wege sind aber spärlich. Sexuelle Erregungen können z. B. im Traum oder direkt in Form von Angst abgeführt werden. Auch Koitus oder Epilepsie können als Abfuhr interpretiert werden. In der ►kathartischen Methode wird die Abfuhr aus therapeutischen Gründen methodisch herbeigeführt.
e: (affective) discharge (rasch), release (Durcharbeiten), removal, disposal, rebuff. *fr:* décharge

Abgrenzung *(f)*. 1. In der nachfreud'schen Psychoanalyse: die Errichtung und Behauptung von Grenzen zwischen sich und anderen. Gedachte Grenzen zwischen der eigenen Individualität gegenüber anderen Individualitäten, vor allem gegenüber den nächststehenden Menschen. Wurde stärker ausformuliert in der ►Separations-Individuations-Theorie von Margaret Mahler. Mangelhafte Abgrenzungen beim Erwachsenen werden insbesondere bei der Borderline-Persönlichkeitsstörung gesehen. 2. Die Bez. ist auch von der Populärpsychologie aufgenommen worden, hat darin aber eine weniger bestimmte Bedeutung im Sinne des Selbstschutzes vor seelischen Verletzungen.
e: separation.

Abhängigkeit *(f)*. 1. In der älteren Sprache selten für feste hierarchische Beziehung von Menschen oder Dingen zueinander, wobei die Abhängigkeit von unten nach oben deutlich größer ist als umgekehrt. 2. In der älteren Juristensprache: soziales oder wirtschaftliches Abhänggkeitsverhältnis, das sich ausnutzen lässt. 3. Der sexuelle Missbrauch Abhängiger der älteren Gesetzessprache wurde umbenannt in sexueller Missbrauch Schutzbefohlener (§174 StGB). 3. Syn. für ►Drogen-Abhängigkeit (WHO). 4. Syn. für ►Substanzabhängigkeit. Wird von DSM-V allein in diesem Sinne verwendet.
e: dependence

Abhängigkeitsanalyse *(f)*. (Kraepelin). Anwendung der kausalanalytischen Denkweise in der Psychiatrie. In der Deutung von psychischen Krankheiten das Aufsuchen von Bedingungen, unter denen die seelischen Ereignisse manifest oder verändert werden.
Syn.: Funktionsanalyse.

Abhängigkeitsbeziehung *(f)*. Enges Verhaftetsein von zwei Menschen oder eines einzelnen Menschen an Ideen und Dinge (Gifte) oder einen anderen Menschen. Die ►Autonomie der eigenen Entscheidungen wird dadurch eingeschränkt. Insbesondere in Form einer nicht gelösten Mutterbindung, Vaterbindung, Partnerbindung oder Bindung an einen Psychotherapeuten (►Übertragung). Wenn die Person, zu welcher diese Beziehung besteht, von sich aus Ablösungsabsichten erkennen lässt, treten starke Ängste auf, die sich evtl. in Suiziddrohungen oder -versuchen äußern, um die andere Person zur Aufgabe der Absicht zu bewegen.
e: relation of dependence. *fr:* relation de dépendance

Abirrung, sexuelle *(f)*. ►Perversion.

Ablationshypnose *(f)*. (G. Klumbies, 1952). Ablösungshypnose. Von der persönlichen Anwesenheit eines Hypnotherapeuten unabhängige Methode der ►Hypnose. Der Patient versetzt sich zu Hause mittels einer Tonaufnahme in Hypnose. Nicht unbedenkliches Verfahren, da unerwünschte autohypnotische Zustände entstehen können. Vom Autor nur für Schmerzstillung und zur Beruhigung unheilbarer Kranker empfohlen.

Ablenkbarkeit *(f)*. Störung des Denkens. Erschwertes Erreichen eines Denkzieles. Das Denken wird normalerweise durch eine Zielvorstellung geleitet, wobei ein gewisses Maß von Ablenkbarkeit durch Nebenassoziationen gegeben ist. Dieser Vorgang kann krankhaft gestört sein. Z. B. besteht in der Manie eine erhöhte Ablenkbarkeit (►Ideenflucht), bei epileptischer Wesensänderung eine verringerte (►Haften).
e: distractibility. *fr:* distractibilité

Ablösung *(f)*. (S. Freud). In der analytischen Psychotherapie die Auflösung der eine Behandlung tragenden Bindung zwischen Therapeut und Patient in Gestalt von ►Übertragung und ►Gegenübertragung. – I. w. S. auch die Ablösung junger Menschen von den Eltern im Verlaufe der Pubertät.

Ablutomanie *(f)*. Syn. für ►Waschzwang.

abnorm *(a)*. In der Psychiatrie: von der Norm abweichendes Empfinden, Erleben, Verhalten, das nicht durch eine körperliche Erkrankung erklärt werden kann. Die Norm wird dabei durch einen sozialen Konsens bestimmt.
e: abnormal, anomalous. *fr:* anormal

abnorme Persönlichkeit *(f)*. 1. Spielart menschlichen Verhaltens und Reagierens. Nach K. Schneider alle von der Durchschnittsbreite abweichenden Persönlichkeiten, von denen ein Teil ►Psychopathen genannt wird. 2. Abweichend vom breiten Anwendungskonzept K. Schneiders wird der Anwendungsbereich der Bez. in der klinischen Praxis immer enger. Es gelten nur noch ausgeprägte Extremvarianten der Persönlichkeit als abnorme Persönlichkeiten. Dabei ist weniger das Abweichen eines Merkmals von der Durchschnittsnorm als vielmehr dessen Ausprägung und Dominanz von Bedeutung.
e: psychopathic personality. *fr:* personnalité anormale

abnorme (seelische) Entwicklung *(f)*. ►Entwicklung, abnorme (seelische).

abnorme seelische Reaktion *(f)*. ►Reaktion, abnorme seelische.

Abnormitäten, sexuelle *(f, pl)*. Abweichungen des sexuellen Verhaltens oder sexueller Praktiken von der innerhalb des jeweiligen Kulturkreises geltenden Norm.

Abnützungssyndrom *(n)*. (J. Johnson, 1831). Durch Überarbeitung, Mangel an Bewegung in frischer Luft, rauchige Luft in den Städten, seelische Überanstrengung und die vielfältigen Spannungen einer industrialisierten Welt entstehende Beschwerden (bezog sich auf Engländer im Gegensatz zu Franzosen). Heilung sei durch jährliches Ausspannen und Reisen ins Ausland möglich. – Ideengeschichtlich ging die Vorstellung zunächst in die ►Neurasthenie über, lebt aber heute noch in der volkstümlichen Auffassung vom ►Stress fort.
e: wear and tear syndrome.

Abortivdelir *(n)*. Syn. für ►Subdelirium.

Abortpsychose *(f)*. Psychische Krankheit, die in Zusammenhang mit einer Fehlgeburt auftritt. Es kommen erlebnisreaktive Depressionen, endogene Psychosen oder auch symptomatische Psychosen vor. Sachlich weitgehend identisch mit ►Wochenbettpsychose.
e: abortion psychosis. *fr:* psychose post-abortum

Abraham, Karl geb. 3.5.1877 Bremen, gest. 25.12.1925 Berlin. Bedeutender Psychoanalytiker. Zuerst psychiatrischer Assistent (1901–1904) in den Anstalten von Berlin-Dalldort (unter Liepmann) und Tätigkeit als 1. Assistent bei E. Bleuler in Zürich. Ab 1907 zunehmende Hinwendung zur Psychoanalyse. Arbeitete über Hysterie und Zwangsneurosen. Brachte bestimmte Entwicklungsphasen mit späteren Charakterbesonderheiten (►Charakter, oraler) und psychischen Auffälligkeiten in Verbindung. Daraus folgten Arbeiten über Ich-Entwicklung und schließlich über Aggression und Traumdeutung. Begründete und leitete ab 1910 bis zu seinem Tode die psychoanalytische Gesellschaft in Berlin. 1924 und 1925 Präsident der internationalen psychoanalytischen Gesellschaft. Abrahams Einfluss auf die spätere Psychoanalyse ist z. T. deshalb so groß, weil er Lehranalytiker vieler später bedeutender Psychoanalytiker wurde; unter ihnen sind: Helene Deutsch, J. und E. Glover, Melanie Klein, Sandor Radó, Th. Reik, E. Simmel.

Abreagieren *(n)*. (J. Breuer und S. Freud, 1895). In der Psychoanalyse der Prozess, durch den verdrängtes, traumatisierendes Erlebnismaterial und die begleitenden Affekte einen angemessenen Gefühlsausdruck in Worten und Handlungen finden, wobei durch die Ableitung des Affektes nach außen die intrapsychische Spannung verringert wird. Das Abreagieren kann im Verlauf einer Psychotherapie, in Hypnose oder auch spontan auftreten. In der therapeutischen Methode der ►Katharsis wird es absichtlich hervorgerufen.
e: abreaction. *fr:* abréaction

Abreaktion *(f)*. ►Abreagieren.

Abreaktionsbehandlung *(f)*. Methodische Anwendung des ►Abreagierens gestauter Affekte in der Psychotherapie. Neben den Methoden der ►Katharsis besonders durch Spiel (►Psychodrama), ►Kunsttherapie oder auch durch Anwendung von ►Halluzinogenen.
e: treatment of abreaction. *fr:* traitement abréactif

Abruf *(m)*. Rückholen eines Inhaltes aus dem Reservoir des Gedächtnisses in das Bewusstsein. Kann als einzige der Gedächtnisfunktionen gestört sein, z. B. bei CO-Vergiftung. ►Gedächtnis.
e: recall, retrieval (mehr bei Computern). *fr:* rappel

Absence, Absenz *(f)*. Häufigste Form des kleinen epileptischen Anfalls. Kernsymptom ist die plötzlich einsetzende Bewusstseinspause von 5–20 Sek. Der Kranke unterbricht seine Beschäftigung (oder fährt bei automatisierten Bewegungen, z. B. Radfahren, darin fort), stürzt aber nicht zu Boden. Haut blass, Pupillen weit und reaktionslos. Leichteste motorische Begleiterscheinungen (Kopfneigungen, einzelne Zuckungen der Extremitäten, Augendrehungen und Augenzucken) können evtl. auftreten. Nach kurzer Reorientierungsphase wird die frühere Tätigkeit wieder aufgenommen und ein unterbrochenes Gespräch fortgesetzt. Erinnerungslosigkeit für die Anfallsdauer. Im EEG während des Anfalls kettenförmig angeordnete 2–3/sec, selten 4/sec Spike Waves. Im Intervall meist kurze Gruppen von Spike Waves. EEG-Veränderungen und Anfälle können durch Hyperventilation meist gut provoziert werden. Erkrankungsalter hauptsächlich zwischen 3. und 13. Lj. Ge-

häufte Absencen auch bei ►Pyknolepsie. ►Epilepsie. – Historisch: Die Bez. wurde zuerst von Kranken in den Pariser Hospitälern gebraucht. Durch L. F. Calmeil (1824) in die medizinische Literatur eingeführt. Calmeil verstand darunter eine abortive ►Vertigo mit rasch vorübergehender psychischer Störung ohne Zuckungen in den Gliedern.
e: absence, temporary loss of consciousness. *fr:* absence épileptique

Abspaltung *(f)*. ►Spaltung des Bewusstseins.

abständige Verbundenheit *(f)*. (J. H. Schultz). Ärztliche Haltung bei der Neurosenbehandlung. Stärkste menschliche Hingabe und Zuwendung soll mit sachlicher Besonnenheit vereint werden.

Abstammungswahn *(m)*. Wahnhafte Überzeugung, von sozial sehr hoher, meist hochadeliger Abkunft zu sein.
e: descent delusion, Mignon delusion. *fr:* délire de filiation

Abstiegsneurose *(f)*. (V. v. Weizsäcker). Neurotische Fehlentwicklung, die sich aus einem Abstieg in der sozialen Rangordnung entwickelt. Zählt zusammen mit der Aufstiegsneurose zu den sozialen ►Neurosen.
e: status-reduction reaction, demotion reaction.

Abstinentia sexualis *(f)*. Freiwillige Keuschheit.
e: sexual abstinence. *fr:* abstinence sexuelle

Abstinenzdelir(ium) *(n)*. Syn. für ►Entziehungsdelir(ium).

Abstinenzerscheinungen *(f, pl)*. Syn. für ►Entziehungserscheinungen.

Abstinenzregel *(f)*. Behandlungsregel der psychoanalytischen Therapie. Der Arzt ist gehalten, dem Patienten die Befriedigung seiner sexuellen oder aggressiven Wünsche zu versagen. Ein zu weites Entgegenkommen würde den Erfolg der Kur vereiteln, da »man Bedürfnis und Sehnsucht als zur Arbeit und Veränderung treibende Kräfte beim Kranken bestehen lassen« muss (Freud, GW X, 313). Liebesverlangen und Aggressionen sollen stattdessen analysiert und interpretiert werden.
e: rule of abstinence. *fr:* règle d'abstinence

Abstinenzsyndrom *(n)*. Klinische Symptomatik bei Entziehung von gewohnten Giften. ►Entziehungserscheinungen.

abstrakte Halluzinationen *(f, pl)*. (►Kahlbaum). Syn. für ►Halluzinationen, psychische.

Abteilung, geschlossene *(f)*. Behandlungseinheit innerhalb eines psychiatrischen Krankenhauses, in der die Kranken für die Dauer ihres Aufenthaltes in ihrer persönlichen Freiheit beschränkt sind. Die Einweisung geschieht entweder zum Schutze der Allgemeinheit vor einem gefährlichen Kranken oder zum Schutze des Kranken vor sich selbst (z. B. bei Selbsttötungsgefahr). Die ►Unterbringung muss, sofern sie nicht freiwillig erfolgt, durch einen Gerichtsbeschluss angeordnet werden (►Unterbringung). Die geschlossene Abteilung enthält gewöhnlich noch eine ►Wachabteilung, oder sie ist ganz nach den Prinzipien einer Wachabteilung organisiert. *fr:* salle d'observation continue.

Abteilung, offene *(f)*. Krankenhausstation mit uneingeschränkter persönlicher Freiheit der dort versorgten Kranken.

A-B-Typologie *(f)*. Typologie von Menschen, welche gefährdet sind, an einer koronaren Herzerkrankung zu erkranken. ►Typ-A-Verhalten, ►Typ B.

Abulia, Abulie *(f)*. Fehlender Willensantrieb. Unfähigkeit zu Entschlüssen und Entscheidungen. Der Begriff beinhaltet, dass der Kranke zwar den Wunsch nach einer Handlung hat, dieser Wunsch ist aber so kraftlos, dass es nicht zu einer Handlung kommt. Meist keine völlige Lähmung, sondern nur Schwächung des Willens (= Hypobulie). Von E. Bleuler als eines der ►Grundsymptome der Schizophrenie bezeichnet, insbesondere in Form von »Gegen- und Querantrieben«. Vorkommen auch bei organischen Hirnkrankheiten, insbesondere Stirnhirnerkrankungen (= Stirnhirn-Abulie). In anderer Form auch bei ►Hysterie und ►Psychasthenie. Historisch: Die Bez. wurde von Max Nordau (Pseudonym für Simon Maximilian Südfeld) in seinem Buch »Entartung« (1892) geprägt und bedeutete im Sinne der Degenerationslehre (►Morel) zunächst eine degenerierende (schwächende) Wirkung auf höhere Hirnzentren, z. B. bei Nietzsche, Tolstoi, Wagner, Zola, Ibsen.
e: abulia. *fr:* aboulie

abulisch-akinetisches Syndrom *(n)*. Durch Psychopharmakabehandlung bei einem psychisch Kranken hervorgerufenes Zustandsbild: verminderte Spontanmotorik und -mimik, Antriebsschwäche, Gleichgültigkeit; gleichzeitig Besserung der eigentlichen psychischen Krankheitserscheinungen (z. B. Halluzinationen, Wahn).

Abusus *(m)*. Missbrauch. Ausdruck des Klinikalltags für ►Medikamentenabusus und Alkoholabusus.

Abwehr *(f)*. ►Abwehr, psychische.

Abwehr, psychische *(f)*. (S. Freud, 1924 bzw. 1926). Gesamtheit der (unbewussten) psychischen Vorgänge, die das ►Ich gegen Gefahren schützen sollen, die ihm von der Realität (in der infantilen Neurose), von der Triebstärke oder dem Über-Ich (Neurose des Erwachsenen) her drohen. Sobald das ►Ich als Instanz ausgebildet ist, nimmt es die wichtigste Rolle für die Abwehr ein, da es zwischen den vom Lustprinzip beherrschten Wünschen des ►Es und den Erfordernissen der Realität vermittelt, während das ►Über-Ich sich für die eine oder andere Seite entscheiden kann. – Zur Abwehr kann das Ich grundsätzlich jegliche psychischen Vorgänge und Verhaltensweisen benützen (Arbeiten, Spielen, Freundlichkeit, Feindseligkeit). Zusätzlich stehen zahlreiche

►Abwehrmechanismen zur Verfügung. Die Abwehr wird in Gefahrensituationen (innere Gefahr) in Gang gesetzt, wenn das Ich mit seinen normalen Mitteln den Konflikt nicht mehr lösen kann. Bei einer Störung eines Gleichgewichtes von ►Besetzung und ►Gegenbesetzung bricht die Abwehr zusammen, und das Ich wird mit Angst überflutet.
e: psychical defense. *fr:* défense (psychique)

Abwehr, psychosoziale *(f)*. Abladen eines neurotischen Konflikts auf einen Menschen, mit dem der Betreffende zusammenlebt (Ehepartner, Kinder, Eltern, Arbeitskollege). Z. B. kann eine Mutter mit eigener Aggressions-Ambivalenz ihre Kinder zu tollen Streichen mobilisieren und sie hinterher dafür bestrafen. Oder: Alle Familienmitglieder werden zu überordentlichem und überpünktlichem Verhalten genötigt, nur um den psychischen Bedürfnissen der Indexperson zu genügen. Statt des Patienten leiden Personen seiner Umgebung, während er selbst durch den Abwehrvorgang leidensfrei wird.
e: psycho-social defense. *fr:* défense psychosocial

Abwehrhysterie *(f)*. In den älteren Schriften Freuds (1894/95) Ausdruck für eine durch psychische ►Abwehr von Triebwünschen entstandene Form der Hysterie, die von der ►Hypnoidhysterie und der ►Retentionshysterie unterschieden wurde. Später, nachdem Freud die Bedeutung der Abwehr für alle Formen der Hysterie erkannt hatte, als ►Konversionshysterie bzw. als ►Konversionsneurose bezeichnet.
e: defense-hysteria. *fr:* hystérie de défense

Abwehrmechanismen *(m, pl)*. (A. Freud, 1936). Besondere Verhaltensweisen, die Triebregungen, die von der Zensur nicht gebilligt werden, in andere Formen psychischer Energie überführen. Die Motive sind insbesondere Triebangst (wenn das Ich den Trieb für gefährlich hält), Schuldgefühle (wenn den Erfordernissen des Über-Ich Genüge getan wird), Ekelgefühle und Schamgefühle. Die Zahl der zur Verfügung stehenden Abwehrmechanismen ist groß, aber individuell begrenzt. Hierzu zählen: Verdrängung, Sublimierung, Kompensation, Identifikation, Regression, Isolierung, Introjektion, Projektion, Verschiebung, Askese, Intellektualisierung, Verneinung, Verleugnen, Vermeidung, Reaktionsbildung, Rationalisierung, Ungeschehenmachen, Wendung gegen die eigene Person, Verkehrung ins Gegenteil, Konversion, altruistische Abtretung, Identifikation mit dem Angreifer (s. diese Begriffe). Für Hysterie ist Verdrängung, für Zwangsneurose sind Reaktionsbildung, Isolierung und Ungeschehenmachen, für Paranoia ist Projektion spezifisch.
e: defense mechanism, ego defense mechanisms, defense strategies. *fr:* mécanisme de défense

Abwehrmechanismen, manische *(m, pl)*. (M. Klein, 1935). Durch Herrschsucht, Triumph, Kontrolle und Verachtung gekennzeichneter Abwehrmechanismus. Richtet sich gegen die Erfahrung von Schuldgefühlen, Abhängigkeitsgefühlen und depressiver Angst, wie sie nach M. Klein stets in der depressiven Position (s. d.) auftreten. Mittel dazu sind Spaltung, Idealisierung, projektive Identifikation und Verleugnung. – »Manisch« wird hier nur in einem allgemeinen Sinne gebraucht und bezieht sich nicht auf etwas Krankhaftes.
e: manic defense mechanisms.

Abwehrmechanismen, schizoide *(m, pl)*. (M. Klein). Form kindlicher ►Abwehr in der frühen Entwicklungsphase des Kindes (►Position, paranoid-schizoide). Böse Teile des ►Selbst werden abgespalten (schizoid!) und in ein ►Objekt projiziert. Damit hat das ►Ich sich entlastet.
e: schizoid defense mechanisms.

Abwehr-Neuropsychose *(f)*. Obsol. Syn. für ►Abwehrneurose.

Abwehrneurose *(f)*. (S. Freud, 1894) Sammelbez. für Neurosen, die von Freud auf eine ►Abwehr verdrängter Triebregungen zurückgeführt werden. Besonders anankastische, phobische und hysterische Symptombilder sowie Charakterneurosen. Charakteristisch ist, dass der Konflikt, welcher dem Erscheinungsbild zugrunde liegt, für den Kranken inaktuell ist, da es sich um eine Traumatisierung in früher Kindheit handelt. Wird den ►Aktualneurosen gegenübergestellt.
e: defense-neurosis.
Syn.: Abwehr-Neuropsychose. *fr:* névrose de défense

Abwehroperotropismus *(m)*. (L. Szondi, U. Moser). Form des ►Operotropismus. Gefährliche Triebimpulse sollen durch die Wahl eines geeigneten Berufs mit ausgeprägter sozialer Verankerung abgewehrt werden.
e: defense operotropism. *fr:* opérotropisme de défense

Abwehrpsychismus *(m)*. (H. Binder). Vorgang zur Erklärung der Erscheinungen bei ►Zwangskrankheit. Als Reaktion auf einen primären Störungspsychismus folgt aus einem elementaren Sicherungsbedürfnis die Entwicklung von Zwangssymptomen.
e: defense psychism. *fr:* psychisme de défense

Abwehrreaktion *(f)*. (Unbewusster) Einsatz von ►Abwehrmechanismen, vgl. ►Abwehr.

Abwehrzeremoniell *(n)*. Zur Abwehr von (anankastischer) Angst durchgeführtes, meist kompliziertes ►Zwangszeremoniell.

abweichendes Verhalten *(n)*. ►Verhalten, abweichendes.

Abwertung, Abwerten *(f, n)*. (A. Adler, 1912) Unbezwingbares Bestreben, anderen Menschen Leistung und Wert abzusprechen und Kritik an ihnen zu üben. Entspringt ►Minderwertigkeitgefühlen, denen versagt werden soll, ins Bewusstsein zu treten. Es handelt sich um ein sozial und für die Persönlichkeitsentwicklung schädliches neurotisches Arrangement.

U. a. wird die Orientierung an positiven ►Vorbildern und deren ►Idealisierung behindert.
e: devaluation.

Acapulco Gold *(n)*. Drogenjargon: ►Marihuana mexikanischen Ursprungs. Beste Qualität.

Acarophobie *(f)*. ►Akarophobie.

Acedia *(f)*. (griech.: akedeia = mürrisches Wesen, üble Laune). 1. Im mittelalterlichen Mönchsleben theologisch als negativer Aspekt der Melancholie: Sorglosigkeit, Nachlässigkeit und Untätigkeit, die daran hindern, Gott zu suchen. 2. Im 14. Jh. untheologisch: Weltschmerz als Weltgefühl und Modeströmung. 3. In der dt. Romantik vermischt mit der dunklen und tiefsinnig-kreativen Seite der Melancholie. ►Melancholia, Melancholie als Persönlichkeitseigenschaft.
e: acedia
Syn.: Accidia.

Acetylcholin-Schock *(m)*. (A.M. Fiamberti, 1950). Behandlungsmethode für Schizophrenie. Besteht in intravenösen Injektionen von 0,5 Br-Acetylcholin, womit ein synkopaler ►Anfall hervorgerufen wird. Diese Methode hat nur sehr wenige Anhänger gefunden.
e: acetylcholine shock. *fr:* choc acetylcholinique

Achse *(f)*. 1. Allgemein: zwei bzw. drei Linien, die senkrecht zueinander stehen, sodass in einem dreidimensionalen Raum jeder Punkt durch Benennung von drei Koordinaten bestimmt werden kann. 2. In Analogie dazu in Psychologie und Psychiatrie Bez. für ►Kategorien. 3. DSM-III–V hat 5 Achsen. Durch Beschreibungsmerkmale soll eine klinische Kategorie festgelegt werden. Achse I: in DSM-III: Klinische Snydrome: Zustände, die keiner psychischen Störung (s. d.) zugeordnet werden können, aber Anlass zur Beobachtung oder Behandlung sind. – Geändert in DSM-IV: Klinische Störungen. Andere klinisch relevante Probleme. Achse II: DSM-III: Persönlichkeitsstörungen. Spezifische Entwicklungsstörungen. In DSM-IV: Persönlichkeitsstörungen. Geistige Behinderung. Achse III: DSM-III: Körperliche Störungen und Zustände. In DSM-IV: Medizinische Krankheitsfaktoren – Die Achsen IV und V sind in DSM-III nicht mehr für die klinische Diagnostik, sondern für Forschungszwecke bestimmt. Achse IV: DSM-III: Schwere der psychosozialen Belastungsfaktoren. In DSM-IV: Psychosoziale und Umgebungsbedingte Probleme. Achse V: DSM-III: Höchstes Niveau der sozialen Anpassung im letzten Jahr. In DSM-IV: Globale Erfassung des Funktionsniveaus. – DSM-III wird daher auch als multiaxiales System bezeichnet. 4. Achsen der ►Operationalisierten Psychodynamischen Diagnostik (OPD).
e: axis.

Achse-I-Störung *(f)*. In der wissenschaftlichen oder klinischen Umgangssprache so viel wie psychische Störung oder Krankheit. Vgl. jedoch ►Achse (2).
e: axis I disorder.

Achsensymptom *(n)*. Zentrale, bei verschiedenen (aber zusammengehörigen) Krankheitsbildern regelhaft wiederkehrende Krankheitserscheinung. Z. B. stellen die Bewusstseinstrübung das Achsensymptom der akuten exogenen Reaktionstypen und die Gedächtnisstörung das Achsensymptom der ►Demenzen dar.
e: axial symptom. *fr:* symptôme principal

Achsensyndrom *(n)*. Gruppe regelhaft miteinander verbundener ►Achsensymptome.

Achsensyndrom, hirnorganisches psychisches *(n)*. (G. Göllnitz, 1954). Syn. für ►Psychosyndrom, frühkindliches exogenes.

Achtsamkeit *(f)*. 1. Allgemein: Anspannung der Aufmerksamkeit (des Geistes) für einen bestimmten Zweck. Umgangssprachlich in »attent sein« (aus lat. attentus) enthalten. ►Aufmerksamkeit, ►Aufmersamkeitsstörung. 2. In Meditationsverfahren (►Meditation) die ►Besinnung auf sich selbst und die eigene Gegenwart. 3. Moderne meditative Techniken, die sich auf den Buddhismus berufen, haben die Methode wieder aufgenommen und verändert. Bedeutet darin, sich seines Körpers, seiner Gefühle, seines Denkens und Handelns in jedem Augenblick voll bewusst zu sein. – Mehrere andere Psychotherapieformen berufen sich ebenfalls auf Achtsamkeitsphänomene. ►achtsamkeitsbasierte Stressreduktion.
e: awareness

achtsamkeitsbasierte Stressreduktion: *(f)*. (Jon Kabat-Zinn, ca. 1970) Psychotherapieform, in welcher durch Einüben von meditativen Achtsamkeitsmethoden eine bessere Bewältigung von psychischen Stressreaktionen erreicht werden soll (►Stress, psychischer).
e: mindfullness based stress reduction (MBSR)

Acid Säure (Drogenjargon). Syn. für Lysergsäurediäthylamid (LSD). Vgl. ►Halluzinogene.

AD ►Alzheimer-Demenz.

Adam *(n)*. (Im Drogenjargon) Syn. für ►Ecstasy (2).

Adaptionen, Adaption *(f)*. 1. Im allgemeinen Sinn die Vorgänge, durch welche der Organismus seine Struktur oder sein Verhalten ändert, um in harmonischer Weise auf neu auftretende Bedingungen zu antworten. 2. In der Neurophysiologie gleichmäßige Verringerung der nervösen Impulse in einem sensiblen Nerv bei konstant bleibendem Reiz am Rezeptor, z. B. sich verringernde Wärmeempfindung bei gleichbleibender Temperatur. Hier oft als Akkommodation bezeichnet.
e: adaptation. *fr:* adaptation

Addephagie *(f)*. Obsol. Bez. für ►Fressgier.

Add-on-Therapie *(f)*. Aufstockbehandlung. Bei einer Behandlung mit Medikamenten wird auf ein bereits seit einiger Zeit verordnetes ein weiteres Me-

dikament draufgesattelt, um die Wirkung zu verbessern. Gegensatz: Monotherapie.
e: add-on therapy.

Adhäsivität *(f)*. Aus der französischen Psychiatrie übernommene Bezeichnung für einen schwerfälligen, am Thema klebenden Gedankengang. Entspricht weitgehend der ►Haftneigung.
e: adhesiveness. *fr:* adhésivité

ADHD attention-deficit hyperactivity disorder. ►ADHS.

ADHS (Aufmerksamkeits-/Hyperaktivitätsstörung) *(f)*. In DSM-IV/V: Kindliches, vor dem 7. Lj. auftretendes Syndrom, bei welchem sich Störungen der ►Aufmerksamkeit mit übermäßiger körperlicher Aktivität verbinden. In 60% der Fälle bleiben die Symptome im Erwachsenenalter bestehen. – Zeichen der Aufmerksamkeitsstörung: rasche Ablenkbarkeit der Aufmerksamkeit, Neigung zu Flüchtigkeitsfehlern, Nichtbeachtung von Einzelheiten, ständiger Wechsel des Gesprächsthemas, Fehlen von Umsicht und Überblick, geringes geistiges Durchhaltevermögen, fehlendes Streben nach Ordnung und Organisation der Arbeit. Folgen: wirken geistig abwesend, als wenn sie nicht zuhören, Aufgaben werden nicht zu Ende geführt, längere geistige Anstrengungen werden als unangenehm empfunden und gemieden, Disziplin- und Lernschwierigkeiten in der Schule und bei Schularbeiten, Unzuverlässigkeit bei Verabredungen. – Zeichen der Überaktivität: Verlangen (Drang) nach ständiger Bewegung, können keinen Augenblick ruhig sitzen bleiben, bedenkenloses, risikoreiches, jedoch geschicktes Herumklettern und Herumlaufen, Unfähigkeit zu konstruktivem Spielen und ausdauernder Beschäftigung. Bei viel Bewegung, z.B. im Sommer, ist der Bewegungsüberschuss weniger ausgeprägt. Je nachdem, ob Störungen der Aufmerksamkeit oder des Bewegungsantriebes vorherrschen, werden 3 Subtypen unterschieden: 1. Aufmerksamkeits-/Hyperaktivitätsstörung, Mischtypus (ICD-10: F90.0); 2. Aufmerksamkeits-/Hyperaktivitätsstörung, Vorwiegend unaufmerksamer Typus (ICD-10: F98.8); 3. Aufmerksamkeits-/Hyperaktivitätsstörung, vorwiegend Hyperaktiv-Impulsiver Typus (ICD-10: F90.1). DSM-V führt keine Subtypen auf. – Historisch: In der dt. Literatur wurde die Aufmerksamkeitsstörung gewöhnlich als ►Hyperprosexie bezeichnet. Die leichte Erregbarkeit und zugleich Ablenkbarkeit der Aufmerksamkeit wurde für das Wesentliche gehalten. Der in DSM-III noch verwendete Ausdruck »Aufmerksamkeitsdefizit« rückte dagegen die sozialen Folgen in den Mittelpunkt. Die Hyperaktivitätsstörung wurde meist als ►Hyperkinese oder ►Erethie bezeichnet. Eine einheitliche Nomenklatur setzte sich nicht durch. Daher gibt es viele Synonyme, die hinsichtlich Ursache und klinischem Bild meist Teilbereichen entsprechen. – Ursachen: DSM-IV lässt die Entstehung völlig offen. Die meisten klinischen Beschreibungen beziehen sich aber auf organische Hirnschädigungen im kindlichen Alter.
e: Attention Deficit/Hyperactivity Disorder.
Syn.: ADHD, Hyperaktivitätssyndrom, Dranghafte Hyperkinese, hyperkinetische Störung mit Intelligenzminderung und Bewegungsstereotypien (=ICD-10: F84.4), frühkindliches exogenes Psychosyndrom, hyperkinetische Reaktion im Kindesalter, kindliches Hyperkinesesyndrom, minimaler Hirnschaden, minimale Hirndysfunktion, minimale (oder leichte) zerebrale Dysfunktion, dranghafte Erethie, psychiatrisches Zwischenhirnsyndrom, psychomotorische Hyperkinese, psychomotorische Unruhe, erethisches Syndrom, Kramer-Pollnow-Syndrom.

Adipositas *(f)*. Überernährung. Wird angenommen, wenn das Idealgewicht um 20% überschritten wird. Häufigkeit: 40% der Männer und 50% der Frauen. Unter den Faktoren, die zur Überernährung führen, werden am häufigsten genannt: genetische und soziale Vererbung, unzureichende Wahrnehmung von Sättigungsgefühl, unzweckmäßige Essgewohnheiten, mangelnde Körperbewegung und – psychoanalytisch – Fixierung in der ►oralen Phase. Wird in DSM-V nicht als psychische Störung anerkannt. – Behandlung: Kombination von ►Verhaltenstherapie und ►Selbsthilfegruppen (z.B. Weight Watchers).
Syn.: Obesität, Fettsucht.

Adler, Alfred geb. 7.2.1870 Wien, gest. 28.5.1937 Aberdeen. Psychiater in Wien. Anfänglich mit S. Freud eng verbunden, zerstritt er sich später mit ihm. Begründete in der ►Individualpsychologie eine eigene tiefenpsychologische Schule, deren Anhänger sich »Adlerianer« nennen. Grundzug ist die Auffassung, dass Machtstreben (Nietzsches »Wille zur Macht«), Selbstwerterleben und Geltungsstreben eng miteinander verflochten sind und je nach Ausgangsbasis und äußeren Umständen auch zu Fehlentwicklungen, ►Minderwertigkeitskomplexen und ►Überkompensation führen können.

administrative Psychiatrie *(f)*. ►Psychiatrie, administrative.

Adoleszentenhypochondrie *(f)*. Unbegründete Krankheitsbefürchtungen bei Jugendlichen. Beziehen sich meistens auf die Darmfunktionen; oder es besteht die Befürchtung, an einer unheilbaren Krankheit zu leiden. Meist Teilerscheinung einer ►Pubertätskrise.
e: hypochondria of adolescents. *fr:* hypochondrie des adolescents

Adoleszentenkrise *(f)*. ►Pubertätskrise.

ADS Aufmerksamkeitsdefizit-Syndrom. ►Störung mit Aufmerksamkeitsdefizit.

Adversivkrämpfe *(m, pl)*. Epileptische Anfälle, die mit Blick- und Kopfwendung zur Seite beginnen. Es folgt tonische Beugung der Arme. Manchmal

schließt sich Rumpfdrehung mit tonisch-klonischen Krämpfen in einer Extremität an, dann evtl. Übergang in generalisierten Grand-Mal-Anfall. Auftreten besonders bei Herden in der 2. Stirnwindung (Adversivfeld) oder der motorischen Supplementärregionen; evtl. Ausdruck der pathologischen Tätigkeit einer ganzen Hemisphäre.
e: frontal adversive area epilepsy. *fr:* crises adversives, épilepsie adversive

Ägophilie *(f)*. Abnorme Vorliebe für Ziegen, insbesondere sexuelle.
e: aegophilia.

Ägophobie *(f)*. Abnorme Angst vor Ziegen.
e: aegophobia.

Änderungsbereich *(m)*. In der ►Verhaltenstherapie: die Bereiche des sozialen und persönlichen Lebens, welche im Laufe der Therapie verändert werden sollen, z. B. Partnerbeziehungen, Essverhalten u. a.

ängstliche Manie *(f)*. Syn. für ►Manie, depressive.

ängstlich-ekstatische Wahnpsychose *(f)*. (Kleist). Syn. für ►Angst-Glücks-Psychose.

Äquifinalität *(f)*. In der ►Systemtheorie wird davon ausgegangen, dass ein ►System von verschiedenen Ausgangspunkten zu gleichen Ergebnissen führen kann. »Die Stabilität offener Systeme ist durch das Prinzip der Äquifinalität gekennzeichnet; d. h., im Gegensatz zum Gleichgewicht in geschlossenen Systemen, die durch ihre Anfangszustände determiniert sind, können offene Systeme einen von Zeit und Ausgangszuständen unabhängigen Zustand einnehmen, der nur durch die Parameter des Systems bedingt ist.« (►Bertalanffy, 1962).

Äquivalent, epileptisches *(n)*. (F. Hoffmann, 1862). Anstelle eines epileptischen Anfalles evtl. anfallsweise auftretende Störung, die nicht einer der bekannten Anfallsformen zugeordnet werden kann. Hierzu gehören Verstimmungen, Fugue(s), Dipsomanie, Dämmerzustände, psychotische Episoden oder abnorme subjektive Erlebnisse (Angst-, Glücksgefühle). Zur Zeit, als die Grand-Mal-Anfälle noch als Prototyp der epileptischen Anfälle galten, wurden alle Petit-Mal-Anfälle unter dem Begriff der epileptischen Äquivalente zusammengefasst. Mit zunehmender Kenntnis immer seltener verwendete Bezeichnung. Gelegentlich als Syn. für psychomotorische Anfälle (s. d.) angewandt.
e: epileptic equivalent. *fr:* équivalent épileptique

Aerophagie *(f)*. Luftessen, Luftschlucken. Unwillkürliches Herunterschlucken von Luft, oft in großen Mengen. Durch die Luftfüllung von Magen und Darmschlingen können Völlegefühl, Herzklopfen und Herzschmerzen entstehen. Die Luft entlädt sich manchmal durch ständiges Rülpsen (teilweise) wieder. Das Symptom kann nach psychoanalytischer Theorie unbewusster Ausdruck kannibalistischer Tendenzen oder von Schwangerschaftswünschen sein, wobei das ►Über-Ich durch die begleitenden Schmerzen befriedigt wird.
e: aerophagia. *fr:* aërophagie

Aerophobie *(f)*. 1. Hypochondrische Furcht vor schlechter Luft. 2. Furcht vor dem Fliegen.
e: aerophobia. *fr:* aérophobie

Ärztliche Gesellschaft für Gesprächspsychotherapie (ÄGG) *(f)*. Vereinigung für ärztliche Gesprächspsychotherapie (=►Psychotherapie, klientbezogene). Besondere Ziele: Integration gesprächspsychotherapeutischer Konzepte in die ärztliche Haltung und das ärztliche Gespräch.

ärztlicher Psychotherapeut *(m)*. ►Psychotherapeut, ärztlicher.

Äschrolalie *(f)*. Andere Schreibweise für Eschrolalie (►Koprolalie).

Ästhesie *(f)*. 1. Allgemein: Empfindungsfähigkeit. Gewöhnlich nur in zusammengesetzten Worten. 2. (H. Lhermitte). Halluzinatorische Empfindung, die einer normalen Sinnesempfindung völlig gleicht.
e: esthesia. *fr:* esthésie

Ätherismus *(m)*. Ätheromanie *(f)*. Äthermissbrauch. Äthersucht. Äther (z. B. auch in Form von Hoffmannstropfen) wird dabei getrunken, inhaliert oder intramuskulär injiziert. Dabei treten kurze, aber heftige Räusche auf. Als 1887 durch Steuererhöhungen in einigen Teilen Deutschlands Alkohol teurer wurde als Äther, wurde Äther in großem Umfang zur Erzielung eines Rausches missbraucht.
e: etheromania, etherism. *fr:* étheromanie, étherisme

Äthylismus *(m)*. Syn. für ►Alkoholsucht.

Affekt *(m)*. (lat. affectus, -us = Gemütszustand, Regung des Herzens, Aufwallung, Gemütsbewegung) 1. Heftiges Gefühl der Lust oder Unlust. 2. Heftige Gefühlswallung. Meist verbunden mit körperlich-vegetativen Begleiterscheinungen. Zum Begriff gehört, dass die Gefühlstönung nur für kurze Zeit geändert wird (Unterschied zur Emotion) und so stark werden kann, dass die rationale Persönlichkeit sich nicht dagegen durchzusetzen vermag. 3. Rührung, Wärme, Innigkeit. – Innerhalb jeder Kultur wird eine unterschiedlich weit gehende Beherrschung (Kontrolle) der Affekte gefordert. – Welche Bedeutungsnuance zum Tragen kommt, ergibt sich jeweils aus dem Zusammenhang. Vgl. nachfolgende Stichw.
e: affect. *fr:* émotion, affect

Affekt, inadäquater *(m)*. Ein dem Bewusstseinsinhalt nicht entsprechender Affekt. Z. B., wenn ein Kranker lächelnd von seiner bevorstehenden Hinrichtung berichtet. Vorkommen nach älterer Vorstellung besonders bei Schizophrenie. Es wird deshalb auch von »schizophrenem Affekt« gesprochen.
e: dissociated affect. *fr:* affect dissocié

Affekt, schizophrener *(m)* ►Affekt, inadäquater.

Affektabstumpfung *(f)*. Verringerte Erregbarkeit der Affekte, besonders bei hirnorganischen Prozessen und bei langjähriger Schizophrenie.

Affektausbruch *(m)*. Rasches Anspringen eines ►Affektes. Entladung einer ►Affektstauung.
e: cathectic discharge.

Affektaustausch *(m)*. (René Spitz). Wechselbeziehungen des Gefühls, die von Geburt an zwischen Mutter und Kind bestehen. Von großer Bedeutung für die seelische Entwicklung des Kindes.
e: emotional response.

affektbetont *(a)*. Gefühlsbetont.
e: affective. *fr:* affectif, -ve

Affektbetrag *(m)*. (S. Freud). Quantitative Eigenschaft eines Affektes, welche es erlaubt, ihn unter ökonomischen Gesichtspunkten zu sehen, sodass er zur Vergrößerung, Verminderung, Verschiebung und Abfuhr fähig ist. Freuds eigene Definition: »...entspricht dem Triebe, insofern er sich von der Vorstellung abgelöst hat und einen seiner Quantität gemäßen Ausdruck in Vorgängen findet, welche als Affekte der Empfindung bemerkbar werden.« (GW X, 255) Die Bez. wird vor allem angewendet, wenn z. B. bei einer ►Verdrängung beschrieben werden soll, was aus der Vorstellung bzw. aus der an ihr haftenden Triebenergie wird.
e: quota of affect. *fr:* quantum d'affect

Affektdämmerzustand *(m)*. ►Dämmerzustand aus psychogener und in der Situation begründeter Ursache. Erlebnisse, die mit einer bedrohlichen Situation und schwerer affektiver Erregung verbunden sind (z. B. ein plötzliches Erdbeben), können zur Aufhebung der Besinnung und Einengung des Bewusstseins auf wenige, meist unwesentliche Gegenstände führen. Während des Zustandes wird die Situation nur unklar wahrgenommen, während die Handlungen einen mehr automatischen, unbesonnenen Charakter annehmen. Die Empfindlichkeit für Schmerzen nimmt oft so weit ab, dass Wunden, die sich der Betreffende während des Zustandes zuzieht, zunächst unbemerkt bleiben. Der Zustand klingt in eine allmähliche Aufhellung aus.

Affektdelikt *(n)*. Strafbare Handlung, die aus einem Affekt heraus entstanden ist. Die Schuldfähigkeit kann dadurch eventuell eingeschränkt oder aufgehoben sein. Es kann jedoch sehr schwierig sein, den Affekt im Augenblick der Tat festzustellen. ►Affekthandlung.

Affektdissoziation *(f)*. Auseinanderfallen von Denkinhalt und Affekt. ►Affekt, inadäquater.

Affektentladung *(f)*. Syn. für ►Affektausbruch.

Affektentzugssyndrom *(n)*. Syn. für ►Depression, anaklitische.

Affektepilepsie *(f)*. (E. Bratz, 1906, 1911; E. Bratz und G. Leubuscher, 1907). Gruppe der Epilepsie, die einer »echten Epilepsie« gegenübergestellt wird. Kennzeichen: 1. Auch nach langjährigem Krankheitsverlauf lässt sich keine Progredienz, Wesensänderung oder Verblödung erkennen. 2. Die epileptischen Anfälle können durch äußeren Anlass (fieberhafte Erkrankungen, Hitze, Alkohol, »fortgesetzte psychische Erregungen«) ausgelöst werden. – Affekt bezieht sich entsprechend dem damaligen Sprachgebrauch auf (2), nämlich darauf, »dass äußere Anlässe den Kranken affizieren« (Bratz), und somit nicht auf eine Verursachung durch Affekte.
e: affective epilepsy. *fr:* affectépilepsie, épilepsie affective

affektgeladen *(a)*. Den Eindruck erweckend, als säße man so voller (meist aggressiver) Affekte, dass die »Ladung« jederzeit losgehen könnte.
e: charged with emotion, laden with affect.

Affekthandlung *(f)*. Durch einen unkontrollierten Affekt gesteuerte Handlung. Meist handelt es sich um die Entladung einer ►Affektstauung in Form einer Explosiv- oder Kurzschlusshandlung. Ursächlich ist oft eine Summation und Aufstauung gleichsinniger Erlebnisreize verantwortlich. Als Folge kann der Betreffende z. B. das Wohnungsmobiliar zertrümmern, einen Suizidversuch unternehmen oder eine strafbare Handlung ausführen (►Affektdelikt). Nach Vollführen der Handlung ist der Affekt abgeklungen, und die besonnene Persönlichkeit nimmt erneut wertend Stellung, verwirft gewöhnlich die Handlung.
e: action resulting from affective discharge. *fr:* action résultante d'un court-circuit affectif

Affektillusion *(f)*. Trugwahrnehmung. Form einer ►Illusion. Illusionäre Verkennung infolge eines vorherrschenden Affektes, meist der Ängstlichkeit.

Affektinkontinenz *(f)*. Verringerte Beherrschung der Affekte und Affektentäußerung. Es brechen z. B. aus geringsten Anlässen (Bericht über ein fernes Unglück) die Tränen aus. Die Enthemmung der Gefühlsentäußerung kann als beschämend erlebt werden. Vorkommen insbesondere bei hirnorganischen Krankheiten. Im klinischen Sprachgebrauch oft Syn. zu ►Affektlabilität, obwohl das nicht ganz korrekt ist.
e: affective incontinence. *fr:* incontinence affective

Affektinversion *(f)*. Umwenden eines Gefühls in die entgegengesetzte Richtung. Z. B. Umschlagen von Liebe in Hass.
e: emotional inversion. *fr:* inversion émotionnable

Affektirradiation *(f)*. Ausdehnung eines Affektes auf Vorstellungen, die an seiner Auslösung nicht beteiligt waren. Wichtiger Vorgang bei Entstehung einer neurotischen Symptomatik.
e: emotional irradiation.
Syn.: Affektverschiebung. *fr:* irradiation émotionnable

Affektisolierung *(f)*. In der psychoanalytischen Theorie: ►Abwehrmechanismus. Ein beschämendes oder verletzendes Erlebnis wird erinnert, der zugehörige Affekt geht jedoch dem Bewusstsein verloren. Im

Unbewussten bleibt der isolierte Affekt lebendig und aktiv.
e: isolation of affect

affektiv *(a).* Affekthaft. Das Gefühls- und Affektleben betreffend. Affektbedingt, affektbetont.
e: affective. *fr:* affective

affektiv-antriebsmäßiges Rückfallsyndrom *(n).* ►Rückfallsyndrom, affektiv-antriebsmäßiges.

affektive Ambivalenz *(f).* ►Ambivalenz.

affektive Knotenpunkte *(m, pl).* (T. Moser). In der psychotherapeutischen Arzt-Patienten-Beziehung auftretende Momente, in denen z. B. eine Pause auftritt, wenn eine seelisch empfindsame Stelle getroffen wurde.
e: affective nodal points.

affektive Psychosen *(f, pl).* Älteres Syn. für manisch-depressive Erkrankung. Es wurde dabei die Störung des Affektes in den Vordergrund gestellt. ►affektive Störungen.

affektive Resonanzschwäche *(f).* Syn. für ►Resonanzlosigkeit.

Affektive Störung aufgrund eines Medizinischen Krankheitsfaktors *(f).* In DSM-V: depressive oder (viel seltener) manische Erscheinungen als Folge einer Körperkrankheit. Vgl. Depression, exogene.
e: Mood Disorder Due to a General Medical Condition. – (ICD-10: F06.3x).

affektive Störungen *(f, pl).* Gruppe von Störungen, deren einziges gemeinsamens Merkmal eine Veränderung der Stimmung (engl.: mood) ist. Die Stimmung kann gedrückt (Depression) oder gehoben (Manie) sein. Der im Engl. treffende Begriff »mood disorder« (in der dt. Alltagssprache als ►Schwermut enthalten) wurde als »affektive Störung« ins Deutsche übersetzt. Jedoch E. Kraepelin über Depression: »In der Regel kommt es nicht zur Entwicklung von Affekten.« Zur Gruppe gehören: ►Depressive Störungen, ►Bipolar-I-Störung, ►Bipolar-II-Störung sowie Stimmungsstörungen, welche durch Körperkrankheiten verursacht werden oder mit der Einnahme von Substanzen (►Substanz [3]) in Zusammenhang stehen. – In ICD-10 wird »affektive Störungen« nicht diagnostiziert, wenn die Kriterien für ►Anpassungsstörung erfüllt sind.
e: affective disorders. – (ICD-10: F30–39).

affektiver Tonusverlust *(m)* ►Tonusverlust, affektiver.

affektives Klima *(n).* ►Klima, affektives.

Affektivität *(f).* 1. (E. Bleuler). »Mit dem Namen Affektivität fassen wir die Affekte, die Emotionen, die Gefühle von Lust und Unlust zusammen. Der Ausdruck ›Gefühl‹, der häufig für die ganze Erscheinungsgruppe verwendet wird, ist missverständlich.« 2. Gefühlsansprechbarkeit.
e: affectivity. *fr:* affectivité

Affektkrämpfe, respiratorische *(m, pl).* Bei Kindern im Alter von 2–4 Jahren kann bei affektiver Erregung nach heftigem Weinen und Schreien (besonders in Frustrationssituationen) Hyperventilation oder Atemanhalten (ca. 1 Min.) auftreten, was zu Zyanose und Anoxie führt. Hierdurch wird ein synkopaler Anfall mit blitzartigen Zuckungen, Umfallen und Bewusstlosigkeit ausgelöst, der in einen generalisierten epileptischen Anfall übergehen kann. Das Ereignis kann meist als harmlos angesehen werden, zeigt aber gelegentlich ein bis dahin latent gebliebenes organisches Anfallsleiden an.
e: affective respiratory spasms.
Syn.: Wegbleiben, Wutkrämpfe, Schreikrämpfe. *fr:* convulsions affectives respiratoires

Affektkrise *(f).* Explosionsartige Entladung gestauter Affekte.
e: discharge of affect. *fr:* ictus émotif

Affektlabilität *(f).* Erleichterte Auslösung der Gefühlsäußerungen. Das Auftreten eines Ausdrucksverhaltens, das normalerweise auf einen tief gehenden Affekt schließen ließe, passt nicht zu den verhältnismäßig harmlosen Denkinhalten. Dieser Widerspruch wird von dem Kranken selbst empfunden. Da es gewöhnlich eher zu Tränenausbrüchen mit traurigem Gefühl als zu enthemmtem Lachen kommt, wird unter Affektlabilität oft nur häufiges Weinen verstanden. Weitgehend identisch mit ►Affektinkontinenz.
e: affective lability, lability of affect, shallowness. *fr:* labilité affective

Affektlahmheit *(f).* Abstumpfung, geringe Erregbarkeit der Affekte. Herabgesetzte Gefühlsansprechbarkeit. Der Ausdruck wird in der älteren Literatur eher im Zusammenhang mit einer schizophrenen Affektstörung verwandt, in der neueren Literatur eher bei lang dauernder Drogenabhängigkeit.
e: affective rigidity.
Syn.: Affektmattigkeit. *fr:* désolation affective

Affektleere *(f).* Syn. für ►Emotionsstupor.

Affektlogik *(f).* (L. Ciompi, 1982) Teilgebiet der ►Gefühlspsychologie, welches insbesondere die Beziehungen zwischen Gefühlen und logischem Denken untersucht.

Affektmattigkeit *(f).* ►Affektlahmheit.

Affektmenschen *(m, pl).* Gefühlsbestimmte Menschen. Syn. für ►Psychopathen, emotive.
e: affective persons. *fr:* personnes affectives

Affektprojektion *(f).* Übertragung der eigenen Affektinhalte auf Gegenstände, Lebewesen oder Vorgänge in der Außenwelt, sodass Inhalte des eigenen Seelenlebens fälschlicherweise in anderen Menschen erkannt werden. Z. B. ein gereizter Kranker meint, man spreche in ärgerlichem Tone mit ihm.
e: affective projection. *fr:* projection affective

Affektpsychose *(f).* 1. Von Th. Ziehen (1911) eingeführte, in dieser Form nur noch selten gebrauchte Bez. für ►Melancholie bzw. ernsthafte Depression (s. d.), da in einer Affektstörung das Wesentliche der

Erkrankung gesehen wurde. Auch die ►Manie wurde später zur Affektpsychose gerechnet. 2. Abweichend hiervon werden in der Einteilung von Kleist Affektpsychosen genannt: agitierte Angstpsychose, stuporöse Angstdepression, agitiert-stuporöse Angstpsychose, da im Angstaffekt das Wesentliche gesehen wurde. 3. Die amer. Psychiatrie hat die Vorstellung der Affektstörung 1980 in Form von »affektiven Störungen« erneut aufgenommen.
e: affective psychosis. *fr:* psychose affective

Affektpumpen *(n)*. Sich-Hineinsteigern in einen Affekt.

Affektreaktion, primitive *(f)*. Aus geringem Anlass, ohne Vermittlung der rationalen Persönlichkeit einsetzende explosionsartige Affektentladung mit blindwütigem Draufschlagen, Weglaufen oder abruptem Suizid.
e: isolated explosive disorder.
Syn.: Kurzschlussreaktion. *fr:* raptus émotif

Affektschock *(m)*. Syn. für ►Emotionsstupor.

Affektsperre *(f)*. Unfähigkeit, vorhandene Affekte in angemessener Weise zu äußern. Vorkommen in typischer Weise bei ►Zwangsneurosen. In ganz anderer Form auch bei Schizophrenie.
e: affect block.

Affektstauung *(f)*. Affektspannung, die sich aufgrund von Barrieren nicht ausgleichen kann. Ansammlung von Affekten, die subjektiv als Spannungs- und Unruhegefühl erlebt wird. Kann sich bei geeigneter Situation plötzlich in Form eines Affektsturms oder einer ►Affekthandlung entladen.
e: affective accumulation, affect block. *fr:* accumulation affective

Affektsteifigkeit *(f)*. Steifheit, Steifsein, Starrigkeit, Sperrigkeit, Leblosigkeit, fehlende Biegsamkeit und Mangel an Wärme des Gefühlslebens. Wurde in der 1. Hälfte des 20. Jahrhunderts für ein charakteristisches Kennzeichen der ►Schizophrenie gehalten.

Affektsteuerung *(f)*. Steuerung der Affektentäußerungen durch die rationale Persönlichkeit. Sie ist naturgegeben außerordentlich unterschiedlich und kann durch chronische Hirnschädigungen oder akute Intoxikationen (z. B. Alkohol) dauernd oder vorübergehend beeinträchtigt werden.

Affektstörung *(f)*. Krankhafte Veränderung in der Ansprechbarkeit und Entäußerung der Affekte.
e: emotional disturbance. *fr:* perturbation émotionnable, désordre thymique

Affektstupor *(m)*. ►Emotionsstupor.

Affektsturm *(m)*. »Stürmische« Entladung der Affekte bei der primitiven ►Affektreaktion.

Affektsyndrom *(n)*. Symptomenverband mit Vorherrschen von Affektstörungen. Wird insbesondere für Störungen gebraucht, die als Begleiterscheinung einer Körperkrankheit oder einer Intoxikation auftreten, z. B. dysphorisches Syndrom; pseudopsychopathisches Affektsyndrom.
e: affective syndrome. *fr:* syndrome affectif

Affektsyndrom, pseudopsychopathisches *(n)*. (U. H. Peters, 1969). Typ des epileptischen Charakters: Auffälligkeiten der Affektivität (rascher Wechsel der affektiven Gesamthaltung). Ungleichmäßigkeit des Wesens, Eindruck des Unberechenbaren und Uneinfühlbaren, Neigung zu lang anhaltenden Verstimmungen, Unaufmerksamkeit, Neigung zu Hypochondrie, zu Leichtsinn (insbesondere im Umgang mit Alkohol und Medikamenten), soziale Störungen in Familie und Gesellschaft.

Affektübertragung *(f)*. ►Affektprojektion.

Affektverarmung *(f)*. Syn. für ►Affektlahmheit.

Affektverdrängung *(f)*. Sich auf (meist unangenehme) Affekte beziehender Vorgang der ►Verdrängung ins Unbewusste.
e: affective repression. *fr:* répression affective

Affektverhaltung *(f)*. Syn. für ►Verhaltung, affektive.

Affektverödung *(f)*. Verlust von Lebhaftigkeit und Mitempfindung. Unbelebtsein, Leere und Ödsein des Gefühlslebens. Wurde in der 1. Hälfte des 20. Jahrhunderts als typisches Kennzeichen der ►Schizophrenie angesehen.

Affektverschiebung *(f)*. ►Affektirradiation.

affektvolle Paraphrenie *(f)*. ►Paraphrenie, affektvolle.

Affiliation *(f)*. In der multimodalen Psychotherapie (s. d.) Behandlungstechnik während der Einleitungsphase, durch welche sich der Therapeut an die bevorzugte Verhaltensebene oder/und an den Kommunikationsstil der Familie anpasst, dem folgt »wie eine Nadel der Rille einer Schallplatte«.
e: affiliation, joining.

Affizierbarkeit der Affekte *(f)*. (E. Kretschmer). Ansprechbarkeit der Affekte in Richtung auf zwei voneinander unabhängige Gefühlsskalen: 1. die psychästhetische mit den Endpolen »sensibel« und »stumpf«; 2. die diathetische mit den Endpolen »heiter« und »traurig«. ►affizieren.

affizieren *(v)*. Von lat. ad-ficere: hinzutun, erregen, heimsuchen, plagen, in eine bestimmte Stimmung versetzen. In der Philosophie häufig gebrauchtes Verb. Nach Kant kommt z. B. eine Erkenntnis nur zustande, wenn ein Gegenstand das Gemüt auf eine gewisse Weise affiziert. Die ►Affizierbarkeit der Affekte bedeutet daher, dass sie anrührbar sind. ►Affektepilepsie bedeutet dagegen, dass epileptische Anfälle von außen her (also nicht von innen) entstehen, im Übrigen jedoch ohne Beteiligung der Affekte.

Agelie *(f)*. Unfähigkeit zu lachen.
e: agelia. *fr:* agélie

AGG ►Ärztliche Gesellschaft für Gesprächspsychotherapie.

A

Agglutination *(f)*. In der französischen Psychiatrie extreme Zähflüssigkeit und ►Haftneigung im Gedankengang von Anfallskranken.

Aggravatio(n) *(f)*. Absichtliche und meist zweckgerichtete Übertreibung tatsächlich vorhandener Krankheitssymptome und subjektiver Krankheitsempfindungen sowie Verstärkung von Krankheitssymptomen, soweit diese vom Subjekt her beeinflussbar sind. Im Gegensatz zur ►Simulation liegen also der Aggravation wirkliche krankhafte Veränderungen zugrunde. Jeweils stellt sich die Frage, warum aggraviert wird. ►Überlagerung, psychogene. (ICD-10 F68.0)
e: aggravation.
Syn.: Symptomverstärkung. *fr:* sursimulation, aggravation

Aggression *(f)*. Jedes Angriffsverhalten hinsichtlich der dabei auftretenden Gedanken, Gefühle und Handlungen. Wahrscheinlich als Trieb (►Triebe) angelegt, wird mobilisiert durch die Frustration eines Wunsches oder Bedürfnisses. Hat die Beseitigung des Hindernisses und Abfuhr des frustrierten Triebes zum Ziel. Nicht immer manifest: Kann auftreten, ohne dass der Betreffende weiß, warum; die Aggression kann vorhanden, aber verborgen, nach außen hin unsichtbar sein; kann so weit verdrängt sein, dass nur eine psychosomatische Krankheit sie anzeigt. Kann sich auf fremde Personen oder in Form der Autoaggression (Selbstschädigung, Suizid) auf die eigene Person beziehen. Kann sich auch lediglich in heftigen und verletzenden Worten äußern (verbale Aggression). Nach Freud erhält die Aggressivität ihren stärksten Ausdruck im Todestrieb. Nach Adler ist sie auf ein Missverständnis zwischen Machtstreben und tatsächlicher sozialer Rolle zurückzuführen.
e: aggression. *fr:* agression

Aggressionstrieb *(m)*. (A. Adler, 1908). Ein die Grundlage der Aggression bildender Antrieb. Angst entsteht nach ►Adler durch Unterdrückung des Aggressionstriebes, der dadurch eine Hauptrolle »im Leben und in der Neurose« spielt. Freud hielt Adlers Konzeption für eine unzulässige Verallgemeinerung (GW VII, 371) und erkannte erst 1920 einen Aggressionstrieb an, der jedoch nicht mit dem Adler'schen identisch ist, sondern den ►Todestrieb oder Destruktionstrieb darstellt, insoweit er nach außen gerichtet ist. Der Aggressionstrieb hat die Zerstörung des ►Objektes zu Ziel.
e: aggressive instinct. *fr:* pulsion d'agression

Aggressiver Einzelgängertyp *(m)* In DSM-III-R: ►Störung des Sozialverhaltens. Verwahrloster Jugendlicher, der als Einzelgänger gegen Gleichaltrige und Erwachsene tätlich wird. – In DSM-IV nicht mehr enthalten.
e: Conduct Disorder, Solitary Aggressive Type.

Aggressivität *(f)*. Angriffslust. Ausmaß einer Neigung zur Entäußerung von ►Aggressionen. Häufigkeit und Stärke aggressiver Handlungen. Bei abnormen Persönlichkeiten und psychisch Kranken oft maßgebend für die mehr oder weniger vorhandene Möglichkeit zu sozialer Einordnung.
e: aggressivity. *fr:* agressivité

Agieren *(n)*. (S. Freud). Verhalten eines in psychoanalytischer Behandlung befindlichen Kranken, der verdrängte infantile Gefühle und Wünsche in der Gegenwart auslebt; die Gefühle und Gefühlsentäußerungen können dabei viel lebhafter sein als in der früheren Epoche. Der Patient ist sich des Ursprungs seiner Handlungsweise nicht bewusst. Kommt am häufigsten durch die ►Übertragung während der Behandlung zustande. Kann aber auch außerhalb der Behandlungsstunden auftreten, z. B., wenn der Patient während der Behandlung eine Aufgabe übernimmt oder eine Liebesbindung eingeht. – Vom Standpunkt der Therapie aus ist Agieren unerwünscht, da der Patient auf diese Weise Verbalisierung und Durcharbeiten seiner Wünsche vermeidet. – Oft wird auch in der dt. Literatur das englischsprachige Syn. »acting out« verwendet.
e: acting out. *fr:* mise en acte

agitierte Depression *(f)*. ►Depression, agitierte.

Agitiertheit *(f)*. Motorische Unruhe. Ruheloses, unstillbares Bewegungsbedürfnis. Verhaltensstörung, bei der affektive Antriebe unkontrolliert in Bewegung übergehen. Ausmaß und Art je nach dem zugrunde liegenden Prozess verschieden. Begleiterscheinung vieler psychischer Krankheiten (Delirium tremens, Katatonie, andere Formen der Schizophrenie, Angstpsychose, agitierte Depression). Das Ausmaß der Agitiertheit bestimmt oftmals die Art der Unterbringung oder Behandlung des Kranken.
e: agitation. *fr:* agitation

Agitolalie *(f)*. ►Agitophasie.

Agitophasie *(f)*. Überhastetes Sprechen bei psychischer Erregung.
e: agitophasia. *fr:* agitophasie

AGP-System Befunderhebungssystem ähnlich dem der AMDP (►Arbeitsgemeinschaft für Methodik und Dokumentation in der Psychiatrie), jedoch für die Gerontopsychiatrie. Erste Fassung (aufgrund des AMP-Systems) 1973. Ende der 1970er-Jahre Revision. Vieles wurde von AMDP übernommen. Die Erfassung verminderter intellektueller Leistungsfähigkeit bei Hirnkrankheiten wurde verstärkt. Die Fassung 1989 bestand aus 6 Dokumentationsbelegen zur standardisierten Erfassung der Befunde bei Patienten von 65 und mehr Jahren. Weitere Revision 2000.

Agnosie *(f)*. (S. Freud, 1891). Unfähigkeit, trotz intakter Sinnesorgane Wahrgenommenes zu erkennen. Je nach Sinnesgebiet werden akustische, opti-

sche und taktile Agnosie sowie ►Somatognosie unterschieden. S. a. die folgenden Stichworte. Freud führte die Bez. in der Monographie »Zur Auffassung der Aphasien« ein, kam aber später nicht wieder darauf zurück.
e: agnosia. *fr:* agnosie

Agnosie, akustische *(f).* Seelentaubheit. Unfähigkeit, Gehörtes zu erkennen, d. h. anhand der akustischen Erinnerungen zu identifizieren. Z. B. bei doppelseitigen Schläfenlappenherden.
e: auditive agnosia.
Syn.: Amnesia auditoria, Aphasia auditoria s. acustica. *fr:* agnosie auditive

Agnosie des Körperschemas *(f).* Störung des Bewusstseins für das ►Körperschema oder Unfähigkeit, Einzelnes davon zu erkennen. Mehrere Formen: Autotopagnosie, Fingeragnosie, Hemiasomatagnosie, Makro- und Mikrosomatagnosie, Schmerzasymbolie (s. dort).
e: agnosia of the body image. *fr:* troubles de la somatagnosie

Agnosie, geometrisch-optische *(f).* Syn. für ►Agnosie, räumliche.

Agnosie, litterale *(f).* Form der Wortblindheit. Der Kranke hat dabei die Fähigkeit verloren, gedruckte bzw. handgeschriebene Buchstaben zu erkennen. *fr:* cécité littérale.

Agnosie, optische *(f).* Seelenblindheit. Unfähigkeit, Gesichtswahrnehmungen zu erkennen. Wird unterteilt in eine Vielzahl nicht immer einheitlich gebrauchter Unterbegriffe. Vgl. Objektagnosie, Farbagnosie, Prosopagnosie, Simultanagnosie, räumliche Agnosie, Symbolagnosie.
e: visual agnosia.
Syn.: visuelle Amnesie. *fr:* agnosie visuelle

Agnosie, pragmatische *(f).* Unfähigkeit, Gegenstände wiederzuerkennen.
e: pragmatagnosia. *fr:* pragmatagnosie

Agnosie, räumliche *(f).* (A. Paterson und O. L. Zangwill, 1944). Unterform der optischen Agnosie (s. d). Unfähigkeit, sich im Raum richtig zu orientieren, die Lage von Gegenständen und die Entfernung zwischen ihnen richtig abzuschätzen.
e: visual-spatial agnosia.
Syn.: geometrisch-optische Agnosie, Ortsblindheit, Ortsgedächtnisverlust, Apraxie der Raumgliederung. *fr:* agnosie spatiale

Agnosie, semantische taktile *(f).* (J. Delay, 1935). Unterform der Astereognosie bzw. Astereagnosie i. e. S. Ein Gegenstand kann nicht durch Betasten erkannt werden, obwohl alle seine Eigenschaften (Form, Gewicht, Temperatur) richtig bestimmt werden.
e: semantic agnosia. *fr:* asymbolie tactile, agnosie sémantique

Agnosie, soziale *(f).* (W. Reich). Metaphorisch: Unfähigkeit eines ►Psychopathen, sich ein ihn befriedigendes Leben aufzubauen.
e: social agnosia. *fr:* agnosie sociale:

Agnosie, taktile *(f).* Syn. für ►Astereognosie.

agnostische Störungen *(f, pl).* ►Agnosie.

Agoraphobie *(f).* (C. F. ►Westphal, 1871) (Agora: griech. der Platz, auf dem das öffentliche Leben stattfand.) 1. Platzangst. Ängste und Unbehagen beim Überschreiten von leeren Plätzen und Straßen. Die vorweggenommene Angst hindert die Leidenden eventuell daran, die Wohnung zu verlassen. Oft verschwindet die Angst sofort, wenn sich der Betreffende in Begleitung einer beschützenden Person (Ehepartner, Eltern) befindet. Findet sich viel häufiger bei neurotischen Störungen als bei anderen psychischen Erkrankungen. Das Symptom ist psychodynamisch mit einer besonders engen Kind-Mutter-Bindung in Verbindung gebracht worden. 2. In DSM-V umfasst die Bez. ohne scharfe Grenzen zur ►Klaustrophobie auch Angst in öffentlichen Verkehrsmitteln (Auto, Omnibus, Züge, Flugzeuge, Schiffe) und öffentlichen Räumen (Geschäfte, Theater, Konzertsäle, Schlangestehen vor der Kasse eines Geschäfts). 3. Angst vor dem Alleinsein und Vermeiden von Situationen und Orten, bei denen im Falle eines Angstanfalles (►Panikattacke) keine Hilfe zu erwarten wäre.
e: agoraphobia. – (ICD-10: F40.00).
Syn.: Topophobie. *fr:* agoraphobie

Agoraphobie ohne Panikattacke *(f).* In DSM-III: Untergruppe der phobischen Störungen. ►Agoraphobie, bei welcher Angstanfälle (Panikattacken) nicht aufgetreten sind. In dieser Form in DSM-III-R/IV nicht mehr enthalten.
e: Agoraphobia Without Panic Attacks.

Agoraphobie ohne Panikstörung in der Vorgeschichte *(f).* In DSM-IV: Form der ►Angststörungen. Die Angst bezieht sich in erster Linie darauf, dass Angst auftritt. Es können alle Erscheinungen vorhanden sein, die bei den ►Panikattacken aufgeführt werden mit Ausnahme der Tatsache, dass sie nicht in Form eines Anfalls auftreten. »Ein Beispiel könnte sein, dass eine Person Angst hat, das Haus zu verlassen, weil sie befürchtet, benommen und schwindelig zu werden und hilflos am Boden zu liegen« (DSM-IV). – Entspricht der Sache nach der ►Angstneurose.
e: Agoraphobia Without History of Panic Disorder.

AGR ►Arbeitsgemeinschaft der Psychotherapieverbände in der Gesetzlichen Krankenversicherung – Richtlinienverbände.

Agrammatismus *(m).* ►Akataphasie.

Agraphie *(f).* (M. Benedikt, 1865) Unfähigkeit, sich schriftlich richtig auszudrücken, obwohl diese Fähigkeit früher vorhanden war und die Intelligenz intakt ist. Die Schrift wirkt ungeordnet, unvollständig, mühselig und fehlerhaft. Meist mit anderen For-

men von Hirnherdstörungen kombiniert, nach denen sich auch die Einteilung der klinischen Formen richtet (s. die folgenden Stichwörter).
e: agraphia. *fr:* agraphie

Agraphie, aphasische *(f)*. Schreibstörung bei sensorischer Aphasie (s. d.). Bei Herden im Bereich des linken Schläfenlappens.
e: aphasic agraphia. *fr:* agraphie aphasique

Agraphie, apraktische *(f)*. Schreibstörung bei ideokinetischer Apraxie (s. d.). Bei Herden im Bereich des Balkens.
e: apraxic agraphia. *fr:* agraphie apraxique

Agraphie, isolierte *(f)*. Syn. für ►Agraphie, primäre.

Agraphie, konstruktive *(f)*. (K. Kleist). Schreibstörung durch konstruktive Apraxie (s. d.).
e: constructive agraphia. *fr:* agraphie constructive

Agraphie, linguistische *(f)*. Syn. für ►Agraphie, sekundäre.

Agraphie, motorische *(f)*. Durch Störungen der Bewegungskoordination oder Lähmungen bedingte Unfähigkeit zu schreiben.
e: motor agraphia. *fr:* agraphie motrice

Agraphie, optische *(f)*. Schreibstörung bei optischer Agnosie. Unfähigkeit, Texte abzuschreiben, weil sie nicht erkannt werden können.
e: optic agraphia. *fr:* agraphie optique

Agraphie, primäre *(f)*. (K. ►Goldstein, 1948) Schreibstörung, welche unmittelbar durch eine Hirnschädigung verursacht wird.

Agraphie, reine *(f)*. Schreibstörung ohne andere Hirnherdstörungen. Bei Herden im Bereich der Exner'schen Rindenstelle am Fuße der 2. Stirnwindung.
e: pure agraphia.
Syn.: isolierte Agraphie. *fr:* agraphie pure

Agraphie, sekundäre *(f)*. (K. ►Goldstein, 1948) Schreibstörung, welche mittelbar durch ein anderes Symptom bei einer Hirnschädigung verursacht wird, z. B. bei sensorischer Aphasie.
Syn.: linguistische Agraphie.

Agriothymia ambitiosa *(f)*. Syn. für ►Alexandrismus.

Agriothymie *(f)*. Krankhafte Grausamkeit.

Agrypnie *(f)*. Eigentlich: Schlaflosigkeit. Wurde jedoch stets für jede Art von Schlafstörung benutzt. Entweder ist das Einschlafen (Einschlafstörung) gestört oder der Schlaf wird durch häufiges Erwachen unterbrochen oder nach wenigen Stunden Schlaf durch Erwachen gänzlich abgebrochen (Durchschlafstörung). – Zum Sprachgebrauch vgl. ►Insomnie.
e: agrypnia.
Syn.: Insomnie. *fr:* insomnie, agrypnie

Agyiophobie *(f)*. Straßenangst. Entspricht der ►Agoraphobie, wird jedoch nur in diesem engeren Sinne gebraucht.
e: agyiophobia. *fr:* agyiophobie

Agyrie *(f)*. Entwicklungsstörung mit Fehlen von Hirnwindungen. Gewöhnlich mit erheblichem Intelligenztiefstand verbunden.
e: agyria.
Syn.: Lissenzephalie.

Aha-Erlebnis *(n)*. (K. Bühler). Plötzliches Erkennen von Zusammenhängen (»aha«), das als besonders angenehm erlebt wird.
e: aha experience oder ah-hah.

Ahornsirupkrankheit *(f)*. (J. H. Menkes, P. L. Hurst und J. M. Craig, 1954). Autosomal-rezessiv vererbte angeborene Stoffwechselstörung durch Enzymschwäche mit Manifestation in der Neugeborenenperiode. Im Harn werden die Aminosäuren Valin, Leucin und Isoleucin sowie Alpha-Ketosäuren vermehrt ausgeschieden; der Leucingehalt des Blutes ist vermehrt. Der Harn riecht infolgedessen nach Ahornsirup (ähnlich wie Suppenwürze oder Lakritze). Die klinische Symptomatik ist Folge der Stoffwechselstörung: Säuglinge verweigern ab 3.–5. Tag die Nahrung. Der Saugreflex erlischt. Es folgen Anfälle von Rigidität der Muskulatur und ►Opisthotonus. Bei mehr chronischem Verlauf kommt es zu Schwachsinn höheren Grades. Unbehandelte Kinder sterben gewöhnlich früh. Als Ursache wird der Defekt von einem oder mehreren Enzymen vermutet, welche die oxidative Dekarboxylierung der Alpha-Ketosäuren zur nächstniederen Fettsäure katalysieren. Behandlung: Möglichst frühzeitiger Beginn einer Diät mit stark eingeschränktem Gehalt an Valin, Leucin und Isoleucin.
e: maple syrup urine disease.
Syn.: Leucinose, Ahornzuckerkrankheit, Valin-Leucin-Isoleucinurie. *fr:* syndrome du sirop d'érable

Ahornzuckerkrankheit *(f)*. Syn. für ►Ahornsirupkrankheit.

Ahypnia, Ahypnie *(f)*. Schlaflosigkeit. ►Agrypnie.
e: ahypnia. *fr:* ahypnie

Aichhorn, August geb. 27.7.1878 Wien, gest. 13.10.1949 Wien. Psychoanalytiker. Nach einer Tätigkeit als Lehrer ab 1922 Lehranalyse bei Federn und Mitglied der Wiener psychoanalytischen Gesellschaft. Leitete ab 1918 in Ober-Hollabrunn und ab 1920 in St. Andrä eine Reformschule. Wandte psychoanalytische Theorien und Verfahren auf jugendliche Delinquenten an. Ab 1932 in privater Praxis. Blieb in der Nazizeit in Wien und gründete 1946 die Wiener psychoanalytische Gesellschaft neu. Hauptgedanke: eine als »latente Delinquenz« bezeichnete Charakterstruktur könne unter ungünstigen Verhältnissen zur Delinquenz führen. Anna Freud (s. d.) schrieb, dass Aichhorns Umgang mit verwahrlosten Kindern und Jugendlichen und auch deren Wirkung in einer Übertragung von narzisstischer Libido bestehe. Diese unterscheidet sich von der ►Objektlibido. Werke: »Verwahrloste Jugend«. 1925; »Erziehungsberatung und

Erziehungshilfe« (Aufsatzsammlung, 1959); (Briefwechsel mit Anna Freud, 2012).

Aichmophobie *(f).* Nagelangst. Zwanghafte Furcht vor spitzen und scharfen Gegenständen. Vor allem wird gefürchtet, sie zu berühren; meist verbunden mit der Angst, jemanden mit dem Gegenstand umzubringen. Führt oft zu seltsamen Essgewohnheiten. Die daran Leidenden essen allein oder benutzen keine Bestecke. Kommt hauptsächlich bei Psychoneurosen vor, oft in Verbindung mit sadistischen Impulsen. Es liegt oft ein gestörtes Verhältnis zu den Eltern zugrunde. Häufig auch Symptom einer anankastischen Depression junger Mütter, die unter zwanghaften Befürchtungen leiden, ihre Kinder mit Gegenständen zu verletzen. Oft bestehen uneingestandene Todeswünsche gegenüber dem Kind oder dessen Vater.
e: aichmophobia. *fr:* aichmophobie

AIDS Acquired immunodeficiency syndrome. Erworbene Immun-Mangelkrankheit. Durch ein Virus hervorgerufene, nach kürzerem, längerem oder sehr langem Verlauf eventuell zum Tode führende Immunkrankheit (HIV-Infektion). Während des Verlaufs treten psychische Veränderungen mit teilweise typischem Charakter in Erscheinung: seelische Reaktionen auf das Bekanntwerden der Infektion, Auseinandersetzungen mit dem Schicksal, krankhafte Störungen der Persönlichkeit (►AIDS-Lethargie), Demenz (►AIDS-Demenz), akute körperlich begründbare Psychosen. Die Behandlungsmöglichkeiten sind umfangreicher als meist angenommen.

AIDS-Demenz *(f).* (N. Diederich, A. Karenberg und U. H. Peters, 1988). Verlust intellektueller Fähigkeiten bei HIV-Infektion (►AIDS). Tritt in Form einer subkortikalen Demenz (s. d.) auf. Beeinträchtigt sind überwiegend fundamentale Funktionen wie ►Antrieb, ►Aufmerksamkeit, ►Motivation und ►Stimmung. Dagegen bleiben instrumentelle Funktionen, wie Sprache und Koordination der Bewegungsabläufe, weitgehend erhalten.

AIDS-Lethargie *(f).* (N. Diederich, A. Karenberg und U. H. Peters, 1988). Form der krankhaften Persönlichkeitsveränderung bei HIV-Infektion (►AIDS). Merkmale: eigentümliche Gleichgültigkeit, Mattigkeit, emotionale Leere, Mangel an affektiver Betroffenheit. Es handelt sich um körperlich begründete psychische Veränderungen, die jedoch den Eindruck erwecken, als ob sich die Persönlichkeit grundsätzlich gewandelt habe. Alle Veränderungen sind ausgleichbar, sofern es gelingt, die Grundkrankheit zurückzudrängen.

AIWS *(n).* ►Alice-im-Wunderland-Syndrom.

Akairie *(f).* (Astvatsaturow, Camauer). Wiederholung einer Frage nach kurzer Zeit trotz befriedigender Antwort (►Iteration). Vorkommen bei Parkinson-Syndrom.

Akalkulie *(f).* (S. E. Henschen, 1919). Rechenstörung bei sonst erhaltener Intelligenz, Hirnherdsymptom. Meist Herd im linken Schläfenlappen.
e: acalculia. *fr:* acalculie

Akalkulie, primäre *(f).* (H. Berger, 1926). Seltenere Unterform der ►Akalkulie. Unabhängig von anderweitigen Hirnstörungen auftretende Rechenstörung. Vgl. sekundäre Akalkulie.
e: primary acalculia.
Syn.: echte Rechenstörung. *fr:* acalculie primaire

Akalkulie, sekundäre *(f).* (H. Berger, 1926). Sekundäre Rechenstörung. Häufigere Unterform der ►Akalkulie. Rechenstörung als Folge verschiedenartiger Leistungseinbußen des Gehirns, z. B. bei Gedächtnisstörungen, Aphasien oder starker Perseverationsneigung. Vgl. primäre Akalkulie.
e: secondary acalculia. *fr:* acalculie secondaire

Akarophobie *(f).* 1. Neurotische Furcht vor Krätzemilbeninfektion. 2. Im erweiterten Sinn Furcht vor kleinen Insekten oder auch Nadeln, die unter die Haut gelangen könnten. ►Dermatozoenwahn.
e: acarophobia. *fr:* acarophobie

Akatamathesie *(f).* Unfähigkeit, Sprache zu verstehen (obsol. Bezeichnung).
e: acatamathesia.
Syn.: sensorische Aphasie. *fr:* acatamathésie:

Akataphasie *(f).* Entgleisung der sprachlichen Gedankenprägung. »Dabei finden die Kranken entweder für ihren Gedanken nicht den zutreffenden Ausdruck, sondern bringen nur eine ähnlich klingende Wendung (›Verschiebungsparalogie‹) hervor, oder sie geraten mit ihrer Rede in ein ganz anderes Fahrwasser (›Entgleisungsparalogie‹). Ein Kranker meinte, er sei ›gänzlich kopflos am Datum‹ für ›er wisse das Datum nicht‹« (Kraepelin). Bei Schizophrenie, sensorischer und motorischer Aphasie.
e: akataphasia.
Syn.: Agrammatismus. *fr:* akataphasie

Akathisie *(f).* (Haskovec, 1901). Unfähigkeit, dauernd zu sitzen oder ruhig zu stehen. Bewegungsdrang in den unteren oder oberen Extremitäten, der quälend und unstillbar ist. Gehen schafft nur für kurze Zeit Beruhigung. Häufige Folge: »Trippeln«. Kann unerwünschte Begleiterscheinung einer Psychopharmakabehandlung sein oder auf neuralgischen Schmerzen, Myoklonien oder Zwangskrankheit beruhen. In früheren Zeiten ein sehr seltenes, jedoch bekanntes Symptom, doch als Nebenwirkung der Therapie mit ►Neuroleptika und ►Thymoleptika häufig geworden (ca. 20 % der dabei vorkommenden extrapyramidalen Symptome). Bei Frauen häufiger (2:1). Besondere Formen sind: Akathisia psychasthenica, Akathisia spastica, Akathisia paraesthetica, die nach den Begleiterscheinungen benannt sind. ►Kathisophobie.
e: acathisia, marching in place syndrome. *fr:* acathésie

A

Akathisie, neuroleptikainduzierte akute *(f)*. Bei Behandlung mit ►Neuroleptika wenige Tage nach Beginn oder bei Dosiserhöhung auftretende ►Akathisie.
e: neuroleptic-induced acute akathisia. – (ICD-10: G21.1).

Akinese, Akinesia, Akinesie *(f)*. Bewegungslosigkeit, Bewegungsarmut. Unfähigkeit zu Willkürbewegungen bei Intaktheit aller Organe. Kommt vor bei Stupor, Schrecklähmung und anderen seelischen Ursachen sowie bei schwerem Parkinsonismus. – Abweichend vom dt. Sprachgebrauch wird die Bez. in der englischsprachigen und frz. Literatur häufig verwendet, um eine Verarmung der Ausdrucksmotorik, der Spontaneität, des aktiven Denkens und Gestaltens sowie einen Verlust an Initiative zu kennzeichnen.
e: akinesia. *fr:* akinésie

Akinesia algera *(f)*. (P. J. Möbius, 1891). Schmerzhaftigkeit des ganzen Körpers bei jeder Art von Bewegung. Die Bezeichnung ist den Störungen psychogener Natur vorbehalten. ►Psychalgie.
e: akinesia algera. *fr:* akinesia algera

Akinesie *(f)*. ►Akinese.

Akinesie, echte *(f)*. (Bostroem, 1936). Syn. für ►Mutismus, akinetischer.

akinetisch-abulisches Syndrom *(n)* ►abulisch-akinetisches Syndrom.

akinetische Motilitätspsychose *(f)*. Bewegungsarme Phase der ►Motilitätspsychose.

akinetische Zustände *(m, pl)*. (Grotjahn, 1939). Syn. für ►Mutismus, akinetischer.

akinetischer Anfall *(m)* ►Anfall, astatischer.

akinetischer Mutismus *(m)* ►Mutismus, akinetischer.

Akme *(f)*. Von griech. Spitze, höchste Blüte, Höhepunkt, Gipfel, Kulminationspunkt. In der Psychoanalyse häufig für Orgasmus.
e: acme. *fr:* acme

Akoasmen *(m, pl)*. Ungeformte Gehörstäuschungen. Nicht in Form von Stimmen auftretende akustische Sinnestäuschungen meist elementarer Art; z. B. hören die Kranken es knallen, krachen, klirren, trappeln, klopfen, donnern, trommeln, schießen, zirpen, zischen, sieden, zwitschern, heulen, bellen, wiehern, brüllen. Vorkommen bei Schizophrenie, symptomatischen Psychosen, in der epileptischen Aura u. a.
e: akoasma, acousma.
Syn.: Elementarhalluzinationen. *fr:* acouasme

Akonuresis *(f)*. Selten gebr. Syn. für ►Enuresis.

Akorie *(f)*. Unersättlichkeit. Krankhafte Appetitsteigerung; insbesondere gesteigerte Einnahme von Getränken. ►Bulimie.
e: acoria. *fr:* acorie

Akroagonine *(n, pl)*. Hypothetische Substanzen, die bei extremer Belastung der Organe (besonders im Gehirn) frei werden, z. B. bei elektrischer Hirndurchflutung.
fr: acroagonines.

Akromegalie *(f)*. Unproportioniertes Wachstum der Akren (Nase, Ohren, Kinn, Hände, Füße), auch von Jochbein, Wirbeln und Brustknorpel. Wird verursacht durch übermäßige Ausschüttung des somatotropen Hormons des Hypophysenvorderlappens, meist bei Tumor seiner eosinophilen Zellen. Weitere Symptome sind: Vermännlichung, Haarausfall, Gesichtsfeldausfälle, Stauungspapille, Verlust der sexuellen Appetenz, Ausbleiben der Menstruation, manchmal Zuckerkrankheit. Viele Kranke sind leicht bis mittelschwer depressiv. Die psychischen Erscheinungen können den körperlichen Veränderungen zeitlich vorauseilen.
e: acromegaly. *fr:* acromégalie, mégalcrie

Akrophobie *(f)*. Schwindelgefühl bei großen Höhenunterschieden.
e: acrophobia. *fr:* acrophobie

Akrozephalie *(f)*. ►Turmschädel.

Aktion psychisch Kranke (APK) *(f)*. Vereinigung zur Reform der Versorgung psychisch Kranker. Ging aus den Aktivitäten zur ►Psychiatrie-Enquête hervor.

Aktivhypnose, gestufte *(f)*. (E. Kretschmer, 1946). Psychotherapeutisches Verfahren. Besondere Übungsform zur »Resonanzdämpfung«. Verringerung von Affektspannungen, Verbesserung intellektueller Leistungen. Geht vom ►autogenen Training (J. H. Schultz) aus, führt dann aber wie bei der gewöhnlichen Hypnose über das Fixieren eines hellen Punktes zu einem hypnoiden Bewusstseinszustand.
e: graduated active hypnosis. *fr:* hypnose active gradée

Aktivierungstheorie der Emotionen *(f)*. (Arnold, 1950; Lindsley, 1951). Aus der älteren ►Thalamus-Theorie von Cannon und Bard entwickelt. Die Rolle des Zwischenhirns für die Entstehung von Emotionen wird stärker als dort betont. Sinnesreize treffen von der Peripherie im Cortex ein, werden bewertet; daran schließt sich eine gefühlsmäßige Stellungnahme an sowie die Auslösung der im Hypothalamus angelegten Verhaltensmuster und deren Übertragung auf die Ausführungsorgane. Von dort erfolgt eine Rückmeldung, die eine Empfindung und wieder eine Bewertung auslöst. Diese Theorie erklärt auch die klinisch oft zu beobachtende schraubenförmige Steigerung eines Affektes. *fr:* théorie de Arnold-Lindsley.

Aktivierungstraining, mentales: *(n)*. (S. Lehrl, 1992). Vorkehrungen und Übungen zur Stärkung geschwächter oder Steigerung normaler geistiger Leistungsfähigkeit. Zu den Vorkehrungen gehört, dass der Mensch gut sehen und hören kann. Dazu sind gegebenenfalls Seh- und Hörhilfen einzusetzen. Übungen geschehen durch vorgeformte Übungsprogramme. Bekannter unter den populären Bez. Gehirnjogging und Gehirntraining.

Aktivitätstherapie *(f)*. Systematische Förderung von körperlicher und geistiger Aktivität als Behand-

lung zum Ausgleich von Bewegungsmangel durch Krankheit oder Alter. Wird vielfach in Form von Kursen und Seminaren geschult. ►Antrieb.
e: activity therapy. *fr:* psychothérapie de groupe active

Aktivitätstraining. *(f).* ►Aktivitätstherapie.

Aktographie *(f).* Globale Aufzeichnung der Körperbewegungen in Form eines Aktogramms. Vor allem zur Feststellung der Schlaftiefe.
e: actography. *fr:* actographie

Aktualangst *(f).* (S. Freud). Aus relativer Ruhe augenblicklich herausbrechende Angst durch plötzliche Gefahr oder durch einen an der Realisation gehinderten Triebanspruch (»Triebangst«). Wird regelmäßig begleitet durch die körperlich vegetativen Erscheinungen der ►Angst.

Aktualgenese *(f).* 1. (F. Sander). Gestaltpsychologische Bezeichnung für das Entstehen einer Gestaltwahrnehmung aus ihren undifferenzierten, ganzheitlichen Vorgestalten. 2. In erweitertem Sinne auch die Entwicklung vom ersten, ungegliederten Eindruck bis zum persönlichkeitsgebundenen Erlebnis.
e: actual genesis. *fr:* genèse actuelle

Aktualisieren *(n).* 1. Bewusstwerden (Vergegenwärtigung) von Gedächtnisinhalten, oft durch aktuelle Situationen begünstigt. 2. In der Psychoanalyse Wiederbelebung von verdrängten Ereignissen und damit verknüpften Gefühlen. Bestimmte Situationen, z. B. autoritäres Verhalten eines Vorgesetzten, können bei einem Menschen immer wieder das gleiche Verhaltensschema hervorrufen. Damit wird das verdrängte Primärerlebnis zu aktueller Bedeutung belebt (aktualisiert). Vorkommen insbesondere als Teilerscheinung von Charakterneurosen und in der ►Übertragung während psychoanalytischer Behandlung.
e: actualization. *fr:* actualisation

Aktualneurose *(f).* (S. Freud, 1898). Neurotisches Zustandsbild, das seine Entstehung nicht einem ungelösten kindlichen, sondern einem aktuellen Konflikt verdankt. Die Symptome besitzen daher keinen Symbolwert, sondern sind nach Freud unmittelbarer Ausdruck nichtbefriedigter sexueller Triebwünsche und – nach späteren Untersuchungen – von unterdrückten Aggressionen. Freud rechnete hierzu die Angstneurose, Neurasthenie und Hypochondrie und stellte diese den eigentlichen Psychoneurosen bzw. den ►Abwehrneurosen gegenüber. Gegenwärtig wird der Begriff vielfach syn. mit dem der ►Fremdneurose gebraucht, was jedoch nicht korrekt ist. – Als nosologische Kategorie der Psychoanalyse gegenwärtig kaum noch in Gebrauch.
e: actual neurosis. *fr:* névrose actuelle

Akusmatagnosie *(f).* Unfähigkeit, einen Klang zu erkennen. Schwerhörigkeit oder Taubheit durch Hirnherdstörung, wobei der Hörapparat selbst anatomisch intakt ist.
e: acousmatagnosia. *fr:* acousmatagnosie

akustische Halluzination *(f).* ►Halluzination, akustische.

Akute Paranoide Störung *(f).* Unterform der Paranoiden Störung (s. d.) mit einer Dauer unter 6 Monaten und ohne erkennbare Neigung zur Chronifizierung.
e: acute paranoid disorder.

akute vorübergehende Psychotische Störungen *(f, pl)* ► Psychotische Störungen, akute vorübergehende.

Akzeptanz- und Commitmenttherapie *(f).* (Steven C. Hayes, ab 1989) Form der Verhaltenstherapie, welche wesentlich psychodynamische Gesichtspunkte in die Deutung von Beschwerden und Verhalten einbezieht. Diagnosen nach ►Klassifikationen werden vermieden oder bleiben unberücksichtigt. Es komme auf den jeweiligen ►Kontext an, in welche Äußerungen u. a. eingebettet seien. Die ►Behandlungstechnik enthält verhaltenstherapeutische und meditative Elemente und berücksichtigt zusätzlich Werteorientierungen der Klienten.
e: acceptance and commitment therapy (ACT).

akzessorische Symptome *(n, pl)* ►Symptome, akzessorische.

Alalie *(f).* 1. (Delius, 1757). Sammelbez. für alle Sprach- und Sprechstörungen. Entspricht damit teilweise der gegenwärtigen Bedeutung von ►Aphasie. 2. Unfähigkeit zur Bildung von Worten und Lauten. Im Gegensatz zur ►Aphasie hervorgerufen durch eine Störung der Sprechwerkzeuge oder ihrer peripheren Innervation.
e: alalia. *fr:* alalie, aphémie

Albdrücken *(n).* Syn. für ►Albtraum. *fr:* cauchemar

Albtraum (oder Alb) *(m).* Schwerer Traum. Traum von ungewöhnlicher Lebhaftigkeit und Einprägsamkeit, in welchem der Träumer sich einer großen Gefahr gegenüber wähnt, hochgradige Angst entwickelt und sich zugleich außerstande fühlt, sich zu rühren oder einen Laut von sich zu geben. Schließlich führt ein Aufschrei oder dergleichen zum Erwachen oder traumlosem Weiterschlafen. Die Erinnerung an den Trauminhalt ist oft besonders lebhaft. Der Inhalt kann längst vergangene reale Erlebnisse betreffen. Kann während jeder Phase desynchronisierten Schlafs (s. d.) auftreten. Albträume gehören zu den ältesten Menschheitserfahrungen. Mythen und Volksglaube geben eine Erklärung für sie meist in der Form, dass ein Tier, ein Mensch oder so ähnlich auf der Brust des Schläfers kauert und ihn drückt (►Inkubismus). – Gegenüber dem gleichbedeutenden ►»Nachtmahr« ist »Alb« mehr in Mitteldeutschland üblich. – In der Psychiatrie als (gelegentliche) normale Erscheinung oder als Teilerscheinung anderer Zustände, z. B. Neurosen, Überlebendensyndrom u. Ä.

angesehen. In DSM-IV eine eigene diagnostische Kategorie (►Schlafstörung mit Albträumen).
e: nightmare
Syn.: Nachtmahr.

Alexander, Franz Gabriel geb. 22.1.1891 Budapest, gest. 8.3.1964 Palm Springs (USA). Bedeutender Psychoanalytiker. Zunächst hirnphysiologisches Arbeiten bei Franz Tang. Dann Ausbildung als Psychoanalytiker in Berlin; Lehranalyse bei E. Simmel. 1932 Emigration nach USA. 1932–1956 Leiter des psychoanalytischen Instituts in Chicago. Ab 1952 Professor für Psychiatrie an der Universität von Illinois. 1956 Direktor der psychiatrischen Klinik des Mount Sinai Hospital in Los Angeles. Mitbegründer der Zeitschrift »Psychosomatic Medicine«. – Grundlegende Arbeiten zur psychoanalytischen Neurosenlehre und zur Kriminalpsychologie. Einer der wichtigsten Exponenten der psychosomatischen Medizin. Stellte die Entstehung der wichtigsten psychosomatischen Krankheiten aus typischen Konfliktkonstellationen dar (Spezifitätshypothese). – Hauptwerke: Psychoanalyse und Gesamtpersönlichkeit (1928); Der Verbrecher und seine Richter (1929); Roots of Crime (1935); Psychosomatic Medicine (1950); Our Age of Unreason (1942); The History of Psychiatry (1966); Psychosomatic Specifity (1966).

Alexandrismus *(m).* Nach Alexander dem Großen: alte Bez. für Eroberungswut.
e: Alexanderism.
Syn.: Agriothymia ambitiosa. *fr:* alexandrisme

Alexie *(f).* (Benedikt, 1865; ►Kußmaul, 1877). Form der optischen Agnosie. Unfähigkeit, den Sinn von Geschriebenem zu erfassen, obwohl das Sehvermögen intakt ist. Es werden eine literale Alexie (für Buchstaben), eine verbale (Wortblindheit) und eine Asyllabie (für Silben) unterschieden.
e: alexia, sensory alexia, visual alexia.
Syn.: Caecitas verbalis. *fr:* alexie, cécité verbale:

Alexie, musikalische *(f).* Syn. für ►Notenblindheit.

Alexithymie *(f).* (R. E. Sifneos, 1967) Lesestörung (= Alexie) für Gefühle (= Thyme). Unfähigkeit, bei sich oder anderen Gefühle wahrzunehmen und in Worte zu fassen. Vorkommen bei psychosomatisch Kranken, jedoch nicht bei Neurotikern. Weitgehend identisch mit »operativem Denken« (s. d.)
e: alexithymia.

Alghedonie *(f).* Schmerzlust. Lustvolles Erleben von Schmerzreizen. ►Masochismus.

Algolagnie *(f).* (A. von Schrenck-Notzing, 1899). Schmerzgeilheit. Zusammenfassender Begriff für Sadismus (aktive Algolagnie) und Masochismus (passive Algolagnie). Sexuelle Lust in Verbindung mit dem Zufügen und Erleiden von Schmerz zur Steigerung von Lust.
e: algolagnia.
Syn.: sexuelle Algophilie. *fr:* algolagnie

Algomanie *(f).* Krankhaftes Verlangen nach Schmerzreizen.
e: algomania. *fr:* algomanie

algophil *(a).* Selten gebr. Syn. für masochistisch (►Masochismus).

Algophilie, sexuelle *(f).* Syn. für ►Algolagnie.

Algophobie *(f).* Zwanghafte Furcht vor Schmerzen.
e: algophobia. *fr:* algophobie

Alibidimie *(f).* Fehlen von ►Libido.

Alice-im-Wunderland-Syndrom *(n).* Der Sache nach identisch mit ►Depersonalisationssyndrom. Als Ausdruck bevorzugt, wenn Kinder betroffen sind. Kommt bei Kindern häufiger vor als bei Erwachsenen, eher bei Migräne als ohne. Die engl. sprechende Welt bevorzugt diese Bez., weil sie an Bekanntes anknüpft, die gleichnamige Erzählung von Lewis Caroll (1865). Wird in der amer. Psychiatrie eher als Wahrnehmungsstörung, nicht als psychisches Phänomen gesehen.
e: alice in wonderland syndrome (AIWS).

Alienatio mentis In der römischen Antike Bez. für psychische Krankheit, auch Bewusstlosigkeit. In der Renaissance wieder aufgegriffen. J. J. Rousseau benutzt in »Über den Gesellschaftsvertrag oder Grundsätze des politischen Rechts« (1762) den Ausdruck »aliénation sociale«. Dies aufgreifend prägte ►Pinel (zuerst 1797) »aliénation mentale« als allgemeine Bez. für psychische Krankheit. Die Bez. wurde direkt oder als Fremdwort »Alienation« ins Dt. übernommen oder als »Geistesverwirrung« übersetzt.
fr: aliénation mentale

Alienation *(f).* 1. Im 19. Jh. häufige Bez. für Geisteskrankheit. ►Alienatio mentis. 2. Unfähigkeit, sich mit der Gesellschaft, Kultur oder Gruppe zu identifizieren. Dies führt im positiven Falle zu Neuerungen in der Kultur, im negativen Falle zu Selbstunsicherheit. 3. Syn. für ►Entfremdung (2).
e: alienation. *fr:* aliénation

Aliéné *(m).* Ältere frz. Bez. für »Geisteskranker«. ►Alienatio mentis.

Alienist *(m).* Ältere Bez. für Irrenarzt. ►Alienatio mentis.
e: alienist. *fr:* aliéniste

Aliozentrismus *(m).* Neigung, andere als Mitte der Welt anzusehen. *fr:* aliocentrisme.

Alkaloidsucht *(f).* Süchtiges Verlangen nach Alkaloiden (Morphin und Morphinabkömmlingen, Kodein, Kokain), auch nach den synthetischen Stoffen gleicher Wirkung (Hydrocodonum, Hydromorphonum, Oxycodonum, Methadonum u. a.). ►Sucht.
e: alkaloidism. *fr:* assuétude aux alcaloïdes

Alkoholabhängigkeit *(f).* Syn. für ►Alkoholismus.
e: Alcohol Dependence. – (ICD-10: F10.2x).

Alkoholdelikt *(n)*. Trunkenheitsdelikt. Unter Alkoholeinfluss begangene Straftat. Bei gewöhnlichem ►Alkoholrausch kann verminderte ►Schuldfähigkeit (§ 21 StGB) angenommen werden. Bei erstmalig im pathologischen ►Rausch begangenen Taten wird im Allgemeinen ►Schuldunfähigkeit (§ 20 StGB) angenommen, ebenso bei Taten im Vollrausch. Bei vorsätzlicher oder fahrlässiger Herbeiführung des Rauschzustandes kann dies jedoch nach § 323a StGB bestraft werden. – Für Alkohol im Straßenverkehr gelten besondere gesetzliche Regelungen, die bereits bei Beeinträchtigung der Fahrtüchtigkeit durch geringere Alkoholmengen eine Bestrafung vorsehen.
e: alcohol delict. *fr:* délit commis en état d'ivresse

Alkoholdelir *(n)*. Häufiges Syn. für ►Delirium tremens.

Alkoholdemenz *(f)*. Syn. für ►Dementia alcoholica.

Alkoholdepravation *(f)*. Alkoholbedingte Wesensänderung im Sinne einer ►Depravation. Schwund besonders des sittlichen Persönlichkeitsprofils.
e: alcoholic depravation. *fr:* dépravation alcoolique

Alkoholentziehungskur *(f)*. Kur zur Alkoholentwöhnung, die üblicherweise in besonderen Trinkerheilstätten und ►Entziehungsanstalten durchgeführt wird. Neben der Anwendung von Medikamenten wird insbesondere durch Gruppenpsychotherapie eine Sicherung der Alkoholfreiheit für die Zukunft versucht. In jedem Falle ist das Einverständnis des Alkoholkranken erforderlich. – Daneben werden in Landeskliniken und speziellen Institutionen Entziehungskuren ohne Einverständnis durchgeführt.
e: alcohol detoxication cure. *fr:* cure de désintoxication alcoolique

Alkoholentzug *(m)*. 1. Vollständige Unterbrechung der Alkoholzufuhr bei einem alkoholgewohnten Menschen. 2. Abweichend von der dt. Psychiatrie wird in DSM-III–V unter dieser Bez. das ►Alkoholentzugssyndrom verstanden.
e: alcohol withdrawal. – (ICD-10: F10.3).

Alkoholentzugsdelir *(m)*. In DSM-IV für ►Entziehungsdelir(ium), das durch ►Alkoholentzug (1) entstanden ist. Auch Syn. für ►Delirum tremens.
e: Alcohol Withdrawal Delirium. – (ICD-10: F10.4).

Alkoholentzugssyndrom *(n)*. Psychische und körperliche Erscheinungen bei plötzlichem Entzug von langjährig im Übermaß genossenem Alkohol. Treten in sehr verschiedenem Ausmaße auf. Mögliche Folgen sind: seelische und körperliche Unruhe, Angst, Schlafstörungen, erhöhte Empfindsamkeit, depressive Gefühle, Schwindel, Kribbeln, Muskelzittern, Augenzittern (Nystagmus), Störungen in der Koordination von Bewegungen, Schweißausbrüche, Blutdruckanstieg, Herzjagen, Appetitlosigkeit, Übelkeit, Erbrechen, Durchfall. Die Erscheinungen sind gewöhnlich am 2. Tag nach Entzug am stärksten und werden ab dem 4. Tag geringer. Eine spezielle Behandlung ist gewöhnlich nicht erforderlich. Bei erheblichen Beschwerden hilft Clomethiazol. – Das ►Delirium tremens zählt nicht zum Entzugssyndrom, auch wenn es einmal durch Alkoholentzug auftreten sollte.
e: alcoholic withdrawal syndrome.

Alkoholepilepsie *(f)*. Ältere Allgemeinbez. für das Auftreten von epileptischen Anfällen in zeitlichem oder ursächlichem Zusammenhang mit Alkoholgenuß. Nach N. Seyfeddinipur, U.H. Peters und W. Schmitt (1975) 4 unterschiedliche Sachverhalte: 1. Alkohol-Entzugsanfälle. Epileptische Anfälle (meist Grand Mal) treten ausschließlich nach vorangegangenem Alkoholgenuss in der Phase des absinkenden Alkoholspiegels auf. 2. Delir-Grand-Mal. Ein ►Delirium tremens beginnt mit epileptischen Anfällen. Sonst besteht keine Neigung dazu. 3. Alkoholexzess-Anfälle. Alkoholexzess führt während des Absinkens des Blutalkoholspiegels zu einzelnen Anfällen. 4. Epileptogener Alkoholismus. Epileptiker, die zu Alkoholikern werden, deren Anfallshäufigkeit dadurch aber unbeeinflusst bleibt.
e: alcoholic epilepsy. *fr:* alcoolépilepsie

Alkoholgegner *(m, pl)*. Die Verbände zur Bekämpfung des Alkoholismus haben sich unter diesem Namen zusammengeschlossen: Guttempler-Orden (IOGT = International Order of Good Templars, 1852), ev. Blaukreuzverbände (1892), Deutscher Arbeiter-Abstinentenbund (1903).
e: antialcoholic, abstinent, prohibitionist. *fr:* antialcoolique

Alkoholhalluzinose *(f)*. (C. Wernicke). Alkoholwahnsinn. Bei chronischem Alkoholismus auftretende symptomatische Psychose. Klinische Erscheinungen: überaus lebhaftes akustisches Halluzinieren (»Verbalhalluzinose«), ängstlicher Verfolgungswahn, jedoch ohne erkennbare Bewusstseinstrübung. Tritt gewöhnlich im Anschluss an einen Alkoholexzess auf und klingt nach Wochen oder Monaten wieder ab. Kann bei erneutem Alkoholgenuss wieder auftreten oder als Residuum nach Delir bleiben. Evtl. auch Übergang in Alkoholdemenz. Historisch: Erstbeschreibung durch Marcel, 1847.
e: alcoholic hallucinosis.
Syn.: halluzinatorischer Wahnsinn der Trinker (Kraepelin). *fr:* hallucinose alcoolique, hallucinose des buveurs (Wernicke)

Alkoholiker *(m)*. Trinker, Säufer, Alkoholkranker. An ►Alkoholsucht Leidender.
e: alcoholic, alcohol addict. *fr:* alcoolique

Alkoholiker, Anonyme *(m, pl)* ►Anonyme Alkoholiker.

Alkoholinduzierte Affektive Störung *(f)*. In DSM-IV: »ausgeprägte und anhaltende« Beeinträch-

tigung der ►Stimmung durch Alkoholeinfluss, sowohl während der Alkoholeinwirkung als auch nachher. DSM-IV gibt keine positive Beschreibung, sondern bezieht sich auf die ►Substanzinduzierte Affektive Störung. ►Kater.
e: Alcohol-Induced Mood Disorder. – (ICD-10: F10.8).

Alkoholinduzierte Angststörung *(f).* In DSM-IV: Angst durch Alkohol, sowohl während der Alkoholeinwirkung als auch nachher. DSM-IV gibt keine positive Beschreibung, sondern bezieht sich auf die ►Substanzinduzierte Angststörung.
e: Alcohol-Induced Anxiety Disorder. – (ICD-10: F10.8).

Alkoholinduzierte Psychotische Störung *(f).* In DSM-IV: Halluzinationen und Wahn als Folge einer direkten Alkoholwirkung. DSM-IV gibt keine positive Beschreibung, sondern bezieht sich auf die ►Substanzinduzierte Psychotische Störung. ►trunkfällige Halluzinationen.
e: Alcohol-Induced Psychotic Disorder. – (ICD-10: F10.52).

Alkoholinduzierte Schlafstörung *(f).* In DSM-IV: Schlafstörungen jeglicher Art durch Alkoholeinwirkung. DSM-IV gibt keine positive Beschreibung, sondern bezieht sich auf die ►Substanzinduzierte Schlafstörung.
e: Alcohol-Induced Sleep Disorder. – (ICD-10: F10.8).

Alkoholinduzierte Sexuelle Funktionsstörung *(f).* In DSM-IV: Beeinträchtigung der ►Libido, ►Orgasmusstörungen und Coitusschmerzen durch Alkoholeinnahme. DSM-IV gibt keine positive Beschreibung, sondern bezieht sich auf die Substanzinduzierte Sexuelle Funktionsstörung. ►Impotenz, alkoholische.
e: Alcohol-Induced Sexual Dysfunction. – (ICD-10: F10.8).

Alkoholintoleranz *(f).* Herabsetzung der Alkoholverträglichkeit. Geringe Mengen Alkohol genügen, um schwere Trunkenheitserscheinungen herbeizuführen. Oft auch schweres Katergefühl nach geringfügigem Alkoholgenuss. Besonders nach traumatischer Hirnschädigung und bei organischen Anfallsleiden, in der Typhusrekonvaleszenz, bei Paralyse, nach Magenresektion. Ferner auch bei gleichzeitiger Einnahme von Medikamenten (»chemische Alkoholintoleranz«), insbesondere bei Isonicotinsäurehydrazid (INH). Evtl. nur vorübergehend bei Ermüdung, seelischer Erregung oder im Hungerzustand.
e: alcohol intolerance. *fr:* intolérance alcoolique

Alkoholintoxikation *(f).* Durch die Einwirkung von Alkohol auftretende körperliche und psychische Veränderungen. Bei geringerer Alkoholkonzentration kommt es zum gewöhnlichen oder komplizierten ►Alkoholrausch. Bei höheren Alkoholdosen treten ►Sopor und ►Koma ein. Die Erscheinungen sind relativ geringer, wenn bereits eine ►Toleranz besteht. Alle Veränderungen bilden sich mit dem Abbau von Alkohol im Körper zurück.
e: alcohol intoxication. – (ICD-10: F10.0x).

Alkoholintoxikation, Idiosynkratische *(f).* In DSM-III: Syn. für ►Rausch, pathologischer.
e: Alcohol Idiosyncratic Intoxication.

Alkoholintoxikationsdelir *(n).* In DSM-IV: ►Delirium tremens, das während fortgesetzter Alkoholeinnahme auftritt.
e: Alcolhol Intoxication Delirium. – (ICD-10: F10.3).
Syn.: Kontinuitätsdelir.

alkoholische Wesensänderung *(f).* Häufig gebr. Syn. für ►Alkoholdepravation und mildere Formen der ►Dementia alcoholica.

alkoholischer Dämmerzustand *(m)* ►Rausch, pathologischer.

alkoholisches hirnorganisches Psychosyndrom *(n).* ►Psychosyndrom, alkoholisches hirnorganisches.

Alkoholismus *(m).* (M. Huss, 1849, 1852) 1. I. w. S. jeder über das sozial erlaubte Maß hinausgehende Genuss von alkoholischen Getränken, einmalig oder dauernd, aus Gewohnheit oder in Form einer Sucht. Von erheblicher sozialer Bedeutung, da ca. 30 % aller Aufnahmen in psychiatrische Kliniken und ca. 50 % aller strafbaren Handlungen in Zusammenhang mit Alkoholismus stehen. Alkoholismus führt auf die Dauer zu körperlichen, psychischen und sozialen Folgen. Näheres ►Alkoholsucht. Eine Einteilung von E. M. Jellinek (1960) in ►Alphaalkoholismus, Betaalkoholismus, ►Gammaalkoholismus und ►Deltaalkoholismus hat sich nicht auf Dauer durchgesetzt. In DSM-V wird die Problematik unter Störung durch Alkoholgebrauch zusammengefasst. 2. I. e. S. Syn. für ►Alkoholsucht.
e: alcoholism. *fr:* alcoolisme

Alkoholismus, akuter *(m).* Selten gebr. Bez. für ►Alkoholrausch, gewöhnlicher.

Alkoholismus, chronischer *(m).* (Huss, 1849). Sammelbez. für Zustand infolge langjährigen fortgesetzten Alkoholgenusses. Dabei wird nicht unterschieden, ob es sich um ►Gelegenheitstrinker, ►Gewohnheitstrinker oder Trunksüchtige handelt. ►Alkoholismus, ►Alkoholsucht.
e: chronic alcoholism, pathological alcoholism, inebriety. *fr:* alcoolisme chronique

Alkoholkrankheit *(m).* (M. Huss, 1849, 1852) Geläufiges Syn. für ►Alkoholsucht. Vgl. Trunksucht.

Alkoholmissbrauch *(m)* Syn. für ►Alkoholismus. Bei Entziehung treten keine ►Entziehungserscheinungen auf. DSM-IV unterscheidet in Parallele zu ►Substanzabhängigkeit und ►Substanzmissbrauch auch zwischen Alkoholabhängigkeit und -missbrauch.
e: Alcohol Abuse. – (ICD-10: F10.1).

Alkohologie *(f).* Interdisziplinäre Wissenschaft, welche sich mit den Folgen zu hohen Alkoholgebrauchs für den Einzelnen und die Gesellschaft befaßt.

Alkoholophilie *(f).* Seltene Bez. für Alkoholismus.
fr: alcoolophilie.

Alkoholparanoia *(f).* Alkoholwahn. Chronische Wahnbildungen bei Alkoholikern. Insbesondere chronischer ►Eifersuchtswahn der Trinker.
e: alcoholic paranoia. *fr:* paranoïa alcoolique

Alkoholpsychosen *(f, pl).* Durch übermäßigen Alkoholgenuss entstehende Psychosen. Z.B. Delirium tremens, ►Alkoholhalluzinose, alkoholische ►Korsakow-Psychose, chronischer ►Eifersuchtswahn der Trinker (Alkoholparanoia), ►Marchiafava-Bignami'sche Krankheit.

Alkoholrausch, gewöhnlicher *(m).* Akute Alkoholvergiftung. Die Wirkung ist von der persönlichen Disposition des Betroffenen, der Menge des genossenen Alkohols, der Schnelligkeit der Alkoholaufnahme und einer evtl. Alkoholgewöhnung abhängig. Neurologische Symptome: Gangunsicherheit (zerebellare Ataxie), Störungen der feineren motorischen Innervation, lallende Sprache, Herabsetzung der Muskelspannung (Hypotonie). Psychische Symptome: Gereiztheit oder Euphorie, Selbstüberschätzung, Enthemmung, Rededrang, Denkstörungen in Form von erschwerter Auffassung; Konzentrationsstörung und ►Lockerung des Denkzusammenhanges bei einem subjektiven Gefühl verbesserter geistiger Leistungen aufgrund von Kritiklosigkeit und Urteilsschwäche. Außer dieser mehr expansiven Form gibt es eine seltenere depressive, in der es aus Lebensüberdruss zu Suizidhandlungen kommen kann. – Vor allem durch den Verlust von Hemmungen treten forensisch-psychiatrische Probleme auf.
e: drunkenness, acute alcoholic intoxication.
Syn.: einfacher Rausch, Betrunkenheit. *fr:* état d'ivresse alcoolique, forme commune du syndrome ébriex

Alkoholrausch, komplizierter *(m).* 1. (H. Binder). Bei besonderer individueller Disposition auftretender Rausch. Gegenüber dem einfachen Alkoholrausch quantitativ stärkere Erregung und Benommenheit, brüskeres Einsetzen, gereizte Stimmung mit Neigung zum Abreagieren sonst gezügelter Aggressionen. Erlebniszusammenhang und Orientierung in groben Zügen erhalten, fast vollständige Erinnerung. Bei Straftaten gewöhnlich verminderte Schuldfähigkeit anzunehmen. 2. Unpräzises Syn. für ►Rausch, pathologischer.

Alkoholreaktion, hysterische *(f).* (H. Hoff). Hysterische Ausgestaltung eines dämmerigen Alkoholrausches, wobei sich komplexhaft Verdrängtes äußert, z.B. phantastische Selbstbeschuldigungen als Ausdruck von Schuldgefühlen.

Alkoholsucht *(f).* Suchtmäßiges Genießen alkoholischer Getränke. Von Alkoholsucht wird gesprochen, wenn ernsthafte körperliche Veränderungen (Magenschleimhautentzündung, Bindehautentzündung, Leberzirrhose, Fettleber, Herzmuskelschwäche) aufgrund der ständig genossenen Alkoholmengen entstehen und ebenfalls hierdurch die Einordnung in ein geordnetes Familienleben und in die soziale Welt nicht mehr gelingt bzw. wenn die Gesellschaft nicht mehr bereit ist, den Alkoholkonsum einer Person zu tolerieren. Zum Begriff der Alkoholsucht gehört ebenfalls, dass der Trinker die Folgen seines Verhaltens nicht zu erkennen vermag oder trotz richtiger Einsicht den Alkoholgenuss fortsetzt. Es gibt jedoch keine allgemein anerkannte Definition der Alkoholsucht. Am bekanntesten ist die der WHO. Danach ist Alkoholsucht »eine chronische Verhaltensstörung, die bestimmt wird durch wiederholtes Genießen alkoholischer Getränke über das sozial übliche Maß hinaus. Der Alkoholgebrauch hat dabei ein Ausmaß, dass des Trinkers Gesundheit, seine Arbeitsfähigkeit und seine soziale Stellung gefährdet werden«. Etwa 5 % der erwachsenen Bevölkerung gilt als alkoholsüchtig. Außerhalb westlicher Zivilisation wird erheblich weniger Alkohol genossen. – Historisch spielt Weingenuss zwar auch im Altertum eine wesentliche Rolle, jedoch wurde die Alkoholsucht erst seit Ausgang des Mittelalters durch Verbesserung der Bierbraumethoden und neue Verfahren zur Schnapsbrennerei ein soziales Problem breiter Volksschichten. – Psychiatrische Folgen: ►Alkoholpsychosen. – Therapie: Psychotherapie (bei Neurotikern), Mitgliedschaft in Temperenzvereinen, ►Entziehungs- und ►Entwöhnungskur, ►Antabus-Kur, ►Verhaltenstherapie.
e: alcohol addiction oder dependence. Älteres engl. Syn.: drunkenness.
Syn.: Trunksucht, Äthylismus. Obsolete Syn.: Trunkenheit, Ebrietas, Temulentia.

Alkoholtherapie *(f).* Verabreichung von alkoholischen Getränken zur Behandlung des ►Delirium tremens. Zur Zeit, als das Alkoholdelir noch hauptsächlich als Entziehungspsychose angesehen wurde, weit verbreitet. Erwies sich als nutzlos. Heute auch als bedenklich angesehen, weil sie den Trinker in der Annahme von der Notwendigkeit des Alkoholgenusses bestärkt.
fr: alcoolothérapie.

Alkoholtremor *(m).* Rhythmisches Zittern besonders der Hände bei Alkoholikern. Kann so ausgeprägt sein, dass eine Tasse nicht mehr gehalten wird und keine Unterschrift mehr geleistet werden kann. Besonders im nüchternen Zustand vorhanden. Pflegt sich nach erneuter Alkoholeinnahme zu bessern. Im

Beginn eines ►Delirium tremens meist verstärkter Tremor.
e: alcoholic tremor. *fr:* tremblement alcoolique

Alkoholtrinkversuch *(m)*. Alkoholbelastungsprobe unter möglichst natürlichen Bedingungen. Gabe von Alkohol zur Beobachtung des Verhaltens unter Alkoholeinfluss. Wird bei der forensischen Begutachtung von ►Alkoholdelikten angewendet. Ist jedoch von geringem Aussagewert über das wirkliche Verhalten zum Zeitpunkt der Tat.
e: alcohol test. *fr:* épreuve de résistance à l'alcool

Alkoholvergiftung *(f)*. Syn. für ►Alkoholintoxikation.

Alkoholwahn *(m)* ►Alkoholparanoia.

Allegorisation *(f)*. (C. Neisser). Besondere Form der Bildung von ►Neologismen. Ein Vorgang wird gleichnishaft mit einem Wort oder in einer kurzen Redewendung ausgedrückt. Vorkommen vor allem bei Schizophrenie.
e: allegorization. *fr:* allégorisation

Allergie *(f)*. Überempfindlichkeit gegenüber einem oder mehreren Reizstoffen (z.B. Pollen). Der Körper reagiert auf Exposition mit übersteigerter Abwehr in Form von Hautstörungen oder Störungen der Atmungs- und Verdauungsorgane. Die Beziehungen zwischen Allergie und Erlebnisreizen sind schwer überschaubar und komplex. Psychische Reize in Form bestimmter Erlebnisstrukturen können für sich allein, ohne Allergien, die vorgebildete allergische Reaktion hervorrufen. Psychotherapie (z.B. autogenes Training) und Psychopharmakotherapie (Tranquilizer) spielen in der Behandlung von Allergien eine bedeutende Rolle.
e: allergy. *fr:* allergie

Allgemeingefühl *(n)*. Gefühl des körperlich-seelischen Allgemeinbefindens. Der »vitale somatische Sinn«. Wird gewöhnlich in gesunden Zeiten nicht wahrgenommen, jedoch bereits bei geringer Unpässlichkeit (z.B. Erkältungskrankheit, Stimmungstief) deutlich als beeinträchtigt empfunden.
e: general sense of condition, general sensation. *fr:* sensation générale

Allgemeinsyndrom, traumatisches zerebrales *(n)*. Syn. für ►postkommotionelles Syndrom.

Allgemeinsyndrom, zerebrales (posttraumatisches) *(n)*. Syn. für ►Hirnleistungsschwäche, posttraumatische.

»Allmacht der Gedanken« Von S. Freud zuerst bei Zwangsneurotikern bemerkte Befürchtung, dass sich Gedanken (richtiger: Wünsche) im wirklichen Leben realisieren könnten. Dabei glaubt ein Teil der Psyche wirklich, diese Macht zu besitzen. Dieser Glaube konnte aber auch bald bei jedem Gesunden festgestellt werden, wobei er jedoch in unendlich vielen Variationen auftritt. Beispiel sind die Glückwünsche, die gewöhnlich aus festlichen Anlässen ausgetauscht werden. Auch wird häufig geglaubt, dass der Gedanke an den Tod eines Menschen diesen in Gefahr bringt. Freud entdeckte damit ein allgemeines Prinzip des unbewussten Seelenlebens.
e: omnipotence of thougth.

All(o)erotik *(f)*. Ant. zu Autoerotik. Gerichtetsein der sexuellen ►Libido auf eine andere als die eigene Person.
e: alloeroticism. *fr:* alloérotisme

Allolalie *(f)*. Fehlsprechen Geisteskranker. Obsolet.
e: allolalia. *fr:* allolalie

Allomnesie *(f)*. Qualitative Gedächtnisstörung. Veränderung, Entstellung und Verfälschung von Gedächtnisinhalten. Es wird anders erinnert, als es den Vorgängen entspricht. Teil einer jeden Erinnerung, die durch ►Verdrängung verändert wird. Deswegen auch forensisch-psychiatrisch bedeutsam. Wird als Gegensatz zu den völlig neuen Erfindungen (Halluzinationen) der Erinnerung auch als Illusion der Erinnerung (Gedächtnisillusion) bezeichnet.
e: allomnesia. *fr:* allomnésie

Allophasie *(f)*. Alte Bezeichnung für inkohärente Sprache (►Inkohärenz).
e: allophasia. *fr:* allophasie

Alloplastie *(f)*. Nach S. Freud im Gegensatz zur ►Autoplastie Zuwendung der Libido zu ►Objekten der Außenwelt. Dadurch besteht ein Zwang zur Anpassung an die Realität.
e: alloplasty. *fr:* alloplastie;

alloplastisch *(a)*. (S. Freud). Veränderung des Verhaltens unter den Anforderungen der Realität. ►autoplastisch. Besondere Form der Anpassung bei der Auseinandersetzung mit der Realität.
e: alloplastic. *fr:* alloplastique

allopsychisch *(a)*. (C. Wernicke). Sich auf die Vorstellungen von der Außenwelt beziehend. Das allopsychische Bewusstsein bildet zusammen mit dem autopsychischen und dem somatopsychischen Bewusstsein das Gesamt des Bewusstseins.
e: allopsychic. *fr:* allopsychique

Allopsychosen *(f, pl)*. (C. Wernicke). Alle Psychosen mit einer Verfälschung der Vorstellungen über die Außenwelt. Diese standen den Psychosen mit einer Verfälschung der Vorstellungen über die eigene Person gegenüber (Autopsychosen). Wernicke sprach von asymbolischen, hyperkinetischen, manischen und paralytischen Allopsychosen, während die Autopsychosen in akute und zirkumskripte eingeteilt waren. Diese Einteilung vermochte sich nicht durchzusetzen.
e: allopsychosis. *fr:* allopsychose:

Allozentrismus *(m)*. Neigung, in anderen die Mitte der Welt zu sehen (als Gegensatz zu Egozentrismus).
e: allocentrism. *fr:* allocentrisme

Alogie *(f)*. 1. Unfähigkeit, richtige Sätze zu bilden. Vorkommen bei niedriger Intelligenz, schwerer psy-

chotischer Störung oder in der Rückbildungsphase einer motorischen Aphasie. 2. Abweichend vom Dt. in der amer. Psychiatrie auch die Sprachverarmung bei Schizophrenen. Nicht die Logik fehlt (alpha privativum), sondern das Wort (griech. »logos«). Zeigt sich an kurzen, lakonischen und sinnentleerten Antworten auf Fragen.
e: alogia.
Syn.: Aphrasie. *fr:* alogie

alogische Denkstörung *(f)*. ▸Denkstörung, alogische.

Alphaalkoholismus *(m)*. (E.M. Jellinek, 1960). Rein psychologische Gewöhnung an die Wirkung von Alkohol, der genossen wird, um Körperstörungen (z.B. Schmerzen) oder psychische Störungen (z.B. Hemmungen, Angst) leichter zu ertragen. Jedoch wird die Kontrolle dabei nicht verloren. ▸Betaalkoholismus.
e: alpha alcoholism. *fr:* alpha alcoolisme

Alphatraining *(n)*. Form des ▸Biofeedbacks. Am Hinterhaupt abgeleitete Alphawellen im EEG werden gleichgesetzt mit einem Zustand von Wachheit und Entspannung. Man kann lernen, einen solchen Zustand absichtlich herbeizuführen, z.B., indem ein Signal ertönt, sobald die Alphawellen verschwinden. Wird angewandt z.B. bei Angstzuständen und Zwangsneurose.
e: alpha wave training, alpha feedback, alpha enhancement.

Alter *(n)*. Höheres Lebensalter und psychische Krankheit gehören an sich nicht zusammen. Durch die mit dem Älterwerden häufiger werdenden körperlichen Erkrankungen, insbesondere Herz- und Gefäßveränderungen, Kreislauf- und Hirnstoffwechselstörungen, treten davon abhängige psychische Störungen ebenfalls häufiger auf. Vgl. Wortzusammensetzungen mit Alters... und Presbyo...
e: age. *fr:* âge

alternierende Persönlichkeit *(f)*. Syn. für ▸Bewusstsein, alternierendes.

alternierender Verlauf einer Psychose Verlaufstyp einer psychischen Krankheit. Ständig wiederkehrendes Umschlagen der Krankheitserscheinungen. Z.B. können sich bei der manisch-depressiven Erkrankung in ununterbrochener Kette manische und depressive Phasen aneinanderreihen.

alternierendes Bewusstsein *(n)*. ▸Bewusstsein, alternierendes.

Altersabbau *(m)*. Umgangssprachliche Bez. für Veränderung geistiger Fähigkeiten im höheren Alter. Gemeint sind vor allem Merkschwäche und Starrheit des Denkens. Ist jedoch keine notwendige Folge des Alters. Verantwortlich sind Mangel an Bewegung, falsche Ernährung oder Krankheitsprozesse.

Altersblödsinn *(m)*. Syn. für ▸Demenz, senile.

Altersdemenz *(f)*. Syn. für ▸Demenz, senile.

Altersdemenz, physiologische *(f)*. Als »natürlich« empfundene Abnahme geistiger Kräfte im Alter. In traditioneller Beschreibung bei ▸Kraepelin (1900, 593f.): »... die Abnahme der Aufnahmefähigkeit und Merkfähigkeit, die Erstarrung der Gedankengänge, die Einengung der Gefühlsbeziehungen, das Erlahmen der Tatkraft und die Ausbildung störrischer Unlenkbarkeit.« Durch ▸Ranschburg (1900) wurde eine Verlangsamung aller Assoziationen bekannt. – Trotz Verlangsamung psychischer Vorgänge sind im Alter alle geistigen Leistungen möglich.
e: physiological senile dementia.

Altersdepression *(f)*. Syn. für ▸Depression, senile.

Altersepilepsie *(f)*. Syn. für ▸Epilepsia tardiva.

Altersgedächtnis *(n)*. Physiologische Abnahme von Gedächtnisleistungen im Alter. Neuere Inhalte werden langsamer und mühsamer in das Reservoir der Erinnerungen eingefüllt. Einzelne ältere Gedächtnisinhalte verblassen oder gehen verloren, können aber evtl. wiederbelebt werden. Der ▸Abruf von Namen und seltenen Wörtern ist erschwert, jedoch bleiben diese im Gedächtnisreservoir erhalten. Bei Müdigkeit nimmt die Gedächtnisleistung ab, erholt sich im Schlaf aber vollständig.
e: senile memory.

Altersmanie *(f)*. Erstmalig nach dem 50. Lj. auftretende ▸Manie. Meist besonders gekennzeichnet durch Leere, Starre, Unruhe und Neigung zu Wahnbildungen.
e: senile mania. *fr:* manie sénile

Alterspsychiatrie *(f)*. Syn. für ▸Gerontopsychiatrie. *fr:* gérontopsychiatrie, gérontriatie

Alterspsychose *(f)*. Auf das höhere Lebensalter beschränkte Psychose: z.B. senile Demenz, vaskuläre Demenz und andere Formen organischer psychischer Störungen mit Veränderungen der Persönlichkeit.
e: senile psychosis. *fr:* psychose sénile

Altersschizophrenie *(f)*. Im höheren Lebensalter erstmalig in Erscheinung tretende Schizophrenie. Teilweise werden unter dem Begriff nur die jenseits des 60. Lj. auftretenden Psychosen verstanden, teilweise wird er für die Schizophrenie zwischen dem 40. und 60. Lj. (▸Spätschizophrenie) gebraucht. Es ist zweifelhaft, ob es sich dabei tatsächlich um Schizophrenien handelt.
e: senile schizophrenia. *fr:* schizophrénie sénile

Altersschwachsinn *(m)*. Inkorrekte Bezeichnung für ▸Demenz, senile. (Es handelt sich nicht um einen Schwachsinn, da dieser per definitionem angeboren ist.)
e: dotage, dotard (= kindischer Greis), feebleness of mind in old age, senility.

Altgedächtnis *(n)*. Gedächtnis für lange Zeit zurückliegende Erfahrungen und Bewusstseinsinhalte, die oft noch reproduziert werden können, wenn das

Neugedächtnis bereits erheblich gestört ist. ►Ribot'sches Gesetz. ►Gedächtnis.
e: remote memory.

altruistische Abtretung *(f)*. (E. Bibring, A. Freud, 1936). ►Abwehrmechanismus, bei dem eigene lebhafte Wünsche nicht befriedigt werden, deren Befriedigung bei anderen Menschen aber aktiv betrieben wird; z. B. ein Mädchen, das ursprünglich schön und anziehend auf Männer wirken will, verzichtet darauf, stellt sich aber ganz in den Dienst einer Schwester, deren Erfolg bei Männern sie freudig und intensiv zu verbessern sucht. Früher Triebverzicht und ein daraus hervorgehendes strenges Über-Ich sind die Grundlage.

alveoläres Hypoventilations-Syndrom *(n)*. Sammelbez. für verschiedenartige Schlafstörungen mit unruhigem Schlaf in der Nacht und vermehrter Schlafneigung am Tage. Weitgehend identisch mit den ►Schlaf-Apnoe-EDS-Syndrom. Ursache ist jedoch eine verringerte Belüftung der Lunge, welche nur während des Schlafes auftritt oder durch Schlaf wesentlich verstärkt wird. Es kommt nicht zu apnoischen Pausen (vorübergehender Atemstillstand). Es werden zu wenig Atemzüge gemacht, oder es wird ein zu geringes Luftvolumen ein- und ausgeatmet. – Bei Betonung der Schlafstörung in der Nacht: aveoläres Hypoventilations-EDS(= Einschlaf- und Durchschlaf-Störungs)-Syndrom; oder am Tage: alveoläres Hypoventilations-SES(Störungen mit exzessiver Schläfrigkeit)-Syndrom
e: alveolar hypoventilation DIMS syndrome; alveolar hypoventilation DOES syndrome.

Alzheimer, Alois (Aloysius) geb. 14.6.1864 Marktbreit, gest. 19.12.1915 Breslau. Neuropathologe, Psychiater. 1888–1902 Assistent und Oberarzt der Städtischen Irrenanstalt Frankfurt. In dieser Zeit dort die ►Auguste D. beobachtet, an welcher er die später nach ihm benannte Alzheimer-Krankheit studierte. Erste Publikationen darüber 1906 und 1907 (»Ueber einen klinisch und anatomisch bemerkenswerten Fall von Geistesstörung«). Ging 1902 zu ►Kraepelin nach Heidelberg und mit diesem 1904 nach München. 1904–1912 Leiter des anatomischen Laboratoriums der Psychiatrischen Klinik München unter Kraepelin. 1912 bis zu seinem Tode o. Prof. der Psychiatrie in Breslau. Mit ►Nissl zusammen Begründer einer wissenschaftlichen Histologie der Geisteskrankheiten. Begründer der »Zeitschrift für die gesamte Neurologie und Psychiatrie«. Biogr.: Konrad u. Ulrike Maurer: Alzheimer. München 1998.

Alzheimer-Demenz *(f)*. (A. Alzheimer, 1906) Meist in der 2. Lebenshälfte einsetzende fortschreitende degenerative Erkrankung des Gehirns. Klinisch vor allem auffällig durch fortschreitende ►Demenz. Beginn mit Gedächtnis- und Merkstörung, Nachlassen in der Arbeit, Vernachlässigung der eigenen Person, Verirren in an sich bekannten Straßen oder der eigenen Wohnung. Ferner Vergessen von Wörtern, Verwendung falscher Wörter für vertraute Gegenstände, undeutliches Sprechen, Verkehrtmachen einfacher, alter Fertigkeiten (z. B. Anziehen, Rasieren). Später völlige Desorientiertheit. Kranke finden sich in der eigenen Wohnung nicht zurecht oder erkennen die eigenen Angehörigen nicht. Nächtliche Unruhe. Auch am Tage wird sinnlos herumgeräumt und gezupft. Bei schweren Zuständen ►Logoklonie, außerordentliche Reizbarkeit. Doch im Verhältnis zur Demenz noch gut erhaltene Ansprechbarkeit der Affektivität. – Ursache: unbekannt. Ein Erblichkeitsfaktor bezieht sich auf Manifestationstermin und Ausprägungsgrad. Dominante Vererbung (sehr selten). Pathologisch-anatomisch: allgemeiner Hirnrindenschwund. Histologisch: Alzheimer'sche Fibrillen-Veränderungen, senile Plaques und Dendritenschwund sowie kongophile Angiopathien. Besonders geschädigt sind präsynaptische cholinerge Rezeptoren. Polypeptid (Amyloid-Verläuferprotein) in Zellen und außerhalb sowie am Chromosom 21. – Diagnose: klinisch-psychopathologisch und durch ►PET, Liquor (Aß42 herabgesetzt, Tau erhöht, pTau). Das PET, vor allem Amyloid-PET ergibt früh einen klaren Befund, wenn klinisch noch nicht sicher ist, ob es sich um eine Demenz handelt. – Verlauf: Krankheitsdauer 1–20, durchschnittlich 7 Jahre. Bei Erkrankungsbeginn über 75 Jahre keine Verkürzung des Lebens. – Häufigkeit: ca. 70 % aller Demenzen. – Alzheimer (1911) hielt die Krankheit für einen Untertyp (»Alzheimer-Demenz und senile Demenz sind eine Krankheit«) und Duplizitarier (»Es handelt sich um 2 verschiedene Krankheiten«). – Häufigkeit: ca. 1.000.000 Kranke in Deutschland. – Behandlung: Spezifische Behandlung nicht bekannt, Versuche mit Acetylcholinesterase-Hemmer und Memantin gerechtfertigt. Hilfe für Familien in Alzheimer-Selbsthilfegruppen. Für Angehörige sind Erregungszustände, gelegentliche Gewalttätigkeit, geringe Leitbarkeit, störrisches Verhalten und zerhackter Schlaf die größten Probleme. – DSM-III kennt die Diagnose noch nicht, sondern fasst Alzheimer'sche Krankheit, senile Demenz und ►Pick'sche Krankheit als »Demenz mit Beginn im Senium und Präsenium« zusammen. DSM-III-R führte eine »Primär Degenerative Demenz vom Alzheimer Typus« (PDDAT) ein, kennt jedoch keine anderen primär degenerativen Demenzen (die Pick'sche Krankheit wird den »Nicht Näher Bezeichneten Präsenilen Demenzen« zugeordnet). DSM-IV führt die Bez. »Demenz vom Alzheimer Typ« ein, gibt jedoch eine allgemeine Beschreibung (»Verschlechterung kognitiver Funktionen«). Die Bez. in DSM-V lautet »Alzheimer Erkrankung« bei Abnahme von Gedächtnis- und Lernleistung sowie fortschreitender Abnahme der kognitven Fähigkeiten (►Kognition). In ICD-10 kann die Diagnose »Demenz bei Alz-

heimer-Krankheit« bei langsamem Beginn und langsamer Verschlechterung einer Demenz gestellt werden, – Zu Lebzeiten ist nur eine Verdachtsdiagnose möglich. – Durch den hohen Bekanntheitsgrad ist in der Alltagssprache das Wort »Alzheimer« an die Stelle von »Demenz« getreten.
e: Alzheimer's disease oder dementia
Syn.: senile Demenz vom Alzheimer-Typ. Altersdemenz vom Alzheimer-Typ. *fr:* démence d'Alzheimer

Alzheimer-Haus *(n)* Geburtshaus Alois ►Alzheimers in Marktbreit. Seit 1989 Gedenk- und Tagungsstätte.

Alzheimer'sche Krankheit *(f).* Früher häufig gebr. Syn. für ►Alzheimer-Demenz. Gegenwärtig gewöhnlich für Untertyp mit Beginn um das 50. Lj. gebraucht.
Syn.: Präsenile Demenz vom Alzheimer-Typ

Alzheimer'sche Sklerose *(f).* Obsol. Bez. f. ►Alzheimer-Demenz.

Alzheimer-Selbsthilfegruppen *(f, pl).* 1988 gegründete Gruppen für die Angehörigen von Kranken mit ►Alzheimer-Demenz.

Amalgamvergiftung *(f).* Subjektive Beschwerden, welche einer chronischen Quecksilbervergiftung durch Amalgamfüllungen in den Zähnen zugeschrieben werden. Das darin enthaltene Quecksilber gelange durch Verdampfen, Korrosion, Abrieb und auf anderen Wegen in den Blutkreislauf und damit als Nervengift in das Nervensystem. Die Beschwerden sind wie bei ►Neurasthenie bzw. identisch damit. Wissenschaftlich nicht erwiesenes und von Versicherern nicht anzuerkennendes Konzept der alternativen Medizin. Zahlreiche Feststellungmethoden und Behandlungen werden angeboten. Viele Hirnkrankheiten (z. B. ►Alzheimer-Demenz), deren genaue Ursache nicht bekannt ist, werden als Folge einer Amalgamvergiftung angesehen. Historisch: Das Konzept kam zusammen mit anderen ►Umweltsyndromen Mitte der 80er-Jahre des 20. Jh. auf.
e: amalgam intoxication, Amalgam-Related-Illness (ARI).

Amaxophobie *(f).* Angst, in einem Fahrzeug zu sein.
e: amaxophobia. *fr:* amaxophobie

ambiäqual *(a).* (H. Rorschach) Bestimmter ►Erlebnistyp, der aus dem Ergebnis des Rorschach-Formdeuteversuchs erschlossen wird. Besitzt die Eigenschaften sowohl des introversiven als auch des extratensiven Typs und neigt daher dazu, sich abwechselnd der Außenwelt zuzuwenden und von ihr zurückzuziehen. Im Formdeuteversuch finden sich mehr als 3 B- und Fb-Antworten.
e: ambiequal. *fr:* ambiéqual

Ambiguität *(f).* 1. In Antike und Mittelalter Doppelsinnigkeit eines Wortes. Kann für sich allein oder nur im Kontext doppelsinnig sein. Galt in der Rhetorik als tadelnswert und vermeidbar, wurde jedoch als rhetorisches Mittel eingesetzt. 2. In der frz. Existenzphilosophie (M. Merleau-Ponty, 1945) und der darauf aufbauenden Psychopathologie erneut zentraler Begriff. Die gewisse Unbestimmtheit der Wahrnehmungswelt des Menschen, der Geschichte, des Lebens und die darin liegende Ambiguität gelten als etwas Positives, welches Sinngebung für die Existenz ermöglicht. – Ambiguitäten zu ertragen und zu meistern stellen in psychoanalytischer Sicht Leistungen des ►Ich dar.

Ambiguitätsforschung *(f).* Forschung über ►Ambiguitätsintoleranz.

Ambiguitätsintoleranz, (kognitive) *(f).* 1. (E. Frenkel-Brunswik, 1939; 1950). Unfähigkeit, übereinander widersprechende (= ambiguöse) Denkvorgänge und Gefühle zu verfügen. Neigung zu stark vereinfachender Schwarz-Weiß-Sichtweise der Welt. Bevorzugung von Vertrautheit und Symmetrie. Die Bez. wurde in Anlehnung an ►Ambivalenz gebildet. Gilt neben psychischer ►Rigidität und Dogmatismus als Eigenschaft der rigiden und autoritären Persönlichkeit und verstärkt sich in Situationen psychischer Belastung. 2. Unfähigkeit, einander widersprechende Persönlichkeitseigenschaften beim anderen Menschen als solche wahrzunehmen. Neigung, ambiguöse Situationen als Quelle der Bedrohung wahrzunehmen und darauf mit Vermeidungsverhalten und ►Verleugnung zu reagieren. Vorkommen als Persönlichkeitseigenschaft bei ►monopolar und ►bipolar Manisch-Depressiven, als Krankheitserscheinung bei Depressiven und Manikern. Bei Schizophrenen ist dagegen wie bei Kreativen die Ambiguitätstoleranz hoch.

Ambisexualität *(f).* Syn. für ►Bisexualität.

Ambitendenz *(f).* (E. Bleuler, 1911). Willensstörung durch gleichzeitiges Wirksamwerden von Gegenantrieben. Besonders bei Schizophrenie zu beobachtendes Phänomen. Bei einem Auftrag (z. B. die Augen zu öffnen) oder einem Entschluss (z. B. etwas zu essen) bestehen gleichzeitig eine Tendenz, diesem nachzukommen, und eine ebenso starke dagegen. Folgen: Handlungen werden abgebrochen, Entschlussunfähigkeit. Entspricht nach Bleuler einer ►Ambivalenz des Wollens.
e: ambitendency. *fr:* ambitendance

ambivalent *(a).* Zwiespältig. Nach zwei Seiten hin neigend. ►Ambivalenz.
e: ambivalent. *fr:* ambivalent

Ambivalenz *(f).* (E. Bleuler, 1911). Gleichzeitiges Bestehen miteinander unvereinbarer Gefühle, Vorstellungen, Wünsche oder Absichten. Bleuler unterschied eine Ambivalenz des Wollens (►Ambitendenz), des Denkens (es wird eine Ansicht und gleichzeitig das Gegenteil dazu geäußert) und des Fühlens (gleichzeitig Liebe und Hass gegenüber derselben

Person). Bleuler beschrieb Ambivalenz als Primärsymptom der ►Schizophrenie, erkannte aber das Vorkommen einer normalpsychologischen Ambivalenz an. Besondere Verbreitung hat die Bez. durch Freud erfahren, der sich hauptsächlich auf eine Ambivalenz des Gefühls bezog. Danach ist Ambivalenz in der prägenitalen Phase der Entwicklung vorherrschend, wenn sexuelle und aggressive Triebwünsche gleichzeitig bestehen. Ambivalenz tritt in besonderen Gefühlen, z. B. Trauer oder Eifersucht, oder in bestimmten Zuständen, z. B. psychogene Depression oder ►Zwangsneurose, besonders deutlich hervor. Analytiker sind sich darin einig, dass der Gefühlsambivalenz allgemein für die Neurosen eine außerordentlich wichtige Bedeutung zukommt. Einige gebrauchen die Bez. jedoch in einem sehr weiten Sinne. Ambivalenz bedeutet dann nicht mehr als ein Sich-nicht-entscheiden-Können. Ambivalenz nennt man auch die allgemeine menschliche Erfahrung, dass man fast nie eindeutige Gefühle und Einstellungen hat, sondern dass der Liebende stets auch ein wenig hasst und umgekehrt. In den Werken von K. ►Abraham und Melanie ►Klein spielt Ambivalenz eine zentrale Rolle.
e: ambivalence. *fr:* ambivalence

Ambivalenzkonflikt *(m).* Psychischer Konflikt, der sich aus ►Ambivalenz ergibt.

Ambiversion *(f).* Gleichmäßiges Vorhandensein von ►Introversion und ►Extraversion bei einer Person.
e: ambiversion. *fr:* ambiversion

AMDP ►Arbeitsgemeinschaft für Methodik und Dokumentation in der Psychiatrie.

AMDP-System Von der ►Arbeitsgemeinschaft für Methodik und Dokumentation in der Psychiatrie erarbeitetes System zur maschinengerechten Dokumentation von psychiatrischer Anamnese sowie psychischer und somatischer Befunde. Ziel ist eine internationale Vereinheitlichung für Diagnostik und Forschung. Das Dokumentationssystem liefert für eine Reihe bekannter psychiatrischer Befund-Begriffe vereinfachte Definitionen und gibt eine Anleitung für deren Dokumentierung, sodass sie in elektronischen und anderen Datenverarbeitungssystemen weiterverarbeitet werden können. Die etwa 100 psychopathologischen Merkmale entstammen hauptsächlich dem Bereich der nicht körperlich begründbaren Psychosen. Ein »Manual« mit Anleitungen erschien in mehreren revidierten Auflagen (8. Aufl. 2007) und wurde in zahlreiche Sprachen übersetzt. Zur Einarbeitung werden Trainingsseminare veranstaltet.

Amelarthrie *(f).* Seltene Bez. für artikulatorische Sprachstörung. ►Amelie.
e: amelarthria. *fr:* amélarthrie

Amelie *(f).* 1. (Th. Ziehen) Falsche Sprechgewohnheit. ►Amelarthrie, Amelophasie, Diktionsamelie. 2. Ameleia: Gleichgültigkeit, Apathie.
e: amelia. *fr:* amélie

Amelophasie *(f).* Sprachstörung mit mangelhafter Koordination von Silben und Wörtern (selten). ►Amelie.
e: amelophasia. *fr:* amélophasie

Amenomanie, Amönomanie *(f).* 1. Psychose mit angenehmen Halluzinationen (Bez. nicht mehr gebräuchlich). 2. (B. Rush). Als Monomanie beschriebenes Krankheitsbild, das der ►Manie neuerer Umschreibung entspricht.
e: amenomania. *fr:* aménomanie

Amentia *(f).* 1. Von der 1. Wiener psychiatrischen Schule unter Meynert (1890) entwickelter Begriff, der einen mehrfachen Bedeutungswandel durchmachte. Im Gefolge von Körperkrankheiten akut auftretende traumhafte Verworrenheit mit illusionärer oder halluzinatorischer Verfälschung der Wahrnehmung und motorischer Unruhe. Als Leitsymptome bestehen immer eine ausgesprochene Denkstörung i. S. der ►Inkohärenz, eine Fragmentierung aller Denk- und Wahrnehmungsprozesse und ein gewisser Grad von Benommenheit, alles mit einem deutlichen Einschlag von Ratlosigkeit. Die Orientierung ist unsicher; die Kranken erinnern sich z. B., dass ihnen gesagt wurde, sie seien im Krankenhaus, befinden sich aber ihrem eigenen Eindruck nach auf einem Schiff oder auf dem Bahnhof. In lichteren Momenten nehmen sie die Denkstörung in vager Form wahr und fragen: »Wo bin ich?«, »Was geht hier vor?«, »Was bedeutet das alles?«. Halluzinationen treten gewöhnlich nur als Einzelerscheinungen und nicht in Szenen auf. Gehört zu den akuten exogenen Reaktionstypen Bonhoeffers. Wegen der mangelhaften begrifflichen Abgrenzbarkeit wird eine Amentia heute nur noch selten diagnostiziert. 2. Abweichend vom deutschen Sprachgebrauch bedeutet Amentia in der englischen (weniger in der amerikanischen) Literatur erhebliche intellektuelle Minderbegabung. Der Begriff ist enger als »Demenz« und beinhaltet die Vorstellung, dass die Minderbegabung von Geburt an oder kurz danach feststellbar ist, schließt aber keine sonstigen Abartigkeiten (z. B. Charakterveränderungen) ein. 3. In Altertum und Renaissance allgemeiner Begriff zur Kennzeichnung seelischer Störungen.
e: amentia, Meynerts incoherence syndrome, subacute delirious state. Syn.: amentielles Syndrom; Verwirrtheit; Verworrenheit, akute halluzinatorische; Wahnsinn, akuter; Irresein, akutes halluzinatorisches. *fr:* confusion mentale

Amentia agitata *(f).* Amentia mit stärkerer Bewegungsunruhe.
e: agitated amentia. *fr:* amentia agitata

Amentia, alkoholische *(f).* (Stearn). Amentia durch Alkoholmissbrauch, evtl. mit Übergang zum ►Delirium tremens.
e: Stearn's alcoholic amentia. *fr:* démence alcoolique de Stearn

Amentia attonita *(f).* Amentia mit Bewegungslosigkeit, Stupor. ►Attonität.

Amentia occulta *(f).* Versteckter Wahn. Eine nach außen nicht erkennbare psychische Krankheit. (Obsolet.) In den juristischen Schriften von E. T. A. Hoffmann wird ausführlich der Fall des Daniel Schmolling dargestellt, bei welchem der Psychiater Dr. Merzdorff eine Amentia occulta diagnostiziert hatte. Hoffmann wies überzeugend nach, dass Schmolling psychisch gesund und damit schuldfähig war.

Amentia paranoides *(f).* Obsol. Bez. für Intelligenztiefstand mit Wahnerscheinungen.
e: paranoid amentia. *fr:* démence paranoïde

amentiell *(a).* Ohne Verstand. Sinnlos.
e: ament.

amentielles Syndrom *(n).* Syn. für ►Amentia.

American Psychiatric Association Amerikanische psychiatrische Gesellschaft. Gegründet 1844 als Verein der Leiter von psychiatrischen Heilanstalten. 1891 Umbenennung in American Medico-Psychological Association (amerikanische medizinisch-psychologische Gesellschaft). Seit 1921 die jetzige Bez. – Bedeutendste Vereinigung amerikanischer Psychiater, die jährlich einen Kongress veranstaltet, eine eigene Zeitschrift (»The American Journal of Psychiatry«) und ein diagnostisches Handbuch (►DSM) herausgibt.

amerikanische Kur *(f).* Syn. für ►Emetinkur.

Amimie *(f).* 1. Unfähigkeit, durch Gestik Denkinhalte zum Ausdruck zu bringen (motorische Amimie) oder die Gestensprache anderer zu verstehen (sensorische Amimie). 2. Unbeweglichkeit der Mimik. »Maskengesicht«. Besonders bei Störung der extrapyramidalen Motorik bei Parkinson-Syndrom.
e: amimia. *fr:* amimie

Amimie, ataktische *(f).* Völliges Fehlen von Mimik. Vor allem bei einzelnen Formen von Katatonie. Beruht auf einer psychischen Störung oder einer Störung der motorischen Innervation. Hat somit eine andere Ursache wie sensorische oder motorische Amimie. *fr:* amimie ataxique.

Ammenschlaf-Phänomen *(n).* Im Schlaf können laute Geräusche (z. B. Donner) unbeachtet bleiben, während leise, aber bedeutungsvolle Geräusche (z. B. Kinderschreien) zum Erwachen führen. Bereits Kennzeichen des normalen Schlafs, kann aber durch Übung besonders verfeinert werden (Mütter, Ammen, Nachtwächter).

Amnes(t)ia, Amnesie *(f).* 1. In Altertum und Mittelalter für alle Formen von Gedächtnisstörungen, Gedächtnisschwäche und Erinnerungslosigkeit. Häufig auch in der Mehrzahl (Amnesien) gebraucht. 2. Zeitlich begrenzte Gedächtnislücke. Je nach Ursache und zeitlichem Verhältnis zu einem schädigenden Ereignis werden mehrere Formen unterschieden. Vgl. auch die folgenden Stichworte. ►Hypomnesie.
e: amnesia. *fr:* amnésie

Amnesia auditoria *(f).* Seelentaubheit. ►Agnosie, akustische.

Amnesie, anterograde *(f).* Gedächtnislücke für einen Zeitraum nach dem schädigenden, zunächst zu Bewusstlosigkeit führenden (►kongrade Amnesie) Ereignis, in dem die Bewusstseinshelligkeit schon wieder normal ist. Durch Störung der Merkfähigkeit oder durch Besinnungseinschränkung werden jedoch keine Gedächtnisspuren für diesen Zeitraum gebildet. Der Kranke kann bei oberflächlicher Untersuchung für den Außenstehenden unauffällig wirken, sein Kurzzeitgedächtnis scheint intakt zu sein, wacht aber nach Beendigung des pathologischen Zustandes gleichsam auf und hat dann keine Erinnerung an das in diesem Zeitraum Erlebte. Störungen am ehesten in mediotemporaler Hirnregion lokalisiert.
e: anterograde amnesia. *fr:* amnésie antérograde, amnésie de fixation

Amnesie, autohypnotische *(f).* (C. G. Jung). Vergessen durch Verdrängung.
e: autohypnotic amnesia. *fr:* amnésie autohypnotique

Amnesie, dissoziative *(f).* In der amer. Psychiatrie vielfach bevorzugtes Syn. für ►Amnesie, katathyme, hysterische oder psychogene. Auch Bez. in DSM-IV/V, wird dort jedoch eingeschränkt auf das Vergessen traumatischer oder belastender Erinnerungen. In gleicher Bedeutung von ICD-10 (IF44.0) übernommen worden.
e: dissociative amnesia.

Amnesie, dynamische *(f).* (J. M. Charcot, 1892). Erinnerungslücke, bei der die verlorene Erinnerung durch Hypnose wiedergewonnen werden kann. Vgl. Amnesie, organische.
e: dynamic amnesia. *fr:* amnésie dynamique

Amnesie, episodische *(f).* Syn. für ►Amnesie, transitorische globale.

Amnesie, epochale *(f).* Erinnerungsverlust für Zeitabschnitte (Tage, Wochen, Jahre), auch für Zeiten besonderer Stressbelastungen.
e: epochal amnesia. *fr:* amnésie pour une époque

Amnesie, globale *(f).* ►Amnesie, transitorische globale.

Amnesie, graphokinetische *(f).* Verlust des Erinnerungsbildes für die zum Schreiben notwendigen Bewegungen. Zeigt sich klinisch durch Agraphie. *fr:* amnésie graphocinétique.

Amnesie, hysterische *(f).* ►Amnesie, katathyme.

Amnesie, infantile *(f).* Physiologische Erinnerungslosigkeit für die ersten 3–4 Lebensjahre. Nach Freud ist darin nicht nur eine durch Unreife bedingte

Unfähigkeit zu sehen, welche das Kind außerstande setzt, Erinnerungen zu speichern. Die Amnesie ist vielmehr Folge der Verdrängung der kindlichen Sexualität und endet daher erst mit dem Beginn der Latenzperiode nach der ödipalen Phase der kindlichen Entwicklung.
e: infantile amnesia. *fr:* amnésie infantile

Amnesie, katathyme *(f)*. Vergessen durch unbewusste intrapsychische Vorgänge. Betrifft gewöhnlich nur bestimmte Ereignisse oder Personen, während alles andere gut behalten wird. Es kann sich jemand z. B. an alle Einzelheiten eines Ereignisses erinnern, hat jedoch die Anwesenheit der für ihn wichtigsten Person vergessen.
e: catathymic amnesia. Syn.: psychogene Amnesie, hysterische Amnesie. *fr:* amnésie psychogène

Amnesie, kindliche *(f)*. Syn. für ►Amnesie, infantile.

Amnesie, kongrade: *(f)*. Gedchtnislücke für die Dauer einer Bewusstlosigkeit, z. B. nach einem Hirntrauma.
e: congrade amnesia.

Amnesie, lakunäre *(f)*. Auf einzelne, bestimmte Ereignisse beschränkte Erinnerungslücke.
e: lacunar amnesia, localized amnesia, circumscribed amnesia. *fr:* amnésie lacunaire

Amnesie, logophonische *(f)*. Verlust des Erinnerungsbildes von Wörtern. Tritt klinisch als Worttaubheit in Erscheinung. Teilweise auch als Syn. für ►Aphasie, amnestische, verwendet.
e: amnesia logophonica. *fr:* amnésie logophonique

Amnesie, logosemantische *(f)*. Verlust des Erinnerungsbildes für graphische Symbole.
e: logosemiotic amnesia. *fr:* amnésie logosémiothique

Amnesie, mimokinetische *(f)*. Verlust des Bewegungsbildes für Gestik. Klinisch auffällig durch Amimie. *fr:* amnésie mimocinétique.

Amnesie, organische *(f)*. (J. M. Charcot, 1892). Erinnerungslücke, bei der die verloren gegangene Erinnerung nicht durch Hypnose wiedergewonnen werden kann. Vgl. Amnesie, dynamische.
e: organic amnesia. *fr:* amnésie organique;

Amnesie, partielle *(f)*. Unvollständige, zeitlich begrenzte Gedächtnislücke. Entweder hat der ganze Gedächtnisinhalt einer bestimmten Zeitperiode etwas Ungenaues und Nebelhaftes an sich, oder aus einer Zeitperiode, die dem Vergessen anheimgefallen ist, ragen einzelne klare oder undeutliche Erinnerungsinseln hervor.

Amnesie, periodische *(f)*. (Th. Ribot, 1882). Syn. für die Erscheinung des ►»doppelten Bewusstseins«. Bildung von zwei Gedächtnissen in der Weise, dass in der einen Bewusstseinsperiode nichts vom Inhalt der anderen gewusst wird und umgekehrt. *fr:* amnésie périodique.

Amnesie, phonokinetische *(f)*. Verlust des Erinnerungsbildes für die Bewegungen zur Phonation. Klinisch als motorische Aphasie in Erscheinung tretend. *fr:* amnésie phonocinétique.

Amnesie, posthypnotische *(f)*. Erinnerungslücke für Erlebnisse und Handlungen während der Hypnose. Tritt ein, wenn der Hypnotherapeut während der Hypnose ausdrücklich ein Vergessen suggeriert. Bei tiefer Hypnose besteht auch ohne ausdrückliche Suggestion eine Amnesie.
e: posthypnotic amnesia. *fr:* amnésie posthypnotique

Amnesie, posttraumatische *(f)*. Nach einer Gehirnerschütterung (Commotio) oder Hirnprellung (Contusio) zurückbleibende Erinnerunglücke. Wird der retrograden Amnesie (s. d.) gegenübergestellt und unterteilt in kongrade und anterograde Amnesie (s. d.). Die Erinnerungslücke ist nach völliger Wiedererlangung des Bewusstseins zunächst am größten und schrumpft in den folgenden Tagen. Je schwerer das Trauma, desto länger die posttraumatische Amnesie. Es besteht eine enge Beziehung zwischen den Zeitlängen der posttraumatischen und der retrograden Amnesie; bei einer posttraumatischen Amnesie von 24 Stunden beträgt die retrograde gewöhnlich nicht mehr als 5 Minuten
e: posttraumatic amnesia. *fr:* amnésie post-traumatique

Amnesie, progressive *(f)*. (Ribot). Gedächtnisstörung, bei der langsam und kontinuierlich das ganze Gedächtnis aufgelöst wird, z. B. bei der paralytischen oder vaskulärer Demenz. Geht nach dem ►Ribot'schen Gesetz vor sich.

Amnesie, psychogene *(f)*. 1. Syn. für ►Amnesie, katathyme. 2. In DSM-III: Form der Dissoziativen Störungen. Vergessen unter dem Druck emotionaler Vorgänge (►Amnesie, katathyme). Folgt gewöhnlich abrupt einem belastenden Ereignis (z. B. Tod aller Familienangehörigen durch Autounfall). DSM-III unterscheidet 4 Formen: 1. lokalisierte (= umschriebene) Amnesie (identisch mit ►Amnesie, lakunäre), (e: localized oder circumscribed amnesia); 2. selektive Amnesie (identisch mit ►Amnesie, partielle), (e: selective amnesia); 3. generalisierte Amnesie, bei welcher die Erinnerung für das ganze Leben des Betroffenen erloschen ist. Sehr selten. (e: generalized amnesia); 4. kontinuierliche Amnesie: Erinnerungslücke für alle Ereignisse von einem bestimmten Zeitpunkt an (e: continuous amnesia). – Ab DSM-IV ist diese Unterteilung nicht mehr enthalten. – ICD-10 (F44.0) beschränkt die Bez. auf die selektive Amnesie, also die partielle, lässt jedoch dieselbe Diagnose für die generalisierte Amnesie zu, was gewöhnlich mt einer ►Fugue verbunden sei.
e: psychogenic amnesia.

Amnesie, retrograde (retroaktive) *(f)*. Gedächtnislücke, die den Zeitraum von Minuten, Stunden

(seltener Tagen und Wochen) vor einem schädigenden Ereignis umfasst. Die Störung greift auf einen Zeitraum zurück, in dem sicher noch normal aufgefasst und gemerkt wurde. Vorkommen bei Hirnverletzungen, Strangulation, Kohlenoxidvergiftung, Urämie u.a. – Gelegentlich wird die Bez. gebraucht, wenn innerhalb eines krankhaften Ausnahmezustandes der Psyche (z.B. ►Dämmerzustand) neuer Gedächtnisbesitz erworben werden kann, an den aber anschließend nach Wiedererlangung des vollen Bewusstseins doch keine Erinnerung mehr besteht. Störungen am ehesten in frontosubcortikaler Hirnregion lokalisiert.
e: retrograde amnesia. *fr:* amnésie rétrograde

Amnesie, totale *(f)*. Komplette, zeitlich begrenzte Gedächtnislücke ohne auch nur geringe Erinnerungsreste. Ant.: Amnesie, partielle.
e: global amnesia, blanc recollection.

Amnesie, transitorische globale *(f)*. (M.B. Bender, 1956, C.M. Fisher und R.D. Adams, 1958). Krankheitsbild mit vorübergehender vollständiger Erinnerungsunfähigkeit. Ohne erkennbaren Anlass ist für 3–5 Stunden das mittelbare Gedächtnis gestört. Die Kranken können sich nichts merken und verfügen teilweise nicht über ihren Gedächtnisbesitz, vor allem nicht über die Erinnerungen aus den letzten Monaten und Jahren. Das ►Kurzzeitgedächtnis bleibt dabei erhalten. Ständig wiederholte Fragen. Es entsteht zeitliche, selten örtliche Desorientiertheit. Nach dem stets spontanen Abklingen verbleibt eine Erinnerungslücke für die Dauer des Zustandes, eventuell mit kurzer retrograder Amnesie (s.d.). Wiederholungen in 25% der Fälle. In der Vorgeschichte häufig Migräne (auch M. Reynaud, M. Menière) und synkopale Anfälle. Ursache ungeklärt. ICD-10: G 45.4.
e: transient global amnesia.
Syn.: Ictus amnesticus, transiente globale Amnesie, amnestische Episode. *fr:* ictus amnésique, amnésie globale transitoire

Amnesie, verbale *(f)*. ►Aphasie, amnestische.

Amnesie, visuelle *(f)*. ►Agnosie, optische.

Amnesie, zeitliche *(f)*. Von H.W. Gruhle (1922) gebrauchte Bez. für zeitlich eng begrenzte, totale Erinnerungslücke.

Amnestia *(f)*. In älterer Schreibweise Syn. für ►Amnesie.

amnestisch *(a)*. Auf ►Amnesie bezüglich. Sich an einen bestimmten Zeitraum nicht erinnernd.
e: amnestic. *fr:* amnésique, amnestique

Amnestische Störung aufgrund eines Medizinischen Krankheitsfaktors *(f)*. In DSM-IV: vorübergehende oder bleibende Gedächtnisstörungen als Folge einer Körperkrankheit. Aufgezählt werden: ►Hirnverletzungen, chirurgische Eingriffe, Mangeldurchblutung, Gefäßverschluss im Versorgungsbereich der hinteren Hirnarterie, ►Herpesenzephalitis, Stoffwechselstörungen, epileptische Anfälle.
e: Amnestic Disorder Due to a General Medical Condition. – (ICD-10: F04).

Amnestische Störungen *(f, pl)*. In DSM-IV: Gruppe von ►Störungen mit dem gemeinsamen Merkmal der Gedächtnisstörung, die sich mehr auf jüngere als auf ältere Erinnerungen bezieht. Dadurch kann die Orientierung gestört sein. Wird je nach angenommenem Ursachenfaktor unterteilt in: (1) Amnestische Störung aufgrund eines Medizinischen Krankheitsfaktors; (2) Persistierende Substanzinduzierte Amnestische Störung; (3) Nicht Näher Bezeichnete Amnestische Störung.
e: Amnestic Disorders.

amnestisches (Korsakow-)Syndrom *(n)*. Psychische Krankheit mit sehr charakteristischer Symptomatik: Desorientiertheit in Raum und Zeit (Orientierung über die eigene Person erhalten); schwere Merkfähigkeitsstörungen; neu zu Merkendes kann nicht in ein Zeitgitter und in übergreifende Sinnzusammenhänge eingeordnet werden, obwohl sich einzelne Gedächtnisspuren auch nach längerer Zeit nachweisen lassen. Das Gedächtnis für Früheres (»Altgedächtnis«), z.B. für Schulkenntnisse, ist meist gut erhalten, die Erinnerungen sind leicht reproduzierbar. Die Fähigkeit der aktiven Umstellung der Denkrichtung (►Einstellungsstörung) ist schwer gestört. Es wird schwer aufgefasst. Bei Fragen, die nicht unmittelbar beantwortet werden können, werden »blühende« ►Konfabulationen und Pseudoreminiszenzen (►Pseudomnesie) vorgebracht. Die Kritikfähigkeit ist schlecht. Schwerwiegende logische Widersprüche werden nicht als belastend erlebt. Die Stimmung ist euphorisch, später wird sie mehr von einer stumpfen und mürrischen Gleichgültigkeit bei großer Ermüdbarkeit abgelöst. Die Passivität der Gesamtpersönlichkeit kann teilweise das hervorstechendste Merkmal sein. – Das Syndrom kann wenige Tage nach seinem Auftreten wieder verschwinden oder dauernd bestehen bleiben. – Ursachen: Von Korsakow ursprünglich bei Alkoholmissbrauch (►Korsakow-Psychose) beschrieben. Kann sich dabei aus einem Delirium tremens oder einer anderen akuten ►Alkoholpsychose heraus entwickeln oder auch selbstständig auftreten. Andere Ursachen sind Hirnverletzungen, CO-Vergiftungen, schwere Infektionen (Typhus, Fleckfieber). In leicht abgewandelter Form auch bei seniler Demenz vorkommend.
e: amnes(t)ic syndrome, Korsakoff's disorder.
Syn.: Korsakow-Syndrom, Korsakow'scher Symptomenkomplex, amnestisch-konfabulatorisches Syndrom, organisches Psychosyndrom (E. Bleuler), amnestisches Psychosyndrom, Cerebropathia psychica toxaemica (S.S. Korsakow), psychoorganisches Syndrom (E. Bleuler), hirndiffuses Psychosyndrom

(M. Bleuler). *fr:* syndrome amnésique de Korsakoff, syndrome amnestique, syndrome de Korsakoff

amnestisch-konfabulatorisches Syndrom *(n).* Syn. für ►amnestisches Syndrom.
e: amnestic-confabulatory syndrome.

Amönomanie *(f).* ►Amenomanie.

Amok *(m).* Zuerst bei Malaien beobachteter Zustand von aggressivem Bewegungsdrang, bei dem der »Amokläufer« alles niederschlägt oder -sticht, was sich ihm in den Weg stellt, bis er erschöpft zusammenbricht oder überwältigt wird. Anschließend besteht eine Amnesie. Verläuft nach W. Pfeiffer (1994) in 5 Phasen: 1) Vorstadium mit Verlust sozialer Ordnung. 2) Eine aktuelle Stresssituation erhöht psychische Spannung. 3) »Stadium der Meditation«, Grübeln, ständig wiederholte Gebetsformeln, die Wahrnehmung der Außtenwelt nimmt ab, Angst und Wut steigen an. 4) Der eigentliche Amok. Bewegungssturm, Schreien, tödliche Angriffe auf Opfer, Feuerlegen, eventuell Suizid oder Selbstverstümmelung. 5) Schlaf mit anschließend vollständiger oder insulärer Amnesie. In DSM-V und ICD-10 als eigene Kategorie nicht enthalten. – Vgl. ►Pseudo-Amok.
e: running amok, run amuck, homicidal mania, androphonomania.
Syn.: Androphonomanie. *fr:* amok

Amor insanus Krankhafte Liebe. ►Erotomanie.

Amor lesbiens, Amor lesbicus Syn. für ►Homosexualität, weibliche.

Amorphognosie *(f).* (J. Delay, 1935). Form der ►Astereognosie. Die Räumlichkeit eines Gegenstandes (Form, Größe) kann nicht erkannt werden.
e: amorphognosia. *fr:* amorphognosie

Amotivations-Syndrom *(n).* (D. E. Smith, 1968). Dauerhafte Veränderung im gesamten Verhalten einer Persönlichkeit durch länger dauernde Anwendung von ►LSD, ►Marihuana und ähnlichen Stoffen. Kennzeichen sind Antriebsminderung, fehlender Ehrgeiz, Desinteresse und Apathie.
e: amotivation syndrome.

Amphetaminabhängigkeit *(f).* In DSM-IV: Süchtige Abhängigkeit (►Substanzabhängigkeit) von der Wirkung der ►Amphetamine.
e: Amphetamine Dependence. – (ICD-10: F15.2x).

Amphetamine *(n, pl).* Gruppe von Phenylalkylaminen mit zentral sympathikomimetischer Wirkung, für die zum Teil Verschreibungsgrenzen bestehen: Amphetamin (Benzedrin), Metamphetamin (Pervitin, »Speed«), Dextroamphetamin (»Brownies«), Propylhexidrin (Eventin), Fenetyllin (Captagon), Phenmetrazin (Preludin), Chlorphentermin (Avicol), Methylphenidat (Ritalin), Phentermin (Mirapront), Ephedrin (Ephetonin), Amphetaminil (AN 1), Aminorex (Menocil), Morazon (Rosimon neu). Chemisch andersartige Stoffe, jedoch mit ähnlicher Wirkung werden ebenfalls oft zu den Amphetaminen gezählt, z. B. ►Kath. Das Mittel kann als Tablette oder Pulver eingenommen, gespritzt oder geraucht (►Ice) werden. Starke ►Toleranzbildung. Normale Wirkung: Müdigkeit wird unterdrückt, Schlafbedürfnis verringert sich, Beschleunigung des Denktempos, Wachsamkeit, zunächst Verbesserung der Konzentration, Erledigung von Routinearbeiten. Eine medizinische Anwendung kommt evtl. bei ►Narkolepsie, ►Aufmerksamkeits-/Hyperaktivitätsstörung und Übergewicht in Betracht. Häufig kommt es zu missbräuchlicher Anwendung und Sucht. Vgl. Amphetaminintoxikation, -abhängigkeit, -missbrauch, ►Pervitinpsychose.
e: amphetamines, stimulants, pep pills (Drogenjargon), purple hearts (Drogenjargon).
Syn.: Weckamine, Ferientabletten (Drogenjargon). *fr:* amphétamine

Amphetamininduzierte Affektive Störung *(f).* In DSM-IV: Affektive Störung (s. d.), die ihre Ursache erkennbar in einer Vergiftung mit Amphetaminen hat.
e: Amphetamine-Induced Mood Disorder. – (ICD-10: F15.8).

Amphetamininduzierte Angststörung *(f).* In DSM-IV: ►Angststörung, die ihre Ursache erkennbar in einer Vergiftung mit Amphetaminen hat.
e: Amphetamine-Induced Anxiety Disorder. – (ICD-10: F15.8).

Amphetamininduzierte Psychotische Störung *(f).* In DSM-IV: Substanzinduzierte Psychotische Störung (s. d.), die ihre Ursache erkennbar in einer Vergiftung mit Amphetaminen hat.
e: Amphetamine-Induced Psychotic Disorder. – (ICD-10: F15.52).

Amphetamininduzierte Sexuelle Funktionsstörung *(f).* In DSM-IV: Substanzinduzierte Sexuelle Funktionsstörung (s. d.), die ihre Ursache erkennbar in einer Vergiftung mit Amphetaminen hat.
e: Amphetamine-Induced Sexual Dysfunction. – (ICD-10: F15.8).

Amphetamininduzierte Schlafstörung *(f).* In DSM-IV: Substanzinduzierte Schlafstörung (s. d.), die ihre Ursache erkennbar in einer Vergiftung mit Amphetaminen hat.
e: Amphetamine-Induced Sleep Disorder. – (ICD-10: F15.8).

Amphetaminintoxikation *(f).* Vergiftung durch ►Amphetamine. Psychische und körperliche Folgen einer ständigen, ärztlich nicht begründeten Anwendung in großer Menge. Psychische Zeichen: ►Überwachheit mit rastlosem Bewegungs- und Tätigkeitsdrang, Gefühl der gesteigerten Vitalität, davon getragenes übersteigertes Wohlbefinden, Denkbeschleunigung bis zur ►Ideenflucht, ►Rededrang, Selbstüberschätzung, Erleichterung der Kontaktaufnahme bei sonst gehemmten Menschen, ►Empfind-

samkeit. Bei weiterer Zunahme ►Spannungszustand, ►Kritik- und ►Urteilsschwäche, evtl. hochgradige Angst und ängstlicher ►Beziehungswahn, ►Aggressivität, misstrauische Ablehnung anderer Menschen, ►Stereotypie. Bei weiter fortgesetzter Einnahme treten trotz weiterer Dosissteigerung Müdigkeit, verworrenes Denken, ►Affektlahmheit, Erschöpfungsgefühl, Niedergang der Stimmung und Kontaktscheu auf. – Körperliche Zeichen: weite Pupillen, Pulsbeschleunigung oder -verlangsamung, Herzrhythmusstörungen, Blutdruckerhöhung oder -erniedrigung, Brustschmerzen, Schwitzen oder Frösteln, Übelkeit und Erbrechen, Gewichtsabnahme, ►Muskelschwäche, Lahmheit der Bewegungen, ►Dyskinesie, epileptische Anfälle, ►Atemdepression und schließlich Koma.
e: amphetamine intoxication. – (ICD-10: F15.0x).

Amphetaminintoxikationsdelir *(n)*. In DSM-IV: ►Delir (2), das seine Ursache erkennbar in einer Vergiftung mit Amphetaminen hat.
e: Amphetamine Intoxication Delirium. – (ICD-10: F15.03).

Amphetaminmissbrauch *(f)*. In DSM-IV: medizinisch nicht notwendige Einnahme von ►Amphetaminen. ►Substanzmissbrauch.
e: Amphetamine Abuse. – (ICD-10: F15.1).

Amphetamin-Schock *(m)*. (Reznikoff, 1941). Intravenöse Injektion von ►Amphetamin als diagnostische Methode, z. B. bei Mutismus. Folgen: Erregungszustand, Blutdruckanstieg und Atemstörungen. Auch zur Therapie der Schizophrenie (sehr selten) verwendet. Gelegentlich auch als Abreaktionsbehandlung (►Abreagieren). *fr:* choc amphétaminique.

Amphetaminvergiftung *(f)*. ►Amphetaminintoxikation.

Amplifikation *(f)*. 1. Allgemein: von lat. amplificare: Erweiterung, weitere Ausführung eines Satzes. 2. Bei C. G. Jung: Erweiterung des Trauminhaltes durch Assoziationen als Mittel der Psychoanalyse. Im weiteren Sinne auch die Erweiterung der Persönlichkeit durch Bewusstmachung unbewusster Seelenteile.
e: amplification. *fr:* amplification

AMP-System Identisch mit ►AMDP-System. Die Bez. wurde 1979 von AMP-System in AMDP-System geändert.

Amthauer*-Test *(m)* ►Intelligenzstrukturtest.

Amtsbetreuung *(f)*. Betreuung eines nach dem BGB Betreuten (►Betreuung) nicht durch eine Person seines eigenen, besonderen Vertrauens, sondern durch eine Amtsperson, dazu bestellte Beamte oder Institutionen (z. B. Jugendamt).

Amtsvormundschaft *(f)*. Staatlich geregelte Vormundschaft. Tritt ein für ein minderjähriges Kind, bei welchem die elterliche Sorge von niemandem wahrgenommen werden kann und etwa unter nahen Verwandten keine geeignete Person die Rechte des Kindes wahrnehmen kann. Amtsvormundschaft für den Erwachsenen wurde ab 1.1.1992 ersetzt durch Amtsbetreuung. Vgl. Betreuung.
e: official guardianship. *fr:* tutelle d'office

Amusie *(f)*. (Steinhals, 1871) Krankhafte Störung der Fähigkeit, Musik aufzunehmen oder zu reproduzieren. Findet sich häufig mit aphasischen Störungen zusammen. Kann aber auch isoliert auftreten. Man unterscheidet nach Feuchtwanger eine sensorische Amusie (vgl. Tontaubheit, Melodientaubheit, Musiksinntaubheit) von einer konstruktiven Amusie (vgl. Tonstummheit, Melodienstummheit). Zu unterscheiden sind davon Apraxien, die sich auf dem differenzierten Gebiet der Motorik bei Spielen eines Instrumentes äußern können.
e: amusia, tone-deafness. *fr:* amusie

Amychophobie *(f)*. Krankhafte Furcht vor Krallen und Nägeln. Angst, von Tieren gekratzt zu werden.
e: amychophobia. *fr:* amychophobie

Anachorese *(f)*. Abkapselung von der Mitwelt. ►Ich-Anachorese.
e: anachoresis. *fr:* anacorèse

Anaesthesia sexualis Alte Bez. für ►Frigidität.

Anästhesie *(f)*. Schmerzlosigkeit, Empfindungslosigkeit.

Anästhesie, hypnotische *(f)*. Durch ►Hypnose hervorgerufene Schmerzlosigkeit, in der Operationen durchgeführt werden können. Erstmalig durch Récamier (1821) angewandt, systematischer durch Esdaile.
e: hypnotic an*(a)*esthesia.
Syn.: magnetische Anästhesie (obsolet). *fr:* anesthésie hypnotique

Anästhesie, magnetische *(f)*. Obsoletes Syn. für ►Anästhesie, hypnotische.

Anaklise *(f)*. Emotionale Anlehnung an einen anderen Menschen, wobei dieser dann weitgehend Fühlen, Denken und Wollen für beide bestimmt. Kann in der Partnerwahl bestimmend werden (Anlehnungstypus). Besonders auch gefühlsmäßige Abhängigkeit des Säuglings von der Mutter.
e: anaclisis. *fr:* anaclisie

anaklitische Depression *(f)*. ►Depression, anaklitische.

Anakoluthie *(f)*. Folgewidrigkeiten in der grammatischen Satzkonstruktion. Das Ende eines Satzes entspricht nicht mehr der Konstruktion des Satzanfanges. Z. B.: »Es kommt oft vor, dass ich beim Nach-Hause-Gehen durch das viele Nachdenken verlaufe ich mich«. Häufige Erscheinung der Alltagssprache; als Stilfehler, aber auch als Symptom psychischer Krankheit.

anale Phase *(f)*. (S. Freud). Zweite psychosexuelle Entwicklungsphase zwischen 2. und 4. Lj. Später in sich unterteilt in: a) 1. anale Phase. Ist gekennzeichnet durch ein Vergnügen am Vorbeigleiten der Ex-

krete (Stuhl und Harn) an den Schleimhäuten. In dieser Zeit wird Stuhl zu dem Zwecke zurückgehalten, durch vergrößerte Masse das Vergnügen der Exkretion zu erhöhen. b) 2. anale Phase. Das Kind lernt, den Stuhl als Wertgegenstand anzusehen, als eigenes Erzeugnis, das man zurückhalten oder nach Belieben freigeben kann. In der Sauberkeitserziehung wird der Stuhl oft überbewertet, von den Erziehern bewundert; er wird »Wechselgeld« zwischen Kind und Eltern. Am falschen Ort und zur falschen Zeit entleert, kann Stuhl auch zur aggressiven Waffe werden, um den eigenen Willen durchzusetzen. ►Charakter, analer. ►Phasenschema der Psychoanalyse. In der analen Phase erlernt das Kind bereits Körperbeherrschung: Stehen, Gehen, Sprechen, Kontrolle der Stuhl- und Harnentleerung. Werten und Verhalten ordnen sich erstmals zwischen Polaritäten: Ordnung/Sauberkeit – Unordnung/Schmutz; Selbstbestimmung (Autonomie) – Fremdbestimmtwerden; Selbstbeherrschung der Gefühle und ►Triebe – Sich-gehen-lassen. Es entstehen auch ►anal-sadistische Impulse.
e: anal phase, anal-sadistic stage. *fr:* stade oder phase anal, stade sadique anal

Analepsie *(f)*. (Galen). In Antike und Mittelalter eine der 3 Formen der Epilepsie: diejenige, bei der die Anfälle mit einem aufsteigenden Gefühl vom Leib her beginnen. ►Epilepsie. ►Katalepsie.
e: analepsy. *fr:* analepsie;

analer Charakter *(m)* ►Charakter, analer.

Analerotik *(f)*. Lokalisierung der Libido in der Gegend um den After. Nach S. Freud ist das Betonen der analen Region als erogene Zone ein normales Durchgangsstadium der kindlichen Sexualität (►Phasenschema der Psychoanalyse). Viele Psychoanalytiker betonen, dass ein Teil der analen Libido von der Reinlichkeitserziehung (Pünktlichkeit der Stuhlentleerung usw.) absorbiert wird. Pünktlichkeit und Zuverlässigkeit können daher als Charaktereigenschaften für dauernd mit der Persönlichkeit verbunden bleiben, ohne dass die Ursprünge bewusst zu sein brauchen.
e: anal-erotism. *fr:* érotisme anal

Analerotiker *(m)*. 1. Jemand, der den Afterverkehr (Coitus per anum) zur sexuellen Befriedigung bevorzugt. 2. Seltener für Individuum mit analem Charakter (s. d.) gebraucht.

Analgesie *(f)*. Aufgehobene Schmerzempfindung. Vorkommen durch Störung der Schmerzleitung, medikamentöse Blockade der Schmerzleitung, Ausschaltung des Schmerzzentrums und als hysterisches Symptom.

Analgetikasucht *(f)*. Schmerzmittelsucht. Es wird gewöhnlich weniger die schmerzstillende Wirkung gesucht, sondern mehr die belebende, leistungssteigernde und stimmungshebende Wirkung der meisten Schmerzmittel.
e: analgesic addiction. oder passion. *fr:* maladie analgésique

Analität *(f)*. Übergeordneter Begriff für Triebkonflikte und psychische Besonderheiten, die mit der analen Phase der sexuellen Entwicklung in Zusammenhang stehen. Analität spielt eine besonders wichtige Rolle bei Zwangsneurose, Hypochondrie und Masochismus.
e: anality. *fr:* analité;

anal-sadistisch *(a)*. In der Psychoanalyse: sich auf sadistische Phantasien beziehend, die in der ►analen Phase entstehen. Die Fähigkeit, Schmerz zu verursachen, bzw. der Anblick des Schmerzerleidens anderer verursachen Vergnügen.
e: anal-sadistic.

Analysand *(m)*. Die mit ►Psychoanalyse zu behandelnde oder behandelte Person.
e: person to be analysed. *fr:* personne analysée

Analyse *(f)*. In der Psychiatrie: Kurzform für ►Psychoanalyse als therapeutische Methode.
e: analysis. *fr:* analyse

Analyse, aktive *(f)*. (►Stekel, S. Ferenczi). Psychotherapeutische Methode. Unterscheidet sich von der ►Psychoanalyse Freuds dadurch, dass der Therapeut den Patienten nicht nur frei assoziieren lässt, sondern durch Ratschläge, Interpretation des manifesten Trauminhaltes, Beeinflussung der Umgebung und suggestive Methoden den Heilverlauf zu beeinflussen sucht. Von den Kritikern dieser Methode wird hauptsächlich eingewandt, dass der Therapeut hierfür intuitive Fähigkeiten besitzen müsse, die nicht erlernt oder gelehrt werden können.
e: active analysis, active analytical psychotherapy. *fr:* psychoanalyse active

Analyse, anamnestische *(f)*. (C. G. Jung). Psychoanalytische Methode, die hauptsächlich in einer Rekonstruktion der Entwicklung einer Neurose durch besonders sorgfältige Erhebung der Vorgeschichte besteht. Der Begriff wurde von Jung geprägt, um seine Methode von der Freud'schen Psychoanalyse zu unterscheiden.
e: anamnestic analysis. *fr:* psychoanalyse anamnestique

Analyse, didaktische *(f)*. Syn. für ►Lehranalyse.

Analyse, direkte *(f)*. (J. N. Rosen; 1946, 1953). Psychoanalytische Technik zur Behandlung der Schizophrenie. Im Gegensatz zur Freud'schen psychoanalytischen Methode werden Verhalten, Einfälle, Träume, überhaupt alle Äußerungen des Unbewussten unmittelbar gedeutet. Nach anfänglichen Erfolgen hat sich die Methode nicht weiter durchgesetzt.
e: direct analysis, direct analytic therapy. *fr:* analyse directe

Analyse, duale *(f)*. ►Psychoanalyse, duale.

Analyse, fokale *(f)*. ►Fokalanalyse.

Analyse, gezielte *(f)*. (D. Langen, 1956; 1966; 1967). Abgekürztes psychotherapeutisches Verfahren. Es wird versucht, die freien Assoziationen (s. d.) und die ►Übertragung als Grundelemente jeder analytischen Psychotherapie auf ein bestimmtes therapeutisches Ziel zu lenken. Ziel der Methode ist eine Aktivierung und Abkürzung des psychotherapeutischen Verfahrens. Die Methode, welche Langen seit 1966 lieber als »steuernde Analyse« bezeichnet, hat in Ausführung und Zielsetzung enge Beziehungen zur gezielten Psychoanalyse (s. d.) und zur ►Fokalanalyse.
e: focussed analysis.

Analyse, orthodoxe *(f)*. Sich eng an die von Freud erarbeiteten wissenschaftlichen Grundlagen und Techniken haltende psychoanalytische Methode. Auch Bezeichnung für psychoanalytische Schule, die sich dieser Methoden bedient. Es werden die Techniken der freien Assoziation, Traumdeutung und Analyse von Fehlhandlungen angewendet, um die unbewussten Motivationen aufzudecken und den Patienten zu einer gefühlsmäßigen Einsicht zu bringen. ►Psychoanalyse.
e: orthodox analysis. *fr:* psychoanalyse orthodoxe

Analyse, passive *(f)*. Psychoanalytische Methode. Von ►Stekel als Gegenpart zur aktiven Analyse (s. d.) geprägter Begriff. Der Analytiker wartet geduldig die freien Assoziationen des Patienten ab. Der Begriff wird syn. mit dem der orthodoxen Analyse (s. d.) verwandt.
e: passive analysis. *fr:* psychoanalyse passive

Analysenzwang *(m)*. Zwanghaftes und selbstquälerisches Zergliedern des eigenen Denkens und Handelns. Teilerscheinung der ►Zwangsneurose.

analytisch orientierte Psychotherapie *(f)*. ►Psychotherapie, analytisch orientierte.

analytische Gruppentherapie *(f)*. Bevorzugte Anwendung von psychoanalytischen Techniken und Gesichtspunkten bei der ►Gruppenpsychotherapie.
e: analytical group therapy. *fr:* thérapie analytique de groupe

analytische Psychologie *(f)*. ►Psychologie, analytische.

analytische Situation *(f)*. Beziehung zwischen Psychoanalytiker und Analysand in der Psychoanalyse. Der Begriff bezieht sich bereits auf die räumliche Situation, wobei der Patient auf einer Couch liegt und der Analytiker hinter dem Kopfende sitzt. Umgreift aber auch die sich in der Analyse entwickelnden Phänomene von ►Übertragung, ►Widerstand und ►Gegenübertragung.
e: analytical situation. *fr:* situation analytique

Anamnese *(f)*. Wiedererinnerung (griech.: Anamnesis). Seit der griech. Antike geläufiger Begriff. Etwas im Gedächtnis Vorhandenes wird wieder zum Bewusstsein gebracht. Nach der Metaphysik Platons stammt ein großer Teil des Wissens aus einer vorgeburtlichen Existenz. In ihr konnte die ►Seele noch ohne die Behinderung durch Körperlichkeit die ewigen Dinge, somit auch die wahre Natur geometrischer Figuren, schauen. Der platonische Dialog dient dazu, diesen Prozess in Form von Fragen voranzutreiben.

Anamnese, biographische *(f)*. Lebensgeschichtliche Vorgeschichte zu einer Krankheit, die sich nicht nur mit den Krankheitszeichen, Beschwerden und der Geschichte der Krankheit befasst, sondern ihre Verknüpfung mit dem Herkommen, gelebten Leben und der sozialen Situation des Kranken berücksichtigt. Wurde in der Psychiatrie der dt. Romantik entwickelt. »Die Anamnestik, das Zurückrufen des ganzen vergangenen Lebens eines solchen kranken Individuums, giebt […] die sichersten prognostischen Zeichen« (►Heinroth, 1818, S. 288). Eng verwoben mit ►Krankheitsgeschichte und ►Krankengeschichte.
e: biographical anamnesis. *fr:* anamnèse biographique

Anamnese, objektive *(f)*. ►Fremdanamnese.

Anamnese, soziale *(f)*. Teil der Krankheitsvorgeschichte bei psychischen Erkrankungen; Erfragen und Beschreiben der sozialen Verhältnisse. Im Unterschied zu (seltenen) rein organischen werden alle psychischen und psychosomatischen Erkrankungen immer auch von dem Milieu beeinflusst, dem der Kranke entstammt. Erst bei Kenntnis der sozialen Herkunft, der besonderen Situation und der möglichen Einflüsse lässt sich Einsicht in den besonderen Fall gewinnen.

Anamnese, subjektive *(f)*. Syn. für ►Eigenanamnese.

Anankasmus *(m)*. Zwangsvorgang, bei dem Gedanken, Vorstellungen oder Handlungen nicht unterdrückt werden können, obwohl sie gleichzeitig als unsinnig oder zumindest unnötig erkannt werden. Vorkommen vor allem als Hauptphänomen der ►Zwangsneurose, aber auch bei anderen psychischen Krankheiten, z. B. Schizophrenie. Beispiele: ►Zwangsvorstellung, ►Zwangsdenken, ►Zwangsantriebe, ►Zwangshandlungen.
e: anancasm. *fr:* agitation forcée

Anankast *(m)*. Syn. für ►Persönlichkeit, anankastische.

anankastische Depression *(f)*. ►Depression, anankastische.

anankastisches Syndrom *(n)*. (Donath). Zusammenfassende Bez. für alle anankastischen Zustände.
e: anancastic syndrome. *fr:* syndrome anancastique

Anankologie, dialektische *(f)*. (L. ►Szondi). Syn. für ►Schicksalsanalyse.

anankotrop *(a)*. Zu ►Anankasmen neigend.

Anarthria syllabaris *(f)*. Obsol. Syn. für ►Stottern.

Anastrophé *(f)*. (K. Conrad). In der beginnenden akuten Schizophrenie stets zusammen mit der ►Apophänie auftretende veränderte Erlebnisweise. Das Erlebnis, im Mittelpunkt einer apophän veränderten Welt zu stehen, »so, als ob sich alles Weltgeschehen um den Kranken drehen würde«. Apophänie und Anastrophé bilden nach Conrad »den Kernpunkt schizophrenen Erlebens«. »Sie sind Ausdruck einer tiefgreifenden Störung des Wechsels von Bezugssystemen beim Kranken«, des Verlustes der Fähigkeit zum ►Überstieg. ►Trema.

Anatopismus *(m)*. Unfähigkeit eines Heimatlosen, sich an neue Lebensbedingungen und ein anderes Milieu zu gewöhnen.
e: anatropism. *fr:* anatopism mental

Anaudia *(f)*. (Antigenes). Syn. für ►Katalepsie.

Andere Näher Bezeichnete Angststörung *(f)*. In DSM-V ►Angststörungen, welche in den sonstigen Kategorien nicht enthalten sind, insofern Angst oder Angstattacken bestehen, wenn auch nicht für die volle Zeit. Einzeln genannt werden Khyâl cap (Windattacken) und Ataque de nervios (Nervenattacken).
e: Other Specified Anxiety Disorder.

Andere Näher Bezeichnete Dissoziative Störungen *(f, pl)* In DSM-V: solche ►dissoziative Störungen, bei denen deren Kriterien nicht voll erfüllt sind: 1. Chronische und wiederkehrende Syndrome gemischter dissoziativer Symptome; 2. ►Identitätsstörungen infolge anhaltender und intensiver Manipulation unter Zwangsbedingungen. 3. Akute dissoziative Reaktionen auf belastende Ereignisse. 4. Dissoziative ►Trance.
e: Other Specified Dissociative Disorders; (1) chronic and recurrent syndromes of mixed dissociative symptoms; (3) acute dissociative reactions to stressful events; (4) dissociative trance.

Andere Näher Bezeichnete Störung der Neuronalen und Mentalen Entwicklung: *(f)* Auffälligkeiten in der Entwicklung des Nervensystems oder der seelischen Entwicklung, welche nirgendwo sonst mit hinreichender Sicherheit einzuordnen sind. Beispiel: Aufgrund von Alkoholgenuss der Mutter während der Schwangerschaft wird ein geschädigtes Kind geboren.
e: Other Specified Neurodevelopmental Disorder.

Andere Spezifische Affektive Störungen *(f, pl)*. In DSM-III Gruppe von Affektiven Störungen, die nicht als Depression, Manie oder Psychose zu gelten haben. Es sind vor allem depressive Verstimmungen, die eng mit den Persönlichkeitseigenschaften zusammenhängen. Sie beginnen im Erwachsenenalter, ohne dass sich ein klarer zeitlicher Beginn feststellen lässt. Die Diagnose wird erst gestellt, wenn die Störung mindestens 2 Jahre besteht. 2 Unterformen: 1. Zyklothyme Störung (auch: Zyklothyme Persönlichkeitsstörung); 2. Dysthyme Störung (auch: Dysthyme Persönlichkeitsstörung).
e: other specific affective disorders.

Andromanie *(f)*. Syn. für ►Nymphomanie.

Androphobie *(f)*. Männerfeindliches Verhalten.
e: androphobia. *fr:* androphobie

Androphonomanie *(f)*. Mordwahnsinn. Krankhafter Drang, Männer zu morden. ►Amok. ►Phonomanie.
e: androphonomania. *fr:* androphonomanie

anekdotisch *(a)*. 1. Ursprünglich: noch nicht herausgegeben (z. B. antike Schriften). 2. Sich auf eine kurze Erzählung, ein Geschichtchen, beziehend. 3. In der amer. psychiatrischen Alltagssprache: erzählend, ohne Anspruch auf Wissenschaftlichkeit i. S. der Naturwissenschaft.
e: anecdotic(al)

Anemophobie *(f)*. Angst vor Wind.
e: anemophobia. *fr:* anémophobie

Anergasie *(f)*. In der ►Ergasiologie Adolf ►Meyers Zustandsbild, das weitgehend dem amnestischen Symptomenkomplex der deutschen Psychiatrie entspricht. I. w. S. auch hirnorganisch bedingter Intelligenzdefekt.
e: anergasia. *fr:* anergasie:

Anergie *(f)*. Initiativlosigkeit, Inaktivität, Fehlen eines ausreichenden Vitalantriebs. Hemmung vorhandener Antriebe durch innerseelische Vorgänge.
e: anergia. *fr:* anergie

Anfall *(m)*. Plötzlich auftretendes, die Gesundheit unterbrechendes Krankheitsereignis. Mehrere Forderungen müssen erfüllt sein, damit von einem Anfall gesprochen werden kann: 1. Plötzlichkeit des Auftretens aus voller Gesundheit oder im Verlauf einer chronischen Krankheit. 2. Heftigkeit der Erscheinungen. 3. Kurze Dauer; zeitliche Begrenzung mit rascher Wiederherstellung des vorherigen Zustandes. 4. Neigung zur Wiederholung. – Man unterscheidet epileptische von nichtepileptischen Anfällen. Während bei den epileptischen Anfällen primär das Gehirn mit seinen elektrischen Entladungen ergriffen wird, ist es bei den nichtepileptischen Anfällen, wenn überhaupt, erst sekundär in Mitleidenschaft gezogen (z. B. durch Unterbrechung der Blutzirkulation). Die Bez. orientiert sich am epileptischen Anfall, der in einer allgemeinen Anfallspathologie jedoch nur noch als spezieller Fall einer allgemeineren Regel gesehen wird.
e: seizure, fit, attack, access. *fr:* crise (épileptique), accès, attaque

Anfall, akinetischer *(m)*. (H. Doose, 1964). Syn. für ►Anfall, astatischer. Die Bez. soll zum Ausdruck bringen, dass bei dieser Form von Petit-Mal-epileptischen Anfällen die Muskulatur überwiegend erschlafft und es zu keiner Muskelerregung kommt.

Anfall, amyostatischer *(m)*. Syn. für ►Anfall, astatischer.

Anfall, apoplektiformer *(m)*. Besondere Form des paralytischen Anfalls (s. d.), der nach Abklingen Hirnherdsymptome in Form von Lähmungen (Hemiparesen) oder Sprachstörungen (Aphasien) hinterlässt. Besonders typisch für die Lähmungen bei den apoplektiformen Anfällen der progressiven Paralyse ist die rasche Rückbildung (oft innerhalb weniger Stunden). In ähnlicher Form auch bei anderen Grundkrankheiten vorkommend (z. B. mulipler Sklerose).

e: apoplectiform attack. *fr:* accès apoplectiforme

Anfall, astatischer *(m)*. Seltene, altersgebundene Form der Petit-Mal-Epilepsie. Der Kranke stürzt plötzlich, in sich zusammenfallend, zu Boden (»wie vom Blitz getroffen«), steht aber sofort wieder auf, als ob nichts geschehen wäre. Manchmal kommen Hochschlagen der Arme, Beugung des Kopfes nach vorn und geringe Zuckungen der mimischen Muskulatur hinzu. Die Augen blicken bei geöffneten Lidern nach oben, der Mund kann sich öffnen. Das Bewusstsein ist nicht erkennbar unterbrochen. Auftreten bevorzugt nach dem Erwachen oder in der Ermüdung. In der Hälfte der Fälle werden die Anfälle auch im Schlaf beobachtet. Meist (75 % der Fälle) Kombination mit großen Anfällen. Im EEG verschiedene Varianten des generalisierten Spitze-Welle-Musters, deren Frequenz langsamer als 3/sec ist. – Betrifft vorwiegend Knaben von 9. Lebensmonat bis 9. Lj. – Prognose meist nicht sehr günstig. Oft entwickelt sich eine Demenz.

e: ►static seizure, akinetic seizure, astatic seizure, fallings, falls.

Syn.: akinetisches Petit Mal (H. Doose, 1964), amyostatischer Anfall, myoklonisch-astatisches Petit Mal (R. Kruse, 1966), Lennox-Syndrom (Gastaut et al. 1966). *fr:* attaque statique

Anfall, Bravais'scher *(m)* ►Bravais'sche Anfälle.

Anfall, diakoptischer *(m)*. (R. Janzen, 1961). Besondere Form hirnorganischer Anfälle. Anfallsartig auftretende Respirationsstörungen (Cheyne-Stokes'sche Atmung, Apnoe) ohne sonstige motorische Entäußerung, jedoch mit Bewusstlosigkeit und nachfolgender Amnesie. Bei Herderkrankungen des Mesenzephalons und der Medulla oblongata.

e: diacoptic fit. *fr:* attaque diacoptique

Anfall, dienzephal-autonomer *(m)*. (W. G. Penfield, 1929). Anfall mit vorwiegend oder ausschließlich vegetativer Symptomatik: Röte oder Blässe des Gesichts, Schweißausbruch, Speichelfluss, Gähnen, Brechattacken, anfallsweise Leibschmerzen, Tachykardie. – Eine Zuordnung zu den vegetativen Jackson-Anfällen (Selbach) ist zweifelhaft. Auch die Zuordnung zur Epilepsie ist zweifelhaft. Wahrscheinlich eher den sympathikotonen Anfällen (vegetativen Anfällen) zuzurechnen.

e: diencephalo-autonomic attacks. *fr:* crise épileptique diencéphalique

Anfall, epileptischer *(m)*. Sammelbez. für alle verschiedenen Typen von Anfällen, die – gemeinsame Grundlage – als Folge einer Funktionssteigerung im Zentralnervensystem auftreten. Vgl. Epilepsia.

e: epileptic attack. *fr:* accès épileptique

Anfall, fokaler *(m)*. (H. Jackson, 1861). Durch Funktionsstörung in einem eng umschriebenen Hirnbezirk ausgelöster epileptischer Anfall. Beim motorisch fokalen Anfall zeigen sich auf bestimmte Muskelgruppen beschränkte tonisch-klonische Krämpfe ohne Bewusstseinsverlust, die in einen generalisierten Anfall mit Bewusstseinsverlust übergehen können. Beim sensiblen Anfall paroxysmal auftretende sensible Störungen (Kribbeln, Taubheitsgefühl, Schmerzen u. a.) im Bereich einer Extremität. Beim sensorischen fokalen Anfall paroxysmale optische, akustische, gustatorische oder olfaktorische Phänomene. Die Beobachtung des Beginns eines Anfalls erlaubt Rückschlüsse auf den Ort der Schädigung. – Im weiteren Sinne zählen zu den fokalen Anfällen auch der psychomotorische Anfall (s. d.) und die ►Adversivkrämpfe. Jackson selbst nannte die Anfälle ►Bravais'sche Anfälle.

e: Jacksonian fit.

Syn.: Jackson-Anfall, Rindenanfall, kortikaler Anfall, Herdanfall. *fr:* crise focale, crise bravais-jacksonienne

Anfall, generalisierter *(m)*. Häufig gebrauchtes Syn. für ►Anfall, großer epileptischer.

e: generalized fit. *fr:* crise généralisée

Anfall, großer epileptischer *(m)*. Häufigster Typ eines epileptischen Anfalls. Blitzartiger Beginn. Unter plötzlichem Aufschrei (Initialschrei) stürzt der Kranke bewusstlos zu Boden, wobei er sich leicht Verletzungen zuziehen kann. Es kommt zum tonischen Streckkrampf der Körpermuskulatur. Atemstillstand. Haut blass (Tonisches Stadium). Nach etwa 30 Sekunden Übergang ins klonische Stadium mit rhythmischen Zuckungen im ganzen Körper, Zungenbiss, Austritt von blutigem Speichelschaum, Harn- und Stuhlabgang, zyanotischer Verfärbung der Haut. Im Anfall ferner Pulsbeschleunigung, Pupillenerweiterung und Schweißausbruch. Im EEG während des Anfalls zunächst rasche Spitzen. Während des klonischen Stadiums Spitzen und langsame Wellen im Wechsel. Im anfallsfreien Intervall evtl. irreguläre bilateral-synchrone rasche Polyspike Waves. Nach 1–2 Min. Übergang in Terminalschlaf (0,5–2 Stunden). Für die Zeit vom Beginn des tonischen Stadiums an besteht Erinnerungslosigkeit.

e: grand mal. *fr:* crise Grand Mal, crise Haut Mal, crise convulsive généralisée, crise icto-comitiale, épilepsie-coma

Anfall, hyperventilationstetanischer *(m)* ►Tetanie, psychogene.

Anfall, hysterischer *(m)* ►Anfall, psychogener.

Anfall, intermediärer *(m)*. Ältere Bez. für Anfallsformen, die »zwischen« Hysterie und Epilepsie eingeordnet wurden. Zählen nach heutiger Einteilung

hauptsächlich zu den synkopalen oder psychomotorischen Anfällen.
e: intermediary attack. *fr:* accès intermédiaire

Anfall, kortikaler *(m)* ▸Anfall, fokaler.

Anfall, metabolisch-genetischer *(m).* Krampfanfall, der als Symptom von zum Teil angeborenen, auf Fermentmangel beruhenden Stoffwechselanomalien auftritt. Z.B. bei Phenylketonurie, Ahornsirup-Krankheit, idiopathischer Hypoglykämie, chronischer Hypokalzämie u. a.

Anfall, myoklonischer *(m).* Seltene Form kleiner epileptischer Anfälle. Charakteristisch sind blitzartige symmetrische Zuckungen im Bereich der oberen Extremitäten und des Schultergürtels mit Bewegungserfolg. Dauer nur Bruchteile von Sekunden. Keine Bewusstseinspause. Im EEG gruppierte Spike-Wave-Paroxysmen mit zahlreichen Spitzen.

Anfall, nichtepileptischer *(m).* Anfall, der nicht auf hypersynchronen elektrischen Entladungen von Neuronengruppen beruht. Hat mit dem epileptischen Anfall nur die allgemeinen Charakteristika des ▸Anfalls gemeinsam. Vgl.: ▸Anfall, synkopaler; ▸Anfall, psychogener; Anfall bei ▸Narkolepsie. Es kann sich auch um Adams-Stokes'sche Anfälle, tetanische Anfälle, hypoglykämische Anfälle u. a. handeln.

Anfall, okkasioneller *(m).* Gelegenheitskrampf. Im Kindesalter bei einer vorübergehenden Körperkrankheit auftretender epileptischer Anfall. Hierher gehören vor allem Fieber- und Infektkrämpfe, ferner Stoffwechsel-, Mineralhaushalt- und Ernährungsstörungen.

Anfall, paralytischer *(m).* Anfall bei progressiver Paralyse. Kann in Form eines epileptischen (fokalen oder generalisierten) Anfalls oder als apoplektiformer Anfall (s. d.) auftreten. Derartige Anfälle können in jedem Stadium der Krankheit auftreten und führen evtl. sogar zum Tode. Treten sie gehäuft auf, wird von einem »Status paralyticus« gesprochen.
e: paralytical attack. *fr:* accès paralytique

Anfall, psychogener *(m).* Psychisch bedingter, nichtepileptischer Anfall. Tritt vor allem in der sog. klassischen Form des ▸Arc de cercle mit pathologischer Körperhaltung (extreme Beugung des Körpers nach vorn) auf. Es gibt aber auch weniger charakteristische Formen, für die sich keine systematische Beschreibung geben lässt. Gemeinsam ist allen Formen nicht nur der Zusammenhang mit Erlebniskonflikten, sondern auch das Fehlen einer Bewusstseinsveränderung, die Seltenheit von Verletzungen durch Fall und das Erhaltenbleiben der Pupillenreaktion. Während in der Nachkriegszeit diese Form der hysterischen Reaktion zunächst auszusterben schien, wird sie neuerdings wieder häufiger beobachtet, vor allem bei Epileptikern (F. Rabe).
fr. accès psychogène (hystérique), grande hystérie; *e:* psychogenetic (hysterical) attack.

Anfall, psychomotorischer *(m).* (Gibbs, Gibbs und Lennox, 1937). Epileptischer Anfall, der durch eine kurze Bewusstseinsveränderung, motorische Automatismen, sinnvolle oder sinnlose Handlungen und durch vegetative Symptome gekennzeichnet ist. Das Anfallsbild ist sehr variabel. – Der Anfall wird häufig durch eine vegetative, epigastrische oder gustatorische Aura eingeleitet. In der Aura sind ▸Déjà-vu- oder auch Jamais-vu-Erlebnisse häufig. Es folgen Schluck-, Kau- und Schmatzbewegungen oder auch Handlungsfragmente wie Wisch-, Strampel- oder Nestelbewegungen. Auch komplexere Handlungen kommen vor. Der Anfall endet mit einem kurzen Dämmerzustand. Er dauert Sekunden bis Minuten. – Im EEG findet sich häufig ein einseitiger Krampfherd über der vorderen Temporal- (90%) oder Frontalregion. – Eine Reihe von Synonymen werden von einzelnen Autoren für das ganze Anfallsgeschehen oder -leiden, von anderen nur für Teile davon verwendet.
e: psychomotor seizure, temporal lobe seizure, ictal automatism.
Syn.: Dämmerattacke (Meyer-Mickeleit, 1953), Dreamy state (Jackson), Oral-Petit-Mal (Hallen, 1954). *fr:* crise psychomotrice, crise temporale, fausse absence, équivalent

Anfall, sekundärer psychomotorischer *(m).* (F. Rabe, 1961). Psychomotorischer Anfall (s. d.), der erst im Laufe einer chronischen Epilepsie als neue Anfallsart zu den alten Anfällen hinzutritt. Ein temporaler EEG-Fokus tritt gleichzeitig in Erscheinung. Es wird angenommen, dass die Anfälle eine Folge von vorher jahrelang sich wiederholenden Grand-Mal-Anfällen sind, die zu einer Schädigung des Gehirns geführt haben.

Anfall, subkortikaler *(m).* Besondere Form fokaler Anfälle. Bestehen vor allem in fokaler, halbseitiger oder generalisierter tonischer Streckstarre mit nur kurzer oder unvollständiger Bewusstseinsstörung.

Anfall, sympathiko-kardialer *(m).* (F. Broser, 1958). Syn. für ▸Anfall, sympathikotoner.

Anfall, sympathikotoner *(m).* Nichtepileptische, vielgestaltige, jedoch typische Anfallsform. Es besteht intensive Angst (die als solche nicht erlebt zu werden braucht) mit zahlreichen, durch einen gesteigerten Tonus des Sympathikus erklärbaren Symptomen. Beschreibung beim ▸Herzangstsyndrom. – Die Bez. wird verwendet, wenn der Anfall quasi von außen, nur mithilfe seiner sympathikotonen Anteile beschrieben wird und inneres Erleben (Todesangst) sowie Entstehung (aus Erlebnissen) unberücksichtigt bleiben.
Syn.: Herzangstanfall, Herzangstsyndrom, sympathiko-vasaler Anfall, sympathiko-kardialer Anfall, dienzephal-autonomer Anfall.

Anfall, sympathiko-vasaler *(m).* (Fr. Broser, 1958). Syn. für ▸Anfall, sympathikotoner.

Anfall, synkopaler *(m).* (W. Schulte, 1949). Kurze Anfälle von ohnmachtartigem Charakter. Beginn mit unbestimmten Gefühlen, Schwarzwerden vor den Augen, ängstlichen Beklemmungsgefühlen, Schweißausbruch und Erblassen. Es folgt Bewusstseinsverlust oder Bewusstseinseintrübung von kurzer Dauer. Keine Krampferscheinungen. Gelegentlich auch brüsker einsetzende Anfälle mit Selbstverletzungen. Nur am Tage auftretend, besonders leicht nach Dauerstrapazierungen, Überhitzungen, statischen Belastungen, Schreckerlebnissen, aber auch autochthon. Können idiopathisch oder symptomatisch (z. B. nach Hirntraumen) auftreten. – Eigene, über das Vegetativum ausgelöste, nichtepileptische Anfallsform, die sich weder mit den epileptischen Anfallsformen noch mit den hysterischen vergleichen lässt.
e: faint, fainting,
Syn.: vasomotorischer Anfall, vago-vasaler Anfall (Broser). *fr:* accès syncopal

Anfall, thalamischer (hypothalamischer) *(m).* (Gibbs). Syn. für ►Anfall, diezenphal-autonomer.

Anfall, tonischer *(m).* (S. Wilson). ►Hirnstammanfall, tonischer.

Anfall, vago-vasaler *(m).* (Broser). Syn. für ►Anfall, synkopaler.

Anfall, vasomotorischer *(m).* Syn. für ►Anfall, synkopaler.

Anfall, vaso-vagaler *(m).* (Lewis, 1932). Syn. für ►Anfall, synkopaler. Die Bez. soll hervorheben, dass gleichzeitig eine Hemmung der Herztätigkeit über den Nervus vagus und eine Erweiterung von Gefäßen über eine Erregung des Sympathikus stattfinden. *fr:* syncope vaso-vagale.

Anfall, vegetativer *(m).* (Binswanger, Pette). Syn. für ►Anfall, dienzephaler-autonomer.

Anfall, zerebraler *(m).* 1. I. w. S. ►Anfall, epileptischer oder nichtepileptischer, welcher durch eine Funktionsstörung im Gehirn hervorgerufen wird. 2. I. e. S. Syn. für Anfall, epileptischer. Wird gewöhnlich als Euphemismus verwendet.
e: cerebral seizure. *fr:* crise cérébrale

Anfallsäquivalent *(n).* ►Äquivalent, epileptisches.

Anfallsbereitschaft *(f).* ►Krampfbereitschaft.

Anfallsleiden *(n).* Allgemeinere Bezeichnung für Krankheitszustand, der mit irgendeiner Form von Anfällen einhergeht. Gewöhnlich ist aber im engeren Sinne ein epileptisches Anfallsleiden gemeint.

Angel Dust Straßenname für ►Phencyclidin.

angepasste Patienten *(m, pl).* (Degrecoustry). Persönlichkeitstyp bei Infarktpatienten, bei dem eine Psychotherapie angezeigt ist.
e: adapted patients.

Angina pectoris vasomotorica *(f).* Selten gebr. Syn. für ►Herzangstsyndrom.

Anginophobie *(f).* Krankhafte Furcht vor anfallsweiser Brustenge (Angina pectoris).
e: anginophobia. *fr:* anginophobie

Angone *(f).* Syn. für ►Globus hystericus.

Angophrasie *(f).* (►Kußmaul). Gaxen. Sprachstörung, bei der in den Satz immer wieder lange Vokale oder Nasallaute eingeschoben werden. Bei progressiver Paralyse vorkommend, aber auch bei ängstlichen Sprechern, die den rechten Ausdruck suchen.
e: angophrasia. *fr:* angophrasie

Angst *(f).* Affektzustand, bei dem eine Gefahr erwartet wird, auf die sich die Psyche bereits (vorausschauend) vorbereitet hat. Stellt eine der menschlichsten und häufigsten Erscheinungen des normalen und abnormen psychischen Lebens dar. Angst wird begrifflich nicht immer scharf von ►Furcht und ►Schreck unterschieden. Daher kann damit Angst gemeint sein, die sich in einfühlbarer Weise auf einen Gegenstand richtet (Objektangst, Realangst, Furcht) oder unbestimmt bleibt (objektlose oder frei flottierende Angst). Körperliche Begleiterscheinungen sind: Beschleunigung von Puls und Atmung, Druckgefühle über dem Brustbein und in der Herzgegend (Oppressionsgefühle), steigender Blutdruck, Zittern, Schwitzen an Handinnenflächen, Füßen und über dem Steißbein, Erweiterung der Pupillen, Trockenheit des Mundes, Beschleunigung der Darmtätigkeit (Durchfall), Bedürfnis häufigen Wasserlassens, Übelkeit, Erbrechen, Kloßgefühl im Hals, Erhöhung des Adrenalinspiegels im Blut. Die körperlichen Erscheinungen können als Angstäquivalente allein auftreten, ohne dass dem Individuum die verursachende Angst bewusst zu sein braucht. Krankhafte Angst gibt es bei körperlichen Erkrankungen (Angina pectoris), bei nahezu allen Psychosen (Schizophrenie, manisch-depressive Erkrankung, Angstpsychose u. a.) und bei Neurosen. Bei Neurosen tritt nach Freud Angst immer dann auf, wenn ein Triebwunsch für die rationale Persönlichkeit (►»Über-Ich«) nicht akzeptabel ist. Dies ist besonders der Fall bei der Angstneurose und der Zwangskrankheit. Die neurotische Angst sei dabei eine umgewandelte Libido. Manche Psychoanalytiker fassen daher jede neurotische Angst als Gewissensangst auf. Im Frz. bezeichnet »anxiété« die psychische Seite der Angst, »angoisse« die körperliche.
e: anxiety, fear. *fr:* angoisse, anxiété

Angst, frei flottierende *(f).* Objektlose Angst, welche die Gefahr, auf die sie sich bezieht, nicht kennt. Auch Angstbereitschaft.
e: free-floating anxiety. *fr:* angoisse flottante, anxiété athématique

Angst, neurotische *(f).* Aus einer Neurose entspringende Angst.
Syn.: Binnenangst.

Angst, soziale *(f).* Syn. für ►Phobie, soziale.

Angstäquivalent *(n).* Angstersatzform. Durch ►Verdrängung unbewusst bleibende Angst, die sich dann aber in einer anderen Erscheinung äußert (Herzjagen, Schlaflosigkeit, Einnässen, Vaginismus).
e: anxiety equivalent. *fr:* équivalent angoisse

Angstanfall *(m).* In Form eines Anfalls scheinbar unmotiviert auftretende Angst. Bezieht sich am häufigsten auf das Herz (►Herzangstsyndrom) mit der Befürchtung, es könne stehen bleiben, der Tod stehe unmittelbar bevor. In anderen Fälle jedoch ohne Bezugnahme auf ein bestimmtes Organ. Nicht einmal die Angst selbst braucht bewusst zu sein und kann sich evtl. nur lebhaft in ihren vegetativen Begleiterscheinungen (►Angst) äußern. Beschreibung aller vorkommenden Teilbeschwerden ►Herzangstsyndrom.
e: anxiety fit. *fr:* accès oder crise aigue d'angoisse

Angstdepression *(f).* Depression, deren Symptomatik vorwiegend oder ausschließlich durch Angst beherrscht wird.
e: anxiety depression.
Syn.: Angstmelancholie. *fr:* dépression d'angoisse

Angst-Eingebungs-Psychose *(f).* (K. Leonhard). Syn. für ►Angst-Glücks-Psychose.

Angsterkrankung(en) *(f, pl).* Syn. für ►Angststörung(en).

Angsterwartung *(f).* Nach V. E. ►Frankl Angst vor dem Eintreten einer Angst. ►Phobophobie.

Angst-Glücks-Psychose *(f).* (K. Leonhard). Phasisch verlaufende endogene Psychose, die zur Gruppe der zykloiden Psychosen gehört, wobei ängstliche und ekstatisch-glückhafte Phasen einander abwechseln können. In der ängstlichen Phase (»Angstpsychose«) herrschen misstrauische Angst mit Eigenbeziehungen, Versündigungsideen und Trugwahrnehmungen ängstlichen Inhalts vor. In der glückhaften Phase kommt es zu einem ekstatisch gehobenen Glücksgefühl, plötzlichen Erleuchtungen und Eingebungen, Ideen der Selbstbeglückung oder Beglückung anderer. In der Ekstase sind ►Visionen häufig. Die Prognose ist im Allgemeinen günstig, doch sind Ausgänge mit Defekt bekannt.
e: anxiety-blissfulness oder anxiety elational psychosis.
Syn.: Angst-Eingebungs-Psychose (Leonhard), ängstlich-ekstatische Wahnpsychose (Kleist). *fr:* psychose d'angoisse et d'extase

Angsthierarchie *(f).* Bei der aktiven ►Desensibilisierung verwendete Liste von angstauslösenden Reizen und Situationen. Die einzelnen Ängste sind dabei so angeordnet, dass die geringste Angst das eine, die größte Angst das andere Ende der Liste bilden. Der Angstgrad soll von Stufe zu Stufe möglichst gleichmäßig zunehmen. Die Desensibilisierung beginnt mit der Situation, welche die geringste Angst auslöst.
e: anxiety hierarchy.

Angsthysterie *(f).* Neurose, deren Hauptsymptom eine Angst vor etwas Bestimmtem (►Phobie) ist. Die Bez. wurde 1908 auf Anregung von Freud durch ►Stekel eingeführt, um den Verdrängungsmechanismus der Angst zu betonen, der darauf abzielt, den Affekt von der Vorstellung zu trennen. Im Unterschied zur ►Konversionshysterie wird die durch Verdrängung entbundene Libido nicht konvertiert (►Konversion), sondern in Form einer objektbezogenen Angst frei. Angsthysterie und Phobie wurden von Freud oft syn. gebraucht und zuerst am Fall »des kleinen Hans« (►Hans) demonstriert.
e: anxiety hysteria. *fr:* hystérie d'angoisse

Angstlust *(f).* Auftreten von Angst und Lust im gleichen Affekt. Verbindung im Einzelnen jedoch nicht immer sicher auszumachen. In der normalen Sexualität kann Lust eventuell durch Angst vor dem Entdecktwerden gesteigert werden. Ausübung sittlich verbotener Sexualität kann Lust ebenfalls steigern. Eine pathologische Verbindung besteht, wenn Lust nur in Verbindung mit Angst (oder Schmerz) erreicht werden kann (►Masochismus).

Angstmelancholie *(f).* ►Angstdepression.

Angstneurose *(f).* (S. Freud, 1895). Neurotisches Bild mit Angst als Hauptsymptom, die in Form gehäufter Anfälle oder länger anhaltender intensiver Angstzustände vorwiegend ohne bevorzugtes ►Objekt (vgl. Phobie) auftritt und sich vorwiegend auf Alleinsein, Verlassenwerden und dadurch bedingte Hilflosigkeit bezieht. Im Einzelnen kommen vor: extreme Erwartungsangst, frei flottierende Angst, Übertreibung verbreiteter Ängste vor Dunkelheit, Schlangen, Fröschen, Mäusen, somatisierte Angst in Form von Herzjagen, Atemstörungen, Schwitzen, Heißhunger, Durchfällen, Schwindel, Zittern, ängstlichem Erwachen nachts, häufigem Wasserlassen, allgemeiner Erschöpfung. – Wurde von Freud ursprünglich von ►Neurasthenie abgetrennt und zu den Aktualneurosen gezählt. Als Ursache nahm Freud stets Aktualkonflikte, gewöhnlich in Form sexueller ►Frustration (Coitus interruptus, Witwenschaft, Klimakterium, Aufgeben von Ipsation) an, jedoch auch Erschöpfung durch Überarbeitung. Später wurden mehr Trennungsängste bei stark von »Schutzfiguren« abhängigen Menschen hervorgehoben, bei denen in der Lebensgeschichte Züge von Trennungsempfindlichkeit zu finden sind. Die Anwesenheit von »Schutzfiguren« (Arzt) kann Angst lindern oder beheben. Kommt in Kombination mit anderen Neurosen und für sich allein vor.
e: anxiety-neurosis. *fr:* névrose d'angoisse

Angstpsychose *(f).* (C. Wernicke, 1894). Psychose, die auf dem Boden einer pathologisch (= ängstlich) veränderten Emotionalität entsteht und durch Angst in ihren verschiedensten Ausdrucksformen charakterisiert wird. »Grundsymptom ist die Angst«, die einen »fluktuierenden« oder auch »intermittie-

renden« Charakter (Wernicke) hat. Anfänglich tritt sie als erlebte Angst ins Bewusstsein, bei weiterem Anstieg wird sie als in der realen Welt begründet erlebt, bei noch höherem Grade treten Angstwahn (= Wahn mit »angsterregendem« Inhalt) und ebensolche Halluzinationen hinzu. Angst kann als körperliche Angst erlebt werden, als Herzangst, als Angst, das Herz bleibe stehen, der Tod stehe bevor u. Ä. Es kann »maßlose« Angst auftreten. Bei diagnostischen Zweifeln entscheidet die Frage, ob eine psychopathologische Erscheinung durch Angst erklärbar ist. – Die Prognose ist stets gut. Behandlung durch Psychotherapie, Tranquilizer, evtl. zusätzlich Clozapin.
e: anxiety-psychosis. *fr:* psychose d'angoisse

Angstregression *(f).* (H. M. Sutermeister). Durch Angst ausgelöste Rückstufung des Verhaltens auf biologisch ältere Entwicklungsstufen; Beispiele sind Totstellreflex (Schreckstarre) oder Bewegungssturm. I. w. S. jede »primitive« Verhaltensweise in Angstsituationen.
e: anxiety regression. *fr:* régression anxieuse

Angststörung(en): *(f).* 1. In DSM-IV Oberbegriff, der jedoch darin nicht beschrieben oder definiert wird. Lediglich die Zusammenstellung der unter dieser Bez. zusammengefassten ►Störungen vermittelt eine Vorstellung: Panikstörung mit und ohne Agoraphobie, Spezifische und Soziale Phobie, Zwangsstörung, Akute und Posttraumatische Belastungsstörung, Generalisierte Angststörung und Angststörung auf Grund eines Medizinischen Krankheitsfaktors, Substanzinduzierte und Nicht Näher Bezeichnete Angststörung. (Die Bezeichnungen werden einzeln erklärt.) 2. In DSM-V Gruppe von Störungen mit ►Angst und/oder ►Furcht als einzigem gemeinsamen Zeichen. Die Aufzählung orientiert sich am Lebensalter, in welchem die Störung im typischen Fall zum ersten Mal auftritt: Störung mit Trennungsangst, Selektiver Mutismus, Spezifische Phobie, Soziale Angststörung (Soziale Phobie), Panikstörung, Agoraphobie, Generalisierte Angststörung, Substanz-/Medikamenteninduzierte Angststörung, Angststörung aufgrund eines Anderen Medizinischen Krankheitsfaktors, Andere Näher Bezeichnete Angststörung, Nicht Näher Bezeichnete Angststörung.
e: Anxiety Disorders.

Angststörung aufgrund eines Medizinischen Krankheitsfaktors In DSM-IV/V Angst als Symptom einer Körperkrankheit. Als mögliche Verursacher werden aufgezählt: Schilddrüsenüberfunktion (►Basedow-Psychose), Schilddrüsenunterfunktion, Phäochromozytom (►Hochdruckenzephalopathie), Hypoglykämie (►Insulinschock), Nebennierenrindenüberfunktion, angeborene Herzfehler, Lungenembolie, Herz-Arrhythmien, chronische obstruktive Atemwegserkrankung, Lungenentzündung, Hyperventilationssyndrom (►Tetanie, psychogene), Vitamin-B_{12}-Mangel (►Vitamin-B_{12}-Mangel-Psychose), Porphyrie (►Porphyriepsychose, Porphyrie-Schizophrenie), vestibuläres Syndrom (z. B. Menière-Anfälle), Hirnentzündung.
e: Anxiety Disorder Due to a Medical Condition. – (ICD-10: F06.4).

Angststörung, generalisierte. *(f)* Allgemeine Ängstlichkeit bei einem Menschen, der dazu neigt. Zwischen DSM-III bis DSM-V hat sich die Beschreibung verändert. In DSM-III Zustand von anhaltender Angst mit der Folge weiterer seelischer Störungen (Konzentrationsstörungen, Erschöpfbarkeit, rastlose Unruhe, Gereiztheit) und körperlicher Zeichen (Angstzittern, feucht-kalte Hände und Füße, Verspannung, Schwitzen, Herzklopfen, Durchfälle, Kloßgefühl im Hals). Hat auch eine übermäßige Aufmerksamkeit in der Beobachtung der Umgebung zur Folge (man ist immer auf dem Sprung). In DSM-IV wurde betont, dass die Störung Begleiterscheinung der Major Depression, Dysthymen Störung, Panikstörung u. a. sein kann. DSM-V hebt die Unterscheidung von nicht krankhafter Angst hervor. Die Volkssprache kennt den Angstmeier, den Angsthasen und die Furchtziege. Deren an sich nicht ungewöhnlichen Ängste erscheinen der Umgebung als übertrieben und unangemessen.
e: Generalyzed Anxiety Disorder. (ICD-10:F41.1).

Angststörung in der Kindheit oder Adoleszenz In DSM-III-R Sammelbez. für Erscheinungen, bei denen Angst in verschiedener Form das Hauptsymptom ist. Es werden 3 Gruppen unterschieden: 1. Störung mit Trennungsangst (ICD-10: F93.0), 2. Störung mit Kontaktvermeidung, 3. Störung mit Überängstlichkeit. – in DSM-IV nicht mehr vorhanden.
e: anxiety disorders of childhood or adolescence.

Angststörungen *(f, pl).* In DSM-IV Sammelbez. für mehrere psychische Störungen mit Angst. Aufgezählt werden: ►Panikstörung mit und ohne Agoraphobie, ►Soziale Phobie, ►Zwangsstörung, ►Posttraumatische und akute ►Belastungsstörung, ►Generalisierte Angststörung, ►Angststörung aufgrund eines Medizinischen Krankheitsfaktors, ►Substanzinduzierte Angststörung und NNB Angststörung.
e: anxiety disorders.

Angstsyndrom mit Trennungsangst *(n).* Bez. in DSM-III für ►Störung mit Trennungsangst.
e: Separation Anxiety Disorder. – (ICD-10: F93.0)

Angstsyndrom mit Überängstlichkeit *(n).* Bez. in DSM-III für ►Störung mit Überängstlichkeit.
e: overanxious disorder.

Angstsyndrom mit Vermeidungsverhalten *(n).* Bez. in DSM-III für ►Störung mit Kontaktvermeidung.
e: Avoidant Disorder of Childhood or Adolescence.

Angstsyndrome *(n, pl).* In DSM-III Sammelbez. für Störungen mit Vorherrschen von Angst, sofern diese nicht auf einer Schizophrenie, Affektiven Störung oder Organisch Bedingten Psychischen Störung beruht: Generalisiertes Angstsyndrom, Angstsyndrom mit Trennungsangst oder mit Überängstlichkeit, Angstsyndrom mit Vermeidungsverhalten (im Kindes- und Jugendalter), Atypisches Angstsyndrom.
e: anxiety disorders.

Angstsyndrome der Kindheit oder Adoleszenz *(n, pl).* In DSM-III Sammelbez. für Erscheinungen, bei denen Angst in verschiedener Form das Hauptsymptom ist. Es werden drei Gruppen unterschieden: 1. mit Trennungsangst (ICD-10: F93.0), 2. mit Überängstlichkeit, 3. mit Vermeidungsverhalten. – In DSM-III-R im Namen verändert (►Angststörungen in der Kindheit oder Adoleszenz); in DSM-IV und -V als Kategorie nicht mehr vorhanden.
e: Anxiety Disorders of Childhood or Adolescence.

Angstthymopathie *(f).* (Lopez Ibor). Syn. für ►Angstdepression. Vgl. ►Thymopathie. *fr:* thymopathie anxieuse.

Angsttraum *(m).* Traum mit angsterregendem Inhalt. Es können dadurch schwere Angstaffekte mit allen körperlichen Begleiterscheinungen der Angst angeregt werden, die den Schläfer wecken. Kommt bei sonst völlig gesunden und psychisch nicht gestörten Individuen, besonders bei Vorhandensein von Leibreizen (z. B. Darmblähung) vor; besonders lebhaft aber bei Neurosen und ängstlichen Formen der Depression. Wird nicht immer klar von ►Albtraum unterschieden.
e: anxiety dream. *fr:* rêve d'angoisse

Anhedonie *(f).* 1. Allgemein: Unfähigkeit, Freude zu empfinden. Leitet sich von der philosophischen Hedonie-Anhedonie-Lehre ab (►Hedonie). 2. Zählt zu den Charakteristika des ►Muselman-Stadiums bei schwerer Verfolgung, etwa im Konzentrationslager. 3. Bleibt nach Ende der Verfolgung oft für dauernd als Unfähigkeit zurück, selbst einfache Zerstreuungen, Unterhaltungen, Kino, Musik, Lektüre usw. zu genießen (►Überlebendensyndrom). 3. I. e. S. Fehlen von sexuellen Lustgefühlen. 4. Fehlen von Vergnügen in Situationen, die normalerweise mit Lustgefühlen verbunden sind. Vorkommen als Basisstörung der Schizophrenie und als Qualität der ►Borderline-Schizophrenie. 4. In vereinfachter Form (»inability to experience pleasure«) Symptom der negativen Schizophrenie (s. d.).
e: anhedonia, anhedonism. *fr:* anhédonie

Angstzustände *(m, pl).* In DSM-III: Sammelbez. für solche Angstsyndrome, die nicht bei den Phobischen Störungen einzuordnen sind. Es werden unterschieden: 1. Paniksyndrom, 2. Generalisiertes Angstsyndrom, 3. Zwangssyndrom (oder Zwangsneurose), 4. Posttraumatische Belastungsstörung, akut, chronisch oder verzögert, 5. Atypisches Angstsyndrom.
e: anxiety states oder neuroses.
Syn.: Angstneurosen.

Anhedonismus *(m)* ►Anhedonie.

Anhormie *(f).* (E. Kretschmer). Antriebsschwäche. Auch Verlangsamung bis zur völligen Bewegungslosigkeit.

Anhylognosie *(f).* (J. Delay, 1935). Form der ►Astereognosie. Temperatur, Oberflächenbeschaffenheit und Gewicht eines Gegenstandes können nicht erkannt werden.
e: anhylognosia. *fr:* anhylognosie

Anideation *(f).* Unfähigkeit, sich einen Gegenstand vorzustellen.
e: anideation, psychic asthenia. *fr:* anidéation

Anilingus *(m).* Belecken des Anus als sexuelle Praktik. – Spielte kulturhistorisch eine bedeutende Rolle, weil Hexen damit dem Teufel ihre Ehrerbietung erwiesen, dass sie seinen After küssten.
e: anilingus. *fr:* anilinctus

Anima *(f)*, **Animus** *(m)*: *(f).* In der analytischen Psychologie (C. G. Jung) werden an der Persönlichkeit eine nach außen gewandte Seite (»Persona«) und eine innere unterschieden. Diese letztere ist fest mit dem Geschlecht verbunden (»animus«, »anima«). So kann es sein, dass eine weiblich erscheinende Frau eine männliche Seele in sich trägt, einen Animus, und umgekehrt. Häufiger sind die Mischungen. Animus und Anima stellen den Niederschlag aller Erfahrungen der Ahnenreihe vom anderen Geschlecht dar. Die Anima bringt Launen hervor, Animus dagegen Meinungen.

anima rationalis *(f).* Im ►Animismus (2) ►Stahls ein den mechanischen Vorgängen im Körper übergeordnetes Prinzip, das nicht mechanisch und nicht chemisch ist. Steht als vitales Prinzip hinter den geordnet ineinandergreifenden Bewegungen und bemüht sich um die Erhaltung des Körpers und die Abwehr von Schäden. Bewirkt Wachstums- und Bildungsvorgänge und strebt bei Krankheiten über eine Beeinflussung der Bewegung im Organismus Heilung an. Stahl sieht in Krankheitssymptomen nicht nur Krankes, sondern auch den Ausdruck von Heilanstrengungen der anima, die über die Symptome versucht, der Ursache der Erkrankung entgegenzuwirken. Stahl bestreitet mechanische Vorgänge im Organismus nicht, aber sie genügen nicht zur Interpretation organischer Vorgänge. Die anima rationalis kann eventuell irren, weil sie Gemütsbewegungen und daher Täuschungen ausgesetzt ist und in ihren Heilanstrengungen über das Ziel hinausschießen kann. Gemütsbewegungen (Schreck, Zorn) besitzen in besonderem Maße die Fähigkeit, auf die anima einzuwirken und krank machend zu wirken.
Syn.: vis vitalis, natura (Stahl).

Animismus *(m)*. Entsprechend der Ableitung aus lat. anima kann Animismus für jede Theorie stehen, die mit Geist oder Seele zu tun hat. Tatsächlich haben sich die verschiedensten Richtungen diese Bezeichnung gegeben. 1. Geprägt erstmalig von G. E. ►Stahl im Beginn des 18. Jahrhunderts, um eine Vorherrschaft der Psyche gegenüber dem Körper zu betonen. »Die Seele baut sich selbst den Körper und ernährt ihn. Sie lenkt alles in ihm und mit ihm im Hinblick auf ein bestimmtes Ziel, obwohl sich manchmal davon abirrt.« (Stahl, 1695) 2. Auch Tylor (1871) nannte seine Lehre A. Danach ist die Vorstellung von der Beseeltheit der Natur bei den Naturvölkern der Ursprung der Religionen. 3. Vorstellung des Kleinkindes, dass alle sich bewegenden Gegenstände lebendig seien. 4. Okkultistische Richtung, bei der naturwissenschaftlich nicht zu erklärende Tatsachen auf die besonderen Eigenschaften einzelner Menschen zurückgeführt werden.
e: animism. *fr:* animisme

Animosität *(f)*. Bei C. G. Jung komplexhafte Haltung, bei der durch Animus-Wirkungen bei der Frau z. B. Meinungen unbemerkt beeinflusst werden, beim Mann durch Anima-Wirkungen Gefühle.
e: animosity. *fr:* animosité

Anlage *(f)*. Im biologischen Sinne Erbanlage, aus welcher sich der Mensch mit allen seinen (körperlichen und seelischen) Eigenschaften entwickelt. Es wird jedoch gewöhnlich davon ausgegangen, dass sich die seelischen Eigenschaften eines Menschen in der stetigen Auseinandersetzung zwischen Anlage und mitmenschlicher Umwelt herausbilden. In der Geschichte der Psychiatrie gab es jedoch immer wieder heftige Auseinandersetzungen darüber, welcher Anteil (einer Krankheit, einer Persönlichkeit) der Anlage und welcher der Umwelt zuzuschreiben ist.
e: predisposition. *fr:* prédisposition

Anlehnungsdepression *(f)*. Syn. für ►Depression, anaklitische.

Anmutungserlebnis *(n)*. In der Krueger-Wellek'schen Schule der Gestaltpsychologie diffus ganzheitliche gefühlsartige Eindrücke, welche die Gestimmtheit des Erlebenden beeinflussen (dann gewöhnlich Anmutung oder A.-Qualität genannt).

Anna O. geb. 27.2.1859 Wien; gest. 28.5.1936, Neu-Isenburg. Berühmter Fall der psychoanalytischen Literatur. Richtiger Name: Bertha Pappenheim. Wurde 1880/81 wegen schwerer hysterischer Symptome von J. Breuer behandelt. Wurde eigentlicher Anlass zur Entwicklung erster psychoanalytischer Vorstellungen. Krankengeschichte der Anna O. und Beschreibung theoretischer Konzepte erschienen zuerst in »Studien über Hysterie« (Freud und Breuer, 1895). Anna O. wurde einige Jahre nach ihrer Behandlung Leiterin eines Mädchenwaisenhauses in Frankfurt/M. und begründete 1906 ein »Heim für gefährdete Mädchen und uneheliche Kinder« in Neu-Isenburg b. Frankfurt, das sie bis zu ihrem Tode leitete.

Annahme *(f)*. (lat. suppositio) Begründung einer (noch) ungeklärten Tatsache, die vor Beginn einer Untersuchung als gegeben und richtig erachtet wird, obwohl sie nicht bewiesen und in der Regel auch nicht beweisbar ist. Nicht gleichzusetzen mit Hypothese, Postulat oder Voraussetzung. In der Psychiatrie häufig benutzte Hilfskonstruktion mit der Gefahr, für eine Tatsache gehalten zu werden.
e: assumption.

anniversary syndrome *(n)*. Jahr(es)tagsyndrom. 1. i. e. S. Die Vorstellung eines Erwachsenen, der in der Kindheit einen Elternteil oder ein Geschwister verloren hat, er müsse am gleichen Jahrestage im gleichen Alter wie dieser sterben. 2. i. w. S. Jede seelische oder körperliche Störung, die an eine lebensgeschichtlich bedeutsame Zeitmarke anknüpft. – Erscheinungen: vor allem depressive Verstimmungen (evtl. Suizidgefahr), funktionelle Störungen (z. B. Migräne), ►Konversionssymptome, Verschlimmerung einer körperlichen oder psychosomatischen Krankheit (Colitis ulcerosa, Bluthochdruck, Herzerkrankung, Hauterkrankung). – Historisch: in der allgemeinen und psychiatrischen Literatur häufig behandeltes Phänomen. Namensgebung jedoch erst durch Josephine Hilgard (1953),
e: anniversary reaction oder syndrome oder hypothesis.

Anochlesie *(f)*. Nicht mehr gebräuchliches Syn. für ►Katalepsie.

Anoëse *(f)*. Fehlen erkennender Verstandesfunktionen.
e: anoësis. *fr:* anoésie

anoëtisches Syndrom *(f)*. (Fr. Duensing, 1949). Bei schweren Hirnschädigungen auftretendes psychopathologisches Zustandsbild, gekennzeichnet durch »Aufhebung oder schwere Herabsetzung aller Verstandesleistungen bei völliger Wachheit, lebhafter Umweltzuwendungsbereitschaft und teilweise erhaltener Affekt-Triebschicht«. – »Die Kranken waren hellwach, auf ihren Gesichtszügen standen keinerlei Anzeichen der Erschlaffung und Ermüdung. Ihre Aufmerksamkeit schien lebhaft zu sein, teilweise bestand sogar eine ausgesprochene Hypermetamorphose. Die Kranken folgten allen Vorgängen in ihrer Umgebung, ermüdeten bei der Untersuchung nicht; sie zeigten teils eine natürliche Affektivität, teils aber eine gewisse Leere; ihr Gebaren wirkte situationsgemäß. Bei der näheren psychischen Untersuchung trat dann aber nicht nur ein Fehlen der örtlichen und zeitlichen Orientierung und hochgradige Herabsetzung der Merkfähigkeit, sondern auch eine grobe Störung der intellektuellen Fähigkeiten und des Gedächtnisses zutage« (Duensing). Als Ursache wird eine Unterbrechung aktivierender Einflüsse vonseiten des Hirnstammes auf die Rinde angenommen. Verursacht wird das Krankheitsbild vor allem durch Meningitiden und Hirntumoren.

Anoia *(f)*. 1. Altes Synonym für Geistesschwäche. Nur noch in zusammengesetzten Wörtern zu finden (z. B. Paranoïa, Metanoia). 2. Stupor.
e: anoia. *fr:* anoia

Anomie *(f)*. 1. Erheblich gestörte Fähigkeit zum Behalten von Namen. Vorkommen als allgemeine Gedächtnisstörung durch Hirnkrankheit und als Typ der Aphasie. 2. Bei B. Rush (1745–1813) angeborenes Fehlen eines Sinnes für Moral. 3. Bei E. Durkheim (1858–1917) Erschütterung von Gruppenmoral und Gruppenbedeutung. Eine der Folgen ist abweichendes Verhalten als Empörung gegen sozialen Zwang. In dieser Bedeutung häufig zur Erklärung sozialer Verhaltensweisen von Jugendlichen verwendet, die sich gegen eine als kalt, herzlos und grausam erlebte Gesellschaft wenden.
e: anomie. *fr:* anomie

Anonyme Alkoholiker (AA) *(m)*. (Eddy und Bill, 1935). Selbsthilfevereinigung von Alkoholikern zum Zwecke der Abstinenz. Hauptkennzeichen sind Anonymität (daher nicht direkt für Ärzte zugänglich), Konzentrierung auf Alkoholismus, demokratische Organisation. Allgemein als wirksamster Weg zur Bekämpfung des Alkoholismus und als Vorbild aller anderen Selbsthilfeorganisationen anerkannt. Wegen der lockeren Organisation ist die Zahl der Mitglieder unbekannt; sie wird auf eine halbe Million (in der Welt) geschätzt.
e: alcoholic anonymous (AA). *fr:* alcooliques anonymes (AA)

anonyme Spieler *(m, pl)*. ►Spieler, anonyme.

Anorexia, Anorexie *(f)*. Appetitlosigkeit. Auch für die dadurch verursachte Magerkeit.
e: anorexia.
*Syn.:*Asitie. *fr:* anorexie

Anorexia mentalis *(f)*. Syn. für ►Anorexia nervosa.

Anorexia nervosa *(f)*. (W. Gull, 1868; Lasègue, 1873). Zustand starker Abmagerung aus psychischer Ursache. Vorkommen fast ausschließlich beim weiblichen Geschlecht im Alter von 12 bis 21 Jahren. Klinisches Bild: Unfähigkeit zu essen (keine eigentliche Appetitlosigkeit) und Weigerung, ein Mindestgewicht zu halten. Große Angst vor Gewichtszunahme. Im Anfang werden als Begründung vage Bauchbeschwerden angegeben. Bei zunehmendem Druck der Umgebung wird auch mit Essen gemogelt oder heimlich Erbrechen provoziert. Vielfach Tätigkeitsdrang und rastlose Aktivität. Missbrauch mit Laxanzien. – Amenorrhö (fehlt nie), niedriger Blutdruck, Verlangsamung von Puls- und Respirationsfrequenz, Hypoglykämie, Erhöhung des Cholesterinspiegels. Niedriger Grundumsatz. Gewichtsabnahme bis zum Körpergewicht von 30 kg. Mortalität 10 %. – Psychoanalytische, familiensystemische und lerntheoretische Entstehungstheorien, jedoch übereinstimmende Grundannahmen: Betroffen sind Menschen mit Hyperkonformität, rigider Gewissensinstanz und Gebundensein an kulturell festgelegte Verhaltensrichtlinien. Dabei hohe Pflichtgebundenheit mit starkem sozialem Verantwortungsgefühl. (ICD-10: F50.0).
Syn.: Anorexia mentalis, Apepsia hysterica (W. Gull), Pubertätsmagersucht.

Anorexia sympathica *(f)*. Seltene Form von Anorexia nervosa bei Individuen (meist weiblichen Geschlechts), die infantil an die Mutter oder das familiäre Milieu fixiert sind, aber aus äußeren Gründen davon getrennt werden.
e: sympathic anorexia; *fr.* anorexie sympathique.

Anorgasmie *(f)*. Fehlen eines Höhepunktes (Orgasmus) beim Geschlechtsverkehr. Braucht jedoch nicht krankhaft oder abnorm zu sein, kann bei ganz normaler Sexualität beobachtet werden. In anderen Fällen Symptom neurotischer Störung.
e: anorgasmy. *fr:* anorgasmie

Anosognosie *(f)*. 1. (J. Babinski, 1914). I. e. S. Nichterkennenkönnen einer eigenen Halbseitenlähmung. 2. I. w. S. Nichterkennenkönnen von Körperstörungen. Es handelt sich um ein psychopathologisches Phänomen, das gewöhnlich als Körperschemastörung beschrieben wird, aber hauptsächlich in einem Nichtwahrhabenwollen der Krankheit besteht. Es gibt Anosognosie für zentrale Blindheit (►Anton'sches Symptom), periphere Blindheit durch Schädigung des Sehnervs, Taubheit, Halbseitenlähmung (Anosognomie i. e. S.).
e: anosognosia. *fr:* anosognosie

Anpassung *(f)*. 1. Abstimmung des Verhaltens und des ganzen Seelenlebens eines Einzelindividuums auf die gesellschaftlichen Normen seiner kulturellen Umgebung. Vollzieht sich in Kindheit und Jugend durch Vorbild und Erziehung. 2. Neuanpassung an andere Lebensverhältnisse, vor allem nach einschneidenden Lebensveränderungen oder Lebensereignissen. – Historisch: Psychoanalytisches Konzept Freuds, das sich aus den Notwendigkeiten des ►Realitätsprinzips ergibt. Blieb in der klassischen frz. und dt. Psychiatrie unbeachtet. In der Weiterentwicklung der Psychoanalyse in den USA bei hohem Anpassungsdruck der Gesellschaft teils ein beherrschendes Prinzip. Gelangte durch DSM-III/IV und nachfolgend ICD-10 zu globaler Bedeutung. ►Anpassungsstörungen.
e: adjustment. *fr:* accomodation

Anpassungsstörungen in DSM *(f, pl)*. In DSM-III-R/V: Sammelbez. für eine unverhältnismäßige Reaktion auf belastende Lebensereignisse (Eheprobleme, Ehescheidung, berufliche Schwierigkeiten vorübergehender oder bleibender Art, Pensionierung,

Verlassen des Elternhauses, Eheschließung). Je nach Vorherrschen der Reaktionsweise werden Subtypen unterschieden, deren Bedeutung sich aus dem Wortlaut ergibt: Anpassungsstörung 1. Mit Depressiver Stimmung; 2. mit Ängstlicher Stimmung (DSM-III-R), mit Angst (DSM-IV/V); 3. mit gemischten Emotionalen Zügen (DSM-III-R), Mit Angst und Depressiver Stimnung, gemischt (DSM-IV/V); 4. Mit Verhaltensstörung (DSM-III-R; disturbance of conduct), Mit Störungen des Sozialverhaltens (DSM-IV/V); 5. Mit gemischten Emotionalen und Verhaltensstörungen (DSM-III-R), Mit Emotionalen Störungen und Störungen des Sozialverhaltens, Gemischt (DSM-IV); 6. Mit Schul- und Arbeitsschwierigkeiten (nur DSM-III-R); 7. Mit Rückzug (nur DSM-III-R); 8. Mit atypischen Zügen (DSM-III-R), Unspezifisch (DSM-IV).
e: Adjustment Disorders.

Anpassungsstörungen in ICD-10 *(f, pl)*. Gefühlsreaktionen nach einer entscheidenden Lebensveränderung (Einschulung, Mutter- oder Vaterwerden, berufliche Niederlage, Misserfolg, Verlust- und Trennungserlebnisse, Erreichen eines lange verfolgten Zieles, Berentung, Pensionierung u. a.). Die Erlebensveränderungen bestehen in Form von schwermütiger Niedergeschlagenheit (depressiven Gefühlen), Ängsten um die materielle Existenz und Lebensstandard, Schlafstörungen, Gefühl, Beruf und Alltag nicht mehr bewältigen zu können. Die Dauer wird wesentlich durch äußerliche Dinge (z. B. günstige Schicksalswendung) beeinflusst und unterliegt keiner Eigengesetzlichkeit. Im Gegensatz zu DSM muss es sich somit nicht um eine nach Art und Ausmaß deutlich über das normalerweise zu Erwartende hinausgehende Reaktion handeln. – Es bestehen erhebliche Überlappungen mit der reaktiven Depression (s. d.). Unterschiedlich sind die Konzepte, hier die noch nicht erreichte oder verfehlte Anpassung. (ICD-10 F43.2).
e: adjustment disorders.

Anschauungsbild *(n)*. (E. R. Jaensch). ►eidetische Anschauungsbilder.

Anspruchsniveau *(n)*. Gesamtheit der Erwartungen, die ein Individuum in Bezug auf seine Leistungen hegt. Bleibt die tatsächliche Leistung unterhalb dieses Niveaus, entstehen gewöhnlich starke Unzulänglichkeitsgefühle und Selbstvorwürfe. Ein Individuum kann sich durch ein zu hohes Anspruchsniveau ständig selbst erschöpfen.
e: aspiration level, level of aspiration. *fr:* niveau de prétention

Anstalt, geschlossene *(f)*. Eigentlich: von der Außenwelt völlig abgeschlossenes psychiatrisches Krankenhaus. In dieser Form nicht mehr üblich. Der Begriff findet vorwiegend noch in der Juristensprache Verwendung und meint der Sache nach eine Abteilung (s. d.) oder Station, welche die Kranken nicht aus eigenem Entschluss verlassen dürfen. *fr:* asyle.

Anstaltsartefakt *(n)*. (G. Kolb, 1929). Bei psychisch Kranken auftretende Verhaltensanomalie und psychische Störung, die ihre Ursache nicht in der psychischen Krankheit, sondern in einem Mangel an Beschäftigung und sozialen Bezügen haben, wie sie von der Mitte des 19. bis zur Mitte des 20. Jh. für psychiatrische Krankenhäuser (Anstalten) charakteristisch waren.
e: establishment artefact, hospital artefact. *fr:* artéfact d'hôpital

Anstaltspsychiatrie *(f)*. In den großen Landeskrankenhäusern, Heil- und Pflegeanstalten, Landeskliniken usw. betriebene Psychiatrie. Im Unterschied zur Universitätspsychiatrie herrschen praktische Probleme der Behandlung von chronisch Kranken, Alterskranken, Anstaltsorganisation und der sozialen Wiedereingliederung vor. Historisch: Die Entwicklung der Psychiatrie erlebte durch die Einrichtung der ersten nicht nur zur Bewahrung, sondern zur Behandlung eingerichteten Institutionen (ab 1805) einen starken Auftrieb. Diese enstanden zunächst in einem außerakademischen Bereich. Alle therapeutischen Neuerungen, Ideen, Krankenbeschreibungen, auch Lehrbücher kamen zunächst aus den Anstalten, bis die Führung 1850–1860 an die ►Universitätspsychiatrie überging.
e: asylum psychiatry. *fr:* psychiatrie d'établissement

Anstaltsunterbringung *(f)*. ►Unterbringung.

Antabus *(n)*. Disulfiram. Mittel gegen Alkoholismus. ►Antabus-Kur.

Antabus-Kur *(f)*. 1947 von J. Hold und E. Jacobsen eingeführte medikamentöse Behandlungsmethode des chronischen Alkoholismus. Wenn wenige Stunden nach Einnahme von Antabus (das ohne eigene pharmakologische Wirkung ist) in irgendeiner Form Alkohol genossen wird, kommt es innerhalb weniger Minuten zur subjektiv unangenehmen ►Disulfiram-Alkohol-Reaktion. Wird verwendet bei Alkoholikern, die eine Entwöhnung wünschen, aber der Versuchung nicht widerstehen können. Die Kur ist besonders bei Genuss großer Alkoholmengen nicht ungefährlich, sodass sie auf keinen Fall ohne Wissen des Trinkers durch heimliche Antabusgaben durchgeführt werden darf, was auch juristisch nicht statthaft ist. Ist als alleinige Behandlungsmethode des Alkoholismus ungeeignet, findet aber als Teilmaßnahme in einem umfassenden Entwöhnungsprogramm weiterhin Verwendung.
e: antabuse-cure. *fr:* cure de disulfiram (antabus)

anterograde Amnesie *(f)*. ►Amnesie, anterograde.

Anthropologie *(f)*. Wissenschaft vom Menschen schlechthin. Teilt sich entsprechend der möglichen Betrachtungsweise des Menschen als biologisches oder als kulturelles Wesen in: 1. medizinische, 2. phi-

losophische Anthropologie. Vgl. folgende Stichwörter.
e: anthropology (gleichzeitig engl. für »Ethnologie«)

Anthropologie, medizinische *(f)*. Naturwissenschaftlich-medizinische Disziplin, welche die Stellung des Menschen im Reich der Lebewesen, speziell der Säugetiere, untersucht. Ihre Gebiete sind Anatomie und Physiologie. I. e. S. wird darunter die Lehre Victor v. ►Weizsäckers verstanden. Schriftenreihe der ►Weizsäcker-Gesellschaft: »Beiträge zur medizinischen Anthropologie«.

Anthropologie, philosophische *(f)*. Wissenschaft vom Menschen als einem kulturellen und geschichtlichen Wesen. Entwickelte sich in der heutigen Form vor allem aus der Naturphilosophie Schellings. Bedeutende Ärzte-Philosophen waren aus ihrer ärztlichen Erfahrung heraus an der Formulierung beteiligt. Sie betreuten entsprechende Zeitschriften, z. B. »Wagner's Beiträge zur philosophischen Anthropologie« (1794–1796), in der ►Erhard publizierte. Auch schrieben sie entsprechende Werke, z. B. ►Heinroth (»Lehrbuch der Anthropologie«, 1822), Joseph Ennemoser (»Anthropologische Ansichten oder Beiträge zur besseren Kentnniß des Menschen«, 1828), ►Schubert (»Geschichte der Seele«, 2 Bde. 1830). Die vorgebrachte Leitthese wird noch in der Gegenwart anerkannt: Als Tier ist der Mensch von Natur mangelhaft angelegt, aber seine Kultur und sein Geist erheben ihn über die Natur. Demgemäß wird die Stellung des Menschen zu dieser Welt untersucht. Der Mensch steht im Mittelpunkt eines geschichtlichen und personalen Denkens (philosophisch begründet von Schelling, Kierkegaard, Scheler). Weiterentwicklung zur Existenzphilosophie (►Existenzanalyse). – I. w. S. auch Beitrag der ärztlichen Wissenschaft zur Menschenkunde überhaupt. Die ärztliche-medizinische Erfahrung wird zum Ausgangspunkt von Erörterungen über den Menschen. Der ganze Mensch wird gegenüber einer bloßen Betrachtung seiner Organe und Krankheiten betont. Der ärztliche Blick wird von der Krankheit zum Kranken gewendet. Das Menschliche im Menschen, seine Innerlichkeit und Subjektivität, seine Geistigkeit und Geschichtlichkeit werden in die Krankheitslehre einbezogen und damit die kühle Distanz der naturwissenschaftlichen Medizin gegenüber seelischen, geistigen, geschichtlichen und mitmenschlich-sozialen Bezügen korrigiert. Eine Lehre vom kranken Menschen wird begründet (R. Siebeck).

anthropologische Psychiatrie *(f)*. Denkrichtung der Psychiatrie. Gründet sich auf die neuere philosophische Anthropologie, insbesondere auf die Existenzphilosophie in Form der Existential-Ontologie Heideggers sowie den frz. Existentialismus (J. P. Sartre, A. Camus). Zentraler Begriff ist Heideggers »In-der-Welt-Sein« des Menschen, das als transzendentale Grundverfassung des Menschen bezeichnet wird. In diesem Begriff werden der Subjekt-Objekt-Gegensatz ebenso wie der Bewusstseinsbegriff ausgeschaltet, wodurch ein Umdenkungsprozess nötig wird. Auch psychotisches Erleben, z. B. eine Wahnwahrnehmung, wird als Störung des In-der-Welt-Seins, des Mitseins mit anderen, als »Verstiegenheit« (Binswanger) aufgefasst. – Hauptvertreter: J. Zutt, W. v. Baeyer, V. E. v. Gebsattel, E. Straus, C. Kulenkampff, V. v. Weizsäcker, M. Minkowski, V. E. ►Frankl, W. Blankenburg.
e: existential oder anthropological psychiatry.

Anthropophagie *(f)*. Menschenfresserei. ►Kannibalismus.
e: anthropophagy, cannibalism. *fr:* anthropophagie, cannibalisme

Anthropophobie *(f)*. Sammelbez. für ►phobische Ängste, die beim Erscheinen vor bestimmten (Gruppen von) Menschen auftreten: z. B. ►Lampenfieber, ►Examensangst, ►Dysmorphophobie.
e: anthropophobia. *fr:* anthropophobie

Anthropozentrismus *(m)*. Tendenz, den Menschen als Mittelpunkt und Zweck der Schöpfung zu betrachten.
e: anthropocentrism. *fr:* anthropocentrisme

Anti-Alkoholbewegung *(f)*. Bewegung gegen den Alkoholgenuss und die damit verbundenen Gesundheitsschäden; meist von religiösen, humanistischen oder ärztlich-ethischen Motiven geleitet. Als Begründer gilt der Schweizer Psychiater August ►Forel. ►Alkoholgegner.
e: antialcohol movement. *fr:* mouvement antialcoolique

Antiandrogen *(n)*. Substanz, die als Antagonist zum männlichen Geschlechtshormon (Androgen) wirkt, z. B. Cyproteron. Hemmt den männlichen Geschlechtstrieb, die Neuentwicklung von Samen (Spermiogenese) und die Talgdrüsensekretion. Wurde eine Zeit lang als »chemische Kastration« zur Behandlung von Störungen durch übermäßige Sexualität eingesetzt, da die Wirkung nach Absetzen des Mittels voll rückgängig ist. Ebendies begrenzt aber auch die praktische Anwendung. ►Kastration.
e: anti-androgen. *fr:* anti-androgène

Anticravingsubstanz *(f)*. Chemische Verbindung, welche Süchtigen gegen ihren Suchtmittelhunger (►Craving) helfen soll.
e: anticraving substance.

Antidepressiva *(n, pl)*. Klasse von (chemisch unterschiedlichen) Medikamenten, die vorwiegend bei Kranken mit depressivem Syndrom – gleich welcher Genese – Anwendung finden. Wirken in erster Linie antriebssteigernd, dann auch stimmungshebend. Bei höheren Dosen oder parenteraler Verabfolgung wird auch eine neuroleptische Wirkung beobachtet, die aber schwächer ist als bei den eigentlichen ►Neuroleptika. Iring Kirsch und Mitarb. hatten 2008 festge-

stellt, dass die Wirkung der Antidepressiva nicht über einen ►Placebo-Effekt hinausgeht. Die daraus entstandene kontroverse Diskussion blieb ohne Abschluss. – Hauptgruppen: 1. Trizyklische Antidepressiva. 2. Tetrazyklische Verbindungen. 3. Selektive Serotonin-Wiederaufnahme-Hemmer. 4. Serotonin-Noradrenalin-Wiederaufnahmehemmer. 5. Antidepressiva mit abweichender chemischer Struktur. 6. Monoaminooxydasehemmer. 7. einige schwach potente ►Neuroleptika z. B. Thioridazin, Chlorprotixen, Levopromazin.
e: antidepressants, psycho-energizers (am.), psychic energizers (am.).
Syn.: Thymoleptika, Psychoanaleptika (selten), Orthothymika, *fr:* antidépresseurs

Antidepressiva, trizyklische *(n, pl)*. Am häufigsten verwendete Gruppe von ►Antidepressiva. Ihr Molekül enthält ein trizyklisches (oder ein strukturanaloges tetrazyklisches) Ringsystem. Die Wirkung besteht wie die anderer Antidepressiva in Steigerung des Antriebes und Hebung der Stimmung. – Als vegetative Begleitwirkungen können auftreten: Sehstörungen (durch Akkommodationsschwäche), Harnverhaltung, Kreislaufschwäche (orthostatische Regulationsstörungen), rascher Puls, feinschlägiges Fingerzittern, Schweißausbrüche. Als psychische Begleitwirkungen evtl. delirante Bilder und Durchgangssyndrome. Als Komplikationen können Beeinträchtigung der Herzfunktion bei vorgeschädigtem Herzen, insbesondere Reizleitungsstörungen, Krampfanfälle und Lichtempfindlichkeit der Haut auftreten. Unverträglichkeit mit ►Monoaminooxydasehemmern. Potenzierung mit eventueller Unverträglichkeit besonders mit Alkohol und Barbituraten.
e: tricyclic antidepressants. *fr:* antidépresseurs tricycliques

Ant(i)epileptika *(n, pl)*. Syn. für ►Antikonvulsiva.

Antikinese *(f)*. 1. (Bethe). Jede Reaktion auf einen Reiz, die ihren Weg über das Nervensystem nimmt. Ist als Oberbegriff für alle Reaktionen des Organismus gedacht. Solche, bei denen psychische Faktoren keine Rolle spielen, heißen nach Bethe Reflexe, solche, die durch das Eingreifen der Psyche komplexer gestaltet sind, heißen Antiklise. 2. (Dubois, 1898). Neigung des Körpers, sich rotatorischen Bewegungen unwillkürlich entgegen zu bewegen.
e: antikinesis. *fr:* antikinèse

Antiklise *(f)*. ►Antikinese.
e: antiklisis. *fr:* antiklise

Antikonvulsiva *(n, pl)*. Wirkstoffe, welche die Häufigkeit des Auftretens epileptischer Anfälle hemmen (d. h. die Krampfschwelle erhöhen). Es werden hauptsächlich verwendet: Barbiturate (z. B. Phenobarbital, Barbital oder Mischungen wie Maliasin); Hydantoine (z. B. Phenytoin, Mephenytoin, Primidon); Sukzinimide, Oxazolidine (z. B. Trimethiadon); Iminostilbene; Benzodiazepine (z. B. Diazepam, Nitrazepam). Die Anwendung kann nicht schematisch erfolgen, sondern richtet sich nach Erfahrungswerten bei den einzelnen Anfallsformen und der individuellen Wirksamkeit. Die Möglichkeit des Eintretens toxischer oder allergischer Nebenwirkungen macht eine ständige ärztliche Überwachung notwendig.
e: anticonvulsives, anticonvulsants.
Syn.: Ant(i)epileptika. *fr:* médicaments anticonvulsifs, anticonvulsivants

antinomische Charakterstruktur *(f)*. ►Charakter, antinomischer.
e: antinomic structure of character. *fr:* structure antinomique du caractère

Antipathie *(f)*. 1. Obsoletes Syn. für ►Phobie. 2. Abneigung, Widerwille.

Antipsychiatrie *(f)*. 1. Durch R. Laing und D. Cooper ca. 1960 begründete Bewegung, die sich in erster Linie gegen die biologische Ursachentheorie der ►Schizophrenie in der klassichen Psychiatrie (s. d.) wendet und daraus Folgerungen ableitet. Der Beginn ist mit Laings Buch »The divided Self« (1959, dt. »Das geteilte Selbst«, 1972) anzusetzen. Zentrale Gedanken: Schizophrenie gebe es nicht. Was so heiße, sei eine Auswirkung von Gesellschaft und Familie (►Doppelbindung) zur Beherrschung eines Individuums. Eine Behandlung sei somit nicht möglich oder nötig. Es genüge, Institutionen zu schaffen, in denen den »Kranken« Gelegenheit gegeben wird, ihre ►Reise durch den Wahnsinn zu tun. Die erste zu diesem Zweck gegründete Anstalt war ►Kingsley Hall. 2. Der sich ebenfalls gegen die vorhandenen psychiatrischen Krankenhäuser wendende Antiinstitutionalismus ►Basaglias, der in die demokratische Psychiatrie (s. d.) ausmündet. ►Gesetz 180.
e: antipsychiatry. *fr:* antipsychiatrie

Antipsychotika *(n, pl)*. Gruppe von Psychopharmaka. Der Sache nach identisch mit ►Neuroleptika. Die Bez. wird jedoch zunehmend gegenüber Neuroleptika bevorzugt, obwohl die hierher gehörenden Medikamente nicht gegen jede Art von Psychosen wirksam sind. Ursache ist offenbar der Sprachgebrauch im Amerikanischen. Dabei ist jedoch zu beachten, dass ►psychotisch amerikanisch eine andere Bedeutung hat wie im Deutschen.
e: antipsychotic drugs.

antipsychotisch *(a)*. Gegen eine Psychose gerichtet. Beschreibt auf unbestimmte Weise die Wirkung von ►Neuroleptika, weil diese eine Wirkung auf Halluzinationen, Wahn, Unruhe und andere Erscheinungen bei psychisch Kranken haben.
e: antipsychotic.

Antisoziale Persönlichkeitsstörung ►Persönlichkeitsstörung, Antisoziale.

A

antisoziales Verhalten beim Erwachsenen *(n).* Gegen die Gesellschaft gerichtetes Verhalten, z. B. von Rauschgifthändlern, Berufsdieben, Angehörigen der Unterwelt, das nicht der ►Antisozialen Persönlichkeitsstörung zuzurechnen ist.
e: adult antisocial behavior.

Anti-Stigma-Bewegung *(f).* Von den USA ausgehende Bewegung mit dem Ziel, die öffentliche Meinung zugunsten der psychisch Kranken zu beeinflussen. Es soll psychischer Krankheit und anderen mit einem diskriminierenden ►Stigma behafteten Krankheiten (z. B. HIV, Krebs, Missbildungen) dieses genommen werden. Die Bewegung benutzt ein reduktionistisches mechanistisch-biologisches Modell psychischer Krankheit. Diese seien Hirnkrankheiten und könnten durch Medikamente geheilt werden. Die Bewegung findet vielfache Unterstützung.
e: anti stigma movement.

antizipierende Neurose *(f).* Antizipationsneurose. Scheinbares Vorwegnehmen eines späteren Entwicklungsstandes aufgrund einer neurotischen Entwicklungsstörung (z. B. altkluges Verhalten eines Kindes).
e: anticipative neurosis. *fr:* névrose anticipative

Antonomasie *(f).* (Jules Bernard Luys, 1865). Aphasie durch Verlust des Erinnerungsbildes für Substantive.
e: antonomasia. *fr:* antonomasie

Anton'sches Symptom *(n).* (►Anton, 1898/99). Fehlen der Selbstwahrnehmung von Blindheit. Kranke mit »Rindenblindheit« nehmen ihre Blindheit nicht wahr oder weigern sich, sie anzuerkennen. Die optische Wahrnehmungsleere wird offenbar teilweise mit Halluzinationen aufgefüllt. Kommt auch als Teilsymptom bei homonymer Hemianopsie links vor. I. w. S. auch jedes Fehlen von Selbstwahrnehmung eines durch Herderkrankung des Gehirns gesetzten Defektes. Wenn es sich um die Lähmung einer Extremität handelt, wird diese nicht selten als einer anderen Person zugehörig empfunden.
e: Anton's sign.
Syn.: Anosognosie für Blindheit. *fr:* anosognosie visuelle, signe d'Anton

Antrieb *(m).* In der Psychiatrie: eine jedem Verhalten zugrunde liegende, ungerichtete Kraft, welche die allgemeinste Voraussetzung für Denken, Fühlen und Handeln darstellt. Der Antrieb ist als solcher nicht fassbar, sondern nur an seinen Wirkungen abzulesen und stellt eine der psychischen Grundfunktionen dar; er durchzieht bis in die höchsten personalen Funktionen alle Bereiche menschlichen Erlebens. – Jede ►Charakterstruktur wird durch das ihr je eigene Antriebsmuster entscheidend geprägt. Der Lebenserfolg wird dadurch mitbestimmt. Im Laufe des Lebens folgt auf die antriebsstarken Jahre des jugendlichen und mittleren Lebensalters ein fortschreitendes Nachlassen des Antriebs im Älterwerden. In der Folge tritt Muskelschwund auf. Es gibt (A) antriebsschwache Persönlichkeiten; (B) kann das Antriebsverhalten durch Krankheitsprozesse geschwächt werden. Bei Depression kommt es zur Antriebshemmung, bei Schizophrenie zum Antriebsdefekt. Unter den organischen Krankheiten ist besonders bei Erkrankungen der Stirnhirnkonvexität der Antrieb gestört (►Stirnhirn-Abulie). Dem mangelhaften, gehemmten und behindernden Antriebsmangel soll durch Aktivitätstraining entgegengewirkt werden. – Im Engl. keine genaue Entsprechung; drive kann zielgerichteter Antrieb bedeuten, initiative bezieht sich eher auf den Spontanantrieb oder die Willenskraft (auch willpower), pathologisch gesteigerter Antrieb heißt impulse; fresh incentive ist Aufschwung, frischer Antrieb. Vgl. Impulkonrolle. *fr:* impulsion.

Antriebsenthemmung *(f).* Unkontrollierter, gesteigerter Antrieb.

Antriebserleben *(n).* Erlebnismäßige Erfassung des eigenen ►Antriebs.

Antriebshemmung *(f).* Fesselung, Mühseligkeit des ►Antriebs durch schwerlastende Gefühle. Vorkommen in eigener Form (Unfähigkeit zur Durchführung beabsichtigter Handlungen) bei ernsthafter Depression. Die Antriebshemmung umfasst alle Lebensbereiche und gilt als die fundamentale Störung dieser Krankheit. Deren weitere Störungen lassen sich daraus ableiten. – In anderer Form (Müdigkeit, Lustlosigkeit) sehr häufige Erscheinung bei ►Neurosen. Wird hier gedeutet als Folge der psychischen ►Abwehr von sexuellen und aggressiven Antrieben.
e: block of impulse. *fr:* inhibition des impulsions

Antriebsmangel *(m).* (K. Kleist, 1911). Fehlen oder mangelhaftes Vorhandensein von Spontanantrieb. Zeigt sich klinisch in Trägheit, Interesselosigkeit, anfangs mit reaktiver Verstimmung, später mit emotionaler Gleichgültigkeit, Stumpfheit, Erlöschen psychischer Eigentätigkeit. Gilt als besonders charakteristisches Symptom bei Störungen der Stirnhirnkonvexität (►Stirnhirn-Abulie). Findet sich auch bei einigen Schwachsinnsformen, Hypophysentumoren, hormonalen Störungen, Gehirnentzündung und Hirntumoren. Ferner werden einzelne Persönlichkeiten, vor allem die primär Antriebsschwachen und die ►Astheniker, vorwiegend durch ihren Antriebsmangel charakterisiert.
Syn.: Antriebsminderung, Antriebsschwäche.

Antriebsminderung *(f).* Syn. für ►Antriebsmangel.

Antriebsschwäche *(f).* Syn. für ►Antriebsmangel.

Antriebssteigerung *(f).* Vermehrung des spontanen ►Antriebs. Zeigt sich klinisch in allgemeiner Triebhaftigkeit, Unruhe, rastlosem Unternehmungstrieb und/oder ständigem Sprechen. Vorkommen

normalpsychologisch bei Erregung der Affekte. Als Krankheitssymptom: bei Manie, agitierter Depression. Hirnentzündungen (v.a. bei Jugendlichen), Rauschzuständen durch Körpergifte, durch Einnahme von ►Stimulanzien.
e: augmentation of impulse. *fr:* augmentation des impulsions

Antriebsverarmung *(f).* Schwinden ursprünglich vorhanden gewesener Antriebe. Vorkommen bei organischer Hirnschädigung oder Schizophrenie.
e: impulse debilitation. *fr:* diminutions des impulsions

Anupographie *(f).* Unfähigkeit, eine Unterschrift zu leisten.
e: anupography. *fr:* anupographie

Anwendungsbeobachtung (AWB) *(f).* In der Pharmaforschung: Pharmastudie, bei welcher vom behandelnden Arzt auf Wunsch des Herstellers die Wirkung eines Medikaments beobachtet und darüber berichtet wird.

Anxiolyse *(f).* Angstlösung. Die Bez. wird hauptsächlich zur Beschreibung von Eigenschaften der ►Tranquilizer (1) gebraucht, die deshalb auch ►Anxiolytika heißen.
e: anxiolysis. *fr:* anxiolyse

Anxiolytika *(n, pl).* Angstlöser. Syn. für ►Tranquilizer (1). DSM-III und DSM-III-R erwähnten die psychiatrischen Probleme bei Anwendung von Tranquilizern nicht und waren daher ohne Bezeichnung dafür. DSM-IV führte Name und Sache der Anxiolytika ein und benutzte nur diesen Ausdruck. Dies führte dazu, dass in Literatur und medizinischer Alltagssprache »Anxiolytika« an die Stelle von »Tranquilizer« getreten ist.
e: anxiolytic.

APA ►American Psychiatric Association.

apallisches Syndrom *(n).* (E. Kretschmer, 1940). Symptomenkomplex bei funktioneller Trennung von Hirnrinde (Pallium) und Hirnstamm sowie den übrigen Hirnzentren. Vor allem nach schweren Hirntraumen mit Enthirnungsstarre (Dezerebration), aber auch bei Panenzephalitis, Erweichungsherden, schwerer Gehirnarteriosklerose. Symptome: Fehlende Spontanäußerungen; der Kranke liegt wach da, mit offenen Augen, der Blick gleitet ohne Fixationspunkt hin und her; Ansprechen, Anfassen, Vorhalten von Gegenständen erweckt keinen sinnvollen Widerhall. Vegetative Elementarfunktionen (z.B. Schlucken) können erhalten sein oder fehlen. Phylogenetisch alte Reflexe (z.B. Greifreflex, Saugreflex) können wieder auftreten. – Der Zustand kann für dauernd bleiben, ein Durchgangsstadium zum letalen Ausgang sein, sich aber auch fast vollständig zurückbilden, vor allem bei Kindern.
e: apallic syndrome.

Apandrie *(f).* Krankhafte Abneigung gegen Männer.
e: apandria. *fr:* apandrie

Apathie *(f).* Gefühllosigkeit, Teilnahmslosigkeit. Fehlen spontaner Aktivität. Initiativlosigkeit. Der Begriff bezieht sich auf psychische Sachverhalte, nicht auf somatische. Es ist das Fehlen von Affekt. Vorkommen in tiefer Depression, bei Schizophrenie oder psychogen. Die Bez. wird in der amer. Psychiatrie sehr viel häufiger verwendet als in der dt. und bezieht sich dort gewöhnlich auf das Fehlen von Initiative und Spontaneität und ist dann syn. mit ►Antriebsmangel.
e: apathy, torpidity. *fr:* apathie

Apathie-Syndrom *(n).* Apathie als Folge einer Verletzung des Stirnhirns (dorsale Anteile) und des Hirnstammes im Bereich des III. Ventrikels. Oft verbunden mit Steifigkeit (Rigidität) der Muskeln und Haltungsstereotypien.
e: apathy syndrome, *fr:* syndrome d'apathie

apathisch *(a).* Gefühllos. Teilnahmslos. Adj. zu ►Apathie.

apathische Hebephrenie *(f).* (K. Kleist). ►Hebephrenie mit besonders stark hervortretender Verflachung des Affektlebens.
e: apathic hebephrenia. *fr:* hébéphrénie apathique

Apepsia hysterica *(f).* Syn. für ►Anorexia nervosa.

APF ►Association Psychoanalytique de France. 1963 gegründete frz. psychoanalytische Gesellschaft der freudianischen Richtung. Publikationsorgan: »Nouvelle revue de psychoanalyse« (ab 1970).

Aphämie *(f).* ►Aphemia.

Aphagia, Aphagie *(f).* Unfähigkeit, zu essen oder zu schlucken, aus organischer Ursache.

Aphagia algera *(f).* Unfähigkeit zu essen durch Schmerzhaftigkeit der Kaubewegungen, z.B. bei Trigeminusneuralgie. Teilerscheinung der ►Dyskinesia algera.
e: algesic aphagia. *fr:* aphagia douloureuse

Aphagopraxie *(f).* Unfähigkeit zu schlucken durch Hirnherdstörung. Apraxie des Schluckaktes.
e: aphagopraxia.
Syn.: Apraktophagie. *fr:* aphagopraxie

Aphalgesie *(f).* Syn. für ►Haphalgesie.

Aphanisis *(f).* (E. Jones, 1927). Völliges Verschwinden sexuellen Verlangens. Die Bez. wurde von Jones als Ergänzung zur ►Kastrationsangst eingeführt. Die Angst vor Aphanisis sei viel grundlegender als die Kastrationsangst und somit die Wurzel aller Neurosen.
e: aphanisis. *fr:* aphanisis

Aphasia, Aphasie *(f).* (Armand Trousseau, 1865). Sprachverlust. Übergeordneter Begriff für alle Sprachstörungen, die nicht durch eine Beeinträchtigung der Sprachwerkzeuge, sondern durch eine

(meist umschriebene) Läsion des Zentralnervensystems hervorgerufen werden. Es können Sprachverständnis und Sprechfähigkeit beeinträchtigt sein, oft begleitet von Störungen des abstrakten und synthetischen Denkens sowie von apraktischen und agnostischen Störungen. – Die klassische Aphasielehre wurde begründet von Broca, Wernicke und Lichtheim. – In engl sprechenden Ländern wird die Bez. »Dysphasie« bevorzugt. Verschiedene Autoren haben die Hypothese vertreten, dass jede Schädigung einzelner Hirnteile zu einer Störung ganzheitlicher Arbeitsformen des Gehirns führt. Bis zur Gegenwart gibt es aber zwei entgegengesetzte Tendenzen: Die eine versucht, die Sprachstörungen auf die Beschädigung möglichst genau bestimmter Hirnareale zu beziehen; die andere betrachtet Sprache als ein ganzheitliches Kommunikationssystem, das nur ohne Zusammenhang mit einem Hirnsubstrat untersucht werden kann.
e: aphasia, dysphasia. *fr:* aphasie

Aphasia, auditoria (sive acustica) *(f).* ►Agnosie, akustische.
e: auditory aphasia. *fr:* aphasie auditrice

Aphasia paranoica *(f).* Veraltete Bez. für ►Mutismus.

Aphasie, amnestische *(f).* 1. Mangelhafte oder fehlende Erinnerung an Wörter und Namen. Es gibt fließende Übergänge von ►Wortfindungsstörungen über eine Eigennamenamnesie zur amnestischen Aphasie. Ein Kranker muss sich z. B. zuerst lange auf die Namen seiner Kinder besinnen, später kann er in freier Form über diese Namen nicht mehr verfügen, während sie in Kontexten noch vorhanden sind, schließlich sind sie völlig verloren gegangen. – Der Begriff war lange umstritten. Es standen sich zwei Auffassungen gegenüber: 1) Der Kranke erscheint nur aphasisch, weil er gedächtnisgestört (amnestisch) ist. Wernicke definiert: »Diejenige Art der Aphasie, welche nicht durch Zerstörung von Zentren und Leitungsbahnen, sondern ausschließlich durch eine nachweisbare Gedächtnisschwäche bedingt ist.« 2) Es handelt sich um eine typische transkortikale motorische oder sensorische Aphasie (Froeschels, Rosenfeld). 2. E. Bay (1957) verwendete den Begriff syn. für motorische Aphasie (der dafür fallen gelassen wird) und stellte ihn der sensorischen Aphasie gegenüber.
e: amnestic aphasia. Syn.: verbale Amnesie. *fr:* aphasie amnésique

Aphasie, kortikale motorische *(f).* Lautstummheit. Wortstummheit. Störung der Sprechfähigkeit bei normalem Sprachverständnis. Bei Herden am Fuße der 3. Stirnwindung links (Broca'sches oder motorisches Sprachzentrum). – Gewöhnllich wird die Bez. »Broca-Aphasie« bevorzugt.
e: motor aphasia. *fr:* aphasie de Broca, aphasie motrice corticale

Aphasie, kortikale sensorische *(f).* (C. Wernicke, 1874). Störung des Sprachverständnisses, der Identifikation sprachlicher Zeichen. Der Kranke kann weder gesprochene noch geschriebene Texte verstehen. Auch seine innere Sprache ist gestört. Dabei besteht gewöhnlich eine Logorrhö unverständlicher Äußerungen mit Entstellung einzelner gesprochener Wörter (Paraphasie) oder geschriebener Wörter (Paragraphie). Agnostische und apraktische Störungen fehlen gewöhnlich nicht. Die Störung wird beim Rechtshänder durch Schädigungen im hinteren Drittel der 1. Schläfenwindung links (sensorisches oder Wernicke'sches Sprachzentrum) hervorgerufen. – Anstelle der von Wernicke geprägten Bez. wird meist »Wernicke-Aphasie« bevorzugt.
e: sensory aphasia, word-deafness.
Syn.: Wernicke'sche Aphasie, Worttaubheit. *fr:* aphasie sensorielle corticale, surdité verbale, aphasie de Wernicke

Aphasielehren, klassische *(f, pl).* Ältere Lehre von den Aphasien (Lichtheim, 1884), die streng auf eine bestimmte Lokalisation ausgerichtet ist. Es wird jeweils eine Störung von Zentren der Hirnrinde oder von Bahnen angenommen, die diese Zentren unter einander verbinden. Findet in dieser Ausschließlichkeit keine Anerkennung mehr, jedoch als didaktisches Schema noch in Gebrauch.
e: theories about aphasia. *fr:* théories classiques de l'aphasie

Aphasie, Kußmaul'sche *(f).* ►Kußmaul'sche Aphasie.

Aphasie, motorische *(f).* ►Aphasie, kortikale motorische.
e: motor aphasia. *fr:* aphasie motrice
e: paranoiac aphasia. *fr:* aphasie paranoïque

Aphasie, semantische *(f).* Selten gebr. Bez. für ►Aphasie, sensorische.
e: semantic aphasia. *fr:* aphasie sémantique

Aphasie, sensorische *(f).* ►Aphasie, kortikale sensorische.
e: sensory aphasia. *fr:* aphasie sensorielle

Aphasie, subkortikale motorische *(f).* Sprachstörung wie bei der kortikalen motorischen Aphasie, jedoch ist das Schreibvermögen erhalten.
e: subcortical motor aphasia, pure word-dumbness.
fr: aphasie motrice sous-corticale

Aphasie, subkortikale sensorische *(f).* Sprachstörung wie bei kortikaler sensorischer Aphasie (s. d.), jedoch sind Spontansprechen, Schreiben und Lesen nicht beeinträchtigt, und beim Spontansprechen kommen keine ►Paraphasien vor.
e: subcortical sensory aphasia. *fr:* aphasie sensorielle sous-corticale, surdité verbale pure (de Déjerine)

Aphasie, transkortikale *(f).* Begriffstaubheit. Unfähigkeit, spontan zu sprechen, obwohl gehörte Wör-

ter wiederholt werden können. In der Literatur wird oft für alle »transkortikalen« Aphasien von Lichtheim'schen Formen gesprochen. Bei der motorischen transkortikalen Aphasie ist das Spontansprechen gestört, das Nachsprechen erhalten. Bei der sensorischen transkortikalen Aphasie ist das Sprachverständnis gestört, das Nachsprechen ebenfalls erhalten. Der Kranke spricht spontan, versteht aber nicht das von ihm Gesprochene oder Nachgesprochene.
e: transcortical aphasia.
Syn.: Lichtheim'sche Aphasie. *fr:* aphasie transcorticale

aphasisch *(a)*. 1. An Aphasie leidend. Aphasie betreffend. 2. Nicht in Phasen verlaufend.
e: aphasic. *fr:* aphasique

aphasisch-agnostisch-apraktisches Syndrom *(n)*. Gemeinsames Auftreten von aphasischen Sprachstörungen, Störungen des Erkennens von Gegenständen und von Störungen bei der Durchführung zusammengesetzter Zweckbewegungen bei bestimmten hirnatrophischen Prozessen, z. B. Alzheimer-Demenz, Pick'sche Krankheit.

aphatisch *(a)* ►aphasisch (1).

Aphelxie *(f)*. Zerstreutheit. Unaufmerksamkeit.
e: aphelxia. *fr:* aphelkia

Aphemästhesie *(f)*. Unfähigkeit, Sprache zu verstehen (allgemein).
e: aphemesthesia. *fr:* aphémesthésie;

Aphemia, Aphemie *(f)*. (Broca, 1861). Obsol. Syn. für ►Aphasie. Verlust artikulierter Sprache.
e: aphemia. *fr:* aphémie

Aphemia pathematica *(f)*. Unfähigkeit zu sprechen; nicht organischen, sondern seelischen Ursprungs (z. B. aus Angst).
e: aphemia pathematica. *fr:* aphémie pathématique

Aphemia plastica *(f)*. Absichtliches beharrliches Schweigen.
e: aphemia plastica. *fr:* aphémie plastique

Aphonia, Aphonie *(f)*. 1. (Hippokrates). Syn. für ►Katalepsie. 2. Stimmlosigkeit.

Aphonia spastica *(f)*. Syn. für ►Dysphonia spastica.

Aphonie, funktionelle *(f)*. Stimmverlust ohne organische Ursache, z. B. bei heftigen Gemütsbewegungen, Schreck, Angst, neurotischen Konflikten. Identisch mit psychogener oder hysterischer Aphonie.
e: functional aphonia. *fr:* aphonie fonctionnelle

Aphrasia, Aphrasie *(f)*. Syn. für ►Alogie.

Aphrenie *(f)*. Alte Bez. für Demenz, Schwachsinn, psychische Krankheit.

Aphrodisie *(f)*. Abnorm gesteigerte sexuelle Appetenz. Meist Folge einer psychischen Enthemmung. Z. B. bei Manie, verschiedenen Demenzen.

Aphrodisiomanie *(f)*. ►Liebeszwang.

Aphronesie *(f)*. Ältere Bez. für Demenz.
e: aphronesia. *fr:* aphronie

Aphtenexie *(f)*. Unfähigkeit, artikulierte Laute hervorzubringen.
e: aphtenexia. *fr:* aphtenexie

Apht(h)ongie *(f)*. Sprachstörung durch funktionelle Spasmen in der Sprechmuskulatur (Zunge, Lippen).
e: aphtongia.
Syn.: Reflexaphasie. *fr:* aphtongie

Apiphobie *(f)*. Zwanghafte Angst vor Bienen.
e: apiphobia. *fr:* apiphobie

Apnoe *(f)*. Nicht-Atmung. Vorübergehender Atemstillstand. Vgl. ►Schlaf-Apnoe-EDS-Syndrom.
e: apnea, apnoea. *fr:* apnée

apnoische Pause *(f)*. Nicht-Atmung, Atemstillstand für eine kurze Weile, jedoch mehr als 10 Sekunden.
e: apnoic pause.

Apokalyptik *(f)*. (K. Conrad). Phase der akuten Schizophrenie, die durch eine besondere Erlebnisweise ausgezeichnet ist: der apokalyptischen. »Die ►Lockerung des Wahrnehmungszusammenhangs ist so weit fortgeschritten, dass die ›Wolke von Wesenseigenschaften‹ freigesetzt wird, die jedes Ding enthält.« Alle Dinge und Vorgänge der Umgebung werden als bedeutungsvoll und zugleich verändert, mit veränderten Bezügen erlebt. Folgt der ►apophänen Phase und wird selbst gefolgt von der Konsolidierung, sofern kein nicht mehr veränderbarer Endzustand eintritt. Entspricht dem Erleben des Kranken bei ►Katatonie.
e: apocalyptic phase.
Syn.: apokalyptische Phase.

apokalyptische Phase *(f)*. ►Apokalyptik.

Apomorphinkur *(f)*. Besondere Form der ►Aversionskur zur Alkoholentwöhnung. Während 6–8 Tagen wird alle 2–3 Stunden das bevorzugte alkoholische Getränk zusammen mit 4–5 mg Apomorphinhydrochlorid s. c. verabreicht. Es wird ein bedingter Ekelreflex erreicht. Auffrischung nach ca. 6 Monaten nötig. ►Emetinkur.

Apophänie *(f)*. (apophainein = offenbar werden). (K. Conrad, 1958). In der beginnenden akuten Schizophrenie nach der initialen ►Trema-Phase auftretende Erlebnisweise. Entspricht »Wahnwahrnehmungen«, »Wahnvorstellungen« und Umschreibungen wie z. B. »abnormes Bedeutungsbewusstsein« (Jaspers) und »Beziehungsetzung ohne Anlass« (Gruhle). Der Ton liegt jedoch auf dem vom Kranken aus gesehenen veränderten Erleben. Die Bez. rührt von einem Vergleich mit religiösen Offenbarungserlebnissen her. »Das schlichte Wissen um die Bedeutung, ohne danach fragen zu müssen, woher man es weiß.« Der Kranke ist nach Conrad vom Beginn des apophänen Erlebens an nicht mehr zu einem ►Überstieg fähig. ►Anastrophé.
e: apophany phase of delusion, apophanous phase.

A

Apoplexia cataleptica *(f)*. Syn. für ►Katalepsie.

Apoplexia hysteriaca *(f)*. Schlagartig eintretender Schlaf (als neurotische Erscheinung) ohne alle Lähmungen. Geht zurück auf die alte Bedeutung von »Apoplexia«, die gleichbedeutend war mit körperlicher oder psychischer Handlungsunfähigkeit.
e: apoplexia hysterica. *fr:* apoplexie hystérique

Apopnixis *(f)*. Älteres Syn. für ►Globus hystericus.

Apparat, psychischer *(m)*. (S. Freud, 1900). Grundlegendes Anschauungsmodell der Psychoanalyse über psychische Vorgänge. Freud selbst verglich das »Instrument, welches den Seelenleistungen dient« mit einem Fotoapparat oder Mikroskop, um »die Komplikation der psychischen Leistung verständlich zu machen, indem wir diese Leistung zerlegen und die Einzelleistung den einzelnen Bestandteilen des Apparats zuweisen« (GW II/III, 541). Dieser Apparat ist nach Freud in Systeme oder ►Instanzen untergliedert und besitzt die Fähigkeit, eine bestimmte (psychische) Energie zu übertragen oder umzuwandeln. Wichtigste Aufgabe ist es, das innere Energieniveau möglichst niedrig zu halten, wozu zahlreiche Hilfsmechanismen dienen.
e: psychic apparatus, mental apparatus.
Syn.: seelischer Apparat. *fr:* appareil psychique

Appellationscharakter *(m)*. Eigenschaft von Bildern und Schemen, bestimmte emotionale Reaktionen zu bewirken, an vorgegebene Reaktionsmuster zu appellieren. So kann ein Kindchenschema (Puppengesicht mit großem Gehirnschädel und kleinem Gesichtsschädel) die Pflegeinstinkte wachrufen. Einzelne Bilder oder Erinnerungsstücke können frühere Gefühlszustände wachrufen und so zu daraus abgeleiteten Handlungen führen. *fr:* charge affective.

Appersonation *(f)*. Erscheinung, dass Geisteskranke überzeugt sind, bestimmte Eigenschaften eines anderen Menschen zu besitzen oder ganz und gar dieser andere Mensch zu sein.
e: appersonation, appersonification. *fr:* appersonification

Apperzeption *(f)*. Der psychische Vorgang, durch den die Achtsamkeit willkürlich auf einen Gegenstand oder Sachverhalt im Bewusstseinsfeld gelenkt wird und zu seiner Auffassung und Einverleibung in den Erfahrungsschatz führt. ►Perzeption.
e: apperception. *fr:* aperception

Apperzeption, tendenziöse *(f)*. (►Adler). Durch vorgefasste, komplexhaft-neurotische Meinungen gestörte Erfassung des Wirklichkeitsgeschehens. Es wird nur das wahrgenommen, was diese Meinung bestätigt.
e: tendentious apperception. *fr:* aperception tendencieuse

Apperzeptionshalluzination *(f)*. (►Kahlbaum). Besondere Form der Pseudohalluzination. Entspricht ►Halluzination, psychische.

apperzeptive Autorepräsentation *(f)*. (Petit). Syn. für ►Halluzination, psychische.

Appetenz *(f)*. (von lat. appetere, Verlangen haben) 1. Verlangen nach Nahrung, Appetit. Im weiteren Sinne auch Verlangen nach anderen Triebbefriedigungen (z.B. sexuelle Appetenz). 2. Innerhalb der sexuellen Funktion nach DSM die erste Phase mit Phantasien über sexuelle Aktivitäten und Verlangen, sich sexuell zu betätigen.
e: appetence, desire. *fr:* appétence

Appetenz-Aversionsverhalten *(n)*. Nach einem Konfliktmodell von K. Lewin (später weiter ausgebaut von N.E. Miller) zwei zweckgerichtete Antriebe: ein Antrieb, der sich auf die Erreichung eines begehrten Zieles richtet (Appetenz), und einer, der gefürchtete Situationen (z.B. Schmerz) zu meiden sucht (Aversion). Folgende Konfliktfälle sind dennoch denkbar: 1. Appetenz-Appetenz-Konflikt (zwei gleich erstrebenswerte Ziele), 2. Appetenz-Aversions-Konflikt (ein zugleich erstrebenswertes und bedrohliches Ziel), 3. Aversion-Aversions-Konflikt (zwei gleich bedrohliche Ziele). An diesem Modell lassen sich zahlreiche Probleme der Lösungsmöglichkeiten von Konflikten studieren. Vgl. Lustprinzip.
e: like-dislike. *fr:* appétition-aversion

Apprehension *(f)*. 1. Geistige Auffassung eines Gegenstandes. I. Kant: Aufnahme in die Synthesis der Einbildungskraft. 2. Fähigkeit, Inhalte für kurze Zeit ins Gedächtnis aufzunehmen (z.B. eine Reihe von Ziffern). 3. Leichte Angst vor unmittelbar bevorstehender Gefahr. 4. Älteres Syn. für ►Katalepsie.
e: apprehension. *fr:* appréhension

Apraktophagie *(f)*. Syn. für ►Aphagopraxie.

Apraxia, Apraxie *(f)*. Unfähigkeit zum zweckmäßigen Handeln trotz intakter Fähigkeit zu Einzelbewegungen. Auch die Wahrnehmungsfähigkeit ist voll erhalten. Meist Folge nicht genau lokalisierbarer Schädigungen des Gehirnes.
e: apraxia. *fr:* apraxie,

Apraxie der Raumgliederung *(f)*. Syn. für ►Agnosie, räumliche.

Apraxie, gliedkinetische *(f)*. (►Heilbronner). Unfähigkeit, mit den Fingern feinere Bewegungen auszuführen, bei sonst intakten Bewegungen. Wahrscheinlich identisch mit einer gering ausgeprägten zentralen Lähmung.
e: kinetic apraxia.
Syn.: melokinetische Apraxie, kinetische Apraxie, innervatorische Apraxie. *fr:* apraxie innervatoire, apraxie mélo-cinétique

Apraxie, ideatorische *(f)*. Bewegungsstörung durch fehlerhaften Bewegungsentwurf. Vorkommen

stets doppelseitig und gewöhnlich zusammen mit Aphasie und Demenz.
e: ideational apraxia. *fr:* apraxie idéatoire

Apraxie, ideokinetische *(f).* Störung im Bewegungsentwurf. Beabsichtigte Verrichtungen werden falsch, verstümmelt und in Teilen wiederholt ausgeführt.
e: ideokinetic apraxia.
Syn.: transkortikale Apraxie, ideomotorische Apraxie. *fr:* apraxie idéo-cinétique

Apraxie, ideomotorische *(f).* Syn. für ►Apraxie ideokinetische.
e: ideomotoric apraxia. *fr:* apraxie idéomotrice

Apraxie, innervatorische *(f).* (K. Kleist). Syn. für ►Apraxie, gliedkinetische. *fr:* apraxie innervatoire.

Apraxie, kinetische *(f).* (Denny-Brown). Syn. für ►Apraxie, gliedkinetische.
e: kinetic apraxia. *fr:* apraxie cinétique

Apraxie, konstruktive *(f).* (K. Kleist). Unfähigkeit zur räumlichen Zuordnung von Handlungen. Beim Zeichnen und Bauen entsteht ein strukturloses Durcheinander.
e: constructional apraxia, constructive apraxia. *fr:* apraxie constructive

Apraxie, melokinetische *(f).* Syn. für ►Apraxie, gliedkinetische.
e: kinetic apraxia. *fr:* apraxie mélo-cinétique

Apraxie, transkortikale *(f).* Syn. für ►Apraxie, ideokinetische.
e: transcortical apraxia. *fr:* apraxie transcorticale

Aprosexia, Aprosexie *(f).* (Guye, 1887). Unfähigkeit, die Aufmerksamkeit dauernd auf einen bestimmten Gegenstand zu richten. Nach Ziehen entsteht Aprosexie dann, wenn die Weckfähigkeit der Aufmerksamkeit (►Vigilität) und die Haftfähigkeit der Aufmerksamkeit (►Tenazität) gleichzeitig gestört sind.
e: aprosexia. *fr:* aprosexie

Aprosexia nasalis *(f).* (Guye, 1887). Aprosexie bei gestörter Nasenatmung. Rückstand oder Verzögerung der geistigen Entwicklung bei Kindern mit gestörter Nasenatmung durch adenoide Vegetationen.
e: nasal aprosexia.
Syn.: Citelli-Syndrom. *fr:* aprosexie nasale

Aprosodie *(f).* Unfähigkeit, mit richtiger Betonung zu sprechen. Sprechen ohne wahrnehmbare Sprachmelodie.
e: aprosodia. *fr:* aprosodie

Apsithyrie *(f).* Komplette Aphonie, wobei selbst Flüstersprache unmöglich ist.
e: apsithyria. *fr:* apsithyrie

apsychonom *(a).* Nicht psychischen Gesetzen unterliegend. Psychische Wirkungen hervorrufend, ohne selbst psychischen Ursprungs zu sein (Rauschgifte, Psychopharmaka).

Apsychosis *(f).* Denkschwäche. Auch Fehlen der Denkfähigkeit.
e: apsychosis. *fr:* apsychose

Arachnophobie *(f).* Krankhafte Furcht vor Spinnen.
e: arachnephobia. *fr:* arachnéphobie

Arbeitsbündnis *(n).* 1. I. e. S. (Phyllis Greenacre, 1954; E. R. Retzel, 1956; R. R. Greenson, 1967) Vereinbarung zwischen Patient und Psychoanalytiker am Beginn einer Behandlung, die ausgesprochen oder unausgesprochen sein kann. Gründet sich aufseiten des Patienten auf die Bereitschaft, Hilfe bei der Bewältigung innerer Schwierigkeiten anzunehmen, die Mühen der analytischen Arbeit auf sich zu nehmen und die ►psychoanalytische Grundregel einzuhalten. Aufseiten des Therapeuten wird nicht nur die Bereitschaft, Hilfe zu geben, sondern auch ein langfristiges Engagement für die Schwierigkeiten eines anderen Menschen akzeptiert. 2. I. w. S. jede Vereinbarung zwischen Psychotherapeut und Patient zur Erreichung eines bestimmten Therapieziels.
e: working alliance.
Syn.: therapeutisches Bündnis.

Arbeitsgedächtnis *(n).* In einem Computermodell des Gedächtnisses der Arbeitsspeicher des Gedächtnisses. Dient der vorübergehenden Speicherung von Informationen. Vgl. ►Kurzzeitgedächtnis.
e: working memory.

Arbeitsgemeinschaft der Psychotherapieverbände in der Gesetzlichen Krankenversicherung – Richtlinienverbände (AGR) Zusammenschluss von Verbänden, deren Mitglieder innerhalb der gesetzlichen Krankenversicherung psychotherapeutisch tätig sind und als solche anerkannt werden.

Arbeitsgemeinschaft für Methodik und Dokumentation in der Psychiatrie (AMDP) 1965 gebildeter Zusammenschluss von deutschen, schweizerischen und österreichischen Arbeitsgruppen zur Erarbeitung eine psychiatrischen Dokumentationssystems, das als ►AMDP-System bekannt wurde.

Arbeitskurve *(f).* Von Kraepelin erstmals angewandte graphische Aufzeichnung der Arbeitsquantität und -qualität in der Zeiteinheit (►Kraepelin'scher Rechentest). Der Verlauf der Kurve wird bestimmt von Ermüdung, Übung, Antrieb, Aufmerksamkeit und Gewöhnung. Die Kurve weist gewöhnlich im Anfangsteil einen ansteigenden Verlauf (Übung), am Ende einen fallenden Verlauf (Ermüdung) auf.
e: working curve. *fr:* courbe de travail

Arbeitslosigkeitsneurose *(f).* (V. E. ►Frankl, Vallejo). Bei fehlender Beschäftigung und Sinnerfüllung des Lebens auftretende seelische Erscheinungen.
e: unemployment neurosis. *fr:* névrose de chômage

Arbeitspsychiatrie *(f).* Teilgebiet von Psychiatrie und Arbeitsmedizin, das sich mit den Beziehungen zwischen beruflicher Tätigkeit und psychischer

Krankheit befasst. Schließt auch die prophylaktischen und fürsorgerischen Maßnahmen ein.
e: work psychiatry. *fr:* psychiatrie du travail

Arbeitsspeicher (des Gehirns) *(m)*. In der Neuropsychologie: Syn. für ►Arbeitsgedächtnis. Hinzu gefügt wird, dass es auch auf die Denkgeschwindigkeit (der Informationsverarbeitung) ankommt.
e: working memory

Arbeitstherapie *(f)*. Anwendung von Arbeit als therapeutisches Hilfsmittel bei psychisch Kranken. Wird ausgeübt von ►Beschäftigungs- und Arbeitstherapeuten. Wurde in Deutschland durch ihre Durchführung in der Anstalt Gütersloh (H. Simon, 1929) bekannt, war jedoch bereits in den ersten Jahrzehnten des 19. Jh. an vielen Orten ausgeübt worden. In der Simon'schen Form wurden oft sinnlose Arbeiten ausgeführt (Sand von einem Haufen auf einen anderen gekarrt) oder ökonomische Bedürfnisse der Anstalt befriedigt (Arbeiten in der Landwirtschaft und den Hauswerkstätten). Moderne Formen entsprechen meist einer leichteren Industriearbeit. Arbeitstherapie wird dabei aufgefasst als ein Training industrieller Fertigungsprozesse, um den Kranken auf das normale Leben in der Gesellschaft vorzubereiten. Die Erlöse aus dieser Arbeit erhält der Kranke ausgezahlt. Da die Bez. »Arbeitstherapie« den Kranken oft in seinem Rollenverständnis irritiert (innerhalb der bestehenden Gesellschaft ist ein Kranker nicht zur Arbeitsleistung verpflichtet), wird gelegentlich die allgemeinere Bez. ►Werktherapie bevorzugt. Vgl. Beschäftigungstherapie.
e: work therapy. *fr:* ergothérapie

Arc de cercle *(m)*. Kreisbogen. Pathologische Körperhaltung mit extremer Beugung des Körpers, wobei die Konvexität vorne (Opisthotonus) oder hinten (Emprosthotonus) vorhanden sein kann. Der Tonus der Rumpfmuskulatur kann so stark erhöht sein, dass der Körper nur unter dem Kopf und unter den Fersen unterstützt zu werden braucht. Zuckungen in Armen und Beinen können das Bild vervollständigen. Kann psychische oder organische Ursachen haben. Vor allem bekannt durch Demonstrationen ►Charcots an Hysterischen in der Salpêtrière.
e: arc de cercle, arc of a circle. *fr:* arc de cercle, arc en ciel

archaisches Denken *(n)*. ►Denken, archaisches.

Archetypus *(m)*. (C. G. Jung). Ererbte Disposition zu bestimmten Gedankengängen und Vorstellungen (»Urbildern«). Archetypen leiten sich aus den Erfahrungen unserer Vorfahren ab, werden im kollektiven Unbewussten (s. d.) jedes Einzelnen aufbewahrt und beeinflussen von dort aus Träume, Denken und Handeln. So können jederzeit die in Mythen, Märchen und heiligen Büchern immer wieder vorkommenden Gestalten wie die »große Mutter« oder der »weise Mann« in jedem Menschen spontan lebendig werden. Es handelt sich nach Jung jedoch nicht um konkrete, fest umrissene Bilder oder um vererbte Vorstellungen. Es werden zunächst nur unanschauliche Aktions- und Reaktionsformen und Möglichkeiten menschlichen Verhaltens vererbt, die unter bestimmten Umständen aktualisiert werden und ins Bewusstseinsfeld treten. Jung sprach auch von »Organen der Seele«, Selbstabbildungen der Instinkte (A. Ziegler). Jung unterschied auch: den »Archetypus der Seele« (►Anima oder Animus) vom »Archetypus des Geistes« (der alte Weise, die magna mater) und vom zentralsten Archetypus: dem ►Selbst.
e: archetype. *fr:* archétype

ARI *(f)*. Amalgam-Related-Illness. ►Amalgamvergiftung.

Arithmomanie *(f)*. Syn. für ►Zählzwang.

arousal reaction (Magoun). Weckreaktion. Plötzliches Auftreten eines hellen Wachbewusstseins durch sensible oder sensorische Reize. Sie wird vermittelt über eine Erregung der Formatio reticularis.

Arousal-Störungen des Non-Rapid-Eye-Movements-Schlafs (NREM-Parasomnien) *(f, pl)* Klasse der Schlafstörungen in DSM-V. Enthält Schlafwandeln (►Somnambulismus [1]) und ►Pavor nocturnus (Schlafterror).

Arrangement, neurotisches *(n)*. In der Individualpsychologie Adlers das Aufbauen von und Festhalten an falschen Vorstellungen, um die Neurose mit scheinbar logischen Argumenten zu rechtfertigen, wobei auch biographische Daten umgedeutet werden, damit sie besser zum Gesamtbild passen.
e: neurotic arrangement.

Arrhostie *(f)*. Obsoletes Syn. für ►Imbezillität.

Artefaktkrankheit, heimliche *(f)*. Selten gebr. Eindeutschung für engl. »factitious disorder«. ►Vorgetäuschte Störungen (DSM-IV) bzw. artifizielle Störungen (ICD-10: F68.1).

Arteriosklerose, zerebrale *(f)*. Syn. für ►Hirnarteriosklerose.

arteriosklerotische Demenz *(f)*. ►Dementia arteriosclerotica.

arteriosklerotische Depression *(f)*. ►Depression, arteriosklerotische.

arteriosklerotisches Delir *(n)*. ►Delir, arteriosklerotisches.

Artifizialismus *(m)*. (J. Piaget). Kindliche Vorstellung, dass alle Gegenstände in der Natur vom Menschen gemacht sind.
e: artificialism. *fr:* artificalisme

artifizielle Störungen *(f, pl)*. Bez. der ICD für »absichtliches Erzeugen oder Vortäuschen von körperlichen oder psychischen Symptomen oder Behinderungen«. Zu den Bedingungen gehört, dass dies wiederholt geschieht, die Motivation unklar ist und nur vermutet werden kann, dass die Krankenrolle angestrebt wird. Selbstbeschädigungen können vorkom-

men (ICD-10: F68.1). Im Übrigen derselbe Sachverhalt wie bei ►Simulation.
e. factitious disorder.

Artikulation *(f).* Hervorbringen von klaren Lauten zum Zweck der sprachlichen Kommunikation. Bewegungen der menschlichen Sprechorgane (u. a. Kehlkopf, Zunge, Lippen, Atmungsorgane), die mit der Absicht der Spracherzeugung hervorgebracht werden. Normalerweise sind die Bewegungen miteinander koordiniert und bilden so funktionell (aber nicht anatomisch) ein Sprechorgan. Im Einzelnen ist dies Gegenstand mehrerer Disziplinen, u. a. der Phoniatrie, ►Phonologie, Phonetik, Prosodik oder allgemein der Sprach- und Kommunikationswissenschaften.
e: articulation.

Artikulationsstörung, Entwicklungsbezogene ►Entwicklungsbezogene Artikulationsstörung.

Artikulationsstörungen *(f, pl).* 1. Veränderungen der Laut- und Sprachbildung (►Artikulation). Viele neurologische, psychische Krankheiten und Störungen führen zu Artikulationsstörungen, welche der Erfahrene vom Hörbild her erkennen und differenzieren kann. Wissenschaftliche Erforschung wie bei Artikulation selbst. Besonders häufig ist die spastische ►Dysphonie. 2. ICD-10 sieht für Artikulationsstörungen, welche als verzögerte Sprachentwicklung bei Kindern auftreten, eine eigene Bezifferung vor. »Eine umschriebene Entwicklungsstörung, bei der die Artikulation des Kindes unterhalb des seinem Intelligenzalter angemessenen Niveaus liegt.« Das Sprachverständnis ist bei solchen Kindern gut, die Fähigkeit, Sprachlaute zu bilden, jedoch gering bis fehlend (ICD-10 F80.0). 3. Derselbe Sachverhalt heißt in DSM-V »Artikulationsstörung«.
e: articulation disturbances.

artikulatorische Sprachstörung *(f).* Syn. für ►Dyslalie.

Arzneimittelmissbrauch *(m).* ►Missbrauch (von Drogen) und ►Substanzmissbrauch.
fr: abus des médicaments

Arzneimittelsucht *(f).* Süchtiges Verlangen nach Arzneimitteln, wobei es sich gewöhnlich um euphorisierende Medikamente (Morphin und seine Derivate) oder um (weniger euphorisierende) Schlaf- oder Weckmittel handelt.
e: drug addiction, drug dependence. *fr:* toxicomanie, accoutumence

Arzt der Seele *(m).* Syn. für ►Seelenarzt.

Arzt, philosophischer *(m).* Seltenes Syn. für ►Seelenarzt. Bekannt vor allem durch ►Weikard.

Arzt, psychologischer *(m).* Syn. für ►Seelenarzt.

Aschaffenburg, Gustav geb. 23.5.1866 Zweibrücken/Pfalz, gest. 2.9.1944 Baltimore. Psychiater in Köln. 1891–1900 Schüler Kraepelins in Heidelberg, wo er sich 1895 habilitierte (»Experimentelle Studien über Assoziationen«). 1901–1904 in Halle. Ab 1906 Direktor der Psychiatrischen und Nervenklinik Köln, ab 1929 auch des von ihm gegründeten Kriminalwissenschaftlichen Instituts der Universität. Emigrierte 1938 über Zürich in die USA. Herausgeber von »Aschaffenburgs Handbuch der Psychiatrie« in 15 Bänden (ab 1911), dem ersten Handbuch der Psychiatrie in der Welt. Herausgeber der »Monatsschrift für Kriminalpsychologie und Strafrechtsreform«. Hauptwerk: »Das Verbrechen und seine Bekämpfung«, 1903.

Aschematie *(f).* Syn. für ►Körperschemastörung.

Asemia, Asemie *(f).* (Steinthal). Unfähigkeit, sich über Zeichen (Gesten, Worte, Schrift usw.) mit anderen zu verständigen. Erweiterter Aphasie-Begriff. *fr.* asémie; e: asemia.

Asitie *(f).* ►Anorexia.

Askese *(f).* Wörtlich: »Übung«. Bei den Griechen Vorbereitung der Athleten für den Kampf, auch Übung für ein tugendhaftes Leben. Seit dem christlichen Mittelalter Unterdrückung der sexuellen Triebe, i. w. S. aber auch freiwilliger Verzicht auf sexuelle Lust. Darüber hinaus jeder Verzicht auf Lust des Sehens, Anhörens, Essens und auf jede weitere Triebbefriedigung. Wird meist religiös oder weltanschaulich motiviert. Kann jeweils Ausdruck einer Neurose sein und dient als ►Abwehrmechanismus.
e: asceticism. *fr:* ascèse

Asomatognosie *(f).* Unfähigkeit, einzelne Teile des Körpers als zum eigenen Körper gehörig zu erkennen, z. B. einen gelähmten Arm.
e: asomatognosia. *fr:* asomatognosie

Asomnie *(f).* Schlaflosigkeit. ►Insomnie.
e: asomnia. *fr:* insomnie

asozial *(a).* Gemeinschaftsfremd. Kennzeichnet ein gegenüber der Gemeinschaft gleichgültiges oder konträres Verhalten. Fast vollständiges Fehlen der Einordnung in Regeln und Überzeugungen einer Gemeinschaft. Die Bez. ist an sich wertfrei, wird jedoch häufiger in abwertender Absicht verwendet.
e: asocial. *fr:* asocial

asoziale Gesinnung *(f).* ►Gesinnung, asoziale.

Asperger-Störung *(f).* ►Asperger-Syndrom.

Asperger-Syndrom *(n).* (H. Asperger, 1944). Nosologische Gruppe abnormer Kinder mit schizoider Temperamentsveranlagung. Eine besondere Wesensart wird deutlich ab 3. Lj.: Das Denken überschreitet das kindliche Interessengebiet, es bilden sich eingeengte, stereotype Interessen. Den Kindern fehlt das Kindhafte, das Spiel entbehrt der Frische, sie lesen viel, bleiben lieber für sich und sind arm an Gefühlsäußerungen. Die Kinder haben keine Sprachschwierigkeiten, sind eher in besonderer Weise begabt. Es bilden sich jedoch Spracheigenheiten mit Störungen der Kommunikation. Im praktischen Leben sind sie sehr ungeschickt und können sich als Schulkinder oft

noch nicht selbstständig anziehen. In der Gruppe schlecht eingeordnet, können sie nicht mit anderen Kindern spielen. Auch als Erwachsene zeigen sie wenig Mitgefühl oder Interesse an anderen Menschen. – Kommt vorwiegend bei männlichem Geschlecht vor. 1988 in ICD-10, 1994 in DSM-IV aufgenommen. In DSM-V nicht als Diagnose vorhanden, sondern in die Sammelgruppe ▸Autismus-Spektrum-Störung aufgenommen. Vgl. Tief greifende Entwicklungsstörungen; Autismus, frühkindlicher.
e: infantile autism; Asperger's Syndrome (Engl.), Asperger's Disorder (DSM-IV). – (ICD-10: F84.5).
Syn.: autistische Psychopathie im Kindesalter.

Aspontaneität *(f)*. Fehlen des Spontanantriebs. ▸Antrieb.
e: abulia. *fr:* aboulie

Assekurose *(f)*. Neigung, krankhafte Symptome überzubewerten oder zu übertreiben, um damit medizinisch nicht gerechtfertigte Versicherungsleistungen zu erzielen. ▸Aggravation.
e: compensation oder indemnity neurosis. *fr:* assécurose

Assimilation *(f)*. 1. In der Psychiatrie Angleichung neuer Bewusstseinsinhalte an die bereits vorhandenen Vorstellungen und Schemen (C. G. Jung). 2. Sozialpsychologisch die Angleichung von Emigranten, Immigranten oder Minoritäten an einen etablierten Sozialkörper.
e: assimilation. *fr:* assimilation

Association for the Advancement of Psychoanalysis (AAP) (Vereinigung zur Förderung der Psychoanalyse). 1941 von Karen ▸Horney in der amer. Emigration gegründete psychoanalytische Organisation mit einem psychoanalytischen Ausbildungsinstitut (American Institute of Psychoanalysis). 1943 Abspaltung des ▸William Allanson White Institute.

Assoziation *(f)*. Verknüpfung – bewusster und unbewusster – seelischer Inhalte dadurch, dass eine Vorstellung eine andere herbeiruft oder diesen Vorgang begünstigt. Diese kann auf Wortklang, Zuordnung zu einer übergeordneten oder untergeordneten Begriffsreihe, Symbolverwandtschaft und vielem anderen beruhen. Vgl. nachfolgende Stichw. und ▸Dissoziation.
e: association. *fr:* association des idées

Assoziation, äußere *(f)*. (G. Aschaffenburg, E. Kraepelin). ▸Assoziation, die sich nach Sprechweise und Klang richtet. Verbale Assoziation. Nach Kraepelin nimmt bei Ermüdung, Fieber und Alkoholrausch der Anteil der äußeren gegenüber den inneren Assoziationen zu.

Assoziation, freie *(f)*. Assoziationen als Teil einer psychoanalytischen Technik. Zu Beginn einer Psychoanalyse wird als Grundregel verabredet, dass alle Einfälle ohne Unterschied vom Patienten geäußert werden sollen. Die Einfälle können in Verbindung mit einem bestimmten Kontext (Traumbilder, Fehlhandlungen, einzelne Wörter, bestimmte Vorstellungen) oder ohne Anknüpfungspunkt als frei sich im Bewusstsein einstellende Einfälle geäußert werden. Die Technik dient z. B. der Aufklärung von latenten Traumgedanken (s. d.). ▸Einfall, freier.
e: free association. *fr:* association libre (d'idées)

Assoziation, gerichtete *(f)*. (C. G. Jung). Kontrollierte Assoziation. Auf einen bestimmten Trauminhalt gerichtete und mit diesem zusammenhängende Einfälle.
e: controlled association. *fr:* association (d'idées) dirigée

Assoziation, innere *(f)*. (G. Aschaffenburg, E. Kraepelin). ▸Assoziation, die sich nach der Bedeutung der Wörter richtet. Semantische Assoziation.

Assoziationsexperiment *(n)*. ▸Assoziationsversuch.

Assoziationsgedächtnis, semantisches *(n)* In einem funktionellen Gedächtnismodell das Abrufen von Gedächtnisinhalten mithilfe semantischer Assoziationen. – ▸Assoziation, innere; ▸Schizophasie (»semantische Dissoziation«).
e: associative memory.

Assoziationspsychologie *(f)*. Richtung der Psychologie, die den Aufbau des Seelenlebens einschließlich aller Denkvorgänge durch Assoziationsvorgänge erklärt. Die Richtung beruft sich auf die Schrift des Aristoteles »Über Gedächtnis und Erinnerung«. Darin wird empfohlen, Gedächtnisinhalte dadurch zu finden, dass man sich an Eindrücke erinnert, die zum Gesuchten in einem Verhältnis der Ähnlichkeit, des Gegensatzes oder zeitlicher/räumlicher Nähe stehen. Wurde zu einer erklärenden Theorie jedoch erst im 18. u. 19. Jh. durch die engl. »Assoziationsphilosophen« John Locke, David Hume, Joseph Priestley, James Mill, Thomas Brown und John Stewart Mill. Der Einfluss auf dt. Psychiater und Neurologen war groß. ▸Ziehen, ▸Kraepelin, Gustav Aschaffenburg, C. G. Jung u. a. arbeiteten mit dem ▸Assoziationsversuch. ▸Wernicke untersuchte Kranke mit ▸Aphasie und postulierte Assoziationsfasern des Gehirns. Kraepelin erklärte die ▸Manie durch erleichterte Assoziationen (▸Ideenflucht). ▸Bleuler bezeichnete dagegen die ▸Assoziationsstörung als die ▸Grundstörung der Schizophrenie. Freud benutzte freie Assoziationen (s. d.) als Mittel der Psychoanalyse. Obwohl die Theorie von späteren Philosophen als viel zu spekulativ verworfen wurde, setzt sich ihr Einfluss bis in die Gegenwart fort. Dies kommt insbesondere in der häufigen Anwendung von Bez. wie ▸Dissoziation (als Ant. zu Assoziation), ▸dissoziativen Störungen oder assoziatives Gedächtnis (s. d.) zum Ausdruck.
e: association psychology. *fr:* psychologie par association

Assoziationsstörung, (schizophrene) *(f)*. (E. Bleuler, 1918) Beeinträchtigung oder Auflösung einer sinnvollen Verknüpfung von Bewusstseinsinhalten. Nach ►Bleuler die ►Grundstörung der Schizophrenie. »Die einzelnen Gedanken hängen für den Beobachter – und meist auch für den Patienten – gar nicht zusammen, ja es kommt nicht selten vor, dass er überhaupt zu keinem eigentlichen Gedanken mehr gelangt, indem Begriffe ohne jeden logischen Zusammenhang aneinandergereiht werden«. Vgl. a. Sekundärsymptome.
e: association disorder. *fr:* dissociation

Assoziationsversuch *(m)*. Ältester projektiver Test. Der Versuchsperson werden Reizworte (z. B.: Haus, rot) zugerufen, zu denen die erstbesten in den Sinn kommenden Wörter auszusprechen sind. Aus Versagern, Verzögerungen der Antworten, Bedeutung der Antwort im Verhältnis zum Reizwort und Verhaltensbeobachtungen werden Schlüsse auf innerpsychische Vorgänge gezogen. Gegenwärtig kaum noch verwendet. Historisch: Von F. Galton (1822–1911) erfunden und von Wundt zur Feststellung von Gedankenassoziationen vervollkommnet. Aschaffenburg und ►Kraepelin führten die Unterscheidung zwischen äußeren und inneren Assoziationen (s. d.) ein: Nach ►Ziehen ist die Reaktionszeit länger, wenn das Reizwort mit etwas Unangenehmen zu tun hat. Mehrere Verzögerungen deuten auf einen gefühlsbetonten Vorstellungskomplex (s. d.) hin. C. G. Jung (1907) erkannte bei Hysterikern Beziehungen der Assoziationen zu einem großen, aus einem geheimen Trauma herrührenden ►Komplex, bei ►Dementia praecox mehrere, nicht korrigierbare Komplexe. Bei Berührung von Komplexbereichen entsteht eine Tendenz, statt der sich zuerst einstellenden Reaktionsworte mehr neutrale zu setzen.
e: association-experiment.
Syn.: Wort-Assoziations-Test. *fr:* test d'association de mots

Assoziieren, freies *(n)*. ►Assoziation, freie.

assoziatives Gedächtnis *(n)*. ►Gedächtnis, assoziatives.

Astasia, Astasie *(f)*. Unfähigkeit zu stehen. Fast ausschließlich für psychogene Stehunfähigkeit und im Zusammenhang mit ►Abasie gebraucht.
e: astasia. *fr:* astasie

Astasie-Abasie-Syndrom *(n)*. Unfähigkeit, zu gehen und zu stehen. Gewöhnlich im Sinne einer psychogenen Verursachung und syn. zu ►Stasobasophobie; auch aus organischer Ursache bei Erkrankungen des Kleinhirns und der Brückenhaube.
e: astasia-abasia. *fr:* astasie-abasie

Astasobasophobie *(f)*. Syn. für ►Stasobasophobie.

astatischer Anfall *(m)* ►Anfall, astatischer.

Astereognosie *(f)*. Unfähigkeit, Form und physikalische Beschaffenheit eines Gegenstandes durch Betasten zu bestimmen. Nach J. Delay werden 3 Formen unterschieden: Amorphognosie, Anhylognosie, semantische taktile Agnosie (s. d.).
e: astereognosis.
Syn.: Stereoagnosie, taktile Agnosie, taktile Asymbolie, Tastlähmung. *fr:* agnosie tactile

Asterixis *(f)*. (R. D. Adams & J. M. Foley, 1949). Klinisches Zeichen einer Haltungsstörung. Wichtigste Teilerscheinung ist ein ►Flapping-Tremor, der Handgelenke, Fingergelenke, Hüftgelenke, evtl. Zunge, Füße, evtl. alle Skelettmuskeln betrifft. Als Ursache werden Störungen im rostralen Teil der Formatio reticularis vermutet. Der Patient bekomme Falschmeldungen über die Lage der Gelenke und versuche unwillkürlich, diese zu korrigieren. Ursachen: Leberinsuffizienz, Phenytoin-Intoxikation (als unerwünschter Effekt bei Anfallsbehandlung).
e: asterixis.

Asthenia, Asthenie *(f)*. Schwäche, Kraftlosigkeit. Unfähigkeit zu größeren physischen oder geistigen Anstrengungen. Rasche Ermüdbarkeit. Seit Einführung durch J. Brown (►Brownianismus) hat der Begriff in der europäischen Psychiatrie lange Zeit und wiederholt eine wichtige Rolle gespielt. Gegenwärtig dient er vor allem zur Charakterisierung des Persönlichkeitstyps der ►Astheniker. Vgl. aber auch ►Persönlichkeitsstörung, abhängige (asthenische).
e: asthenia. *fr:* asthénie

Asthenia mentalis *(f)*. Verminderte geistige Leistungsfähigkeit bei Asthenie.
e: mental asthenia. *fr:* asthénie psychique

Asthenia universalis congenita *(f)*. ►Stiller-Syndrom. Sog. Morbus asthenicus.
e: congenital universal asthenia. *fr:* asthénie généralisée, asthénie congénitale universelle

Asthenie, indirekte *(f)*. (J. Brown). Unter besonderen Umständen entstehende Schwäche. Nach ►Brown haben anfangs heftige Reize eingewirkt und zu einer Erschöpfung der Erregbarkeit geführt. Als deren Folge können normale Reize dann nur noch mit einer zu schwachen Erregung beantwortet werden. ►Brownianismus.

Asthénie périodique (R. Benon, 1922). Depressives Zustandsbild, das einer wahren Melancholie (»mélancholie vrai«) gegenüberzustellen sei. Entspricht in der dt. Psychiatrie weitgehend der endoreaktiven Dysthymie (s. d.).

Astheniker *(m)*. 1. Abnorme Persönlichkeiten mit dem Merkmal der ►Asthenie. Menschen mit »reizbarer Schwäche«, die von Natur mit einem zu geringen Potenzial an Vitalität ausgestattet sind. Gewöhnlich gelingt es den damit Behafteten in der ersten Lebenshälfte, die durch Schwäche und Erschöpfbarkeit bedingte geringe Leistungsfähigkeit durch häufige Erholungs-

pausen, Vermeiden von Alkohol und größeren Strapazen sowie durch Verzicht auf höheren Ehrgeiz auszugleichen. Nach der Lebensmitte ist dies oft nicht mehr möglich, sodass es zum Zusammenbruch (gewöhnlich unter dem Bilde eines Nervenzusammenbruchs) kommt. Leiden häufig auch unter somatischen Beschwerden: unerquicklicher Schlaf, Kopfschmerzen, hypochondrische Leibbeschwerden, Depersonalisationserscheinungen. 2. In der Typenlehre E. Kretschmers Mensch mit ausgeprägt ▸leptosomem Körperbau.
e: asthenic type.
Syn.: Psychastheniker, asthenischer Psychopath, psychasthenischer Psychopath. *fr:* asthénique

asthenisch *(a).* Mit körperlicher und/oder seelischer Schwäche einhergehend. Einen ▸Astheniker betreffend.
e: asthenic. *fr:* asthénique

Asthma (bronchiale) *(n).* Erkrankung, bei der es anfallsweise durch krampfhafte Zusammenziehung der Atemwege zu Luftnot kommt. Eine der Ursachen ist häufig Allergie, denn bei einigen Patienten können erhöhte Titer eines Immunglobulins (IgE) nachgewiesen werden. Infekte sind ebenfalls von Bedeutung. – Asthma war die erste psychoanalytisch untersuchte Organerkrankung (P. Federn, 1913). Psychische Faktoren als wesentliche Mitverursacher in den meisten Fällen sind anerkannt. Eine allgemein gültige psychosomatische Theorie konnte bisher jedoch nicht formuliert werden. Als wesentlich wird eine enge Bindung zur Mutter angesehen, deren Missbilligung beim Eingehen neuer Bindungen befürchtet wird, sodass es oft nicht dazu kommt. Ferner: In der präverbalen Phase wird das Weinen aus Angst vor Zurückweisung durch die Mutter unterdrückt.
e: asthma. *fr:* asthme

Asthma hystericum *(n).* Veraltete Bez. für beschleunigte Atmung im hysterischen Anfall (s. d.) oder anderen hysterischen Reaktionen.
e: hysterical asthma. *fr:* asthme hystérique

Astraphobie *(f).* Gewitterfurcht. Gewöhnlich Symptom einer Neurose.
e: astraphobia. *fr:* astraphobie

Asyl *(n).* 1. Anfang des 19. Jh. gebräuchliche Bez. für ▸Irrenanstalt. 2. Abwertende Bez. für das psychiatrische Krankenhaus als totale Institution (s. d.) (E. Goffman, 1961). 3. Allgemein: Freistätte, sicherer Zufluchtsort, wo Verfolgte Schutz finden.
e: asylum. *fr:* asyle

Asyllabie *(f).* Besondere Form von Aphasie (Agraphie oder Alexie). Dabei erkennt der Kranke richtig die einzelnen Buchstaben, vermag aber daraus keine Silben zu bilden oder zu erkennen.
e: asyllabia. *fr:* asyllabie

Asymbolie *(f).* (Finkelnburg, 1870). Unfähigkeit, konventionelle Zeichen oder Symbole zu verstehen. Nach ▸Kußmaul ist Asymbolie ein engerer Begriff als ▸Asemie, da Symbole oft aus mehreren »Zeichen« zusammengesetzt sind und starke Abhängigkeit von der Konvention zeigen. Nach Meynert wird eine sensorische Asymbolie (der Kranke erkennt die Symbole nicht) von einer motorischen (er kann sie nicht benützen) Asymbolie unterschieden.
e: asymbolia. *fr:* asymbolie

Asymbolie, taktile *(f).* Syn. für ▸Astereognosie.

Asyntaxie *(f).* Sprachstörung bei manchen Aphasikern, die in einem Verlust der Sprachstruktur (Syntax) besteht.
e: asyntaxia. *fr:* asyntaxie

Ataque de nervios: *(f)* Nervenattacke, Nervenanfall, Nervenzufall, ▸Nervenkrise. Unter den Latinos der Karibik geläufige Bez. für einen psychogenen ▸Dämmerzustand besonderer Art. Beschrieben werden Schreien, lautes Klagen, Zitterkrämpfe, Aggressionen in Worten und Taten – alles völlig unbeherrschbar durch Willensanstrengung oder den Verstand. Anschließend bestehen entweder keine oder nur lückenhafte Erinnerungen. Es besteht stets ein Zusammenhang mit z. B. einer unerwartbaren Unglücksnachricht über ein Familienmitglied oder Ähnliches. Solche Zustände wurden früher schon in Europa beschrieben: ▸Automatismen, hypobulische, ▸hyponoisch-hypobulische Mechanismen, ▸Erregungssturm. Zählt in DSM-V zu den ▸Anderen Näher Bezeichneten Angststörungen.

Ataraktika *(n, pl).* Älteres Syn. für Tranquilizer (1).
e: ataractica, calmatives. *fr:* ataractique, calmants

Ataraxie *(f).* (Epikur, Demokrit). Gleichmut, Affektlosigkeit, Fehlen von Angst, ungestörte seelische Ausgeglichenheit und Ruhe, die durch philosophische Einsicht gewonnen werden.
e: ataraxia, ataraxy. *fr:* ataraxie

Atavismustheorie *(f).* (▸Lombroso). Theorie zur Erklärung des Verbrechertums. Danach besitzen Verbrecher in bezug auf Körperbau, Gefühlsleben und Verhaltensweisen entwicklungsgeschichtlich ältere Merkmale (Atavismen). Die Theorie spielte historisch eine bedeutende Rolle, ist aber völlig verlassen.
e: theory of atavism. *fr:* théorie de l'àtavisme

atavistischer Bewegungssturm *(m).* (E. Kretschmer). ▸Bewegungssturm.

Ataxie, intrapsychische *(f).* (E. Stransky). Als charakteristisch für Schizophrenie bezeichnete Störung, die vor allem in einer Diskordanz zwischen Vorstellungen und den zugehörigen Affekten besteht. Z. B.: Ein Kranker lacht herzlich und freundlich, während er darstellt, wie er grausam zerfleischt worden ist. Entspricht der »discordance« von Ph. Chaslin.
e: intrapsychic ataxia. *fr:* ataxie intrapsychique

Atebrinpsychose *(f)*. Durch Einnahme von Atebrin bei Malaria entstandene Psychose, die ihrem psychopathologischen Bild nach den akuten exogenen ►Reaktionstypen Bonhoeffers angehört. Tritt meist in Form eines rauschartigen Zustandes auf.
e: Atebrin psychosis. *fr:* psychose à l'Atébrine

Atemdepression *(f)*. Herabdrückung, Abflachung der Atemzüge, sodass in der Lunge kein ausreichender Gasaustausch mehr erfolgen kann. Evtl. Fortschreiten bis zum Atemstillstand. Folge mangelhafter Leistung des Atemzentrums. Kann durch Medikamente und Suchtstoffe hervorgerufen werden, z. B. Barbiturate, Opioide, ►Amphetamine.
e: respiratory depression.

Atheromatose, zerebrale *(f)*. Syn. für ►Hirnarteriosklerose.

Athletiker *(m)*. Individuum mit ►athletischem Körperbau.

athletischer Körperbautyp *(m)*. In der Typologie E. Kretschmers breitschultriger, muskulöser Typ mit kräftigem Knochenbau und fettarmer Haut.
e: athletic type.
Syn.: athletischer Habitus. *fr:* type athlétique

Atmungsbezogene Schlafstörungen *(f, pl)*. In DSM-V Gruppe von Schlafstörungen: 1. ►Obstruktives Schlaf-Apnoe-Syndrom; 2. ►Zentrale Apnoen; 3. ►Schlafbezogene Hypoventilation.
e: Breathing-Related Sleep Disorders.

Atremie *(f)*. (B. W. Neftel, 1883). Zustand, bei dem Kranke das Bett nicht verlassen können. »... möchte ich einen krankhaften Zustand bezeichnen, der sich hauptsächlich dadurch charakterisiert, dass die Kranken jahrelang bettlägrich bleiben, nicht zu gehen vermögen, bei vollkommen intakter Leistungsfähigkeit des gesamten willkürlichen Bewegungsapparates und ohne andere palpable Gründe«.
e: atremia. *fr:* atrémie

attitudes passionelles (►Charcot). Leidenschaftliches Verhalten. Theatralische Stellungen, Gebärden und Bewegungen, in denen meist sexuelle Themen dargestellt werden. Galt als charakteristisches Kennzeichen des großen hysterischen Anfalles. ►Hysterie, ►Hystérie, grande.
e: passional attitudes.

Attonität *(f)*. In der älteren Psychiatrie schwere Form von ►Stupor mit völliger Bewegungslosigkeit, die mit der »Erstarrtheit eines vom Blitz Getroffenen« (T. Meynert) verglichen und als »allgemeine psychische Lähmung« umschrieben wurde. Gelegentlich auch Syn. für Stupor. Besonders auf die katatone Form der Schizophrenie angewandt (attonischer Wahnsinn, s. d.). Doch waren auch eine Melancholia attonita und eine attonische Manie (s. d.) bekannt. Bei weiterer Steigerung der Starrheit wurde auch von einem Status attonitus gesprochen.
e: attonity. *fr:* attonité

attonitus *(a)*. Betäubt. Wie vom Donner gerührt.

A-Typ *(m)*. Persönlichkeitstyp, dem besondere Anfälligkeit für Herzinfarkt nachgesagt wird: Tendenz zu konkurrieren (Konkurrenzstreben), bagatellisiert Körperbeschwerden, Ungeduldshaltung.

atypisch *(a)*. 1. Ohne die Eigenschaften eines bestimmten ►Typus (2). 2. In DSM-III: nicht die Kriterien (►Einschlusskriterien, ►Ausschlusskriterien) einer der ►Kategorien, Klassen oder Diagnosen erfüllend, daher zu keiner Ober- oder Untergruppe gehörig. Vgl. Typus (3). Das Wort »atypisch« weist daher jeweils auf eine größere (= typische) Gruppe hin und deutet eine nicht näher bestimmbare Restgruppe an. In der klinischen Praxis können atypische Fälle u. U. häufiger sein als typische. – In DSM-IV tritt an die Stelle von »atypisch« die Wendung ►Nicht Näher Bezeichnet (NNB). In DSM-V ist »atypisch« so viel wie »ungewöhnlich«.
e: atypical (class of disorder).

Atypische Affektive Störungen *(f, pl)*. Depressive oder manische Störung, die nicht die Kriterien einer Typischen (major) Affektiven Störung erfüllt. Es handelt sich somit um eine Restkategorie der Affektiven Störungen. Eine Definition oder Kriterien gibt es deshalb nicht. Als Untergruppe wird lediglich die Atypische Depression aufgeführt.
e: atypical affective disorder.

atypische Antipsychotika (*n. pl*). Lehnübersetzung aus dem Engl. In der Psychopharmakotherapie: ►Neuroleptika, denen eine Wirkung auf das extrapyramidale System weitgehend fehlt und bei denen nur selten eine tardive Dyskinesie (s. d.) auftritt.
e: atypical antipsychotics.

Atypische Depression *(f)*. In DSM-III: Depression, welche nicht die Kriterien der Typischen Depressiven Episode erfüllt. Hier werden z. B. Kranke nach Abklingen einer Schizophrenie (►Erschöpfungssyndrom, postremissives) eingeordnet.
e: atypical depression.

Atypische Dissoziative Störung *(f)*. In DSM-III: Restkategorie für Dissoziative Störungen, die keiner der anderen 4 Untergruppen zugeordnet werden können. Hier werden z. B. Zustände von ►Trance, ►Derealisation ohne gleichzeitige ►Depersonalisation oder die Folgen der Anwendung von ►Indoktrinationsmethoden eingeordnet. – In DSM-IV heißt dasselbe: Nicht näher bezeichnete dissoziative Störung. – In ICD-10 (F44.9) lautet die Bez.: Dissoziative Störung (Konversionsstörung), nicht näher bezeichnet.
e: Atypical Dissociative Disorder.

Atypische Paranoide Störung *(f)*. In DSM-III: Untergruppe der Paranoiden Störung für alle Fälle, die nicht bei anderen Untergruppen eingeordnet werden können.
e: atypical paranoid disorder.

A

Atypische Paraphilie *(f).* In DSM-III: Restgruppe für meist seltene Paraphilien, die sich nicht bei einer der 8 anderen Gruppen unterbringen lassen, z. B. ►Koprophilie, Frotteurtum, Klismaphilie, Mysophilie, ►Nekrophilie, Telefon-Skatologie (►Skatophilie [2]), Urophilie (►Urolagnie).
e: atypical paraphilia.

atypische Psychosen *(f, pl).* 1. In der dt. Psychiatrie: Gruppe von psychischen Krankheitsbildern, die Ähnlichkeiten sowohl mit Schizophrenie als auch mit der manisch-depressiven Erkrankung zu besitzen scheinen, für beides aber wegen eines andersartigen Verlaufes oder einer andersartigen Symptomatik nicht typisch sind. Die Prognose gilt größtenteils als günstig. Es handelt sich um eine in sich geschlossene Krankheitsgruppe mit eigenen, typischen Charakteristika. – Die Stellung atypischer Psychosen innerhalb der psychiatrischen Systematik ist umstritten. Nach Leonhard kann eine in sich typische Gruppe von ►zykloiden Psychosen mit günstigem Ausgang der Gruppe der atypischen Schizophrenien mit ungünstigerer Prognose gegenübergestellt werden. Entspricht weitgehend, jedoch nicht vollständig der ►schizoaffektiven Psychose. 2. ►Psychotische Störung NNB.
e: atypical psychoseis.

Atypische Somatoforme Störung *(f).* In DSM-III: Nicht bei den anderen Subtypen der ►Somatoformen Störung unterzubringende Krankheitszustände. Genannt wird die ►Dysmorphophobie. Auch die ►zirkumskripte Hypochondrie gehört hierher.
e: atypical somatoform disorder.

Atypische Störung der Geschlechtsidentität *(f).* In DSM-III: Restkategorie für ►Störungen der Geschlechtsidentität, die nicht bei den beiden anderen Störungen unterzubringen sind.
e: atypical gender disorder.

Atypische Vorgetäuschte Störung mit körperlichen Symptomen *(f).* In DSM-III: Restkategorie der Vorgetäuschten Störungen. Hier werden insbesondere solche Fälle eingeordnet, bei denen keine ärztliche oder Klinikbehandlung aufgesucht wird, wie z. B. gelegentlich bei der ►Dermatitis autogenica.
e: atypical factitious disorder with physical symptoms.

Atypisches Angstsyndrom *(n).* In DSM-III: Restkategorie für Angstzustände, die sich nicht bei einem der 4 anderen Typen einordnen lassen.
e: atypical anxiety disorder.

aufdeckende Psychotherapie *(f).* Psychotherapeutische Technik, bei der die Konflikte bewusst gemacht und damit »aufgedeckt« werden. Jede psychoanalytische Therapie ist aufdeckend. Nicht jeder Konflikt muss jedoch aufgedeckt werden, nicht jedes Lebensalter lässt eine aufdeckende Therapie zu; deshalb wird eventuell eine ►zudeckende Psychotherapie angewandt.
e: uncovering psychotherapy. *fr:* psychothérapie découvrante

Auffassung *(f).* Der Vorgang der Aufnahme von Wahrnehmungs- und Vorstellungsmaterial in das Bewusstsein. Die Auffassung wird normalerweise erleichtert durch Prägnanz des Materials (Prägnanzregel der Gestaltheorie). – Die Bez. wird in der Psychiatrie hauptsächlich verwendet, um Veränderungen des Auffassungsvorganges bei ►Bewusstseinstrübung und organischen Hirnkrankheiten zu kennzeichnen (►Auffassungsstörung). In einer jeweils besonderen Weise ist die Auffassung aber bei praktisch allen psychischen Krankheitszuständen gestört: Schwachsinn (geringe Auffassungsfähigkeit), Schizophrenie (qualitative und inhaltliche Abwandlungen der Auffassung), Depression (Auffassungserschwernis), Neurosen (komplexbedingte Auffassungsstörungen), Korsakow-Syndrom (Oberflächlichkeit der Auffassung) u. a. – Im Englischen gibt es keine genaue Entsprechung. To grasp entspricht als Verb der Definition, ist aber kein psychopathologischer Begriff. Gewöhnlich wird mit comprehension oder perception übersetzt, manchmal mit perceptivity (wörtlich: Auffassungsvermögen).
e: comprehension, perception, perceptivity. *fr:* compréhension

Auffassungsstörung *(f).* Erschwerung, Verlangsamung der ►Auffassung von Sinneseindrücken in der Bewusstseinstrübung und bei akuten Hirnkrankheiten. Dadurch entsteht oft eine Falschbeurteilung der aktuellen Situation.
e: weakness of comprehension, weakness of mental grasp. *fr:* faiblesse de compréhension

Auffassungsumfang *(m).* Gesamtzahl von einzelnen Gegenständen, die gleichzeitig wahrgenommen und aufgefasst werden können. Je nach Art der Gegenstände und Dauer der Darbietung verschieden groß (in der Regel 4–8).

Aufforderungscharakter *(m).* (K. Lewin). Bestimmte Symbole, Anordnungen von Gegenständen oder Gegenstände selbst können ein bestimmtes Verhalten herausfordern. Z. B. löst ein sich rasch nähernder schwarzer Schatten Fluchtinstinkte aus (negativer A.).
e: valence.
Syn.: Valenz. *fr:* valence (affective), caractère stimulant

Aufmerksamkeit: *(f).* Ausrichtung der geistigen Aktivität auf einen oder mehrere bestimmte Gegenstände, was als vom Willen bestimmte aktive Zuwendung oder als passives Angezogensein in Erscheinung treten kann. Zum Begriff gehören ein Absehen (Ausblendung) von anderen Gegenständen des Wahrnehmungsfeldes und ein Festhalten als aktive Leistung.

Die Aufmerksamkeit ist von vielen äußeren (Zahl der sich anbietenden Eindrücke) und inneren (Gestimmtheit, Ausgeruhtsein) Faktoren abhängig. Wurde in der Psychotherapie sehr früh beachtet: »Die Phantasten und Unsinnige haben ihre Kranckheiten öfters einer allzugroßen Zerstreuung des Gemüts zuzuschreiben, welche nichts anders, als ein Mangel der Aufmerksamkeit auf gewisse Objekte ist, der davon herrührt, weil so sehr viele Vorstellungen verschiedener Art in der Seele zugleich existiren, auf welche man alle zugleich die Aufmerksamkeit stark richtet.« (J. C. ►Bolten, 1751)
e: attention. *fr:* attention

Aufmerksamkeit, distributive *(f)*. Fähigkeit, mehreren Gegenständen gleichzeitig die Aufmerksamkeit zuzuwenden, oder große Beweglichkeit der Aufmerksamkeit bei raschem Wechsel der Inhalte.
e: fluctuating attention.
Syn.: fluktuierende Aufmerksamkeit. *fr:* attention fluctuante

Aufmerksamkeit, fluktuierende *(f)*. ►Aufmerksamkeit, distributive.

Aufmerksamkeit, gleichschwebende *(f)*. (S. Freud). Zweckmäßige Haltung, mit der ein Psychoanalytiker den Äußerungen des Patienten entgegensehen soll. Der Analytiker soll sich »seiner eigenen unbewussten Geistestätigkeit überlassen, Nachdenken und Bildung bewusster Erwartungen möglichst vermeiden, nichts von dem Gehörten sich im Gedächtnis besonders fixieren und solcherart das Unbewusste des Patienten mit seinem eigenen Unbewussten auffangen«. (GW. XIII, 215) Die Aufmerksamkeit richtet sich damit nach innen auf die Einfälle und Grübeleien des Beobachters, während sie gleichzeitig den freien Assoziationen des Patienten folgt und wartet, bis ihr wiederkehrende Themen auffallen. Aus dem gleichen Grunde soll er sich während der Behandlung weder für die Kur noch für wissenschaftliche Zwecke Notizen machen und den Kranken nicht auffordern, einem speziellen Thema nachzugehen oder sich vorher Notizen zu machen. Die gleichschwebende Aufmerksamkeit des Analytikers stellt nach Freud das Gegenstück zur freien Assoziation (s. d.) des Patienten dar.
e: evenly suspended attention. *fr:* attention (également) flottante

Aufmerksamkeit, habituelle *(f)*. (H. Liepmann). Die durchschnittliche, den Vorgängen der Umgebung zugewandte Aufmerksamkeitshöhe. Besonders von K. Bonhoeffer im Zusammenhang mit dem Delirium tremens verwendete Bezeichnung. Beim Delir weisen habituelle und angeregte Aufmerksamkeit typische Unterschiede auf.

Aufmerksamkeitsdefekte *(m, pl)*. Mängel der Aufmerksamkeitsleistungen. In der älteren amer. Literatur zum minimalen Hirnschaden (mininal brain dysfunction) als deren wichtigstes Zeichen beschrieben. Die Kinder können nur schwer bei einer Sache bleiben, weil sie durch jeden neuen Reiz abgelenkt werden. Sie können nicht zwischen wichtig und unwichtig, relevant und irrelevant unterscheiden. Abstraktes Denken und Lernen werden dadurch behindert. Weil die Aufmerksamkeit sehr schwanken kann, schlussfolgert der Untersucher eventuell, es gebe seelische Gründe. Nahezu identisch mit ►Hyperprosexie. Später setzte sich die allgemeinere Bez. ►Aufmerksamkeitsstörung durch. Vgl. Aufmerksamkeits-/Hyperaktivitätsstörung.
e: attention defects.

Aufmerksamkeitsdefizit *(n)*. Bez. in DSM-III-R/IV, dort jedoch nicht eigens erklärt. Nahezu identisch mit ►Hyperprosexie, deren Erscheinungen in er älteren amer. Literatur als ►»Aufmerksamkeitsdefekte« beschrieben wurden.
e: attention deficit.

Aufmerksamkeitsstörung *(f)*. In der amer. Psychiatrie: Beeinträchtigung der Fähigkeit, sich einem bestimmten Gegenstand *(a)* voll zuzuwenden und (b) nicht davon ablenken zu lassen. Entspricht weitgehend der ►Hyperprosexie, teilweise aber auch der ►Konzentrationsschwäche. Vgl. Aufmerksamkeitsdefekte.
e: attention disorder, attentional problem.

Aufmerksamkeits-/Hyperaktivitätsstörung. *(f)*. ►ADHS.

Aufmerksamkeits-/Hyperaktivitätsstörung, Mischtypus *(f)*. In DSM-IV: Häufigster Subtypus der ►Aufmerksamkeits-/Hyperaktivitätsstörung. Störungen der Aufmerksamkeit und des Bewegungsantriebs sind annähernd gleichmäßig vorhanden.
e: Attention Deficit/Hyperactivity Disorder, Combined Type.

Aufmerksamkeits-/Hyperaktivitätsstörung, Vorwiegend Hyperaktivitäts-Impulsiver Tyus *(f)*. In DSM-IV: Subtypus der ►Aufmerksamkeits-/Hyperaktivitätsstörung. Störungen des Bewegungsantriebs überwiegen. Hinsichtlich »impulsiv« vgl. Impuls, Impulskontrolle.
e: Attention Deficit/Hyperactivity Disorder, Predominantly Hyperactive-Impulsive Type.

Aufmerksamkeitsreflex *(m)*. (O. Bumke). Geringe Erweiterung der Pupillen bei geistiger Anstrengung, Konzentration, Vorstellung von Dunkelheit oder Schmerz; Verengung bei Vorstellung von Licht. Bei Schizophrenie verändert (►Bumke'sches Zeichen).
e: ideation miosis, ideation mydriasis.
Syn.: Psychoreflex, idiomotorischer Reflex. *fr:* mydriase par représentation mentale, réflexe d'attention de la pupille

Aufmerksamkeits- und Hyperaktivitätsstörung *(f)*. Bez. des DSM-III-R für ►Aufmerksam-

keits-/Hyperaktivitätsstörung. Von DSM-III-R zu DSM-IV wurde eine Veränderung vorgenommen: Die Kriterien wurden unterteilt in solche der Aufmerksamkeitsstörung und solche der Hyperaktivität und Impulsivität. Die Beschreibung wurde angereichert.
e: Attention-Deficit/Hyperactivity Disorder (ADHD).

Aufschubsperiode *(f)*. Syn. für ►Latenzperiode.

Aufstiegsneurose *(f)*. (V. v. Weizsäcker). Neurose infolge sozialen Aufstiegs als besondere Form einer Wandlung des sozialen Umfeldes, die nicht ausreichend verarbeitet werden kann. Gehört zu den sozialen Neurosen (s. d.).
e: career neurosis. *fr:* névrose de promotion, névrose des nouveaux riches

Auftrag, posthypnotischer *(m)*. Während der Hypnose gegebene Anweisung für eine Handlung, die erst nach Abschluss der Hypnose ausgeführt werden soll. Diese muss jedoch im Einklang mit der ethischen Gesinnung des Hypnotisierten stehen. Es ist z. B. nicht möglich, jemand durch posthypnotischen Auftrag zu einer unsittlichen oder kriminellen Handlung zu veranlassen, wenn er nicht auch sonst dazu bereit wäre. – Historisch: Erstbeschreibung 1787 durch B. Mouillesaux. Im 19. Jahrhundert als sehr bedeutsame Erscheinung betrachtet und besonders von der Schule von ►Nancy viel bearbeitet.
e: post-hypnotic command.
Syn.: posthypnotische Suggestion.

Aufwachepilepsie *(f)*. (D. Janz). Epileptisches Anfallsleiden, bei dem große epileptische Anfälle oder Absencen vorwiegend bis zu 2 Stunden nach dem Erwachen aus dem Nachtschlaf oder Tagesschlaf oder am Feierabend in der Situation des Entspannens auftreten. Aufwachepileptiker zeigen nach D. Janz weniger die typische epileptische Wesensänderung, sondern mehr eine psychopathische Persönlichkeit. ►Schlafepilepsie.
e: matutinal epilepsy on awakening, rising fits. *fr:* épilepsie du réveil

Aufwachkataplexie *(f)*. Erlebnis während des Erwachens: dass keines der Glieder bewegt werden kann. Auch die Sprechmuskeln können evtl. nicht betätigt werden. Geht vorüber, sobald der Betroffene gänzlich erwacht ist. Kann – seltener – auch im Einschlafzustand auftreten. Der Betroffene erlebt die Lähmung bewusst und kann sich daran erinnern.
e: sleep paralysis, cataplexy of awakening, postdormital chalastic fits, sleep numbness, nocturnal paralysis oder hemiplegia.

Augmentation *(f)*. Vermehrung. In der Psychopharmakotherapie: Zugabe von weiteren Substanzen (B, C...), um die Wirkung von Substanz A zu verbessern.
e: augmentation.

Auguste D. geb. 16.5.1850 Kassel, gest. 8.4.1906 Frankfurt/M. Voller Name: Auguste Deter. Wurde 1901 in die Städtische Irrenanstalt Frankfurt aufgenommen, wo sie bis zu ihrem Tode blieb. Erste Patientin, an welcher nach ihrem Tode eine ►Alzheimer-Demenz festgestellt worden ist. Theaterstück «Die Akte Auguste D.» (2003) von K. u. U. Maurer behandelt ihr Schicksal.

Aura *(f)*. (Galen). »Luftzug«. »Leichte Brise«. Subjektive Erlebnisse, die vor dem eigentlichen Beginn eines epileptischen Anfalls für einige Sekunden auftreten und an die nach dem Anfall eine Erinnerung besteht. Es werden Farbflecke, Blitze oder Sterne gesehen, Geräusche oder Töne gehört, Gerüche oder Missempfindungen wahrgenommen, oder es treten Makropsien oder Mikropsien auf; auch abnorme Glücks- oder Angsterlebnisse kommen vor. Kommt vor großen epileptischen Anfällen, insbesondere aber vor psychomotorischen Anfällen vor. – Nach einer anderen Systematik werden die subjektiven Erlebnisse kurz vor dem Anfall (hier als Aura beschrieben) zum Anfall selbst gerechnet. Als Aura werden dann die besonderen Erlebnisse in den Stunden davor bezeichnet. Historisch: Die Erstbeschreibung stammt von Aretaeus von Kappadozien. Galen gab den Erlebnissen den Namen Aura.
e: aura. *fr:* aura

Aura, akustische *(f)*. Von Gehörstäuschungen begleitete Aura (Dröhnen, Donner, Glockenläuten).
e: acoustic aura. *fr:* aura acoustique

Aura cantora *(f)*. ►Aura mit Singen.

Aura cursativa *(f)*. Epileptische Aura mit Laufbewegungen.
e: aura cursoria. *fr:* aura cursativa

Aura, epigastrische *(f)*. Aura mit einem »aufsteigenden Gefühl« vom Magen her oder mit Magenschmerzen. Kann auch isoliert ohne nachfolgenden epileptischen Anfall auftreten und wird dann als ►Moore'sches Syndrom bezeichnet.

Aura, epileptische *(f)*. ►Aura.

Aura, gustatorische *(f)*. Aura mit Geschmacksempfindungen, Kau- und Schmatzbewegungen. ►Unzinatus-Anfälle.
e: gustatory aura. *fr:* aura gustative

Aura, hysterische *(f)*. Einem hysterischen Anfall vorausgehende Erscheinungen: krampfähnliche Zuckungen, Empfindungen eines sich zuschnürenden Halses u. a.
e: hysteric aura. *fr:* aura hystérique

Aura logorrhoica *(f)*. Aura mit raschem Redefluss.
e: logorrhoic aura. *fr:* aura logorrhéïque

Aura, olfaktorische *(f)*. Aura mit Geruchsempfindungen.
e: olfactory aura. *fr:* aura olfactive

Aura, optische *(f)*. Aura mit Gesichtstäuschungen (Blitze, Sterne, Gestalten), Mikropsie oder Makropsie.
e: optical aura. *fr:* aura visuelle

Aura procursiva *(f)*. Aura mit ▸Fugue(s).
e: procursive aura. *fr:* aura procursive

Aura, psychointellektuelle *(f)*. (W. G. Penfield). Aura eines epileptischen (meist psychomotorischen) Anfalles mit traumhaftem Erleben i. S. von ▸Déjà-vu-Erlebnissen, ▸Jamais-vu-Erlebnissen, ▸Depersonalisation, Makropsie und Mikropsie. Lässt sich auch experimentell durch direkte Reizung des Corpus amygdaloideum (W. G. Penfield und Rasmussen) hervorrufen.

Aura, sensible *(f)*. Aura mit Körpermissempfindungen.
e: sensible aura. *fr:* aura sensitive

Aura, vasomotorische *(f)*. Aura mit Herzsensationen, Blutdruckanstieg oder -abfall, Hitzegefühl.
e: vasomotor aura. *fr:* aura vasomotrica

Aura vertiginosa *(f)*. Aura mit Drehschwindel, Gefühl des Fallens oder Schwebens.
e: vertiginous aura. *fr:* aura vertigineuse

Aura, vestibuläre *(f)*. ▸Aura vertiginosa.

Aura, viszerale *(f)*. ▸Aura, epigastrische.
e: visceral aura. *fr:* aura viscérale

Ausdruck *(m)*. 1. Allgemein: körperliche Zeichen, aus denen Seelisches zu erkennen ist (Physiognomie, Körperbautypus u. a.). 2. I. e. S. »Ausdrucksbewegungen«, die Rückschlüsse auf Seelisches zulassen (Schrift, Sprache, Mienenspiel, Gebärden u. a.).
e: expression. *fr:* expression émotionnelle

Ausdrucksshader *(m)*. (J. Klaesi). Triebkonflikte von Neurotikern, die sich im Ausdruck verraten. Sie zeigen sich durch »Uneinheitlichkeit und Abschüssigkeit der Grundstimmung, die sich in Disharmonien der Architektur der Ausdrucksbewegungen, in Fehlleistungen (Verlesen, Versprechen, Verhören, Verschreiben, Straucheln, Verunfallen) und Zwangsantrieben kundtun«.
e: expressive slips.

Ausdruckskrankheiten *(f, pl)*. (Th. v. Uexküll). Syn. für ▸Konversionshysterie und ähnliche Störungen, soweit die Symptome in ihrer »Sprache« Konflikte zum »Ausdruck« bringen und nicht zu läsionellen Veränderungen des Körpers führen. Wird den ▸Bereitstellungskrankheiten gegenübergestellt.
e: conversion disorders, hysterical neuroses, conversion type.

Ausdrucksverarmung *(f)*. Verringerung der Fähigkeit, durch Ausdrucksbewegungen die innere Gestimmtheit und Gefühlsvorgänge sichtbar zum Ausdruck zu bringen. Findet sich in erster Linie beim Parkinson-Syndrom.
e: expression deficiency. *fr:* appauvrissement d'expression

Ausdruckssymptome *(n, pl)*. Symptome bei Schizophrenie, die nicht zu den ▸Symptomen 1. und 2. Ranges nach K. Schneider rechnen.

Ausgangspersönlichkeit *(f)*. Syn. für ▸Primärpersönlichkeit.

ausgeflippt *(a)*. Im Drogenjargon Bez. für Folgen längerer Abhängigkeit von Drogen, insbesondere bei Jugendlichen: Verlust sozialer Beziehungen (z. B. zu Elternhaus, früheren Freunden usw.) und Abbruch von Lehre, Schule oder Studium.

Ausgrenzung *(f)*. Bez. der 68er-Bewegung, durch welche die Bildung sozialer Randgruppen erklärt werden sollte. Sozialer Vorgang, durch den Personen, die sich der allgemein anerkannten Verkehrs-, Sitten- und Arbeitswelt und einer bürgerlichen Vernunftwelt widersetzen, ausgeschieden und gewöhnlich in eigenen Institutionen verwahrt werden: Bettler, Vagabunden, Besitz- und Arbeitslose, Verbrecher, politisch Auffällige, Prostituierte, Wüstlinge, mit Lustseuchen Behaftete, Sonderlinge, Alkoholiker, Verrückte u. a.

Auslösemechanismen, angeborene (AAM) *(m, pl)*. (K. Lorenz). In der Verhaltensforschung: Auslöser festgelegter Verhaltensweisen, die in Verbindung mit bestimmten Umweltereignissen stehen.
e: inborn releasing mechanism. *fr:* mécanisme inné de libération, mécanisme inné de libération

Auslöser *(m)*. 1. Allgemein: Derjenige, der ein Pfand auslöst. 2. In der Fotografensprache: der Schalter, mit welchem ein fotografischer Vorgang ausgelöst, aber nicht verursacht wird. 3. In übertragener Bedeutung von (2) derjenige Schlüsselreiz, welcher einen Vorgang auslöst, ohne ihn zu verursachen. Urbild ist der ▸Pawlow'sche Hund, welcher auf ein Klingelzeichen hin Speichel produziert. Solcher Schlüsselreiz kann in einem Pingpong zwischen Signalgeber und Signalempfänger immer mehr verfeinert und verfremdet werden. Vgl. ▸Dreiphasentheorie der Neurosenentstehung, ▸Konditionierung, klassische, ▸Reflex, bedingter.
e: stimulus.

Ausnahmezustand *(m)*. Akut auftretendes, rasch verschwindendes psychotisches Bild mit lebhafter Symptomatik. Der Ausdruck beinhaltet nichts Bestimmtes. Er wird verwendet, wenn die genauere Art und Symptomatik eines gegebenen Zustandes (noch) unklar sind; organische, epileptische, hysterische Ausnahmezustände kommen vor. Während des Ausnahmezustandes sind Gewalttaten, Brandstiftungen, unmäßiger Alkoholgenuss, ▸Fugue(s) möglich.
e: (organic, epileptic, hysterical) derangement. *fr:* condition exceptionelle, état d'absence (épileptique)

Ausscheidungsstörungen: *(f, pl)*. ▸Störungen der Ausscheidung. Im amer. Original von DSM-III-R-V blieb die Bez. stets gleich. In der dt. Übersetzung DSM-IV wurde sie verändert.
e: elimination disorders.

Ausschlusskriterien *(n, pl).* Solche ►Kriterien einer psychischen Störung, mit welchen sich eine psychische Störung gegenüber anderen psychischen Störungen abgrenzen lässt. Ein Ausschlusskriterium der ►Schizophrenie ist z. B.: Fehlen einer Episode mit manischen oder depressiven Erscheinungen, oder diese war im Vergleich zur Dauer der psychotischen Symptome zeitlich nachher vorhanden und nur von kurzer Dauer. ►Einschlusskriterien, ►Saint-Louis-Gruppe.
e: criterion of exclusion. *fr:* critères d'exclusion

Außenfürsorge *(f).* Fürsorge vorwiegend für psychiatrisch Kranke im Anschluss an eine Behandlung in einem psychiatrischen Krankenhaus. Ziele sind: Vorbeugung und Abbau sekundärer Behinderungen (►Institutionalismus); Verhinderung von Verschlechterungen, Rückfällen und Wiederaufnahmen; Schaffung eines beschützten Milieus für chronisch Kranke, die im normalen Berufsleben und in der Gemeinde nicht mehr selbstständig existieren können (H. Häfner). Wird durchgeführt durch Psychiater oder besonders ausgebildete Sozialarbeiter, teilweise in besonderen Beratungsstellen oder unter Mithilfe von Vereinen, Organisationen, Instituten, Gemeinden und Familien. Die Bez. wird in dieser Form nur noch selten verwendet.
e: external welfare, psychiatric social work.
Syn.: offene Fürsorge, nachgehende Fürsorge, psychiatrische Sozialarbeit. *fr:* assistence des malades ambulatoires

außersinnliche Wahrnehmung *(f).* (Ch. Richet, 1850–1935). Übergeordneter Begriff für paranormale Wahrnehmungen, die ohne normalen Sinnesreiz gemacht werden, z. B. Hellsehen, Telepathie und andere parapsychologische »Wahrnehmungen«. Beim Hellsehen werden mehr Ereignisse in der realen Welt, bei der Telepathie Gedanken und innerseelische Vorgänge eines anderen Menschen wahrgenommen.
e: extra-sensory perception, cryptesthesia.
Syn.: Kryptoskopie, Kryptästhesie. *fr:* perception extra-sensorielle, cryptesthésie

Autenrieth, Johann Heinrich Ferdinand geb. 20.10.1772 Stuttgart; gest. 3.5.1835 Tübingen. Tübinger Prof. der Anatomie, Physiologie, Chirurgie und Geburtshilfe, ab 1822 Kanzler der Tübinger Universität. Äußerte sich zu psychiatrischen Fragen in Vorlesungen, Gutachten und Bemerkungen in anderen Schriften. Hinterliess außer einer organisatorischen Fragen gewidmeten Schrift (»Ueber die im Clinicum in Tübingen getroffenen Einrichtungen für Wahnsinnige«, 1807/08) keine psychiatrischen Schriften. 1805 Gründung der ersten Universitätsabteilung der Welt für psychisch Kranke mit Unterricht am Krankenbett. Hatte eine biologische Auffassung von der Geisteskrankheit (Vorlesungsmitschriften). Folgte in der Behandlung dem Erziehungsideal der Aufklärung (»Denn Irre gebärden und betrachten sich in sehr vielen Stücken wie ungezogene und boshafte Kinder.«). Der Kranke soll schrittweise mit den Methoden der Pädagogik zur Vernunft erzogen werden. Erfand Pallisadenzimmer, Autenrieth'sche Maske und Birne (s. d.).

Autenrieth'sche Birne (►Autenrieth, 1807). »Bändigungsmittel« (Kraepelin) für unruhige psychisch Kranke. Aus hartem Holz gedrechselter Knebel, der mit Riemen am Kopf befestigt wurde und den Kranken am Sprechen und Schreien hindern soll.

Autenrieth'sche Maske (►Autenrieth, 1807). Zwangsmittel für überlaute psychisch Kranke, das jeweils für einige Stunden angewendet werden konnte. Aus Schuhsohlenleder gefertigte Maske mit Öffnungen für Augen und Mund, aber so, dass der Mund nicht zum Schreien geöffnet werden konnte. Gleichzeitig Fesselung der Arme. Ihr Zweck sei »das vernunftlose Schreien oder das vorsätzliche laute Heulen und Jammern [...] zu unterbrechen [...]. Bei Anwendung dieses komischen Mittels entsteht bei dem Irren gleichsam ein gewisser Ärger, dass sein Eigensinn doch überwunden worden sei« (Autenrieth).

Autismus *(m).* (E. Bleuler, 1911). Rückzug aus dem Leben der Gemeinschaft in selbst gewählte Einsamkeit. Autisten sind schweigsam und still, wie von einer Glaswand umgeben. Die Außenwelt verliert ihren Aufforderungscharakter. Sie leben in einer eigenen Gedanken- und Vorstellungswelt. Dabei bleibt der sachliche Konnex bei großer emotionaler Leere völlig unbeeinflussbar. Ursprünglich von Bleuler als typisches, nur der Schizophrenie zugeordnetes Symptom mit den Worten beschrieben: »Loslösung von der Wirklichkeit zusammen mit dem relativen oder absoluten Überwiegen des Binnenlebens.« Später wurde der Begriff mehr im weiteren Sinne von »Selbstbezogenheit« verwendet. Während für schizophrene Autisten Leidenslosigkeit hervorgehoben wird, leiden neurotische Autisten unter der Einsamkeit. Auch bei hirnorganischen Störungen bekannt. In schwächerer Ausprägung auch als normale Charaktervariante.
e: autism.

Autismus, atypischer *(m).* Verhalten wie bei frühkindlichem Autismus (s. d.), das jedoch eventuell lange nach dem frühkindlichen Lebensalter erstmalig in Erscheinung tritt.
e: atypical autism.

Autismus, frühkindlicher *(m).* (L. Kanner, 1943). Von der frühesten Kindheit an mehr oder weniger unverändert bestehende autistische Einsamkeit. Schon im Säuglingsalter seltsam in die Ferne gerichteter Blick und geringes Bedürfnis nach emotionaler Kontaktaufnahme; zwanghafte Spielgewohnheiten. Ein Drittel der Kinder zeigt Sprachretardierung, die Mehrzahl lernt sehr früh sprechen, dabei

aber Spracheigentümlichkeiten, Wiederholen schwieriger Wörter. Prognose: Das ganze Leben wird vom Autismus geprägt. Die Sprachgehemmten verbleiben sozial isoliert, die Sprechenden gelangen zu bescheidener sozialer Anpassung. Häufigkeit: ca. 5/10.000 Kinder. – In DSM-III unter dieser Bez. enthalten. In DSM-III-R und DSM-IV unter jeweils veränderten Kriterien, jedoch wesentlich gleichbleibendem Inhalt in Autistische Störung umbenannt. In DSM-V nicht als eigenes Syndrom aufgeführt, sondern mit anderen Autismen als ►Autismus-Spektrum-Störung zusamengefasst. – Es bestehen Ähnlichkeiten zur autistischen Psychopathie im Kindesalter (Asperger), jedoch sind Heredität, Manifestation und Verlauf verschieden.
e: early infantile autism, Kanner's early autism, Infantile Autism (DSM-III), Autistic Disorder (DSM-III-R/IV). – (ICD-10: F84.0).
Syn.: Kanner-Syndrom, Kanner-Autismus. *fr:* autisme infantile précoce, autisme infantile, autisme précoce (de Kanner)

Autismus-Spektrum-Störung: *(f)* 1. In DSM-V Sammelgruppe von verschiedenen Störungen mit ►Autismus. Gemeinsames Merkmal ist das Bestehen von Autismus bereits in der Kindheit. Es kommt zu empfindlichen Störungen im Zusammenleben mit anderen Menschen, was DSM-V Störungen der ►Kommunikation (2) nennt. Einzelne festgelegte Verhaltensabläufe werden in gleicher Weise häufig wiederholt. Je nach Lebensalter, nach dem Stand der Entwicklung und dem Ausmaß autistischen Verhaltens kann das Gesamtbild unterschiedlich sein. Das soll mit ►Spektrum zum Ausdruck gebracht werden. 2. Zur Gruppe gehören: frühkindlicher Autismus (Kanner-Syndrom), Atypischer Autismus (s. d.), tief greifende Entwicklungsstörung (s. d.), Desintegrative Störung im Kindesalter (Dementia infantilis Heller), ►Asperger-Syndrom, ►Rett-Störung.
e: Autism Spectrum Disorder.

autistisch *(a).* Selbstisch. Sich auf ►Autismus beziehend. Ohne Kontakt zu anderen.
e: autistic. *fr:* autiste

autistische Psychopathie im Kindesalter ►Psychopathie, autistische, im Kindesalter.

Autistische Störung (*w*). Syn. von DSM-III-R und -IV für ►Autismus, frühkindlicher.

autistisches Denken *(n).* Syn. für ►autistisch-undiszipliniertes Denken.

autistisch-undiszipliniertes Denken *(n).* (E. Bleuler). Syn. für ►Denken, dereistisches. »Autistisch« ist hier nur in einem weiteren Sinne von Selbstbezogenheit gemeint.
e: autistic thinking. *fr:* pensée autistique

Autoanamnese *(f).* Seltenes Syn. für ►Eigenanamnese.

autochthone Ideen *(f, pl).* (C. Wernicke). Obsol. Bezeichnung für Denkstörung. »Die Kranken bemerken das Auftauchen von als ihnen fremd, nicht ihnen gehörig empfundenen Gedanken.« Entspricht dem Phänomen der ►Gedankeneingebung. Vorkommen bei Schizophrenie.
e: autochthonous idea.

Autoecholalie *(f).* (E. Stransky). Mechanische Wiederholung selbst gebildeter Worte. ►Echolalie.
e: autoecholalia. *fr:* autoécholalie

Autoerastie *(f).* Syn. für ►Autoerotismus.

Autoerotik *(f).* Erotik ohne Bezug auf einen Partner. Oberbegriff für Masturbation und Narzissmus.

Autoerotismus *(m).* (Havelock Ellis, 1899). »Spontane sexuelle Erregung, die ohne direkten oder indirekten äußeren Reiz durch eine andere Person zustande kommt.« Freud hat die Bez. aufgegriffen, um damit das normale Frühstadium der narzisstischen Libido zu beschreiben. Als Beispiel wählte er das Lutschen (Wonnesaugen) der Säuglinge, das in sich selbst Befriedigung finde, obwohl an den Akt der Nahrungsaufnahme, dem es entstamme, nur eine Erinnerung bestehe. In analoger Weise entferne sich auch die Sexualität von der Form lebenserhaltender Funktionen, an die sie ursprünglich angelehnt war. Freud (GW V, 82) betont, dass in der Psychoanalyse nicht die Genese, sondern die Beziehung zum ►Objekt, die beim Autoerotismus fehlt, das Wesentliche sei. H. Ellis habe die Bez. kompromittiert, weil er sie mit Hysterie und allen Formen der Masturbation verbunden habe. – Autoerotismus wird – inkorrekt – gelegentlich mit ►Masturbation gleichgesetzt. Durch Masturbation kann jedoch evtl. eine autoerotische Libido abgeführt und befriedigt werden.
e: autoerotism, autoeroticism. *fr:* auto-érotisme

Autofetischismus *(m).* (M. Hirschfeld). ►Fetischismus nicht mit fremden, sondern mit eigenen Gegenständen.
e: autofetishism. *fr:* auto-fétichisme

autogenes Training *(n).* (J.H. Schultz). Unter ärztlicher Anleitung erlernbare Methode der »konzentrativen Selbstentspannung«. Durch stufenweise erlernbare Entspannungsübungen gelingt eine zunehmende autosuggestive Beeinflussung der unwillkürlichen Körperfunktionen. Die Methode findet Anwendung zur Erholung, zu innerem Spannungsausgleich, zur Leistungssteigerung, Gedächtnissteigerung, Schmerzbeeinflussung und Selbstbeherrschung. Evtl. als Gruppentraining anwendbar.
e: autogenic training. *fr:* entraînement autogène, training autogène

Autognosie *(f).* Selbsterkenntnis durch Introspektion.
e: autognosis. *fr:* autognosie

Autohypnose *(f)*. Selbsthypnose. Hypnose durch Autosuggestion. Alte Technik der psychischen Selbstbeeinflussung und z. B. im Yoga enthalten. Als therapeutische Methode zuerst von Levy angewendet. Als umfassende, für mitteleuropäische Verhältnisse geeignete Methode von J. H. Schultz im ►autogenen Training ausgebaut. ►Ablationshypnose.
e: autohypnosis. *fr:* auto-hypnose

autohypnotische Amnesie *(f)*. ►Amnesie, autohypnotische.

Autokannibalismus *(m)*. 1. Stoffwechselprozess bei Sepsis. Wenn alle Glukose verstoffwechselt ist, wird die eigene Muskulatur abgebaut. 2. Verhalten von Kranken mit koronarer Herzkrankeit, die trotz Hyperlipidämie weiter reichlich lipidhaltige Nahrung verzehren. 3. Sexuell erregende Phantasie, von anderen gegessen zu werden. 4. Syn. für ►Kannibalismus, sexueller. 5. Syn. für ►Erysichthon-Syndrom.
e: autocannibalism.

Automasochismus *(m)*. Sexuelle Befriedigung im Zusammenhang mit Selbstbeschädigung und Selbstverletzungen.
e: automasochism. *fr:* auto-masochisme

automatisches Schreiben *(n)*. Schreiben ohne Wollen oder Absicht des Schreibers. In der Folge des ►Spiritismus entstandene Methode, nach der geeignete ►Medien in Trance scheinbar nach dem Diktat von Geistern Bücher und anderes schreiben. Es handelt sich um einen systematisierten Zugang zum Unbewussten, der von den Psychologen F. Myers (1885) und W. James (1885) erstmalig zur Gewinnung wissenschaftlicher Erkenntnis benutzt wurde, später auch von ►Janet.
e: automatic writing. *fr:* écriture automatique

Automatismen, hypobulische *(m, pl)*. (E. Kretschmer). Von »niederen Zentren« gesteuerte, »unterhalb des Willens« ablaufende Ausdrucksbewegungen wie rhythmisches Singen, Schreiben, Tanzen, Schütteln, auch Schreck- und Angsthaltungen.

Automatismus *(m)*. Allgemein: Das Ausführen komplexer Handlungen, ohne dass der Betreffende sie beabsichtigt hat, oft ohne sich ihrer bewusst zu sein und sich später daran zu erinnern. Voraussetzung hierfür ist ein Zustand herabgesetzter oder aufgehobener Selbstkontrolle. Vorkommen in mehreren verschiedenen Bereichen: 1. (E. Bleuler). Unwillkürliche Funktionsabläufe, z. B. Gehen, Radfahren. Ferner auch Nesteln, Wischen, Kauen, Schmatzen, Schlucken, die als isolierte Automatismen bei psychomotorischen oder fokalen Anfällen beobachtet werden. 2. Nicht der freien Willensbestimmung unterworfenes Handeln, wie es in Form von ►Tics bei Neurotikern und von ►Bewegungsstereotypien bei alten schizophrenen Anstaltsinsassen vorkommt. ►Befehlsautomatie. 3. In der frz. Psychiatrie wird die Bedeutung von Automatismen für das normale psychische Leben besonders betont (automatisme psychologique normal). Es wird darauf hingewiesen, dass Einfälle von Gedanken, Vorstellungen, Erinnerungen und Gewohnheiten nur zu einem geringen Teil von der Aufmerksamkeit bewusst gesteuert werden, im Übrigen aber automatisch verlaufen. Einige rechnen Träume und die Vorgänge von Intuition und Inspiration zu den Automatismen. Pathologische Formen ►Automatismus mentalis.
e: automatism. *fr:* automatisme

Automatismus ambulatorius *(m)*. In der 2. Hälfte des 19. Jh. (z. B. ►Charcot) häufig verwendete Bez. für ►Dämmerzustände. Man unterschied traumatische, epileptische und hysterische Formen. Vgl. a. ►Fugue(s).
e: ambulatory automatism. *fr:* automatisme ambulatoire

Automatismus ambulatorius alcoholicus *(m)*. Alkoholdämmerzustand chronischer Trinker, bei dem sie nach außen hin verhältnismäßig unauffällig weite Wege zurücklegen können. Für diesen Zustand tritt eine zeitlich scharf begrenzte Amnesie auf. ►Dämmerzustand. *fr:* automatisme ambulatoire alcolique.

Automatismus ambulatorius vigile Syn. für Vigilambulismus.
e: vigil ambulatory automatism. *fr:* automatisme ambulatoire vigile

Automatismus mentalis (G. de Clérambault, 1920–1926). Psychopathologisches Syndrom, bei dem ein Kranker Phänomene des geistigen Lebens nicht zu sich selbst in Beziehung setzt und daher als automatisch empfindet. Der Kranke meint, er selbst oder sein Gehirn werde von außen beeinträchtigt, fremde Gedanken würden ihm eingegeben, seine Gedanken würden wiederholt, sein Tun werde von kommentierenden oder befehlenden Stimmen begleitet; das Denken reißt unmotiviert ab, oder es stellen sich unmotivierte, bizarre Einfälle ein. Dazu können sich Bewegungsautomatismen gesellen: unwillkürliche Gestik, Grimassieren des Gesichts, Verkrampfungen, leeres Wiederholen von Worten. Auch Leibsensationen können hinzukommen: das Gefühl des Elektrisiertwerdens oder Bestrahltwerdens, des Verlustes ganzer Organe oder des sexuellen Mißbrauchtwerdens. Der Kranke kann unter dem Eindruck einer Entmächtigung (dépossession nach Levi-Valensi) stehen. Vorkommen: im Beginn einer Schizophrenie, bei akuten körperlich begründbaren Psychosen, im Beginn klassifizierbarer Wahnpsychosen. Seit einem Kongress der frz. Irrenärzte (1927) über dieses Thema hat sich in Frankreich die Bez. »Syndrome de Clérambault« durchgesetzt. – Trotz der großen Bedeutung für die frz. Psychiatrie ist das Konzept weder von der dt. noch von der amer. Psychiatrie übernommen worden. Die aufgezählten Phänomene werden

fast ausschließlich zu den ►Symptomen 1. Ranges der Schizophrenie (K. Schneider) gerechnet, ohne in einem besonderen Syndrom zusammengefasst zu werden.
e: mental automatism.
Syn.: Clérambault-Syndrom. *fr:* automatisme mental, syndrome d'automatisme mental Clérambault

Automatismus, partieller *(m).* (P. Janet, 1886). Automatismus, bei dem ein Teil der Persönlichkeit vom Bewusstsein abgespalten ist und eine eigene, autonome Entwicklung nimmt. Als Beispiele gelten: Bewegungen der Wünschelrute, ►Spiritismus, mediale Fähigkeiten, ►Zwangserscheinungen, fixe ►Ideen, ►Halluzinationen u. a.
e: partial automatism. *fr:* automatisme partiel

Automatismus, psychischer *(m).* 1. (P. Despine, 1868). Sehr komplexe und intelligente Handlungen, die zu einem Ziel gelangen, das vollkommen spezifisch und den Umständen angemessen ist; Handlungen, die genau jenen gleichen, die bei anderen Gelegenheiten das Ich dem gleichen Apparat befiehlt. 2. (P. Janet, 1889). Psychisches Phänomen des ►Automatismus, soweit es ein gewisses Bewusstsein voraussetzt. Es werden totaler und partieller Automatismus (s. d.) unterschieden. Janets Werk »L'Automatisme psychologique« wurde als Klassiker empfunden, weil es viele psychische Erscheinungen unter einer einigenden Leitidee erklärte und zugleich zu neuen Fragen anregte. Der Hauptgedanke wirkte befruchtend auf viele Zweige der Psychopathologie; die Bez. selbst wird aber außer bei ►Zwangserscheinungen auch in der frz. Psychiatrie nicht mehr verwendet.
e: psychic automatism. *fr:* automatisme psychologique

Automatismus, totaler *(m).* (P. Janet, 1886). Die ganze Person betreffender ►Automatismus, z. B. ►Katalepsie.
e: total automatism. *fr:* automatisme total

Automatismusverlust *(m).* (L. Süllwold, 1977). ►Basisstörung bei Schizophrenen: der Verlust automatischer Fertigkeiten. Die Notwendigkeit, auch kleine alltägliche Handlungsabläufe, z. B. Haarekämmen oder Rasieren, mit bewusster Maximalaufmerksamkeit auszuführen.

Automatose-Syndrom *(n).* Subjektives Erleben einer Ohnmacht des Bewegungsimpulses. Normalerweise willkürlich ausgeführte motorische Akte treten ohne und gegen den Willen der Person auf. Die Bewegungen werden zwanghaft, ichfremd oder »automatisch« erlebt. Vorkommen bei ►Schizophrenie und bei Vergiftung mit ►Haschisch.

Automonosexualismus *(m).* Auf die eigene Person sich beziehende sexuelle Spannung, die jedoch nicht mit Masturbation verbunden wird.
e: auto-monosexualism. *fr:* auto-monosexualisme

Automorphismus *(m).* Neigung, das Verhalten anderer nach eigenen Maßstäben zu beurteilen.
e: automorphism. *fr:* automorphisme

Automutilation *(f).* Syn. für ►Selbstbeschädigung.

Automutilation, dissoziative *(f).* Sich wiederholende Selbstverletzungen, die unterhalb der Bewusstseinsschwelle ausgeführt werden. (►dissoziativ): ►Nägelkauen, Hautkratzen, ►Trichotillomanie, Hautschnitte, Verbrennungen.

Automysophobie *(f).* Zwanghafte Vorstellung, unsauber zu sein oder übel zu riechen. Evtl. bei ►Zwangsneurose.
e: auto-mysophobia. *fr:* auto-mysophobie

Autonomasie *(f).* Besondere Form der amnestischen Aphasie. Unfähigkeit oder Schwierigkeit, Substantive ins Gedächtnis zu rufen.
e: autonomasia. *fr:* autonomasie

Autonomie. *(f).* 1. In der griechischen Antike bei Herodot die innere und äußere Freiheit als Gegensatz zur Fremdherrschaft. 2. In der Psychotherapie die Selbstständigkeit von Patienten hinsichtlich ihrer Ziele, Lebenspläne und Wünsche, vom Psychotherapeuten zu beachten und im Gegensatz zu einer Fremdbestimmung durch die Wertvorstellungen des Psychotherapeuten. 3. Häufig genanntes Therapieziel in der Psychotherapie, nämlich die innere Unabhängigkeit und Selbstverantwortung zu erreichen. Vgl. ►Abhängigkeitsbeziehung, ►anale Phase, ►Strukturalismus, europäischer.
e: autonomia.

autonome Motilitätspsychosen *(f, pl).* Seltene Bez. für ►Motilitätspsychose, akinetische und hyperkinetische.

Autophagie *(f).* Verzehren von Fleisch oder Teilen des eigenen Körpers oder Verlangen danach.

Autophilie *(f).* Syn. für ►Narzissmus. Selbstliebe.
e: autophilia. *fr:* autophilie

Autophobie *(f).* Krankhafte Furcht, allein zu sein.
e: autophobia. *fr:* autophobie

Autophonomanie. *(f).* Seltene Bez. für Selbsttötungswunsch. ►Suizid.
e: autophonomania. *fr:* manie du suicide

Autoplastie *(f).* (S. Freud). Veränderungen der eigenen seelischen Struktur bei der Auseinandersetzung mit der Außenwelt. Die abgewiesene reale Welt wird vom Kranken zur eigenen »Ersatz«welt »umgearbeitet«. Alloplastie ist im Gegensatz hierzu die Anpassung an die Außenwelt durch Objektionierung der Libido. Freud erläutert mit den Begriffen Autoplastie und Alloplastie den Unterschied zwischen Psychose und Neurose: »Bei der Neurose [wird] ein Stück Realität fluchtartig gemieden, bei der Psychose aber umgebaut. Oder: bei der Psychose folgt auf die anfängliche Flucht eine aktive Phase des Umbaues, bei

A

der Neurose auf den anfänglichen Gehorsam ein nachträglicher Fluchtversuch.«
e: autoplasty. *fr:* autoplastie

autoplastisch *(a).* (S. Freud). Veränderung der eigenen seelischen Struktur durch Verlagerung der Libido. ▸alloplastisch. Besondere Form der Anpassung oder Reaktion.
e: autoplastic. *fr:* autoplastique

Autopsie, psychische *(f).* Erarbeitung der Lebensentwicklung und psychischen Situation eines Menschen nach seinem Tode, insbesondere nach Selbsttötung.
e: psychological autopsy.

autopsychisch *(a).* (C. Wernicke). Sich auf die Vorstellung vom eigenen Ich beziehend. Das sich auf die eigene Persönlichkeit beziehende autopsychische Bewusstsein macht zusammen mit dem allopsychischen und somatopsychischen Bewusstsein das Gesamt des Bewusstseins aus, in dem die Vorstellungen reihenweise erregt werden. Teil eines nicht mehr gebräuchlichen Konzepts.
e: autopsychic. *fr:* autopsychique

Autopsychose *(f).* (C. Wernicke). Geistesstörung mit einer Verfälschung der Vorstellung über die eigene Person. Die Störung liegt damit nach der von Wernicke begründeten ▸Sejunktionstheorie auf dem Gebiet des autopsychischen Bewusstseins. Eine moralische Autopsychose entsprach z. B. der »moral insanity«. Die Begriffe werden nicht mehr benutzt. ▸Allopsychosen.
e: autopsychosis. *fr:* autopsychose

Autopsychose, expansive, mit autochthonen Ideen *(f).* (C. Wernicke, 1900). Nicht mehr gebräuchliche Bez. für Psychose mit ekstatischem Glücksgefühl und Erhöhung der eigenen Person. Zu den charakteristischen Erscheinungen gehören das Auftreten autochthoner Ideen (z. B. Eingebungen von Gott) und vasomotorischer Störungen sowie ein Verlauf in kurz dauernden Phasen mit günstigem Ausgang. Entspricht der ▸Glückspsychose bei K. Leonhard. Von A. Bostroem (1920) wurde eine nahe Beziehung zur manisch-depressiven Erkrankung festgestellt.

Autopsychose, progressive *(f).* Von K. Kleist verwendetes Syn. für das später von Leonhard als expansive Schizophrenie (s. d.) bezeichnete Krankheitsbild.
e: progressive autopsychosis. *fr:* autopsychose progressive

Autorepräsentation, apperzeptive *(f).* (Petit). Altes Syn. für ▸Halluzinationen, psychische.

Autoritätskonflikt *(m).* Wiederholter Streit mit Vorgesetzten und anderen Autoritätspersonen als Folge einer neurotischen Beziehung zu ihnen. Nach psychoanalytischer Lehre handelt es sich um die Fortsetzung des ödipalen Konkurrenzstreites mit dem Vater (▸Ödipuskomplex) gegenüber Vaterfiguren oder dem eigenen ▸Über-Ich. Die Betroffenen arrangieren sich immer wieder Situationen, welche Vorgesetzte usw. in die Rolle des autoritären Vaters zwingen. Das ständige Streitsuchen dient dem Ich zur Vermeidung des Bekenntnisses, dass man eigentlich geliebt werden möchte, sowie der Abwehr von Wünschen nach Sicherheit, Liebe und homosexueller sowie masochistischer Befriedigung.
e: authority conflict.

Autoritätstherapie *(f).* 1. (E. Stransky). Therapie, in welcher der Therapeut bewusst die Rolle einer väterlichen Autorität übernimmt. Obsolet. 2. Formen der Therapie, in denen – unbemerkt – ein Subordinationsverhältnis unter eine Autorität wirksam ist.
e: medical authority therapy. *fr:* thérapie d'autorité médicale, thérapeutique basée sur autorité

Autosadismus *(m).* Seltenes Syn. für Masochismus.
e: auto-sadism. *fr:* auto-sadisme

Autoskopie *(f).* Syn. für ▸Heautoskopie.

autosomale Trisomie 21 *(f).* Syn. für ▸Down-Syndrom.

Auto-Stereotyp *(n).* Vorstellung, die jedes Mitglied von den Eigenschaften einer Gruppe (Volk, Rasse) hat, zu der es sich selbst rechnet. Z. B. schreibt sich der Wiener selbst das »goldene Wienerherz« zu. Interessante Einblicke ermöglichen Vergleiche zwischen Auto-Stereotypen und ▸Hetero-Stereotypen.

Autostimulation *(f).* Syn. für ▸Masturbation.

Autosuggestion *(f).* Suggestive Wirkung, die von der eigenen Person ausgeht, als Gegensatz zu Heterosuggestion. Darüber hinaus jede Beeinflussung des eigenen Willens und der eigenen Logik durch Affekte. Der Effekt wird von vielen psychischen Behandlungsformen genutzt, z. B. bei der ▸Coué'schen Methode. Auch das ▸autogene Training stützt sich auf Autosuggestion.
e: self-suggestibility, auto-suggestion. *fr:* auto-suggestion

Autotopagnosie *(f).* (A. Pick, 1908; 1915, 1922). Form einer ▸Körperschemastörung (1). Unfähigkeit, Teile des eigenen Körpers zu benennen oder zu zeigen. Unfähigkeit, die Stellung des Körpers oder einiger Teile oder der einzelnen Glieder zueinander zu bestimmen. Der Kranke ist z. B. nach sprachlicher Aufforderung trotz optischer Kontrollmöglichkeit nicht imstande, ein Auge oder seine Nase zu zeigen oder zu benennen. Vorkommen gewöhnlich kombiniert mit Aphasie oder Apraxie. Nach K. Poeck (1966) bestehen gleichzeitig schwere akute allgemeine Störungen der geistig-seelischen Tätigkeit wie Bewusstseinstrübung, Desorientiertheit oder Demenz.
e: autotopagnosia. *fr:* autotopagnosie

Aversion *(f).* Abneigung. Vermeidung von Unlust hervorrufenden Gegebenheiten. ▸Appetenz-Aversionsverhalten.
e: dislike, aversion. *fr:* aversion

Aversionskur *(f)*. Drastische Methode zur Behandlung des Alkoholismus. Das alkoholische Getränk wird zusammen mit einem Brechmittel (Apomorphin, Emetin) verabreicht mit der Absicht, einen bedingten Reflex zu bilden. Die Aversion verliert sich nach wenigen Monaten, deshalb Wiederholung nötig. ►Apomorphinkur, ►Emetinkur. Die Methode war zeitweilig weitverbreitet.
e: aversion conditioning treatment.
Syn.: Ekelkur, Verekelungsbehandlung. *fr:* traitement d'aversion, cure de dégoût

Aversionstherapie *(f)*. Besondere Form der Verhaltenstherapie, mit deren Hilfe sexuelle Paraphilien (Fetischismus, Transvestismus, Homosexualität) behandelt worden sind. Vorstellungen und Phantasien, die der jeweils vorhandenen unerwünschten sexuellen Neigung entsprechen, oder entsprechende Filmvorführungen wurden mit schmerzhaften elektrischen Schlägen verbunden. Die Absicht war, unerwünschte Verhaltensmuster mit unangenehmen Assoziationen zu belegen und somit zurückzudrängen. Auffrischung nach 1–2 Jahren notwendig. Die Therapie entfaltet ihre beste Wirkung bei Fetischismus. Die Methode trifft auf viele Vorbehalte. Vgl. Aversionskur.

Avolition. *(f)*. Willensstörungen. DSM-V hebt beim ►Schizophrenie-Spektrum hervor, dass die Willensbildung für motivierte, gewollte, sinnvolle Handlungen gestört sei. Ursprung: Das im Dt. bekannte schizophrene Phänomen ►Willenssperrung war als avolition ins Engl. übersetzt worden. Bei Rückübersetzungen wurde das nicht beachtet.
e: avolition

AWB ►Anwendungsbeobachtung.

Azedie *(f)*. Geistige Stumpfheit. Obsolet.

Azoman-Krampftherapie *(f)*. Auslösung von künstlichen epileptischen Anfällen zur Therapie mit Azoman. Nicht mehr übliche Methode. ►Cardiazolschockbehandlung.

B

Babinski, Joseph geb. 17.11.1857 Paris, gest. Nov. 1932 Paris. Neurologe in Paris. Als Sohn polnischer Eltern dort geboren. Seit 1890 Médecin des Hôpitaux. Schüler ►Charcots, beeinflusst von Duchenne de Boulogne. Wirkte an der ►Salpêtrière. Beschreiber des nach ihm benannten Zehenzeichens, mit dessen Hilfe er organische Symptome von hysterischen zu unterscheiden suchte. Engte den Begriff der ►Hysterie auf die Phänomene ein, welche durch ►Suggestion hervorgerufen und unterdrückt werden können (►Pithiatismus). Mitbegründer der frz. Neurologischen Gesellschaft, deren Präsident er später war. Klassische Arbeiten auf dem Gebiet der Sehnen-, Haut- und Abwehrreflexe, zumeist in der »Revue neurologique«. Herausarbeitung der klinischen Erscheinungen der Asynergie, Hypermetrie und Adiadochokinese.

Balbuties *(f)*. Syn. für ►Stottern.

Balint, Alice, geb. Székely-Kovács (geb. 1898 in Budapest, gest. 9.8.1939 in Manchester) Psychoanalytikerin. Arbeiten auf dem Gebiet der ►Ethnopsychoanalyse. Schülerin von ►Ferenczi und Geza Róheim. Ausbildung in Berlin ab 1919, dann Budapest. Beiträge zum psychoanalytischen Verständnis der Mutter-Kind-Beziehung aufgrund von ethnologischen Beobachtungen. Nach dem Tode Ferenczis versuchte sie, seine Lehre weiter zu verbreiten. Erste Ehefrau (ab 1921) von Michael Balint (s. d.).

Balint, Michael geb. 3.12.1896 Budapest, gest. 31.12.1970 London. Bedeutender Psychotherapeut. Nach Studium der Medizin und von Philosophie, Biochemie und vergleichender Sprachwissenschaft in Budapest (1914–1920) und in Berlin. Ab 1917 Hinwendung zur Psychoanalyse. Ausbildung bei Hanns ►Sachs in Berlin und ►Ferenczi in Budapest. 1935–1939 Direktor des Budapester psychoanalytischen Instituts. 1939 zusammen mit seiner Frau Alice Balint Emigration nach England. Ab 1950 an der Tavistock-Klinik London. 1968 Präsident der engl. psychoanalytischen Gesellschaft. Bekannt durch die Einrichtung der nach ihm benannten ►Balint-Gruppen. – Werke: »Primary love and psychoanalytic technique«, 1952; »Problems of human pleasure and behavior«, 1957; »Psychotherapeutische Techniken in der Medizin« (zusammen mit Enid Balint); »Der Arzt, sein Patient und die Krankheit«; »A Study of doctors«, 1966.

Balint-Gruppe. *(f)*. Organisierte Arbeitsgruppe von Ärzten, die ihre ärztlichen und vor allem psychotherapeutischen Erfahrungen unter Anleitung eines Gruppenleiters in regelmäßigen Sitzungen bespricht. Dient der Erhellung der Subjektivität des Arztes und soll ihm die Angst vor dem Patienten nehmen. – ►Michael Balint hatte 1949 bzw. 1956 zusammen mit Enid Balint als Erster derartige Seminare mit dem Thema »Seelische Störungen in der Praxis des Arztes« an der Tavistock-Klinik in London durchgeführt.
e: Balint group.

Ballistophobie *(f)*. Zwanghafte Angst vor Geschossen.
e: ballistophobia. *fr:* ballistophobie

Bamberger'sche Krankheit *(f)*. (H. v. Bamberger, 1859). Zuckende Bewegungen in den unteren Gliedmaßen, sobald der Boden berührt wird, wodurch eine dem Tanzen ähnliche Bewegung erzielt wird. Ursache unbekannt. Psychogene Bewegungsstörung? Nicht allgemein anerkanntes Krankheitsbild.
e: saltatory spasm.
Syn.: saltatorischer Reflexkrampf. *fr:* maladie de von Bamberger

Bambinos *(n, pl)*. Im Drogenjargon: Pillen, die Amphetamine enthalten (Benzedrin, Pervitin, Preludin, Captagon, Ritalin, Ephedrin u. a.)
e: bennies.

Baquet *(n)*. Wörtlich: Kübeln. Von ►Mesmer erfundene Technik zur Gruppenbehandlung mit ►animalischem Magnetismus. In der Mitte des Raumes steht ein verdecktes Gefäß (baquet) mit so viel Öffnungen, wie Patienten herumsitzen können. Jeder Patient ist mit dem Gefäß durch eine Eisenstange (zum kranken Körperteil führend) verbunden, alle untereinander durch eine Schnur. Der Magnetismus verbreitet nach Mesmers Theorie das heilende magnetische Fluidum auf alle gleichzeitig.

Barästhesie *(f)*. Seltene Bez. für Schwere- und Druckempfindung.
e: baresthesia. *fr:* barestésie

barästhetische Halluzination *(f)*. Syn. für ►Halluzination, propriozeptive.

Baragnosie *(f)*. Unfähigkeit, Gewichte zu schätzen. Wird dadurch bestimmt, dass Gewichte in die Hand gegeben werden.
e: baragnosis. *fr:* baragnosie

Barbituratautomatismus *(m)*. (R. Richards, 1934). Die nichtwillentliche (automatische) Einnahme von Schlaftabletten in einer Menge, die eine schwere Vergiftung verursacht. Die Bez. geht von Kranken aus, die mit einer Schlafmittelvergiftung aufgefunden werden, sich dann aber nicht erinnern können, mehr als 1 oder 2 Tabletten genommen zu haben. Nach Richards bleibt nach der ersten Dosis im Halbschlaf das Bedürfnis für weitere Tabletten erhalten, während das Gedächtnis bereits so weit beeinträchtigt ist, dass die Erinnerung an die bereits stattgehabte Befriedigung dieses Bedürfnisses verloren geht. Nach R. Aitken und A. Proudfoot (1969) seien derartige Fälle extrem selten; in der Regel trete nur eine nachträgliche Verdrängung der Selbsttötungsabsicht bei der Tabletteneinnahme ein.

Barbituratsucht *(f)*. Süchtiges Verlangen nach barbitursäurehaltigen Medikamenten. Die Mittel werden gewöhnlich nicht nur zum Schlafen, sondern auch zur Beruhigung genommen. Die chronische Barbituratintoxikation ist meist an psychischen Veränderungen erkennbar: Morose Gereiztheit vor allem gegen die Umgebung, Abstumpfung der Gefühle gegenüber Freunden und nahen Angehörigen, oft auch moralische Entgleisungen. Körperlich sind oft eine zerebellare Ataxie, Nystagmus, abgeschwächte bis aufgehobene Bauchdeckenreflexe und eine lallende Sprache auffällig, sodass Verwechslungen mit multipler Sklerose möglich sind. Bei abrupter Entziehung kommt es oft zu epileptischen Anfällen oder/und zu wochenlang anhaltenden exogenen Psychosen, meistens Delirien.
e: barbituric acid addiction. *fr:* barbitomanie, barbiturisme

Barenzephalie *(f)*. Seltene Bez. für intellektuelle Schwerfälligkeit.
e: barencephalia. *fr:* barencéphalie

Baryglossie *(f)*. ►Barylalie.

Barylalie *(f)*. Undeutliche und schwer verständliche Sprache. Vor allem bei organischen Hirnschädigungen, besonders des motorischen Sprachzentrums.
e: barylalia.
Syn.: Baryglossie. *fr:* barylalie

Basaglia, Franco geb. 11.3.1924 Venedig; gest. 29.8.1980 Venedig. Italienischer Arzt. 1961–1968 Leiter der Anstalt ►Gorizia, anschließend in Colorna (Parma). Ab 1971 Leiter der psychiatrischen Dienste in Triest, ab 1979 Berater der Region Lazio. Begründer des antiinstitutionellen Zweigs der ►Antipsychiatrie. Vgl. ►Basaglia-Reform; ►Gesetz 180; ►Psychiatrie, demokratische.

Basaglia-Reform *(f)*. Reform des italienischen Anstaltswesens. Den antipsychiatrischen Ideen von ►Laing, Cooper u. a. wurde von ►Basaglia ein politischer Inhalt gegeben, der zur Reform durch das ►Gesetz 180 führte.

Basedow-Psychose *(f)*. Bei Hyperthyreoidismus auftretende Geistesstörung. Die bei Hyperthyreose stets beobachtbaren psychischen Veränderungen einer Beschleunigung der Denkvorgänge, Schreckhaftigkeit, Ängstlichkeit und reizbaren Empfindsamkeit können sich zu Verwirrtheitspsychosen und Delirien mit massenhaften, oft szenischen, optischen und akustischen Halluzinationen steigern. Daneben werden häufig auch manieähnliche, seltener depressive Krankheitsbilder beobachtet.
e: Basedow psychosis, basedowian psychosis. *fr:* psychose basedowienne

Basisneuroleptika *(n, pl)*. (Gross und Kaltenbäck, 1967). Syn. für ►Breitbandneuroleptika.
e: basic neuroleptics.

Basisstörungen *(f, pl)*. (G. Huber, 1966). Von Schizophrenen subjektiv erlebte und berichtete Veränderungen der Wahrnehmung und des Denkens. 1. Erlebte Denkstörung: Klage, sich nicht mehr richtig konzentrieren zu können; Gefühl, nicht richtig oder nur mühevoll denken zu können; ►kognitives Gleiten. 2. Ordnungsverlust der Gedanken: geordnetes Hinlenken des Gedankenstroms auf ein gegebenes Denkziel erschwert oder verloren. 3. Einfallsverarmung und Denkverlangsamung: Gefühl, es sei im Kopf so leer. 4. Verminderte Leitfähigkeit der Gedanken: man sei unfähig, verschiedene Gedanken hintereinanderzureihen, einen Denkablauf aktiv auf ein vorgegebenes Denkziel hin auszurichten und in dieser Ausrichtung festzuhalten. 5. Grübelndes Hintergrunddenken: über alles Mögliche nachzudenken, diese Gedanken nicht abschalten zu können. 6. Erlebte Gedächtnisstörungen. 7. Verständnisbeeinträchtigung geschriebener oder gesprochener Sprache: z. B. erschwertes Verstehen von Fragen. Verlust automatischer Fertigkeiten. 8. Blockierungen: kurze Ausblendungen der Gedanken, sodass im Denken »Leerstellen« entstehen. 9. ►Automatismusverlust. 10. Sprachstörungen: Verarmung des Sprachschatzes mit zunehmender Stereotypie, Verlust sprachlicher Präzision, Herabsetzung der Wortflüssigkeit, verminderte Wortselektion aus dem Gedächtnis.

Basostasophobie *(f)*. Alte Bez. für ►Astasie-Abasie-Syndrom.
e: stasibasiphobia. *fr:* stase-basophobie

Basulka *(f)*. Aus der Kokapflanze hergestellte Paste. ►Kokain.

Bateson, Gregory geb. 9.5.1904, Cambridge (England), gest. 1981 Berkeley, Kalifornien (USA). Biologe und Kulturanthropologe. Anthropologische Feldarbeit auf den Galapagos, in Guinea und auf Bali. Als

Theoretiker vor allem von Bertrand Russell und Ludwig von Bertalanffy (►Systemtheorie, allgemeine) beeinflusst. Formulierte führend innerhalb der ►Palo-Alto-Gruppe die ►Double-Bind-Theorie der Schizophrenie. Aufsatzsammlung »Steps to an Ecology of Mind« (1972), dt. »Ökologie des Geistes. Anthropologische, psychologische und epistemologische Perspektiven« (1981). Biographie von D. Lipset: »Gregory Bateson, The Legacy of a Scientist« (1980).

Bathophobie *(f)*. Höhenangst, Höhenschwindel. Schwindel- und Angstgefühl beim Hinauf- oder Hinabsehen bei großen Höhenunterschieden, beim Stehen auf hohen Türmen, am Rande von Abgründen sowie beim Gehen über Brücken, selbst wenn nicht die geringste Gefahr des Hinabfallens besteht. Das subjektiv unangenehme Gefühl ängstlichen Unbehagens tritt nur in diesen Situationen auf und verschwindet sofort bei deren Beendigung. Ursache sind nicht Störungen des Gleichgewichtsorgans, sondern seelische Vorgänge in der Art phobischer Angst (►Phobie). Wegen ihrer geringen pathologischen Bedeutung wurden sie kaum untersucht.
e: batophobia. *fr:* bathophobie

Batrachophobie *(f)*. Zwanghafte Furcht vor Fröschen.
e: batrachophobia. *fr:* batrachophobie

Batten-Mayou-Syndrom *(n)*. Syn. für ►Stock-Spielmeyer-Vogt-Syndrom.

Battered-Child-Syndrom *(n)*. 1. (F.N. Silvermann, 1962). I.e.S. Syndrom des geschlagenen Kindes. Kind, das an den Folgen von ►Kindesmisshandlung leidet. Feststellung von vielfachen Knochenschädigungen durch Röntgenaufnahmen des Skelettsystems eines Kindes (geheilte Brüche, Verdickungen der Knochenrinde, Veränderungen an den Wachstumszonen), wodurch bei Verdacht auch lange zurückliegende Misshandlungen diagnostiziert werden können. 2. I.w.S. alle Folgen, welche sich durch Misshandlung eines Kindes ergeben können.

Bauchepilepsie *(f)*. ►Moore'sches Syndrom.

Bauer, Ida Patientin Freuds mit dem Decknamen ►Dora.

Baum-Zeichentest *(m)*. (F. Jucker, 1928; – K. Koch, 1949). Thematisches Zeichnen. Der Proband wird aufgefordert, einen beliebigen Laubbaum zu zeichnen. Struktur und Differenzierung des gezeichneten Baumes erlauben nach Erfahrungsschlüsseln Rückschlüsse auf die sich darin ausdrückende seelische Eigenart oder Krankheit.
e: tree test. *fr:* test de l'arbre

Bayle'sche Paralyse *(f)*. Nach dem Erstbeschreiber Antoine L. J. Bayle (1799–1858) im 19. Jh. zeitweilig gebräuchliche Bez. für ►Paralyse, progressive. Zuerst in der Dissertation »Recherches sur l'arachnitis chronique«, 1822 (Untersuchungen zur chronischen Arachnitis); erneut und ausführlicher in »Traité des maladies du cerveau et de ses membranes«, 1826 (Die Erkrankungen des Gehirns und seiner Hüllen). Bayle selbst benutzte die Bez. »paralysie générale des aliénés«, die auch als »allgemeine Irrenparalyse« eingedeutscht wurde.

Bazillophobie *(f)*. Übersteigerte Angst vor Infektionskrankheiten. Furcht davor, andere durch Krankheitserreger zu schädigen oder zu töten.
e: bacillophobia. *fr:* bacillophobie

Beachtungswahn *(m)*. 1. Überzeugung, von den Personen der Umgebung oder auf der Straße ständig in besonderer Weise beachtet zu werden. Kommt vor als Teilerscheinung einer Wahnkrankheit oder auch einer Zwangsneurose. 2. Syn. für ►Dysmorphophobie.
e: delusions (ideas) of reference oder observation. *fr:* délire de relation

Beard, George Miller geb. 8.5.1839 Montville, Connecticut, USA, gest. 1883. Amerikanischer Arzt am College of Physicians and Surgeons in New York (ab 1866). Verfasste außer einer Reihe von populärmedizinischen Werken: »American nervousness, with its causes and consequences: Nervous exhaustion, neurasthenia«, 1880 (dt. von Neisser [1881]). Hierin wurde der Begriff der ►Neurasthenie begründet.

Bechterew, Wladimir Michailowitsch von geb. 22.1.1857 Sarali (Wjatka), Russland, gest. 24.12.1927 Leningrad. Russischer Psychiater und Neurologe. Professor an der Militärmedizinischen Akademie in St. Petersburg. Schüler von ►Charcot und des Philosophen W. Wundt. Ab 1893 Professor für Psychiatrie und Neurologie in St. Petersburg. Gründete und leitete das Psychoneurologische Institut. Beschrieb zahlreiche nach ihm benannte neurologische Zeichen (z.B. Ischiasphänomen, Glutealreflex), anatomische Einheiten (z.B. Bechterew-Kern und -Schicht) und Krankheiten (z.B. Spondylarthritis ankylopoetica = Bechterew-Krankheit). Neben I.P. Pawlow Begründer der objektiven Psychologie (s.d.). Damit einer der Väter der ►Verhaltenstherapie. Vgl. Konditionierung, instrumentelle. – Werke: »Die Bedeutung der Suggestion im sozialen Leben«, 1903, dt. 1905; »Die kollektive Reflexologie«, 1921, dt. 1928; »Die objektive Psychologie«, 1907–12, dt. 1913; »Die Grundzüge der Reflexologie des Menschen«, 1918, dt. 1928.

Beddoes, Thomas geb. 13.4.1760 Shiffnal, Shropshire; gest. 24.12.1808, Clifton. Englischer Arzt. Zeitweilig Lektor für Chemie an der Oxford-Universität. Betrieb ein privates Institut zur Sauerstoffbehandlung der Lungentuberkulose, wo H. Dany 1799 die Lachgasnarkose entdeckte. Zahlreiche Schriften über Psychologie, die er als Gegensatz zur Metaphysik der Medizinschulen »Pneumatologie« nannte. – Werke: »Hygeia: or Essays Moral and Medical, on the Causes

Affecting the Personal State for our Middling and Affluent Classes« (1803).

Bedeutungserlebnis, wahnhaftes *(n)*. Im Beginn einer akuten psychischen Krankheit, insbesondere einer Schizophrenie, auftretendes Wahnphänomen. Alle Gegenstände, alle Vorgänge oder auch alles Gesprochene erhalten für den Kranken eine neue, bisher unbekannte, gewöhnlich seine Person betreffende Bedeutung. Die Kranken sind im Beginn oft noch nicht in der Lage anzugeben, welche Bedeutung die Vorgänge haben, sind aber zugleich ganz sicher, dass sie eine Bedeutung haben.
e: mania of unmotivated relationship.
Syn.: Bedeutungswahn. *fr:* délire d'interprétation

Bedeutungswahn *(m)* ►Bedeutungserlebnis, wahnhaftes.

bedingter Reflex *(m)* ►Reflex, bedingter.

Bedlam *(n)*. Verballhornung von »St. Mary of Bethlehem«, ein englisches Kloster, in dem ab 1227 Kranke gepflegt wurden. Psychisch Kranke sind erstmals im 15. Jh. verpflegt worden, wurden jedoch nicht hinsichtlich ihrer Krankheit ärztlich behandelt. Wann daraus ein psychisches Krankenhaus wurde, ist nicht genau bestimmbar. Die Bez. blieb später volkstümlicher Begriff für jedes »Irrenhaus« und noch später auch für erregte Verwirrtheitszustände. »Bedlamisten« hießen die Insassen der Irrenhäuser. Heißt heute »The Bethlem Royal Hospital« und ist weiter ein psychiatrisches Krankenhaus.

Bedürfnis *(n)*. In der Psychologie allgemein das Bestreben, bestimmte Gegenstände zu erlangen oder eine begonnene Handlung zu beenden. Im mehr biologischen Sinne das triebhafte Streben, einen Mangelzustand zu beseitigen. Es ist so vielfach das psychische Korrelat des körperlichen Bedarfs.
e: requirement, want, need. *fr:* besoin

Bedürfnis, physiologisches *(n)*. Syn. für ►Bedürfnis, primäres.

Bedürfnis, primäres *(n)*. Bedürfnis, das der Befriedigung eines physiologischen Bedarfs (Hunger, Durst, Schlaf) dient.
e: primary need.
Syn.: Bedürfnis, physiologisches. *fr:* besoin viscérogénique

Bedürfnis, reaktives *(n)*. Bei der Befriedigung primärer Bedürfnisse (s. d.) durch Lernen erworbenes Bedürfnis. Beispiel: Wenn das Schlafbedürfnis stets in derselben Umgebung befriedigt wird, entsteht ein sekundäres Bedürfnis nach dieser Umgebung, die dann allein Schlaf herbeiführen kann.
e: secondary need.
Syn.: reaktives Bedürfnis. *fr:* besoin réactif, pulsion secondaire, besoin psychogénique

Beeinflussbarkeit, (erhöhte) *(f)*. 1. Den Einflüssen anderer Menschen mit geringem Widerstand nachgebend. Vorkommen bei Zuständen halben Erwachens, ►Hirnleistungsschwäche und ►Urteilsschwäche durch ►Demenz, evtl. mit rechtlichen Folgen (Testamentsbeeinflussung). 2. In anderer Weise bei Hysterie nicht nur in Form einer besonderen Beeinflussbarkeit von außen (durch andere), sondern auch von innen (►Autosuggestion).
Syn.: (inkorrekt) Suggestibilität.

Beeinflussungserlebnis *(n)*. Syn. für ►Beeinflussungsgefühl.

Beeinflussungserlebnis, leibliches *(n)*. Den Körper betreffendes ►Beeinflussungsgefühl, z. B. bestrahlt oder von elektrischem Strom durchflossen zu werden.
e: somatic hallucination.

Beeinflussungsgefühl *(n)*. Für Schizophrenie charakteristische ►Ichstörung, wobei der Kranke das Gefühl hat, sein Denken oder Handeln werde von außen beeinflusst, z. B., seine Gedanken würden von außen gemacht, fremde Gedanken würden ihm eingegeben oder seine Handlungen würden gelenkt. Evtl. auch in Form eines Hypnosegefühls auftretend.
e: delusion of being influenced.
Syn.: Beeinflussungserlebnis. *fr:* délire d'influence

Beeinflussungspsychose, progressive *(f)*. ►progressive Beeinflussungspsychose.

Beeinflussungswahn *(m)* ►Beeinflussungsgefühl.

Beeinträchtigungswahn, präseniler *(m)*. Nach E. Kraepelin (1899). »…eine kleine Gruppe von Fällen aus den Rückbildungsjahren…, die durch allmähliche Entwicklung großer Urteilsschwäche mit Wahnbildungen und gesteigerter gemütlicher Erregbarkeit gekennzeichnet sind.« – Erscheinungen: Die Kranken werden misstrauisch, stiller, reizbar und unzufrieden. Sie haben veränderliche Wahnvorstellungen (z. B. Wahn ehelicher Untreue) und Verfolgungsideen. Kleider oder Gegenstände werden vermeintlich vertauscht oder gestohlen. Der Tisch werde verkratzt, Schirme würden zerrissen, Stoffe zerschnitten, die Möbel verstellt, Schränke würden heimlich durchwühlt, im Essen sei Gift. Der Gedankengang bleibt geordnet. Eine Urteilsschwäche besteht insbesondere gegenüber den Wahnproduktionen.
e: presenile delusion of injury. *fr:* délire de préjudice présénile

Befangenheit, schreckhafte. *(f)*. Gefühlsveränderung bei ►Encephalopathia saturnina.

Befangenheitsneurose *(f)*. Syn. für ►Errötungsfurcht.

Befehlsautomatie *(f)*. Bei psychisch Kranken selten zu beobachtende abnorme Bereitschaft, automatisch Befehlen nachzukommen, auch wenn sie unbequem sind, z. B. sich immer wieder auf die Erde zu legen. Auch unter dem Einfluss von Drogen vorkommend (Atropin, Meskalin).
e: automatic obedience, command automatism. *fr:* obéissance automatique au commandement

Befinden *(n).* Bezeichnung für die subjektive Seite eines körperlich-seelischen Allgemeinzustandes, in dem sich ein Mensch befindet oder in dem er gefunden wird, wobei den Lust- und Unlustgefühlen, der emotionalen Getöntheit sowie den vitalen ►Leibgefühlen eine besondere Bedeutung zukommt.
e: condition, emotional state. *fr:* état

Befindlichkeit *(f).* (M. Heidegger). Das grundlegende Sichbefinden, die zentrale, nicht in Gefühlen oder Stimmungen differenzierte Gestimmtheit, durch die sich der Mensch in seinem Verhalten getragen und bestimmt erlebt, die aber von ihm nicht beherrschbar ist. Stelle ein Grundgeschehen, ein »fundamentales Existential« des menschlichen Daseins dar.
e: existential orientation. *fr:* sentiment existentiel

Befund, psychiatrischer *(m).* Häufiges, jedoch inkorrektes Syn. für ►Befund, psychischer, da sich die Beschreibung auf die gesamte Psyche beziehenn soll und nicht nur auf Zeichen psychischer Krankheit.

Befund, psychischer *(m).* Wichtigster Teil eines psychiatrischen Krankenblattes. In Alltagssprache verfasste, anschauliche Beschreibung des augenblicklichen Zustandes eines psychisch Kranken. Im Gegensatz zur Vorgeschichte (Anamnese) werden darin auch Eindrücke des Untersuchers wiedergegeben. Besonders geachtet wird auf Bewusstseinslage, Wahrnehmung, Denken, Antrieb, Affektivität, Intelligenz, Wahnerleben, Sinnestäuschungen und andere psychische Phänomene. Die Darstellung wird in der Gegenwartsform (Präsens) gegeben.
e: mental state (engl.), mental status (amer.).

Befund, psychopathologischer *(m).* Inkorrekt für ►Befund, psychischer. Vgl. ►Befund, psychiatrischer.

BEG ►Bundesentschädigungsgesetz.

Begehrungskraft, untere *(f).* (A. G. Baumgarten, 1735) Eigenschaft des Menschen, insofern er Schönheit, Affekte, Liebe und überhaupt alles, was durch die fünf Sinne aufgenommen wird, auch mit dem Verstand erfassen kann. Nach ►Bolten hat seelische Krankheit zur Folge, dass diese Kraft »gehindert« wird. Krankheiten der Seele haben ihren »Sitz« in der unteren Begehrungskraft ebenso wie in der oberen Erkenntniskraft (s. d.).

Begehrensneurose, Begehrungsneurose *(f).* Übertriebenes Begehren nach Geld und Entschädigung aus Anlass einer Schädigung, eines Unfalls oder einer Krankheit. Halbbewusste oder unbewusste Demonstration von funktionellen körperlichen Störungen, für die eine Entschädigung erstrebt wird. Es handelt sich nicht um Neurosen i. S. der psychoanalytischen Lehre, sondern um zweckbedingte Fehlhaltungen, die besser als »psychogene Wunsch- und Zweckreaktion« bezeichnet werden. Ursache ist nicht nur der Wunsch nach Sicherstellung eines Lebensstandards, sondern evtl. auch »ehrliche« oder neurotische Angst, Invalide zu werden, die Familie nicht mehr ernähren zu können. Je schwerer eine Verletzung ist, desto geringer ist die Tendenz, eine Begehrungsneurose zu entwickeln. Es handelt sich gewöhnlich um vordergründige Tendenzen, die unterscheidbar sind von dem primären und sekundären ►Krankheitsgewinn der Neurotiker. ►Rentenneurose.
e: compensating neurosis.
Syn.: Tendenzneurose. *fr:* névrose de revendication

Begleiterscheinungen *(f, pl).* Bei der Behandlung mit Psychopharmaka auftretende unerwünschte, aber unvermeidbare Beschwerden oder Veränderungen, z. B. trockener Mund, erschwerte Aussprache, Zittern in Gliedmaßen, Verschwommensehen, Harnverhaltung.
e: concomitant effects.

Begleitpsychose *(f).* Eine körperliche Grundkrankheit begleitende und durch diese hervorgerufene psychische Störung. ►Psychose, körperlich begründbare.

Begleitstimmen *(f, pl).* Akustische ►Halluzinationen, die das Tun des Kranken mit Bemerkungen begleiten. Von K. Schneider zu den Symptomen 1. Ranges bei Schizophrenie gerechnet. Kommen auch bei anderen Psychosen vor.
e: voices commenting. *fr:* voix parasites, énonciations des actes

Beglückungserlebnis *(n).* Gefühl besonders tiefer und nachhaltiger Beglückung, oft mit ekstatisch-religiösen Inhalten. Vorkommen besonders bei ►Angst-Glücks-Psychose.
e: feeling of elation. *fr:* vécu extatique

Begnadigungswahn, präseniler *(m).* Bei Sträflingen, insbesondere bei zu lebenslänglicher Haft Verurteilten, nach langer Haft auftretende unkorrigierbare Überzeugung, begnadigt zu werden oder zu sein. Es handelt sich dabei um eine psychogene ►Haftreaktion, evtl. aber auch um die Erscheinung einer Psychose.
e: delusion of pardon. *fr:* délire de grâce (des condamnés) oder de remise de peine

Begreifen *(n).* Den inneren Zusammenhang, die Ursache, den Grund von etwas geistig erfassen und es damit der subjektiven Erkenntnis einordnen. Den rechten Begriff von etwas haben nach dem Bilde wie eine Hand einen Stock umgreift. Auch die Fähigkeit, einen gegebenen Sachverhalt angemessen, d. h. mit der richtigen Gewichtsverteilung, zu würdigen.
e: apprehension. *fr:* compréhension

Begriffstaubheit *(f).* Syn. für ►Aphasie, transkortikale.

Begriffszerfall *(m).* Psychopathologisches Phänomen nur bei ►Schizophrenie. Einzelne Begriffe der allgemeinen Sprache haben evtl. nicht mehr die ihnen nach dem Gebrauch der kompetenten Sprachbenutzer zukommenden Bedeutungen und/oder Formen.

Behalten, unmittelbares *(n)*. (E. Meumann). Ältere Bez. für die Fähigkeit kurzfristigen Merkens. ►Kurzzeitgedächtnis.

Behaviorismus *(m)*. (J. B. Watson, E. L. Thorndike). Eine besonders in den USA seit 1913 einflussreiche psychologische Forschungsrichtung, die sich um eine exakte, objektive Erfassung zentralnervöser Funktionen bemüht und subjektive Beobachtung psychischer Vorgänge als Erkenntnismittel ablehnt. Das Verhalten von Versuchstieren in Problemkäfigen, Labyrinthen u. a. wird nach einem Reiz-Reaktions-Schema gedeutet. Die Ergebnisse werden auf das soziale Verhalten des Menschen übertragen. ►Aversionstherapie. ►Verhaltenstherapie.
e: behavio(u)rism. *fr:* behaviorisme

Behindertenpädagogik *(f)*. Syn. für ►Heilpädagogik.

Behinderung, geistige *(f)*. 1. Allgemeine Bez. für alle von früher Kindheit an bestehenden, gewöhnlich auf organischer Hirnkrankheit beruhenden intellektuell-seelischen Mängel, welche die Erreichung normaler Lebensziele beeinträchtigen. Die häufig gebrauchte Bez. kam etwa 1960 auf. 2. In DSM-III-R/IV nur bis zur Altersgrenze von 18 Jahren: Schwäche geistiger Leistungen im Intelligenztest mit IQ unter 70, Beeinträchtigungen in den Bereichen der ►Kommunikation, Schulleistungen, der Fähigkeit zu Selbstfürsorge und der sozialen Beziehungen. 5 Schweregrade und Formen. Vgl. nachfolgende Stichworte.
e: mental handicap, Mental Retardation (DSM-III/IV), intellectual disability (DSM-V). *fr:* handicap mental, enfant handicapé (behindertes Kind)

Behinderung, Geistige mit Unspezifischem Schweregrad *(f)*. In DSM-III/IV: Erkennbare Geistige Behinderung (s. d.), bei welcher ein Intelligenztest nicht angewendet werden kann, z. B. bei Säuglingen.
e: Mental Retardation, Severity Unspecified.

Behinderung, Leichte Geistige *(f)*. In DSM-III/IV: Geistige Behinderung (s. d.) mit einem IQ von 50–70. Mit 85 % die größte Gruppe. Entspricht etwa der ►Debilität. In den USA früher als »schulfähig« bezeichnet.
e: Mild Mental Retardation. – (ICD-10: F70.9), mild intellectual disability (DSM-V).

Behinderung, Mittelschwere Geistige *(f)*. In DSM-III/IV: Geistige Behinderung (s. d.) mit einem IQ von 35–55. Erwerb nur sehr geringer Schulkenntnisse, jedoch der Fähigkeit, sich in vertrauter Umgebung zu bewegen und in betreuten Einrichtungen einfache Arbeiten unter Aufsicht zu verrichten.
e: Moderate Mental Retardation (ICD-10: F71.9), moderate intellectual disability (DSM-V).

Behinderung, Schwere Geistige *(f)*. In DSM-III/IV: Geistige Behinderung (s. d.) mit einem IQ von 20–40. Es werden kaum sprachliche Fähigkeiten erlernt.
e: Severe Mental Retardation (ICD-10: F72.9), severe intellectual disability (DSM-V).

Behinderung, Schwerste Geistige *(f)*. In DSM-III/IV: Geistige Behinderung (s. d.) mit einem IQ unter 20 oder 25. Die Möglichkeiten zur geistigen Entwicklung entsprechen etwa der ►Idiotie älterer Einteilungen.
e: Profound Mental Retardation (ICD-10: F73.9), profound intellectual disability (DSM-V).

Behinderung, Unbestimmte Geistige. *(f)*. In DSM-III-R diagnostische Kategorie, wenn der Grad einer ►Geistigen Behinderung nicht festgestellt werden kann, weil das Intelligenzniveau zu tief ist, das Alter eines kleinen Kindes die Anwendung eines Intelligenztests noch nicht erlaubt oder wenn eine hinreichende Mitarbeit nicht zu gewinnen ist. Soll nicht angewendet werden bei einem ►Intelligenz-Quotienten oberhalb von 70.
e: unspecified mental retardation. – (ICD-10: F79.9).

Behinderung, seelische *(f)*. Nach dem Bundessozialhilfegesetz (BSHG), denen Hilfe zusteht: Beeinträchtigung der geistigen Leistungsfähigkeit durch psychische Krankheit. Die Bez. geht von den Erfahrungen bei chronischer Schizophrenie und chronisch-depressiven Persönlichkeitsstörungen aus, wird aber auch auf psycho-organische Störungen angewandt, die sich später im Leben entwickeln, z. B. nach Hirnverletzung. ►Behinderung, geistige.

Behn-Rorschach-Test *(m)*. Paralleltest zum ►Rorschach-Formdeuteversuch, bei welchem ebenfalls 10 ein- oder mehrfarbige Klecksbilder gedeutet werden müssen. Diese sind von denen des Rorschach-Tests verschieden, sodass dieser Test zur Kontrolle der Ergebnisse im Rorschach-Test benutzt werden kann.
e: Rorschach-Behn-test.
Syn.: Bero-Test. *fr:* test Bero

Beichtskrupel *(m)*. Besonders bei Zwangsneurotikern zu beobachtende zwanghafte Furcht, nicht alles gebeichtet oder keine wirkliche Reue empfunden zu haben.
e: scruples of confession. *fr:* scrupule de confession

Beeinträchtigung, intellektuelle: *(f)* In DSM-V: Von früher Kindheit an mangelhaft entwickelte geistige Fähigkeiten, wodurch die Einpassung in die soziale Welt behindert wird. Entspricht inhaltlich den älteren Bez. ►Intelligenztiefstand, ►Debilität. In ICD-11 heißt dasselbe Intellektuelle Entwicklungsstörung.
e: intellectual disability.

Beischlaf *(m)*. Geschlechtsverkehr zwischen Personen verschiedenen Geschlechts. Der Begriff wird hauptsächlich im Strafrecht verwendet und beinhaltet eine Vereinigung der Geschlechtsteile (Conjunctio membrorum), wobei es jedoch nicht zur Sameneinspritzung gekommen sein muss.
e: coitus, coition, sexual intercourse, sexual union.

Syn.: Koitus, Congressus, Cohabitatio, Beiwohnung, Geschlechtsverkehr. *fr:* coït

Beischlaffähigkeit *(f)*. Fähigkeit des Mannes oder der Frau, den Geschlechtsakt zu beginnen und erfolgreich zu beenden. Voraussetzung beim Manne ist eine genügende Erektion, bei der Frau ein Genitale von normaler Größe und Gestaltung und hinreichender Feuchtigkeit.
e: (sexual) potency.
Syn.: Potenz, Potentia coeundi. *fr:* puissance (sexuelle)

Beiwohnung *(f)*. Syn. für ►Beischlaf. Der Begriff findet hauptsächlich im Juristendeutsch Verwendung.

Bekanntheitsqualität *(f)*. (Höffding). Vertrautheitseindruck beim Wiedererkennen bereits früher vorhanden gewesener Inhalte, ohne dass eine vollbewusste Erinnerung zustande kommt.

Bekanntheitsqualität, falsche *(f)*. Syn. für ►Déjà-vu-Erlebnis.

Bekanntheitstäuschung *(f)*. Syn. für ►Déjà-vu-Erlebnis.

Bekehrungserlebnis *(n)*. Mit besonders großer subjektiver Intensität unter ekstatischer Gehobenheit und Glücksgefühl auftretendes Erlebnis religiöser Erleuchtung und Bekehrung. Intensives Erlebnis der inneren Umkehrung, des radikalen Wandels der eigenen Wertewelt durch vollständige Aneignung bisher unbekannter oder abgelehnter Anschauungen. Im pathologischen Bereich meist mit überspannter Verzückung und Beglückung verbunden.
e: experience of conversion. *fr:* expérience vécue de la conversion

Bekehrungswahn *(m)*. Wahnhaftes, nicht seelisch motiviertes Bekehrungserlebnis, das sich in meist nicht nacherlebbarer Weise an ein objektiv bedeutungsloses Erlebnis anschließt, das zum Bekehrungsmotiv wird. Vorkommen vorwiegend bei ►Angst-Glücks-Psychose. *fr:* délire (mystique) de conversion.

Belagerungsdelir *(n)*. (R. Bilz). Besondere Form einer Alkoholpsychose, bei der sich die Symptome der ►Alkoholhalluzinose mit denen des ►Delirium tremens verbinden. Dabei fühlen die Kranken sich meist in ihrer Wohnung von ihren Verfolgern, deren Netz immer enger wird, belagert.
e: siege oder toxic delirium. *fr:* délire obsidional

Belastbarkeit. *(f)*. Das Ausmaß dessen, wie weit man körperliche und seelische Belastungen (s. d.) ertragen kann. Während der Dauer einer psychischen Krankheit und eine Zeit lang danach ist die Belastbarkeit herabgesetzt. Die Bewertung ihres Ausmaßes geschieht subjektiv und kann nicht objektiviert werden.
e: stress appraisal.

Belastung, seelische *(f)*. Bedrohung des seelischen Gleichgewichts durch äußere Belastungs- und/oder innere Konfliktsituationen. Wird als Unlust und Erschöpfung erlebt und bedroht den Schlaf. Es kann bei unerträglicher Belastung evtl. zu einer vorübergehenden Störung in Form eines Nervenzusammenbruchs, neurotischer Symptome oder auch einer Körperkrankheit kommen, wodurch sich die Psyche vom Belastungsdruck zu befreien sucht. Die Belastungsfähigkeit ist individuell und in verschiedenen Lebensphasen sehr verschieden. ►Astheniker werden gewöhnlich in der Weise beschrieben, dass bei ihnen die seelische Belastbarkeit herabgesetzt ist.
fr: tension psychique

Belastungsreaktion, akute *(f)*. Unmittelbare seelische Reaktionen auf eingreifende Erlebnisse, die innerhalb von Stunden oder Tagen wieder abklingen. Erlebt wird z. B. eine Naturkatastrophe, ein Unfall, ein großes Unglück, ein Kriegsereignis (►Granatschock), Opfer eines Verbrechens zu sein (z. B. einer Vergewaltigung), plötzlicher Tod einer wichtigen Beziehungsperson, unerwarteter Verlust des Arbeitsplatzes, Verlust des Wohneigentums durch Feuer u. a. – Beschwerden: Angst, Herzjagen, Schweißausbruch, Zittern, Frieren u. a. – Geht meist mit Einengung des ►Bewusstseinsfeldes (»Betäubung«) einher. Es kann ein ►Stupor oder im Gegenteil ein Zustand von ►Überwachheit oder akuter ►Manie auftreten. Eine Erinnerung an das Erlebte kann hypermnestisch (►Hypermnesie), lückenhaft mit einzelnen ►Erinnerungsinseln sein oder ganz fehlen. – In dieser Form als Kategorie nur in ICD-10 enthalten (F43.0). Je nach den Einzelumständen werden sonst speziellere Bezeichnungen gewählt.
e: acute stress reaction.

Belastungsreaktion, Posttraumatische. *(f)*. Bez. von DSM-III. Identisch mit der Posttraumatischen Belastungsstörung (s. d.) von DSM-V.

Belastungsstörung, Akute *(f)*. Psychische Störung als Folge eines als seelische Belastung erlebten Ereignisses. In DSM-IV eingeführte Bez. für die unmittelbare seelische Reaktion nach intensiven Erlebnissen mit Bedrohung des eigenen Lebens oder des Lebens nahestehender Angehöriger. Erlebnisse und Zeichen werden im Wesentlichen beschrieben wie bei der posttraumatischen Belastungsstörung (s. d.), jedoch unter Betonung des Auftretens ►dissoziativer Symptome und einer Neigung, die Gegenwart traumartig zu erleben. Die Erscheinungen klingen spätestens nach 1 Monat wieder ab.
e: Acute Stress Disorder. – (ICD-10: F43.0).

Belastungsstörung, Posttraumatische. *(f)*. In DSM-III-V Sammelbez. für alle anhaltenden Angstzustände und anderer psychischer Störungen, die im Gefolge schwerer, eventuell wiederholter, das Individuum stark belastender Erlebnisse verschiedenster Art auftreten und in sich so ungewöhnlich sind, dass dadurch bei den meisten Menschen Reaktionen auftreten würden. Aufgezählt werden: Überfall, sexueller

Missbrauch, Misshandlung, Vergewaltigung, Kriegsumstände (►Kriegsneurose; ►Granatschock), Erdbeben und andere Naturkatastrophen, Unfälle, Autounfälle (►Unfallneurose), Flugzeugabstürze, Großbrände, Konzentrationslagerhaft (►Überlebendensyndrom), Folterungen, Verfolgungen und Ähnliches. Unterschieden werden die Subtypen a) akut und b) chronisch oder verzögert. – DSM-IV/-V nimmt daran eine erhebliche Einengung vor. Als traumatisierend gelten nur noch Erlebnisse einer umittelbaren Lebensbedrohung, evtl. wiederholt oder lange anhaltend. Diese bezieht sich in der Regel auf die Person selbst, evtl. auch auf nahe Angehörige. Psychische Folgen: ständig sich wiederholende Erinnerungen an die Erlebnisse, ihr Wiedererleben in Träumen, lebhafte Gefühlsreaktionen in Situationen, die in irgendeiner Weise an die traumatisierenden Erlebnisse erinnern. Die Person versucht evtl. alle Situationen zu meiden, die eine solche Erinnerung provozieren könnten. Dies kann weitgehenden Verzicht auf eine Teilnahme am öffentlichen Leben zur Folge haben. Die Vermeidung kann sich auch darauf beziehen, sich an wichtige Einzelheiten des traumatisierenden Erlebnisses zu erinnern. – Teils besteht die Tendenz, den Begriff so auszuweiten, dass darunter dasselbe verstanden wird wie unter der traumatischen Neurose. – Historisch: 1980 systemfremd in DSM-III als Klasse mit seelischer Ursache eingeführt, vor allem als Diagnose für Leiden der Überlebenden des Holocaust. Später wurde die Liste der Ursachen erweitert.
e: Post-Traumatic Stress Disorder (PTSD). – (ICD-10: F43.1).
Syn.: PTB.

Belemnophobie *(f)*. Zwanghafte Furcht vor spitzen Gegenständen. ►Aichmophobie. ►Belonephobie.
e: belemnophobia. *fr:* bélemnophobie

Bell'sches Delir *(n)*. Syn. für ►Bell'sche Manie.

Bell'scher Fragebogen *(m)*. (H. M. Bell, 1934). Älterer Fragebogen zur Erfassung der Persönlichkeit. Abgelöst durch neuere Verfahren, z. B. vom ►MMPI.
e: adjustment inventory. *fr:* questionnaire de Bell

Bell'sche Krankheit *(f)*. Syn. für Bell'sche Manie.

Bell'sche Manie *(f)*. (L. V. Bell, 1849). Nicht mehr gebräuchliche Bezeichnung für schwere Form von Manie mit häufig tödlichem Ausgang durch Erschöpfung. Auch für andere, mit schwerer Erregung einhergehende Krankheitszustände.
e: Bell's mania.
Syn.: Bell'sche Krankheit, Bell'sches Delir, akute Manie. *fr:* manie de Bell

Belltic *(m)*. Ausstoßen bellender Laute in Form eines ►Tics. *fr:* tic d'aboiement.

Belonephobie *(f)*. Zwanghafte Furcht vor Nadeln.
e: belonephobia. *fr:* bélonéphobie

Bemächtigungstrieb *(m)*. 1. Bei Freud (ab 1905) seltener gebrauchte Bez. für einen nicht der Sexualität angehörenden Trieb (►Triebe), der die Beherrschung des Objekts durch Gewalt anstrebt. Er entwickelt sich später zur »Grausamkeitskomponente des Sexualtriebs«. Der Bemächtigungstrieb liege dem grausamen Verhalten von Kindern zugrunde, »da das Hemmnis, welches den Bemächtigungstrieb vor dem Schmerz des anderen haltmachen lässt, die Fähigkeit zum Mitleiden, sich verhältnismäßig spät ausbildet« (GW V, 93). Es ist somit nicht das Leiden eines anderen beabsichtigt, sondern seine Beherrschung. Später kann der Bemächtigungstrieb zu einem Wissenstrieb sublimiert werden. 2. Bei E. Kretschmer (1939) ein dem Grausamkeitstrieb verwandter Trieb, der in seinen Auswirkungen Verwandtschaft zu Kampf, Depression, Bemächtigung, »Duldung von solchen oder der Affektspannung bei Misslingen von solchen« zeige. Kretschmer weist auf die Verwandtschaft zu Nietzsches »Wille zur Macht« und Adlers ►Machtstreben hin. Der Trieb sei für das soziale Zusammenleben bedeutsam.
e: instinct to master oder for mastery. *fr:* pulsion d'emprise

Benchmarking *(n)*. Sich an einer höheren Leistungsmarke orientierend. Wurde aus der Wirtschaftssprache in die Psychiatrie übertragen, soweit es um die Verbesserung einer Behandlungsmethode oder um den Vergleich von Medikamenten geht.
e: benchmarking.

Benommenheit *(f)*. 1. Leichtester Grad von ►Bewusstseinstrübung, der sich oft nur in einer leichten Verlangsamung des Denkablaufes und einer etwas erschwerten Auffassung äußert, die ihrer Art nach auch noch zur individuellen Spielbreite gehören könnten. Die Diagnose wird oft nur durch den Vergleich mit dem Zustand vorher oder nachher ermöglicht. 2. Oft als Syn. zu ►Somnolenz gebraucht.
e: obnubilation, a benumbed state, drowsiness, benommenheit (bei akuten schizophrenen Prozessen).
fr: obnubilation

Benton-Test *(m)*. (Arthur L. Benton, 1945). Für kurze Zeit dargebotene geometrische Figuren, die in einer Reihe mit zunehmender Differenzierung angeboten sind, müssen aus dem Gedächtnis nachgezeichnet werden. Der Test wurde zum Nachweis von Hirnschädigungen der Scheitel-Hinterhauptsregion eingeführt; wird oft inkorrekt zur Feststellung allgemeiner Hirnschädigung benutzt.
e: Benton visual retention test. *fr:* test de rétention visuelle de Benton

Benzinismus *(m)*. Einatmen von Benzindämpfen (evtl. auch Trinken von Benzin) zur Befriedigung einer (seltenen) Sucht. Es wird eine leichte, rasch vorübergehende Benzinvergiftung mit einem euphorischen Rauschstadium und angenehmen Träumen herbeigeführt. Als Dauerfolgen bei häufiger Wiederholung können auftreten: Nervenentzündung (Poly-

neuritis), Retrobulbärneuritis, Schädigung der Herzkranzgefäße, psychisch auch Zwangslachen. Wenn die Ursache unbekannt ist, werden die Zustände leicht als »hysterisch« verkannt. ►Korsakow-Zustände und Halluzinosen wurden als Folge beobachtet.
e: gasoline sniffing (amer.), petrol sniffing (engl.).
Syn.: Benzinomanie, Benzinsucht, Naphthomanie. *fr:* toxicomanie à l'essence de pétrole

Benzinomanie *(f)*. ►Benzinismus.

Benzinsucht *(f)*. ►Benzinismus.

Beobachtungswahn *(m)* ►Beachtungswahn.

Beratung *(f)*. Häufig angewandte Form von ►Psychotherapie, die sich nicht mit der Motivation eines Patienten befasst, sondern sich an seine Einsicht wendet und sich dabei auf entwicklungspsychologisches und psychodynamisches Wissen stützt. Dabei werden Ratschläge erteilt und Diskussionen geführt. Die Bez. wird oft auch benutzt, um nicht von Psychotherapie sprechen zu müssen. Wird ausgeübt von Ärzten, Psychologen, Seelsorgern, Sozialarbeitern und -pädagogen u. a.; Hauptanwendungsbereiche: Ehe-, Familien-, Jugend-, Erziehungs-, Berufs- und Drogenberatung.
e: counseling.

Beratung, nicht-direktive *(f)*. Von C. Rogers (1942) selbst benutzte ältere Bez. für ►Gesprächstherapie, klient-bezogene.
e: nondirective therapy. *fr:* psychothérapie »non directive«

Beratung, psychologische *(f)*. Von einem Diplompsychologen durchgeführte ►Beratung. *fr:* thérapeutique par le conseil, consultation psychologique, counseling

Bereitschaftspotenzial *(n)*. (H. H. Kornhuber & L. Deecke, 1965). Bei Willkürbewegungen und passiven Bewegungen des Menschen können in Ableitungen der Hirnströme (EEG) Hirnpotenzialänderungen schon registriert werden, bevor die Bewegung tatsächlich ausgeführt wird. Aus dieser Beobachtung sind viele neurophilosophische und neurowissenschaftliche Theorien abgeleitet worden. Vgl. ►Libet-Experimente.

Bereitstellungskrankheiten *(f, pl)*. (Th. v. Uexküll). Syn. für psychosomatische Störungen, bei denen es zu Veränderungen des Körpers kommt. Wird den hysterischen ►Ausdruckskrankheiten gegenübergestellt.
e: disorders of the disposition of emotions, disturbances in states of preparedness.

Berger, Hans geb. 21.5.1873 Neuses bei Coburg, gest. 1.6.1941 Jena. Nach Studium von Mathematik und Astronomie folgte Medizinstudium in Würzburg, Berlin, München, Kiel und Jena. Anschließend Assistent von Otto Binswanger in Jena. Dort 1901 Habilitation für Neurologie und Psychiatrie und 1919–1938 als Nachfolger Binswangers Lehrstuhlinhaber seines Faches. Schöpfer des Elektroenzephalogramms (erste Veröffentlichung 1929 in Arch. Psychiatr. Nervenkh. 87, 527–570), die sein Lebenswerk darstellt. Grenzte unter den paranoiden Erkrankungen der 2. Lebenshälfte die ►»Paranoia chronica« ab.

Beringer, Kurt geb. 24.6.1893 Ühlingen (Schwarzwald), gest. 11.8.1949 Freiburg/Br. o. Prof. der Psychiatrie und Neurologie in Freiburg/Br. 1921–1932 Tätigkeit unter Wilmanns' Leitung in der Heidelberger Klinik. Unterbrechung durch ein Jahr nervenärztlicher Tätigkeit in Karlsruhe (1924) und Teilnahme an der deutsch-russischen Syphilisexpedition in der Burjato-Mongolei (1928). 1932 a. o. Prof. und Oberarzt in München. 1934 Übernahme des Freiburger Lehrstuhls als Nachfolger Hoches. Bekannt durch Selbstversuche und Untersuchungen zum Thema der experimentellen Psychosen nach Vergiftungen (»Der Meskalinrausch, seine Geschichte und Erscheinungsweise«, 1927). Entwickelte in seinen Untersuchungen über schizophrene Denkstörungen das Bild des intentionalen Bogens, mit dem die Störung des aktiven Denkvollzugs Schizophrener erfasst werden sollte (1924, 1926). Untersuchte die frontale und dienzephale Antriebsstörung durch Tumoren (1941, 1943) und Gehirnentzündung (1942). Begründete 1929 mit Mayer-Gross, Straus und Hansen die Zeitschrift »Der Nervenarzt« und redigierte zeitweilig die »Fortschritte der Neurologie« und das »Arch. Psychiatr. Nervenkh.« Bibliographie: Arch. Psychiatr. Nervenkh. 183, 299 (1949).

Beringer-Mallison-Syndrom *(n)*. (K. Beringer und R. Mallison, 1949). Durch organische Hirnstörung bedingtes Nachlassen der Geisteskräfte zwischen dem 35. und 55. Lj. Im Beginn: Unausgeglichenheit, Stimmungsschwankungen, reizbare Enthemmtheit, Zornausbrüche, Launenhaftigkeit, Zank- und Streitsucht, Mangel an Takt, Reizbarkeit, explosive Aggressivität. Später findet sich ein Nachlassen der Intelligenzleistung bis zur ►Demenz. Ferner: Unlust, Dysphorie, hypochondrische Klagen, Antriebsmangel bei erhaltener Fremdanregbarkeit und Erkalten zwischenmenschlicher Beziehungen. Obwohl die Ursache offensichtlich organisch ist, lässt sich im Einzelfall außer einer leichten Hirnschrumpfung gewöhnlich nichts Bestimmtes feststellen. Das Zustandsbild wurde daher von den Autoren nicht als Syndrom beschrieben. Die Bez. hat sich vielmehr in der klinischen Praxis gebildet und durchgesetzt.
Syn.: Vorzeitiger Versagenszustand.

Berliner Tinktur *(f)*. Im Drogenjargon: Opiumtinktur.

Berne, Eric geb. 10.5.1910 Montreal (Kanada), gest. 15.7.1970, Monterey (Kalifornien, USA). Kanadisch-amerikanischer Psychanalytiker. Ausbildung an der McGill-Universität in Montreal und dem Psychoanalytischem Institut New York. Ab 1935 in den

USA, Psychiater in Carmel (Kalifornien). Begründer der ►Transaktionsanalyse. – Werke: »Games People Play« (1964), dt. »Spiele der Erwachsenen« (1967); »A Layman's Guide to Psychiatry and Psychoanalysis« (1968), dt. »Sprechstunden der Seele« (1970); »Structure and Dynamics of Organizations and Groups« (1963) (Struktur und Dynamik von Gruppen).

Bernheim, Hippolyte geb. 17.4.1840 Mühlhausen, gest. 1919 Paris. Professor für innere Medizin in Straßburg und Nancy ab 1879. Haupttheoretiker der Schule von ►Nancy. Übernahm von ►Liébault die Hypnose, die er jedoch nur bei guten Erfolgschancen anwandte. Wendete erstmalig ►Schlafkuren an. Hauptwerke: »De la suggestion dans l'état hypnotique et dans l'état de veille« (Über Suggestion in Hypnose und Wachzustand) (1884). »De la suggestion et de ses applications à la thérapeutique« (Über Suggestion und ihre therapeutischen Anwendungen) (1886).

Bero-Test *(m).* Wortkürzel für ►Behn-Rorschach-Test.

Bertalanffy, Ludwig von geb. 8.5.1901 Atzgersdorf bei Wien, gest. 12.6.1972 Williamsville, New York. Theoretiker der Biologie. Lehrte in Wien, Ottawa (ab 1949), Los Angeles und zuletzt in Buffalo, New York. Beeinflusste durch seine Lehre vom ►System und die allgemeine Systemtheorie (s. d.) intensiv Teile der Psychiatrie. Deshalb Ehrenmitglied der Amer. Psychiatrischen Gesellschaft (APA). – Hauptwerke: »Kritische Theorie der Formbildung«, 1928; »Theoretische Biologie«, 2 Bde, 1932 und 1942; »Gefüge des Lebens«, 1937; »Biophysik des Fließgleichgewichts«, 1953; »General System Theory«, 1968.

Berührungsfurcht *(f).* ►Haptophobie. ►Mysophobie.

Berufsneurose *(f).* Syn. für ►Beschäftigungsneurose.

Berufsverband Deutscher Nervenärzte (BVDN) *(m).* Berufspolitischer Zusammenschluss von Ärzten für Nervenheilkunde, Ärzten für Neurologie, Ärzten für Neurologie und Psychiatrie, Ärzten für Psychiatrie und Psychotherapie. Verbandsaufgaben sind Information über gemeinsame Interessen und Durchsetzung gemeinsamer Ziele.

Berufungswahn *(m).* Wahnhafte Überzeugung, von einer höheren Macht zu einer ganz außergewöhnlichen Aufgabe berufen zu sein, z. B. der Welt den Frieden zu bringen. Als Unterschied zu anderen Berufungserlebnissen wird der ►Wahn hervorgehoben.
e: messianic delusion.

Beruhigungsmittel *(n, pl).* Sammelbezeichnung für die z. T. stofflich und wirkungsmäßig sehr unterschiedlichen Medikamente mit »beruhigenden« Eigenschaften. Hierzu zählen vor allem Schlafmittel und einige Gruppen der Psychopharmaka (Neuroleptika, Anxiolytika u. a.).
e: sedative, calming (tranquilizing) drug. *fr:* calmant, sédatif

Berze, Josef geb. 18.12.1866 Wien, gest. 20.12.1958 Wien. Studium in Wien. Später Leiter des Sanatoriums »Am Steinhof« (ab 1919) sowie der Anstalt Klosterneuburg (ab 1913). Besonders durch Beiträge zur klassischen Psychiatrie der Schizophrenie, insbesondere ihrer Denkstörungen, hervorgetreten. Hauptwerke: »Die primäre Insuffizienz der psychischen Aktivität; ihr Wesen, ihre Erscheinungen und ihre Bedeutung als Grundstörung der Dementia praecox und der Hyperphrenien überhaupt« (1914); (zus. m. Gruhle) «Psychologie der Schizophrenie» (1929).

Beschaffungskriminalität *(f).* Inoffizielle Bez. für Rechtsbrüche zur Beschaffung von Suchtmitteln durch einen Süchtigen. Die ►Schuldfähigkeit hierfür wird häufig als erheblich vermindert oder aufgehoben angesehen.

Beschäftigungsdelir *(n).* Beim ►Delirium tremens, seltener bei anderen Delirien auftretende motorische Unruhe, wobei der Kranke sich verhält, als ginge er normalen Beschäftigungen nach, und wobei er z. B. mit imaginären Gegenständen hantiert.
e: mania of oder frenzied business, occupational delirium. *fr:* délire d'occupation

Beschäftigungsneurose *(f).* Unvermögen, einzelne, gewöhnlich berufliche Beschäftigungen auszuüben; z. B. Unfähigkeit zu schreiben (Schreibkrampf) bei »schreibenden« Berufen oder Kassierern, Lähmung in den Beinen bei Tänzern, Fingerkrampf bei Pianisten und Violinisten, Blinzeltic bei Lokomotivführern. Das Symptom entsteht durch übermäßige Belastung des Organs einerseits und seine libidinöse ►Besetzung andererseits. Im Hintergrund steht oft eine ►ambivalente ►Aggression.
e: occupational neurosis.
Syn.: Berufsneurose. *fr:* névrose professionnelle

Beschäftigungstherapeut, Beschäftigungs- und Arbeitstherapeut *(m).* Jemand, der berufsmäßig ►Beschäftigungstherapie oder ►Arbeitstherapie ausübt. Der Beruf entstand zwischen den beiden Weltkriegen. Die Tätigkeit kann nur mit einer Erlaubnis ausgeübt werden. Die Bedingungen dafür wurden 1976 im »Beschäftigungs- und Arbeitstherapeutengesetz (BeArbThG)« geregelt.
e: occupational therapist. *fr:* spécialiste de thérapie rééducative

Beschäftigungstherapie *(f).* Behandlungsform für psychisch Kranke und chronisch Kranke (z. B. in der Orthopädie und Lungenheilkunde). In freier, spielerischer Tätigkeit sollen schöpferische Kräfte im Kranken geweckt werden, wodurch Spannungen und erstarrte Verhaltensweisen aufgelöst werden können. Verwendet wird jede Form sinnvoller Betätigung, vor allem Anfertigung von kunstgewerblichen Gegenständen, Malen, Plastikarbeiten, Musizieren. Die Be-

handlung kann allgemein gerichtet sein oder spezielle Symptome der Angst, des Misstrauens, des Wahns und der sich daraus ergebenden Isolierung ansprechen. Durch die Form der Ausführung in Gruppen kommen ferner Aspekte der ►Gruppendynamik zum Tragen. Da die Bez. fälschlicherweise den Gedanken an Zeitvertreib und bloße Beschäftigung nahelegt, wird gelegentlich die allgemeine Bez. ►Werktherapie bevorzugt. Vgl. Arbeitstherapie.
e: occupational therapy. *fr:* thérapie d'occupation, psychothérapie occupationnelle

Beschäftigungsunruhe, iterative *(f).* K. Kleists Bez. für ►Scheintätigkeit.

Beschäftigungszwang *(m).* Meist als quälend empfundener Zwang zu pausenloser – unproduktiver – Beschäftigung als Teilerscheinung einer ►Zwangsneurose. – I. w. S. auch rastloser Tätigkeitsdrang als neurotisches Symptom, was gewöhnlich Folge von innerer Unruhe und Getriebensein ist. Findet sich z. B. häufig bei Magersüchtigen.
e: compelling urge of overactivity. *fr:* obsession d'occupation

beschützende Werkstätte *(f).* Nicht auf Profitbasis arbeitender handwerklicher Betrieb, der eine Übergangseinrichtung zur Resozialisierung psychisch Kranker und körperlich Behinderter darstellt. Kranke, die nicht mehr der ständigen Krankenhauspflege bedürfen, aber noch nicht den Anforderungen der freien Wirtschaft gewachsen sind, können hier nützliche, auch angemessen bezahlte Arbeit leisten. Die Werkstätten sind entweder an psychiatrische Krankenhäuser angeschlossen oder frei; sie werden von Psychiatern und geschultem Personal geleitet. Gesetzlich verbindlich ist durch das Sozialgesetzbuch 9 (SGB IX) seit 2001 die Bez. »Werkstatt für behinderte Menschen«.
e: medically supervised workshop, sheltered workshop. *fr:* atelier sous contrôle psychiatrique, atelier protégé

Besessenheit *(f).* Bis ins 19. Jahrhundert weitverbreitete Krankheitstheorie: Krankheit (psychische oder körperliche) ist auf böse Geister zurückzuführen, die in den Körper des Kranken eingedrungen sind und ihn »in Besitz genommen« haben. Der Kranke erlebt die Krankheit selbst als eine Art intrapsychischen Parasitismus. In Europa seit dem Altertum geläufig, auch in vielen Teilen der Welt, aber nicht überall. Im Gefolge der Aufklärung als Krankheitstheorie allmählich verschwunden. Aufgrund der angenommenen Verursachung kamen 3 Behandlungsformen in Betracht: 1. ►Exorzismus (bei Weitem am häufigsten). 2. Mechanische Geisteraustreibung (Aderlass, Prügel, Lärm, unangenehme Gerüche). 3. Übertragung auf ein anderes Lebewesen (z. B. Tier). Insbesondere in den Mittelmeerkulturen ist Besessenheit auch heute noch eine geläufige Krankheitsvorstellung und führt zu eigentümlichen, ohne Kenntnis der tradierten Theorie unverständlichen psychischen Krankheitsbildern. – Verschiedene Formen (s. die folgenden Stichwörter).

Besessenheit, künstliche *(f).* Psychische Technik, mit welcher man sich in eine bestimmte seelische Verfassung hineinversetzt; also keine Krankheit. Die Pythien von Delphi, die sibirischen ►Schamanen und die ►Spiritisten haben solche Zustände hergestellt.
e: artificial obsession. *fr:* obsession artificielle

Besessenheit, latente *(f).* Form der Besessenheit, bei welcher der Besessene von seiner Besessenheit (Krankheit) nichts weiß. Es ist dann Aufgabe des Geisteraustreibers, die Besessenheit manifest zu machen, indem er den Geist zum Sprechen bringt. Erst dann kann ein ►Exorzismus zur Heilung stattfinden.
e: latent obsession. *fr:* obsession latente

Besessenheit, luzide *(f).* Besessenheit, bei welcher das Individuum sich immer seiner selbst bewusst bleibt, aber das Gefühl eines Geistes innerhalb der eigenen Seele hat. – Von der alten katholischen Kirche als einziger Zustand mit dem Namen ►Obsession belegt (von der Psychiatrie später in anderer Bedeutung übernommen).
e: lucid obsession. *fr:* obsession lucide

Besessenheit, manifeste *(f).* Form der ►Besessenheit, bei welcher der besitzergreifende Geist spontan durch den Mund des besessenen Individuums spricht.
e: manifest obsession. *fr:* obsession manifeste

Besessenheit, somnambule *(f).* Form der ►Besessenheit. Das Individuum verliert plötzlich das Bewusstsein seiner selbst und spricht mit dem »Ich« des vermeintlich eingedrungenen Geistes. Wenn der Zustand beendet ist, kann das Individuum sich an nichts erinnern.
e: somnambulic obsession. *fr:* obsession somnambulique:

Besessenheit, spontane *(f).* Ohne Zutun oder gegen den Willen des Betroffenen auftretende ►Besessenheit. Bestimmter psychischer Zustand, von dem sich der Betreffende eventuell mithilfe des Exorzismus zu befreien sucht.
e: spontaneous obsession. *fr:* obsession spontanée

Besessenheitsepidemien *(f, pl).* Syn. für psychische Epidemien des Mittelalters. ►Masseninduktion, psychogene.

Besetzung *(f).* (S. Freud, 1895). Nach dem ökonomischen Prinzip der Psyche wird ein bestimmter Betrag an psychischer Energie mit einer bestimmten Vorstellung, einem Körperteil oder auch einem Gegenstand fest verbunden; das Objekt wird mit dieser psychischen Energie »besetzt«. Im Vorgang der ►Verdrängung wird als Erstes der Energiebetrag von der Vorstellung zurückgezogen und evtl. verlagert.
e: cathexis. *fr:* investissement, (occupation)

Besinnung *(f)*. 1. Allgemein: Vorgang des ruhigen, ordnenden Überdenkens von Erinnerungen und Eindrücken. 2. Nach G.E. Störring (»Besinnung und Bewußtsein«, 1953) höchste personale Funktion. Die Fähigkeit, Vergangenes, Gegenwärtiges und Zukunftbezogenes in einer übergeordneten Schau zusammenzufassen, abzuwägen und zu werten. »Übergeordnete, aktiv Stellung nehmende, alle psychischen Phänomene überschauende, integrierende, d.h. die Einzelakte sinnvoll verknüpfende psychische Grund- und Sonderfunktion, die entscheidenden Anteil am Aufbau der Persönlichkeit hat: ist doch die stetig fortschreitende Entwicklung von primitiven Bewusstseinsstadien zur reifen Persönlichkeit, die Begründung der inneren Ordnung und Einheitlichkeit ihr (der Besinnung) zu verdanken«.
e: consciousness; recollection. *fr:* connaissance, prise de conscience

Besinnungslosigkeit *(f)*. 1. Das zeitweilige Fehlen oder Lahmlegung der Funktion der ►Besinnung durch Krankheit, Affekte u.a. 2. Ältere Bez. für Bewusstlosigkeit. In der Alltagssprache noch häufig in diesem Sinne verwendet.
e: senselessness, insensibility. *fr:* insensibilité

besonnener Dämmerzustand *(m)* ►Dämmerzustand, besonnener.

besonnenes Delirium *(n)*. Syn. für ►Dämmerzustand, besonnener.

Besonnenheit *(f)*. Geistes- und Gemütszustand, in dem bei Abwesenheit heftigerer Gemütserregungen in klarer und vernünftig bedachter Weise Vergangenheit und Gegenwart überdacht und die Zukunft vorausgedacht werden. Der Zustand ist ausgezeichnet durch ein Fehlen von Affekten, welche das Denken in ungünstiger Weise beeinflussen, sowie durch eine höhere geistige Übersicht über die augenblickliche Situation und das Dasein überhaupt. Damit hängen zusammen besonnene Willensentschlüsse und eine durch beherrschte Mäßigkeit gekennzeichnete Lebensweise. – In der Psychiatrie wird die ►Paranoia von anderen Zuständen durch das Erhaltenbleiben der Besonnenheit unterschieden. Im ►Typus melancholicus ist sie eine Persönlichkeitseigenschaft. Nach J.H. Schulz gehört sie zur richtigen Haltung des Psychotherapeuten (►abständige Verbundenheit). Vgl. ►Sophrosyne.
e: presence of mind, composure, sobriety. *fr:* sérénité

Besorgnis *(f)*. Je nach Zusammenhang: für jemanden etwas besorgen; Befürchtung für Leib und Gut; Verdacht, auch abergläubische Befürchtung. In den dt. Fassungen von DSM-III–V, teils auch ICD-10, missverständlich als Übersetzung für engl. »worry« (»Sorge«). Sprachgeschichtlich entspricht »worry« dt. »würgen«. Im amer. Original als Nebenbedeutung von »worry«: »to worry a persons life« (jemand die Freude am Leben verderben).
e: worry.
Syn.: Bekümmernis.

Besorgtheit *(f)*. Als Gegenteil von »unbesorgt«: sorgende Gedanken um die Zukunft oder das Seelenheil. In ICD-10 F60.6 (»ängstliche [vermeidende] Persönlichkeitsstörung«) Übersetzung von »apprehension«, das im engl. Original die Bedeutung »unbestimmte ängstliche Erwartung zukünftiger Übel« hat.

Besserungsmaßregel *(f)*. Gesetzliche Maßnahme zur Besserung von straffällig gewordenen Alkoholikern und Drogenabhängigen. Gesetzlich geregelt in § 64 StGB. (►Unterbringung).

Bestehlungswahn *(m)*. Wahnhafte Überzeugung, ständig bestohlen zu werden. Findet sich besonders bei Psychosen des höheren Lebensalters, Demenzen, Hirnatrophien. Tritt häufig zusammen mit Gedächtnisstörungen, Misstrauen und Desorientiertheit in Erscheinung. Der misstrauische Kranke versteckt Gegenstände aus Angst vor dem Bestohlenwerden, hat aber wegen der Gedächtnisstörungen das Versteck alsbald vergessen und fühlt sich in seinem Misstrauen bestätigt.
e: illusion of being robbed, delusion of robbery. *fr:* délire de vol

Bestialismus *(m)*. 1. Syn. für ►Bestialität. 2. Syn. für ►Sodomie.
e: bestiality (1), sodomy (2). *fr:* bestialité (1)

Bestialität *(m)*. 1. Ungewöhnliche Rohheit. »Tierisch« rohes Verhalten. 2. Syn. für ►Sodomie.
e: bestiality, beastliness.
Syn.: Bestialismus. *fr:* bestialité

Bestiophilie *(f)*. Syn. für ►Sodomie.

Betaalkoholismus *(m)*. (E.M. Jellinek, 1960). Form des Alkoholismus, bei der durch fortgesetzten Alkoholgenuss bereits Körperstörungen aufgetreten sind, z.B. Magenschleimhautentzündung, Nervenentzündung, Leberzirrhose. Es besteht aber (noch) keine physische oder psychische Abhängigkeit. ►Alphaalkoholismus, ►Gammaalkoholismus.
e: beta alcoholism. *fr:* béta alcoolisme

Betäubungsmittel *(n, pl)*. Medikamente mit suchterzeugender (»betäubender«) Wirkung. Große, sonst in jeder Hinsicht unterschiedliche Gruppe. Die ärztliche Verordnung ist in der ►Betäubungsmittel-Verschreibungsverordnung geregelt.
e: narcotics.
Syn.: Narkotika.

Betäubungsmittel-Gesetz (BtMG) *(n)*. Gesetz über den Verkehr mit Betäubungsmitteln, welches Zulassung, Verschreibungsordnung und Verbot regelt.

Betäubungsmittelsucht *(f)*. Krankhaftes süchtiges Verlangen nach ►Betäubungsmitteln. Vgl. ►Sucht.
e: narcomania, addiction to narcotics. *fr:* toxicomanie (aux stupéfiants)

Betäubungsmittel-Verschreibungsverordnung (BtMVV) *(f)*. Seit dem 20.1.1998 gültige, seither mehrfach novellierte Verordnung zur Regelung der ärztlichen Anwendung von ►Betäubungsmitteln. Enthält u. a. Bestimmungen über ein dreiteiliges amtliches Verordnungsblatt und wie es auszufüllen ist, Führung eines Betäubungsmittelbuches, Art und zulässige Mengen der Betäubungsmittel u. a. Durch Änderungsverordnungen erfolgen jeweils Anpassungen.

Betäubungstrinker *(m).* (J. E. Staehelin). Exzessiver Trinker, der im Alkohol Affekte zu ertränken sucht, unerträglichen Spannungen entfliehen möchte, Vergessen oder Todesersatz sucht. Vgl. ►Komasaufen.
e: escape drinker.

Bethel bei Bielefeld Im Ort Gadderbaum bei Bielefeld am 6.11.1867 von Pastor Friedrich von Bodelschwingh gegründete »Anstalt für Epileptische«. Seit 1873 als »Bethel« (hebr. = Haus Gottes) bezeichnet. ►Bodelschwingh-Anstalten.

Bethlem ►Bedlam.

Betrachtungsweise, mehrdimensionale *(f).* (E. ►Kretschmer). ►Diagnostik, mehrdimensionale.

Betrachtungsweise, strukturanalytische *(f).* Syn. für ►Strukturanalyse.

Betreuung, rechtliche *(f).* Wahrnehmung von Rechten und Pflichten eines durch psychische (oder andere) Krankheit dazu unfähigen Erwachsenen. Gesetzlich geregelt (seit 1.1.1992) in den §§ 1896–1908 BGB. Ist an die Stelle von ►Entmündigung und Gebrechlichkeitspflegschaft (►Pflegschaft) getreten. Allein maßgebend ist die Hilfsbedürftigkeit der betroffenen Person. Das Vormundschaftsgericht bestellt einen Betreuer auf Antrag des Betroffenen oder von Amts wegen, wenn ein Volljähriger aufgrund einer psychischen Krankheit oder wegen körperlicher, geistiger oder seelischer Gebrechen seine Angelegenheiten ganz oder teilweise nicht besorgen kann. In der Bestallung wird der Aufgabenkreis des Betreuers festgelegt, z. B. Besorgung der persönlichen Angelegenheiten, Aufenthaltsbestimmung, Unterbringung, Vermögensbetreuung. Besonders schwerwiegende Entscheidungen des Betreuers, z. B. Einwilligung in eine gefährliche Untersuchung oder Behandlung, Kündigung eines Mietverhältnisses, bedürfen der Genehmigung des Vormundschaftsgerichtes. – Betreuung bewirkt als solche keine ►Geschäftsunfähigkeit. Betreuung ist insoweit gesetzlich mit Vormundschaft identisch. Durch Ersetzen eines negativ besetzten Wortes (Entmündigung) mit einem positiv besetzten (Betreuung) wird die Preisgabe demokratischer Rechte eher akzeptiert. Für die Entscheidung des Gerichts ist ein psychiatrisches Gutachten erforderlich. Dabei kommt es nicht nur auf die Feststellung psychischer Krankheiten an, sondern durch diese müssen Betroffene unfäig sein, ihre Angelegenheiten (ggf. welche) zu besorgen.

Betriebsneurose *(f).* Psychogene Störungen in Zusammenhang mit Umänderungen der innerbetrieblichen Kommunikations- und Leistungsstruktur: langjährige Fließbandarbeit, falschen Arbeitseinsatz, ungünstiges Betriebsklima, Umstellung auf andere Betriebsmethoden und damit verbundene Umstrukturierung der Anerkennungsskalen und Gruppenrollen.
e: industrial neurosis. *fr:* névrose consécutive au travail d'entreprise

Betriebspsychiater *(m).* In großen Industrieunternehmen tätiger Psychiater, der für die psychische Gesundheit der Arbeitnehmer zu sorgen hat. Vor allem geht es um den bestmöglichen Einsatz von Menschen, die eine psychische Krankheit gehabt haben.
e: industrial psychiatrist. *fr:* psychiatre d'entreprise

Betrunkenheit *(f).* Syn. für ►Alkoholrausch, gewöhnlicher.

Bettnässen *(n).* ►Enuresis.

Bettpissen *(n).* ►Enuresis.

Bettsucht *(f).* Krankhaft gesteigertes Schlafbedürfnis; Verbringen ungewöhnlich langer Zeiten im Bett, auch ohne Schlaf. Häufig Ausdruck einer psychischen Fehlhaltung: Der Bettsüchtige will vor den Schwierigkeiten des Daseins in die warme Geborgenheit des Bettes fliehen. Aber auch als Symptom einer Depression (►Hypersomnie) oder als Ausdruck des ►Antriebsmangels von organisch Hirnkranken und Schizophrenen vorkommend.
e: morbid sleepiness, bed craving. *fr:* clinomanie

Bewältigung *(f).* 1. Überwältigung. Bezwingung. 2. Gelegentlich Syn. für ►Coping, dessen Bedeutung es unvollkommen wiedergibt.

Bewegungsdrang *(m).* Unstillbares Bedürfnis, sich ständig zu bewegen, besonders bei Manie, agitierter Depression, Dämmerzuständen und organischen Hirnkrankheiten.
e: motor unrest, displacement impulse. *fr:* impulsion au mouvement

Bewegungshalluzination *(f).* ►Halluzination, kinästhetische.

Bewegungssperre *(f).* Vollständiges Ausbleiben von Bewegungen als Ausdruck einer Blockierung der Bewegungsimpulse bei ►Kataplexie oder ►Katatonie.
e: torpor, stupor, rigidity, akinesis. *fr:* inhibition motrice

Bewegungsstereotypie *(f).* Starre, »automatenhafte«, ständig wiederholte Bewegungsabläufe, besonders bei katatoner Schizophrenie, aber auch bei schweren organischen Hirnkrankheiten, Dämmerzuständen, Schwachsinn, ferner bei neuropathischen Kindern (Jactatio capitis). ►Manieriertheit.
e: stereotypy (of movements). *fr:* mouvements stéréotypés, répétition automatique des mouvements

Bewegungsstörung, Atypische Stereotype *(f).* In DSM-III: Sammelbez. für unwillkürliche Bewegungen

bei Kindern, die keine Tics sind, z. B. ►Jactatio capitis oder Hin- und Herwiegen des Körpers.
e: atypical stereotyped movement disorder.

Bewegungsstörung, Stereotype mit Autoaggresivem Charakter *(f).* In DSM-III-R: Im Kindesalter, vor allem bei geistiger Behinderung, auftretende Verhaltensstörungen: Schaukeln des Körpers, Kopfnicken, Kopf-an-die-Wand-Schlagen, Händebeißen, Zähneknirschen (vgl. Bruxismus), Haarzupfen, Fingerbohren in Nase, Auge oder im After, sich wiederholende Schreie, Atemanhalten, ►Hyperventilation, ►Luftschlucken. – In DSM-IV–V umbenannt in Stereotype Bewegungsstörung.
e: Stereotypie/Habit Disorder. – (ICD-10: F98.4)

Bewegungsstörungen, Stereotype *(f, pl).* In DSM-III: Gruppe von Störungen mit ►Tics. 1. Passagerer Tic, 2. Chronische Motorische Ticstörung, 3. ►Tourette-Störung, 4. Atypischer Tic (atypical tic disorder), 5. Atypische Stereotype Bewegungsstörung. – In DSM-III-R/IV nicht mehr als Gruppe enthalten. – In DSM-V Bez. für ►Stereotypien zusammen mit Eigenheitigkeiten von Neurotikern, jedoch ohne Tics und ohne dass ein innerer Zusammenhang besteht. Unterschieden werden: A. Bewegungen ohne Selbstverletzung (z. B. Kopfschaukeln, Ausrupfen von Haaren, Fingerschnipsen); B. mit Selbstverletzung (z. B. Kopf an der Wand blutig stoßen). ►Verbigeration, ►Haltungsstereotypie, ►Bewegungsstereotypie, ►Manieriertheit.
e: Stereotyped Movement Disorders (DSM-III), Stereotypic Movement Disorders (DSM-V).

Bewegungssturm *(m).* Plötzlich auftretende, triebhaft ungesteuerte Überproduktion von Bewegungen, planlose Angriffs- oder Fluchtbewegungen; den Reaktionen von Tieren in plötzlich auftretenden Gefahrensituationen vergleichbar. Wird deshalb teilweise als Durchbrechen phylogenetisch alter Reaktionsweisen gedeutet, nach Bostroem auch als »verkürzte Formeln« ehemals sinnvoller Handlungen. Vorkommen als Folge starker Erregung, in Überforderungssituationen, bei Panik, auch bei schweren katatonen und epileptischen Erregungszuständen.
e: outburst of (manic) reactions. *fr:* déchaînment des mouvements (ataviques)

Bewegungstherapie *(f).* Nutzung von Bewegungen, um seelische Entwicklung, Alltagsfertigkeiten und Befriedigung im täglichen Leben zu befördern. Körperbewegungen können innere Gefühlszutände zum Ausdruck bringen und verändern. Veränderungen in der Art, wie man sich bewegt, können das Verhältnis des Klienten zu sich selbst, zu seinen Mitmenschen und zu der Welt, in welcher er lebt, verändern. Anwendbar bei vielen seelischen Erkrankungen und zur Stressbewältigung. Verschiedene Formen. s. nachfolgende Stichw. Vgl. ►Tanztherapie

Bewegungstherapie, konzentrative (KBT) *(f).* (H. Stolze, 1959). Über Bewegungen (bewusste, unbewusste, neue) wird ein Zugang zu innerseelischen Vorgängen gesucht. Geschieht nach längerem Suchen evtl. in Form von plötzlichen ►Erleuchtungserlebnissen. – Fünfjährige Weiterbildung zum Konzentrativen Bewegungstherapeuten, angelehnt an ►Psychotherapieausbildung, Grundschema. Selbstständige Ausübung nur für anerkannte Psychotherapeuten (ärztliche, psychologische, Heilpraktiker).

Bewusstlosigkeit *(f).* 1. Völlige Ausschaltung des Bewusstseins. ►Koma. 2. In der Rechtspraxis: Zustand vorübergehender vollständiger ►Geschäftsunfähigkeit etwa durch einen ►Vollrausch.
e: loss of consciousness, unconsciousness. *fr:* perte de conscience

Bewusstsein *(n).* In der Psychologie das Gesamt der Bewusstseinsinhalte, das in klarer Vergegenwärtigung gegebene Wissen von Seinsinhalten (Erleben, Erinnerung, Vorstellung, Denken), das begleitet wird von einem Wissen darüber, dass das Subjekt (»Ich«) es ist, das diese Inhalte erlebt. »Jeder Mensch birgt in seiner Seele ein kleines Reich, worin sich allerlei Empfindungen, Gefühle, Vorstellungen und Gedanken drängen und treiben, einander hervorrufen und verdrängen, sich vertragen und streiten, sich vergleichen und scheiden. Es herrscht nie Ruhe darin, sondern alles ist in beständiger Bewegung, in fortdauerndem Fluß. Nur eines bleibt fest im Wechsel der Erscheinungen: ich selbst, der diese Empfindungen, Gefühle und Gedanken hat, mein Bewusstsein«. (G. Th. Fechner, 1851) In der traditionellen Psychiatrie bedeutet es einen eigentümlichen Grad von Helligkeit, Klarheit, Fülle, Beweglichkeit, Ablauftempo und Rangordnung des inneren Erlebens und der psychischen Funktionen (W. Jahrreis). Nach K. Jaspers ist es das »Ganze des augenblicklichen Seelenlebens«. Da in allen Definitionen der jeweilige philosophische oder weltanschauliche Standpunkt zum Ausdruck gebracht wird, gibt es keine allgemein gültige Definition des Bewusstseins. Zur Veranschaulichung werden häufig Bilder verwendet, z. B. das Bewusstsein als Bühne des seelischen Geschehens, auf der die Bewusstseinsinhalte kommen und gehen wie die Akteure eines Schauspiels. Während die Bewusstseinspsychologie des 19. Jahrhunderts Seelisches und Bewusstsein gleichsetzte, erschloss die Psychoanalyse in einem dem Bewusstsein gegenübergestellten ►Unbewussten neue seelische Dimensionen (►Vorbewusstes, ►kollektives Unbewusstes). Im psychoanalytischen Modell des psychischen Apparates ist das Bewusstsein an der Peripherie gelegen. Es erscheinen darin sowohl die durch Sinnesorgane vermittelten Eindrücke der äußeren, realen Welt als auch die Informationen aus der inneren, unbewussten und vorbewussten Welt, Wünsche, Strebungen, Erinnerun-

gen. Das Bewusstsein bleibt dem Augenblick verbunden und kann seine Inhalte nur mithilfe des Gedächtnisses reproduzieren. In ökonomischer Hinsicht verfügt es über eine frei verfügbare psychische Energie, die es durch Aufmerksamkeit einem bestimmten Gegenstand zuwenden kann. Praktisch psychiatrisch sind vor allem die pathologischen Veränderungen des Bewusstseins (►Bewusstseinsstörungen) wichtig. Unterschieden werden vor allem Veränderungen der Bewusstseinshelligkeit (wobei verschiedene ►Bewusstseinsgrade angenommen werden) und Störungen der Bewusstseinsintegration (►Besinnung). S. a. die folgenden Stichwörter.
e: consciousness, awareness. *fr:* conscience

Bewusstsein, alternierendes *(n).* (K. A. v. Solbrig, 1867). Zeitlich nacheinander auftretende Doppelorientierung. Es wurden »Doppelexistenzen« von Frauen beschrieben, die zärtliche und besorgte Hausfrauen waren und in einem anderen Zustand als Dirnen arbeiteten, wobei die erste Existenz jeweils nichts von der zweiten wusste und umgekehrt. ►doppeltes Bewusstsein, ►Persönlichkeit, multiple. Diese meist ungesicherten Beobachtungen hatten eine Romanliteratur zur Folge.
e: alternating personality oder consciousness.
Syn.: alternierende Persönlichkeit. *fr:* second état, conscience intermittente

Bewusstsein, approximatives *(n).* (C. G. Jung). Zustand zwischen bewusstem und unbewusstem Seelenleben. Es besteht dabei ein Bewusstsein vom komplexen, nicht ausgeformten Inhalten, die sich z. B. im Traum als Lichtfunken (Scintillae) zeigen können.
e: approximative consciousness. *fr:* conscience approximative

Bewusstsein, doppeltes *(n).* ►doppeltes Bewusstsein.

Bewusstsein, fluktuierendes *(n).* (K. Bonhoeffer). Das wechselnde Auf und Ab des Bewusstseins (der Wachheit) bei akuten psycho-organischen Syndromen.
e: fluctuations of consciousness.

Bewusstsein, kollektives *(n).* Kollektivbewusstsein: das Gesamt der Bewusstseinsinhalte, die dem Einzelnen als Teil eines sozialen Ganzen zukommen. In erster Linie handelt es sich um Gegebenheiten innerhalb einer gemeinsamen Kultur oder auch innerhalb einer sozial definierten Gruppe (Gruppenbewusstsein).
e: collective consciousness. *fr:* conscience collective

Bewusstseinseinengung *(f).* Einschränkung des Bewusstseinsumfanges. Dabei sind Gedanken, Gefühle und Antriebe auf einen bestimmten Kreis eingeengt und die Bewusstseinspforten sind nur für Gegenstände geöffnet, die in diesen Kreis hineinpassen. Innerhalb dieses Umfanges ist das Denken klar und geordnet oder aber verworren. Vorkommen bei organischen und epileptischen Dämmerzuständen, als psychogene Bewusstseinseinengungen im hysterischen Anfall, bei starken Affekten (Angst, Schreck), in religiöser Ekstase, in Hypnose, aber auch durch intensive geistige Konzentration. Die Erinnerung an das in diesem Zustand Erlebte ist teilweise erhalten.
e: limited consciousness. *fr:* rétrécissement du champ de conscience

Bewusstseinsfeld *(n).* Gestaltpsychologischer Begriff eines – objektiven und subjektiven – Ausschnittes aus Raum und Zeit, der im Bewusstsein des Individuums als augenblicklich (»hier und jetzt«) erlebt wird. Die Aufmerksamkeit verteilt sich in ungleichmäßiger Weise auf die im Bewusstseinsfeld befindlichen Objekte und die über die Sinne aufgenommenen Außenreize. Das Feld ist strukturiert in Figur und Hintergrund sowie in Zentrum und Peripherie, wobei durch Zuwendung der Aufmerksamkeit eine Umstrukturierung erfolgen kann.
e: field of consciousness. *fr:* champ de conscience

Bewusstseinsfeld, Desintegrierung (K. Conrad). Besondere Art der Bewusstseinsänderung mit Strukturverlust des ►Bewusstseinsfeldes, wie sie im Traum oder in der Bewusstseinstrübung vorkommt.

Bewusstseinsgrad *(m)*, **(-helligkeit)** *(f)* Die Intensität der vergegenwärtigenden Aufhellung von Erlebnis- und Vorstellungsinhalten lässt sich skalar in Stufen einteilen. Die so gewonnenen Grade der Bewusstseinshelligkeit auf einer Skala reichen von der ►Bewusstseinstrübung über das normale Bewusstsein bis zu einer Steigerung der Bewusstseinshelligkeit in der ►Überwachheit. Das Einteilungsprinzip ist praktisch-klinisch von großer Bedeutung.
e: degree oder level oder intensity of consciousness. *fr:* degré de conscience

Bewusstseinsinhalt *(m).* Gesamtheit der jeweils im Bewusstsein vorhandenen Wahrnehmungs-, Denk- und Vorstellungsgegebenheiten.
e: object content of consciousness, mental content. *fr:* contenu de conscience

Bewusstseinslage *(f).* In der Psychiatrie der jeweilige Grad der Bewusstseinshelligkeit (►Bewusstseinsgrad). Als »Hypotonie der Bewusstseinslage« wird gelegentlich die für das Einschlaf- und Aufwachstadium typische Veränderung des Bewusstseins bezeichnet, die das Auftreten von hypnagogen und hypnopompen Halluzinationen begünstigt.
e: conscious attitude. *fr:* état de conscience

Bewusstseinslücke *(f).* Die mit Erinnerungslosigkeit (►Amnesie) verbundene Unterbrechung des Bewusstseinsstromes.
e: gap of consciousness. *fr:* absence de conscience

Bewusstseinspause *(f).* Kurz dauernde Unterbrechung des Bewusstseins, die zu keiner über diesen Zeitraum hinausreichenden Beeinträchtigung von

Denken und Handeln führt. Kommt vor allem bei der ►Absenz vor.

Bewusstseinsschwelle *(f)*. (G. Th. Fechner, 1873). Gedachte Grenze zwischen unbewussten und bewussten Vorstellungsinhalten. Das Überschreiten der Grenze vom Unbewussten zum Bewussten sei mit Lust verbunden und umgekehrt. Die Bewusstseinsschwelle selbst sei eine Zone ästhetischer Indifferenz. Wurde von Freud in seine Theorie vom seelischen Apparat übernommen (GW XIII, 4 f.).
e: threshold of consciousness. *fr:* seuil de conscience

Bewusstseinsspaltung *(f)*. ►Spaltung des Bewusstseins.

Bewusstseinsstörung *(f)*. Sammelbez. für alle praktisch wichtigen krankhaften Veränderungen des Bewusstseins: (1) Verminderung oder Steigerung der Bewusstseinshelligkeit (►Bewusstseinsgrad), (2) ►Bewusstseinseinengung im Affekt oder im ►Dämmerzustand. Auch die meisten epileptischen Anfälle werden von einer Bewusstseinsstörung begleitet, evtl. in Form einer ►Bewusstseinspause. Bewusstseinsstörungen hinterlassen regelmäßig Erinnerungsstörungen, die von einer leichten Trübung der Klarheit der Erinnerungen bis zur totalen ►Amnesie reichen.
e: disturbance oder disordered condition of consciousness. *fr:* trouble de la conscience

Bewusstseinsstrom *(m)*. (W. James, 1910). Das aus der Selbstbeobachtung bekannte Phänomen eines unaufhörlichen Wechsels der Bewusstseinsinhalte. Vor dem Ich bzw. vor dem »inneren Auge« strömt eine ungegliederte Mannigfaltigkeit undeutlicher Inhalte vorüber, aus denen die Aufmerksamkeit einzelne aussondert und der eigentlichen Wahrnehmung zugänglich macht.
e: flow of consciousness. *fr:* courant de la conscience

Bewusstseinsstufung *(f)*. Einteilung der Bewusstseinshelligkeit in ►Bewusstseinsgrade.
e: grading of consciousness. *fr:* graduation de la conscience

Bewusstseinstrübung *(f)*. Quantitative Beeinträchtigung des Bewusstseins. Der Grad der Bewusstseinshelligkeit ist dabei herabgesetzt, ohne dass Halluzinationen oder andere produktiv-psychotische Erscheinungen hinzukommen müssen. 3 Schweregrade:
1. ►Somnolenz, 2. ►Sopor, 3. ►Koma. – Bewusstseinstrübung ist praktisch immer ein Zeichen für eine akute organische bzw. toxische Schädigung des Gehirns. Sie gilt als ►Achsensymptom der symptomatischen Psychosen. Die Feststellung einer Bewusstseinstrübung erlaubt keine Rückschlüsse auf die Art oder auf den Ort der Schädigung. In der klinischen Alltagssprache wird Bewusstseinstrübung häufig inkorrekt als Syn. für ►Somnolenz verwendet.
e: clouding of consciousness, mental fog. *fr:* assombrissement de la conscience

Bewusstseinstrübung, psychogene *(f)*. Durch übermächtigen Affektdruck (Angst, Eifersucht, Schulderleben u. a.) oder in lebensbedrohlichen Katastrophensituationen (Erdbeben, Bombardierung) auftretende Bewusstseinsveränderung. Es kommt zu Situationsverkennungen, Desorientiertheit, ►hypobulischen Totstell- oder Erregungsreaktionen und nachfolgender unvollständiger ►Amnesie.

Bewusstseinsverlust *(m)* ►Bewusstlosigkeit.

Beziehung, therapeutische *(f)*. (L. ►Kanner, 1935) Die besondere Beziehung, welche sich im Laufe oder gleich zu Anfang einer psychotherapeutischen Behandlung zwischen Therapeut und Patient ergibt und von welcher die Therapie getragen wird. Beginnt bei den Beschwerden, weshalb der Therapeuet aufgesucht wurde, und weitet sich auf andere Lebensbereiche aus. Der Betroffene verliert das Gefühl der Isolation, mit seinen Problemen ganz allein zu sein. Gilt als tragendes Element der praktischen Psychotherapie. Heißt in der psychoanalytischen Theorie ►Übertragung und ►Gegenübertragung. Vgl. Arbeitsbündnis.
e: relationship therapy.

»Beziehungsetzung ohne Anlass« Von Gruhle geprägter, viel zitierter Ausspruch, der das Wesen echten Wahns kennzeichnen soll. Wird von den meisten Psychiatern nicht als ausreichende Umschreibung des Wahnphänomens angesehen.

Beziehungsidee *(f)*. Überwertige Bindung an einen Bewusstseinsinhalt, der – nach objektivem Urteil – in falscher oder übertriebener Weise auf die eigene Person bezogen wird. Kann ohne Krankheitswert sein oder aber prägendes Phänomen einer sensitiven Beziehungsneurose oder einer Wahnkrankheit werden.
e: idea of reference. *fr:* idée interprétative égocentrique

Beziehungspsychose, ängstliche *(f)*. Phasisch verlaufende Psychose mit depressiven Symptomen, denen Eigenbeziehungen beigestellt sind. Zur Gruppe der ►zykloiden Psychosen gehörig.
e: anxiety psychosis of reference. *fr:* psychose relationelle oder interprétative à forme anxieuse

Beziehungspsychose, progressive *(f)*. (K. Kleist). Paranoide Form der Schizophrenie, etwa der affektvollen Paraphrenie (s. d) entsprechend.
e: progressive oder deteriorative psychosis of reference. *fr:* psychose relationelle oder interprétative progressive

Beziehungsstörung *(f)*. 1. Unzureichende emotionale Entwicklung eines Säuglings durch Fehlen hinreichender Beziehungen zu Beziehungspersonen (Pflegepersonen, Mutter). Das Kind lächelt nicht, ist apathisch und folgt nicht mit Blicken. ►Depression, anaklitische. 2. Störung der Beziehung zwischen zwei Partnern. Die Bez. wird syn. mit vielen anderen gebraucht, die einen partnerschaftlichen Konflikt mög-

lichst neutral benennen sollen. »Beziehung« in diesem Sinne ist ein Wort der Alltagssprache.
e: attachment disorder.

Beziehungsstörung mit Enthemmung: *(f)* In DSM-V Bez. für ►Reaktive Bindungsstörung im Säuglingsalter oder der Frühen Kindheit, Ungehemmter Typus.

Beziehungsstörung, Reaktive, im Säuglingsalter *(f)*. Bez. von DSM-III für ►Reaktive Bindungsstörung im Säuglingsalter oder in der Frühen Kindheit.
e: reactive attachment disorder of infancy.

Beziehungssyndrom *(n)*. Krankheitsbild mit Vorherrschen von ►Beziehungsideen, die entweder einfühlbar bleiben können oder Wahncharakter haben (►Beziehungswahn).
e: syndrome of reference. *fr:* syndrome d'hypertrophie du moi

Beziehungswahn *(m)*. Wahnhafte Beziehung von – nach objektivem Urteil – belanglosen Ereignissen auf die eigene Person, meist mit dem Gefühl des Beeinträchtigtseins oder der Befürchtung des Beeinträchtigtwerdens verbunden. Vorkommen bei Sensitiven (sensitiver Beziehungswahn) oder als Teilerscheinung (evtl. als einziges Symptom) einer Schizophrenie, organischen Hirnkrankheit oder manisch-depressiven Erkrankung.
e: delusion of reference. *fr:* délire d'interprétation

Beziehungswahn, erotischer *(m)*. (F. Kehrer). Sensitive Wahnbildung besonders bei sexuell unbefriedigten »alten Mädchen«. Teil des sensitiven Beziehungswahns (s. d.).

Beziehungswahn, sensitiver *(m)*. (E. Kretschmer, 1918). Wahnhafte Art der Erlebnisverarbeitung bei sensitiv-asthenischen Persönlichkeiten. Paranoide ►Entwicklung, die bei einem sensitiven Charakter (gefühlszarter, schüchterner, leicht kränkbarer Mensch, der dennoch einen gewissen Stolz und Ehrgeiz hat) aus einer beschämenden (moralischen) Niederlage allmählich entsteht. So glauben sensitive Masturbanten, man sehe ihnen ihr »Laster« an (»Masturbantenwahn«), oder »alternde Mädchen« glauben, dass die ganze Umgebung über ihre sexuellen Wünsche und Sünden spreche. Die Kranken fühlen sich belächelt, beschämt, missachtet und verlegen so ihre Selbstvorwürfe in die Umwelt. Fällt unter den älteren Begriff der ►Paranoia.
e: sensitive delusion of reference.
Syn.: Sensitivparanoia, sensitive paranoische Reaktion. *fr:* délire de relation, paranoïa de relation, paranoïa sensitive, délire d'interprétation à forme sensitive

Bezoar, Bezoarstein *(m)*. 1. In der Psychiatrie: Kugelförmige Masse aus Haaren und Fasern im Magen oder Darm von (meist verwahrlosten) psychisch Kranken. Vorkommen auch sonst bekannt (ICD-10 T18.9). 2. In Biologie und Magie: Stein aus Haaren und Pflanzenfasern in Magen oder Eingeweiden des Bezoarbocks, einiger Gazellen, des Guanakos u. a. – Aus arabisch Bezahar (= Gegengift), wegen seiner Wunderwirkung.
e: bezoar, bezoarstone.

Bezugsperson *(f)*. Person, zu der eine besondere Gefühlsbindung besteht, wobei Projektionen eine besondere Rolle spielen. Erhebung der objektiven Anamnese (s. d.) von einer Bezugsperson ist stets ein wichtiger Teil der psychiatrischen Diagnostik.
e: person of reference. *fr:* personne de référence

Biblioklasie *(f)*. Zwanghaftes Zerstören von Büchern.
e: biblioklasia. *fr:* biblioklasie

Bibliokleptomanie *(f)*. Zwanghaftes, impulsives Stehlen von Büchern. Auch bei sonst ehrlichen Bibliophilen verbreitete Erscheinung. Die Betreffenden können den Drang, ihre Sammlung zu vervollständigen, nicht unterdrücken.
e: bibliokleptomania. *fr:* bibliocleptomanie

Bibliomanie *(f)*. Büchersammelwut. Krankhafte Form des Büchersammelns. (►Sammeltrieb). Im Gegensatz zur ►Bibliophilie werden außer Büchern auch Zeitungen, Illustrierte und Broschüren ohne Markt- oder Seltenheitswert gesammelt. Die Bücher werden gewöhnlich nicht gelesen, katalogisiert oder in eine Bibliothek eingeordnet, sondern auf Tischen, Stühlen und Fußboden ständig nur angehäuft. Vorkommen wie bei anderen Formen des Sammeltriebes vor allem bei Hirnerkrankungen des Alters. – Vgl. ►Messie-Syndrom.
e: bibliomania. *fr:* bibliomanie

Bibliophilie *(f)*. Büchernarrheit. Form der ►Sammelsucht. Unmäßiges Sammeln von Büchern. Zeit und Geld werden in den Dienst dieser oft das ganze Leben prägenden Leidenschaft gestellt. Zu unterscheiden von der ►Bibliomanie.
e: bibliophilia. *fr:* bibliophilie

Bibliophobie *(f)*. Krankhafte Abneigung gegen Bücher.
e: bibliophobia. *fr:* bibliophobie

Bibliotherapie *(f)*. Gebrauch (Empfehlung) von Büchern zur Unterstützung einer Behandlung, insbesondere einer Psychotherapie. Ziele: (1) fehlende Kenntnisse (z. B. der sexuellen Reaktion) können ausgeglichen werden; (2) Patienten, die bisher Seelisches nicht reflektiert haben, können dazu angeregt werden; (3) unklar empfundene Probleme oder Erinnerungen können leichter in Worte gefasst werden; (4) parallele Geschichten, Märchen usw. führen zum Nachdenken über die eigene Lebensposition (z. B. ►Psychotherapie, positive); (5) Patient und Therapeut können sich leichter verständigen, weil sich der Patient in Denkweise und Wortwahl des Therapeuten einliest. – Die Auswahl der Bücher kann nur individuell und für einen bestimmten Zweck erfolgen. –

Ausbildungsmöglichkeiten in Gesellschaften und Instituten in Anlehnung an ►Psychotherapieausbildung, Grundschema.
e: bibliotherapy. *fr:* bibliothérapie

Biegsamkeit, wächserne *(f).* ►Flexibilitas cerea.

Bielschowsky-Jansky-Syndrom *(n).* ►Dollinger-Bielschowsky-Syndrom.

bifokale Gruppenpsychotherapie *(f).* (Schindler). Psychotherapieform, bei der außer mit Patientengruppen auch mit Gruppen aus Familienangehörigen der Patienten gearbeitet wird.
e: bifocal grouptherapy. *fr:* psychothérapie de groupe bifocale

Bilanzneurose *(f).* Seelische Störungen, die sich entwickeln, weil man das einstmals für das Leben gesteckte Ziel nicht erreichen konnte.

Bilanzselbstmord *(m).* Überlegte Selbsttötung psychisch gesunder Personen als freie Willenshandlung. Die Bilanz des bisherigen Lebens und der gegenwärtigen Situation wird aufgerechnet, als negativ befunden und als Konsequenz die Selbstvernichtung ausgeführt. Die rationale und affektive Freiheit auch eines solchen Entschlusses wird von vielen bestritten.
e: premedicated suicide, rational suicide. *fr:* suicide délibéré, suicide rationnel

Bild, klinisches *(n).* In der Psychiatrie: Beschreibung eines Krankheitszustandes, so als ob es ein Bild wäre, das vom Untersucher als Ganzes wahrgenommen wird. Es wird jede Einzelheit so beschrieben, dass deren »kompositorische« Zuordnung ein sinnvoll aufeinander bezogenes Ganzes ergibt. Aufgabe der klinischen Forschung wäre es, die Beschreibung einem vorgestellten Ideal immer ähnlicher zu machen, wie ein Porträt während des Malens einer wirklichen Person immer ähnlicher wird. Bei guter Vorkenntnis der Krankheitsbilder kann der Erfahrene aus wenigen Einzelheiten daher auf das Ganze schließen. Obwohl die großen frz. Kliniker (für die Psychiatrie vor allem ►Pinel und ►Esquirol) scharf beobachtete und detailreiche klinische Beschreibungen lieferten, ist die Herausarbeitung und Benutzung von klinischen »Bildern« eine Eigentümlichkeit der dt. Psychiatrie. Dies hängt mit der Entwicklung der Idee von Gestalt, Struktur und Ganzheit in der dt. Geistesgeschichte zusammen (n. U. H. Peters, 1994). ►DSM-III/IV benutzt dagegen ausschließlich ►Kriterien. Übersetzungen: DSM-V spricht an vielen Stellen wie selbstverständlich vom »clinical picture«. Zuvor wurde meist mit »state« übersetzt, womit aber eigentlich der psychische Befund gemeint ist. Manchmal findet man »clinical vignette, clinical feature« oder »clinical description« als Übersetzung. Im Frz. wird am häufigsten »description de syndromes« gebraucht.

Bildagglutination *(f).* (E. Kretschmer). Verschmelzung verschiedener Gestalten oder Bilder zu einem einzigen. Z. B. im Traum oder bei primitiveren Kulturen. Auch Verdichtung mehrerer Vorstellungsinhalte zu einem Bild. ►katathymes Bilderleben.
e: image agglutination. *fr:* agglutination imageante

Bilderleben, katathymes *(n).* ►katathymes Bilderleben. *fr:* vécu imageant catathymique

Bildnerei der Geisteskranken Von psychisch Kranken mit den Mitteln der darstellenden Kunst geschaffene Malereien, Zeichnungen, Plastiken usw. In den Werken können die Zerfahrenheit, Ausweglosigkeit, Ich-Veränderung, auch die Stimmungslage (ängstlich, getrieben, unruhig) deutlich zum Ausdruck kommen; dennoch ist der diagnostische Wert gering, da es keine spezifischen Formkriterien gibt. Der künstlerische Wert ist darüber hinaus von der psychischen Krankheit unabhängig und unterliegt Beurteilungsmaßstäben der Kunstwerke. Die Werke entstanden ohne therapeutische Absicht und wurden bestenfalls geduldet. Oft wurden nicht einmal Materialien zur Verfügung gestellt, sodass z. B. Zeitungsränder zum Zeichnen und Malen und Brot für geknetete Skulpturen verwendet wurden. ►Prinzhorn.
e: creative activity of mentally diseased. *fr:* production imagière des malades mentaux

Bildstreifendenken *(n).* (E. Kretschmer). Im oberflächlichen Traum, in oberflächlicher Hypnose und im entsprechenden Wachzustand beim freien Assoziieren auftretendes Erlebnis, ein »filmartiges passives Abrollen sich ablösender Bildgruppen, von denen jede einzelne in sich geordneten szenischen Charakter hat, also wirklich erlebte oder real mögliche Bildverknüpfungen darstellt«.
e: hypnotic imagery. *fr:* entrainement »cinématographique« de la pensée

Bilo *(m).* Heilzeremonie einer Volksmedizin auf Madagaskar, welche (europäisch gedacht) auf Stärkung von Ich-Kräften zielt. Der Patient wird 15–20 Tage vom ganzen Dorf als »König« gefeiert und behandelt; dann trinkt er vom Blut eines geopferten Ochsen. Ist der Patient nicht geheilt, wird er getadelt oder sogar ausgestoßen. – Mit Bilo werden auch der Patient und seine Krankheit (Nervosität, Unruhe, Lärmempfindlichkeit) bezeichnet. (C. Le Barbier, 1916).
e: bilo. *fr:* bilo

Bindung *(f).* Ergebnis der (wechselseitigen) Verknüpfung seelischer Bande. Entsteht nach psychoanalytischer Theorie aus Bestrebungen des ►Eros. »Das Ziel [des Eros] ist, immer größere Einheiten herzustellen, also Bindung, das Ziel [des Destruktionstriebs ist es] im Gegenteil, Zusammenhänge aufzulösen und so die Dinge zu zerstören.« (Freud, GW XII, 71). Vgl. ►Abhängigkeitsbeziehung, ►Ablösung, ►Beziehungsstörung mit Enthemmung, sowie nachfolgende Stichw.
e: binding.

Bindungslosigkeit *(f)*. Mangel an Gefühlskontakt, kommunikativer Zuwendung, gefühlswarmen zwischenmenschlichen Beziehungen. Fehlen von Gefühlen der Freundschaft und Liebe und der sich daraus ergebenden Konsequenzen für das ganze menschliche Verhalten. Vorkommen vor allem bei Drogenabhängigkeit (►Depravation), in anderer Form auch bei Schizophrenie (►Autismus).
e: lack of (affiliative bonding), absence of emotional bond. *fr:* absence de contact affectif

Bindungsstörung, reaktive *(f)*. ►Reaktive Bindungsstörung im Säuglingsalter oder der Frühen Kindheit.

Binet, Alfred geb. 11.7.1857 Nizza, gest. 18.10. 1911 Paris. Seit 1892 Experimental-Psychologe und klinischer Psychopathologe in Paris. Entwickelte ein numerisches Maß der Intelligenz (échelle métrique de l'intelligence). Wurde mit dem Arzt Simon zusammen Begründer einer Intelligenzbestimmung durch Tests (►Binet-Simon-Test). Sein Erfolg wurde begründet durch die Prägung des leicht verständlichen Begriffs des ►Intelligenzalters.

Binet-Simon'sche Intelligenzstaffel *(f)*. Von Binet und Simon seit 1907 gemeinsam entwickeltes Intelligenzmaß, womit jedes Kind im Alter von 3–15 Jahren in ein bestimmtes ►Intelligenzalter eingeordnet werden konnte (échelle métrique de l'intelligence). Dieses Intelligzenzmaß bestand aus einer Standardserie von je fünf Aufgaben.
e: Binet test scale. *fr:* échelle de Binet-Simon

Binet-Simon-Test *(m)*. (A. Binet, Th. Simon, 1905, 1911). Test zur Feststellung des intellektuellen Entwicklungsstandes bei Kindern. Der Test erlaubt eine differenzierte Aussage für jede kindliche Altersstufe. Bei Anwendung der ►Binet-Simon-Intelligenzstaffel kann das Intelligenzalter angegeben werden. Die meisten später entwickelten Intelligenztests haben Teile dieses Tests übernommen. Deutsche Bearbeitung durch Bobertag (1914).
e: Stanford-Binet-test, Binet-scale. *fr:* test de Binet-Simon

Binetarium *(n)*. Zusammenstellung der Testmittel in gebrauchsfertiger Form für den von Norden herausgegebenen ►Binet-Simon-Test.

Binge-Eating-Störung: *(f)*. In DSM-V: sich wiederholende Anfälle von ►Esstaumel. Zur Diagnose gehört, dass sich Betroffene dafür schämen, deshalb lieber allein essen und unter ihrem nicht beherrschbaren Verhalten leiden.
e: Binge-Eating Disorder.

Bing-Horton-Syndrom *(n)*. Syn. für ►Cluster-Kopfschmerz.

Binnenangst *(f)*. Syn. für ►Angst, neurotische.

Binswanger, Ludwig geb. 25.6.1820 Osterberg (Schwaben), gest. 5.8.1880 Kreuzlingen. Vater von Otto und Robert B. Nach Studium der Philosophie und Medizin Habilitation als Assistent der Medizinischen Klinik Tübingen. 1850 Direktor der Irren-Heilanstalt Münsterlingen (Schweiz). 1857 Gründung des »Asyls für Nerven- und Gemüthskranke« »Bellevue« in Kreuzlingen am Bodensee. Seine Schriften befassen sich vor allem mit organisatorischen Fragen.

Binswanger, Otto geb. 14.10.1852 Münsterlingen, gest. 15.7.1929 Kreuzlingen. Sohn von Ludwig B. Nach Medizinstudium in Heidelberg, Straßburg, Zürich und Göttingen Assistent von Ludwig Meyer in Göttingen. 1882 Habilitation an der Charité in Berlin. Ab 1886 Extraordinarius und Ordinarius für Neurologie und Psychiatrie in Jena. Ging nach seiner Emeritierung (1919) nach Kreuzlingen. Neben zahlreichen psychiatrischen Arbeiten Herausgeber eines viel gelesenen »Lehrbuchs der Psychiatrie« (6 Aufl. 1923) mit E. Siemerling.

Binswanger, Robert geb. 12.5.1850 Tübingen, gest. 6.12.1910 Kreuzlingen. Sohn von Ludwig B. und Vater von Ludwig B. Nach Medizinstudium in Zürich, Tübingen, Straßburg und Basel Assistent bei Ludwig Meyer in Göttingen. Nach dem Tode des Vaters Leiter der »Heilanstalt Bellevue« in Kreuzlingen. Als solcher Arzt zahlreicher bekannter Persönlichkeiten. ►Anna O. kam z. B. 1882 nach der Behandlung durch Breuer und Freud nach Kreuzlingen.

Binswanger, Ludwig geb. 13.4.1881 Kreuzlingen, gest. 5.2.1966 Kreuzlingen. Sohn von Robert und Enkel von Ludwig B. 1911–1956 Leiter der Privatnervenklinik in Kreuzlingen am Bodensee. Bekleidete kein Lehramt. Gehörte ab 1907 zum Freundeskreis Freuds und war später, bis zum Lebensende, Mitglied der Wiener psychoanalytischen Vereinigung. Gab der modernen Psychiatrie starke Impulse. Begründete mit der ►Daseinsanalyse eine eigene psychotherapeutische Richtung und wurde damit zugleich Begründer der neuen psychiatrischen Anthropologie, die ihre Wurzeln in der Existenzphilosophie Heideggers und in der Phänomenologie Husserls hat. Hauptwerke: »Einführung in die Probleme der allgemeinen Psychologie« (1922); »Grundformen und Erkenntnis des menschlichen Daseins« (1942); »Erinnerungen an Sigmund Freud« (1956); »Wahn, Beiträge zu seiner phänomonologischen und daseinsanalytischen Erforschung« (1965).

Binswanger'sche Behandlung *(f)*. (O. Binswanger, 1896). Anwendung einer Mastkur bei Neurasthenie.
e: Binswanger treatment. *fr:* traitement de Binswanger

Binswanger'sche Enzephalitis *(f)*. Inkorrekt für Binswanger'sche Enzephalopathie.

Binswanger'sche Enzephalopathie *(f)*. Von O. Binswanger 1895 als »progressive subkortikale Enzephalitis« beschriebenes Krankheitsbild, das er von der »atheromatösen Degeneration des Gehirns« ei-

nerseits und von der »progressiven Paralyse« andererseits histopathologisch unterschied. Gilt als eigenständiges Krankheitsbild im Rahmen der Arteriosklerose. – Anatomisch: arteriosklerotische Veränderungen der langen Markarterien, diffuse Demyelinisierung des Marklagers. – CT: Dichteminderung im Marklager, relativ geringe Hirnvolumenminderung; evtl. zystische Defekte durch den histologisch stets vorliegenden ►Status lacunaris. – Klinisch: in frühen Stadien neurologische Störungen mit verhältnismäßig langen freien Intervallen, ungleichmäßig fortschreitende organische Wesensänderung, Antriebsstörung, Sprachstörungen, pathologischer elektrisch ausgelöster Blinkreflex, schließlich ►Demenz.
e: presenile dementia, Binswanger dementia.
Syn.: Binswanger'sches Syndrom, präsenile Demenz Typ Binswanger, Enzephalomalicia subcorticalis chronica arteriosclerotica (Jacob), Binswanger-Demenz, Binswanger'sche Enzephalitis, subkortikale Poraplegie. *fr:* démence de Binswanger

Biodanza *(f)*. (Rolando Toro Araneda) Wörtlich: »Tanz des Lebens«. In Chile seit ca. 1980 entwickelte Tanzformen mit dem Ziel, das Wohlbefinden und die schöpferischen Kräfte des Menschen anzuregen. Wird als Form der Tanztherapie eingesetzt. In vielen nationalen und einer internationalen Gesellschaften werden Ausbildung und Kontakte angeboten.
Syn.: Biotanzen.

Bioenergetik *(f)*. Kurzbez. für ►Bioenergetische Analyse.

Bioenergetische Analyse *(f)*. (A. Lowen, 1972). Auf der Theorie ►Reichs, vor allem seinem Buch »Charakteranalyse« (1933) beruhende Psychotherapieform. Der menschliche Organismus lade als Energiesystem ständig Energie auf oder ab. Eine Störung des Systems führe zu Krankheiten, die z. B. in muskulären Verspannungen sichtbar würden (►Charakterpanzer). In ihnen komme eine Unterdrückung der Sexualinstinkte zugunsten des Machttriebes zum Ausdruck. In der Therapie beginne man an der Muskulatur des Körpers, an Körperausdruck, Körperhaltung, Körperbau, Verspannungen und der gewöhnlich blockierten Atmung, wodurch Emotionen freigesetzt werden, die dann zu bearbeiten seien. Dadurch stehe die vorher gebundene Energie wieder zur freien Verfügung.
e: bioenergetics.

Biofeedback *(n)*. Klinisches Anwendungsgebiet der operanten Konditionierung (s. d.). Motorische oder vegetative Körperfunktionen, die normalerweise kaum einer Beobachtung zugänglich seien, werden mithilfe speziell konstruierter Geräte rückgemeldet, wahrnehmbar gemacht und damit der willkürlichen Kontrolle unterworfen. Anwendungsgebiete: Spannungskopfschmerzen, Zervikalsyndrom, spastischer Schiefhals, Stottern, Tremor, Bluthochdruck, Herzangst, Migräne, Magengeschwüre, chronische Obstipation, Impotenz, Vaginismus, Schlafstörungen, epileptische Anfälle. Ab 1975 Zeitschrift: »Biofeedback and Self-Regulation«. – Die Eindeutschung »biologische Rückmeldung« hat sich kaum durchgesetzt.
fr: »biofeedback«, rétroaction biologique.

biographische Anamnese *(f)*. ►Anamnese, biographische.

biologisch *(a)* 1. Sich auf Biologie oder Lebensvorgänge beziehend. 2. Mithilfe von Methoden der angewandten Biologie erzeugt. 3. In DSM und ICD-10 gleichbedeutend mit ►somatisch.
e: biologic, biological.

bionome Psychotherapie *(f)*. ►Psychotherapie, bionome.

biopsychosozial *(a)* Häufig genanntes Modell psychischer Erkrankungen. Es bestehe jeweils immer eine biologische, eine psychische und eine soziale Dimension, die untereinander in einem jeweils näher zu bestimmenden Abhängigkeitsverhältnis stehen. Eine erfolgversprechende Behandlung könne daher nicht rein biologisch, psychisch oder sozial sein. ►Krankheitsmodell, medizinisches.
e: biopsychosozial.

Biotanzen *(n)*. Syn. für ►Biodanza.

Biotonus *(m)*. 1. (G. Ewald). In der Psychiatrie eine mit dem Temperament verbundene, (bildlich gesprochen) hinter dem Psychischen stehende, dieses jedoch weitgehend mitbestimmende psychische Kraft. Der Biotonus ist bei Depressionen herabgesetzt (»schlaffer Biotonus«) und bei ►Manie gesteigert (»straffer Biotonus«). 2. (M. Verworn). Eine das Gleichgewicht zwischen Aufbau- (Spannungs-) und Abbaukräften bestimmende Kraft. Bei Überwiegen der Aufbaukräfte ist der Biotonus hoch, bei Überwiegen der Abbaukräfte niedrig.
e: biotonus, biotonicity. *fr:* biotonus

bipolar *(a)*. Nach zwei Polen hin verlaufend. Ende des 20. Jh. aufgekommene mechanistische Vorstellung, nach welcher Stimmungen ähnlich wie ein elektrischer Strom einen positiven (manischen) und einen negativen (depressiven) Pol haben. Gegensatz: ►monopolar. Vgl. nachfolgende Stichw.

Bipolare Störung *(f)*. 1. In der psychiatrischen Alltagssprache gleichbedeutend mit ►Erkrankung, manisch-depressive. Die Bez. wird auch dann angewandt, wenn (vorerst?) nur eine depressive oder manische Episode festgestellt wird. 2. In DSM-III und DSM-III-R: Unterform der Typischen (Major) Affektiven Störung. 3. In DSM-V Gruppe von Störungen mit dem gemeinsamen Merkmal einer Veränderung der Stimmung: ►Bipolar-I-Störung; ►Bipolar-II-Störung; ►Zyklothyme Störung; Substanz-/Medikamenteninduzierte bipolare und verwandte Störungen; Bipolare und verwandte Störungen aufgrund eines Anderen Medizinischen Krankheitsfaktors; Andere Nä-

her Bezeichnete bipolare und verwandte Störungen; Nicht Näher Bezeichnete Bipolare und Verwandte Störungen. 4. In älteren Darstellungen Syn. für manisch-depressive Mischzustände. Dementsprechend werden unterschieden: A. Bipolare Störung, depressiv; B. Bipolare Störung, manisch; C. Gemischte Bipolare Störung. 4. Nach H. S. Akiskal (2003) unterscheiden sich bipolare Störung und ►Zyklothymie (1) nicht grundsätzlich. Verschieden sei lediglich das jeweilige Ausmaß der Gefühlsstimmung oder -verstimmung.
e: bipolar disorder.

bipolare affektive Störung *(f).* Bez. von ICD-10 (F31) für ►affektive Störung, bei welcher es mindestens zu einer depressiven und einer manischen Episode gekommen ist.
e: bipolar affective disorder.

Bipolar-I-Störung *(f).* 1. In DSM-IV: Einmaliges oder mehrmaliges Auftreten einer ►Manie. Die Diagnose wird auch dann gestellt, wenn (noch) keine Episode einer Major Depression oder ein Mischzustand aufgetreten ist. Hervorgehoben wird eine hohe Selbsttötungsgefahr (10–15 %). Betont wird, dass 90 % der Patienten, die eine manische Episode hatten, weitere erleben. 60–70 % der manischen Episoden treten im Anschluss an eine major Depression auf. – 2. In DSM-V gleichbedeutend mit manisch-depressiver Erkrankung mit dem Zusatz, dass zuvor keine Major Depression bestanden haben muss. 3. Manisch-depressive Erkrankung (s. d.), die mit manischen Phasen beginnt. – ICD-10 kennt keine »Bipolar-I-Störung«, sondern benutzt stattdessen »affektive Störung, [gegenwärtig] manische Episode« mit verschiedenen Untergruppierungen.
e: Bipolar I Disorder.

Bipolar-II-Störung *(f).* In DSM-IV/V: Einmaliges oder mehrmaliges Auftreten einer Major Depression (s. d.). Die Diagnose wird auch dann gestellt, wenn (noch) keine Episode einer Manie oder ein Mischzustand aufgetreten ist, jedoch eine hypomane Episode (►Hypomanie) bestanden hat. Hervorgehoben wird hierzu, dass 60–70 % der hypomanen Episoden im Anschluss an eine Major Depression auftreten (entspricht »manischen Nachschwankungen«). – Dies entspricht einer manisch-depressiven Erkrankung (s. d.), die mit depressiven Phasen beginnt. – ICD-10 kennt keine »Bipolar-II-Störung«, sondern verwendet statt dessen »depressive Episode« (F32) mit verschiedenen Untergruppierungen je nach Vorgeschichte und Schweregrad.
e: Bipolar II Disorder.

Bipolare Störung, depressiv *(f).* Der Kranke ist gegenwärtig depressiv im Sinne der Typischen (Major) Depressiven Störung. Früher hat er jedoch eine oder mehrere manische Episoden gehabt.
e: bipolar disorder, depressed.

bipolare Störung, gemischt *(f).* In der klinischen Alltagssprache: bipolare Störung, bei welcher gleichzeitig Zeichen von Depression und Manie vorhanden sind. Kein offizieller Ausdruck. Ist je nach Vorwiegen der Einzelerscheinungen identisch mit den Kraepelin folgenden Diagnosen ►Depression, ideenflüchtige; ►Manie, depressive oder gedankenarme oder gehemmte (s. jeweils dort). Kommt in DSM-IV und ICD-10 in dieser Form nicht vor. Am nächsten ist die (aus Systemtreue so genannte): »Bipolare affektive Psychose, gegenwärtig gemischte Episode«. Text: »... wenigstens eine eindeutig diagnostizierte hypomanische, manische, depressive oder gemischte affektive Episode in der Anamnese und zeigt gegenwärtig entweder eine Kombination oder einen raschen Wechsel von manischen und depressiven Symptomen« (ICD-10 F31.6).
e: bipolar disorder, mixed.

bipolare Störung, manisch *(f).* Der Kranke ist (gegenwärtig) manisch im Sinne der Typischen (Major) Depressiven Störung. Früher hat er jedoch eine oder mehrere depressive Episoden gehabt.
e: bipolar disorder, manic.

Bipolare und verwandte Störungen aufgrund eines Anderen Medizinischen Krankheitsfaktors In DSM-V maniform gehobene oder gereizte Verstimmung (►Gereiztheit) als Begleiterscheinung einer Körperkrankheit. Auch depressive Erscheinungen können vermerkt sein, beherrschen aber nicht das klinische Bild.
e: Bipolar and Related Disorder Due to Another Medical Condition.

Birnbaum, Karl geb. 20.8.1878 Schweidnitz, gest. 31.3.1950 Philadelphia (USA). Psychiater in Berlin. Schüler von Moeli. Direktor der Irrenanstalt Berlin-Buch (1930). A. o. Professor in Berlin (1927) für Kriminalpsychologie und Kriminalpsychopathologie. Legte in der Schrift »Der Aufbau der Psychose« (1919, 1923) neue Grundlagen für das Verständnis der Pathogenese von Psychosen (►Strukturanalyse). Trat mit forensisch-psychiatrischen Arbeiten hervor. Verfasste eine »Geschichte der psychiatrischen Wissenschaft« (1929). Gab ein erstes »Handwörterbuch der medizinischen Psychologie« (1930) heraus. Wurde 1933 seines Amtes enthoben und emigrierte nach den USA.

Bisexualität *(f).* Doppelgeschlechtlichkeit. Vorhandensein von Zügen sowohl des männlichen als auch des weiblichen Geschlechts in einem Menschen. Ende des 19. Jh. tauchte in mehreren Wissenschaftsgebieten die Vorstellung auf, dass der Mensch sowohl körperlich als auch psychisch zugleich weibliche und männliche Anlagen in sich trage. Hinsichtlich der körperlichen Bisexualität wird nicht nur auf das Zwittertum (Hermaphroditismus) hingewiesen, sondern auch darauf, dass jeder Mensch die Keime der Anla-

gen zum anderen Geschlecht in sich trägt. ►Krafft-Ebing gründete darauf eine Vorstellung von der Ursache homosexuellen Verhaltens. Freud übernahm Vorstellungen einer psychischen Bisexualität von W. Fliess. Es wird darauf hingewiesen, dass im Zuge des Findens der Geschlechtsrolle in der Pubertät Konflikte und vorübergehend zweigeschlechtliches Fühlen auftreten können.
e: bisexuality.
Syn.: Ambisexualität, Zweigeschlechtlichkeit. *fr:* bisexualité

bisexuell *(a).* Zweigeschlechtlich. Zweigeschlechtig. Zu sexuellen Beziehungen mit beiden Geschlechtern, Männern und Frauen, neigend.
e: bisexual. *fr:* bisexué

Bismutomanie *(f).* Gewohnheit von manchen Magenkranken, große Mengen wismuthaltiger Medikamente zu sich zu nehmen.
e: bismuthomania. *fr:* bismuthomanie

bizarr *(a).* Uneinfühlbares, unverständliches Verhalten in Mimik, Gestik und Sprache bei einem Schizophrenen. Beschreibt die Unterbrechung der Kommunikation mit der mitmenschlichen Umwelt. Gehört semantisch in eine Reihe mit fragmentiert, absurd, unlogisch, durcheinander, phantastisch, grandios, grotesk, exzentrisch und verrückt, die ähnliche Aspekte beschreiben. Wird in der amer. Psychiatrie viel häufiger verwendet als in der deutschen. Dort teilweise gleichbedeutend mit »zerfahren«, z. B. in der Beschreibung eines Schizophrenen als queer, bizarre and absurd (verschroben, zerfahren und verrückt). – Geschichte: Das Wort stammt aus der etruskrischen Wurzel des Italienischen mit der Bedeutung seltsam, zornig, launisch, ungereimt, burlesk, sonderbar, wunderlich. Wurde ins Spanische und Französische übernommen, von dort im 17. Jh. ins Deutsche. In der Psychiatrie zuerst 1853 durch B. A. Morel für das Verhalten des Irren eingeführt. In die amerikanische Psychiatrie durch die Übersetzung von E. ►Bleulers Schizophreniebuch (1911) gelangt. Darin bezeichnet Bleuler die Unterbrechung des Gedankenfadens als »ungewöhnlich«. Dieses Adjektiv wurde mit »bizarr« übersetzt. Seither im Amerikanischen ständig in Gebrauch. Dient in DSM-I (1952) zur Charakterisierung des Schizoaffektiven, ab DSM-II des Schizophrenen. In DSM-III nur im Kontext erwähnt. In DSM-III-R (1986) wichtigstes ►Kriterium der Schizophrenie, nicht als biologische, sondern als eine durch Kultur bestimmte Eigenschaft (»man hält« jemanden für bizarr). (n. S. Gilman, 1988). DSM-IV/V halten »Bizarrheit« (bizarreness) weiterhin für besonders charakteristisch, betonen aber, dass die Beurteilung wegen der kulturellen Unterschiede in der Auffassung von Normalität (»across different cultures«) schwierig sei. Bei der ►wahnhaften Störung ist Bizarrheit jedoch das wichtigste Unterscheidungsmerkmal für die Diagnose.

Bizarrerie *(f).* Einzelnes ►bizarres Verhalten.
e: bizarreness, mannerism. *fr:* bizzarrerie

Blackout *(n).* Engl. Verdunkelung, Stromausfall, Ohnmacht. Die Bez. wird umgangssprachlich gebraucht für kurze Bewusstseinslücken, etwa wenn ein übermüdeter Autofahrer sich plötzlich bewusst wird, dass er eine Weile gefahren ist, ohne die Verkehrssituation wahrzunehmen, und sich auch nicht an diese Strecke erinnern kann. Auch für Erinnerungslücken z. B. nach überreichlichem Alkoholgenuss. In der amer. Psychiatrie als medizinischer Begriff und Syn. für ►Dämmerzustand.

blande *(n).* In der alten Medizinersprache: nicht infiziert (z. B. bei einem Bluterguss), mild, schwach. In der Psychiatrie in weiterer Analogie: symptom- oder ausdrucksarm, z. B. blande Schizophrenie, blandes Lächeln (s. d.).
e: bland, mild, soothing. *fr:* anodin

Blaptophobie *(f).* (H. Tellenbach, 1966). Schadensangst. Zwangszustände mit der phobischen Angst bzw. dem Zwang, andere oder anderes zu schädigen. Begriffliche Unterscheidung nach Tellenbach deswegen notwendig, weil die Zustände besonders auf Imipraminbehandlung ansprechen.
e: blaptophobia. *fr:* blaptophobie

Blastophthorie *(f).* (A. Forel, 1911). Begriff und Vorstellung der ►Degenerationslehre. Trotz guter Anlage der Eltern könne ein Keim so geschädigt sein, dass der Nachkomme geisteskrank werde. Wurde vor allem als Ursache von Alkoholismus und Syphilis angenommen.
e: blastophthoria. *fr:* blastophthorie

Blaukoller *(m).* Volkstümliches Syn. für 1. ►Rausch, pathologischer, 2. ►Rausch, epileptoider.

Bleidelirium *(n).* Psychische Krankheitserscheinungen meist in Form eines ►Delirs bei Bleienzephalopathie. Neben Bewusstseinstrübung, Unruhe und Sinnestäuschungen oft auch epileptische Anfälle; gelegentlich Gesichtszuckungen und Lippentremor.
e: lead oder saturnine delirium. *fr:* délire saturnin

Bleienzephalopathie *(f).* ►Encephalopathia saturnina.

Bleiepilepsie *(f).* Syn. für ►Epilepsia saturnina.

Bleineurasthenie *(f).* Pseudoneurasthenisches Anfangsstadium bei Bleienzephalopathie. Es treten Schwindelgefühl, Kopfschmerz, Kopfdruck, Schlaflosigkeit trotz starker Müdigkeit auf. Verschwindet bei sofortiger Beendigung der Bleivergiftung wieder vollständig.
e: saturnine neurasthenia. *fr:* neurasthénie saturnine

Blepharospasmus *(m).* Unwillkürliche, durch Willensanspannung nur für ganz kurze Zeit beeinflussbare Bewegungen der Augen- und Lidmuskulatur. Tritt entweder krampfartig (für kurze Zeit, aber häufig wiederholt) oder als Dauerhaltung mit der Folge der Blindheit auf. Eventuell können die Augen

über viele Monate und selbst Jahre nicht oder nur für Sekunden geöffnet werden. Unterformen: s. die folgenden Stichwörter.
e: blepharospasm.

Blepharospasmus, essenzieller *(m).* ►Blepharospasmus ohne erkennbare Ursache. Es gibt keine einheitliche oder allgemein anerkannte Entstehungstheorie. Erkrankungsalter durchschnittlich 55 Jahre. Spontanheilung ist selten. Mit ►Tranquilizer ist manchmal, mit ►Verhaltenstherapie in ein Drittel der Fälle Besserung möglich.
e: essential blepharospasm.

Blepharospasmus, symptomatischer *(m).* ►Blepharospasmus als Begleiterscheinung einer Körperkrankheit, z. B. Augenerkrankungen, Parkinson-Syndrom, Torsionsdystonie, Gehirnentzündung oder bei Gabe von ►Neuroleptika.
e: symptomatic blepharospasm.

Bleuler, Eugen geb. 30.4.1857 Zollikon b. Zürich, gest. 15.7.1939 Zürich. O. Prof. für Psychiatrie in Zürich. Prägte den Ausdruck »Schizophrenie«, der seitdem anstelle von Kraepelins Bezeichnung »Dementia praecox« verwendet wird. In der Schrift »Dementia praecox oder Gruppe der Schizophrenien« (in Aschaffenburgs Handbuch, 1911) wird eine international anerkannte Beschreibung gegeben. Die Schizophrenie wird als Krankheitsgruppe (Genus) verstanden, obwohl Bleuler den Begriff auch im Singular verwendet. Von den Grundsymptomen (Dissoziation des Denkens und affektive Verblödung sowie Verlust des Gefühlsrapports, Ambivalenz, Autismus u. a.) werden die akzessorischen Symptome (Sinnestäuschungen, Wahnideen, Gedächtnisstörungen, Störungen der Person, Sprache, Schrift) unterschieden. – Unterstützte auch die Psychoanalyse Freuds, der er dadurch Eingang verschaffte in die Universitätspsychiatrie. – Mit seinen späteren Arbeiten (z. B. »Mechanismus, Vitalismus, Urmnemismus«, 1931) vermochte B. dagegen nicht mehr durchzudringen.

Bleuler'sche Krankheit *(f).* (E. Bleuler). Im Klinikalltag viel gebrauchtes Syn. für Schizophrenie. Im wissenschaftlichen Sprachgebrauch jedoch nicht üblich.

Bleuler'sches Psychosyndrom *(n).* (E. Bleuler). Selten gebrauchtes Syn. für ►Psychosyndrom, organisches.

Blickanfall *(m).* Syn. für ►Blickkrampf.

Blickkontakt *(m).* Durch gegenseitiges Anblicken sich herstellender Kontakt zwischen zwei Menschen. Tritt z. B. bereits bei Säuglingen auf; für die affektive Entwicklung sehr wichtiges Phänomen. Gehemmte Menschen können evtl. keinem anderen Menschen in die Augen sehen.
e: eye contact. *fr:* contact visuel

Blickkrampf *(m).* Als zwanghaft erlebte, meist Minuten, evtl. Stunden anhaltende Dauerbewegung der Augen mit unbewegtem Hinstarren, meist nach oben, evtl. nach unten, zur Seite oder starr geradeaus; lässt sich willentlich nicht unterdrücken. Ausdruck einer Enthemmung komplizierter Reflexmechanismen oder -synergismen bei supranukleären Schäden der Augenmuskeln oder Reizzuständen in den Blickzentren. Wird hauptsächlich als extrapyramidaler, nichtepileptischer Anfall bei und nach Enzephalitis oder bei der Neuroleptikatherapie beobachtet.
e: gaze spasm.
Syn.: Schauanfall, Blickanfall. *fr:* spasme du regard oder visuel

Blindheit, hysterische *(f).* Syn. für ►Blindheit, psychogene.

Blindheit, pithiatische *(f).* Syn. für ►Blindheit, psychogene.

Blindheit, psychogene *(f).* Aus seelischer Ursache auftretende (meist vorübergehende) Blindheit oder schwere Sehstörung. In der Psychogenese handelt es sich meist darum, dass vor bestimmten, nicht akzeptablen Sachverhalten »die Augen verschlossen werden« sollen. Bringt die volkstümliche Ansicht zum Ausdruck, dass der Mensch sieht, was er sehen will, und blind ist für Dinge, die er nicht sehen will.
e: hysterical blindness.
Syn.: hysterische Blindheit, pithiatische Blindheit. *fr:* cécité hystérique, cécité pithiatique

Blindversuch, doppelter *(m).* Arzneiversuch, bei dem Arzt und Patient im Unklaren gelassen werden, ob mit Arzneimittel oder ►Placebo behandelt wird. Zur Feststellung der Arzneimittelwirkung notwendig, weil die auf Verhalten des Arztes und des Patienten beruhende zwischenmenschliche Beziehung heilungsfördernde oder heilungshindernde Wirkung hat.
e: double blind trial.

Blindversuch, einfacher *(m).* Arnzeiversuch, bei dem lediglich der Patient nicht weiß, ob er ein Arzneimittel (Verum) oder ein Scheinmedikament (►Placebo) erhält.
e: blindfold test. *fr:* épreuve à l'insu

Blinzelkrampf *(m).* Rasche, unwillkürliche, nutzlose Zuckungen eines oder beider Lider und evtl. der umgebenden Muskulatur, die ein Blinzeln bewirkt. Gehört zu den ►Tics. Gewöhnlich nach anfänglicher organischer Verursachung (Konjunktivitis) psychogen als Gewohnheit fixiert. Seltener Teilsymptom einer tief greifenden neurotischen Störung oder einer organischen Erkrankung des extrapyramidalen Systems.
e: blinking, winking tic.
Syn.: Blinzeltic, Zwinkertic. *fr:* tic de clignement

Blinzeltic *(m).* Syn. für ►Blinzelkrampf.

Blitzkrämpfe *(m, pl)* ►Blitz-Nick-Salaam-Krämpfe.

Blitz-Nick-Salaam-Krämpfe *(m, pl).* Generalisierte kleine epileptische Anfälle des Kindesalters.

B

Zur Gruppe der fokalen Anfälle (s. d.) gehörend. Bei Salaam-Krämpfen langsames tonisches Vorbeugen von Kopf und Rumpf, wobei die Hände oft (nach Art des »morgenländischen Grußes«) über der Brust zusammengeführt werden. Bei Blitz-Krämpfen schnelles Vorbeugen und blitzartiges Nachvornschleudern von Armen und Beinen. Bei Nick-Krämpfen nur Beugebewegung des Kopfes. Dauer jeweils nur Bruchteile von Sekunden. Im EEG schwere Desorganisation mit amplitudenhohen langsamen und steilen Wellen sowie Krampfpotenzialen verschiedenen Typs. EEG-Veränderungen auch im anfallsfreien Intervall nachweisbar, was die Diagnostik erleichtert. Prognose in der Regel sehr ungünstig. Meist Entwicklungshemmung mit rascher Verblödung.
e: salaam spasms, infantile spasms, minor motor epilepsy, nodding spasms.
Syn.: Grußkrämpfe, Propulsiv-Petit-Mal, BNS-Krämpfe. *fr:* tic de Salaam, spasmes en flexion, syndrome de spasmes

B

Blockbehandlung *(f).* Form der ►Elektrokonvulsionsbehandlung, bei welcher mit je einem Elektrokrampf an drei aufeinanderfolgenden Tagen behandelt wird.

Blödsinn *(m).* Obsol. Bez. für Schwäche (»Blödigkeit«) des Geistes. Eindeutschung von lat. hebetudo sensuum, was wörtlich mit »Stumpfheit des Geistes« oder »Schwäche des Verstandes« zu übersetzen wäre. »Blöde« (oder so ähnlich) kommt in allen germanischen Sprachen vor mit der Bedeutung von »schwach« in vielerlei Sinn. Bei I. Kant (1798) »Die gänzliche Gemütsschwäche, die entweder selbst nicht zum tierischen Gebrauch der Lebenskraft (wie bei den Kretinen des Walliserlandes), oder auch nur eben zur bloß mechanischen Nachahmung äußerer, durch Tiere möglichen Handlungen (Sägen, Graben etc.) zureicht, heißt Blödigsinngkeit«. Bei Heinroth (1818) findet sich dementsprechend: »Zur gänzlichen Nichtigkeit herabgesunken verliert sich der Geist in den Blödsinn.« Zentrale Bedeutung ist die schwächere intellektuelle Leistung. Der Gebrauch der Bez. wurde durch ►Schwachsinn abgelöst.
e: dementia. *fr:* idiotie, imbécillité

Blödsinn, höherer *(m).* Von B. A. von Gudden für ►Salonblödsinn gebrauchte Bez.

Blödsinn, sekundärer *(m).* Syn. für ►Sekundärdemenz.

Blutschande *(f).* Geschlechtsverkehr zwischen Verwandten der auf- und absteigenden Linie oder Geschwistern. »Blutschande« ist die Eindeutschung von »Inzest«. Wird von der Gesellschaft streng tabuisiert (Inzestverbot), jedoch hat sich das Verbot im Laufe der europäischen Geschichte verändert. Nach dem Alten Testament (3. Mos. 20,17) mit dem Tode zu bestrafen. Z. Zt. Papst Gregors I. war der 7. Verwandtschaftsgrad ehehindernd, nach dem Laterankonzil 1215 noch der 4. Grad; heute ist bei Verwandten 2. Grades (Vetter-Cousine) die Ehe erlaubt. Nach Freud sind Inzestwünsche in Bezug auf den gegengeschlechtlichen Elternteil in der frühen Kindheit Ursache erster Triebkonflikte. Nach dem Gesetz (§ 173 StGB) ist gegenwärtig »Beischlaf zwischen Verwandten« ein Delikt, das bei Verwandten der aufsteigenden Linie oder zwischen Geschwistern mit Geldstrafe oder einer Freiheitsstrafe bis zu 2 J., bei Verwandten absteigender Linie bis zu 3 J. oder Geldstrafe bestraft wird. Vorkommen hauptsächlich bei Kindern vor oder im Beginn der Pubertät, zwischen Geschwistern oder zwischen Kind und einem erwachsenen Verwandten oder einem Elternteil.
e: incest.
Syn.: Inzest. *fr:* inceste

Blutscheu *(f).* ►Hämatophobie.

BNP ►Bund Niedergelassener Neurologen, Nervenärzte, Psychiater und ärztlicher Psychotherapeuten.

BNS-Krämpfe *(m, pl).* Im klinischen Alltag hauptsächlich verwendete Abkürzung für ►Blitz-Nick-Salaam-Krämpfe.

Bodelschwingh-Anstalten *(f, pl).* In ►Bethel bei Bielefeld 1867 von Pfarrer Friedrich v. Bodelschwingh (1831–1910) gegründetes psychiatrisches Pflege- und Krankenhaus. Die Anstalt ist insbesondere durch die Pflege und Versorgung von Epileptikern berühmt geworden, betreut aber auch Verwahrloste, Wohnungslose, seelenpflegebedürftige Kinder, psychisch Kranke und alterskranke Menschen. Größtes Hilfswerk der Inneren Mission, das mit dem Ziel der Selbstversorgung zahlreiche Werkstätten und landwirtschaftliche Betriebe zur ►Arbeitstherapie unterhält.

Böcker-Test *(m).* (F. Böcker, 1961). Psychopathometrische Testserie zur Bestimmung des Schweregrades eines ►Durchgangssyndroms. Besteht aus 13 Subtesten. Z. B. Vorlesen 5 einstelliger Zahlen; Ordnen von 5 einstelligen, 10 zweistelligen, 15 dreistelligen Zahlen nach ihrem Wert; Ordnen von 10 Buchstaben in der alphabetischen Reihenfolge; Benennen von 6 Gegenständen; Suchen der fehlenden Teile von 6 Lückenbildern. Die benötigte Zeit wird gemessen. Zur Vermeidung von Übungseffekten werden Parallelserien verwendet. Auswertung nach Wertpunkten: leichtes (1–7), mittelschweres (8–14), schweres (14–24) Durchgangssyndrom, Bewusstseinseintrübung (25–43), Bewusstslosigkeit (44).

Böhnisch-Test *(m).* (1939). ►Projektiver Test, bei dem der Anfang einer Erzählung zu Ende geführt werden muss. Findet vor allem bei der Untersuchung von Kindern Verwendung.
e: Boehnisch test. *fr:* test de complèment d'histoire

Bolten, Johann Christian geb. 29.11.1727 in Glückstadt an der Elbe; gest. 19.11.1757 in Altona (Hamburg). Medizinstudium und Promotion in Halle

»De nexu metaphysices cum medicina generatim«, 1749 (Allgmeines über die Zusammenhänge zwischen Philosophie und Medizin). Wurde 1754 als Nachfolger seines Bruders Jochim Stadtphysikus von Altona. Verfasser des ersten Lehrbuchs der Psychotherapie, das die Kenntnisse und Erfahrungen von zwei Generationen der Schüler ►Stahls zusammenfasste. ►Aberwitz, ►Aufmerksamkeit, ►Curmethode, psychische, ►Raserei.

Bonhoeffer Karl geb. 31.3.1868 Neresheim, gest. 4.12.1948. O. Prof. der Psychiatrie in Königsberg, Heidelberg, Breslau und Berlin. Stellte das Prinzip der exogenen Reaktionstypen (s. d.) auf, nach dem alle das Gehirn von außen angreifenden Krankheitsursachen (Infektionen, Intoxikationen) trotz ihrer Verschiedenheit die gleichen, in ihrer Zahl beschränkten Symptombilder hervorrufen. Umgrenzte ferner eine besondere Form der ►Degenerationspsychose, als deren Hauptsymptom er das »labile Persönlichkeitsbewusstsein« (s. d.) herausarbeitete. – Zahlreiche Arbeiten auf dem Gebiete der forensischen Psychiatrie, wobei er den Begriff des »sozialen Schwachsinns« (s. d.) fester umriss.

Bonhoeffer-Delirium *(n).* Selten gebrauchtes Syn. für den besonnenen Dämmerzustand (s. d.), den Bonhoeffer noch als »besonnenes Delir« bezeichnete.

Bonhoeffer'sche Reaktionstypen *(m, pl)* ►Reaktionstypen, akute exogene.

Bonnet'sche Halluzinationen ►Halluzinatioen, ophthalmopathische.

Boopie *(f).* (W. Hellpach). »Kuhäugigkeit«. Berechnend-schmachtender Augenausdruck als physiognomisches Kennzeichen einer Hysterie.
e: boopia. *fr:* regard bovin

Borderline *(n).* Als Anglizismus in die dt. Sprache gelangt, wörtlich: Grenzlinie, Grenzgebiet. Nicht definiertes oder definierbares Grenzgebiet zwischen psychischer Krankheit und Gesundheit. – Historisch: haben sich zwei unterschiedliche Entwicklungsstränge gebildet. 1. Zum Pol der Schizophrenie hin. Kraepelin (1903/04 und 1909/15) bezeichnete einzelne psychopathische Persönlichkeiten als unentwickelte Fälle von ►Dementia simplex bzw. als latente Schizophrenie (s. d.). ►Borderline-Schizophrenie. 2. Zum Pol der Neurose hin. A. Stern (1938) beschrieb Borderline-Neurosen mit Erlebens- und Verhaltensstörungen, die für dauernd Eigenschaften des Charakters bildeten. Vgl. Borderline-Persönlichkeitsstörung, Borderline-Persönlichkeitsstruktur. Das ►DSM-III/IV kennt zwei Borderline-Bereiche: 1. Borderline-Persönlichkeitsstörung; darin sind ►Borderline-Persönlichkeitsstörung und ►Borderline-Persönlichkeitsstruktur zusammengefasst. 2. Schizotypische Persönlichkeitsstörung; weitgehend, jedoch nicht vollständig identisch mit ►Borderline-Schizophrenie. – Die Feststellung richtet sich nach Merkmalskatalogen von R. L. Spitzer und J. Endicott (1979). Vgl. nachfolgende Stichw. *fr:* états-limites.

Borderline-Neurose *(f).* (A. Stern, 1938). Neurose von Patienten, die »zu krank für die klassische Psychoanalyse sind«, die Anklänge an eine Psychose erkennen lässt. 10 Störungsbereiche: 1. ►Narzissmus; 2. »Bluter der Seele« (psychic bleeding), deren Psyche sehr leicht verletzbar ist, mit Tendenz zu lähmender Ohnmacht in Form von Krisen und Lethargie. 3. Form der Überempfindsamkeit, die schon bei geringer Kritik zu Beeinträchtigungsgefühlen und Wahn führt. 4. Körperliche und psychische Rigidität (s. d.). 5. Fehlende Besserung bei Psychotherapie. 6. ►Minderwertigkeitsgefühle. 7. ►Masochismus. 8. Schwäche gegenüber Stress. 9. Neigung zu ►Projektionen. 10. Schwierigkeiten bei der Realitätsprüfung.
e: borderline group of neuroses.

Borderline-Persönlichkeitsstörung *(f).* 1. Persönlichkeitstyp des ►Borderline. Eigenschaftsliste: 1. geringes Beschäftigungsniveau; 2. Impulsivität; 3. manipulierende Suizidhandlungen; 4. verstärkte Aggressivität; 5. milde psychotische Erlebnisse; 6. starke Kontaktbedürftigkeit; 7. gestörte enge Beziehungen. – Das Konzept wurde zuerst von R. Grinker, B. Werble und B. Dry (1969) beschrieben. Die Eigenschaftsliste wurde von J. G. Gunderson, W. T. Carpenter und J. Strauss (1975–1977) mithilfe eines »diagnostischen Interviews für Borderline-Patienten« (DIB) aufgestellt. – 2. DSM-III/V fasst unter derselben Bez. die Borderline-Persönlichkeitsstruktur und die Borderline-Persönlichkeitsstörung wie unter (1) zusammen. Die weit gefasste Eigenschaftsliste bezieht sich in erster Linie auf wechselhaftes Beziehungsverhalten: Einforderung fürsorglichen Verhaltens; Suizidandeutungen und -androhungen, Selbstverletzungen ohne Suizidabsicht bei drohender Trennung; Unfähigkeit, allein zu sein; unvermittelter Wechsel von Idealisierung einer Person zu deren Abwertung, wenn diese nicht den Wünschen entspricht; schwankendes Selbstbild. Leicht auslösbare Gefühls- und Stimmungsschwankungen. Zornesausbrüche; extremer Sarkasmus und anhaltende Verbitterung, wenn der Partner nicht fürsorglich ist; Neigung zu unverantwortlichem Geldausgeben, Esstaumeln, Medikamenten- und Substanzeinnahme. Brechen eine günstige Entwicklung oft unmittelbar vor Erreichen des erstrebten Zieles ab. In Zeiten starker Belastung auch Beziehungsideen, Verzerrung des Körperbildes, Halluzinationen.
e: borderline personality disorder. – (ICD-10: F60.31).

Borderline-Persönlichkeitsstruktur *(f).* (O. Kernberg ab 1967). Nach einer psychoanalytischen ►Borderline(2)-Theorie gibt es zwischen Psychosen und Charakterstörungen/Neurosen einen Patiententyp mit charakteristischer Ich-Struktur, der eine eigene Behandlungstechnik (expressive Psychotherapie) erfordert. Eigenschaften: chronische, diffuse, frei

flottierende Ängste (s. d.); vielgestaltige Neurosen; ►Phobien; bizarre ►Konversionssymptome; ►Leibhalluzinationen; hysterische Dämmerzustände; Hypochondrien; bizarre Perversionsformen; Zwangssymptome, die sekundär ich-synton werden und die Qualität überwertiger Ideen (s. d.) annehmen können. Typisch ist nicht das Symptom, sondern nur die Ich-Struktur. – Die psychoseverdächtigen Störungen gehen stets rasch vorüber. Das Auftreten von Wahnideen bleibt auf die ►Übertragungs-Situation beschränkt. Von Schizophrenie-Kranken unterscheidet sich der Typ durch den Grad der Identitäts-Integration, das Niveau der ►Abwehrmechanismen und die meist vorhandene Fähigkeit zur Realitätsprüfung. Die hauptsächlichen Abwehrmechanismen sind: ►Spaltung (2), primitive Idealisierung, projektive Identifizierung, Verleugnung, Omnipotenz und Entwertung (s. d.).
e: borderline personality organization. *fr:* personnalité limitée oder borderline

Borderline-Schizophrenie *(f)*. Milde, unvollständige, atypische, beginnende oder abklingende Erscheinungsbilder der Schizophrenie. ►Borderline (1). Eigenschaftsliste: 1. leichte Denkstörungen mit dem Charakter des Befremdlichen und wenig Realitätsorientierten; 2. Störungen der Affektivität, insbeondere ►Anhedonie; 3. Störungen der zwischenmenschlichen Beziehungen mit stark schwankenden Verhaltensweisen; 4. vielfach neurotische Symptome, unbestimmte Angst; 5. kurz dauernde (»mikropsychotische«) Episoden mit Wahn, Halluzinationen, ►Depersonalisation, ►Derealisation. – Das gegenwärtige Konzept wurde von S. S. Kety, D. Rosenthal, P. H. Wender und F. Schulsinger ab 1968 in Anknüpfung an die pseudoneurotische Schizophrenie (s. d.) entwickelt.

Borderline-Störung *(f)*. Syn. für ►Borderline.

Borderline-Syndrom *(n)*. Syn. für ►Borderline.

Bouffée délirante (V. Magnan, 1893). In der frz. Psychiatrie viel gebrauchter Ausdruck für eine Gruppe plötzlich einsetzender, symptomreicher Wahnpsychosen. Ein vielgestalteter Wahn mit ständig wechselnden Themen tritt innerhalb von Stunden bis Tagen auf; Verfolgungswahn, Größenwahn, Vergiftungswahn, die wahnhafte Vorstellung riesiger Fähigkeiten und Kräfte, des Jüngsten Gerichtes oder des Weltunterganges. Die Erscheinungen sind zu Beginn und am Ende der Nacht besonders lebhaft, während die Kranken gewöhnlich schlaflos sind. Das Bewusstsein ist stark eingenommen von der Fülle der Ereignisse, aber nicht getrübt. – Ursachen: Oft ohne erkennbare Ursache; häufig im Gefolge von Intoxikationen (Haschisch, Opium, Kokain, Alkohol, Chloral, Atebrin, Meskalin, LSD), im Wochenbett (►Wochenbettpsychose), bei Enzephalitis, schweren Gemütserregungen oder im Verlauf von analytischer Psychotherapie. Die Prognose ist zunächst günstig, aber es besteht die große Gefahr eines Wiederauftretens. – Zugrunde liegt die klinische Erfahrung, dass alle sehr plötzlich und sehr heftig auftretenden Psychosen untereinander zunächst ähnlich sind. – Dieselben Beobachtungen werden unter ICD-10 als »akute vorübergehende psychotische Störungen« bezeichnet.
Syn.: psychose délirante aigue.

Bourdon-Test *(m)* ►Durchstreichtest.

Bovarismus *(m)*. (Jules de Gautier). Nach der Titelheldin des Romans »Madame Bovary« von Gustave Flaubert. Vermischung einer Traumwelt mit der wirklichen Welt. Unfähigkeit, zwischen Phantasie und Wirklichkeit eine sichere Unterscheidung zu treffen. »Das dem Menschen verbliebene Vermögen, sich anders zu verstehen, als er ist« (Gautier).
e: bovarism. *fr:* bovarysme

Boxerdemenz *(f)*. Vorwiegend bei Berufsboxern nach häufigen mittelschweren Kopftreffern (Knockouts) auftretendes progredientes Leiden mit zunehmender Verblödung. Drei Stadien: 1. leichte psychische Störungen; 2. deutliche psychopathologische Erscheinungen; 3. schwere charakterliche und motorische Störungen. – Pathologisch-anatomisch ähneln die Veränderungen den Befunden bei postenzephalitischem Parkinsonismus.
e: boxer's encephalopathy, boxer's dementia.
Syn.: Dementia pugilistica, Encephalopathia traumatica der Boxer (ETB), Boxer-Syndrom, traumatische Boxerenzephalopathie. *fr:* crânio-encéphalopathie traumatique des boxeurs, syndrome des boxeurs

Boxerenzephalopathie, traumatische *(f)*. ►Boxerdemenz.

Boxer-Syndrom *(n)*. (La Cava). ►Boxerdemenz.

BPK Bundespsychotherapeutenkammer.

Bradyarthrie *(f)*. Syn. für ►Bradylalie.

Bradyglossie *(f)*. Syn. für ►Bradylalie.

Bradykinesie *(f)*. Verlangsamung freiwilliger Bewegungen bei Parkinsonkranken. Unfreiwillige und reflektorische Bewegungen können dabei evtl. normal schnell verlaufen.

Bradylalie *(f)*. Verlangsamung des Sprechtempos durch Dehnen von Silben und Pausen. Vorkommen bei organischen Hirnstörungen, vor allem bei Läsionen des Kleinhirns und seiner zugeordneten Strukturen, z. B. durch multiple Sklerose. Aber auch bei Depression vorkommend. Oft mit anderen motorischen Antriebsstörungen kombiniert. Ant.: Tachyphrasie. ►Dysarthria.
e: bradylalia, bradyph(r)asia.
Syn.: Bradyarthrie, Bradyglossie, Bradyphrasie. *fr:* bradylalie, bradyarthrie

Bradylexie *(f)*. Verlangsamung des Lesetempos, z. B. bei Depression oder Schwachsinn.
e: bradylexia. *fr:* bradylexie

Bradylogie *(f).* (►Kußmaul, 1877). Erschwerung und Verlangsamung der Denkvorgänge.
e: bradylogia. *fr:* bradylogie

Bradyphagie *(f).* Verlangsamtes Essen; entweder Teilerscheinung einer allgemeinen psychischen Verlangsamung oder Ausdruck einer seelischen Fehlhaltung, insbesondere bei Kindern und bei Pubertätsmagersucht.
e: bradyphagia. *fr:* bradyphagie

Bradyphasie *(f).* Verlangsamtes Sprechen. ►Bradylalie.
e: bradyph(r)asia.
Syn.: Bradyphemie. *fr:* bradyphasie

Bradyphemie *(f).* Syn. für ►Bradyphasie.
e: bradyphemia. *fr:* bradyphémie

Bradyphrasie *(f).* Syn. für ►Bradylalie.

Bradyphrenie *(f).* (F. Naville, 1922). Allgemeine Verlangsamung aller psychischen Vorgänge und Mangel an Spontaneität. Wurde zuerst bei Patienten nach Encephalitis lethargica beschrieben. Die Bez. wird weiterhin hauptsächlich zur Kennzeichnung der psychischen Veränderungen bei postenzephalitischem und idiopathischem Parkinsonismus (vgl. Parkinsonpsyche) verwendet.
e: bradyphrenia.
Syn.: Bradypsychie. *fr:* bradyphrénie

Bradypragie, Bradypraxie *(f).* Verlangsamung von Handlungsabläufen.
e: bradypragia, bradypraxia. *fr:* bradypraxie

Bradypsychie *(f).* Syn. für ►Bradyphrenie.
e: bradypsychia. *fr:* bradypsychie

Braid, James geb. 1795 Manchester, Fifeshire (Schottland), gest. 25.3.1860. Bergwerkarzt und Chirurg in England. Wurde 1841 durch Zufall bei Betrachtung eines glänzenden Gegenstandes Wiederentdecker des ►Hypnotismus (3), den er in mehreren Werken beschrieb. »Observations on Trance: or Human Hybernation« (1850) (Beobachtungen über Trance oder menschlicher Winterschlaf). Vgl. Braidismus.

Braidismus *(m).* (1843). Nach dem Wiederentdecker der Hypnose, ►Braid, geprägte Bezeichnung für ►Hypnotismus.
e: braidism. *fr:* braidisme

Brain-Map *(f).* Gehirnkarte, wie sie durch ►EEG-Brain-Mapping vom Computer hergestellt wird.

Brandstiftung *(f).* ►Pyromanie.
e: arson.

Branntweinsucht *(f).* Auf Branntwein beschränkte ►Alkoholsucht.
e: brandy addiction. *fr:* alcoolisme par abus d'eau-de-vie

Bravais-Jackson-Epilepsie *(m).* Im französischen Schrifttum übliche Bezeichnung für ►Jackson-Epilepsie.
e: Bravais-Jackson-epilepsy, Jacksonian epilepsy. *fr:* épilepsie bravais-jacksonienne

Bravais'sche Anfälle *(m, pl).* Jacksons eigene Bezeichnung für die bei der ►Jackson-Epilepsie vorkommenden fokalen Anfälle, da Bravais bereits 40 Jahre vor Jackson eine Beschreibung davon gegeben hatte.
e: Bravais' fits. *fr:* attaque bravaisienne

Breitbandneuroleptika *(n, pl).* (O. H. Arnold und H. Hoff, 1962). Gruppe von Psychopharmaka, die sich besonders zur Behandlung der akut auftretenden Erscheinungen der Angst und zur Beruhigung schwerer Erregungszustände verschiedener Genese eignen. Es handelt sich um Medikamente, die im Anfang stark schlafanstoßende und dämpfende Wirkung haben: Promazin, Laevopromazin, Chlorpenthixol, Chlorprothixen, Thioridazin. Werden den ►Langzeitneuroleptika gegenübergestellt.
e: broad-spectrum neuroleptics.

Breuer, Josef geb. 15.1.1842 Wien, gest. 20.6.1925 Wien. Prakt. Arzt in Wien. Habilitierte sich 1875 für innere Medizin. Mitbegründer der Mach-Breuer'schen Bogengangstheorie. Bekannt als eigentlicher Erfinder der kathartischen Methode (s. d.) zur Behandlung hysterischer Störungen, die er ab 1880 mithilfe der Patientin ►Anna O. (Berta Pappenheim) entwickelte. Publizierte hierüber zusammen mit S. Freud »Über den psychischen Mechanismus hysterischer Phänomene« (Zbl. Neurol., 1893) und »Studien über Hysterie« (1895) (GW I). – Biographie: A. Hirschmüller: Physiologie und Psychoanalyse in Leben und Werk Josef Breuers. Bern 1978.

Breuer-Verfahren *(n).* Von J. Breuer zusammen mit S. Freud 1895 veröffentlichte psychokathartische Methode. ►Katharsis, ►Abreagieren.
e: Breuer method. *fr:* procédé de Breuer

Bréviligne *(f).* Kurzgliedriger Typ in der Typologie von Pende. Kurze Extremitäten. Überwiegen von Vagotonus. Charakterliche Veranlagung zu extrovertiertem Verhalten, expansivem Betätigungsdrang und fröhlichem Optimismus. Ein asthenischer und ein sthenischer Einzeltyp werden unterschieden. ►Longiligne.

Briere de Boismont, Alexandre-Jacques-François geb. 18.10.1798 Rouen, gest. 25.12.1881 Saint-Mandé b. Paris. Bedeutender frz. Irrenarzt. Befasste sich ab 1834 ganz mit Geisteskranken. Gründete eine Irrenanstalt. Verfasste außer einer großen Zahl von allgemeinärztlichen Schriften mehrere psychiatrische: »Des hallucinations ou histoire raisonnée des apparitions, des visions, des songes, de l'extase, des rêves, du magnétisme et du somnambulisme« (1845, 1852, 1861). (Über Halluzinationen oder Sachdarstellung der Erscheinungen, Visionen, Traumbilder, Ekstase, Träume, des Magnetismus und Somnambulismus); »Du suicide et de la folie-suicide, considerées dans leurs rapports avec la statistique, la médecine et la philosophie« (1855, 1866). (Von der Selbsttötung

B

und der Krankheit zum Tode unter statistischen, medizinischen und philosophischen Gesichtspunkten); »Les fous d'Angleterre. Étude médico-psychologue et légale« (1870). (Die Irren in England. Psychiatrische und forensisch-psychiatrische Untersuchung).

Brigham, Amoriah geb. 26.12.1798 Marlborough, Berkshire County, Massachusetts, gest. 8.9.1849. Amerikanischer Irrenarzt, der sich aus humaner Einstellung um eine Art ►Sozialpsychiatrie verdient machte. Hatte nicht Medizin studiert, sondern war Lehrling bei mehreren Ärzten gewesen. 1837 Anatomieprofessor in New York. 1840–42 Leiter des Hartford-Retreat for the Insane (Connecticut), 1842–1849 Leiter der Irrenanstalt Utica, New York. Ab 1844 Herausgeber des »Journal of Insanity«. Werke: »Remarks on the Influence of Mental Cultivation upon Health« (Anmerkungen über die Bedeutung vernünftigen Verhaltens für die Gesundheit. Das populäre Buch vermittelt Lebensregeln, Ausgaben 1836, 1839, 1865 und 3 amer. Ausgaben); »An Inquiry Concerning the Diseases and Functions of the Brain, the Spinal Cord and the Nerves« (1840). (Untersuchung über die Krankheiten und Funktionen des Gehirns, des Rückenmarks und der Nerven).

Bright'sche Psychose *(f)*. (R. Bright). Alte Bez. für symptomatische Psychose bei Urämie.
e: Bright psychosis. *fr:* folie brightique

Brill, Abraham Arden geb. 12.10.1874 Österreich-Ungarn; gest. 1948 USA. Ungarisch-amerikanischer Psychiater und Psychoanalytiker. Wanderte mit 15 J. nach den USA aus. War Mitarbeiter von Adolf ►Meyer. 1907–1908 Zusammenarbeit mit C.G. ►Jung und E. ►Bleuler in Zürich. Übersetzte (1936) die 4. Aufl. von E. Bleulers »Lehrbuch der Psychiatrie« und (1909) C.G. Jungs »Über die Psychologie der Dementia praecox« (zus. m. W. Peterson) ins Amerikanische. Seine Übersetzung von Schriften Freuds (»Basic Writings of Sigmund Freud«, 1938) blieb wegen eigenmächtiger Veränderungen umstritten. Gründete 1911 die New Yorker Psychoanalytische Vereinigung. Zahlreiche weitere Schriften zur Psychiatrie und Psychoanalyse. Autobiographisches in »Lectures on Psychoanalytic Psychiatry« (1948).

Briquet'sche »Ataxie« *(f)*. (P. Briquet). Alte Bez. für unkoordinierte Bewegungen bei Hysterie. (Keine echte Ataxie).
e: Briquet ataxia. *fr:* pseudo-ataxie de Briquet

Briquet-Syndrom *(n)*. (P. Briquet). Alte Bez. für heisere Sprechweise, Kurzatmigkeit und Zwerchfellbewegungen bei Hysterie.
e: Briquet syndrome. *fr:* syndrome de Briquet

Brissaud-Marie'sches Zeichen *(n)*. Halbseitiger Zungen- und Lippen-Tic. Seinerzeit als hysterisches Symptom beschrieben, aber auch bei organischen Hirnkrankheiten vorkommend. ►Tourette-Syndrom.
e: Brissaud-Marie sign. *fr:* signe de Brissaud-Marie

Brissaud-Syndrom *(n)*. (P. Edouard Brissaud). Syn. für ►Tourette-Syndrom.

Broca-Aphasie *(f)*. Gegenwärtig bevorzugte Bez. für ►Aphasie, kortikale motorische.

Brodie'sche Krankheit *(f)*. Syn. für ►Coxalgia hysterica.

broken home Zerstörte Familie. Familie, in welcher ein Elternteil durch Scheidung, Trennung, Verlassen oder Tod fehlt. Häufig werden Straffälligkeit bei Jugendlichen oder gesellschaftsfeindliches (dyssoziales) Verhalten auf zerbrochene Familien zurückgeführt. Das Konzept hat wegen der mangelhaften Definierbarkeit und der Schwierigkeit statistischer Untersuchungen zu lebhaften Diskussionen geführt.

Brom(h)idro(si)phobie *(f)*. Krankhafte Furcht, übel riechenden Schweiß auszuscheiden.
e: bromidrosiphobia. *fr:* bromidrosiphobie

Bromismus *(m)*. Bromvergiftung nach längerer Einnahme von bromhaltigen Schlaf- oder Beruhigungsmitteln, z.B. Kalium-, Natriumbromid sowie Bromharnstoffderivaten (Adalin, Bromural). Symptome: Schlaflosigkeit bei Müdigkeit, Konzentrationsschwäche, Verlangsamung des Denkens, Wahn und Sinnestäuschungen, evtl. Ausbruch eines wochenlang anhaltenden Delirs. Als Begleiterscheinung häufig Bromakne, selten ►Bromkachexie. – Die Erscheinungen können auch bei geringen täglichen Bromdosen auftreten, da Brom stark kumuliert. Die Niere vermag nicht zwischen Brom und Chlor zu unterscheiden, und scheidet beide im gleichen Verhältnis im Harn aus. Bromausscheidung wird deshalb durch Zufuhr von Kochsalz beschleunigt.
e: bromism, brominism. *fr:* bromisme chronique

Bromkachexie *(f)*. Starke Abmagerung bei länger dauerndem Missbrauch bromhaltiger Mittel. ►Bromismus.
e: bromine cachexia. *fr:* cachexie bromique

Brompsychose *(f)*. (W. Hammond, 1869). Durch langfristige Einnahme von Brom hervorgerufene Psychose, meist in Form eines lang hingezogenen Delirs. Erste deutsche Beschreibung durch Boettger (1879). ►Bromismus.

Bromvergiftung, chronische *(f)*. ►Bromismus.

Brontophobie *(f)*. Gewitterangst.
e: brontophobia. *fr:* brontophobie, peur du tonnerre

Bronzekatatonie *(f)*. (Wigert). Körperlich begründbare Psychose bei Störungen im Hypothalamusbereich, z.B. bei Tumoren am Boden des III. Ventrikels. Das Aussehen der Kranken gleicht dem von Addison-Kranken: dunkle, bronzefarbene Haut, körperliche Schwäche (Adynamie), Kraftlosigkeit. Außerdem besteht eine Regungslosigkeit, ähnlich wie bei ►Katatonie (katatoner Sperrungszustand).
e: bronzed catatonia. *fr:* catatonie bronzée

Brown, John geb. 1735 Berwickshire/Schottland, gest. 7.10.1788 London. Schüler und Mitarbeiter von

►Cullen. Arzt in Edinburgh und London. Schöpfer des nach ihm benannten ►Brownianismus. Geriet nach Erscheinen seines Erstlingswerkes »Elementa medicinae« (1779) in Opposition zur bekannten Medizinschule in Edinburgh sowie zu Cullen, Monro und Duncan. In Deutschland durch M. A. Weikard (der gegen ihn schrieb), A. F. Marcus, A. Röschlaub, den Philosophen F. Schelling, den Dichter A. v. Kotzebue u. a. von beträchtlichem Einfluss, wenngleich stets kontrovers diskutiert. Röschlaub übersetzte »John Brown's sämmtliche Werke«, 3 Bde. (1806–1807), die von Browns Sohn William Cullen B. (1804) herausgegeben worden waren. In dieser Form wurde Brown auch in Italien bekannt.

Brownianismus *(m).* (J. Brown). In der zweiten Hälfte des 18. Jahrhunderts in ganz Europa bekannte und heiß diskutierte Lehre. Danach ist die Ursache alles Lebendigen die Fähigkeit der Organismen, durch »Reize« zur Tätigkeit »erregt« zu werden. Das Leben wird durch die jedem organischen Körper eigentümliche »Reizbarkeit« und die verändernden »Reize« geformt. Zwischen den im Organismus selbst entstehenden Reizen und den von außen auf diesen einfließenden Reizen bestehe eine Wechselwirkung. Gesundheit besteht in einem Gleichgewicht zwischen Reizen und Reizbarkeit. Eine Verminderung der Reize erzeugt ►Asthenie, eine Vermehrung ►Sthenie. Diese Begriffe haben den wesentlichen Kern ihrer Bedeutung behalten. Die Lehre beeinflusste stark die therapeutischen Anschauungen der Psychiater bis in die Mitte des 19. Jahrhunderts, die »sthenische« Krankheiten mit Beruhigungsmitteln, »asthenische« mit anregenden Mitteln bekämpften.
e: brunonianism, brownism, Brunonian theory. *fr:* brownisme

Brückenangst *(f).* Krankhafte Angst, eine Brücke zu betreten oder einen Fluss zu überqueren. Sonderform der Agoraphobie.
e: gephyrophobia. *fr:* géphyrophobie

Brühl-Cramer, C. v geb. ?, gest. 1821 Moskau. Deutsch-russischer Arzt in Moskau, Tomsk, Simbirsk. Veröffentlichte 1819 die erste deutschsprachige Monographie über Alkoholismus und ►Delirium tremens.

Brunomanie *(f).* Zeitgenössischer scherzhafter Ausdruck für ►Brownianismus.

Bruxismus *(m).* Leermastikation. Leermahlen der Zähne. Zähneknirschen »im Leerlauf«, ohne Nahrungszerkleinerung, ohne dass sich Nahrungsmittel im Mund befinden. Normales Phänomen, Dauer insgesamt ein Viertel des Schlafes. Kann bei Einzelindividuen wesentlich häufiger und länger sein.
e: bruxism.

Bruxomanie *(f).* Syn. für ►Bruxismus.

BS ►Burnout-Syndrom.

BtMG ►Betäubungsmittel-Gesetz.

BtMVV ►Betäubungsmittel-Verschreibungsverordnung.

B-Typ *(m).* (W. Jaensch, 1926). »Basedowider Typ«. Art von ►eidetischen Anschauungsbildern, die durch bloße Phantasie geweckt werden und in ihrer Form veränderlich sind. *Gegensatz* ►T-Typ.

Buchführung, doppelte *(f).* Psychopathologisches Phänomen bei chronischer Schizophrenie. In (sehr lockerer) Analogie zu den Methoden der geschäftlichen Buchführung ist der Kranke einerseits in einer privat-schizophrenen Welt mit eigenen Wert- und Bezugssystemen und zugleich in dem allgemeinen, völlig wesensverschiedenen Ordnungssystem orientiert. Die Unvereinbarkeit zwischen der schizophrenen und der realen Welt wird dabei widerspruchslos hingenommen.

Bundespsychotherapeutenkammer (BPK) *(f).* Zusammenschluss von 9 Landespsychotherapeutenkammern, in denen psychologische Psychotherapeuten organisiert sind. Ärztliche Psychotherapeuten gehören der Kammer nicht an. Gegründet am 17.5.2003 mit Sitz in Berlin (www.Bundespsychotherapeutenkammer.org).

Bündnis, therapeutisches *(n).* Syn. für ►Arbeitsbündnis.

Bulimia nervosa In DSM-III-R/V für ►Bulimarexie. Die Bez. ist in Analogie zur ►Anorexia nervosa gebildet worden. In DSM-III heißt dieselbe Störung Bulimie.
e: bulimia nervosa. – (ICD-10: F50.2).

Bulimarexie *(f).* Essstörung in Form sich wiederholender Esstaumel (Fressattacken). Jedem der bis fünfmal täglich auftretenden Esstaumel folgt ein freiwilliges Erbrechen. Häufig werden Abführmittel missbraucht. In anderen Fällen folgt dem Esstaumel eine starke körperliche Aktivität, um den Kalorienverbrauch zu steigern. Die äußere Erscheinung kann dabei unauffällig bleiben. Die Betroffenen sind außerordentlich bemüht, ihr Verhalten zu vertuschen. Vorkommen meist bei Frauen (15–50 Jahre).
e: bulimorexia, purging-gorging syndrome.

Bulimie *(f).* Essgier. Auf krankhafter Ursache beruhender, ins Extreme gesteigerter Appetit. Krankhafter Heißhunger. Kann Folge seelischer Fehlhaltung oder einer organischen Hirnstörung (z. B. nach Hirntraumen, ►Leukotomie) sein. Davon zu unterscheiden ist die Polyphagie, die auf einem Fehlen von Sättigungsgefühl beruht.
e: bulimia, canine voraciousness, voracious appetite.
Syn.: Sitomanie. *fr:* boulimie

Bumke'sches Zeichen *(n).* (O. Bumke). Fehlen der Psychoreflexe der Pupillen bei Schizophrenie.
e: Bumke pupil sign. *fr:* signe pupillaire de Bumke

Bundesentschädigungsgesetz (BEG) *(n).* 1956 erlassenes, später mehrmals ergänztes Gesetz zur Entschädigung von Opfern des Nationalsozialismus.

B

Entschädigungsberechtigt sind die aus Gründen politischer Gegnerschaft, der Rasse, des Glaubens oder der Weltanschauung Verfolgten des Nationalsozialismus.

Burnout-Syndrom ▸Erschöpfung in Bildern und der Sprache des 21. Jh. Lebens-, vor allem Berufskrise nach dem Bilde einer Rakete, welcher nach steilem Aufstieg der Brennstoff ausgeht und die dann leer gebrannt (»burnout«) vom Himmel fällt. Bez. für eine als Krankheit empfundene Lebensphase, deren Ursache in psychischem Stress (s. d.) gesehen wird. Verlauf in 3 Phasen. 1. Phase (»Irritation«) mit Gefühlen von fehlender Kraft, mangelhaftem Antrieb, körperlichem Unbehagen und schließlich Angst. 2. Phase (»Frustration«). Man ist unzufrieden mit dem Beruf, dem Arbeitsplatz, mit sich selbst, missgestimmt, mürrisch, wird leicht unwirsch. Entlastung wird durch Alkohol, Medikamente (Angstlöser) u. a. gesucht. Man entschließt sich etwa zum Berufswechsel, zur Berufsaufgabe oder Partnerwechsel. 3. Phase (»Verzweiflung«) mit Gefühlen von Ohnmacht, Befürchtungen um Lebensstandard, Einkapselung, zunehmender sozialer Isolierung, Apathie und Zynismus. – Bei Eintreten günstiger Lebensereignisse kann die Krise jederzeit beendet werden. Selbsthilfegruppen, Stress- und Burnout-Workshops, Coaching können hilfreich sein. Betroffen sind vor allem helfende Berufe und Lehrer. Oft wird unter der (unzutreffenden) Diagnose Depression Berentung oder Pensionierung gesucht. Ähnliche Zustände wurden im 20. Jh. als nervöse Erschöpfung (s. d.) und im 19. Jh. als ▸Neurasthenie beschrieben.
e: burnout syndrome.
Syn.: BS, Burn-out-Syndrome.

BVDN ▸Berufsverband Deutscher Nervenärzte.

C

Caecitas verbalis *(f)*. Syn. für ▸Alexie, verbale.

Cameron, Norman Alexander geb. 24.4.1896 Longueuil (Quebec, Kanada), gest. 4.8.1975. Kanadisch-amerikanischer Psychologe und Psychiater. 1933–1938 an der Phips-Klinik unter Adolf ▸Meyer. Seit 1946 auch Psychoanalytiker. Ab 1938 Professor an der Cornell-Universität. Ab 1947 Professor für Psychologie und Psychiatrie an der Universität Michigan. Ab 1954 an der Yale-Universität. Arbeiten über schizophrenes Denken und Wahn (▸Übereinschluss). Werke: »Reasoning, Regression and Communication in Schizophrenics« (1938). – »The Psychology of Behavior Disorder« (1947). – »Personality Development an Psychopathology – A Dynamic Approach« (1963).

Candida-Syndrom *(n)* Unbestimmte Beschwerden aufgrund eines angeblichen Darmbefalls mit einem nicht näher bestimmten Candida-Pilz. Nichtwissenschaftliches Konzept. Beschwerden: Vergesslichkeit, Unkonzentriertheit, Gefühl von Abgeschlagenheit und Niedergeschlagenheit, Übelkeit, Durchfall, Stuhlverstopfung und Blähungen. Es wird behauptet, dass der Darm mit Pilzen überbesiedelt sei, dadurch das Immunisystem überbeansprucht sei (übermäßige Antigenbildung), was eine Immunschwäche (Abwehrschwäche) hervorrufe. Eine antimykotische, kohlenhydratarme, »probiotische« Therapie soll hilfreich sein. Wissenschaftliche Untersuchungen konnten weder einen übermäßigen Candidabefall noch einen Therapieerfolg bestätigen. Zählt zu den psychischen Umweltsyndromen (s. d.).
e: candida syndrome.
Syn.: CS.

Cannabinoide *(n, pl)* Sammelbez. für alle Stoffe mit Wirkung auf die Psyche, welche aus der Cannabispflanze (Cannabis sativa) gewonnen werden können, unabhängig von der jeweiligen Herstellungsart (▸Haschisch, ▸Marihuana). Das darin enthaltene Delta-9-Tetrahydrocannabis (THC, Delta-9-THC) wird wesentlich für die Wirkung auf die Psyche verantwortlich gemacht. Illegal verkauftes Marihuana hat gewöhnlich einen THC-Gehalt zwischen 1 und 15 %. Reines THC kann synthetisch hergestellt werden.
e: cannabinoids.

Cannabinomanie *(f)*. ▸Haschischsucht.

Cannabis *(n)* 1. Kurzbez. für Cannabis sativa (▸Haschisch, ▸Marihuana). 2. Kurzbez. für ▸Cannabinoide. 3. Oft (fehlerhaft) Syn. für ▸Cannabinoide.
e: cannabis.

Cannabisabhängigkeit *(f)*. Syn. für ▸Haschischsucht. Die Bez. wird in den USA bevorzugt und wird daher auch in DSM-V benutzt.
e: cannabis dependence. – (ICD-10: F12.2x).

Cannabisinduzierte Organisch Bedingte Psychische Störungen *(f, pl)*. In DSM-III: alle durch ▸Haschisch verursachten psychischen Veränderungen: 1. Cannabisintoxikation (▸Haschischrausch), 2. Cannabisinduziertes Syndrom (▸Haschischpsychose).
e: cannabis organic mental disorders.

Cannabis-induziertes Syndrom *(n)*. Syn. für ▸Haschischpsychose.
e: cannabis delusional disorder.

Cannabisintoxikation *(f)*. Durch Genuss (meist Rauchen) von Haschisch hervorgerufener Rauschzustand. Die Erscheinungen beginnen wenige Minuten nach Beginn der Einnahme, erreichen ihr Maximum nach 30–60 Minuten und enden nach 3–5 Stunden. Gewöhnlich im Beginn Gefühl der Entspannung und des Abrückens von den Alltagsproblemen, der angenehmen Apathie und milden Euphorie. Manchmal Kichern, Lachen und alberne Lustigkeit; aber auch ängstliche Unruhe bis zu Panikangst und paranoischem Wahnerleben (»Horror-Trip«). In anderen Fällen mehr aggressive Gereiztheit und dysphorische Verstimmung. Infolge stark gelockerter Phantasietätigkeit und subjektiv beglückender Assoziationen läuft ein »Bilderschnellzug« (K. Beringer, 1927) vor dem sich mitgerissen fühlenden Berauschten ab. Ferner: Denkstörungen in Form eines Mangels an Fähigkeit, Teilinhalte zu einem Ganzen zusammenzufügen, abrupter Gedankenstarre und ▸Gedankenabreißens; Störungen der Erinnerungsfähigkeit. Vegetative Wirkungen: Schwindel, Brechreiz, Kopfschmerz, Kratzen im Hals, unangenehme Herzgefühle, Pulsrasen und Hungergefühl. – Historisch: Der – schon in der Antike bekannte – Haschischrausch wurde durch eine Reihe berühmter wissenschaftlicher oder literarischer Selbstschilderungen modisch: Moreau de Tours

(»Du Hachich et de l'aliénation mentale«, 1945); Theophile Gautier; Charles Baudelaire (»Les paradis artificiels«). – Die Bez. ist durch amer. Einfluss die häufigere Bez. Haschischrausch die treffendere.
e: cannabis intoxication. – (ICD-10: F12.0x).

Cannabismus *(m)* ►Haschischsucht.

Capgras-Zeichen *(n)*. (Joseph Capgras, 1923, 1924). Unfähigkeit (im Original: »Agnosie«) eines Kranken, eine vor ihm stehende Person zu identifizieren, obwohl Erscheinung und Benehmen erkannt werden. Der Kranke meint dann, es stehe ein Doppelgänger der ihm bekannten Person vor ihm, und weist auf minimale angebliche Unterschiede hin. Auch in der Form, dass vertraute Personen vermeintlich von Doppelgängern gespielt würden. Vorkommen unspezifisch bei psychotischen Zuständen mit Misstrauen und paranoischer Angst, bei Demenzen oder aus Erlebnisgründen.
e: Capgras syndrome, illusion of doubles. *fr:* syndrome de Capgras, syndrome de Serieux et Capgras, folie raisonnante

Carcinophobie *(f)*. ►Karzinophobie.

Cardialgie *(f)*. Syn. für ►Cardiodynie.

Cardiodynie *(f)*. Schmerzen in der Herzgegend. Selten. Eher dauernd oder häufig für längere Zeit bestehende leichte Beschwerden. Von odyni, griech. Schmerz.
Syn.: Cardialgie.

Cardiazol-Krampftherapie *(f)*. ►Cardiazolschockbehandlung.

Cardiazolprovokation *(f)*. Bei Verdacht auf Epilepsie können mit gestuften Cardiazolgaben im EEG epileptische Foci und Krampfpotenziale aktiviert werden. Die Methode ist unzuverlässig, da die Cardiazol-Krampfschwelle so variabel ist, dass unter Umständen auch bei Gesunden EEG-Veränderungen und sogar generalisierte Anfälle ausgelöst werden können.
e: cardiazol diagnosis. *fr:* cardiazol-test, épreuve d'épilepsie provoquée par cardiazol;

Cardiazolschockbehandlung *(f)*. (v. Meduna, 1934). Krampfbehandlung bei Schizophrenie und Depressionen. Rasche intravenöse Injektion von (5–10 ml) Cardiazol (10-prozentige Lösung) zur Auslösung eines generalisierten epileptischen Anfalles, der nach etwa 30 Sek. auftritt. Die Indikationen dieser Behandlungsmethode sind die gleichen wie die der ►Elektrokrampfbehandlung, von der sie fast vollständig verdrängt wurde.
e: cardiazol convulsive shock therapy, metrazol treatment. *fr:* choc cardiazolique, cardiazolthérapie

Carus *(m)*. Alte Bez. für extrem tiefe Bewusstlosigkeit, welche über den Grad eines ►Komas hinausgeht (z. B. Carus catalepticus, Carus lethargicus).

Carus, Carl Gustav geb. 3.1.1789 Leipzig, gest. 28.7.1869 Dresden. Frauenarzt, Philosoph, Psychologe und Maler in Leipzig und Dresden (ab 1814). Leibarzt des Königs von Sachsen. Freund Goethes; von dessen Gedanken einer umgreifenden Totalität beeinflusst. Außerdem von Schelling beeinflusster typischer Vertreter der Medizin der Romantik. Begründete in seinem Werk »Psyche« (1846) vor Freud eine Seelenlehre vom Unbewussten. Verkündete eine Leib-Seele-Einheitslehre. Der Leib sei Seele, wenn auch auf unbewusster Stufe. Bedeutende Bemerkungen über den Traum, der eine Tätigkeit »des Bewusstseins innerhalb der in der Sphäre des bewusstlosen Zustandes zurückgewandten Seele« sei.

Case-History »Fallgeschichte«. ►Einzelfallstudie.

Casemanagement *(n)*. (G. Brown, J. Wing, J. Left). In der Psychiatrie: Form der kontinuierlichen Betreuung von Schizophreniekranken, bei welcher Arzt, Krankenpfleger, nichtärztlicher Psychotherapeut, Sozialarbeiter und Bewegungstherapeut zu einer Behandlergruppe zusammengeführt werden, die sich über eine allen Beteiligten zugängliche schriftliche Dokumentation untereinander abstimmen.

Casework *(n)*. Einzelfallarbeit. Methode der psychiatrischen Fürsorge. Dabei besteht die Fürsorge nicht mehr nur in Beratung und materieller Unterstützung eines Notleidenden, sondern es wird eine helfende persönliche Beziehung zwischen Fürsorger und Hilfsbedürftigem aufgebaut. Dies bedeutet praktische Anwendung tiefenpsychologischer Erkenntnisse; stellt hohe Anforderungen an die Ausübenden (Caseworker, psychiatrische Fürsorger oder ►Sozialarbeiter).
Syn.: Social casework, Einzelfallhilfe. *fr:* casework, social casework, tutuelle des cas.

Cataphora *(f)*. Ältere Bezeichnung für Zustand tiefer Bewusstlosigkeit, der zeitweise durch etwas luzidere Intervalle unterbrochen wird.
e: cataphora. *fr:* cataphora

Catecholamin-Hypothese *(f)*. (J. J. Schildkraut, 1965). Aus Tierversuchen abgeleitete Erklärungstheorie für die Entstehung der endogenen Depression (s. d.) beim Menschen. Die Gabe von Reserpin bewirkt eine Senkung der biogenen Amine Noradrenalin, Dopamin und Serotonin im Gehirn der Tiere. Dieser »Reserpineffekt« kann durch trizyklische ►Antidepressiva und ►Monoaminooxydasehemmer wieder antagonisiert werden. Daraus wurde der Schluss auf eine ursächliche Bedeutung der Catecholamine abgeleitet. Obwohl die Hypothese rasch widerlegt wurde, besitzt sie noch viele Anhänger.
e: catecholamine hypothesis (of affective disorders).
Syn.: Serotonin-Hypothese.

Catochus *(m)*. Katochus. Alte Bezeichnung für ►Katalepsie.

CDD childhood disintegrative disorder. ►Dementia infantilis Heller.

Cerebral. S. a. unter Zerebral…

Cerebralparese *(f)*. Syn. für ►Kinderlähmung, zerebrale.

Cerebralsclerosis *(f)*. ►Hirnarteriosklerose.

Cerebratio *(f)*. ►Zerebralisation.

Cerebropathia psychica toxaemica *(f)*. Von S.S. Korsakow (1887) selbst verwendete Bezeichnung für das später als ►amnestisches (Korsakow-)Syndrom bezeichnete Krankheitsbild.

Cerletti, Ugo geb. 1877, gest. 1963 Rom. Zusammen mit L. Bini Erfinder des Elektroschocks (L'Elettroshock. Riassunto di una communicazione originale fatta alla R. Accademia Medica di Roma il 28 maggio 1938. Archivio generale di neurologia, psichiatrie e psicoanalisi 29 [1938] 266–268). Arbeitete auch über Gliofibrillen des Gehirns, vaskuläre Pathologie des Gehirns, Gozzokretinismus, experimentelle Epilepsie. Seit 1936 Direktor der Clinica delle Malattie Nervose e Mentali, Rom.

CFS Engl.: chronic fatigue syndrome. ►Müdigkeitssyndrom, chronisches.

chantage *(f)*. »Erpressung«. Sexuelle Erpressung, z.B. aufgrund von Kenntnissen über außereheliche geschlechtliche Beziehungen oder Homosexualität eines anderen.
e: chantage, blackmail.

Charakter *(m)*. Das Gesamtgefüge aller normalerweise im Laufe des Lebens gleichbleibenden Grundzüge von Haltungen, Einstellungen, Strebungen, Gesinnungen und Handlungsweisen, die das Besondere eines Individuums grundlegend bestimmen. Im Charakterbegriff werden vor allem strukturelle Zusammenhänge dauerhafter Eigenschaftsrelationen, individuelle Einmaligkeit und die Werthaltungen des Eigenschaftsträgers (und seiner Umgebung) zum Ausdruck gebracht. Erfahrungen mit Personen, die absichtlich (z.B. aus politischen Gründen) ihre charakterologische Identität änderten, haben die Vorstellungen von der Konstanz der Charaktereigenschaften relativiert. Psychiatrie und Psychologie bemühen sich, mit einem wertneutralen Charakterbegriff zu arbeiten, während beim philosophischen und juristischen Charakterbegriff der sittliche Kern der Persönlichkeit und seine Bewährung im Vordergrund der Betrachtung stehen. – Vom Charakter zu unterscheiden ist das ►Temperament. Besondere Bedeutung hat der Charakter in der ►Strukturpsychologie. Hauptw.: Philipp Lersch: Der Aufbau des Charakters, 1924; Albert Wellek: Die Polarität im Aufbau des Charakters. 1950. – Engl. bedeutet »character« so viel wie Zeichen, Schriftzeichen, Buchstabe oder Romanfigur, Person in einem Theaterstück. Daher wurde mit »person« oder »personality« übersetzt. Durch Rückübersetzungen ist im Dt. »Persönlichkeit« an die Stelle von »Charakter« getreten.
e: personality. *fr:* caractère

Charakter, analer *(m)*. Nach S. Freud eine auf die anale Phase (s.d.) zurückgehende Persönlichkeitsentwicklung. Hauptzüge sind: Ordnungssinn, Zuverlässigkeit, Gewissenhaftigkeit, Pünktlichkeit, Sparsamkeit bis Geiz, Eigensinn, Trotz und Jähzorn. Dem Vergnügen an Analempfindungen in der frühen Kindheit entspricht oft ein Vergnügen an »analen« Witzen (»Pupswitze«) des Erwachsenen.
e: anal character. *fr:* caractère anal

Charakter, antinomischer *(m)*. Vereinigung einander entgegengesetzter Verhaltensanlagen innerhalb einer Persönlichkeit. Spannungsreiche Persönlichkeit mit lebhafter Triebstärke und zugleich hohen Wertnormen mit Übergewissenhaftigkeit und Entfaltungsdrang. Reicht die Kraft der Persönlichkeit zu einer Integration nicht aus (Ichschwäche), können schwerwiegende neurotische Fehlhaltungen die Folge sein. ►Zwangsneurose.
e: antinomic character. *fr:* caractère antinomique

Charakter, depressiver *(m)*. Frühzeitige Störung des Gesamterlebens einer Persönlichkeit i.S. einer depressiven Erlebnisverarbeitung durch anlagebedingte Gehemmtheit und Fehlen aktiver Impulse.
e: depressive character. *fr:* caractère dépressif

Charakter, genitaler *(m)*. Ebenso wie die prägenitalen Phasen frühkindlicher Sexualität mit bestimmten Charakterzügen in Zusammenhang stehend (s.a. analer bzw. oraler Charakter), kann nach psychoanalytischen Theorien die genitale Phase einzelne Charakterzüge prägen. Hervorgehoben werden vor allem das Fehlen narzisstischen und ambivalenten Verhaltens. Wird von W. Reich als reife, gesunde Charakterform dem neurotischen Charakter gegenübergestellt. ►Phasenschema der Psychoanalyse.
e: genital character. *fr:* type génital

Charakter, hysterischer *(m)* ►hysterischer Charakter.

Charakter, neurotischer *(m)*. 1. Charakter eines ►Neurotikers, bei dem einzelne oder viele Charaktereigenschaften mit den neurotischen Symptomen eng verwoben sind 2. Syn. für ►Charakterneurose.
e: neurotic character. *fr:* caractère névrotique

Charakter, oraler *(m)*. (K. Abraham). Auf die orale Phase zurückzuführender Charakter. Ist die frühe orale Phase, die Saugperiode des Säuglings, überwiegend angenehm, wird nach Abraham Optimismus in den Charakter übernommen; es wird an den Erfolg einer jeden Unternehmung geglaubt (»Die Mutterbrust fließt immer.«). Umgekehrt entwickelt sich bei Unbefriedigtbleiben und Frustration in der Saugperiode ein stets unzufrieden bleibender Charakter. Mit der späten oralen Phase, die durch Beißen, Zerstörung und Einverleibung des Objektes gekennzeichnet ist, hängt eine Neigung zu Zerstörung und Hass zusammen. Daneben werden auch gute Tischmanieren, orale Sauberkeit (kein schmutziger Mund, keine

schmutzigen Worte) und Unabhängigkeit von der Mutter mit der oralen Phase in Zusammenhang gebracht (K. Abraham). ►Phasenschema der Psychoanalyse.
e: oral character. *fr:* type oral

Charakter, paranoischer *(m).* Persönlichkeitsgefüge mit Neigung zu wahnhafter Erlebnisverarbeitung bei sonst intaktem Denken. Zu unterscheiden nach K. Schneider von paranoischer Persönlichkeitsentwicklung und paranoider Wahnpsychose.
e: paranoid character. *fr:* caractère paranoïque

Charakter, phallischer *(m).* Mit der phallischen Phase frühkindlicher Sexualität (insbesondere mit dem Kastrationskomplex) in Zusammenhang stehende Charakterzüge: Kühnheit bis Waghalsigkeit, Entschlossenheit und Festigkeit. ►Phasenschema der Psychoanalyse.
e: phallic character. *fr:* type phallique

Charakter, prämorbider *(m).* Seltener gebrauchtes Syn. für ►Primärpersönlichkeit.

Charakter, psychoaktiver *(m).* (F. Künkel). In der Kinderpsychiatrie Bez. für Persönlichkeitsgefüge mit vorwiegend aktiven Tendenzen, die in Ehrgeiz, Macht- und Geltungstrieb zum Ausdruck kommen.
e: psycho-active character (Künkel). *fr:* caractère »psychoactif« de Künkel

Charakter, psychopassiver *(m).* (F. Künkel). In der Kinderpsychiatrie Persönlichkeitsgefüge mit passiven Tendenzen, die in Verantwortungsscheu, Entscheidungsschwäche, Nachgiebigkeit und Anfälligkeit für Krankheiten zum Ausdruck kommen.
e: psycho-passive character (Künkel). *fr:* caractère »psychopassif« de Künkel

Charakter, psychopathischer *(m).* ►Psychopath.

Charakter, syntoner *(m).* Durch ausgeglichene, harmonische Stimmung ausgezeichnete Persönlichkeit (►synton). Bleuler stellt die Bez. besonders heraus, um den Gegensatz zur ►schizoiden Wesensart zu betonen. Der Syntone lebt in harmonischem Kontakt mit der Umwelt und im Frieden mit sich selbst. Es ist stets der ganze Mensch, der mit Freude oder Trauer reagiert. Nach E. Kretschmer sind syntone Charaktere insbesondere bei pyknischem Körperbau zu finden; sie stellen einerseits eine Reduktion der manisch-depressiven Wesensart in normale Bereiche, andererseits die Disposition zur manisch-depressiven Erkrankung dar.
e: syntonic character. *fr:* caractère syntone

Charakter, urethraler *(m).* (S. Freud, S. Ferenczi). Nach psychoanalytischen Theorien mit der Urethra als erogener Zone zusammenhängende Charakterzüge. Hierzu zählen ein besonders ausgeprägtes Schamgefühl, brennender Ehrgeiz, eine Neigung zu Aufschneidereien und große Ungeduld. In der Vorgeschichte findet sich häufig Bettnässen.
e: urethral character. *fr:* type uréthral

Charakterabwehr *(f).* Durch besondere Persönlichkeitszüge erreichte psychische ►Abwehr von unangenehmen Außenweltreizen. Aufgrund der Erfahrungen bei der Begegnung zwischen den Triebwünschen und den notwendigen Frustrationen durch die Außenwelt vermag das Ich Abwehrgewohnheiten zu entwickeln, die in den Charakter übergehen und dann einen wirksamen Schutz gegen Unlustgefühle darstellen. Im Unterschied zu anderen ►Abwehrmechanismen (die vom Ich in der gleichen Weise benutzt werden können) geht die Charakterabwehr nicht auf einmalige, sondern auf ständig wiederholte Erfahrungen zurück. Hauptsächlich können hysterische, anankastische, phallisch-narzisstische und masochistische Charakterzüge der Charakterabwehr dienen. – Charakterabwehr stellt eine Gefahr für die analytische Therapie dar und kann, wenn sie nicht rechtzeitig erkannt wird, zu vorzeitigem Abbrechen der Therapie führen.
e: character defense. *fr:* préservation du caractère, défense du caractère

Charakterdepression *(f).* ►Charakter, depressiver.
e: characterological depression.

Charakterkunde *(f).* Lehre vom menschlichen Charakter, vom Erfassen und Verstehen der Einzelpersönlichkeit, Zusammenhang zwischen Körperbau und Charakter, Einzelfunktionen, Aufbau und Gesamtgepräge. Ihre Aufgaben werden neuerdings mehr und mehr von der Persönlichkeitsforschung übernommen.
e: characterology.
Syn.: Charakterologie. *fr:* caractérologie

Charakterneurose *(f).* Charakterstruktur, bei der einzelne Eigenschaften durch unbewusste infantile Konflikte bestimmt werden. Die einzelnen Charakterzüge und Verhaltensweisen werden als ►Reaktionsbildung auf verdrängte infantile Wünsche aufgefasst. Der Konflikt hat somit nicht durch Ausbildung neurotischer Symptome eine – vorläufige – Lösung erhalten, sondern durch Veränderung der gesamten Persönlichkeit. Der Betreffende ist sich der ►Abwehr-Eigenschaften seiner Verhaltensweisen jedoch nicht bewusst. Eine häufige Form ist z. B. die ►Sublimation. – Menschen mit Charakterneurosen sind besonders gefährdet, unter Belastungen (►Versuchungs- und Versagungssituationen) neurotische Symptome zu bilden. Kombinationen von Charakterneurosen und ►Symptomneurosen sind daher häufig. – Die Bezeichnungen »Charakter« und ►Kernneurose sowie ►Psychopathie und ►abnorme Persönlichkeit werden im Wesentlichen auf die gleichen Patientengruppen angewandt, obwohl die dahinter stehenden theoretischen Konzepte sehr verschieden sind.
e: character neurosis.
Syn.: Charakter, neurotischer (2). *fr:* névrose de caractère

Charakterneurose, hysterische *(f)*. Syn. für ►hysterischer Charakter.

Charakterneurose, zwangsneurotische *(f)*. Form der ►Charakterneurose, die durch übertriebene Ordentlichkeit, Sauberkeit, Sparsamkeit und Rigidität gekennzeichnet ist. ►Zwangsneurose.
Syn.: Zwangscharakter, zwangsneurotische Charakterstruktur.

Charakterogramm *(n)*. (G. Ewald). Darstellung der Charaktereigenschaften einer Einzelpersönlichkeit in einer Formel. Diese baut sich aus den ►Charakterradikalen auf, aus deren Zusammenspiel sich nach Ewald zusammen mit der Intelligenz und den Umweltfaktoren die gewohnheitsmäßigen Reaktionen eines Menschen ergeben. Für die einzelnen Eigenschaften wird ein bestimmter Wert geschätzt.
e: charactergramm. *fr:* profil caractériel

Charakterologie *(f)*. Syn. für ►Charakterkunde.

Charakteropathie *(f)*. (K. Kleist). Charaktervariante mit hochgradigem Mangel an ethischen Gefühlen, oft zu Kriminalität führend. Entspricht dem Begriff des gemütlosen Psychopathen bei K. Schneider (►Psychopathen, gemütlose). Häufig auch zur Bezeichnung eines stark abnormen Persönlichkeitsgefüges bei Jugendlichen verwendet.
e: characteropathy. *fr:* structure caractérielle pathologique de Kleist

Charakterose *(f)*. ►Charakterneurose.

Charakterpanzerung *(f)*. (W. Reich, 1933). Die in der Persönlichkeit fest verankerte Reaktionsweise eines Menschen. »Der Charakter besteht in einer chronischen Veränderung des Ichs, die man als Verhärtung beschreiben möchte. Sie ist die eigentliche Grundlage für das Chronischwerden der für die Persönlichkeit charakteristischen Reaktionsweise. Ihr Sinn ist der des Schutzes des Ichs vor äußeren und inneren Gefahren. Als chronisch gewordene Schutzformation verdient sie die Bezeichnung »Panzerung«.« Wird besonders in Muskelverhärtungen sichtbar. »Aggressionshemmung und psychische Panzerung gehen einher mit vermehrtem Tonus« der Muskulatur. »Jede Erhöhung des Muskeltonus in der Richtung zur Rigidität ist ein Zeichen dafür, dass eine vegetative Erregung, Angst oder Sexualität, aufgefangen und gebunden wurde.« (Zitate n. W. Reich).
e: character armor.

Charakterradikale *(n, pl)*. (G. Ewald). Seelische Grundfunktionen, auf die sich die mannigfaltigen Charaktereigenschaften eines Individuums zurückführen lassen. Ihre Gesamtheit ergibt die Eigenschaften einer Persönlichkeit, wenn man den Durchgang eines Erlebnisses durch die Seele prüft. Die einzelnen Radikale werden mit Buchstaben bezeichnet, damit sie im ►Charakterogramm (graphisch) dargestellt werden können. Ewald arbeitete 6 Radikale heraus: 1. Eindrucksfähigkeit für Erlebnisse höherer gefühlsbetonter Art (E). 2. Retentionsfähigkeit (R) für diese gefühlsbetonten Erlebnisse, d. h. die größere oder geringere Dauer des Nachschwingens in der Seele. 3. Beeindruckbarkeit für Erlebnisse und Zustände, die sich an das primitive Trieb-Ich (Tr) wenden. 4. Retentionsfähigkeit für solche Trieberlebnisse (ρ). 5. Intellektuelle Steuerung der Erlebnisse (I. St.), die ein ruhiges, sachliches Denken ermöglicht. 6. Ableitungsfähigkeit von Erlebnissen (Abl.), welche die mehr sthenische oder mehr asthenische Handlungsart des Menschen bedingt.
e: fundamental (character) traits. *fr:* racines du caractère, traits fondamentaux du caractère

Charakterstörung *(f)*. Syn. für ►Persönlichkeitsstörung.
e: character disorder. *fr:* troubles du caractère

Charakterstruktur *(f)*. Die Gesamtheit der Charakterzüge eines Menschen. Die relativ gleichbleibende Art eines Individuums, auf Erlebnisse und Erfahrungen zu reagieren, wie sie sich im Laufe der lebenslangen Auseinandersetzung mit den Ereignissen des Lebens herausgebildet hat. Nach Freud entstehen Charakterzüge als Folge von ►Sublimierung und ►Reaktionsbildung.
e: character structure.

Charakterstruktur, hysterische *(f)*. ►hysterischer Charakter.

Charakterstruktur, zwangsneurotische *(f)*. Syn. für ►Charakterneurose, zwangsneurotische.

Charakterveränderung *(f)*. Syn. für Persönlichkeitsstörung.
e: character disorder. *fr:* troubles du caractère

Charcot, Jean Martin geb. 29.11.1825 Paris, gest. 16.8.1893 Morvan. Leiter des Hospice de la Salpêtrière in Paris. Trat mit zahlreichen Untersuchungen über neurologische Erkrankungen hervor. Stellte die Neurologie erstmals auf anatomische Grundlagen und gab damit entscheidende Impulse. Das von Charcot als »amyotrophe Lateralsklerose« beschriebene Krankheitsbild wird auch als Charcot'sche Krankheit bezeichnet. Wurde über die Fachkreise hinaus berühmt durch die »Dienstagvorlesungen«, in denen poliklinische Patienten vorgeführt wurden, an denen Phänomene der Hysterie und des Hypnotismus demonstriert wurden (►Wittmann, Blanche). Beeinflusste die Weiterentwicklung der Hysterieforschung und Psychiatrie als Lehrer einer großen Zahl von Schülern, unter ihnen Freud, Janet, Babinski, Pierre Marie, Gilles de la Tourette, Brissaud u. a. ►Salpêtrière.

Charcot-Kehlkopfschwindel *(m)*. Seltenes Syn. für ►Kehlkopfschlag.

Charcot'scher Punkt *(m)*. Punkt im seitlichen Bereich des Unterleibes (bei Frauen = Eierstockpunkt), der bei Hysterie druckschmerzhaft sei; ►hysterogene Punkte. Durch Druck auf diesen Punkt seien hysterische Anfälle auszulösen.
e: Charcot pressure point, ovarian tenderness. *fr:* point ovarien de Charcot

Charcot'sches Zeichen *(n).* Übermäßig schmerzempfindliche Hautzonen im Bereich von Kreuzbein und Halswirbelsäule bei ►Neurasthenie.
e: Charcot sign. *fr:* signe de Charcot

Charcot-Schmerz *(m)* ►Charcot'scher Punkt.
e: ovaralgia. *fr:* ovaralgie

Charenton, La Maison Royale de Prachtvollster frz. Irrenanstaltsbau des 19. Jh. Seit 1641 bestand ein Krankenhaus (hospice) einer religiösen Gemeinschaft für 5–14 Kranke, das ab Ende des 17. Jh. auch Irre aufnahm. 1789 großzügig renoviert, jedoch anschließend von der Revolutionsregierung geschlossen. Nach 2 Jahren neu eröffnet, vor allem für »heilbare Irre« und politische Gefangene. Einer von ihnen war ►Sade. Hervorragende Ärzte waren Bayle (►Bayle'sche Paralyse; ►Krankheitsmodell, medizinisches) und ►Esquirol. 1838 nach Entwürfen Esquirols als erste frz. psychiatriche Institution mit ärztlicher Leitung errichtet. Heutiger Name: Hôpital Esquirol (Établissement publique de santé Esquirol).

Charme *(m).* 1. Anmut. Liebreiz. 2. Syn. für ►Hypotaxie (2).

Chestnut Lodge Psychiatrische Privatklinik bei Washington mit ca. 80 Betten. Bekannt durch frühe Psychotherapieversuche bei Schizophrenie, begonnen durch Frieda Fromm-Reichmann. Hannah Greens Roman »I never promised you a rose garden« (1964). (»Ich habe Dir keinen Rosengarten versprochen«, 1973) schildert romanhaft, jedoch zutreffend die eigene Erfahrung einer solchen Therapie.

Child-Guidance-Klinik *(f).* »Kinder-(Erziehungs)-Beratungs-Klinik«. Auch in Deutschland vielfach verwendeter Ausdruck für ►Erziehungsberatungsstellen. Es handelt sich nicht um eine Klinik im dt. Sinne des Wortes, weil es sich nicht um ein Gebäude mit Betten handelt.
e: child guidance clinic.

Chionophobie *(f).* Krankhafte Furcht vor Schnee.
e: chionophobia. *fr:* phobie de la neige, chionophobie

Chitismus *(m).* Fehlerhafte »Ch«-Bildung. ►Sigmatismus.

Chloralismus *(m).* Seltene Chloralhydratvergiftung nach längerem regelmäßigem Gebrauch. Symptome: Verdauungsstörungen, ängstlich-depressive Grundstimmung, Exantheme, psychische Verlangsamung. Bei Entziehung können Entziehungspsychosen auftreten. Der Chloralismus ist heute selten, war früher jedoch häufig. So waren u. a. Nietzsche und Gutzkow Chloralisten. ►Chloralomanie.
e: chloralism.
Syn.: chronische Chloralvergiftung. *fr:* chloralisme

Chloralomanie *(f).* Süchtiger Missbrauch von Chloralhydrat. ►Chloralismus.
e: chloralomania. *fr:* chloralomanie

Chloralvergiftung, chronische *(f).* Synonym für ►Chloralismus.

Chloroformismus *(m).* Chloroformvergiftung. ►Chloroformomanie.

Chloroformomanie *(f).* Chloroformsucht. Seit Einführung des Chloroforms als Inhalationsnarkotikum (1847) bekannte, selten gewordene Sucht. Es werden bis zu 360 g Chloroform pro Tag inhaliert oder getrunken. Folgen sind Charakterentkernung, Gedächtnisstörungen, Reizbarkeit; auch Leberschädigung (mit Subikterus). Nur in seltenen Fällen Chloroform- oder Entziehungsdelirien.
e: chloroformism. *fr:* toxicomanie au chloroforme

Chloroformsucht *(f).* ►Chloroformomanie.

Choleriker *(m).* Mensch mit Neigung zu heftiger und plötzlicher Erregung und (meist verbaler) Aggressivität. Eine der 4 typischen Charaktertypen des Altertums und der mittelalterlichen Medizin. Nach Galen durch das Überwiegen von gelber Galle gegenüber den anderen 3 Säften (Blut, schwarze Galle, Schleim) bedingt.
e: choleric type oder person cholérique. *fr:* cholérique

cholerisch *(a).* Mit aufbrausendem Temperament. ►Choleriker.
e: choleric. *fr:* cholérique, choléreux

Chorea chronica progressiva hereditaria *(f).* ►Chorea Huntington.

Chorea epidemica *(f).* Syn. für ►Choreomanie.

Chorea Germanorum *(f).* Historische Bez. für die vorwiegend in deutschen Ländern auftretende ►Choreomanie.

Chorea Huntington *(f).* (G. S. Huntington, 1872). Erkrankung des Zentralnervensystems mit schweren psychischen Veränderungen und choreatischen Bewegungsstörungen. Im Beginn gewöhnlich schwer deutbare psychische Veränderungen: ängstliche oder depressive Verstimmungen, schizophrenieähnliche Psychosen (s. d.), Reizbarkeit, Rührseligkeit, Ermüdbarkeit, Apathie, unerklärliche Aggressionen, Diebstähle und Sexualdelikte. Schleichender Beginn einer ►Demenz: Nachlassen der Arbeitsleistung in Qualität und Quantität, in der Bewältigung des Alltags, von Aufmerksamkeit und Konzentrationsvermögen, langes Suchen im Gedächtnis nach Erinnerungen und Worten, Urteilsschwäche. Dies wird vom Kranken lange Zeit selbst bemerkt. Bei Hinzutreten der Bewegungsstörungen (evtl. erst 10 Jahre nach Beginn) in Form unregelmäßiger ständiger Zuckungen und voll entwickelter Demenz entsteht ein sehr charakteristisches Bild. Ätiologie: rein dominante Vererbung mit Erkrankung von 50 % der Familienmitglieder. Erwiesene Einzelfälle sind selten. – Beginn: 25.–55. Lj. Verlauf: Unaufhörliches Fortschreiten. Durchschnittliche Verlaufsdauer: 13 Jahre. Pathologische Anatomie: Hirnschwund im Bereich der basalen Ganglien und der Hirnrinde, vor allem des Stirnhirns.
e: chronic progressive hereditary chorea, Huntington's chorea.

Syn.: Huntington'sche Krankheit, Chorea chronica progressiva hereditaria, Erbchorea, Erbveitstanz. *fr:* chorée héréditaire oder de Huntington;

Chorea hysterica *(f)*. Obsolete Bez. für rhythmisch-zuckende Bewegungen während eines großen hysterischen Anfalls (►Anfall, psychogener).
e: hysterical chorea. *fr:* chorée hystérique oder rythmée, chorea maior

Chorea imitative *(f)*. Syn. für ►Choreomanie.

Chorea insaniens Syn. für ►Choreapsychose.

Chorea lasciva *(f)*. Von Paracelsus gebrauchte Bez. für ►Veitstanz (1).

Chorea magna (sive major) *(f)*. Syn. für ►Choreomanie.

Chorea maniacalis Psychische Veränderungen bei Chorea minor mit gehobener Stimmung, Hang zum Vagabundieren, Lügen, Stehlen und zu Kritiklosigkeit.
e: maniacal chorea. *fr:* chorée maniaque

Chorea saltatoria *(f)*. Obsolete Bez. für tanzende Bewegungen bei Hysterie.
e: saltatory chorea. *fr:* chorée saltatoire

Chorea Sancti Viti Veitstanz im engeren Sinne. ►Choreomanie.

Chorea scriptorum Obsolete Bez. für ►Schreibkrampf. S. a. Beschäftigungsneurose.
e: chorea scriptorum, writer's cramp. *fr:* crampe des écrivains

Choreapsychose *(f)*. Symptomatische Psychose bei Chorea minor. Tritt häufig auf in Form von schweren Verwirrtheitszuständen mit Erregungszuständen, Apathie mit Aspontaneität oder als Delir.
e: chorea psychosis, chorea insaniens.
Syn.: Chorea insaniens. *fr:* psychose oder folie choréique

Choreoathetose, paroxysmale dystone *(f)*. Seltenes, nichtepileptisches Anfallsleiden des extrapyramidalen Systems. Für Minuten bis Stunden bestehen eigentümliche Bewegungen (choreoathetoide, ballistische) der Arme und des Kopfes und Störungen der Sprachartikulation bei klarem Bewusstsein. Evtl. 3 Anfälle am Tag. Auslösung durch Ermüdung, Alkoholgenuss, Koffein, Angst oder Schreckerlebnisse. Beginn im Säuglingsalter. Familiäres Vorkommen. EEG und neurologischer Befund sind unauffällig.
e: paroxysmal dystonic choreoathetosis.

Choreoathetose, paroxysmale kinesogene *(f)*. Seltenes Anfallsleiden des extrapyramidalen Systems, das zur ►Reflexepilepsie gerechnet wird. Eigentümliche (choreoathetoide, tonische, ballistische) Bewegungen der Arme und Beine, auch des Rumpfes. Grimassieren. Sprachartikulationsstörung. Vor dem Anfall Gefühl von Spannung, Enge und Steife. Auslösung durch kurze, rasche Bewegungen (z. B. abruptes Aufstehen) oder körperliche Anstrengung. Bis 100 Anfälle am Tag. Beginn in der Kindheit oder frühen Jugend. Hört im Erwachsenenalter auf. EEG und neurologischer Befund unauffällig.
e: paroxysmal kinesigenic choreoathetosis.

Choreomanie *(f)*. Epidemische Tanzwut, die besonders im 14. Jahrhundert, nach der großen Pestepidemie, an verschiedenen Orten Europas ausbrach und viele Menschen befiel. Es traten dabei Erregungszustände mit Krämpfen und orgiastische Tänze mit szenenhaften illusionären Erlebnissen auf, die eine teilweise ►Amnesie hinterließen. Die Choreomanie gehört zu den psychischen Epidemien, die heute in den westlichen Kulturgebieten in großem Maße nicht mehr auftreten, jedoch in anderen Kulturen weiterhin vorkommen.
e: epidemic chorea, dancing mania.
Syn.: Chorea Germanorum, Chorea epidemica, Chorea magna (sive major), Chorea Sancti Viti, Veitstanz.
fr: chorémanie, danse de Saint Guy

Choreophrasia, Choreophrasie *(f)*. Nervöse Sprachstörung: Wiederholung sinnloser Sätze oder Satzteile.
e: choreophrasia. *fr:* choréophrasie

Chromotherapie *(f)*. Verwendung von Farben zu therapeutischen Zwecken. Dabei wird die beruhigende oder belebende Wirkung bestimmter Farbtöne ausgenutzt, mit denen Wände, Möbel usw. gestrichen werden.
e: chromotherapy. *fr:* chromothérapie

chronisch *(a)*. Lange dauernd, sich langsam entwickelnd. So schon in der Medizin des Mittelalters, jedoch mit der Nebenbedeutung von tödlich. In der Psychiatrie eher als Gegenwort zu »akut«, jedoch beides ohne genaue Festlegung einer bestimmten Zeitdauer. ►Kraepelin spricht bei einer Dauer von 3 Jahren und selbst länger noch von akut. »Wo die Entstehungsbedingungen im Menschen selbst gelegen sind, da dauert es durch das ganze Leben an; je mehr sie dagegen von äußeren Ursachen abhängig sind, und je rascher und vorübergehender diese einwirken, desto kürzer ist die Dauer der Krankheit« (Kraepelin: Psychiatrie, 1909; 1, 458). DSM spricht ab einer vollen Symptomdauer von mindestens 2 Jahren von chronisch.
e: chronic.

Chronische motorische oder vokale Tic-Störung Bez. in DSM-III-R/IV, umgeändert in DSM-V in ►Persistierende Chronische motorische oder vokale Tic-Störung.

Chronognosie *(f)*. Fähigkeit, Zeitabläufe ohne Uhr genau anzugeben (sog. »innere Uhr« oder »Kopfuhr«). Subjektives Zeitgefühl.
e: chronognosis. *fr:* chronognosie

Cibophobia *(f)*. Nahrungsverweigerung Geisteskranker. Krankhafte Abneigung gegen Speisen.
e: cibophobia, citophobia.
Syn.: Sitophobie, Sit(i)ophobie, Zibophobie. *fr:* cibophobie

Ciliarneuralgie *(f)*. Syn. für ▸Cluster-Kopfschmerz.

Citelli-Syndrom *(n)*. (A. Citelli). ▸Aprosexia nasalis.

CJD Creutzfeldt Jakob disease. ▸Creutzfeldt-Jakob'sche Krankheit.

Claustro...; ▸Klaustro...

Clavus hystericus *(m)*. Alte Bez. für umschriebenen Kopfschmerz (»als würde ein Nagel in den Kopf geschlagen«) mit psychischer Urache.
e: clavus hystericus *fr:* clou hystérique

Clérambault, Gaëtan Gatian de geb. 2.7.1872 Bourges, gest. 16.11.1934 Montrouge. Nach Ausbildung als Dekorateur und Jurastudium auch Studium der Medizin. Schüler von Valentin Magnan, Ernest Dupré u. a. Ab 1899 in der Psychiatrie. 1903/04 Aufenthalt in Österreich, lernt Deutsch. 1908 Mitbegründer der »Société Clinique de Médecine Mentale (SCMM)« und später (1928) ihr Präsident. 1915 als kriegsverwundeter Rekonvaleszent im franz. besetzten Marokko. Lernt Arabisch. Beginnt große ethnofotografische Serie von Fotos (30.000 Fotos), die 1990 erstmalig (in Paris) ausgestellt wurde. Ab 1920 Médecin en chef der »Infirmerie Spéciale de la Préfecture de Police« in Paris als Nachfolger von Dupré. Dort die grundlegenden Erfahrungen für seine Arbeiten über halluzinatorische Psychosen, ▸Autismus mentalis und ▸Erotomanie. Gehört teilweise zum ▸Neo-Jacksonismus. ▸Lacan promovierte 1932 bei ihm. Gilt als ausgeprägt frz. Psychiater, Denker und Künstler. Sein Einfluss auf die dt. Psychiatrie blieb gering.

Clérambault-Kandinsky-Komplex *(m)*. In der frz. Psychiatrie die Überzeugung mancher Geisteskranker, von anderen Menschen oder vom Ausland her beeinflusst oder gelenkt zu werden. Entspricht weitgehend den Phänomenen des Gemachten, die in der dt. Psychiatrie durch K. Schneider als charakteristisch für ▸Schizophrenie hervorgehoben wurden.
e: Clérambault-Kandinsky complex. *fr:* complex de Clérambault-Kandinsky

Climacterium virile *(n)*. (K. Mendel, 1910). Analog zu den Wechseljahren der Frau auftretendes Syndrom bei Männern im mittleren Lebensalter, das auf einer Unterfunktion der Keimdrüsen beruhen soll. Symptome: allgemeines Erschöpfungsgefühl, aufsteigende Hitze, verringertes sexuelles Verlangen, Erektionsschwäche sowie vielerlei andere Beschwerden. Von vielen Forschern wird die Existenz eines Climacterium virile bestritten. Andere nehmen an, dass es sich um die Symptome einer für das mittlere Lebensalter typischen Lebenskrise handelt.
e: male climacterium, climacterium virile. *fr:* andropause

Clérambault-Syndrom *(n)*. Syn. für ▸Automatismus mentalis.

Cluster-Kopfschmerz *(m)*. (Kunkle, 1952). Seltene Kopfschmerzform. Heftigste, in der Regel nur 10 bis 20 Minuten, selten einmals bis zu 3 Stunden anhaltende Schmerzen im Bereich einer Schläfe mit Ausstrahlung zum Auge, zur Stirn, zum Oberkiefer und zum Ohr. Manchmal vorwiegend im Oberkiefer. Der Schmerz hört gewöhnlich ebenso plötzlich auf, wie er gekommen ist. Außer dem Schmerz finden sich: Tränen und Rötung des Auges; Zuschwellen des Nasenganges und Absonderung von Flüssigkeit aus der Nase auf der schmerzenden Seite; Hitzegefühl, Rötung und Schwitzen der schmerzenden Partien; Verengung der Lidspalte und der Pupille auf der betroffenen Seite; heftige Pulsation der Schläfenarterien; Schmerzempfindlichkeit der Nervenaustrittsstellen auch noch längere Zeit nach dem Anfall. – Die Schmerzanfälle treten vorzugsweise nachts und in Phasen von einem Tag bis mehreren Monaten (= Cluster) auf.
e: cluster headache.
Syn.: Hemicrania angioparalytica oder neuroparalytica, Ciliarneuralgie, Erythroprosopalgie, Histaminkopfschmerz.

Clownismus *(m)*. Clownartiges Verhalten mit Neigung zu Nachahmung anderer und zum Grimassieren; dabei oft ständig wechselnde Zuwendung an neue Gegenstände und allgemein kindliches Verhalten. Vorkommen bei Mongolismus, schweren organischen Hirnschädigungen des Kindes- und Jugendalters, seltener bei jugendlicher Schizophrenie.
e: clownism. *fr:* clownisme

Cocainismus *(m)* ▸Kokainismus.

Cocktail, lytischer *(m)*. (H. Laborit und P. Huguenard, 1951). Mischung aus 25 mg Chlorpromazin, 25 mg Promethazin und 50 mg Pethidin zur i. m. Injektion oder in einer Gesamtmenge von je 100 oder 200 mg auf 500 ml Traubenzuckerlösung als Dauertropf. Zur sofortigen Ruhigstellung von stark erregten psychisch Kranken, zur Durchführung einer potenzierten Narkose oder zur Einleitung einer Dauerschlaftherapie. Ursprünglich zur künstlichen Hibernation in höherer Dosierung der Einzelkomponenten verwendet. Bei Hirnkranken, Hirnverletzten und nach Operationen können delirante Bilder auftreten.
e: lytic cocktail. *fr:* cocktail lytique

Cocktailparty-Syndrom *(n)*. (A. M. Hadenius, B. Hagberg, K. Hyittnäs = Bensch und J. Sjögren, 1962). Teilerscheinung bei Hydrozephalus (Wasserkopf), charakterisiert durch formal richtiges, jedoch inhaltloses, phrasenhaftes Reden. Die Bez. entspricht inhaltlich dem ▸Salonblödsinn.
e: chatterbox effect, cocktail-party conversationalism.
fr: bavardage stéréotypé de l'atrophie cérébrale

co-conscious, co-consciousness (Morton Henry Prince, 1916). »Mitbewusstes«. Im amerikanischen Schrifttum verwendete Bezeichnung für Bewusstseinsinhalte, deren sich jemand nicht bewusst sein wird, weil sie sich am Rande des Bewusstseins befinden und von der Aufmerksamkeit momentan nicht erfasst werden. Der Begriff schließt auch relativ selbstständige Denkautomatismen ein, wie man sie bei Hysterie finden kann. – Der Begriff entspricht inhaltlich weitgehend dem des ►Vorbewussten. *fr:* co-conscient.

Codeinismus *(m)* ►Kodeinismus.

Coenaesthesia *(f).* ►Zönästhesie.

Coffeinismus *(m).* Koffeinvergiftung 1. Akute Vergiftung infolge – meist übermäßigen – Kaffeegenusses (»Kaffeeschwips«) mit Unruhe, Rastlosigkeit, ideenflüchtigem Denken, Gesichtsrötung, Schweißausbruch, Herzsensationen evtl. mit Angst, Schlaflosigkeit, Kreislaufkollaps und Harndrang; evtl. Übergang in eine ängstlich-paranoide Psychose. Klingt innerhalb von 10–20 Stunden wieder ab. Therapie: ►Sedativa (Barbiturate). 2. Seltene Sucht nach Koffein. Es werden 100–1000 g Koffein tgl. konsumiert. Bei Ausbildung einer ►Toleranz schwächt sich die Wirkung stark ab.
e: coffeinism, caffeine intoxication (DSM-IV). – (ICD-10: F15.0x). *fr:* caféisme (aigu)

Cohabitatio *(f).* 1. Syn. für ►Beischlaf. 2. In der älteren Juristensprache: Zusammenwohnen der Gatten als eheliche Pflicht.

Cohabitatio condomatosa ►Coitus condomatus.

Coitus *(m)* ►Beischlaf.

Coitus à la vache Koitus, bei dem der Penis von der Rückseite der Frau her in die Scheide eingeführt wird.
e: coitus a tergo. *fr:* coït à la vache

Coitus condomatus *(m).* Unter Verwendung eines Kondoms durchgeführter Geschlechtsverkehr. Empfängniswahrscheinlichkeit geringer als 0,5 %.
e: coitus condomatus.
Syn.: Cohabitatio condomatosa. *fr:* coït avec condom

Coitus hispanicus *(m).* Koitus mit Ejakulation im unteren Teil der Scheide und anschließender Scheidenspülung. Als empfängnisverhütende Maßnahme unsicher.
e: coitus hispanicus. *fr:* coït »à l'espagnole«

Coitus incompletus *(m)* ►Coitus interruptus.

Coitus inter femora Koitus, bei dem der Penis zwischen den Schenkeln der Frau verbleibt.
e: coitus interfemora. *fr:* coït inter-fémoral

Coitus interruptus *(m).* Willkürlich unterbrochener Koitus durch Zurückziehen des Penis aus der Scheide kurz vor der Ejakulation mit der Absicht der Konzeptionsverhütung. Durch vorzeitigen, unmerklichen Samenabgang Versager in 10 % der Fälle.
e: coitus interruptus oder incompletus.
Syn.: Coitus incompletus. *fr:* coït interrompu, coitus interruptus

Coitus oralis ►Fellatio.

Coitus per anum *(m).* Koitus mit Einführung des Penis in den After.
e: coitus per anum. *fr:* coït anal

Coitus prolongatus *(m).* Durch Willensanspannung zeitlich ausgedehnter Koitus.
e: coitus prolongatus. *fr:* coït prolongé

Coitus reservatus *(m).* Verhinderung des Samenergusses durch willkürliche Anspannung der männlichen Genitalmuskeln während des Orgasmus. Dient der Empfängnisverhütung; wird nur von wenigen Männern erlernt.
e: coitus reservatus. *fr:* coït réservé, coitus reservatus

Coitus saxonicus *(m).* Koitus, bei welchem Frau oder Mann im letzten Augenblick vor der Ejakulation die Peniswurzel zusammendrückt, um einen Rückfluss des Samens in die Harnblase zu erreichen.
e: coitus saxonicus. *fr:* coït à la saxonne

Coitus suspectus *(m).* Koitus mit wahrscheinlich geschlechtskranker Person.
e: coitus suspectus. *fr:* coït suspect

Coitus vestibularis *(m).* Koitus, bei dem ähnlich wie beim ►Coitus hispanicus der Samen im Scheidenvorhof (Vestibulum) ausgestoßen wird.

Colica mucosa *(f).* Syn. für ►Myxoneurosis intestinalis membranacea.
e: mucous colic. *fr:* colique mineo-membraneuse

Colitis gravis Syn. für ►Colitis ulcerosa.

Colitis ulcerosa *(f).* Dickdarmprozess, bei dem die Schleimhaut in Geschwüren zerfällt. Bei Fortschreiten des Prozesses kommt es zu narbiger Schrumpfung, Verengung und Verkürzung des Darmes. Symptome: erhöhte Temperaturen, schleimig-blutige Durchfälle, stark beschleunigte Blutsenkungsgeschwindigkeit, Störung der Eiweißzusammensetzung (Dysproteinämie), Anämie, Störung des Wasser- und Mineralhaushaltes. Im Röntgenbild: gezähnelte Randkonturen mit groben Kontrastplaques. Ursachen nicht eindeutig geklärt, jedoch wird gewöhnlich ein psychosomatisches Leiden angenommen. Mütter von Colitis-Kranken werden als dominant, perfektionistisch und unzufrieden beschrieben. Sie opfern sich demonstrativ für ihre Kinder, binden sie an sich und werden übermäßig geliebt; sie kontrollieren übermäßig die Darmfunktion der Kinder, unterdrücken jedes Zeichen von Unabhängigkeit, konnten sich selbst nie etwas gönnen und sind in ihrer Gefühlszuwendung gesperrt. Die Kranken stammen oft aus großen Familien mit trinkenden Vätern und sparenden Müttern, wo Geld und Besitz die wichtigsten Dinge sind. Ihrer Persönlichkeit nach sind die Kranken infolge ihrer intensiven Mutterbindung unfähig zur Ehe. Nach H. Enke sind Colitis-Kranke pedantisch-moralisierend und bei übertriebener äußerer Hilfsbereitschaft unfähig zur persönlichen Begegnung. Starker psychischer ►Infantilismus und Überempfindlichkeit gegenüber Versagungen werden hervorgehoben. Psychoanaly-

tisch werden zwangsneurotische Haltungsstrukturen mit depressiver Erlebnisverarbeitung gefunden. Die Erkrankung bricht oft in lebenskritischen Situationen (Flitterwochen, Heiratswünsche, Verlust geliebter Menschen) aus. Behandelt wird mit psychotherapeutisch-entspannenden Verfahren (Hypnose, autogenes Training) und internistischen Verfahren.
e: ulcerative colitis.
Syn.: Colitis gravis. *fr:* colite ulcéreuse

Colon irritabile *(n).* Reizkolon. Störung der Funktion des Dickdarms, ohne dass eine krankhafte Körperveränderung besteht. Mögliche Beschwerden: häufige Schmerzen im Leib, Leibkrämpfe, Völlegefühl des Leibes, Rumpeln, Blähungen, beschwerdelose Durchfälle, Stuhlverstopfung, alternierende Verstopfung oder Durchfälle, bleistiftdünner Stuhl. Vorkommen: häufig bei Patienten, die wegen Leibbeschwerden einen Arzt aufsuchen. Verlauf: lange oder kurze Krankheitsepisoden können mit kurzen oder langen Zeiten der Beschwerdefreiheit abwechseln. Beginn und Verschlimmerung hängen mit relevanten Lebensereignissen zusammen. Therapie: ►Antidepressiva helfen gelegentlich; ►Placebo-Therapie ist oft erfolgreicher; Psychotherapie wird meist abgelehnt, ist aber meist erfolgreich (Psychoanalyse, andere Methoden).
e: irritable colon, irritable bowel syndrome (IBS), spastic oder mucous colitis, nervous diarrhea.

Colon spasticum *(n).* Syn. für ►Colon irritabile.

Coma *(n).* ►Koma.

Coma agrypnum *(n).* Mit Schlaflosigkeit einhergehendes ►Coma vigile.

Coma alcoholicum *(n).* Alkoholisches Koma. Bewusstlosigkeit durch akute Alkoholvergiftung. Gefahr der Atemlähmung.
e: alcoholic coma. *fr:* coma alcoolique

Coma carus *(n).* Schwerster Grad eines Komas. ►Carus.

Coma epilepticum *(n).* Epileptisches Koma. Seltene Bez. für Bewusstlosigkeit nach einem epileptischen Anfall.
e: epileptic coma. *fr:* coma épileptique

Coma vigile *(n).* Waches Koma, Wachkoma. Zustand, in dem der Kranke trotz gestörten Bewusstseins und völliger Erschlaffung der Muskulatur noch die Augen offen hält und zu einzelnen Reaktionen fähig ist. In der dt. psychiatrischen Literatur steht die Bez. manchmal als Syn. für das ►apallische Syndrom, manchmal für ein Stadium dieses Syndroms, manchmal auch als Syn. für akinetischen Mutismus (s. d.).

Commotio cerebri *(f).* Gehirnerschütterung. Klinischer Begriff für Hirntrauma, das keine dauernd bleibenden Folgen hinterlässt. Symptome: sofort – selten nach kurzem Intervall – einsetzender Bewusstseinsverlust bzw. -trübung von kurzer Dauer (Sekunden, Minuten, nur ausnahmsweise mehr als eine Stunde), kombiniert mit verlangsamtem Puls, oberflächlicher Atmung (Schocksymptome); nach dem Erwachen Übelkeit, Erbrechen oder Brechreiz; Erinnerungslücke: retrograde, kongrade, anterograde Amnesie (s. d.); EEG-Veränderungen (Abflachung, Frequenzverlangsamung), die meist zusammen mit der Bewusstseinsveränderung abklingen; jedoch keine neurologischen Symptome. – In den folgenden Wochen und Monaten (längstens 1 Jahr) häufig postkommotionelles Syndrom: Kopfschmerz, vegetative Störungen (Schwitzneigung, orthostatische Kreislaufregulationsstörungen), Bückschwindel, Unsicherheit auf Leitern, Treppen usw. – Historisch: Bereits bei J. L. Petit (1774) beschrieben als reversibler zentralnervöser Funktionsausfall ohne nachweisbare Strukturveränderung bei Sektion. – Pathogenetisch werden physikalisch-chemische Umwandlungen (Thixotropie?) diskutiert. ►Contusio cerebri.
e: concussion (of the brain). *fr:* commotion cérébrale

Commotionspsychose *(f).* Inkorrekte Bezeichnung für ►Kontusionspsychose.

Community Care *(f).* Etwa: Regionalfürsorge. In der Sozialpsychiatrie organisatorisches System stationärer und ambulanter psychiatrischer Behandlung und Hilfen. Eine Bevölkerungsgruppe von 100 000–400 000 Einwohnern besitzt im Idealfalle im (geographischen) Zentrum eine psychiatrische Klinik, der räumlich oder zumindest funktionell angegliedert sind: ►Child guidance Clinic, ►Tages- und Nachtklinik, ►beschützende Werkstätten und vor allem eine nachgehende psychiatrische Fürsorge. Alle anderen Sozialeinrichtungen werden ebenfalls koordiniert. Das System wird von Psychiatern geleitet, arbeitet zugleich mit zahlreichen Sozialarbeitern, Caseworkern, Diakonen u. a. speziell ausgebildetem Hilfspersonal.
fr: assistance médicale psychiatrique (aux E. U.)

community mental health center Etwa: Gemeindezentrum für psychische Gesundheit. In den USA seit 1950 entstandene Organisationsform für Behandlung und Resozialisierung psychisch Kranker. Das Ziel ist: 1. über die Grenzen psychiatrischer Institutionen hinaus zu wirken; 2. bei kurz dauernden psychischen Störungen Hospitalisation und deren Folgen zu vermeiden. Kern ist eine aus Universitätskliniken oder Universitätsabteilungen für Psychologie und Sozialarbeit oder einer ►Erziehungsberatungsstelle hervorgegangene Behandlungseinheit. Hier werden aktuelle ►Krisen zunächst mit wenigen Stunden Psychotherapie und/oder Familientherapie bewältigt. Weiterversorgung und Bearbeitung sozialer Probleme übernehmen nach Entlassung Allgemeinärzte, Pfarrer, Lehrer, Sozialarbeiter und freiwillige Helfer.

Compliance *(f).* 1. Zusammenarbeit. Mitarbeit. Positive oder negative Haltung des Patienten beim Befolgen therapeutischer Anweisungen, z. B. Medika-

menteneinnahme, Verhaltensvorschriften. Allgemein fühlen sich Kranke zunehmend für die Kontrolle und Beeinflussung gesundheitsschädigender Faktoren mitverantwortlich. Bei Verordnung von ►Psychopharmaka ist die Compliance auch von der Art des Medikaments abhängig (Hauptwirkungen sind Begleitwirkungen): z. B. für ►Neuroleptika viel geringer als für ►Tranquilizer. 2. Willfährigkeit. In der Psychologie: relativ konfliktloses Sichfügen in Verhaltensvorschriften, die der eigenen inneren Tendenz widersprechen. – Für das engl. compliance gibt es keine genaue dt. Entsprechung. Bedeutet ursprünglich so viel wie ►Hörigkeit, mit dem Unterton der Erfüllung der Wünsche anderer bis zur Selbstverleugnung. Compliance ist daneben auch die freundliche Übereinstimmung zwischen zwei Menschen.
e: compliance.

Comprehensio *(f).* Wenig gebrauchte Bez. für ►Katalepsie.
e: catalepsy. *fr:* catalepsie

Conamen (suicidii) *(n).* Suizidversuch. Selbsttötungsversuch.

Conatum suicidii, Conatus suicidii Suizidversuch. Selbsttötungsversuch.

Concussio cerebri *(f).* Ältere Bez. für allgemeine Funktionsstörung des Gehirns durch heftige mechanische Erschütterung. Vgl. Commotio cerebri und Contusio cerebri; Hirnleistungsschwäche; Persönlichkeitsveränderung, (post)traumatische.
e: concussion.

Confusio*(n)* **(mentalis)** *(f).* Geistesverwirrung. Von lat. confusio (= Durcheinanderwerfung ohne Ordnung), aber schon im Mittellateinischen mit der Nebenbedeutung von »Verrücktheit« (späteres Wort). Die Bez. hat in den Psychiatrien eine je unterschiedliche Wortgeschichte. In der dt. Psychiatrie nur sehr selten als lat. Form von ►Verwirrtheit gebraucht (wurde normalerweise mit ►»Amentia« übersetzt). Kommt z. B. weder bei Kraepelin noch bei Freud vor. – In der frz. Sprache wurde »confusion« in der Chemie für Flüssigkeiten gebraucht, die sich nicht miteinander mischen. Aber auch in der alten frz. Psychiatrie, bei Esquirol und Pinel, kein Begriff. Später wurde die ►»confusion mentale« als eigenes Krankheitsbild entwickelt, Dämmerzustände wurden als »états confusionels« bezeichnet. – Die amer. Psychiatrie kannte z. B. bei W. A. White (1929) eine »primary confusion« mit der Bedeutung einer leichten Bewusstseinstrübung. Als »secondary confusion« wurde die Vermischung zweier an sich ganz verschiedener Zustände bezeichnet, etwa wenn ein Schizophrener eine Bewusstseinstrübung oder ein Delirium tremens erlitt. Von der »primary confusion« leitet sich die heutige amer. Bedeutung von »confusion« ab, die eine Desorientierung in Zeit, Ort und Person bedeutet. Hierbei werden »anamnestic confusion« (z. B. ein Dementer findet sich in einer neuen Umgebung nicht zurecht) von einer »deliriant confusion« (etwa: nächtliche Verwirrtheiten der Arteriosklerotiker) unterschieden. DSM-III/V kennen »confusion« als Krankheitsbild nicht, benutzen »confusion« jedoch häufig als Symptombezeichnung, ohne dass durch den Kontext immer klar wird, was gemeint ist. Meist bedeutet es so viel wie »Desorientiertheit«. Amer. »confusion« zählt aber auch zu den Affekten. Aus der frz. Psychiatrie wurde »confusional state« in die amer. Psychiatrie für Dämmerzustand übernommen. Aber auch Leonhards ►Verwirrtheitspsychose wurde amer. als »confusional psychosis« übersetzt. – Da es keine 1:1-Übersetzung gibt, entsteht Verwirrung immer dann, wenn »confusion« mit Verwirrtheit übersetzt wird und umgekehrt.

Confusion mentale *(f).* Bez. der frz. Psychiatrie, die etwa den zusammengefassten akuten exogenen Reaktionstypen (s. d.) Bonhoeffers plus dem ►Korsakow-Syndrom entspricht. Das Gemeinsame ist nach H. Ey (1954) ein Zerfall des ►Bewusstseinsfeldes. Zeichen: Umnebelung des Geistes, Erschwerung von Aufmerksamkeit und Auffassung, mangelhafte Verfügbarkeit von Gedächtnisinhalten, Abschwächung des Denkzusammenhanges, Erschwerung der Urteilsbildung in einer gegebenen Situation, Indifferenz des Gefühls bis hin zum Stupor, mangelhafte Orientierung in Ort und Zeit, Vernachlässigung der vegetativen Bedürfnisse (Essen, Trinken, Stuhlgang), Halluzinationen auf mehreren Sinnesfeldern, jedoch vorwiegend optisch, ►Oneirismus. Betont werden die Wiederherstellung voller Geistesleistung in kurzer Zeit und eine lakunäre Amnesie (s. d.). An Formen werden unterschieden »confusion mentale simple oder asthénique« (mehr Stumpfheit), »stupeur confusionnelle« (Stupor), »confusion mentale agité« (mit Erregung), »confusion mentale traînante oder récidivante« (sich wiederholend) und »confusion mentale chronique« (Dauerzustand). – Historisch: Erstbeschreibung und Benennung durch Louis Delasiauve im »Journal de Médecine Mentale« (1861–1870). Durch Ph. Chaslin (1895), der viele Formen unterschied, gelangte das Syndrom in Frankreich zu allgemeiner Anerkennung, dann auch in Italien und Russland. Durch E. Régis (1923) wurde die Entstehung auf toxische und infektiöse Zustände festgelegt (syn. zur »psychose toxi-infectieuse«). In Deutschland nie anerkannt.

Congelatio *(f).* Eigentlich: Erfrierung. Altertümliches Syn. für ►Katalepsie.

Congressus (venereus) *(m).* Syn. für ►Beischlaf.

Conolly, John geb. 27.5.1794 Market Rasen, Lincolnshire, gest. 5.3.1866 Hanwell. Arzt am Irrenhaus Middlesex in Hanwell, mit 1000 Insassen damals eine der größten Anstalten Englands. Gilt als der eigentliche Schöpfer des No-restraint-Systems (►Non-restraint-

Bewegung), das er zumindest als Erster konsequent durchführte und damit für ganz Europa eine neue Epoche der Behandlung von psychisch Kranken einleitete. Bekanntestes Werk: »The treatment of the insane without mechanical restraints« (1856), Reprint 1973.

Conolly-System *(n).* Syn. für No-Restraint-System (►Non-restraint-Bewegung).
e: Conolly-system. *fr:* système de Conolly.

Conrad, Klaus geb. 19.6.1905 Reichenberg/Sudetenland, gest. 5.5.1961 Göttingen. Psychiater. Nach Medizinstudium in Wien und London Assistentenjahre in Wien, Magdeburg, Paris und München. 1938 Habilitation in München. Anschließend Oberarzt bei ►Kretschmer in Tübingen. 1948 Ordinarius für Psychiatrie und Neurologie in Homburg/Saar, ab 1958 in Göttingen. Bedeutende Arbeiten zur Ganzheitspsychologie, ►Gestaltanalyse, Erbbiologie der Epilepsie, Konstitutionspsychologie, ►Trema-Phase, ►Überstieg (2). Werke: »Erbkreis der Epilepsie«, 1939; »Der Konstitutionstypus als genetisches Problem«, 1941; »Die beginnende Schizophrenie«, 1958, 3. Aufl. 2012.

Contagio psychica *(f).* (J. C. Hofbauer, 1846). Obsol. Syn. für ►Folie à deux.

Contusio cerebri *(f).* Herdförmige Zertrümmerung von Hirngewebe (besonders an der Rinde) durch stumpfe auf den Schädel einwirkende Gewalt. Klinische Symptomatik abhängig vom Sitz der Prellungsherde. Am häufigsten: Bewusstlosigkeit stunden- bis tagelang (durch begleitende Commotio, kann fehlen; selten!), Erbrechen, Puls-, Atmungsstörungen, zentrale Temperaturerhöhung. Fokale Anfälle, Anosmie (bes. bei Sturz auf Hinterkopf), Gesichtsfeldausfälle, Augenmuskelstörungen, zentrale oder periphere Fazialisparese, Innenohrschwerhörigkeit, Gleichgewichtsstörungen, Hemiparese oder Hemiplegie. Alle Symptome sind rückbildungsfähig, doch bleiben häufig Restzustände bestehen. Nach dem Erwachen aus der Bewusstlosigkeit kann das Bild unmittelbar in eine ►Kontusionspsychose übergehen. Nach schwerer, selten auch bei anfänglich leicht erscheinender Kontusion kann Hirnleistungsschwäche (►postkommotionelles Syndrom) und/oder traumatische Persönlichkeitsveränderung bestehen bleiben.
e: cerebral concussion, brain contusion.
Syn.: Hirnprellung, Hirnkontusion, Hirnquetschung.
fr: contusion cérébrale

Convulsio *(f).* ►Konvulsion.

Coping *(n).* Wörtlich: Anstrengungen zur Überwindung von Schwierigkeiten. Die psychischen Verhaltensweisen, die z. B. jemand entwickelt, um unangenehme medizinische Maßnahmen (z. B. Operationen, künstliche Niere) zu bewältigen. Von daher auf die Psychiatrie übertragen: die bewussten und unbewussten Verhaltensweisen, um mit einer z. B. durch Schizophrenie veränderten Lebenssituation und/oder der damit verbundenen Verletzlichkeit (►Vulnerabilitätskonzept) fertigzuwerden. Insbesondere auch, wie weit ein Kranker ärztlichen Anweisungen, z. B. zum Einnehmen von Medikamenten, folgt. Es wird von »Copingmechanismen«, »Copingverhalten« und »Bewältigungssstrategien« gesprochen. – Es gibt keine genaue deutsche Übersetzung für diese engl. Bez.

Copingverhalten *(n).* Die besonderen und individuellen Verhaltensweisen des Copings.

Cor nervosum *(n).* Bez. für Herzbeschwerden ohne Organerkrankung des Herzens. ►Herzangst, ►Herzphobie.
e: cor nervosum. *fr:* cœur irritable

Costa-Syndrom *(n).* ►Da-Costa-Syndrom.

Cotard, Jules geb. 1.6.1840 Issoudun, gest. 19.8.1889, Paris. Französischer Psychiater an der Anstalt Vanves (Paris). Schüler von Charcot und Vulpian. Beschrieb das ►Délire d'énormité (1888) und das nach ihm benannte Syndrom (s. folgendes Stichwort). Hauptwerk: »Études sur les maladies cérébrales et mentales« (1891) (Lehrbuch der psychischen und Hirnkrankheiten).

Cotard'sches Syndrom *(n).* Ins Wahnhafte gesteigerter Nihilismus. J. C. Cotard beschrieb 1880 als »délire des négations«, was er als eine besondere Form psychischer Krankheit ansah. Die Zeitgenossen übernahmen die Beschreibung (J. Séglas, 1897), betrachteten das Bild jedoch als Syndrom, das E. Régis nach Cotard benannte. In der dt. Psychiatrie als ►nihilistischer Wahn geläufig. In der frz. Psychiatrie oft auch als Syn. für chronische Depression benutzt.
e: Cotard's syndrome. *fr:* syndrome de Cotard;

Coué, Émile geb. 26.2.1857 Troyes, gest. 2.7.1926 Nancy. Ursprünglich Apotheker. Aber bekannt geworden als Psychotherapeut durch Einführung der ►Coué'schen Methode. Von großer persönlicher Wirkung auf ein breites Publikum. Werke: »My method, including American impressions«, 1923; »Ce que j'ai fait«, 1926; »Ce que je dis«, 1926; »La maîtrise de soi-même, par l'autosuggestion consciente«, 1938.

Coué'sche Methode *(f).* Durch Émile ►Coué eingeführte passiv-suggestive Methode. Dabei werden ganze Gruppen in einen hypnotischen Zustand versetzt, in dem zunächst allgemeine Suggestionen gesetzt werden. Kernstück der Methode ist, dass nach einer Weile alle Anwesenden mit geschlossenen Augen schnell hintereinander sprechen: »Es geht vorüber, es geht vorüber!« und »Von Tag zu Tag geht es mir besser!«. Obwohl die wissenschaftliche Kritik der Methode vernichtend war, wird sie auch gegenwärtig noch von Ärzten ausgeübt.
e: couéism. *fr:* méthode Coué

Couvade *(f).* Männerkindbett. Die symbolische Teilnahme am Gebären eines eigenen Kindes (T. Reik, 1914; W. S. Inman, 1941).

Cox, Joseph Mason geb. 1762, gest. 1822. Englischer Irrenarzt. Erfinder der berüchtigten Cox'schen Schaukel bzw. Schwingmaschine zur Beruhigung von unruhigen Geisteskranken, die allerdings vor ihm schon E. Darvin und selbst Avicenna (980–1037) empfohlen haben sollen.

Coxalgia hysterica *(f)*. Funktionelle Verkrampfung der Hüftmuskulatur, wodurch ein äußerlicher Befund entsteht, wie er bei echter Coxalgie erhoben wird. Gehört zu den Konversionssymptomen (►Hysterie [2]) und stellt in symbolischer Form einen aktuellen intrapsychischen Konflikt dar.
e: coxalgia hysterica.
Syn.: Brodie'sche Krankheit. *fr:* coxalgie hystérique, maladie de Brodie

CP Cerebralparese. ►Kinderlähmung, zerebrale.

Crampus *(m)*. Krampf. Gewöhnlich i. S. von schmerzhafter Verkrampfung einzelner Muskelgruppen.
e: cramp. *fr:* crampe

Craving *(n)*. Entlehnung aus dem Engl.: 1. Allgemein: heftiges bis übermächtiges Verlangen nach dem gewohnten Suchtmittel. 2. In der Suchtbehandlung: plötzlich auftretendes unstillbares Verlangen nach dem früheren Suchtmittel (z. B. Alkohol) nach längerem Entzug. Dabei häufig Symptome und Beschwerden wie in der ersten Entzugsphase. Häufiger Grund für einen Rückfall. Anticravingsubstanzen versuchen, dem entgegenzuwirken. – Sprachlich: Im Dt. gibt es kein bedeutungsgleiches Wort. Sprachgeschichtlich: Ableitung aus dem Altnordischen mit der Bedeutung »gewaltsames Abfordern«. Sprachlich verwandt mit dt. »Kraft« (althochdeutsch: chraft).

Creutzfeldt, Hans Gerhard geb. 2.6.1885 in Hamburg-Harburg, gest. 30.12.1964 in München. Deutscher Psychiater und Neurologe. Schüler ►Bonhoeffers in Berlin. 1937–1953 Direktor der Psychiatrischen und Nervenklinik Kiel. Erstbeschreiber der ►Creutzfeldt-Jakob'schen Krankheit. »Über eine eigenartige herdförmige Erkrankung des Zentralnervensystems«. Z. Neur. Psych. (1920) 1–18.

Creutzfeldt-Jakob'sche Krankheit *(f)*. (H. Creutzfeldt, 1920; A. Jakob, 1921). Sehr seltene (1 Fall/1 Mio./Jahr) Krankheit mit langsam fortschreitender Verblödung im mittleren und höheren Lebensalter. Beginn mit Ermüdung, Apathie, Vergesslichkeit und Verhaltensstörungen. Später Sprechstörungen, pathologisches Weinen und Lachen, epileptische Anfälle und Klagen über Schmerzen und Schwäche in den Beinen. Ferner: Agnosie, Aphasie, Alexie, Apraxie. Spastische Tonuserhöhung, aber auch Beteiligung des peripheren motorischen Neurons, Ataxie, Intentionstremor, Bewegungsverarmung, Rigor, Tremor, Hypomimie sowie Myoklonien (nahezu immer), Hirnnervenausfälle (meistens). Später tiefe ►Demenz. – Verlauf: unaufhaltsames Fortschreiten bis zum Tode innerhalb von längstens 1–2 Jahren. Ursache: Wahrscheinlich Übertragung durch Prione (proteinaceous infectious agent), infektiöse Eiweiße, die spongiforme Veränderungen am Gehirn verursachen. Sie sind resistent gegenüber Erhitzen, Formalin, Alkohol, UV-Strahlen. Die Übertragung vom Rind auf den Menschen durch Verzehren infizierten – auch gekochten – Rindfleisches ist möglich. Die dadurch herorgerufene Krankheit heißt nvCJD (neue Variante Creutzfeld-Jakob'sche Krankheit).
e: Creutzfeldt-Jakob disease (CJD).
Syn.: Jakob'sche spastische Pseudosklerose.

Crohn'sche Krankheit *(f)*. Entzündliche Krankheit des Darms. Es erkrankt vor allem der Krummdarm (Ileum). Andere Darmabschnitte können ebenfalls befallen sein. Verlauf meist in Schüben. Symptome: krampfartige oder anhaltende Schmerzen im Unterbauch, die sich bei Stuhlentleerung verstärken. Durchfall oder (seltener) Verstopfung, blutiger Stuhl, Anämie, manchmal Fieber. Ob es sich um eine psychosomatische Krankheit handelt, ist umstritten geblieben. Beschrieben wurden Zusammenhänge zwischen Konflikten und Krankheitsschub, ausgeprägter familiärer Zusammenhalt mit Aufhebung der Grenzen zwischen den Generationen (Fusion) u. a. Eine spezifische Struktur der Psyche oder Familie ist nicht bekannt.
e: Crohn's disease.
Syn.: Enteritis regionalis, Morbus Crohn.

CS 1. Engl.: conditional stimulus. ►Stimulus, konditionaler. 2. ►Candida-Syndrom.

Cullen, William geb. 15.4.1710 Hamilton, Lanarkshire, gest. 5.2.1790. Einflussreicher schottischer Medizinlehrer. Zusammen mit Adam Smith und David Hume eine der herausragenden Gestalten der schottischen Schule in Edinburgh, die eine akademische Psychologie entwickelte. Sein Hauptwerk: »First Lines of the Practice of Physics, for the Use of Students« (1777) (Grundriss der ärztlichen Praxis für Studenten); wurde in viele Sprachen übersetzt, darunter ins Französische durch Philippe Pinel (dessen erste Arbeit). Prägte darin den Begriff ►Neurose (1), womit jede Störung der Funktion der Nerven gemeint war, wozu auch die Geisteskrankheiten gezählt wurden. Das Konzept war vor allem der Assoziationslehre Lockes verpflichtet. Lehrer einiger bekannter Psychiater, z. b. ►Rush, ►Brown.

Cunnilingus *(m)*. Genitalkuss. Belecken der weiblichen Scham mit der Zunge als hetero- oder homosexuelle Praktik.
e: cunnilingus.
Syn.: Lambitus. *fr:* cunnilingus, cunnilinction, lambitus

Curmethode, psych(olog)ische *(f)*. Alte Bez. der dt. Medizin für eine nach einem bestimmten Plan, mit definiertem Ziel über längere Zeit durchgeführte Be-

C

handlung, bei welcher die Psyche des Arztes das Mittel der Therapie ist. »Cur« (von lat. cura, Sorge, Fürsorge) war schon lange als Wort in Gebrauch, nur der Zusatz »psychische« kam Anfang des 18. Jh. auf. »Psychologische Curen sind solche Seelencuren, die nach den Gesezzen der Natur der Seele eingerichtet sind« (J. C. ►Bolten, 1751). Derselbe zur Indikation: »Eine psychologische Kur zunächst bei denen, wo der erste Grund der Krankheit in der Seele den Ursprung hat, Arzneimittel sind dabei nicht abzulehnen.« Die Bez. blieb während des ganzen 19. Jh. geläufig und findet sich noch bei Freud als »psychoanalytische Kur«.

Cybersexsucht *(f)*. Inanspruchnahme von Angeboten zur sexuellen Anregung im Internet in einem Maße, dass erhebliche nachteilige Folgen bei den Tätigkeiten des Alltags, im Beruf und in der Familie (Partnerschaft) entstehen. In einem Drittel der Fälle sind behandelbare Depressionen die Ursache.
e: cybersex addiction.

cycloid ►zykloid.

Cynanthropia *(f)*. ►Kynantropie.

D

Da-Costa-Syndrom *(n).* (J. M. Da Costa, 1871). Älteres, aber noch gebräuchliches Syn. für ►Herzangstsyndrom.

Dämmerattacke *(f).* (R. W. Meyer-Mickeleit, 1953). Syn. für ►Anfall, psychomotorischer.
e: twilight-attack.

Dämmerkur *(f).* Form der ►Schlafkur. Mithilfe von Schlafmitteln und ►Neuroleptika wird eine Verlängerung der täglichen Schlafdauer auf 12–18 Stunden für 5–15 Tage hervorgerufen, wobei der Patient leicht erweckbar bleibt (also schlummert). Anwendung vor allem bei neurotischen Störungen, nervösen Erschöpfungszuständen, psychosomatischen Störungen, z. B. Asthma, Magengeschwüren.

Dämmerschlaf *(m).* Zustand von Halbschlaf, in dem die Sinnespforten geöffnet und teilweise Wahrnehmungen vorhanden sind, die Sinneseindrücke jedoch nicht mehr sinnvoll verarbeitet werden können. Natürlicherweise im Einschlafen oder Erwachen vorkommend. Hauptsächlich jedoch absichtlich als Heilschlaf durch Medikamente (Neuroleptika) hervorgerufen (►Schlafkur). Als Morphin-Scopolamin-Dämmerschlaf von Körnig und Gauss zur Erzielung einer schmerzfreien Geburt eingeführt.
e: twilight sleep. *fr:* sommeil crépusculaire

Dämmerzustand *(m).* Zustand veränderten Bewusstseins. Die Bez. stammt aus der Umgangssprache, wo ihre Bedeutung in der Nähe von »Unaufmerksamkeit« und »Geistesabwesenheit« liegt. Der seit Mitte des 19. Jh. übliche wissenschaftliche Sprachgebrauch ist ähnlich, doch müssen mehrere Bedingungen gleichzeitig erfüllt sein: 1. Das Bewusstsein kann a) eingeengt sein auf einen bestimmten Kreis von Gefühlen, Vorstellungen und Denkinhalten. Es wird nur aufgefasst, was sich der inneren Tendenz fügt. Es findet somit eine Abspaltung vom sonstigen Bewusstsein statt; eine Unterbrechung des sonst kontinuierlich fließenden Bewusstseinsstroms. Das Bewusstsein kann b) auch getrübt sein (►Bewusstseinstrübung). 2. Trotz der Bewusstseinsveränderung besteht Handlungsfähigkeit. Es kann aber zu unbesonnenen Handlungen kommen, die keine Beziehung zum sonstigen Denken und zu den gewöhnlichen Motivationen erkennen lassen, ohne dass dabei die Fähigkeit zu zusammenhängenden und bis zu einem gewissen Grade auch folgerichtigen Handlungen aufgehoben wäre. 3. Der Zustand ist zeitlich scharf begrenzt. Dauer: wenige Minuten bis (sehr selten) Monate. 4. Es besteht anschließend für den ganzen Vorgang eine Einnerungslücke, evtl. mit einzelnen Erinnerungsinseln. 5. Der Zustand braucht für den nicht geschulten Blick nicht auffällig zu sein oder wirkt als Zerstreutheit und Unaufmerksamkeit. – Vorkommen: bei Epilepsie, unter Alkoholeinfluss oder Medikamenteneinwirkung, bei Hirntraumen, progressiver Paralyse, unter starkem Affektdruck, bei Hysterie, in Hypnose u. a.
e: twilight state, wane state. *fr:* état crépusculaire

Dämmerzustand, alkoholischer *(m).* Durch Alkoholgenuss hervorgerufener Dämmerzustand. Tritt unter den gleichen Bedingungen auf wie der pathologische Rausch (s. d.) und wird daher oft als Syn. dafür verwendet.
e: alcoholic twilight state. *fr:* état crépusculaire alcoolique

Dämmerzustand, autochthoner *(m).* ►Dämmerzustand, bei welchem eine Ursache, insbesondere eine Epilepsie, oder ein anderes Krankheitszeichen nicht ermittelt werden kann.

Dämmerzustand, besonnener *(m).* Dämmerzustand, bei dem das äußere Benehmen bei oberflächlicher Betrachtung unauffällig ist. Es können sogar komplexe Handlungen vollzogen und Unterhaltungen geführt werden, obwohl ein pathologischer Bewusstseinszustand besteht. Der Ausdruck ist irreführend, da in jedem Fall die ►Besinnung gestört ist.
e: masked oder hidden twilight state.
Syn.: besonnenes Delirium. *fr:* état crypto-confusionnel

Dämmerzustand, deliranter *(m).* Dämmerzustand mit stärkerer Bewusstseinsstörung und deliranten Erscheinungen, insbesondere mit lebhaften optischen Halluzinationen. Vorkommen bei Epilepsie, Infektionskrankheiten und anderen Körperkrankheiten.
e: delirant twilight state. *fr:* état confusionnel délirant

Dämmerzustand, epileptischer *(m).* Dämmerzustand, der als Folge oder Begleiterscheinung einer Epilepsie auftritt. Der epileptische Dämmerzustand ist immer das Urbild aller Dämmerzustände gewesen.

In der 2. Hälfte des 19. Jh. galt die Feststellung eines Dämmerzustandes bereits als Beweis für das Vorhandensein einer Epilepsie. Der Dämmerzustand kann sich – sehr häufig – an einen epileptischen Anfall anschließen (postparoxysmaler D.) oder während eines Anfallstatus (paroxysmaler D., ►Petit-Mal-Status) in Erscheinung treten. Während eines epileptischen Dämmerzustandes kann das EEG in uncharakteristischer Weise verändert sein, oder ein vorher abnormes EEG normalisiert sich (►Normalisierung, forcierte).
e: epileptic twilight state, postictal confusion, epileptic automatism. *fr:* état crépusculaire épileptique

Dämmerzustand, episodischer *(m).* (K. Kleist, 1926). Den Anfallskrankheiten erbbiologisch nahestehendes Krankheitsbild mit wiederkehrenden ►Dämmerzuständen. Diese können länger als aus anderer Ursache anhalten (über mehrere Wochen). Häufig nur geringe Bewusstseinstrübung mit subjektiver Entfremdung der Wahrnehmungswelt. Angst, Ekstase, Gereiztheit, ►Fugue(s) oder Antriebsschwäche können vorkommen wie bei Dämmerzuständen anderer (organischer) Genese. Nach K. Kleist und K. Leonhard auch rein vererbbare Formen. Wurde gelegentlich zu den ►Degenerationspsychosen gerechnet. Nicht allgemein anerkanntes Krankheitsbild.
e: episodic twilight state. *fr:* état crépusculaire épisodique

Dämmerzustand, erregter *(m).* ►Dämmerzustand mit hohen Graden von Erregung. Ant. zu ►Dämmerzustand, besonnener (geordneter).

Dämmerzustand, frei schwebender *(m).* Syn. für ►Dämmerzustand, autochthoner.

Dämmerzustand, geordneter *(m).* Syn. für ►Dämmerzustand, besonnener. »Besonnener« Dämmerzustand findet sich mehr in der älteren Literatur, »geordneter« mehr in der neueren.

Dämmerzustand, hysterischer *(m).* Syn. für ►Dämmerzustand, psychogener.

Dämmerzustand, infektiöser *(m).* (Th. Ziehen). Bei fieberhaften Erkrankungen oft plötzlich und mit starken Affektentladungen auftretender ►Dämmerzustand. Rechnet zu den akuten körperlich begründbaren Psychosen (s. d.).
e: infectious twilight state. *fr:* état crépusculaire infectieux

Dämmerzustand, läppischer *(m).* Hysterischer Dämmerzustand eines Jugendlichen, in dem das Verhalten eines ausgelassenen Kindes nachgeahmt wird.
e: hysterical (juvenile) twilight state. *fr:* état infantilo-confusionel

Dämmerzustand, Lennox'scher *(m).* Syn. für Petit-Mal-Status.

Dämmerzustand, organischer *(m).* Zu den akuten exogenen Reaktionstypen (s. d.) zählende Psychose, die durch mittelbare oder unmittelbare Gehirnkrankheiten hervorgerufen wird, z. B. Alkoholintoxikation, fieberhafte Erkrankungen. Meist plötzlich ausbrechende ängstliche oder gewalttätige Erregung.
e: organic twilight state. *fr:* état crépusculaire organique

Dämmerzustand, postparoxysmaler *(m).* Nach einem epileptischen Anfall auftretender ►Dämmerzustand. Derartige Zustände kommen in der Regel nach Grand Mal, psychomotorischen Anfällen und Absenzen vor. Sie können von wenigen Sekunden bis zu 2 Stunden anhalten. Da die Kranken auch in diesen Zuständen beschränkt handlungsfähig sind, kann es in sehr seltenen Fällen zu mit Strafe bedrohten Handlungen kommen.
e: epileptic automatism.

Dämmerzustand, psychogener *(m).* Unter hohem Affektdruck auftretende Einengung des Bewusstseins auf die zum Affekt gehörigen Inhalte. Diese Zustände können sich wiederholen, wobei dieselben affektbesetzten Inhalte reproduziert werden. Wird den hysterischen Reaktionen zugerechnet und deshalb auch als »hysterischer Dämmerzustand« bezeichnet.
e: psychogenic twilight state, pseudoconfusion. *fr:* état crépusculaire psychogène

Dämmerzustand, traumatischer *(m).* Bei einer Gehirnerschütterung nach dem Erwachen aus der Bewusstlosigkeit auftretender, meist kurz dauernder Dämmerzustand. Der Zustand kann aber gelegentlich wochenlang andauern und zeichnet sich dann durch ein zwar eingeengtes, aber besonders waches Bewusstsein und infantil-hysterische Verhaltensweisen aus. Beides führt leicht zur Verkennung des Zustandes.
e: traumatic twilight state. *fr:* état crépusculaire traumatique

Dämonenglaube *(m).* Glaube an eine unbegreifliche Kraft, die sich in Ereignissen kundtut, die aus der gewöhnlichen Erfahrung nicht zu verstehen sind. Kommt im Aberglauben vieler Völker vor. In der griechischen Antike standen Dämonen zwischen Göttern und Menschen, nicht ganz göttlich, nicht ganz menschlich. Meist wird damit eine Gottheit bestimmt, die nicht nur zum Menschen, sondern zu der auch umgekehrt der Mensch unmittelbar in Beziehung treten kann. Die Bedeutung des Bösen tritt erst mit dem Christentum hinzu. Dämonen werden für alle Krankheiten, später insbesondere für Geistesstörungen verantwortlich gemacht. Im Mittelalter werden die Dämonen der Besessenen durch ►Exorzismus ausgetrieben. Dämonenglaube ist auch heute noch psychopathologisch bedeutsam, z. B. bei Zuständen von Besessenheit. Voraussetzung ist eine – oft unreflektierte – Kenntnis der kulturellen Tradition.
e: demonism.
Syn.: Dämonismus. *fr:* démonisme

Dämonenwahn *(m)*. Krankhafte Überzeugung, von einem (bösen) Dämon »besessen« zu sein. Im 18. und 19. Jh. häufiges Symptom verschiedener Geistesstörungen.
e: demoniacal possession. *fr:* délire de possession démoniaque

Dämonismus *(m)*. Syn. für ►Dämonenglaube.

Dämonomanie *(f)*. Wahnkrankheit mit Vorherrschen von Dämonenwahn. Anfang des 19. Jh, eigenständiges Krankheitsbild (noch bei Macario, 1843). Nach der heutigen Terminologie handelt es sich meist um depressive Zustände.
e: demonomania. *fr:* démonomanie

Dämonomelancholie *(f)*. Mit ►Dämonenwahn einhergehende Melancholie. Galt im 19. Jh. als besondere Form der ►Dämonomanie. Ein Kranker befürchtet z. B., ein Dämon oder der Teufel habe sich seiner bemächtigt, ihn erwarte daher das Hochgericht.
e: demono-melancholia. *fr:* démonomélancholie

Dämonopathie *(f)*. Alle psychischen Krankheitszustände, in denen der Dämonenglaube eine Rolle spielt.
e: demonopathy. *fr:* démonopathie

Dämonophobie *(f)*. Krankhafte Furcht, von Dämonen oder bösen Geistern befallen zu werden.
e: daemonophobia. *fr:* démonophobie, phobie des démons

Dahlen *(n)*. ►Gammazismus.

Daknomanie *(f)*. Krankhafte Neigung, zu beißen oder zu töten.
e: dacnomania. *fr:* dacnomanie, impulsion à mordre

Dakryogelose *(f)*. Anfallsweise auftretendes, miteinander alternierendes Lachen und Weinen.
e: dacryogelosis. *fr:* rire et pleurer alternés

Dakryurie *(f)*. Alte Bez. für heftigen Tränenfluss.
e: dacryuria. *fr:* dacryurie

Daktylographenkrampf *(m)*. Wenig gebräuchliche Bez. für ►Schreibkrampf an der Schreibmaschine.
e: typewriter's cramp. *fr:* crampe des dactylographes

Damerow, Heinrich Philipp August geb. 28.12.1798 Stettin, gest. 22.9.1866 Halle. Ab 1830 Prof. der Medizin in Greifswald. Später Direktor der Heil- und Pflegeanstalt Nietleben bei Halle. Zusammen mit Flemming und Roller Begründer der »Allgemeinen Zeitschrift für Psychiatrie« (ab 1844). Sein Buch »Sefeloge, eine Wahnsinnsstudie« (1853) demonstriert am Beispiel des Königsattentäters Sefeloge allgemeine Probleme psychiatrrischer Diagnostik.

Danebenreden *(n)*. Bei Schizophrenie oder Hysterie vorkommendes falsches Beantworten von Fragen. Die Antwort lässt jedoch erkennen, dass die Frage verstanden wurde. Es wird auf eine Frage nicht so geantwortet oder ein Thema nicht derart aufgegriffen und weiterverfolgt, wie es unter dem Horizont eines gemeinsamen Meinens zu erwarten wäre. Auf eine Frage erfolgt nicht eine der Gesamtheit des Gesagten und den sprachlichen Umfeldern völlig fremde Antwort, sondern ein Reden, das zwar mit der Rede des (normalen) Gesprächspartners etwas zu tun hat, jedoch in einer anderen als der erwarteten Weise (n. Th. Spoerri, 1964). ►Vorbeireden.
e: tangentiality, paraphemia. *fr:* paraphémie

Dansomanie *(f)*. Seltenes Syn. für ►Choreomanie.

DAP ►Deutsche Akademie für Psychoanalyse.

Darbietungsformen (der Neurose) *(f, pl)*. (W. v. Baeyer, 1957). Nach außen stark auffällige ►Rentenneurosen. Gegensatz zu den ►Intimformen. Wurden vor allem während der Weltwirtschaftskrise 1929–1932 beobachtet. »Die Rentenneurotiker reproduzierten mit starkem Affektaufwand vor dem skeptischen Gutachter die traumatische Szene, ohne dass es dabei je zu einer kathartischen Heilwirkung kam. Darbietungsformen sehen wir fast nur bei Patienten, die ihre Jugend in ost- und südosteuropäischen Ländern unter ländlich-patriarchalischen Verhältnissen erlebten« (v. Baeyer).

Darwin'sches Spitzohr *(n)*. Verbildung des Ohres, welche als ►Degenerationszeichen galt. Am Ohr fehlt die Helix am Übergang vom queren zum absteigenden Teil, sodass der scharfe freie Rand des Ohrknorpels eine Spitze nach oben außen bildet. Ferner finden sich Knötchen am äußeren Ohrrand.

Daseinsanalyse *(f)*. (L. Binswanger). Stark am philosophischen Daseinsbegriff Heideggers und an der Pänomenologie Husserls orientierte psychotherapeutische Konzeption. Danach kommt es darauf an, das Gesamt der Bezüge des erkrankten Individuums zur Welt, den »Daseinsvollzug«, in den Griff zu bekommen und nicht einseitig den Blick auf die Krankheitssymptome oder den Krankheitsverlauf zu richten. Die Daseinsanalyse geht somit von einem philosophischen Konzept aus. In der Anwendung auf die Psychiatrie ist das Ziel, den schizophren Erkrankten aus den Begriffssystemen der traditionellen Psychiatrie herauszulösen und ihm eine Menschlichkeit im Sinne der Existenzphilosophie zurückzugeben. Die traditionelle Unterscheidung zwischen endogenen, exogenen und psychogenen psychischen Erkrankungen verliert darin an Bedeutung. Die auch von M. Boss und V. E. von Gebsattel geförderte Daseinsanalyse hat zwar wenig unmittelbaren Einfluss auf die praktisch-psychiatrische Tätigkeit gewonnen, sicher aber mittelbar befruchtend auf die Psychiatrie und die allgemeine Einstellung zum psychisch Kranken ausgewirkt.
e: Dasein analysis, ontoanalysis, existential analysis. *fr:* analyse existentielle

daseinsanalytische Psychologie *(f)*. Sammelbez. für alle Richtungen der Psychologie und Psychiatrie, die sich von der Existenzphilosophie herleiten. Weitgehend identisch mit ►Psychiatrie, anthropologische.

Daseinsanalytisches Institut für Psychotherapie und Psychosomatik, Medard-Boss-Stiftung 1974 in Zürich gegründetes psychotherapeutisches Ausbildungsinstitut für Behandlungsmethoden, die aus der ►Daseinsanalyse abgeleitet sind. 3-jährige Ausbildung in Theorie und psychotherapeutischer Praxis. 2001 wegen Konkurs von Amts wegen gelöscht.

Daseinsordnung *(f).* (J. Zutt, 1953). In Anlehnung an den Heidegger'schen Begriff des Daseins geprägte Bez. für eine subjektive Ordnung, innerhalb deren ein Mensch Geborgenheit und Sicherheit genießen kann, die er als Ordnung begreifen, anerkennen und verwerfen kann. Als besonders wichtige Daseinsordnungen für das tägliche Leben werden Wohnordnung und Rangordnung bezeichnet, die »gesundheitlich-biologische Ordnung unseres Leibes« sei »tragender Grund unseres Lebens«. Störung der Daseinsordnung kann Ursache oder Folge psychischer Störungen sein.
e: existential order. *fr:* agencement existentiel

DAT Demenz vom Alzheimer-Typ. ►Alzheimer'sche Krankheit.

Dauer-Alkoholismus *(m).* Chronische ►Alkoholsucht.

Dauerbad *(n).* Etwa körperwarmes Vollbad von mehrstündiger Dauer zur Bekämpfung von Erregungszuständen. Bereits von ►Pinel, Baillarger und ►Esquirol empfohlen. Durch Kraepelin etwa ab 1880 in Deutschland einige Jahrzehnte in ausgedehntem Gebrauch. Seitdem durch andere Methoden der Beruhigung (z. B. Medikamente) vollkommen verdrängt.
e: continuous water bed. *fr:* bain prolongé

Dauerkollektivierung *(f).* Die lebenslange Zwangsvergesellschaftung in einer bestimmten sozialen Gruppe mit einem fast völligen Aufgehen individueller Strebungen in den Aktivitäten und Ansichten eines Kollektivs. Vorkommen besonders in Lagern und Strafanstalten. Objektive und subjektive Wirkung weitgehend von Kultur und Sozialstruktur des Einzelnen abhängig (z. B. Bedürfnis nach Privatsphäre). Eine Nivellierung kann durch geschickte Gruppeneinteilung weitgehend vermieden werden. Gilt als evtl. günstige sozialpsychiatrische Maßnahme für psychisch Kranke und Haltschwache (z. B. Trinker) für angebracht.
e: permanent (forced) collectivization. *fr:* internement collectif prolongé

Dauerschlaf *(m).* 1. Schlaf weit über das normale Maß hinaus (mehrere Tage bis Wochen). Vgl. Hypersomnie. 2. Aus therapeutischen Absichten künstlich über Wochen herbeigeführter Schlaf. ►Schlafkur.
e: continuous sleep. *fr:* sommeil prolongé

Dauerverstimmung *(f).* Chronische Verdrossenheit und Missgestimmtheit als Dauerhaltung der Persönlichkeit. Schließt eine gewisse Feindseligkeit und Misstrauen gegen die Umwelt ein.
e: permanent depression. *fr:* humeur triste prolongée

Daumenlutschen *(n).* Lutschen und Saugen am eigenen Daumen, meist verbunden mit Bewegungen der übrigen Finger der gleichen Hand. Kann bereits intrauterin und bei Neugeborenen in Erscheinung treten; gilt bis zum Ende des 1. Lj. als normal (wenn auch nicht bei jedem Kind auftretend), bis zum 3. und 4. Lj. als unbedenklich, wenn es vor dem Schlaf, bei Müdigkeit oder in Erregung auftritt. In extremen Fällen kann es jedoch Veränderungen des Daumens und vor allem des Mundes und der Stellung der Schneidezähne zur Folge haben. Nach psychoanalytischer Theorie autoerotische Betätigung, bei der – wie auch sonst in der oralen Phase – die orale Zone als erogene Zone dient, von der Reizungen und Befriedigung ausgehen. Kein spezifisches Mittel gegen überlanges Daumenlutschen. Verbote führen meist zu schlechtem Gewissen, jedoch nicht zur Beendigung.
e: thumb sucking. *fr:* succion (suçage) du pouce

DBT ►Dialektisch-Behaviorale Psychotherapie.

DCD Developmental Coordination Disorder. ►Entwicklungsbezogene Störung der Koordination.

Deal *(m).* Im Drogenjargon: eine bestimmte Portion Haschisch.

Dealer *(m).* Jemand, der durch Handel mit Rauschdrogen seinen Lebensunterhalt ganz oder teilweise bestreitet.

debil *(a).* Leicht schwachsinnig. ►Debilität.
e: feebleminded, moron (am.). *fr:* débile

Debilität *(f).* Leichter Grad von angeborenem oder in der frühen Kindheit erworbenem Intelligenztiefstand. Als Maß gilt die Unfähigkeit zur Aneignung einer durchschnittlichen Volksschulbildung (bei ausreichender Gelegenheit) und Untauglichkeit für einen Lernberuf, wobei jedoch die Fähigkeit, sich durch Erwerbstätigkeit selbst zu unterhalten und sich selbstständig im Leben zurechtzufinden, voll erhalten ist. Da der Intelligenzmangel gewöhnlich nicht gleichmäßig ausgeprägt ist, kann das klinische Bild sehr unterschiedlich sein. Debilität kann jedes psychische Krankheitsbild komplizieren und von sich aus besonders in kritischen Lebenssituationen psychoseähnliche Bilder hervorrufen. Seit David Wechsler (1939) ist versucht worden, die Debilität mithilfe von Intelligenztesten (IQ = 70–80 oder 55–70) gegen eine Durchschnittsnorm (IQ = 100) abzugrenzen. Personen mit einem höheren IQ können jedoch eventuell aufgrund ihres Verhaltens als debil bezeichnet werden. – Im Unterschied zur ►Demenz kennzeichnet Debilität den angeborenen oder sehr früh erworbenen Intelligenzmangel. – Ursachen wie bei anderen Formen der ►Oligophrenie. Vgl. Behinderung, geistige.
e: mental deficiency.
Syn.: debilitas (mentalis). *fr:* débilité mentale

Debilität, emotionale *(f)*. Schwache Entfaltung des Gefühlslebens, meist als Folge des ►Hospitalismus.
e: emotional debility. *fr:* débilité affective

Debilität, motorische *(f)*. (E. Dupré). Besondere Ungeschicklichkeit in der Motorik von Menschen mit Intelligenztiefstand (oft verbunden mit sehr lebhaften Sehnenreflexen und spastischen Zeichen).
e: debility of mobility. *fr:* débilité motrice

Debilitas (mentalis) *(f)*. 1. Selten gebr. Syn. für ►Debilität. 2. (Ph. Chaslin) Syn. für ►Urteilsschwäche (unabhängig vom Intelligenzgrad).
e: deficient judgement. *fr:* débilité mentale

Debilitas sexualis *(f)*. Obsol. für Schwäche der sexuellen Potenz.
e: sexual debility. *fr:* insuffisance sexuelle

Debriefing *(f)*. (amer.) Besondere Form der ►Psychoedukation großer Gruppen nach einer Katastrophe.

Decentan-Syndrom *(n)*. Seltenes Syn. für ►Dyskinesien, akute. Das Syndrom war erstmals bei Behandlung mit dem Neuroleptikum Decentan beobachtet worden.
e: Decentan syndrome. *fr:* syndrome »Decentan«

Deceptio visus Alte Bez. für ►Gesichtstäuschung.
e: optical illusion. *fr:* illusion d'optique

Deckerinnerung *(f)*. (S. Freud). Erinnerung aus der Kindheit, welche in die Zeit der ersten 5 Lebensjahre fällt, die eigentlich der infantilen Amnesie (s. d.) anheimgefallen sind. Die Erinnerungen setzen sowohl durch ihre Deutlichkeit wie durch ihre scheinbare Bedeutungslosigkeit in Erstaunen. Erst die Psychoanalyse deckt auf, dass sie meist durch ►Verschiebung entstandene wichtigste Erinnerungen sind. Die »Kindheitsamnesie [wird] durch die Deckerinnerungen vollkommen aufgewogen […]. In diesen ist nicht nur einiges Wesentliche aus dem Kindheitsleben erhalten, sondern eigentlich alles Wesentliche. Man muß nur verstehen, es durch die Analyse aus ihnen zu entwickeln. Sie repräsentieren die vergessenen Kinderjahre so zureichend wie der manifeste Trauminhalt die Traumgedanken.« (Freud, GW X, 128).
e: screen memory, cover memory. *fr:* souvenir-écran

Deckwahn *(m)*. (O. Magenau, 1922). Selten gebr. Syn. für ►Erklärungswahn.

Defectio animi Alte Bez. für ►Schwachsinn.

Defekt *(m)*. Nach älteren psychiatrischen Vorstellungen: Unwiederbringlicher Verlust von früher vorhanden gewesenen intellektuellen und anderen Fähigkeiten durch Krankheitsvorgänge im Gehirn. Betroffen sein können auch die Ansprechbarkeit und Reichhaltigkeit des Gefühlslebens und der Individualität. Nach Erkenntnissen über die ►Plastizität des Gehirns können durch Übung nicht nur verloren gegangene intellektuelle Fähigkeiten wiedergewonnen werden, sondern auch die Gehirnschäden können dadurch ausgeglichen werden.
e: defect. *fr:* déficience

Defekt, moralischer *(m)*. Eindeutschung von ►moral insanity. Fehlen moralischer Einstellungen und höherer Wertvorstellungen.
e: moral deficiency oder moral insanity. *fr:* déficience du sens moral

Defekt, reiner schizophrener *(m)*. (G. Huber, 1961). Zustand einer Schizophrenie mit einer Fülle von uncharakteristischen Erscheinungen, die insgesamt als schizophren anmuten. Eine Schizophreniediagnose sei jedoch ohne Berücksichtigung der Vorgeschichte nicht möglich. Es fehle dem Kranken etwas, was früher vorhanden gewesen war, er sei aber in seinem Wesen nicht verändert. Die Phänomene der typischen Schizophrenie seien nicht vorhanden. Erscheinungen: Leibgefühlsstörungen; Denk- und Konzentrationsstörungen; Verlust der Leitbarkeit der Denkvorgänge (= kognitive Störungen); Erschöpfbarkeit, Ermüdbarkeit; Einbuße an Spannkraft, Energie, Vitalität, Ausdauer, Geduld; erhöhte Erregbarkeit und Beeindruckbarkeit; Störungen des Allgemeinbefindens; Leistungsinsuffizienz; Intoleranz gegen äußere Einflüsse und Konflikte; erhöhtes Schlafbedürfnis; erlebte Impuls- und Gefühlsverarmung; Anstrengungsgefühl bei der Arbeit und bei kleinsten Alltagsverrichtungen; ►»Gefühl der Gefühllosigkeit«; Unvermögen, sich zu freuen, Störungen des In-Erscheinung-Tretens; Hemmung im Umgang mit Menschen; Anstrengungsgefühl in Gesellschaft; Rückzug aus der Gesellschaft (sekundärer ►Autismus); Verlust der Naivität und Unmittelbarkeit; Zwang zur Reflexion; Entschlusslosigkeit; Überempfindlichkeit der Sinne (Überempfindlichkeit gegen störende Geräusche und Licht); Störungen von Appetit, Stuhlgang, Libido sexualis, Menstruation. – Der Zustand unterliegt Schwankungen und kann auch nach 30 Jahren noch verblassen und verschwinden. Entspricht der ►Schizophrenia simplex, wie sie unter anderer theoretischer Konzeption beschrieben wurde.

Defekt, schizophrener *(m)*. Nach älterer Auffassung: der geistige Zustand, welcher nach längerem oder kürzerem Verlauf mit einer oder vielen akutpsychotischen Episoden einer ►Schizophrenie als unveränderbar für dauernd übrig bleibt. Wird bei ►Bleuler beschrieben als ►Spaltung von Denken und Affektleben. Zur traditionellen Beschreibung gehören ferner: Antriebsverarmung; Gleichgültigkeit; Unfähigkeit, einen Gefühlskontakt aufzunehmen oder mit anderen mitzufühlen; Unbeherrschbarkeit der Affekte, ►Zerfahrenheit des Denkens; Inaktivität; soziale Isolierung. Wahn und Halluzinationen gehören dagegen nicht zum Bild des Defekts, können aber von früher her weiter bestehen. Intelligenz und Gedächtnis sind nicht gestört, der Kranke macht aber »keinen

Gebrauch« von seiner Intelligenz. – Es hat in der deutschen Psychopathologie immer wieder Versuche gegeben, das Typische eines Defektes dieser Art in besonderen Bezeichnungen zum Ausdruck zu bringen: »eigentümliche« Verblödung (E. Kraepelin), affektive Verödung (►Verödung, schizophrene), ►Versandung, schizophrene Demenz (Verblödung, schizophrene), Verlust der Spannweite des intentionalen Bogens (K. Beringer), Reduktion des energetischen Potenzials (K. Conrad), dynamische ►Entleerung (W. Janzarik). Nach G. Huber (1961, 1979) ist der »Defekt« grundsätzlich reversibel, noch nach 20 Jahren, und somit kein Endzustand. Seither ist die Bez. aus dem psychiatrischen Sprachgebrauch fast ganz verschwunden und wird durch »Defizienzverfassung« oder Ähnliches ersetzt. – Huber unterschied verschiedene Prägnanztypen: 1a: charakteristische ►Residualsyndrome (leichte und gemischte Residuen); 1b: typisch schizophrene ►Defektpsychosen; 1c: ►Strukturverformungen mit Psychose; 1d: chronische reine Psychosen (s. d.); 2a. relativ uncharakteristische Residualsyndrome (►Minimalresiduen); 2b. leichte und mäßige reine ►Residualsyndrome; 2c. reine (schizophrene) Defekte; 2d. ►Strukturverformung ohne Psychose.
e: schizophrenic defect. *fr:* schizophrénie avec déficit mental

Defekthandlungen *(f, pl)*. Handlungen aufgrund geistiger, intellektueller ►Defekte. Können dadurch oft den Eindruck des Unzweckmäßigen, Unlogischen und nicht Folgerichtigen erwecken.
e: defective oder illogical action. *fr:* comportement déficitaire

Defekthebephrenie *(f)*. 1. Hebephrenie, die ohne Remission und meist ohne lebhafte klinische Symptome in einen sog. schizophrenen Defekt (s. d.). übergeht. 2. Sog. schizophrener Defekt, der in seinem klinischen Aussehen das charakteristische Bild der Hebephrenie behält.
e: degenerative hebephrenia. *fr:* hébéphrénie à évolution schizophrénique (1), forme hébéphrénique de la schizophrenie

Defektkatatonie *(f)*. 1. Katatonie, die unmittelbar in einen sog. schweren schizophrenen Defekt (s. d.) ausmündet. 2. Sog. schizophrener Defekt mit katatoner Symptomatik, die gleichsam eine zum Defekt erstarrte Katatonie darstellt.
e: defective oder degenerative catatonia. *fr:* catatonie à évolution schizophrénique (1), schizophrénie catatonique (2)

Defektkonstitution, kombinierte *(f, pl)*. (F. Mautz) Zur iktaffinen Konstitution (s. d.) gehörige, uneinheitliche typologische Gruppe mit Minderwertigkeiten und Schwäche verschiedener körperlicher Systeme (Dysplasien, Status dysrhaphicus, Insuffizienzen des Gefäßsystems).
e: combined defective constitutions. *fr:* constitutions defectueuses combinées

Defektologie *(f)*. In osteuropäischen Ländern gebräuchliches Syn. für ►Heilpädagogik.

Defektpsychose *(f)*. 1. (Th. Ziehen). Psychose bei Intelligenzmangel (►Debilität). Wurde den Psychosen ohne Intelligenzmangel gegenübergestellt. Nicht mehr üblich. 2. Bez. für eine zur Defektbildung tendierende schizophrene Psychose. ►Defekt, schizophrener.
e: degenerative psychosis (1), deteriorative psychosis (2). *fr:* psychose avec déficit mental

Defektpsychose, typisch schizophrene *(f)*. (G. Huber, 1961). Unterform des schizophrenen Defekts (s. d.). Mischung aus den Erscheinungen des »reinen Defekts« (s. d.) und schizophrener Symptome, wobei Symptome 1. und 2. Ranges (s. d.) im Vordergrund stehen. Kennzeichnend sind das eigentümlich Unzugängliche, Fremde, das uneinfühlbar Wirkende in Verhalten und Äußerungen, Kontakt- und Realitätsferne (►Autismus), Störungen des Ebenmaßes der Affekte, kühle Isolierung, gemütliche Abstumpfung. ►Denkzerfahrenheit, fehlende Krankheitseinsicht, Indifferenz des Kranken gegenüber Veränderungen. Dazu bestehen Wahn- und Sinnestäuschungen.

Defektschizophrenie *(f)*. ►Defekt, schizophrener.

Defektsyndrom, terminales extrapyramidales *(n)*. (S. Haddenbrock, 1964) Syn. für ►Dyskinesien, tardive.
fr: syndrome déficitaire extrapyramidal terminal

Defektsyndrome, organische *(n, pl)*. (H. H. Wieck). Durch organische Hirnkrankheiten bedingter endgültiger (irreversibler) Verlust geistig-seelischer Funktionen. Betrifft vor allem Intelligenzeinbußen (►Demenz) und Wesensänderungen (►Persönlichkeitsveränderung, organische).

Defektzustand *(m)*. In der älteren Psychiatrie: nicht mehr rückbildungsfähiger Endzustand einer Psychose oder einer organischen Hirnkrankheit.
e: irreversible defective state. *fr:* état déficitaire terminal

Defeminatio *(f)*. 1. Entweiblichung. Bei Frauen Umwandlung der Geschlechtszugehörigkeit und der ganzen psychischen Persönlichkeit im Denken, Wollen und Streben zum männlichen Geschlecht hin. Analog beim Manne: Eviratio. Nicht mehr gebräuchliche Begriffe. ►Transsexualismus 2. Selten gebr. Bez. für Frigidität.
e: defemination, defeminization (1), frigidity (2). *fr:* déféminisation (1), frigidité (2)

Definition *(f)*. In der Psychiatrie: 1. Genaue Bestimmung dessen, was mit einem Wort gesagt sein soll. Diese Bestimmung gilt gewöhnlich nur innerhalb eines – oft stillschweigend vorausgesetzten – Bezugsrahmens durch eine vorgegebene Theorie und geschieht zunächst durch denjenigen, der das Wort

einführt. 2. Bedingte Definitionen, die nur für einen erklärten Zweck Gültigkeit haben. Alle Definitionen in DSM-III/V und ICD-10 geben z. B. lediglich an, unter welchen Bedingungen nach diesen Regelwerken eine bestimmte Ziffer zu vergeben ist. Der Ziffer wird ein Name beigegeben. Häufig entstehen Missverständnisse dadurch, dass die Ziffer (und deren Name) nach den dafür gebrauchten Worten für die Sache selbst genommen werden. 3. Dieses Lexikon beschreibt lediglich den in der Sprache vorgefundenen Sprachgebrauch, evtl. auch hinsichtlich Ursprung und historischer Entwicklung.
e: definition.

Defizienz *(f)*. (von lat. deficio: Kräfte verlieren) (G. Huber). Seit ca. 1980 Bez. für die besondere Form geistiger Behinderung, wie man sie bei Menschen mit ►Schizophrenie finden kann. Die Bez. wird praktisch ausschließlich verwendet, wenn keine der typischen ►Plus-Symptome der Schizophrenie vorhanden sind. Beschreibungen finden sich bei den ►Residualsyndromen. »Defizienz« wird bevorzugt, weil sie zwar durch geistig-intellektuelle Minderleistungen gegenüber dem Gesunden gekennzeichnet wird, jedoch grundsätzlich eine Heilbarkeit besteht, während »►Defekt« an Unheilbarkeit denken lässt, »►Residuum« dagegen an einen unveränderbaren Rest nach überstandener Krankheit.

Defizit *(n)*. 1. (lat.) Fehlen von etwas, was vorher vorhanden gewesen war. 2. Im Bereich psychischer Leistungen: (Gradueller) Verlust an Fähigkeiten zu geistigen Leistungen, die früher einmal erbracht werden konnten.
e: deficit.

Defizit, mnestisches *(n)*. Gedächtnisstörung.

Defizit, neurokognitives *(n)*. Mangel der Fähigkeiten, zu denken, sich zu erinnern, etwas wahrzunehmen, die Aufmerksamkeit aufrechtzuerhalten und Probleme zu lösen. Die in der Psychiatrie vielfach gebrauchte Bez. entstammt den Kognitionswissenschaften. Sie ist mit der Vorstellung von Hirnveränderungen verbunden, durch welche der Umfang von Leistungen nicht ein als normal gedachtes Maß erreicht.
e: neurocognitive deficit.

Deflation *(f)*. (C. G. Jung). Zustand von seelischer Ausgeglichenheit und innerer Ruhe (als Gegensatz zur ►Inflation).
e: deflation. *fr:* déflation

Degeneration *(f)*. Entartung. Starke Normabweichung oder krankhafte Abweichung von der Norm. Wird hervorgerufen durch Erbfehler oder negative Umwelteinflüsse (deren Folgen ebenfalls als vererblich gedacht werden). Der soziale Niedergang von Familien über Generationen, der Niedergang einer höheren Kultur zu einer niedrigeren Kulturstufe und viele Krankheiten (insbesondere Epilepsie) wurden als Folge von Degeneration angesehen. Im 19. Jahrhundert war die Degenerationslehre von ►Morel in der Psychiatrie die beherrschende Wissenschaftstheorie. Deren Auswirkungen halten teils noch bis in die Gegenwart an, insbesondere in populären Vorstellungen.
e: degeneration. *fr:* dégénération

Degenerationslehre *(f)*. Lehre von der ►Degeneration. Zusammenfassung in J. E. Chamberlin und S. L. Gilman: »Degeneration«, New York 1985.

Degenerationsmerkmal *(n)*. ►Degenerationszeichen.

Degenerationspsychose *(f)*. 1. I. w. S. obsolete, der Degenerationslehre entlehnte Bez. für Psychosen, als deren Ursache eine intensive Erbanlage angenommen wurde und die zu keinem Defekt führen. I. e. S. wurden mehrere Formen beschrieben: 2. (K. Bonhoeffer, K. Birnbaum). In der Haft ausbrechende Psychosen, insbesondere Wahnpsychosen. Es wurde in der Haft nur das auslösende Moment gesehen, während als Grundlage der Psychose eine minderwertige Veranlagung angenommen wurde, die sich ja schon in der Straffälligkeit gezeigt habe. Es wird deshalb auch von den »wahnhaften Einbildungen der Degenerativen« gesprochen, deren Hauptsymptom nach Bonhoeffer eine Labilität des Persönlichkeitsbewusstseins sei. 3. (P. Schröder, K. Kleist). Bez. für nicht zur Verblödung führende, der Schizophrenie ähnliche Psychosen. Entspricht weitgehend den ►zykloiden Psychosen. 4. Syn. für ►Entartungsirresein.
e: psychosis of degeneration.
Syn.: metabolische Psychose (Schröder), metaptotische Psychose (Schröder), degeneratives Irresein, konstitutionell-degenerative Psychose. *fr:* psychose de dégénérescence

Degenerationszeichen *(n, pl)*. Körperliche Veränderungen, die als Merkmale einer Degeneration gelten. Z. B. Mikrozephalie, Schädelasymmetrie, Turmschädel, Fehlbildungen am Gaumen, vom Durchschnitt stark abweichende Körperproportionen, fliehendes Kinn, Kleinheit der Processus mastoidei; Hasenscharte, übermäßige Behaarung, zusammengewachsene Augenbrauen, Anwachsen der Ohrläppchen, abnorm große und bewegliche Ohren u. a. Die Zahl der Zeichen schwoll bei Weiterentwicklung der Degenerationslehre auf 110 an (n. Kalischer).
e: stigma of degeneracy.
Syn.: degenerative Stigmata, Degenerationsmerkmal, Entartungszeichen. *fr:* stigmates de dégénérescence

degenerative Stigmata *(n, pl)* ►Degenerationszeichen.

degenerativer Charakter *(m)*. Abnorme Charakteranlagen aufgrund einer ►Degeneration.

degeneratives Irresein *(n)*. Syn. für ►Degenerationspsychose.

Dégénéré *(m)*. Entarteter. Degenerierter. Jemand, der durch erbliche Übertragung negativer Eigenschaften (degenerative Stigmata) vom ursprünglichen, gottebenbildlichen Menschentypus abweicht. Begriff der Degenerationslehre, der sich vorwiegend in nichtwissenschaftlicher Literatur erhalten hat.
e: degenerate. *fr:* dégénéré

Dégénéré inférieur *(m)*. Degenerierter, dessen Intelligenz- und Charaktermängel besonders ausgeprägt sind und bis zur Idiotie gehen können. ►Degeneration, ►Dégénéré.
e: »dégénéré inférieur«.

Dégénéré supérieur *(m)*. In der frz. Psychiatrie Degenerierter, der trotz angeborener Charakter- und Intelligenzdefekte besondere Fähigkeiten auf einzelnen Gebieten besitzt, z. B. auf den Gebieten Kunst, Musik, Mathematik, Gedächtnis. Derselbe ist aber auf allen Gebieten nur Dilettant, ohne produktiv zu sein.
e: »dégénéré supérieur«.

D

Degenereszenz *(f)*. Wenig gebr. Bezeichnung für Degeneration.
e: degenerescence. *fr:* dégénérescence

Degenerierter *(m)*. ►Dégénéré.

Dehumanisation *(f)*. »Entmenschlichung«. Fortschreitender Verlust spezifisch menschlicher Eigenschaften, insbesondere höherer Werthaltungen. Absinken auf ein niederes »tierisches« Niveau. Im 19. Jahrhundert wurde dies vielfach als natürliche Folge psychischer Erkrankung angesehen.
e: dehuminanization. *fr:* déhuminanisation

Dehypnotisation *(f)*. Beendigung eines hypnotischen Zustandes.
e: dehypnotization. *fr:* déhypnotisation, arrêt de l'hypnose

Déjà-entendu-Erlebnis *(n)*. »Schon gehört, wahrgenommen«. Phänomen falscher Bekanntheitsqualität, das einem Hörerlebnis anhaften kann. ►Déjà-vu-Erlebnis.
e: déjà-entendu phenomenon. *fr:* illusion (impression) de déjà entendu

Déjà-éprouvé-Erlebnis *(m)*. »Schon erfahren«. Gefühl, eine Handlung schon einmal unternommen, ein Erlebnis schon einmal erlebt zu haben.
e: déjà-éprouvé phenomenon. *fr:* illusion de déjà éprouvé

Déjà-pensé-Erlebnis *(n)*. »Schon gedacht«. Gefühl, denselben Gedanken schon einmal in gleicher Form gedacht zu haben.
e: déjà-pensé phenomenon. *fr:* illusion de déjà pensé

Déjà-raconté-Erlebnis *(n)*. (S. Freud) »Schon erzählt«. In Analogie zu den »Déjà-vu«-Erlebnissen benanntes Phänomen in der Psychoanalyse. Ein Kranker ist überzeugt, seinem Analytiker etwas schon erzählt zu haben, hat es aus einem ►Widerstand heraus aber nicht getan. Die Absicht wird in der Erinnerung für den Akt des Erzählens genommen.
e: déjà-raconté phenomenon. *fr:* illusion de déjà raconté

Déjà-vécu-Erlebnis *(n)*. »Schon erlebt«. Gefühl, die gleiche Situation schon einmal durchlebt zu haben.
e: déjà-vécu phenomenon. *fr:* illusion de déjà vécu

Déjà-vu-Erlebnis (Phänomen) *(n)*. »Schon gesehen«. Gefühl, etwas schon einmal gesehen zu haben, obwohl man sich z. B. in einer noch nie besuchten Stadt befindet. – Das bekannteste der Erlebnisse falscher Bekanntheitsqualität (fausse reconnaisance). Die Bez. wird deshalb auch für gleiche Erlebnisse auf anderen Sinnesgebieten oder in anderen Vorstellungsbereichen verwandt. Charakteristisch ist das Bekanntheitsgefühl einer Situation und ihr urteilsmäßiges Verwerfen im gleichen Erlebnis. Wahrscheinlich schon im Altertum bekannt. Von Augustin unter der Bezeichnung »falsae memoriae« behandelt. Das Phänomen diente vielfach zu Ausdeutungen i. S. der Wiedergeburt. Seit Mitte des 19. Jahrhunderts in psychologischer und belletristischer Literatur erwähnt. In die psychiatrische Literatur von Jensen (1868) als »Doppelwahrnehmungen« eingeführt. Wurde zunächst als ungleichmäßiges Funktionieren der beiden Gehirnhälften erklärt. S. Freud sah darin Assoziationen zu unbewussten Erlebniskomplexen. – Tritt auf im Traum, bei Erschöpfung, toxischen Zuständen, im Beginn von Psychosen, als Symptom der Psychasthenie, in der epileptischen Aura, im Beginn einer Dämmerattacke. S. a. die vorangehenden Stichwörter.
e: déjà-vu phenomenon.
Syn.: identifizierende Erinnerungstäuschung (E. Kraepelin), Erinnerungstäuschungen (W. Sander), Bekanntheitstäuschung. *fr:* illusion (impression) du déjà vu, paramnésie de certitude

Déjerine, Jules Joseph geb. 3.8.1849 Genf, gest. 26.2.1917 Paris. Französischer Neurologe und Psychiater. Neben zahlreichen neurologischen und neuropathologischen Arbeiten entwickelte Déjerine ab 1902 eine eigene Methode der Isolierung zur Behandlung von Psychoneurosen. Ohne Freud zu kennen, entwickelte er ähnliche Anschauungen über die Bedeutung der Emotionen im Krankheitsgeschehen.

Dekompensation, psychische *(f)*. In der psychiatrischen Alltagssprache: aus dem seelischen Gleichgewicht geraten, unter Belastung psychisch erkrankt. Außerhalb offizieller Krankheitslehren stehende Bez.

Dekompensationsneurose *(f)*. (H. Voelkel, 1963). Neurotisches Zustandsbild (meist in Form einer neurotischen Depression), das durch eine organische Krankheit des Nervensystems zum Vorschein kommt; z. B., wenn ein Hirntumor als erstes Symptom die sonst verborgen bleibenden Eigentümlichkeiten einer neurotischen Persönlichkeitsstruktur deutlich werden lässt. Im Gegensatz zur ►Pseudoneurose und zum organischen Hysteroid (s. d.) han-

delt es sich somit um eine echte Neurose, die lediglich im Zustande körperlicher Gesundheit noch im Gleichgewicht gehalten worden war.
e: decompensation neurosis. *fr:* névrose de décompensation

Dekonditionierung *(f).* Ausdruck aus der Pawlow'schen Reflexlehre. Ein bereits konditionierter Reflex wird durch unangenehme Reize (z.B. Schmerzreize), die anstelle des erwarteten unkonditionierten Reizes verabfolgt werden, wieder gelöscht. ►Extinktion.
e: deconditioning (according to Pavlov method). *fr:* déconditionnement

Delegation *(f).* (I. Boszormenyi-Nagy 1973, 1981) In der ►Familienpsychiatrie: Form der Beziehungen zwischen (Groß-)Eltern und Kindern. Lebenserwartungen, welche für die ältere Generation unerfüllt geblieben sind, werden – unbewusst – an die nächste oder übernächste Generation weitergereicht (an diese delegiert). Die jüngere Generation soll die Ziele erreichen, welche für die ältere unerreichbar blieben. Nur so gewinnt sie deren Liebe und Anerkennung. Bei entsprechender Begabung können daraus große Lebensleistungen entstehen. Bei deren Fehlen entstehen schwer lösbare Konflikte.
e: delegation. *fr:* délégation

Delegationsverfahren *(n).* Regelung der psychotherapeutischen Behandlung durch Psychologen nach einer freiwilligen Vereinbarung zwischen den Kostenträgern der gesetzlichen Krankenversicherung. Bestimmt bis 31.12.1998, unter welchen Bedingungen ein Arzt eine Psychotherapie an einen psychologischen Psychotherapeuten »delegieren« kann. Durch das ►Psychotherapeutengesetz aufgehoben.

Delir *(n).* 1. Zu den »akuten exogenen Reaktionstypen« Bonhoeffers (s.d.) gehörende reversible Psychose mit »abgesunkenem Bewusstsein«; Desorientierung über Ort und Zeit, illusionärer oder wahnhafter Verkennung der Umgebung, optischen, akustischen, haptischen (u.a.) Halluzinationen und psychomotorischer Unruhe. Die Spontanmotorik hat dabei oft ein besonderes (»delirantes«) Aussehen mit Nesteln, Flockenlesen, Fädenziehen u.a. Prototyp ist das ►Delirium tremens. Delirien können aus allen Ursachen entstehen, die auch andere symptomatische Psychosen zur Folge haben (z.B. Infektionskrankheiten, Urämie, Medikamentenintoxikation usw.). 2. In den USA hat George Libman Engel, z.T. in Zusammenarbeit mit John Romano, 1944–1959 eine von der europäischen Tradition unabhängige, auf EEG-Befunden basierende Begrifflichkeit des Delirs entwickelt. Die Beschreibung entspricht, nach dt. Vorstellung, eher der einer akuten psycho-organischen Störung. Diese Umschreibung wurde in leicht abgewandelter Form in DSM-III/V übernommen und damit auch in die dt. Literatur und Umgangssprache. Hervorgehoben werden Bewusstseinsstörungen bei gleichzeitiger Beeinträchtigung der ►Kognition sowie ein rasches Entstehen aus der Gesundheit heraus. – 3. Wortgeschichte: lat. »lira« ist die Furche im Acker, »delirare« bedeutet »von der Furche abkommen«, irre werden. In der dt. Medizin schon sehr früh i.S. eines Fieberdelirs gebraucht. »Delirare – Dadurch werden diejenigen verstanden, welche in hitzigen kranckheiten von ihrem Verstand kommen und allerhand narrische Sachen reden oder würcklich tun« (Th. Zwingern, 1686). Nach Falret (1839) ist »Delir« in der frz. Psychiatrie des 19. Jh. eine Sammelbez. für alle »Störungen der Intelligenz« (etwa: alle kognitiven Störungen), ganz gleich, wodurch sie entstanden sind und wie lange sie dauern. Das Delir ist somit gemeinsames Symptom einer Vielzahl von psychischen Krankheiten. Nach und nach engte sich die Bedeutung auf »Wahn« ein. Weit ist die Bedeutung auch in der älteren dt. Literatur, wo sie teilweise dem heutigen Begriff »Psychose« gleichzusetzen ist. In dieser Bedeutung sind allein noch »Delirium acutum« und »Delirium furibundum« (Tobsucht) gebräuchlich. Selten findet man: chronisches Alkoholdelir (= Korsakow-Syndrom), Delirium furiosum (= Manie). In der engl. Medizin ist Delir vorwiegend eine Störung des ►Sensoriums, die zu einer Störung der Orientierung und des Denkens (►Kritikschwäche, ►Inkohärenz) geführt hat. Dies entspricht etwa der Verwirrtheit in der ►Verwirrtheitspsychose (erregter Pol) und der ►Amentia.
e: delirium.
Syn.: Delirium. *fr:* délire

Delir, abortives *(n).* ►Prädelirium tremens.

Delir, arteriosklerotisches *(n).* Bei hochgradiger Arteriosklerose besonders nachts auftretendes ►Delir, wobei sich die psychischen Symptome der Arteriosklerose z.T. mit denen des Delirs mischen.
e: arteriosclerotic confusion. *fr:* confusion artério-scléreuse

Delir aufgrund eines Medizinischen Krankheitsfaktors *(n).* In DSM-IV: ►Delir (2), das seine Ursache erkennbar in einer Körperkrankheit hat. Vgl. Substanzinduziertes Delir. In DSM-V nicht mehr enthalten.
e: Delirium Due to a General Medical Condition. – (ICD-10: F05)

Delir aufgrund Multipler Ätiologien *(n).* In DSM-IV: ►Delir (2), bei dem mehrere Ursachenfaktoren anzunehmen sind. In DSM-V nicht mehr enthalten.
e: Delirium Due to Multiple Etiologies.

Delir, medikamenteninduziertes *(n).* ►medikamenteninduziertes Delir.

Delir, oneiroides *(n).* 1. Bez. der frz. Psychiatrie für die psychotischen Zustände, die im Deutschen allein als ►Delirien bezeichnet werden, da eine gewisse Ähnlichkeit zu Traumzuständen besteht. Prototypen

sind Alkoholdelir und Fieberdelir. 2. I. w. S. Sammelbez. für psychotische Zustandsbilder mit traumhaftem Charakter, leichter Verwirrung, mangelhafter Orientierung in der Situation. Die frz. Psychiatrie sicht darin lediglich eine Symptomgruppierung, die bei beginnender Schizophrenie, Medikamentenvergiftungen, als Begleitpsychose von Körperkrankheiten (symptomatische Psychose) oder aus anderer Ursache auftreten kann.
e: oneiro-delirium. *fr:* délire onirique

Delirament, Deliramentum *(n).* (lat. »Unsinn, Verrücktheit«). Alte Bezeichnung für ►Delir.

delirant *(a).* An einem ►Delir leidend. Mit den Symptomen eines Delirs einhergehend.
e: delirious.
Syn.: deliriös. *fr:* délirant

deliranter Zustand *(m).* Delir jeder Ätiologie.

Délire cénesthésique: Frz. Bez. für Psychose mit Veränderungen der Leibempfindungen. ►Zönästhesie.

Délire d'emblée *(m).* (►Magnan) Bei starker hereditärer Belastung plötzlich auftretender Verfolgungs- und Größenwahn, der schon innerhalb von Stunden seinen Höhepunkt erreicht und evtl. schon nach wenigen Wochen wieder abklingt. Wurde als eigene Krankheitseinheit angesehen. Entspricht den ►Primordialdelirien Griesingers.
e: délire d'émblée, acute persecution and grandeur complex (delusion).

Délire d'énormité *(m).* Nihilistisch-depressiver Wahn »ungeheurer Größe«. Der Kranke wähnt, mit seinem Stuhlgang das ganze Land, die ganze Welt zu überschwemmen; er sei so angeschwollen, dass er das ganze Haus ausfülle und ähnlich. Bei schwerer Depression älterer Menschen vorkommend.
e: délire d'énormité, depressive enormity delirium.

Délire de persécution *(m).* (►Lasègue, 1852). Chronische Psychose mit paranoiden und halluzinatorischen Symptomen. Entspricht dem deutschen ►Paranoia-Begriff in der alten weiten Fassung.

Délire de ruine *(m).* (►Legrand du Saulle, 1884). Melancholisches Krankheitsbild bei Zuckerharnruhr. Das Zustandsbild wurde besonders bei älteren Kranken beobachtet. Du Saulle sah darin eine typische »vésanie diabétique« (Psychose bei Diabetes), was jedoch von allen späteren Untersuchern abgelehnt worden ist.
e: délire de ruine, melancholic delirium.

Délire des aboyeurs *(m).* Syn. für ►Neurophonie.

Délire d'interprétation *(m).* (Serieux, Capgras). In der frz. Psychiatrie: Chronisch verlaufende reine Wahnpsychose ohne Halluzinationen oder Demenzerscheinungen. Entspricht der ►Paranoia Kraepelins. Wird in der deutschen Psychiatrie teils zu den paranoiden Entwicklungen, teils zur paranoiden Schizophrenie gerechnet. Entspricht im ICD-10 der wahnhaften Störung (F22.0).
e: délire d'interprétation, paranoia.

Délire du toucher *(m).* Von ►Legrand du Saulle geprägte Bez. für ►Mysophobie.

Délire systématisé *(m).* In der frz. Psychiatrie Wahnpsychose mit besonders klarem und logisch festgefügtem Wahnsystem.
e: délire systématisé.

deliriös *(a).* Seltenes Syn. für ►delirant.

Delirium *(n).* ►Delir.

Delirium acutum (idiopathicum) *(n).* (Calmeil, 1859). Unter schwerer Erregung rasch zu Erschöpfung und häufig tödlichem Ausgang verlaufende Psychose verschiedener Ätiologie. Es kann sich aus einer Schizophrenie, Amentia, einem Delir oder auch aus einem rein psychogenen Erregungszustand entwickeln. Charakteristisch sind die ängstliche Erregung (die sich evtl. nur in einem ängstlichen Gesichtsausdruck und gespannter Körpermuskulatur äußert), starke Austrocknung und rascher Puls (100–140/Min.), hohe Temperaturen (über 40–41 Grad) und Azotämie. Wiederholte ►Elektrokonvulsionsbehandlung kann eventuell lebensrettend wirken.
e: acute delirium. *fr:* délire aigu (idiopathique)

Delirium alcoholicum *(n).* Syn. für ►Delirium tremens.

Delirium, besonnenes *(n).* Syn. für Dämmerzustand, besonnener. *fr:* délire lucide.

Delirium blandum *(n).* Schweres Delir, bei dem sich die delirante Erregung stark abgeschwächt hat und der Kranke nur noch leise vor sich hin murmelt, auf der Bettdecke herumtastet und mit den Fingern die Bewegung des Flockenlesens macht. Gilt als ungünstiges Zeichen. Gewöhnlich bald Übergang in Koma und Exitus letalis. »Blande« bezieht sich hier lediglich auf die Bewegungsruhe, nicht auf die Harmlosigkeit des Zustandes.
e: delirium mussitans, low muttering delirium. *fr:* délire apprauvi

Delirium, chronisch-alkoholisches *(n).* Seltenes Syn. für Korsakow'sche Psychose.

Delirium convergens *(n).* Alte Bez. für Beziehungswahn, bei dem der Kranke alles, was in der Umgebung passiert oder was in den Zeitungen steht, auf die eigene Person bezieht. Fühlt sich dadurch gekränkt und beleidigt.
f: délire égocentrique; e: convergent delirium, delusions of reference.

Delirium divergens *(n).* Alte Bez. für depressiven Wahn, bei dem der Kranke überzeugt ist, alles Unheil der Welt gehe von ihm aus; wer mit ihm umgehe, sei verdammt; durch seine Ausdünstungen und selbst durch seine Reden ziehe er alle ins Verderben.
e: divergent delirium. *fr:* délire de nuisance

Delirium ebriosorum *(n).* Veraltete Bez. für ►Delirium tremens.

Delirium epilepticum *(n)*. Alte Bez. für ängstliche Psychosen erregter Epileptiker mit Wahn- und Sinnestäuschungen. Bereits von den älteren Autoren wird ein Schwanken der Bewusstseinshelligkeit hervorgehoben, sodass die Kranken zeitweise völlig unauffällig wirken können. Betont wird die besondere Neigung der Kranken zu sinnlosen Gewalttaten. – Die Zustände fallen gegenwärtig größtenteils unter den Begriff des epileptischen Dämmerzustandes (s. d.).
e: epileptic delirium. *fr:* délire épileptique

Delirium e potu *(n)*. Selten gebrauchtes Syn. für ►Delirium tremens.

Delirium ex inanitione *(n)*. Bei auszehrenden Krankheiten oder bei lang dauernden Hungerzuständen auftretende delirante Erscheinungen.
e: exhaustion delirium. *fr:* délire d'inanition

Delirium febrile *(n)*. ►Fieberdelir.

Delirium furibundum sive furiosum *(n)*. Schwerer Erregungszustand. Tobsucht. Veraltet.
e: maniacal fury. *fr:* délire furieux

Delirium hallucinatorium *(n)*. Delir mit Halluzinationen.
e: delirium with hallucinations. *fr:* délire hallucinatoire, hallucinose

Delirium hystericum *(n)*. Psychogener Erregungszustand. Obsolet.
e: hysterical delirium, dissociative frenzy. *fr:* délire maniaque hystérique

Delirium manicum *(n)*. Deliranter Beginn einer ►Manie. Beschrieben wird eine tiefe, traumhafte Bewusstseinstrübung mit abenteuerlichen, verworrenen Sinnestäuschungen und Wahnvorstellungen; plötzlicher Beginn mit Schlaflosigkeit und Unruhe sowie ein wochen- bis monatelanger Verlauf bis zum Übergang in eine mehr depressive Psychose. Die als Delirium manicum beschriebenen Zustände sind anderen Krankheitsbildern zuzuordnen, vor allem körperlich begründbaren Psychosen.
e: maniacal delirium. *fr:* délire maniaque

Delirium metabolicum *(n)*. Geistesstörung, bei der sich der Kranke in eine andere Person verwandelt wähnt.
e: delirium metabolicum.
Syn.: Verwandlungsdelir. *fr:* délire métabolique, délire de transformation

Delirium mussitans *(n)*. Schweres Alkoholdelir, in dem der Kranke bei starker Bewusstseinstrübung regungslos leise, unverständliche Worte vor sich hin murmelt. Gewöhnlich als prognostisch ungünstiges Zeichen anzusehen.
e: delirium mussitans, low muttering delirium. *fr:* délire avec mussitation

Delirium nervosum *(n)*. Begriff der alten Psychiatrie mit wechselnder Bedeutung. Besonders bei psychischen Störungen als Folge von Hirnkrankheiten gebraucht.

Delirium palingnosticum *(n)*. Bez. der alten Psychiatrie für ständige Personenverkennung und Verkennung der Umgebung bei Wahnkranken. Jeder Gegenstand erweckt im Kranken den Eindruck, ihn schon einmal erblickt zu haben; jede Person in seiner Umgebung glaubt er wiederzuerkennen. Ein eben ins Krankenhaus aufgenommener Kranker glaubt z. B., in den Mitkranken und im Pflegepersonal lauter alte Bekannte wiederzuerkennen.
e: palingnostic delirium. *fr:* délire palingnostique

Delirium potatorum *(n)*. Selten gebr. Syn. für ►Delirium tremens.

Delirium senile *(n)*. Syn. für ►Delir, arteriosklerotisches.

Delirium symptomaticum *(n)*. Obsolete Bez. für Geistesstörung als Begleiterscheinung einer schweren Allgemeinkrankheit.
e: symptomatic delirium. *fr:* délire symptomatique

Delirium transitorium *(n)*. Syn. für ►Mania transitoria. ►Delir wird hier in seiner alten Bedeutung gebraucht.

Delirium tremefaciens *(n)*. Syn. für ►Delirium tremens.

Delirium tremens *(n)*. Akute Psychose als Folge von Alkoholismus. Tritt frühestens nach 5-jährigem Alkoholmissbrauch auf, wobei sowohl ein Exzess als auch eine Entziehung auslösend wirken können. Meist ist jedoch kein besonderer Anlass vorhanden (»Kontinuitätsdelirien«). Vorboten sind (oft wochenlang) unruhiger Schlaf mit lebhaften Träumen ängstlichen Inhalts. Beginn meist akut mit »abgesunkenem Bewusstsein«, Desorientiertheit, lebhaften optischen, akustischen und haptischen Halluzinationen mit rasch wechselnden Inhalten. Dazu illusionäre Verkennung der Umgebung (»Wirtshaus«), erhöhte Suggestibilität, Angst und Euphorie (oft als »Galgenhumor« gemischt). Körperlich: starker Tremor, Schlaflosigkeit, profuses Schwitzen, Temperaturerhöhung (38 Grad), Stuhlverhaltung. Unbehandelt endet das Delir nach maximal 11 Tagen mit einem 6–30-stündigen ►»Terminalschlaf«. Bei Fortsetzung des Alkoholabusus kann das Delirium tremens erneut auftreten. Fälle mit 15-facher Wiederholung sind bekannt geworden. Bis zur Einführung der Behandlung mit Hemineurin (Royer und Raucoules, 1958) ging das Delir in 20 % der Fälle tödlich aus; seitdem ist die Mortalität auf wenige Prozent abgesunken. Historisch: Erstbeschreibung 1801 durch Samuel Burton Pearson in einem «small pamphlet», ausführlicher 1813 und durch T. Sutton in einer Monographie (1813). Sutton prägte die Bezeichnung.
e: delirium tremens, (Pearson nannte es «brain fever», nach der volkstümlichen Bez. in seiner Gegend).
Syn.: Alkoholdelir. Ältere Synonyme: Delirium ebriosorum, Delirium e potu, Delirium potatorum, Delirium tremefaciens. *fr:* delirium tremens

Deltaalkoholismus *(n)*. (E. M. Jellinek, 1960). Schwere Form des Alkoholismus. Der Trinker kann auf sein Getränk nicht 1 oder 2 Tage verzichten, ohne dass schwere Entziehungserscheinungen auftreten. Exzesse und Räusche fehlen aber. Vorkommen vor allem in Weinbaugebieten. ►Gammaalkoholismus, ►Epsilonalkoholismus.
e: delta alcoholism. *fr:* delta alcoolisme

Delta-9-THC *(n)*. Delta-9-Tetrahydrocannabis. ►Cannabinoide.

Delusion Engl. für ►Wahn. Das Wort entstammt der engl. Umgangssprache und hat die Hauptbedeutung »Betrug, Täuschung« und die Nebenbedeutung »Blendwerk«.
e: delusion. *fr:* délire

Demedikalisation *(f)*. (P. Pichot). Fortschreitender Prozess der Abnahme des Anteils der Ärzte in der Heilversorgung von psychisch Kranken in der 2. Hälfte des 20. Jahrhunderts. Die ehemals ärztlichen Aufgaben werden von Sozialarbeitern, Krankenpflegepersonal, Psychologen oder Laienhelfern übernommen.
e: demedicalization. *fr:* démédicalisation

dement *(a)*. An ►Demenz leidend.
e: demented. *fr:* dément

Dementia *(f)*. ►Demenz.

Dementia acuta *(f)*. In der älteren Psychiatrie schwere, plötzlich aufgetretene Geistesstörung mit hochgradigem Darniederliegen aller psychischen Leistungen (Kraepelin). Wurde als nosologische Einheit angesehen. Die Beschreibungen entsprechen sowohl Zuständen schizophrener Katatonie als auch psychogenen Stuporzuständen und schließlich pseudoneurasthenischen Schwächezuständen nach schwerer Infektionskrankheit.
e: acute dementia. *fr:* dementia acuta, démence hallucinatoire aigue

Dementia alcoholica *(f)*. 1. Unheilbarer Zustand organischer Hirnschädigung durch Alkoholismus. Vorkommen besonders in höherem Lebensalter. 2. Korsakow'sche Psychose der Alkoholiker, die in ihrem Verlauf keinerlei Rückbildungstendenzen, aber auch keine Progression zeigt und daher als Defektzustand angesehen wird. 3. I. w. S. jede stärkere Alkoholdeprivation und Persönlichkeitsveränderung durch Alkoholismus.
e: alcoholic dementia.
Syn.: Alkoholdemenz. *fr:* démence alcoolique

Dementia alcoholosenilis *(f)*. (A. Forel). Demenz bei alt gewordenen Trinkern. Kann sich schon in den mittleren Lebensjahren zeigen.
e: alcoholic senile dementia. *fr:* démence sénile alcoolique

Dementia apoplectica *(f)*. Nach häufigen kleinen Schlaganfällen entstandene ►Demenz. Die Bez. weist nur auf die Ursache hin. Bedeutet nicht, dass Schlaganfälle notwendig zur Demenz führen müssen.
e: dementia apoplectica. *fr:* démence apoplectique

Dementia arteriopathica *(f)*. Syn. für ►Dementia arteriosclerotica. *fr:* démence artériopathique.

Dementia arteriosclerotica *(f)*. ►Demenz bei Hirnaderverkalkung. Zum Begriff gehört, dass die Krankheit zuerst als Veränderung der Persönlichkeit erscheint, die sich schleichend aus den Eigenheiten der gesunden Persönlichkeit heraus entwickelt. Besteht zunächst in einer Vergröberung und Zuspitzung angestammter Wesenszüge: Vorsichtige werden misstrauisch usw. Meist (aber nicht immer) auch schon im Anfang Merkfähigkeitsstörungen, besonders Verschlechterung des Gedächtnisses für Namen und Begriffe bei Lebhaftigkeit alter Erinnerungen. Einengung des Interessenkreises. Erkalten der Gefühle für die Familie bei Enthemmung der Gefühlsentäußerung (►Affektlabilität). Unfähigkeit zu abgewogener kritischer Stellungnahme (►Kritikschwäche). Fortschreitender Verlust ethischer Motivierung des Handelns und Verlust von Schamgefühlen. In schweren Fällen Unfähigkeit zu jeder geistigen Tätigkeit; schließlich Zustand schwerer Verblödung. Tod entweder durch Schlaganfall oder interkurrente Erkrankungen. Die Bez. wird gegenwärtig kaum noch benutzt. An ihre Stelle ist die (sich auf alle Hirngefäßerkrankungen beziehende) »vaskuläre Demenz« (s. d.) getreten
e: arteriosclerotic dementia. *fr:* démence artérioscléreuse

Dementia choreatica *(f)*. Demenz bei der Chorea Huntington. Die ersten Demenzerscheinungen in Form von Reizbarkeit und Triebenthemmungen können dem Auftreten der choreatischen Zuckungen bereits vorausgehen. Oft zeigt sich die Krankheit zuerst in gewalttätigem, trunksüchtigem und kriminellem Verhalten. Später bildet sich progredient das Bild einer ►Demenz bis zu schwerer Verblödung heraus, besonders charakterisiert durch euphorische oder mürrische Stimmung bei Antriebsmangel.
e: choreatic dementia. *fr:* démence choréique

Dementia epileptica *(f)*. 1. I. e. S. Beeinträchtigung intellektueller Leistungen durch Epilepsie selbst. Die Denkverlangsamung kann bei ►enechetischen Epileptikern solche Ausmaße annehmen, dass dieser Zustand einer Demenz gleichkommt. Grundsätzlich bleiben aber alle Denkoperationen wie beim Gesunden möglich. Der Zustand ist reversibel und kann z. B. während einer akuten epileptischen Psychose aufgehoben sein. Es besteht jedoch Abhängigkeit von dem evtl. nicht heilbaren epileptischen Grundleiden. 2. I. w. S. jede ►Demenz bei Epilepsie. Einbußen in der intellektuellen Leistungsfähigkeit durch Hirnstörungen (frühkindliche Hirnschädigung, Gehirnentzündungen, Hirntumoren, traumati-

sche Hirnschädigung) mischen sich mit einer Denkverlangsamung wie unter (1).
e: epileptic dementia. *fr:* épilepsie-démence, démence épileptique

Dementia hebephrenica *(f).* Syn. für ►Dementia hebetica. Obsol.

Dementia hebetica *(f).* (Ch. Dieckhoff, 1898). Obsol. Bez. für die besondere Art geistiger und emotionaler Schwäche bei ►Hebephrenie. Die Beschreibungen sind mit der traditionellen Umschreibung der Hebephreniesymptomatik identisch.
e: hebephrenic dementia.
Syn.: Dementia hebephrenica, akute primäre Demenz, jugendlicher Schwachsinn, Pubertätsschwachsinn. *fr:* démence hébéphrénique

Dementia infantilis *(f).* Sammelbez. für langsam oder rasch verlaufende ►Demenzen im Kindesalter. Entstehen meist auf dem Boden einer Stoffwechselstörung oder einer (heredo)degenerativen Krankheit.
e: infantile dementia. *fr:* démence infantile

Dementia infantilis Heller *(f).* (Th. Heller, 1908). Um das 4. (nach dem 2., vor dem 10.) Lebensjahr nach bis dahin völlig normaler Entwicklung bei Kindern auftretender, langsam oder rasch fortschreitender Verfallsprozess mit tief greifenden geistigen Veränderungen. Vorher vorhandene Sprachfähigkeiten gehen wieder verloren. Ebenso die Kontrolle über Harn- und Stuhlentleerungen. Die Bewegungen werden ungeschickt. Es kommt zu Angstzuständen und evtl. Halluzinationen. Dabei bleibt die Physiognomie unverändert, sodass die schwer dementen Kinder intelligent aussehen. Die Ursache ist weiterhin ungeklärt.
e: Heller dementia oder disease, dementia infantilis, childhood disintegrative disorder (CDD). – (ICD-10: F84.3).
Syn.: Heller'sche Krankheit, Heller-Zappert-Syndrom, desintegrative Psychose, Desintegrative Störung im Kindesalter (DSM-IV). *fr:* démence de Heller

Dementia lacunaris 1. Teilverblödung. Besondere Form einer ►Demenz, bei welcher die intellektuellen Fähigkeiten nur in einem eng umschriebenen Bereich und nicht allgemein gestört sind. Betroffen sind z. B. Gedächtnis, Orientierung, Sprache, Praxien und Gnosien. Vorkommen bei Hirnaderverkalkung, insbesondere wenn nur bestimmte Gefäßbezirke betroffen sind, Hirntumoren, nach Hirnverletzungen, im Beginn der ►Alzheimer'schen oder ►Pick'schen Krankheit. Die Demenz ist oft von einer lokalisierbaren neurologischen Störung begleitet (z. B. Lähmung). 2. Besondere Form vaskulärer Demenz durch multiple enzephalomalazische Herde im Gefolge einer Hypertonie (Status lacunaris) oder einer Lues vascularis. Unterschiedliche Symptomatik, je nach Sitz der Störungen: häufige kleine Insulte; Persönlichkeitsabbau mit Gedächtnisstörungen; Reizbarkeit; Erregbarkeit; ungezügelte Affekte; hypochondrische Beschwerden; Ängstlichkeit, die zur Selbsttötung führen kann.
e: lacunar dementia. *fr:* démence organique (1), affaiblissement intellectuel »lacunaire« (1), démence des lacunaires (2), démence lacunaire (2)

Dementia myoclonica *(f).* (Unverricht). Bei progressiver ►Myoklonusepilepsie Unverricht-Lundborg sich regelmäßig entwickelnde Demenz. Gewinnt lediglich durch das meist jugendliche Alter der Kranken eine besondere Färbung. Die Bez. hat sich nicht allgemein durchgesetzt.
e: dementia myoclonica. *fr:* démence du syndrome d'Unverricht-Lundborg

Dementia paralytica *(f).* Verblödung bei progressiver Paralyse (s. d.). Stellt das Kernsymptom dieser Krankheit dar. Zeigt sich oft zuerst in einem Nachlassen ethischer Verhaltensweisen, in Verlust von Takt- und Schicklichkeitsgefühl, was zu sozialen Entgleisungen führt, die der gesunden Persönlichkeit fremd waren. Der Störungen der Intellektualität beginnen mit einer meist rasch sehr ausgeprägten Merk- und ►Urteilsschwäche. Bei zunächst noch einigermaßen erhaltenem Persönlichkeitsprofil können bereits leichte Rechenaufgaben nicht mehr gelöst werden. Auch das logische Denken ist bereits im Beginn gestört. Wenn noch ein Handlungsantrieb vorhanden ist, kann es zu plumpen Straftaten kommen. Gelegentlich treten Wahnphänomene (besonders Größenwahn) auf, die als Folge der Urteilsschwäche groteske Inhalte haben können und dann der Krankheit ein charakteristisches Gepräge geben. Der Kranke wähnt sich z. B. als Universalgenie und als Obergott, der alle Welten gemacht hat. Wenn keine Behandlung erfolgt, Übergang in Zustände schwerster Verblödung. 3 Formen: 1. Stumpfdemente Form. Häufig. Einfache, stumpfe Verblödung. 2. Expansive (sog. »klassische«) Form. Selten geworden. Vorherrschen von Größenwahn. War zeitweilig prägend für die Vorstellung der Allgemeinheit vom Verhalten des Geisteskranken überhaupt. 3. Depressive Form. Selten. Meist unsinnige, von intellektuellem Verfall mit geprägte, hypochondrisch-depressive Verstimmung. Ein Suizidversuch kann das erste Symptom der Krankheit sein.
e: paralytic dementia.
Syn.: Lähmungsirresein, Bayle'sche Krankheit, Dementia paretica. *fr:* démence paralytique

Dementia paranoides *(f).* (E. Kraepelin, 1893). Bez. für ein in der 4. Aufl. des Lehrbuchs von ►Kraepelin neu eingeführtes Krankheitsbild. »Mit der hier zum ersten Male gebrauchten, vorläufigen Bezeichnung der Dementia paranoides sei es uns gestattet, jene eigenthümlichen Krankheitsfälle zu charakterisieren, welche nach schneller Entwicklung gänzlich unsinniger, verworrener Verfolgungs- und Größenideen ohne ausgeprägtere Affectschwankungen über-

raschend früh in Schwachsinn übergehen« (Kraepelin, 1893, S. 456). Zugleich wurden in der Lehrbuchdarstellung Kraepelins ►Dementia praecox und ►Katatonie selbstständige Krankheitsbilder. Die ►Paranoia wurde davon abgetrennt. – S. Freud (1911) hat für die Arbeit »über einen autobiographisch beschriebenen Fall von Paranoia (Dementia paranoides)« (►Schreber) diese 4. Aufl. von Kraepelins Lehrbuch benutzt. Seit 1902/03 war jedoch bereits die 7. Aufl. im Handel gewesen. In ihr waren Paranoia und Dementia praecox (Schizophrenie) zwei voneinander getrennte Krankheiten. – Die Dementia paranoides wurde später zur paranoiden Form der Schizophrenie. – In ICD-10 »paranoide Schizophrenie« (F20.0). – In DSM-V nicht mehr als eigene Form der Schizophrenie aufgeführt.
e: dementia paranoides. *fr:* démence paranoide

Dementia paretica *(f)*. ►Dementia paralytica.

Dementia phantastica *(f)*. Obsol. Bez. für paranoide Form der Schizophrenie.
e: dementia phantastica. *fr:* démence paranoide

Dementia polysclerotica *(f)*. Demenz als Folge der multiplen Sklerose (Polysklerose). Besonders gekennzeichnet durch eine ausgeprägte organische Euphorie (die den Kranken daran hindert, die Schwere seines Zustandes zu erkennen), verbunden mit Urteils- und Kritikschwäche, Verlangsamung des psychischen Tempos und (seltener) Gedächtnisstörungen. Tritt bei einem länger dauernden Krankheitsprozess fast immer auf.
e: dementia polysclerotica. *fr:* démence polysclérotique

Dementia posttraumatica *(f)*. Syn. für ►Dementia traumatica.

Dementia praecocissima *(f)*. (Sante de Sanctis, 1905). Bei Kleinkindern vom 4. Lebensjahr ab auftretendes Krankheitsbild, das mit ►katatonen Erscheinungen beginnt. Es finden sich Stereotypien, Haltungsanomalien, Negativismus und Echolalie. Gehen zum Teil in Heilung über, zum Teil in schwere Defektzustände. De Sanctis machte Vererbung, insbesondere Alkoholismus der Eltern für das Leiden verantwortlich. Es handelt sich wahrscheinlich um ein uneinheitliches Syndrom, das teils zur kindlichen Schizophrenie, teils zu progredienten kindlichen Hirnkrankheiten (►Tay-Sachs-Syndrom, ►Dementia infantilis u. a.) gehört.
e: dementia praecocissima.
Syn.: Demenza praecocissima. *fr:* démence précocissime de Sante de Sanctis

Dementia praecox *(f)*. (A. Morel, 1856, Kraepelin, 1893). Ursprünglich Bez. für eine Gruppe von Psychosen mit ungünstigem Ausgang. »Unter dem Namen der Dementia praecox sei es uns gestattet, vorläufig eine Reihe von Krankheitsbildern zusammenzufassen, deren gemeinsame Eigentümlichkeit der Ausgang in eigenartige Schwächezustände bildet. Es scheint zwar, dass dieser ungünstige Ausgang nicht ausnahmslos eintreten muss, aber er ist doch so ungemein häufig, dass wir einstweilen noch an der gebräuchlichen Bezeichnung festhalten möchten.« (Kraepelin, 1899) Der Zusatz »praecox« (vorzeitig) bezog sich auf das Lebensalter beim Beginn der Erkrankung (vorwiegend im Adoleszentenalter). Von Kraepelin zusammen mit der ►Katatonie, ►Hebephrenie und ►Paranoia zur Dementia-praecox-Gruppe erweitert. Von Bleuler wurde 1911 für etwa die gleiche Gruppe von Erkrankungen die Bez. ►Schizophrenie eingeführt, welche rasch die Kraepelin'sche Bez. verdrängte. Kritik war geübt worden an »Dementia«, weil eine Demenz im üblichen Sinne nicht eintritt, und an »praecox«, als sei es das unweigerliche Schicksal des Menschen, in Demenz zu enden.
e: dementia praecox. *fr:* démence précoce oder juvenile

Dementia pugilistica *(f)*. Syn. für Boxerdemenz.

Dementia secundaria *(f)*. ►Sekundärdemenz.

Dementia senilis *(f)*. ►Demenz, senile.

Dementia simplex *(f)*. Besonders symptomarme Form der Hebephrenie, bei der es ohne Ausbildung von Wahn, Sinnestäuschungen oder Denkstörungen zu einer tief greifenden Persönlichkeitsänderung kommt; sog. sang- und klanglose Versandung.
e: simple dementia praecox, primary dementia.
Syn.: Schizophrenia simplex. *fr:* démence simple

Dementia tabetica *(f)*. Demenz bei Tabes dorsalis. Als eigene Form umstritten, da es sich meist um die Folgen einer begleitenden Hirnlues oder um eine Kombination mit progressiver Paralyse (Taboparalyse) handeln dürfte.
e: tabetic dementia. *fr:* démence tabétique

Dementia tardiva *(f)*. (E. Stransky, 1906). Eigene Form einer spät im Leben einsetzenden ►Schizophrenie mit Ausgang in Demenz. Beginn mit einem depressiven Vorstadium, wozu eine Halluzinose hinzutritt. Die Persönlichkeit bleibt gut erhalten. Das Wesentliche sei die »Gegensätzlichkeit zwischen Absurdität und Zerfahrenheit des Wahns und Deutlichkeit der Halluzinationen im Vergleich zur ordentlich erhaltenen Affektivität« (Stransky). Fand keine allgemeine Anerkennung. Kraepelin meinte, dass unterschiedliche Krankheitsbilder unter einem Namen zusammengefasst worden seien.

Dementia traumatica *(f)*. Als Folge eines Hirntraumas entstandene ►Demenz. Merkmale: ausgeprägte Reizbarkeit, Neigung zu lang anhaltenden spontanen und reaktiven Verstimmungen, schwere Steuerbarkeit aggressiver Affekte (sodass es im Affekt zu schweren Gewalthandlungen kommen kann). Die affektiven Störungen sind ausgeprägter als der meist geringgradige Verlust an intellektuellen Fähigkeiten, der oft nicht von Schädigungen durch Alkoholismus

oder Hirnaderverkalkung zu trennen ist. Vgl. Enzephalose; postkommotionelles Syndrom; Persönlichkeitsveränderung, posttraumatische.
e: traumatic dementia.
Syn.: Dementia posttraumatica. *fr:* démence traumatique

Dementia traumatica laeta (sive puerilis) *(f)*. (A. Busemann, 1950). Schwere traumatische Demenz mit kindlicher Unbekümmertheit. Das Bedürfnis nach Verbindlichkeit des Denkens, nach Übereinstimmung der Urteile unter sich und mit dem Wahrgenommenen ist herabgesetzt.
e: dementia traumatica laeta (sive puerilis). *fr:* démence post-traumatique joyeuse (oder infantile) de Busemann

Dementia traumatica seria *(f)*. (A. Busemann, 1950). Schwere traumatische Demenz mit Zerfall des Denkens unter Verlust der Selbstkontrolle und mit Ratlosigkeit bei Gewahrwerden der eigenen Fehler. Das Verbindlichkeitsbedürfnis sei jedoch erhalten.
e: dementia traumatica seria. *fr:* démence post-traumatique sérieuse

Dementia vesanica *(f)*. Im 19. Jh. Bez. für Zustand von Verblödung, der bei chronischem Verlauf aus einer ►Vesania (Psychose ohne erkennbare organische Krankheit) hervorgegangen war. Entspricht etwa einer schizophrenen Defizienzverfassung neuerer Umschreibung.
e: dementia vesanica. *fr:* démence vésanique

Demenz *(f)*. Geistesohnmacht. Bleibender Verlust von im früheren Leben erworbenen Kenntnissen und intellektuellen Fähigkeiten durch organische Hirnkrankheiten. Bei der Demenz ist der Mensch »als vernünftiges Wesen« in seiner Intellektualität verändert: logisches Denken, Wissen, Urteilsfähigkeit und die Anpassungsfähigkeit an neue Situationen und an das soziale Milieu sind – eventuell fortschreitend – beeinträchtigt. Betroffen ist fast stets das Gedächtnis (Achsensymptom der Demenz), vor allem das Sprachgedächtnis. Dabei verblasst der Wortlaut nach und nach immer mehr, jedoch bleibt des Sinngehalt lange erhalten. Zum Begriff gehört, dass der Verlust unwiederbringlich ist. Durch mehr Erfahrungen mit der ►Plastizität des Gehirns kennt man aber (teilweise) reversible Demenzen. – Weitere Demenzerscheinungen können je nach Sitz der Erkrankung, Krankheitsursache und Erkrankungsalter unterschiedlich sein, sodass bis zu einem gewissen Grade ein typisches Gepräge entsteht (s. a. vorausgegangene Stichwörter). – DSM-III/IV verwenden den Demenzbegriff an sich in traditioneller Bedeutung (Gegensatz zu ►Delir). Hauptzeichen ist die »multiple kognitive Beeinträchtigung«. Der Begriffsgebrauch ist jedoch weiter und weniger scharf. Demenz bedeutet evtl. nur, dass intellektuelle und Gedächtnisstörungen vorübergehend die Bewältigung von Alltagsaufgaben behindern. Wenn eine Besserung ausbleibt, wird »von persistierender Demenz« (DSM-IV) gesprochen. Demenz gilt darin als das unausweichliche Schicksal des Menschen, sofern er nur alt genug wird, um eine zu bekommen (»dementia certa, hora incerta«). DSM-V meidet den Ausdruck und bevorzugt neurokognitive Störung (s. d.). – Historisch: Der Demenzbegriff wurde im 18. Jahrhundert in Juristen- und Umgangssprache für jede Form geistiger Störung gebraucht (syn. mit ►Amentia [3] und ►Fatuität). Ende des 18. Jahrhunderts bildete sich unter Ärzten die Bedeutung eines Nachlassens der intellektuellen Kräfte und der Unfähigkeit zu logischem Denken heraus. Auf ►Esquirol (1838) geht ein viel gebrauchtes Bild zurück. Danach ist ein Dementer ein Mensch, der früher reich war und arm geworden ist, während der Idiot schon immer arm war.
e: dementia.
Syn.: Verblödung, Blödsinn (obsol.). *fr:* démence, deterioration mentale (bei nur geringem Verlust)

Demenz, akute primäre *(f)*. Syn. für ►Dementia hebetica.

Demenz aufgrund Anderer Medizinischer Krankheitsfaktoren *(f)*. In DSM-IV: solche ►Demenzen, die in DSM-IV nicht mit einem eigenen Namen bezeichnet sind. Als Ursachen werden aufgezählt: HIV-Infektion (►AIDS-Demenz), Schädel-Hirn-Trauma (►Dementia traumatica), Parkinson'sche Erkrankung (►Parkinsonpsyche), Pick'sche Erkrankung (►Pick'sche Krankheit), ►Creutzfeldt-Jakob'sche Krankheit, Normaldruckhydrozephalus, Hypothyreose, Hirntumor, Vitamin-B_{12}-Mangel (►Vitamin-B_{12}-Mangel-Psychose).
e: Dementia Due to Other General Medical Conditions.

Demenz aufgrund einer HIV-Erkrankung *(f)*. Bez. des DSM-IV für ausgeprägtere psychische Störungen bei HIV-Infektion. Beschrieben werden sowohl bleibende wie vorübergehende Veränderungen: Gedächtnisstörungen, Verlangsamung, Konzentrationsstörungen, Lethargie, auch akut-psychotische Erscheinungen (►Delir [2]), Wahn und Halluzinationen. Vgl. AIDS-Demenz, AIDS-Lethargie.
e: Dementia Due to HIV Disease. – (ICD-10: F02.4).

Demenz aufgrund einer Huntington'schen Chorea *(f)*. Bez. des DSM-IV für alle psychischen Störungen bei ►Chorea Huntington.
e: Dementia Due to Huntington's Disease. – (ICD-10: F02.2).

Demenz aufgrund einer Creutzfeldt-Jakob'schen Erkrankung *(f)*. Bez. des DSM-IV für die psychischen Störungen bei der ►Creutzfeldt-Jakob'schen Krankheit.
e: Dementia Due to Creutzfeldt-Jakob Disease. – (ICD-10: F02.1).

Demenz aufgrund einer Parkinson'schen Erkrankung *(f)*. Bez. des DSM-IV für ►Parkinsonpsy-

che. Im Einzelnen erwähnt werden nur ein langsameres Denken und Sich-Erinnern.
e: Dementia Due to Parkinson's Disease. – (ICD-10: F02.3).

Demenz aufgrund einer Pick'schen Erkrankung *(f)*. Bez. des DSM-IV für die psychischen Störungen bei der ►Pick'schen Krankheit.
e: Dementia Due to Pick's Disease. – (ICD-10: F02.0).

Demenz aufgrund eines Schädel-Hirn-Traumas (SHT) *(f)*. Bez. des DSM-IV für vorübergehende und bleibende psychische Störungen aller Art nach ►Schädel-Hirn-Trauma. Aufgezählt werden: ►Amnesie, ►Aphasie, ►Aufmerksamkeitsstörungen (attentional problems), ►Gereiztheit, ►Reizbarkeit, Angst, ►Niedergeschlagenheit (depression), ►Affektlabilität, Fehlen von Spontanantrieb, Aggressivität.
e: Dementia Due to Head Trauma. – (ICD-10: F02.8)

Demenz aufgrund Multipler Ätiologien *(f)*. Bez. des DSM-IV für ►Demenzen, an deren Zustandekommen mehrere Ursachen beteiligt sind. Kein bestimmtes Krankheitsbild.
e: Dementia Due to Multiple Etiologies.

Demenz im Präsenium *(f)*. ►Demenz, präsenile.
e: dementia arising in the presenium.

Demenz im Senium *(f)*. Demenz, senile.
e: dementia arising in the senium.

Demenza praecocissima *(f)*. Sante de Sanctis eigene Bez. für die ►Dementia praecocissima.

Demenz, exogene *(f)*. Durch von außen auf das Gehirn einwirkende Schädigungen (Infektionen, Gehirnerschütterung) entstandener Intelligenzverlust (►Demenz). Der Begriff wurde als Ant. zur endogenen ►Dementia praecox gebildet.
e: exogenous dementia. *fr:* démence exogène

Demenz, frontotemporale *(f)*. Syn. für ►Pick'sche Krankheit.

Demenz mit Beginn im Senium und Präsenium *(f)*. In DSM-III: Sammelbez. für ►Alzheimer'sche Krankheit, senile Demenz und ►Pick'sche Krankheit.
e: Dementia Arising in the Senium and Presenium

Demenz, organische *(f)*. 1. Fortschreitende Intelligenzminderung durch Gehirnkrankheit. Gewöhnlich werden dabei vor allem das Gedächtnis und die Merkfähigkeit betroffen. Aber auch Störungen von Urteilsvermögen und Auffassung können im Vordergrund stehen. Der Begriff wurde hauptsächlich als Gegensatz zu ►Dementia praecox und ►Pseudodemenz verwandt oder wenn die Ursache einer Demenz nicht geklärt werden konnte. 2. Abweichend hiervon versteht die frz. Psychiatrie darunter nur die durch eng umschriebene organische Hirnläsionen hervorgerufenen intellektuellen Störungen. ►Dementia lacunaris (1).
e: organic dementia. *fr:* démence organique

Demenz, präsenile *(f)*. 1. Syn. für ►Alzheimer'sche Krankheit. 2. Sammelbez. für eine Gruppe von Erkrankungen, bei denen vor dem Senium eine ►Demenz mit fortschreitendem Charakter einsetzt: 1. ►Alzheimer'sche Krankheit. 2. ►Pick'sche Krankheit. 3. ►Chorea Huntington. 4. ►Creutzfeldt-Jacob'sche Krankheit. 5. präseniler Beeinträchtigungswahn (s. d.).
e: presenile dementia. *fr:* démence atrophique présenile

Demenz, primäre *(f)*. 1. In der alten Psychiatrie Bez. für symptomarme Psychose, die später von E. Bleuler als Schizophrenia simplex bezeichnet wurde. 2. Obsoletes Syn. für Dementia praecox,
e: primary dementia. *fr:* démence primaire,

Demenz, primär degenerative *(f)*. Stetig fortschreitende ►Demenz, die durchschnittlich etwa innerhalb von 5 Jahren zum Tode führt. Unbestimmter Begriff. Es handelt sich in der Regel um eine ►Alzheimer'sche Demenz. Manchmal deckt die Untersuchung nach dem Tode auch eine ►Pick'sche Krankheit auf.
e: primary degenerative dementia.

Demenz, primäre heilbare *(f)*. Syn. für Stupidität.

Demenz, schizophrene *(f)*. ►Verblödung, schizophrene.

Demenz, sekundäre *(f)*. ►Sekundärdemenz.

Demenz, semantische *(f)*. ►semantische Demenz.

Demenz, senile *(f)*. Nach dem 70. Lebensjahr auftretende Schwäche der geistigen Leistungsfähigkeit. Wird gekennzeichnet durch hochgradige Merkschwäche, Auffassungs- und Konzentrationsstörungen, Konfabulationen, Desorientiertheit, Kritikschwäche, Herabsetzung der Vitalität, Verlangsamung aller psychischen Abläufe, mitunter Wahn und Halluzinationen. Oft bleibt die Persönlichkeit mit glatten Umgangsformen lange Zeit gut erhalten, sodass die Erkrankung von Außenstehenden nicht bemerkt zu werden braucht. Ursache: Schwund des Hirngewebes. Pathologisch-anatomisch sind erhebliche Nervenzellausfälle in den geschrumpften Hirnlappen und das Vorhandensein Alzheimer'scher Fibrillenveränderungen in den Rindenzellen typisch. – Eine besondere Form ist die ►Presbyophrenie. – Unter Klinikern besteht eine Tendenz, keine scharfen Grenzen zwischen seniler Demenz auf der einen Seite und ►Dementia arteriosclerotica und Alzheimer'scher Erkrankung auf der anderen Seite zu ziehen, da die Symptomatik teilweise ähnlich ist.
e: senile dementia.
Syn.: Altersblödsinn, Dementia senilis, Greisenschwachsinn. *fr:* démence sénile

Demenz, soziale *(f)*. 1. (U. H. Peters, 1992). Verlust früher vorhanden gewesener sozialer, körperlicher und intellektueller Fähigkeiten durch Nichtgebrauch insbesondere im Alter. Beispiel: Bei Gering- oder Nichtgebrauch der Stimme verändert sich deren Tonlage, die Sprachartikulation verliert an Verständlichkeit. Folgen sind Erschlaffen und Erschwerung persönlicher und sozialer Beziehungen. 2. Obsol. Syn. für ►Depravation.

Demenz, subkortikale *(f)*. Geistesohnmacht mit Ursache unterhalb der Hirnrinde. 1. Ältere klinische Bez. für Persönlichkeitsveränderungen sowie Störungen von Merkfähigkeit und Intelligenz bei ►Drogenabhängigkeit. Die intellektuellen Fähigkeiten sind nicht wirklich verloren, der Abhängige macht jedoch kaum Gebrauch davon. 2. (M.L. Albert, R.G. Feldman, A.L. Willis, 1974). Demenz bei progressiver supranukleärer Lähmung (Steele-Richardson-Syndrom). Die Kranken erinnern sich schlecht, haben aber bei längerem Suchen doch den vollen Gedächtnisvorrat zur Verfügung. Das Denken ist verlangsamt. zwei Typen der Affektstörung: a) gleichgültig, ►lethargisch und ►apathisch bei depressiver Stimmung; b) ►Dysphorie oder ►Euphorie. Kurze Wutanfälle. Enthemmung der Affektentäußerungen (►Affektinkontinenz). – Es besteht die Vorstellung, dass die Hirnrinde durch Fehlen von Reizen vom aufsteigenden retikulären System mangelhaft aktiviert wird. – ►AIDS-Demenz.
Syn.: ►Bradyphrenie.

Demenz, thalamische *(f)*. ►Thalamusdemenz.

Demenz, toxogene *(f)*. toxische Demenz.

Demenz, vaskuläre. *(f)*. Verlust früher erworbener intellektueller Fähigkeiten durch zahlreiche kleine Infarkte (Schließung oder Verlegung kleinster Adern) in Hirn und Hirnstamm oder andere zerebrovaskuläre Veränderungen. Begriff und Konzept leiten sich aus den morphologischen Befunden bei Computertomographie (CT) ab. Nach Befunden in der Kernspintomographie (NMR) sind nicht die im CT sichtbaren Infarktherde Ursache der Demenz, sondern die gestörte Verbindung zwischen Hirnzentren im Bereich der weißen Hirnsubstanz (»subkortikale Diskonnektion«). In DSM-III und -III-R enthalten. Die in DSM ab DSM-IV verwendete Bez. ist weitverbreitet. – Entspricht der älteren ►Dementia arteriosclerotica, ►Dementia lacunaris. ►Multiinfaktdemenz.
e: Vascular Dementia. – (ICD-10: F01.xx)

Demenz vom Alzheimer-Typ *(n)*. Bez. von DSM-IV für ►Alzheimer-Demenz.

Demenzsyndrom *(n)*. Übergeordnete Bezeichnung für alle mit ►Demenz einhergehenden Krankheitszustände. Neben den Demenzzuständen der vorangehenden Stichworte gehören dazu die ►Alzheimer'sche Krankheit, ►Pick'sche Krankheit, ►Marchiafava-Bignami'sche Krankheit u. a.

demonstrative Reaktion *(f)*. Seelische Reaktion, die (bewusst oder unbewusst) dazu dient, der mitmenschlichen Umwelt zu demonstrieren, in welcher schwierigen oder verzweifelten Situation sich der Betreffende befindet. Z.B. viele Suizidversuche oder übertreibende Verhaltensweisen bei Rentenwünschen. Im medizinischen Sprachgebrauch haftet der Bezeichnung »demonstrativ« gewöhnlich eine negative Bewertung an.
e: demonstrative reaction. *fr:* réaction démonstrative

Demoor'sches Zeichen *(n)*. (Jean Demoor). Schwere Störung des Gewichtsschätzens bei Debilen. Beim Schätzen von gleichen Gewichten mit verschiedenen Volumina werden normalerweise die größeren Stücke über- und die kleineren Stücke unterschätzt. Bei Debilen kann sich das Verhältnis umkehren oder ein krasses Missverhältnis auftreten.
e: Demoor's sign.
Syn.: Demoor'sche Täuschung. *fr:* signe de Demoor

Demophobie *(f)*. Neurotische Angst vor Menschenansammlungen.
e: demophobia.
Syn.: Ochlophobie. *fr:* démophobie, phobie de la foule

Denkbeschleunigung *(f)*. Formale Denkstörung: erhebliche Beschleunigung des Denktempos und -ablaufs, das in Inhalten und Struktur aber normal ist. – Vorkommen fast nur unter Einfluss von ►Amphetaminen (vgl. auch ►Amphetaminintoxikation), ausnahmsweises anderer Substanzen. Die Wirkung wird oft gesucht (►Life-Style-Medikamente) und kann zu Leistungssteigerungen führen, wenn sie in Grenzen gehalten wird. Bei weiterer Steigerung tritt ►Ideenflucht ein.

Denkdissoziation *(f)*. ►Spaltung zwischen Denken und Gefühl und zwischen den einzelnen Gedankenteilen untereinander bei Schizophrenie. Vgl. a. ►Dissoziation, ►dissoziativ, ►Zerfahrenheit, ►discordance.
e: dissociation of thought.

Denken, archaisches *(n)*. Zurückfallen in das »primitive« Denken von Kindern oder Naturvölkern, bei dem objektiv Ungleiches mit Selbstverständlichkeit verbunden wird. Es handelt sich um eine Anwendung der Darwin'schen Theorie der ►Regression auf das Denken des Individuums und der Menschheit. Die Vorstellung diente vor allem S. Arieti (»Interpretation of Schizophrenia«, 1955) zur Erklärung der Denkstörungen Schizophrener, was zeitweilig weithin Anerkennung fand.
e: archaic-paralogical thinking. *fr:* pensée archaïque

Denken, autistisches *(n)*. Syn. für ►autistisch-undiszipliniertes Denken.

Denken, autistisch-undiszipliniertes *(n)*. ►autistisch-undiszipliniertes Denken.

Denken, dereistisches *(n)*. (E. Bleuler). Undiszipliniertes, alogisches Denken, das durch Wünsche und (seltener) Befürchtungen sowie allgemein von den Gefühlsregungen geleitet wird und offenkundige Widersprüche mit der Wirklichkeit nicht berücksichtigt. Findet sich bis zu einem gewissen Grade als Teilerscheinung jeden gesunden Seelenlebens; in sehr viel ausgesprochenerem Maße bei verbohrten Idealis-

ten und wissenschaftlichen Außenseitern (aber nur soweit Denkprozesse betroffen sind, die mit dem Zentralthema solcher Persönlichkeiten zusammenhängen). Ferner typische Denkform in Träumen, Tagträumereien und schließlich Psychosen (Schizophrenie). – Das Syn. »autistisches Denken« sollte wegen der Verwechslungsmöglichkeiten mit dem Autismus Schizophrener vermieden werden.
e: dereistic thinking, autistic thinking.
Syn.: autistisches Denken, autistisch-undiszipliniertes Denken. *fr:* pensée déréïstique, pensée déréelle, pensée autistique

Denken, eingeengtes *(n)*. Syn. für ►Perseveration.

Denken, infantiles *(n)*. Syn. für ►Denken, prälogisches.

Denken, katathymes *(n)*. (H.W. Maier). Beeinflussung des Denkens durch Affekte. Verknüpft das kausale Denken die Dinge nach dem Prinzip der Häufigkeit, so verknüpft das katathyme Denken nach dem Prinzip der Affektgemeinschaft. Unter dem gleichen Affekt erlebte Dinge werden als zusammengehörig empfunden.
e: catathymic thinking. *fr:* pensée catathymique

Denken, konkretes *(n)*. Eigentümlichkeit des Denkens und Fühlens, das sich an sichtbare und fassbare Vorstellungen hält. Stellt das Gegenteil des abstrakten Denkens dar. ►Denken, synkretes.
e: concrete thinking. *fr:* pensée concrète

Denken, magisches *(n)*. Denken in den religiösen Zusammenhängen eines Kultes (Zauberriten, Beschwörungshandlungen). Dem logisch-wissenschaftlichen Denken entgegengesetzt. Der magisch denkende Mensch versucht nicht, die mutmaßlichen Kausalzusammenhänge der gegenständlichen Welt zu erfassen. Andererseits lieferte die mythologische Denkweise z.B. in der griechischen Antike eine in sich logische Erklärung aller Erfahrungen (K. Hübner: Die Wahrheit des Mythos, 1985). Im magischen Denken wird jedoch versucht, die angenommenen Kräfte durch Beschwörungsformeln und Zauberriten unmittelbar nutzbar zu machen.
e: magic thinking. *fr:* pensée magique

Denken, operationales *(n)*. Syn. für ►Denken, operatives.

Denken, operatives *(n)*. (P. Marty und M. De M'Uzan, 1963). Ausgeprägte Neigung zu konkretem Denken bei psychosomatisch Kranken. Unfähigkeit, sich freien Assoziationen zu überlassen, oder zu Tagträumen. Phantasiearmut. Es besteht Unfähigkeit, bei sich und anderen Gefühle, Stimmungen und Spannungen, auch Träume in feinerer Weise wahrzunehmen und in Worte zu fassen. Sprachliche Äußerungen beziehen sich fast auschließlich auf alltägliche Situationen und Darstellungen von Körperbeschwerden und erscheinen darum banal und steril. Es handelt sich nicht um Widerstand, es werden auch keine ►Abwehrmechanismen benutzt, sondern die Beziehung zum Psychotherapeuten ist seltsam neutral (»relation blanche«); bei ihm wird dabei Langeweile und Unbehagen hervorgerufen. Das (neue oder erneute) Auftreten operativen Denkens kündigt mögliche psychosomatische Störungen an. Vgl. Struktur, psychosomatische.
e: operative thinking.
Syn.: operationales Denken, Alexithymie. *fr:* pensée opératoire

Denken, paralogisches *(n)*. Störung des Denkablaufs, ►Paralogie (2).

Denken, physiognomisches *(n)*. Syn. für Denken, synkretes.

Denken, prälogisches *(n)*. Bei Kleinkindern, Debilen, auch Naturvölkern zu beobachtendes Denken, bei dem objektiv Unvereinbares vereinigt wird, da kein ausreichender Unterschied zwischen der Erlebniswelt und der realen Dingwelt gemacht wird.
e: prelogical thinking.
Syn.: infantiles Denken, primitives Denken. *fr:* pensée prélogique

Denken, primitives *(n)*. Obsol. Syn. für ►Denken, prälogisches.

Denken, schizophrenes *(n)*. Form des Denkens, die es nur bei Schizophrenen gibt. In traditioneller Umschreibung: 1. Verschmelzung: Zusammenfügen von heterogenen Denkgliedern zu einem neuen, unsinnigen, aber grammatikalisch korrekten Ganzen. 2. Auslassungen: Fehlen wichtiger Denkglieder in der Gedankenkette (Lückenbildungen). Die Phänomene sind unter den Bez. ►Zerfahrenheit und ►Wortfeldstörung geläufig. In DSM-IV/V entspricht dem »disorganized speech« (disorganisiertes Sprechen).
e: schizophrenic thinking. *fr:* pensée schizophrénique

Denken, sprunghaftes *(n)*. Rascher Wechsel von Denkthemen, wozu meist ein hohes Sprechtempo gehört. Jedes Thema für sich ist heil und verstehtbar. Ist eher ein HInweis auf hohe Intelligenz als auf eine krankhafte Störung. Der Eindruck einer (nicht vorhandenen) Ähnlichkeit mit ►Zerfahrenheit entsteht eher, weil der Zuhörer nicht so rasch folgen kann.
e: desultory (alogical) thinking, grasshopper mind. *fr:* pensée desordonée

Denken, synkretes *(n)*. Vorstufe konkreten Denkens, bei dem die Grenzen zwischen Subjekt und Objekt noch nicht scharf sind, alles mit allem zusammenhängen kann und magische Kräfte als selbstverständlich angenommen werden. Normale Entwicklungsphase des kindlichen Denkens. In erweitertem Sinne auch konfuses Denken Erwachsener.
e: syncretic thinking.
Syn.: Denken, physiognomonisches. *fr:* syncrétisme

Denken, umständliches *(n)*. ►Umständlichkeit.

Denken, verworrenes *(n)* In seinem Ablauf gestörtes Denken. Das Denken gerät auf Nebenwege,

verliert seine Ziele, ein übergeordneter Zusammenhang ist nicht erkennbar. Die Bez. wird gewöhnlich in allgemeiner Weise gebraucht, ohne dass eine bestimmte Denkstörung gemeint ist.
e: confusional thinking, confusion.

Denken, weitschweifiges *(n).* In seinem Zusammenhalt aufgelockertes, zu lange bei weniger wichtigen Details verweilendes, im Übrigen aber korrektes Denken. Ein bestimmtes Denkziel wird erst nach mehrfachem und unnötigem Abgleiten auf gedankliche Nebengeleise und Nebenthemen erreicht. Wie beim Fadenverlieren findet das Denken ohne Hilfe zum Hauptgedanken zurück. Weitschweifigkeit und Umständlichkeit des Denkens (►Umständlichkeit) werden gewöhnlich nicht klar voneinander unterschieden. – Vorkommen besonders bei sehr alten Menschen und leichter vaskulärer Demenz, aber auch als individuelle Eigentümlichkeit.
e: disgressive oder diffuse thinking. *fr:* pensée prolixe

Denken, zerfahrenes *(n).* ►Zerfahrenheit.

Denkertyp *(n).* (J. P. Pawlow). Typ menschlicher Verhaltensform. Menschen, bei denen ein Übergewicht des »zweiten Signalsystems« (s. d.) gegenüber dem ersten besteht, die im Gegensatz zum ►Künstlertyp nicht von Sinneseindrücken, sondern vom Wort und den damit verbundenen Vorstellungen beherrscht werden. ►Nerventyp nach Pawlow.
e: intellectual type. *fr:* type »cérébral«

Denkform *(f).* Die formale Art, wie ein Gedanke ohne Berücksichtigung des Denkinhaltes mit einem anderen verknüpft wird. Beispiel: ►Assoziation. Pathologisches Beispiel: ►Zerfahrenheit, bei welcher Denkbrücken fehlen.

Denkhemmung *(f).* Formale Denkstörung, bei welcher im Selbsterleben der Eindruck besteht, zunächst eine innere Hemmschwelle überwinden zu müssen. Zeigt sich an vermindertem Zustrom von Einfällen und Assoziationen, Zurücktreten der determinierten Tendenz und inhaltlicher Verarmung auf nur wenige Denkthemen. Dabei ist das Denken jedoch in sich klar und geordnet. Äußert sich für den Beobachter vor allem durch verlangsamten Ablauf sprachlicher Äußerungen.
e: inhibitation of the mental process, thought block. *fr:* inhibition de la pensée

Denkinhalt *(m).* Das, was gedacht wird. Der jeweilige Gegenstand als Gegensatz zur Denkform.

Denkpause *(f).* ►Absenz.

Denkschaukrämpfe *(m).* (F. Kehrer). Von ►Zwangsgedanken – oft mit gotteslästerlichen Inhalten – begleitete Schauanfälle. Tritt vor allem nach Abklingen einer Gehirnentzündung (►Postenzephalitis) auf.
e: oculogyric crisis (with obsessive thoughts). *fr:* crise oculogyre avec pensées obsessionnelles

Denksperre *(f).* Plötzliches Abreißen des Gedankenfadens, so dass eine Pause im Denken (und Sprechen) entsteht. Nach Beseitigung der »Sperre« vollzieht sich der Gedankenablauf wieder normal. Typische Erscheinung bei Schizophrenie, jedoch auch normalerweise vorkommend. ►Sperrung.
e: blocking, mental block, (abrupt) block of thoughts. *fr:* barrage de la pensée

Denkstörung *(f).* Durch Krankheit gestörtes Denken. Die Störung kann sich sowohl formal auf den Denkprozess selbst, auf die Verknüpfung der einzelnen Denkakte (►Denkstörungen, formale) als auch auf die Themen des Denkens (►Denkstörungen, inhaltliche) beziehen. Zu den Denkstörungen zählen: ►Denkhemmung; ►Gedakenabreißen; Gedankensperrung (►Sperrung); ►Denkverlangsamung (organisch, enechetisch); beschleunigtes Denken (►Denkbeschleunigung); ►Ideenflucht; eingeengtes Denken (►Perseveration); umständliches Denken (►Umständlichkeit); Weitschweifigkeit (►Denken, weitschweifiges); paralogisches Denken (►Paralogie [2]); inkohärentes Denken (►Inkohärenz); ►Zerfahrenheit; ►Denkstörungen, inhaltliche; u. a.
e: thought disorder, disturbance of intellectual functioning. *fr:* trouble du raisonnement

Denkstörung, alogische *(f).* Durch Ausfall des Stirnhirns entstehende Störungsform des Denkens: Begriffs- und Wortarmut, fehlender Antrieb zum Denken, Unvollkommenheit der Leistung mit Verkürzung der Denkreihen.
e: alogical disorder of the mental process. *fr:* trouble alogique du cours de la pensée

Denkstörungen, formale *(f, pl).* Störungen des Denkablaufs als Begriffsgegensatz zu den Störungen des Denkinhaltes (►Denkstörungen, inhaltliche): ►Denkhemmung, ►Denkverlangsamung (organische, enechetische), ►Denksperre, ►Ideenflucht, ►Zerfahrenheit, ►Inkohärenz, ►Verworrenheit, ►Umständlichkeit, ►Perseveration.
e: formal thought disorder. *fr:* trouble formel du raisonnement

Denkstörungen, inhaltliche *(f, pl).* Unwillkürliche Veränderungen der Denkinhalte. Hierzu gehören auch Zwangsideen, Wahnideen, wahnartige Ideen, überwertige Ideen u. a.
e: material disorder of the mental process, content-thought disorder. *fr:* trouble du contenu de la pensée

Denkstörungen, schizophrene *(f, pl).* Sammelbez. für formale Störungen (s. d.) des Denkens bei Schizophrenen. Werden in diesem Lexikon jede für sich dargestellt. Je nach Orientierung unterschiedlich: ►Denken, schizophrenes; ►Zerfahrenheit; ►desorganisiertes Sprechen; ►Übereinschließung; ►Wortfeldstörung; ►Satzfeldstörung, ►Zeichenfeldstörung.
e: schizophrenic thought disorders.

Denktypus, extravertierter *(m)*. (C. G. Jung). Typ einer psychischen Grundfunktion (s. d.). Gestaltet sein Leben und das seiner Angehörigen nach festen Regeln; sein Denken ist positiv, synthetisch und dogmatisch.

Denktypus, introvertierter *(m)*. (C. G. Jung). Typ einer psychischen Grundfunktion (s. d.). Ihm fehlt der Sinn für das Praktische, isoliert sich nach unangenehmen Erfahrungen mit seinen Mitmenschen; große Kühnheit in Ideen, wird aber durch Zögern und Skrupel gehemmt.

Denkverlangsamung *(f)*. Formale Denkstörung, Verlangsamung des Denkablaufs und damit des Sprechflusses. Zwei Formen: ►Denkverlangsamung, organische; Denkverlangsamung, enechetische (►Haften).

Denkverlangsamung, enechetische *(f)*. Formale »klebrige« Denkstörung bei Epileptikern. ►Haften.

D

Denkverlangsamung, organische *(f)*. Formale Denkstörung (s. d.) mit Verlangsamung des Denk- und Sprachablaufs (zugleich auch der Bewegungen und Handlungen) gegenüber dem vom Untersucher als normal empfundenen Tempo. Der Verlangsamte lässt z. B. zwischen einer Frage und dem Erkennenlassen, dass er sie verstanden hat (z. B. nach Wiederholung der Frage), und schließlich ihrer Beantwortung eine »unverhältlnismäßig« lange Zeit verstreichen. Denken und Sprechen scheinen ihm besondere Mühe zu machen. – Vorkommen vor allem bei diffusen Hirnstörungen, z. B. bei ►Bewusstseinstrübung oder ►Commotio cerebri. Durch die starke Beschäftigung mit inneren Problemen und Konflikten kann vorübergehend der fälschliche Eindruck der organischen Denkverlangsamung entstehen.

Denkzerfahrenheit *(f)*. ►Zerfahrenheit.

Denkziel *(n)*. Das im Beginn anvisierte und dann folgerichtig angestrebte Ende eines Gedankenganges. Das normale logische Denken wird durch Denkziele geleitet. Bei krankhaften Denkstörungen geht das Denkziel oft verloren. Bei ►Ideenflucht gerät das Denken auf Nebenwege; bei ►Zerfahrenheit reißt es vor Erreichen des Denkzieles ab; bei ►Weitschweifigkeit findet es nach langen Umwegen doch noch zum Denkziel zurück.
e: objective of thinking. *fr:* but du raisonnement

Denkzwang *(m)* ►Zwangsdenken.

Depersonalisantia *(n, pl)*. Syn. für ►Halluzinogene.

Depersonalisation *(f)*. (L. Dugas, 1898). Psychischer Vorgang, bei dem das Gefühl entsteht, dem eigenen Ich fremd gegenüberzustehen. Auch einzelne Körperteile werden oft als fremdartig, nicht zum Ich gehörig empfunden. Vielfach entsteht gleichzeitig das Gefühl, die gewohnten Dinge und Menschen seien fremd, starr und leer, nicht wirklich. Sehr häufig von Neurosen und Depressionen, aber auch bei akuten Erlebnisreaktionen, Zwangskrankheit und Schizophrenie beschrieben, wobei die Erscheinungsweise stets die gleiche ist. Vorkommen aber auch ohne Zusammenhang mit anderen psychischen Erscheinungen. Gehört eng zusammen mit dem Phänomen der ►Derealisation. – Erstbeschreibung durch Krishaber 1873 (►Neuropathie, zerebro-kardiale). Namengebung durch Dugas, der schließlich 1911 mit F. Moutier eine monographische Darstellung gab (»La Dépersonalisation«). In den USA zunächst (DSM-II) als Depersonalisationsneurose (►Depersonalisationssyndrom) eingeführt; dann in DSM-III der Atypischen Dissoziativen Störung (s. d.) zugeordnet; in DSM-III-R als Depersonalisationsstörung (oder Depersonalisationsneurose) eigene diagnostische ►Kategorie; in DSM-IV mit Derealisation als Depersonalisationsstörung zusammengefasst. In DSM-V als Depersonalisations/Derealisationsstörung einheitliche Kategorie (300.6).
e: depersonalization.
Syn.: Entfremdungserscheinung. *fr:* dépersonnalisation

Depersonalisation, autopsychische *(f)*. ►Depersonalisation, bei welcher die eigenen Gefühle als merkwürdig blass und unlebendig sowie das eigene Denken und Handeln als unpersönlich, wie mechanisch und automatisch ablaufend erlebt werden.

Depersonalisation, somatopsychische *(f)*. ►Depersonalisation, bei welcher der eigene Körper, einzelne Körperteile oder eigene Bewegungen als fremd oder überhaupt nicht vorhanden erlebt werden.

Depersonalisationsstörung *(f)*. In DSM-IV: gemeinsame diagnostische ►Kategorie für ►Depersonalisation und ►Derealisation. Die Bez. wird jedoch nur angewendet, wenn sich keine Ursache für das Syndrom nachweisen lässt, insbesondere keine organische Störung oder Schizophrenie.
e: Depersonalization Disorder. – (ICD-10: F48.1).

Depersonalisations-/Derealisationsstörung: *(f)*. In DSM-V Syn. für ►Depersonalitsationsstörung.
e: Depersonalization/Derealization Disorder.

Depersonalisationssyndrom *(n)*. (J. Todd, 1955). Psychischer Leidenszustand mit Vorherrschen von Erscheinungen der ►Depersonalisation und ►Illusion. Besonders auffällig sind illusionistische Raum- und Zeitverkennungen. Ferner Körperschemastörungen (►Körperschema) mit dem subjektiven Empfinden, als seien einzelne Gliedmaßen vergrößert, verkleinert, geschrumpft oder aufgebläht. Auch Störungen der optischen Wahrnehmung. Vorkommen besonders bei Migräne und Epilepsie, ferner bei Intoxikationen (z. B. mit Haschisch oder LSD), Tumoren, im Fieberdelir oder auch physiologisch im Einschlafstadium.
e: syndrome of Alice in wonderland, depersonalization disorder.

Syn.: Alice-im-Wunderland-Syndrom. *fr:* syndrome d'Alice au pays des merveilles

Depeschensprache *(f)*. Weniger gebr. Bez. für ►Akataphasie.

Deportiertenasthenie *(f)*. Älteres Syn. für ►Überlebendensyndrom.

Depotneuroleptika *(n, pl)*. Gruppe von gewöhnlich spritzbaren ►Neuroleptika, welche im Gegensatz zur Tablettenform ihre Wirkung über längere Zeit entfalten können, z. B. eine Woche, ehe eine erneute Gabe folgen muss. Nicht zu verwechseln mit ►Langzeitneuroleptika.

Depravation *(f)*. (lat. depravatio) Verderbung, Verdrehung, Verunstaltung, Verschlechterung. 1. Verfall sittlicher und moralischer Verhaltensweisen der früheren Persönlichkeit als Folge von ►Alkoholismus oder einer anderen Sucht. Die Störung ist vom Intelligenzgrad unabhängig. Dazu gehören: hochfahrendes, eitles Wesen, Unzuverlässigkeit, aggressiver Egoismus, Unwahrhaftigkeit und Lügen, Fehlen von Schamgefühl und Gewissensbissen bei Verfehlungen, Mangel an zwischenmenschlichen Bindungen und Gefühlen von Sympathie, selbst gegenüber engen Familienangehörigen. Folge sind häufige Zusammenstöße mit Familie, Gesellschaft und Gesetz 2. Mit neuen Suchtgewohnheiten veränderten sich ab 1965 die Verhaltensweisen der Süchtigen und die Haltung der Gesellschaft ihnen gegenüber. Beschrieben werden: suchtspezifische Besinnungsstörung (►Besinnung) mit Folgen im Erleben, Werten und Handeln; ►Haltschwäche; ►Bindungslosigkeit, Unstetigkeit des Wesens; Vernachlässigung ethischer Haltungen, ►Kritikschwäche (2); Entdifferenzierung der Persönlichkeit; ►Verwahrlosung (2); Kriminalität (►Beschaffungskriminalität, Gewalttaten); Unfähigkeit, das persönliche Leben in der hergebrachten Ordnung der Gemeinschaft zu gestalten; Unfähigkeit, in der Selbstbetrachtung Abstand zu nehmen von sich selbst, die möglichen Folgen des eigenen Tuns abzuschätzen, kritisch zu bewerten und nach dieser Einsicht zu handeln. 3. Der Terminus wurde bereits im 18. Jahrhundert gebraucht, bezeichnete damals aber jede Form der Verschlechterung und des Verderbens. Wurde von E. T. A. Hoffmann als »stinkende Grube« beschrieben.
e: depravation. *fr:* dépravation

Deprehensio *(f)*. Altes Syn. für ►Katalepsie.

Depremenz *(f)*. Alte Bez. für ►Depression.

Depressio mentis periodica *(f)*. (C. Lange, 1895). Obsoletes Syn. für ►Depression, periodische.

Depressio sine depressione Ältere Bezeichnung für larvierte Depression (s. d.). Mit der Bez. soll hervorgehoben werden, dass in der Symptomatologie einer Depression depressive Affekt- und Denkstörungen (zu) fehlen (scheinen), da sie hinter Körperbeschwerden zurücktreten.
e: depressio sine depressione. *fr:* dépression »sans dépression«

Depression *(f)*. 1. Form psychischer Störung mit ►Schwermut, Trübsinn, gedrückter Stimmungslage, tiefster Niedergeschlagenheit, Verzagtheit, Fehlen aller Lust und Kurzweil; Gefühle und Gedanken versinken «in schwarzer Nacht» und sehen kein Licht am Horizont, selbst am Tag wird die Welt scheinbar nur von einer «schwarzen Sonne» beschienen. Der Antrieb ist gefesselt (►Antriebshemmung), begleitet vom Gefühl tiefer Erschöpfung durch fruchtlose Bemühungen, sich zum Handeln anzutreiben. Selbstvorwürfe deswegen. Die Gedankenwelt ist leer und inhaltlos und allenfalls von vollständiger Hoffnungslosigkeit erfüllt. Gewichtsverlust und Früherwachen. Die Schwermütigkeit mache nach alter Vorstellung «töricht» insofern sie zur Selbsttötung verleite. Insoweit identisch mit der traditionellen tiefen ►Melancholie und der endogenen Depression, ohne offensichtliche Begründung oder Ursache. – Obwohl nach DSM-IV als »Major depressive episode« (dt. Übers. »Episode einer Major Depression«) und nach ICD-10 als »Severe depressive episode without psychotic symptoms« (dt. »ernsthafte depressive Episode ohne psychotische Symptome«) [die offizielle Version verlangt »schwere« anstelle »ernsthafte« des Originals] zu klassifizieren, handelt es sich um je verschiedene Zustände. 2. Die Bez. wurde im klinischen Sprachgebrauch auf zahlreiche nur ähnliche Zustände ausgedehnt ohne eindeutige Grenze gegenüber normaler Befindlichkeit. In der Alltagssprache kann jedes Gefühl von Deprimiertheit oder Niedergeschlagenheit Depression heißen. In dieser weiten Bedeutung vielfach auch in der Fachsprache der Psychiater und Psychologen. In den Statistiken sind daher evtl. bis zu 50 % aller Diagnosen »Depression«. S. a. die folgenden Stichwörter. 3. Begriffsgeschichte: In der älteren Medizin nur chirurgische Bez. für ein herabgedrücktes Teil, z. B. ein Stück Schädelknochen in dem Sinne, der heute »Impressionsfraktur« heißt. Bei Adam Smith (1776) im Sinne von Wirtschaftsdepression. Auf psychische Zustände wird die Bez. erst seit Beginn des 19. Jh. angewandt. Bei Heinroth (1818) Gegenbegriff zu ►Exaltation. Dementsprechend entstehe »Melancholie« durch Depression des Gemüts, »Blödsinn« durch Depression des Geistes (= Denkens), »Willenlosigkeit« durch Depression des Willens. Erst später im Jh. werden Melancholie und Depression syn. gebraucht.
e: depression. – Meint im Engl. jedoch einen Zustand von unhappyness (Unglücklichsein) und hopelessness (Hoffnungslosigkeit). *fr:* dépression

Depression, ängstliche *(f)*. Depressives Zustandsbild, bei dem Angsterscheinungen so sehr im Vordergrund stehen, dass alle übrigen Erscheinungen dahinter zurücktreten. Oft kommen die Kranken nur

wegen der Angst zum Arzt und sind dann schwer vom Vorhandensein einer Depression zu überzeugen.
e: anxious depression. *fr:* dépression à forme anxieuse

Depression, agitierte *(f)*. (Endogene) Depression, bei der sich in die depressive Stimmung eine Erregung mischt. Die Kranken sind ängstlich und ruhelos-getrieben, sie jammern, bringen unablässig ihre depressiven Ideen vor, sind jedoch in ihren Denkinhalten einförmig.
e: agitated oder excited depression. *fr:* dépression avec état d'agitation

Depression, anaklitische *(f)*. (René Spitz, 1946). Anlehnungsdepression. Syndrom bei Säuglingen, die – von der Mutter getrennt – längere Zeit ohne emotionale Beziehungen und ►Affektaustausch in Krankenhäusern leben. Nach etwa dreimonatigem Aufenthalt hört das anfängliche Jammern und Klagen auf; die Kinder sitzen mit offenen, ausdruckslosen Augen und unbeweglichem Gesicht im Bett und nehmen kaum von den Vorgängen um sie herum Notiz. Es ist schwierig und manchmal unmöglich, in diesem Zustand mit den Kindern Kontakt aufzunehmen. Das Syndrom tritt insbesondere auf, wenn vorher ein guter emotionaler Kontakt zwischen der Beziehungsperson (z. B. Mutter) und Kind bestand. Es ist reversibel, wenn nach 3 Monaten der Kontakt wiederhergestellt wird.
e: anaclitic depression.
Syn.: Säuglingsdepression, Hospitalismus (nicht korrekt), Affektentzugssyndrom. *fr:* dépression anaclitique

Depression, anankastische *(f)*. Stark charakterogen überformte Depression, die in ihrer symptomatologischen Ausgestaltung durch einen anankastischen Primärcharakter (s. u. Anankasmus) eine besondere Vermischung von Zwangssymptomen und depressiven Symptomen erhält (H. Lauter, 1962). Die Kranken zeichnen sich in ihrer Primärpersönlichkeit durch Selbstunsicherheit, Ordentlichkeit und übermäßige Gewissenhaftigkeit bei heiterem Temperament, kräftiger Vitalität und weltoffener Lebenseinstellung aus. Die Depression wird besonders häufig durch körperliche Krankheiten und seelische Belastungen ausgelöst. Die Dauer der Erkrankung ist länger (durchschnittlich 13 Monate) als bei anderen Depressionen und kann mehrere Jahre betragen. Anfang und Ende sind gewöhnlich zeitlich nicht scharf akzentuiert.
e: anancastic depression, obsessional depression.
Syn.: Zwangsdepression. *fr:* dépression anancastique oder anankastique oder obsessionelle

Depression, arteriosklerotische *(f)*. Ältere Bez. für Depression bei zerebrovaskulären Veränderungen. Geprägt von weniger tiefen, depressiven Gedanken, jedoch häufig mit paranoiden Symptomen, unruhiger Getriebenheit, monotonem Jammern, nihilistischem Wahn und besonders langer Dauer der Episode.
e: arteriosclerotic depression. *fr:* dépression artérioscléreuse

Depression, atypische *(f)*. Depression, bei welcher es im Gegensatz zur typischen Depression u. a. zu übermäßiger Nahrungsaufnahme statt Appetitverlust, Gewichtszunahme statt -abnahme, übermäßigen Schlafzeiten statt Einschlaf- und Durchschlafstörungen oder Stimmungsschwankungen kommt.
e: atypical depression.

Depression, autonome *(f)*. (R. D. Gillespie, 1929). Ohne erkennbare Ursache auftretende Depression. Die Bez. wurde als Ersatz für endogene Depression (s. d.) eingeführt.
e: autonomous depression. *fr:* dépression autonome

Depression, bipolare *(f)*. Besonderer Verlaufs-Typ der manisch-depressiven Erkrankung. Die depressiven und manischen Phasen wechseln ständig miteinander ab. Beginn gewöhnlich zwischen dem 15. und 20. Lebensjahr. Vgl. Bipolar-I- und -II-Störung.
e: bipolar disorder, depressive episode.

Depression, chronifizierte: *(f)* Depression als Dauerhaltung, die aus einer ernsthaften Depression hervorgegangen ist. Der – mögliche – Begriff »chronische Depression« wird darauf nicht angewandt, weil das in Widerspruch zum phasischen Charakter der Erkrankung Depression steht.
e: chronic major depressive disorder.

Depression, endoreaktive *(f)*. (H.-J. ►Weitbrecht). Depressive Verstimmung mit Erscheinungen sowohl der endogenen wie der reaktiven Depression. In den 70er Jahren des 20. Jh. in Deutschland häufig gestelltte Diagnose. Erscheinungen: Störungen des Antriebserlebens, des Schlafs, des Appetits und der Sexualität. Stimmung meist depressiv-nörglerisch, mit hypochondrischen und vegetativen Klagen. Starkes Krankheitsgefühl. Anlässe: Verlusterlebnisse z. B. von Angehörigen oder in Form von Freiheit und Geborgenheit, Deportation, Flucht, Umsiedlung. Auch körperliche Erschöpfung und Infektionskrankheiten kennzeichnen oft den Beginn der Erkrankung. Die Krankheitsdauer erstreckt sich oft über viele Jahre, wobei sich das Krankheitsbild vom ursprünglichen Anlass entfernt. Verzögerte Rekonvaleszenz. – Die Krankheit wird besonders bei schwernehmenden, sensitiven Persönlichkeiten mit subdepressivem Temperament beobachtet.
e: endogenous-reactive depression. *fr:* dépression endogene-réactionnelle

Depression, endogene *(f)*. Depressive Verstimmung aus nicht erkennbarer Ursache (►endogen). Symptome: mutlose Grundstimmung ohne äußeren Anlass, »Darniederliegen der Lebensgefühle«, Hoffnungslosigkeit gegenüber der Zukunft, Schlafstörungen, frühes Erwachen, »Gefühl der Gefühllosigkeit«,

Gefühl der inneren Leere, Schwere in den Gliedern, Brustbeklemmung, Willens-, Antriebs- und Denkhemmung (dadurch Konzentrationsstörungen), Kleinheits-, Versündigungs- und Verarmungswahn, Angstgefühle, Schuldgefühle und Selbstvorwürfe wegen vermeintlicher Verfehlungen, Tagesschwankungen der Stimmung (morgens nieder, abends besser), Interesselosigkeit, starke Suizidneigung u. a. Die Symptome sind nicht immer alle gleichmäßig oder in gleicher Stärke ausgeprägt, sie geben aber der Depression ein sehr typisches, als Ganzes leicht erfassbares Gepräge, sofern nur einige von ihnen vorhanden sind. Wenn die Symptome vor allem oder nur körperlich empfunden werden (Gefühl von Schwäche in den Gliedern, Herzangst), kann die Diagnose schwierig werden. – Die Prognose ist grundsätzlich günstig, gewöhnlich mit Wiederherstellung der Ausgangspersönlichkeit. Die Dauer der Erkrankung schwankt von wenigen Wochen bis zu mehreren Jahren und liegt im Mittel bei 6 Monaten. Eine Prognose über die Phasendauer ist nicht möglich. – Für diese Art Depression wurde im Deutschen ein eigener Persönlichkeitstyp herausgearbeitet. Die Erkrankenden sind nach ihrer Primärpersönlichkeit übergewissenhaft und ordnungsliebend (►Typus melancholicus). Erlebnisreaktive Einflüsse (z. B. Tod eines nahen Angehörigen) können beim Ausbruch wirksam werden, erklären sie jedoch nicht. – Das Konzept der endogenen Depression gehört wesentlich der dt. und frz. Psychiatrie an. Es wurde als solches in DSM-III-V und ICD-10 nicht aufgenommen. – Behandlung: An erster Stelle steht die Verhinderung des immer drohenden Suizids. Im übrigen ►Antidepressiva, auch ►Schlafentzugsbehandlung, ►Lithiumprophylaxe, ►kognitive Therapie und andere Psychotherapieformen.
e: endogenous depression, melancholia, melancholy, manic-depressive psychosis – depressive type.
Syn.: zyklothyme Depression, vitale Depression, Melancholie.

Depression, existenzielle *(f)*. (H. Häfner, 1954). Depressives Zustandsbild, das entsteht, »wenn es durch das Scheitern des ganzen Daseinsentwurfes zu einer tiefen, zunächst unüberwindbaren Schwermut kommt«. Das Bild entspricht dem einer endogenen Depression (s. d.) mit Hemmung, Angst, Schuldgefühlen, Tagesschwankungen. Auslösende Schlüsselerlebnisse sind Entwurzelung, Konkurs, Partnerverlust, Aufgabenverlust u. a.
e: existential depression. *fr:* dépression existentielle

Depression, exogene *(f)*. Als Folge einer Körperkrankheit auftretendes depressives Zustandsbild. Exogene Depressionen treten häufig unter der Symptomatik eines asthenischen Versagens mit depressiver Stimmung und rascher psychischer und physischer Erschöpfbarkeit auf. Häufig kann das Bild zunächst nicht von dem einer endogenen Depression (s. d.) unterschieden werden. Ursachen: Hirntumor, zerebrovaskuläre Erkrankungen, Hirnverletzung, Lues, Hirnentzündung, Zustand nach Operation oder Infektionskrankheiten, Vergiftungen oder Hormonstörungen.
e: exogenous depression.
Syn.: organische Depression, symptomatische Depression, somatogene Depression. *fr:* dépression exogène

Depression, gehemmte *(f)*. Eigenständige Form der endogenen Depression (s. d.), deren Symptomatik besonders durch Antriebs- und Denkhemmung gekennzeichnet ist. Die Kranken fühlen sich schwunglos, können sich (vor allem morgens) zu keiner Tätigkeit aufraffen, sind in den Bewegungen langsam und in der Haltung schlaff, wirken oft erstarrt und sprechen leise und unmelodiös. Sie fühlen sich müde und kraftlos, leiden stark unter dem Zustand und machen sich Vorwürfe darüber, dass sie den Zustand nicht durch Willensanspannung überwinden können. Die Denkhemmung kann so weit führen, dass die Kranken zu sprachlichen Äußerungen zeitweise unfähig werden. Ansonsten sind sie im Sprechen und Denken einsilbig, unproduktiv und ohne Einfälle.
e: inhibited oder retarded depression. *fr:* dépression avec état d'inhibition

Depression, hypochondrische *(f)*. Charakterogen stark überformte Form oder Typ der endogenen Depression (s. d.). Die Kranken werden bereits vor der Krankheit von hypochondrischen Krankheitsbefürchtungen geplagt, denen ein greifbarer Organbefund nicht zugrunde liegt. In der Krankheit können hypochondrische Leibbeschwerden (neben der depressiven Verstimmung) das klinische Bild in eintöniger Weise beherrschen. Der Phasenverlauf ist gewöhnlich besonders lang hingezogen und zeigt wenig Neigung zur Besserung.
e: hypochondrical melancholia. *fr:* dépression hypochondriaque

Depression, hysterische *(f)*. (I. Eisenmann, 1967, U. Spiegelberg, 1968). Stark charakterogen überformte Depression mit hysterischem Gepräge. Die Bez. wurde in Analogie zur anankastischen Depression (s. d.) geprägt.
e: hysterical depression. *fr:* dépression, hystérique

Depression, ideenflüchtige *(f)*. (E. Kraepelin). Manisch-depressiver Mischzustand. Der Kranke befindet sich stimmungsmäßig im Zustande der Depression, ist ängstlich, fühlt sich energielos und plagt sich mit Selbstvorwürfen. Gleichzeitig ist der Gedankengang aber ideenflüchtig wie bei Manie (►Ideenflucht). *fr:* dépression avec fuite des idées.

Depression im Wochenbett *(f)*. Syn. f. ►Wochenbettdepression.

Depression, initiale *(f)*. Beginnende Depression. Die oft nur gering ausgeprägte Symptomatik, die in Schlaflosigkeit und Schwunglosigkeit oder Missempfindungen in einzelnen Organen (Herz, Magen) bestehen kann, macht die Diagnostik schwer. Erst die Beobachtung des weiteren Verlaufes mit Zunahme der Krankheitserscheinungen führt dann zur Klärung. Vorkommen auch als Anfangsbild einer Schizophrenie.
e: initial depression. *fr:* dépression au début

Depression, involutive *(f)*. Im höheren Alter erstmalig auftretende Depression. Hat gewöhnlich besondere Symptomatik: Nach kurzem Prodromalstadium, in dem sich die negativen Charakterzüge des Individuums verschärfen, tritt ängstliche Agitiertheit auf. Die Kranken jammern und weinen, erzählen in einförmiger Weise immer wieder über ihr Unglück, gehen ruhelos auf und ab, ringen die Hände, schlagen sich an den Kopf, beschäftigen sich ausführlich mit ihren Körperfunktionen, insbesondere mit dem Stuhlgang. Sie verlieren rasch an Gewicht und schlafen nachts nur 2–3 Stunden; Klagen über die eigene Wertlosigkeit und Schuldhaftigkeit werden ergänzt durch Erzählungen banaler Missetaten in meist weit zurückliegender Zeit. Schließlich kann nihilistischer Wahn auftreten (in seltenen Fällen auch andere Wahnphänomene). Es besteht große Suizidgefahr. – Die nosologische Sonderstellung der involutiven Depression ist umstritten. Viele Psychiater nehmen nur eine besondere Verlaufsform von Depression an.
e: involutional melancholia, involutional depression, depression of late onset. *fr:* état dépressif de la présénilité

Depression, klimakterische *(f)*. Erstmalig im Klimakterium auftretende Depression, als deren Ursache deshalb eine endokrine Störung angenommen wird. Der Begriff ist umstritten. ►Involutionspsychose.
e: menopausal depression. *fr:* état dépressif dans la ménopause

Depression, konstitutionelle *(f)*. Traurige Verstimmung als Gewohnheitshaltung. Betroffene sind das ganze Leben hindurch mehr oder weniger depressiv verstimmt, können sich an den Schönheiten des Lebens nicht erfreuen, wirken nie fröhlich und neigen zur Schwarzmalerei. Eigentlich keine Krankheit, sondern Persönlichkeitseigenschaft. Vgl. Psychopathen, depressive (traurige).
e: constitutional depressive disposition, constitutional depression. *fr:* état dépressif constitutionel, dépression constitutionelle

Depression, larvierte *(f)*. Vorwiegend durch Körperempfindungen gekennzeichnete Depression, der die typischen Störungen depressiven Denkens jedoch nicht fehlen. Die Kranken klagen zunächst über Benommenheit, Herzstechen, Herzklopfen, einschnürendes Gefühl am Herzen, Gefühl von »innerer Unruhe«. Danach befragt, klagen sie auch über Schwung- und Kraftlosigkeit und das Erlebnis der vitalen Schwere, nicht so sehr über eine depressive Verstimmung. Andere klagen über Schwindelgefühle, Kreuz- und Gliederschmerzen, Schweißausbrüche, Kältegefühl, Verstopfung oder Durchfall, Haarausfall und Potenzstörungen. Die Kranken empfinden sich als körperlich, nicht aber seelisch krank und suchen meist den Allgemeinarzt oder den Internisten auf. Die Diagnose ist an sich nicht schwer zu stellen, jedoch wenden sich die Kranken zuerst an die unzuständigen Ärzte. Die gezielte Anamnese deckt »typisch« depressive Symptome auf, welche die Diagnose ermöglichen.
e: larvate depression.
Syn.: maskierte Depression. *fr:* dépression larvée

Depression, maskierte *(f)*. Syn. für ►Depression larvierte, besonders in der amer. Literatur. Depression, die sich hinter der »Maske« einer Körperkrankheit verbirgt.
e: masked depression. *fr:* dépression masquée

Depression, medizinische *(f)*. Depressiver Zustand aufgrund einer Körperkrankheit. Vgl. ►Affektive Störung aufgrund eines Medizinischen Krankheitsfaktors.
e: medical depression.

Depression, milde *(f)*. In ihrer Symptomatik schwach ausgeprägte Depression.
e: mild depression. *fr:* dépression légère

Depression, monophasische *(f)*. Nur einmal im Verlauf eines Lebens auftretende Depression.

Depression, monopolare *(f)*. (K. Leonhard, 1960). Endogene Depression (s. d.), bei der es im Verlauf ausschließlich zu depressiven Phasen kommt (die also nur zu einem »Pol« ausschlägt) und nicht zu manischen. Vorkommen häufiger als bipolare Formen mit sowohl depressiven wie manischen Phasen, jedoch selten vor dem 20. Lebensjahr. Die Primärpersönlichkeit gehört dem ►Typus melancholicus an. Lange Intervalle zwischen den Erkrankungsphasen.

Depression, motivierte *(f)*. Syn. für ►Depression, reaktive.

Depression, neurotische *(f)*. (E. F. Buzzard, 1930). Ängstlich-depressive Verstimmung, die ihre Ursache nicht in einer unbekannten Krankheit, sondern in einem verdrängten neurotischen Konflikt hat und meist in Zusammenhang mit einem aktuellen Ereignis ausbricht. Symptome: depressive Stimmung, Antriebsminderung, gestörte emotionale Resonanzfähigkeit, vegetative Symptome, funktionelle Organstörungen. Unterscheidet sich von der reaktiven Depression vor allem dadurch, dass der meist aus der präödipalen Entwicklungsstufe stammende Konflikt dem Leidenden nicht oder mangelhaft bewusst ist und gewöhnlich erst durch psychoanalytische Be-

handlung aufgedeckt wird (H. Völkel, 1959). Dabei finden sich immer Hinweise auf orale Charakterzüge (»orale Fixierung«) bei im Übrigen verschiedenen Charakterstrukturen. – Der Begriff ist teilweise umstritten. Manche Psychiater halten reaktive und neurotische Depression für identisch.
e: (psycho)neurotic depression.
Syn.: depressive Neurose. *fr:* dépression névrotique

Depression, nihilistische *(f)*. Depression mit ►nihilistischem Wahn.

Depression, organische *(f)*. ►Depression, exogene.

Depression, periodische *(f)*. Besondere Verlaufsform der endogenen Depression (s. d.). Periodisch, in annähernd gleichen Zeitabständen (z. B. alle 10 Jahre) wiederkehrende Phase.
e: periodic depression. *fr:* dépression périodique

Depression, pharmakogene *(f)*. Bei Behandlung mit ►Neuroleptika vor allem nach Abklingen produktiv-psychotischer Symptome in 20–30 % der Fälle auftretende depressionsähnliche Verstimmungen. Zustände mit matter Lustlosigkeit, unberechtigten Sorgen, Grübelzwang, innerer Unruhe, Gefühl der Kraftlosigkeit, der Leistungsunfähigkeit und vitaler ►Traurigkeit. Es gibt Tagesschwankungen der Stimmung, Verzweiflung, depressive Wahngedanken und Selbsttötungstendenzen, sodass die Unterscheidung von anderen Depressionsformen unmöglich sein kann. Wenige Tage nach Absetzen des Neuroleptikums klingt die Depression weitgehend oder vollständig ab (H. Helmchen und H. Hippius, 1968).

Depression, postinfektiöse *(f)*. In der englischsprachigen Literatur gebr. Bez. – Entspricht einem hyperästhetisch-emotionalen ►Schwächezustand der dt. Psychiatrie, bei dem depressive Erscheinungen deutlicher hervortreten.
e: post-infective depression.

Depression, postpartale *(f)*. Syn. für ►Wochenbettdepression.

Depression, primäre *(f)*. In der ►Klassifikation (2) der ►Saint-Louis-Gruppe (1972) ►Depression, bei welcher sich in der Vorgeschichte keine andere psychische Krankheit außer Depression oder Manie findet. Die Diagnose wird gestellt, wenn bei herabgedrückter Stimmung mindestens 5 »sichere« oder 4 »wahrscheinliche« Kriterien einer Kriterienliste bei einer Dauer von mindestens einem Jahr erfüllt sind. ►Depression, sekundäre.
e: primary depression. *fr:* dépression primaire

Depression, psychische *(f)*. Seelische Depression. Selten in der medizinischen Fachsprache, jedoch in nichtfachlicher Literatur verwendet für eine motivierte Verstimmung ohne Krankheitsbedeutung.
e: depression. *fr:* dépression

Depression, psychogene *(f)*. Syn. für ►Depression, reaktive.
e: psychogenic depression. *fr:* dépression psychogène

Depression, psychoreaktive *(f)*. Syn. für ►Depression, reaktive.

Depression, psychotische *(f)*. (E. F. Buzzard, 1930). Depression mit Verfälschung der Wahrnehmung, Wahn und Halluzinationen, ►Stupor und ►Mutismus und vom Grade einer Psychose. In der dt. Psychopathologie galten alle Depressionen als Psychosen, sodass die Bez. erst durch das ►DSM-II (1968) in Gebrauch kam. DSM-III/IV (1980) verwendet die Bez. nicht mehr, nennt aber depressive Episoden mit der gegebenen Charakterisierung »mit psychotischen Zügen«.
e: psychotic depression. *fr:* dépression psychotique

Depression, reaktive *(f)*. In Zusammenhang mit einer tiefen seelischen Erschütterung oder einem anderen adäquaten Erlebnis auftretende und dadurch begründbare (»motivierte«) depressive Stimmung. Die Depression klingt im Allgemeinen, etwa nach Fortfall der Ursache, wieder ab. Beispiel: Eine Mutter gerät in eine Depression, weil ihr Sohn verschwunden ist. Die Verstimmung klingt ab, als sie erfährt, dass ihr Sohn wohlauf sei. Von der Motivation her sind die Grenzen zur neurotischen Depression nicht scharf zu ziehen. Die meisten Psychoanalytiker vertreten daher die Ansicht, dass jede über das Maß einer einfühlbaren Trauer hinausgehende Erlebnisdepression durch neurotische Motivationen bedingt ist.
e: reactive depression.
Syn.: psychoreaktive Depression, motivierte Depression, psychogene Depression, depressive Reaktion. *fr:* état dépressif réactionnel, dépression réactionnelle

Depression, reizbare *(f)*. Depression, in deren Symptomatik Reizbarkeit stark hervortritt, sodass besonders auch die Umgebung unter dem Zustand zu leiden hat.
e: irritable depression. *fr:* dépression avec état d'irritabilité

Depression, schizophrene *(f)*. Depression bei Schizophrenie. Die Bez. ist wissenschaftlich kaum definiert. Es bestehen zu gleicher Zeit verschiedenartige schizophrene ►Basisstörungen oder Denkstörungen (vor allem ►Zerfahrenheit), andererseits ausgeprägte depressive Erscheinungen. Tritt meistens spontan auf, vor allem im Beginn einer Erkrankung. Die Dauer beträgt Monate bis wenige Jahre. Die Selbstgefährdung ist hoch. Zu unterscheiden von der pharmakogenen Depression (s. d.).

Depression, sekundäre *(f)*. In der ►Klassifikation (2) der ►Saint-Louis-Gruppe (1972) ►Depression bei einem Kranken, der vorher schon einmal eine andere psychische Krankheit (z. B. Alkoholismus, Angstneurose) hatte. Die Kriterien sind im Übrigen dieselben wie bei primärer Depression (s. d.).
e: secondary depression. *fr:* dépression secondaire

Depression, senile *(f)*. Erstmalig im Greisenalter auftretende Depression. Der Begriff ist weitgehend syn. mit dem der involutiven Depression. Ein besonderes Hervortreten von groteskem depressivem Wahn und nihilistischen Ideen wird hervorgehoben. ►Rückbildungsdepression, erstarrende.
e: senile depression.
Syn.: Altersdepression. *fr:* dépression sénile

Depression, somatogene *(f)*. ►Depression, exogene.

Depression, symptomatische *(f)*. 1. I. w. S. Depression als Symptom einer andersartigen Krankheit, insbesondere einer ►Schizophrenie. 2. I. e. S. Syn. für ►Depression, exogene.
e: symptomatic depression. *fr:* dépression symptomatique

Depression, unipolare *(f)*. Syn. für ►Depression, monopolare.

Depression, vegetative *(f)*. (R. Lemke, 1949). Dysthyme, zur endogenen Depression gehörende depressive Verstimmung, bei der vegetative Dysfunktionen im Vordergrund der Beschwerden stehen, während die Erscheinungen der Gemütsverstimmung ganz zurücktreten und der depressive Affekt oft fehlt. Geklagt wird vor allem über ein beklemmendes Gefühl auf der Brust, Alpdruck, Schädeldruck, Kopfschmerzen, Schwindel, Schlafstörungen und Störungen des sexuellen Appetits. Die Kranken empfinden den Zustand als Körperkrankheit, nicht als Depression.
e: vegetative depression. *fr:* dépression avec disfonctionnement végétatif,

Depression, vitale *(f)*. (K. Schneider). Typische endogene Depression (s. d.) mit dem Erlebnis der «vitalen Traurigkeit», bei der jedoch (z. B. im Gegensatz zur motivierten Depression) »das Traurigsein nicht als ein seelisches Gefühl, sondern als ein am Gesamtausdehnungscharakter des Leibes teilnehmendes ►Vitalgefühl erlebt wird«. Die vitale Traurigkeit ist jedoch stets nur eines der Symptome der Depression. Der Begriff wurde häufig als Syn. für »endogene Depression« gebraucht. Nicht mehr üblich.
e: vital depression. *fr:* dépression avec atteinte du sens vital (de Schneider)

Depression, zirkuläre *(f)*. Besondere Verlaufsform der Depression, bei welcher sich depressive mit manischen Phasen, jedoch in unregelmäßigen Abständen, abwechseln.
e: circular oder cyclic depression. *fr:* dépression cyclique oder cyclothymique

Depression, zyklothyme *(f)*. 1. Syn. für ►Depression, endogene (als Phase der Zyklothymie). 2. Syn. für ►Depression, zirkuläre.

Depressions-Schmerz-Syndrom *(n)*. Form der larvierten Depression (s. d.). Schmerz steht im Vordergrund der Beschwerden und verdeckt eine dahinter verborgene Depression.
e: depression-pain syndrome.

depressiv *(a)*. 1. An der Krankheit Depression leidend. 2. Als Anglizismus mit anderer Bedeutung üblich. Jemand gilt bereits als depressiv, wenn er nicht heiter ist, die Zukunft nicht rosig sieht oder nur sehr ernst ist.
e: depressive. *fr:* dépressif

Depressive Neurose *(f)*. In DSM-III: andere Bez. für ►dysthyme Störung.

depressive Phase *(f)*. Einzelne Krankheitsepisode einer Depression vom Auftreten der ersten Symptome bis zum Verschwinden der letzten. Treten später erneut Krankheitserscheinungen auf, wird von einer neuen Phase gesprochen.
e: depressive phase. *fr:* phase dépressive

depressive progressive Paralyse. *(f)*. Bez. für depressiv-hypochondrische Verlaufsform der progressiven Paralyse (s. d.). Die Ähnlichkeit mit einer ernsthaften Depression kann so ausgeprägt sein, dass die richtige Diagnose verfehlt wird.
e: depressive progressive paralysis. *fr:* état dépressif de la paralysie générale

depressive Reaktion *(f)*. Syn. für ►Depression, reaktive.
e: depressive reaction. *fr:* réaction dépressive

Depressive Störung aufgrund eines Anderen Medizinischen Krankheitsfaktors: *(f)* In DSM-V: Depressive Verstimmung als Begleiterscheinung oder Folge einer Körperkrankheit.
e: Depressive Disorder Due to Another Medical Condition.

Depressive Störung, postschizophrene *(f)*. Depressive Episode nach Abklingen einer schizophrenen Episode. Ist sachlich identische mit ►Erschöpfungssyndrom, postremissives.
e: postschizophrenic depression.

Depressive Störung, Substanz-/Medikamenten-induzierte ►Substanz-/Medikamenteninduzierte Depressive Störung.

Depressive Störungen *(f, pl)*. Sammelbez. in DSM-III-R. Enthält die 1. ►Major Depression a) als Einzelepisode, b) rezidivierend; 2. ►Dysthyme Störung (oder Depressive Neurose). In DSM-V wurde der Katalog der Störungen erweitert: 1. ►Disruptive Affektregulationsstörung; 2. ►Major Depression; 3. Persistierende Depressive Störung (s. d.); 4. ►Prämenstruelle Dysphorische Störung; 5. ►Substanz/Medikamenteninduzierte Depressive Störung; 6. ►Depressive Störung aufgrund eines Anderen Medizinischen Krankheitsfaktors.
e: depressive disorders.

depressiver Stupor *(m)* ►Stupor, depressiver.

depressives Syndrom *(n)*. Krankhaft gedrückte Stimmung. Die Bezeichnung wird meist dann verwendet, wenn bei depressiven Erscheinungen eine

genauere Diagnose (noch) nicht gestellt werden kann und die spezielle Ursache noch ungeklärt ist.
e: depressive syndrome. *fr:* syndrome dépressif

Depressivität *(f)*. Stimmungszustand, ausgefüllt mit ►Trübsinn und ►Niedergeschlagenheit.
e: low spirits, depressive moods, blues. *fr:* humeur dépressive

Depressivität, konstitutionelle *(f)*. ►Psychopathen, depressive.

depressiv-zyklothymes Syndrom *(n)*. Depressives Zustandsbild, das nach der Symptomatik und dem bisherigen Verlauf zur manisch-depressiven Erkrankung (Zyklothymie) gerechnet werden muss.
e: depressive syndrome. *fr:* syndrome dépressif

deprimiert *(a)*. Nichtmedizinischer Ausdruck der Umgangssprache für: niedergeschlagen, verstimmt. Das Wort kommt genau wie ►Depression von lat. »deprimere«, niederdrücken, in die Erde einsenken. Gehört im Sprachgebrauch dem Bereich normalpsychologischer Erfahrungen, nicht dem Krankhaften an. Brockhaus 1865: »Eine Erweckung zum Thatkräftigwerden ist gewöhnlich das beste Gegenmittel des Deprimiertseins in geistiger und körperlicher Hinsicht«.
e: depressed. *fr:* déprimé

Deprivation, emotionale: *(f)* Mangel im Aufbau von Gefühlsbeziehungen zu anderen Menschen im frühen Kindesalter durch Fehlen geeigneter Menschen oder deren Tod, Fortgang oder häufigem Wechsel. Betroffene bleiben meist im späteren Leben in Partnerbeziehungen ohne tiefere Gefühlsbeziehungen. Vgl. reaktive Bindungsstörung, anaklitische Depression.
e: emotional deprivation.

Deprivation, sensorielle *(f)*. Sinnesberaubung. Lang anhaltende und vollständige Ausschaltung aller Sinneseindrücke beim Menschen zu experimentellen Zwecken. Die Versuchsperson wird in einem dunklen Raum (evtl. mit monotonem Geräusch) auf weicher Unterlage, die Glieder immobilisiert, hingelegt, oder die Vp. sitzt in einem Wasserbad von 34,5 °C, über dem Kopf eine schwarze Maske. Folgen sind intensives Verlangen nach Sinnesreizen und Körperbewegung, starke Suggestibilität, Störung des normalen Denkablaufs, Konzentrationsschwäche, depressive Stimmung und in einzelnen Fällen Halluzinationen. – Die Wirkung entspricht den Folgen extremer sozialer Isolierung, über die Schiffbrüchige, einsame Segler oder Polarforscher bereits früher berichteten, in neuerer Zeit auch Astronauten. – Die Ergebnisse der Experimente wurden teilweise zur Erklärung schizophrener Halluzinationen herangezogen.
e: sensory deprivation, perceptual isolation. *fr:* isolement sensoriel

Deprivatisierung *(f)*. Verlust eines nur dem Individuum zugehörigen Privatlebens, vor allem unter dem negativen Aspekt, z. B. des Lagerlebens bei Gefangenen, gesehen. Es tritt besonders der Mangel an individuellen zwischenmenschlichen Beziehungen hervor, der hierbei nicht durch ein Aufgehen in der Gemeinschaft einer größeren Gruppe ersetzt wird wie bei der Entstehung eines Kollektivs.
e: deprivation of individuality. *fr:* privation de la »vie privée«

Derealisation *(f)*. Fremdheitsgefühl. Gefühl, bei dem Personen und Gegenstände um den Betreffenden herum eigentümlich fremd, unwirklich, unreal erscheinen. Tritt gewöhnlich zusammen mit dem Phänomen der ►Depersonalisation auf, mit dem es eng zusammengehört. Das Gemeinsame beider Störungen wird von J. E. Meyer (1959) darin gesehen, dass die Kommunikation des Ich mit der Außenwelt gestört ist und es daher von der Welt isoliert und abgeschieden ist. Phänomenologisch nahestehend sind mystische Versenkungserlebnisse, bei denen die Abgeschiedenheit von der Welt aber beabsichtigt ist.
e: derealization. *fr:* déréalisation

Dereflexion *(f)*. (V. E. ►Frankl, 1947). In der ►Logotherapie Technik zur Abwendung der übermäßigen, ►hyperreflexiven Aufmerksamkeit auf neurotische Symptome oder der ständigen und übermäßigen Selbstbeobachtung. Die Aufmerksamkeit des Patienten wird auf ►existenzanalytisch gefundene Sinnmöglichkeiten gelenkt und so von den hyperreflexiven Inhalten abgezogen. Mittel dazu sind: ►phänomenologische Betrachtung der Sinnmöglichkeiten (Erhellen und Zulassen), sokratisch-►mäeutisches Befragen ihrer Wertigkeit bzw. Notwendigkeit (konfrontierende Frageform) und der »Appell« der Sinnmöglichkeit (z. B. der Sachlage) an die Verantwortlichkeit des Patienten.

Dereismus *(m)*. (E. Bleuler). Unlogisches, der Realität nicht angepasstes Verhalten, das sich wenig um die Erfordernisse der realen Welt kümmert und die »innere Welt frei nach den eigenen Strebungen, Wünschen und Befürchtungen gestaltet«. Die Bez. wurde von Bleuler in Erweiterung des anfänglich verwendeten ►Autismus eingeführt, um einer Verwechslung zwischen dem autistischen Verhalten Schizophrener und einem ähnlichen Verhalten Geistesgesunder zu begegnen.
e: dereism. *fr:* déréisme

dereistisch *(a)* ►Denken, dereistisches.
e: dereistic, autistic. *fr:* déréistique, autistique

Dermatitis artefacta *(f)*. Syn. für ►Dermatitis autogenica.

Dermatitis autogenica *(f)*. Besondere Spielart des ►Münchhausen-Syndroms, bei der Kranke mit Neigung zu allergischen Dermatosen absichtlich das ihnen bekannte Allergen einnehmen. Auch Selbstbeschädigung der Haut durch Kratzen, Säuren, Laugen oder Ätzmittel.

e: dermatitis artefacta.
Syn.: Dermatitis artefacta. *fr:* dermatite artificielle

Dermatomanie *(f)*. Suchtähnliches Verlangen nach oder Herbeiführung von Hautverletzungen; z. B. ►Trichotillomanie, ►Dermatothlasie, ►Nägelkauen, Lippenkauen, Aufkratzen der Haut, Herbeiführung leichterer Verletzungen.
e: dermatomania. *fr:* dermatomanie

Dermatophobie *(f)*. Wahnhafte oder krankhafte Furcht, an einer Hautkrankheit zu leiden oder sich diese zuzuziehen; ►Dermatozoenwahn, ►Parasitophobie, ►Venerophobie, ►Trichophobie.
e: dermatophobia. *fr:* dermatophobie

Dermatosiophobie *(f)*. Krankhafte Angst davor, sich mit Hautkrankheiten anzustecken.
e: dermatosiophobia. *fr:* dermatosiophobie

Dermatothlasie *(f)*. Krankhaftes Verlangen danach, ein bestimmtes Hautgebiet zu quetschen oder zu reiben.
e: dermatothlasia. *fr:* dermatothlasie

Dermatotillomanie: *(f)* Form der ►Dermatomanie. Zwanghaftes Reiben, Quetschen, Kratzen von Haut mit der Folge von Verletzungen. Die Bez. wurde in Analogie zu der auch sonst gleichen ►Trichotillomanie gebildet. Vgl. Dermatothlasie. Die Volkssprache kennt das als «Pulsucht» und «Hautpulen» mit zugehörigen Verben: klauben, kneipen, zupfen, rupfen, zerren, kleien, sich pulen, auch Skinpicking. Zählt in DSM-V zur Gruppe »Zwangsstörung und verwandte Störungen«.
e: excoriation disorder, Skin-Picking Disorder, dermatotillomania.
*Syn.:*Pathologisches Hautzupfen oder Hautquetschen.

Dermatozoenwahn, (präseniler) *(m)*. (K.A. Ekbom, 1938). Seltenes Krankheitsbild mit Hautmissempfindungen in mehr oder weniger ausgedehnten Körperregionen, gewöhnlich mit der (wahnähnlichen) Vorstellung verbunden, unter der Haut und in der Haut wanderten Würmer oder andere Insekten umher. Die Kranken sind überzeugt, an einer schweren Hautkrankheit zu leiden, waschen sich häufig, kratzen unentwegt an den betroffenen Hautpartien und nehmen die dadurch auftretenden Hautreizungen und abfallenden Hautpartikel als Beweis für die Richtigkeit ihrer Annahme. Die Kranken lassen häufig abgeschuppte Haut als »Beweis« chemisch untersuchen. Sie sind durch nichts von der Unhaltbarkeit ihrer Annahme zu überzeugen. Dabei außerhalb dieses Themas klares und geordnetes Denken. – Kein einheitliches Krankheitsbild, sondern bei vielerlei Krankheitszuständen vorkommendes Syndrom. Betrifft vorwiegend ältere Frauen und Männer.
e: dermatozoic delusion, acarophobia (Angst vor Dermatozoen), formication (Halluzinieren von Dermatozoen), Ekbom's syndrome, delusions of infestation.
Syn.: chronische taktile Halluzinose, Parasitophobie, Epidermozoophobie, Ungezieferwahn, Akarophobie, zirkumskripte Hypochondrie, taktile Wahnhalluzinose. *fr:* acarophobie, hallucinose tactile

Desensibilisierung, aktive *(f)*. 1. I. w. S. Vorgang, durch den komplexhafte Vorstellungen oder komplexbestimmte Handlungsimpulse in einer Psychotherapie aufgelöst werden. 2. I. e. S. Form der Verhaltenstherapie, die besonders bei phobischer Angst, Situationsangst und Schuldgefühlen angewandt wird. Nach J. Wolpe (1962) geht die Therapie in 3 Schritten vor sich: 1. Einübung einer tiefen Entspannung, wobei Hypnose oder leichte Barbituratnarkosen verwendet werden können. 2. Aufstellung einer Angsthierarchie: In einer Liste werden mit dem Patienten gemeinsam alle angsterregenden Situationen nach der Intensität der durch sie erregten Angst zusammengestellt. 3. In einer Reihe von Sitzungen wird der völlig entspannte Patient aufgefordert, sich sukzessive alle angsterregenden Situationen, ausgehend von der am wenigsten bedrohlichen, vorzustellen. Dies wird fortgesetzt, bis die jeweilige Situation keine Angst mehr erzeugt. – Die Behandlung beruht auf der Vorstellung, dass die Angst bei Phobie z. B. nur einen bedingten Reflex darstellt, der in angsterregenden Situationen erworben wurde. Die Verbindung zwischen der Vorstellung einer Situation und der sie begleitenden Angst kann gelockert werden, wenn die Situation in der Entspannung wiederholt angstfrei erlebt wurde.
e: desensitization. *fr:* désensitisation, désensibilisation psychique

Desensitisation *(f)*. Syn. für ►Desensibilisierung, aktive.

Déséquilibre caractériel In der frz. Psychiatrie Bez. für Unausgeglichenheit und Unberechenbarkeit des Charakters. Die Bez. entstammt der Degenerationslehre des 19. Jahrhunderts. Entspricht im Deutschen etwa dem Begriff der ►Psychopathie, im Amerikanischen der ►Persönlichkeitsstörung.
e: »déséquilibre caractériel«.

Designerdrogen *(f, pl)*. Mit ausschließlich technisch-chemischen Verfahren hergestellte Suchtmittel. Es handelt sich in der Regel um geringfügige Veränderungen der chemischen Struktur bereits bekannter Suchtmittel, weil sich dadurch die Vorschriften des ►Betäubungsmittelgesetzes umgehen lassen. Vgl. Alkaloid-Sucht, Cannabinoide, Dextromoramidsucht, Dimethyltryptamin (DMT), DOM, STP.
Syn.: künstliche oder synthetische Drogen.

Desintegration des Denkens *(f)*. Selten gebr. Bez. für ►discordance.

Desintegrative Störung im Kindesalter *(f)*. Syn. des DSM-IV für ►Dementia infantilis Heller.

Desorganisierter Typus *(m)*. In DSM-III Unterform der schizophrenen Störung, in DSM-III-R und

-IV Unterform der Schizophrenie. Hauptmerkmale sind disorganisiertes Denken und Verhalten sowie ein flacher, wenig schwingungsfähiger oder läppisch wirkender Affekt. Ist identisch mit der ►Hebephrenie, nur dass DSM-IV die Haupterscheinungen mit dem Konzept (disorganization) der Desorganisation erklärt. Vgl. ►desorganisiertes Sprechen.
e: disorganized type.

desorganisiertes Sprechen *(n).* Störung der gesprochenen Sprache bei ►Schizophrenie in DSM. Das Konzept wurde in DSM-III eingeführt und darin zur Grundlage einer Unterform der Schizophrenie gemacht (►Desorganisierter Typus). Die Bez. ist der Sprachwissenschaft entnommen und meint dort die »Verwitterung« der Sprachen durch Abschleifen der Endungen. DSM-IV benennt als Zeichen ein Aus-dem-Gleis-Geraten (slip off the track), Sprachentgleisung (derailment), ►Lockerung der Assoziationen (►Primärsymptome, ►Schizophrenie, positive), ►Danebenreden (tangentiality). Bei sehr schwerer Ausprägung verwendet DSM-IV ►Inkohärenz (incoherence) und ►Wortsalat und vergleicht dies mit der Sprache bei sensorischer Aphasie (Wernicke-Aphasie). ►Zerfahrenheit. In DSM-V ist dasselbe Teilerscheinung des ►Schizophrenie-Spektrums, heißt dort aber »disorganized thinking (speech)«; wörtlich: »disorganisiertes Denken (Sprechen)«. Gemeint, der Sprechakt ist auseinanderorganisiert (lat. Präposition dis- = auseinander), woraus auf das Denken geschlossen wird. Die dt. Fassung übersetzt abweichend mit: »Desorganisiertes Denken (desorganisierte Sprache)«. Bedeutung: Denken und Sprache sind organisationslos (lat. Präposition de- = von weg).
e: disorganized speech (DSM-IV), Disorganized Thinking (Speech) (DSM-V).

desorganisiertes Verhalten *(n).* Sonderbares Verhalten als Kriterium der ►Schizophrenie in DSM. Die Bez. wurde in DSM-III eingeführt für: kindliche Albernheit (►läppisch-albern), überraschende Erregung, unerwartetes Schreien und Fluchen, Missachtung üblicher Ordnung (mehrere Mäntel, Kopftücher und Handschuhe an einem heißen Tag), Masturbation in der Öffentlichkeit. Vgl. ►bizarr. In DSM-V verändert in »grob desorganisiertes Verhalten und gestörte Motorik (inklusive Katatonie)« (s. d.).
e: disorganized behavior.

Desorientiertheit *(f).* Fehlen der Fähigkeit, sich in Raum, Zeit oder über die eigene Person zu orientieren (►Orientierung). Wichtiges Symptom bei vielen Krankheitszuständen, da es durch einfache Fragen festzustellen ist. Vorkommen in erster Linie als Symptom von ►Bewusstseinstrübung und damit der akuten körperlich begründbaren Psychosen. Daneben aber auch bei schwerer ►Demenz, ►Presbyophrenie, ►amnestischem Korsakow-Syndrom, ►Amentia, bei lebhaften psychotischen Innenerlebnissen aller Art, im akuten Stadium sog. endogener Psychosen sowie bei schweren aphasischen Störungen. Vorkommen auch bei hysterischen Dämmerzuständen oder infolge wahnhafter oder halluzinatorischer Situationsverkennungen. ►Orientierungsstörung.
e: disorientation. *fr:* désorientation

Desorientiertheit, somatopsychische *(f).* ►Somatopsyche.

Desozialisation *(f).* Lockerung und Auflösung der sozialen Bindungen und der Verhaltensweisen, die sich im sozialen Zusammenleben herausbilden. Typische Folge der Denkstsörungen bei Schizophrenen.
e: desocialization. *fr:* désinsertion sociale

Destrudo *(f).* (E. Weiss). In Analogie zur ►Libido diejenige Triebenergie, die mit dem Todestrieb (der in Form von Aggression und Destruktion in Erscheinung treten kann) verbunden ist. ►Destruktionstrieb. ►Triebe.
e: destrudo. *fr:* destrudo

Destruktionstrieb *(m).* Zerstörungstrieb, der gegen Menschen und Gegenstände der Umgebung gerichtet ist. In der Trieblehre Freuds dem Todestrieb benachbart und damit zu den Grundtrieben gehörend. Der Destruktionstrieb stellt den nach außen gewendeten Todestrieb dar, der in klarer Weise die Richtung auf ein ►Objekt erkennen lässt, dessen Zerstörung das ►Triebziel ist und Befriedigung verschafft. In diesem speziellen Sinne spricht Freud auch von ►Aggressionstrieb. Richtet sich der Trieb gegen die eigene Person, spricht Freud von Selbstdestruktion.
e: destructive instinct. *fr:* pulsion de destruction

Desuggestion *(f).* Auflösung einer ►Suggestion durch Gegenvorstellungen. Kann von außen (z. B. durch einen Hypnotherapeuten) oder von innen durch autosuggestive Vorgänge bewirkt werden.
e: desuggestion. *fr:* désuggestion

Desynchronisations-Traumphasen *(f, pl).* Die Traumerscheinungen während der Phase des desynchronisierten ►Schlafes.

desynchronisierter Schlaf *(m)* Schlaf, desynchronisierter (s. d.).

DET ►Diäthyltryptamin (die Abkürzung entspricht der engl. Schreibweise).

Detentio *(f).* 1. Syn. für ►Katalepsie. 2. Isolierung eines Kranken.

Determination, mehrfache *(f).* Syn. für ►Überdeterminierung.

Determinationsgerät, Kieler (K. Mierke). Untersuchungsgerät zur Bestimmung des Reaktionsverhaltens bei wechselnden Bedingungen. Aufnahme einer Leistungskurve. Es werden optische und akustische Reize gegeben, auf die nach bestimmten Regeln durch Betätigung von Hebeln und Schaltern zu reagieren ist. Verwendung in erster Linie bei der psychiatrisch-psychologischen Verkehrsbegutachtung.

Detumeszenztrieb *(m).* (A. Moll). (lat. detumescere: aufhören zu schwellen, ruhig werden, nachlassen) 1. Drang zur Entspannung des sexuellen Triebwunsches. 2. Drang zum Abschwellen der Geschlechtsorgane (Penis, kleine Schamlippen u. a.).
e: detumescence impulse. *fr:* tendance à la détumescence

Deuteropathie *(f).* Obsol. Bez. für eine im Gefolge einer Ersterkrankung auftretende Zweitkrankheit.

deuteropathisches Irresein *(n).* Syn. für ►sympathische Psychose.

Deuteroskopie *(f).* Seltenes Syn. für ►Heautoskopie.

Deutsch, Felix geb. 9.8.1884 Wien, gest. 2.1.1964 Cambridge, Massachusetts. – Internist, Psychoanalytiker. Ehemann (1912) von Helene ►Deutsch. Medzinistudium in Wien. Weiterbildung zum Internisten in München. Habilitation für Innere Medizin in Wien 1919. Begründer der Zeitschrift »Sportmedizin« (1931). Emigration nach Boston (USA) 1935. Einer der Begründer der psychoanalytischen ►Psychosomatik. Hauptwerke: »Herz und Sport. Klinische Untersuchungen über den Einfluß des Sportes auf das Herz« (1924); »Organneurosen« (1926); »Applied Psychoanalysis: Selected Objectives of Psychotherapy« (1949).

Deutsch, Helene, geb. Rosenbach geb. 9.10.1884 Przemysl, gest. 29.4.1982 Cambridge, Massachusetts. – Psychiaterin, Psychoanalytikerin. Ehefrau (1912) von Felix ►Deutsch. Geboren und aufgewachsen im polnischen Przemysl (in ihrer Zeit österreichisch). Schulbildung durch Privatunterricht. Medizinstudium in Wien und München. Erste wissenschaftliche Arbeit bei ►Kraepelin. Nach Promotion (1912) bis 1919 Assistentin ►Wagner-Jaureggs in Wien. Dann Hinwendung zur Psychoanalyse und Privatpraxis. 1934 Emigration nach Boston (USA). Hauptwerke: »Zur Psychoanalyse der weiblichen Sexualfunktionen« (1925); »Psychoanalyse der Neurosen« (1930); »The Psychology of Women: A Psychoanalytic Interpretation« 2 Bde. (1944–1945) (Dt. »Psychologie der Frau«), 1948. Autobiographie: »Confrontation with Myself« (1973; Dt. »Selbstkonfrontation«, 1975). Biographie: P. Roazen: »Helene Deutsch. A Psychoanalyst's Life« (1985; Dt: »Freuds Liebling Helene Deutsch. Das Leben einer Psychoanalytikerin«, 1989).

Deutsche Akademie für Psychoanalyse (DAP) Vereinigung, in der eine besondere Form der Psychoanalyse unterrichtet wird, die sich in weiten Bereichen von der Freud'schen ►Psychoanalyse unterscheidet. Psychiatrie, dynamische (2).

Deutsche Forschungsanstalt für Psychiatrie (Max-Planck-Institut für Psychiatrie) Wissenschaftliches Institut, in dem klinische Beobachtung und naturwissenschaftliche Forschung zur Beantwortung der Frage nach Wesen und Ursachen der Geisteskrankheiten und zu ihrer Heilung besonders eng zusammenarbeiten. Gegründet 1.4.1918 durch ►E. Kraepelin als Stiftung des öffentlichen Rechtes beim Staate Bayern. Seit 1954 Eingliederung in die Max-Planck-Gesellschaft unter Aufrechterhaltung der Stiftung und organisatorischen Gestaltung.

Deutung *(f).* ►Interpretation.

déviation caractérielle Bez. der frz. Psychiatrie für erziehungsbedingte Abweichungen des ►Charakters.

Dexamethason-Psychose *(f).* Toxische Psychose, meist mit paranoider Symptomatik, als unerwünschte Folge einer Behandlung mit Dexamethason. Entspricht im klinischen Bild den akuten exogenen Reaktionstypen Bonhoeffers.

Dexamethason-Suppressions-Test (DST) *(m).* Neuroendokrinologisches Untersuchungsverfahren in der Psychopathologie. Bei gesunden Menschen lässt sich die Cortisolproduktion durch geringe Gaben von Dexamethasonum (1 mg) (zeitweilig) unterdrücken. Bei Depressiven (bei denen der Cortisol-Spiegel ohnehin häufig erhöht ist) lasse sich Cortisol nicht durch Dexamethason unterdrücken. Der Test galt zunächst als spezifischer biologischer ►Marker für endogene oder schwere Depression (95 % positive Befunde). In der Folge zeigte sich, dass der Test auch bei Manie, Demenzen, Schizophrenie, Zwangsneurosen, Alkoholismus, Kachexie und Gesunden (20 %) positiv ist. Auch der Verlauf einer Störung lässt sich mit dem Test nicht verfolgen. Die Cortisolproduktion ist durch Umwelteinflüsse leicht zu beeinflussen. Historisch: G. W. Liddle führte den Test 1960 in die Diagnostik des Cushing-Syndroms ein. B. J. Caroll, F. J. R. Martin und B. Davis (1968) veröffentlichten die ersten Ergebnisse bei Patienten mit schwerer Depression. Es wurden mehr als 10.000 Arbeiten veröffentlicht.
e: dexamethason suppression test (DST). *fr:* test de freinage à la dexaméthasone (DST)

Dextromoramidsucht *(f).* Süchtiger Missbrauch des hochwirksamen synthetischen Analgetikums Dextromoramid (Jetrium, Palfium). Das Mittel wurde 1957 in Belgien in die Therapie eingeführt; ab 1959 wurden Suchtfälle bekannt. Rasche Dosissteigerung wird hervorgehoben. Keine eigentlichen Psychosen, jedoch die bekannten depravierenden Eigenschaften wie z. B. bei Opiatsüchtigen.
Syn.: Jetriumsucht.

Dextrophobie *(f).* Krankhafte Furcht vor Gegenständen auf der rechten Seite.
e: dextrophobia. *fr:* dextrophobie

Dezerebrationsanfälle *(m, pl).* Syn. für ►Strecksynergismen.

D

DGPPN. *(f).* Deutsche ►Gesellschaft für Psychiatrie und Psychotherapie, Psychosomatik und Nervenheilkunde.

Dhat (von Dhatu = Sperma). Beschwerden vor allem junger Männer in Südasien in Form von Angst, Schwächegefühl, Erschöpfung, Impotenz. Diese werden durch den Verlust von Sperma erklärt.

Diabetespsychose *(f).* 1. I. w. S. unkorrekte Bez. für den Einfluss emotionaler Faktoren auf die Zuckerkrankheit. Insbesondere erregende Familiensituationen oder ►Frustrationen können Erhöhung des Blutzuckerspiegels, Veränderungen der Glukosetoleranz und Veränderungen in der Ausscheidung von Wasser, Glukose und Chloriden zur Folge haben. Bei Beruhigung kann der Insulinbedarf des Zuckerkranken so absinken, dass ein hypoglykämisches Koma eintritt. 2. I. e. S. durch Zuckerkrankheit hervorgerufene Psychose (selten). Es handelt sich gewöhnlich um ►Delirien. ►Encephalopathia diabetica.
e: diabetic psychosis (1, 2), long-term diabetes syndrome (2). *fr:* psychose diabétique

Diabetophobie *(f).* Krankhafte Furcht vor Zuckerkrankheit.
e: diabetophobia. *fr:* phobie du diabète

Diabolepsie *(f).* Altertümliche Bezeichnung für die Überzeugung, mit übernatürlichen Mächten in Verbindung zu stehen. Es handelt sich dabei keineswegs immer um krankhafte Zustände.
e: diabolepsia. *fr:* diabolepsie

Diachrese *(f).* Obsol. Etwa: Verstandesverwirrung.

Diachronie *(f).* 1. (F. de Saussure, 1915). In der strukturalen Sprachwissenschaft die Untersuchung der Sprache in ihrer zeitlichen Entwicklung, Aufeinanderfolge verschiedener Zustände. Von da aus für alle Betrachtungsweisen auf einer zeitlichen Längsachse, z. B. einer Psychose, angewandt. Ant. ►Synchronie. Vgl. Trait. 2. Neurotisch motivierte Haltung älterer Menschen, welche die Gegenwart ausschließlich unter den Gesichtspunkten ihrer Jugendzeit beurteilen. 3. Allgemein Betrachtung der Gegenwart vom Standpunkt der Vergangenheit aus.
e: diachronia. *fr:* diachronie (psycho-névrotique)

Diäthyltryptamin (DET) *(n).* Dem ►Dimethyltryptamin sehr ähnliches ►Halluzinogen.

Diagnose *(f).* 1. Allgemein: Genaues Erkennen einer Krankheit und wie sie ist und sich von anderen Krankheiten unterscheidet. – 2. In der allgemeinen Medizin Erkennen einer Krankheit aufgrund von Symptomen, pathologisch-anatomischen, physikalischen und chemischen Befunden. Daraus werden Behandlung und Prognose abgeleitet. – 3. In der Psychiatrie Erkennen einer ►Krankheitseinheit aufgrund von Krankheitsanamense, biographischer Anamnese und psychischem Befund (Untersuchungsbefund). Während des Vorganges der Diagnosenbildung werden diese interpretierend gegeneinander abgewogen. Die große Bedeutung der ►Interpretation (2) wird häufig übersehen. Behandlung und Prognose wie unter 2.–4. In DSM-III/IV und ICD-10 die Feststellung der zutreffenden (mit einer Ziffer zu bezeichnenden) ►Kategorie durch eine genügende Anzahl von ►Einschlusskriterien und unter Berücksichtigung von ►Ausschlusskriterien. In DSM-V Feststellung eines Syndroms. Therapie und Prognose folgen jedoch anderen Gesichtspunkten. 5. In der Psychologie Erkenntnisvorgang zur ►Klassifikation (1) eines Individuums nach beobachtbaren Merkmalen. Durch Benutzung normierter Feststellungsverfahren (Tests) besteht Ähnlichkeit zu einem Messvorgang. Das Ergebnis vermittelt ein (möglichst genaues) Abbild des Beurteilten. Zunehmend besteht die Neigung, wie unter 2., eine Diagnose nach ihrer Brauchbarkeit für Prognose, Beratung und Psychotherapie zu bewerten.
e: diagnosis.

Diagnostic and Statistical Manual of Mental Disorders (DSM-I, DSM-II, DSM-III, DSM-III-R, DSM-IV, DSM-IV-TR, DSM-V) Diagnostisches und statistisches Nachschlagebuch der psychischen Störungen. Zusammenstellung von Krankheitseinheiten, Syndrom- und Symptombezeichnungen und später Klassen psychischer Störungen mit erklärendem Begleittext. Eine Vorform wurde erstmalig 1928 von der Vorläuferin der ►American Psychiatric Association (APA) herausgegeben. Sie richtete sich nach den Bedürfnissen der damaligen Staatsanstalten. 1952 entwickelte die APA eine amerikanische Variante von ICD-6 und veröffentlichte sie als DSM-I. Das Buch enthielt ein Glossar mit Beschreibungen zu diagnostischen ►Kategorien. Soweit es als amerikanisch gelten konnte, war DSM-I stark durch Adolf ►Meyer geprägt, erkennbar z. B. an der durchgängigen Verwendung von ►Reaktion anstelle etwa von Krankheit. Eine deutsche Übersetzung gibt es nicht. – DSM-II (1968) ähnelte noch stark DSM-I und orientierte sich fast vollständig an ICD-8. Der Ausdruck »Reaktion« wurde jedoch eliminiert und die Meyer'sche Theorie insoweit verlassen. Es gibt keine deutsche Übersetzung. – In DSM-III (1980) Umbruch und vollständige Veränderung nach der Philosophie des logischen Positivismus und den Gesichtspunkten der biologischen Psychiatrie. (►Kriterium; ►Kriteriologie; ►Marker, biologischer). Die revidierte Fassung DSM-III-R (1987) brachte vor allem die Umbenennung der affektiven Störungen in ►mood disorders (►Mut). DSM-IV (1994) brachte nochmals erhebliche Veränderungen. Weitere Veränderungen in DSM-IV-TR (Textrevision, 2003) und DSM-V (2013). DSM-III, DSM-III-R, DSM-IV und DSM-V wurden in viele weitere Sprachen übersetzt und in manchen Ländern weitgehend übernommen. Übersetzungen ins Deutsche: DSM-III (1984), DSM-III-R (1989), DSM-IV (1996), DSM-V (2015).

Diagnostik, mehrdimensionale *(f)*. (E. Kretschmer, 1919). Berücksichtigung verschiedenartiger ätiologischer Gesichtspunkte bei der Beurteilung eines psychischen Krankheitsbildes. Dieses soll »in seinen oft mehrfachen konstitutionstypischen Aufbaukomponenten, seinen psychisch reaktiven Mechanismen, seinen gehirnorganischen Faktoren« u. a. erfasst werden. Es werden also ohne Rücksicht auf systematische Ordnungen möglichst alle am Krankheitsgeschehen beteiligten Faktoren aufgespürt und gleichwertig nebeneinandergestellt.
e: multidimensional diagnosis.
Syn.: mehrdimensionale Betrachtungsweise. *fr:* diagnostique pluridimensionnel

Diagnostik, strukturanalytische *(f)*. ►Strukturanalyse.

diakoptische Reaktion *(f)*. (R. Janzen). Pathogenetisch uneinheitliche Gruppe von anfallsartigen Zuständen, die durch eine Störung der Integration der Hirnfunktion gekennzeichnet sind. Der Begriff soll einzelne Zustände herausheben, die nicht zur Epilepsie, aber auch nicht zu den synkopalen Anfällen zählen. Hierher gehören die ►Narkolepsie (besonders der dabei auftretende ►Lachschlag), die anfallsartig auftretende Torsionsdystonie sowie die unsystematischen Konvulsionen am Ende einer Synkope.
e: diacoptic reaction. *fr:* réaction diacoptique

diakoptischer Anfall *(m)* ►Anfall, diakoptischer.

Dialektik, dialektisch *(f)*. 1. In der antiken Rhetorik die Kunst, mittels Rede und Gegenrede zu überzeugen. 2. Jede Psychotherapie, da sie sich zumindest teilweise in Form von Rede und Gegenrede abspielt. 3. In der analytischen Psychologie (s. d.) ►Jungs haben Teile der Therapie die dialektische Form. 4. Die dialektisch-behaviorale Psychotherapie (s. d.) enthält die Dialektik Hegels, welche durch Rede und Gegenrede zur Synthese in der Art eines Kompromisses gelangt.
e: dialectic, dialectical

Dialektisch-Behaviorale Psychotherapie *(f)*. (Marsha M. Linehan, 1993). Form der Verhaltenstherapie für langzeitig selbsttötungsgefärdete Patientinnen mit ►Borderline-Persönlichkeitsstörungen. »Dialektisch« bezieht sich auf das Therapeutenverhalten in bestimmten Situationen, »Behavioral« auf ►Behaviorismus als theoretische Grundlage. Es gibt eine feste Struktur der Therapie, deren Einzelmaßnahmen (Einzeltherapie, Fertigkeitentraining [Skilltraining], Supervision, Telefonkontakte) jedoch geläufige psychotherapeutische Maßnahmen sind.
e: dialectic-behavioral therapy (DBT).
Syn.: dialektische Verhaltenstherapie.

dialogische Stimmen *(f, pl)*. ►Dialogstimmen.

Dialogslalie *(f)*. (Th. Spoerri, 1965). Scheindialog. Kranke sprechen miteinander, die Sprachmelodie ist intakt, Mimik und Gestik sind lebhaft, aus der Ferne wirkt die Szene wie ein normales Gespräch, doch wird nichts mitgeteilt. Es werden nur abgebrochene, zusammenhanglose Phrasen gesprochen, denen keine intellektuelle Kommunikation entspricht. Die Sprache dient damit lediglich dem sozialen Kontakt. Vorkommen vor allem bei seniler Demenz, aber auch bei akuten organischen Störungen und Schizophrenie.

Dialogstimmen *(f, pl)*. Bez. für ►Stimmenhören in Form von Rede und Gegenrede. ►Symptome 1. Ranges.
e: voices conversing.

diaphänomenaler Bereich *(m)*. (H.H. Wieck, 1955). In der Psychopathologie der Bereich des seelisch Beständigen, dauerhaft Vorhandenen, das jedoch nicht im Bewusstsein gegenwärtig ist, aber teilweise bewusst gemacht werden kann (»eingestellt« wird). Enthält einerseits die Charakterstrukturen, andererseits die Gedächtnisspuren (►Engramme), schließlich auch die Fähigkeit, die Inhalte zu aktualisieren. Im einzelnen Erlebnis ist das, was im Bewusstsein als »phänomenales Ereignis« erscheint, somit das Ende eines vorweglaufenden diaphänomenalen Geschehens.

Diaschisis *(f)*. (Constantin v. Monakow, 1914). Vorübergehender Ausfall der Funktionen eines Nervenabschnittes durch Störung an anderer Stelle des Neuronenkreises, zu dem er gehört. Die Bez. dient dazu, die bei einer akuten Läsion des Gehirns oder Rückenmarks (Blutung, Schuss) auftretenden Störungen in Regionen, welche mit den geschädigten in keinem anatomischen Zusammenhang stehen, zu kennzeichnen.
e: diaschisis. *fr:* diaschisis

Diastrephia *(f)*. 1. Wenig gebr. Bezeichnung für psychotische Verhaltensweisen, die sich durch Grausamkeit und Abnormität auszeichnen. 2. (K. L. Kahlbaum, 1863). Obsol. Bez. für Seelengebiet der Willenssphäre, die nach dieser Vorstellung z. B. in der ►Vecordia (2) für sich allein erkranken kann.
e: diastrephia. *fr:* cruauté perverse (1), diastréphie (2)

Diathese *(f)*. Von griech. Ordnung, Beschaffenheit, Zustand, innere Verfassung, Gemütszustand. Ist bedeutungsgleich mit dem lat. dispositio = ►Disposition. In der Allgemeinmedizin häufig benutzte Bez. für eine in der Konstitution verankerte Bereitschaft zu Krankheiten. In der Psychiatrie viel weniger üblich, dann vor allem in Verbindungen als iktaffine, neuropathische und psychopathische Diathese. S. folgende Stichwörter.
e: diathesis. *fr:* diathèse

Diathese, iktaffine *(f)*. (F. Mauz, 1937). Angeborene Bereitschaft für Anfallsleiden. Langsame, an der

einzelnen Vorstellung klebende, schwerfällige, umständliche und »zähflüssige« Wesensart von Epileptikern, die sich im Denken und im Gefühlsleben kundtut. – Kann in der gleichen Form aufgrund einer vermuteten Erbanlage auch bei Gesunden auftreten, die nie einen epileptischen Anfall gehabt haben.
e: paroxysmal diathesis. *fr:* diathèse paroxystique

Diathese, neuropathische *(f)*. Konstitutionelle Bereitschaft zu reizbarer Erschöpfung. Die Bezeichnung wird insbesondere in der Pädiatrie und Kinderpsychiatrie verwendet. ►Neuropathie.
e: neuropathic diathesis. *fr:* diathèse névropathique

Diathese, psychopathische *(f)*. Hypothetische Disposition zu psychotischen Erkrankungen, insbesondere zu Schizophrenie und manisch-depressiver Erkrankung. »Psychopathisch« schließt sich an einen älteren Gebrauch des Wortes ►Psychopathie (2) an.
e: psychopathic diathesis. *fr:* diathèse psychopathique

diathetische Proportion *(f)*. (E. Kretschmer, 1921). »Das Verhältnis, in dem im einzelnen Zyklothymiker heitere und traurige Gemütsanteile zueinander stehen.« ►Psychästhetische Proportion.
e: diathetic ratio. *fr:* rapport diathétique de Kretschmer

DIB Diagnostisches Interview für Borderline-Patienten. ►Borderline-Persönlichkeitsstörung.

Dibenamin-Psychose *(f)*. Durch Dibenamin (Dibenzyl-chloräthylamin) ausgelöste toxische Psychose. Nach W. Walther-Büel treten vor allem ►Dämmerzustände mit eigenartigen ►Déjà-vu-Erlebnissen und Störungen des Zeitschemas auf.
e: dibenamin psychosis. *fr:* psychose due au dibénamine

didaktische Analyse *(f)*. Syn. für ►Lehranalyse.

dienzephal-autonomer Anfall *(m)* ►Anfall, dienzephal-autonomer.

Dienzephalose *(f)*. ►Zwischenhirnsyndrom, psychisches.

Differenzialtypologie *(f)*. (K. Schneider, 1936). Sich auf typische, einem ►Idealtypus (2) entsprechende (jedoch nicht spezifische) psychopathologische Phänomene gründende Einteilung von psychotischen Zustandsbildern. Ein Untersucher stellt fest, ob sich ein vorgefundenes klinisches Bild mehr diesem oder jenem Idealtypus zuordnen lässt. Nach Schneider ist zwischen den Symptombildern der somatologisch-ätiologischen Ordnung (z. B. Paralyse, Arteriosklerose) eine Differenzialdiagnose möglich, jedoch können Zustandsbilder der psychologisch-symptomatologischen Ordnung (z. B. Zyklothymie, Schizophrenie) nur differenzialtypologisch gegeneinander abgegrenzt werden. Diese Vorstellungen fanden in den 60er- und 70er-Jahren des 20. Jh. weite Verbreitung und Anerkennung.
e: differential typology. *fr:* typologie différentielle (de Schneider)

Differenzieren *(n)*. (M. Mahler). Erste Phase der ►Separation-Individuation. Die bis dahin totale Abhängigkeit von der Mutter nimmt ab; motorische Beweglichkeit und Koordinationsfähigkeit nehmen zu. Das Kind wendet sich aktiv der Umgebung zu, erfreut sich an Gegenständen und empfindet Vergnügen am eigenen Körper. Es erforscht mit Augen und Händen Gesicht, Haare und Mund der Mutter. Guck-guck-da-Spiele. Das Kind ist hauptsächlich am eigenen Körper und an seiner Mutter interessiert und fühlt sich am wohlsten bei der Mutter. Beginn im 5. Lebensmonat. Dauer: 4–6 Monate.
e: differentiation.

Diffusions-Tensor-Imaging (DTI) 1994 eingeführte Spielart der ►Magnetresonanztomographie. Die Methode erlaubt vor allem, weiße Hirnsubstanz während der Tätigkeit gesunder und kranker Gehirne abzubilden. Häufig auftretende Artefakte begrenzen die Anwendarkeit. Benutzt wird der engl. Begriff ohne Übersetzung.

Dikemanie *(f)*. Abnormes Interesse für Gerichtsangelegenheiten und Prozesse.
e: dikemania. *fr:* dikémanie

Dikephobie *(f)*. Furcht vor Gerichten (in eigener Sache).
e: dikephobia. *fr:* diképhobie

Diktion *(f)*. Sprechweise. Spezifische Weise sprachlicher Äußerung. Die besondere Art, wie jemand Gedanken formuliert.
e: diction. *fr:* diction

Diktionsamelie *(f)*. Im Ausdruck nachlässige Sprech- und Ausdrucksweise, durch die eine krankhafte Sprachstörung vorgetäuscht werden kann. ►Amelie.
e: amelian speech (diction). *fr:* altération non pathologique du langage

Dimension *(f)*. (lat. dimensio) Ausmessung, Abmessung. 1. Allgemein: Ausdehnung eines Körpers nach Länge, Breite, Höhe. 2. In der Psychologie metaphorisch für Arten des Erlebens oder Wesensmerkmale eines Menschen. 3. Jede einzelne Eigenschaft einer Person. Vgl. Struktur, seelische.
e: dimension.

Dimethyltryptamin (DMT) *(n)*. Synthetisches ►Halluzinogen. Eine Injektion von 0,0007–0,001g pro kg Körpergewicht führt zu einem schlagartig einsetzenden Rausch. Blockiert Serotonin im Gehirn. Wirkt nur, wenn es geraucht, inhaliert oder gespritzt wird, nicht bei oraler Einnahme. Die halluzinogene Wirkung beginnt nach 5 Minuten und dauert 1 Stunde. Ist enthalten im Samen von Piptadenia peregrina. Wurde in der Zeit der Ankunft der Spanier von den Indianern in Trinidad und der Orinoko-Ebene in Südamerika gebraucht.

DIMS Disorders of Initiating or Maintaining Sleep. ►Einschlaf- und Durchschlafstörungen.

Dinomanie *(f).* Tanzleidenschaft.
e: dinomania. *fr:* dinomanie, manie de la danse

Dinophobie *(f).* Furcht vor Schwindel. Höhenangst.
e: dinophobia. *fr:* dinophobie

Diogenes-Syndrom *(n).* (A. N. G. Clark, G. D. Manikar, I. Gray, 1955). Nach Diogenes von Sinope (412–323 v. Chr.), dem antiken Vorbild »zynischen« Sichgehenlassens und sokratischer Selbstgenügsamkeit. Extreme Vernachlässigung bei älteren, vormals aktiven und im Leben erfolgreichen Menschen. Sie hören auf, sich zu pflegen, sauber zu halten und sinnvoll zu ernähren. Häufen in ihrer Wohnung allerlei Plunder an. Leben allein und weigern sich, Hilfe anzunehmen. Meist im Wesen einzelgängerische, misstrauische, unrealistische und früher von anderen abhängige Menschen. Durch unordentliche Ernährung entsteht Mangel an Serumproteinen, Vitaminen, Eisen und Flüssigkeit. (n. J. Klosterkötter u. U. H. Peters, 1985).

Dippoldismus *(m).* (Nach dem Jurastudenten und Hauslehrer Andreas Dippold, der 1903 in Bayreuth seinen Schüler Heinz Koch derartig misshandelte, dass dieser verstarb.) Prügeln von Kindern aus sexuellen Motiven. Form des ►Sadismus, besonders bei Lehrern und Erziehern beobachtet. Die Kinder werden dabei gewöhnlich sexueller Verfehlungen beschuldigt.
e: dippoldism, educatory sadism (Dippold). *fr:* dippoldisme, sadisme des éducateurs

Dipropyltryptamin (DPT) *(n).* Dem ►Dimethyltryptamin eng verwandtes ►Halluzinogen.

Dipsomanie *(f).* (C. W. Hufeland, 1819). 1. Ursprünglich jede Form des Alkoholmissbrauchs. 2. Periodisch auftretende Trinkexzesse, teils aus äußerer Ursache (Lohnempfang), teils aus innerer Ursache (Verstimmung bei Epileptikern, Manikern, Depressiven, Psychopathen und Neurotikern). Die Trinkexzesse können tage- oder sogar wochenlang anhalten. Die Trinker ziehen oft von Wirtschaft zu Wirtschaft und sind zu keiner Arbeit fähig. Zwischen den Trinkphasen können Wochen und Monate relativer oder absoluter Abstinenz liegen.
e: dipsomania.
Syn.: periodische Alkoholsucht, Quartalssaufen. *fr:* dipsomanie

Dipsopathie *(f).* Obsol. Bez. für Gesamtheit der Charaktermerkmale, die zur ►Alkoholsucht disponieren; vor allem Willensschwäche und geringe Fähigkeit, Zurücksetzungen zu ertragen.
e: dipsopathy. *fr:* dipsopathie

Dipsorexis *(f).* »Trinklust« als häufiges Symptom im Beginn einer ►Alkoholsucht.
e: dipsorexia. *fr:* envie de boire

Dipsychismus *(m).* Im 19. Jahrhundert viel zitierte Persönlichkeitstheorie, nach welcher in einer Persönlichkeit zwei oder mehr Teile relativ unabhängig voneinander bestehen können. ►doppeltes Bewusstsein.
e: dipsychism. *fr:* dipsychisme

Disaggregation *(f).* Obsol. Bez. für Auseinanderfallen von krankhaften Bewusstseinsinhalten und dem übrigen psychischen Verhalten. Das Bewusstsein wird von einer einzigen Vorstellung beherrscht. Andere Dinge vermag der Betreffende nicht recht aufzunehmen. Entspricht der überwertigen ►Idee Wernickes.
e: mental disaggregation. *fr:* disaggrégation

Dischronation *(f).* Wenig gebr. Bez. für zeitliche Desorientiertheit.

discordance *(f).* (Ph. Chaslin, 1912). Nach Chaslin ein Grundsymptom der Schizophrenie. Besteht in einer Diskrepanz zwischen den Denkinhalten und dem begleitenden Gefühlston. Chaslin fasste unter dem Begriff einer »folie discordante« alle Krankheitsbilder der Kraepelin'schen Dementia-praecox-Gruppe (Hebephrenie, Katatonie, paranoide Psychose [= folie paranoide] und Schizophasie [= folie discordante verbale]) zusammen, sah die Einheit aber nicht durch den ungünstigen Ausgang, sondern durch das Zentralsymptom der discordance gegeben. Bleuler hat später geäußert, er hätte den Begriff der »folie discordante« anstelle der Schizophrenie anerkannt, wenn er ihm bekannt gewesen wäre. – Die discordance entspricht auch der »intrapsychischen Ataxie« Stranskys.
e: »discordance«.

disergastische Reaktion *(f).* Als Folge einer Hirndurchblutungsstörung auftretende psychische Erscheinungen mit Angst, Desorientiertheit und Sinnestäuschungen.
e: disergastic reaction. *fr:* réaction confusionnelle aigue

Disgregationsangst *(f).* (R. Bilz). Urangst, von einer Gemeinschaft (Herde) getrennt zu werden. Tritt nach einer ethologischen Vorstellung von Bilz beim Menschen während einer Depression wieder auf.
e: disgregation phobia. *fr:* peur de la ségrégation

Disjektion *(f).* »Auseinanderreißen« (Spaltung) des Persönlichkeitsbewusstseins im Traum. Der Träumer erlebt sich im Traumgeschehen zugleich als handelnde Person und als Zuschauer.
e: disjection. *fr:* dédoublement onirique

Diskussionsgruppe *(f).* In der ►Gruppenpsychotherapie: eine Gruppe diskutiert über ein bestimmtes Thema. Der Gruppenleiter achtet lediglich darauf, dass nicht vom Thema abgewichen wird. Dient vornehmlich der Vermittlung von Information.

Disorexie *(f).* Störung des Nahrungstriebes im Sinne der Essgier. ►Anorexie.
e: dysorexia. *fr:* dysorexie

Disposition *(f).* Neigung, auf bestimmte Schädlichkeiten oder Erlebnisse z. B. mit Krankheit zu reagieren. Kann angeboren oder erworben sein. Kann biologisch (genetisch) oder psychisch (aus der Lebensgeschichte stammend) gedacht werden. Wurde in der Psychiatrie vielfach diskutiert, aber meist als gegeben angenommen. ►Heinroth (1818): »Die erbliche Anlage, z. B. zur Melancholie, zur Manie, ist zwar schon öfters bezeifelt worden, allein man kann doch nicht in Abrede seyn, daß, wie überhaupt, physische, und folglich auch psychische Dispositionen, von den Eltern auf die Kinder fortgepflanzt werden, in welchem Falle aber jene Stimmungen blos als moralische Reize zu betrachten sind, denen auch moralisch widerstanden werden kann, die folglich ja nicht etwa als wirkliche Anlagen zu bestimmten Seelenstörungsformen aufzuzählen sind.« Auch Freud spricht in »Die Disposition zur Zwangsneurose« (1913) von Dispositionen, die zu Fixierungen der Sexualentwicklung führen.
e: disposition.

Disruptive Affektregulationsstörung: *(f).* Neu in DSM-V: anhaltende psychische Störung des Kindes- und Jugendalters. Neigung zu häufigen gereizten Wutanfällen meist infolge einer ►Frustration. Zugleich entstehen ständig gereizte Stimmungen (►Reizbarkeit). – Das Adj. »disruptiv« ist hier ein Anglizismus, kommt jedoch von lat. disrumpo, »vor Verdruss oder Ärger zerplatzen«. Das Phänomen hat eine Entsprechung im Grimm'schen Märchen vom Rumpelstilzchen: »… dann packte es in seiner Wut den linken Fuß mit beiden Händen und riss sich selbst mitten entzwei.« War im Engl. bislang eher als temper tantrum (►Wutanfall) bekannt.
e: Disruptive Mood Dysregulation Disorder.

Disruptive, Impulskontroll- und Sozialverhaltensstörungen: *(f, pl).* Neuordnung der Verhaltensstörungen in DSM-V: Störung mit oppositionellem Trotzverhalten (►Pubertätsprotest), ►Intermittierende Explosible Störung, ►Störung des Sozialverhaltens, Antisoziale Persönlichkeitsstörung (s. d.), ►Pyromanie, ►Kleptomanie.
e: Disruptive, Impulse-Control, and Conduct Disorders

Dispersonalisation *(f).* Seltenes Synonym für ►Depersonalisation.

Dissimulation *(f).* Verbergen und Verheimlichen von Krankheitssymptomen zur Vortäuschung von Gesundheit. Kann i. w. S. Folge vordergründiger Wünsche sein: etwa wenn jemand in den Beamtendienst oder eine Versicherung aufgenommen werden will; eine als schändlich empfundene Geistesstörung soll nicht bekannt werden. I. e. S. für Verheimlichung von Symptomen einer psychischen Krankheit gebraucht. Schizophrene lernen, welche Erscheinungen von der gesunden mitmenschlichen Umwelt als krankhaft angesehen werden, und verheimlichen besonders Halluzinationen. Depressive verheimlichen oft Suizidtendenzen, um den Suizid evtl. besser vorbereiten zu können.
e: dissimulation. *fr:* dissimulation

Dissonanz, kognitive *(f).* (Festinger, 1957). Einseitige Auswahl von Informationen nach einer getroffenen Entscheidung. Es wird bevorzugt das aufgenommen, was die bereits vorhandene Meinung unterstützt.

Dissozialität *(f).* Konflikte mit der sozialen Umwelt durch Missachtung der Regeln sozialen Zusammenlebens. Kann sich in Streitsüchtigkeit, Verwahrlosung oder kriminellem Verhalten äußern. Ursachen können Psychopathie, psychische Krankheiten (meist mit kaum bemerkbaren anderen Symptomen) oder Wesensänderung (z. B. bei Epilepsie) sein.
e: dyssocial behavio(u)r oder reaction. *fr:* comportement dyssocial

Dissoziationsamnesie *(f).* Erinnerungslücke durch Verdrängung oder Abspaltung von Erinnerungen.
e: dissociation amnesia. *fr:* amnésie de dissociation

Dissoziation *(f).* Spaltung im Gegensatz zu ►Assoziation. Die Vorstellung entstand Anfang des 19. Jh. zur Erklärung der Beobachtungen von ►Mesmerismus, ►Somnambulismus, doppeltem Bewusstsein, multipler Persönlichkeit usw., bei denen scheinbar ein Teil der Psyche die Verbindung mit den anderen Teilen verlor. Auch Bleulers Begriff der ►Spaltung (des Bewusstseins) geht darauf zurück und wurde als »dissociation« ins Engl. und Frz. übersetzt, in Frankreich als Syn. zu ►»discordance«. Während sich in der dt. Psychiatrie die Vorstellung von der Spaltung auf Schizophrenie einengte, war in den USA der Einfluss von Autoren wie Boris Sidis (»Psychopathological Researches, Studies on Mental Dissociation», 1902) und Morton Prince (►Persönlichkeit, multiple) weiterhin beträchtlich. Bei Depression, Alkoholamnesie, Epilepsie u. a. wurden bestimmte Zustände durch »dissociation« erklärt. Nach einem Intervall von einigen Jahrzehnten, in denen »dissociation« nicht akzeptiert war, ist der Begriff in seiner alten amer. Bedeutung in DSM-III/V aufgenommen worden und insbesondere in Form von »►dissoziativ« (►dissoziative Störungen) in den Sprachgebrauch zurückgekehrt. Merkmale nach DSM-IV: »Zerreißen der gewöhnlich integrierten Funktionen des Bewusstseins: Gedächtnis, Identität mit sich selbst oder Gewahrwerden dessen, was einen umgibt«. DSM-V kehrt zu Bleuler zurück: »Abspaltung von Bewusstseinsinhalten aus dem Bewusstsein« (»Splitting off of clusters of mental contents from conscious awareness«)- In ICD-10 sachlich identisch mit ►Hysterie, soweit dabei Symptome auftreten und nicht nur der hysterische Charakter gemeint ist.
e: dissociation.

D

dissoziativ *(a).* Spaltend, gespalten, Gegenteil von assoziativ. In DSM-III/V häufig verwendete Bez., die sich auf das ganze seelische Erleben beziehen kann. Die Ideengeschichte wird bei den Stichworten ►Assoziationspsychologie, ►Spaltung (des Bewusstseins), ►Dissoziation, ►discordance behandelt. Häufig wird »dissoziativ« gebraucht, um »hysterisch« zu vermeiden. Vgl. ►dissoziative Symptome, ►dissoziative Phänomene, ►dissoziative Störungen. – In ICD-10 identisch mit »hysterisch«.
e: dissociative.

dissoziative Phänomene *(n, pl).* In der amer. Psychiatrie Sammelbez. für Zeichen und Zustände im Seelenleben, welche durch eine ►Spaltung entstanden gedacht werden. Dazu gehören die ►dissoziativen Symptome, ►Trancezustände, ►Somnambulismus, ►Fugue, ►Dämmerzustände jeder Art, multiple Persönlichkeiten (s. d.), psychogene Erregungszustände, Hochstapelei, ►Pseudologia phantastica, ►Mythomanie, ►automatisches Schreiben, psychogene Amnesie u. a.
e: dissociative phenomena.

D

Dissoziative Störungen (in DSM-III-R: oder Hysterische Neurosen, Dissoziativer Typ) (in ICD-10: oder Konversionsstörungen) *(f, pl).* In DSM-III/V: Gruppe von psychischen Störungen mit ►Dissoziation. Der Zusammenfassung der Störungen in dieser Gruppe liegt die erklärte ►Annahme zugrunde, dass »Gedächtnis«, »Identität mit sich selbst« und »Gewahrwerden dessen, was einen umgibt« »gewöhnlich integrierte Funktionen des »Bewusstseins« darstellen. Bei Störungen dieser Gruppe sei darin durch einen hypothetischen Vorgang eine Abspaltung (disruption) eingetreten (►Spaltung). – Unterteilung in DSM-III-R: 1. Multiple Persönlichkeitsstörung; 2. Psychogene Fugue; 3. Psychogene Amnesie; 4. Depersonalisationsstörung (oder Depersonalisationsneurose); 5. Dissoziative Störung NNB. – Unterteilung in DSM-IV: 1. Dissoziative Amnesie (s. d.); 2. Dissoziative Fugue (s. d.); 3. Dissoziative Identitätsstörung (►Persönlichkeit, multiple); 4. ►Depersonalisationsstörung; 5. NNB Dissoziative Störung. – Unterteilung in DSM-V: 1. Dissoziative Identitätsstörung (►Persönlichkeit, multiple); 2. Dissoziative Amnesie (s. d.); 3. ►Depersonalisations-/Derealisationsstörung; 4. ►Andere Näher Bezeichnete Dissoziative Störung; 5. NNB Dissoziative Störung. – In ICD-10 enthalten als dissoziative Störungen (Konversionsstörungen) (F44). Wird unterteilt in 1. Dissoziative Amnesie (F44.0); 2. Dissoziative Fugue (F44.1); 3. Dissoziativer Stupor (F44.2); 4. Trance- und Besessenheitszustände (F44.3); 5. Dissoziative Bewegungsstörungen (F44.4); 6. Dissoziative Krampfanfälle (F44.5); 7. Dissoziative Sensibilitäts- und Empfindungsstörungen (F44.6); 8. Dissoziative Störungen (Konversionsstörungen) gemischt; 9. Sonstige dissoziative Störungen (Konversionsstörungen); 10. Dissoziative Störung (Konversionsstörung), nicht näher bezeichnet.
e: Dissociative Disorders (Zusatz in DSM-III: or hysterical neuroses, dissociative type).

dissoziative Symptome *(n, pl).* In der amer. Psychiatrie: Symptome, die Folge einer hypothetischen ►Spaltung sind. Hierzu zählen u. a. ein subjektives Gefühl der Empfindungslosigkeit (etwa nach einem schweren traumatisierenden Erlebnis), ►Depersonalisation, ►Derealisation, psychogene Amnesie (dann genannt: dissociative Amnesie), posthypnotische Amnesie (s. d.) u. a.
e: dissociative symptoms.

Disstress *(m).* Als negativ, ungünstig, schädigend, krank machend erlebter psychischer ►Stress. *Ant.* Eustress.

distributive Aufmerksamkeit *(f).* ►Aufmerksamkeit, distributive.

Disulfiram-Alkohol-Reaktion *(f).* In der Behandlung des chronischen Alkoholismus verwendete Reaktion zur Verhinderung des Alkoholgenusses. Wenn nach Gaben von Disulfiram (Antabus) Alkohol genossen wird, kommt es rasch zu stechenden Kopfschmerzen, Übelkeit, Mattigkeit, Beschleunigung der Herz- und Atemfrequenz und intensiver Rötung von Kopf, Hals, Armen und oberen Thoraxpartien mit Hitzegefühl. Wird ursächlich in erster Linie durch einen erhöhten Acetaldehydgehalt im Blut bedingt, das infolge einer vom Disulfiram verursachten Abbaustörung des Alkohols angereichert wird. – Klinisch gleichartige Reaktionen können auch durch Analgetika hervorgerufen werden.
e: alcohol-antabuse-reaction.
Syn.: Flush, Mal rouge, Antabus-Alkohol-Reaktion.
fr: réaction de disulfiram et alcool

Dittographie *(f).* Schreibstottern. Wiederholung von Buchstaben und Wörtern beim Schreiben.
e: dittography. *fr:* bégaiement graphique

Divagation *(f).* (lat. divagari = überall umherschweifen) Unabsichtliches Umherschweifen der Gedanken. Vorkommen bei Menschen in seelisch belastenden Lebenssituationen. Die Gedanken werden durch eindringende Erinnerungen abgelenkt oder gehen immer wieder zu den Problemen zurück. Wird subjektiv meist als Unfähigkeit zur Konzentration erlebt.
e: divagation. *fr:* divagation

Dix, Dorothea Lynde geb. 4.4.1802 in Hampden (USA), gest. 17.7.1887 in Trenton. Reformerin der amerikanischen Psychiatrie. Von Beruf Lehrerin. War um 1862 »Superintendent of women nurses in general hospitals« (Aufseherin von Krankenschwestern in Allgemeinkrankenhäusern). Versuchte 40 Jahre lang in zahlreichen Schriften, durch politische und journalistische Agitation das Elend der Insassen von Irrenanstalten in den USA zu erleichtern, blieb aber fast ohne Erfolg.

DMT ►Dimethyltryptamin.

doctor shopping Bez. des Klinikjargons für Verhaltensweisen einzelner Patienten: Man wechselt so lange den Arzt, bis man glaubt, die richtige Unterstützung gefunden zu haben. Das (evtl. unbewusste) Ziel ist jedoch nicht die Befreiung von Krankheit, sondern die Bestätigung von Krankheit und evtl. ihrer Unheilbarkeit.

Dohlen *(n)*. ►Gammazismus.

Dole-Nyswander-Programm *(n)*. Staatliches Programm zur ►Methadon-Behandlung in den USA.

Dollinger-Bielschowsky-Syndrom *(n)*. (A. Dollinger, 1919; M. Bielschowsky, 1914). Frühkindliche Demenz durch rezessiv-erbliche Lipoidstoffwechselstörung. Spätinfantile Form der amaurotischen Idiotie (s. d.). Klinisch: Stehenbleiben oder Rückgang der geistigen Entwicklung vom 3. bis 4. Lebensjahr an. Sprech- und Laufvermögen wird langsam wieder verlernt. Progrediente inselförmige Netzhautatrophie, dadurch Erblindung. Neurologisch vor allem Kleinhirnsymptome in Form von Nystagmus und Gangataxie. Nach 3–4 Jahren Exitus letalis.
e: D. – B. syndrome.
Syn.: Bielschowsky-Jansky-Syndrom. *fr:* idiotie amaurotique type D.–B.

DOM 2,5-Dimethoxy-4-methylamphetamin. Synthetische Rauschdroge, identisch mit ►STP.

Domatophobie *(f)*. Krankhafte Furcht davor, in einem Haus zu sein. ►Klaustrophobie.
e: domatophobia. *fr:* domatophobie

Domestizieren, Domestikation *(n)*. An das Haus gewöhnen, Kultivieren, Zähmen. Im engeren Sinne für Tiere gebraucht, bei denen als Folge der Domestizierung Organveränderungen (größerer Wuchs, Abschwächung der Sinne, Aufhellen der Körperbehaarung) und Funktionsänderungen (geringes Hervortreten von Brunstperioden) eintreten. Im weiteren Sinne auf den Menschen bezüglich der Einpassung in die Kulturwelt angewandt, besonders aber in bezug auf die dadurch notwendig werdende Bezähmung der Triebe. Zuweilen wird mit einem Unterton von Kulturkritik von einer progressiven Domestizierung gesprochen (H. Schulze).
e: domestication. *fr:* domestication

domus mente captorum *(m)*. Lat. für ►Tollhaus.

Don-Juanismus *(m)*. Nach Don Juan Tenorio von Sevilla, sagenhafter Verführer, benannte Form sexueller Abweichung beim Mann. Weibstollheit. Suche eines Mannes nach immer neuen Liebesreizen; Sichbewundern-Lassen durch ständig wechselnde Partnerinnen, in denen nur das weibliche Geschlechtswesen, nicht die Persönlichkeit gesucht wird und zu denen gefühlsmäßige Bindungen nicht hergestellt werden. Nach psychoanalytischen Deutungen besteht beim Don-Juan-Typ der unbewusste Wunsch, sich an allen Frauen wegen der Unbill zu rächen, die von der eigenen Mutter oder deren Surrogat erfahren wurde.
e: Don-Juanism. *fr:* donjuanisme

Dopamin *(n)*. 3,4-Dihydroxy-β-phenäthylamin. Wichtige Transmittersubstanz im Gehirn.
e: dopamine.

Dopaminhypothese *(f)*. (A. Coppen, 1967). Aus den Kenntnissen zur Biologie der ►Neuroleptika abgeleitete Entstehungstheorie für die ►Schizophrenie. Danach werde die Informationsübermittlung zwischen zwei Neuronen an der Stelle gestört, an welcher die Information im Synapsenspalt auf einer kurzen Strecke durch Neurotransmitter übertragen wird. Im Synapsenspalt ist der Katecholamin-, speziell der Dopaminstoffwechsel von Bedeutung. Bei Schizophrenie bestehe ferner eine Überaktivität des limbischen dopaminergen Systems. Die Qualität des Neurotransmittersystems unterliege Erbeinflüssen.
e: dopamine hypothesis.

D

Doppelbewusstsein *(n)*. ►doppeltes Bewusstsein.

Doppelbindung *(f)*. ►double bind.

Doppelbindung, paradoxe *(f)*. Hilfsmittel der ►Kommunikationstherapie. Eine Aufforderung an den/die Klienten wird so gestaltet, dass unabhängig von ihrer Befolgung oder Nichtbefolgung positive Folgen entstehen. Z. B. wird einem streitenden Ehepaar gesagt, es solle weiterstreiten, weil dies sein einziges Mittel sei, die gegenseitige Zuneigung auszudrücken. Wenn das Paar die Weisung befolgt, erhält das Streiten zunehmend eine positive Tönung. Bei Nichtbefolgung hört das Streiten auf.
e: paradoxical double bind.

Doppeldenken *(n)*. Psychopathologisches Phänomen der echoartigen Verdoppelung des Denkens. Der Gedanke ist einmal in der normalen Form und gleichzeitig (oder mit kurzem zeitlichem Abstand) als halluzinatorische Gehörswahrnehmung vorhanden. Tritt am häufigsten beim Lesen (die »Stimme« spricht nach, was der Kranke liest) oder Schreiben (»die Stimme« spricht vor, was der Kranke schreibt) auf; manchmal auch in der Form, dass die Kranken beim Schreiben von den Stimmen frei sind, sich diese aber beim Überlesen des Geschriebenen wieder einstellen. Lautes Lesen vermag die Stimmen oft zu vertreiben. Vorkommen vor allem bei Schizophrenie. Vgl. Gedankenlautwerden.
e: double thinking.

Doppelgänger *(m)*. In zahlreichen Kulturen, Mythen, abergläubischen Lehren vorkommende Vorstellung der Verdoppelung eines menschlichen Wesens. Im gesamten germanischen Gebiet gab es die Vorstellung, dass die Seele (evtl. auch eine von mehreren) den Körper zeitweise (z. B. im Traum, in der Ekstase) verlassen kann. Die Seele findet aber auch im Schatten, im Traumbild und im Spiegelbild einen Ersatz

für den ihr fehlenden Körper. Fehlen von Schatten, Traum und Spiegelbild kann daher das Fehlen der Seele und damit eine Todesbedrohung darstellen. Nach anderen Vorstellungen zeigt das Vorkommen von Doppelgängern zu einem anderen Menschen evtl. eine Abspaltung der Seele mit erneuter »Materialisierung« an. Das Doppelgängermotiv hat häufige literarische Bearbeitungen gefunden. Alle Vorstellungen können bei psychisch Kranken, evtl. in verwandelter Form, wiederkehren, als zentrales Phänomen im ►Doppelgängerwahn.
e: double, second self, illusion des sosies. *fr:* double, sosie

Doppelgängererlebnis *(n).* Dt. Bezeichnung für ►Heautoskopie.
e: doppelganger phenomenon, phenomenon of duplicated personality. *fr:* expérience du dédoublement

Doppelgängerwahn *(m).* Ständig wiederholtes Doppelgängererlebnis im psychotischen Wahnerleben. ►Personenverkennung.
e: split personality delusion. *fr:* délire du dédoublement

Doppel-Ich *(n).* Zweifach (jedoch zeitlich hintereinander) vorhandenes Persönlichkeitsbewusstsein mit dem sicheren Gefühl der Identität mit dem eigenen Ich. ►doppeltes Bewusstsein.
e: personality split, duplicated ego. *fr:* moi double, dédoublement de la personalité

Doppelselbstmord *(m).* Gleichzeitige Ausführung von Selbsttötungshandlungen zweier Personen. Meist handelt es sich um ein liebendes Paar. Im Unterschied zum erweiterten Suizid (s.d.) wird der Entschluss zum Suizid von beiden Beteiligten gefasst. Bekannt vor allem durch historische Beispiele: Heinrich von Kleist mit Henriette Vogel; der österreichische Thronfolger Erzherzog Rudolf mit der Baroness Mary von Vetsera in Mayerling (1889).
e: double suicide. *fr:* double suicide

Doppelsuizid *(m)* ►Doppelselbstmord.

doppelte Persönlichkeit *(f).* Syn. für ►doppeltes Bewusstsein, jedoch unter Betonung der Vorstellung, dass es die Persönlichkeit sei, die sich verdoppele. ►Persönlichkeitsspaltung.
e: dual personality.

doppeltes Bewusstsein *(n).* (P.W. Jessen, 1865). Mehrfach hintereinander auftretende Zustände, bei denen der Mensch in der einen Existenzform keine Kenntnis von der anderen hat, sodass gleichsam zwei verschiedene Persönlichkeiten bzw. ein Doppel-Ich entstehen. Die Beschreibungen beginnen im 18. Jh. (z.B. Reil, 1788, 1803) und werden im ganzen 19. Jh. fortgesetzt (Azam, Winslow, M. Dessoir, Lemaitre). In einem Beispiel Jessens erwachte eine Frau aus einem Schlaf ohne Kenntnis ihres früheren Lebens und musste Schreiben, Lesen und alle Lebenskenntnisse neu erwerben. Nach einem erneuten Schlaf mehrere Monate später war der frühere Zustand wiederhergestellt. Dies wiederholte sich mehrmals. Am bekanntesten ist eine literarische Bearbeitung des Stoffes durch R.L. Stevenson (1885) geblieben: »Dr. Jekyll and Mr. Hyde«. Die psychiatrischen Berichte wurden später teils für Schwindel gehalten, teils der Hysterie zugerechnet (z.B.H. Schüle, 1880). Hundert Jahre später wurde die Literatur wiederentdeckt und ging als »Dissoziative ►Fugue« in DSM-IV ein. Vgl. alternierendes Bewusstseins, periodische Amnesie, multiple Persönlichkeit.
e: double consciousness. *fr:* double conscience, dédoublement de la personalité, seconde vie

Doppelwahrnehmung *(f).* (P.W. Jensen, 1868). Nicht mehr übliche Bez. für ►Déjà-vu-Erlebnis.

Dora geb. 1.11.1882 Wien, gest. 1945 New York. Deckname für Ida Bauer, Tochter von Käthe und Philip Bauer. Bekannte Patientin Freuds. Wurde von Freud 1900 drei Monate lang wegen Hysterie (wiederholte Aphonie, Hustenanfälle, Depression, Selbsttötungsversuch) behandelt und brach die Behandlung dann ab. Litt ihr ganzes Leben unter Nachziehen eines Beines und einem extremen Bedürfnis nach Sauberkeit. Freud berichtet über sie in »Bruchstücke einer Hysterie-Analyse« (1905, GW V, 163). Original und spätere Berichte zusammengefasst in: C. Bernheimer und C. Kahane (Eds.): In Dora's Case, Freud-Hysteria-Feminism, New York 1985.

Doraphobie *(f).* Krankhafte Furcht davor, mit Haut von Tieren in Berührung zu kommen.
e: doraphobia. *fr:* doraphobie, phobie du contact des peaux animales

Dorenkasten Obsol. Syn. für ►Tollkoben.

Doriden-Sucht *(f).* Süchtiger Missbrauch des barbituratfreien Schlafmittels Doriden (Gluthetimid). Nach Battegay treten euphorische und rauschähnliche Zustände auf. Die Patienten sind oft reizbar-dysphorisch und antriebsschwach, sie neigen zur ►Entkernung. Körperlich finden sich braun-graue oder zyanotische Verfärbung der schlaffen Haut, hypochrome Anämie, Koordinationsstörungen (Sprache, Gang). Abstinenzsymptome: Tremor, Herzklopfen, Schwitzen, Wechsel von Obstipation und Durchfall, Anfälle, Delirien. Die Substanz ist nicht mehr im Handel.

Doromanie *(f).* (Lemoine). Krankhaft gesteigertes Geschenkemachen. Meist Ausdruck neurotischer Fehlhaltung.
e: doromania. *fr:* doromanie

double bind (G. Bateson, 1956). Beziehungsfalle. Entstehungstheorie zur Schizophrenie. Besondere Familiensituation in den familiären Beziehungen Schizophrener. Es besteht ständig eine Doppelsinnigkeit der Kommunikation auf zwei verschiedenen Ebenen. »Das Individuum ist in einer Situation gefangen, in der die andere Person in der Beziehung zwei Arten

von Botschaften ausdrückt, von denen die eine die andere aufhebt. Und das Individuum ist nicht in der Lage, sich mit den geäußerten Botschaften kritisch auseinanderzusetzen.« (Bateson et al. 1956) Beispiel: Ein junger Schizophrener erhielt im Krankenhaus Besuch von seiner Mutter. Er freute sich, sie zu sehen, und legte ihr impulsiv den Arm um die Schulter. Sie erstarrte und gab damit averbal zu verstehen, dass sie dieses Verhalten aufs äußerste missbillige (1. Ebene). Er zog den Arm zurück. Sie fragte darauf: »Liebst du mich nicht mehr?« Er wurde rot, und sie sagte: »Lieber, du musst nicht so leicht verlegen werden und Angst vor deinen Gefühlen haben.« (2. Ebene, völliger Widerspruch zur 1.) (nach Bateson et al., 1956). Die obsol. Theorie war in den 1960er- und 1970er-Jahren weithin anerkannt.
e: double bind.
Syn.: Doppelbindung. *fr:* double lien

Double-Bind-Theorie *(f)*. Entstehungstheorie der Schizophrenie, ▸double bind.

Double Depression *(f)*. Anglizismus. Die Kriterien von ▸Dysthymia und mittelgradige depressive Episode (s. d.) sind gleichzeitig erfüllt. Eine Kategorie dieses Namens ist jedoch in DSM-III/IV und ICD-10 nicht vorgesehen.

Double Insanity *(f)*. ▸Folie à deux.

Double Personality *(f)*. Syn. für ▸alternierendes Bewusstsein.

Down-Syndrom *(n)*. (John Langdon Down, 1866). Geistig-körperliche Entwicklungsstörung durch Chromosomopathie. Symptome: charakteristisches Äußeres mit Schrägstellung der Lidspalten (dadurch »mongoloides« Aussehen); Nickhaut am inneren Augenwinkel (Epikanthus); Gelenke sind überstreckbar durch Herabsetzung der Muskelspannung; Vierfingerfurche an den Händen; das Gesicht ist flach, ausdrucksarm, der Mund häufig offen, die Zunge zu groß. Psychisch: Intelligenztiefstand verschiedener Grade; dabei charakterlich gewöhnlich gutmütig, oft mit umtriebiger Lustigkeit und clownartigem Verhalten. Häufig Kombination mit anderen Missbildungen. Neigung zu Schilddrüsenmangel-Erscheinungen. Bei guter Pflege kann hohes Alter erreicht werden. Ursache: Durch Störung bei Reifeteilung ist das Autosom nicht doppelt, sondern dreifach vorhanden (21-Trisomie).
e: Down syndrome.
Syn.: autosomale Trisomie 21, Langdon-Down-Syndrom, Mongolismus, mongoloide Idiotie, mongoloider Schwachsinn, trisomaler dysmorpher Schwachsinn, trisomale Idiotie, mongoloide Akromikrie.

DPG ▸Gesellschaft, Deutsche Psychoanalytische.

DPT ▸Diprophyltryptamin.

DPV ▸Vereinigung, Deutsche Psychoanalytische.

Drang *(m)*. In der Psychiatrie ein unbestimmtes, mehr empfundenes als beobachtetes Gefühl eines dumpfen, ziellosen, ungerichteten Unbehagens. Ein nach Änderung der Situation strebendes Spannungserlebnis; eine unlustvolle, richtungslose Unruhe, die nach Entladung drängt. Wird nach außen erst erkennbar, wenn der zunächst »blinde« Drang in einer ▸Dranghandlung sein Objekt gefunden hat.
e: impulse, craving, urge, distress.

Dranghandlung *(f)*. Handlung aus einem ziellosen ▸Drang heraus. Trägt meist ebenfalls den Charakter des Planlosen in sich: ▸Fugue(s), Wandertrieb, Zerstörungen, kriminelle Handlungen, sexuelle Attacken. Vorkommen vor allem nach Hirnentzündung und Hirnverletzung bei Epileptikern und Triebgestörten.
e: impulsive behavio(u)r. *fr:* comportement impulsif

Drangzustand *(m)* ▸Drang.
e: state of (uncontrollable) impulsion. *fr:* état impulsif

Drapetomanie *(f)*. Unwiderstehlicher Drang zu vagabundieren.
e: drapetomania. *fr:* drapétomanie, manie du vagabondage

dreamy state (H. Jackson). »Traumzustand.« Besondere Art von epileptischer ▸Aura mit Veränderung des Allgemeinbefindens. Meist nur als komisches, merkwürdiges, unwirkliches, traumartiges Gefühl beschrieben. Oft sind alle Wahrnehmungen durch die Tönung des Vertrauten, längst Bekannten, schon einmal Erlebten oder Fremden, Unheimlichen, Ungewohnten verändert. Seltener sind sie in ihrem räumlichen und zeitlichen Charakter verändert, gelegentlich zu synästhetischen Erlebnissen miteinander verschmolzen. Selten werden Stimmen gehört, aber nicht so deutlich, dass Worte wiedergegeben werden können. Etwas häufiger Bilder, die Menschen, Tiere, Fabelwesen darstellen. Besonders häufig im Beginn eines psychomotorischen Anfalls (s. d.), für den der Begriff auch syn. gebraucht wird. *fr:* »dreamy state«.

Drehbett *(n)*. Von E. ▸Horn erfundenes »Bett«, in dem unruhige Geisteskranke zum Zwecke der Beruhigung mit 40–60 Umdrehungen in der Minute um eine Achse herumgedreht werden konnten. Die Lage blieb dabei horizontal, die Füße zur Achse, der Kopf nach außen gerichtet. Wegen dieser »Beruhigung« wurde Horn schon von seinen Zeitgenossen angegriffen.
e: revolving bed. *fr:* lit pivotant

Drehstuhl *(m)*. Von E. ▸Horn erfundener drehbarer Stuhl, mit dem unruhige Geisteskranke bei etwa 120 Umdrehungen in der Minute beruhigt werden sollten.
e: revolving chair. *fr:* chaise pivotante

Drehtürprinzip *(n)*. (V. v. Weizsäcker, 1947). Bez. für die gegenseitige Abhängigkeit von Wahrnehmen und Bewegen im ▸Gestaltkreis.

Drehtürpsychiatrie *(f)*. Spöttische Bezeichnung für die Tatsache, dass manche Geisteskranke durch

die moderne Pharmakotherapie und Beschäftigungstherapie zwar nach Hause entlassen werden können, aber bereits nach kurzer Zeit in das psychiatrische Krankenhaus zurückkehren müssen, weil ihr Zustand sich wieder verschlechtert hat. Beruht oft darauf, dass Behandlungen nicht weitergeführt werden oder die Kranken sich nicht an die soziale Umgebung anzupassen vermögen. Auf diese Weise werden zwar die Entlassungziffern erhöht, die Behandlungserfolge aber in Wirklichkeit nicht verbessert.
e: revolving-door phenomenon. *fr:* psychiatrie »à la navette« (avec hospitalisations successives)

Dreiphasenkrise, epileptische *(f).* (H. Selbach). Hypothetische Bez. zur Beschreibung eines – nach dem Regelkreisprinzip interpretierten – generalisierten epileptischen Anfalls. 1. Vorphase mit zunehmender labiler Trophotropie bis zur höchsten Erregung des Vagussystems; 2. kritische Hauptphase mit Totalumschwung in höchste Erregung des Sympathikussystems und Überkompensation; 3. Nachphase mit gedämpften Nachschwankungen des Vagussystems und Sympathikussystems und Wiederaufbau eines normalen Spannungssystems.
e: epileptic three-phase crisis. *fr:* crise épileptique triphasée

Dreiphasentheorie der Neurosenentstehung (H. J. Eysenck und S. Rachman, 1965). Phase 1: Es treten Ereignisse auf, die eine stärkere gefühlsmäßige Reaktion hervorrufen. Phase 2: Ein neutraler Reiz (Erlebnis, Ereignis), der nichts mit dem Ereignis der Phase 1 zu tun hatte, wird damit assoziiert und somit ebenfalls zum Auslöser derselben gefühlsmäßigen Reaktion wie in Phase 1. Phase 3: Tritt keine Verstärkung ein, wird der ganze Vorgang gelöscht (Spontanremission). Wird das gefürchtete Objekt jedoch gemieden oder durch Wiederholung die Reaktion verstärkt, kommt es zur Neurose. – Eignet sich vor allem zur Erklärung von ►Phobien.

63er, Dreiundsechziger *(m).* Jargonausdruck für einen Patienten, der nach § 63 StGB untergebracht ist. Vgl. ►Unterbringung in einem psychiatrischen Krankenhaus.

DRGs *(f, pl).* diagnosis-related groups. Diagnosengruppen (nicht nur psychiatrische), welche nach gesetzlichen Vorgaben von den ärztlichen Selbstverwaltungsorganen festgelegt werden. Vorgesehen für diagnosebezogene Entgeltsysteme bei Krankenhausbehandlungen. Für jede Diagnose soll ein Festpreis eingeführt werden. Als Folge wird mehr Wettbewerb und damit eine Kostenreduktion erwartet. Seit dem 1.1.2005 läuft die Konvergenzphase. Führend ist das DIMDI, welches im fortlaufend veränderten und zugleich verpflichtenden ICD-10-GM-System Vorschläge erarbeitet. DRG-Diagnosen sind nicht mit Krankheitsdiagnosen gleichzusetzen.

Dressatneurose *(f).* (W. Th. Winkler). Neurotische Fehlhaltung, die durch äußere Einflüsse, z. B. durch die suggestive Wirkung einer astrologischen Zukunftsdeutung, bewirkt wird. Dies entspricht dann quasi einem posthypnotischen Auftrag.

Droge *(f).* 1. Sammelbez. für Arzneimittel, die durch Trocknung von Pflanzen gewonnen und haltbar gemacht wurden. 2. Stoffe, die eine Wirkung auf das Zentralnervensystem haben und deswegen Abhängigkeit erzeugen können. Diese Bedeutung leitet sich aus der Übernahme des engl. »drug dependence« als Lehnübersetzung (►Drogenabhängigkeit) ab.
e: drug. *fr:* drogue

»Droge Arzt« *(f).* (M. Balint). Die heilende Wirkung der Persönlichkeit des Arztes, die eventuell dasselbe erreichen kann wie ein Medikament (= Droge).
e: drug »doctor«; the drug doctor.

Drogen, künstliche *(f, pl).* Syn. für ►Designerdrogen.

Drogen, synthetische *(f, pl).* Syn. für ►Designerdrogen.

Drogenabhängigkeit *(f).* Von der Weltgesundheitsorganisation (WHO) (1964) anstelle der bis dahin viel gebrauchten Bezeichnungen ►Sucht und ►Gewöhnung eingeführte Sammelbez. Es werden mehrere Merkmale angeführt: übermächtiger Wunsch, die Droge zu beschaffen; Tendenz zur Dosissteigerung; Abhängigkeit, die sich im Auftreten von Entziehungssymptomen bei Entziehung äußern kann; schädliche Wirkung auf Individuum und Gesellschaft. Vom WHO-Ausschuss für Suchtmittel (1965) werden 7 bestimmte Typen unterschieden: Morphin-Typ, Cannabis(Marihuana)-Typ, Barbiturat-Alkohol-Typ, Kokain-Typ, Amphetamin-Typ, Khat-Typ, Halluzinogen-Typ. Später wurde als 8. Typ der Morphin-Antagonisten-Typ hinzugefügt. – Obwohl die Bez. vielfach noch gebraucht wird, sind daneben ►Substanzabhängigkeit, ►Abhängigkeit, ►Missbrauch, schließlich auch Sucht und Gewöhnung üblich.
e: drug dependence, hooked. *fr:* pharmacodépendance

Drogenjargon *(m).* Sprache unter Drogengebrauchern, welche zumeist ungewöhnliche Bezeichnungen für ►Drogen (2) und deren Wirkungen enthält, die zunächst zur Tarnung dienen sollten, inzwischen aber vielfach mehr durch (z. T. wissenschaftliche) Publikationen verbreitet werden.

Drogenwelle *(f).* Umgangssprachliche Bez. für die rapide Zunahme des Gebrauchs von Suchtmitteln (= Drogen) aller Art (z. B. Haschisch, Kokain) nach 1965, insbesondere durch Jugendliche.

Dromolepsie *(f).* Alte Bez. für unbeabsichtigtes Gehen einiger Schritte, denen unmittelbar darauf ein

epileptischer Anfall folgt. Es handelt sich größtenteils um psychomotorische Anfälle (s. d.).
e: dromolepsy, running fits.
Syn.: Epilepsia procursiva, Laufepilepsie. *fr:* dromolepsie

Dromomanie *(f).* Syn. für ▸Fugue(s).

Dromophobie *(f).* Krankhafte Furcht vor dem Überqueren einer Straße oder Furcht, überhaupt zu laufen.
e: dromophobia. *fr:* dromophobie

Drop-Anfälle *(m, pl).* Anfallsweises Umfallen bei erhaltenem Bewusstsein. Ursache ist wahrscheinlich eine vorübergehende Unterbrechung der Blutzirkulation in der A. basilaris, Unterbrechung der Blutzufuhr zum Hirnstamm und Versagen des vom Hirnstamm kontrollierten Haltungstonus. Gehört auch zu den Symptomen transitorischer ischämischer Attacken.
e: drop attacks. *fr:* crises de chute spontanée

Droschkenkutscherhaltung *(f).* (J. H. Schultz). Beim ▸autogenen Training einzunehmende Haltung, wenn die Übung nicht im Liegen, sondern im Sitzen vorgenommen werden soll. Dabei setzt sich der Patient so auf einen Stuhl, dass der Rücken ein Stück weit von der Lehne entfernt ist, die Unterarme werden auf die nicht geschlossenen Oberschenkel aufgestützt, die Hände hängen schlaff herab, der Rücken wird gekrümmt, der Kopf hängt nach vorne herab. Der Patient lässt sich nun entspannt so zusammensinken, dass keine Muskelspannungen entstehen. – Die Bezeichnung spielt auf die Haltung eines Kutschers an, der auf dem Bock eingeschlafen ist und sich dabei völlig zu entspannen vermag.
e: cabman's (relaxative) position. *fr:* attitude détendue

Druckvisionen *(f, pl).* Durch den ▸Liepmann'schen Versuch beim Delirium tremens provozierte optische Halluzinationen.

DSM (I, II, III, III-R, IV, IV-TR, V) ▸Diagnostic and Statistical Manual of Mental Disorders.

DST ▸Dexamethason-Suppressions-Test.

DTI ▸Diffusions-Tensor-Imaging.

duale Methode *(f).* ▸Psychoanalyse, duale.

duale Psychoanalyse *(f).* ▸Psychoanalyse, duale.

duale Störungen *(f, pl).* 1. i. w. S. Gleichzeitiges Vorhandensein von zwei unterschiedllichen psychischen Krankheiten bei derselben Person. 2. i. e. S. Gleichzeitiges Vorhandensein von Alkohol- oder Substanzabhängigkeit und einer autonomen psychischen Krankheit (Schizophrenie, Depression u. a.). Psychische Krankheiten können wirken, als ob es sich um ein Suchtproblem handelt. Abhängigkeit von Alkohol oder Drogen kann Krankheitssymptome eigentlicher psychischer Krankheiten oder Psychosen anstoßen, verursachen, verschlimmern, maskieren u. a. m. Dadurch wird es schwieriger, eine Diagnose zu stellen, insbesondere wenn nur Kriterien der Klassifikationssysteme DSM und ICD verwendet werden dürfen.
e: dual disorders

dualer Liebesmodus *(m).* Zweigeschlechtliche Liebe (im Gegensatz zur eingeschlechtlichen der Homosexualität).
e: dual sexuality. *fr:* sexualité duelle

Dualunion *(f).* (L. Szondi). Neurotischer Kontaktmodus in Liebesbeziehungen mit festgelegtem Rollenspiel. Z. B. versucht der eine Partner mit dem anderen in einer solchen Einheit zu leben, wie er es als Kind bei seiner Mutter erfahren hat. Vorkommen z. B. als Kontaktmodus bei Süchtigen.
e: mode of contact (Szondi). *fr:* mode de contact de Szondi

Dubois, Paul-Charles geb. 28.1.1848 Chaux-de-Fonds (Schweiz), gest. 4.11.1918 Bern. Viel gesuchter Psychotherapeut und Neuropathologe in Bern. Entwickelte etwa gleichzeitig mit Freud eine Theorie über die Psychogenie vieler seelischer Störungen und erfasste die Bedeutung der Biographie. Entwickelte zur Behandlung eine eigene ▸Persuasionsmethode, die in seiner Hand sehr erfolgreich war, aber keine Nachfolger fand. Während Dubois die Werke Freuds sehr anerkannte, aber dessen Sexual- und Libidotheorien ablehnte, hat umgekehrt Freud keine Notiz von Dubois genommen.

Dumpfheit *(f).* Geringe Erregbarkeit des Gemüts und der Sinne. Wenig differenziertes Gefühlsleben und Hingegebensein an ein primitives Triebleben.
e: torpor, dullness. *fr:* insensibilité, léthargie

Dupuytren-Delirium *(n).* Nach dem Pariser Chirurgen Guillaume Dupuytren (1777 bis 1835) benannte, nicht mehr gebräuchliche Bez. für psychische Störungen als Folge von Operationen oder Verwundungen.

Durcharbeiten *(n).* (S. Freud, 1895). Psychischer Vorgang in der psychoanalytischen Behandlung, durch welchen der Patient die Interpretationen integriert, ▸Widerstände überwindet, verdrängte Erlebnisinhalte akzeptiert und so dem Wiederholungszwang entgeht. Freud hat stets betont, dass Durcharbeiten ein notwendiger Vorgang für die psychoanalytische Kur ist; in einer besonderen Arbeit (GW X, 126–136) hebt Freud hervor, der Psychoanalytiker könne nicht erwarten, dass der Patient seine Interpretationen unmittelbar akzeptiert, sodass Zeiten scheinbaren Stillstands der Analyse bei gleichzeitigem Durcharbeiten oft die fruchtbarsten sind.
e: working through. *fr:* working through, élaboration, perlaboration

Durchflutung, elektrische *(f).* Häufige klinische Bezeichnung für Durchführung der ▸Elektrokonvulsionsbehandlung. Wird wegen des – der Sache angemessenen – harmloseren Klanges der wissenschaftlichen oder gar der angsterregenden Bezeichnung »Elektroschock« vorgezogen.

Durchgangssyndrom *(n).* (H. H. Wieck, 1956). Gruppenbezeichnung für eine Reihe unspezifischer körperlich begründbarer Psychosen, deren gemeinsame Merkmale Reversibilität und Fehlen von Bewusstseinstrübung sind. Aufgeführt werden: affektive, amnestische, affektiv-amnestische, halluzinatorische, paranoide, paranoid-halluzinatorische Syndrome. Welches Bild im gegebenen Fall zur Ausbildung kommt, hängt von der jeweiligen Schwere der Psychose ab. Der Schweregrad kann mithilfe des Böcker-Tests genauer bestimmt werden. Es werden leichtes, mittelschweres und schweres Durchgangssyndrom unterschieden (s. die folgenden Stichwörter). – Durchgangssyndrome gehören zwar zu den akuten exogenen Reaktionstypen Bonhoeffers (s. d.), es werden jedoch nicht phänomenologische Unterschiede, sondern die Schwere zur Grundlage einer Einteilung gemacht. – In inkorrekter Ausweitung werden oft alle akuten körperlich begründbaren Psychosen – mit und ohne Bewusstseinstrübung – als Durchgangssyndrom bezeichnet. – Vgl. Funktionspsychose.
e: »transitional« oder transit syndrome (psychosis). *fr:* syndrome psychique transitoire de Wieck

Durchgangssyndrom, leichtes *(n).* (H. H. Wieck). Geringfügiges und daher oft nicht als krankhaft gewertetes Durchgangssyndrom. Die Kranken versagen zunehmend in der gewohnten Tätigkeit, vernachlässigen die Körperpflege, sind weniger rücksichtsvoll, empfinden Gefühlsverarmung und Gedächtnisschwund, können sich schlechter, vor allem weniger lange konzentrieren, Entscheidungen fallen schwer, der Antrieb erlahmt, schöpferische Leistungen sind kaum noch möglich. Die Störungen treten je nach den geforderten Leistungen verschieden stark hervor.

Durchgangssyndrom, mittelschweres *(n).* (H. H. Wieck). Durchgangssyndrom mit meist unmittelbar erkennbaren Störungen: Verlangsamung aller seelisch-geistigen Abläufe, ►Schwerbesinnlichkeit, deutliche Gedächtnisstörungen. Diese Störungen werden oft als unveränderbarer geistiger Abbau und ►Demenz missdeutet. Das Gefühl stumpft ab und entdifferenziert sich. Die Stimmung kann flach-euphorisch, niedergedrückt, ängstlich-schuldbeladen oder stark schwankend, auch i. S. von ►Affektlabilität, sein. Halluzinationen, vor allem optische, aus ängstlichem Affekt entstehende Wahnerscheinungen, ►Größenideen und Aggressivität können hinzutreten. Die Orientierung bleibt erhalten.

Durchgangssyndrom, schweres *(n).* (H. H. Wieck). Durchgangssyndrom mit auch für Laien deutlich erkennbaren geistigen Leistungsausfällen. Verlangsamung aller geistigen Abläufe auf das Fünffache, ausgeprägte Gedächtnisstörung (manchmal in Form des ►amnestischen Syndroms), schwere Gefühlsverarmung mit Gleichgültigkeit und Stumpfheit, schwere Störung von Denkantrieb und Initiative, ein gewisses Maß an Konfabulation. Individuelle Eigentümlichkeiten treten stark zurück. Die Kranken sind hilfsbedürftig. Die Orientierung bleibt erhalten.

Durchschlafstörung *(f).* Form der Schlafstörung. Einem normalen Einschlafen folgt nach wenigen Stunden ein zu frühes Erwachen, das nach einem längeren Intervall von evtl. mehreren Stunden im Wachzustand wieder von Schlaf gefolgt sein kann.
e: intermittent insomnia. *fr:* insomnie dormitionelle, trouble du deuxième sommeil

Durchstreichtest *(m).* In der Psychiatrie gebräuchlicher Test zur Prüfung von Aufmerksamkeit und Konzentration. Dabei müssen aus einer vorgedruckten Folge von Buchstaben oder Zeichen einzelne Buchstaben oder Zeichen herausgestrichen werden. Gemessen wird die Zahl der Durchstreichungen und Fehler in der Zeiteinheit. Zahlreiche derartige Tests, die sich nach Text und Arbeitszeit unterscheiden, sind in Gebrauch. Nach dem ersten Durchstreichtest von Bourdon (1895, Durchstreichungen in einem sinnvollen Text) werden vielfach auch alle anderen (z. B. mit sinnloser Buchstabenfolge) als Bourdon-Test bezeichnet. Beim Test von Toulouse und Pieron werden nur Zeichen, keine Buchstaben verwendet.
e: Bourdon Test. *fr:* test de barrage, test des lettres à Piffer

Durham-Entscheidung *(f).* Vom Obersten amerikanischen Gerichtshof 1954 getroffene liberalisierende Entscheidung zur ►Schuldfähigkeit. Jemand, der eine mit Strafe bedrohte Handlung begangen hat, bleibt straffrei, wenn die Handlung Folge einer Geisteskrankheit (mental disease) oder einer psychischen Abnormität (mental defect) war. 1972 und 1984 wurden jedoch Revisionen vorgenommen, nachdem sich gezeigt hatte, dass damit fast jede kriminelle Handlung als Folge von Abnormität exkulpiert werden konnte. ►M'Naghten-Gesetz.
e: Durham decision oder rule.

Dyade *(f).* Zweierbeziehung innerhalb einer Familie. Beachtung insbesondere in der Familienforschung der Schizophrenie. Bezieht sich auf Paarbildungen wie Kranker + Partner, Kranker + Mutter, Mutter + Sohn usw.

Dynamic Brain Mapping *(n).* Syn. für ►EEG-Brain-Mapping.

Dynamik *(f)*, dynamisch *(a).* Allgemein: In Zusammenhang mit einem Spiel von Kräften stehend. Die Bezeichnung wurde und wird in der Psychiatrie in mehreren Bedeutungen gebraucht. 1. Kinetischer Aspekt. Erste Verwendung von Leibniz als Gegensatz zu statisch und kinematisch in der Mechanik. Herbart unterschied analog statisches und dynamisches Bewusstsein. ►Fechner führte das Prinzip der psychi-

schen Energie ein, das Freud weiterführte. Nach Freud entstammen die psychischen Kräfte letztlich den Trieben, wobei sich in der dualistischen Theorie Lebens- und Todestrieb gegenüberstehen. Diese Kräfte müssen notwendigerweise miteinander in Konflikt geraten, wodurch die Dynamik (►Psychodynamik) entsteht. Die Triebspannung kann z. B. durch äußere und innere Reize entstehen, zunehmen und abnehmen, gestaut werden oder sich entladen. Diese Vorgänge spielen sich im Unbewussten ab. – Wegen der zentralen Bedeutung des Dynamischen in der Psychoanalyse wird »dynamisch« oft mit »psychoanalytisch« gleichgesetzt. 2. Funktioneller Aspekt im Gegensatz zum organischen. Zum Beispiel »dynamische Paralysen« (= psychogene Lähmungen) bei Charcot. 3. (C.-E. Brown-Séquard, 1885). Stimulierung von Funktionen. Reizung in einem Teil des Nervensystems führe durch »Dynamogenese« zu Reaktionen im anderen. 4. (Malebranche, Esquirol). Energetischer Aspekt. Bewegungskraft von Vorstellungen, z. B. bei Hypnosen. Das Gesetz vom Ideodynamismus ►Bernheims besagt: »Jeder suggerierte und angenommene Gedanke hat die Tendenz, zur Handlung zu werden.« 5. (Moreau de Tours, 1845). Regressiver Aspekt im Gegensatz zum Status quo (Evolution). Geisteskrankheit ist danach eine eigene Welt, bei der eine Verringerung der intellektuellen Funktionen zu starker Entfaltung psychischer Restfunktionen führt. ►Jackson wandte diese Vorstellung auf Aphasie und Epilepsie an und erklärte einzelne Erscheinungen bei Hirnschädigungen als Folge eines Konfliktes zwischen widerstreitenden Reaktionsweisen (und somit nicht als direkte Folge einer Läsion). Jackson nahm zugleich die Aspekte (1)–(4) auf und beeinflusste seinerseits stark Adolf ►Meyer und H. Ey (►organo-dynamische Theorie). 6. Eine andere Bedeutung hat Dynamik in der dynamisch-struktur-psychologischen Konzeption von W. Janzarik (1959). Zu ihr gehören Impulse, Intentionen, Bereitschaften, Gerichtetheiten und das Gesamt emotionaler Zuständlichkeiten (entsprechen annähernd dem endothymen Grund von Lersch), also insgesamt Antrieb und Emotionalität, soweit sie psychopathologisch zugänglich sind. Die dynamischen Gegebenheiten durchdringen vom »biologischen Fundament« her alle Bereiche des Seelischen und können bei Psychosen typische Veränderungen erfahren. ►Grundkonstellation, dynamische.
e: dynamic. *fr:* dynamique

dynamische Entleerung *(f)*. ►Entleerung, dynamische.

dynamische Grundkonstellation *(f)*. ►Grundkonstellation, dynamische.

dynamische Psychiatrie *(f)*. ►Psychiatrie, dynamische.

Dysästhesie *(f)*. 1. Verfälschte und zugleich als unangenehm erlebte Wahrnehmung der Oberflächensensibilität. Z. B. kann ein Berührungsreiz ein schmerzhaftes Kribbeln hervorrufen. Der Berührungsreiz selbst wird dabei gewöhnlich kaum als solcher wahrgenommen. 2. Erleben aller äußeren Eindrücke als unangenehm (z. B. bei ernsthafter Depression).
e: dysesthesia. *fr:* dysesthésie (1), dysesthésie psychique (2)

Dysanagnosie *(f)*. Besondere Form der ►Dyslexie, bei der andere Worte abgelesen werden als dastehen.
e: dysanagnosia. *fr:* dysanagnosie, dyslexie sélective

Dysantigraphie *(f)*. Besondere Form der Agraphie. Unfähigkeit, einen Text fortlaufend abzuschreiben.
e: dysantigraphia. *fr:* dysantigraphie

Dysapokatastasie *(f)*. Obsol. Bez. für ständige Unzufriedenheit und nörgelige Missgestimmtheit.
e: dysapocatastasis. *fr:* dysapokatastasie

Dysarthria, Dysarthrie *(f)*. 1. Störung der Sprachartikulation, die durch krankhafte Veränderungen in den Sprechwerkzeugen, den zum Sprechen benötigten Muskelgruppen oder den sie versorgenden Nerven und Zentren (nicht in den übergeordneten zentralnervösen Zentren) hervorgerufen werden kann. Vorkommen bei Entzündungen, Durchblutungsstörungen, Traumen oder Tumoren. 2. Sprechstörungen aus rein seelischer Ursache (z. B. Stottern). 3. Unklare, undeutliche, verwaschene ►Artikulation durch ungepflegte Sprechkultur oder (normale) Altersveränderungen. Ist oft nicht voneinander zu unterscheiden oder geht ineinander über. Vgl. Rhinolalia, Bradylalie und die folgenden Stichwörter.

Dysarthria litteralis *(f)*. Syn. für ►Stammeln.

Dysarthria syllabaris *(f)*. Syn. für ►Stottern.

Dysarthrie, psychogene *(f)*. Undeutliches Aussprechen, schlechte Artikulation (vor allem von Konsonanten) aufgrund seelischer, nichtorganischer Ursache.
e: psychogenic dysarthria. *fr:* dysarthrie (d'origine) psychique

Dysarthrophonie *(f)*. Kombinierte Störung von Sprachartikulation und Lautbildung. Häufige Sprechstörung bei Parkinsonismus. Im Einzelnen findet sich: Beeinträchtigung der Atmung (Atemfrequenzen 2–3-mal so hoch wie normal) und damit der Sprechluft; Verkürzung der Luftabgabedauer; Verminderung der Tonhaltedauer; Reduktion der Sprechlautstärke; Erhöhung der Tonlage; Veränderung der Stimmqualität: Behauchtheit, Rauigkeit der Stimme, stimmhaftes Aussprechen von stimmlosen Konsonanten zwischen zwei Vokalen; zeitweilige oder ständige Steigerung der Sprechgeschwindigkeit; Zittern der Stimme (»Stimmtremor«); verringerte Modulation des Intonationsverlaufes; ►Palilalie.

Dysbasia, Dysbasie *(f)*. Allgemeine Bez. für jede Erschwerung des Gehens, vor allem für Gehstörungen infolge einer Minderdurchblutung der Beine oder seelischer Störungen (Hysterie). ►Abasie.
e: dysbasia. *fr:* dysbasie

Dysbasia hysterica *(f)*. Hysterische Gehstörung. Kommt in ähnlicher Form wie fast alle organischen Gehstörungen vor. Unterscheidet sich vor allem durch das übertrieben Wirkende der Störung und dadurch, dass die Störungen in anderen Situationen, in denen sie nach neurologischen Erfahrungen auch vorhanden sein müssten, fehlen. Z.B., wenn ein Kranker zwar nicht gehen, aber laufen kann. Ferner fehlen alle neurologischen Symptome einer Nervenstörung.
e: hysterical dysbasia. *fr:* dysbasie hystérique

Dysbulie *(f)*. Willensstörung. Störung in der Willensbildung oder in der Durchsetzung eines schon gefaßten Willensentschlusses.
e: dysb(o)ulia. *fr:* dysboulie

Dyschezie *(f)*. Erschwerter, schmerzhafter Stuhlgang. Kotstauung. Vorkommen vor allem bei Kindern, die an psychogener Obstipation leiden. Ursache sind eine wiederholte Unterdrückung des Reflexes, Überdehnung des Mastdarms oder Rückenmarkserkrankungen.
e: dyschesia. *fr:* dyschésie

Dyscuria *(f)*. (H. Conrad, 1949). Wenig gebr. Bez. für Sorglosigkeit, Unbedenklichkeit.

dysdaknisches Syndrom *(n)*. (P.J. Reiter, 1956). Nach größeren zahnärztlichen Eingriffen (Zahnextraktionen, Brücken) auftretende psychische Störungen. Es wird über wahnhafte Beziehungsideen und Zwangserscheinungen berichtet. Zugleich eigentümliche Beschwerden im Mund: z.B., die Zunge habe keinen Platz mehr im Mund. Ferner Kiefer- und Gaumenschmerzen. Manche Kranke hatten früher Magenulzera und leiden an Fettleibigkeit oder weisen neurotische Fehlhaltungen auf. Ursachen ungeklärt.
e: dysdacnic syndrome. *fr:* syndrome dysdacnique

Dysergasie *(f)*. (►Meyer, 1908). Alle psychotischen Zustandsbilder, die mit fassbaren Störungen des Hirnstoffwechsels einhergehen. Entspricht weitgehend den akuten exogenen Reaktionstypen Bonhoeffers, schließt jedoch auch delirienartige psychotische Zustände bei Psychosen ein.
e: dysergasia. *fr:* dysergasie

Dysergie, vegetative *(f)*. Syn. für ►Dystonie, vegetative.

Dysexekutives Syndrom *(n)*. In der Neuropsychologie: Krankhafte Veränderungen in den ►exekutiven Funktionen. Wird vor allem auf Störungen im dorsolateralen Bereich des Frontallappens vom Großhirn bezogen bzw. auf das ►abulisch-akinetische Syndrom. Als Folge verlangsamt sich das psycho-physische Tempo. Beeinträchtigt werden auch: Anpassung an Veränderungen, Erfindungskraft und Originalität, Lernfähigkeit, Verfolgen von Zielen, ►Abruf von Gedächtnisinhalten u.a.
e: dysexecutive syndrome.

Dysfunktion *(f)*. 1. In der Biologie: mangelhafte Funktion eines Organs. 2. In der biologischen Psychiatrie (s.d.) und im DSM-III/V psychische Störungen, die als Folgen einer hypothetischen mangelhaften »Funktion« des Organs »Gehirn« gedacht werden. Vgl. Funktionspsychose; Dysfunktion, minimale zerebrale.

Dysfunktion, erektile *(f)*. Nicht ausreichende Fähigkeit zur Erlangung und Aufrechterhaltung einer Erektion. Die Bez. wird vielfach bevorzugt, weil sich mit »Impotenz« Vorstellungen von männlicher Schwäche verbinden. Erlangte eine weitreichende Publizität, als pharmazeutische Präparate auf den Markt kamen, mit denen eine durch sexuelle Erregung entstandene Erektion länger aufrechterhalten werden kann als normalerweise. Die Ursache kann psychisch sein und mit der Partnerbeziehung zusammenhängen. Eine organische Ursache kann z.B. Diabetes sein. Zu selten beachtet wird einfaches «Verlernen» der Erektion bei fehlender Partnerschaft.
e: male erectile disorder.
Syn.: Impotenz, erektive.

Dysfunktion, leichte zerebrale *(f)*. ►Dysfunktion, minimale zerebrale.

Dysfunktion, minimale zerebrale (MCD) *(f)*. (M. Bax, R.M. McKeith, 1963). Leichter Grad einer durch frühkindliche Hirnschädigung hervorgerufenen Hirnfunktionsstörung. Die genaueren Beschreibungen sind identisch mit der ►Aufmerksamkeits-/Hyperaktivitätsstörung.
e: minimal brain dysfunction, minimal cerebral dysfunction.

Dysfunktion, vegetative *(f)*. Syn. für ►Dystonie, vegetative.

Dysgnosie *(f)*. 1. Allgemeine Bezeichnung für Störungen der Intelligenz 1. (A. Thomas). Schlechtes Formerkennungsvermögen als zerebrales Herdsymptom.
e: dysgnosia. *fr:* dysgnosie

Dysgrammatismus *(m)* ►Akataphasie.

Dysgraphie *(f)*. Wenig gebr. Bez. für leichtere Formen der ►Agraphie.
e: dysgraphia. *fr:* dysgraphie

Dysgrypnie *(f)*. Krankhafte Schlafstörung.

Dyshormie *(f)*. (E. Kretschmer). Störungen des ►Antriebs in Form einer Unebenmäßigkeit der Antriebsfunktionen. Findet sich physiologisch in der Pubertät in Form von Eckigkeiten, Schüchternheit, Lachkrämpfen; pathologisch z.B. bei ►Katatonie. ►Anhormie, ►Hyperhormie.

Dyskatabrose *(f)*. Obsol. Syn. für ►Dysphagie.

Dyskatatporie *(f)*. Obsol. Syn. für ►Dysphagie.

Dyskinese, akinetische *(f)*. (C. Wernicke, K. Kleist). Im Ablauf erschwert und behindert erscheinende Willkürbewegung. Vorkommen bei ►Motilitätspsychosen und ►Katatonie (2).

Dyskinese, hyperkinetische *(f)* (C. Wernicke, K. Kleist). Durch zusätzliche, unbeabsichtigte Bewegungen in ihrem Anlauf gestörte Willkürbewegungen. Vorkommen bei ►Motilitätspsychosen und ►Katatonie. (2).

Dyskinesia algera *(f)*. (P. J. Möbius). Bewegungsstörung durch Schmerzhaftigkeit der Bewegungen, wobei sich organische Ursachen für die Schmerzhaftigkeit nicht finden lassen. ►Akinesia algera.
e: dyskinesia algera. *fr:* dyskinésie douloureuse

Dyskinesia tarda *(f)*. ►Dyskinesie, tardive.

Dyskinesie *(f)*. Gestörte Bewegung. Unharmonisch, ungeschickt und unmotiviert ablaufende Bewegungen, für die es keine körperlichen, sondern nur psychische Ursachen gibt.

Dyskinesien, akute *(f, pl)*. Zustandsbild unwillkürlicher Bewegungen im Bereich von Gesichts- und Backenmuskulatur, Zunge und Schlund (faciobucco-linguo-pharyngeale Dyskinesien). Es treten Blepharospasmus, abnorme Bewegungen der Zunge, des Kinns und der Backen, Schluckstörungen, Atemstörungen und Bewegungen wie bei Torticollis auf. Ferner Schau- und Blickanfälle. Die Bewegungsstörungen sind suggestiv beeinflussbar. Nach Abklingen meist tagelang Kopfschmerz und Gefühl von Abgeschlagenheit. – Gewöhnlich unbeabsichtigte Begleiterscheinung bei Beginn einer Therapie mit ►Neuroleptika. Tritt dabei in 2,5 % der Fälle auf und ist weitgehend dosisunabhängig. Durch sofortige Gabe von Antiparkinson-Mitteln (z. B. Biperiden-HCl i. v.) gewöhnlich schlagartig zu unterbrechen.
e: acute dyskinesia
Syn.: Frühdyskinesien, Zungen-Schlund-Syndrom, Gesichts-Hals-Syndrom, zerviko-linguo-mastikatorisches Syndrom, exzitomotorisches Syndrom (Delay), Kulenkampff-Tarnow-Syndrom, Decentan-Syndrom.

Dyskinesien, tardive *(f, pl)*. Zustandsbild unwillkürlicher Bewegungen vor allem der Zunge und des Mundes. Vorwiegend choreiforme und ballistische Bewegungsstörungen, die bei Spannung durch Affekte zunehmen und im Schlaf vollständig aufhören. Im Einzelnen wurden beobachtet: Wälzbewegungen der Zunge, Kau- und Schmatzbewegungen, Grimassieren, Nickbewegungen des Kopfes, Wiegen des Oberkörpers, rhythmische (koitusähnliche) Bewegungen des Beckens, hechelnde Atmung, athetoide Fingerbewegungen. Charakteristisch ist der stereotype Ablauf der Bewegungen, der sich ständig in der gleichen Weise wiederholt. Vorkommen eher bei älteren Menschen. In der Regel Spätfolge einer Behandlung mit ►Neuroleptika. In seltenen Fällen auch Folge einer epidemischen Enzephalitis.
e: tardive dyskinesia. – (ICD-10: G24.0).
Syn.: Spätdyskinesien, Dyskinesia tarda, terminales extrapyramidales Defektsyndrom. *fr:* syndrome face-cou, syndrome excitomoteur

dyskinetisches Spätsyndrom *(n)*. Syn. für ►Dyskinesien, tardive.

dyskinetisch-hypertones Syndrom *(n)*. Syn. für ►Dyskinesien, akute.

Dyskoimesis *(n)*. Erschwertes Einschlafen.

Dyskolie *(f)*. Obsol. Bezeichnung für Trübsinn, Schwermut, Unzufriedenheit, missmutige Verstimmung.

Dyslalie *(f)*. (►Kußmaul). Artikulatorische Sprachstörung. Beim Sprechen fehlen einzelne Laute oder Lautverbindungen, werden abartig gebildet oder durch andere ersetzt. ►Stammeln.
e: dyslalia, language disturbance. *fr:* dyslalie

Dyslexie *(f)*. 1. Jedes erschwerte Lesen (►Leseschwäche). Häufig mit Sprachschwäche verbunden. 2. Lesestörung aufgrund einer Hirnherdstörung als leichte Form der Alexie. 3. Lesestörung, bei der die ersten Worte fließend gelesen werden können, der Kranke dann aber unfähig ist weiterzulesen. – Vgl. Lesestörung.
e: dyslexia. *fr:* dyslexie

Dyslogia, Dyslogie *(f)*. 1. Oberbegriff für Veränderungen der Sprache aufgrund einer Geistesstörung. Dabei entsprechen Sprachstörung und Denkstörung einander, sodass aus der Sprachstörung auf eine gleiche Denkstörung geschlossen werden kann, z. B. ►Logorrhö, ►Echolalie, ►Stereotypie, ►Verbigeration. 2. Syn. für Dysphrasie.
e: dyslogia (1). *fr:* dyslogie (1)

Dyslogia graphica *(f)*. Schreibstörung aufgrund eines übergeordneten zerebralen Defektes als leichte Form der Agraphie.
e: dyslogia graphica. *fr:* dyslogie graphique

Dysmimie *(f)*. (►Kußmaul). Krankhafte Störungen von Mimik und Gestik.
e: dysmimia. *fr:* dysmimie

Dysmnesie *(f)*. 1. Jede Art von Gedächtnisstörung. 2. Syn. für ►dysmnestisches Syndrom. ´e: dysmnesia. *fr:* dysmnésie

Dysmnesie, paramnestische *(f)*. Synonym für ►Paramnesie.

Dysmnesie, verbale *(f)*. Wenig gebr. Bez. für amnestische Aphasie.

dysmnestisches Syndrom *(n)*. Selten gebr. Bez. für ein nur vorübergehend vorhandenes ►amnestisches (Korsakow-)Syndrom nach Abklingen eines (meist alkoholischen) ►Delirs. Der Kranke besitzt nicht nur für die abgeklungene akute Psychose eine Erinnerungslücke, sondern kann sich auch schwer neue Ereignisse einprägen. Die zeitliche und örtliche ►Orientierung ist unsicher und unbestimmt. Es besteht Neigung zu ►Konfabulationen. Das Bewusst-

sein ist intakt, aber delirante Erscheinungen können in der Nacht noch wieder auftreten. Der Zustand klingt nach Tagen oder Wochen ab.
e: dysmnesic syndrome.

Dysmorphe Störung *(f)*. Syn. für ►Dysmorphophobie.

Dysmorphophobie *(f)*. (Enrico Morselli, 1886). Zwanghafte Vorstellung, durch wirkliche oder vermeintliche Körperfehler unter Menschen unangenehm aufzufallen. Kann nach H. Dietrich (1962) auch als Neurose mit der Furcht, Ärger in ästhetischer Beziehung zu bereiten, definiert werden. Es besteht die überwertige Idee, einen missgestalteten Körperteil (Kopf, Nase, Kinn, Brust, Penis) zu besitzen, in dem Missempfindungen als Folge übersteigerter Zuwendung auftreten. Das Symptom grenzt an eine Wahnvorstellung, ohne eine zu sein. Vorkommen bei beginnender Schizophrenie, als Symptom einer Neurose oder Depression (K. Kohlmeyer, 1964). ►Thersites-Komplex. – In DSM-III unter den »Atypischen Somatoformen Störungen« erwähnt. In DSM-III-R und -V unter der Bez. »Körperdysmorphe Störung« als eigene Diagnose enthalten und zur Gruppe der »Zwangsstörungen und verwandte Störungen« gezählt. »-phobie« als Wortteil wird abgelehnt, weil es sich nicht i. e. S. um eine ►Phobie (2) handele.
e: dysmorphophobia, body dysmorphic disorder. – (ICD-10: F45.2).
Syn.: dysmorphe Störung, körperdysmorphe Störung.
fr: dysmorphophobie

Dysmorphopsie *(f)*. Syn. für ►Metamorphopsie.

Dysnoesie *(f)*. Störung des begrifflichen Denkens und der Intelligenz.
e: dysnoesis. *fr:* troubles des activités noëtiques

Dysnoia *(f)*. (S. S. Korsakow, 1891). Psychisches Krankheitsbild mit Zerfahrenheit des Denkens und traumhafter Bewusstseinsveränderung. Die Kranken glauben sich in fremden Ländern, leiden unter Personenverkennungen und Halluzinationen. Es gibt mehr stuporöse und mehr erregte Formen. Als Ursache dieser nosologisch selbstständigen Krankheit wurde eine Autointoxikation angesehen. – Die als Dysnoia beschriebenen Krankheitsbilder gehören heute zu den akuten, alsbald wieder abklingenden Formen der Schizophrenie.
e: dysnoia. *fr:* dysnoïa (de Korsakow)

Dysnusie *(f)*. Alte Bez. für Schwachsinn.
e: dysnusia. *fr:* dysnusie

Dysnystaxis *(f)*. (Lechner). Halbschlummerzustand. Zustand unbefriedigender Schlaftiefe, in der der Schlafende »jede Viertelstunde die Uhr schlagen« hören kann, sodass er vermeint, die ganze Nacht nicht geschlafen zu haben, obwohl ausreichender Schlaf erzielt wurde.
e: dysnystaxis. *fr:* dysnystaxie *fr:* dysnystaxie *fr:* dysnystaxie *fr:* dysnystaxie

Dysopsia algera *(f)*. Form der Sehstörung, bei der Sehen, vor allem das Fixieren oder Besehen weißer Gegenstände (Schnee, Papier, Leinen, Bildschirm), Augen- und Kopfschmerz erzeugt.
e: dysopsia algera. *fr:* vision douloureuse

Dysorexie *(f)*. Schlechter, völlig fehlender Appetit, auch i. S. der Hypophagie.
e: dysorexia. *fr:* dysorexie, troubles de l'appétit

Dysostosis mutiplex *(f)*. Syn. für ►Pfaundler-Hurler-Syndrom.

Dyspareunie *(f)*. Schmerzhafter Geschlechtsverkehr. Die Schmerzen werden am Scheideneingang (Introitus vaginae) oder im hinteren Scheidengewölbe empfunden. Es handelt sich meist um spastische Muskelverkrampfungen (»Abwehrkrampf«) aufgrund ängstlicher Störungen (z. B. unbewusste Ablehnung des Partners); seltener sind organische Ursachen (enger Scheideneingang, Entzündungen). – Obwohl die Bez. gewöhnlich auf Frauen angewandt wird, kann es auch bei Männern während oder nach dem Geschlechtsverkehr zu Schmerzen kommen. – In DSM-IV eine der sexuellen Funktionsstörungen (s. d.). – In DSM-V mit Vaginismus zusammengefasst als «Genitopelvine Schmerz-Penetratiuonsstörung (Dyspareunie/Vaginismus)»
e: dyspareunia. – (ICD-10: F52.6). *fr:* dyspareunie

Dysphagia, Dysphagie *(f)*. Schluckstörung. Störung im normalen Ablauf des Schluckaktes, wobei subjektiv hinter dem Brustbein oder am Mageneingang ein Druck-, Schmerz- oder Kloßgefühl empfunden wird. Ursachen sind entweder funktionell-neurotische Störungen (z. B. Globus hystericus) oder krankhafte Veränderungen der Speiseröhre.
e: dysphagia. *fr:* dyphagie

Dysphagia globosa *(f)*. Syn. für ►Globusgefühl.
e: dysphagia globosa. *fr:* oesophagisme

Dysphagia hysterica *(f)*. Seltener gebr. Bez. für ►Globus hystericus.
e: hysterical dysphagia. *fr:* dysphagie hystérique

Dysphasie *(f)*. (►Kußmaul). Störungen der Sprachdiktion durch Hirnherdstörungen als leichte Form der Aphasie.
e: dysphasia. *fr:* dysphasie

Dysphemie *(f)*. Syn. für ►Stottern.

Dysphonia, Dysphonie *(f)*. 1. Oberbegriff für alle Störungen der Stimmgebung (Phonation). Dabei klingt die Stimme heiser, rau, belegt oder ächzend. 2. I. e. S. Bezeichnung für gestörte Singstimme.
e: dysphonia. *fr:* dysphonie

Dysphonia spastica *(f)*. Stimmstörung durch Verkrampfung der an der Stimmbildung beteiligten Muskulatur. Spastischer Stimmritzenkrampf, der nur bei Phonationsversuchen auftritt. Zur Überwindung der auch vom Sprecher oder Sänger selbst wahrgenommenen Schwierigkeiten des Verstandenwerdens wird die Hilfsmuskulatur des Kehlkopfes übermäßig

angestrengt. Dies führt nach vorübergehender Besserung zu Muskelkater (Schmerzen) und übermäßiger Ermüdung dieser Muskulatur. Im Extremfalle ist dann eine Lautbildung nicht mehr möglich (Aphonie). Vorkommen nicht nur bei Menschen, welche beim Ausüben ihres Berufes von einer guten Stimmfunktion abhängig sind. Vielmehr oft das einzige Zeichen einer neurotischen Störung oder eines aktuellen Konfliktes. Bei der Behandlung wird Stimmtraining mit Psychotherapie kombiniert.
e: aphonia spastica.
Syn.: Aphonia spastica, Mogiphonie. *fr:* aphonie spastique

Dysphorie *(f)*. 1. Bedrückte, gereizte, schnell reizbare und freudlose Stimmung als Symptom verschiedener organischer Hirnstörungen. Die krankhaft veränderte Stimmung kann durch angenehme Erlebnisse teilweise ausgeglichen werden, wogegen unangenehme Erlebnisse sie weiter verstärken. In der dysphorischen Verstimmung besteht eine pessimistische Beurteilung der Zukunft; oft werden Selbstanklagen geäußert. I. w. S. auch Bez. für die kleinen (noch in den Normbereich gehörenden) Alltagsverstimmungen. 2. Wird abweichend vom Dt. In der amer. Psychiatrie auch in einem erweiterten Sinne gebraucht: allgemeine Unzufriedenheit mit dem Leben oder mit sich selbst, Unglücklichsein, mangelhaftes Selbstwertgefühl. Vgl. ►Geschlechtsdysphorie.
e: dysphoria. *fr:* dysphorie

Dysphoriker *(m)*. Synonym für ►Psychopathen, dysphorische.

Dysphorische Störung, Prämenstruelle ►Prämenstruelle Dysphorische Störung.

dysphorischer Zustand *(m)*. Stimmungslage bei ►Dysphorie.
e: dysphoric state. *fr:* état dysphorique

Dysphrasia vesana *(f)*. Alte Bezeichnung für die Sprache von Geistesgestörten, die durch ihre Äußerung des Wahndenkens unnormal erscheint.

Dysphrasie *(f)*. 1. (►Kußmaul). Alle Sprachstörungen aufgrund übergeordneter zentraler Organmängel. 2. Syn. für ►Dyslogie (2).
e: dysphrasia. *fr:* dysphrasie

Dysphrenia, Dysphrenie *(f)*. 1. Alte Bez. für Geisteskrankheit (allgemein). 2. (►Kußmaul). Psychose ohne bekannte anatomische Veränderungen, als Gegensatz zur organischen Psychose. 3. In ►Kahlbaums Systematik (1863) entspricht der Begriff dagegen etwa dem der heutigen Psychosen aufgrund von Körperkrankheiten.
e: dysphrenia. *fr:* dysphrénie

Dysphrenia antitonica *(f)*. Alte Bez. für Psychose im Involutionsalter.

Dysphrenia neuralgica *(f)*. Weniger gebr. Syn. für ►Dysthymia neuralgica.

Dysphthongie *(f)*. Sprachstörung durch krankhafte Störung der Sprechartikulation.
e: dysphtongia. *fr:* dysphtongie

Dysphylaxia *(f)*. Schlafstörung durch zu frühes Erwachen. Besonders charakteristisch für ernsthafte Depressionen.
e: dysphylaxia. *fr:* insomnie post-dormitionelle

Dysplastiker, dysplastischer Typ *(m)*. In der Typologie E. Kretschmers uneinheitlicher Körperbautyp, der sich in erster Linie von den markanten Typen des leptosomen, pyknischen und athletischen Körperbaus unterscheidet. Die meisten (männlichen) Dysplastiker zeigen eunuchoide Züge, unharmonische und disproportionierte Fettablagerungen in der Haut oder (beim weiblichen Geschlecht) einen maskulinen Körper. Psychisch sind ihnen überwiegend schizothyme Züge zu eigen.
e: dysplastic type. *fr:* type dysplastique

Dyspneumie *(f)*. (P. Marie). Schwierigkeiten bei der Verwendung der Atemluft für die Artikulation der Worte. Vorkommen besonders bei Pseudobulbärparalyse.
e: dyspneumia. *fr:* dyspneumie

Dysprosodie *(f)*. Störung der Fähigkeit, mit richtiger Betonung zu sprechen. ►Aprosodie.
e: dysprosodia. *fr:* dysprosodie

Dyssomatognosie *(f)*. Krankhafte Überzeugung, dass der Körper sich im Ganzen oder in Teilen völlig verändert habe, auch dass ein Glied oder ein Teil davon einem anderen gehöre.
e: dyssomatognosia. *fr:* dyssomatognosie

Dyssomnie *(f)*. 1. Allgemein: Syn. für Schlafstörung. 2. In DSM-IV eine der beiden Gruppen der primären Schlafstörungen. Charakterisiert durch Veränderungen der Schlafquantität und -qualität sowie der zeitlichen Abfolge. Seinerseits unterteilt in: (a) Primäre Insomnie; (b) Primäre Hypersomnie; (c) Narkolepsie; (d) atmungsgebundene Schlafstörung; (d) Schlafstörung mit Störung des zirkadianen Rhythmus; (e) NNB Dyssomnie.
e: dyssomnia.

Dyssozialität *(f)*. ►Dissozialität.

Dyssymbolie *(f)*. Unfähigkeit, über Gedanken und Probleme aus den persönlichen Bereichen in klarer und anderen verständlicher Sprache zu sprechen. Z.B. als charakteristische, jedoch nicht spezifische Störung bei Schizophrenie.
e: dyssymbolia. *fr:* dyssymbolie

dysthym *(a)*. 1. Allgemein: krankhaft verstimmt. 2. Missmutig-gereizt verstimmt.
e: dysthymic. *fr:* dysthymique

Dysthyme Störung *(f)*. Kategorie in DSM-III/IV: Ständig anhaltende depressive Stimmung, die jedoch nicht die Kriterien einer Typischen Depressiven Episode (DSM-III-R) bzw. einer Major Depression (DSM-IV) erfüllt. Die Bedingungen der Kategorie gel-

ten bei Erwachsenen erst nach zweijährigem Bestehen des Zustandes, bei Jugendlichen nach einjährigem. Manifestiert sich gewöhnlich im Beginn des Erwachsenenalters. Die Depressivität kann zeitweilig mehr bzw. weniger ausgeprägt sein. In der dt. Psychiatrie sind dieselben Persönlichkeiten als traurige oder depressive ►Psychopathen (s. d.) geläufig.
e: Dysthymic Disorder. – (ICD-10: F34.1).

Dysthymia, Dysthymie *(f)*. 1. Ältere Bez. für Depression mit Denkhemmung, hypochondrisch-neurasthenischen Leibbeschwerden, Angst und missmutig gereizter Verstimmung. Wird in dieser Umschreibung zu den milden Formen der Depression gerechnet. 2. Temperament des ►Dysthymikers. 3. Bei H. J. Eysenck neben der Hysterie eine der beiden Gruppen von neurotischen Varianten. Zusammengefasst werden neurotische Symptome der Angstzustände, reaktive Depressionen und Zwangszustände. Entspricht in dieser Umschreibung weitgehend der ►Psychasthenie. 4. Im amer. Original von DSM-III-R Bez. für den Sachverhalt, der in DSM-III und -IV unter der Bez. ►Dysthyme Störung behandelt wird. Die dt. Übersetzung von DSM-III-R übersetzt »Dysthymia« mit »Dysthyme Störung«. In DSM-V Teilerscheinung der persistierenden depressiven Störung (s. d.) 5. In ICD-10 für Zustände, die in der Beschreibung teils einer milden sich wiederholenden Depression, teils dem depressiven Psychopathen entsprechen: »... chronische depressive Verstimmung, die nach Schweregrad und Dauer der einzelnen Episoden nicht die Beschreibungen und Leitlinien einer leichten oder mittelgradigen rezidivierenden depressiven Störung erfüllt. In der Anamnese und insbesndere bei Beginn der Störung können allerdings die Beschreibungen und Leitlinien der leichten depressiven Episode erfüllt gewesen sein. Die Verteilung zwischen den einzelnen Episoden leichter Depression und dazwischen liegenden Perioden vergleichsweiser Normalität ist sehr unterschiedlich. Die Betroffenen haben gewöhnlich zusammenhängende Perioden von Tagen oder Wochen, in denen sie ein gutes Befinden beschreiben. Aber meistens, oft monatelang, fühlen sie sich müde und depressiv; alles ist für sie eine Anstrengung und nichts wird genossen. Sie grübeln und beklagen sich, schlafen schlecht und fühlen sich unzulänglich, sind aber in der Regel fähig, mit den wesentlichen Anforderungen des täglichen Lebens fertigzuwerden.«
e: dysthymia. – (ICD-10: F34.1). *fr:* dysthymie *fr:* dysthymie

Dysthymia algetica *(f)*. Syn. für ►Dysthymia neuralgica.

Dysthymia neuralgica *(f)*. (►Schüle, 1867). Obsol. Bezeichnung für eine durch Neuralgie (Interkostal-, Okzipital- oder Trigeminusneuralgie) hervorgerufene Geistesstörung. Der Bez. liegt die Vorstellung zugrunde, dass eine »neuralgische Erregung« des peripheren sensiblen Neurons rückläufig das Zentralnervensystem in Erregung versetze. Zur Symptomatologie werden genannt: halluzinatorisches Delir, pathologischer Affekt, zornige Tobsucht und Raptus melancholicus.
e: dysthymia neuralgica.
Syn.: Dysphrenia neuralgica, Dysthymia algetica. *fr:* dysthymie névralgique

Dysthymie, endoreaktive *(f)*. (H. J. Weitbrecht). Depressionszustand mit deutlichem subjektivem Krankheitsgefühl; Traurigkeit überwiegend als «vitale Traurigkeit» (s. d.), Angst, Hypochondrie, vegetativen Störungen und depressiven Reaktionen. In der Genese finden sich besonders körperliche Schwächung mit verzögerter Rekonvaleszenz und gleichzeitig schwere seelische Dauerbelastung. Unterscheidet sich von den abnormen Erlebnisreaktionen durch Schwere und »Leibnähe« der Verstimmung. Wird jedoch nicht zur zyklothymen Depression gerechnet, da die hierfür typische Symptomzusammenstellung fehle.
e: endoreactive dysthymia. *fr:* dysthymie endoréactive (de Weitbrecht)

Dysthymiker *(m)*. 1. (E. Kahn). Sammelbez. für die abnormen Persönlichkeiten, deren Abnormität in erster Linie auf dem Gebiete des Temperaments liegt. Zu ihnen gehören die Gruppen der ►Hyperthymiker, ►Hypothymiker und ►Poikilothymiker.
Syn.: dysthymische Typen, dysthyme Psychopathen. 2. Zu depressiven Verstimmungen und depressiver Erlebnisverarbeitung neigende Persönlichkeit.
e: dysthymic person. *fr:* dysthymique

Dystonie, akute *(f)*. 1. Syn. für ►Parkinsonismus, neuroleptikainduzierter. 2. Wenige Tage nach Beginn einer Behandlung mit ►Neuroleptika oder bei Dosiserhöhung auftretende Verkrampfungen der Kopf- und Halsmuskulatur oder des Rumpfes mit unwillkürlichen Bewegungen.
e: acute dystonia. – (ICD-10: G24.0).

Dystonie, neurovegetative *(f)*. Syn. für ►Dystonie, vegetative.

Dystonie, neurozirkulatorische *(f)*. 1. Syn. für ►Dystonie, vegetative 2. (Hochrein) Veränderungen der Blutverteilung im Körper durch Störungen der vegetativen Regulation. Symptome: kalte, feuchte Hände und Füße, Kopfschmerz, Schwindel, Herzklopfen. – Da auch Angst mit denselben funktionellen Störungen einherzugehen pflegt, wird die Bez. oft verschönernd für Angst oder Neurose gebraucht.
e: neurocirculatory dystonia. *fr:* dystonie vasomotrice

Dystonie, tardive *(f)*. Versteifung des Körpers, insbesondere der Muskeln der Körperachse als mittelüberdauernde Wirkung einer Behandlung mit ►Neuroleptika. Es treten ►Opisthotonus, ►Torticollis, Retrocollis, Versteifung einzelner Extremitäten und Skoliose auf. Tritt eher bei Jüngeren auf. Parallelerscheinung zur tardiven Dyskinesie (s. d.)
e: tardive dystonia, late-onset and persistent dystonia.

Dystonie, vegetative *(f)*. Erstmalig von B. Wichmann (1934) für eine Sondergruppe der vegetativ Stigmatisierten gebrauchte Krankheitsbez. Symptome: Kopfschmerzen, Schwindelgefühle, Störung von Sekretion und Motilität des Magen-Darm-Kanals, vermehrtes Schwitzen, rote Hautschrift (Dermographismus ruber), erhöhte Muskelerregbarkeit, wechselnde Pulszahl, feines Zittern der Hände. Die Erscheinungen werden als Folge einer zentralen (dienzephalen) Regulationsstörung der vegetativen Zentren gedeutet, wodurch das Wechselspiel zwischen Vagotonus und Sympathikotonus nicht ausgeglichen ist. Es handelt sich um ein uncharakteristisches Zustandsbild, das aus vielerlei das vegetative System beeinträchtigenden Ursachen entstehen kann. Die Bez. wird oft als Krankheitsdiagnose missverstanden. Wurde lange Zeit als allgemeinste Bez. für alle Veränderungen der vegetativen Funktionen und insbesondere als Ersatzbez. für neurotische Störungen verwandt.
e: neurovegetative Dystonia.
Syn.: neurovegetative Dystonie, neurozirkulatorische Dystonie, vegetative Dysergie, vegetative Dysfunktion. *fr:* dystonie neuro-végétative

Dystrophie, zerebrale *(f)*. (W. Schulte). Hirnorganische Dauerschäden nach Dystrophie. Nach schwerem Eiweißmangelschaden (z. B. Dystrophie in der Gefangenschaft) auftretende Hirnatrophie mit Ausweitung aller Hirnkammern, insbesondere des 3. Ventrikels. Hierzu gehören psychische Symptome in Form von chronischen Verstimmungs- und Versagenszuständen, Erlahmung des Antriebes, Abstumpfung, Nivellierung der Gesamtpersönlichkeit und »Knick« in der Lebenslinie ohne Hinweise auf eine neurotische Entwicklung. Dazu etwas erhöhte Eiweißwerte im Liquor, unspezifische Allgemeinveränderungen im EEG.
e: cerebral dystrophy. *fr:* dystrophie cérébrale (de Schulte)

Dystrophie, zerebromakuläre *(f)*. Syn. für ►Stock-Spielmeyer-Vogt-Syndrom.

Dystropie *(f)*. In der amer. Terminologie Adolf ►Meyers: allgemein jede Form psychischer Störung.
e: dystropy. *fr:* dystropie

Dysuria psychica *(f)*. Harnverhaltung aus psychischer Ursache (Angst, Schreck).
e: psychic dysuria. *fr:* dysurie psychique

D

E

EA ►Emotions Anonymous.

Ebololalie *(f)*. Sprachstörung in Form einer zusammenhanglosen Einschaltung von Lauten in Wörter.
e: ebololalia. *fr:* ébololalie

Ebolophrasie *(f)*. Sprachstörung in Form einer zusammenhanglosen Einschaltung von sinnlosen Wörtern in Sätze.
e: ebolophrasia. *fr:* ébolophrasie

Ebriekation *(f)*. Bei Paracelsus jede Geistesstörung, die mit Alkoholismus verbunden ist.

Ebrietas *(f)*. 1. Trunkenheit. Obsol. Syn. (18. u. 19. Jh.) für ►Alkoholsucht. 2. Einfacher, unkomplizierter Alkoholrausch.
e: ebriety. *fr:* ébrieté

Ebriositas *(f)*. Alte Bez. für ►Alkoholsucht.

EBV ►Epstein-Barr-Virus-Syndrom.

Echoästhesie *(f)*. (Ombredane). Wahrnehmung einer Reizempfindung an einer von der Reizeinwirkung entfernten Stelle.
e: echoesthesia. *fr:* échoesthésie

Echo-Effekt *(m)*. Kurzes, episodenhaftes Aufflammen einer psychotischen Symptomatik im Verlauf einer bereits abklingenden Psychose.

Echoerscheinungen *(f, pl)*. Krankhafte Nachahmung von Sprache (►Echolalie), Bewegungen (►Echokinese, Echopraxie), Gebärden und/oder Haltung (►Echomimie) eines anderen, meist des Untersuchers. Wird gewöhnlich als Folge einer abnormen Willensbeeinflussbarkeit gedeutet. Vorkommen insbesondere bei ►Katatonie, in anderer Form bei fortgeschrittener Demenz.
e: echomatism, echophenomena. *fr:* échomatisme

Echographie *(f)*. 1. Wiederholung geschriebener Worte als Form der Echoerscheinungen. 2. Besondere Form der Aphasie, wobei der Kranke fähig ist, einen Text abzuschreiben, ihn aber nicht versteht und auch nicht spontan schreiben kann.
e: echographia. *fr:* échographie

Echokinese *(f)*. Nachahmung von Bewegungen anderer als Form der Echoerscheinungen.
e: echokinesis. *fr:* échocinésie

Echolalie *(f)*. 1. Mechanisches, scheinbar sinnloses Nachsprechen von Worten und Sätzen (►Echoerscheinungen). Vorkommen als Zeichen der ►Katatonie. 2. Als »physiologische Echolalie« wird die Stufe kindlicher Sprachentwicklung (9.–12. Lebensmonat) bezeichnet, in der vorgesprochene Laute und einfache Wörter vom Kind – ohne Verständnis – wiederholt werden.
e: echolalia.
Syn.: Echophrasie, Echosprache. *fr:* écholalie

Echomatismus *(m)*. Selten gebr. Synonym für ►Echoerscheinungen.

Echomimie *(f)*. Automatenhafte Nachahmung von Gebärden eines Untersuchers als Form der ►Echoerscheinungen.
e: echomimia. *fr:* échomimie

Echomnesie *(f)*. (H. Walther-Büel, 1949). Subjektives Wiederholungserlebnis. Störung des Zeitschemas. Ein Erlebnis, z. B. das Eintreten eines Menschen in ein Zimmer, wird 40- bis 80-mal hintereinander wiedererlebt. Vorkommen bei ►Dibenaminpsychose.
e: echomnesia. *fr:* échomnésie

Echopalilalie *(f)*. Spiegelsprache. Krankhafte Wiederholung von gesprochenen Wörtern.
e: echopalilalia. *fr:* échopalilalie

Echopathie *(f)*. Seltenes Syn. für ►Echoerscheinungen.

Echophototonie *(f)*. Synästhetische Empfindungen (»Assoziierung«) bestimmter Farben bei Wahrnehmung von bestimmten Geräuschen.
e: echophototony. *fr:* audition colorée

Echopraxie *(f)*. Syn. für ►Echokinese.
e: echopraxia. *fr:* échopraxie

Echophrasie *(f)*. Seltenes Syn. für ►Echolalie.

Echopsychose *(f)*. Syn. für ►Flashback.

Echothymie *(f)*. Syn. für ►Resonanz, affektive.

Eclampsia nutans *(f)*. Seltenes Syn. für ►Spasmus nutans.

Eclampsia rotans *(f)*. Rhythmische Drehbewegungen des Kopfes bei ►Spasmus nutans.

Eclampsia saturnina *(f)*. Seltene Bez. für ►Encephalopathia saturnina.
e: eclampsia saturnina. *fr:* éclampsie saturnine

Eclampsia uraemica *(f)*. Obsol. Bezeichnung für Krampfzustände bei Urämie.

Eclimia *(f)*. Krankhafter Heißhunger. Bulimie.

Éclipse cérébrale (mentale) 1. Zerebrale Eklipse. Alte Bez. für das Phänomen des Gedankenentzugs. 2. Syn. für ►Psycholepsie.

Ecmnesie *(f).* ►Ekmnesie.

Ecnoia *(f).* Alte Bez. für psychische Krankheit.

Ecole Freudienne (Freud'sche Schule). Von ►Lacan 1964 gegründete und später wieder aufgelöste psychoanalytische Vereinigung seiner eigenen Richtung. Nach ihrer Regel ist Psychoanalytiker, wer sich als solcher betrachtet. Publikationsorgan: »Scilicet« (ab 1968).

Economo, Constantin (Freiherr von San Serff) geb. 21.8.1876 Braila (Rumänien), gest. 21.10.1931 Wien. Nach Schulbesuch in Triest Maschinenbaustudium in Wien. Ab 1895 Medizinstudium in Wien, Paris, München. Ab 1806 Assistent Wagner-Jaureggs. 1913 Habilitation. Schlug zahlreiche ihm angebotene Ämter aus, um sich der Forschung zu widmen. Seit 1921 Prof. für Psychiatrie in Wien. Beschrieb 1917 als erster die Encephalitis lethargica sive epidemica, die als Economo-Enzephalitis nun seinen Namen trägt. Erstveröffentlichung »Die Encephalitis lethargica« in Jb. Psychiatr. Neurol. 38 (1917) 253–331. Monographie »Die Encephalitis lethargica« (1918). Als klassische und detaillierteste Beschreibung gilt »Die Encephalitis lethargica, ihre Nachkrankheiten und Behandlung« (1929), die auch ins Engl. übersetzt wurde. In der Nachfolge dieser Arbeiten erschienen Untersuchungen über die nervöse Steuerung des Schlafes, wobei E. im Mittelhirn ein »Schlafsteuerungszentrum« entdeckte.

Economo-Enzephalitis *(f).* Syn. für ►Encephalitis lethargica.

Ecphoria *(f).* ►Ekphorieren.

Ecstasy *(n)* 1. Engl. Wort für ►Ekstase. 2. Geläufige Bez. für 3,4-Methylendioxymethamphetamin (MDMA). 1912 erstmals (in Deutschland) synthetisiert. Leicht illegal herstellbar. Seit ca. 1980 in den USA, dann England und Deutschland als Party-, Wochenend- und Freizeitdroge vor allem bei Musik- und Tanzveranstaltungen beliebt. Die Wirkung beginnt nach 20–60 Min., endet nach 8 Stunden. Wirkung: Antriebssteigerung wie bei ►Amphetaminen. Zusätzlich: verstärkte Fähigkeit zu Innenschau und Gefühlserlebnissen bei verringerter allgemeiner Konzentration; verbesserte Fähigkeit, mit anderen Menschen in Kontakt zu treten; Aufgeschlossenheit und Selbstvertrauen nehmen zu; Empfindungen vertrauter Nähe; Geräusche, Berührungen, Sexualverkehr werden verstärkt erlebt. Bei weiterer Steigerung können ►Beziehungsideen, ►Illusionen, optische und akustische Halluzinationen, Ruhelosigkeit, Reizbarkeit und starke Angst auftreten. Körperliche Nebenwirkungen: Pulsbeschleunigung, Herzklopfen, Zittern, Mundtrockenheit, Schwitzen, Kiefersperre, Appetitlosigkeit, Erbrechen und Schlafstörungen. Besondere Gefahr: Steigerung der Körpertemperatur, Nierenversagen, Gerinnungsstörungen, Auflösung der Muskelfasern, bis hin zu Todesfällen. Nach Abklingen Kater mit Schläfrigkeit, Muskelschmerzen und -schwäche, Niedergeschlagenheit, Konzentrationsstörungen, Kopfschmerzen. Über das langfristige Risiko auf das Nervensystem ist wenig bekannt, jedoch eher gering. Vorübergehende paranoide Psychosen, Schlafstörungen, Ängste, Selbsttötungsneigung, Aufmerksamkeits- und Gedächtnisstörungen wurden beobachtet.
Syn.: XTC, Adam (Drogenjargon).

Edemoniomanie *(f).* Krankhafte Reiselust.
e: edemoniomania. *fr:* édémoniomanie

Edinger, Ludwig geb. 13.4.1855 Worms, gest. 26.1.1918 Frankfurt a. M. Dort erster Ordinarius für Neurologie und Direktor des Neurologischen Instituts (heute auch: Edinger-Institut), das er selbst gründete und finanzierte, auch nachdem es von der Universität übernommen worden war. Unternahm ausgedehnte Versuche einer vergleichenden Hirnanatomie. Untersuchte die Frage, ob mit dem entwicklungsgeschichtlichen Auftreten neuer Hirnteile (Neuhirn) auch neue Funktionen zu den älteren des Urhirns (Palaeencephalon) hinzukommen. Gründete 1919 die Ludwig-Edinger-Stiftung.

EE ►Expressed Emotions.

EEG-Brain-Mapping *(n).* Engl.: Landkartenartige Darstellung (Brain-Map) der durch Elektroenzephalographie ableitbaren elektrischen Hirnströme für einen bestimmten Augenblick. Die aus vielen Kanälen (z. B. 16) gleichzeitig abgeleiteten Hirnströme werden durch Computer zu einer Karte verrechnet. Vorteile gegenüber anderen bildgebenden Verfahren: Erfassbarkeit sehr kurzer Zeiträume der Gehirnfunktion, beliebig häufige Wiederholbarkeit der Messung; sehr geringe Belästigung des Kranken; geringe Kosten. – Für viele psychische Krankheiten und Zustände gibt es eigene Karten-Muster.
Syn.: EEG-Kartographie, EEG-Imaging, Dynamic Brain Mapping.

EEG-Imaging *(n).* Syn. für ►EEG-Brain-Mapping.

EEG-Kartographie *(f).* Syn. für ►EEG-Brain-Mapping.

Effeminatio(n) *(f).* 1. Vorhandensein von weiblichen Eigenheiten (psychisch oder körperlich) beim Mann. 2. Extremer Grad einer passiven Homosexualität beim Manne, der sich damit wie eine Frau verhält.
e: feminisation. *fr:* effemination (1), homosexualité passive (2)

Effort-Syndrom *(n).* (M. Lewis, 1940). Besonders in der engl. Literatur öfter gebrauchtes Syn. für ►Herzangstsyndrom.
e: effort-syndrome.

Ego *(n).* Das ►Ich, von lat. »ego«. Das »Ich« wurde als »ego« ins Engl. übersetzt, erschien dann aber als »ego« auch in der dt. Literatur.

Egokym *(n).* (von Bracken, 1951). Das einer Willenshandlung zugrunde liegende ►Psychokym.
e: egokym. *fr:* egokyme

Egopathie *(f)*. 1. (K. P. Kisker, 1964). Bezeichnung für eine Gruppe von nicht immer scharf abgrenzbaren Zustandsbildern, die nach der üblichen Terminologie zur Schizophrenie zählen, jedoch nicht der Gruppe der chronisch-progredienten Form angehören. Beispiele: flüchtige schizophrene Episoden, periodische Krisen, instabile Intervalle, gedehnte stille Haltungsänderungen, schwere langjährige Zusammenbrüche, ambulatorisch-subpsychotische Verschrobenheiten u. a. Gemeinsam mit der Schizophrenie sind diesen Zuständen die Abwandlung der Ich-Strukturen und die phänomenologische Querschnittssymptomatik, verschieden sind Ursachen und Verläufe. Egopathien beruhen wahrscheinlich auf somato-charakterologischen Besonderheiten und nehmen nicht den gradlinig ungünstigen Verlauf. – Die Bez. will der durch die Diagnose einer Schizophrenie hervorgerufenen deklassierenden Wirkung beim Kranken und bei der Gesellschaft mit allen ihren Folgen entgegenwirken. 2. Bei Psychopathen vorkommendes verbal-aggressives (ständiges Herabsetzen und Verletzen anderer) oder aggressives Verhalten, um sich selbst den Eigenwert auf Kosten anderer immer wieder zu bestätigen und die eigenen Konflikte durch Aggression abzureagieren.
e: egopathy. *fr:* egopathie

Egotropie *(f)*. In der amer. Psychiatrie A. ►Meyers Bez. für Egonzentrizität und Narzissmus.
e: egotropy. *fr:* egotropisme

Eheaufhebung *(f)*. Nach §§ 1313 BGB ff. aufgrund eines Antrags durch gerichtliches Urteil des Familiengerichts ausgesprochene Aufhebung einer Ehe. Psychische Krankheit kann u. U. ein Grund zur Eheaufhebung sein, jedoch nur dann, wenn diese durch arglistige Täuschung dem anderen Ehegatten unbekannt geblieben ist. Eine Ehe kann aufgehoben werden, wenn »ein Ehegatte zur Eingehung der Ehe durch arglistige Täuschung über solche Umstände bestimmt worden ist, die ihn bei Kenntnis der Sachlage und bei richtiger Würdigung des Wesens der Ehe von der Eingehung der Ehe abgehalten hätten; dies gilt nicht, wenn die Täuschung Vermögensverhältnisse betrifft oder von einem Dritten ohne Wissen des anderen Ehegatten verübt worden ist.«
e: cancellation of marriage. *fr:* annulation de mariage

Eheberatung *(f)*. Psychologische und/oder ärztliche Beratung bei Ehestörungen. Im Vordergrund stehen psychische oder sexuelle Probleme. Es werden aber auch medizinische, ethische, erbbiologische und rechtliche Fragen behandelt. Die Beratung wird von jeweils ganz unterschiedlichen theoretischen Grundlagen aus geführt, wobei Einflüsse der ►Psychoanalyse überwiegen. – Ausbildung zum Eheberater in anerkannten Beratungsstellen. Vgl. Beratung, psychologische.
e: marriage advising. *fr:* conseil matrimonial

Ehenichtigkeit *(f)*. Nach dem 1998 aufgehobenen Ehegesetz (EheG) konnte eine Ehe durch Gerichtsurteil für nichtig erklärt werden, »wenn einer der Ehegatten zur Zeit der Eheschließung geschäftsunfähig war oder sich im Zustande der Bewusstlosigkeit oder vorübergehenden Störung der Geistestätigkeit befand«. Etwa derselbe Sachverhalt ist seither in den gesetzlichen Regelungen zur ►Eheaufhebung (§§ 1313 ff. BGB) enthalten. Eine Ehe kann aufgehoben werden, wenn »ein Ehegatte sich bei Eheschließung im Zustande der Bewusstlosigkeit oder vorübergehender Störung der Geistestätigkeit befand«. Vgl. ►Bewusstlosigkeit (2).
e: annulment of marriage. *fr:* invalidation de mariage

Ehepaartherapie *(f)*. Seit etwa 1960 stark entwickelte Form von Psychotherapie, welche die Ehepartner als Einheit betrachtet und zusammen behandelt. Dabei kommen zur Anwendung: 1. Psychoanalytische Konzepte: Ehestörungen entstehen durch ein Zueinander neurotischer Störungen beider Partner, wobei einer eine Entlastung aus den Schwächen des anderen zieht. 2. Lerntheoretische Konzepte: Enges Zusammenleben und Gewohnheitsbildungen führen zu ehedestruktiven Vorgängen. Spezielle Verhaltenstherapien ermöglichen Umkehr. 3. Sexuelle Störungen können in Kurztherapien besonders behandelt werden.
e: conjoint marital treatment, marriage oder marital oder couples therapy.

Eheprobleme *(f, pl)*. In DSM-III: ►Kategorie für nicht psychisch kranke Personen, bei denen Beziehungsprobleme innerhalb einer Ehe oder Scheidung im Zentrum ärztlicher Hilfe stehen. Wird in dieser Form in DSM-V nicht mehr genannt. Darin allgemein enthalten in »Probleme im Zusammenhang mit Missbrauch, Misshandlung und Vernachlässigung Erwachsener«.
e: marital problem.

Ehescheidung *(f)*. Aufgrund eines Scheidungsantrags durch gerichtliches Urteil ausgesprochene Scheidung einer Ehe. Die Scheidung wird bei ►Zerrüttung der Ehe ausgesprochen (Zerrüttungsprinzip). Die zuvor im aufgehobenen Ehegesetz enthalten gewesenen Sonderbestimmungen für psychisch Kranke wurden zusammen mit dem Gesetz aufgehoben (1.7.1977). Diese hatten bestimmt: § 44: »Ein Ehegatte kann Scheidung begehren, wenn die Ehe infolge eines Verhaltens des anderen Ehegatten, das nicht als Eheverfehlung betrachtet werden kann, weil es auf einer geistigen Störung beruht, so tief zerrüttet ist, dass die Wiederherstellung einer dem Wesen der Ehe entsprechenden Lebensgemeinschaft nicht erwartet werden kann.« § 45: »Ein Ehegatte kann Scheidung begehren, wenn der andere geisteskrank ist, die Krankheit einen solchen Grad erreicht hat, dass die geistige Gemeinschaft zwischen den Ehegatten aufge-

hoben ist und eine Wiederherstellung dieser Gemeinschaft nicht erwartet werden kann.«
e: divorce. *fr:* divorce

Ehespaltung *(f).* (Th. Lidz, 1957). Besondere Form gestörter Ehestruktur in der Familie von Schizophrenen. Beide Ehepartner sind so in ihre eigenen emotionalen Probleme verstrickt, dass sie zur wechselseitigen Ergänzung und Rollenentsprechung unfähig sind. Die Ehepartner setzen einander vor den Kindern herab und rivalisieren um Anhänglichkeit und Liebe der Kinder. Es entstehen dadurch in der Familie zwei feindliche Lager. ►Strukturverschiebung in der Ehe.
e: marital schism.

Eheverfehlung *(f).* Ältere Bez. für Verhalten, durch das eine Ehe tief und nachhaltig zerrüttet wird (z. B. Ehebruch, ehrloses und unsittliches Verhalten) und zur Begründung einer Ehescheidungsklage dienen konnte. ►Ehescheidung, ►Zerrüttung der Ehe. (§§ 42 u. 43 des ehemaligen EheG.).

Ehret'sche Lähmung *(f).* ►Ehret-Syndrom.

Ehret-Syndrom *(n).* (H. Ehret, 1898). Fortbestehen von Lähmungserscheinungen nach einer organisch bedingten Lähmung trotz Wiederherstellung normaler Organfunktionen (elektrische Erregbarkeit, normale Leitungsgeschwindigkeit des Nervs). Beruht entweder auf einem Verlernen der Willkürinnervation oder ist psychogen bedingt (verdrängte aktuelle Konflikte).
e: Ehret syndrome.
Syn.: Gewohnheitslähmung, Ehret'sche Krankheit.
fr: syndrome de Ehret

Eidelberg, Ludwig geb. 27.12.1898 Zloczew (Polen), gest. 13.11.1970 New York. Bedeutender Psychoanalytiker. Nach Medizinstudium in Wien ab 1928 Hinwendung zur Psychoanalyse. 1938 Emigration nach London, 1940 in die USA. Ab 1951 Professor am Downstate Medical Center, New York. Herausgeber der »Encyclopedia of psychoanalysis« (1968).

Eidetik *(f).* (E. R. Jaensch). Lehre von den subjektiven, ►eidetischen Anschauungsbildern.
e: eidetics. *fr:* eidétisme

Eidetika *(n, pl).* (W. Hellpach, 1941). »Bildspender«. Syn. für ►Halluzinogene.

Eidetiker *(m).* Individuum, das die Fähigkeit zu ►eidetischen Anschauungsbildern besitzt.
e: eidetic individual. *fr:* eidétique

eidetisch *(a).* Auf Eidetik bezogen.
e: eidetic. *fr:* eidétique

eidetische Anlage *(f).* Fähigkeit besonderer Menschen zu Erlebnissen mit ►eidetischen Anschauungsbildern.
e: eidetic disposition. *fr:* eidétisme

eidetische Anschauungsbilder *(n, pl).* (E. R. Jaensch). Besonders bei Kindern und Jugendlichen, aber auch gelegentlich bei Erwachsenen mit besonderen Fähigkeiten auftretende Anschauungserlebnisse, die auch nach längerer Zeit mit großer sinnlicher Anschaulichkeit reproduziert werden können. Oft können dabei von einer Szene, die nur ganz kurz gesehen wurde, zahlreiche Details angegeben werden. Die Anschauungsbilder stehen phänomenologisch zwischen Nachbildern und Vorstellungen. Das Realitätsbewusstsein ist stets erhalten.
e: eidetic images, primary memory images. *fr:* mémoire eidétique, eidétisme, images eidétiques

eidonom *(a).* Bildgesetzlich. Z. B. ein psychopathologisches Syndrom, das unabhängig von der Individualität seines Trägers immer wieder in der gleichen Form vorkommt. ►idionom.

Eifersucht *(f).* »…ist das Gefühl des Schmerzes und Unwillens, welches entsteht, wenn man Güter, auf welche man selbst ein Recht hat oder zu haben glaubt, einem anderen zugewendet sieht« (Brockhaus, 1865). Aber auch nach Brockhaus »bedient sich der gewöhnliche Sprachgebrauch dieses Wortes in Verhältnissen der Geschlechtsliebe«. Obwohl Eifersucht in zwischenmenschlichen Beziehungen eine erhebliche Rolle spielen kann, befasst sich die Psychiatrie wenig damit. Auch bleibt die Grenze zwischen Eifersucht einerseits und ►Eifersuchtswahn oder ►Othello-Syndrom andererseits unscharf. Z. B. definiert DSM-IV als Kriterium der »Paranoiden Persönlichkeitsstörung«: »Sie sammeln triviale und beiläufige »Beweise« zur Unterstützung ihrer eifersüchtigen Gedanken. Sie möchten eine intime Partnerschaft vollständig kontrollieren, um zu vermeiden, dass sie betrogen werden, und oft befragen oder bezweifeln (orig.: challenge) sie ihren Ehepartner oder Partner hinsichtlich dessen, wo er gewesen ist, seiner Handlungen, Intentionen oder Treue.« DSM-V ist in der Aussage gleich geblieben und hat daran lediglich redaktionelle Änderungen vorgenommen.
e: jealousy.

Eifersuchtswahn *(m).* Wahnhafte Überzeugung, vom Geschlechtspartner betrogen zu werden. Harmloseste Ereignisse werden als »Beweise« (ein Fleck an der Kleidung oder im Bett, ungeordnete Kleidung u. a.) hierfür gedeutet, der Partner unter Kontrolle gestellt und ständig zu einem Geständnis genötigt. Nach dt. Auffassung ist die Wahnentwicklung unabhängig von der tatsächlichen Geschlechtstreue des Partners. Dagegen in DSM-IV (»Wahnhafte Störung, Typus mit Eifersuchtswahn«): »Dieser Glaube [an die sexuelle Untreue des Partners] entsteht ohne ausreichenden Grund«. In DSM-V (Paranoide Persönlichkeitsstörung): »Menschen mit dieser Störung können pathologisch eifersüchtig sein und verdächtigen oft ohne Berechtigung Ehe- oder Sexualpartner, untreu zu sein.« – Vorkommen besonders häufig bei chronischem Alkoholismus und im höheren Lebensalter (»seniler Eifersuchtswahn«), als sensitive Entwick-

E

lung oder einziges Symptom einer schizophrenen Erkrankung (»isolierter Eifersuchtswahn«).
e: delusional jealousy, amorous paranoia (obsolet). *fr:* délire de jalousie

Eifersuchtswahn, alkoholischer *(m)*. Sonderform einer Alkoholpsychose. Kann nach länger dauerndem Alkoholentzug evtl. wieder abklingen.
e: alcoholic jealousy mania. *fr:* délire de jalousie chez l'àlcoolique

Eigenanamnese *(f)*. Vom Kranken selbst erhobene Krankheits- und Lebensgeschichte (im Gegensatz zur ►Fremdanamnese). Zur normalen psychiatrischen Krankheitsvorgeschichte gehören stets beide Formen der Anamnese, da viele psychische Veränderungen der Selbstwahrnehmung entgehen. Die Güte der Eigenanamnese ist ferner von der Fähigkeit des Kranken zur Selbstbeobachtung und von seiner sprachlichen Gewandtheit abhängig. – Ist in dieser Form in der amer. Psychiatrie unbekannt und wird daher in DSM-III-V nicht berücksichtigt.

Eigenbeziehung, krankhafte *(f)*. Umdeutung harmloser Ereignisse (z. B. aus der Ferne beobachtete Gespräche) in dem Sinne, dass es dabei um die eigene Person gehe, wobei gewöhnlich eine feindliche Absicht unterstellt wird. ►Beziehungswahn.

eigenbrötlerisch *(a)*. Zur Charakterisierung eines Menschen: nach eigenen Ansichten unbeeinflussbar ein alleingängerisches, abgezogenes Leben führend. Positiv gewendet: selbstständig, unabhängig, kreativ. Negativ gewendet: nicht teamfähig.
e: keeping house for himself.

Eigengeruchsparanoia *(f)*. Wahnhafte Überzeugung, durch Ausströmen unangenehmer Körpergerüche anderen Menschen lästig oder unangenehm zu werden. Die Betroffenen deuten unbestimmte Verhaltensweisen oder Äußerungen der mitmenschlichen Umgebung, als hätten diese einen solchen Geruch wahrgenommen. Die Folge kann das Meiden zwischenmenschlicher Kontakte sein. Wurde hauptsächlich von japanischen Psychiatern beschrieben.

Eigensprache *(f)*. ►Kunstsprache.

Einbildung *(f)*. 1. Historisch: Syn. für ►Imagination (1). 2. In der Volksmedizin als Ursache vieler Beschwerdezustände angesehen, für die sich eine »vernünftige« (= organische) Ursache nicht finden lässt. Wird daher auf einen Großteil neurotischer und psychosomatischer Beschwerden angewandt. Vgl. Imagination.
e: imagination. *fr:* imagination

Einbildungskraft *(f)*. In der Medizin des 18. Jahrhunderts systematische Verwendung der ►Imagination zu Heilzwecken. In einer weit gefassten Konzeption wurden der Einbildungskraft auch Träume, ►Visionen, Wahnvorstellungen, fixe Ideen (s. d.), ►Phobien und ►Somnambulismus zugeordnet.
e: imagination.
Syn.: Phantasie. *fr:* imagination, fantaisie

Einfall, freier *(m)*. In C. G. Jungs Assoziationstheorie ein Einfall, der mit dem Erlebnis verbunden ist, als ob etwas von außen in das Bewusstsein hineinfällt. Wurde als »free association« ins Englische übersetzt. Daher heute oft mit freie Assoziation (s. d.) gleichgesetzt.
e: sudden idea, free association.

Einfall, wahnartiger *(m)*. Aufgrund eines heftigen Affektes im Sinne der Angst, des schlechten Gewissens, der Beschämung oder des Misstrauens plötzlich aufschießende katathyme Eigenbeziehung (►Katathymie). Z. B., wenn jemand glaubt, auf der Straße sehe ihm jeder das heimliche Vergehen an. Gehört zu den abnormen Reaktionen, nicht zu den Wahnerscheinungen.
e: (sudden) catathymic idea. *fr:* idée subite pseudo-délirante

Einfühlung *(f)*. Syn. für ►Empathie.

Eingebungspsychose, ekstatische *(f)*. Ältere, von K. Kleist geprägte Bezeichnung für Glückspsychose.

Eingebungspsychose, progressive *(f)*. (K. Kleist). Paranoide Form der Schizophrenie mit maßlosen Größenideen (z. B. Gott sein), gelegentlich auch mit glücklich-gehobener Stimmung.
e: progressive paranoid schizophrenia. *fr:* schizophrénie paranoide progressive

Einheitspsychose *(f)*. Nach einer von H. Neumann 1859 formulierten und von da an die Psychiatrie während ihrer ganzen Geschichte begleitenden Vorstellung gibt es in der Psychopathologie keine Krankheitseinheiten; die verschiedenen Erscheinungsformen des Irreseins werden demnach nur als typische, aufeinanderfolgende Stadien aufgefasst, die der wechselnde Ausdruck der gleichen psychotischen Grundstörung sind. H. Neumann unterschied drei Stadien: 1. Produktion pathologischer Geisteserzeugnisse, 2. Lockerung des Zusammenhanges der Vorstellungen, 3. gänzlicher geistiger Zerfall. – Dieser typische Verlauf wird unterbrochen nur von Genesung oder Tod. – Der Sache nach findet sich die Lehre von der Einheitspsychose auch schon bei ►Zeller ausgeführt. Bis in die Gegenwart hinein ist »Einheitspsychose« als These immer wieder aufgegriffen worden.
e: »unitary« psychosis. *fr:* conception unitaire de la psychose

Einnässen *(n)*. ►Bettnässen.

Einsamkeit *(f)*. Alleinsein. Früher mehr mit positiven Wertungen verbunden: der einsame Weise, der Rat und Hilfe erteilt; die entspannende Stimmung der Waldeinsamkeit; der von der Welt zurückgezogene und damit zu sich selbst findende Mensch. Erst seit im 20. Jahrhundert Einsamkeit als eine krankhafte Isolierung von der sozialen Umwelt verstanden wird, dient Einsamkeit auch zur Erklärung des Entstehens psychischer Krankheiten. Beispiel: paranoide Psychosen alleinstehender Frauen (H.-J. Haase, 1963),

exogene paranoid-halluzinatorische Psychosen (U. H. Peters, 1967). ►Kontaktmangelparanoid (W. Janzarik, 1973).
e: lonesomeness. *fr:* solitude, isolement

Einschlafdenken *(n)*. (C. Schneider). Besondere Form alogischen Denkens in Bildern, in paradoxen Bizarrerien in Form von Verschmelzungen, Verdichtungen, Denk- und Vorstellungsabwandlungen; tritt im Einschlafzustand auf und ist weitgehend der Eigenbeobachtung zugänglich. Wird oft begleitet vom Auftreten neurotischer Angst (»Einschlafängste«) und szenenhafter Träume (»Einschlafträumereien«). Lässt sich in gewisser Hinsicht mit Veränderungen schizophrenen Denkens vergleichen.
e: predormition thoughts. *fr:* mentisme hypnagogique

Einschlafstörung *(f)*. Form der Schlafstörung. Es bestehen Schwierigkeiten beim Einschlafen, das trotz Müdigkeitsgefühl evtl. stundenlang auf sich warten lässt. Nach dem Einschlafen ist der Schlaf jedoch normal. In DSM-V unter ►Insomnie enthalten als Einschlafschwierigkeit (difficulty initiating sleep). – Ursachen: Konfliktsituationen, Angst, zu starke Anregung während des Abends, nervöse Überreizung, Schmerzen. Behandlung: autogenes Training, Korrektur der Schlafzeit und/oder -menge, evtl. Medikamente.
e: initial insomnia. *fr:* insomnie prédormitionelle

Einschlafschwierigkeit. *(f)*. ►Einschlafstörung.

Einschlaf- und Durchschlafstörungen *(f, pl)*. Sammelbez. für Schlafstörungen bei Erlebnisreaktionen, Neurosen, Schlafmittelmissbrauch, Schlafmittelentzug, Persönlichkeitsstörungen, Alkohol, Gebrauch von ►Stimulanzien, Psychosen, Atemstörungen und anderen körperlichen Krankheiten. Im Einzelnen wird eine komplizierte Klassifizierung vorgenommen. Vgl. Association for Sleep Disorders Centers.
e: disorders of initiating or maintaining sleep (DIMS).
Syn.: EDS, EDS-Syndrom.

Einschlafzeremoniell *(n)*. Stereotype Handlungsvollzüge (z. B. Einhaltung einer bestimmten Reihenfolge der Vorbereitungen beim Schlafengehen. Einnehmen einer bestimmten Schlafhaltung), die das Eintreten des Schlafs (als bedingt-reflektorisches Verhalten) fördern.
e: sleep rituals. *fr:* cérémonial de l'indormissement

Einschlusskriterien *(n, pl)*. Solche ►Kriterien einer psychischen Störung, mit welchen sich auf möglichst präzise Weise Zeichen und Symptome beschreiben lassen. Ein Einschlusskriterium der ►Schizophrenie ist z. B. eine chronische Krankheit von mindestens 6 Monaten Dauer ohne Rückkehr zur Normalität. ►Ausschlusskriterien, ►Saint-Louis-Gruppe.
e: criterion of inclusion. *fr:* critères d'inclusion

Einsichtsbehandlung *(f)*. (W. Finesinger). Besondere Form der Psychoanalyse. Beruht auf einer Psychokatharsis mit anschließender Interpretation des Geschehens. Wenig angewandt.
e: abreaction therapy (Finesinger). *fr:* psychothérapie explicative de Finesinger

Einsichtsfähigkeit *(f)*. Von geistiger Gesundheit und Bewusstseinsklarheit abhängige, im Einzelnen durch affektiv-dynamische Vorgänge beeinflusste Fähigkeit, gegebene Sinnzusammenhänge zu erfassen. Psychiatrisch besonders für die Unterscheidung von Recht und Unrecht durch seelisch Gestörte in Zusammenhang mit den §§ 20 und 21 StGB verwendet. Danach handelt ohne Schuld, »wer bei Begehung der Tat wegen einer krankhaften seelischen Störung, wegen einer tief greifenden Bewusstseinsstörung oder wegen Schwachsinns oder einer schweren anderen seelischen Abartigkeit unfähig ist, das Unrecht der Tat einzusehen oder nach dieser Einsicht zu handeln«. Wenn die Einsichtsfähigkeit nur erheblich vermindert ist, so kann die Strafe gemildert werden (§ 21 StGB).
e: discerning ability. *fr:* capacité de discernement

Einstellungsstörung *(f)*. (E. Grünthal). Erschwerung oder Unmöglichkeit des Herauskommens aus einem bestimmten Gedankenkreis und der Anknüpfung von Denkbeziehungen außerhalb dieses bestimmten Kreises. Vorkommen bei organischen Hirnerkrankungen, insbesondere beim ►amnestischen (Korsakow-)Syndrom.
e: derangement of task set. *fr:* troubles de la fixation des idées

Einstellungstypen *(m, pl)*. (C. G. Jung). Sammelbez. für den extravertierten (►Extraversion) und introvertierten (►Introversion) Persönlichkeitstypus.
e: attitude types.

Einzelfallbeurteilung, klinische: *(f)*. Interpretation aller zu einem einzelnen psychisch Kranken erfassten Lebensdaten und diagnostischen Einzelkriterien, um daraus die treffendste Diagnose und treffsicherste Behandlung abzuleiten. DSM-V weist darauf hin, dass dazu gründliche ärztliche Erfahrungen in entsprechenden Kliniken erforderlich sind. Vgl. Einzelfallstudie.
e: approcach to clinical case formulation.

Einzelfallhilfe *(f)*. Syn. für ►Casework.

Einzelfallstudie *(f)*. Untersuchung und Beschreibung eines »typischen« psychiatrischen Falles als wissenschaftliche Erkenntnismethode. Herangezogen werden Beobachtungen, subjektive Erlebnisse des Betroffenen (►Exploration), seine Briefe, Notizen sowie Akten und Berichte anderer, wobei insbesondere das biographische Element hervorgehoben wird. Wegen der Individualität des Falles und mangelhafter Vergleichsmöglichkeiten sind Verallgemeinerungen nur mit großen Vorbehalten möglich. – Einzelfallstu-

dien waren in der Psychiatrie und besonders in der ►Psychoanalyse stets ein wichtiges, freilich kaum reflektiertes Erkenntnismittel. Die Bez. entstammt der empirischen Sozialforschung, wo Einzelfallstudien lediglich der Hypothesenbildung dienen.
e: case study method.
Syn.: Fallstudienmethode. *fr:* méthode de l'étude des cas

Einzelgänger *(m)*. Bez. für einen meist seit früher Kindheit ohne engere soziale Kontakte (z. B. durch Freundschaften) lebenden Menschen. Die Betreffenden sind gewöhnlich verschlossen, gehemmt und wenig anpassungsfähig. Sie können unter ihrer Isolierung leiden oder zufrieden damit sein. Oft entstehen aus Einzelgängerdasein Verhaltensstörungen und – besonders bei Jugendlichen – soziale Einpassungsstörungen oder Kriminalität.
e: morbid recluse person. *fr:* solitaire

Eisenbahn-Phobie *(f)*. Abnorme Furcht vor Eisenbahnreisen.
e: railwayphobia, vehicle phobia, siderodromophobia. *fr:* sidérodromophobie

Eisophobia *(f)*. Platzangst. ►Agoraphobie.
e: eisophobia. *fr:* eisophobie

Eisoptrophobia *(f)*. Abnorme Furcht vor Spiegeln. phobie des miroirs; e: eisoptrophobia, spectrophobia. *fr:* eisoptrophobie

Eitingon, Max (Markus) geb. 26.6.1881 Mahiljou (Weißrussland), gest. 3.7.1943 Jerusalem. Bedeutender Psychoanalytiker in Berlin und Jerusalem. Medizinstudium in Leipzig, Halle, Heidelberg, Marburg. 1909 Promotion in Zürich (»Über die Wirkung des Anfalls auf die Assoziationen der Epileptischen«). 1906–1908 Assistent am Burghölzli in Zürich. 1909/10 neurologischer Assistent von Oppenheim in Berlin. Ab 1907 enge Verbindung mit ►Freud. 1910–1933 Privatpraxis als Neurologe, Psychiater, Psychoanalytiker in Berlin. 1920 Mitbegründer des Berliner Psychoanalytischen Ausbildungsinstituts, 1924–1933 dessen Leiter. 1921–1933 Mitdirektor des Internationalen Psychoanalytischen Verlags. 1925–1943 erster Vorsitzender des Internationalen Ausbildungskomitees, 1926–1932 Präsident der Internationalen Psychoanalytischen Vereinigung. 1933 Emigration nach Palästina. Gründete zusammen mit Moshe Woolf die Palästinensische Psychoanalytische Vereinigung. 1934–1943 Gründer und Direktor des später nach ihm benannten Hebräischen Psychoanalytischen Instituts. – Bedeutend vor allem als Organisator der psychoanalytischen Ausbildung. Die heutigen Institute arbeiten noch nach seinen Vorstellungen.

Ejaculatio, Ejakulation *(f)*. Strahlartiges, eruptives Ausstoßen von Samenflüssigkeit (Sperma) beim Manne, gewöhnlich unter Lusterleben (►Endlust). Biologischer Vorgang: Nach entsprechender Reizung ziehen sich die Samenblasen und die Muskulatur der Vorsteherdrüse zusammen. Durch Zusammenziehung entsprechender Muskelgruppen wird der Inhalt durch die Harnröhre nach außen gepresst. Anschließend besteht je nach Lebensalter eine unterschiedlich lange refraktäre Zeitspanne ohne sexuelle Erregbarkeit (Minuten, Stunden, Tage, Wochen). – Unter der Einwirkung von Psychopharmaka (z. B. Thioridazin) kann evtl. die Ejakulation ausbleiben, während die Orgasmusfähigkeit erhalten bleibt. Vgl. nachfolgende Stichw.
e: ejaculation. *fr:* éjaculation

Ejaculatio deficiens *(f)*. Fehlen eines Samenergusses bei im Übrigen völlig intakter Fähigkeit zur Ausübung der Sexualaktes. Kann häufiger als Nebenerscheinung der Therapie mit Neuroleptika (Thioridazin) auftreten.
e: ejaculatio deficiens. *fr:* déficience de l'éjaculation

Ejaculatio praecox *(f)*. Vom Manne nicht gewünschter Samenerguss vor Beginn des eigentlichen Sexualverkehrs oder unmittelbar nachdem der Penis in die Scheide eingeführt wurde. Eine der häufigsten Störungen der Sexualität, besonders bei jugendlichen oder sexuell unerfahrenen Männern. Meist Folge einer Art ►Lampenfieber oder (bei häufigerer Wiederholung) neurotischer Konflikte. – In DSM-III/V eine der sexuellen Funktionsstörungen (s. d.).
e: premature ejaculation, ejaculatio praecox. – (ICD-10: F52.4). *fr:* éjaculation précoce

Ejaculatio retarda *(f)*. Ungewollte Verzögerung des Samenergusses beim Sexualverkehr. Oft Teilerscheinung bei Angstneurose. Gelegentlich Folge von Schlafmitteleinnahme.
e: ejaculatio retardata. *fr:* éjaculation tardive

Ejakulation, Verzögerte *(f)*. In DSM-V Syn. sowohl für ►Ejaculatio tarda als auch für Ejaculatio deficiens.
e: Delayed Ejaculation.

Ejakulation, Vorzeitige (Frühe). *(f)*. In DSM-V Syn. für ►Ejaculatio praecox.
e: Premature (Early) Ejaculation.

EKB Elektrokrampfbehandlung. ►Elektrokonvulsionsbehandlung.

Ekdemomanie *(f)*. Unstillbares Verlangen danach, umherzuwandern oder zu reisen.
e: ecdemomania. *fr:* ecdémomanie

Ekdemonomanie *(f)*. Obsol. Bez. für ►Fugue(s).
e: ecdemonomania. *fr:* ecdémonomanie

Ekdysiasmus *(m)*. (H. L. Mencken). Zwanghaftes Entkleiden. Es wird ein Angehöriger des anderen Geschlechts entkleidet, um sexuelle Erregung bei diesem zu erreichen, die Annäherung wird danach jedoch abgebrochen.
e: ecdysiasm. *fr:* déshabillage forcé

Ekelkur *(f)*. 1. Anfang des 19. Jahrhunderts vielfach übliche Behandlung von Geisteskranken, insbesondere von unruhigen Kranken. Durch wiederholte

Anwendung von Brechweinstein wurde mehrmaliges Erbrechen erzielt, um dadurch eine »höchst wohltätige Erschütterung des ganzen Nervensystems zu bewirken« (►Horn, 1818). 2. Syn. für ►Aversionskur.
e: nauseant treatment. *fr:* cure de dégoût (1), cure de déconditionnement (2)

ekklesiogene Neurose *(f)*. ►Neurose, ekklesiogene.

Eklampsie *(f)*. 1. (Fr. Boissier de Sauvages, 1795). Akut auftretende ►Epilepsie, welche im Gegensatz zur chronischen Epilepsie nicht zu Charakterveränderungen und Intelligenzeinbußen führt. Je nach Ursache wurden Eclampsia parturientium (bei Schwangeren), Eclampsia ab ischuria (bei Harnvergiftung) u. a. Formen unterschieden. 2. Gegenwärtig: nur epileptische Grand-Mal-Anfälle durch Schwangerschaftstoxikose. Entstehen durch Widerstandserhöhung der Hirngefäße und Hirnödem. Anatomisch: schwere Veränderungen an Mutterkuchen, Nieren, Nebennieren und Leber. Vorkommen bei 0,5 % der Schwangerschaften.
e: eclampsia. *fr:* éclampsie

eklamptische Psychosen *(f, pl)*. Bei Eklampsie auftretende Psychosen, die sich im Prinzip nicht von körperlich begründbaren Psychosen anderer Ursache unterscheiden. Es überwiegen dabei Benommenheit, amnestische Zustände, Neigung zum Perseverieren, aber auch Ablenkbarkeit und Ideenflucht.
e: eclamptic psychosis. *fr:* psychose éclamptique

Eklipse *(f)*. Kurz dauernde Bewusstseinsunterbrechung. ►Éclipse cérébrale (2). ►Psycholepsie.

Ekmnesie *(f)*. 1. (H. Blanc-Vontenille, 1887). Gedächtnisstörung, bei der die Vergangenheit als Gegenwart erlebt wird. Ganze Zeiten der Vergangenheit werden erlebt, als ob sie gegenwärtig wären. Z. B. kann sich jemand in Hypnose in die Kindheit zurückversetzt fühlen und wie ein Kind sprechen und handeln. Wurde zuerst aus der Klinik von Pitres bei Hysterikern beschrieben. Kommt bei allen Störungen des Bewusstseins und durch Einwirkung von ►Halluzinogenen vor. 2. Gelegentlich wurde auch die Zeit nach einer Episode, die wie unter (1). z. B. in Hypnose gerade neuerlich durchlebt wurde, als »der Ekmnesie verfallen« bezeichnet, da sie während des Zustandes nicht erinnerlich ist. 3. Syn. für anterograde Amnesie (s. d.).
e: ecmnesia. *fr:* ecmnésie

Eknoia *(f)*. Alte Bezeichnung für psychische Krankheit, i. e. S. für die krankhafte Reizbarkeit der Gefühle und deren Aufwallungen während der Pubertät (►eknoische Zustände).
e: ecnoea.

eknoische Zustände *(m, pl)*. (Th. Ziehen). Ohne erkennbare Ursache im Entwicklungsalter auftretende Erregungszustände mit Beziehungsideen.
e: ecnoic states. *fr:* états ecnoïques

Ekphorieren *(n)*. (R. Semon). Auslösen der Erinnerung. Abrufung von Erinnerungen (Gedächtnisengrammen) aus dem Gedächtnis und ihre Überführung ins Bewusstsein.
e: ecphorizing. *fr:* ecphorisation

Ekstase *(f)*. 1. Im Altertum: tranceartiger Zustand mit der Vorstellung, dass sich die Seele vom Körper trenne und mit der Gottheit vereinige. In der griech. Religion zwei grundsätzlich unterschiedliche Arten: (a) Dionysisch. Der Zustand wird durch Drogen, Wein, Musik und/oder Tanz erreicht. (b) Kontemplativ. Der Zustand wird durch Gebete erreicht. – Nur in letzterer Form auch in der Bibel enthalten und vielfach als notwendige Voraussetzung jeder Prophetie angesehen. 2. In psychiatrischer Beschreibung: rauschhafter, den Menschen überfallender, ins Extreme gesteigerter Affekt; meist glückhaft, manchmal ängstlich, manchmal beides zugleich. Weitgehende Aufhebung der Sinne durch Anschauung eines außergewöhnlichen oder außersinnlichen Gegenstandes. Dieser beherrscht das Bewusstseinsfeld und lässt weder kritische ►Besinnung noch andere Affekte aufkommen. Wird als toxische Ekstase herbeigeführt z. B. durch Pilzgifte (Teonanacatl), ►Psilocybin, LSD, ►Ecstasy und andere ►Halluzinogene. Auch Hungern und Nichtschlafen werden als Hilfsmittel benutzt. – Vorkommen in Psychosen hauptsächlich bei ►Angst-Glücks-Psychosen mit Eingebungen der besonderen Berufung und des Auserwähltseins. Wird in der Einbruchphase schizophrener Psychosen oft als Befreiung von innerseelischen Fesseln, z. B. Hemmung, erlebt.
e: ecstasy. *fr:* extase

Ekstase, manische *(f)*. (J. C. Prichard, 1835). Zustand von ►Hypnose, bei welchem die Gedanken verwirrt oder nur unvollkommen miteinander verbunden sind. Evtl. kann es zu Halluzinationen kommen. Vgl. magnetische Zustände.
e: manic ecstasy.
Syn.: ekstatischer Wahnsinn. *fr:* extase maniaque

ekstatische Eingebungspsychose *(f)*. Bezeichnung ►Kleists für den »glückhaften Pol« der ►Angst-Glücks-Psychose.
e: ecstatic benefit psychosis. *fr:* phase d'exaltation de la psychose périodique

ekstatische Visionen *(f, pl)*. (J. C. Prichard, 1835). Durch ►Hypnose hervorgerufener oder der Hypnose ähnlicher Zustand von ►Tagtraum. Der Betreffende sieht ganze Ereignisse (z. B. seine eigene Beerdigung) und behält die Erinnerung daran, sodass er später Phantasie und Realität nicht auseinanderhalten kann. Häufig literarisch verarbeitet, z. B. W. Jensen: »Gradiva« (1903), André Breton: »Les vases communicants« (1932). Vgl. magnetische Zustände.
e: ecstatic vision. *fr:* visions extatiques

ekstatischer Wahnsinn *(m)*. Syn. für ►Ekstase, manische.

Ektomorphie *(f).* Begriff der von W.H. Sheldon nach den drei embryonalen Keimblättern (Ektoderm, Mesoderm, Entoderm) aufgestellten Körperbau- und Konstitutionslehre. Zu den Konstitutionstypen Ektomorphie, Mesomorphie und Endomorphie gehören als temperamentmäßige Entsprechung Zerebro-, Somato- und Viszerotoniker. Der Ektomorphe hat lange, dünne Knochen und Extremitäten mit gering entwickelten Muskeln. ►Zerebrotoniker.
e: ectomorphic type. *fr:* type ectomorphe

Elektra-Komplex *(m).* (Nach Elektra, Gestalt der griechischen Mythologie, Tochter des Agamemnon). (C.G. Jung, 1913). Exzessive Bindung der Tochter an den Vater. Feindseligkeit gegenüber der Mutter. Spielt eine bedeutende Rolle in den psychoanalytischen Theorien. Bezieht sich in Analogie zum ►Ödipus-Komplex auf die erotischen Beziehungen zwischen Vater und Tochter. Wegen dieser Analogie wird auch bei weiblichen Individuen gewöhnlich von einem Ödipus-Komplex gesprochen.
e: Electra complex, father-fixation, father-complex, female edipus complex.
Syn.: weiblicher Ödipuskomplex. *fr:* complexe d'Électre

Elektrokonvulsionsbehandlung *(f).* (U. Cerletti und L. Bini, 1938). Heilkrampfbehandlung. Hervorrufen eines generalisierten epileptischen Krampfanfalles als Behandlungsverfahren. Technik: Durch den Schädel des narkotisierten und muskelrelaxierten Patienten wird mithilfe eines Konvulsators für 1–9 Sek. ein Wechselstrom von 70 bis 100 V und etwa 150 mA geleitet. Mit der Auslösung des Anfalles ist die Behandlung beendet. Der Kranke kommt nach etwa einer halben Stunde wieder zu sich. Vor Einführung der ►Pharmakotherapie wurde die Elektrokonvulsionsbehandlung praktisch bei allen psychiatrischen Krankheitsbildern angewandt, dann zeitweise durch Psychopharmaka fast ganz verdrängt. Gegenwärtige Hauptanwendungsgebiete: die schweren, insbesondere gehemmten Depressionen, Stupor jeder Art, Katatonie (oft lebensrettend), akute psychotische Erregungszustände, Angst-Glücks-Psychosen. Die Behandlung kann mit Phenothiazinen (jedoch nicht mit Rauwolfia-Präparaten) kombiniert werden. Sie ist vielfach umstritten und wird von anderen zumindest für entbehrlich gehalten.
e: electroshock treatment, electric convulsion therapy, electroconvulsive therapy, ECT.
Syn.: Elektrokrampfbehandlung, Elektroschockbehandlung, Seismotherapie, Cerletti-Bini-Kur. *fr:* électroconvulsivothérapie, électrochoc, thérapeutique convulsivante, électroplexie

Elektrokonvulsionsbehandlung, unilaterale *(f).* Elektrische Krampfbehandlung, bei der durch Anlegen von Elektroden auf nur einer Seite des Kopfes (z.B. in der Gegend des Schläfen- oder Hinterhauptlappens der nichtdominanten Hemisphäre) ein Heilkrampf ausgelöst wird. Nach Lancaster, Steinart und Frost (1958) sowie nach Cannicott (1962) kehrt danach die Orientierung schneller wieder; vorübergehende Gedächtnisstörungen sind sehr viel seltener.
e: unilateral electroconvulsive therapy (ECT). *fr:* électroconvulsivothérapie unilaterale

Elektrokrampf *(m).* Durch elektrischen Strom ausgelöster großer epileptischer Anfall. ►Elektrokonvulsionsbehandlung.
e: electroshock. *fr:* électrochoc

Elektrokrampfbehandlung *(f).* Syn. für ►Elektrokonvulsionsbehandlung.

Elektrokrampfbehandlung, regressive *(f).* Form der ►Elektrokrampfbehandlung, bei der nach Auslösung eines therapeutischen Krampfes durch eine geringere Stromstärke ein schlafähnlicher Zustand aufrechterhalten wird.
e: regressive electroshock therapy.

Elektronarkose *(f).* Der ►Elektrokonvulsionsbehandlung verwandtes Verfahren zur Behandlung akuter Psychosen (z.B. Schizophrenie). Technik: Mit bitemporal angelegten Elektroden wird Strom (200–250 mA) durch den Schädel geleitet. Folge ist sofortiger Bewusstseinsverlust (Atemstillstand) und tonischer Krampf der Körpermuskulatur. Wird 30–60 Sek. aufrechterhalten, wodurch klonische Krämpfe vermieden werden. Dann wird die Stromstärke auf ca. 100 mA verringert, worauf die Atmung wieder einsetzt. Bei weiterer Verringerung treten normale Atmung und ruhiger narkotischer Schlaf ein. Nach 5–15 Min. wird der Strom abgeschaltet. Nach einer anderen Modifikation des Verfahrens wird nach dem tonischen Krampf der Strom zunächst abgeschaltet, dann aber nach Wiedereinsetzen der Atmung mit langsam steigender Stärke wieder durchgeleitet, bis sich der narkotische Schlaf einstellt. Prämedikation von 0,5 mg Atropin erforderlich. Die therapeutischen Erfolge sind umstritten. In Deutschland nur wenig angewandt.
e: electronarcosis. *fr:* électronarcose

Elektrophobie *(f).* Übertriebene Furcht vor Elektrizität.
e: electrophobia. *fr:* électrophobie

Elektroplexie *(f).* Seltenes Syn. für ►Elektrokonvulsionsbehandlung.

Elektroschlaf *(m).* 1. Durch ►Elektronarkose hervorgerufener schlafähnlicher Zustand. 2. Selten angewandte krampffreie Elektrobehandlung. Technik: niederfrequente monophasische Rechteckimpulse (Impulszahl 10–20/sec: Impulsdauer 0,2–10 msec; Stromstärke 0,2–30 mA, aber auch abweichende Werte) werden über Elektroden an Stirn und Hinterkopf angewandt. Es wird eine dem Schlaf ähnliche »kortikale Schutzhemmung« hervorgerufen, was in angenehmer Weise zu einer »entspannten Schläfrig-

keit«, selten auch zu Schlaf führt. Anwendung, evtl. wiederholt, bis zu mehreren Stunden. Kann auch mit Hypnose oder Schlafmitteln kombiniert werden. Anwendungsgebiete: Schlafstörungen, nervöse Erschöpfung, depressive Verstimmungen.
e: electrocoma therapy. *fr:* thérapie électrique sans convulsions

Elektroschock *(m)*. Künstlich ausgelöster Heilkrampf. (►Elektrokonvulsionsbehandlung). Die – häufig gebrauchte – Bezeichnung sollte wegen ihres angstsuggerierenden Klanges gemieden und durch »elektrische Durchflutung« oder »konvulsive Hirnstimulation« ersetzt werden.
e: electroshock. *fr:* élctrochoc

Elektroschockbehandlung, mitigierte *(f)*. Durch Verabreichung von muskelerschlaffenden Mitteln in der Heftigkeit der Muskelbewegungen vollständig abgemilderte ►Elektrokonvulsionsbehandlung. Auf diese Weise lassen sich die beim unabgeschwächten Heilkrampf möglicherweise auftretenden Muskelzerrungen oder Knochenbrüche vermeiden.

Elektrosuggestivbehandlung *(f)*. Behandlung von z.B. Lähmungen mit faradischen oder galvanischen Strömen, wobei der Heileffekt jedoch durch suggestive Beeinflussung erzielt wird.
e: electrosuggestion therapy. *fr:* électrothérapie avec suggestion

Elementaranfall, epileptischer *(m)*. Begr. der frz. Psychiatrie für einen partiellen epileptischen Anfall, der ausschließlich oder vorwiegend in einer Störung einzelner Sinnesbereiche besteht, bei dem z.B. nur ungeformte Lichterscheinungen wahrgenommen werden. Entspricht etwa der Fokalepilepsie mit einfachen (»elementaren«) Erscheinungen.
e: partial epileptic fit. *fr:* crise épileptique partielle à séméiologie élémentaire

Elementarepilepsie *(f)*. ►Elementaranfall, epileptischer.

Elementarsymptom *(m)* (C. Wernicke, 1893). Einzelzeichen psychischer Krankheit, aus denen heraus alle anderen Zeichen abgeleitet und erklärt werden können und das Ganze verstehen lassen. Eine »dominierende Störung des Denkens oder Affektes, durch die allen anderen psychopathologischen Erscheinungen eines gegebenen psychotischen Zustandes zu erklären sind« (Wernicke). Beispiele: Angst in der ►Angstpsychose, Halluzinationen in der ►Halluzinose, Ideenflucht in der ►Manie.

Eleutheromanie *(f)*. Seltene Bez. für überstarken Freiheitsdrang.
e: elutheromania. *fr:* manie de la liberté

Eliasberg, Wladimir Gottlieb geb. 10.12.1887 Wiesbaden, gest. 22.6.1969 New York. Nach Medizin- und Philosophiestudium Nervenarzt in München. Mitbegründer der »allgemeinen ärztlichen Gesellschaft für Psychotherapie« (1926). 1933 Emigration nach Wien, 1938 in die USA. Ab 1941 am Mount-Sinai-Hospital, New York. Hauptwerke: »Psychology of the Administration of Law and Justice«, 1933; »Forensic Psychology«, 1946; »Toward a Philosophy of Propaganda«, 1957; »Psychotherapy and Society«, 1959; »Social Psychiatry«, 1959.

Ellipse *(f)*. In der Psychiatrie ähnlich wie in der Stilistik Weglassen eines oder mehrerer für die Satzkonstruktion notwendiger Worte. Die fehlenden Worte können evtl. auf dem Weg der Psychoanalyse ergänzt werden und beinhalten einen verdrängten Tatbestand.
e: ellipsis. *fr:* ellipse

Elpenor-Syndrom *(n)*. (Elpenor = Gefährte des Odysseus, der sich auf dem Dach des Palastes der Kirke in Schlaf trank, benommen erwachte, dadurch vom Dach fiel und starb). (Logre). Schlaf-wach-Zustand mit Desorientiertheit und halbbewusstem Umherirren, wie er sich in charakteristischer Weise bei einem unvollständigen Erwachen nach übermäßigem Genuß alkoholischer Getränke oder mancher Schlafmittel herausbilden kann.
e: Elpenor syndrome. *fr:* syndrome d'Elpénor

Eltern, vereinigte *(pl)*. (M. ►Klein). Phantasiegestalt der im Geschlechtsakt vereinigten Eltern, die vom Kind als eine Einheit aufgefasst und meist als schreckeinflößend empfunden wird.

Embololalie *(f)*. Häufige Verwendung sinnloser Flickwörter (»nicht wahr«, »ehm«) beim Sprechen.
e: embololalia, embolalia.
Syn.: Embolophasie, Embolophrasie. *fr:* embololalie

Embolophrasie *(f)*. Syn. für ►Embololalie.

EMDR (Francine Shapiro, 1991). Eye Movement Desensitization and Reprocessing (engl.: aktive Desensibilisierung [s.d.] und Wiederaufbereitung von Augenbewegungen). Aus den Erfahrungen mit ►Eye tracking abgeleitete Psychotherapiemethode der ►Verhaltenstherapie. Augenbewegungen werden z.B. mit Handberührungen akustischen Signalen kombiniert. Ursprünglich als Behandlungsmethode der ► Psychotraumatologie zur Traumabearbeitung entwickelt, wird die Methode inzwischen umfassend bei allen psychischen Störungen angewandt. Darüber hinaus bei Gesunden zur Stärkung der Fähigkeit, schwierigen Situationen gewachsen zu sein. Organisation, Ausbildung, Zertifikate ähnlich wie bei Psychoanalyse in eigenen Instituten und Gesellschaften in einzelnen Ländern (Deutschland) und international.

Emetinkur *(f)*. Methode zur medikamentösen Behandlung des chronischen Alkoholismus durch Bildung eines bedingten Reflexes mithilfe von Emetin. Methode: Pat. erhält in 12–14 Einzelsitzungen von 40 Minuten Dauer eine Injektion von 0,03 bis 0,07 g Emetin hydrochloricum und anschließend sein bevorzugtes Getränk und andere Alkoholika.

Folge ist intensiver Brechreiz durch das Emetin, der aber mit Geruch und Geschmack des alkoholischen Getränkes assoziiert wird. Die Kur wird abgebrochen, wenn der bloße Geruch des alkoholischen Getränkes bereits Brechreiz verursacht. Ständige Kreislaufüberwachung ist notwendig. Die Prozedur muss zur Auffrischung des Reflexes alle 6 Monate wiederholt werden.
e: emetine treatment.
Syn.: amerikanische Kur. *fr:* cure de dégoût à l'émétine

Emetomanie *(f)*. Übersteigerte Neigung, auf Erlebnisse mit Erbrechen zu reagieren. I. w. S. auch Verlangen nach Brechmitteln zum lustvollem Erleben des Erbrechens.
e: emetomania. *fr:* emétomanie, tendence hyperémétisante

Emetophobie *(f)*. Krankhafte Furcht vor dem Erbrechen.
e: emetophobia. *fr:* phobie du vomissement

Emotion *(f)*. (lat. emovere: emporwühlen, erschüttern) Gemütsbewegung, Gefühl. Im Gegensatz zu ►Affekt länger dauernd. In der klassischen dt. Psychiatrie sehr selten vorkommendes Wort. Weder bei ►Kraepelin noch bei ►Freud von Bedeutung. Fehlt selbst in der »Psychologie des menschlichen Gefühlslebens« von G. ►Störring (Bonn, 1922). Dt. Begriffe wie Gefühl, Gefühlswallung, Gefühlszustand, Gemüt, Gemütsbewegung, Gemütserschütterung, seelische Erregung u. Ä. wurden vielfach mit «emotion» ins Engl. und Frz. übersetzt und kehrten als «Emotion» in die dt. Sprache zurück. Die jeweilige Bedeutungsnuance ergibt sich aus dem Kontext. 2. Seltener werden unter Emotion nur objektivierte, die Persönlichkeit in aller Differenziertheit zum Mitschwingen bringende Gefühle verstanden, denen dann die eigentlichen (objektlosen) Gefühle gegenüberstehen. – Vgl. folgende Stichw.
e: emotion. *fr:* émotion

emotional *(a)*. Gefühlsbetont, gemütsbewegt, mit ►Emotionen zusammenhängend,
e: emotional. *fr:* émotif, émotionnel

emotionale Intelligenz *(f)*. (Daniel Goleman, 1995). Teil der menschlichen Intelligenz, welcher bei darauf gerichteter Aufmerksamkeit zwar wahrgenommen werden kann, jedoch nicht als rational erlebt wird, also dem Eigenerleben nach nicht dem Verstand angehört. Historisch: es handelt sich um eine seit der griech. Antike ständig tradierte europäische Idee, die z. B. bei Albertus Magnus (1200–1280) «affectus mentis» (Gefühlsverstand) hiess. Durch die begriffliche Neuprägung wurde die Aufmerksamkeit der breiten Öffentlichkeit darauf gelenkt, dass die Lebensführung Gesunder wie psychisch Kranker mehr durch vom Gefühl getragene als durch rationale Erwägungen gelenkt wird.
e: emotional intelligence.

emotionale Mangelsituation *(f)*. Defizite in der äußeren Pflege und der emotionalen Zuwendung durch Mutter, Pflegepersonen usw. bei Säuglingen. Kann zu psychischer Fehlentwicklung führen. ►Hospitalisation. ►Depression, anaklitische.
e: emotional deprivation. *fr:* carence affective

emotionale Trennung *(f)*. ►Trennung, emotionale.

emotional-hyperästhetischer Schwächezustand *(m)*. ►Schwächezustand, hyperästhetisch-emotionaler.

emotionaler Analphabetismus *(m)*. Unfähigkeit, selbst einfache Gefühle zum Ausdruck zu bringen. Vorkommen bei einigen Kranken mit Magengeschwüren, die Enttäuschung und Aggression unterdrücken, um ihre Beziehungspersonen nicht zu verlieren.
e: emotional inarticulateness.

Emotionalität *(f)*. Die individuelle Gefühlsansprechbarkeit.
e: emotionality. *fr:* émotivité

emotionelle Stupidität *(f)*. Syn. für ►Emotionsstupidität.

Emotions Anonymus (EA) Unübersetzter Anglizismus. Selbsthilfegruppe von Menschen mit seelischen Schwierigkeiten, die z. T. Erfahrungen mit psychiatrischer und psychotherapeutischer Behandlung haben.

Emotionslähmung *(f)*. Von E. Baelz (1901) geprägter Begriff, der dem ►Emotionsstupor entspricht.

Emotionsneurose *(f)*. Seltenes Syn. für ►Kraepelin-Syndrom.

Emotionspsychose *(f)*. 1. Von G. E. Störring, R. Suchenwirth und H. Völkel (1962) verwendetes Syn. für ►zykloide Psychose. 2. (J. E. Staehelin, 1944; F. Labhardt, 1963). In Zusammenhang mit Gemütserschütterungen und akuten Körperkrankheiten ausbrechende schizophrenieähnliche Psychose von raschem Verlauf und guter Rückbildungstendenz. Die Symptome ähneln einer akuten Schizophrenie mit paranoiden und katatonen Erscheinungen; schwere Angst- und Erregungszustände, Stupor, Katastrophen- und Weltuntergangsideen herrschen vor; formale Denkstörungen höchstens angedeutet oder normales Denken.
e: (cycloid) emotional psychosis (1), emotion psychosis (2). *fr:* psychose par hyperémotivité (1, 2)

Emotionsschock *(m)*. Plötzliche und intensive emotionale Bewegung. ►Emotionsstupor.
e: emotional choc. *fr:* choc émotif, choc émotionnel

Emotionsstupidität *(f)*. (C. G. Jung). Unter dem Eindruck heftiger Emotionen entstehende Scheindefekte der Intelligenz. Tritt bei dazu veranlagten Per-

sonen z.B. im Examen, bei Rednern, aber auch in vielen anderen Situationen auf.
e: emotion stupidity.
Syn.: emotionelle Stupidität *fr:* stupidité émotive

Emotionsstupor *(m)*. Unter plötzlichen und schweren seelischen Erschütterungen (Schreck, Todesangst, lebensbedrohliche Katastrophen, Trommelfeuer) vorkommende lähmungsartige Sperrung der affektiven Tätigkeit, evtl. auch der motorischen Fähigkeiten, bei weiterlaufenden Denkvorgängen. Der Vorgang ist für das Individuum nützlich, wenn dadurch ein evtl. erfolgender gefährlicher und sinnloser Fluchtversuch unterbleibt. Dieser affektiven Indifferenz kann ein Stadium der Depression oder emotionellen Erregung mit vermehrter Neigung zu psychogenen Reaktionen folgen. Vorkommen bei Überlebenden von Katastrophen, Soldaten im Kampf, Examenskandidaten, Kindern, die brüsk zu einem Geständnis aufgefordert werden (Bleuler).
e: emotional stupor.
Syn.: Affektschock, Affektstupor, Emotionslähmung, Emotionsschock, Schreckstarre. *fr:* stupeur émotive

Emotivität *(f)*. 1. Fähigkeit zu sehr lebhafter Reaktion auf Erlebnisse. Neigung zu raschem, unmotiviertem Stimmungswechsel. 2. (Dupré, 1909). In der französischen Psychiatrie die psychophysische Reaktion des Individuums auf heftige Erlebnisse, aber auch auf plötzliche Körperstörungen, wobei vegetative und Schreckreaktionen (Schweißausbruch, Erblassen, Spasmen, Zittern) unter dem Begriff mit verstanden werden. Die verschieden ausgeprägte Gefühlsansprechbarkeit gilt als einer der Grundzüge des Charakters. Übermäßige und inadäquate Gefühlsansprechbarkeit heißt Hyperemotivität. Anemotivität wird als unvereinbar mit dem Leben gesehen.
e: emotivity (1, 2). *fr:* hyperémotivité (1, 2)

Empathie *(f)*. 1. (Th. Lipps, 1907). Weg zum unmittelbaren Verständnis fremdseelischer Vorgänge: Der Beobachter überlässt sich willenlos seinen Eindrücken und gewissen Tendenzen zur Mitbewegung. Allgemeiner: Vorgang, bei welchem sich jmd. in die Gedanken, Gefühle und Erlebnisse einer anderen Person hineinversetzt und diese objektivierend wahrnimmt. Normaler Vorgang z.B. in der Beziehung zwischen Mutter und Kind. Nach J.L. Moreno kann in der Psychotherapie die gegenseitige Empathie von Arzt und Patient, Psychotherapeut und Klient ein Weg zur Heilung sein (Tele). 2. Nach S. Freud das mehr intellektuelle Verstehen – im Gegensatz zur gefühlsmäßigen Identifikation – dessen, was am anderen Menschen fremd ist. 3. Zentraler Begriff bei ►Kohut. »Sich in den inneren Zustand eines anderen Menschen hineinzudenken, genau darum geht es bei der Empathie. Ich nenne das nachempfundene Introspektion. Das ist nicht nur ein wissenschaftliches Instrument der Tiefenpsychologie, vielmehr ist es die einzige Möglichkeit, das zu erfassen, was jemand meint, wenn er darüber spricht, was er erlebt hat«. Kohut: »Über das Selbst und sich selbst«, Köln, 2014, S. 77.
e: empathy.
Syn.: Einfühlung, inneres Mitmachen, Intropathie, Resonanz. *fr:* empathie

Empfindsamkeit *(f)*. 1. Wahrnehmung der realen Welt mit dem Gefühl. Nicht äußere Eindrücke und Erlebnisse sind maßgebend, sondern deren Spiegelung in der Empfindung der Seele. Die äußere Welt gewinnt nur Bedeutung, insoweit sie Empfindungen von Liebe, Zärtlichkeit, Mitleid usw. auslöst. Evtl. Steigerung zu subjektivem Gefühlsüberschwang, sanfter Tränenseeligkeit und genussvollem Belauschen innerseelischer Regungen und Stimmungen. Historisch: Die Bez. wurde 1768 von G.E. Lessing als Eindeutschung des engl. »sentimental« erfunden. Ebenfalls 1768 hatte L. Sterne mit seinem Buch »A sentimental journey through France and Italy. By Mr. Yorick« (Dt.: Yoricks empfindsame Reise durch Frankreich und Italien, 1768) das Zeitalter der Empfindsamkeit in England und auf dem Kontinent eingeleitet. 2. In der Psychopathologie: *(a)* krankhafte Überempfindlichkeit des Gefühlslebens (►Amphetaminintoxikation, ►Alkoholentzugssyndrom, ►Basedow-Psychose); (b) verletzbare Empfindlichkeit des Gefühlslebens (►Hyperästhesie [2], ►schizoid, ►Schizothymie).
e: sentimentality.

Empfindungsspiegelung *(f)*. H. ►Neumanns Syn. für ►Déjà-vu-Erlebnisse. Nicht mehr gebräuchlich.

Empfindungstypus, extravertierter *(m)*. (C.G. Jung). Typ einer psychischen Grundfunktion (s.d). Liebt das Vergnügen, ist gesellig und passt sich leicht an Menschen und Umstände an.
e: extra(o)verted sensation type.

Empfindungstypus, introvertierter *(m)*. (C.G. Jung). Typ einer psychischen Grundfunktion (s.d.). Ruhig; betrachtet die Welt mit einer Mischung von Wohlwollen und Amüsement; empfänglich für ästhetische Qualitäten.
e: introverted type.

Empirismus *(m)*. Erkenntnistheoretische Richtung (J. Locke, F. Bacon), nach der die einzige Quelle der Erkenntnis die Sinneserfahrung sein soll. Alle Wissenschaft soll darauf gegründet werden. Innerhalb der Psychiatrie einerseits wichtig als grundlegende Wissenschaftstheorie der vielfach verwendeten ►Assoziationspsychologie. Da die engl. wie auch die amer. Psychiatrie wesentlich dem Empirismus verpflichtet sind, ist sein Einfluss über DSM-III-V und ICD-10 in der gegenwärtigen dt. Psychiatrie von großer praktischer Bedeutung. Gegensatz: Nativismus.
e: empirics. *fr:* empirisme

Empresiomanie *(f)*. Seltenes Syn. für ►Pyromanie.
e: empresiomania. *fr:* emprésiomanie

Emprosthotonus *(m)*. Durchbiegen des gestreckten Körpers mit der Konvexität nach hinten. Damit Gegensatz zu ►Opisthotonus. Schon im Altertum bekannt. Aretaeus von Kappadozien: »Emprosthotonus heißt der Krampf dann, wenn der Mensch von den vorn sich befindenden Nerven nach vorn gebogen wird.«
e: emprosthotonos. *fr:* emprosthotonos

Enaktivismus *(m)*. (engl. enact: etwas hervorbringen, eine Handlung ausführen). Für die Psychiatrie bedeutsame Theorie innerhalb der ►Kognitionswissenschaften. Danach entwickelt sich Verhalten nicht nur, aber auch aus Handlungen. Vereinfachtes Beispiel: Wenn ein Kind »konstruktiv« mit Bauklötzen spielt, benötigt es dazu Fähigkeiten der ►Kognition und entwickelt diese zugleich weiter.
e: enactivism

Enantiodromie *(f)*. 1. (Heraklit). Rückkehr zum Gegenteil. 2. (C. G. Jung). Gewisse seelische Prozesse werden an einem bestimmten Punkt in ihr Gegenteil verkehrt. Nach Erreichen des tiefsten Punktes wird der erste Schritt aufwärts getan.
e: enantiodromie. *fr:* enantiodromie

Encatalepsis *(f)*. Von Hippokrates verwendete Bez. Entspricht nach heutiger Terminologie etwa der Katalepsie.

Encephalasthenia *(f)*. Obsol. Bez. für Schwachsinn.

Encephalitis epidemica *(f)*. Syn. für ►Encephalitis lethargica.

Encephalitis lethargica *(f)*. (►Economo, 1917). Hirnentzündung, die 1918–1920 parallel zur großen Grippeepidemie in Europa als Epidemie auftrat (Beginn 1918 in London). Seither werden nur seltene Einzelfälle beobachtet. Zeichen: nach einem uncharakteristischen grippeähnlichen Vorstadium Erkrankung in 4 verschiedenen klinischen Formen: (1) somnolent-ophthalmoplegische Form mit Vorherrschen starker Schlafneigung und Augenmuskelstörungen; (2) hyperkinetische Form mit Vorherrschen starker psychomotorischer Unruhe und Bewegungsstörungen; (3) parkinsonistische Form mit Vorherrschen eines Parkinsonsyndroms von Anfang an; (4) seltene psychotische Form mit psychotischen Symptomen der verschiedensten Art, die häufig zu diagnostischen Irrtümern führt. – 40 % der Kranken überlebten die Krankheit nicht, 40 % überlebten mit schwerwiegenden Folgen (»postenzephalitischer Parkinsonismus«), 20 % genasen ohne bleibende Folgen. Obwohl die Krankheit auf Affen übertragen werden konnte, gelang es nie, einen Erreger zu isolieren. Die Krankheit wurde von vielen Psychiatern gründlich studiert, auch im Sinne einer Modellpsychose. Man rechnet mit dem Wiederauftreten einer Epidemie.
e: encephalitis lethargica, epidemic encephalitis.
Syn.: Encephalitis epidemica, Economo-Enzephalitis.

Encephalomalacia subcorticalis chronica arteriosclerotica (Jacob). Syn. für Binswanger'sche Enzephalopathie.

Encephalomyelitis, myalgische. *(f)*. Syn. für ►Müdigkeitssyndrom, chronisches.

Encephalopathia diabetica *(f)*. Allg. Bez. für die bei längerem Verlauf einer Zuckerkrankheit, insbesondere durch häufig wiederholten Insulinschock (weniger auch durch Hyperglykämie), auftretenden Hirnveränderungen. Klinische Symptome: Verlangsamung, Gedächtnisstörungen, epileptische Anfälle, Sprachstörungen (Aphasie), EEG-Veränderungen. ►Diabetespsychose.
e: diabetic encephalopathy, long-term diabetes syndrome. *fr:* encéphalopathie diabétique

Encephalopathia saturnina *(f)*. Psychische Veränderungen durch chronische Bleivergiftung. Wird als »schreckhafte Befangenheit« beschrieben. Es finden sich Affektinkontinenz, Gedächtnisstörungen, Nachlassen der Produktivität, depressive Stimmung sowie die Tendenz, sich vom Umgang mit Menschen zurückzuziehen. Außerdem häufig Stammhirntremor. Die Störungen sind nach Beendigung der Intoxikation größtenteils reversibel.
e: lead poisoning encephalopathy. *fr:* encéphalopathie saturnine

Encephalopathia traumatica der Boxer (ETB) ►Boxerdemenz.

Encounter-Gruppe *(f)*. »Begegnungs«-Gruppe, in welcher ►Sensitivity-Training getrieben wird. Encounter-Gruppen betonen besonders das gegenseitige Aussprechen und Kennenlernen von Gefühlen, weniger die ►Gruppendynamik.
e: encounter group.

Endgestalt *(f)*. Gestaltpsychologischer Begriff. Beschreibt die aktuelle Entstehung (►Aktualgenese) von ►Gestalten aus diffusen, gefühlsartig-ganzheitlichen Anfängen (►Vorgestalt), den »Gestaltkeimen«, als Bewusstseinsvorgang. Am Ende der Entwicklung steht die »prägnante«, übersichtlich gegliederte Endgestalt. Dies gilt für die Wahrnehmung ebenso wie für die Entwicklung von Lebewesen oder auch schöpferische Vorgänge. Die Ausbildung der Endgestalt kann nach K. Conrad bei Psychosen gestört sein.

Endlust *(f)*. (S. Freud, 1905). Lust, die bei Entleerung der «Sexualstoffe» (GW V, 112) gewonnen wird. Im Gegensatz zur ►Vorlust ist der kindliche Sexualtrieb noch nicht zur Endlust fähig, die an Bedingungen geknüpft ist, die erst mit der Pubertät eintreten. Ebenfalls im Gegensatz zur Vorlust erzeugt die Endlust keine weitere sexuelle Erregung, sondern ist ganz

Befriedigungslust, sodass mit ihr zeitweilig die Spannung der Libido erlischt.
e: endpleasure.

endoform *(a).* Im psychopathologischen Bild ähnlich wie ►endogene Psychose.

endogen *(a).* Von innen, aus dem Organismus heraus, aber ohne erkennbare körperliche Ursache, auch ohne erkennbaren Zusammenhang mit Erlebnissen. Bezieht sich in der Psychiatrie auf die Entstehung von Psychosen. Mit dem Begriff verbindet sich die ►Annahme einer im Körper liegenden auf erblichen und konstitutionellen Faktoren beruhenden Krankheitsursache. Einer der Grundbegriffe der dt. Psychiatrie, die auch differenzierte phänomenologisch-psychopathologische Unterschiede zwischen endogenen Psychosen (s. d.) und anderen psychischen Störungen herausgearbeitet hat. Leitet sich ideengeschichtlich aus dem Entartungsbegriff der Degenerationslehre (►Degeneration) des 19. Jahrhunderts ab. Gegenüberstellung von »endogen und ►exogen« 1892 durch Möbius. Vielfach werden den endogenen Störungen auch die psychogenen (s. d.) Störungen gegenübergestellt. Von vielen Psychiatern aufgrund von Zweifeln an der Konzeption des Begriffs auch als Syn. für »kryptogen« (= verborgenen Ursprungs) angewandt. In der amer. Psychiatrie ist »endogen« in obiger Bedeutung bekannt, wird aber selten gebraucht und kommt z. B. in DSM-V nicht vor.
e: endogenous, endogenic, endogenetic. *fr:* endogène

endogene Psychosen *(f, pl).* Alle Psychosen aus ►endogener Ursache. Hierzu zählen: Schizophrenie, manisch-depressive Erkrankung, zykloide Psychosen sowie die psychotischen Episoden der genuinen Epilepsie.
e: endogenous psychoses. *fr:* psychoses endogènes

endogenomorph *(a).* Im klinischen Erscheinungsbild (in seiner »Gestalt«, = morphe) so ähnlich wirkend wie ►endogen bzw. eine endogene Psychose, jedoch aus anderen, gewöhnlich körperlichen Ursachen entstanden.
e: endogenomorphic.

endokrines Psychosyndrom *(n).* ►Psychosyndrom, endokrines.

endokrinologische Psychiatrie *(f).* (M. Bleuler). Einzeldispziplin der Psychiatrie, die sich mit der Beschreibung der psychischen Besonderheiten und Krankheiten bei endokrinen Besonderheiten und Krankheiten befasst und die Frage untersucht, ob Zusammenhänge zwischen den beobachteten psychischen Auffälligkeiten und endokrinen Besonderheiten bestehen. Forschungsthema ist ferner die Frage, wie weit sich die Persönlichkeit und ihre Störungen durch Hormone beeinflussen lassen. – Die Bemühungen führten u. a. zur Herausarbeitung des endokrinen Psychosyndroms.
e: endocrinologic psychiatry. *fr:* psychiatrie endocrinienne

Endokrinopath *(m).* Konstitutionstyp mit seelischen Anomalien aufgrund fassbarer endokriner Regelwidrigkeiten. Das klinische Bild ist je nach Betroffensein der einzelnen endokrinen Drüsen verschieden.
e: endocrinopathic type. *fr:* endocrinopathe

endomorph *(n).* (P. Berner). Aussehend wie eine ►endogene Psychose, jedoch ohne Nachweis eines Erbfaktors.

Endomorphie *(f).* In der Typenlehre W. H. Sheldons vom endodermalen Keimblatt entwicklungsgeschichtlich ableitbare Körperverfassung mit starker Entwicklung der Verdauungsorgane bei schwachen Knochen und Muskeln. Temperamentsmäßige Entsprechung findet sich beim ►Viszerotoniker.
e: Sheldon endomorphic type. *fr:* type endomorphe de Sheldon

Endon *(n).* (H. Tellenbach). Zusammenfassender Begriff für einen Ursachenkomplex krankhafter psychischer Zustände, der außerhalb und neben der somatologischen und psychologischen Ordnung wirksam ist. Als »noch ungetrenntes Einssein von Soma und Psyche« stelle er das Ursachenfeld der ►endogenen Psychosen dar, wobei die endogenen Phänomene nur »Emissionen, Abwandlungen, partikulare Äußerungsformen« des Endons seien.
e: endon, causal complex of endogenous psychoses. *fr:* endon, ensemble causatif de psychoses endogènes

Endophänotyp *(m).* (I. I. Gottesmann und J. Shields, 1972). 1. ►Phänotyp einer psychischen Krankheit mit genetischer Grundlage, der nicht durch sein äußeres Erscheinungsbild erfasst werden kann. Vielmehr sind dafür biochemische Tests oder mikroskopische Untersuchungen heranzuziehen. 2. Eine (nur) testpsychologisch erfassbare psychische Einheit mit einem fest verbundenen neurobiologischen Korrelat.
e: endophenotype.

Endophasie *(f).* 1. Syn. für ►Stimme, innere. 2. Hirnsprache: das Formen von Wörtern mit dem Mund ohne Stimmbildung.
e: endophasia. *fr:* endophasis

endoreaktive Dysthymie *(f).* (H. J. Weitbrecht). ►Dysthymie, endoreaktive.

endothymer Grund *(m).* (Ph. Lersch). Im vertikalen Persönlichkeitsaufbau die tragende Schicht, von der aus der »personelle Oberbau« (Denken und Wollen) seine Dynamik und Thematik erhält. Zum endothymen Grund gehören Antrieb, vitale Gestimmtheit, Affekte und Begierden ebenso wie Strebungen, Erwartungen und religiöses Erleben (Sphäre der »intimen Innerlichkeit«).
e: endothymic sphere.
Syn.: endothymer Stimmungshintergrund. *fr:* sphère endothymique de Lersch

Endothymie *(f)*. (Ph. Lersch). Lehre von der dynamischen Innensphäre des Erlebens als Träger von Gefühls-, Gemüts-, Trieb- und Affektregungen; ►endothymer Grund.
e: endothymics. *fr:* endothymie de Lersch

Enechetiker *(m)*. Enechetischer Typ. Träger einer ►enechetischen Konstitution.
e: epileptic type. *fr:* type épileptique

enechetisch *(a)*. Epileptoides Merkmal bei Athletikern und epileptoiden Psychopathen: haftend, klebrig, plump vertraulich, süßlich, bigott, umständlich, pedantisch, egozentrisch. ►enechetische Konstitution.

enechetische Konstitution *(f)*. (F. Mauz, 1937). Konstitutionstyp mit besonderer Beziehung zur Anlageepilepsie. Hervorstechendstes Merkmal sind ►Haften und Nichtlösenkönnen von einem einmal begonnenen Gedanken oder einer begonnenen Handlung. Selbst das nicht enden wollende Händeschütteln bekommt dadurch etwas Charakteristisches. Die Affektivität ist summarisch und kompakt, ohne Nuancierung, mit Neigung zu Stauungen und explosiven Entladungen. Die Stimmung kann dabei euphorisch, dysphorisch oder aphorisch sein. Der Körperbau ist ►dysplastisch.
e: epileptic constitution. *fr:* constitution épileptique

enechetischer Typ *(m)* ►Enechetiker.

Enechie *(f)*. Seltenes Syn. für die besonderen Erscheinungsformen des ►Haftens bei Epileptikern.

Energetika *(n, pl)*. Syn. für ►Amphetamine.

Energie, psychische *(f)*. (S. Freud). Die im Allgemeinen konstante (in der Summe gleichbleibende), dem »Es« entstammende, für jeden psychischen Vorgang benötigte Kraft, die auf verschiedene Objekte verteilt und gequantelt werden kann. Als gerichtete Kraft heißt sie ►Libido bzw. ►Destrudo. – In den späteren Schriften C. G. Jungs ausschließlich als Syn. für Libido gebraucht. Es bestehen Parallelen zur physikalischen Energie: Erhaltung, Umwandlung und Schwund. Hat ihre Quelle in den Trieben und lässt sich von einem Trieb auf den anderen übertragen. Ist in Form von Progression (Prozess der Anpassung an die Außenwelt) oder Regression (Wiederaufleben alter Konflikte und unbewusster Inhalte) gerichtet. Kann (z. B. bei Schizophrenie) einem extremen Schwund unterliegen.
e: psychical energy. *fr:* énergie psychique

Enge des Bewusstseins ►Bewusstseinseinengung.

englischer Kittel *(m)*. Volkstümlich für ►Zwangsjacke.

Engramm *(n)*. (R. Semon, 1904). Gedächtnisspur, Erinnerungsspur, mnestische Spur. Die durch einen Reiz »bewirkte Veränderung der organischen Substanz«. In der Analogie eines bereits von Aristoteles verwendeten Bildes vom »Eindruck«, den ein Siegelring im Wachs hinterlässt, für die Registrierung von Erlebniseindrücken im ZNS, die dort bis zur Reproduktion aufbewahrt werden. In der Assoziationspsychologie das Ergebnis einer neugebildeten Assoziation. ►Gedächtnis.
e: engram, memory trace. *fr:* engramme

Enkopresis *(f)*. 1. Einkoten. Ursache kann organisch (intestinale oder neurologische Störungen) sein. In seltenen Fällen epileptisches Äquivalent. Bei Kindern über 2 Jahren aber gewöhnlich seelisch bedingt. Dann Zeichen tiefer Regression. Hat gewöhnlich die Bedeutung einer Ablehnung der ersten Sozialisierungsmaßnahmen (Reinlichkeitserziehung) und zeigt dann ein schlechtes Mutter-Kind-Verhältnis an. 2. In DSM-IV wird die Bez. nur verwendet, wenn eine biologische Ursache ausgeschlossen ist.
e: encopresis, encoprose. – (ICD-10: F98.1). *fr:* encoprésie

Enkopresis, funktionelle *(f)*. In DSM-III und -III-R Einkoten ohne Krankheitsgrund und jenseits des Alters, in welchem dies als normal gelten kann. In DSM-IV nicht mehr enthalten. Vgl. Enkopresis.
e: Functional Encopresis.

Enkopresis Mit Verstopfung und Überlaufinkontinenz *(f)*. In DSM-IV eine durch Verstopfung verursachte ►Enkopresis (2).
e: Encopresis With Constipation and Overflow Incontinence.

Enkopresis Ohne Verstopfung und Überlaufinkontinenz *(f)*. In DSM-IV ►Enkopresis (2), die nicht durch Verstopfung verursacht wurde.
e: Encopresis Without Constipation and Overflow Incontinence.

Enophobie *(f)*. Krankhafte Furcht vor Alkoholgenuß.
e: enophobia. *fr:* énophobie

Enosimanie *(f)*. Krankhafte Überzeugung, eine unverzeihliche Sünde begangen zu haben.
e: enosimania. *fr:* énosimanie, manie de la culpabilité

Enquête-Kommission *(f)*. 1971 vom Bundestag der Bundesrepublik eingesetzte Gruppe unter Vorsitz von C. Kulenkampff zur Erarbeitung einer ►Psychiatrie-Enquête.

Enquête-Psychiatrie *(f)*. Versorgungssystem für psychisch Kranke, wie es aus den in der ►Psychiatrie-Enquête entwickelten Vorstellungen hervorgegangen ist. Kernpunkte sind: klinische Betteneinheiten mit etwa 120 Betten, ►Sektorisierung, mehr Krisenintervention als Langzeitbehandlung, ambulante Versorgungssysteme u. a.

Entarteter *(m)* ►Dégénéré.

Entartungsirresein *(n)*. Geistesstörung, die in Zusammenhang mit einer ►Degeneration entstanden ist. Bei Magnan entspricht der Begriff fast vollständig dem der späteren endogenen Psychosen. Ziehen kannte neben dem einfachen Entartungsirresein (Manie, Melancholie) noch ein vorzugsweise auf Entartung beruhendes Irresein (Hysterie, Dementia praecox). Auch atypische Erscheinungen anderer Psychosen wurden als Folge der Entartung aufgefasst. In der 4. Auflage (1893) des Lehrbuchs von ►Kraepelin trägt das 8. Kapitel die Überschrift »Die psychischen Entartungsprocesse« als übergeordnete Bez. für »Dementia praecox«, »Katatonie« und »Dementia paranoides«. Das gemeinsame Zeichen sei eine »ungemein rasche Entwicklung eines dauernden psychischen Schwächezustandes«. In der darauf folgenden 5. Aufl. (1896) wurde die Überschrift in »Die Verblödungsprozesse« geändert. – In der weiteren Entwicklung wurde der Begriff zunehmend wertend verstanden, und zwar im Sinne einer sozialen Minderwertigkeit und daher später vermieden. – Der Begriff wurde teilweise syn. mit ►Degenerationspsychose verwendet, ist im Allgemeinen aber weiter gefasst.

Entartungszeichen *(n)*. ►Degenerationszeichen.

Entelechie *(f)*. 1. Bei Aristoteles das auf Selbstverwirklichung gerichtete Prinzip. 2. In der Naturphilosophie bei H. Driesch (1909) autonome, nicht-materielle Naturkraft, die für die Lebensprozesse eine notwendige Voraussetzung bildet. Entspricht etwa dem ►Psychoid von E. Bleuler.
e: entelechy.

Enteritis regionalis *(f)*. Syn. für ►Crohn'sche Krankheit.

Enteroneurose *(f)*. Neurosenform, deren augenfällige Symptomatik mit den Verdauungsorganen zusammenhängt (Verstopfung, Durchfälle, Colitis ulcerosa).
e: enteroneurosis. *fr:* entéronévrose

enterozeptive Halluzinationen *(f, pl)*. Syn. für ►Halluzinationen, propriozeptive.

Entfremdung *(f)*. 1. Vorgang des Fremdwerdens oder Fremdmachens, durch den jemand aus dem Gewohnten und Vertrauten herausgerät. Auch Teile seiner selbst kann ein Mensch aus sich herausstellen und dann als eine äußere Wahrheit wahrnehmen (Hegel). Insoweit in der Psychiatrie syn. mit ►Depersonalisation. 2. Seit ca. 1945 seltene Bez. für Wahnsinn, Irresein als Eindeutschung von lat. ►Alienatio mentis und frz. aliénation.
e: estrangement (1), alienation (2). *fr:* éloignement (1), aliénation (2)

Entfremdungsdepression *(f)*. (Kleist; Neele, 1949). Depression mit einem ausgeprägten Gefühl der inneren Leere und des inneren Totseins. Die Kranken können weder froh noch traurig sein, weder lachen noch weinen; alles erscheint ihnen unvertraut und fremd. – Ähnliche Erscheinungen finden sich – in weniger ausgeprägter Form – bei allen Depressionen.
e: alienation depression. *fr:* dépression avec sentiment d'étrangeté

Entfremdungserlebnis *(n)*. Erlebnis der ►Depersonalisation.
e: fareaway feeling. *fr:* sentiment d'étrangeté

Entfremdungserscheinungen *(f, pl)*. 1. Zusammenfassender Begriff für ►Depersonalisation und ►Derealisation. 2. Syn. für ►Depersonalisation.

Entfremdungsgefühl *(n)*. ►Entfremdungserscheinung.

Entfremdungspsychose *(f)*. (K. Kleist). Wahnbildende ►zykloide Psychose mit zahlreichen Entfremdungserlebnissen (►Depersonalisation). Als Ursache sah Kleist eine Störung des Zwischenhirns an.
e: psychosis of depersonalization. *fr:* psychose avec dépersonalisation

Entgegenkommen, somatisches *(n)*. (S. Freud). Durch konstitutionelle Schwäche oder Krankheit kann ein Organ oder Körperteil besonders leicht zum Träger hysterischer Symptome werden. Freud betont, dass beim Zustandekommen eines hysterischen Symptoms stets sowohl eine entsprechende psychische Situation als auch ein somatisches Entgegenkommen beteiligt seien (GW V, 200).
e: somatic compliance. *fr:* complaisance somatique

Entgiftung *(f)*. Entfernung von (suchtmäßig eingenommenen) Stoffen aus dem Körper durch ►Entziehung und Überwindung der ►Entziehungserscheinungen. Bei der Behandlung von ►Drogenabhängigkeit nur als erste Phase anzusehen, der die zeitlich bedeutungsvollere ►Entwöhnung zu folgen hat.

Enthemmung *(f)*. 1. Nach den von H. Jackson 1882–1884 an Anfallskranken entwickelten Theorien werden einfachere, niedere, weniger komplexe Hirnfunktionen durch höhere Nervenzentren gehemmt. Bei Hirnkrankheiten können Symptome durch eine Enthemmung niederer Ordnungen entstehen, die so ihre Eigengesetzlichkeit entfalten (z. B. Halluzinationen, Delirien, Zittern). Diese Vorstellungen haben sich in der Geschichte der Psychiatrie als sehr fruchtbar erwiesen und leben auch heute in weiterentwickelter Form in der ►organo-dynamischen Theorie von H. Ey weiter. 2. Entfesselung von Affekten bei Fortfall von Hemm-Mechanismen, z. B. in der ►Psychokatharsis oder ►Narkoanalyse. Auch bei Intoxikationen (Alkohol) oder Manie.
e: disinhibition (1, 2). *fr:* désinhibition, déblocage, levée de l'inhibition (1), libération (2)

Entheomanie *(f)*. Wahnhafte Überzeugung, von Gott besessen oder sogar Gott selbst zu sein.
e: entheomania. *fr:* possession par Dieu, sentiment d'être Dieu

Entkernung der Persönlichkeit (W. Bräutigam). Wesensänderung durch Medikamentensucht. Besteht in zunehmendem Verlust der Kernbestandteile der Persönlichkeit, von Gewissen und Gesinnung, Pflicht-, Takt- und Verantwortungsgefühl, Abnahme der höheren Interessen, Unzuverlässigkeit, Unaufrichtigkeit, Verlogenheit. Auch Abnahme des Durchhaltevermögens, Neigung zu unangemessenen Affektausbrüchen, Abnahme der Arbeitsleistungen.

Stimmung gewöhnlich mürrisch-reizbar bei Überempfindlichkeit gegen geringste Zurücksetzungen. Findet sich vor allem bei Morphinismus, Amphetaminabhängikeit, Analgetikamissbrauch.
e: personality deterioration. *fr:* destruction du substratum de la personnalité

Entlassung, bedingte *(f)*. Entlassung aus einem psychiatrischen Krankenhaus unter Auflagen, die vom Gericht angeordnet werden. – Nicht mehr gebräuchliche Bezeichnung.
e: dismissal on probation. *fr:* libération conditionnelle

Entlastungsdepression *(f)*. (W. Schulte, 1951). Nach Beendigung lang anhaltender seelischer Belastung auftretendes depressives Zustandsbild, das nicht zur sog. endogenen Depression gehört. Entspricht in der Symptomatologie weitgehend der endoreaktiven ►Dysthymie Weitbrechts. Vgl. Entwurzelungsdepression.
e: relief depression. *fr:* dépression réactionnelle

Entlastungsepilepsie *(f)*. (D. Janz). Syn. für ►Aufwachepilepsie.

Entleerung, dynamische *(f)*. (W. Janzarik, 1959). Die für Schizophrenie typische, eigentümliche Veränderung der ►Dynamik (6). Zeigt sich in Verlust an emotionaler Ansprechbarkeit und Spontaneität, teilnahmsloser Kühle, Unberührbarkeit, Interesselosigkeit, Initiativearmut, Mangel an Ausdauer und Zielgerichtetheit, Erschöpfbarkeit, Konzentrationsschwäche und dynamischer Insuffizienz. Findet sich in reinster Form bei den schleichend fortschreitenden, symptomarmen Schizophrenien junger Menschen. ►Defekt, schizophrener.
e: dynamic depletion. *fr:* épuisement de la vitalité

Entmischung *(f)*. Nach S. Freud können sich die im Sexualtrieb integrierten ►Partialtriebe im Erwachsenenalter wieder entmischen, was zur Entwicklung sexueller Deviationen führt (Exhibitionismus, Sadismus, Masochismus, Voyeurismus usw.).
e: defusion. *fr:* désintrication

Entmündigung *(f)*. Im älteren BGB Schutzmaßregel, mit der Menschen ein Beistand beigegeben werden sollte, die durch eine seelische Störung unfähig waren, ihre Angelegenheiten zu besorgen. Die Entmündigung ist seit dem 1.1.1992 durch die Betreuung (►Betreuung, rechtliche) ersetzt worden. War gesetzlich geregelt im – nicht mehr gültigen – § 6 BGB: »Entmündigt kann werden: 1. wer infolge von Geisteskrankheit oder von Geistesschwäche seine Angelegenheiten nicht zu besorgen vermag; 2. wer durch Verschwendung sich oder seine Familie der Gefahr des Notstandes aussetzt; 3. wer infolge von Trunksucht seine Angelegenheiten nicht zu besorgen vermag oder sich oder seine Familie der Gefahr des Notstandes aussetzt oder die Sicherheit anderer gefährdet. Die Entmündigung ist wieder aufzuheben, wenn der Grund der Entmündigung wegfällt.« Der Entmündigungsantrag konnte gestellt werden von den nächsten Angehörigen, vom Staatsanwalt sowie, bei Trunksüchtigen, von der Fürsorgebehörde. Der wegen Geistesschwäche, Trunksucht oder Verschwendung Entmündigte war beschränkt geschäftsfähig wie ein Minderjähriger zwischen 7 und 18 Jahren. Der wegen Geisteskrankheit Entmündigte war geschäftsunfähig.
e: interdiction, prohibition, interdict. *fr:* interdiction

Entmündigung, vorläufige *(f)*. Im älteren BGB die Errichtung einer vorläufigen Vormundschaft in Eilfällen ohne eingehende Untersuchung der Sachlage. War gesetzlich geregelt im seit 1.1.1992 aufgehobenen § 1906 BGB. An seine Stelle ist die rechtliche ►Betreuung getreten.

Entomophobie *(f)*. Übertriebene Furcht vor Insekten.
e: entemophobia. *fr:* entomophobie, phobie des insectes

Entpersönlichung *(f)*. 1. Verlust von individuellen, die Persönlichkeit besonders charakterisierenden Eigenschaften durch Krankheit. Folge vieler Hirnkrankheiten und Geistesstörungen. 2. Syn. für ►Depersonalisation.

Entschädigungsneurose *(f)*. An ein entschädigungspflichtiges Trauma oder eine Krankheit sich anschließender Leidenszustand, der durch die unbewusste oder halbbewusste Tendenz bestimmt wird, auf diese Weise einen finanziellen Lebensunterhalt zu erlangen. Der Begriff steht nicht mehr im Einklang mit dem tiefenpsychologisch orientierten Neurosebegriff und wird deshalb gewöhnlich durch »psychogene Wunsch- und Zweckreaktion« ersetzt.
e: compensation neurosis, pension neurosis, sinistrosis. *fr:* névrose de révendication, (de réparation), sinistrose

Entspannung *(f)*. 1. Zustand gleichzeitiger seelischer und körperlicher Gelöstheit. Stellt biologisch den Ausgleich von Anspannung und Erregung dar. 2. Innerhalb der sexuellen Funktion nach DSM die 4. von 4 Phasen. Bedeutet bei Männern eine unterschiedlich lange Refraktärzeit, in welcher weder erneute Erektion noch Orgasmus möglich ist. Dagegen können Frauen fast unmittelbar nach einem vorangegangenen Orgasmus erneut sexuell reagieren. Vgl. Funktionsstörungen, sexuelle.
e: relaxation (1); resolution (2).

Entspannung, progressive *(f)*. Syn. für ►Relaxation, progressive.

Entspannungstherapie *(f)*. Auf Lösung körperlicher und psychischer Verspannung gerichtete Psychotherapie. Wird teils selbstständig angewandt, meist aber in Verbindung mit anderen Psychotherapieformen. Methoden: ►autogenes Training, pro-

gressive Relaxation (s.d.), Atemübungen, ►Biofeedback, ►Yoga. Vgl. Desensibilisierung, aktive.
e: relaxation training (= Entspannungsübungen), relaxation therapy (= Entspannung von Körperteilen, Anwendung von Muskelrelaxanzien). *fr:* thérapeutiques de relaxation

Entstellung *(f).* (S. Freud). Veränderung eines psychischen Inhaltes bis zur Unkenntlichkeit. Eine der Maßnahmen, mit deren Hilfe Inhalte des Unbewussten, die aus irgendeinem Grund direkt nicht bewusst werden können, eine Veränderung erfahren, die es erlaubt, sie zum Bewusstsein zuzulassen. Entstellung ist ein häufiger Vorgang im normalen Seelenleben, spielt aber bei Neurosen eine besondere Rolle. Vor allem in Träumen ist die Entstellung von großer Bedeutung (Traumentstellung). Die Wiederherstellung des richtigen Inhaltes ist dem Individuum nur mithilfe psychoanalytischer Methoden möglich.
e: distortion. *fr:* transposition, déformation

Entwicklung *(f).* 1. Entfaltung des in der Einheit des Grundes Eingefalteten. Die »Auswicklung« eines vorher »Eingewickelten« (lat. explicatio). 2. Vom Einfachen zum Komplexen fortschreitende Differenzierung von Strukturen und/oder Prozessen. In diesem Sinne auch die das Dasein von Lebewesen begleitenden normalen Veränderungen.
e: development. *fr:* développement

Entwicklung, (abnorme seelische) *(f).* Psychischer Vorgang, bei dem es im Gegensatz zur abnormen seelischen »Reaktion« (s.d.) und zum psychischen »Prozess« »unter dem Druck chronischer oder sich immer wiederholender psychotraumatischer Schädigungen zu fortschreitenden ungünstigen Strukturveränderungen in gewissen psychischen Dispositionen und damit für lange Dauer – Monate und Jahre – zu verzerrten Einstellungen und entsprechend unangepasster Lebensführung kommt. Das innere Gleichgewicht der Person ist chronisch gestört, und die Entwicklung verschlimmert sich so lange, als die bis in die Dispositionen hineindringende psychische Traumatisierung anhält« (Binder). Nach einzelnen hervorstechenden Merkmalen werden expansive, sensitive, hypochondrische und paranoische Entwicklungen unterschieden. In der psychiatrischen Praxis dient die Bez. häufig als Synonym für ►Neurose, ohne dass jedoch eine psychodynamische Vorstellung damit verbunden wird. Aber auch die unter dem Druck ungünstiger Lebensereignisse verformte Persönlichkeit wird als Ergebnis einer Entwicklung gesehen. – Historisch: Der nur noch selten gebrauchte Ausdruck geht auf K. Jaspers (1910, 1913) zurück: »Das Ganze, das wir Entwicklung einer Persönlichkeit im Gegensatz zum Prozess nennen, hat seine Ursache nur in der einen Anlage, die ihren Lebenslauf ohne auffallende endogene Phasen und ohne unverständliche, Neues hinzubringende Abknickungen durch die Folge der Altersstufen durchmacht. Vergegenwärtigen wir uns folgende Momente: 1. Die Anlage wächst, entfaltet sich, bekommt die Veränderungen der Altersepochen in kontinuierlicher Folge. 2. Diese Anlage steht jederzeit in Wechselwirkung mit dem Milieu und gewinnt ihre besondere Gestaltung durch ihr Schicksal mithilfe der mannigfaltigen Mechanismen (Übung, Gewohnheit usw.) und in für uns bei genauer Kenntnis der Einzelheiten verständlicher Weise. 3. Insbesondere reagiert die Anlage ihrer einen gleichbleibenden Natur entsprechend auf Erlebnisse. Sie verarbeitet sie in der ihr entsprechenden Weise. Wir können die auf diesem Wege entstehenden Anschauungen, Meinungen, Gefühlsweisen verstehen, wie z. B. die Verbitterung, den Stolz, das Querulieren, die Eifersucht.«
e: abnormal mental development.
Syn.: erlebnisreaktive Entwicklung. *fr:* évolution psychique anormale

Entwicklung, erlebnisreaktive *(f).* ►Entwicklung, (abnorme seelische).

Entwicklung, neurotische *(f).* Form der abnormen seelischen Entwicklung, bei der die aus der Kindheit herrührenden schädigenden Ereignisse ins Unbewusste verdrängt sind. Die Bez. ist jedoch ohne scharfe Grenzen und wird häufig auch als Syn. für abnorme seelische Entwicklung oder für Neurose verwandt.
e: neurotic development. *fr:* évolution névrotique

Entwicklung, paranoische *(f).* Form der abnormen seelischen Entwicklung. Auf der Grundlage einer abnormen Persönlichkeitsstruktur werden Erlebnisse stark affektiv verarbeitet, sodass sie erst zur überwertigen Idee und bei zunehmendem Verlust von Kritik und Einsichtsfähigkeit schließlich zu einem Wahn werden. Typisches Beispiel ist der sensitive Beziehungswahn (s. d.).
e: paranoic development. *fr:* évolution paranoïque

Entwicklungsbezogene Artikulationsstörung *(f).* In DSM-III: Entwicklungsstörung des Sprechens (nicht unbedingt der Sprache). Zahlreiche Laute, vor allem die Konsonanten r, s, sch, f, z, l, b, m, t, d, n, h, werden undeutlich, fehlerhaft oder unvollkommen gebildet, obwohl Hirnkrankheiten, Intelligenztiefstand, Hörstörungen oder mangelhafte Lernmöglichkeiten nicht der Grund dafür sind. Es entsteht eine Art »Babysprache«.
e: Developmental Articulation Disorder. In DSM-V heißt der Sachverhalt «Artikulationsstörung», ohne den Zusatz »entwicklungsbezogen«.

Entwicklungsbezogene Koordinationsstörung *(f).* In DSM-IV: entspricht der ►Entwicklungsbezogenen Störung der Koordination von DSM-III-R, jedoch mit folgendem Zusatz: wenn bei einer »geistigen Behinderung« diese Diagnose gestellt werden soll, müs-

sen die motorischen Schwierigkeiten größer sein als normalerweise bei einer solchen.
e: Developmental Coordination Disorder. – (ICD-10: F82).

Entwicklungsbezogene Lesestörung *(f).* Syn. für ►Leseschwäche. In DSM-IV umbenannt in ►Lesestörung und in seinem Inhalt verändert.
e: developmental reading disorder.

Entwicklungsbezogene Rechenstörung *(f).* Syn. für ►Rechenschwäche. In DSM-IV umbenannt in ►Rechenstörung und in seinem Inhalt verändert.
e: developmental arithmetic disorder.

Entwicklungsbezogene Schreibstörung *(f).* Syn. für ►Schreibschwäche. In DSM-IV umbenannt in ►Störung des Schriftlichen Ausdrucks und in seinem Inhalt verändert.
e: developmental expressive writing disorder.

Entwicklungsbezogene Störung der Koordination *(f).* In DSM-III-R: ►Entwicklungsstörung als Mangel an Gewandtheit, die an ungeschickten, unangemessenen, unharmonischen und nicht hinreichend abgestuften Bewegungen der Gliedmaßen und des Rumpfes erkennbar ist. Kommt besonders zum Ausdruck, wenn feinmotorische Geschicklichkeit gebraucht wird, wie beim Zuschnüren eines Schuhs, Fangen eines Balls oder Schreiben. Die Behinderung beginnt in früher Kindheit und wird erstmals erkannt, wenn das Kind den Gebrauch von Messer und Gabel beim Essen erlernen soll. Schwierigkeiten entstehen vor allem im Zusammenleben mit gleich alten Kindern. Die Störung bleibt evtl. im Erwachsenenleben bestehen. Die geistigen Fähigkeiten sind dabei nicht beeinträchtigt. Die Diagnose wird nur gestellt, wenn keine organische Störung des Gehirns die Ursache ist. – In DSM-IV–V umbenannt in ►Entwicklungsbezogene Koordinationsstörung und leicht verändert.
e: Developmental Coordination Disorder (DCD).

Entwicklungshomosexualität *(f).* (O. Schwarz). Homosexuelles Verhalten in den Entwicklungsjahren der Pubertät. Gilt bei beiden Geschlechtern als weitgehend normales Durchgangsstadium der sich erst zur Reife entwickelnden Sexualität und nicht als sexuelle Abweichung.
e: natural homosexual period, homosexual tendencies during the late latency stage. *fr:* homosexualité de la puberté

Entwicklungsonanie *(f).* Die von männlichen und weiblichen Individuen häufig gerade in den Entwicklungsjahren der Pubertät praktizierte sexuelle Selbstbefriedigung. Gilt in dieser Lebensperiode als normale Form der sexuellen Betätigung. Kann jedoch bei entsprechender Erziehung und/oder unter Einfluss der Umgebung zu moralischen oder religiösen Konflikten und schließlich zu depressiven oder hypochondrischen Reaktionen führen. Ursache sind auch hier nicht die Selbstbefriedigung, sondern die erst daran anknüpfenden seelischen Vorgänge; vgl. ►Masturbation.
e: developmental masturbation.
Syn.: Notonanie, situative Onanie. *fr:* masturbation de la puberté

Entwicklungsparanoia *(f).* (G. Hofer). Aus Erlebniskomplexen in verständlicher bzw. einfühlbarer Weise sich lebensgeschichtlich entwickelnde Wahnkrankheit, deren Kern eine fixierte, unkorrigierbare »Verrücktheit« bildet. ►Paranoia. ►Wahn.
e: developmental paranoia. *fr:* paranoïa d'évolution

Entwicklungspsychologie *(f).* Zweig der Psychologie, welcher die seelische Entwicklung des Menschen, vor allem in Kindheit und Jugend, untersucht.
e: genetic psychology. *fr:* psychologie génétique

Entwicklungspsychose *(f).* Von K. L. Kahlbaum gebr. Bez. für ►Pubertätspsychose. Der Ausdruck bezieht sich auf die Entwicklungsjahre und nicht auf eine abnorme seelische Entwicklung (s. d.).

Entwicklungsstörung, allgemeine *(f)* In DSM-V: intellektuelle Beeinträchtigung (s. d.) bei einem noch nicht 5 Jahre alten Kind, wenn die geistigen Fähigkeiten wegen des Alters noch nicht genau bestimmt werden können.
e: global developmental delay.

Entwicklungsstörung, intellektuelle *(f)* In ICD-10 Bez. für ►Beeinträchtigung, intellektuelle.
e: intellectual developmental disorder.

Entwicklungsstörungen *(f, pl).* In DSM-III-R Sammelbez. für Gruppe von Störungen bei Kindern und Jugendlichen. Sie werden auf Achse II vermerkt. Zu ihnen gehören ►Geistige Behinderung, ►Tiefgreifende Entwicklungsstörungen, ►Umschriebene Entwicklungsstörungen und ►Andere Entwicklungsstörungen.
e: developmental disorders. – (ICD-10: F7 – Intelligenzminderung).

Entwicklungsstörungen, massive *(f, pl).* In DSM-III: Gruppe psychischer Störungen bei Kindern: 1. Frühkindlicher Autismus (s. d.); 2. Frühkindlicher Autismus, voll ausgebildetes Syndrom; 3. Frühkindlicher Autismus, Residualzustand; 4. Massive Entwicklungsstörung, in der Kindheit beginnend. – In DSM-III-R und -IV ►Tief greifende Entwicklungsstörungen genannt und jeweils erweitert.
e: pervasive developmental disorders. – (ICD-10: F8).

Entwicklungsstörungen, Tief greifende *(f, pl).* DSM-III-R beschreibt eine leichtere Form des frühkindlichen Autismus (s. d.) und bemerkt dazu, hierfür seien früher die Bez. atypische Entwicklung, symbiotische Psychose (s. d.), Psychose in der Kindheit, Schizophrenie in der Kindheit (alles Bez., die in DSM-III/IV nicht vorkommen) verwendet worden. Einzige Unterform ist Autistische Störung (= frühkindlicher Autismus) mit dem Hauptmerkmal »schwere Form

der Tiefgreifenden Entwicklungsstörung«. – In DSM-IV Gruppe von Störungen: 1. Autistische Störung; 2. Rett-Störung; 3. Desintegrative Störung im Kindesalter; 4. Asperger-Störung; 5. Nicht Näher Bezeichnete Tiefgreifende Entwicklungsstörung. – Gemeinsam ist den Formen, dass es Entwicklungsstörungen sind, sie gewöhnlich in den ersten Lebensjahren in Erscheinung treten und häufig mit geistiger Behinderung (s. d.) verbunden sind. In DSM-V nicht als eigene Diagnose vorhanden, sondern in der Sammelgruppe ►Autismus-Spektrum-Störung enthalten.
e: Pervasive Developmental Disorders. – (ICD-10: F84).

Entwicklungsstörung, trisomal dysmorphe *(f)*. Wissenschaftliche Bez. für verzögerte statische und intellektuelle Entwicklung bei dem – auf einer Chromosomophatie mit Verdreifachung des Autosoms 21 beruhenden ►Down-Syndrom.
e: trisomic dysmorph mongolianism. *fr:* trisomie 21

Entwicklungsstörungen, Umschriebene *(f, pl)*. In DSM-III: Untergruppe der ►Entwicklungsstörungen auf Achse II. Zusammengefasst werden darin Störungen oder Entwicklungsverzögerungen bei den Schulleistungen, der Sprache oder des Sprechens oder der Körperbewegungen, die nicht auf einer erkennbaren Krankheit des Gehirns oder mangelhafter Gelegenheit zur Ausbildung der altersgemäßen Fähigkeiten beruhen. Im Einzelnen handelt es sich um: ►Schulleistungsstörungen, ►Sprach- und Sprechstörungen, ►Störung der motorischen Fertigkeiten und Andere Entwicklungsstörungen.
e: specific developmental disorders. – (ICD-10: F81).

Entwicklungsstörungen, Umschriebene, NNB *(f, pl)* In DSM-III: Restgruppe der Entwicklungsstörungen für Störungen der Sprache, des Sprechens, der Bewegungen oder Lernstörungen, welche nicht die Kriterien anderer ►Umschriebener Entwicklungsstörungen erfüllen. Hier werden sehr seltene Krankheitsbilder eingruppiert, z. B. Epilepsie kombiniert mit Aphasie im Kindesalter (Landau-Syndrom).
e: specific developmental disorder not otherwise specified.

Entwöhnung *(f)*. 1. Beendigung der Brusternährung eines Kindes. Birgt bereits die Möglichkeit psychischer Störung in sich. 2. Planvolles Vorenthalten eines Sucht- oder Genussmittels mit dem Ziel, den Süchtigen und seinen Organismus aus seinen alten Gewohnheiten zu lösen und ein drogenfreies Leben aufzubauen. Hat somit stets eine pharmakologische und eine psychologische Seite. Erst nach Monaten klingen die körperlichen Begleiterscheinungen einer Drogenabhängigkeit ab: vegetative Störungen, Schlafstörungen und Gewichtsverlust. In der Regel sind zur Konsolidierung einer Entwöhnung nach der ►Entgiftung mindestens 6 Monate erforderlich. Stellt somit innerhalb einer dreistufigen Behandlung die 2. Stufe dar.
e: weaning. *fr:* sevrage

Entwöhnungskur *(f)*. In Form einer Kur durchgeführte Entwöhnung. Meist in einer Klinik, da bereits durch den Klinikaufenthalt eine Lösung von täglichen Gewohnheiten erreicht wird. Auch medikamentöse Unterstützung durch Neuroleptika und Ataraktika. Dauer in der Regel 6 Monate. In dieser Zeit werden intensive Psychotherapie und Beschäftigungstherapie durchgeführt.
e: weaning cure, detoxification, »drying out«, rehabilitation, withdrawal programs. *fr:* cure de sevrage

Entwurzelungsdepression *(f)*. (L. Mann, 1927; H. Strauss). Unter einschneidenden Veränderungen der persönlichen Lebenswelt bei Opfern von Kriegsgefangenschaft, Zwangsinternierung und Konzentrationslager auftretende chronische, reaktiv-depressive Entwicklung, wobei dem Totalverlust von Heimat, Familie, Besitz, Arbeitsplatz, Ehre und Ansehen eine besondere Bedeutung beigemessen wird. Klinisch finden sich depressiv-hypochondrische Verstimmungen, Antriebsverlust, Leistungsnachlassen und vasovegetative Störungen; häufig auch anankastische und phobische Züge. Hervorgehoben wird das Fehlen oder die Nichterkennbarkeit von »Begehrensvorstellungen«. Kann als besondere Form des ►Überlebendensyndroms aufgefasst werden.
e: uprooting neurosis. *fr:* dépression du déracinement

Entwurzelungsneurose *(f)*. Bei Herauslösung aus der gewohnten sozialen Umwelt in Krieg, Gefangenschaft oder Internierungslagern sich entwickelnde neurotische Symptome. Es handelt sich dabei auch im psychoanalytischen Sinne um echte Neurosen, die sich nach Freud von den banalen Neurosen dadurch unterscheiden, dass sie durch einen Ich-Konflikt ermöglicht oder begünstigt werden. Durch die schweren Traumen der Flucht, Internierung usw. werden Liebestrieb und Selbsterhaltungstrieb schwer getroffen. Regression auf eine narzisstische Stufe schwächt die Identifikationskraft und Integrationskraft des Ich.
e: uprooting neurosis.
Syn.: Lagerpsychose, Kriegsneurose. *fr:* névrose de déracinement

Entwurzelungspsychose *(f)*. Meist kurz dauernde psychotische Störung, die bei sozialer Entwurzelung auftreten kann; meist in Form deliranter Verwirrtheitszustände. Vgl. Entwurzelungsdepression, Entwurzelungsneurose.
e: uprooting psychosis. *fr:* psychose de déracinement

Entwurzelungsreaktion *(f)*. Kurz dauernde Veränderungen des seelischen Befindens oder Verhaltens als Situationsreaktion bei sozialer Entwurzelung (z. B. Gefangenschaft). Es können depressive Angstzustände, Anklammerung, Narzissmus und Projektion von Bergungswünschen auf die Umwelt beobachtet werden. Es kann zu Bewegungsstürmen, Unruhe, auch zu Schlaflosigkeit oder überstarker Müdigkeit

kommen. Vgl. Entwurzelungsdepression, Entwurzelungsneurose.
e: uprooting reaction. *fr:* réaction de déracinement

Entziehung *(f)*. Vorenthalten des Suchtmittels bei Alkohol- und Medikamentensüchtigen mit dem Ziel, die süchtige Bindung an das Mittel zu lösen. Meist in Form einer Entziehungskur durchgeführt. Bei vielen Mitteln kann es bei zu rascher Entziehung zu ►Entziehungserscheinungen und selbst ►Entziehungsdelirien kommen. Dauer: etwa 4–8 Wochen. Der Entziehung folgt noch eine längere ►Entwöhnung.
e: withdrawal. *fr:* désintoxication

Entziehungsanstalt *(f)*. 1. Besondere Heilstätte zur Behandlung von Alkoholismus und Medikamentensucht. 2. Heilstätte nach § 64 StGB (»Unterbringung in einer Entziehungsanstalt«) für Straftäter, welche z. B. wegen einer ►Rauschtat nicht bestraft werden. Die Bez. für derartige Entziehungsanstalten wird zunehmend durch «Maßregelvollzugsanstalt» ersetzt.
e: sanatorium for withdrawal treatment. *fr:* établissement de désintoxication

Entziehungsdelir(ium) *(n)*. Durch die Entziehung eines Suchtmittels auftretendes Delir, das bei einem Teil der Suchtkranken auftreten kann. Bei Alkoholikern kann es (selten, meist am 3. Tage) zum ►Delirium tremens kommen (Entziehung kann trotzdem abrupt durchgeführt werden), bei Schlafmittelsüchtigen oft wochenlang anhaltende Delirien (protrahierte Entziehung notwendig).
e: delirium from abstinence, withdrawal delirium.
Syn.: Abstinenzdelir. *fr:* délire de sevrage

Entziehungserscheinungen *(f, pl)*. Nach chronischer Intoxikation mit Alkohol, Opiaten, Medikamenten u. a. bei plötzlicher Entziehung auftretende körperliche und psychische Veränderungen. Diese können je nach Art der Intoxikationsursachen verschieden sein. Es handelt sich vor allem um Erregungszustände, Schlaflosigkeit oder Dauerschlaf, Angstzustände, Schweißausbrüche, Durchfälle u. a. Ferner sind in der Entziehung von Alkohol und insbesondere von Schlafmitteln epileptische Anfälle häufig, die sich bis zum Status epilepticus steigern können, jedoch nicht als Symptom einer Epilepsiekrankheit zu werten sind. Auch ►Entziehungspsychosen, insbesondere ►Entziehungsdelirien, sind häufig.
e: withdrawal symptoms, abstinence syndrome.
Syn.: Abstinenzerscheinungen, Abstinenzsymptome.
fr: symptômes de sevrage

Entziehungskur *(f)*. Vorenthalten von Suchtmitteln zur Heilung einer Sucht. Meist als mehrmonatige klinische Kur durchgeführt. Dabei werden Alkohol, Morphin und Stimulanzien sofort, Barbiturate und andere Schlafmittel langsam (innerhalb von 6–8 Tagen) entzogen, da sonst schwere ►Entziehungserscheinungen möglich sind. Entziehung wird erleichtert durch vorübergehende Verordnung von Neuroleptika und Tranquilizern. Im weiteren Verlauf werden individuelle Psychotherapie oder Gruppenpsychotherapie angewandt, um den Erfolg zu festigen. Die Kur kann freiwillig auf Wunsch des Süchtigen durchgeführt werden, jedoch halten die wenigsten Süchtigen durch, da sie sich meist nur auf Druck der Angehörigen oder wegen sozialer Schwierigkeiten (Arbeitsplatz) in Behandlung begeben. Eine zwangsweise Unterbringung ist nach den Gesetzen der meisten Bundesländer Deutschlands nur so lange möglich, wie die Süchtigen für sich und andere eine konkrete Gefahr darstellen (z. B. durch eine Entziehungspsychose). Bei Gefahr des Notstandes bei Alkoholismus oder bei schweren psychischen Störungen ist auch die Einrichtung einer ►Betreuung zum Zwecke der Entziehung möglich. Sind von einem Alkoholiker im Rausch strafbare Handlungen begangen worden, kann das Gericht nach 64 StGB die »Unterbringung in einer Entziehungsanstalt« anordnen.
e: withdrawal treatment. *fr:* cure de sevrage, cure de désintoxication

Entziehungspsychose *(f)*. Durch die (freiwillige oder erzwungene) Entziehung eines Suchtmittels auftretende Psychose. Besonders häufig in Form eines ►Entziehungsdelirs, aber auch alle anderen Formen symptomatischer Psychosen sind möglich.
e: withdrawal psychosis. *fr:* psychose de désintoxication

Entzug *(m)*. 1. Syn. für ►Entziehung. 2. In DSM-III-R: psychische Störungen durch Entziehung nicht näher bestimmter Substanzen, die eine Wirkung auf die Psyche besitzen. Zeichen sind Angst, Unruhe, Gereiztheit, Schlafstörungen und Aufmerksamkeitsstörungen. Die Bez. wird verwendet, wenn andere Bez. nicht zur Verfügung stehen. In DSM-V verändert in ►Substanzentzug. Vgl. Intoxikation.
e: withdrawal.

Entzugsdelir *(n)*. Syn. für ►Entziehungsdelir.

Entzugssymptome *(n, pl)*. ►Entziehungserscheinungen.

Enuresis *(f)*. 1. Unwillkürliche Entleerung von Harn entweder am Tage (E. diurna, Hosennässen) oder in der Nacht (E. nocturna, Bettnässen) bei Kindern über 5 Jahren. Selten kommen organische Ursachen (Spina bifida, Urethra-Anomalien) vor; in 80% der Fälle Symptom seelischer Störungen. Enuresis kann Zeichen oder Folge sein von Trotz, Aggression, verwöhnender oder zu strenger Erziehung oder Verwahrlosung. Nach psychoanalytischen Theorien (E. Jones) hat Bettnässen die Bedeutung einer nächtlichen Masturbation. Freud nahm einen Zusammenhang zwischen Bettnässen und Feuer an. Nach S. Ferenczi oft verbunden mit urethralem Charakter (s. d.). ►Incontinentia vesicae. 2. In DSM-IV u. -V

E

wird die Bez. nur angewendet, wenn eine biologische Ursache ausgeschlossen ist.
e: enuresis, bedwetting. – (ICD-10: F98.0).
Syn.: Einnässen, Bettnässen, Bettpissen, Akonuresis.
fr: énurésie

Enuresis, funktionelle *(f)*. In DSM-III und -III-R Einkoten ohne Krankheitsgrund und jenseits des Alters, in welchem dies als normal gelten kann. In DSM-IV u. -V nicht mehr enthalten. Vgl. Enuresis.
e: Functional Enuresis.

Enzephalasthenie *(f)*. Alte Bez. für ►Neurasthenie, soweit die wesentlichen Beschwerden Kopfdruck, Ohrensausen, Schwindel, Schlafstörungen, Reizbarkeit sind.
e: encephalasthenia.
Syn.: Zerebralneurasthenie. *fr:* encephalasthénie

Enzephalisation *(f)*. Syn. für ►Zerebralisation.

Enzephalopathie *(f)*. 1. Gehirnleiden. Zustand nach Hirnschädigung. In erster Linie werden darunter die um die Zeit der Geburt entstandenen leichten und schweren Schädigungen verstanden; diese haben gewöhnlich Störung der Lernfähigkeit, Verhaltensstörungen und »sekundäre« Neurotisierung zur Folge. Besondere Formen sind Encephalopathia diabetica und saturnina sowie Encephalopathia traumatica der Boxer (s. d.). 2. In sehr weiter Bedeutung: Persönlichkeitsstörungen und neurologische Symptome, als deren Ursache eine organische Schädigung des Gehirns angenommen oder vermutet wird. Diese Ausdrucksweise hat sich wegen ihrer Missdeutbarkeit wenig durchgesetzt. 3. Seltenes Syn. für ►Psychosen, symptomatische.
e: encephalopathy. *fr:* encéphalopathie

Enzephalopathie, Binswanger'sche *(f)*. ►Binswanger'sche Enzephalopathie.

Enzephalopathie, postvakzinale *(f)*. Kognitive Störungen und Intelligenztiefstand infolge einer Pockenschutzimpfung mit nachfolgender Gehirnentzündung. Solche Zwischenfälle waren in der Zeit der Impfpflicht nicht ganz selten, wurden aber in Kauf genommen. *fr:* arriération post-vaccinale.

Enzephalopathie, subkortikale arteriosklerotische *(f)*. Syn. für ►Binswanger'sche Enzephalopathie.

Enzephalopathie, traumatische *(f)*. (O. Schwab, 1926). Synonym für ►postkommotionelles Syndrom.

Enzephalopsie *(f)*. 1. Erröten bei großsprecherischer Redeweise. 2. Durch das Wahrnehmen einer Farbe ausgelöste assoziative Vorstellung bestimmter Wörter, Zahlen, Gerüche usw.
e: encephalopsy. *fr:* encéphalopsie

Enzephalopsychose *(f)*. (Southard). Seltene Bez. für Geistesstörung bei Hirnkrankheiten.

Enzephalose *(f)*. Sammelbez. für chronische psychische Folgezustände nach Gehirnerschütterung und Hirnverletzung. Es gibt 3 Teilbereiche, die zusammen oder jeder für sich betroffen sein können: 1. Beeinträchtigung der Leistungsfähigkeit (►postkommotionelles Syndrom); 2. Veränderungen im Wesen der Persönlichkeit (►Persönlichkeitsveränderung, posttraumatische); 3. ►Verluste an intellektueller Leistungsfähigkeit (►Dementia traumatica).

Eonismus *(m)*. Nach dem Chevalier d'Eon, geb. 1728, gest. 1810. Berühmter Transvestit, der teils als Frau und teils als Mann lebte. Seltene Bez. (H. Ellis) für ►Transvestismus.
e: eonism. *fr:* éonisme

Eosophobie *(f)*. Dämmerungsfurcht.
e: eosophobia. *fr:* éosophobie

Ephebophilie *(f)*. »Jünglingsliebe«. Homosexuelle Neigungen besonders zu Jünglingen.
e: ephebophilia. *fr:* éphébophilie

Epidemie, psychische *(f)*. Massenhysterie. Psychogen ausgelöste Erscheinungen, die sich auf dem Wege psychischer Induktion einer großen Volksgruppe mitteilen können. In dieser Hinsicht der Ausbreitung einer Infektionskrankheit vergleichbar. Entstehung abhängig von bestimmten soziokulturellen Bedingungen, jedoch nicht an sog. Primitivkultur gebunden. – Findet sich bereits in den ekstatischen Riten, Mysterien und Dionysien des Altertums. Besondere Verbreitung im Mittelalter in Form von ►Choreomanie, epidemischer ►Flagellation, Totentänzen und Kinderkreuzzügen. Vorkommen auch in der Gegenwart, z. B. ►Koro, wahrscheinlich auch Suizid-Epidemie bei Einmarsch der Roten Armee in Ostdeutschland 1945. – In nicht mehr korrektem Sinne wird gelegentlich die Wirkung von Propaganda, Reklame, Kleider-, Jazz- und Tanzmoden zur psychischen Epidemie gerechnet. ►induziertes Irresein.
e: psychical epidemia. *fr:* névrose collective, forme épidémique de contagion mentale

Epidemiologie, psychiatrische *(f)*. Zweig der Psychiatrie, der die Häufigkeit psychischer Erkrankungen und den Einfluss kultureller und sozialer Bedingungen auf sie untersucht. Wichtige Faktoren sind: Zeit, Lebensraum, Alter, Beruf, soziale Schichtung und Mobilität, Einkommen, Bildung u. a. Die Ergebnisse dienen als Grundlage für Schaffung und Betrieb psychiatrischer Einrichtungen und Dienste. Vgl. Inzidenz, Prävalenz.
e: psychiatric epidemiology. *fr:* épidémiologie psychiatrique

Epidermozoophobie *(f)*. Syn. für ►Dermatozoenwahn.

Epilepsia, Epilepsie *(f)*. Anfallsleiden. Fallsucht. Oberbegriff für ätiologisch verschiedenartige Krankheitszustände, deren gemeinsames Symptom das wiederholte Auftreten hirnorganisch bedingter (epileptischer) Anfälle ist. Gewöhnlich können ein präparoxymales Stadium, ein paroxsysmales und ein postparoxysmales Stadium des Anfalles unterschieden werden. Einteilungen: Am gebräuchlichsten ist eine Einteilung in generalisierte (= Grand Mal; ►Anfall, großer epileptischer) und nichtgeneralisierte (= partielle, fokale) Anfälle sowie in kleine Anfälle (►Petit-Mal-Anfall). Teilweise ist eine neurophysiologisch orientierte Einteilung in Gebrauch, bei der zentrenzephale Anfälle (►Epilepsie, zentrenzephale), fokale (►Anfall, fokaler) und generalisierte Anfälle fokaler Genese unterschieden werden. Die ältere Psychiatrie teilte nach den Ursachen ein (s. u. Ursachen). Nur bei einer Minderzahl von Kranken bleibt die Anfallsform immer unverändert; meistens geht eine Anfallsform in eine andere über, es bestehen mehrere Anfallsformen nebeneinander oder es treten nach einer Weile große Anfälle hinzu (sekundäre Generalisierung). S. a. Anfall und die darauffolgenden Stichwörter EEG: Zugleich mit den klinischen Anfallszeichen oder im anfallsfreien Intervall bestehen im EEG häufig typische, evtl. spezifische Veränderungen des Kurvenverlaufs: mehr oder weniger rhythmische Folgen von Spitzen, steilen Wellen oder Spitze-Welle-Komplexen, deren örtliche Verteilung auf der Schädelkonvexität auch bei der Unterscheidung von generalisierten und nichtgeneralisierten Formen hilft. EEG-Veränderungen treten auch bei subklinisch verlaufenden Anfällen, Status epilepticus und evtl. Dämmerzuständen auf. Routineuntersuchungen bei Epileptikern liefern in 30 % der Fälle ein typisches EEG, bei 30 % bestehen uncharakteristische Veränderungen, bei weiteren 30 % können EEG-Veränderungen durch Provokationsmethoden (Tonephin-Wasserstoß, Flimmerprovokation, Ableitung während des Schlafes) sichtbar gemacht werden. – Vorkommen: Geschätzte Häufigkeit der Epilepsie in Deutschland 0,3–0,6 % der Gesamtbevölkerung. – Verlauf: In seltenen Fällen kann es spontan zum Sistieren der Anfälle kommen. Gewöhnlich nehmen die Anfälle bei unzureichender Behandlung zu. Vom Beginn an oder später kann es zu epileptischer Wesensänderung und einer speziellen Art von Demenz kommen. Im Anschluss an einen Anfall oder unabhängig davon können episodische Dämmerzustände oder andere epileptische Psychosen auftreten. – Ursachen: Es sind sowohl endogene Faktoren (vererbbare Anfallsdisposition, genuine Epilepsie) als auch exogene Faktoren (Hirntraumen, Tumoren, Entzündungen, akute und chronische Intoxikationen) wirksam, die in der Mehrzahl der Fälle zusammenwirken müssen, um die Manifestierung einer Epilepsie zu bewirken. – Historisch: Epilepsie (große epileptische Anfälle) ist das älteste genau beschriebene Krankheitsbild überhaupt. Wird bereits im babylonischen Corpus Hammurabi (ca. 1750 v. Chr.) erwähnt und in den hippokratischen Schriften ausführlich abgehandelt. Bereits Hippokrates musste sich gegen den Ausdruck »heilige Krankheit« wenden. Marcus Marci (1595–1667) gab bereits eine Definition, welche es erlaubte, auch andere Anfälle als Grand Mal als Epilepsie zu bezeichnen: »Jede Körperstörung, bei welcher das Bewusstsein des Kranken getrübt ist, während gleichzeitig alle Glieder od. nur einige od. nur eines gegen den Willen bewegt werden«. Im Laufe der Geschichte galt Epilepsie gewöhnlich als psychisches Leiden oder wurde im Zusammenhang damit genannt. – Behandlung: Durch konsequente Anwendung der ►Antikonvulsiva kann in 70–90 % der Fälle Anfallsfreiheit erzielt werden. Die Bekämpfung der Epilepsie ist international organisiert.

e: epilepsy.

Syn.: M. astralis, M. caducus, M. comitalis, M. convivalis, M. daedomiacus, M. divinus, M. eificus, M. insputatus, M. major, M. mensalis, M. sacer, M. scelestus, M. sideratus sive sonticus. Mal de St. Jean, »Schwere-Noth«, Passio puerilis, Stäupchen, St. Valentinskrankheit. *fr:* épilepsie *fr:* épilepsie

Epilepsia abortiva *(f)*. Ältere Bez. 1. für ►Petit-Mal-Epilepsie; 2. für ►Aura.

Epilepsia accelerativa *(f)*. Seltenes Syn. für ►Dromolepsie.

Epilepsia acquisita *(f)*. Wenig gebr. Bez. für symptomatische (»erworbene«) Epilepsie.

Epilepsia acuta *(f)*. Inkorrekte Bezeichnung für ►Krämpfe bei akuten Krankheiten.

Epilepsia acuta infantilis *(f)*. Im Kindesalter plötzlich mit einer Anfallsserie beginnendes epileptisches Anfallsleiden.

e: acute infantile epilepsy. *fr:* épilepsie infantile aigue

Epilepsia adolescentium Syn. für ►Pubertätsepilepsie.

Epilepsia affectiva *(f)*. ►Affektepilepsie.

Epilepsia congenita *(f)*. Bez. des 18. Jh. für eine von Geburt an bestehende Epilepsie. Schreckliche Erlebnisse der Schwangeren (Anblick eines epileptischen Anfalles) wurden als Ursache vermutet.

e: epilepsia congenita. *fr:* épilepsie connée

Epilepsia continua *(f)*. ►Epilepsia partialis continua.

Epilepsia continua minor ►Petit-Mal-Status.

Epilepsia corticalis *(f)*. ►Anfall, fokaler.

Epilepsia cursiva *(f)*. Seltenes Syn. für ►Dromolepsie.

e: cursive epilepsy. *fr:* épilepsie procursive oder locomotrice

Epilepsia diurna *(f)*. Epilepsie mit ausschließlich am Tage (im Wachzustand) auftretenden Anfällen.

e: diurnal epilepsy. *fr:* épilepsie diurne

Epilepsia erotica *(f)*. Seltene Form von Anfällen, bei denen als einziges Anfallszeichen sexuelle Empfindungen erlebt werden (T. C. Erickson, 1945).

e: epilepsia erotica. *fr:* épilepsie sexuelle

Epilepsia gastrica *(f)*. ►Moore'sches Syndrom.

Epilepsia gravior, gravis *(f)*. Alte Bezeichnung für ►Grand-Mal-Epilepsie.

Epilepsia hysterica *(f)*. Obsol. Bezeichnung für Krankheitsbild mit hysterischen Anfällen, die Jahre später in epileptische übergehen. Bei Boerhaave (1761), van Swieten (1754) und anderen Ärzten des 18. und 19. Jahrhunderts galt die Überzeugung, dass hysterische Anfälle »häufig« in epileptische »degenerieren«. Für geringe Grade wurde die Bez. »Hysteria epileptica« gebraucht.
e: hysterical epilepsia. *fr:* épilepsie hystérique oder epileptiforme

Epilepsia laryngealis *(f)*. Seltene Bez. für ►Kehlkopfschlag.

Epilepsia major *(f)*. Im Altertum geläufige Bez. für den großen epileptischen Anfall. Entspricht ziemlich genau ►Grand Mal. Wurde nach der alten Vorstellung hervorgerufen durch völlige Verlegung der Hirnkammern. ►Epilepsia minor.

Epilepsia marmotans *(f)*. Obsolete Bezeichnung für Epilepsie, bei der die Anfälle von ständigem Schwatzen begleitet werden.
e: garrulous epilepsy.
Syn.: Schwatzepilepsie. *fr:* épilepsie marmotante

Epilepsia matutina *(f)*. Synonym für Aufwachepilepsie.

Epilepsia media *(f)*. Alte Bez. für »milde« Form der Epilepsie, bei der tonische Anfälle ohne nachfolgendes klonisches Stadium auftreten.

Epilepsia menstrualis *(f)*. Epilepsie, deren Anfälle hauptsächlich zur Zeit der monatlichen Menstruation auftreten. Obsolet.
e: menstrual epilepsy.
Syn.: katameniale Epilepsie, Morbus mensualis sive lunaticus. *fr:* épilepsie cataméniale

Epilepsia minor *(f)*. Im Altertum alle epileptischen Anfälle, die nicht zur Epilepsia major gerechnet wurden. Es wird hervorgehoben, dass die Kranken hinfallen können oder nicht, auf jeden Fall aber schnell wiederhergestellt sind. Entspricht dem ►Petit Mal des 19. Jahrhunderts.

Epilepsia mitior *(f)*. Alte Bez. für ►Petit-Mal-Epilepsie.

Epilepsia motorica *(f)*. Epilepsie mit tonisch-klonischen Krämpfen in einzelnen Muskelgruppen. ►Anfall, fokaler.
e: motor epilepsy. *fr:* épilepsie motrice

Epilepsia nonconvulsiva *(f)*. 1. Epilepsie, bei welcher es nicht zu Krämpfen kommt, z. B. bei ►Absencen. 2. Syn. für ►Epilepsie, larvierte.

Epilepsia partialis continua corticalis Sonderform fortgesetzter kortikaler ►Anfälle. Über Stunden oder Tage anhaltende Muskelzuckungen mit geringem Bewegungseffekt in einer oder mehreren Muskelgruppen, meist in einer Extremität oder im Gesicht. Häufig gleichzeitig Paresen und Parästhesien. Kein Bewusstseinsverlust. Entspricht klinisch einem Status von Jackson-Anfällen. – Rindenherd meist frontal oder präzentroparietal gelegen. – Im EEG gewöhnlich diffus ausgebreitete, mit Muskelzuckungen synchrone Spitze-Welle-Komplexe. Ursachen: Umschriebene Hirnstörungen, z. B. Abszesse, Tumoren u. a.
e: epilepsia partialis continua Kozhevnikoff, mild continuous epilepsy.
Syn.: Kojewnikow-Epilepsie, Polyclonia continua epileptoides, Rindenepilepsie. *fr:* syndrome de Koshevnikoff, épilepsie partielle continue

Epilepsia posttraumatica acuta *(f)*. (Ashcroft). Unmittelbar oder alsbald nach einer Hirnverletzung auftretende ►Epilepsia traumatica.
e: acute post-traumatic epilepsy.
Syn.: traumatische Frühepilepsie. *fr:* épilepsie posttraumatique précoce

Epilepsia procursiva *(f)*. Syn. für ►Dromolepsie.
e: epilepsia procursiva. *fr:* épilepsie procursive

Epilepsia reflectoria *(f)*. Synonym für ►Reflexepilepsie.

Epilepsia retinae *(f)*. (H. Jackson). Anfallsweise Blindheit durch Störung in den übergeordneten Hirnzentren.
e: retinal epilepsy. *fr:* épilepsie rétinienne

Epilepsia retrocursiva *(f)*. Form der ►Dromolepsie. Im Anfall werden einige Schritte nach hinten gelaufen.
e: retrocursive epilepsy. *fr:* épilepsie rétrocursive

Epilepsia rotatoria *(f)*. (Scheiber). Ältere Bez. für besondere Form der ►Dromolepsie, wobei die Anfälle in unwillkürlichen Drehbewegungen bestehen oder ein großer epileptischer Anfall durch Drehbewegungen um die Längsachse des Körpers eingeleitet wird.
e: gyratory epilepsy. *fr:* épilepsie gyratoire

Epilepsia saturnina *(f)*. Epileptische Anfälle als Folge einer Bleivergiftung (Bleienzephalopathie).
e: lead oder saturnine epilepsy. *fr:* épilepsie saturnine

Epilepsia sine ictu (Epilepsie ohne Anfälle). Syn. für ►Epilepsie, latente.

Epilepsia tardiva *(f)*. Spät im Leben, meist nach dem 30. Lebensjahr auftretende Epilepsie. Die Bez. ist nie sehr genau gebraucht worden; wird teilweise nur für die im 7. und 8. Lebensjahrzehnt oder noch später auftretenden Anfälle verwendet. Unter den Anfallsformen herrschen vor allem große und psychomotorische Anfälle vor. Unter den Ursachen tritt die sonst so häufige Hirnaderverkalkung ganz zurück; häufiger sind Tumoren, Hochdruckenzephalopathie, Hirntrauma, degenerative Prozesse, Alkoholismus.
e: delayed epilepsy, tardy epilepsy.
Syn.: Spätepilepsie. *fr:* épilepsie tardive oder à l'apparition tardive

Epilepsia tonica *(f)*. Epilepsie mit ausschließlich tonischen Anfällen. Obsolet.
e: tonic epilepsy. *fr:* épilepsie tonique

E

Epilepsia toxaemica *(f)*. Ältere Bezeichnung für ätiologisch-klinische Gruppe der Epilepsie, die durch Stoffwechselstörungen hervorgerufen wird.

Epilepsia traumatica *(f)*. Epilepsie, die als Folge einer Hirnschädigung durch Unfall vor allem nach offenen Hirnverletzungen auftritt. Nach dem zeitlichen Auftreten der Anfälle wird eine traumatische Früh- oder Spätepilepsie unterschieden. Das Leiden wird meistens bis zum 2. Jahr, evtl. aber erst 20 Jahre nach der Verletzung manifest.
e: traumatic epilepsy. *fr:* épilepsie traumatique

Epilepsia uncinata *(f)*. ►Unzinatus-Anfälle.

Epilepsia uterina *(f)*. Im 18. Jahrhundert häufig gebrauchte Bez. für eine besondere Form »echter Epilepsie«, die besonders bei »Frauen mit hysterischem Temperament« auftrete. Das Konzept wurde bereits Ende des 18. Jahrhunderts verlassen. ►Epilepsia hysterica.
e: epilepsia uterina. *fr:* épilepsie uterine

Epilepsia vasomotorica *(f)*. Alte Bezeichnung für ein durch (hypothetische) Gefäßkrämpfe des Gehirns verursachtes Anfallsleiden.

Epilepsia vertiginosa *(f)*. ►Kehlkopfschlag.

Epilepsie, abdominale *(f)*. Syn. für ►Moore'sches Syndrom.

Epilepsie, adversive *(f)*. ►Adversivkrämpfe.

Epilepsie, alkoholische *(f)*. ►Alkoholepilepsie.

Epilepsie, dienzephale *(f)*. Nicht mehr gebr. Bez. für nicht zur Epilepsie gehörige Angstanfälle. Vgl. ►Anfall, sympathikotoner.
e: diencephalic epilepsy. *fr:* épilepsie diencéphalique

Epilepsie, diffuse *(f)*. 1. (D. Janz). Anfallsleiden mit unregelmäßig über den Tag verteilt auftretenden Grand-Mal-Anfällen. 2. Im engl. und frz. Schrifttum Bez. für symptomatische Epilepsie bei nicht lokalisierbarer Schädigung des gesamten Gehirns oder synonym für Grand-Mal-Epilepsie.
e: diffuse epilepsy (1, 2). *fr:* épilepsie généralisée (1), épilepsie symptomatique de lésions cérébrales diffuses (2)

Epilepsie, endogene *(f)*. Älteres Synonym für ►Epilepsie, genuine.

Epilepsie, essenzielle *(f)*. (Alsarius, 1617, Th. Bonetus, 1700). Epilepsie ohne anatomische Veränderungen des Gehirns. ►Epilepsie, idiopathische.
e: essential epilepsy. *fr:* épilepsie essentielle

Epilepsie, extrapyramidale *(f)*. ►Hirnstammanfall, tonischer.

Epilepsie, febrile *(f)*. ►Fieberkrampf.

Epilepsie, gelastische *(f)*. (D. Daly und D. Mulder, 1957). Seltenes epileptisches Anfallsleiden, das sich ausschließlich in Form eines Lachens äußert (►Lachen, epileptisches).
e: gelastic oder laughter epilepsy.

Epilepsie, genuine *(f)*. Epileptisches Anfallsleiden auf der Grundlage einer Erbanlage. Der Begriff spielte lange Zeit aufgrund einer vorwiegend genetischen Konzeption der Epilepsie eine bedeutende Rolle. Wird mit der Erkenntnis, dass den Erbfaktoren nur eine untergeordnete, disponierende Bedeutung zukommt, mehr und mehr durch »idiopathische Form« oder »kryptogene Form« der Epilepsie ersetzt. Die Bez. wird gegenwärtig praktisch für jede Epilepsie ohne – mit den derzeitigen Methoden – nachweisbare Ursache verwendet.
e: genuine epilepsy.
Syn.: endogene E., essenzielle E., echte E., veritable E., Epilepsia cryptogenetica. *fr:* épilepsie vulgaire oder essentielle

Epilepsie, halluzinatorische *(f)*. Epilepsie mit fokalen Anfällen, die im Wesentlichen aus lebhaften Halluzinationen bestehen. Die Sinnestäuschungen sind von kurzer Dauer und kehren gewöhnlich bei jedem Anfall in gleicher Weise wieder.
e: hallucinatory epilepsy. *fr:* épilepsie hallucinatoire

Epilepsie, hypoplastische *(f)*. (F. Strian, 1968). Form der ►Residualepilepsie, bei der auf den Röntgen-Leeraufnahmen des Schädels pathologische Asymmetrien (halbseitige Abflachung der Kalotte, einseitiger Felsenbeinhochstand, einseitig vergrößerte Stirnhöhle u. a.) erkennbar sind, die als Folge einer bis zum Ende des 1. Lebensjahres eingetretenen Hirnschädigung aufgefasst werden können. Kennzeichnend ist früher Beginn des Anfallsleidens.

Epilepsie, idiopathische *(f)*. 1. Im 18. und 19. Jahrhundert für eine Epilepsie, die ihren Ursprung im Gehirn hat, im Gegensatz zur sympathischen Epilepsie (s. d). Als Ursache wurden bei Sektionen erkennbare anatomische Veränderungen angenommen. Die Sache selbst wird schon bei Galen (129–199) beschrieben, die Bez. aber später geprägt. ►Epilepsie, essenzielle. 2. Gegenwärtig: Epilepsie ohne erkennbare Ursache. ►Epilepsie, genuine.
e: idiopathic epilepsy.
Syn.: protopathische Epilepsie. *fr:* épilepsie idiopathique

Epilepsie, intellektuelle *(f)*. ►Epilepsie, psychische.

Epilepsie, kryptogene(tische) *(f)*. ►Epilepsie, genuine.

Epilepsie, larvierte *(f)*. 1. (B.A. Morel, 1860). Form der Epilepsie, bei welcher keine epileptischen Anfälle auftreten, die aber psychische Veränderungen (Dämmerzustände, Psychosen, Wesensänderungen) zeigt, wie sie auch sonst bei Epilepsie vorkommen. – Das Konzept wurde zuerst von Frank (1800) unter der Bez. »epileptische Transformationen« entwickelt. – Es herrscht die Überzeugung, dass es tatsächlich eine larvierte Epilepsie gibt, dass man sie aber nicht diagnostizieren kann, wenn nicht doch noch Anfälle hinzutreten. 2. (D. Tipped und I. Pine, 1957). Form der Epilepsie, bei welcher epileptische Anfälle aus dem Bewusst-

sein verdrängt werden. Die Kranken kommen wegen verschiedener atypischer psychiatrischer Bilder in Behandlung; erst die Psychotherapie deckt allmählich das Vorhandensein von Anfällen auf.
e: larval oder masked epilepsy.
Syn.: nicht-konvulsive oder maskierte oder psychische Epilepsie. *fr:* épilepsie larvée, épilepsie non-convulsivante

Epilepsie, latente *(f)*. Unpräzise Bezeichnung für Epilepsie ohne Anfälle, aber mit typischen EEG-Veränderungen (»subklinische Anfälle«). Es gilt als zweifelhaft, ob ohne das Auftreten von Anfällen, lediglich aufgrund elektroenzephalographischer Merkmale bereits von Epilepsie gesprochen werden kann.
e: latent epilepsy.
Syn.: Epilepsia sine ictu. *fr:* épilepsie latente

Epilepsie, maskierte *(f)*. Syn. für ►Epilepsie, larvierte.

Epilepsie, musikogene *(f)*. Besondere Form der ►Reflexepilepsie, bei der Anfälle durch musikalische Eindrücke (Musik allgemein oder bestimmte Melodien) ausgelöst werden. Oft handelt es sich um Musikliebhaber. Zwischen der gehörten Musik und dem Auftreten eines Anfalls kann eine Latenzzeit von 20 Min. liegen. Der Art nach handelt es sich praktisch immer um psychomotorische Anfälle (s. d.).
e: épilepsie musicogénique; e: musicogenic epilepsy.

Epilepsie, myoklonische *(f)*. Seltenes Anfallsleiden. Einmalige oder salvenförmige Zuckungen der oberen Extremitäten, wobei Gegenstände aus der Hand fallen können oder weggeschleudert werden. Einige verspüren zusätzlich Zuckungen in den Beinen. Ganz wenige knicken gelegentlich ein. Das Bewusstsein ist dabei voll erhalten oder nur wenig eingeengt. Tritt vor allem nach dem morgendlichen Erwachen auf, manchmal mittags oder abends. Im Anfall im EEG: irreguläre Poly-Spike-Wave-Komplexe 3–5/sec. Tritt entweder als alleinige Anfallsform oder (meistens) kombiniert mit Grand Mal, besonders Aufwach-Grand-Mal, Absencen und psychomotorischen Anfällen auf. – Wenn keine Kombination mit anderen Anfällen auftritt, fehlen psychische Veränderungen völlig. Nach D. Müller kommen die Anfälle bei der primären generalisierten Epilepsie des Jugendalters nicht selten vor, müssen aber gezielt erfragt werden.
e: myoclonic epilepsy.
Syn.: Impulsiv-Petit-Mal (D. Janz, Bewegungen der Arme = Impulsion), myoklonisches Petit Mal, massiver bilateraler epileptischer Myoklonus. *fr:* petit mal myoclonique

Epilepsie, nächtliche *(f)*. Synonym für ►Schlafepilepsie.

Epilepsie, nichtkonvulsive *(f)*. Syn. für ►Epilepsie, larvierte.
e: non-convulsive epilepsy. *fr:* épilepsie non convulsivante

Epilepsie, photogene *(f)*. Epileptisches Anfallsleiden, bei dem sich Anfälle (meist ►Absencen) besonders leicht durch Lichtreize auslösen lassen. Auch bei anderen Epilepsieformen (insbesondere bei zentrenzephaler Epilepsie) kann es bei intermittierenden Lichtreizen (z. B. beim Fernsehen) zu myoklonischen Zuckungen und großen Anfällen kommen. ►Reflexepilepsie. Eine besondere Form ist die ►Leseepilepsie.
e: photic epilepsy, photosensitive epilepsy. *fr:* épilepsie photogénique

Epilepsie, posttraumatische *(f)*. ►Epilepsia traumatica.

Epilepsie, protopathische *(f)*. Syn. für ►Epilepsie, idiopathische.

Epilepsie, psychische *(f)*. 1. Ältere Bezeichnung, besonders französischer Autoren, für psychische Anfälle bei Epileptikern. Tage und Wochen anhaltende epileptische Psychosen und Ausnahmezustände, welche gewissermaßen den Krampfanfall ersetzen. Insoweit derartige Zustände bei Kranken vorkommen, die niemals einen Krampfanfall hatten, wird von larvierter Epilepsie (s. d.) gesprochen. Forel (1860) teilte ein in Grand Mal intellectuel und Petit Mal intellecuel (s. d.). (P. Ardin-Delteil, 1898) 2. Seltenes Syn. für ►Psychose, epileptische.
e: psychic epilepsy.
Syn.: intellektuelle Epilepsie. *fr:* épilepsie psychique

Epilepsie, psychomotorische *(f)*. Syn. für ►Temporallappenepilepsie.

Epilepsie, reaktive *(f)*. K. Bonhoeffers Bez. für ►Affektepilepsie.

Epilepsie, senile *(f)*. (Abadie, 1932). Vereinzelte epileptische Anfälle im höheren Lebensalter aufgrund von Gehirnveränderungen durch Hirnaderverkalkung.
e: senile epilepsia. *fr:* épilepsie sénile

Epilepsie, subkortikale *(f)*. ►Hirnstammanfall, tonischer.

Epilepsie, sympath(et)ische *(f)*. In der Antike (Galen, 129–199) Epilepsie, bei welcher das Gehirn in einen außerhalb seiner selbst liegenden Krankheitsprozess einbezogen wird, obwohl es selbst gesund ist. In Mittelalter und beginnender Neuzeit Epilepsie, bei welcher die nervöse Erregung von äußeren oder inneren Teilen des Körpers ausging und dann erst das Gehirn ergriff. Das Überspringen war besonders im 19. Jahrhundert eine allgemein anerkannte Vorstellung. ►Epilepsie, idiopathische.
e: sympathetic epilepsy. *fr:* épilepsie sympathique

Epilepsie, symptomatische *(f)*. Epilepsie, deren Anfälle Symptom einer nachweisbaren Schädigung oder Erkrankung des Gehirns sind, z. B. Trauma, Entzündung, Intoxikation, Tumor, Gefäßkrankheit, Kreislaufstörung, heredodegeneratives Leiden, Missbildung.
e: symptomatic epilepsy. *fr:* épilepsie symptomatique

Epilepsie, vegetative *(f)*. Bereits von H. Jackson verwendete Bezeichnung für später von Pette neu abgegrenzte epileptische Anfallsform, deren Anfälle hauptsächlich in vegetativen Störungen bestehen. Die hierunter beschriebenen Anfallsbilder müssen zum größten Teil der erst später beschriebenen ►Temporallappenepilepsie zugeordnet werden.
e: vegetative epilepsy. *fr:* épilepsie végétative

Epilepsie, vestibuläre *(f)*. (S. Behrmann, 1955). Epilepsie mit Schwindelerscheinungen. Diese können ausschließlich während der Anfälle, aber auch vor und nach großen epileptischen Anfällen auftreten. Eine vestibuläre Aura (mit Schwindel) wurde bereits von Jackson beschrieben.
e: vestibular epilepsy. *fr:* épilepsie vestibulaire

Epilepsie, viszerale *(f)*. ►Moore'sches Syndrom.

Epilepsie, zentrenzephale *(f)*. (W. G. Penfield und H. Jasper, 1954). Gruppenbez. für alle Formen der Epilepsie, welche durch eine vom hypothetischen zentrenzephalen System Penfields (1950) ausgehende Erregung des zentralnervösen Organs entstehen. Sie werden in erster Linie dadurch charakterisiert, dass im EEG über beiden Hirnhälften gleichzeitig Krampfpotenziale oder andere Veränderungen (bilateral synchrone Entladungen) auftreten. Diese Erscheinung wurde als Grundlage einer teilweise gegenwärtig noch gebräuchlichen Zweiteilung epileptischer Anfälle verwendet. Zu den zentrenzephalen Anfällen können zählen: große epileptische Anfälle (Grand Mal) und einzelne Petit-Mal-Formen: »klassische« ►Absence, myoklonische Epilepsie (s. d.), ►Blitz-Nick-Salaam-Krämpfe und akinetisch-astatische Anfälle (s. d.). – Diese Anfallsgruppe wird einer fokalen Epilepsie (►Anfall, fokaler) i. w. S. gegenübergestellt.
e: centrencephalic epilepsy. *fr:* épilepsie centrencéphalique

Epilepsie, zerebelläre *(f)*. 1. Obsol. Syn. für ►Strecksynergismen. Nach alter Vorstellung gehen tonische Anfälle der Extremitäten und der Streckmuskulatur des Rumpfes vom Kleinhirn aus. 2. Obsol. Bez. für anfallsartig auftretende ataktische Koordinationsstörungen.
e: cerebellar epilepsy (oder fits). *fr:* épilepsie cérébelleuse

Epilepsieanfall *(m)*. Jeder Anfall, der seine Ursache in einer hypersynchronen Entladung der Neurone des Gehirns hat und damit Teilerscheinung der Epilepsie ist. ►Anfall.

Epilepsieliga *(f)*. ►Liga gegen Epilepsie.

Epilepsie-Psychose *(f)*. Synonym für ►Psychose, epileptische.

Epilepsiesyndrom *(n)*. Epilepsie (s. d.) im weiteren Sinne. Außer den Anfallsleiden der genuinen und symptomatischen Epilepsie älterer Umschreibung werden auch einmalige Anfälle durch Zufallsursachen und toxisch bedingte Anfälle (Vergiftung durch Alkohol, Schlafmittel, Blei, Kohlendioxid, Schwefelkohlenstoff) hinzugerechnet.
e: epilepsy syndrome. *fr:* syndrome épileptique

epileptiform *(a)*. Epilepsieartig. In der älteren Psychiatrie bezog sich die Bez. auf alle Anfälle, die nicht Teilerscheinung einer genuinen Epilepsie waren. Alle Anfälle, mochten sie als typische ►Grand-Mal-Anfälle, Jackson-Anfälle oder in anderer Form auftreten, wurden als epileptiforme Anfälle bezeichnet, wenn sie bei anderen Krankheitsbildern, z. B. bei Urämie, nach Alkoholgenuss oder nach Aufregungen auftraten. Von H. Jackson für Anfälle gebraucht, die heute ►Jackson-Anfälle heißen. Die Bez. verlor ihre Berechtigung, als anerkannt wurde, dass der epileptische Grand-Mal-Anfall nicht allein als Symptom einer genuinen Epilepsie Bedeutung hat, sondern ihm eine eigene Identität zukommt. Obwohl es somit keine Begründung für den Gebrauch dieser Bez. gibt, ist sie noch vielfach üblich. Sie wird – in Unkenntnis der historischen Bedeutung – gewöhnlich für diagnostisch unklare Anfälle, für Anfälle, die nicht Grand Mal sind, oder nur zum Zwecke der Verharmlosung benutzt. Daneben hält sich die Bezeichnung bei Zuständen, die außer ihrem anfallsähnlichen Auftreten keinerlei Beziehungen zur Epilepsie haben. ►epileptoid.
e: epileptoid, epileptiform. *fr:* épileptiforme

epileptiforme Erregung *(f)*. ►Erregung, epileptiforme.

Epileptiker *(m)*. An Epilepsie leidender Kranker. Im gewöhnlichen Sprachgebrauch schließt der Ausdruck jedoch auch das Deutlichwerden einer epileptischen Wesensänderung (s. d.) ein.
e: epileptic. *fr:* épileptique

epileptisch, epilepticus *(a)*. Zur Epilepsie gehörig, an Epilepsie leidend.
e: epileptic. *fr:* épileptique

epileptische Konstitution *(f)*. Syn. für ►enechetische Konstitution.

epileptische Krise *(f)*. Vor allem in der frz. Literatur Bez. für den epileptischen Anfall.
e: epileptic seizure. *fr:* crise épileptique

epileptische Wesensänderung *(f)*. ►Wesensänderung, epileptische.

epileptischer Schwindler *(m)* ►Schwindler, epileptischer.

epileptisches Irresein *(n)*. ►Irresein, epileptisches.

epileptogen *(a)*. Anfallauslösend. ►Zone, epileptogene.
e: epileptogenic. *fr:* épileptogène

epileptogene Zone *(f)*. ►Zone, epileptogene.

epileptoid *(a)*. 1. In einem älteren, auf Griesinger (1868/69) zurückgehenden Sprachgebrauch etwa so viel wie: anfallsartig auftretend. Insbesondere

E

Schwindelanfälle, Migräne, plötzlich eintretende Verstimmungen wurden als epileptoid bezeichnet. ►epileptiform. 2. Gegenwärtig so viel wie: epilepsieartig im Wesen; Bezeichnung von Charakterzügen, die an einen epileptischen Charakter erinnern. ►Psychopath, epileptoider.
e: epileptoid. *fr:* épileptoïde

epileptoide Krankheiten *(f, pl).* Ältere Bez. für Krankheitszustände mit Anfällen, bei denen eine erbbiologische und konstitutionelle Verwandtschaft mit der genuinen Epilepsie vermutet wird, die jedoch nicht eigentlich zur Epilepsie gehören. Man zählte dazu: Pyknolepsie, Narkolepsie, Dipsomanie, Migräne, episodische Dämmerzustände. All diese Krankheitsbilder zählte die ältere Psychiatrie zur Epilepsie, jedoch wurde die Diskussion darüber um 1920 weitgehend beendet.

epileptoide Psychopathie *(f).* (H. Roemer, 1910). Charakterzustand, der gewisse Züge des epileptischen Wesens zeigt (besonders Übergewissenhaftigkeit, Umständlichkeit, Weitschweifigkeit, Viskosität, Neigung zum Eigensinn, Jähzorn, Gewalttätigkeit), ohne deshalb krankhaft zu sein. Nach E. Kretschmer wird epileptoide Wesensart besonders häufig bei athletischer Konstitution und im Erbumkreis der Epilepsie angetroffen.
e: epileptoid personality. *fr:* épileptoïde,

epileptoider Trinker *(m).* Epileptoider Psychopath mit besonderer Neigung zu episodischem und chronischem Alkoholismus.
e: epileptoid alcoholic. *fr:* alcoolique épileptoïde

Epileptologie *(f).* Wissenschaft von der Epilepsie.
e: epileptology. *fr:* épileptologie

Epileptose *(f).* (Southard). Alte Bez. für jede Form von Geistesstörung bei Epilepsie; i. e. S. für epileptischen Dämmerzustand mit produktiven psychotischen Symptomen (Wahn, Sinnestäuschungen usw.).
e: epileptosis. *fr:* épileptose

Epinosis *(f).* Psychischer Krankheitszustand, der sich mit einem anderen Krankheitszustand kombiniert, sich ihm aufsetzt. Es handelt sich dabei um die Befriedigung neurotischer Bedürfnisse, die als sekundärer Krankheitsgewinn angesehen werden. Z. B. kann ein Kranker in einer chirurgischen Klinik die Ödipus-Situation neu durchleben. Er unterwirft sich dem aggressiven Vater (Chirurg) und lässt sich von der Mutter (Krankenschwester) pflegen.
e: epinosis. *fr:* épinosie

Episode *(f).* 1. Krankheitsabschnitt einer vorübergehenden, völlig rückbildungsfähigen psychischen Krankheit. Der Begriff wurde antithetisch zu (schizophrener) ►»Schub« verwendet. Da für die vorübergehende manisch-depressive Erkrankung der Ausdruck ►Phase zur Verfügung stand, wurde oft nur bei rückbildungsfähigen körperlich begründbaren Psychosen von Episoden gesprochen. 2. Jeder abgrenzbarer zeitlicher Abschnitt einer psychischen Krankheit.
e: episode. *fr:* épisode

Episode, amnestische *(f).* (M. Mumenthaler, 1969). Syn. für ►Amnesie, transitorische globale.

Episode einer Major Depression. *(f).* Einzelne Erkrankungsphase der ►Major Depression. Vgl. Manische Episode.
e: Major Depressive Episode.

Episode, ernsthaft-depressive, mit psychotischen Symptomen ►ernsthaft-depressive Episode mit psychotischen Symptomen.

Episode, ernsthaft-depressive, ohne psychotische Symptome ►ernsthaft-depressive Episode ohne psychotische Symptome.

Episode, Gemischte *(f).* In DSM-III/IV Erkrankungsphase, in welcher gleichzeitig die Kriterien der ►Manischen Episode und der einer Major Depression bestehen. Entspricht den manisch-depressiven Zuständen (s. d.). Dasselbe heißt in DSM-V »Episode einer Major Depression mit gemischten Merkmalen«.
e: Mixed Episode.

Episode, leichte depressive *(f).* Syn. für ►mild-depressive Episode.

Episode, mäßig-depressive, mit ►somatischem Syndrom *(f).* ►mäßig-depressive Episode mit ►somatischem Syndrom.

Episode, mäßig-depressive, ohne ►somatisches Syndrom *(f).* ►mäßig-depressive Episode ohne ►somatisches Syndrom.

Episode, mild-depressive *(f).* ►mild-depressive Episode.

Episode, mittelgradige depressive. *(f).* Syn. für ►mäßig-depressive Episode. Dieses Syn. findet sich nur in der dt. Übersetzung von ►ICD-10.

Episode, psychogene psychotische *(f).* (J. Zutt). Nur wenige Stunden oder Tage dauerndes, aus einem Erlebnis sich ableitendes psychoseähnliches Zustandsbild, bei dem es zu schweren Gewalthandlungen (z. B. Suizid) kommen kann.
e: psychogenous psychotic episode. *fr:* épisode psychotique d'origine psychique

Episode, schwere depressive. *(f).* Syn. für ►ernsthaft-depressive Episode. Dieses Syn. findet sich nur in der dt. Fassung von ►ICD-10.

EPMS Extrapyramidal-motorische Symptomatik. In der klinischen Umgangssprache häufige Abkürzung, bei der nicht zwischen akuten, späten oder anderen unwillkürlichen Bewegungen unterschieden wird (►Dyskinesie). Immer ist jedoch eine Nebenwirkung der ►Neuroleptika gemeint.

Épongeur *(m).* »Schwammsauger«. Jemand, der in öffentliche Bedürfnisanstalten schleicht, mit einem Schwamm den Urin auffängt und den Schwamm anschließend an die Nase führt, um sexuelle Erregung

E

zu erreichen. Besondere Form der ►Urolagnie. S.a. Renifleur.
e: »Épongeur«.

EPS ►Extrapyramidale Symptome. ►Dyskinesien.
ep

Epsilonalkoholismus *(m).* (E.M. Jellinek, 1960). Maßloses Trinken bei besonderen Gelegenheiten oder in Perioden. Weitgehend identlisch mit ►Dipsomanie.
e: epsilon alcoholism. *fr:* epsilon alcoolisme

Epstein-Barr-Virus-Syndrom *(n).* Ursprünglich Synonym für die infektiöse Mononukleose. Michael Epstein und Y.M. Barr identifizierten 1968 das von ihnen entdeckte Epstein-Barr-Virus (EBV) als Erreger der infektiösen Mononukleose. Daher wurde diese Krankheit umbenannt. Häufige Beschwerden waren vor allem Müdigkeits- und Erschöpfungsgefühle. Nachdem 1988 erkannt worden war, dass dieses Virus überall vorkommt und die Reaktionen darauf unspezifisch sind, wechselte der Name zu »chronisches Müdigkeitssyndrom« (s.d.). Gegenwärtig nur noch Syn. für ►Neurasthenie. In der inoffiziellen Medizin hält sich die Bez. jedoch weiterhin als Erklärung für unbestimmte Müdigkeits- und Erschöpfungsgefühle.

Erbchorea *(f).* ►Chorea Huntington.

Erbveitstanz *(m)* ►Chorea Huntington.

Ereignis *(n).* Geschehen in der Wirklichkeit. Sprachlich aus «Eräugnis», das mit den Augen Wahrgenommene. Psychopathologisch kommt es darauf an, wie das Ereignis vom Subjekt erlebt wird (►Erlebnis).
e: event (in anderer Bedeutung als Fremdwort im Deutschen).

erektile Dysfunktion. *(f).* ►Dysfunktion, erektile.

Erektion *(f).* Aufrichtung bzw. Anschwellung *(a)* des männlichen Gliedes, (b) der Klitoris oder (c) der Brustwarze. – Gewöhnlich ist *(a)* gemeint. Sie kommt durch Blutzufluss zu schwammartigen, miteinander kommunizierenden Hohlräumen (Corpora cavernosa) im Penis, während gleichzeitig der Blutabfluss gehemmt wird, zustande. Dadurch entstehen eine beträchtliche Vergrößerung und ein hoher Grad von Festigkeit, welche den Sexualakt ermöglichen. Der Vorgang ist reflektorisch und kann durch sexuelle Vorstellungen oder zärtliche Berührungen ausgelöst werden, jedoch nicht durch Willensanspannung. Nach einer Ejakulation welkt die Erektion ziemlich rasch dahin. Der Reflex ist dann für eine verschieden lange Refraktärzeit nicht mehr auslösbar.
e: erection.

Erektionsstörung beim Mann *(f).* In DSM-IV: fehlende oder mangelhafte Gliedversteifung des Mannes. Der Erektionsreflex kann *(a)* überhaupt nicht ausgelöst werden, es kommt (b) nicht zu einer ausreichenden Festigkeit des Penis, um seine Einführung in die Scheide der Partnerin zu ermöglichen, oder (c) die Erektion hält nur ganz kurze Zeit an. Die Störung tritt gewöhnlich nur bei Versuchen eines Sexualverkehrs mit einer Partnerin auf. Sehr viel seltener kommt es weder zu Spontanerektionen noch zu Erektionen bei Selbstbefriedigung. In DSM-V »Erektionsstörung« (ohne »beim Mann«).
e: Male Erectile Disorder. – (ICD-10: F52.2).

Eremophobie *(f).* Furcht vor einsamen Plätzen.
e: eremiophobia. *fr:* érémophobie

Erethie *(f).* Syn. für ►Erethismus.

Erethie, dranghafte *(f).* (Heinze). Obsol. Syn. für ►Aufmerksamkeits-/Hyperaktivitätsstörung.

erethisch *(a).* Im Bereich der Aktivität übernormal, gereizt »nervös«, erregbar, reizbar. Wird vorwiegend zur Bezeichnung der dranghaften, motorischen Hyperkinese verwendet, z.B. als »erethischer Habitus«. Auch ältere Einteilung des Schwachsinns in jeweils eine erethische und eine stumpfe Form: erethische Debilität, Imbezillität, Idiotie.
e: erethistic, erethismic, erethitic. *fr:* érétique

erethisches Syndrom *(n).* (F. Kramer und H. Pollnow, 1932). Für das Kindesalter typisches Syndrom mit ruhelosem Bewegungsdrang. Nach zunächst normaler Entwicklung kann es nach einem fieberhaften Infekt, einer Serie von epileptischen Anfällen oder einem anderen das Gehirn schädigenden Ereignis zu einem Bild von dranghafter Bewegungsunruhe kommen. Die Intelligenz kann stark gemindert (Imbezillität) sein, seltener geringfügig beeinträchtigt; eine Beurteilung ist wegen der mangelhaften Fixierungsmöglichkeit erschwert (psychomotorisch bedingter Scheinschwachsinn). Die Veränderungen enden (mit Ausnahme der Intelligenzstörungen) mit dem Beginn der Pubertät. Es wurde angenommen, dass das Syndrom eine unspezifische Reaktionsweise des kindlichen Gehirns auf nicht umschriebene Hirnschädigungen darstellt. Später wurden nur noch schwere Bilder mit ausgeprägter Demenz als erethisches Syndrom bezeichnet. – Die Bez. wird zugunsten von ►Aufmerksamkeits-/Hyperaktivitätsstörung kaum noch verwendet
e: hyperkinetic syndrome.
Syn.: Kramer-Pollnow-Syndrom. *fr:* syndrome de Kramer-Pollnow

Erethismus *(m).* Krankhaft gesteigerte Aktivität. In der älteren Psychiatrie allgemeine Bez. für jede Form dauernd bestehender stärkerer Erregung, die auf eine gesteigerte Reizbarkeit und Erregbarkeit des Nervensystems zurückgeführt wurde. Man unterschied vor allem einen erethischen Schwachsinn (mit gesteigerter Aktivität) von einem torpiden Schwachsinn (mit geringer Aktivität). Daher verbindet sich auch gegenwärtig noch Erethismus stets mit der Bedeutung Schwachsinn. Der Bez. folgte früher ge-

wöhnlich ein Wort, welches die Ursache des Erethismus angab. S. die folgenden Stichwörter.
e: erethism.
Syn.: Erethie. *fr:* érethisme

Erethismus ebriosorum Nicht mehr gebräuchliche Bez. für durch Alkoholgenuss hervorgerufene Exzitation. Übermäßige Aktivität und Streitsüchtigkeit des Alkoholikers bei Alkoholeinwirkung. Später auch Syn. für Delirium tremens.
e: erethism ebriosorum. *fr:* éréthisme alcoolique

Erethismus mercurialis (J. Pearson). Alte Bez. für psychische Veränderungen durch Quecksilbervergiftung. ►Merkurialismus.

Erethismus postencephaliticus Übermäßige Bewegungsaktivität als Folge einer Gehirnentzündung. Weitgehend identisch mit dem ►erethischen Syndrom.
e: postencephalitic erethism. *fr:* éréthisme postencéphalitique

Erethismus vaginae Obsol. Bez. für Vaginismus.

Erethisophrenie *(f)*. Abnorme Reizbarkeit.
e: erethizophrenia. *fr:* éréthisophrénie

Ereutophobie *(f)*. Syn. für ►Erythrophobie.

Erfahrung, klinisch-psychiatrische *(f)*. ►Erfahrungswissen, welches der Arzt im persönlichen Umgang mit psychisch Kranken erwirbt. Zu den Voraussetzungen gehören medizinische Kenntnisse, weil das Organische vom Nichtorganischen (Psychischen) zu unterscheiden ist. Für ärztliche Entscheidungen ist Erfahrung vielfach ausschlaggebend, obwohl diese oft nicht genau begründet werden kann. Eine wissenschaftliche Aufgabe besteht darin, die tatsächlich zur Anwendung gekommenen Gesichtspunkte zu erforschen. DSM-V ist gegenüber seinen Vorgängern von einem rein auf Kategorien aufbauenden System abgegangen und betont den Wert der psychiatrischen Erfahrung.
e: psychiatric clinical experience

Erfahrungshierarchien *(f, pl)*. Synonym für ►Gewohnheitshierarchien.

Erfahrungswissen *(n)*. Durch Lernen und Erkennen erworbene Kenntnisse, die für spätere Handlungen verfügbar bleiben. Das Sammeln von Erfahrungen ist abhängig von den angeborenen Fähigkeiten und den äußeren Möglichkeiten. Innerhalb einer gegebenen Kultur wird ein großer Teil der Erfahrungen nicht »direkt«, sondern durch Erlernen der Erfahrungen anderer »indirekt« gewonnen. Psychische Störungen können als Erfahrung auf dem Wege der ►Transmission an die nächste Generation weitergegeben werden. Aufgrund der ►Plastizität des Gehirns kann es möglicherweise auch zu einer biologischen Verankerung kommen.
e: experience, empiric knowledge. *fr:* expérience

Erfinderwahn *(m)*. Krankhaft unkorrigierbare Überzeugung, eine bestimmte Erfindung hervorgebracht zu haben. Als Wahnthema besonders bei solchen Wahnkrankheiten vorkommend, die nicht oder nur langsam zu einer Zerstörung der Persönlichkeit führen.
e: inventive mania. *fr:* délire d'invention

Ergasiatrie *(f)*. Von Adolf ►Meyer vorgeschlagene Bez. für Psychiatrie.
e: ergasiatry. *fr:* ergasïatrie

Ergasie *(f)*. Nach dem ganzheitlichen Aspekt der Psychiatrie Adolf ►Meyers soll mit diesem Begriff eine geordnete und zielgerichtete Aktivität und die Einheit aller somatischen und psychischen Funktionen eines Individuums gegenüber der Tätigkeit einzelner Organe hervorgehoben werden. Grundlegender Begriff der ►Ergasiologie. Zahlreiche psychische Störungen werden aus diesem Grundbegriff abgeleitet. ►Dysergasie.
e: ergasia. *fr:* ergasie

Ergasiologie *(f)*. Von Adolf ►Meyer verwendete Bez. für die (vor allem in den USA) mit seinem Namen verbundene Lehre vom Menschen als psychisch integrierte, biologische Einheit (»objektive Psychobiologie«).
e: ergasiology. *fr:* ergasiologie

Ergasiomanie *(f)*. Alte Bezeichnung für krankhaften Beschäftigungsdrang. Besonders die ruhelose Beschäftigungswut bei ►Manie.
e: ergasiomania. *fr:* ergasiomanie

Ergasiophobie *(f)*. Krankhafte Bewegungsfurcht.
e: ergasiophobia. *fr:* ergasiophobie

Ergodialeipsis *(f)*. (Moravsik). Willensstörung, bei der eine zunächst richtig eingeleitete Handlung durch Querantriebe in ein ganz anderes Fahrwasser gelenkt oder auch abgeschnitten wird.
e: ergodialeipsis. *fr:* déviation de la volonté d'action

Ergophobie *(f)*. Syn. für ►Ergasiophobie.

Ergotherapie *(f)*. Syn. für ►Werktherapie.

Erhard, Johann Benjamin geb. 8.2.1766 Nürnberg; gest. 28.11.1827 Berlin. Arzt, Psychotherapeut und Philosoph in Berlin. In seiner Schrift »Versuch einer systematischen Eintheilung der Gemüthskräfte. Über Narrheit und ihre ersten Anfänge« (1794, 1796) »predigte [er] ohne Pomp, aber laut und verständlich es allen, die Ohren hatten zu hören, dass der Wahnsinn vorzüglich durch die psychische Curmethode geheilt werden müsse« (►Reil, 1803). »Abhandlung über den Nutzen der Psychologie für den Arzt, nebst einem Aufsatz über die Narrheit und die Natur derselben« (1798). Schüler und Freund Immanuel Kants.

Erhard Seminar Training (EST) *(n)*. Form der Massenpsychotherapie. Mehrere 100 Personen werden bis zu 60 Stunden zur Versenkung angeleitet. Die zweifelhafte Methode hat mancherorts viele Anhänger. Benannt nach dem Begründer Werner Erhard (= Jack Rosenberg).

Erickson, Milton Hyland geb. 5.12.1901 Anrum (Nevada), gest. 25.3.1980 Phoenix (Arizona). Amerikanischer Hypnotherapeut. Gilt als bekanntester amer. Psychotherapeut des 20. Jahrhunderts. Nach Medizinstudium an der Wisconsin-Universität später Direktor für psychotherapeutische Forschung und Ausbildung in Phoenix, Arizona. Gründungspräsident der »American Society of Clinical Hypnosis«, Gründungsherausgeber des »American Journal of Clinical Hypnosis«. Lehrte vor allem in Seminaren Hypnotherapie und die kurze, direkte Psychotherapie. Zeig, J. K. (Hg.): »Teaching Seminar with Milton H. Erickson, M. D.« (1980).

Erinnerung *(f)*. In der Psychiatrie: der einzelne Inhalt des Gedächtnisses; die Gesamtheit der Inhalte sind die Erinnerungen. In diesem Sinne syn. mit ►Engramm. Im weiteren Sinne aber auch der Vorgang der Aktualisierung von Gedächtnisspuren.
e: recollection. *fr:* souvenir:

Erinnerung, erste *(f)*. Erinnerung an Kindheitserlebnisse. Meist in Form von harmlos erscheinenden Einzelerinnerungen (►Deckerinnerungen). Früheste Erinnerungen beziehen sich sehr selten auf das 1. Lebensjahr, gewöhnlich auf das 2.–4., manchmal erst auf das 6.–8. Lebensjahr.

Erinnerung, falsche *(f)*. Während einer Psychotherapie auftauchende bedeutsame Erinnerung, die sich bei Realitätsprüfung als falsch erweist. »... dass die in der Analyse konstruierten oder erinnerten Kindheitserlebnisse einmal unstrittig falsch sind, das andere Mal aber ebenso sicher richtig und in den meisten Fällen aus Wahrem und Falschem gemengt. [...] Es ist schwer, sich darin zurecht zu finden« (S. Freud, GW XI, 382).
e: false memory

Erinnerungsaphasie *(f)*. Seltenes Syn. für ►Amnesie. Erinnerungsverlust.

Erinnerungsassoziation *(f)*. Zu einem gegebenen Sachverhalt (z. B. Trauminhalt) durch ►Assoziation bewirkter Erinnerungsvorgang. Durch Symbolverwandtschaft, Gleichheit des Gefühlsklanges, Wortähnlichkeit usw. werden Erinnerungskomplexe geweckt.
e: associative memory. *fr:* association de souvenir

Erinnerungsausfall, inselförmiger *(m)*. Zeitlich scharf begrenzte ►Amnesie von kurzer Dauer. Auch Erinnerungslücke für ein bestimmtes Ereignis.
e: transient amnesia. *fr:* amnésie lacunaire

Erinnerungsbild *(n)*. (C. Wernicke, 1874). Nicht mehr gebr. Bez. für optisch-bildhaftes Bewusstwerden vergangener Erlebnisinhalte. Die Bez. wird von ►Wernicke innerhalb eines eigenen Lehrgebäudes verwendet, wonach man den Ganglienzellen der Gehirnrinde »die Eigenschaft zuschreiben muss, durch momentane Reize dauernd derart verändert zu werden, dass bleibende Residuen davon zurückbleiben, welche wir eben Erinnerungsbilder nennen«. Beweis dafür seien die klinischen Erfahrungen bei ►Aphasie und ►Astereognosie. Die Erinnerungsbilder seien daher im Gehirn lokalisierbar. ►Engramm.
e: palimnestic awareness. *fr:* image de souvenirs

Erinnerungsdelir *(n)*. 1. Alte Bez. für Erinnerungshalluzination. 2. (E. Raimann) Schreckerlebnisreaktion. Psychogener Dämmerzustand, der manchmal erst eine Weile nach dem Schreck auftreten kann und in dem die Schreckerlebnisse wiederholt werden. 3. Affektbetonte Erinnerungen im hysterischen Dämmerzustand, wobei Erinnerungen, z. B. an eheliche Streitszenen, in teilweise phantastischer Verzerrung unter starkem Affekt neu erlebt werden.

Erinnerungsfähigkeit *(f)*. Reproduktionsfähigkeit des Gedächtnisses. Die beim Gesunden stets vorhandene Fähigkeit, verfügbare Gedächtnisinhalte willkürlich ins Bewusstsein zu rufen. Kann durch Erlebniseinflüsse oder durch krankhafte Prozesse auf mannigfaltige Art gestört werden (z. B. bei seniler Demenz).
e: recollection ability. *fr:* capacité mnémonique

Erinnerungsfälschung *(f)*. Unabsichtliche Verfälschung der Gedächtnisinhalte. Bereits im gesunden Leben unterliegen die Erinnerungen einem verfälschenden Umgestaltungsprozess, was bei Zeugenaussagen vor Gericht stets zu beachten ist. Einzelne Teile werden fortgelassen, zusammengezogen oder ergänzt, wofür nicht nur uneingestandene Wünsche und Befürchtungen, sondern auch einfach Strukturierungsprozesse maßgebend sind. Aus krankhafter Ursache können mannigfaltige Erinnerungsfälschungen auftreten. Auch durch einzelne Medikamente können Erinnerungstäuschungen hervorgerufen werden.
e: memory distortion, retrospective falsification, paramnesia. *fr:* falsification de souvenirs

Erinnerungsfälschung, assoziierende *(f)*. (E. Kraepelin). Syn. für Pseudomnesie, assoziierende.

Erinnerungsfälschung, einfache *(f)*. (E. Kraepelin). ►Pseudomnesie, bei der Phantasiegebilde »mit der Prätension von Reminiszenzen ins Bewusstsein treten«. Dazu gehören Aufschneidereien, die Größenideen von Paralytikern und die Konfabulationen des Korsakow'schen Symptomenkomplexes.
e: memory falsification.

Erinnerungsfälschung, positive *(f)*. Syn. für ►Pseudomnesie.

Erinnerungshalluzination *(f)*. Vermeintliche Erinnerung an Ereignisse in der Vergangenheit, die in Wirklichkeit nie stattgefunden haben, jedoch mit Wahngewissheit als erlebt erinnert werden.
e: memory hallucination, remembrance hallucination.
Syn.: retroaktive Halluzination, Erinnerungsdelir (1).
fr: délire rétrospectif, hallucination mnésique

E

Erinnerungshypnose *(f)*. Hypnose, bei der scheinbar Vergessenes mithilfe des Hypnotherapeuten bewusst gemacht wird.
e: mnemic hypnosis. *fr:* hypnose mémorisante

Erinnerungsillusion *(f, pl)*. Nachträgliche »Umdichtungen« wirklicher Erinnerungen, meist unter besonders günstiger Heraushebung der eigenen Person. Literarisches Paradigma: »Tartarin de Tarascon« von A. Daudet.
e: mnemic delusion. *fr:* illusion mnésique

Erinnerungsinsel *(f)*. Aus einer Zeit der allgemeinen Erinnerungslosigkeit (Amnesie) verbliebene vereinzelte, meist undeutliche Erinnerung. Z. B. werden aus der Zeit der physiologischen Erinnerungslücken für das 1.–3. Lj. gewöhnlich einzelne Ereignisse erinnert. Auch die Erinnerungslücke für ►Dämmerzustände ist meist nicht vollständig, sondern es werden einzelne Reste bewahrt.
e: island of memory, amnestic vague remembrance. *fr:* souvenirs lacunaires

Erinnerungskrämpfe *(m, pl)*. (J. B. Friedreich). Syn. für ►Tourette-Syndrom.

Erinnerungslücke *(f)*. ►Amnesie.

Erinnerungsspur *(f)*. Gedächtnisspur. ►Engramm.
e: mnemonic oder memory trace, engram, mneme. *fr:* trace mnésique

Erinnerungstäuschung *(f)*. Zusammenfassende Bezeichnung für ►Erinnerungsillusion und ►Erinnerungshalluzination.
e: delusion of remembrance. *fr:* faux souvenirs

Erinnerungstäuschungen, identifizierende *(f, pl)*. Von E. Kraepelin geprägtes Synonym für ►»Déjà-vu-Erlebnisse«.

Erinnerungsverlust *(f)*. Verlorengehen von Gedächtnisinhalten durch krankhafte Vorgänge.
e: amnesia. *fr:* perte de mémoire

Erinnerungsvermögen *(n)*. ►Erinnerungsfähigkeit.

Eristhiker *(m)* ►Psychopathen, streitsüchtige.

Erkenntniskraft, obere *(f)*. (A. G. Baumgarten, 1735). Verstand des Mensch, insoweit er sich Denken, Fühlen und Wollen in derelben Art wie einen Gegenstand vorstellen kann. Enthält die Fähigkeit, sich abstrakte Begriffe zu bilden. Nach ►Bolten hat seelische Krankheit zur Folge, dass diese Kraft »gehindert« wird. Krankheiten der Seele haben ihren »Sitz« in der oberen Erkenntniskraft ebenso wie in der unteren Begehrungskraft (s. d.).

Erkenntnistherapie *(f)*. Allgemein: jede Psychotherapie, welche sich der Fähigkeit des Menschen zur Erkenntnis seiner Lebenssituation bedient. – 1. Syn. für ►Lungwitz-Erkenntnistherapie. 2. Syn. für ►kognitive Therapie.
e: cognitive therapy, cognitive behavior therapy.

Erklären *(n)*. 1. Einordnen festgestellter Tatbestände in einen Kausalzusammenhang. 2. In der Wissenschaftstheorie stellte W. Dilthey (1883) das Erklären als naturwissenschaftliche Methode dem ►Verstehen der Geistes- und Geschichtswissenschaften gegenüber. Im Gegensatz zum mehr qualitativen Verstehen ist Erklären hiernach die Rückbeziehung des einzelnen Erkenntnisgegenstandes auf schon Bekanntes nach Maß, Zahl und Gesetz. Wurde von K. Jaspers (1912) auf die klinische Psychopathologie übertragen. Danach ist Erklären das nur rationale Erkennen von Seelischem durch Denken »ohne Zuhilfenahme irgendeines inneren Hineinversetzens in Seelisches«. Dies wird bei allen objektiv erfassbaren Symptomen und Leistungen (z. B. Gedächtnisleistungen, Wahneinfälle, Sinnestäuschungen) angewandt und steht im Gegensatz zum einfühlenden Miterleben des ►Verstehens. Beispiel für einen Kausalzusammenhang in der Psychopathologie ist der zwischen Augenkrankheiten und Halluzinationen (doch ist nichts über die Regelmäßigkeit bekannt). Eine Regel ist z. B. die Beobachtung, dass Schizophrenie selten im persönlichen Umkreis von Patienten mit manisch-depressiver Erkankung zu finden ist und umgekehrt. Ein Gesetz ist die Feststellung, dass progressive Paralyse ausschließlich als Folge einer Infektion mit dem Syphiliserreger auftritt.
e: explanation. *fr:* explication

Erklären, psychologisches *(n)*. Syn. für ►Verstehen, genetisches.

Erklärungswahn *(m)*. (C. Wernicke, 1894). Wahnhafte Überzeugung, die nicht primäres Krankheitssymptom ist, sondern zur Erklärung der Entstehung von anderen psychotischen Symptomen (z. B. Halluzinationen) dient.
e: explanatory delusion. *fr:* délire explicatif

Erkrankung, manisch-depressive *(f)*. (E. Kraepelin, 1896). Sog. endogene Psychose, bei welcher ►Depressionen und ►Manien (depressive und manische Phasen) aufeinanderfolgen. Die Bez. wurde von ►Kraepelin eingeführt, um zwischen a) Psychosen, welche sich fortschreitend zu einer Art Demenz entwickeln (►Dementia praecox), und b) folgenlos abheilenden Psychosen zu unterscheiden. Die von Falret und Baillarger erstmalig zu einer Krankheitseinheit zusammengefügten Manie und Depression wurden damit endgültig in das nosologische System Kraepelins aufgenommen. Eine Unterscheidung in eine selbstständige manische und depressive Psychose erschien nicht mehr erforderlich, weil durch das Auftreten einer ersten manischen oder depressiven Erkrankungsphase in unvorhersagbarer Weise mit dem Auftreten weiterer manischer oder depressiver Phasen gerechnet werden musste. Später, in der 8. Auflage seines Lehrbuches, hat Kraepelin auch noch die ►Involutionsmelancholie mit in der manisch-de-

pressiven Erkrankung aufgehen lassen, während sie in der englischsprachigen Psychiatrie ihre Sonderstellung behielt. Neuere Untersuchungen weisen darauf hin, dass doch mehrere unterscheidbare Krankheiten abgrenzbar sind. Die bipolaren manisch-depressiven Erkrankungen beginnen gewöhnlich schon mit dem 15.–20. Lebensjahr und gewinnen eine starke Neigung zur Häufung der Phasen; in ihrer Primärpersönlichkeit lassen die Kranken besonders häufig die Temperamentsform der ►Zyklothymie (1) erkennen. Dagegen beginnen die monopolaren Depressionen selten vor dem 20. Lebensjahr, und die freien Intervalle zwischen den Erkrankungsphasen bleiben länger; die Primärpersönlichkeit der Kranken zeigt besonders häufig die Eigenschaften des ►Typus melancholicus. Monopolare Manien kommen viel seltener vor, führen dann aber nach vielen Erkrankungsphasen häufiger zu einer chronischen Manie. Erkrankungsrisiko der Durchschnittsbevölkerung 0,4–1 %, steigt mit Verwandtschaftsgrad; bei Kindern und Geschwistern von Erkrankten 10–15 %; Frauen : Männer 7 : 3. – Störungen des Katecholamin- und Serotoninstoffwechsels sind in ihrer Bedeutung für die Verursachung ungeklärt. – Meistens treten die Phasen ohne erkennbaren Anlass auf, bei einem Teil aber in zeitlichem Zusammenhang mit körperlicher Erkrankung oder mit seelischer Belastung. Bei multiphasischem Verlauf werden die Abstände zwischen den Phasen durchschnittlich kürzer. – Vorbeugung neuer Phasen ►Lithium-Prophylaxe.
e: manic-depressive illness oder psychosis.
Syn.: manisch-depressives Irresein, manisch-depressive Psychose, periodisches Irresein, Thymophathie, Wechselmut, zirkuläres Irresein, Zyklophrenie, Zyklothymie, affektive Psychose, bipolare Störung. *fr:* folie circulaire, psychose maniaco-dépressive

Erkrankung, psychische *(f).* 1. Eindeutschung für lat. valetudo infirma: beschädigte Gesundheit: übles Befinden, Unpässlichkeit, Störungen, welche das Leben beeinträchtigen und Hilfe erfordern, aber keine Geistes- oder Gemütskrankheiten darstellen. 2. Zustände, die zwischen Gesundheit (lat. sanitas) und ►Krankheit (lat. aegritudo) stehen.

Erlebnis *(n).* 1. Im weiteren Sinne jedes Innewerden von Bewusstseinsinhalten, jedes im Erlebnisstrom bewusst in Erscheinung Tretende. 2. Im häufiger gebrauchten engeren Sinne eine für die Person bedeutungsvolle, mit starken Gefühlstönen unterlegte persönliche Erfahrung. In dieser Form für alle psychotherapeutischen und psychoanalytischen Schulen wichtiger Begriff, da – wie S. Freud erstmalig herausstellte – frühere Erlebnisse, besonders die der frühen Kindheit, im späteren Leben in bewusster oder unbewusster (►Verdrängung) Form von wichtiger lebensgestaltender oder neurosenprovozierender Bedeutung sein können. Neurotische Zustände können nach E. Speer (1938) allgemein als Folge der Störungen der Erlebnisverarbeitung aufgefasst werden. ►Schlüsselerlebnis. – Der Sachverhalt wird in DSM-III/IV unter der Bez. posttraumatic stress disorder (►Belastungsstörung, Posttraumatische) abgehandelt. Der Akzent liegt dabei jedoch auf der Reaktion, nicht dem Erlebnis.
e: Keine genaue engl. Entsprechung: event bezeichnet das Ereignis, das man erlebt; life event ist das bedeutende Lebensereignis; experience beinhaltet einen Lernprozess; a moving oder poignant experience ist evtl. die am nächsten kommende Umschreibung. *fr:* expérience (vécue).

Erlebnis, determinierendes *(n).* Für das Individuum in besonderer Weise bedeutungsvolles, evtl. den Gang des weiteren Lebens prägendes Erlebnis. Es kann sich um Erlebnisse der frühen Kindheit, aber auch z. B. um Bekehrungserlebnisse oder psychotische Erlebnisse handeln.
e: determining experience. *fr:* expérience déterminante

erlebnisbedingt *(a).* Dt. Bez. für ►psychogen.

Erlebnisbeobachtung *(f).* Selbstwahrnehmung der Erlebnisse. Introspektion. Stellt eine wichtige, oft jedoch nicht klar erkannte Erkenntnisquelle dar, die von der Erlebnispsychologie methodisch genutzt wird. Erlebnisbeobachtung wird von der Verhaltens- und Leistungspsychologie als zu subjektive Methode, der Allgemeinverbindlichkeit nie zukomme, verworfen.
e: introspection. *fr:* introspection

Erlebnischarakter *(m).* Die in einem Einzelerlebnis verschmelzenden und ihm seine besondere Färbung verleihenden Wahrnehmungen, Gefühle und Vorstellungen.
e: emotional characteristics. *fr:* caractère du vécu

Erlebnisfeld *(n).* Nach der Gestalttheorie besitzt jedes Erlebnis nur ein bestimmtes »Feld« im Bewusstsein, das breit oder eng, prägnant oder diffus, profiliert oder unprofiliert sein kann. In Krankheitszuständen kann sich das Erlebnisfeld verändern. So kommt es nach K. Conrad in der Bewusstseinstrübung bei symptomatischen Psychosen zu einem »protopathischen Gestaltwandel des aktuellen Erlebnisfeldes«.
e: field of experience. *fr:* champ du vécu

Erlebnisform, oneiroide *(f).* (►Mayer-Gross). Psychisches Krankheitsbild mit überwiegend günstigem Ausgang, bei dem ►oneiroide Zustände mit phantastischen Erlebnissen vorherrschen (»Selbstschilderungen der Verwirrtheit. Die oneiroide Erlebnisform«, 1924) Der Erlebnisreichtum ist von Eigenschaften der gesunden Persönlichkeit abhängig, die gewöhnlich bereits vor der Erkrankung eine Neigung zu einer traumhaften Phantasiewelt erkennen lässt. Starker Drang zur Selbstdarstellung. Nur selten

selbstständige Krankheitsform. Meist Teilabschnitt oder Teilerscheinung bei manisch-depressiver oder schizophrener Erkrankung. – Hat sich als Bez. für psychische Zustandsbilder in der täglichen Klinik nicht durchgesetzt.
e: oneiric state of mind. *fr:* vécu oniroïde

Erlebnisreaktion *(f)*. Nach der Definition K. Schneiders »die sinnvoll motivierte gefühlsmäßige Antwort auf ein Erlebnis. Trauer über; Reue wegen, Furcht vor, Wut über sind solche Erlebnisreaktionen.« (»Abnorme Erlebnisreaktionen« in »Klinische Psychpathologie«, 6. Aufl., 1962).
e: emotional reaction. *fr:* réaction normale au vécu

Erlebnisreaktion, abnorme *(f)*. ►Reaktion, abnorme seelische.

Erlebnisreaktion, akute *(f)*. Seelisch-körperliche Reaktionen auf Erlebnisse. Beschwerden: Durchschlafstörungen (Grübeln in den Wachphasen), Selbstzweifel, niedergeschlagene Stimmung, mangelhafte Konzentrationsfähigkeit, Verlustängste, materiell-existenzielle Ängste, Atembeklemmungen, Atemrhythmusstörungen, Pulsjagen, Herzrhythmusstörungen, Magendruck, Appetitmangel, Durchfälle, verspannte Schulter- und Rückenmuskulatur. Suizidversuche kommen vor. – Ursachen: z. B. ungelöste zwischenmenschliche Konflikte; Ehe- und Partnerschaftskonflikte, Arbeitsplatzkonflikte, ►Mobbing, plötzliche Arbeitslosigkeit, schwebende Gerichtsverfahren, drohender Konkurs, Zahlungsunfähigkeit u. a. – Schwindet allmählich nach Fortfall der Ursache*(n)*. – In ICD-10 keine genaue Entsprechung. Je nach vorherrschenden Erscheinungen zu verschlüsseln als akute Belastungsreaktion (F43.0), Anpassungsstörung (F43.3), depressive Episode (F32.x) u. a.
e: Übersetzung durch Umschreibungen, ►Erlebnis.

Erlebnisreaktion, schizophrene *(f)*. ►Reaktion, schizophrene (1).

erlebnisreaktive Entwicklungen *(f, pl)*. Syn. für ►Entwicklungen, abnorme seelische.

Erlebnistypus *(m)*. In der Typologie von H. Rorschach Kennzeichnung für das Verhältnis der Persönlichkeit zu Ich und Umwelt. Der Erlebnistypus wird aus dem Verhältnis von Bewegungs- (B) und Farbantworten (Fb) im Rorschach-Formdeuteversuch bestimmt. Es werden 5 Erlebnistypen unterschieden: ►koartiert, ►koartativ, ►ambiäqual, ►introversiv, ►extratensiv. Introversiver, extratensiver und amibäqualer Erlebnistyp werden als dilatierter Erlebnistyp zusammengefasst. Beim introversiven Typ überwiegen B-Antworten, beim extratensiven Fb-Antworten, beim koartierten, koartativen und ambiäqualen Typ sind B- und Fb-Antworten etwa gleich häufig.
e: emotional type. *fr:* type d'expérience intime, type de vie, type de caractère, type de résonance intime

Erlebnisverarbeitung *(f)*. Fähigkeit, aktuelle oder zeitlich zurückliegende Erlebnisse sinnvoll dem Ganzen der Persönlichkeit einzugliedern. Nach E. Speer besteht die Aufgabe der ärztlichen Psychotherapie in der Beseitigung von Störungen der Erlebnisverarbeitung und ihrer Folgezustände.
e: assimilation of emotional experiences. *fr:* intégration du vécu

Erlebniswandel *(m)*. Veränderungen der subjektiven Erlebnisweise durch lebensgeschichtlich einschneidende Ereignisse. Physiologisches Vorkommen z. B. in der Pubertät als puberaler Erlebniswandel; pathologisch z. B. beim Leukotomie-Syndrom, das sich nach H. Häfner durch einen Wandel auf dem Niveau höherer Konzepte und Entwürfe auszeichnet.
e: alteration of subjective experiences. *fr:* modification de la participation au vécu

Erleichterungstrinker *(m)*. (J. E. Staehelin). Exzessiver Alkoholiker, der im Alkohol die Lösung von Verstimmungen sucht. Es handelt sich vor allem um depressive, schwermütige Persönlichkeiten, gehemmte, entäußerungsunfähige Naturen.

Erleuchtungserlebnis *(n)*. Plötzlich auftretendes Gefühl (religiöser?) Beglückung, Begnadung oder Erleuchtung; pathologisches Vorkommen bei Glückspsychose, Schizophrenie und als seelische Reaktion etwa beim Erlernen einer Körperthereapie.
e: experience of enlightenment. *fr:* illumination

Erlöseridee *(f)*. Meist plötzlich auftretende krankhafte Überzeugung, als Gottes Sohn und zur Beglückung der Welt berufen zu sein. Vorkommen bei Schizophrenie, Glückspsychose u. a.
e: Messianic delusion. *fr:* délire de rédemption

Ermüdbarkeit *(f)*. ►Ermüdung.

Ermüdbarkeit, abnorme *(f)*. Nachlassen der Aufmerksamkeitsleistung nach sehr kurzer Zeit. Vorkommen vor allem nach Hirnverletzungen, bei Hirnaderverkalkung und ►Hirnleistungsschwäche. Ein Patient ist zunächst frisch, aufnahmebereit und wirkt jugendlich. Im Laufe eines Gesprächs wirkt er rasch müder, älter und schließlich verfallen. Nach kurzer Ruhepause kann die Leistung wieder normal sein. Besonders deutlich nach frischem Hirntrauma. Die ►Aufmerksamkeit sinkt dabei oft schon nach wenigen Minuten so stark ab, dass ein Gespräch unterbrochen werden muss. Das Phänomen ist wahrscheinlich nicht scharf von ►Konzentrationsschwäche zu unterscheiden.

Ermüdung *(f)*. Herabsetzung des Leistungsvermögens nach einer Weile normaler Belastung. Folgen sind: geringes Arbeitstempo, Konzentrationsschwäche, Gedächtnisstörungen, Schwerfälligkeit des Denkens, Einfallsarmut, zunehmende Fehlerzahl, Unlust, Reizbarkeit, Verstimmung u. a. Nach Ruhepause oder Schlaf kehren die normalen Funktionen wieder zurück. Erhöhte Ermüdbarkeit kommt nach Hirntraumen

(►postkommotionelles Syndrom), bei akuten hirnorganischen Prozessen und nach Schlafmitteleinnahme vor. Teilweiser Ausgleich durch Weckmittel möglich.
e: fatigue. *fr:* fatigue

ernsthaft-depressive Episode mit psychotischen Symptomen *(f)*. Depressionstyp in ICD-10 F32.3. Die Leitlinien für die Feststellung sind dieselben wie bei der ►ernsthaft-depressiven Episode ohne psychotische Symptome, jedoch mit ►psychotischen Symtomen, wobei zu beachten bleibt, dass »psychotisch« hier in unüblicher Weise gebraucht wird. Genannt werden Versündigungs- und Verarmungswahn. Darüber hinaus der Wahn, ein großes Unglück stehe bevor, an dem der Kranke schuld sei (nach Leonhard wäre dies ein Zeichen der Angstpsychose). Stimmen können gehört werden, die dem Kranken Schuld zuweisen. Geruch von verfaultem Fleisch, von Leichen kann wahrgenommen werden. Die depressive Hemmung kann sich bis zum depressiven Stupor steigern. Wahn und Sinnestäuschungen bleiben gewöhnlich ►stimmungskongruent.
e: severe depressive episode with psychotic symptoms.

ernsthaft-depressive Episode ohne psychotische Symptome *(f)*. Depressionstyp in ICD-10 F32.2. »Bei einer ernsthaft-depressiven Episode bietet der Betreffende gewöhnlich (1) ein Bild seelischen Leidens oder innerer Unruhe, außer wenn eine depressive Hemmung im Vordergrund steht. (2) Ein Gefühl der Wertlosigkeit oder (3) das Gefühl, zu nichts nutze zu sein, oder (4) von Schuldhaftigkeit sind meist vorherrschend; in ganz ernsten Fällen besteht erkennbar (4) eine Suizidgefahr. Das (5) somatische Syndrom ist bei der ernsthaft-depressiven Episode eigentlich immer vorhanden. – Wer eine mäßig-depressive Episode hat, ist kaum noch in der Lage, bei der Arbeit und zu Hause weiter seinen Pflichten nachzukommen und seinen Freizeitaktivitäten nachzugehen.« (nach WHO 1992).
e: severe depressive episode without psychotic symptoms.

erogen *(a)*. Geschlechtsliebe hervorrufend. Nach ►Eros, als ob der Gott Eros dabei tätig werde. z. B. erogene Zone.
e: erogenous. *fr:* érotogène

erogene Zone *(f)*. (E. Chambard, 1881; S. Freud). Jedes Körpergebiet, von dem aus lustvolle sexuelle oder lustvolle Empfindungen ausgelöst werden können, sofern eine innere Neigung dazu besteht. »Eine weitere vorläufige ►Annahme in der Trieblehre, welcher wir uns nicht entziehen können, besagt, dass von den Körperorganen Erregungen von zweierlei Art geliefert werden können. [...] Die eine dieser Arten von Erregung bezeichnen wir als die spezifisch sexuelle und das betreffende Organ als die erogene Zone des von ihm ausgehenden sexuellen Partialtriebes«. (Freud, 3 Abhandlungen zur Sexualtheorie) Gewöhnlich handelt es sich um Abschnitte der Haut oder der Schleimhäute. Grundsätzlich können weite Teile des Körpers zu erogenen Zonen werden. Außer den Geschlechtsteilen hat die Mundhöhle (Daumenlutschen des Säuglings, Küssen der Erwachsenen) die größte Bedeutung. Auch die Schleimhäute der harnabführenden Kanäle und des Afters sowie die Haut um die Brustwarzen übernehmen in bevorzugter Weise die Funktionen erogener Zonen. Die Vorstellung entstand in der Schule ►Charcots, wurde aber von Freud übernommen.
e: erogenetic zone. *fr:* zone érogène

Eromania *(f)*. ►Erotomanie.

Eros *(m)*. Bei den Griechen Gott der Geschlechtsliebe. Bei Platon Gott der Liebe zur Weisheit und der sexuellen, aber auch der geistigen Schöpferkraft des Mannes, der Elan des ganzen Lebens. In der letzten Triebtheorie Freuds der Lebenstrieb als Gegensatz zum Todestrieb. In anderem Zusammenhang auch die psychische Energie, die den Sexualtrieb begleitet (erotische Libido). Von manchen auch synonym mit »Libido« verwendet.
e: Eros. *fr:* éros

Erotik *(f)*. 1. Allgemein als nicht genau umgrenzte Bezeichnung für alle direkt oder indirekt auf Sexualität zurückführbaren menschlichen Vorstellungen und Handlungen. 2. Häufig nur im engeren Sinne als sublimierte Form des Sexuellen verstanden (»geistige Zärtlichkeit«). 3. In der Psychoanalyse alle Erscheinungen, die unmittelbar dem Eros (Libido) in seinen entwicklungsmäßig verschiedenen Manifestationen entspringen. So wird von Analerotik, Oralerotik, Urethralerotik u. a. gesprochen.
e: erotism, eroticism. *fr:* érotisme

Erotikomanie *(f)*. ►Erotomanie.

Erotisierung *(f)*. 1. Aufladung mit (libidinöser) Triebenergie. Praktisch jeder einzelne Körperabschnitt vermag Reize aufzunehmen, welche die Sexualität anregen. Anregung zu sexuellen Wünschen.
e: libidinization.
Syn.: Libidinisierung. 2. Hineintragen von sexuellen Leitbildern und Schemata in Tätigkeits- und Lebensbereiche, die ursprünglich keine Beziehung zur Sexualität haben.
e: erotization. *fr:* érotisation*fr:* érotisation

Erotismus *(m)*. Abnorm gesteigerte Leidenschaftlichkeit (rauschartiger Zustand) beim Koitus.
e: erotism. *fr:* érotisme

Erotodromomanie *(f)*. (M. Hirschfeld). Übersteigerte berufliche Betätigung mit der Absicht, dadurch sexuelle Wünsche zu dämpfen.
e: erotodromomania. *fr:* érotodromomanie

Erotographomanie *(f)*. Unermüdliche Darstellung des Sexuellen in Briefen oder anderen schriftlichen Erzeugnissen.
e: erotographomania. *fr:* érotographomanie

Ero(to)manie *(f)*. 1. Ältere, kaum noch gebr. Bez. für Liebeswut, Liebestollheit, Amor insanus. Ungezügeltes Suchen und Eingehen von sexuellen Beziehungen meist zum anderen Geschlecht (»Weiber-« bzw. »Mannstollheit«) bei psychisch Gesunden. 2. Syn. für Liebeswahn. In diesem Sinne mit dem Namen ►Clérambault verbunden. Er prägte nicht die Bez., beschrieb jedoch in mehreren Arbeiten 3 Stadien des Wahns: Hoffnung (espoir), Enttäuschung (dépit), Rachsucht (rancune). (»Les délires passionnels. Érotomanie, Revendication, jalousie«, 1921)
e: erotomania.
Syn.: Geschlechtswahnsinn, Erotikomanie. *fr:* érotomanie

Erotopath *(m)*. Jemand, der von der Norm abweichende sexuelle Impulse hat und darunter leidet.
e: erotopath. *fr:* érotomane

Erotophobie *(f)*. Krankhafte Abneigung gegen sexuelle Beziehungen zu einem anderen Menschen.
e: erotophobia. *fr:* érotophobie

erotopsychisch *(a)*. Durch von der Norm abweichendes sexuell-erotisches Verhalten gekennzeichnet.
e: erotopsychic. *fr:* érotopsychopathique

Erregung *(f)*. Normalpsychologisch: Ermunterung, Anregung, Aufregung sowie in vielen Wortverbindungen, z. B. geistige, seelische, emotionale, sexuelle Erregung. In der Psychiatrie: Zustand stark gesteigerter psychischer und/oder motorischer Funktionen. Begleiterscheinung oder – unter Gesichtspunkten der Behandlung – wichtigstes Symptom vieler psychischer Krankheitszustände. Neben der manischen Erregung (►Manie) sind auch eine depressive Erregung (agitierte Depression) und eine katatone Erregung (►Katatonie) bekannt. Vgl. Raserei. S. a. die folgenden Stichwörter.
e: excitement. *fr:* excitation

Erregung, epileptiforme *(f)*. Bei K. Bonhoeffer (1910) »schwere, meist ängstliche Erregung« mit »phantastischen Angstzuständen, lebhaftem Fortdrängen, Verlust der örtlichen und zeitlichen Orientierung«. Bonhoeffer sah darin eine Form symptomatischer Psychosen. Im klinischen Sprachgebrauch nicht mehr üblich. Die gleichen Zustände fallen größtenteils unter »Dämmerzustände« und »Erregungen«.
e: epileptiform excitation. *fr:* excitation épileptique

Erregung, psychomotorische *(f)*. 1. Allgemein: Durch psychische Vorgänge hervorgerufener lebhafter Bewegungsdrang. 2. Wird in evtl. stark gesteigerter Form besonders bei psychischen Erkrankungen mit heftiger Angst und dem Gefühl innerer Unruhe beobachtet. Kann so stark werden, dass die Herzkraft versagt. Macht insbesondere dann medikamentöse Beruhigung durch ►Neuroleptika notwendig.
e: disturbances of psychomotility, psychomotor excitement. *fr:* troubles psycho-moteurs, excitation psychomotrice

Erregung, reaktive *(f)*. Durch aufwühlende und belastende Erlebnisse aufgetretener Erregungszustand.
e: reactive excitement. *fr:* excitation réactionnelle

Erregung, sexuelle *(f)*. 1. Zustand verschieden intensiver sexuellen Verlangens entweder mit dem Wunsch nach sexueller Betätigung oder während einer solchen. Die Erregung findet mit ihrer »Befriedigung« (durch Orgasmus, Ejakulation) ein teilweises oder vollständiges Ende. 2. In der sexuellen Ablaufkurve, das den Sexuellen Funktionsstörungen (s. d.) von DSM-III/IV zugrunde liegt, die 2. von 4 Phasen: Gefühl der Lust mit begleitenden physiologischen Veränderungen: Erektion (beim Manne); Anschwellen der Blutgefäße im Becken, Schlüpfrigwerden der Scheide, Anschwellen der Scham (bei der Frau).
e: sexual excitement.

Erregungssturm *(m)*. (E. Kretschmer). Unter der Einwirkung überstarker Erlebnisreize in der Panik auftretende Reaktionsweise mit stürmischen Hyperkinesen: Schreien, Zittern, Krämpfe, Zuckungen, Kreuz-quer-Rennen. Entsteht nach Kretschmers Hypothese bei Lähmung höherer seelischer Funktionen durch Tätigwerden phylogenetisch älterer Regulationen, vergleichbar dem Verhalten eines in einen Raum eingeschlossenen Vogels.
e: hyperkinetic panic reactions. *fr:* tempête émotive

Erregungszustand *(m)*. Mehr beschreibender Ausdruck für Zustand starker innerlicher und/oder äußerlicher Erregung. Die Bez. wird trotz ihrer Unbestimmtheit häufig verwendet, weil der Erregung oft ihre Ursache nicht anzusehen ist (s. vorangehende Stichwörter). Kann durch intensives Eingehen auf den Erregten – vor allem auf die häufig vorhandene Angst – günstig beeinflusst werden. Zusätzlich evtl. beruhigende Medikamente.
e: frenzy.

Errötungsfurcht *(f)*. Abnorme Furcht vor dem Erröten (die dann oft gerade Erröten auslöst). Kommt häufig als neurotisches ►Konversionssymptom insbesondere bei Jugendlichen vor. Die Furcht kann so weit gehen, dass jeglicher Kontakt mit anderen Menschen gemieden wird.
e: erythrophobia, fear of blushing.
Syn.: Erythrophobie, Ereutophobie, Befangenheitsneurose. *fr:* éreuthophobie

Ersatzbefriedigung *(f)*. Ein Wunsch, dessen Realisierung Verbote der sozialen Umwelt oder eigene Strebungen (►Über-Ich) entgegenstehen. Kann nach S. Freud durch eine andere Handlung ersatzweise befriedigt werden. »Der Ersatz für das Sexualobjekt ist ein im Allgemeinen für sexuelle Zwecke sehr wenig geeigneter Körperteil (Fuß, Haar) oder ein unbelebtes

Objekt, welches in nachweisbarer Relation mit der Sexualperson, am besten mit der Sexualität derselben, steht (Stücke der Kleidung, weiße Wäsche)«. (Freud: 3 Abhandlungen zur Sexualtheorie). Vgl. ►Sublimierung.
e: substitutional satisfaction. *fr:* satisfaction de compensation

Ersatzbildung *(f)*. (S. Freud). Der Ersatz einer verdrängten und daher unbewussten Vorstellung durch ein Symptom, z. B. eine ►Fehlleistung oder einen ►Lapsus linguae. Nach Freud wird dadurch zweierlei erreicht: 1. Ein mit der Vorstellung verbundener Wunsch wird wenigstens teilweise befriedigt (►ökonomischer Gesichtspunkt); 2. Zwischen ursprünglicher Vorstellung und Symptom besteht ein assoziativer Zusammenhang, sodass die Vorstellung im Symptom symbolisch dargestellt wird.
e: substitutive formation.
Syn.: Substitution. *fr:* formation substitutive

Erscheinung *(f)*. 1. Das in der sinnlichen Wahrnehmung Gegebene oder aus dem Gedächtnis Reproduzierte. 2. In der Parapsychologie Auftreten paranormaler Phänomene.
e: apparition. *fr:* apparition

Erschöpfung *(f)*. Von der Sprache her das Gegenteil von Schöpfung, Erschaffung (lat. creatio): das Nachlassen, Versiegen gestaltender, lebenserhaltender körperlicher und seelischer Kräfte. Im Bild ist zugleich das Ausschöpfen enthalten, das Leermachen, einen Brunnen durch Schöpfen entleeren. Engl. »exhaustion« enthält dasselbe Bild: die Ausschöpfung, das Herausschaffen.
e: exhaustion.

Erschöpfung, nervöse *(f)*. Gefühl der Erschöpfung in der Sprache des 20. Jh. »Als nervöse Erschöpfung sollen hier diejenigen Krankheitszustände beschrieben werden, die durch übermäßig angestrengte oder zu lange fortgesetzte geistige oder körperliche Arbeit erzeugt werden« (►Kraepelin, 1915). »Jede fortgesetzte Arbeit erzeugt Ermüdung und damit Erschwerung der Leistung. Bis zu einem gewissen Grade kann diese Ermüdungslähmung, die wir wohl als Selbstschutz gegen Überarbeitung auffassen dürfen, durch Steigerung der Willensspannung überwunden werden. Dadurch entsteht das Gefühl der erhöhten Anstrengung bei längerer ermüdender Tätigkeit. Ihm gesellen sich in der Regel bald Unlustgefühle bei, die den Zustand der Müdigkeit kennzeichnen« (Kraepelin). Vgl. ►Neurasthenie, ►Burnout-Syndrom.

Erschöpfung, psycho-physische *(f)*. Nachlassen, ►Erschöpfung körperlicher und seelischer Kräfte.

Erschöpfungsdelirium *(n)*. In der alten Psychiatrie Syn. für ►Erschöpfungspsychose.

Erschöpfungsdepression *(f)*. (J. E. Staehelin, 1955; P. Kielholz 1957, 1959). Zu den seelischen Fehlentwicklungen gehörende Depressionszustände. Es sind »traurig-ängstliche oder apathisch-düstere Verstimmungen, die nach lang dauerndem, quälendem Affektdruck, schweren, wiederholten Psychotraumen oder immer wiederkehrenden affektiven Nadelstichen auftreten und mit einer Dekompensation des sympathischen Nervensystems einhergehen«. Die Erschöpfung wird nicht als Folge körperlich bedingter Übermüdungszustände gesehen, sondern als »Erschöpfung der emotionellen Lebenskraft« bzw. der »affektiven Seite der Persönlichkeit«. Steht der vegetativen Depression Lemkes (s. d.) nahe. Besonders betroffen sind übergewissenhafte, sensitiv-ehrgeizige Persönlichkeiten in intellektuell führenden Positionen zwischen dem 25. und 45. Lebensjahr, die dazu neigen, sich selbst zu überfordern, und zunehmend in ein Leistungsdefizit geraten. – Wird häufig in der Form von ►Stress erläutert, welcher zum ►Burnout führe.
e: exhaustion depression. *fr:* dépression d'épuisement

Erschöpfungsirresein *(n)*. Obsol. Synonym für ►Erschöpfungspsychose.

Erschöpfungspsychose *(f)*. In der älteren Psychiatrie psychische Krankheit, die nach erschöpfenden Körperkrankheiten (lang dauernde Fieberverläufe, schwere Blutungen, Wochenbett), aber auch nach geistigen und gemütlichen Überanstrengungen auftritt. In der Erschöpfung wurde lange Zeit das wesentliche krankheitsverursachende Element gesehen. Zu den Erschöpfungspsychosen wurden das Kollapsdelir, die akute ►Amentia, aber auch die chronische und nervöse Erschöpfung gezählt. Bei Kraepelin wird die Erschöpfungspsychose bis zur 7. Auflage seines Lehrbuchs der Psychiatrie (1903) ausführlich beschrieben und verschwindet in der 8. Auflage. Seither wird die Bez. nicht mehr gebraucht, weil »-psychose« als unzutreffend empfunden wird. Die zugrunde liegende Vorstellung eines Zusammenhanges zwischen Überanstrengung mit psychischen Folgen ist im Begriff des ►Burnout-Syndroms enthalten geblieben.
e: exhaustion psychosis.
Syn.: Erschöpfungsirresein, Erschöpfungsdelirium. *fr:* psychose d'épuisement

Erschöpfungssyndrom, chronisches *(n)*. Syn. für ►Müdigkeitssyndrom, chronisches.

Erschöpfungssyndrom, postremissives *(n)*. (K. Heinrich, 1967). Besondere Befindlichkeit nach einer schizophrenen Krankheitsperiode. Wenn mithilfe von ►Neuroleptika Erscheinungen wie Wahn, Halluzinationen, Erregung oder Stupor abgeklungen sind, kann für Tage bis Monate etwas auftreten, was der Erschöpfung nach schwerer Körperkrankheit ähnlich ist: »Antriebsminderung, Beeinträchtigung der Kontaktfähigkeit, Müdigkeit, Verlangsamung der psychomotorischen Abläufe, dysphorische Gereiztheit, innere Unruhe und Leistungsinsuffizienz«. Heißt in ICD-10 »postschizophrene depressive Störung«.

Erschöpfungssyndrom, postvirales *(n)*. Syn. für ►Müdigkeitssyndrom, chronisches.

Erschrecken *(n)*. (aus lat. exsilire: aufspringen, auffahren) Vorgang des Erlebens von ►Schreck. Psychisch gekennzeichnet durch mangelhafte Situationsbeherrschung, vegetativ durch beschleunigte Atmung, beschleunigten Puls und Schweißausbruch.
e: fright, horror. *fr:* frayeur *fr:* frayeur

Erschütterung, seelische *(f)*. Durch einen subjektiv als besonders schmerzlich empfundenen Verlust eines nahen Angehörigen oder Freundes auftretende depressive Reaktion. Wurde in der älteren Psychiatrie als Ursache vieler krankhafter Zustände angesehen. Spielt in abgewandelter Form auch in der gegenwärtigen Psychiatrie eine bedeutende Rolle: ►Trauer, ►Belastungsstörung, posttraumatische, ►Psychotraumatologie.
e: Keine genaue Entsprechung. Am häufigsten: trauma, depressive reaction. *fr:* commotion

Erschütterungskur *(f)*. Im 19. Jahrhundert gebräuchliches Verfahren, um psychisch Kranke aus ihrer Wahnwelt, Versunkenheit oder Einsamkeit herauszureißen. Angewandt wurden plötzliches Erschrecken, Vorspielen gruseliger Szenen oder Hervorrufung von Erbrechen durch Brechweinstein.

Erwachen, automatisches *(n)*. ►Kopfuhr.

Erwachen, dissoziiertes *(n)*. Störung der Schlaf-wach-Regulation mit sukzessivem Erwachen der einzelnen Funktionen aus Tiefschlaf. Dabei werden die Betreffenden zunächst sensorisch und psychisch hellwach, sind aber zu Bewegungen und zum Sprechen noch nicht in der Lage. Der Zustand kann mit Angstgefühlen und gelegentlichen Halluzinationen einhergehen. Er endet sofort, wenn der Betreffende wach gerüttelt wird. Bei plötzlichem Auftreten wird auch von ►Wachanfällen gesprochen. Vor allem bei Narkolepsie.
e: dissociated awakening. *fr:* sommeil cataleptique

Erwartungsangst *(f)*. (E. Kraepelin, 1904). Normalpsychologisch zu verstehende Angst vor einem besonderen, evtl. einmaligen Ereignis (Examen, Hochzeit, Sexualakt, Vertragsabschluss u. Ä.). »... dass die Erwartung irgendeines Ereignisses eine allmählich wachsende innere Spannung erzeugt, die sich einmal in gewissen Trugwahrnehmungen, andererseits aber in allerlei Bewegungsantrieben äußert. Ist das bevorstehende Ereignis ein unangenehmes, so können die Vorempfindungen äußerst peinigende und selbst schmerzhafte werden. Zugleich wird die Sicherheit des Handelns auf das empfindlichste beeinträchtigt.« (Kraepelin, 7. A., Bd. 2, 731). Vgl. Erwartungsneurose.
e: expectation oder anticipatory anxiety.

Erwartungsneurose *(f)*. (E. Kraepelin, 1904). Bei alltäglichen Anlässen immer wieder auftrende Ängste. Im Unterschied zur ►Erwartungsangst vollziehe sich hier die »krankhafte Entwicklung« »dadurch, dass die peinlichen Störungen nicht bei einem einmaligen, besonderen Anlass auftreten, sondern dass sie sich an Vorgänge heften, die sich alltäglich immer wieder vollziehen. Dadurch entsteht eine sich fortwährend steigernde und so allmählich zu ganz außerordentlichen Graden anwachsende Erwartungsangst, welche die gesamte Lebensführung in der nachhaltigsten Weise beherrschen kann« (Kraepelin, 7. A., Bd. 2, 732). Als alltägliche Anlässe nennt Kraepelin u. a. das Gehen, Stehen, Schlucken, Einschlafzustand, Lesen, Schreiben, Sprechen.
e: expectation neurosis. *fr:* névrose d'attente

Erweckungserlebnis *(n)*. ►Erleuchtungserlebnis.

Erysichthon-Syndrom *(n)* Verzehren von Teilen des eigenen Körpers (Fingernägel, Blutlecken nach Selbstverletzungen, abgeschnittenes Ohr u. a.). Durch suchtartige Wiederholung kann dies zur Verstümmelung des Körpers führen. – Nach Erysichthon, in der griech. Mythologie Sohn des Triopas, Königs von Thessalien, der die heilige Eiche der Ceres fällte. Die Göttin bestrafte ihn mit grenzenlosem Heißhunger, weshalb er schließlich seine eigenen Glieder verzehrte und daran starb. Als Komödie gestaltet von Kallimachos (3.–4. Jh.), als Bild von Giorgione (»Adonis und Erysichthon«), Jakob Grimmer u. a.
e: Erysichthon syndrome.

Erythrophobie *(f)*. 1. ►Errötungsfurcht. 2. Angst vor roter Farbe.
Syn.: Ereutophobie (1), Haematophobie (2).

Erythroposopalgie *(f)*. Syn. für ►Cluster-Kopfschmerz.

Erziehung *(f)*. Entwicklung der im Individuum vorgegebenen geistigen und seelischen Anlagen durch planmäßige Anleitung, Übung und Unterricht. Im weiteren Sinne auch als Selbsterziehung durch planmäßige Einwirkung auf die eigene Person, um insbesondere eine Beherrschung der Triebe und Affekte zu erreichen. Bei verhaltensgestörten und hirngeschädigten Kindern hat die Erziehung außerdem zum Ziel, krankhafte Störungen durch Selbstbeherrschung zu mildern, um eine bessere Anpassung an die soziale Umwelt zu erreichen (sog. Adjustment). In leicht verwandelter Form: ►Psychoedukation.
e: education, training. *fr:* éducation

Erziehungsberatungsstellen *(f, pl)*. Als freie Dienstleistung oder in Verbindung mit kommunalen Jugendämtern, Gesundheitsämtern oder Nervenkliniken in größeren Städten eingerichtete Beratungsstellen, in denen Psychiater, Psychologen, Psychotherapeuten, Pädagogen und Sozialhelfer bei Erziehungsschwierigkeiten und Verhaltensstörungen beraten. Teilweise bestehen Hilfseinrichtungen mit heilpädagogischen Kindergärten, Spielgruppen, Kinderhorten, Gymnastikkursen. Als wichtig ist eine Beeinflussung der meist ungünstig auf das Kind einwir-

kenden Umgebung anzusehen. – Historisch: Es bestanden bereits vor dem 1. Weltkrieg Erziehungsberatungsstellen, durch die politische Entwicklung war jedoch eine Neueinrichtung nach dem 2. Weltkrieg nötig, wobei die amer. Weiterentwicklung aufgegriffen wurde.
e: child guidance clinic, agency (amer. Umgangssprache).
Syn.: Child-Guidance-Klinik. *fr:* clinique (centre) de guidance infantile

Es *(n)*. Nach S. Freuds erst 1923 veröffentlichter zweiter Theorie des psychischen Apparates eine der 3 Schichten des Seelischen. Stellt den unteren, triebhaften Pol der Psyche dar, dessen Inhalte jedoch unbewusst bleiben. Sie sind teils archaischer, teils individueller Natur und werden beherrscht von Triebregungen und Wunschtendenzen, die zunächst ohne Beachtung der Realisierungsmöglichkeiten auftreten, sodass Konflikte mit ►Ich und ►Über-Ich entstehen. Die psychischen Vorgänge im Es werden beherrscht von den ►Primärvorgängen. – Historisch: Die Idee entstand in der Philosophie des 19. Jh. Freud, der die ausführliche Diskussion dazu vermutlich kannte, bezog sich jedoch auf G. Groddek (»Das Buch vom Es«, 1923).
e: id. *fr:* ça

Esalen 1962 in Big Sur (Kalifornien) gegründetes Institut, in welchem in zahlreichen Kursen für jedermann die Erreichung der Ziele der ►Human-Growth-Bewegung angestrebt wurde. Die Esalen-Massage wird auch in Deutschland vielfach angewendet. Vgl. Psychologie, humanistische.

Esau-Jakob-Komplex *(n)*. (W. Stern). Nach dem alttestamentarischen Zwillingspaar (Gen. 25, 25–30) geprägte Bez. für das Hervorkehren eines Erstgeborenenrechts bei Neurotikern.
e: Esau Jacobus (birthright) complex. *fr:* complexe d'Esau-Jacob

Eschrolalie *(f)*. Seltenes Syn. für ►Koprolalie.

Eschromythese *(f)*. Alter Begr. für das Erzählen obszöner Geschichten während einer Psychose.
e: eshromythesis. *fr:* eshromythèse

Esquirol, Jean Étienne Dominique geb. 3.2.1772 Toulouse, gest. 12.12.1840 Paris. Neben ►Pinel, dessen Schüler und Nachfolger er war, bedeutendster frz. Psychiater der 1. Hälfte des 19. Jh. Lieferte mit seiner Dissertation »Des Passions, considérées comme causes, symptomes et moyens curatifs de l'aliénation mentale« (1805, Neudruck 1980) (»Die Leidenschaften als Ursachen und Symptome der Geisteskrankheit sowie als Mittel zu ihrer Beeinflussung«) die theoretische Grundlage für die bereits vorher in England praktizierte ►moralische Behandlung. Gründete gegenüber der ►Salpêtrière eine private psychiatrische Institution, die als erste ausschließlich der moralischen Behandlung gewidmet war. Ab 1811 Arzt an der Salpêtrière. Ab 1823 Leiter der Anstalt Charenton. Hauptwerk bleibt das zweibändige Lehrbuch (1838), das 27 Abbildungen von Kranken enthält und lange Zeit bestimmend blieb: »Des maladies mentales considérées sous les rapports médical, hygiénique et médico-légal« (»Die Geisteskrankheiten in ihrer Beziehung zur Medizin, Hygiene und Gerichtsmedizin«, 1838).

Essgier *(f)*. Eindeutschung von ►Bulimie.

Esstörungen *(f, pl)*. 1. Zusammenfassende Bez. für (1) Fettsucht (Adipositas, Überernährung) und (2) ►Anorexia nervosa. 2. DSM-III kennt zusätzlich 3 weitere Gruppen: (3) ►Pica, (4) Rumination im Kleinkindesalter, (5) Atypische Essstörung (in den vorgenannten Gruppen nicht unterzubringende). 3. DSM-IV unterscheidet lediglich Anorexia nervosa und Bulimia nervosa (►Bulimarexie). DSM-V fasst unter der Bez. Fütter- und Essstörungen zusammen: (1) Pica, (2) Ruminationsstörung, (3) Störung mit Vermeidung oder Einschränkung der Nahrungsaufnahme, (4) Anorexia Nervosa, (5) Binge-Eating-Störung. Fettsucht wird darin nicht als psychische Störung angesehen.
e: eating disorders.

Esstaumel *(m)*. Anfallsweises Essen großer Mengen von Nahrungsmitteln (bis 8000 Kalorien). Die Bez. wird stets in Zusammenhang mit ►Bulimie bzw. ►Bulimarexie gebraucht und stellt eine Verdeutschung von engl. binge dar.
e: binge, period of voracious eating.

EST ►Erhard Seminar Training.

ETB Abkürzung für Encephalopathia traumatica der Boxer. ►Boxerdemenz.

Ethnopsychiatrie *(f)*. 1. Syn. für ►Psychiatrie, transkulturelle. 2. Psychiatrische Disziplin zur Untersuchung der Einflüsse von Gegenwartskultur und kultureller Traditionen auf psychisches Kranksein, auch der Bedeutung bestimmter kultureller Faktoren für das Hervorbringen von psychischen Zustandsbildern, die dann als Krankheit imponieren, z. B. ►Besessenheit. Untersuchung des psychisch Normalen und Pathologischen in Kulturen, welche unabhängig von der europäisch-amerikanischen sind. Wichtige Vertreter sind George Devereux, Erich Wittkower u. a. Es bestehen Überschneidungen mit der transkulturellen Psychiatrie (s. d.). Vgl. Anthropologie, philosophische.

Ethnopsychoanalyse *(f)*. Untersuchung psychoanalytischer Thesen unter den Bedingungen fremder Kulturen. Anfänglich hauptsächlich Bemühungen zum Nachweis der tatsächlichen Existenz des ►Ödipuskomplexes auch außerhalb von Neurose und Krankheit bei Völkern, die nachweislich nicht durch die europäische Kultur beeinflusst wurden. Untersucht werden dort Träume, Mythen, Erzählungen, Spiele, Rituale, magische Praktiken, Aspekte des täg-

lichen Lebens, Erziehungsgewohnheiten. Bedeutende Vertreter sind: Theodor Reik, Marie Bonaparte, George Devereux, Géza Róheim, Alice Balint, Abram Kardiner, Ruth und Theodore Lidz. – Zeitschrift: The Journal of Psychoanalytic Anthropology (1980 bis 1987), danach aufgegangen in: The Journal of Psychohistory.
Syn.: psychoanalytische Anthropologie.

Ethnozentrismus *(m).* (W. G. Sumner, 1907). Begriff der Gruppenpsychologie. In Analogie zum egozentrischen Verhalten des Individuums werden der eigenen Gruppe besondere Eigenschaften zugeschrieben, die sie in vorteilhafter Weise von anderen Gruppen abheben.
e: ethnocentrism. *fr:* ethnocentrisme

Ethologie *(f).* 1. (J. St. Mill, 1843). Auf Erfahrungsregeln sich gründende Lehre vom Charakter. Auch Sinnengeschichte. 2. (L. Dollo, 1909). Vergleichende Erforschung angeborenen Verhaltens. Ursprünglich nur in der Tierpsychologie (K. Lorenz, N. Tinbergen) verwandter Begriff, dann auch in die humane Verhaltensforschung übernommen. In der Psychiatrie besonders durch D. Ploog und P. Gottwald (»Verhaltensforschung; Instinkt-Lernen-Hirnfunktion«, 1974) gefördert. 3. Seltenes Syn. für Ethik.
e: ethology. *fr:* éthologie

ethoplastisch *(a).* (K. Birnbaum). Vom Charakter determiniert. Im Charakter begründete Erscheinungen können das klinische Bild einer Psychose plastisch formen (►Strukturanalyse). en rapport avec le caractère; e: ethoplastic. *fr:* éthoplastique

Euergasie *(f).* (Adolf ►Meyer). Normale »psychobiologische« Funktion. ►Psychobiologie.
e: euergasia. *fr:* euergasie, fonction psycho-biologique normale

Euexie *(f).* Wenig gebr. Bez. für wohlgenährten Körperzustand und angenehmes Wohlbefinden (Gegensatz zu Kachexie).
e: euexia. *fr:* euexie

Eugerasie *(f).* Weniger gebrauchte Bez. für harmonisches Altwerden.

Euhypnika *(n, pl).* (G. Muñoz). Syn. für Tranquilizer (1).

Eunuchoidismus *(m).* Männlicher Habitus, der dem eines Eunuchen ähnlich ist. Durch mangelhafte Gonadenfunktion bedingte körperliche und psychische Veränderungen, die denen der prä- oder postpubertären Kastraten gleichen, jedoch nicht so ausgeprägt sind. Meist durch Gonadenschädigung vor der Pubertät hervorgerufen. Symptome: Hochwuchs, hohe Stimme, pergamentartige Haut, Osteoporose, spärlich entwickelte Pubes, Hypoplasie des Gefäßsystems, geringe Körperbehaarung, fehlender Bartwuchs, geringe sexuelle Potenz. Psychisch meist späte Reifung, aber kein bleibender Infantilismus. Kann auch sekundär in höherem Alter durch krankhafte Hodenveränderungen (Lues, Gonorrhö, Mumps) oder durch therapeutische Gaben feminisierender Hormone entstehen.
e: eunuchoidism. *fr:* eunuchoidisme

Eupathie *(f).* 1. Besondere Empfindlichkeit für gefühlsmäßige Eindrücke. 2. Normale Funktion der Sinnesorgane. 3. Syn. für Euphorie.
e: eupathia (1, 2). *fr:* sensibilité normale (1, 2)

Euphorie *(f).* Heitere Stimmung in Form von Sorglosigkeit, Optimismus und subjektivem Wohlbefinden, die krankhaft ist und (nach objektivem Urteil) nicht dem Zustand entspricht. Findet sich bei fortgeschrittener Demenz (insbesondere ►Presbyophrenie), multipler Sklerose und vielen organischen Hirnprozessen, bei Tuberkulose und Intoxikationen (Alkohol, Morphin, Amphetaminen u. a.). Die Möglichkeit, eine Euphorie künstlich herbeizuführen, ist vielfach die Ursache süchtiger Verhaltensweisen. In der dt. Psychiatrie wird »Euphorie« nur auf eine toxisch bedingte oder hirnorganisch verursachte Stimmungsänderung angewandt. Sie wird auch phänomenologisch von der gehobenen Stimmung der Maniker unterschieden. In der amer. Psychiatrie hat sich dagegen ein älterer Sprachgebrauch erhalten, nach welchem auch Zustände besonderen Wohlbefindens bei Gesunden ebenso wie die gehobene Stimmung der Maniker als Euphorie bezeichnet werden. Durch Übersetzungen aus dem Engl. hat die Bez. auch im Deutschen manchmal wieder diese Bedeutung. Dies entspricht auch der Verwendung des Begriffs in der Umgangssprache.
e: euphoria. *fr:* euphorie

Euphorie, hypochondrische *(f).* (Kleist, Leonhard). Gleichzeitiges Auftreten von schwerer hypochondrischer Symptomatik und gehobener Stimmungslage. Die Kranken klagen über Entzündung der Augenbrauen, Brennen der Kopfhaut, ein Gefühl, als wenn das Blut herausgepresst werde, die Rückenhaut sich spanne, der Darm gedehnt werde. – Nach Leonhard (1957) handelt es sich um eine besondere, eigenständige Psychose, nach N. Petrilowitsch (1959) um die ungewöhnliche Gestaltung einer manisch-depressiven Erkrankung.
e: hypochondriac euphoria. *fr:* euphorie hypochondriaque

Eupraxie *(f).* Normale, koordinierte und harmonische Beweglichkeit.
e: eupraxia. *fr:* eupraxie

Eustress *(m).* Als gut und positiv erlebter psychischer ►Stress. *Ant.* Disstress.

euthyme Phase *(f).* Episode, während welcher ein Depressiver normal gestimmt ist.

Euthymie *(f).* Wohlgemutheit (vgl. ►Mut). Zustand ausgeglichenen, ruhigen und harmonischen Seelenlebens.
e: euthymia. *fr:* euthymie

Evaneszenz *(f).* Schwinden des Bewusstseins. Ohnmächtig werden.

Evidenz *(f).* (lat. evidens, evidenter). augenscheinlich, einleuchtend, durchsichtig, erwiesen. 1. In der Philosophie: Vom Subjekt mit Gewissheit erlebte Einsicht, die eines Beweises nicht bedarf. Zu unterscheiden ist *(a)* ein erlebtes Gefühl des Überzeugtseins von (b) einer Überzeugung von der logischen Gültigkeit des eigenen Urteils. Bei I. Kant die voraussetzungslose Einsicht und Gewissheit. 2. In der Psychopathologie in diesem Sinne vor allem in Zusammenhang mit ►Verstehen: ►Verstehen, genetisches; ►Verstehen, szenisches. Vgl. a. ►Intuition, ►Rationalisierung, ►Reaktion. 3. In der amer. Gerichtssprache der Beweis (z. B. durch Zeugen) oder alles, was dazu geeignet ist, eine Behauptung zu stützen. In dieser Bedeutung in der »evidenzbasierten Psychiatrie« (s. d.) enthalten.
e: evidence.

evidenzbasierte Psychiatrie *(f).* Eine sich auf ►Evidenz (3) stützende Psychiatrie. Gemeint ist insbesondere, ob eine Feststellung zu einem bestimmten Sachverhalt empirisch begründbar ist. Zugrunde gelegt wird »die Summe empirischen Wissens, das zu einem bestimmten Sachverhalt verfügbar ist« (H.-J. Möller, 2011). Von erheblicher sozialer Bedeutung, weil viele Entscheidungen *(a)* zur Behandlung psychischer Erkrankungen und (b) in der Gesundheitspolitik sich auf eine so gemeinte Evidenz berufen.
e: evidence based psychiatry

Eviratio *(f).* (R. v. Krafft-Ebing, 1886). »Entmännlichung«. Bei homosexuellen Männern vorkommende Umwandlung des Gefühlslebens, bei der alles typisch Männliche gemieden, alles typisch Weibliche gesucht wird. »Der Kranke erfährt eine tief gehende Wandlung seines Charakters, speziell seiner Gefühle und Neigungen i. S. einer weiblich fühlenden Persönlichkeit. Von nun an fühlt er sich auch als Weib bei sexuellen Akten, hat nur mehr Sinn für passive Geschlechtsbetätigung und gerät nach Umständen auf die Stufe der Kurtisane… Die Möglichkeit einer Wiederherstellung der alten geistigen und sexualen Persönlichkeit erscheint hier ausgeschlossen.« ►Defeminatio. Die Bez. wird nicht mehr verwandt, der Gegenstandsbereich ist im ►Transsexualismus enthalten.
e: eviration. *fr:* dévirilisation

Ewald, Gottfried geb. 15.7.1888 Leipzig, gest. 17.7.1963 Göttingen. o. Prof. der Psychiatrie in Greifswald (1933) und Göttingen (1934). Unterschied in einer eigenen Temperamentslehre (»Temperament und Charakter«, 1924) zwei biologische Aspekte des Menschen, den biotonisch-quantitativen und den strukturell-qualitativen. Die manisch-depressive Erkrankung wird aufgefasst als phasenhafte Verschiebung des ►Biotonus, somit als Temperamentskrankheit. Auch in paranoischen Erkrankungen wird – neben abnormen Charakterstrukturen – eine krankhafte Steigerung des Biotonus i. S. einer chronischen Manie erblickt.

Exaltation *(f).* Verstiegenheit. Überspannte Begeisterung. Krankhaft gehobene Stimmung mit gesteigertem Selbstbewusstsein. Manchmal wird ein leichter Grad von gehobener Stimmung von einem stärkeren (Exaltation im engeren Sinne) unterschieden. Begriffsgeschichte: bei Heinroth (1818) als Gegenbegriff zu ►Depression noch Leitbegriff für mehrere Störungen, nämlich »Wahnsinn« (Verstandesverwirrung), »Verrücktheit« (Paranoia) und »Manie«. S. dazu auch die folgenden Begriffe.
e: exaltation. *fr:* exaltation

Exaltation, manische *(f).* Ältere Bez. für leichte ►Manie. In dieser Bedeutung (selten) auch noch in der amer. Psychiatrie gebräuchlich.

exaltative Reaktion *(f).* Durch äußeren Anlass (z. B. anregende Erlebnisse) übermäßig gesteigerte Stimmung, die der ►Hypomanie ähnlich werden kann. Bei Fortfall der Ursache klingt der Zustand allmählich wieder ab. ►Manie, reaktive.
e: exalted reaction.
Syn.: reaktive Manie. *fr:* réaction d'exaltation

Examensangst *(f).* Ängstliche Erwartungsspannung von einer Prüfung, die sich bis zur Gedankensperre steigern kann. ►Erwartungsneurose (1). Nach psychoanalytischer Deutung kann im Examen ein ►Ödipus-Komplex bzw. Autoritätskonflikt aktualisiert werden, wenn der Prüfer als Projektionsfigur für Ängste gegenüber dem eigenen Über-Ich (bzw. Vater) dient. Das Examen bietet dem Neurotiker zwar die Gelegenheit, seine ►Kastrationsängste zu überwinden, bringt aber die Gefahr eines Fehlschlages und damit verbundener ►Minderwertigkeitsgefühle mit sich. Examensangst kann so stark werden, dass trotz hoher Begabung kein Examen mit Erfolg bestanden wird oder Examina überhaupt gemieden werden.
e: examination anxiety. *fr:* angoisse au passage d'un examen

Examensstupor *(m).* Als Folge der ►Erwartungsangst während eines Examens auftretende Gedankensperre oder Störung der Reaktionsfähigkeit.
e: examination stupor. *fr:* stupeur au passage d'un examen

Exanthropie *(f).* Menschenscheues Sichzurückziehen. Alte Bez. für das sog. 3. Stadium der Melancholie, wobei die Kranken das Bedürfnis haben, für sich allein zu sein. In der gegenwärtigen Psychiatrie wird das gleiche Phänomen eher als »depressiver Autismus« oder »sozialer Rückzug« bezeichnet.
e: exanthropia. *fr:* exanthropie

Excitation maniaque simple de Ritti *(f).* Franz. Bez. für leichte Form der Manie. Entspricht der ►Hypomanie.

excito-motorisches Syndrom *(n)*. ►Syndrom, exzito-motorisches.

exekutive Funktionen *(f, pl)* In der Neuropsychologie: Übergeordnete Vorgänge im Gehirn. Diese entwerfen Ziele, planen Ausführungen, um sie zu erreichen, koordinieren die dazu nötigen Abläufe im Gehirn und steuern die Verwirklichung. Ist mit der Vorstellung verbunden, dies sei bewusststseinsnah, aber nicht bewusst. Lokalisierung vor allem im vordersten Teil des Stirnhirns (präfrontaler Cortex), jedoch auch in anderen Hirnzentren, z. B. im vorderen Teil der Gürtelwindung (Gyrus cinguli), Basalganglien, Kleinhirn u. a. Zu Störungen ►dysexekutives Syndrom.
e: executive functions.

Exhibitionismus *(m)*. 1. (Lasègue, 1877). Triebhaftes Sichzeigen. Entblößung der männlichen Geschlechtsteile (vor allem Penis) in Gegenwart von Personen des anderen Geschlechts, evtl. mit gleichzeitiger Masturbation. Die Überraschung oder Empörung des Beobachters ist oft Teil der erwarteten Erlebnisse. Der Betroffene kann sich zusätzlich durch die Vorstellung erregen, dass der Beobachter sich durch den Anblick sexuell erregt. – In psychoanalytischer Deutung stellt es das Selbständigwerden eines sexuellen Partialtriebes der prägenitalen Phase in Form einer Paraphilie dar. Vorkommen bei eventuell ethisch sonst hochstehenden Menschen. Häufiger auch bei Inelligenzschwachen oder Epileptikern, bei denen es Ersatz für unzugänglichen Geschlechtsverkehr sein kann. Nur das Exhibitionieren der Männer wird mit Strafe bedroht (§ 183 StGB). 2. *(a)* Das Entblößen primärer weiblicher Geschlechtsmerkmale, evtl. mit Masturbation. Eine Strafbarkeit ist nicht vorgesehen. (b) Entblößen sekundärer Merkmale (z. B. Brüste) in der Öffentlichkeit. Soweit die Brustwarzen bedeckt bleiben, gilt das nicht als anstößig.
e: exhibitionism. – (ICD-10: F65.2).
Syn.: Zeigelust. *fr:* exhibitionisme

Existenzanalyse *(f)*. (V. E. ►Frankl). Aus der Existenzphilosophie Heideggers abgeleitete psychotherapeutische Theorie und Methode, bei welcher in einer Analyse der Biographie besonders die individuellen Sinn- und Wertmöglichkeiten beachtet werden. Theoretisch stellt Frankl neben den »Willen zur Macht« (Adler bzw. Nietzsche) und den »Willen zur Lust« (Freud) den »Willen zum Sinn«. Der unerfüllte oder falsch erfüllte Sinn wird »existentielle Frustration« genannt. Der Sinn lässt sich nach Frankl nicht nur im ungestörten Schaffen, Erleben und Lieben finden, sondern auch in der Art und Weise, wie sich der Mensch zu einer Leidenssituation, deren Ursache sich nicht beseitigen lässt, »einstellt«. Auch das Wissen um Vergänglichkeit und Tod raubt dem Dasein nicht den Sinn. Aus der Theorie wurden eigene Behandlungstechniken abgeleitet. Bei existenziellem Vakuum (s. d.) und noogener Neurose (s. d.) wird ►Logotherapie eingesetzt, ferner bei ►Angst-, ►Zwangs- und ►Sexualneurosen paradoxe Intention (s. d.) und ►Dereflexion.
e: existential analysis. *fr:* analyse existentielle

existenzanalytisch *(a)*. Eine Sache unter den Gesichtspunkten der ►Existenzanalyse betrachtend.

Existenzangst *(f)*. Angst vor dem völligen Zerfall der eigenen Existenz, d. h. vor dem »Nichts«.
e: existential crisis. *fr:* angoisse existentielle

existenzielle Depression *(f)*. ►Depression, existenzielle.

existenzielle Frustration *(f)*. ►Existenzanalyse.

existenzielle Neurose *(f)*. ►Neurose, existenzielle.

existenzielle Schuld *(f)*. Unrechtsbewusstsein einer höheren, ins Metaphysische reichenden Instanz gegenüber. In der Psychiatrie von W. v. Siebenthal (1956) als pathogenetische Erklärungsmöglichkeit von Depressionen angesehen.
e: existential guilt. *fr:* faute existentielle

Exkulpierung *(f)*. Entschuldigung. Rechtfertigung. In der Psychiatrie: der Vorgang, durch den ein Angeklagter entlastet wird, weil ihm wegen psychischer Krankheit die ►Schuldfähigkeit fehlt.

exogen *(a)*. Von außerhalb des Nervensystems (obwohl evtl. innerhalb des Organismus) verursacht. Bezieht sich in der Psychiatrie auf die Ursache von Psychosen, die durch krankhafte Störungen des Gesamtorganismus oder einzelner Teile oder durch Gifte hervorgerufen werden. Historisch: Einführung durch Kraepelin nach Vorschlag von ►Moebius (1892). »Exogene Krankheiten sind solche, deren Ursache von außen kommt, also hauptsächlich Vergiftungen. Progressive Paralyse und Alkoholismus« (Moebius, 1898). – ►endogen, ►psychogen. – In irreführender Weise wird die Bez. gelegentlich auch i. S. von »erlebnisbedingt« verwendet.
e: exogenous, exogenetic, exogenic.
Syn.: somatogen. *fr:* exogène

exogene Demenz *(f)*. ►Demenz, exogene.

exogene Prädilektionstypen *(m, pl)* ►Reaktionstypen, akute exogene.

exogene psychische Schädigungstypen *(m, pl)*. ►Bonhoeffers älteste Bezeichnung (1908) für ►Reaktionstypen, akute exogene.

exogene Psychose *(f)*. Syn. für ►Psychose, körperlich begründbare.

exogene Reaktionstypen (Bonhoeffer) ►Reaktionstypen, akute exogene.

exogene Schädigungstypen, akute *(m, pl)* ►Reaktionstypen, akute exogene.

Exorzismus *(m)*. Geisteraustreibung. Geläufigste Methode zur Behandlung der ►Besessenheit. Wird heute allgemein abgelehnt, stellt aber historisch eine frühe Form gut strukturierter Psychotherapie dar.

Die Austreibung ist ein (manchmal jahrelanger) Kampf zwischen einem eingedrungenen Geist und dem Austreiber. Der Erfolg ist an verschiedene soziokulturelle Bedingungen geknüpft: 1. Zur Vorbereitung muss der Austreiber lange fasten und beten. 2. Der Austreiber spricht im Namen eines höheren Wesens. 3. Er muss von der Realität der Besessenheit und des besitzergreifenden Geistes absolut überzeugt sein. 4. Er richtet Drohungen und Mahnungen nur an den Eindringling; dem Besessenen spricht er Mut zu. – Berühmte Darstellung der Austreibung des Geistes durch Pastor Blumhardt bei der Gottliebin Dittus durch Justinus Kerner (»Nachricht vom Vorkommen des Besessenseyns…«, 1836).
e: exorcism. *fr:* exorcisme

Exotikomanie *(f)*. Übermäßige Vorliebe für alles Fremde und Exotische.
e: exoticomania. *fr:* exoticomanie, manie de l'exotisme

expansiv *(a)*. 1. Sich ausbreitend. Verdrängend. In der Psychiatrie: mit Selbsterhöhung einhergehend, etwa i. S. von »megaloman«, z. B. expansiver Nihilismus, expansive Schizophrenie oder expansiver Wahn. Eine besonders enge Verbindung hatte die Bez. mit den extremen Selbstüberschätzungen der Paralytiker (►Paralyse, progressive), bei welcher eine expansive Form unterschieden wurde. Da diese Krankheitsform äußerst selten geworden ist, trat diese Bedeutung mehr und mehr zurück. 2. In DSM-V wird die gehobene Stimmung bei ►Manie als expansiv bezeichnet.
e: expansive. *fr:* expansif

expansive Autopsychose *(f)*. ►Autopsychose, expansive, mit autochthonen Ideen.

expansive paranoische Reaktion *(f)*. Syn. für ►Querulantenwahn.

expansive Paraphrenie *(f)*. Syn. für Schizophrenie, expansive.

expansives Syndrom *(n)*. Sammelbezeichnung für psychische Krankheitsbilder, die durch Selbstüberschätzung gekennzeichnet sind. Die Kranken glauben sich schöner, größer, klüger als andere, mit besonderen, evtl. übernatürlichen Fähigkeiten begabt.
e: expansive syndrome(s). *fr:* syndrome expansif

Expansive Verhaltensstörungen *(f, pl)*. In DSM-III-R Gruppe von Störungen des Kindesalters, die sich in den Beziehungen zu anderen Menschen auswirken. Sie sind häufig für die mitmenschliche Umgebung unangenehmer als für den Betroffenen selbst. Hierzu zählen ►Aufmerksamkeits- und Hyperaktivitätsstörung und ►Störung des Sozialverhaltens. In DSM-V in dieser Form nicht enthalten.
e: disruptive behavior disorders.

expansiv-konfabulatorisches Syndrom *(n)*. Maniforme psychische Krankheit mit besonderer Neigung zur Selbstüberschätzung und erfundenen ►konfabulatorischen Erzählungen. Vorkommen vorwiegend als klinisches Erscheinungsbild der progressiven Paralyse, aber auch nach Hirnverletzungen, bei Fleckfieber nach der Entfieberung, fieberhaften Infekten, Typhus und Erysipel. Das expansiv-konfabulatorische Syndrom zählt zu den akuten exogenen Reaktionstypen Bonhoeffers.
e: psycho-syndrome (Bonhoeffer). *fr:* syndrome confabulatoire-expansif

Expansivparanoia *(f)*. Abnorme Persönlichkeitsentwicklung mit Verfolgungswahn, dem sich bei besonders entwickeltem Selbstbewusstsein ein Größenwahn (Propheten-, Erfinder- oder Abstammungswahn) hinzugesellt, oft verbunden mit Querulanz. – »Expansivparanoiker« auch Bez. für ►Querulanten.
e: expansive (querulous) paranoia. *fr:* paranoïa avec hypertrophie du moi

experimentelle Isolation *(f)*. ►Isolation, experimentelle.

experimentelle Neurose *(f)*. ►Neurose, experimentelle.

experimentelle Psychiatrie *(f)*. ►Psychiatrie, experimentelle.

experimentelle Psychose *(f)*. Syn. für ►Modellpsychose.

experimentelle Triebdiagnostik *(f)*. Syn. für ►Szondi-Test.

Expertise *(f)*. ►Gutachten, psychiatrisches.

Exploration *(f)*. (Untersuchung, Erforschung) Psychiatrische Form der Untersuchung. Entweder werden Fragen an den Kranken gestellt und dessen Antworten für die Diagnostik verwertet. Oder die spontanen Äußerungen des Patienten werden notiert. Kann sich in allgemeinerer Weise mit der Lebensgeschichte des Kranken befassen (biographische Anamnese) oder diagnotisch relevante Fragenkomplexe und Erlebnisweisen herausarbeiten. Aufseiten des Untersuchers ist das Ergebnis von seinen Kenntnissen und Fähigkeiten abhängig, da nur dann die relevanten Fragen gestellt werden können. Aufseiten des Patienten wird das Ergebnis von seiner Fähigkeit zu Selbstbeobachtung und Verbalisierung beeinflusst. Da der Arzt aktiver Gesprächspartner ist, kommt jeder Exploration auch therapeutische Bedeutung zu, die bei manchen Formen der Psychotherapie vorherrschender Zweck wird. Im Engl. gibt es kein Wort mit genau dieser Bedeutung. Dies entspricht dem Unterschied in der Art der Untersuchung. Vgl. Interview.
e: anamnestic interrogation, interview. *fr:* interrogatoire, méthode de l'interview

explosibler Psychopath *(m)* ►Psychopath, explosibler.

explosive Konstitution *(f)*. ►Konstitution, explosive.

Explosivität *(f)*. Bereitschaft zu plötzlichen, gewaltsamen Affektausbrüchen. Ein Kranker, der eine

ihm sehr unangenehme Erfahrung gemacht hat (z. B. auch pathologische Innenerlebnisse in Form von Halluzinationen), kann den daraus entstehenden Affekt evtl. unterdrücken. Jede neue, gleichartige Erfahrung verstärkt aber wieder die Affektspannung, die schließlich aus nichtigem Anlass zur Entladung kommen kann. Vorkommen insbesondere bei Epilepsie, akuter Schizophrenie, aber auch bei anderen akut ausbrechenden psychischen Krankheiten.
e: explosion readiness, (sudden) explosiveness. *fr:* explosivité, colère (epileptique)

Explosivreaktion *(f)*. Plötzlich auftretende Affekthandlung. ►Affektreaktion, primitive.
e: explosive reaction. *fr:* réaction explosive

Expositionsbehandlung *(f)*. Syn. für ►Reizüberflutung.

Expressed Emotions (EE) (G. W. Brown, 1956; G. W. Brown, J. L. T. Birley, J. K. Wing, 1972). Zum Ausdruck gebrachte Affekte (aggressive Kritik, besitzergreifendes Wohlwollen) in Familien von Schizophrenen. Wenn Kranke mit Schizophrenie in Familien mit hohen EE leben und viel mit der Familie zusammen sind (mindestens 35 Stunden in der Woche), ist die Gefahr eines Rückfalls besonders groß (79 %). – Die engl. Bez. wird unübersetzt in der dt. Literatur verwendet.

Expressend-Emotions-Forschung *(f)*. Forschungsrichtung der Psychiatrie für ►Expressed Emotions. Untersucht wird, wie die Familie auf den Verlauf (nicht Entstehung) einer Schizophrenie Einfluss nimmt.

Expression *(f)*. 1. Auspressen des Luftstroms. 2. Die äußere Form eines Sprachzeichens (signifiant, Bezeichnendes) als Gegensatz zum Wortsinn (signifié, Bezeichnetes). 3. Ausdruck. Äußerung von Erlebnissen und seelischen Zuständen. Vgl. Expressed Emotion.
e: expression.

expressiv *(a)*. Ausgedrückt, ausdrucksvoll. Nach Karl Bühler (»Sprachtheorie«, 1934) bringt ein Sprachzeichen grundsätzlich mehr oder weniger die Innerlichkeit des Sprechers zum Ausdruck. Nur insbesondere solche Sprachäußerungen, welche unmittelbar die Gefühle eines Sprechers deutlich werden lassen. Bühlers Wort »Ausdrucksfunktion« wurde als «expressive function» ins Engl. übersetzt und kehrte als Fremdwort in die dt. Sprache zurück (►Expressed Emotions).
e: expressive.

Expressive Sprachstörung *(f)*. In DSM-IV: »Beeinträchtigung der expressiven Sprachentwicklung« bei Kindern, wie sie sich in besonderen Tests ermitteln lässt. Mangelhafte Fähigkeit, sich mithilfe von Sprache zu äußern. Dabei normale (nonverbale) Intelligenz. – Zeichen: langsame Sprachentwicklung, kleiner Wortschatz, der sich nur mühsam erweitern lässt, falscher Wortgebrauch, Bildung nur einfacher und kurzer Sätze und unübliche Satzstellung. DSM-IV–V lehnt sich an keine der üblichen Bedeutungen von »expressiv« an. Vgl. Expression, Kommunikationsstörungen. – In ICD-10 in veränderter Form übernommen: »Eine umschriebene Entwicklungsstörung, bei der die Fähigkeit des Kindes, die expressiv gesprochene Sprache zu gebrauchen, deutlich unterhalb des seinem Intelligenzalter angemessenen Niveaus liegt, das Sprachverständnis liegt jedoch im Normbereich. Störungen der Artikulation können vorkommen« (ICD-10: F80.1).
e: Expressive Language Disorder.

Exteriorisation *(f)*. Vorgang der Objektfindung von Wünschen und Affekten. In der Psychoanalyse: die Objektbesetzung der Libido.
e: exteriorization. *fr:* extériorisation

Extinktion *(f)*. 1. In der klassischen Konditionierung (s. d.): Löschung von bedingten Reaktionen. Der konditionierte Stimulus (CS) muss so oft ohne den unkonditionierten Stimulus (UCS) vorgegeben werden, bis die unkonditionierte Reaktion (UCR) nicht mehr auftritt.
Syn.: Verlernen, Löschung. 2. (Bender und Teuber, 1845). Nichtwahrnehmung eines Reizes, wenn dieser mit einem anderen, ähnlichen gleichzeitig gesetzt wird.
e: extinction. *fr:* extinction

extrakampine Halluzination *(f)*. ►Halluzination, extrakampine.

Extramuros-Behandlung *(f)*. Behandlung eines psychisch Kranken außerhalb eines psychiatrischen Krankenhauses (»außerhalb seiner Mauern«), jedoch in enger Verbindung mit diesem. Ziel ist die Erleichterung des Überganges in ein freies Leben. Hierzu dienen vor allem Einrichtungen wie ►Außenfürsorge, ►Tages- und ►Nachtkliniken, ►beschützende Werkstätten und Familienpflege.
e: extra-muros therapy. *fr:* traitement extra-muros

extratensiv *(a)*. (H. Rorschach). Bestimmter ►Erlebnistyp, der aus dem Ergebnis des Rorschach-Formdeuteversuchs erschlossen wird. Der Proband ist mehr den Ereignissen der Außenwelt zugewandt, hat gute Kontaktfähigkeit, mehr praktisch als theoretisch denkend, zeigt gute Anpassungsfähigkeit, ist raschen und großen Schwankungen der Affekte unterworfen, dabei jedoch eher sensitiv. Im Formdeuteversuch überwiegen die Fb-Antworten.
e: extratensive. *fr:* extratensif

Extraversion *(f)*. (C. G. Jung, 1910). Neigung eines bestimmten psychischen Grundtyps, seine Interessen mehr den Geschehnissen der äußeren Welt zuzuwenden, die Wirklichkeit und ihre praktischen Belange mit Vergnügen zu greifen. Jung spricht von einer Wendung der Libido nach außen, zum Objekt. Es gibt auch beim Einzelindividuum Zeiten geschärfter

Wahrnehmung der Welt und anderer Menschen mit einem Bedürfnis nach Aktivität und Genuss. Extraversion und ►Introversion sind spontan oder gewollt in jedem Individuum in verschiedenen Graden vorhanden. Nach H. J. Eysenck (1953) handelt es sich um eine statistisch gesicherte Persönlichkeitsdimension. Sie wird mit einem Fragebogen ermittelt.
e: extraversion. *fr:* extraversion

extravertiert *(a)*. Zu ►Extraversion neigend. Gegensatz: introvertiert.
e: extraverted, extrovert. *fr:* extraverti

Exzitation *(f)*. Ermunterung, ►Erregung.
e: excitation.

exzitomotorisches Syndrom *(n)*. (Delay). Syn. für ►Dyskinesien, akute.

Ey, Henri geb. 1900, gest. 1977. Frz. Psychiater mit bedeutendem Einfluss auch auf die dt. Psychiatrie. Schüler von H. Claude. Arbeitete 37 Jahre in der psychiatrischen Anstalt in Bonneval. Baute eine große psychiatrische Bibliothek auf, die sich heute im Hôpital St. Anne in Paris befindet. Versuchte – erfolglos – die traditionellen frz. Konzepte mit dem ►Jackson'schen Evolutionsschema und Psychoanalyse zu verbinden (►organo-dynamische Theorie) und blieb stark von Jackson'schem Denken beeinflusst. Postulierte eine dialektische Interaktion zwischen positiven und negativen Symptomen (s. d.). Negative Symptome seien organisch und wirkliche Manifestationen der Krankheit, positive dagegen restitutiv, also eine gesunde Reaktion der »psychopathologischen Strukturen« und daher keine Manifestation der Krankheit. Große Anerkennung fanden seine Arbeiten über Halluzinationen, Bewusstsein, Lehrbuch der Psychiatrie und seine klinischen Kurse. Werke: »Traité des hallucinations« 2 vol. (1973); »Etudes psychiatriques« 3 vols. (1948–1954); »La conscience« (1963), dt. »Das Bewußtsein« (1967); »Des idées de Jackson à un modèle organo-dynamique en psychiatrie« (1975); zus. m. P. Bernard & Ch. Brisset »Manuel de psychiatrie« (4. Aufl. 1974).

Eye Tracking (wörtl.: Spurtreue der Augen) Gestörtes Eye Tracking kann ein Zeichen für Schizophrenie sein. Das Auge versucht, bei einem sich bewegenden Gegenstand seine Scharfeinstellung zu behalten. Mindestens 7 verschiedene Mechanismen stehen dafür zur Verfügung. Sakkadierte (ruckartige) Bewegungen und weichere Ausgleichsbewegungen (smooth pursuit eye movements, SPEM) greifen ineinander. Bei einem hohen Prozentsatz von Schizophrenen ist dies Zusammenspiel gestört (P. S. Holzman, 1976). Eine daraus abgeleitete Behandlungform ist unter seinem Akronym ►EMDR bekannt.

F

Fabulieren *(n)*. Erzählen erfundener Geschichten, die sich um wahre Begebenheiten ranken, ohne dass eine Täuschungsabsicht vorliegt. In der Kindheit als kindliche Mythomanie normal. Im Erwachsenenalter bei Dichtern oder auch infantil gebliebenen Persönlichkeiten: »Vom Mütterchen [habe ich] die Frohnatur und Lust zu fabulieren« (Goethe). – Wegen des möglichen Einflusses auf Zeugenaussagen besteht vor allem forensisch-psychiatrisches Interesse an diesem Phänomen. – Wenn frei erfundene Geschichten von psychisch Kranken erzählt werden, spricht man von ▸Konfabulation.
e: confabulate, fabulation. *fr:* fabuler, fabulation

Facharzt für Kinder- und Jugendpsychiatrie und -psychotherapie: *(m)*. Arzt mit besonderer Weiterbildung für das Erkennen und Behandeln aller vorkommenden Arten von psychischen Erkrankungen im Kindes- und Jugendalter und für deren Begutachtung. Behandlung durch: (A) medikamentöse und andere körperliche Behandlungsverfahren, (B) soziotherapeutische Verfahren; (C) Psychotherapie. Das Weiterbildungsprogramm zum Facharzt wird in seinen Inhalten und Einzelzeiten von den jeweiligen Landesärztekammern festgelegt und ist dort abzurufen. Nach der medizinischen Vollapprobation beträgt die Weiterbildungszeit 5 Jahre. Diese wird mit einer Prüfung abgeschlossen. Regelzeit für die Ausbildung ab Beginn des Medizinstudiums: 11 Jahre. – Vgl. Kinderpsychiatrie, Jugendpsychiatrie.
e: child and adolescent psychiatrist, p*(a)*edopsychiatrist.

Facharzt für Nervenheilkunde: *(m)*. ▸Nervenarzt.

Facharzt für Neurologie: *(m)* 1. Arzt mit einer besonderen Ausbildung für das Erkennen, Behandeln und Begutachten von Erkrankungen des zentralen Nervensystems (Gehirn, Hirnstamm, Rückenmark), des peripheren Nervensystems (Nervenstämme, Nervenbahnen, vegetatives Nervensystem) und der Muskelerkrankungen. Das Weiterbildungsprogramm wird in seinen Inhalten und Einzelzeiten von den jeweiligen Landesärztekammern festgelegt und ist dort abzurufen. Nach der ärztlichen Vollapprobation beträgt die Weiterbildungszeit 5 Jahre. Diese wird mit einer Prüfung abgeschlossen. Regelzeit für die Ausbildung ab Beginn des Medizinstudiums: 11 Jahre. 2. In der Alltagssprache inkorrekt: Arzt für psychische Erkrankungen, der mit Medikamenten behandelt.
e: neurologist.

Facharzt für Psychiatrie und Psychotherapie: *(m)*. Berufstitel seit 1992. Arzt mit einer besonderen Ausbildung für das Erkennen und Behandeln aller vorkommenden Arten von psychischen Erkrankungen sowie für deren Begutachtung. Zur Behandlung gehören medikamentöse und andere körperliche sowie psychotherapeutische Verfahren. Das Weiterbildungsprogramm wird in seinen Inhalten und Einzelzeiten von den jeweiligen Landesärztekammern festgelegt und ist dort abzurufen. Nach der ärztlichen Vollapprobation beträgt die Weiterbildungszeit 5 Jahre. Diese wird mit einer Prüfung abgeschlossen. Regelzeit für die Ausbildung ab Beginn des Medizinstudiums: 11 Jahre. – Vgl. Psychiatrie, Psychotherapie.
e: psychiatrist.

Facharzt für Psychiatrie und Psychotherapie mit Schwerpunkt Forensische Psychiatrie: *(m)*. Facharzt, dessen Hauptarbeitsgebiet die forensische Psychiatrie (s. d.) ist. Regelausbildungszeit ab Beginn des Studiums ist 14 Jahre. Nach Medizinstudium (6 Jahre) und Facharztweiterbildung (5 Jahre) ist eine besondere Fachausbildung für forensische Psychiatrie abzuleisten (3 Jahre).
e: forensic psychiatrist.

Facharzt für psychosomatische Medizin *(m)*. Approbierter Arzt, welcher eine zusätzliche mindestens 5-jährige Weiterbildung in ▸psychosomatischer Medizin erfahren hat. (Einzelheiten bei den Ärztekammern zu erfragen).

Facies mongolica (sive mongoloides) *(f)*. Typischer Gesichtsausdruck bei ▸Mongolismus: mikro- und brachyzephale Kopfform, schräg stehende Lidachsen, sichelförmige vertikale Falte über dem medialen Augenwinkel (Epikanthus), plumpe Nase, offen stehender Mund, clownartige Rötung der Wangen und Nasenspitze. Bildungsanomalien an den Ohrmuscheln. Die Bez. wird zunehmend vermieden, weil sie als abwertend empfunden wird.
e: mongoloid facies.

Syn.: mongoloide Fazies. *fr:* facies mongolien oder mongolique

Facies paralytica *(f).* Paralytikergesicht. Schlaffe, mimikarme und ausdrucksarme Gesichtszüge mit queren Stirnfalten bei Kranken mit progressiver Paralyse.
e: facies paralytica. *fr:* facies figé

Fadenverlieren *(n).* Formale Denkstörung. Während des Sprechens verliert der Kranke den Gedankenfaden bzw. gerät ihm das Denkziel abhanden, weil unbedeutende Nebengedanken sich dazwischendrängen. Bei erneuter Konzentration kann das Denken sein Ziel aber doch erreichen. Gewöhnlich Folge einer allgemeinen Hirnstörung, oft einer Hirnaderverkalkung; gelegentlich auch individuelle Eigentümlichkeit.
e: tendency to lose the thread.

Fahrkarte *(f).* Im Drogenjargon: LSD, auf Fließpapier, Stoff, Filz oder Würfelzucker aufgetropft.

Fakirhand *(f).* Klinische Bez. für Handstellung mit Beugehaltung der Finger, bei der sich die Fingernägel in den Handteller eindrücken. Wird z.B. bei fortgeschrittener Paralysis agitans beobachtet.
e: fakir hand. *fr:* main de fakir

Faktor X *(m).* Nicht-psychischer Faktor, welcher für das Auftreten einer psychischen Erkrankung mitverantwortlich sein könnte, z. B. Konstitution, Organminderwertigkeit o. Ä.
e: x factor.

Fallacia *(f).* Alte Bez. für Halluzination und Illusion. Nach Sinnesgebieten unterschied man: F. auditoria (Gehörstäuschung), F. optica (Gesichtstäuschung).

Fallarbeit *(f).* Seltener gebr. dt. Bezeichnung für ►Casework.

Fallarbeit, Interaktionsbezogene *(f).* ►Interaktionsbezogene Fallarbeit.

fallende Sucht *(f).* Altdeutsche Bezeichnung für ►Fallsucht.

Fallkrankheit *(f).* Syn. für ►Epilepsie.

Fallstudienmethode *(f).* ►Einzelfallstudie.

Fallsucht *(f).* Volkstümliche Bez. für Epilepsie.
e: falling sickness. *fr:* épilepsie

Falret, Jean-Pierre geb. 26.4.1794 Marsillac, gest. 28.10.1870 Marsillac. Bedeutender Vertreter der älteren frz. Irrenheilkunde. Gründete angeregt durch Pinel und Esquirol zusammen mit Voisin 1822 die Privatirrenanstalt Vauvres b. Paris, die lange Zeit die berühmteste in Europa war. 1851–1867 Direktor der Salpêtrière. Beobachtete als Erster einzelne Kranke über 30 Jahre hinweg und beschrieb aufgrund wiederkehrender Erkrankungen die »Folie circulaire« (1851), wodurch Kraepelin stark beeinflusst wurde. Beschrieb mit C. Lasègue zusammen die ►Folie à deux (»La folie à deux ou folie communiquée«. Ann. Med. Psychol. 18 [1877] 321). Erkannte in seinen theoretischen Äußerungen einen psycho-physischen Dualismus an und folgte teilweise mystischen Gedankengängen. Aus dem Zusammenwirken von Seele und krankem Leib entstehe ein Novum organon, dessen Äußerungen Seelenstörungen und Geisteskrankheiten seien. Es sei daher nicht nur eine körperliche, sondern auch eine psychische Behandlung (traitement moral) notwendig. Hauptwerke: »De l'aliénation mentale« (1838); »Du délire« (1839); »De la folie circulaire ou forme de maladie mentale caracterisée par alternative regulière de la manie et de la mélancholie« (1851). Die Vorstellungen sind zusammengefasst in »Maladies mentales et des asiles d'aliénés. Leçons cliniques et considérations générales avec un plan de l'asile d'Illenau«.

Falret, Jules geb. 17.4.1824 Vauvre, gest. 1902. Sohn von Jean-Pierre Falret. Arzt an Bicêtre und der Salpêtrière. Leitete die vom Vater gegründete Anstalt in Vauvre. Beschrieb 1879 die »folie circulaire« (heute: ►Depression, bipolare), die Kraepelin in das manisch-depressive Irresein aufnahm, und die »états mixtes« (►Mischzustände, manisch-depressive). Wurde durch eine Reihe von Schriften bekannt: »De l'ètat mental des épileptiques« (1861). – »Des aliénés dangereux et des asiles speciaux pour les aliénés dits criminels«.

Falret'scher Verfolgungswahn *(m).* (1854). Alte Bez. für Wahnkrankheit bei Degenerierten (►Degeneration).
e: Falret type. *fr:* maladie de Falret;

False-memory-Syndrom *(n).* Im Laufe einer Psychotherapie aus dem Unbewussten auftauchende nicht belegbare Erinnerungen einer Frau, in der Kindheit durch Vater oder Bruder sexuell missbraucht worden zu sein. Zum Syndrom gehört die Vorstellung, darin sei die Ursache psychischer Störungen oder lebenslanger Fehlentwicklung zu suchen. – Historisch: Freud hatte am 28.4.1897 an W. ►Fliess geschrieben: »Also sprechen wir deutlich. In meinen Analysen sind es die Nächststehenden, Vater oder Bruder, die die Schuldigen sind. – Ich habe nichts mit meinem Bruder. – Also der Vater. Und nun kommt heraus, dass der angeblich sonst edle und achtenswerte Vater sie von 8–12 Jahren regelmäßig ins Bett genommen und äußerlich missbraucht [hat] (›nass gemacht‹, nächtliche Besuche.)«. Dazu behauptete J. Masson 1981, Freud habe beim ►Ödipus-Komplex seine eigentliche ►Missbrauchstheorie aus opportunistischen Gründen unterdrückt und in eine phantasierte Neigung zum gegengeschlechtlichen Elternteil verwandelt. Der amer. Journalist R. Blumenthal machte daraus im August 1981 eine sensationelle Entdeckung und beschuldigte Freud der Manipulation. In der Folge wurden in der westlichen Welt zahllose Väter des sexuellen Missbrauchs ihrer Töchter beschuldigt, bis warnende Stimmen zu größter Vorsicht gegenüber solchen Erinnerungen mahnten.
e: False Memory Syndrome

False Memory Syndrome Foundation (FMSF). *(f).* Von P. und P. Freyd 1992 gegründete Stiftung, welche sich für die Belange und Rechte falsch des sexuellen Missbrauchs ihrer Töchter beschuldigte Väter einsetzt.

famelicus *(a).* Extrem hungrig.
e: famelic. *fr:* famélique

Fames canina *(f).* (R. Whytt, 1767). Hündischer Hunger. Syn. für Bulimie.
e: canine voraciousness.

familiäres Unbewusstes *(n).* ►Unbewusstes, familiäres.

Familialismus, ödipaler *(m).* (G. Deleuze und F. Guattari, 1972). Kritisch gemeinte ►antipsychiatrische Bez. für die Tatsache, dass die Ursprünge der Schizophrenie von Bateson, Laing u. a. in der Dreierbeziehung »Papi-Mami-Ich« in der Familie gesucht werden.

Familienanamnese *(f).* Teil der Vorgeschichte eines psychisch Kranken, welcher die Familie betrifft, welcher er entstammt (►Primärfamilie). Persönlichkeit, sozialer Status und wichtige Krankheiten der Eltern, Großeltern und Geschwister und die persönlichen Beziehungen des Kranken zu diesen Personen werden notiert.
e: family history.

Familienberatung *(f).* Syn. für ►Familientherapie. Die Bez. wird hauptsächlich verwendet, wenn nicht-ärztliche Therapeuten tätig werden, da Beratung nicht als Therapie gilt.

Familienhomöostase *(f).* (Don D. Jackson, 1965). In der Systemtheorie (s. d.) der Familie das Funktionieren einer Familie nach bestimmten, relativ starren Regeln. Durch Besserung von Depressionen, psychosomatischen Erkrankungen oder die Beendigung einer länger dauernden Krise eines Familienmitgliedes kann die Familienhomöostase gestört werden.

Familienneurose *(f).* Mehr beschreibende Bez. für das Zusammenleben neurotischer Familienangehöriger, deren neurotische Symptome sich komplementär ergänzen, z. B. Sadismus – Masochismus des Elternpaares. Auch die übrigen Familienmitglieder, insbesondere die Kinder, können eingespannt werden in ein Netz unbewusster Beziehungen (Familienkonstellation), das zu neurotischen Symptomen führt oder deren Heilung verhindert.
e: family neurosis. *fr:* névrose familiale

Familienpflege, psychiatrische *(f).* Versorgung psychisch Kranker durch Aufnahme in eine Pflegefamilie. Teilweise bereits seit dem Mittelalter üblich. Vorbildlich in ►Geel durchgeführt. – Hölderlin war am Beginn des 19. Jh. über 30 Jahre in Familienpflege bei dem Handwerker Zimmer in Tübingen.

Familienpsychiatrie *(f).* Teilgebiet der ►Sozialpsychiatrie mit der Aufgabe, die gesamte Familienstruktur therapeutisch zu beeinflussen (sog. Familientherapie, -beratung). Basiert auf der tiefenpsychologischen Erkenntnis, dass bei der Mehrzahl der psychischen Erkrankungen gruppendynamische Ursachenzusammenhänge mit Familie und Gesamtgesellschaft bestehen. Dies wurde insbesondere für die Familien Schizophrener ausführlich untersucht (Th. Lidz, G. Bateson, D. Jackson, R. Laing, L. Wynne).

Familienpsychotherapie *(f).* Psychoanalytisch orientierte Form der ►Familientherapie. Der Therapeut hält mit der ganzen Familie Sitzungen ab, bei welchen die gruppendynamischen Beziehungen zwischen den Familienmitgliedern und die dabei deutlich werdende Psychodynamik der Einzelindividuen interpretiert werden.
e: family psychotherapy. *fr:* psychothérapie familiale

Familienroman *(m).* (S. Freud, 1909) 1. Ersatz der realen Herkunftsfamilie durch eine vorgestellte, idealisierte. »Kommt dann die Kenntnis der verschiedenartigen sexuellen Beziehungen von Vater und Mutter dazu, begreift das Kind, dass pater semper incertus est, während die Mutter certissima ist, so erfährt der Familienroman eine eigentümliche Einschränkung: er begnügt sich nämlich damit, den Vater zu erhöhen, die Abkunft von der Mutter aber als etwas Unabänderliches nicht weiter in Zweifel zu ziehen« (GW VII, 229). 2. In der Literatur eine Romangattung, deren Handlung vordergründig von einer bürgerlichen oder adeligen Familie teils über mehrere Generationen erzählt. 3. Geschichte der jeweils eigenen Familie, bei welcher sich reale Informationen mit tradierten Anekdoten vermengen.
e: family romance,

Familienskulptur, systemische *(f).* In der ►systemischen Therapie die Darstellung von Familienbeziehungen. Ein Familienmitglied weist anderen Mitgliedern dieses Systems einen Platz im Raum an (daher metaphorisch: Skulptur). Das Ganze stellt dann die Familienbeziehungen aus der Sicht einer Person dar. Die Methode ist variabel und lässt vielerlei Abwandlungen zu. ►Systeme, zwischenmenschliche.
e: family sculpture.

Familientherapie *(f).* Form der Psychotherapie, bei welcher neben der Behandlung des erkrankten Einzelindividuums die Familie als Ganzes in die Therapie einbezogen wird. Drei. Formen: 1. Beratung der Familie in praktischen Alltagsfragen. 2. ►Familienpsychotherapie. 3. ►Systemtherapie.
e: family therapy, family social work (1). *fr:* thérapie familiale

Fanatiker *(m, pl)* ►Psychopathen, fanatische.

Fantasmen ►Phantasma.

Farbagnosie *(f).* Unterform der optischen Agnosie (s. d.). Unfähigkeit, Farben und Farbunterschiede zu erkennen.
e: agnosie of colours. *fr:* agnosie des couleurs

Faseln *(n).* (faseln: Fäden ausziehen) Seit dem 17. Jh. literarische und volkstümliche Bez. für »Irrreden« eines Fieberkranken, Sterbenden oder Geisteskranken. »Der Kranke faselt, redet irre, delirat« (Kant: Anthropologie). In der klinischen Alltagssprache gelegentlich Bez. für Durcheinanderwürfeln verschiedener Denkinhalte, unzusammenhängendes Erzählen oder ►Weitschweifigkeit. »Der, in dessen Munterkeit die Dazumischung von Verstand unmerklich ist, faselt« (Kant).
e: drivel, rambling.

Fastidium cibi *(n).* Ekel vor Nahrung. Auch allgemeiner: mangelhaftes Wohlbefinden.

Fastidium vitae *(n).* Lebensüberdruss.

Faszination *(f).* 1. Seit dem Altertum bekannte Technik zur Herbeiführung der (erst später so genannten) Hypnose. Der Patient wird aufgefordert, einen festen oder sich leicht bewegenden Punkt ins Auge zu fassen oder dem Arzt fest in die Augen zu sehen. Auch in der Schule der Salpêtrière benutzt. Heute meist Fixationsmethode genannt. 2. Ausführung hypnotischer Befehle (z. B. Lähmungen zu bekommen, Halluzinationen zu haben), ohne dass vorher ein hypnotischer Tiefschlaf herbeigeführt wurde. Besonders vom Bühnen-Hypnotiseur Donato häufig angewendete Technik.
fr: suggestion à l'état de veille (Schule von ►Nancy).

F

Fatuität *(f).* Narrheit. Dummheit. Alte Bez. für Intelligenztiefstand, Schwachsinn, Demenz.
e: fatuity. *fr:* fatuité

faxenhafte Katatonie *(f).* Syn. für ►Katatonie, parakinetische.

Faxenpsychose *(f).* (E. Bleuler). Bez. für ►Katatonie, parakinetische.

Faxensyndrom *(n).* Albern erscheinendes, clownhaftes Benehmen, Grimassenschneiden. Es wird das Verhalten eines »Irren« in volkstümlicher Auffassung dargestellt. Es bestehen gewisse Ähnlichkeiten zur ►Pseudodemenz, doch ist die Darstellungsabsicht entweder nicht vorhanden oder bewusstseinsfern. Findet sich als Symptom bei organisch bedingten psychischen Krankheiten, gelegentlich auch bei Schizophrenie oder Persönlichkeitsstörungen.
e: buffoonery psychosis. *fr:* syndrome des caprices

Fazialistic *(m).* Syn. für ►Gesichtskrampf.

FBBS ►Freiburger Borderline-Befindlichkeitsskala.

FE Häufig gebr. Abk. für ►Fürsorgeerziehung.

Febriphobie *(f).* Angst vor Fieber. Pyrexeophobie.
e: febriphobia. *fr:* fébriphobie, pyrétophobie

Fechner, Gustav Theodor geb. 19.4.1801 Groß-Särchen (Niederlausitz), gest. 18.11.1887 Leipzig. Professor für Physik in Leipzig (ab 1833). Bedeutender Naturphilosoph. Begründer der ►Psychophysik und Vater der Experimentalpsychologie. Über ►Kraepelin auch richtunggebender Einfluss auf die klinische Psychiatrie. ►Freud übernahm von Fechner das Konzept von der seelischen Energie, das Prinzip einer psychischen ►Topographie, das ►Lust-Unlust-Prinzip, das ►Konstanzprinzip und das Wiederholungsprinzip (►Wiederholungszwang).

Federn, Paul geb. 13.10.1871 Wien, gest. 4.5.1950 New York. Bedeutender Psychiater und Psychotherapeut. Als Assistent in der Psychiatrischen und Neurologischen Klinik Wien, gleichzeitig (ab 1904) Mitglied des Kreises um Freud. Ab 1938 Emigration zuerst in die Schweiz, dann nach USA. Bedeutende Beiträge zur Ich-Psychologie. Hauptwerke: »Zur Psychologie der Revolution: die vaterlose Gesellschaft«, 1919; »Zur Frage des Hemmungstraumes«, 1920; »Narcissism in the Structure of the Ego«, 1925; »Das Ich als Subjekt und Objekt im Narzißmus«, 1929; »Reality of the Death Instinct, especially in Melancholia«, 1932; »The indirected Functions of the Central Nervous System«, 1935.

Fehlhaltung *(f).* Fehlerhafte Einstellung zu sich selbst und/oder zur mitmenschlichen Umwelt. Der Begriff wird hauptsächlich in der nichtpsychoanalytischen Neurosenpsychologie verwendet. Während die Psychoanalyse den gegenwärtigen (neurotischen) Zustand als vorläufiges Ergebnis einer lebensgeschichtlichen Fehlentwicklung sieht, bezeichnet »Fehlhaltung« den mehr dauerhaft-statischen Zustand einer neuen, durch die Neurose geprägten Lebensordnung. Es wird also das Neurotische als Dauerzustand betont. In diesem Sinne kann allgemein von einer neurotischen Fehlhaltung gesprochen werden. Je nach den mehr oder weniger hervortretenden Einzelsymptomen wird auch von einer anankastischen, depressiven, hysterischen, paranoischen, perversen, phobischen, schizoiden oder süchtigen Fehlhaltung gesprochen. Oft wird der Begriff der Fehlhaltung auch verwendet, wenn nichts Bestimmtes über die Entstehung des Zustandes ausgesagt werden soll.
e: faulty attitude, maladjustment. *fr:* disposition psychologique défectueuse

Fehlhaltung, abionome *(f).* Von I. H. Schultz geprägtes Syn. für ►Neurose.

Fehlhandlung *(f).* ►Fehlleistung.

Fehlsprechen *(n).* Versprechen. ►Fehlleistung beim Sprechen.
e: slip of the tongue. *fr:* lapsus linguae

Fehlverarbeitung (psychische, psychologische oder psychosomatische) *(f).* Falsch gelaufene Eingliederung eines Erlebnisses in den psychischen Apparat. Eine kürzere oder längere Reaktion entspricht nicht den normalerweise gerechtfertigten Erwartungen. Anwendung vor allem bei Entschädigungsfragen nach Unfällen. Die Vorstellung einer richtigen oder falschen ►Verarbeitung von Erlebnissen wurde der psychoanalytischen Theorie entnommen.
e: deranged working out.

Fehlleistung *(f)*. Fehlerhaft ausgeführte Leistung oder Handlung, wobei die eigentlich beabsichtigte Leistung durch eine andere, nicht beabsichtigte ersetzt wird, obwohl das Individuum unter gewöhnlichen Umständen zur richtigen Ausführung fähig ist. Hierzu gehören Vergessen, Versprechen (Lapsus linguae), Verlesen, Verschreiben (Lapsus calami), Vergreifen, Verlieren, Ansprechen mit falschem Namen. Freud, der diese Formen missglückter Leistungen erstmalig unter einheitlichen Gesichtspunkten bearbeitete, konnte zeigen, dass die Leistungen in einem anderen Sinne durchaus geglückt sind, da sich hierin unbewusste und uneingestandene Wünsche manifestieren. Der Betroffene selbst nimmt gewöhnlich eher Zufall oder Ermüdung als Ursache an.
e: parapraxis, symptomatic act, hyperbolic misinterpretation (Ansprechen mit falschem Namen), *fr:* acte manqué, fehlleistung

Fehlsprechen *(n)*. Dt. Bez. für Lapsus linguae.

Feierabendepilepsie *(f)*. Tageszeitlich gebundene Epilepsie, bei der große epileptische Anfälle vorwiegend in der Situation des Entspannens am Feierabend auftreten. ►Aufwachepilepsie.
e: post-work epilepsy. *fr:* épilepsie vespérale

Feindlichkeit *(f)*. ►Feindseligkeit.

Feindseligkeit, Feindlichkeit *(f)*. 1. Im Dt.: Zur Feindschaft geneigt und diese Neigung durch Verhalten verratend. 2. Lehnübersetzung von engl. »hostility« in den Übersetzungen von DSM-III/V und ICD-10, etwa als Beschreibung von Verhalten bei Schizophrenen (und medikamentöser Behandlung). Das Wort hat dabei seine engl. Bedeutung behalten, die bei Übersetzungen je nach Kontext zu bestimmen ist als: Böswilligkeit, Bösartigkeit, Unfreundlichkeit, Gehässigkeit, ungünstige Gestimmtheit, abweisendes Verhalten, Abgeneigtheit, eine drohende Haltung einnehmend, ►Gereiztheit, Missgestimmtheit oder Verdrossenheit. (Wird nach Regeln der dt. Sprache jedoch gewöhnlich in Form eines Adjektivs oder Verbs ausgedrückt.) DSM-V definiert selbst: »Anhaltende oder häufige Gefühle von Ärger; Ärger oder Gereiztheit bei geringfügiger Zurücksetzung oder Kränkung; gemeines (mean), gehässiges und rachsüchtiges Verhalten.« 3. Allgemeiner als Empfindung von ›geladener‹ Stimmung einem bestimmten oder allen Menschen gegenüber, die sich bei geringem Anlass in einem Wutausbruch mit bösen Worten und/oder schlimmen Taten entladen kann. Wird in der Aggressionsforschung der amer. Psychologie als wichtigstes, evtl. einziges Motiv für ►Aggression oder ►Aggressivität gedeutet.
e: aggressivity (1); hostility, irritability (2)

Feld *(n)*. Durch die »Feldtheorie« Lewins aus der Physik (z. B. Magnetfeld) in gestaltpsychologische Untersuchungen übernommene Vorstellung, die auf viele Probleme angewandt wird, wo Fokus-Feld-Beziehungen eine Rolle spielen. Beispiele: Wortfeld, Bedeutungsfeld, Sinnesfeld, Erlebnisfeld, Spannungsfeld. In der Psychiatrie haben vor allem Wahrnehmungsfeld und Erlebnisfeld Bedeutung erlangt, da z. B. im »Destruktionsprozess des Wahrnehmungsfeldes« (Conrad) die wichtigste Erscheinung bei der Schizophrenie erblickt werden kann.
e: field. *fr:* champ

Feldenkrais-Methode *(f)*. (M. Feldenkrais, ab 1968). »Pädagogische« Methode zum Bewusstwerden gewohnter Bewegungen und geistiges Erlernen neuer Bewegungen, vermittelt durch langsame präzise Bewegungen. Anwendungen bei Bewegungsberufen (Sportler, Tänzer, Musiker) und Krankheiten mit Folgen für das Bewegen von Gliedern (Muskelschmerzen, Verkrampfungen, Ausfall von Muskelgruppen nach Verletzungen oder durch Krankheiten u. a.). Ausbildung durch Lehrer in Anlehnung an ►Psychotherapieausbildung, Grundschema.
e: Feldenkrais method

Feldtheorie des Verhaltens (K. Lewin). Gestaltpsychologische Theorie, nach der sich das Verhalten eines Menschen nach dem Kräftefeld der personalen Umgebung richtet. An die Stelle der innerindividuellen Kräfte treten also die Kräfte der Gesellschaft. Das Kräfteverhältnis ist vektoriell beschreibbar (Topologie).
e: theory of psychical field of behavio(u)r. *fr:* théorie des champs de Kurt Lewin

Fellatio *(f)*. Praktik sexueller Befriedigung. Form des Genitalkusses, wobei der Penis des Geschlechtspartners in den Mund genommen wird.
e: fellatio, fellation.
Syn.: Coitus oralis oder per os. *fr:* fellation

Fenichel, Otto geb. 2.2.1897 Wien, gest. 22.1.1946 Los Angeles. Bedeutender Psychoanalytiker. Ab 1922 Ausbildung am Psychoanalytischen Institut Berlin mit Max Eitingon, 1926–1933 Mitglied des Instituts. 1933–1935 psychoanalytische Ausbildungstätigkeit in Oslo, 1935–1938 in Prag. Ab 1938 Lehranalytiker in Los Angeles. Hauptwerke: »The Outline of Clinical Psychoanalysis«, 1934; »Problems of Psychoanalytic Technique«, 1939; »The Psychoanalytic Theory of Neurosis«, 1945. Tauschte mit anderen Psychoanalytikern geheime ►Rundbriefe aus.

Ferenczi, Sandor geb. 7.7.1873 Miskolc (Ungarn), gest. 22.5.1933 Budapest. Ungarischer Psychoanalytiker. Einer der bedeutendsten Schüler S. Freuds. Bereits während des Medizinstudiums in Wien Experimente mit Hypnose. Seit 1900 niedergelassener Arzt. Publizierte 30 Arbeiten, bevor er 1908 bei Freud eine Psychoanalyse begann. Gründete 1910 die Internationale psychoanalytische Gesellschaft. 1919 für wenige Monate erster Prof. für Psychoanalyse in Budapest. Schrieb brillante Beiträge zur Theorie und Technik der Psychoanalyse. Sein »Thalassa, Versuch einer Genitaltheorie« (Wien 1924) wurde von Freud als die kühnste Anwendung der Analyse bezeichnet, die jemals versucht worden sei. Begründete darin eine neue Methode, die als Bioanalyse bezeichnet wurde. Ging in den letzten Lebensjahren zu einer »aktiven Therapie« zur Verkürzung der Behandlungsdauer über, wobei er den Patienten die in der Kindheit entbehrten Liebesbezeugungen spendete. Entfremdete sich dadurch Freud. Werke: »Bausteine zur Psychoanalyse«, 4 Bde. 1927; »Contributions to Psycho-Analysis«, 2 Bde., London 1952, »Schriften zur Psychoanalyse«, 2 Bde., Frankfurt 1970. Ferenczi-Freud Briefwechsel, 6 Bde, hgg. von E. Falzeder & Eva Brabant, Wien 1993–2005.

Fernsehepilepsie *(f)*. Form der ►Reflexepilepsie, deren Anfälle bei Beobachtung des Fernsehbildes durch die intermittierenden Lichtreize des Bildflimmerns auftreten. Die zugrunde liegende Fotosensibilität kann durch Flimmerlichtaktivierung des EEG nachgewiesen werden.
e: television epilepsy. *fr:* épilepsie déclenchée par la télévision

Fetisch *(m)*. 1. Gegenstand, dem magische Kräfte zugeschrieben werden und der deshalb angebetet wird. 2. Jeder von einer geliebten Person herrührende Gegenstand, der dem ►Fetischisten sexuelle Befriedigung zu vermitteln vermag.
e: fetish. *fr:* fétiche

Fetischismus *(n)*. (►Binet, 1887). Sexuelle ►Paraphilie, bei welcher Erregung und Befriedigung sexueller Wünsche an den Anblick oder die Berührung von Gegenständen (»Fetischen«) gebunden ist, die von einer geliebten oder auch unbekannten Person herrühren (Strümpfe, Schlüpfer, Büstenhalter, Haarlocke). Der Betroffene (»Fetischist«) kann die Partnerin bitten, vor oder während des Geschlechtsverkehrs bestimmte Kleidungsstücke zu tragen oder zu benutzen. Die Gegenstände erhalten häufig einen eigenen, vom Partner losgelösten Reizwert und werden zur Voraussetzung der sexuellen Befriedigung, die gewöhnlich als Masturbation mithilfe des Gegenstands erfolgt. Die Gegenstände werden gelegentlich gestohlen, wobei der Stehlakt mit zur sexuellen Erregung beitragen kann, sodass z. B. immer neue Kleidungsstücke gestohlen werden. Der normale Koitus wird nicht gesucht oder kann nicht ausgeführt werden.
e: fetishism. – (ICD-10: F65.0). *fr:* fétichisme

Fetischistische Störung *(f)*. in DSM-V für ►Fetischismus als eine der ►Paraphilien.
e: feteshistic disorder.

Fettsucht *(f)*. ►Adipositas.

Feuchtersleben, Ernst Freiherr von geb. 29.4.1806 Wien, gest. 3.9.1849 Wien. Wiener Arzt und Dichter. Nach Medizinstudium ärztliche Praxis in Wien. Ab 1844 Vorlesungen, die 1845 als erstes deutsches Lehrbuch der medizinischen Psychologie bzw. Psychiatrie erschienen (»Lehrbuch der ärztlichen Seelenkunde«, Übersetzungen ins Englische [1847], Französische, Holländische, Russische. Reprint Graz 1976). Später Vizedirektor der »medizinischen Studien«. 1848 Unterstaatssekretär im Unterrichtsministerium. Besonders bekannt durch das Buch »Die Diätetik der Seele« (1838; 50 Auflagen), eine medizinisch-moralische Vollkommenheitslehre. Zugleich beliebter Publizist u. Goetheaner der Biedermeierzeit. Bekannte Aphorismensammlung: »Confessionen«. Sämtliche Werke (ohne die medizinischen) hgg. von Friedrich Hebbel, 7 Bde. (1851–53).

Fieber, psychogenes *(n)*. Seltenes psychosomatisches Symptom eines innerseelischen Konfliktes. Erhöhung der Körpertemperatur bis 40 °C aus rein seelischer Ursache. Vorkommen in Situationen der Angst, der inneren Spannung oder Verstimmung. Wenn weitere Leibbeschwerden bestehen, werden nicht selten unnötige Operationen ausgeführt.
e: psychogenic fever. *fr:* fièvre d'origine psychique

Fieberbehandlung *(f)*. Behandlung durch künstlich herbeigeführte Temperatursteigerung mittels Pyretika (fiebererzeugende Medikamente) oder künstlicher Infektion. Die 1917 von Wagner-Jauregg eingeführte Methode durch Überimpfung von Malaria tertiana wird nur noch selten angewandt (►Malariatherapie). Fiebererzeugung durch steigende Dosen von Pyrifer oder Überwärmungsbad ist noch teilweise gebräuchlich. Selten wird auch Rekurrensfieber oder Sodoku künstlich erzeugt.
e: pyretotherapy. *fr:* pyréthérapie, pyrétothérapie

Fieberdelir *(n)*. Akute delirante Geistesstörung, die im Verlauf von Infektionskrankheiten, insbesondere bei Kindern, auftreten kann. Es handelt sich gewöhnlich um eine harmlose, rasch wieder abklingende Störung. Vgl. ►Delir.
e: febrile delirium.
Syn.: Fieberpsychose, Fieberwahn, Delirium febrile.
fr: délire fébrile

Fieberkrampf *(m)*. Bei Kindern vom 1. bis 5. Lebensjahr im Verlauf eines fieberhaften Infektes auftretender epileptischer Anfall. Prognose in der Regel günstig, jedoch in 10–15 % der Fälle später Übergang in Epilepsie. Prognostisch ungünstig zu bewerten sind (nach H. Doose): familiäre Belastung mit Epilepsie, Zeichen einer Vorschädigung des Gehirns, Auftreten des Fieberkrampfes jenseits des 5. Lebensjahres, Herdsymptome im oder nach dem Anfall, mehr als viermalige Wiederholung der Fieberkrämpfe, länger als eine halbe Stunde dauernde Krampfanfälle, Krampfpotenziale im EEG jenseits der postkonvulsiven Phase.
e: febrile convulsion, infantile convulsion.
Syn.: Infektkrampf. *fr:* convulsion hyperpyrétique

Fiebertherapie *(f)*. ►Fieberbehandlung.

Fieberwahn *(m)* ►Fieberdelir.

Fieberpsychose *(f)*. ►Fieberdelir.

Fingeragnosie *(f)*. (J. Gerstmann, 1924, 1927, 1930). Neuropsychologisches Symptom einer ►Körperschemastörung. Sonderfall der ►Autotopagnosie. Unfähigkeit, nach sprachlicher Aufforderung einzelne Finger zu benennen oder zu zeigen. Nach K. Poeck (1966) ist besser von einer Fingerwahlstörung zu sprechen. Vorkommen vor allem bei ►Aphasie, aber auch bei optisch-räumlicher Orientierungsstörung oder schweren psychopathologischen Veränderungen (Bewusstseinstrübung, Demenz).
e: finger agnosia. *fr:* agnosie digitale

Fibromyalgie *(f)*. (P. K. Hench, 1976). Schmerzen (»algie«) im Bereich der Bänder (»Fibro«) und der Muskeln (»my«) ohne feststellbare Körpererkrankung. Störung von Körperfunktionen ohne feststellbare Körperveränderungen. Als ►Syndrom geläufig, jedoch als körperliche oder psychische Krankheit nicht anerkannt. Mehrere operationale Definitionen: Beispiel (American College of Rheumatology): Druckschmerz bei Fingerdruck (mit 4 kg/cm^2) an mindestens 11 von 18 genau angegebenen Schmerzpunkten (»Tender Points«). Nach W. Müller und J. Lautenschläger (1990) außerdem: seit mindestens 3 Monaten spontane Muskel- und Sehnenansatzschmerzen in stammnahen Körperregionen, zusätzlich zu vegetativen und funktionellen Erscheinungen sowie Verhaltensauffälligkeiten. Die blutchemischen Rheumafaktoren sind gewöhnlich normal. Subjektiv oft verbunden mit der Gewissheit, erwerbsunfähig zu sein. Häufige Versuche, Fibromyalgie als unheilbare Körperkrankheit darzustellen, deren Ursache noch nicht bekannt ist. Nach Bräutigam bestehen Konflikte zwischen Hingabe und Standfestigkeit, Opfersinn und Egoismus, Sanftmut und Aggressivität. Ängstliche und depressive Gefühle sind weniger verdrängt. – Obwohl Fibromyalgie keine psychische Krankheit ist, kann Psychotherapie evtl. eine sehr gute Hilfe sein. Vgl. ►Müdigkeitssyndrom, chronisches.
Syn.: Weichteilrheumatismus, Fibrositis, generalisierte Tendomyopathie.
e: fibromyalgia

Fibrositis *(f)*. Chronisches ►Erschöpfungssyndrom, dessen Beschwerden hauptsächlich in Muskelschmerzen bestehen. Die Bez. kam um 1970 in den USA auf. 1976 in ►Fibromyalgie umbenannt, weil eine Entzündung nicht nachzuweisen ist. In DSM-V als diagnostische Kategorie nicht enthalten. Vgl. vor allem ►Neurasthenie.
e: fibrositis.

Fingernägelkauen *(n)*. ►Nägelkauen.

fixen *(n)*. Im Drogenjargon: intravenöse Injektion von Narkotika, gewöhnlich Heroin.
e: fix.

Fixer *(m)*. Jemand, der fixt. ►fixen.

Fixierung *(f)*. 1. Festlegung, Verhaftung. Festhalten an einer einmal eingenommenen Gewohnheit oder Einstellung. Insbesondere angewendet bei der sexuellen Fixierung an ein besonderes Erlebniss oder einen Partner. Nach S. Freud darüber hinaus jeder Stillstand der Entwicklung des libidinösen und aggressiven Triebes sowie des ►Ich mit seinen Beziehungen zu Triebobjekten und Personen auf prägenitalen Entwicklungsstufen. Die neurotischen und psychotischen Regressionen führen nach Freud zum Fixationspunkt zurück. ►Triebobjekt. 2. In der Psychiatrie auch die Fesselung eines unruhigen Kranken an sein Bett im Notfall. Da es sich um eine freiheitsentziehende Maßnahme handelt, nur unter besonderen Bedingungen zulässig.
e: fixation (zu 1); bed restraint (zu 2). *fr:* fixation

Flagellant *(m)*. Selbstgeißler. Geißler. Geißelmönch. ►Flagellation.
e: flagellant, scourging, friar. *fr:* flagellateur

Flagellantismus *(m)*, Flagellantentum *(n)*. 1. Geißelsucht, Geißeln (Flagellation) als sexuelle Dauerhaltung. Form des Sadismus. Die Betreffenden lauern gewöhnlich jungen Mädchen auf, um ihnen mit einer Gerte über das Gesäß zu schlagen. Oft wird durch Herunterziehen der Unterhose nachgesehen, welche Wirkung der Schlag bewirkt hat, während direkte sexuelle Befriedigung durch Koitus oder gleichzeitige Masturbation gewöhnlich nicht erstrebt wird. 2. Geißelsucht aus religiöser Motivation. Wurde im Mittelalter als mutuelle und Autoflagellation häufig ausgeübt. Besonders während der Pestepidemie im 14. Jahrhundert kam es zu psychischen Epidemien, wobei die »Geißelbrüder« sich z. T. zu »Büßergesellschaften« zusammenschlossen. Sexuelle und religiöse Motive bestehen auch heute bei der Flagellation vielfach nebeneinander. In DSM-V nicht als Kategorie enthalten.
e: flagellantism.
Syn.: Flagellomanie. *fr:* flagellantisme

Flagellation *(f)*. Der Akt des Geißelns bei ►Flagellantismus.
e: flagellation. *fr:* flagellation

Flagellomanie *(f)*. ►Flagellantismus.

Flapping Tremor *(m)*. Besondere Form des »negativen Tremors« mit raschen Flexions- und Extensionsbewegungen, die an Vogelflattern erinnern. Teilerscheinung der ►Asterixis. Typisch für das ►hepatozerebrale Syndrom. *fr:* flapping tremor.

flash Blitz. 1. Plötzliches Erröten, gewöhnlich aus seelischer Ursache. 2. Im Drogenjargon: Erlebnis plötzlich einsetzender Drogenwirkung bei intravenöser Injektion. Bei »speed flash« wird Methamphetamin gespritzt.
e: flash, bang.

Flashback Engl.: Rückblitz. 1. Plötzliches Wiederauftreten von psychoseähnlichen Erlebnissen mehre-

F

re Tage, Wochen oder selbst Jahre nach Drogenerlebnissen, insbesondere mit ►Halluzinogenen: geometrische Figuren, Figuren am Rande des Sehfeldes, Farbblitze, intensive Farben, ein Schweif hinter sich bewegenden Gegenständen wie bei einem Kometen, Nachbilder, eine Art Heiligenschein um Gegenstände und Personen. Die Welt kann vergrößert (►Makropsie) oder verkleinert (►Mikropsie) erscheinen. Kann ohne Anlass oder durch Erinnerungen, Angst, Erschöpfung, Medikamente, Drogen veranlasst auftreten und große Angst erzeugen. Das Realitätsbewusstsein bleibt erhalten. – Die Bez. wurde erst aufgrund der Berichte solcher Erlebnisse gebildet. Obwohl mit »Nachhall(psychose)« und »Echopsychose« dt. Wörtern zur Verfügung stehen, hat sich die engl. Wortform durchgesetzt. 2. In DSM-V das Wiedererleben traumatisierender Erlebnisse z. B. in der ►Posttraumatischen Belastungsstörung.

Flemming, Karl Friedrich geb. 27.12.1799 Jüterbog (Brandenburg), gest. 27.1.1880 Wiesbaden. Nach einjähriger Tätigkeit in der ersten deutschen Irrenanstalt auf dem Sonnenstein bei Pirna seit 1830 Erbauer und Leiter der ersten für die Behandlung Geisteskranker neu errichteten Irrenheilanstalt in Sachsenberg bei Schwerin. Langjähriger Präsident des deutschen Vereins der Irrenärzte. Pionier des psychiatrischen Krankenhauswesens. Verfasste neben bedeutenden psychiatrischen Schriften (»Pathologie und Therapie der Psychosen«) auch 4 Dramen.

Flexibilitas cerea *(f)*. 1. Verharren in einer einmal eingenommenen, evtl. unbequemen Haltung. Die Lage der Glieder kann passiv wie bei einer Gliederpuppe verändert werden. Bei Ausführung von passiven Bewegungen ist ein mäßiger Widerstand den Bewegungen gegenüber zu spüren. Die dadurch erreichte Stellung der Glieder wird wieder längere Zeit beibehalten; z. B. können in Bettlage eines Kranken alle Glieder senkrecht aufgestellt werden. Vorkommen vorzugsweise bei katatoner Schizophrenie, aber auch bei organischen Hirnerkrankungen und Hypnose. 2. Gelegentlich als Syn. für ►Kataplexie gebraucht.
e: waxy flexibility. *fr:* flexibilité cireuse, resistance musculaire plastique

Floccillatio, Floccilegium *(n)*. Flockenlesen. Syn. für ►Karphologie.

Flockenlesen *(n)*. ►Karphologie.

Flow *(m)* (engl.: fließen). Dem ►Rausch ähnlicher Zustand bei Kreativen. Die Aufmerksamkeit wird vollkommen von der augenblicklichen Tätigkeit aufgesogen. Das dafür nötige Wissen ist vollständig im Bewusstsein greifbar. Einflüsse von außen dringen nicht heran. Gefühl, nur das niederschreiben zu müssen, was wie von allein kommt. Wird als besonders glücklicher Zustand beschrieben. Führt eher zu Konflikten mit Beziehungspersonen, da der Flower nicht ansprechbar erscheint. Unterscheidet sich vom Rausch, weil keine Drogen oder andere Rauschmitel verwendet werden.
e: flow

Flucht in die Krankheit *(f)*. (S. Freud, 1905). Krankwerden als leichtester Ausweg aus einer unlösbar erscheinenden Situation. »Das Krankwerden erspart zunächst eine psychische Leistung, ergibt sich als die ökonomisch bequemste Lösung im Falle eines psychischen Konflikts, wenngleich sich in den meisten Fällen später die Unzweckmäßigkeit eines solchen Ausweges unzweideutig erweist.« (Freud, GW V, 202)
e: flight oder escape into illness oder disease.

Flüchtlingsparanoid *(n)*. (L. Tyhurst). Bei Flüchtlingen mit mangelhaftem Sozialkontakt zur neuen Umgebung auftretende psychogene Beziehungs- und Verfolgungsideen, die durch Angst entstehen.
e: refugee paranoia. *fr:* syndrome paranoïde des transplantés

fluide Intelligenz: *(f)* ►Intelligenz, fluide.

Fluidum *(n)*. Fließendes. Flüchtiges. In einer verbreiteten Vorstellung gegen Ende des 19. Jh. gibt es »eine alles durchdringende Flüssigkeit« (J. Kerner), deren Wirkung beobachtet, aber wegen ihrer Feinheit mit den verfügbaren physikalischen oder chemischen Methoden nicht festgestellt werden kann. Die kontrovers diskutierte Vorstellung lag auf der Linie naturwissenschaftlicher Entdeckungen der Zeit. Newton hatte 1666 die Anziehung der Himmelskörper untereinander auf die immaterielle Kraft der Massenanziehung zurückgeführt, die auch Ebbe und Flut hervorgeruft. 1789 wurden von Galvani elektrische Ströme im tierischen Körper nachgewiesen. Dass man durch elektrische Ströme magnetische Kräfte hervorrufen kann, wurde erst 1820 entdeckt. Beispiele: Nervenfluidum, magnetisches Fluidum.

Fluidum, magnetisches *(n)*. Von ►F. A. Mesmer behauptetes, nicht nachweisbares, bei seinen Behandlungen wirksames physikalisches Agens. ►Magnetismus, animalischer.

Fluoreszenzgedächtnis *(n)*. Analoger Begriff der ►Informationspsychologie für ►Kurzzeitgedächtnis. Aus Kapazitätsuntersuchungen geht hervor, dass die Aufnahmegeschwindigkeit bei CK = 16 bit/sec liegt. Wenn mit einer Gegenwartsdauer von 10 sec gerechnet wird, beträgt das maximale Fassungsvermögen 100–160 bit. Aus informationstheoretischen Gründen können jeweils maximal 32 Zeichen bewusstseinsgegenwärtig sein, sodass sich daraus eine Begründung für die beobachtbare »Enge des Bewusstseins« ergibt.
e: short term memory.
Syn.: phosphoreszierendes Gedächtnis, Kurzspeicher.
fr: mémoire phosphorescente

Flush *(m)*. Heftiges und plötzliches Erröten der oberen Thoraxpartien und des Kopfes. Vorkommen

F

bei Dünndarmkarzinoid (Cassidy-Schulte-Syndrom); in der Psychiatrie aber in erster Linie bei ►Disulfiram-Alkohol-Reaktion.
e: flush. *fr:* flush

Fluten *(n)*. Syn. für ►Reizüberflutung.

FM ►Fibromyalgie.

fMRI functional magnetic resonance imaging. ►Magnetresonanztomographie, funktionelle.

fMRT funktionelle ►Magnetresonanztomographie.

FMSF ►False Memory Syndrome Foundation.

Fölling'sche Krankheit *(f)*. Syn. für ►Oligophrenia phenylpyruvica.

Fölling'sche Oligophrenie *(f)*. ►Oligophrenia phenylpyruvica.

Fokalanalyse *(f)*. (D. Malan, 1965). Abgekürztes psychoanalytisches Verfahren, bei dem nur ein pathogener oder besonders wichtiger Erlebniskomplex analysiert wird.
e: focal analysis. *fr:* (psych)analyse focale

Fokalepilepsie *(f)*. ►Anfall, fokaler.

Fokaltherapie *(f)*. Form der Kurzpsychotherapie, die sich auf die Herausarbeitung eines bestimmten Problems (= Fokus) beschränkt. ►Kurzanalyse.

Folie *(f)*. Irresein. Ältere frz. Bez. für psychische Krankheiten ohne Körperkrankheit mit nur teilweiser Zerstörung der Vernunft. Wurde unterschieden von Melancholie, Idiotie und Demenzen und den durch Körperkrankheiten hervorgerufenen psychischen Störungen. Wurde dann aber auch syn. mit »aliénation mentale« gebraucht. Hat sich in einzelnen Wendungen im wissenschaftlichen Sprachgebrauch erhalten. Z. B. ►Folie à deux.
e: insanity.

Folie à deux *(f)*. (C. Lasègue, J. Falret, 1873, 1877). Übernahme wahnhafter Überzeugungen eines Geisteskranken durch eine andere (geistesgesunde oder geisteskranke) Person (Ehefrau, Verwandte, Anhänger). Auch Bez. für alle vergesellschaftet auftretenden Geistesstörungen psychotischer oder nichtpsychotischer Art (►Wahn, konformer). Durch Ausweitung auf größere Gruppen von Menschen können »psychische Epidemien« (s. d.) entstehen (induziertes Irresein). Die häufig gebrauchte Bez. ist im Unterschied zur symbiontischen Psychose (s. d.) weiter und umfasst auch familiär auftretende Psychosen, bei denen die Psychosen der Partner sich nicht miteinander verflechten. Vgl. Induziertes Irresein; symbiontische Psychose.
e: folie à deux, double insanity, shared paranoid disorder (DSM-III), shared psychotic disorder (DSM-IV). – (ICD-10: F24).
Syn.: Contagio psychica (Hofbauer, 1846), Folie simultané; infektiöses Irresein (Ideler, 1838), Zwillingsirresein, Induzierte Paranoide Störung (DSM-III), Gemeinsame Psychotische Störung (DSM-IV) *fr:* délire à deux, contagion mentale

Folie du doute *(f)*. Zweifelsucht. Älterer, von Legrand du Saulle eingeführter Begriff für eine Krankheitseinheit, die heute jedoch als Symptom einer Zwangskrankheit angesehen wird. Der Kranke muss ständig grübeln und prüfen, ob wirklich alles so ist, wie es sein sollte. Er muss sich z. B. immer wieder vergewissern, ob eine Tür wirklich abgeschlossen ist.
e: doubting mania, folie du doute.

Folie gémellaire *(f)*. Zeitgleich bei Zwillingen auftretende Geisteskrankheit. ►Folie à deux.

Folie lucide *(f)*. (Trelat, 1861). In der alten frz. Psychiatrie Bez. für Wahnkrankheit ohne Beeinträchtigung der intellektuellen Fähigkeiten. Geht weitgehend im heutigen Begriff der chronischen paranoiden Schizophrenie auf.
fr: folie lucide.

Forel, Auguste geb. 1.9.1848 Morges/Waadt (Schweiz), gest. 27.7.1931 Yvorne. Schweizer Psychiater. Seit 1872 Schüler Guddens in München. Seit 1879 Direktor der psychiatrischen Klinik Burghölzli bei Zürich. Ab 1898 Privatgelehrter in Chigny, dann in Yvorne. Hielt erste Vorlesungen in der Schweiz über Hypnotismus und gründete zusammen mit Grossmann die »Zeitschrift für Hypnotismus«. Hervorragender Vertreter der Abstinenzbewegung. Wollte den Alkoholismus durch Aufklärung und Überredung besiegen. Werke: »Das Gedächtnis und seine Abnormitäten«, 1885; »Der Hypnotismus«, 1889 (12. Aufl. 1923); »Gehirn und Seele«, 1894 (13. Aufl. 1922); »Die sexuelle Frage«, 1905 (16. Aufl. 1931).

Forel'sche Hypnosestadien *(n, pl)*. (A. Forel). Ältere, als klassisch geltende Einteilung der Hypnosetiefe in 3 Stadien. 1. Somnolenz: Zustand deutlicher Einengung des Bewusstseins. Es ist dem Hypnotisierten jedoch noch möglich, sich Suggestionen, die das Schließen der Augen betreffen, zu widersetzen. 2. ►Hypotaxie: Der Hypnotisierte folgt den Suggestionen des Hypnotherapeuten vollständig. 3. Somnambulismus: Zustand tiefer Hypnose. Der Hypnotisierte kann schlafend auf Anweisung des Hypnotherapeuten umhergehen, befolgt posthypnotische Suggestionen und hat spontan eine Erinnerungslücke für das in Hypnose Erlebte. – Da diese Stadien stark ineinandergehen und praktisch kaum auseinanderzuhalten sind, wird das Forel'sche Einteilungsschema nicht mehr verwendet. ►Hypnosestadien.

Forensik *(f)*. In der Umgangssprache: Gebäude, in welchem psychisch Kranke untergebracht sind, welche mit Strafe bedrohte Taten begangen haben (►Unterbringung in einem psychiatrischen Krankenhaus). Kein Wort der Fachsprache.

Forensische Psychiatrie *(f)*. ►Psychiatrie, forensische.

Forensischer Psychiater *(m, w)*. ►Facharzt für Psychiatrie und Psychotherapie mit Schwerpunkt Forensische Psychiatrie.

Formenkreis, schizophrener *(m)*. Sammelbez. für alle von Kraepelin beschriebenen Formen der ►Schizophrenie (Hebephrenie, Katatonie, paranoide Schizophrenie). Die Bez. entstammt der psychiatrischen Alltagssprache, nicht der wissenschaftlichen Literatur. Sie signalisiert gewöhnlich Unsicherheiten der diagnostischen Zuordnung zur Schizophrenie.

Forschungsanstalt für Psychiatrie, Deutsche ►Deutsche Forschungsanstalt für Psychiatrie.

Forschungskriterien, diagnostische *(n, pl)*. (R. L. Spitzer, J. Endicott, E. Robins, 1975, 1978). System psychiatrischer Diagnostik für naturwissenschaftliche Forschungszwecke. Enthält 25 ►Kategorien für die Diagnostik von Schizophrenie und Depression sowie einiger ähnlicher Zustände. Insbesondere die Depression wird in hierarchisch gegliederte operationale Untergruppen aufgeteilt: »major depressive disorder« (häufigste Übersetzung: Typische Depressive Störung), zyklothyme Persönlichkeit, intermittierende depressive Störung, labile Persönlichkeit, »minor depressive disorder«. Die Typische Depressive Störung ist untergliedert in ►bipolar I (bipolar mit Manie), bipolar II (bipolar mit Hypomanie) und ►Typische Depressive Episode (entspricht ►monopolar; die Bez. wird jedoch nicht gebraucht). Bezeichnungen und Systematik sind zum Teil in das System von ►DSM eingegangen. ►bipolare Störung, ►Depression, bipolare, ►Depression, monopolare.
e: Research Diagnostic Criteria (RDC). *fr:* Critères Diagnostique pour la Recherche

Fortlaufen *(n)*. Deutsche Bez. für Poriomanie (►Fugue(s)). – Im Amerikanischen bezeichnet »runaway child« den Fortläufer, wofür das Engl. kein Wort kennt. Poriomania (= fugue) bezieht sich auf jemanden, der wegen einer Demenz orientierungslos umherirrt, auch auf einen ►Dämmerzustand, in welchem der Kranke eventuell Reisen unternimmt.

Foulkes [Fuchs], Siegmund Heinrich geb. 3.9.1898 Karlsruhe, gest. 8.7.1976 London. Gruppenpsychotherapeut. Schüler von Kurt Goldstein (1928–1930) in Frankfurt. Psychoanalyse in Wien und Frankfurt. Emigrierte 1933 nach London. Ab 1940 Gruppenpsychotherapie in Exeter, Devon. Wandte 1942–1946 als Erster die Vorstellungen der therapeutischen Gemeinschaft (s. d.) in einem Kriegslazarett an. Gründete 1952 in London die gruppenanalytische Gesellschaft. Wandte Goldsteins These, dass jedes Neuron Teil eines ganzheitlichen Kommunikationssystems sei, analog auf das Individuum in Gruppe und Gesellschaft an. – Hauptwerke: »Zur Statistik der Tuberkulose im Kindesalter« (1924); »Introduction to Group-Analytic Psychotherapy« (1948); »Group Psychotherapy; The Psychoanalytic Approach« (zus. m. E. J. Anthony: 1957); »Therapeutic Group Analysis« (1964) (dt. »Gruppenanalytische Psychotherapie«, 1974); »Praxis der Gruppenanalytischen Psychotherapie« (1978).

Fragebogenmethode *(f)*. Standardisierte Form einer ►Exploration. Der Fragebogen stellt ein schriftliches, mit festen Anweisungen versehenes Programm dar. Die aus der empirischen Sozialforschung stammende Methode findet in die Psychiatrie nur zögernd Eingang. Vorteile sind geringere Abhängigkeit vom Untersucher und Vergleichbarkeit der Ergebnisse. Nachteile sind geringe Flexibilität und Komplexität aus methodischen Gründen. ►Interview, strukturiertes.
e: questionnaire method.

Fragesucht *(f)*., Fragezwang *(m)* ►Grübelsucht.

Fraisen *(f, pl)*. Gegenwärtig volkstümliche Bez. für anfallsartige Zustände im Kindesalter. ►Gichter. Die Bez. geht auf altgermanische Wurzeln zurück. Sie bezeichnet ursprünglich Keuchhusten, Hautkrankheiten und Epilepsie bei Kindern. Nach M. Höfler (1899) glaubten die Germanen, dass ein böser Nachtgeist Angst in Kindern (Eiss) verursache und der epileptische Anfall eine Folge davon sei (Vereissen = Fraisen).

Frank, Johann Peter geb. 19.3.1745 Rodalben, gest. 4.4.1821 Wien. Gab in seiner »Medizinischen Polizei« (1779–1783) erstmals ein System der öffentlichen Gesundheitspflege. Brachte im Zuge hygienischer Reformen viele Erleichterungen für die in der 2. Hälfte des 18. Jahrhunderts inhuman behandelten psychisch Kranken.

Frankl, Viktor Emil geb. 26.3.1905 Wien, gest. 2.9.1997 Wien. Psychiater, Neurologe und Psychotherapeut in Wien. Nach Studium und Fachweiterbildung in Wien 1933–1937 am Psychiatrischen Krankenhaus Wien. 1940–1942 Leiter der Neurologischen Abteilung des Rothschild-Spitals in Wien. 1942–1945 als Jude in KZ-Haft im Ghetto Theresienstadt und später Nebenlager des KZ Dachau. Verfasst nach der Befreiung »Ein Psycholog erlebt das Konzentrationslager«, das millionenfach aufgelegt und in viele Sprachen übersetzt wurde. 1949 Habilitation für Neurologie und Psychiatrie in Wien. Ab 1955 Professor an der Wiener Universität. Daneben viele Gastprofessuren und Vorträge weltweit. Begründete eine eigene Form der Psychotherapie (►Frankl'sche Psychotherapie), welche maßgebend durch seine KZ-Erlebnisse getragen wurde.

Frankl'sche Psychotherapie *(f)*. Sammelbez. für die von V. E. ►Frankl begründeten Richtungen der ►Logotherapie und ►Existenzanalyse. Eigene Ausbildungsgänge mit mindestens 500 Stunden. – Vgl.: ►Neurose, noogene; ►Selbst-Transzendenz, ►Vakuum, existenzielles; ►kollektive Psychotherapie; ►paradoxe Intention; ►Dereflexion.
e: Franklian psychotherapy.

F

freak out Im Drogenjargon: unangenehme Wirkung oder seltsames exzentrisches Verhalten (= freak) nach Genuss von Cannabis (z. B. Herumtanzen, wilde Gebärden).

Freezing *(n)*. (R. S. Schwab, A.-C. England, E. Peterson, 1959). Plötzliche, unvorhersehbare Bewegungsblockaden bei Parkinsonkranken, wenn mit L-Dopa behandelt wird. Hinderlich vor allem beim Gehen, Sprechen oder feinmotorischen Bewegungen. Beim Überqueren einer Fahrbahn oder Ausweichen vor Hindernissen entstehen Gefahren. Wenn die Füße am Boden »festkleben« und der Oberkörper weiter nach vorn bewegt wird, kann es zu Stürzen kommen. Ist von der L-Dopa-Einzeldosis unabhängig. Medikamentös nicht befriedigend behandelbar. Es wird ein Fehler in der automatischen Ausführung von Bewegungsprogrammen angenommen.

Freiburger Borderline-Befindlichkeitsskala (FBBS) *(f)*. Fragebogen mit ca. 100 vorformulierten Aussagesätzen, mit denen Patienten mit ►Borderline-Persönlichkeitsstörung ihr Befinden durch Ankreuzen darstellen können.

Freiheit *(f)*. 1. Unabhängigsein von äußerem Zwang. 2. Das innere Freisein von vorher festgelegten Denk- und Reaktionsmustern, der Spielraum persönlicher Entscheidungen im Denken und Handeln. – Die Psychiatrie hat mit beiden Aspekten des Freiheitsbegriffes zu tun. Wegen Gefährdung der Sicherheit und Rechtsgüter anderer und bei Selbstgefährdung (Suizidgefahr!) kann es notwendig werden, einen psychisch Kranken der persönlichen Freiheit zu berauben und vorübergehend oder dauernd in einem geeigneten Krankenhaus unterzubringen (►Unterbringung). Die Frage des Spielraums für freie Entscheidungen bei psychischen Krankheiten, Neurosen, Impulshandlungen usw. ist nicht nur von philosophischem Interesse (und wird daher immer wieder diskutiert), sondern hat vielfach praktische Bedeutung (Frage der strafrechtlichen Verantwortung, Rentenbegutachtung).
e: liberty, freedom, free will. *fr:* liberté

Freiheitsberaubung *(f)*. Vorsätzliches und widerrechtliches Einsperren oder Berauben der persönlichen Freiheit; nach § 239 StGB strafbar. In der Psychiatrie wichtig bei Fragen der ►Unterbringung. Auch das heimliche Beibringen von Arzneimitteln kann als Freiheitsberaubung angesehen werden.
e: deprivation of personal freedom. *fr:* séquestration

Freiheitsbeschränkung *(f)*. Einschränkung der persönlichen Bewegungsfreiheit, z. B. bei psychisch Kranken. In Deutschland nur durch richterliche Anordnung möglich (►Unterbringung). Aber auch unter den besonderen Bedingungen des Lagerlebens in Gefangenschaft und Kriegsgefangenschaft ist die damit notwendigerweise verbundene Freiheitsbeschränkung ein wichtiges psychologisches Element für die Entstehung psychogener Reaktionen (zum Beispiel »Stacheldrahtkrankheit«).
e: restriction of personal freedom. *fr:* restriction de la liberté

Freiheitsentziehung *(f)*. Freiheitsentzug *(m)*. Zwangsweiser Entzug der persönlichen Bewegungsfreiheit als Straf- und Besserungsmaßnahme durch gerichtliche Verhängung von Freiheitsstrafen. Strafvollzug ist gegenwärtig praktisch identisch mit Freiheitsentzug.
e: depriviation of personal freedom. *fr:* privation de liberté

Freiheitspsychose *(f)*. Nach langer Internierung in einem Massenlager und zurückerlangter Freiheit auftretende psychische Erscheinungen. Die Betreffenden sind durch jahrelange Behinderung des Umweltkontaktes unfähig geworden, normale zwischenmenschliche Kontakte aufzunehmen und das Lager von sich aus zu verlassen. «Psychose» ist nur metaphorisch gemeint.
e: discharge psychosis. *fr:* psychose de libération

Freitod *(m)*. Dt. Bez. für Suizid.

Fremdanamnese *(f)*. Die aus den Angaben der persönlichen Umgebung eines Kranken erhobene Vorgeschichte zu Krankheit und Lebensgeschichte. Infrage kommen in erster Linie Ehepartner, Familienangehörige, Berufskollegen, aber auch andere Beziehungspersonen. Die Fremdanamnese stammt also ebenso wenig von Fremden, wie sie objektiv ist. Die Bez. wurde aber als Gegenbegriff zu ►Eigenanamnese gebildet und wird seitdem ständig gebraucht. – Ist in dieser Form in der amer. Psychiatrie unbekannt und wird daher in DSM-III-V nicht berücksichtigt.
e: independent anamnesis.
Syn.: objektive Anamnese. *fr:* anamnèse indirecte

Fremdneurose *(f)*. (J. H. Schultz). Durch den Einfluss anderer Menschen entstandene neurotische Fehlhaltung, wenn ein Mensch wehrlos einer persönlichkeitsfremden oder persönlichkeitsfeindlichen menschlichen Umgebung ausgeliefert ist. Z. B., wenn sich ein an sich gesundes Kind bei stark abnormen Adoptiveltern aufhält.
e: heteroneurosis, exogenic neurosis. *fr:* névrose de transplantation

Fremdwertgefühle *(n, pl)*. (K. Schneider, 1935). Empfindungen, welche ein Mensch dem Wert anderer Menschen beimessen kann. Sie können bejahend (Liebe, Zuneigung, Vertrauen, Mitleid, Achtung, Interesse, Billigung, Dankbarkeit, Ehrfurcht, Bewunderung, Anbetung) oder verneinend (Hass, Abneigung, Misstrauen, Verachtung, Feindseligkeit, Spott, Missfallen, Entrüstung) sein.

frenzied anxiety (H. Aubin, 1939; J. C. Carothers, 1954). »Ängstliche Raserei«. Plötzlich auftretende Angst mit aggressiven Handlungen, evtl. Gewalthandlungen; wurde für Westafrika und Kenia beschrieben. Ähnliches, wahrscheinlich sogar gleiches Phänomen wie bei ►Amok. *fr:* bouffée anxieuse délirante.

Fressgier *(f)*. Fresssucht *(f)*. Dt. Bez. für ►Bulimie.

Freud, Anna geb. 3.12.1895 Wien, gest. 8.12.1982 London. Bedeutende Psychoanalytikerin, Tochter von ►S. Freud. 1914 Lehrerinnenexamen. 5 Jahre als Lehrerin tätig. Gleichzeitig psychoanalytische Ausbildung bei ihrem Vater. Seit 1920 Mitglied des Komitees und Trägerin des Ringes des inneren Kreises; Arbeit in der englischen Abteilung des Psychoanalytischen Verlages. Seitdem an führender Stelle in der psychoanalytischen Bewegung tätig. 1938 Emigration nach London. 1940–1945 Gründung und Leitung der Hampstead Nurseries (Kinderheime). 1952 Eröffnung der Hampstead Child-Therapy Course and Clinic mit Schwergewicht auf Ausbildung von Kinderpsychoanalytikern. Hauptwerke: »Einführung in die Technik der Kinderanalyse«, 1927; »Das Ich und die Abwehrmechanismen«, 1936. Gesammelte Werke in 7 Bänden: »The Writings of Anna Freud«, ab 1969. (dt.: »Die Schriften der Anna Freud«, 1980). Biographie: U. H. Peters: »Anna Freud. Ein Leben für das Kind«, 1979.

Freud, Martha geb. 26.7.1861 Hamburg, gest. 2.1.1951 London. Martha Bernays, Ehefrau von Sigmund Freud. Kam mit 8 Jahren nach Wien, wo ihr Bruder 1883 eine Schwester Freuds heiratete. Kehrte danach mit ihrer Mutter nach Hamburg zurück. Heirat mit Freud am 14 9.1886 in Hamburg. Lit.: »Sigmund Freud. Brautbriefe 1882–1886« (1968).

Freud, Sigmund geb. 6.5.1856 Freiberg (Mähren), gest. 23.9.1939 London. Nervenarzt in Wien. Seit 1902 auch a. o. Prof. der Psychiatrie in Wien. Seit 1938 als Emigrant in London. Schöpfer der ►Psychoanalyse, die in ihrem Kern eine Methode zur Behandlung von Seelenstörungen ist. Stellte ein umfassendes theoretisches System auf, in dem die einzelnen psychischen Erscheinungen mit eigenen Bezeichnungen belegt sind. Als bedeutendste Leistung gilt die Entdeckung des ►Unbewussten und der darin herrschenden Gesetzmäßigkeiten. Die Theorien haben nach anfänglichen Anfeindungen, besonders wegen der Libido- und Sexualtheorien (►Libido), weltweite Anerkennung gefunden. In ihren Konsequenzen reichen die Freud'schen Theorien weit über die Psychiatrie und Psychologie hinaus und geben dem ganzen Zeitalter eine charakteristische Prägung. Durch zahlreiche Schüler wurde das Werk erweitert und in einzelnen Punkten modifiziert, aber in seinen Kernstücken stets anerkannt und übernommen. Zu den Schülern – die sich später teilweise gegen Freud stellten, aber fortfuhren, psychoanalytisch zu arbeiten – gehören: C. G. Jung, A. Adler, W. Stekel, S. Ferenczi, O. Rank, P. Federn, K. Abraham, O. Pfister, E. Jones, J. Putnam u. a. Die »Gesammelten Werke« (GW), auf welche sich dieses Wörterbuch häufig bezieht, erschienen in 18 Bänden 1940–1952 im Imago Verlag, London, und werden ständig unverändert wieder aufgelegt. Die dt. Rechte hält der S. Fischer-Verlag, Frankfurt/M. Im Englischen erschien eine 24-bändige Ausgabe der Gesammelten Werke, auf die sich alle angloamerikanischen Publikationen zur Psychoanalyse beziehen: »The Standard Edition of the Complete Psychological Works of Sigmund Freud«, hg. von James Strachey, Hogarth Press, London, 1953–1966. Im Französischen erschienen 21 Bde. «Œuvres complètes – psychanalyse», Presses Univ. Paris.

Freud'scher Versprecher *(m)*. Syn. für Versprechen. ►Fehlleistung.
e: Freudian slip.

Freyhan, Fritz Adolf geb. 24.11.1912 Berlin, gest. 9.12.1982 Washington. Psychopharmakologe. Nach Medizinstudium in Berlin 1937 Emigration nach USA; zunächst an Anstalten, später in Privatpraxis tätig. Mitbegründer der ►Pharmakopsychiatrie, für die er die Bez. ►Zielsymptom einführte.

Friedmann-Roy-Syndrom *(n)*. (A. P. Friedmann und J. E. Roy, 1944). Besondere Form des familiären Schwachsinns. Die intellektuellen Fähigkeiten erreichen oft nur den Grad einer ►Idiotie oder Imbezillität. Daneben neurologische Befunde: Einwärtsschielen, allgemeine Übererregbarkeit mit pos. Babinski'schen Zeichen; Fußmissbildungen (Klumpfuß, Hohlfuß, Hackenfuß). Im späteren Leben ist keine Progredienz bemerkbar.
e: Friedmann-Roy syndrome. *fr:* syndrom de Friedmann-Roy

Friedmann'sche Krankheit *(f)*. Syn. für ►Pyknolepsie.

Friedmann-Syndrom *(n)*. (M. F. Friedmann). Nach traumatischer Hirnschädigung auftretende Enzephalopathie aufgrund einer Hirndurchblutungsstörung. Symptome: Kopfschmerzen, Schwindel, Reizbarkeit, rasche Ermüdbarkeit, Schlafstörungen, Nachlassen der sprachlichen Leistungen, Kreislaufschwäche. Die Erscheinungen nehmen im Laufe der Zeit immer mehr zu.
e: Friedmann-complex.
Syn.: posttraumatische Enzephalopathie Schaltenbrand. *fr:* syndrome de Friedmann

Friedreich, Johannes Baptist geb. 19.4.1796 Würzburg, gest. 29.1.1862. Prof. der Medizin in Halle. Zählte nach seinem Lehrbuch »Handbuch der allgemeinen Pathologie der psychischen Krankheiten« (1839) zu den ►Somatikern der dt. Psychiatrie. Meinte, dass die Seele nicht »primitiv«, d. h. aus sich heraus, erkranke. »Die psychische Krankheit ist eine durch eine somatische Abnormität bedingte und als Krankheitsform sui generis auftretende Alienation einer oder mehrerer psychischer Funktionen.«

Friedreich'sche Erinnerungskrämpfe *(m, pl).* Nach J. B. Friedreich geprägte Bez. für das ►Tourette-Syndrom, da die hierbei auftretenden ►Tics eine Erinnerung an frühere Bewegungen voraussetzen.

Frigidität *(f).* (lat. frigidus = kalt). »Geschlechtskälte der Frau«. Fehlen oder Mangel an sexueller Erregung und Befriedigung beim Geschlechtsverkehr. Fehlen der körperlich-sexuellen Seite der Liebe bei weiblichen Individuen. Ursachen sind falsche, unreife Einstellung zur Sexualität, mangelhafte Harmonie der Partner, uneingestandene Ablehnung des Partners, desillusionierende äußere Umstände, Angst vor Schwangerschaft und Krankheiten. Häufig auch Symptom einer neurotischen Fehlentwicklung, z. B., wenn durch die Umstände die frühkindliche ödipale Situation wiedererweckt wird oder bei latenter Homosexualität. Freud bezeichnete ferner den Penisneid als wichtigste Ursache der Frigidität. – Die Bez. ist in der Alltgssprache häufig, wird jedoch in der Wissenschaft durch »orgastische Dysfunktion« ersetzt. – Die analoge Störung beim Mann ist ►Impotenz.
e: sexual frigidity.
Syn.: Anaesthesia sexualis. *fr:* frigidité

Frigotherapie *(f).* Syn. für ►Kryotherapie.

Frischgedächtnis *(n).* Fähigkeit des unmittelbaren Behaltens. ►Kurzzeitgedächtnis, ►Fluoreszenzgedächtnis.

Fromm, Erich geb. 23.3.1900 Frankfurt/M., gest. 18.3.1980 Muralto (Schweiz). Psychoanalytiker von stärkstem Einfluss auf das allgemeine Geistesleben. Prominentester Vertreter der angewandten Psychoanalyse. Wortführer des »Humanistischen Protests«. Studium der Philosophie, Psychologie und Soziologie in Frankfurt, Heidelberg und München. Mitglied der »Frankfurter Schule« der Soziologie (1930), Mitbegründer des Süddeutschen Psychoanalytischen Instituts in Frankfurt (1930). Ca. 1924–1934 verheiratet mit Frieda ►Fromm-Reichmann. 1934 Emigration nach Mexiko und in die USA. Letzte Lebensjahre in der Schweiz. Geht mit Freud davon aus, dass dem Menschen die wahren Motive seines Handelns nicht bewusst sind, und liefert von daher eine sozialpsychologische Analyse der Kultur seiner Zeit. Der Nachlass befindet sich in Tübingen. – Werke: »Gesamtausgabe« in 10 Bänden, hg. von R. Funk (1980/81). Biographie: R. Funk: »Mut zum Menschen« (1978).

Fromm-Reichmann, Frieda geb. 23.10.1889 Karlsruhe, gest. 28.4.1957 Chestnut Lodge (Maryland). Psychoanalytikerin. Ausbildung in der Medizin und Psychiatrie in München, Berlin und Königsberg (E. Meyer, ►Goldstein), in Psychoanalyse in Berlin und Basel (1923–1932). 1924–1933 psychoanalytische Privatklinik in Heidelberg. Mitbegründerin des Süddeutschen Psychoanalytischen Instituts in Frankfurt (1930). Ca. 1924–1934 verheiratet mit Erich ►Fromm. Emigrierte 1934 in die USA. Dort hauptsächlich in Chestnut Lodge tätig, wo sie in enger Beziehung zu Harry Stuck ►Sullivan und auch zur ►Palo-Alto-Gruppe stand. Pionierin auf dem Gebiet der Psychotherapie der Schizophrenie. Legendär und zugleich realistisch abgebildet als »Dr. Fried« im Roman ihrer Patientin Hannah Green »Ich habe Dir keinen Rosengarten versprochen«. – Werke: »Principles of Intensive Psychotherapy« (dt. »Intensive Psychotherapie«, 1959); Aufsatzsammlung »Psychoanalyse und Psychotherapie« (1978).

Frontalhirnsyndrom *(n).* Syn. für ►Stirnhirnsyndrom.

Frotteurismus *(m).* Gewohnheitsmäßige sexuelle Erregung durch Reiben an einer anderen, unbekannten oder nicht einwilligenden Person. Meist sind es 15–25-jährige Männer, die sich an Orten mit dicht gedrängten Menschen (Bussen, U-Bahnen) vorzugsweise an eine gut aussehende weibliche Person mit hautenger Kleidung herandrängen. Manchmal werden Brust, Gesäß und andere für besonders reizvoll gehaltene Körperteile betatscht. Das Phänomen wird in Japan besonders häufig beobachtet.
e: frotteurism. – (ICD-10: F65.8). *fr:* frotteurisme

Frühdiagnose der ►Alzheimer-Demenz *(f).* Diagnose der Krankheit, bevor die ersten Symptome von ►Demenz aufgetreten sind. Wird dadurch ermöglicht, dass die ersten Amyloid-Ablagerungen im Gehirn noch nicht zu merkbaren Einbußen des Gedächtnisses oder im Denken führen. Amyloid-Ablagerungen lassen sich mittels ►PET feststellen. Allerdings sind Verwechslungen mit der ►Lewy-Körper-Demenz möglich, die ebenfalls zu solchen Ablagerungen führt.

Frühdiagnose der Schizophrenie *(f).* Diagnose der Schizophrenie, bevor deren erste Symptome aufgetreten sind. Geht von der ►Annahme aus, dass sich durch ►Depressivität, ►Basisstörungen und ►Abulie (die aber auch sonst häufig vorkommen) eine Schizophrenie ankündigt. Geht von der weiteren ►Annahme aus, dass sich durch entsprechende Behandlung das Auftreten einer Schizophrenie verhindern lässt.
e: early prodromal symptoms of schizophrenia

Frühdyskinesien *(f, pl).* Häufig gebr. Syn. für ►Dyskinesien, akute. ►Spätdyskinesien.

Frühentwicklung, somatopsychische *(f).* Über das Maß einer kulturbedingten Akzeleration hinausgehende Frühreife. Die körperlich vorentwickelten Kinder sind in geistigen, manuellen und sportlichen Leistungen ihren Altersgenossen voraus. Vorzeitige Weckung der Sexualität führt zur Isolierung von den Alterskameraden. Ursachen: individualtypische Entwicklungsverfrühungen, keimplasmatische Abart (Senilitas praecox), Zwischenhirnprozesse.
e: somatopsychic early development. *fr:* développement somatopsychique précoce

Frühepilepsie *(f).* Vor der Pubertät, in Kindheit und ersten Lebensjahren manifest werdende Epilepsie. Der Begriff ist missverständlich, da epileptische Anfälle bereits bei Neugeborenen und evtl. während des uterinen Lebens auftreten können. Bei der Hälfte aller Epilepsiekranken manifestieren sich die Anfälle vor dem 14. Lebensjahr, besonders oft in den ersten 3 Lebensjahren.

Frühepilepsie, traumatische *(f)*. Syn. für ►Epilepsia posttraumatica acuta.

Frühjahrsdepression *(f)*. 1. Im Frühjahr ausbrechende Depression. Das Auftreten depressiver Erkrankungen weist normalerweise einen Häufungsgipfel im Frühjahr und Herbst auf. 2. In nichtwissenschaftlichem Sinne wird bei der häufigen Antriebs- und Lustlosigkeit im Frühjahr oft von Frühjahrsdepression gesprochen.
e: vernal depression. *fr:* dépression printonière

Frustration *(f)*. Versagung. Erlebnis eines aufgezwungenen Verzichts auf Sexualbefriedigung. Kann zu neurotischen Erkrankungen führen. Die Ursache kann in einer unzuträglichen Konstellation der äußeren, realen Welt liegen (äußere Frustration), oder es können Triebwünsche durch die Kräfte des Unbewussten, insbesondere durch das ►Über-Ich, abgelehnt werden (innere Frustration). Das Individuum wird nicht nur durch die Versagung seiner starken Triebwünsche frustriert, sondern auch durch kleinere wirkliche oder vermeintliche Benachteiligungen, enttäuschte Erwartungen und das Erleiden von Ungerechtigkeiten. Unmittelbare Folge sind Aggressionen. Die Realität zwingt das Individuum zum Ertragen eines gewissen Maßes an Frustration. Bei fehlender Möglichkeit zur Triebbefriedigung kann durch Ersatzbefriedigung und Sublimation eine Herabsetzung der Triebspannung erreicht werden. Die Fähigkeit dazu muss im Laufe des Sozialisierungsprozesses erlernt werden.
e: frustration. *fr:* frustration

Frustration, existenzielle *(f)*. ►Existenzanalyse.

Frustrationstoleranz *(f)*. (S. Rosenzweig, 1938). Fähigkeit, über längere Zeit die psychische Spannung zu ertragen, die aus der Nichtbefriedigung von Triebwünschen entsteht. Die Fähigkeit wird bis zu einem gewissen Grade im Laufe des Individuationsprozesses erworben und bedeutet, dass der Versuch einer direkten oder indirekten Befriedigung der Wünsche nicht gemacht wird. Eine niedrige Frustrationstoleranz und die Notwendigkeit einer sofortigen Befriedigung von Wünschen weisen auf eine Ichschwäche hin. Prüfung mithilfe des Picture-Frustrations-Tests.
e: frustration tolerance. *fr:* limite de tolérance de frustration

Fühltypus, extravertierter *(m)*. (C. G. Jung). Typ einer psychischen Grundfunktion (s. d.). Hält sich an die überkommenen Wertvorstellungen, respektiert gesellschaftliche Konventionen und ist sehr emotional.

Fühltypus, introvertierter *(m)*. (C. G. Jung). Typ einer psychischen Grundfunktion (s. d.). Anspruchslos, ruhig, überempfindlich, von seinen Mitmenschen nur schwer zu verstehen. Übt als Frau eine geheimnisvolle Macht auf extravertierte Männer aus.

Führung, psychotherapeutische *(f)*. Unterstützung eines psychisch Kranken durch Kontakte mit einem Arzt. Wird im Wesentlichen durch die Persönlichkeit des Arztes getragen und vollzieht sich oft auf nichtverbalem Wege.

Führungsaufsicht *(f)*. Betreuende Beaufsichtigung eines aus der Haft oder aus dem ►Maßregelvollzug entlassenen Rechtsbrechers mit dem Ziel der Verhinderung von Rückfällen. Wird von Bewährungshelfern ausgeführt. Wurde 1975 in das Rechtsleben eingeführt (§§ 68 ff. StGB). Kann vom Gericht angeordnet werden. Bei Personen, bei denen eine ►Maßregel vor ihrem vorgesehenen Ende ausgesetzt wurde, tritt Führungsaufsicht automatisch ein. Seit 2011 kann anstelle der Führungsaufsicht evtl. auch eine elektronische Fußfessel eingesetzt werden.

Fürsorge, nachgehende *(f)*. ►Außenfürsorge.

Fürsorge, psychiatrische *(f)*. ►Außenfürsorge.

Fürsorgeerziehung (FE) *(f)*. Eine »staatliche Ersatzerziehung«, die im inzwischen aufgehobenen Jugendwohlfahrtsgesetz (JWG) geregelt war. An ihre Stelle sind Erziehungsmaßregeln, Erziehungsförderung und Erziehungshilfe getreten.
e: correctional education, official welfare education. *fr:* éducation surveillée

Fürstner, Carl geb. 7.6.1848 Strasburg i. U., gest. 25.4.1906 Straßburg (Elsass). Psychiater in Heidelberg (ab 1877 erster Ordinarius) und Straßburg (1891). Bekanntestes Werk: »Über Schwangerschafts- und Puerperalpsychosen« (1875).

Fugue, Fugues *(f)*. (frz. = Flucht). 1. Zielloses, dranghaftes Fortlaufen. Kinder jeden Alters, besonders häufig aber in den Entwicklungsjahren, verlassen Eltern und Wohnung und laufen oft tagelang auf der Straße, bis sie aufgegriffen werden. Bedeutet psychodynamisch den Versuch, eine ängstliche Spannung herabzusetzen, die durch aktuelle oder dauernde Konflikte hervorgerufen wird. Kann sich häufig wiederholen und zur Gewohnheitshaltung werden. 2. Zielloses Fortlaufen Erwachsener, evtl. in einem psychogenen oder epileptischen ►Dämmerzustand, sodass an das während des Zustandes Erlebte keine Erinnerung besteht, obwohl die Sprach- und Handlungsfähigkeit anscheinend normal war.
e: fugue, poriomania.
Syn.: Poriomanie, Automatismus ambulatorius, Dromomanie, Fortlaufen, Wandertrieb.

Fugue, Dissoziative *(f)*. In DSM-V: Fortlaufen mit der Maßgabe, dass sich die Person nicht an ihr früheres Leben oder Teile davon erinnern kann. Zur Diagnose gehört ferner, dass die Person eine unklare Vor-

stellung über die eigene Identität hat oder eine neue Identität annimmt. – Grundlage und Vorbild ist der vom amer. Philosophen William James 1890 veröffentlichte Fall des Rev. Ansel Bourne (richtiger Name), der 1887 fortlief und sich 2 Monate später in Norristown, Pennsylvania, wiederfand, wo er unter dem Namen A. J. Brown eine kleines Geschäft betrieb. Er »kam zu sich« und wusste nun seinen richtigen Namen, hatte jedoch alles vergessen, was die 2 Monate betraf. James klärte dies 1890 in Hypnose auf. Alle diese Momente sind obligatorisch für die Diagnose: Weglaufen, völliges Vergessen des früheren Lebens, unauffälliges normales Verhalten im neuen, Amnesie für die Zeit der Fugue. – James' Beschreibung ging zurück auf europäische Literatur 100 Jahre früher (z. B. Reil, 1788), die sich unter den Bez. alternierendes Bewusstsein (s. d.), doppeltes Bewusstsein (s. d.), periodische Amnesie (s. d.) u. a. lange fortsetzte. Im Zuge der Diskussion um die »multiple Persönlichkeit« (s. d.) in den 80er-Jahren wurde die ältere Literatur, soweit sie in engl. Sprache erschienen (Weir Mitchell, Morton Prince) oder übersetzt (Pierre Janet) war, in den USA wiederentdeckt und führte zur Schaffung der Kategorie. Der Unterschied zur »multiplen Persönlichkeit« besteht darin, dass die Verwandlung nur einmal stattfindet. – ICD-10 hat diese Diagnose (ohne Nennung einer Theorie) übernommen (F44.1), jedoch mit der Maßgabe, dass sie im Unterschied zum amerikanischen Vorbild auch bei wiederholten Zuständen angewandt wird (was also der multiplen Persönlichkeit entsprechen würde).
e: Dissociative Fugue.

Fundamental-Funktion *(f)*. (H. H. Wieck). Diejenigen Funktionen des Gehirns, welche die körperliche Daseinsbedingung des seelischen Seins darstellt. Weitgehend identisch mit dem Begriff des Bewusstseins. Wird durch Krankheitsprozesse gestört oder aufgehoben. Leichtere Störungen bedingen nach Wieck ►Durchgangssyndrome, schwere Störungen dagegen Bewusstseinstrübung. Es wird angenommen, dass die Fundamentalfunktion an ausgedehnte Strukturen vor allem der Großhirnrinde gebunden ist.
e: fundamental function. *fr:* fonction fondamentale

Funkenstein-Test *(m)*. (D. H. Funkenstein, 1950). Test zur Prüfung, welche Kranken auf ►Elektrokonvulsionsbehandlung günstig reagieren. 0,5 mg Adrenalin i. v. führen bei geeigneten Kranken zu einem (systolischen) Blutdruckanstieg von 50 mmHg; 10 mg Mecholyl (Acetyl-Methylcholin) i. m. führen zu Frösteln und Blutdrucksenkung, die sich nach 25 Min. noch nicht normalisiert haben soll.
e: Funkenstein-test. *fr:* épreuve de Funkenstein

Funktion *(f)*. (lat.: functio = Verrichtung) Aktion eines Organs.

funktionel *(a)* Agierend, als ob es die Verrichtung, die Leistung eines Organs darstelle und erfülle.

funktionelle Beschwerden *(f, pl)*. Körperbeschwerden ohne Läsion eines Körperorgans. Als Ursache sind in aller Regel seelische Vorgänge anzunehmen. Zu unterscheiden von: *(a)* ►psychosomatischen Störungen (bei denen seelische Störungen eine nachweisbare Körperkrankheit zur Folge haben), (b) neurotischen Störungen (bei denen sich seelische Störungen in psychischen Zeichen äußern), (c) funktionellen Psychosen (bei denen eine Körperkrankheit als Ursache nicht bekannt ist) und (d) Körperkrankheiten (bei denen seelischen Störungen allenfalls ein gewisser Einfluss zugeschrieben wird). Die Beschwerden können im Einzelnen sehr vielgestaltig sein. In DSM-III-R/IV werden sie unter der Bez. ►Somatisierungsstörung aufgezählt und zusammengefasst. In DSM-V durch die Bez. somatische Belastungsstörung (s. d.) ersetzt.
e: functional complaints.

funktionelle Psychosen *(f, pl)*. Psychosen, bei denen keine anatomische oder strukturelle Störungen entdeckt werden konnten, die aber den Eindruck erwecken, aus der abnormen Tätigkeit eines Organs (z. B. des Gehirns) hervorgegangen zu sein. In der psychiatrischen Alltagssprache wird die Bez. – inkorrekt – oft als »erlebnisbedingt« oder »psychogen« verstanden.
e: functional psychoses.

Funktionsanalyse *(f)*. ►Abhängigkeitsanalyse.

Funktionskreis *(m)*. (J. v. Uexküll). Denkschema aus dem Bereich der Verhaltensforschung. Beinhaltet die Frage, welche Gegebenheiten der Umwelt reaktionsauslösend auf ein Tier wirken, andererseits aber auch in welcher Weise die Umgebung durch die Aktivität des Tieres verändert wird. Dadurch ergibt sich eine Einteilung der Umwelt des Tieres in eine Merkwelt und eine Wirkwelt. Beispiel der Zecke: Normale Wirtstiere sind Säugetiere (Merkmalsträger). Das Tier sticht in alle Objekte, die nach Buttersäure riechen und eine Temperatur von 37 °C haben (Merkmale), auch wenn sie keine Angriffsflächen (Wirkmal) für den Bohrrüssel bieten. – Nahe verwandt dem ►Gestaltkreis v. Weizsäckers.
e: functional circle. *fr:* oscillation de fonction, cercle fonctionnel

Funktionspsychose *(f)*. 1. (H. H. Wieck). Rückbildungsfähiges psychisches Krankheitsbild, das durch unmittelbare oder mittelbare Krankheitsprozesse des Gehirns hervorgerufen wird. Sammelbegriff für diejenigen körperlich begründbaren Psychosen, die sich nach den klinischen Erfahrungen wieder zurückbilden können (reversible symptomatische Psychosen). Hierzu zählen nach Wieck: ►Durchgangssyndrom, Bewusstseinstrübung, Bewusstlosigkeit, Koma. Mit dem Begriff soll hervorgehoben werden, dass ►Fundamentalfunktionen des Gehirns und infolgedessen seelisch-geistige Funktionen gestört sind. Die Be-

zeichnung lässt jedoch offen, welches psychopathologische Syndrom und welche Ursache vorliegen. Den Funktionspsychosen stehen die organischen Defektsyndrome (Defekte der Intelligenz, der Persönlichkeit, der mnestischen Funktionen) gegenüber.
e: functional psychosis (Wieck) (1), transient organic psychotic condition. 2. Syn. für ►Psychose, funktionelle. *fr:* manifestation psychique par trouble cérébral fonctionnel (1)

Funktionspsychose, globale *(f).* (H. H. Wieck). ►Funktionspsychose ohne zusätzliche Symptome wie Halluzinationen oder Wahn. Beispiel: reine Bewusstseinstrübung durch Barbituratvergiftung oder Hirntumor.

Funktionspsychose, homogene *(f).* Syn. für ►Funktionspsychose, globale.

Funktionspsychose, symptomatisch akzentuierte *(f).* (H. H. Wieck). ►Funktionspsychose mit zusätzlichen Symptomen. Hierzu gehören affektive, hysteriforme, aspontane, amnestische und produktive ►Durchgangssyndrome.

Funktionsstörungen, sexuelle in DSM-III-R/IV *(f, pl).* Von der Norm abweichende Störungen des sexuellen Verlangens oder Vollzugs. Als Gruppe sexueller Störungen in DSM-III-R/IV eingeführt. Der nachfolgenden Einteilung liegt eine vor allem von William Masters und Virginia Johnson für die USA erarbeitete Kurve des sexuellen Vollzugs mit den Phasen ►Appetenz, ►Erregung, ►Orgasmus, ►Entspannung zu Grunde. – (A) Störungen der Sexuellen Appetenz; (Aa) ►Störung mit Verminderter Sexueller Appetenz; (Ab) ►Störung mit Sexueller Aversion; (B) Störungen der Sexuellen Erregung; (Ba) ►Störung der Sexuellen Erregung bei der Frau; (Bb) ►Erektionsstörung beim Mann; (C) Orgasmusstörungen; (Ca) ►Weibliche Orgasmusstörung; (Cb) ►Männliche Orgasmusstörung, ►Ejaculatio praecox; (D) Störungen mit Sexuell Bedingten Schmerzen; (Da) ►Dyspareunie; (Daa) ►Vaginismus; (E) Sexuelle ►Funktionsstörungen aufgrund eines Medizinischen Krankheitsfaktors; (F) Substanzinduzierte Sexuelle ►Funktionsstörungen; (G) NNB Sexuelle Funktionsstörungen. – In DSM-V in dieser Form nicht mehr enthalten.
e: Sexual Disorders, Sexual Dysfunctions (DSM-V).

Funktionsstörungen, sexuelle in DSM-V *(f, pl).* Sammelbez. für verschiedene Abweichungen des sexuellen Vollzugs von der Norm. DSM-V kehrt dabei teils zu alten Bez. und Begriffsinhalten zurück oder prägt neue: (1) Verzögerte Ejakulation (►Ejaculatio tarda; ►Ejaculatio deficiens); (2) Erektionsstörung (►Erektionsstörung beim Mann); (3) Weibliche Orgasmusstörung (►Orgasmusstörungen; ►Anorgasmie); (4) Störung des Sexuellen Interesses bzw. der Erregung bei der Frau (►Frigidität); (5) Genito-Pelvine Schmerz-Penetrationsstörung (►Dyspareunie; ►Vaginismus); (6) Störung mit Verminderter Sexueller Appetenz beim Mann (►Impotenz; ►Dysfunktion, erektile); (7) Vorzeitige (Frühe) Ejakulation (►Ejaculatio praecox); (8) Substanz/Medikamenteninduzierte Sexuelle Funktonsstörung.
e: Sxual Dysfunctions.

Funktionsstörungen, sexuelle, aufgrund eines Medizinischen Krankheitsfaktors *(f, pl).* In DSM-IV: Störung des sexuellen Vollzugs durch Körperkrankheit. Sexualität allgemein oder jede Phase des sexuellen Vollzugs kann auch durch Krankheit gestört sein. Im Einzelfalle ist jedoch ein klarer Bezug zwischen Körperkrankheit und Ausübung der Sexualität herzustellen.
e: Sexual Dysfunction Due to a Medical Condition.

Funktionsstörungen, Substanzinduzierte Sexuelle *(f, pl).* In DSM-IV: Störung des sexuellen Vollzugs durch ►Substanzen. Die Substanzen werden in DSM-IV im Einzelnen nicht genannt. Zahlreiche Medikamente und andere chemische Substanzen können den Ablauf des Sexualverkehrs beeinflussen.
e: Substance-Induced Sexual Dysfunction.

Furcht *(f).* Affekt der ►Angst vor einem bestimmten Gegenstand. Angst und Furcht werden sprachlich nicht immer scharf voneinander getrennt, jedoch bezieht sich Furcht – im Gegensatz zu Angst – immer auf eine für das Individuum deutlich erkennbare Gefahr, welche von ihm als Bedrohung aufgefasst wird. Die körperlichen Begleiterscheinungen sind dieselben wie bei jeder ►Angst.
e: Etwa: fear, dread, fright – nicht deckungsgleich, es kommt auf den Kontext an. *fr:* crainte, peur

furibunde Erregung *(f).* Zustand schwerster Erregung (s. d.).

Furiosi Erregte, Gefährliche, Angriffslustige. Nach altem römischen Recht eine der beiden Gruppen für psychisch Kranke. ►Mente capti.

Furor *(m).* Im 17. und 18. Jh. in Anlehnung an die ►Furiosi der Antike für eine Neigung zum Zerstörerischen; Aggression und Gewalttätigkeit infolge von Wahn und Irresein.
e: furor. *fr:* fureur

Furor amatorius *(m).* Überlebhafte Sexualität.
e: furor amatorius. *fr:* sexualité bouillante

Furor epilepticus *(m).* Epileptische Wut. Zerstörungswut und Gewalttätigkeit bei Epileptikern. Der Zustand wurde bei ►Esquirol und den Ärzten des 19. Jahrhunderts stark beachtet, weil im Furor begangene kriminelle Akte nicht bestraft werden konnten. Dabei wurde davon ausgegangen, dass der Epileptiker in einer Art Anfall vom Furor befallen werde. Aus Furcht davor wurden die Epileptiker zum Teil allnächtlich angekettet. Wird unterschieden von der »colère épileptique«.
e: furor epilepticus. *fr:* fureur épileptique

Furor genitalis *(m)* ►Erotomanie.

Furor loquendi *(m)*. Rededrang. Schwatzhaftigkeit.
e: loquacity. *fr:* logorrhée

Furor operandi *(m)*. 1. Arbeitswut. 2. Operationswütigkeit.
e: working mania. *fr:* rage du travail

Furor scribendi *(m)*. Syn. für ►Graphomanie.

Furor secandi *(m)*. Operationswütigkeit.
e: operation mania. *fr:* manie opératoire

Furor transitorius *(m)*. Alte Bez. für rasch vorübergehenden Erregungszustand.
e: transitory state of agitation. *fr:* stade d'excitation transitoire

Furor uterinus *(m)*. Syn. für ►Nymphomanie.

Fütter- und Essstörungen: *(f)*. In DSM-V: Altersunabhängige Gruppe von Störungen, deren gemeinsames Merkmal eine anhaltende Störung des Essverhaltens ist, welches die körperliche und seelische Gesundheit beeinträchtigt. Untergruppen: ►Pica, ►Ruminationsstörung, ►Störung mit Vermeidung oder Einschränkung der Nahrungsaufnahme, ►Anorexia Nervosa, ►Bulimia Nervosa, ►Binge-Eating-Störung.
e: Feeding and Eating Disorders.

Fütter- und Essstörungen im Säuglings- oder Kleinkindalter *(f)*. In DSM-IV: Gruppe von Störungen: ►Pica, ►Ruminationsstörung, ►Fütterstörung im Säuglings- oder Kleinkindalter.
e: Feeding and Eating Disorders of Infancy or Early Childhood.

Fütterstörung im Säuglings- oder Kleinkindalter *(f)*. In DSM-IV: Mangelhafte Nahrungsaufnahme mit Abnahme des Körpergewichts oder fehlender Zunahme. Subtyp der ►Fütter- und Essstörungen im Säuglings- oder Kleinkindalter. In DSM-III und -III-R nicht enthalten.
e: Feeding Disorder of Infancy or Early Childhood. – (ICD-10: F98.2).

Fututio *(f)*. Lat. für Beischlaf.

Fututrix *(f)*. Obsol. Syn. für lesbische Frau.

G

Galeanthropie *(f)*. Krankhafte Vorstellung, in eine Katze verwandelt zu sein.
e: galeanthropy. *fr:* galéanthropie

Galeati *(m, pl)*. Bez. ►Charcots für Kranke, die ständig das Gefühl haben, einen Helm (casque neurasthénique) auf dem Kopf zu tragen.
e: galeati. *fr:* galéat

Galeophilie *(f)*. Abnorme Katzenliebe. Vernarrtheit in Katzen.
e: galeophilia. *fr:* galéophilie, peur pathologique des chats

Galeophobie *(f)*. Furcht vor Katzen.
e: galeophobia. *fr:* galéophobie

Galgenhumor *(m)*. Aus Angst und ►Euphorie gemischter Affekt. Findet sich häufg beim Delirium tremens oder bei Angst-Glücks-Psychose.

Gall, Franz Joseph geb. 9.3.1758, Tiefenbrunn in Württemberg, gest. 22.8.1828 Paris. Arzt und Neuroanatom in Wien; ab 1807 in Paris. Nach Medizinstudium in Straßburg und Wien dort praktischer Arzt. Schöpfer der Organologie, die erst ►Spurzheim als ►Phrenologie bezeichnete. Daher heute: Gall'sche Phrenologie. Propagierte die Lehre auf ausgedehnten Reisen durch Europa. Gilt wegen der Zuordnung aller Eigenschaften, auch der psychischen Vorgänge und der geistigen Störungen, als Vorläufer aller späteren Hirnlokalisationslehren und der ►Neurowissenschaft. Lehrte, dass die Gehirnwindungen Endigungen der Nervenbahnen sind. Hauptwerke: »Philosophisch-medizinische Untersuchungen über Natur und Kunst im kranken und gesunden Zustande des Menschen«, 1792. Andere mit ►Spurzheim zusammen.

Galimathias *(f)*. Sprachverwirrung. Unverständliche Sprache. Sinnloses Geschwätz. Ein in der Gelehrtensprache, vor allem der Literaturkritik und Psychiatrie, häufig gebrauchtes Wort. Es ist seit dem 16. Jh. belegt, aber in seinem Ursprung ungewiss.

galoppierende Paralyse *(f)*. ►Paralyse, progressive.

galvanischer Hautreflex (GHR) *(m)* ►Reflex, psychogalvanischer.

Gambrinismus *(m)*. Nach dem sagenhaften flandrischen König Gambrinus (angeblich Erfinder des Bieres) geprägte Bez. für die Folgen langjährigen und übermäßigen Genusses von Bier.
e: gambrinism. *fr:* gambrinisme

Gamenomanie *(f)*. ►Gamomanie.

Gammaalkoholismus *(m)*. (E. M. Jellinek, 1960). Häufigste Form des Alkoholismus. Der Alkoholiker hat keine Kontrolle (mehr) über sein Trinkverhalten. Es entstehen häufig alkoholbedingte Erinnerungslücken. Wegen zunehmender Gewebsabhängigkeit treten bei Entzug von Alkohol Entziehungserscheinungen auf. Gewöhnlich bestehen durch Alkoholgenuss soziale Schwierigkeiten. Die meisten Alkoholiker, die Entwöhnungsheime aufsuchen oder Temperenzvereinen beitreten, gehören dieser Gruppe an. ►Betaalkoholismus, ►Deltaalkoholismus.
e: gamma alcoholism. *fr:* gamma alcoolisme

Gammatismus *(m)* ►Gammazismus.

Gammazismus *(m)*. Form des ►Stammelns bei Gaumenlauten mit Fehlbildung des Lautes »g« (entspricht griech. Gamma), der entweder fortgelassen oder durch »d« ersetzt wird.
e: gammacism.
Syn.: Gammatismus, Dahlen, Dohlen. *fr:* gamacisme

Gamologie *(f)*. Ehekunde. Lehre von den ehelich-familiären Störungen. Es geht nicht um »normale« Konflikte im ehelichen Prozess, sondern um solche Konfliktsituationen, welche die Partner nicht mehr aus eigener Kraft bewältigen können. Kritische Phase: die Kinder verlassen das Elternhaus, Wechseljahre von Mann und Frau, Tod eines Partners.

Gamomanie *(f)*. Heiratssüchtiges Verhalten.
e: gamomania. *fr:* gamomanie

Gamophobie *(f)*. Ehefeindlichkeit.
e: gamophobia. *fr:* gamophobie

Gangliosidose *(f)*. Oberbegriff für Erkrankungen mit Vermehrung der Ganglioside, z. B. ►Idiotie, amaurotische familiäre.
e: gangliosidosis. *fr:* neurolipidose à gangliosides

Ganser, Sigbert geb. 24.1.1853 Raunen b. Bergkastel, gest. 3.1.1931 Dresden. Medizinstudium in Würzburg und Straßburg. Nach psychiatrischen Lehrjahren ab 1886 Nachfolger ►Kraepelins als dirigierender Arzt der Irrenabteilung des Allgemeinen Krankenhauses Dresden-Friedrichstadt. Schrieb außer einigen Gelegenheitsarbeiten »Über einen eigenartigen hysterischen Dämmerzustand« (Arch. Psychiatr. Nervenkh. 30 [1898] 633), der als ►Ganser-Syndrom in die Weltliteratur einging.

Ganser'scher Dämmerzustand *(m)*. Syn. für ►Ganser-Syndrom.

Ganser'sches Phänomen *(n)*. (S.J.M. Ganser). Vorbeiantworten und Vorbeireden auf einfachste Fragen. ►Ganser-Syndrom.

Ganser-Syndrom *(n)*. (S.J.M. ►Ganser, 1898). Vorkommen von ►Vorbeireden, Vorbeihandeln und Nichtwissenwollen. Die Antworten selbst auf einfachste Fragen sind verdreht, lassen aber erkennen, dass die Frage wohl verstanden wurde (Beispiel: »Welche Farbe hat der Himmel?» – »Grün.«) Dabei gewöhnlich puerilistisches Verhalten. Es handelt sich um eine dicht unter der Bewusstseinsschwelle ablaufende Wunsch- und Zweckreaktion. Wurde ursprünglich nur bei Häftlingen beschrieben, die den – uneingestandenen – Wunsch hatten, für verrückt gehalten und entlassen zu werden. Wird aber auch in posttraumatischen und postiktalen Dämmerzuständen, bei Hirntumoren, Hirnverletzungen und progressiver Paralyse beobachtet. Ob das Syndrom auch auf rein hysterischer Grundlage vorkommen kann, ist umstritten. In manchen Fällen schwer von Simulation zu unterscheiden.
e: Ganser syndrome.
Syn.: Ganser'scher Symptomenkomplex, Gefängnispsychose (2), pseudodementes Syndrom, Scheinblödsinn. *fr:* syndrome de Ganser

Ganzheit *(f)*. Die Vollständigkeit und Eigengesetzlichkeit einer Sache. Seit Aristoteles gilt, dass das Ganze mehr ist als die Summe seiner Teile. Das Ganze ist nicht aus Teilen zusammengesetzt, es werden nur Teile an ihm unterschieden. Eine in sich einheitliche Ordnung, die einer beliebigen Aneinanderreihung beziehungsloser Elemente gegenübergestellt wird. Die Ganzheitsidee hat beträchtlichen Einfluss auf Soziologie, Pädagogik, Psychiatrie und Psychologie (►Ganzheitspsychologie). Wird nicht immer klar von ►Gestalt oder Struktur unterschieden. Verschiedene Psychotherapieformen bezeichnen sich als ganzheitlich, wobei nicht immer klar ist, was genau damit gemeint ist. Vgl. ►Bild, klinisches, ►Struktur, ►Gestalt.

Ganzheitspsychologie *(f)*. Von der Ganzheit des Erlebens ausgehende Psychologie.

Ganzheitspsychologie, genetische *(f)*. »Leipziger Schule« der ►Strukturpsychologie (vor allem K. Krüger und A. Wellek, aber auch O. Klemm, H. Volkert und F. Sander). Im Mittelpunkt steht der Charakter (Wellek: »Die Polarität im Aufbau des Charakters«, 1950). – Psychiatrische Anwendungen finden sich bei ►Petrilowitsch (»Zur Charakterologie der Zwangsneurotiker«, 1956), bei W. Janzarik (»Schizophrene Verläufe, eine strukturdynamische Interpretation«, 1968) und bei P. Berner (»Psychiatrische Systematik«, 1977).
e: Ganzheit psychology. *fr:* psychologie de la totalité

Gargoylismus Syn. für ►Pfaundler-Hurler-Syndrom (mit dem typischen »Wasserspeiergesicht« = Gargoylfratze).
e: gargolism. *fr:* gargoylisme

Gastroxie *(f)*. (Lépine). ►Gastroxynsis.

Gastroxynsis *(f)*. (Rossbach). Anfallsweise auftretende Symptome in Form von Dyspepsie mit Magensaftfluss, heftigen Kopf- und Magenschmerzen und – gegen Ende – heftigem Erbrechen. Von den einen als Migräneäquivalent, von anderen als Folge geistiger Überarbeitung oder eines neurotischen Konfliktes angesehen.
e: gastroxynsis.
Syn.: Gastroxie. *fr:* gastroxynsis

Gate-Theorie *(f)*. (R. Melzac und P.D. Wall, 1965). Eigentlich: »Gate-Control«-Theorie des Schmerzes. Theorie zur Erklärung des Zustandekommens verschiedener Schmerzerscheinungen, welche anatomische, physiologische und psychische Gesichtspunkte berücksichtigt. Geht von der ►Annahme aus, dass ein besonderer Nervenmechanismus im Hinterhorn des Rückenmarks vorhanden ist, der wie ein »Tor« (= »gate«) funktioniert. Das Tor kann den Strom der von den peripheren Fasern zum Zentralnervensystem gehenden Nervenimpulse verstärken oder abschwächen. Trifft ein Schmerzimpuls aus dem Körper am »Tor« ein, wird er dort zunächst einer schmerzmodulierenden, d.h. verstärkenden oder schwächenden, Beeinflussung ausgesetzt, ehe er als Schmerzwahrnehmung ins Bewusstsein aufsteigt. Der »Tormechanismus« kann auch durch absteigende Nervenimpulse vom Gehirn beeinflusst werden. Im Einzelnen sieht die Theorie einen komplizierten Mechanismus vor (n. Melzac, 1978).
e: gate-control theory.

Gaupp, Robert geb. 3.10.1870 Neuenbürg, gest. 30.8.1953. Seit 1906 o. Prof. für Psychiatrie in Tübingen. Schüler ►Wernickes und ►Kraepelins. Trat vor allem mit Arbeiten zur Paranoia-Frage hervor, die er an dem berühmten Fall des Massenmörders Hauptlehrer Wagner (►Wagner, Ernst) jahrzehntelang studierte. «Zur Psychologie des Massenmords. Hauptlehrer Wagner von Degerloch. Eine Kriminalpsychologische und psychiatrische Studie.» (Berlin 1914). Spätere Berichte dazu 1920/21, 1926, 1938.

Gaxen *(n)*. ►Angophrasie.

gebäudebedingte Erkrankung *(f)*. Sick-Building-Syndrome.

Geburtstrauma *(n)*. (S. Freud, 1900). Der Akt der Geburt und die Trennung von der Mutter haben nach Freud ein Angsterlebnis zur Folge und bilden das »Vorbild aller späteren Gefahrensituationen«. – O. Rank (»Das Trauma der Geburt«, 1924) glaubte, dass auch das Verhalten Erwachsener aus dem Versuch, das psychische Trauma der Geburt durch Abreaktion aufzuheben, zu verstehen sei. Die daraus abgeleitete ana-

lytische Technik – der Patient wird ermuntert, in der Übertragungssituation den dramatischen Geburtsakt zu wiederholen – stiess bei Freud auf Ablehnung.
e: birth trauma. *fr:* trauma de la naissance

Gedächtnis *(n).* Die individuell sehr unterschiedlich ausgebildete Fähigkeit, Sinneswahrnehmungen, Erfahrungen und Bewusstseinsinhalte zu registrieren, über längere oder kürzere Zeit zu speichern und bei geeignetem Anlass wieder zu reaktualisieren. Nach der antiken, bis in die Gegenwart fortwirkenden Vorstellung Platons ist das Gedächtnis ein Geschenk der Göttin Mnemosyne. Jede Menschenseele sei bei der Geburt gleichsam von einer Wachsschicht überzogen, die noch keine Ein-Drücke enthalte. Jedoch sei bei den einzelnen Menschen die Wachstafel unterschiedlich groß und das Wachs von unterschiedlicher Härte und Reinheit. Die sinnhafte Integration von Sätzen führt zu besserem Behalten als das Merken von sinnlosen Silben. Der Wortlaut verblasst, der Sinngehalt bleibt lange verfügbar, selbst bei Demenz. – Die Gedächtnisfähigkeit korreliert wenig mit der allgemeinen Intelligenz, sodass glänzende Gedächtnisleistungen evtl. bei Schwachsinnigen beobachtet werden können. Unterschieden werden nach dem Alter der Erinnerungen: unmittelbares Gedächtnis, Neu- oder Kurzzeit- und Alt- oder Langzeitgedächtnis. Nach dem Hervortreten besonderer Eigenschaften werden unterschieden: Wissens- und Verhaltensgedächtnis, auditives, motorisches, visuelles usw. Gedächtnis neben speziellen Gedächtnistypen für Wörter, Zahlen, Musik und logische Zusammenhänge. Vgl. auch Merkfähigkeit, Reproduktionsfähigkeit, Verdrängung. Die biologischen Grundlagen des Gedächtnisses sind noch weitgehend ungeklärt. Es werden hauptsächlich die Erregung von Neuronenketten für kurzfristige Gedächtnisleistungen (Eccles) und biochemische Träger (Ribonukleinsäure?) für langfristige Leistungen diskutiert. Die Bedeutung von Lokalfaktoren ist noch unklar und umstritten; von einzelnen Stellen des Gehirns (Temporallappen, Ammonshorn, Corpora mamillaria, Diencephalon) aus besteht eine besondere Störbarkeit des Gedächtnisses. Zahlreiche organische Krankheiten des Gehirns beeinträchtigen das Gedächtnis. Die im letzten Jahrzehnt des 20. Jh. wieder aufgelebte Erforschung der ►Alzheimer-Demenz hat auch zur Wiederbelebung der Gedächtnisforschung geführt. – Der Abbau der Gedächtnisinhalte erfolgt dabei gewöhnlich vom Neuen zum Alten, vom Sinnlosen zum Sinnvollen, vom Einzelnen zu ganzen Sinnkomplexen (►Ribot'sches Gesetz), v. a. bei Hirnaderverkalkung, seniler Demenz, Alzheimer'scher Krankheit, Pick'scher Krankheit, progressiver Paralyse, amnestischem Korsakow-Syndrom, Gehirnverletzungen. Vorübergehende Störungen des Gedächtnisses können durch Unaufmerksamkeit, ►Zerstreutheit, ►Unkonzentriertzeit, Konzentrationsschwäche u. a. vorgetäuscht werden. Gelegentlich verursachen Krankheiten eine Überfunktion des Gedächtnisses (►Hypermnesie).
e: memory. *fr:* mémoire

Gedächtnis, affektives *(n).* Erinnerung an frühere Gefühlszustände ohne Erinnerung an die konkreten Erlebnisinhalte. Es ist zweifelhaft, ob es ein derartiges ausschließliches Gefühlsgedächtnis gibt. Die Tönung der Affekte spielt aber nicht nur bei der Einprägung von Gedächtnisinhalten, sondern auch bei der Reproduktion eine wichtige Rolle. Die aktuelle Affekttönung entscheidet oft über das Hervortreten bestimmter Erinnerungen.
e: affective memory. *fr:* mémoire affective

Gedächtnis, assoziatives *(n).* »Mechanisches« Gedächtnis, das vorwiegend von »assoziativen« Verknüpfungen der neuen Gedächtnisinhalte mit alten Gebrauch macht. Normales Stadium der Gedächtnisentwicklung in der Jugend. ►Assoziation, Assoziationspsychologie.
e: associative memory. *fr:* mémoire associative oder associante

Gedächtnis, autobiographisches *(n).* ►Gedächtnis, episodisches.

Gedächtnis, biologisches *(n).* Begr. für die ererbten Fähigkeiten und Kenntnisse, die nicht während des Individuallebens erworben wurden, sondern in der zentralnervösen Struktur verankert sind. Es wird angenommen, dass nicht nur das Instinktverhalten der Tiere auf solchem biologischen Gedächtnis beruht, sondern auch das kollektive Unbewusste (s. d.) C. G. Jungs hiermit zusammenhängt.
e: biological memory. *fr:* mémoire sensori-motrice

Gedächtnis, deklaratives *(n)* (L. R. Squire, 1987). Teil des Langzeitgedächtnisses, aus welchem man durch bewusstes Suchen Erinnerungen abrufen kann. Der Inhalt des Gedächtnisses kann »erklärt« werden, so ähnlich wie der Reisende an der Grenze über den Inhalt seines Gepäcks eine Zoll»erklärung« abgibt. Ist bei Schädigungen des medialen Schläfenlappens oder mittelliniennaher Zwischenhirnstrukutren beeinträchtigt. Lässt natürlicherweise im hohen Alter nach. Vgl. non-deklaratives Gedächtnis.
e: declarative memory
Syn.: explizites Gedächtnis

Gedächtnis, episodisches *(n).* Erinnerungen an wichtigste Ereignisse (Episoden) des Lebens. Z. B. die größten Erfolge, das peinlichste Versagen. Wenn andere Erinnerungen schon lange verloschen sind, bleiben diese Ereignisse der Lebensgeschichte erhalten.
e: autobiographic memory.

Gedächtnis, explizites *(n)* Von W. McDougall (1924) gebr. Bez. für ►Gedächtnis, deklaratives.

Gedächtnis, kinästhetisches *(n).* Individuelle Form des Behaltens. Der Betreffende erinnert sich

mehr an das Bewegungserlebnis, so z. B. an Sprachbewegungen.
e: kin*(a)*esthesic memory. *fr:* mémoire kinesthésique

Gedächtnis, non-deklaratives *(n).* (L. R. Squire, 1987). Teil des Langzeitgedächtnisses, dessen Inhalte nicht willkürlich abrufbar sind, jedoch gleichwohl das Verhalten beeinflussen oder bestimmen können. Die Leistungen werden durch Alter nicht beeinträchtigt. Bei Läsion der Basalganglien oder des Kleinhirns können Störungen eintreten. Vgl. deklaratives Gedächtnis. Unterscheidet sich vom ►Unbewussten dadurch, dass es biologisch erklärt und keine Theorie der ►Verdrängung benutzt wird.
e: non-declarative memory
Syn.: implizites Gedächtnis (McDougall, 1924)

Gedächtnis, implizites *(n)* Von W. McDougall (1924) gebr. Bez. für ►Gedächtnis, non-deklaratives.

Gedächtnis, phosphoreszierendes *(n).* Syn. für ►Fluoreszenzgedächtnis.

Gedächtnis, prozedurales *(n).* Syn. für ►Gedächtnis, non-deklaratives.

Gedächtnis, sensorisches *(n).* Syn. für ►Kurzzeitgedächtnis.
e: sensory memory.

Gedächtnis, semantisches *(n).* ►Assoziationsgedächtnis, semantisches.

Gedächtnis, unmittelbares *(n).* (C. Weinschenk). Fähigkeit des kurzfristigen Merkens. ►Kurzzeitgedächtnis.

Gedächtnis, visuelles *(n).* Individueller Typ des Behaltens. Es wird mehr das Gesehene behalten, z. B. das Schriftbild eines Buches, das dann aus dem Gedächtnis abgelesen werden kann.
e: visual memory. *fr:* mémoire visuelle

Gedächtnisfunktion *(f).* Seltene Bez. für die Funktionen des Gedächtnisses, nämlich Gedächtnisinhalte aufzunehmen oder wiederzugeben. I. w. S. oft als Syn. für Gedächtnis gebraucht.

Gedächtnisillusion *(f).* ►Allomnesie.
e: mnemo-illusion. *fr:* mnémo-illusion

Gedächtnislücke *(f).* Fehlen von Erinnerungen für einen zeitlich genau bestimmbaren Zeitraum. ►Amnesie.
e: gap of memory. *fr:* amnésie

Gedächtnisschwäche *(f).* Krankhaft verändertes Gedächtnis. Vor allem herabgesetzte Fähigkeit, Neues in das Gedächtnis aufzunehmen und alte Gedächtnisinhalte rasch abzurufen.
e: weakened memory. *fr:* mémoire affaiblie

Gedächtnisschwund *(m).* Allgemeine, nicht-wissenschaftliche Bez. für Verlust von älteren Gedächtnisinhalten und mangelhafte Merkfähigkeit.
e: loss of memory. *fr:* perte de mémoire

Gedächtnisspanne *(f).* Zeitraum, welchen das Gedächtnis unmittelbar umfassen kann. Ist 6–10 Sekunden lang und kann ebenso viele Elemente enthalten. Die Bez. ist eine neuere Eindeutschung von eng. memory span. »Spanne« und »span« haben gemeinsame germanische Wurzeln und bezeichnen das durch Ausspannen der rechten Hand zwischen Daumen und Kleinfinger entstehende Maß.
Syn.: unmittelbares Behalten, Kurzzeitspeicher.

Gedächtnisspur *(f).* Syn. für ►Engramm.

Gedächtnisstörung *(f).* Krankhafte Veränderung von Gedächtnisinhalten bzw. des Merkvorganges, quantitativ als Hyper-, Hypo- und Amnesie, qualitativ als Pseudo- und Allomnesie.
e: dysmnesia. *fr:* dysmnésie

Gedanken, gemachte *(m, pl).* Krankhafte Überzeugung, die eigenen Gedanken würden von außen her »gemacht«, in ihrem Inhalt oder Ablauf geändert. Der Ausdruck entspricht einer unmittelbaren Erlebnisqualität und kann daher von den Kranken nicht weiter umschrieben oder verdeutlicht werden. Seltener werden vom Kranken Erklärungen des Erlebnisses versucht und von der Auswirkung einer Hypnose oder von Strahlenbeeinflussung gesprochen. Das Phänomen gehört zu den formalen Denkstörungen bei Schizophrenie (Symptom 1. Ranges nach K. Schneider).
e: delusive manufacture of thoughts. *fr:* production hallucinatoire de pensées

Gedankenabreißen *(n).* Besonders bei Schizophrenie zu beobachtendes Phänomen. Der Gedankenfaden reißt, ohne dass der Kranke ihn – im Gegensatz zum »Fadenverlieren« – wieder zu knüpfen vermag. Oft mit der Vorstellung verbunden, dies sei durch Kräfte außerhalb des eigenen ►Ich bewirkt worden. ►Sperrung.
e: thought blocking. *fr:* barrage idéique;

Gedankenausbreitung *(f).* Wahnhafte Überzeugung, die eigenen Gedanken würden im Augenblick des Gedachtwerdens von anderen gleichzeitig »mitgewusst«. »Unmittelbare Teilhabe anderer an den Gedankeninhalten« (K. Schneider). Die Gedanken gehören nicht einem allein, sondern andere hätten daran teil. Die an sich treffendere Bez. Gedankenenteignung hat sich nicht durchgesetzt. Vorkommen fast nur bei Schizophrenie (Symptom 1. Ranges nach K. Schneider).
e: broadcasting of thought, spreading of one's thoughts to others. *fr:* pensée divulgée

Gedankenbeeinflussung *(f).* Krankhafte Überzeugung, die Gedanken würden von außen her beeinflusst und »manipuliert«. Vorkommen vorzugsweise bei Schizophrenie. ►Symptome 1. Ranges.
e: constraint of thought. *fr:* influence hallucinatoire de pensées;

Gedankenenteignung *(f).* Syn. für ►Gedankenausbreitung.

Gedankenblockade *(f).* ►Gedankenabreißen. Vgl. ►Basisstörungen.

Gedankenblockierungen *(f).* ►Gedankenabreißen. Vgl. ►Basisstörungen.

Gedankendrängen *(n).* Der ►Ideenflucht bei ►Manie verwandtes Phänomen. Subjektive Empfindung einer großen, sich ins Bewusstsein drängenden Gedankenfülle, wobei die Gedanken, teils sinnvolle, teils sinnlose, sich ziellos überstürzen. Vorkommen vor allem bei Schizophrenie und Manie. In ganz ähnlicher Form auch in der Aura eines psychomotorischen Anfalls (s. d.) vorkommend.
e: forced thinking.
Syn.: Gedankenjagen. *fr:* fuite de pensées

Gedankenecho *(n).* (Stransky). ►Gedankenlautwerden.

Gedankeneingebung *(f).* Überzeugung, fremde Gedanken würden einem eingegeben. Die Grenzen des eigenen Gedankenraumes sind in der Weise geöffnet, dass der Kranke mitdenken muss, was andere denken. Charakteristisches Phänomen bei der Schizophrenie. Zählt in der Diagnostik zu den ►Symptomen 1. Ranges von K. Schneider.
e: thought insertion oder pressure. *fr:* transmission de pensées, imposition de la pensée

Gedankenentzug *(m).* (C. G. Jung, 1907). Psychopathologisches Phänomen bei ►Schizophrenie. Das Erlebnis, die eigenen Gedanken würden durch eine außenstehende Macht oder Person »entzogen«. Zählt zu den ►Symptomen 1. Ranges, weil es so fast nur von Schizophrenen erzählt wird. Vermutlich Versuch der Erklärung für ein unerklärliches Zerreißen des Gedankenfadens (►Zerfahrenheit, ►Sperrung). – »Äußerlich zeigt sich «Gedankenentzug» in der Form der Sperrung. Der Untersuchende erhält auf eine Frage plötzlich keine Antwort mehr. Der Kranke gibt dabei vielleicht an, er könne nicht antworten, die Gedanken seien ihm ›weggenommen‹ worden« (C. G. Jung, 1907).
e: thought withdrawal. *fr:* prise oder vol de la pensée

Gedankenhemmung *(f).* ►Denkhemmung.

Gedankenhören *(n).* ►Gedankenlautwerden.

Gedankenjagen *(n).* ►Gedankendrängen.

Gedankenlautwerden *(n).* Echoartiges Hören der eigenen Gedanken. Nach G. Störring (1900) sind zu unterscheiden: 1. halluzinatorisches Gedankenlautwerden: Der Kranke halluziniert Stimmen, die von etwas sprechen, was eigentlich nur er selbst weiß (z. B. geheim gehaltene eigene Gedanken). Aus dieser Tatsache schlussfolgert der Kranke, dass die Sprecher wohl seine Gedanken gewusst haben müssen; 2. wahnhaftes Gedankenlautwerden (= Doppeldenken): Der Kranke ist überzeugt, dass seine Gedanken laut werden und von anderen mitgehört werden können, weil er aus den Äußerungen anderer Menschen schließt, sie müssten seine Gedanken wissen. Hierbei sprechen die Kranken selbst oft von Gedankenlautwerden. Vorkommen vor allem bei Schizophrenie (Symptom 1. Ranges nach K. Schneider). Vgl. Doppeldenken.
e: thought-echoing, audition of thoughts, thought hearing.
Syn.: Gedankenecho. *fr:* écho de la pensée, dédoublement méchanique de la pensée

Gedankenleere *(f).* Fehlen von Denkinhalten. Kann als subjektiver Eindruck normalpsychologisch vorkommen, doch liegt dem gewöhnlich eine psychogene Denkhemmung zugrunde. Vorkommen als krankhafter Zustand bei fortgeschrittener Demenz.
e: loss of thoughts. *fr:* perte de pensées

Gedankenschwund *(n).* ►Gedankenleere.

Gedankensperrung *(f).* ►Sperrung.

Gedankenstopp *(m).* Verfahren der ►Verhaltenstherapie bei störenden Gedanken. Der Patient lässt bei geschlossenen Augen solche Gedanken in sein Bewusstsein eintreten. Sobald der Therapeut durch ein Zeichen des Patienten vom Erfolg dieses Schrittes unterrichtet ist, ruft er »Stopp«. Schließlich übernimmt der Patient selbst auch diesen Teil. Wird vor allem bei Zwangsneurose, manchmal auch bei Drogenabhängigkeit angewandt.
e: thought stopping.

Gedankenübertragung *(f).* Unmittelbares Gewahrwerden von Denkinhalten einer anderen, evtl. in der Ferne weilenden Person ohne Benutzung technischer Hilfsmittel und ohne sinnliche Wahrnehmung. Volkstümlich mit Telepathie gleichgesetzt.
e: telepathy. *fr:* télépathie

Gedankenzerfall *(m).* Unordnung und Strukturverlust von Denkinhalten (und sprachlichen Äußerungen) durch krankhafte Gehirnprozesse. Vorkommen besonders bei Demenzen.
e: demented disintegration of thoughts. *fr:* désagrégation démente de pensées

Geel, Gheel Belgische Ortschaft, deren Bewohner sich seit dem 13. Jahrhundert ursprünglich aus religiösem Anlass (Kultus der heiligen Dymphna, Schutzpatronin der Geisteskranken), mit der Geisteskrankenpflege beschäftigen. Im 19. Jahrhundert vorbildliche ►Irrenkolonie. Seit 1850 staatliche Institution.

Gefährdungsstrukturen *(f, pl).* (H. Binder). Besonderer Persönlichkeitstyp. »Eigenarten der psychischen Konstitution im Bereich der Norm.« Umfasst Unintelligente (aber auch Nicht-Schwachsinnige) und affektiv Eigenartige, die in schwierigen oder belastenden Situationen besonders leicht abnorm reagieren oder erkranken können.
e: endangering constituents. *fr:* structures vulnérantes

Gefälligkeitstraum *(m).* Traum, der auftritt, während sich die betroffene Person bei einem Psychoanalytiker in Behandlung befindet. Der Traum bezieht sich auf den Analytiker. In ihm bestätigen sich z. B. bisherige Deutungen oder Vermutungen des Analyti-

kers. Im Analytikerjargon heißt es, dass der Patient auf Wunsch freudianisch oder jungianisch träumt. Das Traumverhalten entspringt dem unbewussten Wunsch, dem Analytiker zu gefallen und von ihm anerkannt zu werden.
e: complicance oder made-to-order dream. *fr:* rêve de complaisance

Gefängnisknall *(m)* ▶Haftknall.

Gefängnispsychose *(f)*. 1. Syn. für ▶Haftpsychose. 2. Syn. für ▶Ganser-Syndrom.

Gefahrenquotient *(m)*. Grad der von den pharmakologischen Eigenschaften eines Medikaments ausgehenden Suchtgefahr. Morphine, auch Amphetamine haben einen hohen Gefahrenquotienten, Koffein einen sehr niedrigen, Neuroleptika haben keinen.
e: abuse liability.
Syn.: Risikoquotient.

Gefangenen-Neurasthenie *(f)*. Reizbarkeit, Aggressivität, Unlust und Unzufriedenheit bei Einschränkung der Bewegungsfreiheit durch Zwangskollektivierung (Gefängnisse, Lungenheilstätten, Anstalten für Geisteskranke ohne Arbeitstherapie, Flüchtlingslager, Gefangenenlager). Als Ursache werden teils Nahrungs- und Schlafmangel, schließlich auch die sozialen Verhältnisse in der Haftsituation verantwortlich gemacht.
e: prisoners' neurasthenia. *fr:* névrose carcérale

Gefangenenwahnsinn *(m)*. Von E. Kraepelin gebrauchte Bez. für ▶Haftpsychose.

Gefühl der Gefühllosigkeit Subjektives Empfinden der inneren Leere, eines Abgestorbenseins von Gefühlen. Gefühl, man habe keine Gefühle mehr. Es handelt sich nicht um eine Apathie, sondern um ein als qualvoll erlebtes Fühlen des Nichtfühlens. Die Kranken klagen, sie fühlten keine Liebe mehr zu ihren Kindern und Partnern, hätten keine Freude an früher als angenehm erlebten Ereignissen oder überhaupt am Dasein. Typische Erscheinung bei ernsthafter Depression, aber in ganz ähnlicher Form bei Neurosen und im Beginn von Schizophrenie und anderen psychischen Krankheiten vorkommend.
e: feeling of indifference. *fr:* sentiment d'indifférence affective

Gefühle *(n, pl)*. Nicht auf anderes zurückführbare Grundbefindlichkeit des Erlebens. Zustände des Ich, »unmittelbar erlebte Ichqualitäten oder Ichzuständlichkeiten« (Lipps), die »durch die Eigenschaft des Angenehmen oder Unangenehmen gekennzeichnet« (K. Schneider) sind. Zu ihnen gehören Freude, Ärger, Mitleid, durch die Strebungen und Wollen vorübergehend oder dauernd beeinflusst werden. Gefühle werden oft zurückgeführt auf eine Grundqualität (Lust – Unlust) oder – nach Wundt – auf drei polare Grundqualitäten (Lust – Unlust, Erregung – Beruhigung, Spannung – Lösung). Andere Einteilungen trennen niedere (sinnliche) von höheren (geistigen) Gefühlen (Scheler) oder empfindungs-, trieb- und persönlichkeitsbedingten Gefühlen (Rohracher). - Bei vitaler Depression und zönästhetischer Schizophrenie kann eine krankhafte Umwertung der Gefühlserlebnisse stattfinden. In der epileptischen ▶Aura können momentan abnorme Gefühlszustände erlebt werden. Organische Psychosen beeinträchtigen zunehmend die Fähigkeit, Gefühle zu erleben.
e: sentiment, feeling, sense. *fr:* sentiment

Gefühlsambivalenz *(f)*. ▶Ambivalenz.

Gefühlsansteckung *(f)*. Soziales Phänomen der unmittelbaren Übertragung eines Gefühls von einem Individuum auf ein anderes. Viele Gefühlszustände wirken innerhalb einer sozialen Gemeinschaft ansteckend, besonders in Massen- und Paniksituationen. Angst, Gereiztheit, aber auch Lachen (»ansteckende Fröhlichkeit«) werden besonders leicht übertragen.
e: contagion, emotional transference. *fr:* contagion affective

gefühlsbetont *(a)*. Die Welt mit den »Augen des Gefühls« betrachtend. Vorherrschen des Gefühlslebens gegenüber dem Verstandesleben. Im Gefühl empfindend. Die Bez. wurde in der dt. Romantik zuerst gebraucht, wird aber heute meist verwendet, um eine Seite der Persönlichkeit eines Menschen zu beschreiben.
e: emotional, with emotional overtones.

Gefühlsempfindung *(f)*. (C. Stumpf). Bez. für eine Leibempfindung (z. B. Jucken, Kitzel, sexuelle Wollust) mit angenehmem oder unangenehmem Gefühlston.
e: sensation, feel. *fr:* sensation

Gefühlserregbarkeit *(f)*. Die individuell unterschiedliche Leichtigkeit, mit der sich Gefühle erregen lassen. Kann krankhaft verändert sein, z. B. bei Manie, Depression, organischen Hirnerkrankungen.
e: emotional response, sensibility, excitability, emotivity. *fr:* émotivité

Gefühlsflachheit *(f)*. Fehlen einer tieferen Beteiligung der Gesamtpersönlichkeit bei Gefühlserlebnissen. Vorkommen besonders bei Personen, die in nichtgemütsbildender Umgebung (Lager) aufgewachsen sind, bei einigen Persönlichkeitsstörungen u. a.
e: emotional flatness. *fr:* platitude affective

Gefühlskälte *(f)*. Fehlen warmer Gefühle. Die Wärme der Gefühle ist eine ihnen zugeschriebene Qualität, die verschiedene Gefühle mitteilbar macht.

Gefühlslähmung, akute *(f)*. Auf starke Gemütserschütterungen folgende Gleichgültigkeit und Gefühlsleere; insbesondere nach schweren Katastrophen, bei Erdbeben, in Konzentrationslagerhaft u. a.
e: shock reaction, disaster syndrome, acute sensory paralysis. *fr:* anesthésie affective aigue

Gefühlslage *(f)*. Die Gesamtgestimmtheit emotionalen Verhaltens und Erlebens.
e: emotional disposition. *fr:* état affectif

Gefühlsleben *(n).* Gesamt der im Individuum mit wechselvoller Intensität auftretenden Gefühle. Es bestehen stärkere individuelle Unterschiede, sodass oft von lebhaften oder weniger lebhaften Gefühlen gesprochen wird.
e: emotional life. *fr:* vie affective

Gefühlspsychologie *(n).* Lehre von den ►Gefühlen und ihren Beziehungen zu Gegenständen, Vorstellungen, Denken, Urteilen, Entscheidungen. Entwickelt sich vielfach aus Erkenntnissen, welche aus krankhaften Gefühlen gewonnen wurden. Begründet von G. ►Störring. Vgl. ►Summationszentren, ►Kristallisationskerne der Gefühle.

Gefühlsskala *(f).* Stufenleiter der individuellen Affizierbarkeit der Gefühle. Nach E. Kretschmer gibt es eine psychästhetische Gefühlsskala zwischen den Endpolen »sensibel« und »stumpf« und eine diathetische Gefühlsskala zwischen »heiter« und »traurig«.
e: scale of feelings. *fr:* échelle affective

Gefühlssphäre *(f)* Innerseelischer Bereich der Gefühle. Kann von einer Verstandessphäre abgegrenzt werden.
e: sphere of feelings. *fr:* sphère affective

Gefühlsstörung *(f)* Jede krankhafte Veränderung im Bereich des Gefühlslebens.
e: emotional disturbance. *fr:* trouble de l'affectivité

Gefühlstheorie (James und Lange). Versuch einer Klärung und Deutung der Gefühlswirklichkeit. Nach einer unabhängig voneinander von W. James (1884) und C. G. Lange (1885) entwickelten Theorie sind die Gefühle und Emotionen Rückempfindungen von Körperveränderungen, besonders in den Eingeweiden. Dort werden sie reflektorisch von den Rezeptoren her ausgelöst. James formulierte danach den bekannten Satz: »Wir weinen nicht, weil wir traurig sind, sondern wir sind traurig, weil wir weinen.« ►Aktivierungstheorie der Emotionen, ►Thalamus-Theorie von Cannon und Bard, ►Emotion.
e: James-Lange-Sutherland theory.
*Syn.:*James-Lange-Theorie *fr:* théroei périphérique de James-Lange

Gefühlsübertragung *(f).* ►Übertragung.

Gefühlsverarmung *(f)* Krankhafter Verlust an seelischen Gefühlserlebnissen. Verflachung des Gefühlslebens und Verarmung an feineren seelischen Schwingungen. Die Bezeichnung wird besonders für die Gefühlsveränderungen bei langsam progredienten Gehirnerkrankungen, schwerer Demenz und Schizophrenie verwendet (bei denen gleichwohl die Gefühlsentäußerungen enthemmt sein können). Beruht wahrscheinlich auf einem Verlust der für die Objektivierung von Gefühlserlebnissen erforderlichen komplizierteren ►noetischen Prozesse.
e: emotional oder affective flattening, flatness of emotional response. *fr:* appauvrissement affectif

Gefühlsverödung *(f).* ►Gefühlsverarmung.

Gegenbesetzung *(f)* (S. Freud). Psychischer Vorgang, durch den die psychische ►Abwehr unterstützt wird. Dient hauptsächlich dazu, Triebwünsche des ►Es an ihrer Verwirklichung zu hindern. Dabei dient die ►Destrudo dazu, libidinöse Wünsche zu neutralisieren – oder auch umgekehrt. Z. B., wenn ein jüngeres Geschwisterkind gehasst wird, kann durch Gegenbesetzung eine übertriebene Liebe und Fürsorge entstehen; wenn der Wunsch besteht, mit Kot zu spielen, kann daraus Abneigung gegen alles Schmutzige oder ►Waschzwang resultieren.
e: anti-cathexis, counter-cathexis, counter-investment. *fr:* contre-investissement

gegenphobisch *(a).* Syn. für ►kontraphobisch.

Gegenstandsbewusstsein *(n).* Das auf einen bestimmten Gegenstand gerichtete Bewusstsein. Der Gegenstand wird dabei vom Bewusstsein bemerkt bzw. beachtet. Alle physischen Dinge (z. B. der Eiffelturm), alle psychischen Erlebnisse (z. B. Erinnerungen), aber auch alle ►Halluzinationen können gegenstandsbewusst werden, sofern die Aufmerksamkeit auf sie gerichtet wird. Andererseits brauchen begleitende Erlebnisse nicht gegenstandsbewusst zu werden.

Gegenübertragung *(f)* In der Psychoanalyse der Einfluss unbewusster Konflikte und Bedürfnisse des Analytikers auf die Analyse und den Analysanden. Positive Gegenübertragung ist Teil jeder analytischen Psychotherapie, doch muss der Analytiker jeweils seine objektive Position wieder einnehmen. Negative Gegenübertragung (Hassgefühle, gefühlte Aggressionen) kann den Therapieerfolg verhindern. Die Lehranalyse des Analytikers soll u. a. dazu führen, dass er seine Übertragungspositionen kennt, bei ihrem Manifestwerden erkennt und sie auflösen kann. ►Übertragung.
e: counter-transference. *fr:* contre transfert

Gegenwartsdauer *(f)* Zeitdauer, während der ein Bewusstseinsinhalt gegenwärtig bleibt. Nach informationspsychologischen Untersuchungen beträgt die Zeit höchstens 10 Sekunden. Lediglich bei Konzentration auf einen Inhalt ist es möglich, ihn länger im Bewusstsein zu behalten. Zur Erklärung wird ein besonderes Gedächtnis angenommen (►Fluoreszenzgedächtnis, ►Kurzzeitgedächtnis, Gedächtnisspanne).
e: duration, memory span.
Syn.: Präsenzzeit. *fr:* durée de présence

Gegenzwang *(m).* Von Zwangskranken zur Bekämpfung z. B. von Zwangsbefürchtungen angewandtes Verfahren, wobei dem Zwang mit einer Gegenvorstellung begegnet wird. Der Kranke kann sich z. B. sagen: »Vielleicht kommt das Unglück gerade dann, wenn ich meiner Befürchtung nachgebe«. ►paradoxe Intention.
e: countercompulsion, counterimagination. *fr:* attitude antiobsessionelle

Geheimnis, pathogenes *(n).* Verborgenes, nicht ausgesprochenes und daher zu seelischer Krankheit und Siechtum führendes Geheimnis, z. B. heimliche Liebe, schwere Schuld. Seine Auflösung war bereits der alten Theologie als wirksame psychotherapeutische Methode bekannt. Von Moritz Benedikt (1835–1920) in die Psychiatrie eingeführt. *fr:* secret pathogène.

Gehemmtheit *(f)* Übergroße Zurückhaltung und Schüchternheit. In tiefenpsychologischer Deutung (H. Schultz-Hencke): durch Verdrängung entstandene Anomalie des Antriebserlebens. Im Anfang stehen gewöhnlich eine oder wiederholte Versagungen mit nachfolgender Entmutigung. Nach den verschiedenen Antriebs- und Erlebnisbereichen können oralkaptative, retentive, aggressive, Hingabe-, sexuelle und intentionale Gehemmtheiten unterschieden werden. Ein Gehemmter entwickelt »eine Bequemlichkeit an für ihn entscheidender Stelle. Er unterlässt es, im rechten Augenblick, am rechten Ort, aktiv zu sein.« Oft kompensiert in passiven Träumen und illusionären Phantasien. »Darauf reagiert er im Anfang mit verstärkter Betonung seiner illusionären Riesenansprüche an das Leben. Gemessen an diesen Ansprüchen ist dann jede reale Erfüllung ein Nichts. Er verliert die Übung, mögliche Forderungen durchzusetzen.« (Schultz-Hencke)
e: inhibition. *fr:* inhibition

Gehirnerschütterung *(f).* ►Commotio cerebri.

Gehirnjogging *(n).* (S. Lehrl, 1983/1986). Anwendung formalisierter Übungen, um die geistige Leistungsfähigkeit zu steigern oder zu erhalten. Nach verschiedenen Untersuchungen ist jedoch ein dauerhafter Erfolg nicht nachzuweisen. ►Aktivierungstraining, mentales.

Gehirntraining *(n).* Syn für ► Aktivierungstraining, mentales.

Gehirnwäsche *(f)* Mehr volkstümliche, in Medien verwendete Bez. für ►Indoktrination und ►Indoktrinationsmethoden.
e: brain washing.

Gehörhalluzination *(f).* ►Halluzination, akustische.

Geißelsucht *(f).* ►Flagellantismus.

Geisterglaube *(m).* Alter Volksglaube an die sinnliche Erscheinung von bald freundlichen, bald feindlichen Geistern in Form von Luftgebilden (Gespenster). Besonders Verstorbene erscheinen den Lebenden in Gestalt ihrer ehemaligen Leiber, um sie zu trösten, mahnen, warnen oder zu bestrafen. Die Bösen kommen aber nicht zur Ruhe, sondern müssen umherwandern bis zum Jüngsten Tag oder bis sie erlöst werden. Dem Menschen gelinge es durch besondere Machenschaften, Herrschaft über die Geisterwelt zu gewinnen. – Der Geisterglaube lebt in manchen Träumen und in den Wahnvorstellungen vieler Schizophrener fort, ist jedoch selbst nicht krankhaft. Durch zunehmende Immigration auch wichtiges Thema der transkulturellen Psychiatrie (s. d.). – Auch das häufige Erkennen eines Menschen in der Gestalt eines anderen (►Personenverkennung) oder als dessen Doppelgänger lässt sich auf einen Geisterglauben zurückführen.
e: demonism. *fr:* croyance aux esprits

Geistesabwesenheit *(f)* Höherer Grad von ►Zerstreutheit. Außer dass wegen Abwandern der Gedanken nicht voll aufgefasst werden kann, werden z. B. im Gespräch Bemerkungen gemacht, die nicht in den jeweiligen Zusammenhang gehören.
e: absentmindedness, absence of mind. *Ant.* Geistesgegenwart.

Geisteskrankheit *(f)* 1. Im weiteren Sinne jede Form von geistiger Störung, die auf einem Krankheitsprozess beruht. In diesem Sinne syn. mit ►Psychose. Oft aber in engerem Sinne für die Geistesstörungen gebraucht, die zu auffälligen Erscheinungen mit Veränderungen der Gesamtpersönlichkeit führen und einen ungünstigen Verlauf nehmen; betrifft insbesondere die Schizophrenie.
e: mental insanity oder illness, psychosis.
2. Abweichend vom medizinischen Sprachgebrauch in juristischen Formulierungen jede geistige Störung erheblichen Ausmaßes. Entscheidend ist die Quantität und nicht die Qualität der Störungen. Danach kann auch Intelligenztiefstand oder eine Persönlichkeitsstörung bei starker Ausprägung unter den Begriff der Geisteskrankheit fallen. ►Geistesschwäche.
e: mental illness, emotional disorder, insanity (in älteren juristischen Texten), mental disorder. *fr:* aliénation mentale, psychose*fr:* maladie mentale

Geistesschwäche *(f)* 1. In älterer Bedeutung erheblicher Intelligenzmangel. Als medizinischer Begriff kaum mehr in Gebrauch. 2. Im juristischen Sprachgebrauch des – in dieser Form nicht mehr gültigen – § 51 StGB: A) Mängel der Intelligenz, die nicht so hochgradig wie ►Idiotie und ►Demenz sind, sich aber doch auf das soziale Leben störend auswirken. Auch Wesensänderung von Hirnverletzten, Enthemmung bei Triebdelikten und altersbedingte Persönlichkeitsveränderungen konnten als Geistesschwäche bezeichnet werden. B) ►Psychopathie und ►Neurose konnten der Geistesschwäche zugerechnet werden, wenn sie extremes Ausmaß hatten und die vernünftige Lebensanpassung des Individuums empfindlich störten. – Der § 20 StGB kennt die Geistesschwäche nicht mehr, sondern verwendet »Schwachsinn« für A) und »schwere andere seelische Abartigkeit« für B). 3. Im juristischen Sprachgebrauch des – seit 1992 aufgehobenen – § 6 BGB geistige Störung mit leichteren sozialen Auswirkungen. Es konnten somit auch die im medizinischen Sinne eindeutigen Psychosen (z. B. Schizophrenie) oder abnorme Charaktervarian-

ten unter den Begriff der Geistesschwäche fallen, wenn die Veränderungen geringeres Ausmaß hatten als bei ►Geisteskrankheit (2). Wer infolge Geistesschwäche seine Angelegenheiten nicht zu besorgen vermochte, konnte entmündigt werden (►Entmündigung). Der wegen Geistesschwäche Entmündigte war beschränkt geschäftsfähig (rechtlich einem Minderjährigen gleichgestellt). Der Sprachgebrauch hat sich erhalten in § 2229 BGB: »Wer wegen [...] Geistesschwäche [...] nicht in der Lage ist, die Bedeutung einer von ihm abgegebenen Willenserklärung einzusehen und nach dieser Ensicht zu handeln, kann ein Testament nicht errichten.«
e: feeblemindedness (1), mental deficiency (2). *fr:* débilité mentale (1, 2)

Geistesstörung *(f)* Oberbegriff für krankhafte oder stark von der Norm abweichende Veränderung der geistigen Funktionen. ►Störung, (psychische).
e: mental aberration. *fr:* trouble mental

Geisteszustand *(m).* Der augenblicklich oder zu einem bestimmten Zeitpunkt bestehende Funktionszustand geistiger Tätigkeiten. Der Begriff entstammt der Juristensprache und wird gewöhnlich auf den Zeitpunkt einer strafbaren Tat bezogen. Der Sachverständige muss sich über den Geisteszustand des Angeklagten zu diesem Zeitpunkt und die Auswirkungen evtl. krankhafter Geistesstörungen auf die Tat äußern (§§ 20 und 21 StGB).
e: state of mind, mental capacity. *fr:* état mental

Geistreiztraum *(m).* (K. A. Scherner, 1861). Im Unterschied zum ►Leibreiztraum Träume, deren Symbole sich durch geistige Begriffe bestimmen lassen. Danach drücken sich z. B. religiöse Gefühle in Form von Offenbarungen durch einen Meister, intellektuelle Gefühle in Form von Diskussionen unter Gleichen aus. Auf Scherners umfangreiche Traumsymbolik stützte sich Freud (1900) vor allem hinsichtlich der Sexualsymbole.

Gelasma *(m).* Verkrampftes Lachen.
e: gelasmus. *fr:* gélasme

Gelegenheitsanfall *(m)* ►Gelegenheitskrämpfe.

Gelegenheitsapparat *(m).* (E. Bleuler). Für eine bestimmte Gelegenheit bereitliegendes Innervationsschema, das weitgehend unabhängig von einem darauf gerichteten Willen funktioniert. Beispiel Schmerzschutzhaltung: Ein verletztes Glied wird zunächst sinnvoll durch Anspannung der Muskulatur ruhig gestellt. Ein Hysteriker kann sich auch nach Abheilung der Verletzung desselben Innervationsschemas zum Zweck der Krankheitsdarstellung bedienen.
e: occasional innervation scheme. *fr:* mécanisme d'adaptation occasionnel de Bleuler

Gelegenheitskrämpfe *(m, pl).* Ausschließlich aus Anlass besonderer Belastungen, gewöhnlich nur einmal im Laufe eines Lebens bei Erwachsenen auftretende epileptische Anfälle (immer in Form von großen Anfällen); z. B. bei körperlicher Überanstrengung, Schlafentzug, intensiver Sonnenbestrahlung, bei außergewöhnlicher intellektueller oder emotionaler Belastung. Gewöhnlich harmlos. Können jedoch auch den Beginn eines eventuell viele Jahre später chronifizierenden Anfallsleidens darstellen. Gelegenheitskrämpfe sind nach H. Kretz (1967) eine akute Form der Epilepsie mit Neigung zu Spontanheilung.
e: occasional convulsions, stress-convulsions.
Syn.: Okkasionskrämpfe. *fr:* spasmes occasionnels

Gelegenheitskrämpfe, kindliche *(m, pl).* (K. Hochsinger, 1904). Anlässlich einer andersartigen Krankheit auftretende epileptische Anfälle im Kindesalter. Es handelt sich meist um ►Fieberkrämpfe, Anfälle nach akuten und chronischen Hirnkrankheiten – Hirnentzündungen, Hirnhautentzündung und Blutungen. – Der Form nach meist große epileptische Anfälle, daneben tonische Streck- und Halbseitenkrämpfe, seltener andere Formen kindlicher Anfälle. Prognose von der Art des zugrunde liegenden Krankheitsbildes abhängig, meistens günstig. In 15 % der Fälle Übergang in chronische Epilepsie.
e: infantile convulsions. *fr:* convulsions occasionnelles de l'enfant

Gelegenheitstrinker *(m).* Alkoholiker, der hauptsächlich anlässlich sich bietender Gelegenheiten (Feste, Einladungen) ohne hinreichende Kontrolle über sich selbst Alkohol genießt. Wenn sich die Gelegenheiten nicht häufiger als alle 8 Tage bieten, sind die Folgen geringer als beim ►Gewohnheitstrinker.
e: occasional drinker. *fr:* buveur d'occasion

Gelegenheitsursache *(f)* Zufälliges, auswechselbares Ereignis des täglichen Lebens, welches zur (zufälligen) Veranlassung für einen abnormen oder krankhaften Zustand wird, aber nicht in einem naturwissenschaftlichen Sinne dafür kausal ist. Z. B. eine einmalige äußere Einwirkung, welche vom Gesunden folgenlos ertragen wird, führt zum Manifestwerden eines Krankheitszustandes (oder zum Tode), weil Organismus oder Organ bereits krank waren. Ein mehr oder weniger beliebiges anderes Ereignis würde dieselbe Folge gehabt haben. Beispiele für Ereignisse: Husten, Niesen, Heben, Pressen beim Stuhlgang, Bücken, Hinfallen, Anstoßen, Schreck, Realangst. Wichtig für Sachverständige und Gerichte bei Entscheidungen über Versicherungsleistungen z. B. nach Unfällen.

Gélineau-Syndrom *(n).* Syn. für ►Narkolepsie.

Gelolepsie, Geloplegie *(f)* Syn. für ►Lachschlag.

Gelsenkirchener System *(n).* (Wendenburg). Erstmals in Gelsenkirchen praktiziertes System der Außenfürsorge für Geisteskranke. Die Aufgaben werden von den Gesundheitsämtern wahrnommen.

Geltungsbedürfnis *(n).* ►Geltungstrieb.

Geltungsstreben *(n).* ►Geltungstrieb.

Geltungssucht *(f)*. ►Geltungstrieb.

Geltungstrieb *(m)*. Aus einem gesunden Selbstdurchsetzungswillen erwachsendes Streben nach Beachtung, Anerkennung, Lob und Ehre. Gehört nach ►Schultz-Hencke neben dem Lebenstrieb und dem Sexualtrieb zu den 3 grundlegenden Trieben des Menschen, die bei Neurosen von innen oder von außen bedroht sein können. In übersteigertem Grade (= Geltungssucht) als Ausgleich von Minderwertigkeits-, Mangel- und Unsicherheitsgefühlen (►Überkompensation).
e: striving for recognition.
Syn.: Geltungsbedürfnis, Geltungsstreben. *fr:* besoin de se mettre du valeur

gemacht *(a)*. Erlebnisqualität, die bei Schizophrenie vorkommt. Bestimmte Teile der Wahrnehmungswelt erscheinen dem Kranken, als seien sie von anderen eigens im Hinblick auf seine Person so »gemacht«. ►Symptome 1. Ranges. Im Engl. gibt es keine genaue Entsprechung. Gebraucht wird in Übersetzungen »feeling of outside control«, was jedoch das Erlebnis der Beeinflussung von außen und nicht des Gemachten bedeutet.

Gemeindepsychiatrie *(f)* Förderung der seelischen Gesundheit innerhalb einer sozialen Region. »Das ist die Art und Weise, wie die Menschen eines Gebietes, d.h. die Bürger einer Gemeinde, ihre seelischen Probleme lösen und die seelische Gesundheit fördern wollen. Zu diesem Zweck werden die Bürger dreierlei tun: Sie werden ihre Selbsthilfekompetenz verbessern, Vorsorgemaßnahmen (Prävention) treffen und einen Teil des Gemeindehaushaltes für Profis, d.h. für psychiatrisch Tätige unterschiedlicher Berufe [...] ausgeben.« (Dörner, 1979) Nicht zu verwechseln mit gemeindenaher Psychiatrie (s.d.).
Syn.: kommunale Psychiatrie, Gemeindepsychologie (USA).

Gemeindepsychologie *(f)* Syn. für ►Gemeindepsychiatrie.

Gemeingefährlichkeit *(f)* Die von einem Einzelnen (z.B. einem psychisch Kranken) ausgehende Gefahr für Leib und Leben oder für bedeutende Sachwerte anderer, evtl. nur einer einzelnen Person. Ist bei einem straffällig gewordenen, nicht schuldfähigen (►Schuldfähigkeite) psychisch Kranken auch in Zukunft zu erwarten, dass er die Rechtsordnung der menschlichen Gemeinschaft in empfindlicher Weise stören wird, kann vom Gericht wegen Gemeingefährlichkeit die ►Unterbringung angeordnet werden.
e: danger to the public. *fr:* danger public

Gemeingefühl *(n)*. ►Allgemeingefühl.

Gemeinsame Psychotische Störung (Folie à deux) *(f)* Bez. des DSM-IV für ►Folie à deux. – (ICD-10: F24).

Gemeinschaft, therapeutische *(f)* (T.F. Main, 1946). In der ►Sozialpsychiatrie Gruppe von Patienten, Pflegepersonal und Ärzten, die – gewöhnlich innerhalb eines psychiatrischen Krankenhauses – mit dem Ziel zusammen lebt und arbeitet, psychisch Kranken die Wiedereingliederung oder eine bessere Eingliederung in die soziale Gesellschaft zu ermöglichen. Die Größe der Gruppe wird so gewählt, dass alle Gruppenmitglieder einander kennen können (30–100 Personen). Angewandt werden sozialpsychologische Erfahrungen und Techniken. Hierzu gehören regelmäßige (tägliche) Gruppenzusammenkünfte, Analyse der Gruppendynamik, Untersuchung der Gruppenrollen und der Kommunikationsvorgänge. Das Besondere dieses Konzepts ist, dass hierbei dem Kranken die passive Rolle des »Patienten« genommen und eine aktive Partnerschaftsrolle im therapeutischen Prozess zugewiesen wird.
e: therapeutic community. *fr:* communauté therapeutique

Gemeinschaftspsychose *(f)* 1. Von K. Kleist (1930) gebrauchte Bez. für Psychose, welche durch ihre Symptome das Verhältnis zur mitmenschlichen Umwelt verändert. Hierzu rechnete Kleist vor allem Wahnpsychosen. 2. Syn. für ►Wahn, konformer.

Gemüt *(n)*. 1. Ursprünglich das Innerseelische des Menschen im Gegensatz zum Leib, Körper. 2. In der Psychiatrie Sitz der inneren Empfindung, etwa gleichbedeutend mit ►Mut (engl. mood). So in zahlreichen Wortzusammensetzungen, s. nachfolgnede Stichw.

Gemütsarmut *(f)* Mangel an affektiv-emotioneller Ansprechbarkeit (Mitgefühl, Warmherzigkeit, Mitleid und anderen teilnehmenden Gefühlen). In extremer Ausprägung (= Gemütlosigkeit) Variante psychopathischen Verhaltens, die dem alten Begriff der ►Moral Insanity entspricht.
e: lack of emotional response. *fr:* pauvreté affective

Gemütsbewegung *(f)* 1. Wallung des Gefühls. Dt. Wort für lat. affectus, passio (►Leidenschaft), Vgl. ►Affekt. – Schreck, Angst, Zorn sind auch Gemütsbewegungen. 2. Im psychotherapeutischen Lehrgebäude des 18. Jh.: Heftige Bewegung der Lebensgeister im Gemüt, verursacht durch ein Einlassen der Seele auf die diesseitge Welt. Verbunden damit ist ein Leiden der Seele. Der Seelenarzt muss es verstehen, Gemütsbewegungen zu erregen und zu unterdrücken. »Wer weis nicht, was die Gemüthsbewegungen vor unglaubliche und erstaunende Würckungen in dem Köper hervorbringen« (►Bolten, 1751, §34).

Gemütskrankheit *(f)* 1. Bei P. Aler (1727) morbus animi (= »Seelenkrankheit«) im Gegensatz zu den Krankheiten des Körpers. 2. Krankheit des Gefühlslebens im Gegensatz zu den Krankheiten des Verstandes (Geisteskrankheiten). Krankheit, bei welcher die Werthaltungen, die Fähigkeit zu Mitfreude und Mitleid verändert werden, während die Verstandesfunktionen der Ratio unverändert bleiben. In Goethes »Tasso« (1790) heißt es: »Die Krankheit des Gemütes löset sich in Klagen und Vertraun am leichtesten auf.« Kant (1798) unterteilt die Gemütskrankheiten »in Grillenkrankheit (►Hypochondrie) und das gestörte Gemüt (►Manie)«. Im 19. und 20. Jh. Bez. für alle Psychosen ohne Verstandesstörungen gebraucht. Gegenwärtig kaum noch üblich. – Die (korrekte) engl. Übersetzung »affective disorder« trifft nicht das Gemeinte, wie auch »Gemüt« nicht übersetzt werden kann.

Gemütsverödung *(f)* Langsames Nachlassen der Fähigkeit zu Anteilnahme und mitmenschlichen Bindungen durch krankhafte Vorgänge. Kommt vor allem bei den Alterskrankheiten des Gehirns, z. B. bei Demenzen, vor.
e: emotional flattening. *fr:* baisse de l'affectivité

Gemütswahn *(m).* (B. A. Morel, 1866). Obsol. Bez. für Neurose mit Angst. Wurde später in ►Phobie umbenannt und in viele Untergruppen unterteilt (z. B. ►Agoraphobie, ►Klaustrophobie). *fr:* délire émotif.

Gender Als Fremdwort aus dem Engl. unverändert im dt. Sprachgebrauch. 1. Im Engl. das grammatische Geschlecht (lat. genus, genera, frz. genre) eines Hauptworts. Im Lat., Dt., Russ. gibt es 3 Genera, im Frz. u. a. romanische Sprachen 2 Genera, im Engl. gibt es kein Genus. Bedeutsam sind die sprachlichen Unterschiede in der Genderdiskussion. 2. Bis zur Jahrhundertmitte des 20. Jh.: binäre Geschlechter, männlich oder weiblich aufgrund körperlicher Merkmale. 3. Unter der ►Annahme, das Geschlecht werde immer sozial bestimmt: Die vom Menschen erlebte Zugehörigkeit zu einem bestimmten Geschlecht, die sich von seinem biologischen Geschlecht unterscheiden kann. ►Transsexualismus, ►Transsexuellengesetz (TSG).

Generalisierte Angststörung ►Angststörung, generalisierte.

Generalisiertes Angstsyndrom *(n).* Bez. von DSM-III für ►Generalisierte Angststörung.
e: generalized anxiety disorder.

Generationspsychosen *(f, pl).* Psychische Erkrankungen in den Gestationsperioden der Frau. Hierbei handelt es sich größtenteils um Psychosen, über deren kausale Zusammenhänge mit den Gestationsvorgängen nichts Sicheres bekannt ist. Seltener werden symptomatische Psychosen als Folge von Körperkrankheiten beobachtet. Nach dem Zeitpunkt des Auftretens können ►Schwangerschafts-, ►Wochenbett- und ►Laktationspsychosen unterschieden werden.
e: puerperal psychosis.
Syn.: Gestationspsychosen. *fr:* psychose puerpérale

genetisches Verstehen *(n).* ►Verstehen, genetisches.

Genie und Wahnsinn (Cesare Lombroso, 1864). Verwandtschaftliche Nähe von Genie und Geisteskrankheit. Viel zitierter Slogan, für den ein Beweis nie erbracht wurde. Erstmals als »Genio e follia prelezione ai corsi die antropologia e clinica psychiatrica«, Milano 1864. (»Genie und Wahnsinn, Einführungsvorlesung für die Kurse in Anthropologie und psychiatrische Klinik«). Später viele Auflagen unter mehrfacher Veränderung des Titels. Vgl. ►Melancholie als Persönlichkeitseigenschaft.

genitale Phase *(f)* (S. Freud). Nach Abschluss der frühkindlichen (oralen, analen, phallischen) Entwicklungsphasen der Sexualität treten die Partialtriebe unter dem Primat der Libido zusammen. In dieser Phase wird allmählich die Sexualität der reifen Persönlichkeit entwickelt. Triebregungen werden durch normale sexuelle Beziehungen befriedigt.
e: genital phase. *fr:* stade génital

genitaler Charakter *(m)* ►Charakter, genitaler.

Genito-Pelvine Schmerz-Penetrationsstörung (Dyspareunie/Vaginismus) *(f)* In DSM-V Syn. sowohl für ►Dyspareunie als auch für ►Vaginismus.
e: Genito-Pelvic Pain/Penetration Disorder.

Genokatachresie *(f).* ►Perversion.
e: genocatachresia. *fr:* génocatachrésie

Genophobie *(f)* Ablehnung der Sexualität.
e: genophobia. *fr:* génophobie

Genotyp(us) *(m).* (W. Johannsen, 1909). Das Ganze aller erblichen Anlagen eines Menschen, das in unterschiedlichen ►Phänotypen zum Ausdruck gelangen kann.
e: genotype.

Genusstrinker *(m).* (J. E. Staehelin). Exzessiver Alkoholiker von biederer Gemütsart und schlichter Persönlichkeitsstruktur; trinkt hauptsächlich zum Genuss.

Geophagie *(f)* Essen von Erde. Bei vielen Völkern als ritueller Brauch vorkommend. Als abnormes Gelüst bei schwangeren Frauen ebenfalls beschrieben. In Zeiten der Hungersnot vielfach auch bei chronisch Geisteskranken. Kann, über längere Zeit durchgeführt, zu Anämie und Kaliumverlusten führen.
e: geophagia. *fr:* géophagie

Georget, Étienne-Jean geb. 9.4.1795 Vernousur-Brenne, gest. 1828 Paris. Französischer Psychiater an der ►Salpêtrière (ab 1815). Schüler von ►Pinel und ►Esquirol. Lieferte vor allem psychiatrische Krankheitsbeschreibungen. Bei ihnen wurde zwischen solchen mit erkennbaren körperlichen Ursachen (délire aigu) und essenziellen, idiopathischen, ohne erkennbare Hirnkrankheiten (aliénation mentale) unterschieden. Hauptwerk: »De la folie« (1820) (»Über den Wahnsinn«, nicht ins Dt. übersetzt). Neudruck einer Auswahl (»De la folie. Textes choisis et présentés par J. Postel«, 1972).

Geotragie *(f).* ►Geophagie.

Gephyrophobie *(f)* Obsol. Syn. für ►Brückenangst.

gereizte Manie *(f).* ►Manie, gereizte.

Gereiztheit *(f)* Häufig vorkommende Affektstörung. Auf kleine und kleinste wirkliche oder vermeintliche Zurücksetzungen oder Fehlschläge wird mit stärkerer Verstimmung, Freudlosigkeit und (evtl. mühsam beherrschter) Wut reagiert. Vorkommen bereits als abnorme Persönlichkeitseigenschaft, besonders aber bei manchen organischen Hirnerkrankungen, z. B. nach Hirnverletzungen und bei Epilepsie.
e: irritability. *fr:* irritabilité

Gerichtspsychiatrie *(f)* Syn. für forensische Psychiatrie (s. d.).

Geriopsychose *(f)* (Southard). Im Alter auftretende Psychose. ►Alterspsychose.

Gerontophilie *(f)* Besondere Neigung, Liebesbeziehungen zu älteren Personen aufzunehmen. In der Psychoanalyse als Symptom eines Großvater-Komplexes angesehen.
e: gerontophilia. *fr:* gérontophilie

Gerontopsychiatrie *(f)* Psychiatrie der psychischen Störungen und Krankheiten des höheren Lebensalters. Ältere Menschen sind in besonderer Weise von psychischen Störungen verschiedenster Art betroffen. Dabei spielen Rückbildungsvorgänge des Gehirns durch Alterung, Gefäßveränderungen und Stoffwechselstörung eine wichtige, aber nicht ausschließliche Rolle. Da mit dem steigenden Durchschnittsalter in entwickelten Kulturen und aufgrund der sozialen Verhältnisse den psychischen Veränderungen im Alter eine ständig wachsende praktische Bedeutung zukommt, hat sich ein eigener Zweig der Psychiatrie gebildet. Umfasst ambulante, teilstationäre und stationäre Einrichtungen jeweils unter den besonderen Bedürfnissen der älteren Bevölkerung. Aufgabe ist auch die Wahrung der (häufig missachteten oder eingeschränkten) Rechte nur teilweise kranker älterer Menschen. Vgl. ►Altersdepression, ►Altersschizophrenie, ►Dementia.
e: gerontopsychiatry.
Syn.: Alterspsychiatrie, geriatrische Psychiatrie.

Geruchsfetischismus *(m)*. Sexuelle Erregung beim Riechen bestimmter Gerüche des Geschlechtspartners (Genitalgerüche, Gerüche der Fäzes). Eigentlich handelt es sich um einen Geruchsmasochismus.
e: olfactory fetishism. *fr:* fétichisme olfactif

Geruchshalluzinationen *(f, pl)*. Halluzinationen des Geruchssinnes. Klinisch weder von den Geschmackshalluzinationen zu unterscheiden noch gegen ►Illusionen eindeutig abgrenzbar. Die Kranken riechen Gase oder meinen, das Essen schmecke nach Kot, nach Leichen usw. Anfallsweise auftretende Geruchshalluzinationen ►Unzinatus-Anfälle.
e: olfactory hallucinations. *fr:* hallucinations olfactives

Geruchsillusion *(f)* Syn. für ►Pseudogeusie.
e: olfactory illusion. *fr:* illusion olfactive

Geruchstäuschung *(f)* Oberbegr. für Geruchshalluzination und -illusion (= Pseudogeusie).

Geschäftsfähigkeit *(f)* Die Fähigkeit, selbstständig rechtswirksame Handlungen vorzunehmen. Psychiatrisch belangvoller Begriff, der im Gesetz jedoch nicht positiv umschrieben ist. Im Zivilrecht wird die Geschäftsfähigkeit so lange als gegeben unterstellt, bis eine ►Geschäftsunfähigkeit zweifelsfrei ausgeschlossen worden ist.
e: mental competence. *fr:* capacité civile

Geschäftsunfähigkeit *(f)* Juristischer Begriff für Unfähigkeit, Rechtsgeschäfte vorzunehmen. Nach § 104 BGB Abs. 1 ist geschäftsunfähig, wer das 7. Lebensjahr noch nicht vollendet hat. Psychiatrisch am wichtigsten ist § 104 Abs. 2 BGB: Geschäftsunfähig ist, »wer sich in einem die freie Willensbestimmung ausschließenden Zustande krankhafter Störung der Geistestätigkeit befindet, sofern nicht der Zustand seiner Natur nach ein vorübergehender ist«. In Begutachtungsfällen ist zu beachten, dass eine «krankhafte Störung der Geistestätigkeit» auch dann noch nicht Geschäftsunfähigkeit zur Folge hat, wenn dieser Zustand nicht nur vorübergehend ist. Vielmehr muss hinzukommen, dass dieser Zustand die »freie Willensbestimmung« »ausschließt«, m. a. W., dass die betroffene Person durch Krankheit außerstande ist, ihren Willen selbst zu bestimmen. Eine beschränkte Geschäftsfähigkeit kann nach der Rechtsprechung evtl. bei krankhafter Eifersucht oder ►Querulantenwahn bestehen.
e: incompetence, incompetency. *fr:* incapacité civile

Geschlechtsdysphorie *(f)* Unbehagen dadurch, dass sich jemand nicht im Einklang mit dem männlichen oder weiblichen Geschlecht fühlt, das nach seiner Geburt als biologisch zutreffend festgestellt worden war. Dabei entspricht die Bedeutung des Wortteils »-dysphorie« nicht dem dt. Sprachgebrauch, sondern dem amer. (►Dysphorie [2]). Wurde in DSM-V als neues Ersatzwort anstelle von ►Geschlechtsidentitätsstörung (so in DSM-IV) geprägt. Im Dt. bleiben Bezeichnungen wie ►Transsexualismus und ►Transsexuellengesetz maßgebend. Vgl. auch ►Gender.
e: Gender Dysphoria.

Geschlechtsidentitätsstörung *(f)* Bez. des DSM für ►Transsexualismus.
e: Gender Identity Disorder.

Geschlechtskälte *(f)* Syn. für ►Frigidität.

Geschlechtstrieb *(m)*. Volkstümliche Bezeichnung für sexuelle Begierde, als Trieb empfundene Wünsche nach sexueller Befriedigung. ►Sexualtrieb.
e: sexual instinct. *fr:* instinct sexuel

Geschlechtsverkehr *(m)* ►Beischlaf.

geschlossene Anstalt *(f)* Obsol. Bez. für Krankenhaus zur Behandlung von psychisch Kranken, wel-

G

ches geschlossene Türen hat, zu denen die Kranken keinen Schlüssel bekommen. Im 19. Jh. ein positives Wort, welches die Fürsorge der Obrigkeit für eine bestimmte Gruppe zum Ausdruck brachte. Wurde später nur noch für die Häuser zur Pflege von Kranken gebraucht, deren Unterbringung vom Gericht nach dem ehemaligen § 42 b StGB angeordnet worden war. Die anstelle dieser gesetzlichen Regelung getretenen §§ 61, 63, 65 StGB kennen nur noch die Unterbringung in einem »psychiatrischen Krankenhaus« (§ 63) oder einer »sozialtherapeutischen Anstalt« (§ 65). Im 20. Jh. hat das Wort ▶Forensik in der Alltagssprache dieselbe Bedeutung erlangt.
e: custodial hospital, lunatic asylum. *fr:* service fermé

Geschmackshalluzination *(f).* ▶Halluzination des Geschmackssinnes. Es handelt sich meist um unangenehme Geschmacksempfindungen (bitteres Essen), selten um angenehmen Geschmack. Vorkommen vor allem bei Schizophrenie und in der ▶Aura epileptischer Anfälle, oft zusammen mit ▶Geruchshalluzinationen.
e: gustatory hallucination. *fr:* hallucination gustative

Gesellschaft, deutsche für Psychiatrie und Psychotherapie, Psychosomatik und Nervenheilkunde (DGPPN) *(f)* Fachgesellschaft für psychische Erkrankungen jeder Art, die alle im Titel genannten und sonst bekannten Richtungen in sich vereinigt. Etwa 9.000 Mitglieder. Jährlicher Kongress Ende November in Berlin. Besteht seit 1842, seither mehrfacher Namenswechsel.

Gesellschaft, deutsche psychoanalytische *(f)* 1910 von ▶Abraham gegründete, auf den Lehren Freuds aufbauende psychoanalytische Gesellschaft, die ursprünglich Mitglied der Internationalen Psychoanalytischen Gesellschaft war. Galt damit als anerkannt. Nach der Wiedergründung 1950 verlor sie aber wegen der mehrheitlich ▶neo-pschoanalytischen Ausrichtung den Status der vollen Anerkennung (Vgl. ▶Schultz-Hencke). 1951 spaltete sich die Deutsche Psychoanalytische Vereinigung (s. d.) ab.

Gesellschaft, internationale psychoanalytische *(f)* 1910 auf dem 2. psychoanalytischen Kongress in Nürnberg gegründeter Dachverband aller psychoanalytischen Gesellschaften. Umfasste bei seiner Gründung 3 Gesellschaften: Berlin, Wien, Zürich. Die erste amerikanische Gesellschaft kam 1911 hinzu, die erste englische 1913, die erste französische 1926 (Paris). Die Zahl der Mitgliedschaften liegt 1983 bei etwa 60. Adressenliste in »Roster of the International Psychoanalytical Association«. Organ ist das »International Journal of Psychoanalysis«.
e: International Psychoanalytic Association (I. P. A.). *fr:* Association psychoanalytique internationale.

Gesellschaftstrieb *(m).* Die urtümliche Neigung der menschlichen Natur, sich mit anderen Menschen in einer Art Herde zusammenzufinden, um mit ihnen zu leben, zu arbeiten oder besondere Aktivitäten auszuüben.
e: social instinct.

Gesetz 180 Vom italienischen Parlament am 13.5.1978 beschlossenes Gesetz: Abschaffung der psychiatrischen Anstalten und Streichung des Wortes »geisteskrank« im Strafgesetzbuch. Damit wurde das Zwangseinweisungsgesetz (▶Unterbringung) von 1904, das zu Missbrauch und Missständen geführt hatte, aufgehoben. Psychisch Kranke dürfen – außer wenn sie gemeingefährlich sind – auch zu Hause nur noch mit ihrer ausdrücklichen Zustimmung behandelt werden. Vom Gesetz ausgenommen sind Privatanstalten (in Rom: 1500 Betten) und Stationen innerhalb von Gefängnissen. Ferner Artikel 7: »Es ist in jedem Fall verboten, neue psychiatrische Krankenhäuser zu bauen. Es ist ebenfalls verboten, die vorhandenen psychiatrischen Häuser als Fachabteilungen von Allgemeinkrankenhäusern zu benutzen, und es ist auch verboten, in Allgemeinkrankenhäusern Fachabteilungen zu gründen und die vorhandenen neurologischen Abteilungen für solche Zwecke zu verwenden.« – Der Text des Gesetzes 180 wurde 1992 Teil des Gesetzes 833 und 1999 Teil des Gesetzes 229, ist aber in Deutschland unter seiner alten Bez. bekannter geblieben.

Gesicht, zweites *(n).* Parapsychologisches Phänomen. Außersinnliche Wahrnehmung von Personen oder Ereignissen aus Vergangenheit, Gegenwart oder Zukunft. Im Volke entspricht eine derartige Wahrnehmung einer alten Überzeugung (»Spökenkiekerei«), wissenschaftlich jedoch lange bezweifelt. Es bestehen enge Beziehungen zu ▶eidetischen Anschauungsbildern. Wenn jemand eine ausgeprägte eidetische Veranlagung besitzt, kann es zu einer diagnostischen Verwechslung mit Geisteskrankheit kommen.

Gesichtsagnosie *(f)* Syn. für ▶Prosopagnosie.

Gesichtshalluzination *(f)* Syn. für ▶Halluzination, optische.

Gesichts-Hals-Syndrom *(n).* Syn. für ▶Dyskinesien, akute.

Gesichtsillusion *(f)* Veränderung und Verzerrung der optischen Wahrnehmung. Z. B., wenn alle Personen deformiert oder mit lang gezogenen Köpfen gesehen werden oder scheinbar nur eine Hälfte des Körpers besitzen. Vorkommen besonders als Reizsymptom des Okzipitallappens oder Schläfenlappens. Auch bei psychomotorischen ▶Anfällen.

Gesichtskrampf *(m).* Unregelmäßige Zuckungen der mimischen Gesichtsmuskulatur und oft auch der Halsmuskulatur. Betroffen ist gewöhnlich vor allem die Umgebung der Augen (▶Blinzelkrampf) und des Mundes. Vorkommen vgl. ▶Tic.
e: mimic tic.
Syn.: Fazialistic. *fr:* tic facial

Gesichtsschmerz, primärer autochthoner *(f)* (U. H. Peters, 1976). Dauerschmerz im Gesicht, meist auf den Versorgungsbereich eines der drei Äste des Drillingsnervs begrenzt. Es können bis zu 30 nutzlose Operationen ausgeführt worden sein. Beginn manchmal nach dem Ziehen eines Zahnes, was aber auch die erste versuchte Behandlungsmaßnahme darstellen kann. Erstauftreten eventuell auch nach einschneidenden Lebensereignissen. Bei erfolgreicher Behandlung des Schmerzes können Depression oder alles überflutende Ängste auftreten.
e: atypical facial pain.
Syn.: atypische Trigeminusneuralgie.

Gesichtstäuschung *(f)* Sehen von real nicht oder in anderer Form Vorhandenem. Zusammenfassender Begriff für optische Halluzination (s. d.) und ►Gesichtsillusion.
e: optical illusion(s). *fr:* illusion(s) d'optique(s)

Gesinnung *(f)* Im Laufe des individuellen Reifungsprozesses erworbene, größtenteils von Leitbildern (Eltern, Erzieher) übernommene, von der Intelligenz unabhängige charakterliche Dauerhaltung. Die Gesinnung beeinflusst alle Entscheidungen der reifen Persönlichkeit, besonders jedoch die moralischen. Sie ist der nach außen gewendete Aspekt der geistig-ethischen Haltung eines Menschen. Wurde erst von W. McDougall als »Gesinnungen« (sentiments) beschrieben, die sich um bestimmte Gefühlserlebnisse herumkristallisieren. Entspricht weitgehend den ►»Kristallisationskernen von Gefühlen« der deutschen Literatur.
e: sentiments. *fr:* caractère

Gesinnung, asoziale *(f)* (Ph. Lersch). Gegen die mitmenschliche Umwelt gerichtete, eine positive gesinnungsmäßige Haltung missachtende Verhaltensweise (Hass, Rücksichtslosigkeit, verbale und tätliche Aggressionen). Ursachen: Veranlagung, schädliche Milieueinflüsse in der Kindheit, organische Hirnerkrankungen (Folgen von Hirnentzündungen, Hirntraumen, Anfallsleiden u. a.).
e: asocial behaviour. *fr:* comportement asocial

Gesinnung, soziale *(f)* (Ph. Lersch). Auf die mitmenschliche Umwelt gerichtete, die moralischen Forderungen der Gesellschaft berücksichtigende Strebungen.

Gesinnungslosigkeit *(f)* Fehlen einer das ganze Leben durchziehenden geistig-ethischen Dauerhaltung, der Gesinnung. Der Ton liegt dabei auf einer mangelnden Kontinuität in den sittlich-moralischen Entscheidungen der Persönlichkeit.

Gespräch *(n).* Unterredung, Besprechung, Verhandlung, an welcher sich 2 Gesprächs»partner« beteiligen. Vorkommen in der Psychiatrie als ärztliches Gespräch (s. d.) und ►Gesprächspsychotherapie. Alle Psychotherapieformen (mit Ausnahme der ►Hypnose) benutzen die Sprache in der Weise, dass Therapeut und Patient einander Mitteilungen machen. Insofern könnten sie alle Gesprächspsychotherapie genannt werden, was aber nur einer bestimmten Form vorbehalten ist. Andererseits ist ein einfaches Gespräch noch keine Psychotherapie. Dazu wird eine bestimmte Theorie benötigt, aus der sich eine Technik der Gesprächsführung ableitet, die zur Erreichung genau zu bestimmender therapeutischer Ziele eingesetzt wird.

Gespräch, ärztliches *(n).* Unterredung eines Arztes mit einem Patienten. Wird den ärztlichen Maßnahmen (technisch-chemische Diagnostik, operative Eingriffe, Medikamentenverordnung u. a.) gegenübergestellt. Das Gespräch kann sich auf den Umgang mit Gesundheitsstörungen, die Lebensaussichten, die richtige Lebensführung und alle Kümmer- und Beschwernisse des Lebens beziehen. Ist in Form der »Diätetik der Seele« eine traditionelle ärztliche Aufgabe (►Feuchtersleben). Wird in der Gegenwart hauptsächlich deshalb betont, weil in der hochtechnisierten Medizin die ärztlichen Verrichtungen so viel Zeit und Kraft des Arztes In Anspruch nehmen, dass sie beim Gespräch fehlen.

Gesprächspsychotherapie *(f)* 1. I. e. S. (R. Tausch, 1957). Syn. für ►Psychotherapie, klient-bezogene. 2. I. w. S. Bezeichnung für jede geplante und systematische Form der psychotherapeutischen Beeinflussung mithilfe der gesprochenen Sprache.
e: client-centered therapy (1); interview therapy (2).

Gesprächstherapie *(f)* 1. I. w. S. Sammelbez. für alle Psychotherapieformen, ärztlich-psychiatrische Gespräche, psychische und psychologische Beratungen, da sie sich alle der Sprache (des Gesprächs) als ihr Mittel bedienen. Schlagwort: »Sprechende Medizin«. Auch als Gegensatz zu einer Medizin, die chemische (Medikamente) und physikalische (Chirurgie, Strahlen u. a.) Mittel verwendet. 2. I. e. S. Syn. für ►Gesprächspsychotherapie.
e: Keine genaue Entsprechung. Je nach Zusammenhang: therapy by dialogue, discourse, conversation; talking cure (nur für ►Redekur).

Geständniszwang *(m).* 1. Bekennen von strafbaren Handlungen, die nie begangen wurden. Das Geständnis kann einem (unbewussten) Strafbedürfnis entspringen oder andere Gründe haben. Im Rechtsleben entstehen nach Reik (»Geständniszwang und Strafbedürfnis«, 1925) dem Betroffenen dadurch große Gefahren. 2. Neigung von Neurotikern, alles Unbewusste in Anspielungen, Versprechern und Worten immer wieder zu »gestehen«. »Überführung unbewussten Materials in Wortvorstellungen und -wahrnehmungen« (Th. Reik).

Gestalt *(f)* In der ►Gestaltpsychologie ein geschlossenes, in sich gegliedertes Ganzes, dessen Gliedteile untereinander in gegenseitiger Abhängigkeit stehen und das mehr darstellt als die Summe sei-

ner Teile. Nach der Definition von W. Köhler (1933) »solche Gebilde (Melodien, Raumgestalten, Gedanken), die als Ganze spezifische Eigenschaften haben und deshalb mit gutem Recht als Einheiten aufzufassen sind«. Alles, was in Wahrnehmung und Erleben so erfasst wird, dass es einen in sich geschlossenen und zugleich gegliederten Sinngehalt bedeutet. Wird nicht immer klar von ►Struktur und ►Ganzheit unterschieden.
e: Gestalt. *fr:* configuration, forme, structure, »gestalt«

Gestaltanalyse *(f)* (K. ►Conrad). Gestaltpsychologische Methode zur Beschreibung psychopathologischer Phänomene, bei der besonderer Wert auf »Erlebnisbeschreibung und Erlebnisanalyse« gelegt wird, »denn alles Erlebte ist gestaltet und die Analyse phänomenaler Tatbestände ist immer Analyse von Gestaltungen«. Von Conrad insbesondere für die akute Schizophrenie durchgeführt.
e: morpho-analysis. *fr:* analyse structurale

Gestaltkreis *(m).* (V. v. ►Weizsäcker). Wie in einem kybernetischen Denkmodell wird der wechselseitige Zusammenhang zwischen Organismus und Umwelt als einem funktionalen Ganzen hervorgehoben und begründet. Als Beispiel kann das Gehen in unebenem Gelände dienen, wo das Auge jede Unebenheit des Geländes wahrnimmt, der Organismus seine Bewegungen entsprechend einstellt, die ausgeführten Bewegungen wiederum den Blick leiten usw.
e: morpho-psycho-psychological circle. *fr:* cercle de la forme, cycle structural

Gestaltpsychologie *(f)* »Berliner Schule« der ►Strukturpsychologie (1). Im Mittelpunkt steht die Untersuchung des »Aufbaus der Wahrnehmungswelt«, insbesondere hinsichtlich ihrer Gestaltqualitäten: (W. Wertheimer, W. Köhler, K. Koffka). Psychiatrische Anwendungen finden sich bei ►Goldstein (»Der Aufbau des Organismus«, 1934), H. Bürger-Prinz und M. Kaila (»Die Struktur des amnestischen Symptomenkomplexes«, 1930), P. Matussek (1952/53) (►Gestalttherapie).
e: Gestalt psychology. *fr:* psychologie de la forme, gestaltisme, gestaltpsychologie

Gestaltqualität *(f)* (Ch. v. Ehrenfels, 1890). Eigenschaft, die nur am Gesamtkomplex einer ►Gestalt erkennbar ist, nicht jedoch an den einzelnen Teilen. »Ein über dem Komplex schwebendes Etwas.« Von den modernen Schulen der Gestalttheorie wird die Existenz einer besonderen Gestaltqualität ausdrücklich bestritten.
e: quality of configuration.
Syn.: Ehrenfels-Qualität. *fr:* qualité structurale

Gestalttherapie *(f)* Von ►Perls (ca. 1940) begründete Form der ►Psychotherapie. Leitet sich aus der ►Gestaltpsychologie ab und ist der psychoanalytischen Theorie von ►Freud, ►Reich und ►Rank stark verpflichtet, trägt jedoch auch sozialutopische Züge ihres Schöpfers. Nach einer allgemeinen Theorie kann der Neurotiker Figur und Hintergrund nicht richtig unterscheiden; er reagiert nicht spontan, sondern in immer gleicher Weise; er kann sein Selbst nicht wahrnehmen. Die Therapie führt die Person immer wieder auf ein »Hier und Jetzt« zurück. Sie will die Persönlichkeit in ihrer wahren Gestalt wiederherstellen und zur vollen Wahrnehmung ihrer selbst bringen. Unnützes Reflektieren soll unterbleiben. Interpretationen, auch von Träumen, werden nicht gegeben.
e: Gestalt therapy.

Gestaltungstherapie *(f)* 1. (L. Paneth; C. G. Jung). Besondere Form der ►Beschäftigungstherapie, bei welcher in individueller Weise auf fehlerhafte Erlebnisverarbeitung und daraus entstandene Konflikte hingewiesen wird. Hierzu können Musik, Tanz, Gymnastik, Pantomime, ►Psychodrama, Malen, Zeichnen, Kneten, Schnitzen und Werken Verwendung finden. 2. Syn. für ►Beschäftigungstherapie unter Betonung des Schöpferischen bei den ausgeübten Tätigkeiten.
e: art-therapy. *fr:* art-thérapie

Gestaltwandel *(m).* (W. Zeller). Veränderungen der Körpergestalt bei wichtigen Entwicklungsschritten. Geht einher mit Veränderungen der Körperproportionen, der Bewegungen und der seelischen Struktur. 1. Übergang vom Klein- zum Schulkind. Der rundlichen Kleinkindform folgt die schlanke Schulkindform (7. Lj.). 2. Übergang in die Pubertät (11.–12. Lj.) (Ephebogenese). Der schlanken Schulkindform folgt mit allmählicher Ausarbeitung der sekundären Geschlechtsmerkmale die Erwachsenenform. 3. Auch im Erwachsenenalter kann es zur vollständigen Umwandlung der Körpergestalt kommen. Ist gewöhnlich Folge veränderter Lebenseinstellungen oder neu auftretender psychischer Störungen (z. B. Neurosen, Schizophrenie, Eßstörungen).

Gestaltwandel, protopathischer, des aktuellen Erlebnisfeldes (K. ►Conrad). In ►gestaltpsychologischer Sicht stellt sich die Bewusstseinstrübung als Veränderung im Erlebnisfeld zwischen 2 Grenzpunkten dar. Der eine Grenzpunkt ist die klare Durchgliederung des ►Feldes mit der Fähigkeit, jeden Bestand des Feldes in den Mittelpunkt der Aufmerksamkeit zu rücken und ihn gegen alle Art von Umfeldwirkungen abzuschirmen. Der andere Grenzpunkt ist die »völlige Entstaltung des Feldes, das damit alle Feldeigenschaften verloren hat«. Da Bewusstseinstrübung als »Achsensymptom« der symptomatischen Psychosen angesehen wird, beschreibt Conrad auch dabei die Veränderungen unter diesem Begriff.

Gestaltzerfall *(m).* Zunehmende Einbuße des Wahrgenommenen an Gestalteigenschaften. Entstrukturierung der Wahrnehmungswelt und Auflö-

sung in Einzelqualitäten. Wird nach gestalttheoretischen Überlegungen als Folge von krankhaften Gehirnprozessen (z.B. bei Psychosen) angenommen und zur Erklärung von Krankheitsphänomenen, z.B. Wahn und Halluzinationen, herangezogen.
e: morpholysis. *fr:* déstructuration

Gestationspsychosen *(f, pl)*. Syn. für ►Generationspsychosen.

Gesundheitsfürsorge (präventive), psychiatrische *(f)* Jüngeres Teilgebiet der ►Psychohygiene; bemüht sich um vorbeugende Maßnahmen gegen psychische Krankheit. Kenntnisse auf diesem Gebiet sind bisher wenig verbreitet. Insbesondere ist wenig über erste Anfänge psychischer Krankheit bekannt. Daher ist die Frage schwer zu beantworten: Wer ist wie vor was zu schützen. Gesichert ist, dass Trennung bei Kindern im Säuglingsalter von ihren Müttern schwere seelische Schäden zur Folge haben kann. Im Adoleszentenalter kann restriktive Haltung in Schule und Gesellschaft freie Entfaltung unterdrücken. Im mittleren Lebensalter sind Probleme der zwischenmenschlichen Beziehungen in Familie und Beruf vorherrschend. Im höheren Alter lockert sich der Halt im Leben, das Gefühl für Sinn und Kontinuität des Daseins ist dann bedroht.
e: preventive mental health. *fr:* hygiène mentale préventive

Gesundheitsgewissen *(n)*. Individuelles Verantwortungsgefühl, das nach Erhaltung der Gesundheit strebt, um den Verantwortungen gegenüber der Gemeinschaft gerecht zu werden.

Geumaphobie *(f)* Furcht vor bestimmten Geschmacksreizen.
e: geumaphobia. *fr:* geumaphobie, phobie gustative

Gewaltdelikt *(n)*. In der Rechtssprache: strafbare Handlung durch Zufügung eines Übels. Hierzu zählen vor allem Mord und versuchter Mord, Totschlag, Kindestötung, fahrlässige Tötung, Körperverletzung mit tödlichem Ausgang, gefährliche Körperverletzung.
e: act of violence. *fr:* acte de violence, procédé brutal

gewerbsmäßige Kuppelei *(f)* In der älteren Rechtssprache: Förderung sexueller Handlungen mit Gewinnabsicht. Weiterhin strafbar (§ 181a StGB), jedoch als »Zuhälterei«.

Gewissen *(n)*. Sphäre der Persönlichkeit, aus der heraus in sittlichen Fragen selbstständig Stellung genommen wird. Nach der ►Instanzentheorie S. Freuds (s.u. Instanz) weitgehend identisch mit dem »Über-Ich«. Entsteht danach am Ende der frühen Kindheit durch Introjektion von Geboten und Verboten, mit denen von außen (z.B. durch die Eltern) den Triebwünschen des Kindes begegnet wurde.
e: consciousness, conscience. *fr:* conscience morale

Gewissenskonflikt *(m)*. Unentschieden bleibender Konflikt zwischen Wünschen und den ihre Befriedigung versagenden Entscheidungen des Gewissens.
e: conscientious mental conflict. *fr:* conflit de conscience

Gewöhnung *(f)* 1. Allgemein: Anpassung an bestimmte, gleichbleibende Bedingungen. Durch Automatisierung von psychischen Vorgängen und Handlungsabläufen wird die Gesamtpersönlichkeit in vielen Verrichtungen entlastet. 2. In der Psychiatrie vor allem Abhängigwerden von gewohnheitsbildenden Suchtstoffen (Alkohol, Nikotin, Morphin) durch emotionale und physiologische Anpassung. Der Körper verträgt damit Giftdosen, die bei Nichtgewöhnten schwere, evtl. sogar tödliche Vergiftungserscheinungen verursachen würden. Gleichzeitig kann aber auch nicht auf das Toxon verzichtet werden, ohne dass von Neuem das Gleichgewicht im Stoffwechsel des Körpers gestört wird. Gewöhnung wird als Vorstufe der ►Sucht aufgefasst oder auch mit dieser gleichgesetzt.
e: habituation, accustoming. *fr:* accoutumance

Gewohnheitshierarchien *(f, pl)*. Zusammenführung und Aufbau einfacher Gewohnheiten zu einem komplexeren und geordneten System in Form einer Hierarchie. In geeigneten Situationen wendet das Individuum dann umfangreichere Verhaltensmuster an, die nach einem bestimmten (nicht ganz festen) Schema ablaufen. Der Ablauf solcher Gewohnheitshierarchien ist bei Schizophrenen oftmals gestört. Die Handlungen müssen dann wieder einzeln und bewusst vollzogen werden (»Verlust von Gewohnheitshierarchien«).
e: habit hierarchies.
Syn.: Erfahrungshierarchien.

Gewohnheitstic *(m)*. 1. Tic, der eine Gewohnheitsbewegung zum Ausgangspunkt genommen hat. 2. Syn. für ►Tic, psychogener.
e: habit tic. *fr:* tic par habitude

Gewohnheitstrinker *(m)*. Jemand, der mehr aus Gewohnheit als aus einem besonderen Grund alkoholische Getränke zu sich nimmt (z.B. Gastwirte), jedoch fast nie bis zur Trunkenheit. Die Folgen sind gewöhnlich erheblicher als beim ►Gelegenheitstrinker.
e: habituation drinker. *fr:* buveur d'habitude

gezielte Analyse *(f)* Psychoanalytische Technik, die sich gezielt mit der Aufdeckung krank machender Erlebnisse, einzelner ►Übertragungen und eines speziellen ►Widerstandes befasst, während die übrigen Bereiche der menschlich-seelischen Entwicklung nicht aufgedeckt werden. Unter Psychoanalytikern besteht keine Einigkeit darüber, ob ein solches Verfahren erfolgversprechend und zulässig ist.
e: selective analysis, purposive psycho-analysis. *fr:* analyse dirigée

Gheel Andere Schreibweise für ►Geel.

Gichter *(f, pl)*. Volkstümliche Bezeichnung für anfallsähnliche Zustände im Kindesalter. Umfasst die mannigfaltigsten Zustände (Kalkmangelzustände, fieberhafte Infektionen, Hirnhautentzündungen). Seltene Vorstufe eines epileptischen Anfallsleidens. Die Bezeichnung wirkt bagatellisierend und verhindert dadurch notwendige Untersuchungsmaßnahmen. – Historisch: im Mittelalter allgemeinste Bez. für epileptische und andere Krämpfe.

Gifthunger *(m)*. Verlangen des Körpers nach dem gewohnten Gift (►Gewöhnung) zur Aufrechterhaltung des Stoffwechselgleichgewichts. Äußert sich in Abstinenzerscheinungen (»Hunger«) bei fehlender oder unzureichender Giftzuführung.
e: poison dependence. *fr:* assuétude

Gigantismus, eurhythmischer *(m)* ►Gigantosomia primordialis.

Gigantomanie *(f)* Bevorzugung des Großen, Überragenden.
e: gigantomania. *fr:* gigantomanie

Gigantosomia primordialis *(f)* (J. Berlinger). Riesenwuchs mit normal entwickelten Sexualorganen.
e: gigantosomia primordialis.
Syn.: eurhythmischer Gigantismus. *fr:* gigantosomie primordiale

Gilles-de-la-Tourette-Syndrom *(n)*. ►Tourette-Syndrom.

gleichgeschlechtliche Liebe *(f)* Syn. für ►Homosexualität.

Gleichstromstimulation, transkranielle (tDCS) *(f)*. Reizung einzelner Hirnregionen durch Gleichstrom, der von außen an den Kopf angelegt wird. Es wird angenommen (►Annahme), dass dies zu einer dauerhaften Veränderung der Erregbarkeit von Nervenzellen führt und die ►Neuroplastzität anregt. ►Aufmerksamkeit und Arbeitsleistungen werden verbessert. Anwendung bei Depressionen und Einschränkungen geistiger Leistungen durch Hirnkrankheiten, z. B. nach Schlaganfall. Noch (2016) kann der Wert derartiger Behandlungen nicht beurteilt werden.
e: transcranial direct current stimulation

Gleiten, kognitives *(n)*. ►kognitives Gleiten.

Glischroidie *(f)* (F. Minkowska). Langsame, »zähflüssige« und am Einzelnen klebende Affektivität, die man besonders bei Epileptikern oder epileptoider Wesensart findet. Bezeichnet auf dem Gebiete des Affektlebens das Gleiche, was für die intellektuellen Prozesse als Adhäsivität oder Haftneigung umschrieben wird.
e: glischroida. *fr:* glischroïde

Globus abdominalis Gefühl, einen Ballon im Unterleib zu besitzen. Form psychogener Reaktion.
e: globus abdominalis. *fr:* globe abdominal

Globus hystericus *(m)*. Gefühl, als wenn eine Kugel oder ein kleiner Ball vom Magen aus langsam zum Hals aufstiege und schließlich im Schlund zu fühlen sei. Wird dann von Strangulationsangst begleitet. Vorkommen besonders als Symptom einer ►Konversionshysterie.
e: globus hystericus.
Syn.: Angone, Apopnixis. *fr:* boule hystérique

Globusgefühl *(n)*. Gefühl, einen Kloß im Hals zu haben, wie beim ►Globus hystericus. Die Bez. wird in mehr allgemeiner Bedeutung gebraucht. Vorkommen des Symptoms bei Erschöpfung, Erwartungsangst (Rednergefühl) oder als Begleitwirkung einer Phenothiazinbehandlung. – Auch als Syn. für ►Globus hystericus.
e: globus pharyngis feeling. *fr:* sensation de boule (hystérique)

Globus-Syndrom *(n)*. Syn. für ►Globusgefühl.

Glossolalie *(f)* 1. Lautäußerungen ohne erkennbaren Sinn, die den Eindruck einer in sich geschlossenen Sprache erwecken. An Wortneuschöpfungen (►Neologismus) derartig reiche Sprache eines Geisteskranken, dass eine unverständliche Geheimsprache zustande kommt. Die Syntax ist aufgelockert, bleibt aber rudimentär erhalten. 2. Seltener auch das Sprechen einer fremden, unverständlichen Sprache in religiöser Ekstase. Wird dann als Folge göttlicher Eingebung angesehen.
e: glossolalia, tongue jabbering.
Syn.: Zungenreden. *fr:* glossolalie, néolalie

Glossomanie *(f)* Alte Bez. für unverständliche Sprache eines Geisteskranken. Im Unterschied zur ►Glossolalie ist dabei die Syntax völlig aufgelöst, und die Worte haben keine feste Bedeutung mehr. Die Sprache wird von den Kranken aus Überzeugung oder auch aus Spielerei gesprochen, als sei sie eine Fremdsprache.
e: glossomania. *fr:* glossomanie

Glossophobie *(f)* Syn. für ►Lalophobie.

Glossospasmus *(m)*. Zungenkrampf. Unwillkürliche, langsam oder in Form von Zuckungen auftretende Bewegungen der Zunge. Als Zeichen besonders hervorgehoben, weil dadurch die Sprache gestört wird. Vorkommen als Nebenwirkung der Psychopharmakabehandlung bei akuten Dyskinesien (s. d.), bei Epilepsie, Chorea, als ►Tic oder konversionsneurotisches Symptom.
e: glossospasm. *fr:* spasme lingual

Glückspsychose *(f)* Psychose mit ekstatischem Glücksgefühl und Weltbeglückungsideen. Entspricht dem ekstatisch-glückhaften Pol der ►Angst-Glücks-Psychose, der auch für sich allein als phasisch verlaufende glückhafte Psychose auftreten kann, ohne dass es jemals zu einer ►Angstpsychose kommen muss.
e: benefaction psychosis. *fr:* psychose euphorique

Glücksspielsucht *(f)* Syn. für ►Spielleidenschaft.

Gnoseologie *(f)* (A. Baumgarten). Erkenntnislehre. Erkenntnistheorie.
e: gnoseologia. *fr:* gnoséologie

Görz ►Gorizia.

Goldstein, Kurt geb. 16.11.1878 Kattowitz, gest. 19.9.1965 New York. Schüler ►Wernickes. Nach Dissertation in Breslau 1903 am Senckenberg'schen Neurologischen Institut in Frankfurt unter ►Edinger (bis 1904). 1905/6 an der psychiatrischen Klinik Heidelberg. 1907–1915 Privatdozent an der Königsberger Universität. 1915–1930 Professor der Neurologie in Frankfurt. Dort 1917–1930 Gründer und Leiter des »Instituts zur Erforschung der Folgeerscheinungen von Hirnverletzungen«. 1930–1933 Leiter der Neurologischen Abteilung Moabit (Berlin). Nach kurzer Haftzeit 1933 Emigration über Schweiz und Holland nach den USA. In New York zunächst am »Institute of Psychiatry«, später in Privatpraxis. Gleichzeitig Lehre an der Brandeis-Universität. In den USA hauptsächlich als ►Gestaltpsychologe anerkannt. Zahlreiche Werke über die Folgen von Hirnverletzungen, über Aphasien, Halluzinationen, abstraktes und konkretes Denken. Werke: »Die Behandlung, Fürsorge und Begutachtung der Hirnverletzten« (1919), »Der Aufbau des Organismus« (1934). Vgl. ►Agraphie, primäre/sekundäre, ►Struktur, allgemeine ►Systemtheorie, ►Selbstverwirklichung, ►Situation, ►Foulkes, ►Fromm-Reichmann.

Gorizia (= Görz) Psychiatrische Anstalt nördlich von Triest. Ab 1963 begann hier durch Franco ►Basaglia der antiinstitutionelle Zweig der antipsychiatrischen Bewegung (►Antipsychiatrie). 1968 legte Basaglia die Leitung nieder. Die Erfahrungen der Institutsauflösung wurden beschrieben in: F. Basaglia (Hg.): »L'istituzione negata. Rapporto da un ospedale psichiatrico« (1968); dt. »Die negierte Institution – oder die Gemeinschaft der Ausgeschlossenen. Ein Experiment der psychiatrischen Klinik in Görz« (1971). Diese Erfahrungen wurden in Italien zur Grundlage von ►Gesetz 180.

GPI general paresis of the insane. ►Paralyse, progressive.

Gradiva *(f)* Die Schreitende. Titelgestalt eines Romans von W. Jensen (1903). Von S. Freud (1907) psychoanalytisch interpretiert (GW VII,31–125). Der Archäologe Hanold verkennt in wahnhafter Weise in Pompeji eine lebende Gestalt (in Wahrheit seine Jugendliebe Zoe) für ein antikes Reliefbild. Die von Zoe betriebene Aufdeckung von Erinnerungen führt zur Erkenntnis seiner verdrängten Liebe zu ihr. Wird als Paradigma für den psychoanalytischen Prozess gebraucht.

Granatschock *(m)*. Im 1. Weltkrieg übliche Bez. für seelische Störungen, die in Zusammenhang mit Kriegserlebnissen bei den Soldaten aller kämpfenden Nationen aufgetreten waren. Die Erscheinungen entsprachen teils typischen ►Konversionssymptomen: Lähmungen, psychogenen Dämmerzuständen, psychogener Blindheit. In anderen Fällen wurden hypochondrische, phobische oder ängstliche Erscheinungen beobachtet, ebenso Reizbarkeit, Frieren, Kopfschmerz, ►Amok, ►Katatonie-ähnliche Bilder, tiefe Depression, Schreckreaktionen auf Geräusche, rastlose Unruhe, Schlaflosigkeit, ►Albträume oder ständige Wiederholung der angsterregenden Kriegssituationen im Traum. Oft trat auch jahrelang anhaltendes Zittern auf (►Kriegszitterer). Oder es blieb eine extreme Empfindlichkeit für laute Geräusche, besonders wenn sie unerwartet waren. Zunächst wurde angenommen, dass die Störungen durch Erschütterungen des Gehirns bei häufigen Explosionen von Granaten hervorgerufen würden. Sobald man die psychogene Natur der Störungen erkannt hatte, wurde die Bez. fallengelassen. Im 2. Weltkrieg wurden die gleichen Störungen, jedoch sehr viel seltener beobachtet. R. R. Grinker und J. P. Spiegel: »Men under stress«, 1945.
e: shell shock, battle fatigue, combat fatigue, combat exhaustion, operational fatigue (amer. Luftwaffe), traumatic war neurosis.

Grand Mal *(n)*. Häufig gebrauchtes Syn. für ►Anfall, großer epileptischer. Die Bez. wurde zuerst von Kranken in Pariser Hospitälern gebraucht und durch ►Esquirol (1815) in die medizinische Literatur eingeführt. Entsprach zunächst noch etwas vage einem »schweren Anfall« mit Bewusstseinsverlust und Zuckungen, engte sich aber rasch auf die heutige Bedeutung ein. Entspricht der Sache nach der ►Epilepsia maior des Altertums. Die Bez. wird weiterhin in ihrer französischen Form gebraucht. ►Petit Mal.

Grand-Mal-Epilepsie *(f)* Epileptisches Anfallsleiden mit vorwiegendem oder ausschließlichem Auftreten von großen epileptischen Anfällen (s. d.).
e: major epilepsy. *fr:* grand mal

Grand mal intellectuel *(n)*. (J. Falret, 1860). Obsol. Bez. für akute epileptische Psychose. Entspricht nach heutiger Beschreibung einem epileptischen Dämmerzustand. Mit der ►Annahme verbunden, der Zustand stehe anstelle eines Grand-Mal-Anfalles. Die Beschreibungen sind wie bei ►Petit Mal intellectuel. Außer der Beziehung zu Grand Mal besteht aber auch ein Unterschied im Verhalten: Die Kranken sind erregt, zeigen einen ständigen Redefluss, sind in ihren Handlungen unberechenbar und oft grausam.

Grand-Mal-Status *(m)* ►Status epilepticus.

Grandiosität *(f)* 1. Syn. für ►Größenwahn. 2. Gefühl von Allmacht. Vgl. Größen-Selbst. – Historisch: Das Wort stammt aus dem Italienischen (grandioso) und bezog sich auf große Kunstgegenstände, Bauwerke, Landschaften, später mit dem kritischen Unterton von Pomphaftigkeit. Zeitweilig Modewort. A. A. Brill übersetzte »Größenwahn« mit »delusion of grandeur« ins Engl., was kurz mit dem bereits vorhandenen Wort »grandiosity« (Schwülstigkeit) in den psychiatr. Sprachgebrauch überging und dann auch auf übersteigertes Selbstwertgefühl angewandt wurde.

e: grandiosity.

graphokinetische Amnesie *(f)*. ▸Amnesie, graphokinetische.

Graphomanie *(f)* Schreibwut. Vielschreiberei. In Erregungszuständen besonders bei ▸Manie zu beobachtender Hang, die Vielzahl der sich einstellenden Gedanken und Einfälle in Schriftstücken festzuhalten. ▸Graphorrhoe.
e: graphomania. *fr:* graphomanie

Graphophobie *(f)* Schreibfurcht. Angst vor schriftlichen Äußerungen.
e: graphophobia. *fr:* graphophobie

Graphorrhoe *(f)* »Schreibfluss.« Kritzelsucht. Krankhafte Neigung, eine Unzahl von Briefen, literarischen Werken oder Memoiren zu schreiben, wie es gelegentlich bei mäßig erregten psychisch Kranken beobachtet wird. Von hier aus auch für die Arbeit literarischer Vielschreiber minderer Qualität angewandt. – Der Begriff wurde in Analogie zu ▸Logorrhoe gebildet.
e: graphorrh(o)ea, scribomania. *fr:* graphorrhée

Graphospasmus *(m)*. Syn. für ▸Schreibkrampf.

grass Im Drogenjargon: Haschisch oder Marihuana.

Graviditätspsychose *(f)* Syn. für ▸Schwangerschaftspsychose.

Gravidophobie *(f)* Schwangerschaftsangst. Furcht vor dem Eintreten einer Schwangerschaft.
e: gravidophobia. *fr:* gravidophobie, phobie de la grossesse

Greisenblödsinn *(m)*. Syn. für ▸Demenz, senile.

Grenzbereich der Intellektuellen Leistungsfähigkeit *(m)*. In DSM-III: Intelligenztiefstand mit einem ▸IQ zwischen 71 und 84. Dieser Bereich wird im Dt. etwa der ▸Debilität zugerechnet. Behinderungen durch Intelligenzmangel können zu besonders schwierig zu beurteilenden psychopathologischen Bildern oder Reaktionen führen. Unterhalb eines IQ von 70 wird eine geistige Behinderung angenommen.
e: borderline intellectual functioning.

Grenzpsychose *(f)* 1. Syn. für ▸Schizophrenie, pseudoneurotische. 2. Syn. für ▸Borderline-Schizophrenie.

Grenzsituation *(f)* (K. Jaspers). Letzte Situationen, die oft im Alltag nicht beachtet werden und dennoch das Leben weitgehend bestimmen, z. B. Tod, Schuld, Kampf als Unausweichlichkeit. Die ▸Neurosen können als Versagen in solchen Grenzsituationen aufgefasst werden.

Grenzstörung *(f)* Störung im Wahrnehmen und Einhalten der unsichtbaren Grenzen zwischen zwei Menschen. Erschwerte Fähigkeit, das richtige Maß zwischen Nähe, Distanz und Intimität einzuhalten. Vorkommen insbesondere bei Schizophrenen, die auch darunter leiden können, dass andere ihre Persönlichkeitsgrenzen nicht erkennen oder nicht beachten.

Grenzzustand *(m)*. Selten gebr. Eindeutschung für ▸Borderline.

Griesinger, Wilhelm geb. 29.7.1817 Stuttgart, gest. 26.10.1868 Berlin. o. Prof. der Psychiatrie in Berlin (1865). Leitete mit seinem Lehrbuch »Pathologie und Therapie der psychischen Krankheiten« (1845) die naturwissenschaftliche Epoche der Psychiatrie ein, die teils bis in die Gegenwart andauert. Die 2. Aufl. (1861) wurde ins Engl. übersetzt (1867). Begründete das »Archiv für Psychiatrie und Nervenkrankheiten« (ab 1868). Der Ausgangspunkt seiner Lehre wurde in Kurzform (»Geisteskrankheiten sind Gehirnkrankheiten«) das häufigste Zitat der Psychiatrie. Original (1845): »Welches Organ muß also überall und immer nothwendig erkrankt sein, wo Irresein vorhanden ist? – Die Antwort auf diese Frage ist die erste Voraussetzung der ganzen Psychiatrie. Zeigen uns physiologische und pathologische Thatsachen, daß dieses Organ nur das Gehirn sein kann, so haben wir vor Allem in den psychischen Krankheiten jedesmal Erkrankungen des Gehirns zu erkennen.«

Grillenkrankheit *(f)* Volkstümliche Bez. für ▸Hypochondria vaga.

Grimassieren *(n)*. Verziehungen der Gesichtsmuskulatur, denen kein entsprechender Seelenvorgang entspricht, »leere« Mimik. Vorkommen häufig im Beginn der Schizophrenie.
e: make faces, grimacing.
Syn.: Paramimie (2). *fr:* faire des grimaces

Griselda-Komplex *(m)*. (Griselda = in Boccaccios »Decamerone« Verkörperung weiblicher Tugend und nie endender Geduld.) In der Psychoanalyse abnormes Verhältnis vom Vater zur Tochter. Der Vater wacht unter dem Vorwand väterlicher Fürsorge eifersüchtig über die Tochter. Wird als eine spätere Form des Ödipus-Komplexes mit inzestuösen Wünschen des Vaters in bezug auf seine eigene Mutter interpretiert.
e: Griselda complex. *fr:* complexe de Griselda

Grob desorganisiertes Verhalten und gestörte Motorik (inklusive der Katatonie) In der dt. Fassung von DSM-V Bez. vor allem für ▸läppisch-albernes Verhalten, ▸Agitiertheit und ▸Katatonie als Teilerscheinung des ▸Schizophrenie-Spektrums. Katatonie wird als beschreibend verstanden für Bewegungsabnormitäten, nicht als Krankheit. Hinsichtlich des- und -dis als Vorsilben vgl. desorganisiertes Sprechen.
e: Grossly Disorganized or Abnormal Motor Behavior (Including Catatonia).

Groddeck, Georg geb. 13.10.1866 Bad Kösen (Thüringen), gest. 10.6.1934 Zürich. Bedeutender Arzt, Psychotherapeut und Psychoanalytiker. Schüler und Mitarbeiter Schwenningers. Besitzer und Leiter eines Privatsanatoriums in Baden-Baden. Führte die Bez. ►Es ein, die Freud von ihm übernahm. Gilt als »Vater der Psychosomatik«. Beeinflusste Sandor ►Ferenczi, Karen ►Horney, Lou Andreas-Salomé, Erich ►Fromm, Frieda ►Fromm-Reichmann, W. H. Auden, Lawrence Durell, deren Lehrer und Arzt er zum Teil war. – Werke: »Nasamecu. Der gesunde und kranke Mensch gemeinverständlich dargestellt«, 1913 (1976): »Die Natur heilt ... Die Entdeckung der Psychosomatik«, 1917; »Der Seelensucher«, 1921; »Das Buch vom Es«, 1923; »Der Mensch als Symbol«, 1933; »Georg Groddeck – Sigmund Freud, Briefe über das Es«, 1974. – Biographie: C. M. Grossman, S. Grossman: »The Wild Analyst. The Life and Work of Georg Groddeck«, 1965.

Größenideen *(f, pl).* Wahnhafte Selbsterhöhung. Wahnhafte Überzeugung, ungeheure physische und psychische Kräfte zu besitzen, Millionär zu sein, königlicher Abstammung zu sein, großartige, nie geahnte Entdeckungen gemacht zu haben usw. Findet sich in charakteristischer Weise bei der expansiven Form der progressiven Paralyse, aber auch bei Manie oder paranoider Schizophrenie. Bereits bei ►Magnan Zeichen der chronischen Psychosen.
e: delusion of grandeur. *fr:* idées de grandeur

Größen-Selbst *(n).* (H. Kohut, 1971). Ursprünglicher, allumfassender ►Narzissmus des Kindes. Es hält sich für allmächtig und vollkommen, es verlegt alle Vollkommenheit in das eigene ►Selbst, das so zum Größen-Selbst wird. Beim malignen oder pathologischen Narzissmus (s. d.) eine Persönlichkeitseigenschaft auch beim Erwachsenen.
e: grandiose self.

Größenwahn *(m).* Wahnerkrankung mit starken Selbsterhöhungstendenzen, meist in Form eines logisch geschlossenen Systems. Vorkommen bei Schizophrenie, Manie, paranoischen Entwicklungen; besonders maßlos bei der expansiven Form der progressiven Paralyse. – Abweichend vom dt. Sprachgebrauch benutzt DSM die Bez. auch für ►Größenideen.
e: delusion of grandeur, expansive delusion, megalomania, delusional (paranoid) disorder, grandiose type (DSM-III). *fr:* megalomania

größenwahnsinnig *(a).* An ►Größenwahn leidend.

Grossesse nerveuse ►Schwangerschaft, eingebildete.

Großvater-Komplex *(m).* Wunschvorstellung eines männlichen Individuums, der eigene Großvater sein zu wollen; teilweise mit der Vorstellung verbunden, dass die eigenen Eltern während des individuellen Wachstums immer kleiner werden, sodass sich das Altersverhältnis schließlich umkehrt. Nach E. Jones eng verbunden mit inzestuösen Wünschen.
e: grandfather complex. *fr:* complexe de grandpère

Grübelsucht *(f)* 1. Zwanghaftes Fragen. Manche Zwangskranke (►Zwangsneurose) müssen sich immer wieder Fragen stellen, die teils banalen Inhalts sind (»Welchen Platz hatten die Möbel in diesem Zimmer vorher?«), teils die letzten Dinge berühren (»Was ist Gott? Woher kam er?«). Manchmal werden immer mehr Einzelheiten zu einem schon bekannten Gegenstand gefragt. Oft bilden sexuelle Themen die Inhalte, die sich auch mit den religiösen verbinden (»Wie ist eine unbefleckte Empfängnis möglich?«). Es handelt sich um die krankhafte Übersteigerung von Wissbegier und Neugier; das Fragen gelangt jedoch nie zu einem Abschluss. 2. Ständige Wiederkehr der gleichen dunklen Gedankeninhalte bei Depressiven. Der Kranke muss z. B. ständig darüber nachdenken, wie aussichtslos seine Lage, wie hoffnungslos die Zukunft, wie verwerflich sein Handeln ist. – Die geläufige engl. Übersetzung rumination gibt das dt. Wort nicht vollständig wieder, weil damit nur die ständige Wiederkehr von Gedanken bezeichnet ist. ►Rumination.

Grübelzwang *(m)* ►Grübelsucht.

Gruhle, Hans Walter geb. 7.11.1880 Lübben (Lausitz), gest. 3.10.1958 Bonn. Schüler Kraepelins. 1905–1934 an der Psychiatrisch-neurologischen Klinik Heidelberg tätig. Anschließend Direktor der Heilanstalten Zwiefalten und Weißenau. 1946–1952 Ordinarius für Psychiatrie und Neurologie in Bonn. Hauptvertreter einer verstehenden Psychologie und Psychopathologie.

Grundfunktionen, psychische *(f, pl).* (C. G. Jung). Die bewusste Psyche teilt sich in 2 Paare gegensätzlicher Funktionen: 1. das rationale Paar des Denkens und Fühlens; 2. das irrationale (außerhalb der Rationalität stehende) Paar des Empfindens und Intuierens. Unter Benutzung der Grundfunktionen ►Extraversion und ►Introversion stellt Jung damit 8 psychologische Typen auf: jeweils ein introvertierter bzw. extravertierter Denk-, Fühl-, Empfindungs- und intuitiver Typus (s. unter den Einzelbez.).

Grundkonstellation, dynamische *(f)* (W. Janzarik, 1959). Charakteristische Veränderungen der ►Dynamik (6) bei psychischen Krankheitsbildern, welche die ganze psychotische Symptomatik mitbestimmen. Janzarik unterscheidet 4 Formen (Konstellationen): 1. dynamische Restriktion bei depressiven Psychosen: depressive Einengung und Behinderung der Wertaktualisierung; 2. dynamische Expansion bei der Manie. 3. dynamische Unstetigkeit bei der Wahnstimmung. 4. dynamische Entleerung (s. d.) bei Schizophrenie.

Grundregel, psychoanalytische *(f)* Von Freud selbst als »technische Grundregel« bezeichnetes, wichtigstes technisches Verfahren der psychoanalytischen Behandlung, das von der systematischen Anwendung der freien Assoziation (s. d.) Gebrauch macht. »Man

leitet die Behandlung ein, indem man den Patienten auffordert, sich in die Lage eines aufmerksamen und leidenschaftslosen Selbstbeobachters zu versetzen, immer nur die Oberfläche seines Bewußtseins abzulesen und einerseits sich die vollste Aufrichtigkeit zur Pflicht zu machen, andererseits keinen Einfall von der Mitteilung auszuschließen, auch wenn man 1. ihn allzu unangenehm empfinden sollte, oder wenn man 2. urteilen müßte, er sei unsinnig, 3. allzu unwichtig, 4. gehöre nicht zu dem, was man suche« (Freud: GW XIII, 214). Durch diese Methode wird das Auffinden von Vergessenem erleichtert und dem Patienten Gelegenheit gegeben, Erinnerungen, Gedanken, Gefühle in Worte zu fassen und damit abzureagieren. In den älteren Schriften Freuds tritt neben diese zunächst als »Hauptregel« bezeichnete Technik die Interpretation der Träume und der Fehlleistungen. Später verlagert sich das methodische Hauptgewicht immer stärker auf die Beachtung der Grundregel.
e: fundamental rule, basic rule. *fr:* règle fondamentale

Grundregel, technische *(f).* ►Grundregel, psychoanalytische.

Grundstörung *(f).* Psychische Veränderung, von der aus alle anderen als abgeleitet oder erklärbar gelten. Wiederholt verwendetes Konzept in der Psychiatrie. H. Neumann (1860) erklärte aus einer Grundstörung alle Stadien der ►Einheitspsychose. Die frz. Psychiatrie (Ph. Chaslin) sah in der »discordance psychique« die Grundstörung einer Reihe sonst unterschiedlicher Krankheitsbilder (►Psychose discordante). Bei Bleuler (1911) ist die ►Assoziationsstörung die Grundstörung der Schizophrenie (bei Kraepelin dagegen nicht). Vgl. Grundsymptome. ►Berze (1914) sah in einer »primären Insuffizienz der psychischen Aktivität« die Grundstörung der Schizophrenie, ►Gruhle (1929) in einer «Aktivitäts- und Motivationsstörung». Bei Huber sind die ►Basisstörungen der Schizophrenie »substratnahe«.

Grundsymptome *(n, pl).* (E. Bleuler, 1911). Für Schizophrenie charakteristische Symptome (im Gegensatz zu den akzessorischen Symptomen, die auch bei anderen Krankheiten vorkommen können): Störungen der Assoziationen, der Affektivität (Zurücktreten von Gefühlsäußerungen), ►Ambivalenz, ►Autismus, Störungen der Aufmerksamkeit, des Willens und der Person, schizophrene »Demenz«, Veränderungen im Handeln und Benehmen. Vgl. Primärsymptome, Sekundärsymptome. Man spricht daher von den vier großen A's der Schizophrenie: Assoziationen, Affekte, Autismus, Ambivalenz. Aufbauend auf dieser Kraepelin noch unbekannten Bewertung der Symptome haben später ►Schneider, ►Gruhle, ►Berze verfeinerte Systeme von Primärsymptomen oder Symptomen 1. Ranges beschrieben.
e: primary oder fundamental oder basic symptoms. *fr:* symptômes primaires oder fondamentaux

Grundversorgung, psychosomatisch *(f).* Behandlung psychosomatischer Störungen mit einfachen psychotherapeutischen Mitteln und ohne hohen Spezialisierungsgrad des Therapeuten. Da psychosomatische Störungen sehr häufig sind, wird versucht, auf diese Weise leicht erreichbare Hilfe bereitzustellen.

Gruppe *(f)* Zwei oder mehr Personen, die durch gemeinsame Interessen, Ziele oder Eigenschaften zusammengehören und zueinander in sozialen Beziehungen stehen. Durch soziale Gruppenprozesse kommt es zur Ausbildung gemeinsamer Meinungen (Gruppennorm). Weitere Gruppenprozesse können zu immer stärkerem Zusammenhalt (Kohäsion) und gegenseitiger Hilfe, aber auch zur Bildung von Außenseitern, Untergruppen oder Gruppenzerfall führen. Die Gruppenprozesse können durch Lenkung für die Behandlung oder auch didaktisch genutzt werden. Vgl. Primärgruppe, Sekundärgruppe, Interaktion und die folgenden Stichwörter.
e: group. *fr:* groupe

Gruppe, geschlossene *(f)* Therapeutische Gruppe, die während der Behandlungszeit keine neuen Mitglieder aufnimmt.
e: closed group. *fr:* groupe fermé

Gruppe, offene *(f)* Therapeutische Gruppe, bei der während der Behandlungszeit ständig Mitglieder ausscheiden oder neu in sie eintreten.
e: open group. *fr:* groupe ouvert

Gruppe, therapeutische *(f)* Dem Ziel der Heilung des einzelnen Mitgliedes gewidmete ►Gruppe, die somit ihre Zwecke nicht – wie soziale Gruppen – in der sozialen Außenwelt, sondern in sich selbst findet.
e: therapeutic group. *fr:* groupe thérapeutique

Gruppenanalyse *(f)* Syn. für ►Gruppentherapie, psychoanalytische.
e: analytic group therapy. *fr:* analyse de groupe

Gruppenarbeit *(f)* In der Sozialpsychiatrie Form der therapeutischen Beeinflussung psychisch Gestörter. Hilfsbedürftige kommen in ihrer Freizeit zu freiwilligen Gruppen zusammen, in denen sich unter Anleitung eines Gruppenleiters (social group-worker) ein Gruppenprozess durch wechselseitige Beeinflussung zum einen der Persönlichkeiten innerhalb der Gruppe und zum anderen der Gruppe und ihrer Umgebung entwickelt. Der Gruppenarbeit liegen die Erkenntnisse der Sozialwissenschaft über Gruppenverhalten und Gemeinschaftsbeziehungen zugrunde, jedoch werden im Gegensatz zur Gruppenpsychotherapie nicht besondere Techniken zur Bereinigung spezieller Konflikte angewendet. Die Gruppenarbeit ist eine eher pädagogische Hilfe, die dem Individuum eine bessere Anpassung der eigenen Bedürfnisse und Wünsche an die Notwendigkeiten der sozialen Umwelt ermöglicht.
e: social group work. *fr:* traivail de groupe

Gruppendynamik *(f)* Gefühlsmäßige Beziehungen zwischen Individuen, die durch beliebige Umstände eine Gruppe bilden (z. B. Schulklasse). In der anfangs ungegliederten Gruppe bildet sich rasch durch gesetzhafte Vorgänge eine Gruppenstruktur. Bei Gruppen, deren Mitglieder sich von Angesicht zu Angesicht kennen (5–25 Mitglieder), bildet sich eine Rollenverteilung heraus mit festen Funktionen für jedes einzelne Glied. J. L. Moreno (1934) eröffnete mit der ►Soziometrie Möglichkeiten zur Erfassung der Dynamik von Gruppenstrukturen und begann mit dem ►Psycho- und ►Soziodrama erste therapeutische Anwendungen. Auf P. ►Schilders (1938) Anregung geht die Anwendung in Form von ►Gruppenpsychotherapie zurück. Das Wort »Gruppendynamik« stammt aus der Schule K. Lewins.
e: groupe dynamics. *fr:* dynamique de groupe

Gruppenkohäsion *(f)* Gefühl der Zusammengehörigkeit, das sich im Laufe einer ►Gruppenpsychotherapie bei den Gruppenmitgliedern herausbildet.

Gruppenpsychotherapie *(f)* (J. L. Moreno, 1932). Psychotherapie in Gruppen von bis zu 200 Personen beiderlei Geschlechts in Gegenwart eines oder mehrerer Psychotherapeuten, wobei die aus der Gruppendynamik bekannten Phänomene genutzt werden. Die Hilfe wird in der Gruppenpsychotherapie gegenseitig geleistet. »Ein Mensch ist das therapeutische Agens für die andere Gruppe« (Moreno). Es werden Gefühle geweckt und nutzbar gemacht. Es wird mit geschlossenen (feste Mitglieder) und offenen (wechselnde Mitglieder) Gruppen gearbeitet. Das Vorgehen wechselt nach Schule und Einstellung des Therapeuten. Als Hilfsmittel dienen freie Diskussionen, ►Soziometrie, Soziogramm und ►Psychodrama. – Historisch: Erste Versuche mit strukturierten Gruppen durch J. Pratt (1906) mit Kranken einer Tuberkulose-Abteilung. Einführung psychoanalytischer Prinzipien durch Burrow (1926) und ►Schilder (1928–1939) (►Gruppenpsychotherapie, psychoanalytische). Die heute übliche Kleingruppe (5–15 Mitglieder) wurde durch Slavson (1943) eingeführt.
e: group psychotherapy. *fr:* psychothérapie de groupe

Gruppenpsychotherapie, bifokale *(f)*. ►bifokale Gruppen(psycho)therapie.

Gruppenpsychotherapie, direktiv-suggestive *(f)* (S. R. Slavson, 1951). Form der Gruppenpsychotherapie, bei welcher der Therapeut die Mitglieder lenkt, um sie besser an die soziale Umgebung anzupassen. Hierzu gehören Gruppenaktivitäten (Unterricht, Beratung, Anleitung, gemeinsame Theater-, Kinobesuche usw.).
e: directive group psychotherapy. *fr:* psychothérapie de groupe directive

Gruppentherapie *(f)*. ►Gruppenarbeit und ►Gruppenpsychotherapie.

Gruppentherapie, psychoanalytische *(f)* Form der ►Gruppenpsychotherapie, die sich der Konzepte der ►Psychoanalyse bedient. Im Gegensatz zu anderen Gruppentherapieformen wird nicht nur die Dynamik der Gruppengefühle genutzt, sondern wie bei der individuellen psychoanalytischen Therapie diese Erlebnisse mithilfe von Träumen, Übertragungen und Widerständen interpretiert und verstehbar gemacht.
e: psychoanalytic group therapy. *fr:* psychothérapie analytique de groupe

Gruppentyp *(m)* In DSM-III-R: Subtyp der ►Störung des Sozialverhaltens. Verwahrloster Jugendlicher, der sich mit Gleichaltrigen in Gruppen zusammenschließt. – In DSM-IV und -V nicht mehr enthalten.
e: Conduct Disorder, Group Type.

Grußkrämpfe *(m, pl)*. Syn. für ►Blitz-Nick-Salaam-Krämpfe.

Gudden, Bernhard Aloys von geb. 7.6.1824 Kleve, gest. 13.6.1886 b. Berg am Starnberger See. O. Prof. der Psychiatrie in Zürich (dort 1869–1872 erster Direktor des Burghölzli) und München. Ertrank zusammen mit dem König Ludwig II. von Bayern, 5 Tage nachdem er ein Gutachten über dessen Geisteszustand erstattet hatte, aufgrund dessen der König am darauf folgenden Tag wegen dauernder Regierungsunfähigkeit entmündigt worden war. Veröffentlichte zahlreiche Arbeiten zur Neuroanatomie.

guidance Führung. Leitung. Form unterstützender Psychotherapie (s. d.). Der Patient wird in seinen täglichen Problemen geleitet und beraten. Dabei werden kaum Versuche unternommen, die unbewusste Dynamik des Handelns bewusst zu machen. Die Wirkung basiert auf einer autoritativen Beziehung zwischen Therapeut und Patient. Meist führt dies zu einer Überbewertung der Fähigkeiten des Therapeuten durch den Patienten.

guidance clinics ►Erziehungsberatungsstellen.

Gulliverhalluzination *(f)* Nach dem Titelhelden des Romans »Gullivers Reisen« von J. Swift benannte optische Halluzinationen, bei denen die halluzinierten Menschen als Riesen erscheinen.
e: macroptic hallucination.
Syn.: Makrohalluzination, makropsychische Halluzination. *fr:* hallucination gullivérienne, h. macropsique

Gustatio colorica *(f)* Farbiger Geschmack. Synästhetische Empfindung von Farbreizen und Geschmacksempfindungen.
e: coloured gustation. *fr:* gustation colorée

Gustus colorata *(f)* Farbschmecken. ►Gustatio colorica.

Gustus depravatus *(m)*. Unangenehme Geschmacksempfindung.

e: disagreeable gustative sensation. *fr:* sensation gustative désagréable

Gutachten, psychiatrisches *(f)* aufgrund seines fachlichen Wissens abgegebene sachverständige Äußerung eines Psychiaters. Anfordernde Stellen sind Straf-, Zivil-, Arbeits-, Sozial- und Verwaltungsgerichte oder Versicherungsträger. Außer gerichtlichen Fragestellungen (►Psychiatrie, forensische) sind Zusammenhangsfragen (zwischen einem entschädigungspflichtigen Ereignis und seinen Folgen) und Fragen der Invalidität zu beantworten.
e: psychiatric [expert] opinion, expert witness testimony (Darlegung des Gutachtens vor Gericht). *fr:* expertise psychiatrique

Guttemplerorden *(n).* Nicht konfessioneller internationaler Enthaltsamkeitsverband. 1852 in den USA gegründet. Erste europäische Gruppe (Loge Columbia Nr. 1) durch Joseph Malins 1868 in London. Die nach dem Vorbild alter Orden arbeitende Organisation kennt 4 Grade: Treue, Barmherzigkeit, Gerechtigkeit, Einigkeit. In 60 Ländern vertreten. Kontakttelefone in zahlreichen Orten.
e: Independent Order oder International Organisation of Good Templars (I. O. G. T.). *fr:* l'ordre des templiers

Gymnophobie *(f)* Ablehnung des nackten Körpers.
e: gymnophobia. *fr:* gymnophobie, phobie de la nudité

Gynäkologische Psychosomatik *(f)* Psychotherapeutische Medizin in Gynäkologie und Geburtshilfe. Wird ausgeübt durch psychotherapeutisch ausgebildete Ärzte. Problembereiche sind vor allem psychische Begleit- und Folgeerscheinungen von Körperkrankheiten.
e: gynecological psychosomatics.

Gynäkomanie *(f)* Übersteigertes Verlangen nach Frauen. Schürzenjägerei.
e: gynecomania. *fr:* gynécomanie

Gynäkopsychiatrie *(f)* Spezialgebiet aus Frauenheilkunde und Psychiatrie-Psychotherapie. Wird meist realisiert durch ständig in Frauenkliniken tätige Psychiater. Zuständigkeitgebiet: Alle frauenspezifischen psychischen Besonderheiten und Problembereiche. Fachbesondere Krankheiten sind ►Schwangerschaftspsychosen, ►Wochenbettpsychosen, insbesondere ►Wochenbettdepressionen, ►Laktationspsychosen, ►Schwangerschaftsdepressonen, ►Generationspsychosen, ►Prämenstruelle Dysphorische Störungen, ►Post-partum-Neurosen.
e: gynecopsychiatry.

Gynäkrotie *(f)* Ständiges Verlangen, Frauen zu schlagen, als Form der sexuellen Deviation; ►Geißelsucht.
e: gynecrotia. *fr:* gynécrotie, manie de châtier des femmes

Gynäphobie *(f)* Krankhafte Abneigung gegen Frauen. Weiberscheu.
e: gynephobia. *fr:* gynéphobie

Gynandrophrenie *(f)* Männliche Teilanlagen im psychischen Verhalten einer Frau und umgekehrt.
e: gynandrophrenia. *fr:* gynandrophrénie

H

Haaressen *(n)*. ▸Trichophagie.

Haarrupfsucht *(f)* Syn. für ▸Trichotillomanie.

Hadephobie *(f)* Krankhafte Angst vor der Hölle.
e: hadephobia. *fr:* hadephobie, phobie de l'enfer

Hämaphobie *(f)*. ▸Hämatophobie.

Häm(at)ophobie *(f)* 1. Krankhafte Abneigung gegen Blut.
Syn.: Blutscheu. 2. Krankhafte Scheu vor roter Farbe.
e: h*(a)*ematophobia.
Syn.: Erythrophobie (2). *fr:* hématophobie

Haemorrhagia hysterionica (sive hystrionica) *(f)* Besondere Spielart des ▸Münchhausen-Syndroms. Blutungen aus Magen, Darm, Lunge, Niere, Ohr, Nase usw. werden willentlich hervorgerufen.
e: hysterical hemorrhagia. *fr:* hémorrhagie hystérique

Haemosia lemis Syn. für ▸Haemosialemesis.

Haemosialemesis *(f)* Erbrechen blutigen Speichels bei Hysterikern.
e: hemosialemesis. *fr:* hémosialémèse

Hämothymie *(f)* Blutrausch. Krankhafte Neigung zu töten.
e: hemothymia. *fr:* hémothymie

Häsitieren *(n)*. Momentweises Stocken und Hängenbleiben beim Sprechen. Der Kranke wiederholt z.B. eine Silbe mehrmals und spricht dann weiter. Kommt besonders als formale Denkstörung bei epileptischer (enechetischer) Wesensänderung vor.
e: hesitation. *fr:* hésitation verbale

Häufigkeitsquotient *(m)*. Syn. für ▸Prävalenz.

Haftdepression *(f)* In der Haft auftretendes depressives Zustandsbild. Es handelt sich gewöhnlich um eine depressive Reaktion auf die Haft, seltener um eine krankhafte Depression anderer Art. ▸Haftpsychose.
e: prison depression. *fr:* dépression carcérale

Haften *(n)*. Formale Denkstörung (s.d.), bei der an einem Gedanken starr festgehalten wird, weil sich die für den Fortgang des Gedankens erforderlichen Assoziationen nicht in genügender Zahl einstellen. Der Gedankengang bekommt dadurch etwas Schwerfälliges und Umständliches, es entsteht eine »Steifheit des Denkens« (Bleuler). Der daran Leidende vermag raschen Wendungen des Gesprächs nicht zu folgen oder mehrere Dinge gleichzeitig zu beachten; seine Aufmerksamkeit richtet sich auf das Nächstliegende und Gegenwärtige, während Anspielungen und witzige Doppeldeutungen nicht verstanden werden. Durch Unfähigkeit, das Wichtige von Nebensächlichem zu trennen, wird das Denken bei erhöhter Bedeutung des Einzelnen kleinlich und umständlich. Das durch Haftneigung veränderte Denken stellt das Gegenteil dessen dar, was beim Gesunden Esprit genannt wird (Th. Ziehen). – Gilt als charakteristisch für epileptische Wesensänderung und in schwächerer Ausprägung als Kennzeichen der epileptoiden Persönlichkeiten. Phänomenologisch für den Erfahrenen von ▸Perseveration unterscheidbar. Vgl. Glischroidie.
e: viscosity, adhesitivity.
Syn.: Haftneigung. *fr:* viscosité mentale, adhésivité

Haftfähigkeit *(f)* Die Fähigkeit eines Menschen, Gefängnishaft ohne Gefahr für Gesundheit oder Leben zu ertragen. Bei Zweifeln ist diese Frage durch ein ärztliches Gutachten zu klären. Vgl. Haftunfähigkeit.
e: fitness for arrest. *fr:* absence de contre-indication médicale à l'incarcération

Haftknall *(m)*. Besonders in der Untersuchungshaft vorkommender Wutanfall mit blindem Umsichschlagen und Zerstören. Gewöhnlich ▸Primitivreaktion, oft demonstrative Note mit dem (nicht immer voll bewussten) Wunsch, als geisteskrank zu gelten und behandelt zu werden. ▸Ganser-Syndrom.
e: prisoner's (fit of) rage.
Syn.: Zuchthausknall. *fr:* explosion de violence carcérale

Haftneigung *(f)* Syn. für ▸Haften.

Haftpsychose *(f)* In der Haft auftretende psychogene Pseudopsychose als Reaktion auf das Erlebnis der Haft oder der Straftat. Verbunden mit dem (oft uneingestandenen) Wunsch nach Haftentlassung und Exkulpierung. Verschiedene Formen je nach Veranlagung des Häftlings: Haftdepression, ▸Ganser-Syndrom, Haftstupor, ▸Begnadigungswahn, Dämmerzustände, paranoide Zustandsbilder. Zu unterscheiden von den in der Haft auftretenden echten Psychosen mit oft ähnlicher Symptomatik. ▸Haftreaktion. ▸Haftknall.
e: prison psychosis. *fr:* psychose carcérale

Haftreaktion *(f)* In der Haft auftretende psychische Veränderungen. Es handelt sich um psychogene ▸Haftpsychosen und um einfache Persönlichkeitsre-

aktionen: ▸Haftknall, Angstreaktion, Haftquerulanz (Beschwerdesucht), Selbstbeschädigung, Suizidversuch.
e: psychotic prison reaction. *fr:* réaction carcérale

Haftsyndrom *(n)* In der klinischen Alltagssprache Denkstörung eines Epileptikers, bei welcher sowohl ▸Haften als auch ▸Glischroidie besteht. Die Bez. ist nicht offiziell.

Haftunfähigkeit *(f)* Unfähigkeit, die Haft ohne erhebliche Gefährdung für Gesundheit oder Leben zu ertragen. Gesetzlich geregelt in § 455 StPO: «Die Vollstreckung einer Freiheitsstrafe ist aufzuschieben, wenn der Verurteilte in Geisteskrankheit verfällt.» (▸Geisteskrankheit [2]). Wenn durch ärztliches Gutachten die Haftunfähigkeit festgestellt wird, erfolgt Haftverschonung, bis die Gefahr beseitigt ist. Vgl. Haftunfähigkeit.
e: unfitness to be kept in prison.

Hagen, Friedrich Wilhelm geb. 16.6.1814 Dottenheim, gest. 13.6.1888 Erlangen. Bayerischer Psychiater. Ab 1849 Direktor der bayrisch-schwäbischen Kreisanstalt Irsee, ab 1859 der Irrenanstalt Erlangen. 1860 Habilitation in Erlangen. 1864 Extraordinarius. Einführung von ▸Katamnesen in der Psychiatrie. Werke: »Die Sinnestäuschungen in bezug auf Physiologie, Heilkunde und Rechtspflege« (1837); »Beiträge zur Anthropologie« (1841); »Goldener Schnitt« (1857); »Zur Theorie der Halluzinationen« (1868); »Chorinsky« (1871); »Statistische Untersuchungen über Geisteskrankheiten« (1876).

Haindorf, Alexander geb. 2.5.1782 Lehnhausen, gest. 16.10.1862 Caldenhoff. Verfasser eines der ersten psychiatrischen Lehrbücher: »Versuch einer Pathologie und Therapie der Geistes- und Gemütskrankheiten« (Heidelberg, 1811).

Halbierungserlass *(m).* Erlass des Reichsarbeitsministers vom 5.9.1942, nach welchem die Krankenhauskosten für psychisch Kranke je zur Häfte von den Krankenkassen und den Fürsorgeträgern zu bezahlen waren. »Werden gegen Krankheit versicherte Geisteskranke von anderen Stellen als den Trägern der gesetzlichen Krankenversicherung in Heil- und Pflegeanstalten eingewiesen und treten die Fürsorgeverbände als Kostenträger auf, so sind die den Fürsorgeverbänden durch die Unterbringung entstandenen Kosten – ungeachtet der Gründe, auf denen die Unterbringung beruht – im Rahmen der §§ 1531 ff. RVO, in Verbindung mit Abschnitt III des Erlasses der RAM. vom 20. Mai 1941 – II a 7213/41 – (Reichsarbeitsbl. [AN.] 1941 S. II 197) je zur Hälfte von dem Träger der gesetzlichen Krankenversicherung und dem Fürsorgeverband zu tragen.« Reichsarbeitsblatt 1942, II 491. – Der Sache nach obsolet, jedoch noch häufig erwähnt in Diskussionen.

Halbschlaf *(m).* Zustand zwischen Schlafen und Wachen; ▸hypnagoger Zustand, ▸Dysnystaxis.
e: subwaking. *fr:* demi-sommeil

Halbschlafhalluzination *(f)* ▸Halluzination, hypnagoge.

Halbstarre *(f).* ▸Katalepsie.

Hallucinosis acuta *(f)* (▸Wernicke). Syn. für ▸Alkoholhalluzinose.

Hallucinosis alcoholica *(f).* ▸Alkoholhalluzinose.

Halluzination *(f)* 1. Sinnestäuschung, bei welcher die Wahrnehmung kein reales Wahrnehmungsobjekt hat. Sinneswahrnehmung, die ohne Reizung des Sinnesorgans von außen zustande kommt, wobei fest an die Realität der Wahrnehmung geglaubt wird. Von der ▸Illusion unterscheidet sich die Halluzination durch das Fehlen jedes Sinnesreizes, während die Illusion an wirkliche Wahrnehmungen anknüpft und diese nur ausgestaltet. Bei der ▸Pseudohalluzination ist im Gegensatz zur Halluzination stets die Einsicht in das Irreale der Wahrnehmung gewahrt. – Der Realitätscharakter der Halluzinationen ist sehr verschieden; sie können den normalen Wahrnehmungen völlig gleichen, sich aber auch sehr weitgehend von ihnen entfernen. Selbst die sichere Feststellung einer Halluzination lässt noch keinen Schluss auf das Vorhandensein einer psychischen Krankheit zu. Echte Halluzinationen kommen z. B. in Hypnose, bei Massensuggestionen oder im Halbschlaf vor (▸hypnagoge H.). 2. Abweichend formuliert DSM-V: »Halluzinationen sind wahrnehmungsänliche Erfahrungen, die ohne äußere Reize auftreten. Sie erscheinen den Betroffenen anschaulich und klar, treten mit der vollen Kraft und Bedeutung normaler Wahrnehmungen auf und können durch den Willen nicht beeinflusst werden.« – Historisch: Die Erforschung der Halluzinationen begann mit Esquirol (1772–1840). Seitdem sind viele verschiedene Formen beschrieben worden (H. Ey: Traité des hallucinations, 1973, nicht ins Deutsche übersetzt). S. die folgenden Stichwörter.
e: hallucination. *fr:* hallucination

Halluzination, akustische *(f)* Wahrnehmung nicht vorhandener Laute. Halluzination des Gehörs. Unterschieden werden ▸Akoasmen und ▸Phoneme. Häufigste Form der Halluzinationen.
e: auditory hallucination. *fr:* hallucination auditive, hallucination de l'ouie

Halluzination, autoskopische *(f)* Seltenes Syn. für ▸Heautoskopie.
e: autoscopic hallucination. *fr:* hallucination autoscopique (Sollier)

Halluzination, elementare *(f)* (E. Bleuler). Ungestaltete Halluzinationen, z. B. Licht, Funken, Rauschen. Sofern sie gesehen werden, heißen sie ▸Photopsien, sofern sie gehört werden, ▸Akoasmen.
e: elementary hallucination. *fr:* hallucination élementaire

Halluzination, experimentelle *(f)* Durch ▸Halluzinogene hervorgerufene Halluzinationen. Treten

vorwiegend als optische Halluzinationen in Form geometrischer Strukturen mit starker Farbwirkung auf, manchmal in der Art ganzer Szenen. – Ähnliche Erscheinungen treten bei experimenteller Isolierung (ohne Drogen) auf.
e: experimental hallucination. *fr:* hallucination expérimentale

Halluzination, extrakampine *(f)* (E. Bleuler). Halluzination außerhalb des Sinnesfeldes. Z.B. sieht jemand in aller Deutlichkeit eine hinter ihm stehende Person.
e: extracampine hallucination. *fr:* hallucination extracampine

Halluzination, funktionelle *(f)* (►Kahlbaum). Halluzination, die durch äußere Reize hervorgerufen wird, wobei die äußeren Reize selbst in unverfälschter Form wahrgenommen werden. Der Unterschied zur ►Illusion besteht darin, dass die funktionelle Halluzination nicht mit den Sinnesreizen verschmilzt, sondern nur gleichzeitig ins Bewusstsein tritt.
e: functional hallucination. *fr:* hallucination fonctionnelle

Halluzination, gustative (oder gustatorische) ►Geschmackshalluzination.

Halluzination, haptische *(f)* Tasthalluzinationen, Sensationen. Häufig als Gefühl des Elektrisiertwerdens, der Bestrahlung oder als sexuelle Kitzel- und Missempfindungen auftretend. Kommt besonders bei Schizophrenie und den Psychosen des mittleren und höheren Lebensalters vor.
e: haptic hallucination.
Syn.: taktile Halluzination. *fr:* hallucination haptique, acantesthésie

Halluzination, hypochondrische *(f)* Abnorme Sensationen an Lungen, Herz, Nieren usw., bei denen die Kranken überzeugt sind, dass sie von außen kommen. Überwiegend bei Schizophrenie.
e: hypochondriac hallucination.
Syn.: somatopsychische Halluzination. *fr:* hallucination hypocondriaque

Halluzination, morphoptische *(f)* Syn. für ►Morphopsie.

Halluzination, normoptische *(f)* Im Gegensatz zur morphoptischen Halluzination (►Morphopsie) erscheinen alle Gegenstände in normaler Größe.
e: normoptic hallucination. *fr:* hallucination normopsique

Halluzination, olfaktive *(f)*. ►Geruchshalluzination.

Halluzination, ophthalmopathische *(f)* Optische Wahrnehmungen aufgrund einer Augenläsion mit Visusminderung bei psychiatrisch unauffälligen älteren Personen. Die Kranken sehen im Wachzustand Figuren, Männer, Frauen, Vögel, Gebäude in voller Klarheit. Die Wahrnehmungen können sich bewegen und größer oder kleiner werden. Wurden zuerst durch den Genfer Naturforscher und Philosophen Charles Bonnet (1720–1793) in einer Abhandlung »Essay analytique sur les facultés de l'ame« (1760) bei seinem 89-jährigen Großvater beschrieben. ►Halluzinose, optische.
Syn.: Bonnet'sche Halluzinationen.
e: Charles Bonnet syndrome.

Halluzination, optische *(f)* Gesichtstäuschung. Es werden Personen, Gegenstände, Bilder, seltsame Tiere gesehen, die sich bewegen (»Film«) oder stillstehen. Sie können mehr elementarer Art (►Photopsie) oder mehr komplexer Art (►Morphopsie) sein. Besonders bei getrübtem Bewusstsein, am deutlichsten im ►Delirium tremens; aber auch als Lokalsymptom bei Läsion des Hinterhauptlappens des Gehirns vorkommend.
e: visual hallucination.
Syn.: Gesichtshalluzination. *fr:* hallucination visuelle, hallucination de la vue *fr:* hallucination visuelle, hallucination de la vue

Halluzination, physiologische *(f)* Ohne Krankheit, zumeist in ungewöhnlicher Situation auftretende Halluzination: z. B. beim Einhandsegeln über den Atlantik, bei sensorieller Deprivation (s. d.), im Einschlafen, im Erwachen.

Halluzination, psychische *(f)* (Bailarger). Alte Bezeichnung für Empfindung von »Gedankensuggestion« oder »aufgezwungenen Gedanken«; wird jetzt zu den Denkstörungen gezählt. Hiervon wurden unterschieden die (psycho)sensorischen Halluzinationen, denen man heute allein die Bezeichnung »Halluzination« vorbehält.
e: psychic hallucinations.
Syn.: abstrakte Halluzination (Kahlbaum), Apperzeptionshalluzination (Kahlbaum), apperzeptive Autorepräsentation (Petit), Pseudohalluzination (Hagen). *fr:* hallucinations abstraites, pseudo-hallucinations

Halluzination, psychomotorische *(f)* Ausführung von Bewegungen, von denen der Kranke annimmt, dass sie nicht seinem Willen unterworfen sind. Er hat das Gefühl, die Glieder würden von jemand Fremden bewegt.
e: psychomotor hallucinations. *fr:* hallucination psychomotrice

Halluzination, retroaktive *(f)* Syn. für ►Erinnerungshalluzination.

Halluzination, somatopsychische *(f)* Syn. für ►Halluzination, hypochondrische.

Halluzination, stabile *(f)* (►Kahlbaum). Halluzination mit wenig wechselndem Inhalt; z. B. Wiederholung immer derselben Worte, Halluzinieren desselben Bildes.
e: stable hallucination.
Syn.: stereotype halluzination. *fr:* hallucination stéréotypée

Halluzination, unilaterale *(f)* (Magnan) Sinnestäuschungen auf nur einer Seite. Z. B. in einer Hälfte des Gesichtsfeldes.
e: unilateral hallucination. *fr:* hallucination unilatérale

Halluzination, vestibuläre *(f)* Halluzinatorische Täuschung, zu schweben oder zu fallen.
e: vestibular hallucination. *fr:* hallucination vestibulaire

Halluzination, visuelle *(f)*. ►Halluzination, optische.

Halluzinationen, abstrakte *(f, pl)*. (Kahlbaum). Syn. für ►Halluzinationen, psychische.

Halluzinationen, barästhetische *(f, pl)*. Syn. für ►Halluzinationen, propriozeptive.

Halluzinationen, enterozeptive *(f, pl)*. Syn. für ►Halluzinationen, propriozeptive.

Halluzinationen, hypnagoge *(f, pl)*. Im Halbschlaf, beim Einschlafen auftretende akustische oder optische Sinnestäuschungen.
e: hypnagogic hallucinations oder visions. *fr:* hallucinations hypnagogiques

Halluzinationen, hypnopompe *(f, pl)*. Beim Aufwachen, im Halbschlaf entstehende Halluzinationen.
e: hypnopompic hallucinations. *fr:* hallucinations hypnopompiques

Halluzinationen, imperative *(f, pl)*. Akustische Sinnestäuschungen, durch welche die Kranken Befehle empfangen. Es handelt sich oft um gleichgültige Anordnungen (z. B. einen Stuhl ans Fenster zu rücken), gelegentlich auch um wichtige Forderungen (z. B. einen anderen Menschen oder sich selbst zu töten). Manche Kranke führen ohne Gegenwehr die halluzinierten Befehle aus, andere verhalten sich entgegen den ständig wiederholten imperativen Forderungen besonnen unsd führen die Befehle nicht aus. Vorkommen vor allem, aber keineswegs ausschließlich bei Schizophrenie.
e: imperative hallucination. *fr:* hallucination (auditive) impérative

Halluzinationen, induzierte *(f, pl)*. Syn. für ►Halluzinationen, psychogene.

Halluzinationen, kinästhetische *(f, pl)*. Halluzinationen des Bewegungsgefühls. Z. B. ein Kranker glaubt, bei seiner beruflichen Tätigkeit zu sein, während er im Bett liegt. (Beim Delirium tremens vorkommend). Oder ein Kranker glaubt, dass eines seiner Glieder bewegt wird, während er entspannt daliegt.
e: motor oder kin*(a)*esthetic hallucinations.
Syn.: Bewegungshalluzination. *fr:* hallucinations kinesthésiques

Halluzinationen, makropsychische *(f, pl)*. Syn. für ►Gulliverhalluzination.

Halluzinationen, mikropsychische *(f, pl)*. Syn. für ►Liliputhalluzination.

Halluzinationen, negative *(f, pl)*. (Hippolyte Bernheim, 1895). Im Wahrnehmungsfeld einer Person fehlen einzelne Gegenstände oder Personen, obwohl sie in der Realität vorhanden sind. Einzelne Sinneseindrücke sind trotz ungestörter Wahrnehmungs- und Auffassungsfähigkeit gleichsam ausgelöscht. Vorkommen – unter speziellem Erlebnisdruck – normalpsychologisch. In Hypnose künstlich provozierbar.
e: negative hallucination. *fr:* hallucination négative

Halluzinationen, oneiroide *(f, pl)*. Traumähnliche, szenische, vorwiegend optische Halluzinationen, bei denen der Kranke mitten im halluzinatorischen Geschehen steht und oft eine aktive Rolle innehat.
e: oneiroid hallucinations. *fr:* hallucinations oniriques

Halluzinationen, propriozeptive *(f, pl)*. Halluzinationen des »Allgemeinsinnes« und der Körperorgane. Die Kranken spüren z. B., wie ihnen die Därme herausgerissen oder das Gehirn zerschnitten wird. Auch Gefühl der Schwere.
e: baresthetic hallucinations.
Syn.: barästhetische Halluzinationen, enterozeptive Halluzinationen, Leibgefühl-Halluzinationen. *fr:* hallucinations baresthésiques

Halluzinationen, psychogene *(f, pl)*. Ohne Krankheitsprozess, gewöhnlich durch Suggestion auftretende Halluzinationen; z. B. in Hypnose oder bei Massensuggestionen.
e: induced hallucinations.
Syn.: Halluzination, induzierte. *fr:* hallucinations induits

Halluzinationen, stereotype *(f, pl)*. Syn. für ►Halluzinationen, stabile.

Halluzinationen, szenenhafte *(f, pl)*. Zu Szenen zusammenfließende, traumähnliche optische Halluzinationen; (z. B. Weltuntergang, Himmelfahrt, Jüngstes Gericht, Hinrichtung).
e: oneiric hallucination.
Syn.: traumhafte Halluzinationen (C. Wernicke), szenische Halluzinationen. *fr:* hallucination de type onirique

Halluzinationen, szenische *(f, pl)*. Syn. für ►Halluzinationen, szenenhafte.

Halluzinationen, taktile *(f, pl)*. Syn. für Halluzinationen, haptische.

Halluzinationen, teleologische *(f, pl)*. Akustische Halluzinationen, die dem Kranken in Bezug auf beabsichtigte Dinge Ratschläge erteilen, ihn davor warnen, etwas zu tun, was ihm schadet, usw.
e: teleologic hallucinations. *fr:* hallucinations téléologiques

Halluzinationen, traumhafte *(f, pl)*. (C. Wernicke). Syn. für ►Halluzinationen, szenenhafte.

Halluzinationen, trunkfällige *(f, pl)*. trunkfällige ►Halluzination.

Halluzinationen, verbale psychomotorische *(f, pl).* (Seglas). Keine wirklichen Halluzinationen. Die Kranken folgen einem Impuls zum Aussprechen bestimmter Worte, dem keine eigene Absicht zugrunde liegt. Dabei haben sie das Gefühl, ein Fremder spreche aus ihnen.
e: interior speech.
Syn.: inneres Sprechen (Kandinsky). *fr:* hallucination psychomotrice verbale

Halluzinationen, zönästhetische *(f, pl).* Syn. für ►Leibhalluzinationen.

Halluzinationsschwindel *(m).* Funktioneller Schwindel bei Neurasthenikern.

halluzinatorisch *(a).* Auf Halluzinationen bezüglich, von Halluzinationen begleitet.
e: hallucinatory. *fr:* hallucinatoire

halluzinatorische Epilepsie *(f).* ►Epilepsie, halluzinatorische.

halluzinatorische Verwirrtheit *(f)* Selten gebrauchte Bez. für ►Amentia mit stärkerem Hervortreten von Halluzinationen. Der Begriff wird gelegentlich bei anderen psychotischen Zustandsbildern angewandt, wenn deutlichere psychische Allgemeinstörungen sich mit Sinnestäuschungen verbinden.
e: hallucinatory confusion. *fr:* confusion onirique

halluzinatorischer Wahnsinn (der Trinker) *(m).* ►Kraepelins Bez. für ►Alkoholhalluzinose.

halluzinatorisches Irresein *(n).* ►Irresein, halluzinatorisches.

halluziniert Durch Halluzinationen bewirkt, hervorgerufen.
e: hallucinated. *fr:* halluciné

Halluzinogenabhängigkeit *(f).* In DSM-IV: ►Abhängigkeit von ►Halluzinogenen. Besonderheit: gegenüber der Wirkung auf die Psyche entwickelt sich eine ►Toleranz, die Dosissteigerung notwendig macht, jedoch keine Toleranz gegenüber den körperlichen Begleiterscheinungen, z. B. Steigerung der Körpertemperatur, schneller Puls, Blutdrucksteigerung. Vielfach werden deshalb Halluzinogene nicht kontinuierlich genommen.
e: Hallucinogen Dependence. – (ICD-10: F16.2x).

Halluzinogene *(n, pl).* (Hoffer). Chemische Substanzen, mit denen psychotische Zustände hervorgerufen werden können. Aus dem großen Kreis der Stoffe, die toxische Psychosen verursachen können, werden als Halluzinogene nur die bezeichnet, die in geringer Dosierung bei fast allen Menschen psychotische Symptome ohne stärkere Beeinträchtigung von Gedächtnis und Bewusstsein hervorrufen. Beispiele: ►Meskalin, ►Lysergsäurediäthylamid (LSD), ►Ololioqui, ►STP, 3,4-Methylenedioxymethamphetamin (MDMA, ►»Ecstasy«), Dimethyltryptamin (DMT), Adrenochrom, N-allylmorphin, Cocain, Bufotenin, Haschisch, Psilocybin; werden in der Psychiatrie verwandt zum Studium psychotischer Phänomene in ►Modellpsychosen, als Hilfsmittel der Psychotherapie (H. K. Leuner) und zur Förderung kreativer Fähigkeiten (►psychedelische Behandlung). Im Übrigen ist die Wirkung der einzelnen Substanzen dieser chemisch heterogenen Gruppe unterschiedlich.
e: psychotogenic drugs, psycholytic drugs, hallucinogenes.
Syn.: Psychosomimetika, Psychotomimetika, Schizomimetika, Psychodysleptika, Psychotoxika, Depersonalisantia, Psychotika, Eidetika, Phantastika, Psychodelika. *fr:* agents psychodysleptiques

Halluzinogeninduzierte Affektive Störung *(f)* In DSM-IV: ►Affektive Störung, welche durch ►Halluzinogene hervorgerufen wurde.
e: Hallucinogen-Induced Mood Disorder. – (ICD-10: F16.8).

Halluzinogeninduzierte Angststörung *(f)* In DSM-IV: ►Angststörung, welche durch ►Halluzinogene hervorgerufen wurde.
e: Hallucinogen-Induced Anxiety Disorder. – (ICD-10: F16.8).

Halluzinogeninduzierte Organisch Bedingte Psychische Störungen *(f, pl).* In DSM-III: Psychosen durch LSD und seine chemischen Verwandten (►Lysergsäurediethylamid-Psychose), durch ►Dimethyltryptamin und den Catecholaminen nahestehende Substanzen (►Meskalinrausch). DSM-III unterscheidet 3 unterschiedliche Psychosen: 1. Halluzinogeninduzierte Halluzinose (e: hallucinogen hallucinosis), 2. Halluzinogeninduziertes Wahnsyndrom (e: hallucinogen delusional disorder), 3. Halluzinogeninduzierte Affektive Störung (e: hallucinogen affective disorder). – In dieser Form in DSM-IV und -V nicht mehr enthalten.
e: hallucinogen organic mental disorders.

Halluzinogeninduzierte Psychotische Störung *(f)* In DSM-IV: ►Substanzinduzierte psychotische Störung durch Halluzinogene.
e: Hallucinogen-Induced Psychotic Disorder. – (ICD-10: F16.51 [mit Wahn]; F16.52 [mit Halluzinationen]).

Halluzinogenintoxikation *(f).* In DSM-IV: ►Substanzintoxikation mit ►Halluzinogenen. Die Beschreibung entspricht vor allem der für höhere Dosen von ►Ecstasy gegebenen.
e: Hallucinogen Intoxication. – (ICD-10: F16.0x).

Halluzinogenintoxikationsdelir *(n)* In DSM-IV: ►Delir (2), das durch ►Halluzinogene hervorgerufen wird.
e: Hallucinogen Intoxication Delirium. – (ICD-10: F16.03).

Halluzinogenmissbrauch *(m)* In DSM-IV: ►Substanzabhängigkeit von ►Halluzinogenen. Im Unterschied zur ►Halluzinogenabhängigkeit werden Halluzinogene seltener gebraucht.
e: Hallucinogen Abuse. – (ICD-10: F16.1).

Halluzinogenrausch *(m)*. Durch ►Halluzinogene hervorgerufene, rasch vorübergehende toxische Psychose.
e: hallucinogen intoxication. *fr:* bouffé hallucinatoire toxique

halluzinolytisch *(a)*. Halluzinationen auflösend. Die Bez. wird gewöhnlich in Zusammenhang mit der Wirkung von Medikamenten, insbesondere der ►Neuroleptika, gebraucht.

Halluzinose *(f)* Psychopathologisch gekennzeichnetes Zustandsbild, bei dem nach C. Wernicke Halluzinationen so sehr im Vordergrund stehen, dass evtl. vorkommende andere Krankheitserscheinungen als »bloße Zutaten und Nuancen« erscheinen. Es handelt sich in erster Linie um akustische Halluzinationen (»Verbalhalluzinose«), doch kann auch durch Halluzinationen auf anderen Sinnesgebieten das Bild einer Halluzinose hervorgerufen werden. Der Begriff wird nicht immer streng gebraucht und bezeichnet in einem hauptsächlich auf Kraepelin zurückgehenden Sprachgebrauch auch Krankheitsbilder, die nur neben lebhaften anderen Erscheinungen Halluzinationen aufweisen, jedoch bei ungestörtem Bewusstsein. In der frz. Psychiatrie wird Halluzinose abweichend vom deutschen Sprachgebrauch in erster Linie als Syn. für ►Pseudohalluzination verwendet.
e: hallucinosis, hallucinatory delirium. *fr:* délire hallucinatoire

Halluzinose, akustische *(f)* Syn. für ►Verbalhalluzinose.

Halluzinose, alkoholische *(f)*. ►Alkoholhalluzinose.

Halluzinose, chronische taktile *(f)* Syn. für ►Dermatozoenwahn.

Halluzinose, haptische *(f)* 1. Allgemein: Zustandsbild mit überwiegenden Gefühlstäuschungen (►Halluzination, haptische). Vorkommen vor allem bei Intoxikationen, z. B. mit ►Stimulanzien. 2. Syn. für ►Dermatozoenwahn.
e: haptic hallucinosis. *fr:* hallucinose haptique

Halluzinose, optische *(f)* (J. Lhermitte und J. Ajuriaguerra, 1942). Zustandsbild, bei dem Gesichtstäuschungen (►Halluzination, optische) ganz im Vordergrund stehen. Vorkommen vor allem bei Läsionen des Hinterhauptlappens sowie bei Intoxikationen (z. B. mit ►Halluzinogenen).
e: visual hallucinosis. *fr:* hallucinose optique

Halluzinose, pedunkuläre *(f)* (J. Lhermitte, van Bogaert). Szenenhafte optische Halluzinationen, wobei eventuelle farbige Bilder in rascher Folge wechseln. Dabei bestehen Störungen der Blickbewegungen mit Koordinationsstörungen des gesamten Gesichtsfeldes. Störung des Schlaf-wach-Rhythmus. Hervorgerufen durch herdförmige Veränderungen im Bereich der Pedunculi cerebri (Hirnstiele), gelegentlich auch durch einen Tumor in der Nachbarschaft des Schlafzentrums. Kann in diskreter Ausprägung auch normalerweise im Einschlafzustand auftreten.
e: peduncular hallucinosis. *fr:* hallucinose pédonculaire

Halluzinose, periodische *(f)* (P. Schröder). Seltenes, zum Formenkreis der manisch-depressiven Erkrankung gehöriges Zustandsbild, bei dem anstelle der manischen oder depressiven Episoden halluzinatorische Phasen treten, wobei die Halluzinationen aber stets den Hintergrund gehobener oder gedrückter Stimmung erkennen lassen. Das Krankheitsbild steht den zykloiden Psychosen (s. d.) nahe.
e: periodic hallucinosis. *fr:* hallucinose périodique

Halluzinose, progressive *(f)* (K. Kleist). Überwiegend oder ausschließlich verbalhalluzinatorische Form der chronischen, paranoiden Schizophrenie.
e: progressive hallucinosis.
Syn.: phonemische Schizophrenie, verbalhalluzinatorische Schizophrenie. *fr:* hallucinose schizophrénique

halluzinotisch *(a)* ►halluzinatorisch.

Haltlosigkeit *(f)*. ►Haltschwäche.

Haltschwäche *(f)* Mangelhafte Fähigkeit, sich an individuellen Verhaltensnormen zu orientieren und momentanen Umwelteinflüssen oder Triebbedürfnissen zu entziehen. Folge ist eine unstete Lebensführung. ►Psychopathen, haltlose.

Haltungsstereotypie *(f)* Stereotype Beibehaltung einer bestimmten Körperhaltung oder Lage über Tage, Wochen oder gar Jahre, z. B. Liegen mit dauernd vom Kissen abgehobenem Kopf. Galt immer als besonders typisches Kennzeichen chronischer Schizophrenie. Ist jedoch seit Einführung moderner Pharmakotherapie, von Beschäftigungstherapie u. a. nur noch selten zu beobachten, sodass darin weitgehend ein Kunstprodukt früherer Anstaltsbehandlung gesehen werden muss.
e: stereotypy of attitude. *fr:* stéréotypie d'attitudes

Hamartophobie *(f)* Übertriebene Furcht, nicht korrekt gehandelt zu haben.
e: hamartophobia. *fr:* hamartophobie

Hamburg-Wechsler-Intelligenztest für Erwachsene (HAWIE) Intelligenztest für Erwachsene, der von D. Wechsler am Bellevue-Krankenhaus in New York entwickelt wurde (Originalbezeichnung: Wechsler-Bellevue-Test) und von C. Bondy in Hamburg auf deutsche Verhältnisse übertragen wurde. Der Test besteht aus einem sprachgebundenen »Verbalteil« und einem sprachfreien »Handlungsteil« mit jeweils 5 Untertests sowie einem Wortschatztest. Die Antworten der Probanden werden nach einem festen Punktesystem ausgewertet, in einem Leistungsprofil dargestellt und an der Durchschnittsnorm gemessen (►Intelligenz-Quotient). Der Test erlaubt nicht nur eine Übersicht über die allgemeine Intelligenz, sondern in mittleren Intelligenzbereichen auch eine Differenzierung der einzelnen Leistungen und ermög-

licht Teileinblicke in Antriebsgeschehen und emotionale Bereiche. Eine besondere Abwandlung des Tests (HAWIK) dient zur Intelligenzbestimmung bei Kindern. Im Vorschulalter kommt der HAWIVA (Hannover-Wechsler-Intelligenztest für das Vorschulalter) zur Anwendung.
e: Wechsler-Bellevue-test. *fr:* teste de Wechsler, échelle d'intelligence de W.

Hang *(m).* Auf Dauer anhaltende seelische Neigung. »Unter einem Hang (propensio) verstehe ich den subjektiven Grund der Möglichkeit einer Neigung (habituellen Begierde), sofern sie für die Menschheit überhaupt zufällig ist.« (I. Kant). ►Hangtäter.
e: propensity.

Hangover Syndrom der Nachwirkungen an dem auf Alkoholgenuss oder Schlafmitteleinnahme folgenden Tag. Symptome: schlechter Geschmack im Mund, Übelkeit, Erbrechen, Atemstörungen, blasse Hautfarbe, Reizbarkeit, Schwitzen, Rötung der Augen. Ursache sind nicht nur Schlafmittel und Alkohol selbst, sondern auch Abbauprodukte und Beimengungen anderer Stoffe.

Hangtäter *(m).* Rechtsbrecher, dessen ►Hang auf erhebliche Straftaten gerichtet ist. »Hang« ist hierbei eine eingewurzelte Neigung zu Rechtsbrüchen. Die Bez. wurde 1969 durch die 2. Strafrechtsreform anstelle des älteren Begriffs »gefährlicher Gewohnheitsverbrecher« eingeführt. Für ihre rechtliche Anwendung ist bedeutungslos, ob man sich den »Hang« durch eine gestörte seelische Entwicklung, eine ererbte Charakterveranlagung oder Milieuverführung entstanden denkt. Bei Hangtätern kann das Gericht neben der Strafe die ►Sicherungsverwahrung anordnen. Eine psychiatrische Begutachtung bezweckt gewöhnlich die Unterscheidung von psychisch Kranken und Personen mit einer »schweren anderen seelischen Abartigkeit«. Unter psychiatrischen Gesichtspunkten handelt es sich meist um hilfsbedürftige Personen.
e: criminal by instinct. *fr:* délinquent habituel dangereux

Hans Der kleine Hans. Berühmter Patient Freuds, über den in der »Analyse der Phobie eines fünfjährigen Knaben« (1909) erstmals berichtet wurde (GW VII, 234–377). Der 5-jährige Junge hatte eine ►Phobie gegenüber Pferden, die gemäß der Analyseergebnisse den Vater repräsentierten, dem gegenüber Hans aus Rivalität gegenüber der Mutter Eifersucht und Aggressivität empfand. Die Analyse erfolgte nicht direkt, sondern durch Vermittlung des Vaters, den Freud beriet. Heutige Verhaltenstherapeuten sehen in Freuds therapeutischen Vorgehen eher eine frühe ►Verhaltenstherapie. – 1972 lüftete »der kleine Hans« selbst das Pseudonym: Herbert Graf, geb. 1903 in Wien, gest. 1973 in Genf. Wurde Opernregisseur in Philadelphia, New York, Zürich und Genf.

Haphalgesie *(f)* (Pitres). Als schmerzhafte Empfindung beschriebene Berührungsempfindlichkeit bei Kupfer, Zinn, Silber und Gold. Galt als Symptom der Hysterie.
e: aphalgesia.
Syn.: Aphalgesie; Pitres-Zeichen. *fr:* aphalgésie, haphalgésie

Haphephobie *(f).* ►Haptophobie.
e: haphephobia. *fr:* haphéphobie

happy dust (powder) Engl.: Glücksstaub. Volkstümliche Bez. für Morphiumpulver, evtl. auch andere pulverisierte Rauschgifte.

Haptephobie *(f).* ►Haptophobie.

haptisch *(a).* Den Tastsinn betreffend. Mit Berührungsempfindungen einhergehend; z. B. haptische Halluzination.
e: haptic. *fr:* haptique

Haptodysphorie *(f)* Für ein Individuum typische Furcht vor der Berührung bestimmter Gegenstände, z. B. Fisch, Samt, Kreide, Kartoffeln usw.
e: haptodysphoria. *fr:* haptodysphorie tactile

Haptophobie *(f)* Furcht vor Berührungen, gewöhnlich verbunden mit Ansteckungsangst. ►Mysophobie.
e: haptephobia.
Syn.: Haptephobie, Haphephobie. *fr:* haptophobie, phobie du contact

Harpaxophobie *(f)* Furcht vor Dieben.
e: harpaxophobia. *fr:* harpaxophobie

Hartmann, Heinz geb. 4.11.1894 Wien, gest. 17.5.1970 New York. Bedeutender Psychoanalytiker. Medizinstudium in Wien. 1920 bis 1934 Assistent an der Wiener psychiatrisch-neurologischen Universitätsklinik. Gleichzeitig Lehranalytiker am Wiener psychoanalytischen Institut. Herausgeber der »Internationalen Zeitschrift für Psychoanalyse« 1932–1941. Emigrierte 1938 erst nach Paris, dann 1941 weiter in die USA. 1951–1957 Präsident der internationalen psychoanalytischen Gesellschaft. Bedeutende Beiträge vor allem zur sog. klassischen Psychoanalyse, insbesondere zur Ich-Psychologie. Werke: »Die Grundlagen der Psychoanalyse«, 1927; »Psychoanalysis and moral values«, 1960; »Essays on ego psychology«, 1964.

Hartsäufer *(m)* ►Potator strenuus.

Hasch *(n).* Im Drogenjargon: Syn. für ►Haschisch.

Hascher *(m).* Jemand, der ►Haschisch nimmt.

Haschisch *(m).* Wirksubstanz aus dem indischen Hanf (Cannabis sativa), durch welche ein ►Haschischrausch erzeugt werden kann. Es handelt sich im Wesentlichen um Tetrahydrocannabinole, die sich im Harz von Blättern, Stängeln und einigen Teilen der Blütenstände finden. Die Bez. »Haschisch« i. e. S. bezieht sich auf diese Herstellungsart und wird

hauptsächlich in Europa, Vorderem Orient und Nordafrika verwendet. ►Marihuana.
e: hashish. *fr:* hachich

Haschischismus *(m)* ►Haschischsucht.

Haschischpsychose *(f)* Durch ständig wiederholten Genuss von Haschisch hervorgerufene Psychose. M. G. Stringaris (1939) unterschied 2 Typen: 1. episodische Verwirrtheitszustände, Delirien, Dämmerzustände, 2. chronische Psychosen, die kaum von chronischen Schizophrenien zu unterscheiden sind. Ob die beschriebenen Krankheitsbilder durch Haschisch verursacht werden, gilt weiterhin als zweifelhaft. Nach überwiegender Ansicht kann Haschisch zwar vorübergehend zur Desintegration einer gefährdeten Persönlichkeit führen, hinterlässt aber keine dauerhaften Psychosen.
e: hashish psychosis. *fr:* psychose cannabique

Haschischrausch *(m)*. Syn. für ►Cannabisintoxikation.
e: hashish oder cannabis intoxication. *fr:* ivresse cannabique

Haschischsucht *(f)* Abhängigkeit von ►Haschisch. Es wird mehrmals am Tage und evtl. über Monate und Jahre sehr starkes Haschisch konsumiert. Gröbere Entziehungserscheinungen treten nur selten auf. Der Genuss von Haschisch beeinträchtigt die Fahrtüchtigkeit im Straßenverkehr, auch wenn der Betroffene von der Wirkungs selbst nichts mehr bemerkt. Von Haschisch-Probierern gelangen etwa 10–17 % zu ständiger süchtiger Abhängigkeit von Haschisch (oder anderen Drogen). Von der WHO wurde deshalb 1964 der Cannabis-Typ der ►Drogenabhängigkeit definiert. Charakteristisch sind: »1. Wunsch (oder Bedürfnis) nach wiederholter Einnahme wegen der psychischen Wirkungen, u. a. wegen des Gefühls erweiterter Erlebnisfähigkeiten. 2. Keine oder nur geringe Dosissteigerung, da sich keine oder nur eine geringe ►Toleranz entwickelt. 3. Eine psychische Abhängigkeit von der Drogenwirkung in der Weise, dass bestimmte Wirkungen in individueller Weise bevorzugt gesucht werden. 4. Fehlen einer körperlichen Abhängigkeit, sodass bei Entziehung kein klar beschreibbares Entziehungssyndrom auftritt.«
e: cannabism, cannabis dependence. *fr:* cannabisme, cannabinomanie, hachichomanie:

Haschischvergiftung *(f)*. ►Haschischrausch.

Haslam, John geb. 1764 London, gest. 20.7.1844. Apotheker am Bethlam-Hospital (►Bedlam), damals der größten und bekanntesten Irrenanstalt Englands. War in eine Affäre der angeblichen ►Unterbringung eines Geistesgesunden in der Irrenanstalt verwickelt, wurde auf Druck der Öffentlichkeit nach 21 Jahren Dienst entlassen und praktizierte ab 1816 ärztlich in Aberdeen. Seine Verteidigungsschrift »Illustrations on Madness« (1810) (Beobachtungen zum Wahnsinn) stellt zugleich die erste einem Einzelfall (James Tilly Matthews) gewidmete Studie dar und enthielt die erste Abbildung eines Beeinflussungsapparates eines Schizophrenen.

Hauffe, Friederike geb. Wanner, geb. 23.9.1801, gest. 5.8.1829. Patientin des romantischen Weinsberger Arztes Justinus Kerner, die von November 1826 bis Mai 1829 als »Seherin von Prevorst« zur Beobachtung und Behandlung in seinem Haus in Weinsberg lebte. Das Interesse galt ihren Vorhersagungen und Weissagungen im Zustande des ►Somnambulismus. Ihr Grab auf dem Friedhof in Weinsberg wird weiterhin sorgfältig gepoflegt. Lit.: J. Kerner: »Die Seherin von Prevorst. Eröffnungen über das innere Leben des Menschen und über das Hereinragen einer Geisterwelt in die unsere.« 2 Bde., Stuttgart-Tübingen 1829.

Hauptmann-Behandlung *(f)* Von A. Hauptmann (1912) eingeführte Behandlung der Epilepsie mit Luminal.
e: Hauptmann treatment. *fr:* traitement de Hauptmann

Hauptregel, psychoanalytische *(f)* ►Grundregel, psychoanalytische.

Hausgruppe *(f)* Von R. Simon gebrauchte Bezeichnung für Gruppe von psychisch Kranken, z. B. Epileptikern, Katatone, die bei der ►Arbeitstherapie im Krankenhaus selbst oder in seiner unmittelbaren Nähe beschäftigt werden, da sie unmittelbarer Aufsicht bedürfen und bei den unvermeidbaren Störungen schnell auf die Krankenabteilung zurückgeführt werden können. ►Karrengruppe.
e: cooperative urban house (group), hospital-bound work group. *fr:* group de travail hospitalier

Haut Mal Alte Bezeichung für den großen epileptischen Anfall.

Haut-Mal-Epilepsie *(f)* Alte Bez. für ►Grand-Mal-Epilepsie.

Hautquetschen, pathologisches *(n)*. Syn. für ►Dermatotillomanie.

Hautreflex, galvanischer *(m)* ►Reflex, psychogalvanischer.

Hautzupfen, pathologisches *(n)*. Syn. für ►Dermatotillomanie.

HAWIE ►Hamburg-Wechsler-Intelligenztest für Erwachsene.
e: WAIS.

HAWIVA Hannover-Wechsler-Intelligenztest für das Vorschulalter. Dem ►Hamburg-Wechsler-Intelligenztest für Erwachsene (HAWIE) ähnlicher Test mit angepassten Testskalen für das 4.–6. Lebensjahr.
e: WPPSI.

HAWIK »Hamburg-Wechsler-Intelligenztest für Kinder« im Schülteralter. Ein dem Hamburg-Wechsler-Intelligenztest für Erwachsene (HAWIE) sehr ähnlicher Test, der gegenüber diesem lediglich einige dem kindlichen Alter angepasste Abänderungen enthält. Dient der Bestimmung der allgemeinen Intelligenz.

Hawthorne-Effekt *(m)*. Einfluss sozialer Faktoren auf das Arbeitsergebnis. Von 1927 bis 1939 wurden in den Hawthorne-Werken der Western Electric Company (USA) arbeitspsychologische Untersuchungen durchgeführt. Danach ist das Arbeitsergebnis abhängig von menschlichen Eigenschaften und nicht nur das Produkt wirtschaftlicher und physikalischer Bedingungen. Persönliche Beratung, Beobachtung von Gruppenverhalten und die Beachtung demokratischer Umgangsstile waren die Folge.
e: Hawthorne-effect.

Heautontimorumenos *(m)*. 1. Nach dem Titel eines Lustspieles von Terenz geprägte Bez. für Selbstquäler, Selbstpeiniger. 2. Ältere Bez. für ►Hypochonder.

Heautoskopie *(f)* (E. Menninger-Lerchenthal, 1935). Truggebilde der eigenen Gestalt. Doppelgängererlebnis. Wahrnehmung des eigenen Leibes außerhalb der eigenen Person als einer zweiten, identischen Person, wobei zugleich die Bewegungen und Handlungen des halluzinierten Bildes am eigenen Körper empfunden werden. Die halluzinierte Gestalt braucht nicht identisch mit der derzeitigen Gestalt des Halluzinierenden zu sein, sondern kann sie z. B. als Greis darstellen, muss aber als die eigene Gestalt erkannt werden. Die zweite Person kann als Begleiter, Spiegelbild oder Teilerscheinung einer ganzen Szene erlebt werden. Dauer der Wahrnehmung gewöhnlich nur wenige Sek. Kommt vor in Form einer eigentlichen Wahrnehmung, als bloße Vorstellung, als leibhaftige Bewusstheit. Vorkommen bereits physiologisch, insbesondere bei Ermüdung, in der epileptischen ►Aura, in traumhaften Zuständen, Delirien, bei Schizophrenie und organischen Hirnerkrankungen (Läsion des Schläfenlappens oder der Parietotemporookzipital-Region). In der schönen Literatur oft beschrieben, z. B. von Goethe, Dostojewskij, Maupassant, A. Blok u. a.
e: autoscopy, autoscopic syndrome oder phenomenon.
Syn.: Autoskopie, Doppelgängerwahn, Deuteroskopie, Halluzination, autoskopische. *fr:* héautoscopie, hallucinations autoscopiques

Heautoskopie, polyope *(f)* Syn. für ►Polyopsie.

Heavy User *(m, pl)*. Drogenabhängige, welche psychiatrische Institutionen in größerem Maßstabe in Anspruch nehmen.

Hebephrenie *(f)* (►Hecker, ►Kahlbaum, 1871). Jugendliche Form der ►Schizophrenie. Meist schleichender Beginn im Pubertätsalter, in seltenen Fällen schon früher; Symptome: läppisch-albernes Verhalten, Gemütsverödung, zunehmende Antriebsverarmung, Denkzerfahrenheit; psychomotorische Erregung, Wahn und Sinnestäuschungen fehlen häufig oder sind nur in akuteren Stadien vorhanden. Die Krankheit verläuft in einem Zuge oder in wenigen Schüben in Richtung auf einen ausgeprägte Defizienz mit Persönlichkeitszerstörung. Eine besonders symptomarme Form ist die ►Dementia simplex. – Das Krankheitsbild wurde erstmalig 1871 von ►Hecker aufgrund des klinischen Materials von ►Kahlbaum beschrieben und von ►Kraepelin als Spielform der ►Dementia praecox herausgestellt. Die Hebephrenie gehört in der von Daraszkiewicz endgültig umschriebenen Form weiterhin zur Schizophrenie. Abweichend von der traditionellen Beschreibung werden teilweise alle im Jugendalter ausbrechenden schizophrenen Erkrankungen als Hebephrenie bez., auch wenn ihre Symptomatik andersartig ist (z. B. bei K. Schneider). Wurde in der ursprünglichen Beschreibung unter Namensänderung in DSM-IV (»Desorganisierter Typus« der Schizophrenie, 295.10) und ICD-10 (»hebephrene Schizophrenie«, F20.1) aufgenommen. In DSM-V als eigene Diagnose nicht mehr enthalten. Das Wort selbst kommt darin nicht vor.
e: hebephrenia, adolescent insanity.
Syn.: Jugendirresein, läppische Verblödung. *fr:* hébéphrénie, démence juvenile

Hebephrenie, apathische *(f)*. ►apathische Hebephrenie.

Hebephrenokatatonie *(f)* (►Kraepelin, 1893). Besondere Form der Schizophrenie, bei der sich Erscheinungen der Hebephrenie und der ►Katatonie mischen. In der Symptomatik spielen ►Manieriertheiten und »hanswurstige Pantomimen« eine besondere Rolle. Die Bez. wurde in der deutschsprachigen Literatur stets nur selten gebraucht, ist aber in der französischen Psychiatrie üblicher.
e: heboid paranoia. *fr:* hébéphréno-catatonie

Hebetudo (sensuum) Mittellat. »Stumpfheit, Gefühllosigkeit«. Von klass. lat. hebetare = stumpf machen, abstumpfen, erschlaffen, schwächen, entkräften, verblassen. Wurde auf die Sinne (Nachlassen der Sinne im Alter) und den Verstand (Nachlassen von Gedächtnis und Verstand im Alter) bezogen. Durch einige Übersetzungen Bleulers ins Amer. bekam hebetude auch die Bedeutung der Abstumpfung der Affekte beim Schizophrenen. Referenzstelle ist: »In den schweren Formen der Schizophrenie ist die ›affektive Verblödung‹ das auffallendste Symptom. In den Pflegeanstalten sitzen Kranke herum, die jahrzehntelang keinen Affekt zeigen, begegne ihnen oder ihrer Umgebung, was da wolle. Sie sind indifferent gegen Mißhandlungen; sich selbst überlassen legen sie sich in durchnäßte und gefrorene Betten, kümmern sich nicht um Hunger und Durst. Sie müssen in allen Beziehungen besorgt werden. Auch den eigenen Wahnideen gegenüber sind sie oft auffallend gelassen« (E. Bleuler, 1918). »Affektive Verblödung« wurde mit hebetude (teils auch mit affective dementia) übersetzt. In dieser Bedeutung weiterhin üblich.

Hebetudo mentis »Geistige Stumpfheit«. Vgl. Hebetudo, Blödsinn.

Hebetudo sensuum »Schwachsinn«. Von lat. ►hebetudo und mittellat. sensus = wahrnehmen, Sinn, Bewusstsein; sensibus excedere = Sinne, Besinnung verlieren. Wurde jedoch eher als ►Blödsinn eingedeutscht.
e: hebetude, daze.
Syn.: Stumpfsinnigkeit. *fr:* hébétude, hébétement

Heboid *(n)*. Von ►Kahlbaum (1889) neben die Hebephrenie gestelltes eigenes Krankheitsbild. In der Symptomatik wird eine deutliche hebephrene Wesensänderung mit Antriebsstörungen, Intentions- und Gefühlsstörungen bei gering ausgebildeten halluzinatorischen und Wahnphänomenen hervorgehoben. Die Prognose ist jedoch günstiger als bei Hebephrenie. Die Bez. wird nur sehr selten gebraucht.
e: heboidophrenia.
Syn.: Heboidophrenie. *fr:* héboïdophrénie

heboide Psychopathen *(m, pl)* ►Psychopathen, heboide.

Heboidie *(f)* Charaktereigenschaft der autistischen Gefühlsarmut bei heboiden Psychopathen (s. d.).
e: heboidia. *fr:* caractère héboîde

Heboidophrenie *(f)*. Syn. für ►Heboid.

Heboid-Paranoid *(n)*. Selten gebrauchte Sammelbez. für hebephrene und paranoide Geistesstörungen im Jugendalter.
e: heboid-paranoid. *fr:* psychose héboïde-paranoïde

Hecker, Ewald geb. 20.10.1843 Halle/S., gest. 11.1.1909 Wiesbaden. Psychiater und Besitzer der Privatheilanstalt für Nerven- und Gemütskranke in Johannisberg a. Rhein, später in Wiesbaden. Blieb bekannt dadurch, dass er Erstbeschreiber der ►Hebephrenie wurde (»Die Hebephrenie. Ein Beitrag zur klinischen Psychiatrie«. Virchow Arch. 52 [1971] 394–429).

Hedonie *(f)* Hedonismus *(m)*. 1. Von Aristipp (435–360 v. Chr.) begründete philosophische Richtung, die Genuss und Vergnügen als höchstes Ziel des Handelns ansieht. 2. In der Psychiatrie Lehre, nach der Ziele nicht um ihrer selbst willen angestrebt werden, sondern weil sie Angenehmes vermitteln. Steht im Gegensatz zum ►Hormismus. ►Amenomanie. 3. Bei S. Freud ist das ►Lustprinzip eine zentrale Konzeption (psychologischer Hedonismus). Leitet sich aus den philosophischen Lehren des 19. Jahrhunderts der Hedonie – Anhedonie (Lust – Unlust) bei Schopenhauer (1813, Hedonik) und Kant (Glückseligkeitslehre) ab.
e: hedonism, hedonia. *fr:* hédonisme

Hedonophobie *(f)* Zwanghafte Furcht vor angenehmen Empfindungen.
e: hedonophobia.
Syn.: Hedophobie. *fr:* hédonophobie, phobie du plaisir

Hedophobie *(f)*. Syn. für ►Hedonophobie.

Heidelberger Schule *(f)* Zeitlich (1909–1932) und örtlich (Psychiatrische Universitätsklinik) abgrenzbare Epoche der Psychiatrie. Wesentlicher Inhalt war, eine möglichst exakte Beschreibung der Psychologie der kranken und abnormen Psyche zu schaffen. Daher zum Teil identisch mit der ►Phänomenologie (1) und insoweit mit der klassischen Psychiatrie (s. d.). Beginn etwa mit der Dissertation von K. Jaspers (»Heimweh und Verbrechen«, 1909). Ab 1912 erschien die »Zeitschrift für Psychopathologie«. Einen Kanon erhielt die Schule mit dem Erscheinen der 1. Aufl. von Jaspers' »Allgemeine Psychopathologie« (1913). Die »Selbstschilderungen der Verwirrtheit« (1924) von Mayer-Gross gelten als die erste Monographie. Ihr Haupt war ►Wilmanns, der sie hauptsächlich förderte. Hauptwerk ist der Band »Schizophrenie« (1932) in Bumkes Handbuch der Geisteskrankheiten, hgg. von Wilmanns, erschienen kurz vor Beginn der Naziherrschaft. Weitere wichtige Beiträge stammen von ►Gruhle, ►Beringer, August Homburger, Gabriel Steiner, Alfred Strauss, M. Kaila u. a. Mit Beginn der Nazizeit zerfiel die Schule durch Emigrationszwang u. a.

Heilanstalt *(f)* 1. I. w. S. Institution zum Heilen von Krankheiten. 2. I. e. S. Institution zur Behandlung von psychisch Kranken. Die erste »Psychische Heilanstalt für Geisteskranke« wurde 1805 von ►Langermann in Bayreuth durch Umwandlung des dortigen »Tollhauses« geplant und ausgeführt. Grundlage war die Überzeugung, dass psychische Krankheiten größtenteils heilbar seien. In der Folge sonderte man die Unheilbaren in Pflegeanstalten aus. Wo Bewahrung und Behandlung nebeneinander betrieben wurden, entstanden »Heil- und Pflegeanstalten«. Dies Prinzip setzte sich in ganz Preußen durch.
e: (keine genaue engl. Entsprechung): psychiatric hospital, mental home, sanatorium, asylum.

Heilbronner, Karl geb. 21.11.1869 Nürnberg, gest. 8.9.1914 Utrecht. O. Prof. der Psychiatrie in Utrecht (1904) als Nachfolger ►Ziehens; Schüler ►Wernickes und Hitzigs. Förderte die spezielle Psychopathologie mit Untersuchungen über Krankheitseinsicht, Residuärsymptome sowie Mikropsie. Führte die Begriffe ►Porropsie und gliedkinetische ►Apraxie ein. Vgl. Heilbronner'sches Zeichen.

Heilbronner-Schenkel *(m)* ►Heilbronner'sches Zeichen.

Heilbronner'sches Zeichen *(n)*. (K. Heilbronner). Schenkelzeichen bei ►progressiver Paralyse. Bei einem auf harter Unterlage liegenden Patienten wird die Muskulatur des Oberschenkels flacher und breiter. Findet sich nicht bei psychogenen Bewegungsstörungen und ist daher eine Unterscheidungsmöglichkeit.
e: Heilbronner sign. *fr:* signe (de la masse crurale) de Heilbronner

Heilerziehung *(f)* Syn. für ▸Heilpädagogik.

Heilhypnose *(f)* Zu Heilzwecken im Rahmen einer ▸Psychotherapie herbeigeführte ▸Hypnose.
e: therapeutic hypnosis. *fr:* hypnose thérapeutique

Heilkrampfbehandlung *(f)* Syn. für ▸Elektrokonvulsionsbehandlung.

Heilpädagoge *(m)*. Jemand, der in ▸Heilpädagogik ausgebildet ist. Die Ausbildung ist nicht einheitlich. Sie wird teilweise als Lehramtsstudium an Fachhochschulen durchgeführt und schließt dann mit einer Graduierung zum Heilpädagogen ab. Diese unterrichten an Sonderschulen und ähnlichen Einrichtungen für behinderte Kinder. Ein Universitätsstudium, z. T. an eigenen Fakultäten (z. B. Köln) schließt mit einem Diplom ab. Diplomierte Heilpädagogen sind vor allem an heilpädagogischen Einrichtungen, kaum an Schulen tätig.
e: orthopedagogy. *fr:* aide psycho-pédagogique

Heilpädagogik *(f)* Sondergebiet der Pädagogik und Psychiatrie. Befasst sich mit der Erziehung, Unterrichtung und Förderung hirnkranker, minderbegabter, blinder, taubstummer, sprachgestörter, körperlich behinderter oder verhaltensgestörter Kinder. Aus dem Aufgabengebiet ergeben sich enge Verbindungen auch zu Kinderheilkunde, Psychiatrie, insbesondere Kinder- und Jugendpsychiatrie, und Sozialarbeit. – Einrichtungen und Mittel müssen je nach Art und Grad der Anomalien sehr vielgestaltig sein; neben Sonderschulen dienen der heilpädagogischen Erziehung und Pflege vor allem ▸Erziehungsberatungsstellen, Erziehungsheime, Spezialabteilungen in psychiatrischen Krankenhäusern. – Die Bez. wird nur wenig häufiger als ihre Synonyme gebraucht.
e: special education.
Syn.: Behindertenpädagogik, Sonderpädagogik, Defektologie (osteuropäische Länder). *fr:* pédagogie curative oder spéciale

Heil- und Pflegeanstalt *(f)* Seit Ende des 19. Jahrhunderts offiziell gebräuchliche Bez. für psychiatrisches Krankenhaus. I. e. S. wurden darunter nur die weit außerhalb der großen Wohnsiedlungen liegenden, in sich abgeschlossenen Großkrankenhäuser verstanden, in denen die Kranken ein von der übrigen Gesellschaft isoliertes soziales Eigenleben führten. Mit der Einführung sozialpsychiatrischer Erkenntnisse (▸Sozialpsychiatrie) und Auflösung der Isolierung wird auch die Bez. immer weniger gebraucht. Vgl. Irrenanstalt.
e: psychiatric hospital. *fr:* hôpital psychiatrique

Heilschlaf *(m)*. Durch Medikamente zu Heilzwecken künstlich herbeigeführter Schlaf. Wird meist in Form einer ▸Schlafkur angewandt.
e: hypnotherapy. *fr:* sommeil thérapeutique

Heimweh *(n)*. 1. Bei Entfernung von der vertrauten menschlichen und dinglichen Umgebung auftretendes unangenehmes Gefühl von Sehnsucht. Kann sich besonders bei Jugendlichen in »Heimwehreaktionen« (Diebstahl, Brandstiftung, selbst Ermordung der ihnen anvertrauten Kinder) entladen. s. dazu ▸Jaspers. 2. Als Krankheitseinheit im 19. Jahrhundert unter der Bez. ▸Nostalgie bekannt.
e: homesickness. *fr:* mal du pays

Heimwehdepression *(f)* Depressiver Zustand durch Sehnsucht nach der Heimat. Entspricht weitgehend dem älteren Begriff der ▸Nostalgie.
e: nostalgic depression. *fr:* dépression nostalgique

Heimwehkrankheit *(f)* Dt. Bez. für ▸Nostalgie.

Heinroth, Johann Christian August geb. 17.1.1773 Leipzig, gest. 26.10.1843. Als Inhaber eines Lehrstuhls für »psychische Therapie« in Leipzig (ab 1811) gilt er als der erste Professor für Psychiatrie der Welt mit nur psychiatrischem Lehrauftrag. Unterschied im »Lehrbuch der Störungen des Seelenlebens oder der Seelenstörungen und ihrer Behandlung« (Leipzig, 1818) Krankheiten, welche in der Seele entstehen, von solchen, die ihren Grund im Körper haben. »… so ist es doch bey weitem in den meisten Fällen nicht der Leib, sondern die Seele selbst, von welcher unmittelbar und zunächst, ja ausschließlich die Seelenstörungen hervorgebracht und durch diese erst mittelbar die leiblichen Organe affizirt werden.« (Heinroth 1818, S. 39) Auch das »Lehrbuch der Seelengesundheitskunde« (1823) wurde viel benutzt, blieb aber bis zur Gegenwart umstritten. Seine »Anweisung für angehende Irrenärzte zu richtiger Behandlung ihrer Kranken« (1825) blieb gültig. Zahlreiche weitere Schriften, auch unter dem Pseudonym Treumund Wellentreter.

Heiratswut *(f)* Krankhafter Wunsch, zu heiraten bzw. wieder zu heiraten.
e: gamenomania. *fr:* gamenoma

Heliophobie *(f)* Krankhafte Neigung, Sonnenlicht zu meiden.
e: heliophobia.
Syn.: Photophobie. *fr:* héliophobie

Heller-Demenz-Syndrom *(n)*. Syn. für ▸Dementia infantilis.

Heller'sche Krankheit *(f)* Syn. für ▸Dementia infantilis.

Heller-Syndrom *(n)*. Syn. für ▸Dementia infantilis.

Heller-Zappert-Syndrom *(n)*. Syn. für ▸Dementia infantilis.

Hellsehen *(n)*. (▸Puységur, 1784). Außernatürliche Fähigkeit im Zustand des künstlichen Somnambulismus (s. d.). Bei gehobener Stimmung sprechen die ▸Medien (2) mit himmlischen Wesen, Verstorbenen oder Heiligen. Sie geben Heilmittel gegen ihre Krankheit an (meist Volksmittel), erraten den Inhalt verschlossener Briefe, den Ort verlorener Gegenstände und prophezeien die Zukunft. Die von ▸Mesmer bekämpfte Erweiterung des animalischen Magnetis-

mus (s. d.) weckte wegen ihres Bezugs zum Übernatürlichen Neugierde und Hoffnung. Da Schwindler unter den Hellsehern waren, geriet die ganze Richtung in den Geruch von Betrug und Scharlatanerie. Beides, Faszination wie Kritik, hält bis in die Gegenwart an.
e: clairvoyance

Helminthophobie *(f)* Krankhafte Angst vor Eingeweidewürmern.
e: helminthophobia. *fr:* helminthophobie

Hemicrania angioparalytica *(f)* Syn. für ►Cluster-Kopfschmerz.

Hemiepilepsie *(f)* Sonderform fokaler epileptischer Anfälle (s. d.) mit klonischen Zuckungen in nur einer Körperhälfte.
e: hemiepilepsia. *fr:* hémiépilepsie

Hemiplegie, epileptische *(f).* ►Todd'sche Lähmung.

Hemisomnambulismus *(m).* Nachtwandeln bei unverändertem oder kaum verändertem Bewusstsein.
e: hemisomnambulism. *fr:* hémisomnambulisme

Hemisomatagnosie *(f)* (J. Lhermitte, 1942). Einseitige Störung des ►Körperschemas. Der Kranke kann eine ganze Körperseite oder Einzelnes davon nicht erkennen.
e: hemisomatagnosia. *fr:* hémiasomatognosie, syndrome d'Anton-Babinski

Hemmung *(f)* 1. Der Erregung polar entgegengesetzter Zustand. Viele physiologische Zustände kennen einen Wechsel zwischen Hemmung und Erregung. 2. Behinderung oder Bremsung einer Funktion durch eine andere. a) Hemmung des Zustroms an Assoziationen ins Bewusstsein durch krankhafte Verlangsamung des Denkablaufs. b) Hemmung der Tätigkeit von Neuronengruppen durch die Erregung anderer, funktionell übergeordneter Neuronengruppen. 3. Bei Nietzsche Bez. für ein der Veränderung entgegengesetztes Phänomen. 4. Subjektives Erleben der ►Gehemmtheit. 5. Neurotische Hemmung als Folge der ►Gehemmtheit. Kommt zum Ausdruck in Schüchternheit, übergroßer Zurückhaltung, mangelhafter Fähigkeit zur Abfuhr von Aggressionen u. a. Dadurch wird das bewusste Ich ohne den psychischen Aufwand, der zum Hervorbringen von Symptomen nötig wäre, gegen unbewusste Ängste und Schuldgefühle geschützt.
e: inhibition, retardation. *fr:* inhibition

Hemmung, Ranschburg'sche *(f).* ►Ranschburg'sche Hemmung.

Hemmungsgymnastik *(f)* Heilgymnastik zur Lockerung psychischer Hemmungen.
e: inhibitory gymnastics. *fr:* gymnastique de d'inhibition

Hemmungshomosexualität *(f)* Homosexualität bei abnormen und neurotischen Persönlichkeiten und anderen psychisch Gestörten mit Kontaktstörungen (Hemmungen). Der gleichgeschlechtliche Partner ist leichter zugänglich und wird nur daher bevorzugt. Vgl. Homosexualität, Neigungshomosexualität, Entwicklungshomosexualität.

Hepato-zerebrales Syndrom *(n).* Von Fredrichs (1877) und Lanceraux (1899) beschriebenes Krankheitsbild mit psychischen Störungen bei Leberzirrhose. Die Symptomatik tritt mehr anfallsweise auf, wenn durch Abbaustörungen in der Leber toxische N-haltige Substanzen vermehrt im Blut zirkulieren. Dies ist besonders bei stärkerer Eiweißzufuhr mit der Nahrung der Fall. Symptome: Benommenheit, Reizbarkeit, infantiles Verhalten. Hypotonie der Muskulatur. Eigentümlicher Tremor (►»Flapping Tremor«). Lebhafte Muskelreflexe. Zentrale Skotome. EEG-Veränderungen. Erhöhter Ammoniakgehalt im Blut, Hypokaliämie, Hyponatriämie, Hypoglykämie. Die Symptome pflegen bei drastischer Reduzierung der Eiweißzufuhr wieder zu schwinden.
e: neuropsychiatric syndrome of hepatic cirrhosis, hepatocerebral syndrome, portal systemic encephalopathic syndrome. *fr:* encéphalopathie porto-cave alcoolique

Heraismus *(m).* 1. Nach Hera, der Gattin des Zeus und dem Symbol ehelicher Treue: uneingeschränkte eheliche Treue der Frau. Führt nach Ansicht einiger Psychiater dann zu Konflikten, wenn es dem Ehemann nicht gelingt, ständig zugleich die doppelte Rolle des Liebhabers und des Ehegatten zu übernehmen. 2. Ehelicher Zustand, bei dem die Frau besonders in den sexuellen Beziehungen die Führung innehat.
e: heraisme. *fr:* héreïsme, attitude junonienne

Heranwachsender *(m).* I. S. des Jugendgerichtsgesetzes junger Mann oder Frau im Alter von 18–21 Jahren.

Herdanfall *(m).* Syn. für ►Anfall, fokaler.

Herdentrieb *(m).* Instinktives Verhalten erwachsener Menschen, durch das sie sich zu Gruppen zusammenschließen. Nach psychoanalytischen Theorien beruht dies auf einem Identifizierungsvorgang.
e: herd instinct.
Syn.: Gesellschaftstrieb. *fr:* instinct de socialisation, grégarisme

Herdepilepsie *(f)* Syn. für ►Jackson-Epilepsie.

Hermaphrodit, psychischer *(m).* Psychischer Zwitter. Im körperlichen Geschlecht eindeutiger, jedoch in seinem Geschlechtsbewusstsein zwiespältig bleibender Mensch, dem die Zugehörigkeit zu einem bestimmten Geschlecht nicht selbstverständlich ist. Vgl. ►Eonismus, ►Transsexualismus.

Heroinismus *(m).* Syn. für ►Heroinsucht.

Heroinismus, krankhafter *(m).* Syn. für ►Heroinsucht.

Heroinomanie *(f)* Syn. für ►Heroinsucht.

Heroinsucht *(f)* Suchtstoffabhängigkeit von dem halbsynthetischen Morphinabkömmling Heroin

(Diacetylmorphin). Ist eine der häufigsten und gilt als gefährlichste aller Suchten. Nach anfänglicher Euphorie mit erhöhtem Selbstbewusstsein, enthemmter Aggressivität, orgasmusartigen sexuellen Empfindungen wird das Mittel bei reizbar-mürrischer Stimmung nur noch genommen, um die quälenden Entziehungserscheinungen zu vermeiden. Das ▸Opiat wird normalerweise in die Vene gespritzt, kann aber auch geraucht und geschnupft werden. – Historisch: Wurde wegen einer zunehmenden Anzahl von Opiumsüchtigen von einem Pharmahersteller 1898 als nicht süchtig machendes Hustenmitteln frei verkäuflich in den Handel gebracht. Die suchtmachende Wirkung wurde bald erkannt.
e: heroinism. *fr:* heroïnomanie

Herpesenzephalitis *(f)* Gehirnentzündung durch das Herpes-simplex-Virus. Akuter Beginn mit Benommenheit, ganz ungewöhnlichen Verhaltensweisen, Geruchsstörungen, Geruchs- und Geschmackshalluzinationen, evtl. lebhaften optischen Halluzinationen, ausgeprägten Gedächtnisstörungen, die in einem Gegensatz zu den zunächst noch guten intellektuellen Leistungen stehen, schließlich ▸Koma. Die Krankheit ist schwer und hat eine hohe Sterblichkeit. Nach Abklingen können leichte oder schwere Beeinträchtigungen aller geistigen Leistungen zurückbleiben.
e: Herpes Simplex Encephalitis.

Herostratismus *(m)*. Nach Herostratos, der 350 v. Chr. den Dianentempel in Ephesus anzündete, um sein Andenken zu verewigen. Von Valette geprägte Bez. für die besondere Neigung mancher Menschen, Unheil zu stiften, um daraus ihr Geltungsbedürfnis zu befriedigen.
e: herostratism. *fr:* érostratisme

Herzangst *(f)* 1. Bei Herzkranken (häufig) auftretende Angstzustände. 2. Seelisch bedingte, in die Herzgegend lokalisierte Angstgefühle, hinter denen sich oft Sinnverlust des persönlichen Lebens und Todesangst verbergen. ICD (F41.0). ▸Herzangstsyndrom.

Herzangstdepression *(f)* (R. Michaelis, 1970). Ernsthafte Depression, bei welcher ein ▸Herzangstsyndrom ganz im Vordergrund der Beschwerden steht.

Herzangstneurose *(f)* Neurotisches Bild, bei dem ein ▸Herzangstsyndrom ganz im Vordergrund steht. – Begrifflich wird nicht immer klar unterschieden zwischen einer Neurose als umfassender Störung und dem Symptom Herzangst.
Syn.: somatoforme autonome Funktionsstörung des kardiovaskulären Systems (ICD-10 F45.3).

Herzangstsyndrom *(n)*. Klinisches Syndrom einer anfallsweise auftretenden Herzangst. Urplötzlich, oft inmitten einer Beschäftigung oder im Schlaf tritt eine elementare Angst meist als Todesangst auf. Der Betreffende verspürt Schmerzen in der Herzgegend, die von körperlicher Belastung unabhängig sind, und meint, Herzstillstand, Herzinfarkt und damit der Herztod trete ein. Oft gibt es gleichzeitig eine Reihe weiterer Erscheinungen: 1. Schwindelgefühl (Schwanken, Unsicherheit, Umfallneigung); 2. Herzklopfen (teilweise sichtbar als hebender Spitzenstoß); 3. innere Unruhe und inneres Flattern; 4. Übelkeit; 5. Beklemmungsgefühl (Oppressionen, Panzer- oder Ringgefühl über der Brust oder dem Herzen); 6. Luftnot, Atemnot, Erstickungsgegefühl; 7. allgemeine Schwäche (schwere Glieder, bleierne Glieder); 8. Missempfindungen (Kribbeln, Prickeln, Ameisenlaufen, pelziges Gefühl, Eingeschlafensein, Taubheitsgefühl, Gefühl des Abgestorbenseins der Extremitäten); 9. aufsteigendes Hitzegefühl; 10. Kopfschmerzen, Kopfdruck; 11. Verschwommensehen, Flimmern vor den Augen; 12. Druckgefühl, Schmerzen und Angstgefühle im Leib; 13. ▸Depersonalisation; 14. inneres Kältegefühl (vor allem in den Extremitäten); 15. Ohrensausen; 16. Hörstörungen (Geräusche kommen wie aus weiter Ferne); 17. Herzschlagbeschleunigung (Herzjagen, Herzflattern); 18. Zittern und Schütteln der Extremitäten; 19. Verkrampfung von Händen und Füßen; 20. Schweißausbrüche; 21. Unruhe (Zwang zum Gehen, Sprechen, Händereiben); 22. Harnflut (meist nach dem Anfall); 23. Atemrhythmusstörungen (rasches Atmen, vertiefte Atmung, Seufzeratmung); 25. Blutdruckerhöhung; 26. Erregungszustand (Schreien, Toben, Weinen); 27. Gesichtsblässe oder -rötung; 28. Erbrechen; 29. Pupillenerweiterung; 30. Durchfall; 31. Trockenheit im Mund. – Die gleichen Erscheinungen können in verminderter Ausprägung auch im anfallsfreien Intervall auftreten. Ursachen: Verursachung meistens durch aktuelle seelische Konflikte, z. B. Aggressionsgefühle, Ambivalenzkonflikte, drohendes Auseinanderfallen einer ängstlich gehaltenen Partnerschaft (Herzangstneurose). Seltener Teilerscheinung einer Depression (Herzangstdepression). Sehr selten einziges Symptom einer psychomotorischen Epilepsie (s. d.). – Geschichte: Das Zustandsbild war bereits in den mittelalterlichen Klöstern bekannt. Seit Mitte des 19. Jh. gibt es viele Beschreibungen von internistischer und psychiatrischer Seite. Je nach dem theoretischen Konzept sind immer wieder neue Bez. geprägt worden.
e: neurocirculatory asthenia (NCA), cardiac phobia, cardiac neurosis, soldier's heart.
Syn.: Effort-Syndrom, Da-Costa-Syndrom, Herzphobie, Angstneurose, neurozirkulatorische Asthenie, sympathikovasale Anfälle, Angina pectoris vasomotorica, Herzhypochondrie, Kardiophobie, Panikstörung (ICD-10 F41.0), somatoforme autonome Funktionsstörung des kardiovaskulären Systems (ICD-10 F45.3). *fr:* précordialgie

Herzhypochondrie *(f)* Von W. Bräutigam (1964) gebr. Syn. für ▸Herzangstsyndrom.

Herzphobie *(f)* Von C. Kulenkampff und A. Bauer (1960) geprägtes, häufig gebrauchtes Syn. für ►Herzangstsyndrom.

Herztodhypochondrie *(f)* Syn. für ►Herzangstsyndrom.

Herztodphobie *(f)* Syn. für ►Herzangstsyndrom.

Heterolalie *(f)* Ersetzen eines (nicht gegenwärtigen) Wortes durch ein anderes (nicht gemeintes) bei Aphasie.
e: heterolalia.
Syn.: Heterophasie. *fr:* hétérolalie

heteronome Symptome *(n, pl).* (K. Kleist). Psychische Krankheitssymptome, die im Gegensatz zu den ►»homonomen Symptomen« von den Erscheinungen des gesunden Seelenlebens grundsätzlich verschieden sind. Z. B. sind die Phänomene des Gedankenentzugs bei Schizophrenen mit keinen normalen seelischen Erscheinungen vergleichbar. ►»intermediäre Bilder«. Kleist zählt ferner auf: Bewusstlosigkeit, Dämmerzustand, Delir, Demenz, Begriffs- und Sprachverfall, affektive Verödung.

Heterophasie *(f)* Syn. für ►Heterolalie.
e: heterophasia. *fr:* hétérophasie

Heterophemie *(f)* Syn. für ►Heterolalie.
e: heterophemia. *fr:* hétérophémie

Heterophrasie *(f)* Syn. für ►Paraphrasie.

Heterosexualität *(f)* Auf das andere Geschlecht gerichtete sexuelle Wünsche. Der Begriff umfasst alle (normalen und abnormen) Verhaltensweisen der gegengeschlechtlichen Sexualität und wird hauptsächlich als Gegenbegriff zur Homosexualität gebraucht.
e: heterosexuality. *fr:* hétérosexualité

Hetero-Stereotyp *(n).* Vorstellung, die jemand von den Eigenschaften einer Gruppe hat, zu der er sich selbst nicht rechnet. Bedeutet meist eine karikaturhafte Vereinfachung wirklich vorhandener Eigenschaften. Beispiel: »Die Franzosen sind galant.«

Heterosuggestion *(f)* Von außen durch jemand anderes bewirkte Suggestion. Gegensatz: Autosuggestion.
e: heterosuggestion.
Syn.: Fremdsuggestion. *fr:* hétérosuggestion

Heyer, Gustav Heinrich geb. 29.4.1890 Kreuznach a. d. Nahe, gest. 19.12.1967 Nußdorf a. Inn. Psychotherapeut. Nach Medizinstudium in München und Heidelberg ab 1924 Psychotherapeut in München, ab 1945 in Nußdorf. Werke: »Seelenführung, Möglichkeiten – Wege – Grenzen«, 1929; »Praktische Seelenheilkunde«, 1935; »Der Organismus der Seele«, 1951; »Menschen in Not«, 1951; »Aus meiner Werkstatt«, 1966.

Hieromanie *(f)* Obsol. Bez. für religiösen Wahn.
e: hieromania. *fr:* hiéromanie

Hierophobie *(f)* Krankhafte Angst vor religiösen oder geweihten Gegenständen.
e: hierophobia. *fr:* hiérophobie

high Hoch. Im Drogenjargon: die euphorische Hochstimmung nach Drogeneinnahme.

Hilfsschule *(f)* Seit dem Beginn des 20. Jahrhunderts gebräuchlicher Schultyp, in dem solche intelligenzschwache, verhaltensgestörte und behinderte Kinder unterrichtet werden, die in einem normalen Volksschulunterricht nicht gefördert werden können. Die Bez. ist nicht mehr üblich.
e: school for backward children. *fr:* école de perfectionnement

Hikikomori *(n).* (Saito Tamaki, 1998). Japanisch. Wörtlich: dauerhafter Rückzug. Allgemein: Menschen, die sich nach dem Übergang von der Jugend in das Erwachsenenalter weigern, ihr Leben in der Gesellschaft selbst aktiv zu gestalten. – Beginn eventuell schon mit Schulschwänzen. Es folgen mangelhafte, fehlende oder erfolglose Ausbildung. Zunehmende Examensängste. Am Ende fehlt ein Beruf oder ein erlernter Beruf wird nicht ausgeübt. Es kommt zum Rückzug aus der kommunikativen Gesellschaft in eine selbst gewählte Einsamkeit, selbst innerhalb einer Familie. Der Tag wird oft schlafend verbracht. Nachts können Aktivitäten in Form von Computerspielen, Surfen im Internet und Fernsehen vorhanden sein. – Wenn Eltern das Phänomen früh erkennen und die Möglichkeit besteht, wird oft ein Ausweg durch strengere Privatschulen gesucht. In anderen Fällen sind die Eltern bereit, ihre Kinder lebenslang zu versorgen. Therapie: Psychiatrische Hilfe wird meist erst spät unter der Annahme einer Psychose gesucht. Soweit Betroffene überhaupt bereit sind, können langwierige Aufenthalte und psychotherapeutische Hilfen manchmal erfolgreich sein. – Historisch: Weil es in Japan als Massenphänomen auftrat, ist der Begriff japanisch. Gleichartige Beispiele sind in der europäischen Literatur seit dem 18. Jh. oft beschrieben worden, manchmal unter der Diagnose ►Schizophrenia simplex.
e: hikikomori.

Hintergrunddepression *(f)* Nicht ganz korrektes Syn. für ►Hintergrundreaktion, depressive.

Hintergrundreaktion, depressive *(f)* (K. Schneider). »Vermehrte und gesteigerte depressive Reagibilität (meist reizbarer und missmutiger Farbe) vor dem Hintergrund, auf dem Boden anderer Erlebnisse. – Die Ursache kann eine exogene, endogene oder psychogene sein.« Als exogene Ursachen werden traumatische und infektiöse Erkrankungen genannt, als endogene Schädigung Beschwerden bei Migräne, Menstruation, vitale Depression. Psychogener Hintergrund bedeutet, dass ein unangenehmes Erlebnis, das evtl. selbst völlig abgeklungen ist, den Hintergrund für ein verstärktes depressives Reagieren bilden kann.
Syn.: Hintergrundverstimmung. *fr:* réaction dépressive de sous-fond affectif.

Hintergrundverstimmung *(f)* Syn. für ►Hintergrundreaktion, depressive.

Hippanthropie *(f)* Wahnhafte Überzeugung, in ein Pferd verwandelt zu sein.
e: hippanthropy. *fr:* hippanthropie

Hippophilie *(f)* Sexuell getönte Neigung und Beziehung zu Pferden. Als Theaterstück gestaltet in »Equus« von Peter Shaffer (1972).
e: hippophilia.

Hirnarteriosklerose *(f)* Eigentlich nur Bez. für Atherosklerose der Hirnarterien. Gemeint sind jedoch gewöhnlich die hierbei auftretenden psychischen Veränderungen, die nicht genau von normalen Alterserscheinungen getrennt werden. Bestehen in einer »karikaturhaften« Vergröberung und Zuspitzung angestammter Wesenszüge (z. B. Geiz bei primär Sparsamen), nörgelig-depressiver Stimmungslage, Reizbarkeit, Verflachung der emotionellen Erregbarkeit bei gleichzeitiger Enthemmung der Gefühlsentäußerung (►Affektinkontinenz), Gedächtnisstörungen, besonders für Namen und Begriffe, abnehmender Aufgeschlossenheit für alles Neue. Gewöhnlich einhergehend mit subjektiven Beschwerden wie Kopfschmerz (»dumpfer Druck«), Ohrensausen (►Tinnitus), rascher Ermüdbarkeit, Konzentrationsschwäche, Schlafstörungen, mangelnder Schlaftiefe, frühem Erwachen. – Bei weiterem Fortschreiten kann es durch Verengung und Verschluss von Hirnarterien zum Ausfall der Tätigkeit ganzer Hirnbereiche kommen.
e: cerebral arteriosclerosis.
Syn.: Zerebralsklerose, Zerebralarteriensklerose, zerebrale Gefäßsklerose, zerebrovaskuläre Sklerose. *fr:* artériosclérose cérébrale

Hirndysfunktion, minimale *(f)* Psychische Folgen von Hirnverletzungen bei Kindern. Die genaueren Beschreibungen sind identisch mit der ►Aufmerksamkeits-/Hyperaktivitätsstörung.
e: minimal brain dysfunction.

Hirnkontusion *(f)* Syn. für ►Contusio cerebri.

Hirnleistungsschwäche *(f)* Durch diffuse Hirnschädigung hervorgerufene Minderung intellektueller Leistungen. Wird in erster Linie als Intelligenzeinbuße im ►Hamburg-Wechsler-Intelligenztest für Erwachsene festgestellt (►Abbauquotient). Gewöhnlich bestehen außerdem Merkschwäche, ►Kritikschwäche, mangelhafte Fähigkeit zum geistigen Überblick, Nachlassen an Einfallsreichtum, Sprachverarmung, Nachlassen schöpferischer Produktivität, Einengung des Denkfeldes, Herabsetzung der Auffassung. Eine Entdifferenzierung im intellektuellen Bereich hat Auswirkungen auf die Persönlichkeit und ist häufig Teilerscheinung einer organischen Wesensänderung (s. d.). Vorkommen nach Hirntraumen, bei Hirnentzündung, Vergiftungen mit Alkohol, Medikamenten, Kohlenmonoxid, Blei, Lösungsmitteln, Stoffwechselstörungen, degenerativen Erkrankungen des Gehirns, Lues u. a. Vgl. Persönlichkeitsveränderung, (post-) traumatische.
e: impaired cerebral function, cerebral dysfunction syndrome.
Syn.: Persönlichkeitsabbau. *fr:* diminution des fonctions cérébrales

Hirnleistungsschwäche, posttraumatische *(f)* (M. Reichardt, 1923). Häufig gebr. Syn. für ►postkommotionelles Syndrom.

hirnlokales Psychosyndrom *(n).* ►Psychosyndrom, hirnlokales.

Hirnmanteldemenz *(f)* (G. Stertz, 1933). Verlust an kognitiven Fähigkeiten durch Läsion im Bereich des Hirnmantels. Die Bez. wird lediglich als Gegensatz zu ►Zwischenhirndemenz gebraucht.

hirnorganisches alkoholisches Psychosyndrom *(n).* ►Psychosyndrom, alkoholisches hirnorganisches.

hirnorganisches Psychosyndrom *(n).* Syn. für ►Psychosyndrom, organisches.

Hirnprellung *(f)* Syn. für ►Contusio cerebri.

Hirnquetschung *(f)* Syn. für ►Contusio cerebri.

Hirnschaden, minimaler *(m).* Psychische Folgen von Hirnverletzungen bei Kindern. Die genaueren Beschreibungen sind identisch mit der ►Aufmerksamkeits-/Hyperaktivitätsstörung.
e: minimal brain damage.

Hirnschädigung *(f)* Syn. für ►Hirnverletzung.
e: brain damage. *fr:* lésion cérébrale

Hirnschädigung, frühkindliche *(f)* Folgen von Krankheiten und Verletzungen, die zwischen dem 6. Schwangerschaftsmonat und dem Ende des 1. Lebensjahres auf das kindliche Gehirn eingewirkt haben. Bei schwerer Schädigung gibt es überwiegend motorische Folgen (zerebrale Kinderlähmung, infantile Zerebrallähmung) oder Intelligenzstörungen (Schwachsinn). Bei leichter Schädigung kommt es zu einem frühkindlichen exogenen Psychosyndrom (s. d.).
e: infantile cerebral palsy. *fr:* lésion cérébrale de la première enfance

Hirnschlaf *(m).* Ältere Bez. für ►Schlaf, synchronisierter. Die Bez. wurde gebraucht, weil in diesem Schlafstadium Sinnesreize vom Gehirn zwar aufgenommen, aber nicht verarbeitet werden. Der Muskeltonus bleibt noch erhalten, die Bewegungen sind aber relativ grob. Der Hirnschlaf wird einem Körperschlaf (►Schlaf, desynchronisierter) gegenübergestellt.
Syn.: Tiefschlaf.

Hirnschwäche, posttraumatische *(f).* ►postkommotionelles Syndrom.

Hirnsklerose *(f).* ►Hirnarteriosklerose.

Hirnstammanfall, tonischer *(m).* Nicht-epileptische Anfallsform. Plötzlich auftretende tonische Anspannung der Muskeln einer Körperseite, ausnahms-

weise beider Seiten. Am Arm sind stärker die Beuger, am Bein stärker die Strecker betroffen. Selten auch krampfhafte Verzerrung der Gesichtsmuskulatur. Erhebliche halbseitige Schmerzen gehen oft dem Anfall voraus und begleiten ihn. Die Anfälle können evtl. durch plötzliche Bewegungen, Lagewechsel, Druck auf bestimmte Körperstellen, Angst und Geräusche ausgelöst werden. Dauer: wenige Sekunden bis Minuten. Das EEG ist entweder normal oder unspezifisch verändert; Epilepsiepotenziale fehlen in der Regel. Ursachen: multiple Sklerose, Durchblutungsstörungen (vaskuläre Herde), Tumoren. Therapie: Hydantoinpräparate oder andere Antiepileptika. Ungeachtet der Ursache wird auch von Striatumepilepsie (A. Wimmer, 1925), extrapyramidaler Epilepsie (W. Sterling, 1924) oder subkortikaler Epilepsie (W.G. Spiller, 1927) gesprochen.
e: tonic fit.
Syn.: tonischer Anfall.

Hirnstimulation, konvulsive: *(f)* Syn. für ►Elektrokonvulsionsbehandlung.

Hirntrauma *(n)*. Syn. für ►Hirnverletzung.

Hirntraumafolgen, akute *(f)*. ►postkommotionelles Syndrom.

Hirnverletzung *(f)* Sammelbez. für Schädigungen des Gehirns durch direkte oder indirekte Gewalteinwirkung, z.B. Hitze, Verkehrsunfall, Schußverletzung, Kriegsverletzung, elektrischer Strom, Blutungen aus einem der Blutgefäße in der Schädelkapsel. Nach Abklingen der akuten Erscheinungen können weiter neurologische und psychische Folgen bestehen bleiben. ►Commotio cerebri, ►postkommotionelles Syndrom, ►Contusio cerebri, ►Kontusionspsychose, ►Hirnleistungsschwäche, ►Persönlichkeitsveränderung, posttraumatische, ►Dementia traumatica.
e: brain injury.

Hirschfeld, Magnus geb. 14.5.1868 Kolberg (Pommern), gest. 14.5.1935 Nizza. Arzt und Sexologe in Magdeburg, Berlin, Paris und Nizza. Pionier von Humanisierung und Toleranz gegenüber der Psychosexualität bei Ärzten und Allgemeinbevölkerung. Begründer und Präsident einer Organisation, welche sich um Homosexuelle und andere sexuelle Abweichler bemühte: »Wissenschaftlich-humanitäres Komitee« (1897). Gründete 1919 in Berlin das erste »Institut für Sexualforschung« in der Welt. Mitbegründer (mit August Forel und Havelock Ellis) der »World League for Sexual Reform«, 1928. Mitgründer der »Zeitschrift für Sexualwissenschaft« (mit H. Rohleder und F.S. Krauß) (ab 1908). Herausgeber der »Jahrbücher für sexuelle Zwischenstufen« (1899–1933). Ab 1933 Exil in Paris und Nizza. Sein Berliner Werk wurde von den Nazis zerstört. – Lehrte, dass alle sexuellen Anomalien Folge von Störungen der Entwicklung sind. Wandte psychoanalytische Theorien auf sexuelle Deviationen an. – Werke: »Sappho und Sokrates«, 1886; »Die Transvestiten«, 1910; »Naturgesetze der Liebe«, 1912; »Geschlechtsumwandlungen (Irrtümer in der Geschlechtsbestimmung)«, Berlin 1914; »Sexualpathologie« (3 Bde.), 1916–1920; »Sexualität und Kriminalität. Verbrechen sexuellen Ursprungs«, 1924; »Die Weltreise eines Sexualforschers«, 1933; »Geschlechtsverirrungen«, Konstanz a.B. o.J. (aus dem Nachlass); – Biographie von Ch. Wolf, London 1986.

Histaminkopfschmerz *(m)*. Syn. für ►Cluster-Kopfschmerz.

Histaminschock *(m)*. (Gildea, 1935). Subkutane Injektion von Histamin. Durch Erweiterung der Kapillaren und Blutdrucksenkung wird ein schockartiger Zustand erzielt, der zur Therapie von Psychoneurosen benutzt wird. Die Methode hat nur wenige Anhänger. *fr:* choc histaminique.

Histopsyche *(f)* Psychologische Funktionen von Zellgewebe bzw. Protoplasma, durch welche die Veränderungen des Protoplasmas gelenkt werden.

Histopsychologie *(f)* Untersuchung der Beziehungen zwischen Zellstrukturen und psychischen Funktionen.
e: histopsychology. *fr:* histopsychologie

Histrionische Persönlichkeitsstörung ►Persönlichkeitsstörung, Histrionische.

Histrionismus *(m)*. Neigung zu dramatischen, aufsehenerregenden Handlungen bei Hysterie. Von lat. »histrio» (der Schauspieler) und »histrionalis« (schauspielerisch).
e: histrionism, histrionicism. *fr:* histrionisme

Hitschmann, Eduard geb. 28.7.1871 Wien; gest. 31.7.1957 Bass Rocks, Mass., USA. Internist und Psychoanalytiker. Nach Medizinstudium in Wien und Promotion (1895) 8 Jahre Arzt in Wiener Krankenhäusern. Ab 1905 Mitglied der ►Mittwochgesellschaft und allgemeinärztliche Privatpraxis. Gründete und leitete das psychoanalytische Ambulatorium Wiens (1922–1938). 1938 Emigration nach England, 1940 USA. Veröffentlichte 1911 »Freud's Neurosenlehre«, die erste Zusammenfassung psychoanalytischer Theorien. Schrieb über »Die Heilbarkeit der weiblichen Geschlechtskälte« (1927). Veröffentlichte eine Reihe von psychoanalytischen Pathographien: Nietzsche (1912), Schopenhauer (1913), Gottfried Keller (1915), Knut Hamsun (1928), Johannes Brahms (1933), Selma Lagerlöff (1939), Samuel Johnson (1945).

Hochdruckenzephalopathie *(f)* Subjektive Beschwerden und psychische Veränderungen bei Bluthochdruck. Bei plötzlichem Auftreten kommt es zu starken Kopfschmerzen, Übelkeit, Erbrechen, psychomotorischer Unruhe, Verwirrtheit und nicht selten epileptischen Anfällen. Bei langsamer Entwicklung kommt es eher zu ►Dementia lacunaris. Plötzliche Verschlechterungen, Stillstände und langsame Weiterentwicklung wechseln häufig miteinander ab. – Vorkommen: essenzielle Hypertonie, erhöhter

Blutdruck durch Nierenkrankheiten, Phäochromozytom, Cushing'sche Krankheit, Eklampsie, Ursachen: ►Status lacunaris.
e: hypertensive encephalopathy. *fr:* encéphalopathie hypertensive

Hoche, Alfred Erich geb. 1.8.1865 Wildenhain (Merseburg), gest. 16.5.1943 Baden-Baden. Psychiater und Neurologe in Straßburg und Freiburg. Schüler Fürstners in Heidelberg und Straßburg. Zuerst anatomische Arbeiten (»Hoche'sches Bündel«). Bekannt als spöttischer Kritiker Freuds und Kraepelins. Schrieb mit dem Juristen Binding 1920 eine Broschüre »Die Freigabe der Vernichtung lebensunwerten Lebens, ihr Maß und ihre Form«. Wurde damit zum geistigen Vater der Massenermordung von psychisch Kranken durch die Nationalsozialisten. – Unter dem Pseudonym Alfred Erich Dichter und Schriftsteller. Sonette »Deutsche Nacht« (1920); Gedichtsammlung »Der Tod des Gottlosen«; Erzählung »Christus der Jüngling«; Gedichte »Narrenspiel« und »Einer Liebe Weg«; »Tagebuch eines Gefangenen« (1938). Die unter vollem Namen veröffentlichten Erinnerungsbücher »Jahresringe« (1934) und »Aus der Werkstatt« (1935) wurden Bestseller ihrer Zeit.

Hochstimmung *(f)* Syn. für ►Euphorie.

Höhenangst *(f)* Syn. für ►Bathophobie.

Höhenfurcht *(f)* Syn. für ►Bathophobie.

Höhenkoller *(m)*. Gesamtheit der sich bei raschem Aufstieg in großer Höhe einstellenden psychischen Veränderungen; vor allem Euphorie, Leichtsinn, Überschätzung der eigenen Fähigkeiten, Fehlbeurteilung der Situation, aber auch Reizbarkeit.

Höhenschwindel *(m)*. Syn. für ►Bathophobie.

Höhepunkt, sexueller *(m)*. Syn. für ►Orgasmus.

Holmes-Rahe-Skala *(f)* Vom Psychiater Thomas Holmes und Psychologen Richard Rahe Anfang der 50er-Jahre entwickelte Testskala, welche 43 ►Life Events erfasst und als Stressfaktoren gewichtet. Hierzu zählen: Tod eines Ehepartners (100 Stresspunkte), Scheidung (73), Trennung (86), Verhaftung (63), Tod eines nahen Familienangehörigen (63), Eheschließung (50), Schwangerschaft (40), Hauskauf (31), Weihnachtsfest (12). Personen mit mehr als 300 Stresspunkten innerhalb von 2 Jahren leiden mit 70 % Wahrscheinlichkeit an Magengeschwüren, psychischen Krankheiten, Knochenbruch u. Ä. Bei 200 Stresspunkten sinkt die Wahrscheinlichkeit auf 37 %.
e: Holmes Rahe scale.

Hörigkeit *(f)* Gefühlsmäßige Bindung an einen anderen Menschen in dem Maße, dass die persönliche Freiheit und menschliche Würde aufgegeben werden, sodass der Wille des herrschenden Teils auch dann über den unterworfenen Teil gebietet, wenn die Schranken von Sitte und Recht missachtet werden. Evtl. kann dadurch ►Geschäftsunfähigkeit und ►Prozessunfähigkeit bestehen.
e: compliance, to be in thrall to (oder with) someone (oder something).

Hörigkeit, geschlechtliche *(f)* (R. v. Krafft-Ebing, 1892). Ungewöhnlich hoher Grad von Abhängigkeit einer Person gegenüber einem Menschen, mit dem sie im Sexualverkehr steht. Als Motiv des unterworfenen Teils wird der Wunsch gesehen, den anderen stets liebenswürdig und zum geschlechtlichen Verkehr geneigt zu sehen. Das Motiv des unterwerfenden Teils ist die Möglichkeit des freien Spielraums für den eigenen Egoismus. Männliche Hörigkeit (z. B. bei Pantoffelhelden) ist seltener; literarisch dargestellt in »Manon Lescault« von Prevost. Weibliche Hörigkeit war besonders im bürgerlichen Zeitalter häufig; literarische Darstellung in Kleists »Kätchen von Heilbronn«.
e: emotional surrender.

Hoff, Hans geb. 11.12.1897 Wien, gest. 23.8.1969 Wien. Psychiater in Wien. Schüler von Wagner-Jauregg. Arbeiten mit P. ►Schilder und O. ►Pötzl. 1938 Emigration nach Bagdad; dort Gründung einer psychiatrisch-neurologischen Klinik. 1942 in die USA. 1949 Rückkehr nach Wien; dort ab 1950 Direktor der neurologisch-psychiatrischen Universitätsklinik. Arbeiten zur Neurosenlehre und Psychohygiene: »Die Zeit und ihre Neurose« (1956); »Lehrbuch der Psychiatrie« (1956).

Hoffmann, Heinrich geb. 13.6.1890 in Frankfurt a. M., gest. 20.9.1894 in Frankfurt a. M. Psychiater in Frankfurt a. M. 1851–1888 Direktor der Städtischen Nervenheilanstalt in Frankfurt (Anstalt für Irre und Epileptische). Gilt als Begründer der ►Kinderpsychiatrie. Verfasser zahlreicher Schriften, u. a. des »Struwwelpeter«, den er mit eigenen Zeichnungen versah.

Hog Straßenname für ►Phencyclidin.

Holergasie *(f)* Psychische Krankheit, die sozusagen den ganzen Menschen ergreift; z. B. Schizophrenie, Depression.
e: holergasia. *fr:* holergasie

Holismus *(m)*. (J. C. Smuts, 1926). Ganzheitslehre, die ähnlich wie die Gestalttheorie davon ausgeht, dass das Ganze mehr ist als die Summe seiner Teile, dass der Mensch mehr ist als eine Summe von physiologischen, psychologischen und sozialen Funktionen. Die einzelnen Erkenntnissysteme lassen sich aus dem Ganzen nur durch gewaltsame Abstraktion lösen.
e: holism. *fr:* théorie holistique

Holodysphrenie *(f)* (J. H. de Barahona Fernandes, 1957). Der Schizophrenie in gewisser Hinsicht ähnliche Psychose. Geht einher mit einer »Desintegrierung des Geistes, jedoch ohne Zerstörung (Dissoziierung) der Persönlichkeit. Verläuft in verschiedenen Episoden mit völliger Wiederherstellung der Gesundheit am Ende«.

H

Holopsychose *(f)* Sammelbez. für Denken von Massen, die unter dem Eindruck von Emotionen stehen.
e: holopsychosis. *fr:* holopsychose

Homén-Syndrom *(n).* (E. A. Homén). Zunehmende ►Demenz bei Schädigung des Linsenkerns. Die Krankheit beginnt mit Gedächtnisstörungen, unartikulierter Sprache, schwankendem Gang, zunehmender Muskelversteifung und endet in tiefer Verblödung.

Homilopathie *(f)* Von Kraepelin (1909) geprägte, jetzt obsolete Sammelbez. für eine Gruppe von psychogenen Krankheitsbildern, die sich im Umgang oder in der Auseinandersetzung mit anderen Menschen entwickeln. Hierzu rechnen nach Kraepelin induziertes Irresein, Verfolgungswahn, Haftpsychosen und Querulantenwahn.
Syn.: Verkehrspsychosen (Kraepelin).

Homilophobia *(f)* Angst davor, öffentlich das Wort zu ergreifen. Auch Befürchtung, andere könnten an der eigenen äußerlichen Erscheinung etwas Außergewöhnliches oder Verkehrtes entdecken.
e: homilophobia. *fr:* homilophobie

Homisuizid *(f)* Mord (Homizid), an den sich unmittelbar ein ►Suizid anschließt. Ein bekannter Fall der deutschen Politik 1992: Der ehemalige Panzergeneral und Politiker Gert Bastian erschoss zuerst seine Lebensgefährtin, die Politikerin Petra Kelly, und dann sich selbst. Vgl. Mitnahmeselbstmord.
e: homisuicide.

Homizidologie *(f)* Wissenschaftliche Disziplin, die sich mit den sozialen und psychischen Bedingungen beschäftigt, die mit Tötungsdelikten zusammenhängen.
e: homicidology. *fr:* homicidologie

Homizidomanie *(f)* Jede psychische Krankheit, die mit einem Drang des Kranken zum Töten einhergeht; oft verbunden mit Selbsttötungstendenzen. ►Amok.
e: homicidomania, homicidal mania. *fr:* homicidomanie

Homöostase *(f)* 1. (W. B. Cannon, 1929). Selbstregulation eines biologischen Systems in einem dynamischen Gleichgewicht zum Ausgleich von Umweltveränderungen. 2. In der Psychiatrie bildhaft für Zustand einer seelischen Mittellage, die durch psychische Kräfte aufrechterhalten wird und durch übermäßige Umweltreize zusammenbrechen kann. 3. (Don D. Jackson). Analoge Anwendung in der Familienpsychiatrie. Die psychischen Bedürfnisse der Familienmitglieder halten einander im Gleichgewicht. In Familien mit einem psychisch Kranken ist das Symptom des Kranken u. U. notwendig, um das Familiengleichgewicht aufrechtzuerhalten.
e: homeostasis. *fr:* homéostase

Homoerotik *(f)* Allgemein für libidinöse (erotische) Wünsche in Bezug auf einen Menschen des gleichen Geschlechts, die oft jedoch gut sublimiert und im Zusammenhang damit gewöhnlich unbewusst sind. Kann sich dann z. B. ausdrücken in besonders kameradschaftlichem Verhalten. Eine homoerotische Durchgangsphase während der Pubertät gilt als normal. Bleibt die vollständige Hinwendung zum anderen Geschlecht dauernd aus, können auch bei heterosexueller Betätigung sexuelle Störungen entstehen (z. B. orgastische Dysfunktion, erektile Dysfunktion).
e: homo-eroticism.
Syn.: Homerotismus. *fr:* homérotisme

homoerotisch *(a).* Sich auf Homoerotik beziehend. Gelegentlich auch als Syn. für ►homosexuell gebraucht.

Homoerotizismus *(m).* Syn. für ►Homoerotik.

Homogenitalität *(f)* Gleichgeschlechtliche Sexualkontakte genitaler Art. Der Ausdruck versteht sich als Gegensatz zur Homosexualität (2).

homonome Symptome *(n, pl).* (K. Kleist). Psychische Krankheitssymptome, die sich nur ihrem Grad nach vom Normalen unterscheiden. Z. B. kommt die Hemmung des ernsthaft Depressiven in schwächerer Ausprägung auch bei Gesunden vor. ►»heteronome Symptome«, ►»intermediäre Bilder«.

homophil *(a).* 1. Syn. für homosexuell. 2. Syn. für ►homoerotisch.

Homophilie *(f)* 1. Syn. für ►Homosexualität. 2. Syn. für ►Homoerotik.

Homosexualität *(f)* 1. (Benkert, 1869). Liebesverhältnis zwischen zwei Menschen desselben Geschlechts bei gleichzeitiger Abneigung oder Gleichgültigkeit gegenüber heterosexuellen Kontakten. Häufigste Form abweichenden sexuellen Verhaltens, die bei beiden Geschlechtern vorkommt (s. die folgenden Stichwörter). Vorkommen in zahlreichen Kulturen, jedoch unterschiedliche soziale Bewertungen. Leidensdruck besteht gewöhnlich nicht, häufig sind jedoch depressive Verstimmungen mit erhöhter Selbsttötungsgefahr. In bestimmten Berufen häufiger: Tänzer, künstlerische Berufe der Bekleidungsindustrie, Frisöre, bei Frauen auch leitende Positionen. Körperliche, chromosomale und hormonale Störungen werden gewöhnlich nicht gefunden. Über Ursachen zahlreiche Theorien: prägende Wirkung einer ersten homosexuellen Erfahrung (Verführung), Einfluss eines prägenden Milieus mit positiver Bewertung der Homosexualität (Jugendbewegung), Begehren der Mutter, Kastrationsangst (►Ödipus-Komplex), dominierende Rolle der Mutter in der Familie. 2. Gelegentlich wird Homosexualität unter Abhebung von Homogenitalität als gleichgeschlechtliche Beziehungen sexueller, aber nicht genitaler Art verstanden. ►Homoerotik; ►Homosexualität, latente.

e: homosexuality, sexual inversion.
Syn.: Inversion, sexuelle; Kontrasexualität; Homophilie (1); Gleichgeschlechtlichkeit; Urningtum. *fr:* homosexualité

Homosexualität, latente *(f)* 1. Sexuelle Triebwünsche in Bezug auf Personen des gleichen Geschlechts, die jedoch unbewusst bleiben. 2. Gleichgeschlechtliche sexuelle Wünsche, die zwar bewusst sind, die aber unterdrückt werden und nach außen nicht in Erscheinung treten.
e: latent homosexuality.
Syn.: unbewusste Homosexualität.

Homosexualität, männliche *(f)* Sexuelle Beziehungen zwischen zwei oder mehr Männern. Form der sexuellen Betätigung. Das Vorhandensein einer durch äußere Umstände bedingten sexuellen Betätigung unter Männern (in Gefangenenlagern, Militärdienst usw.) zeigt, dass wahrscheinlich die meisten Männer zu dieser Form der Sexualität fähig sind. Die tatsächliche Häufigkeit wird mit 2–3 % (M. Hirschfeld) und 4 % (A. Kinsey) ausschließlich homosexueller Betätigung angegeben, während gelegentliche Homosexualität von Kinsey bei 37 % der männlichen amerikanischen Bevölkerung festgestellt wurden. Nach Umfragen ist etwa 1 Prozent der Männer homosexuell. – Nach S. Freud sind die wichtigsten psychodynamischen Mechanismen bei der Entwicklung von männlicher Homosexualität: Kastrationsangst, starke ödipale Bindung an die Mutter, Narzissmus, narzisstische Objektwahl sowie Identifikation mit dem rivalisierenden gleichgeschlechtlichen Elternteil und überkompensatorische Liebe zu diesem.
e: male homosexuality, uranism.
Syn.: Uranismus. *fr:* uranisme

Homosexualität, unbewusste *(f)* Syn. für ►Homosexualität, latente.

Homosexualität, weibliche *(f)* Sexuelle Beziehungen zwischen zwei und mehr Frauen. Die Angaben über die Häufigkeit sind noch ungenauer als bei der männlichen Homosexualität. Nach A. Kinsey ist weibliche Homosexualität entgegen einer allgemeinen Überzeugung erheblich seltener als männliche. Außerdem findet seltener ein Partnerwechsel statt, wenn gleichgeschlechtliche Beziehungen aufgenommen wurden. Nach Umfragen sind ca. 2 Prozent der Frauen homosexuell.
e: female homosexuality, sapphic h., lesbian h.
Syn.: Amor lesbiens, lesbische Liebe, Sapphismus, Tribadie. *fr:* lesbianisme, Saphisme

homosexuell *(a)*. Gleichgeschlechtliche Liebe ausübend.
e: homosexual.
Syn.: homoerotisch. *fr:* homosexuel

HOPS Hirnorganisches Psychosyndrom. ►Psychosyndrome, hirnorganische.

Horme *(f)* (C. v. Monakow). Antrieb. Eine schöpferische Triebkraft, die das Leben des Protoplasmas bewirkt und zugleich Urmutter der Instinkte ist. Durchwirkt als übergeordnetes Prinzip alle Lebensvorgänge. Letztlich metaphysisch zu verstehen und dem élan vital Bergsons verwandt.
e: horme. *fr:* hormé

hormische Psychologie *(f)*. ►Hormismus.

Hormismus *(m)*. Psychologische Lehre, nach der Ziele (z. B. Nahrung) nicht wegen eines Lustgewinns, sondern um ihrer selbst willen angestrebt werden. Nach W. McDougall gibt es in Mensch und Tier Strebungen (conations), die für alles Handeln ebenso wie für abstrakte Denkprozesse verantwortlich sind. Die einzelne Handlung kommt durch Integrierung verschiedener Strebungen zustande. Steht im Gegensatz zum Lust-Unlust-Prinzip des ►Hedonismus. Die Richtung nennt sich selbst hormische Psychologie.
e: hormism. *fr:* théorie hormique

hormogen *(a)*. Auf einen Reiz bezüglich, der zu einem ►Appetenz- oder Aversionsverhalten Veranlassung gibt.
e: hormogenous. *fr:* hormogène

Horn, Ernst geb. 24.8.1774 Braunschweig, gest. 27.9.1848 Berlin. Prof. der Medizin in Wittenberg, Erlangen und Berlin. Als Schüler von Reil empfahl er psychische Behandlungsmethoden und Beschäftigungstherapie, aber auch Zwangsmittel. Benutzte ►Drehbett, ►Drehstuhl, ►Zwangssack, ►Ekelkur. Dabei in seinen Anschauungen dem ►Brownianismus verhaftet. In seiner Verteidigungsschrift »Öffentliche Rechenschaft über meine 12jährige Dienstführung als zweiter Arzt des kgl. Charitékrankenhauses in Berlin nebst Erfahrungen über Krankenhäuser und Irrenanstalten« (Berlin, 1818) versuchte er, sich gegen Vorwürfe gewaltsamer Methoden zu verteidigen.

Horney, Karen geb. 16.9.1885 Hamburg, gest. 4.12.1952 New York. Ärztin und Psychoanalytikerin. Nach Promotion (1915) und psychoanalytischer Tätigkeit in Berlin Auswanderung in die USA (1932). Gründete in New York 1934 das Institut für Psychoanalyse. Entfernte sich von den Lehren Freuds vor allem darin, dass sie kulturellen Bedingungen für die Entstehung von Neurosen wichtige Bedeutung beimisst. Teilweise beeinflusst von den Theorien A. Adlers und der Gestaltpsychologie, entfernte sie sich auch praktisch von den Grundsätzen der orthodoxen ►Psychoanalyse. Hob die Bedeutung aktueller situativer Faktoren für die Entstehung von Neurosen hervor, deren Motor (unbewusste) Angst ist und die sich in Angstabwehr zeigen. Ihre immer wieder aufgelegten Bücher wenden sich an ein größeres Publikum: »Der neurotische Mensch unserer Zeit«, dt. 1951; »Neue Wege der Psychoanalyse«, dt. 1951; »Unsere inneren Konflikte«, dt. 1954. »Psychologie der Frau«, dt. 1977.

Horrortrip Angstreise. Drogenrausch, der hauptsächlich zu nicht beabsichtigter Angst und ►Panik geführt hat.

Horten, Pathologisches
Syn.: für ►Messie-Syndrom.
e: Hoarding Disorder.

Hospitalismus *(m).* 1. (v. Pfaundler, 1899). Das Gesamt körperlicher und seelischer Störungen durch Aufenthalt in Krankenhäusern vor allem bei Kindern. Nach U. Köttgen allgemein »die Schädigung eines Kranken in körperlicher und seelischer Beziehung vorwiegend durch die Besonderheiten eines Aufenthaltes in einem Krankenhaus oder einer ähnlichen Anstalt«. Kinder, die von ihrer Mutter getrennt und aus dem normalen Familienmilieu entfernt wurden, entwickeln sich trotz sorgfältigster Pflege nicht normal. Die körperliche Entwicklung ist verlangsamt; die intellektuellen Leistungen nehmen ab; es tritt Angst, später Apathie und Abstumpfung auf. Je früher die Kinder aus der Familie entfernt werden und je länger sie getrennt bleiben, desto ausgeprägter sind die Störungen. Die Störungen sind rückläufig, wenn frühzeitig ein ausreichender emotionaler Kontakt zur Mutter oder zu einer Ersatzperson hergestellt werden kann. ►Depression, anaklitische. 2. Syn. für Institutionalismus. 3. In der klinischen Alltagssprache: Tendenz eines Kranken, der Entlassung aus der beschützenden Institution und Resozialisierung Widerstand entgegenzusetzen.
e: hospitalism. *fr:* hospitalisme, réactions de l'enfant séparé

Hottentottismus *(m).* Schwerste Form des ►Stammelns. Die Sprache ist dabei reduziert auf unverständliche Lautproduktionen.

Human-Growth-Bewegung *(f)* Aus den Ideen der humanistischen Psychologie (s. d.) ab ca. 1950 entstandene, auf das Praktische gerichtete Strömung, welche den Menschen seinen als wahr erkannten Zielen näherbringen will. In Kursen, die in eigenen Instituten (►Esalen) durchgeführt werden, dienen hierzu: ►Gestalttherapie, Massage, Körpertherapie nach Feldenkrais, Selbsthypnose, Organtherapie, Selbsterkundung, Astrologie (als Karte der menschlichen Psyche), Traumdeutung, Vorbereitung auf den Augenblick des Todes, Rollenspiel, Einübung in Schamanismus.

Human-Relations-Gruppe *(f)* Gruppe, in der ►Sensitivity-Training betrieben wird.
e: human relations group.

Humilitas *(f)* Niedergeschlagenheit, Gedrücktheit, auch scheinbare Demut. Als Begriff besonders bedeutsam in der spätmittelalterlichen Haltung einer willigen Unterwerfung unter ein von Gott bestimmtes Geschick.

Humor *(m).* Dem Worte nach auf die antike Säftelehre zurückgehend. (humor = Feuchtigkeit; das richtige Maß an Feuchtigkeit, an »gesunden Säften« im Menschen.) Begrifflich im heutigen Sinne jedoch im Altertum noch unbekannt; erst im christlichen Mittelalter entwickelt. Geistige Grundgestimmtheit, die vor allem eine Haltung der reifen Persönlichkeit zum Ausdruck bringt. Mit einem inneren Lächeln werden die Unzulänglichkeiten des Daseins überwunden, die stets vorhandene Gegensätzlichkeit zwischen Ideal und Wirklichkeit überbrückt, das Große und Ernsthafte auf ein menschliches Maß verkleinert und das Kleine, Vernunftwidrige noch in seiner menschlichen Bedeutung anerkannt. Im Humor werden die Unvollkommenheiten des Lebens durchschaut, aber dennoch bejaht. Positive Tendenz und Mangel an Schärfe unterscheiden den Humor von der Ironie. Obwohl Freud in seinem Buch «Der Witz und seine Beziehung zum Unbewußten» (1905) Humor in die Psychoanalyse eingeführt hatte, wird dieser In der Psychotherapie wenig genutzt.
e: humour, mood. *fr:* humeur

Hundephobie *(f)* Syn. für ►Kynophobie.

Hungerkrawall *(m).* (M. ►Sakel). Zustand hochgradiger psychomotorischer Erregung während der ►Insulinkomabehandlung.

Hungerneurose *(f)* Bei länger dauernder Mangelernährung auftretende (reversible) Veränderung psychischer Verhaltensweisen. Denken und Handeln werden in einem Grade auf die Nahrungseinnahme eingeengt, dass die körperliche und intellektuelle Leistungsfähigkeit sowie die Genussfähigkeit ernsthaft beeinträchtigt werden.

Hungerpsychose *(f)* Bei extremer Aushungerung vor allem in Konzentrations- und Kriegsgefangenenlagern beobachtete symptomatische Psychosen. Die Symptomatik ist verschiedenartig, mitunter schizophrenieähnlich. Ursachen können auch Vitaminmangel in der unterwertigen Nahrung (z. B. bei Pellagrapsychose) oder Hungerdystrophie (Hirnödem? hypoglykämische Zustände?) sein.

Hunter-Hurler'sche Krankheit *(f)* Syn. für ►Pfaundler-Hurler-Syndrom.

Huntington'sche Chorea *(f).* ►Chorea Huntington.

Hurler'sche Krankheit *(f)* Syn. für ►Husten, psychogener.

Husten, psychogener *(m).* Aus seelischer Ursache entstehender Husten. Vorkommen besonders bei Kindern, evtl. nach längeren organischen Krankheiten mit Husten, z. B. Keuchhusten. Äußert sich oft in langen, unproduktiven Hustenausbrüchen mit Blauwerden im Gesicht. Hat nach Freud gewöhnlich den Charakter eines ►Konversionssymptoms.
e: psychogenic oder hysteroid cough.
Syn.: Husten, nervöser; Tussis nervosa. *fr:* toux psychogène

Hustentic *(m)*. Ohne Erkrankung der Atmungsorgane auftretendes, »unfruchtbares«, in Form eines ►Tics wiederholtes Husten. *fr:* tic de toux.

HY (Sprich: Ha-ypsilon). In der klinischen Alltagssprache verwendete Bez. für ►Hysterie.

Hyalophagie *(f)* Fressen von Glassplittern bei einzelnen Vogelarten. In der menschlichen Pathologie: Verschlingen von Glassplittern in Selbstbeschädigungsabsicht bei einzelnen Menschen mit Persönlichkeitsstörungen.
e: hyalophagia. *fr:* hyalophagie

Hyalophobie *(f)* Krankhafte Furcht vor Glas und Glassplittern.
e: hyalophobia, hyelophobia.
Syn.: Kristallophobie. *fr:* hyalophobie

Hydrargyro-Psychom *(n)*. Von W. Hellpach gebrauchte Bez. für die psychischen Folgen einer Quecksilbervergiftung. ►Merkurialismus.

Hydrodipsomanie *(f)* Periodisch auftretender exzessiver Durst. Vorkommen vor allem bei Epileptikern.
e: hidrodipsomania. *fr:* hidrodipsomanie

Hydrophobia hysterica *(f)* Furcht vor (tiefem) Wasser aus seelischer Ursache. Wegen der damit häufig verbundenen Erregung in der älteren Literatur auch als Syn. für jede psychische Erregung verwendet.

Hydrophobie *(f)* Wasserscheu. Furcht vor Schluckkrämpfen, die insbesondere bei Tollwut bei jedem Schluckversuch, evtl. auch schon beim Anblick von Wasser auftreten können.
e: hydrophobia.
Syn.: Hygrophobie. *fr:* hydrophobie

Hydrophobophobie *(f)* Krankhafte Angst vor Tollwut bzw. der dabei auftretenden Hyrophobie.
e: hydrophobophobia. *fr:* hydrophobophobie

Hydrotherapie *(f)* Wasserbehandlung. Behandlung psychischer Krankheiten mit körperwarmem, kälterem oder wärmerem Wasser. Ältere Anwendungen hauptsächlich als ►Dauerbad und als ►Sturzbad. Setzt sich in anderer Form in der Wellness-Bewegung der Gegenwart fort.
e: hydrotherapy. *fr:* hydrothérapie

Hygiene, psychische *(f)* Syn. für ►Psychohygiene.

Hygrophobie *(f)* Syn. für ►Hydrophobie.

Hylemorphismus *(m)*. Auf Aristoteles zurückgehende Lehre: Alle körperlichen Substanzen bestehen aus Urmaterie (Hyle = noch nicht zu realen Dingen geformter, aber formbarer Urstoff) und der Form (Morphe), die erst Wirklichkeit verleiht. Danach sind Organismen stets körperlich-seelische Einheiten (Leib-Seele-Problem), Seele oder Körper dagegen unvollständige Substanzen.
e: hylemorphism.
Syn.: Hylomorphismus. *fr:* hylemorphisme

Hylephobie *(f)* Obsol. Bez. für Epilepsie. Auch krankhafte Angst vor materialistischen Doktrinen.

Hylomorphismus *(m)*. Seltene Schreibweise für ►Hylemorphismus.

Hypästhesie *(f)* Herabgesetzte Empfindlichkeit für Schmerz und Berührung.

Hypästhesie, sexuelle *(f)* Alte Bez. für mangelhafte sexuelle Erregbarkeit; wurde im Kindes- und Greisenalter als physiologisch und normal angesehen.
e: sexual hypesthesia. *fr:* hypesthésie sexuel

Hypemanie *(f)* Obsol. Bez. für ►Melancholie.

Hyperaesthesia oneirica *(f)* Erhöhte Empfindlichkeit, z. B. für Schmerzreize während des Schlafens und Träumens.

Hyperaesthesia psychica *(f)* Obsol. Bez. für ►Hypochondrie.

Hyperaesthesia sexualis *(f)* Alte Bez. für sexuelle Übererregbarkeit. In der älteren Sexualpathologie (Krafft-Ebing) wichtiges Kapitel sexueller Anomalien.

Hyperästhesie *(f)* 1. Gesteigerte Erregbarkeit der Affektivität. 2. In der Typenlehre E. Kretschmers Charaktereigenschaft einer Gruppe von Schizothymikern; Sie sind gekennzeichnet durch Empfindsamkeit, leichte Verletzbarkeit, Fähigkeit zu besonders feinen seelischen Schwingungen.
e: hyperesthesia. *fr:* hyperésthesie

hyperästhetisch-emotionaler Schwächezustand *(m)*. ►Schwächezustand, hyperästhetisch-emotionaler.

Hyperaktivität *(f)* Übersteigerter Beschäftigungs- und Tätigkeitsdrang. Kann Folge von Intoxikation z. B. mit ►Amphetaminen sein.
e: hyperactivity.

Hyperaktivitätsstörung *(f)* ►Aufmerksamkeits-/Hyperaktivitätsstörung.

Hyperakusis *(f)* Gesteigerte Wahrnehmungsfähigkeit für Laute und Geräusche. Literarisch geschildert z. B. in Th. Manns »Hochstapler Felix Krull«. Vorkommen z. B. als hysterisches ►Symptom.

Hyperamnesie *(f)*. ►Hypermnesie.

Hyperaphrodisie *(f)* Als krankhaft betrachteter sehr starker Geschlechtstrieb (►Satyriasis, ►Nymphomanie).

Hyperbulie *(f)* Überfunktion des Willens. In der Ausdauer mancher Psychopathen im Ertragen von Schmerzen, der Fähigkeit von Melancholikern, ihre Krankheitserscheinungen zu leugnen, und der Fähigkeit mancher Schizophrener, sich selbst schwere Schmerzen zuzufügen, hat man besondere Willensfähigkeiten gesehen. Auch der krankhafte Tatendrang von Manikern wurde als Anomalie der Willensfunktion gedeutet.
e: hyperbulia. *fr:* hyperboulie

Hyperedismus *(m)*. (E. Lindemann, 1949). Zustand krankhafter, feindseliger Spannung gegenüber

der Gesellschaft, der zur Ursache einer Selbsttötungshandlung werden kann.
e: hyperedism. *fr:* hyperédisme

Hyperemotivität *(f)* Übermäßige, unangemessene und lang anhaltende Ansprechbarkeit auf Erlebnisse oder andere Ereignisse, die das Gefühlsleben zu erschüttern vermögen. ►Emotivität.
e: hyperemotivity. *fr:* hyperémotivité

Hyperendophasie *(f)* Sehr lebhafte Wahrnehmung der »inneren Stimme«, die schließlich halluzinatorischen Charakter annimmt.
e: hyperendophasia. *fr:* hyperendophasie

Hyperergasie *(f)* Krankhaft gesteigerte Aktivität.
e: hyperergasia. *fr:* hyperfonctionnement

Hypererosie *(f)* Syn. für ►Erotomanie.

Hypererotismus *(m)*. Syn. für ►Hypersexualismus.

Hyperhormie *(f)* (E. Kretschmer). Gesteigerter ►Antrieb mit überstarken und beschleunigten Reaktionen. Vgl. Antriebssteigerung, Dyshormie, Anhormie.

Hypergraphie *(f)* Gesteigerter ►Drang, sich in geschriebener Form zu äußern. Nach A. W. Flaherty (2004) auf gesteigerte Aktivitäten im Schläfenlappen und im limbischen System zurückzuführen. Vgl. Schreibkrampf, Graphorrhoe.
e: hypergraphia, compulsion to write, (manic) drive to write.

Hyperkinese, dranghafte *(f)* Unspezifisches psychisches Symptom nach organischen Hirnschädigungen (Enzephalitis, Hirntrauma u. a.) bei Kindern. Beschrieben werden: psychomotorische Unruhe dranghaften Charakters, der ein Motiv fehlt, Versagen in der Leistung, Stören in der Gemeinschaft, Einzelgängertum und schwere Beeinflussbarkeit durch Erziehung. Dazu emotionale Instabilität, Impulsivität, Neigung zu aggressivem Verhalten. Vgl. Aufmerksamkeits-/Hyperaktivitätsstörung.
e: hyperkinetic syndrome.

Hyperkinesen, terminale extrapyramidale *(f, pl)*. Syn. für ►Dyskinesien, tardive.

Hyperkinesesyndrom, kindliches *(n)*. Dranghafte Bewegungsunruhe bei Kindern. – Statt dieser Bez. wird häufiger ►Aufmerksamkeits-/Hyperaktivitätsstörung verwendet.
e: hyperactive child syndrome.

hyperkinetische Motilitätspsychose *(f)* Syn. für ►hyperkinetische Psychose.

hyperkinetische Psychose *(f)* (K. Kleist). Hyperkinetischer Pol der ►Motilitätspsychose. Symptome: ausgeprägte Steigerung der Spontanmotorik und der Ausdrucksmotorik (Mimik, Gestik), wobei die Bewegungen stets weich und als Ausdruck eines Affektes verstehbar bleiben (Unterschied zur Schizophrenie). Sprachliche Äußerungen können gänzlich fehlen (»stumme Hyperkinese«). Unterscheidet sich von der Katatonie dadurch, dass in der Unruhe Ausdrucksbewegungen im Vordergrund stehen, welche die in der Kultur übliche Bedeutung behalten.

hyperkinetisches Syndrom *(n)*. (M. D. Laufer, E. Denhoff, 1957). Übermäßiger Bewegungsdrang bei Kindern. Die Beschreibungen sind weitgehend identisch mit den bei dranghafter ►Hyperkinese sowie frühkindlichem exogenem Psychosyndrom (s. d.) sowie bei minimaler zerebraler ►Dysfunktion. Es wird jedoch auf genetische Faktoren zurückgeführt. Ausführlichere Beschreibung ►Aufmerksamkeits-/Hyperaktivitätsstörung.
Syn.: hyperkinetische Störung mit Intelligenzminderung und Bewegungsstereotypien (ICD-10: F84.4), hyperkinetische Störungen (ICD-10: F90).

Hyperkorie *(f)* Daseinsübersättigung. Lebensüberdruss.

Hyperlogie *(f)* Rededrang bei Manie.
e: hyperlogia. *fr:* hyperlogie

Hypermanie *(f)* Extrem gesteigerte Erregung bei ►Manie. Folge der Erregung kann Desorientiertheit sein.
e: hypermania. *fr:* hypermanie

Hypermetamorphose *(f)* (H. Neumann). Extrem rascher Wechsel der Aufmerksamkeit in der Folge von wechselnden Außenreizen. Die Aufmerksamkeit wird bereits durch schwächere, sonst unbeachtete Sinnesreize erweckt, bleibt aber jedem Einzelgegenstand nur kurze Zeit zugewendet, weil andere neue Reize die Aufmerksamkeit auf sich ziehen. Durch die mangelhafte Lenkbarkeit der Gedanken und die Unfähigkeit, einem nach Abschluss strebenden Gedankengang zu folgen, entsteht eine besondere Form der Denkstörung. – Tritt allgemein als unspezifisches Symptom organischer Hirnschädigung auf; z. B. bei dranghafter Hyperkinese der Kinder, ►Klüver-Bucy-Syndrom u. a. – Historisch: Von H. Neumann (1859) als »Krankheitselement« (= Symptom) mit den Worten beschrieben, dass »die Aufmerksamkeit fortwährend für die Sinnenwelt in Anspruch genommen wird«. Z. B. in der Ekstase. Die heutige, engere Begriffsfassung wurde von ►Wernicke (1900) eingeführt.
e: hypermetamorphosis. *fr:* hypermétamorphose

Hypermimie *(f)* Krankhaft gesteigerte mimische Ausdrucksbewegungen; z. B. bei Pseudobulbärparalyse.
e: hypermimia. *fr:* hypermimie

Hypermnesie *(f)* Abnorm oder krankhaft gesteigertes Erinnerungsvermögen. Tritt evtl. in der Form auf, dass viele Einzeldaten (Fahrplan, 100-jähriger Kalender) scheinbar mühelos behalten werden. Diese Form (»Kalendergedächnis«) ist unabhängig von der Intelligenz und tritt häufiger bei Minderbegabten auf. Bei einer anderen Form der Hypermnesie werden bereits vergessen geglaubte Erinnerungen in voller Leibhaftigkeit mit einer großen Menge ganz unwich-

tiger Details wiederbelebt. Literarisch gestaltet in der Erzählung «Das unerbittliche Gedächtnis» von Jorge Luis Borges. Ursachen können Hirntraumen, verschiedene Hirnkrankheiten, Fieber oder elektrische Reizung einzelner Teile des Schläfenlappens sein; auch in Hypnose und Traum sind hypermnestische Leistungen möglich. – Eine besondere Form ist die ►Lebensbilderschau.
e: hypermnesia. *fr:* hypermnesie

Hyperneurie *(f)* Syn. für ►Hypernoia.

Hypernoia *(f)* Obsol. Bez. für übermäßige psychische Aktivität.
e: hypernea, hypernoia.
Syn.: Hyperneurie, Hyperpsychose. *fr:* hyperneurie

Hyperorexie *(f)* Heißhunger. Gefräßigkeit. Abnormer Appetit. ►Bulimie.
Syn.: Kynorexie, Lykorexie, Voracitas.

Hyperphagie *(f)* Syn. für ►Polyphagie.

Hyperphase *(f)* (►Gruhle, 1922). Rückfallerscheinung bei Schizophrenie, die lediglich in einer Steigerung von Affekt und Antrieb besteht, sonst aber keine neuen psychotischen Symptome zeigt. Bei den »Hypophasen« ist der Antrieb herabgesetzt.

Hyperphasie *(f)* 1. Übermäßige Gesprächigkeit. 2. Unfähigkeit zum kontrollierten Gebrauch der Sprechorgane.
e: hyperphasia. *fr:* hyperphasie

Hyperphrasie *(f)*. ►Hyperphasie.

Hyperphrenie *(f)* Gesteigerte geistige Aktivität sowohl natürlicher (schöpferische Genies) als auch krankhafter (Manie) Art.
e: hyperphrenia. *fr:* hyperphrénie

Hyperprosexie *(f)* 1. Erhöhte Erweckbarkeit der Aufmerksamkeit. Die Aufmerksamkeit eines Kindes wird durch immer neue Gegenstände immer wieder aufs Neue gefesselt. Zum Begriff gehört die Ablenkbarkeit durch die Unfähigkeit, die Aufmerksamkeit über längere Zeit demselben Gegenstand zuzuwenden. Gilt als psychisches Symptom einer organischen Hirnstörung. Vgl. Hyperkinese, dranghafte. 2. In der alten Literatur auch für die gesteigerte Aufmerksamkeit, die ein Hypochonder seinem Körper oder ein Halluzinierender seinen Halluzinationen zuwendet.
e: hyerprosexia. *fr:* hyperprosexie

Hyperpsychose *(f)* Syn. für ►Hypernoia.

Hyperpyrexie-Behandlung *(f)* (Buscaino). Behandlung von akuten Psychosen mit 3 Serien von je 20 Fieberstößen. Zwischen den Serien wird ein Intervall von 14 Tagen Ruhe eingelegt. *fr:* hyperpyrétothérapie.

Hyperreflexion *(f)* Übermäßige Neigung zum Reflektieren. Der Betroffene betrachtet das eigene Leben und/oder die eigenen neurotischen Störungen sowie die unwillkürlichen vegetativen Funktionen übermäßig und in einer eventuell das ganze Leben beherrschenden Weise. Dabei werden häufig die Theorien und Begriffe aller geläufigen Neurosenlehren verwendet, ohne dass dies Nachdenken jemals zu einem befriedigenden Ergebnis führt. – In der normalen Neurosentherapie wird der Leidende zum Nachdenken über sich selbst geführt, während bei der Hyperreflexion dieses Nachdenken selbst zum wichtigsten neurotischen Symptom geworden ist. In der ►Existenzanalyse wird in der Hyperreflexion eine der häufigsten Ursachen von Schlafstörungen und ►Sexualneurosen gesehen. Eine dagegen gerichtete Behandlungsform ist die ►Dereflexion.
Syn.: Reflexionskrampf.

hyperreflexiv *(a)*. Gewohnheitsmäßig im Übermaße die Aufmerksamkeit auf die eigenen seelischen Vorgänge lenkend.

Hypersexualismus *(m)*. Als übermäßig erachtete sexuelle Aktivität. Kann sowohl in quantitativ abnormer sexueller Leistungsfähigkeit als auch in besonderer Vielgestaltigkeit der Ansprechbarkeit bestehen. Vorkommen bei Manie, manchen hirnorganischen Prozessen, Klimakterium und Präsenium sowie als Konstitutionsvariante. In anderer Form Teilerscheinung von Neurosen. Da viele Neurotiker im Geschlechtsakt keine vollständige Befriedigung erfahren, kann es zu hypersexuellen Reaktionsbildungen kommen (Don-Juanismus, Nymphomanie), hinter denen sich u. a. Narzissmus, latente homosexuelle Tendenzen und Penisneid verbergen können.
e: hypersexuality. *fr:* hypersexualisme

Hypersomnia periodica *(f)* Syn. für ►Kleine-Levin-Syndrom.

Hypersomnie *(f)* Schlafsucht. Schlafbedürfnis, das zeitlich erheblich über die normale Schlafzeit hinausgeht. Der Schlaf selbst ist dabei physiologisch und reicht von leichter Erweckbarkeit bis zum extremen Tiefschlaf. Ursachen sind Intoxikationsvorgänge, Tumoren, besonders im Bereich des Diencephalons, Encephalitis epidemica, Schlaf-Apnoe-Syndrom, selten ernsthafte Depression. Dagegen liegt häufig neurotische Schlafsucht vor. In manchen Fällen lässt sich eine Ursache nicht ermitteln. Sonderformen stellen ►Narkolepsie mit anfallsweise auftretender und das ►Kleine-Levin-Syndrom mit periodischer Schlafsucht dar. Auch vermehrte Einschlafneigung am Tage kann Hypersomnie sein.
e: hypersomnia. *fr:* hypersomnie, hypersomnolence
fr: hypersomnie, hypersomnolence

Hypersomnie, primäre *(f)* In DSM-IV eine der ►Dyssomnien. Stark vermehrtes Schlafbedürfnis (8 bis 12 Stunden) ohne ein ausreichendes Gefühl der Erquickung und ohne erkennbare Ursache. DSM-IV führt das ►Kleine-Levin-Syndrom nicht eigens auf, sondern rechnet es zur primären (periodischen) Hypersomnie.
e: Primary Hypersomnia. – (ICD-10: F51.1).

hyperthyme Psychopathen *(m, pl)* ►Psychopathen, hyperthyme.

Hyperthymergasie *(f)* In der Terminologie Adolf ►Meyers Bez. für manisches Zustandsbild.
e: hyperthymergasia. *fr:* hyperthymergasie

hyperthymergastische Reaktion *(f)* Durch Erlebnisse bedingte maniforme Erregung.

Hyperthymie *(f)* Übermäßige Aktivität. Bezeichnet im klinisch-psychiatrischen Sprachgebrauch eine psychomotorische Aktivität, die dem Grade nach über dem Durchschnitt liegt, bei Weitem nicht an die Überaktivität der Maniker heranreicht und noch unter der hypomanischen Aktivität liegt. Gelegentlich werden Hyperthymie und Hypomanie auch syn. gebraucht.
e: hyperthymia. *fr:* hyperthymie

Hyperthymiker *(m).* Syn. für ►Psychopathen, hyperthyme.

Hyperventilationssyndrom *(n).* Syn. für ►Tetanie, psychogene.

Hyperventilationstetanie *(f)* Syn. für ►Tetanie, psychogene.

Hypervigilanz *(f)* Häufig gebr., jedoch inkorrektes Syn. für ►Hypervigilität. Vgl. Vigilanz (4).
e: hypervigilance.

Hypervigilität *(f)* 1. Übersteigerte ►Vigilität. Selbst sehr schwache Reize wecken mit Leichtigkeit die Aufmerksamkeit, wobei jedoch die ►Tenazität leidet. »Während normalerweise eine Empfindung siegt und für längere Zeit den Vorstellungsablauf bestimmt, ist [bei der Hypervigilität] die Aufmerksamkeit zersplittert: Im ersten Augenblick zieht diese Empfindung die Aufmerksamkeit auf sich, im nächsten Augenblick bereits eine andere. Es kommt ... zu keiner vollständigen, einheitlichen Vorstellungsreihe: neue Empfindungen erregen stets Vorstellungen, welche die von der ersten Empfindung angeregte Vorstellungsreihe unterbrechen«. (Th. Ziehen, 1903) 2. Syn. für ►Überwachheit.

Hyphengyophobie *(f)* Verantwortungsscheu. Angst, eine Verantwortung zu übernehmen.

Hyphephilie *(f)* Sexuell getönte Freude am Anfassen von Samt, Seide u. a. Stoffen.
e: hyphephilia. *fr:* hyphéphilie

hypnagoge Halluzinationen *(f, pl).* ►Halluzinationen, hypnagoge.

hypnagoger Zustand *(m).* Auf den Schlaf hinführender, im Einschlafen entstehender Zustand von Halbschlaf (Praedormitium), der auch beim Gesunden mit »hypnagogen Halluzinationen« einhergehen kann. ►hypnopomper Zustand, ►Dysnystaxis.
e: hypnagogic state. *fr:* état hypnagogique

Hypnalgie *(f)* (Oppenheim). Schmerzen während des Träumens, die nach dem Erwachen nicht mehr vorhanden sind.

Hypniater *(m).* Hypnotherapeut.
e: hypniatrist. *fr:* hypniatre

Hypnoanästhesie *(f)* Schmerzlosigkeit während einer Hypnose.
e: hypnoanesthesia. *fr:* hypnoanésthésie

Hypnoanalyse *(f)* Aus dem Französischen übernommene Bez. für ►Narkoanalyse.
e: hypnotic drug-psychotherapy. *fr:* hypno-analyse

Hypnobathie *(f)* Selten gebrauchtes Syn. für ►Somnambulismus (1).

Hypnodrasie *(f)* Aktivität oder unnormales Verhalten während des Schlafes, z. B. ►Somnambulismus, Träumen.
e: hypnodrasia. *fr:* hypnodrasie

Hypnogenese *(f)* 1. Herbeiführen des Schlafes. 2. Herbeiführen einer Hypnose.
e: hypnogenesis. *fr:* hypnogenèse

Hypnoia *(f)* (►Ewald, 1919). Obsol. Bez. für eine endogene Psychose, bei welcher Misstrauen das klinische Bild beherrscht (Hypnoia = Argwohn im Gegensatz zu Paranoia = Wahnsinn). Diese Misstrauenspsychose sollte nach Ewald gleichwertig neben ►Manie und ►Depression stehen.

hypnoid *(a).* Schlaf- bzw. narkoseähnlich.
e: hypnoid. *fr:* hypnoïde

Hypnoid *(m).* Syn. für ►hypnoider Zustand.

hypnoider Zustand *(m).* 1. Deutlicher Grad der oberflächlichen Hypnose mit leichter Veränderung des Bewusstseins, jedoch ausgeprägter als in der ►Hypohypnose. Ähnelt dem Einschlafbewusstsein. 2. Durch Autosuggestion hervorgerufener Zustand leichter Bewusstseinsveränderung, der sich von echter Hypnose durch aktive Selbstbeherrschung des Zustandes durch den Patienten im Gegensatz zum passiven Hingeben an den Hypnotherapeuten unterscheidet. Beruht nach E. Kretschmer auf tiefer Entspannung der willkürlichen Muskulatur, insbesondere der der Augen; Entspannung der vegetativen Systeme; Entleerung des Bewusstseinsfeldes durch zunehmende Abblendung und Einengung. 3. (J. Breuer). In den ersten psychoanalytischen Studien von J. Breuer und S. Freud verwendete Bezeichnung für einen traumartigen Geistes- und Gemütszustand, der die Voraussetzung für die Entstehung neurotischer Symptome sein sollte. Von Freud zunächst als Zustand der Erschöpfung bezeichnet, später korrigiert.
e: hypnoidal state. *fr:* état hypnoïde, rêve éveillé

Hypnoidhysterie *(f)* Von Breuer und Freud (1894/1895) gebrauchte Bez. für eine Form der ►Hysterie, die von der ►Abwehrhysterie und der ►Retentionshysterie zu unterscheiden war. Der Bez. liegt die Theorie zugrunde, dass diese Hysterie durch einen ►hypnoiden Zustand (3) verursacht werde, welcher zu einer Abspaltung von Bewusstseinsinhalten geführt hat, die im psychischen Apparat nicht integriert werden können und dadurch pathogen wirken. Die Bez. wurde von Freud später nicht mehr verwendet.
e: hypnoid hysteria. *fr:* hystérie hypnoïde

Hypnoidisation *(f)* (L. S. Kubie und S. Margolin, 1943/44). Zustand leichter Hypnose, der dem ►hypnoiden Zustand entspricht.
e: hypnoidization. *fr:* hypnoidisation

hypnoid-stuporöses Radikal *(n).* Syn. für ►Totstellreflex.

Hypnokatharsis *(f)* Aufdeckendes psychotherapeutisches Verfahren. In Hypnose werden weit zurückliegende, aus der Anamnese bereits bekannte psychotraumatische Ereignisse dem Patienten ins Bewusstsein gerufen. Dieser schildert sie dann in möglichst ausführlicher Weise und gibt dem früher erlebten Affekt Worte, wodurch es zu einem ►Abreagieren kommt. Besonders wichtig ist das affektive Wiedererleben. – Die Methode wurde zunächst von P. Janet (1886) sowie von Breuer und Freud (1893, 1895) zur Behandlung von Organneurosen inauguriert, dann jedoch von Freud wieder verworfen. Später wurde von manchen Psychoanalytikern Kritik an dem Verfahren geäußert (Alexander, Frohmann), vor allem, weil die Übertragungssituation nicht zur Sprache kommt; von anderen wurde das Verfahren empfohlen (►Erickson).
e: hypnocatharsis. *fr:* hypnocatharsis

Hypnolepsie *(f)* (Singer). Syn. für ►Narkolepsie.

Hypnologie *(f)* Wissenschaftliche Lehre, die sich mit Problemen des Schlafes und der Hypnose befasst.
e: hypnology.
Syn.: Braidismus (ältere Bezeichnung), Hypnotismus (2). *fr:* hypnologie

Hypnomanie *(f)* Syn. für ►Schlafsucht.

Hypnonarkoanalyse *(f)* Syn. für ►Narkoanalyse.
e: hypno-narcoanalysis. *fr:* hypno-narcoanalyse

Hypnonarkose *(f)* (A. A. Friedländer, 1920). Einleitung einer Narkose durch Hypnose mit dem Ziel der Schmerzausschaltung. Anwendung hauptsächlich, wenn nur ein Minimum an Narkosemitteln gegeben werden kann.
e: hypnonarcosis. *fr:* hypnonarcose

Hypnopathie *(f)* Selten gebrauchtes Syn. für ►Narkolepsie.
e: hypnopathy. *fr:* hypnopathie

Hypnophobie *(f)* Angst vor Schlaf. Bei Geisteskranken gewöhnlich mit der Befürchtung, durch den Schlaf einer schweren Bedrohung ausgesetzt zu sein und z. B. nicht wieder aufzuwachen.
e: hypnophobia. *fr:* hypnophobie

hypnopompe Halluzinationen *(f, pl).* ►Halluzinationen, hypnopompe.

hypnopomper Zustand *(m).* Vom Schlaf wegführender, im Erwachen entstehender Zustand (Postdormitium) von Halbschlaf, in dem auch bei Gesunden Sinnestäuschungen auftreten können. Gewöhnlich nicht scharf unterschieden vom »hypnagogen Zustand«.
e: hypnopompic state. *fr:* état hypnopompique

Hypnopompie *(f).* ►hypnopomper Zustand.

Hypnose *(f)* Durch Suggestion herbeigeführter schlafähnlicher Zustand. Dabei ist das Bewusstsein eingeengt; es besteht ein besonderer Kontakt zum Hypnotherapeuten (Rapport), dessen Anweisungen auch nach Auflösung der Hypnose befolgt werden (posthypnotischer Auftrag), soweit sie nicht grob gegen Persönlichkeitsprinzipien verstoßen. Die Fähigkeit, einen eigenen Willen zu bilden, ist stark herabgesetzt. Der Hypnotisierte ist Suggestionen besonders zugänglich. Therapeutische Anwendungen: 1. Die in Hypnose gegebenen Suggestionen richten sich direkt gegen ein Symptom (z. B. Kopfschmerz). 2. Vergessene oder verdrängte Erlebnisse werden in Hypnose bewusst gemacht (Hypnokatharsis). 3. Hypnotisch herbeigeführter Schlaf wird als Heilschlaf genutzt. S. a. die folgenden Stichwörter.
e: hypnosis. *fr:* hypnose

Hypnose, oberflächliche *(f)* Mehr dem Wachsein als dem Schlaf ähnlicher hypnotischer Zustand, in dem sich therapeutische Suggestionen besonders leicht geben lassen. Wird unterteilt in ►Hypohypnose und ►hypnotischen Zustand.
Syn.: Halbwach-Hypnose (W. Baumann).

Hypnose, partielle *(f)* (Oskar Vogt, 1900). In leichter Hypnose wird der Patient angehalten, seine Aufmerksamkeit auf eine scharf umrissene Tatsache oder Erinnerung zu konzentrieren. Dadurch wird es möglich, die »vergessenen« Begleitumstände der Entstehung eines bestimmten gegenwärtigen oder vergangenen Gefühls, einer Assoziation, eines Traumes oder eines psychopathologischen Symptoms zu erforschen.
e: partial hypnosis. *fr:* hypnose partielle

Hypnose, tiefe *(f)* Dem Schlaf ähnelnder hypnotischer Zustand. Dabei kann es sich entweder nur um die Illusion eines Schlafes handeln, wobei das Elektroenzephalogramm den normalen Kurvenverlauf eines wachen Menschen zeigt, oder es kann ein echter Schlaf mit den charakteristischen elektroenzephalographischen Veränderungen eintreten. Der Unterschied ist durch äußere Beobachtung nicht erkennbar.

Hypnosegefühl *(n).* Krankhafte Vorstellung, bei welcher der Kranke vermutet oder wähnt, er werde hypnotisiert. Häufiges Phänomen bei Schizophrenie; dient dem Kranken jedoch gewöhnlich nur als Erklärung für das Erlebnis einer Beeinflussung von außen des Denkens, Fühlens oder Wollens. Bei Fehlen einer Korrektur kann sich das Hypnosegefühl bis zum Hypnosewahn steigern. – Hiervon zu unterscheiden sind Angaben, nach denen ein Kranker das Gefühl hat, »als ob« er hypnotisiert werde; dies kann zur Umschreibung von vielerlei Veränderungen des Denkens oder des Gefühls dienen.

Hypnosestadien *(n, pl).* Ältere Einteilung der Hypnose nach der Tiefe in 3 Stadien: 1. Fehlen der

Zeichen eines Schlafes; 2. Es besteht die Illusion des Schlafens; 3. Echter Schlaf ist eingetreten. – In der Praxis wird gewöhnlich nur zwischen oberflächlicher und tiefer Hypnose (s. d.) unterschieden. Weitere Begriffe zur Bezeichnung der Hypnosetiefe sind vielfach noch gebräuchlich: ►Hypohypnose, ►Hypotaxie (2) bzw. Charme, ►hypnoider Zustand, ►Pseudoschlaf, ►hypnotischer Schlaf.

Hypnosetherapie *(f)*. ►Hypnotherapie.

Hypnosewahn *(m)*. Wahnhafte Überzeugung, hypnotisiert zu werden. Besonders häufig im Beginn der Schizophrenie.

Hypnosezustände *(m, pl)*. Nach der Lehre ►Charcots durch Hypnose in jeder beliebigen Reihenfolge hervorzurufende Zustände: 1. ►Katalepsie; 2. ►Lethargie (2); 3. ►Somnambulismus (2).
fr: états nerveux déterminés par l'hypnotisation.

hypnosigen *(a)*. Die Hypnose herbeiführend bzw. einleitend.

Hypnotherapeut *(m)*. Sich der Hypnose als Behandlungsmethode bedienender Arzt. Die Bezeichnung wird gegenüber dem allgemein bekannteren »Hypnotiseur« bevorzugt, weil damit die Heilwirkung und -absicht hervorgehoben wird.
e: hypnotherapist. *fr:* hypnothérapeute

Hypnotherapie *(f)* 1. Behandlung durch medikamentösen Schlaf (Klaesi); ►Schlafkur. 2. Behandlung durch Hypnose.
e: hypnotherapy, hypnotherapeusis. *fr:* hypnothérapie

Hypnotika *(n, pl)*. Gruppe von Stoffen, die in geeigneten Gaben Schlaf herbeiführen. Es bestehen weder von der chemischen Struktur noch von der Wirkung her scharfe Grenzen. Besonders bei längerer Anwendung besteht die – im Einzelnen sehr unterschiedliche – Gefahr von ►Abhängigkeit. Häufig werden sie als Suizidmittel gebraucht.
e: hypnotics. *fr:* hypnotiques

Hypnotikasucht *(f)* Syn. für ►Schlafmittelsucht.

hypnotisch *(a)*. Durch Hypnose herbeigeführt; während einer Hypnose.
e: hypnotic. *fr:* hypnotique

hypnotische Situation *(f)* Äußere Bedingungen, welche für die Herbeiführung einer ►Hypnose besonders günstig sind: Bequemlichkeit für den Patienten; er wird beruhigt und aufgefordert, sich zu entspannen.
e: hypnotic situation. *fr:* situation hypnotique

hypnotischer Schlaf *(m)*. Schlafzustand, der aus einer tiefen Hypnose hervorgegangen ist. Unterscheidet sich elektrophysiologisch nicht vom natürlichen Schlaf. Unterschiede bestehen nur insofern, als der durch Hypnose in Schlaf Versetzte auch im Schlaf auf seinen Hypnotherapeuten eingestellt bleibt. Ein besonders tiefer hypnotischer Schlaf wird als »Narkoid-Schlaf« bezeichnet.

Hypnotismus *(m)*. 1. Die ►Hypnose herbeiführende Techniken. 2. Syn. für ►Hypnologie. 3. Syn. für ►Hypnose. – Der Begriff wurde von dem schottischen Chirurgen James Braid 1843 für die aus dem animalischen ►Magnetismus entwickelten Hypnosetechniken geprägt (zuerst Neurohypnotismus, dann auch Braidismus). ►Mesmerismus.
e: hypnotism. *fr:* hypnotisme

hypoaffektiv *(a)*. In geringerem Ausmaß emotional ansprechbar.
e: hypoaffective. *fr:* hypaffectif

Hypobulie *(f)* Herabgesetzter Willensantrieb. ►Abulie.
e: hypobulia. *fr:* hypoboulie

hypobulisch *(a)*. (E. Kretschmer). Unterhalb des Willensmäßigen. Hypobulische Mechanismen sind Vorgänge des Ausdruckslebens und der Psychomotorik, die auf stammesgeschichtlich ältere Reflexe zurückgehen. Sie werden beim Kulturmenschen wieder geweckt, wenn er auf Affekteinbrüche in elementarer und urtümlicher Art antwortet. Typische Formen sind ►Bewegungssturm, ►Totstellreaktion, Panik oder auch der hysterische Anfall. ►hyponoisch.
e: hypobulic. *fr:* hypoboulique

Hypochondria abdominalis *(f)* Ältere Bez. für hypochondrische Magenbeschwerden.
Syn.: Leibhypochondrie.

Hypochondria vaga *(f)* Ältere Bezeichnung für hypochondrische Beschwerden, die in bestimmter Weise empfunden werden und im Gegensatz zur topischen Hypochondrie (s. d.) keinen bestimmten Sitz im Körper haben.
Syn.: dichtende Hypochondrie, Grillenkrankheit.

Hypochondria verminosa *(f)* Syn. für ►Täniophobie.

Hypochondrie *(f)* Sachlich nicht begründbare, beharrlich festgehaltene Sorge um Gesundheit und Leben. Das ganze Denken und Handeln des Hypochonders kreist ängstlich und sorgenvoll um ein Leiberleben, das als von schwerer Krankheit bedroht oder schon krank erlebt wird. Dabei fahndet der Betreffende nach Krankheitssymptomen wie ein Wahnkranker nach Indizien. Besondere Aufmerksamkeit wird oft dem Stuhlgang gewidmet (»Stuhlhypochondrie«). Der Kranke löst sich dadurch nach und nach aus seinen persönlichen Umweltbezügen, erstrebt jedoch keinen Krankheitsgewinn. – Historisch: Bei Galen von Pergamon Unterart der ►Melancholie (Oberbauchbeschwerden, Angst und Traurigkeit) als Folge von schwarzer Galle. Blieb als Morbus hypochondriacus bis Mitte des 17. Jh. anerkannt. Durch Thomas Willis (1667) eigenständige Krankheit, erstmals als Folge nervöser Störungen. Galt als Zeichen höherer geistiger Veranlagung und wurde im 18. Jh. zur Modekrankheit. Wurde Hauptmerkmal des hypochondrischen Psychopathen (s. d.), bei dem die ganze Le-

bensführung durch die Abwehr von vermeintlichen Gesundheitsgefahren bestimmt wird. (Bild des klassischen »Malade imaginaire« nach dem Theaterstück von Molière.) Als Symptom auch bei endogener Depression, zönästhetischer Schizophrenie, Arteriosklerose, hirnatrophischen Prozessen, Involutionspsychosen u. a. als (manchmal einziges). Nach psychoanalytischer Theorie handelt es sich um eine Verschiebung von Aufmerksamkeit und Interesse auf eine isolierte Störung des eigenen Befindens. Dadurch wird Angst gebunden, zwischenmenschliche Konflikte werden nach innen verschoben und das eigene Selbstwertgefühl dabei gerettet. – In DSM-III/IV und ICD-10 (F45.2) als «hypochondrische Störung» eine von mehreren ►Somatoformen Störungen (»beharrliche Beschäftigung mit der Möglichkeit, an einer oder mehreren schweren und fortschreitenden körperlichen Krankheiten zu leiden«). – In DSM-V nicht mehr enthalten. 75 % der in DSM-III/IV als Hypochondrie diagnostizierten Fälle werden der ►Somatischen Belastungsstörung zugeordnet, eine kleinere Gruppe bei der ►Krankheitsangststörung.
e: hypochondria(sis).
Syn.: Krankheitswahn.

Hypochondrie, dichtende *(f)* Syn. für Hypochondria vaga.

Hypochondrie, topische *(f)* In eine bestimmte Körpergegend (meist in die Magengegend, das Hypochondrium) lokalisierte hypochondrische Beschwerden.

Hypochondrie, traumatische *(f)* Syn. für ►Kraepelin-Syndrom.

Hypochondrie, zirkumskripte *(f)* 1. (H. Schwarz, 1929). Syn. für ►Dermatozoenwahn. 2. (K. Bonhoeffer, 1941; Hallen, 1970). Krankheitsbefürchtungen, die sich auf ein eng umschriebenes Körpergebiet beziehen. »Ohne den geringsten Anhalt für eine somatische Verursachung werden in einem eng umschriebenen Körperteil Mißempfindungen wahrgenommen, die in einer bestimmten hypochondrischen Weise verarbeitet oder bewertet werden.« (Hallen) Die Empfindungen beziehen sich hauptsächlich auf Mund, Zunge und Gesicht. Gewöhnlich sind die Kranken wahnähnlich überzeugt, dass ein Fremdkörper die Ursache ihrer Empfindungen ist; sie suchen nacheinander viele Ärzte auf und versuchen häufig, operative Eingriffe durchzusetzen. Das sehr charakteristische, aber seltene Krankheitsbild ist wahrscheinlich als neurotische Störung aufzufassen (Hallen).

hypochondrisch *(a).* An Hypochondrie leidend. Ängstlich um die Gesundheit besorgt. Milzsüchtig. Schwermütig.
e: hypochondriac. *fr:* hypochondriaque

hypochondrische Depression *(f).* ►Depression, hypochondrische.

hypochondrische Euphorie *(f).* ►Euphorie, hypochondrische.

hypochondrische Halluzination *(f).* ►Halluzination, hypochondrische.

hypochondrische Idee *(f)* Der einzelne Inhalt hypochondrischen Denkens und Erlebens; z. B. die Überzeugung, an einem – ärztlich nicht feststellbaren – Hirntumor zu leiden.
e: hypochondriac idea. *fr:* idée hypochondrique

Hypochondrische Neurose *(f)* Gleichbedeutend mit ►Hypochondrie. Mit der Bez. wird lediglich zum Ausdruck gebracht, dass die Hypochondrie als Symptom einer Neurose gesehen wird.
e: hypochondriacal neurosis.

hypochondrische Schizophrenie *(f)* (K. Leonhard). Hypochondrische Form der paranoiden Schizophrenie. Neben grotesken hypochondrischen Sensationen bestehen vor allem akustische Halluzinationen. Entspricht der progressiven Somatopsychose (K. Kleist).

hypochondrischer Wahn *(m).* Wahnhafte, auch bei eindeutigen Gegenbeweisen unkorrigierbare Überzeugung, an einer schweren, evtl. nicht feststellbaren, unheilbaren Krankheit zu leiden. Steigerung einer hypochondrischen Idee ins Wahnhafte. Findet sich in ausgeprägter Form besonders bei schwerer Depression; die anderen depressiven Erscheinungen können dagegen ganz in den Hintergrund treten; die wirkliche Krankheit, die Depression, wird vom Kranken verneint.
e: hypochondriac delusion. *fr:* délire hypochondriaque

Hypochondrismus *(m).* Obsolet für ►Hypochondrie.
e: hypochondrism. *fr:* hypochondrisme

Hypofrontalisation *(f)* Geringerer Glukosestoffwechsel im Stirnhirn von Schizophrenen in der ►Positronenemissionstopographie. Der Befund ist umstritten.

Hypoglycaemia factïa *(f)* Zustandsbild, bei dem absichtlich durch Einspritzen von Insulin oder durch Einnahme von Tolbutamid durch den Kranken eine Senkung des Blutzuckerspiegels herbeigeführt wird. Folgen sind ärztliche Fehldiagnosen und unnötige Operationen. Es handelt sich gewöhnlich um abnorme Persönlichkeiten mit Konfliktreaktionen; tritt evtl. als Form des ►Münchhausen-Syndroms auf (W. Creutzfeldt und H. Frerichs, 1969).
e: factitious hypoglycaemia. *fr:* hypoglycaemia factitia

hypoglykämische Reaktion *(f).* ►Insulinschock.

Hypohypnose *(f)* Leichtester Grad einer oberflächlichen Hypnose mit geringer Bewusstseinseinengung. Tritt bereits ein, wenn man in einem ruhigen Raum entspannt auf das Ticken einer Uhr hört. Schon in diesem Stadium können therapeutische Suggestionen gegeben werden. Herzaktion und

H

Atmung sind zunächst beschleunigt und werden dann langsamer.

Hypokinese *(f)* Abnormer Mangel an Muskelbewegung. ►Akinese.
e: hypokinesis. *fr:* hypokinésie

Hypologie *(f)* 1. Sprachstörung. Worte mit mehr als 2 Silben können nicht ausgesprochen werden. 2. Verringerung des Umfangs sprachlicher Äußerungen bei organischen Hirnkrankheiten.
e: hypologia. *fr:* hypologie

Hypomanie *(f)* Leichte Form der ►Manie. Es sind dieselben Erscheinungen vorhanden wie bei Manie, jedoch in schwächerer Ausprägung.
e: hypomania.
Syn.: Mania levis, Mania mitis (sima), Submanie. – (ICD-10: F30.0). *fr:* hypomanie, excitation maniaque simple, exaltation maniaque, joie morbide

hypomanisch *(a).* In geringerem Maße an ►Manie leidend. Oft jedoch (in inkorrekter Weise) synonym mit ►hyperthym verwendet.
e: hypomanic. *fr:* hypomaniaque

hypomelancholische Psychopathen *(m, pl).* Syn. für ►Dysthymiker.

Hypomimie *(f)* Verringerung der mimischen Ausdrucksbewegungen. Gewöhnlich Teilsymptom einer allgemeinen Verringerung der Ausdrucksbewegungen, z. B. bei Parkinsonismus, Encephalitis epidemica.
e: hypomimia. *fr:* hypomimie

Hypomnesie *(f)* Krankhafte Verminderung von Gedächtnisinhalten bzw. Erinnerungen. Der Ausdruck ist allgemeiner als ►Amnesie, der gewöhnlich mehr für zeitlich begrenzte Gedächtnisstörungen gebraucht wird. Amnesien stellen danach eine Untergruppe der Hypomnesien dar.
e: hypomnesia. *fr:* hypomnésie

hyponoisch *(a).* (E. Kretschmer). Unterhalb des Verstandesmäßigen. Hyponoische Zustände sind nach Kretschmer stammesgeschichtlich ältere Stufen des Seelenlebens, die auch beim Kulturmenschen unter besonderen Bedingungen wieder erkennbar werden können. Sie entstehen unter Einschaltung eines dämmrigen Bewusstseins oder einer eingeengten, traumhaften Bewusstseinslage. Typische Zustände sind Hypnose, Traum, einzelne schizophrene Denkstörungen und (sofern eine Demonstrationsabsicht hinzukommt) hysterische Dämmerzustände. ►hypobulisch.
e: hypnoide. *fr:* hypnoïde

hyponoisch-hypobulische Mechanismen *(m, pl).* (E. Kretschmer). Von verstandesmäßiger und willensmäßiger Beeinflussung freie, deshalb mehr »mechanisch« ablaufende Vorgänge des Ausdrucksverhaltens; ►hyponoisch, ►hypobulisch.

hypoparanoide Konstitution *(f).* ►Konstitution, hypoparanoide.

Hypophase *(f)* (H. W. Gruhle). Rückfallsyndrom der als organische Krankheit gedachten Schizophrenie, das keine neuen psychotischen Symptome erkennen lässt, sondern lediglich in einer Verringerung von Antrieb und einem Verblassen der Affektivität besteht.

Hypophobie *(f)* Fehlen von Angst aufgrund krankhaft gestörter Emotionalität.
e: hypophobia. *fr:* hypophobie

Hypophrasie *(f)* Langsame, monotone und abgehackte Sprache. Vorkommen fortgeschrittenen zerebrovaskulären Krankheiten.
e: hypophrasia. *fr:* hypophrasie

Hypophrenie *(f)* Altes Syn. für ►Schwachsinn.
e: hypophrenia. *fr:* hypophrénie

Hypophrenose *(f)* (Southard). Alte Bez. für ►Schwachsinn.
e: hypophrenosis. *fr:* hypophrénose

Hypophysärstimmung *(f)* (Lothar v. Frankl-Hochwart, 1912). Zufriedene Heiterkeit, verbunden mit resignierter Apathie. Gefühl, der kleinen Sorgen des Alltags enthoben zu sein und von höherer Warte aus zufrieden und nachsichtig auf die Schattenseiten des Lebens herabzublicken. Findet sich z. B. bei Akromegalen, die ihren Krankheitszustand dadurch als Lebensgewinn erleben können. Kommt bei Hypophysenkrankheiten, Nebennierenrindenkrankheiten, Schilddrüsenunterfunktion und Keimdrüsenerkrankungen vor.

Hypopraxie *(f)* Verminderter Betätigungsdrang; Verringerung der allgemeinen Aktivität als Folge einer allgemeinen Hirnschädigung.
e: hypopraxia. *fr:* hypopraxie

Hypoprosexie *(f)* Herabgesetzte Erregbarkeit von Aufmerksamkeit und Auffassung, z. B. bei ernsthafter Depression, Hirnschädigungen. Ant.: Hyperprosexie. ►Aprosexie.
e: hypoprosexia. *fr:* hypoprosexie

Hypopsychose *(f)* (F. M. Barnes, 1923). Krankhafter Geisteszustand mit Herabsetzung der Geistestätigkeit z. B. bei organischen Hirnschäden oder im Stupor. »Psychose« wird hier nicht im klinischen Sinne gebraucht, sondern nur auf intellektuell-psychische Vorgänge bezogen.
e: hypopsychosis. *fr:* hypopsychose

Hyposemie *(f)* Herabsetzung der mimischen Ausdrucksbewegungen bei Demenz oder auch im Zustand schwerer Depression.
e: hyposemia. *fr:* hyposémie

Hypotaxie *(f)* 1. (Durand). Affektive Resonanz zwischen Hypnotiseur und Hypnotisiertem. Syn.: Affektsuggestion (E. Jones). 2. Mäßig ausgebildete Hypnose ohne posthypnotische Amnesie, in der es dem Hypnotisierten nicht mehr gelingt, die Augen gegen den Willen des Hypnotherapeuten zu öffnen. Suggestionen werden befolgt. ►Forel'sche Hypnosestadien. 3. Geringgradige Ataxie.

e: hypotaxis.
Syn.: Charme. *fr:* hypotaxie.

Hypothermie, paroxysmale *(f)* (P. Polzien, 1962, 1964). Anfallsartig auftretende Senkung der Kerntemperatur des Körpers um 0,7 bis 1,3 °C. Subjektiv tritt Wärmeerlebnis mit Todesangst und Schweißausbruch auf. Gleichzeitig werden Pulsbeschleunigungen (100–120 Schläge/Min.), Atemstörungen, Schwindel, Übelkeit und Schwächegefühl beobachtet. Der Anfall endet nach Minuten bis Stunden mit Kältegefühl und evtl. Schüttelfrost. Nach dem Anfall besteht noch eine Weile Müdigkeits- und Erschöpfungsgefühl. Vorkommen fast ausschließlich bei Neurosen.

hypothym *(a)*. Gefühlsmäßig wenig ansprechbar; temperamentsschwach.
e: hypothymic. *fr:* hypothymique

Hypothymergasie *(f)* In der Terminologie Adolf ►Meyers Herabsetzung des Stimmungsniveaus bei Depression, Stupor, Angst.
e: hypothymergasia. *fr:* hypothymergasie

Hypothymie *(f)* Geringe Ansprechbarkeit des Temperaments und des Gefühlslebens.
e: hypothymia. *fr:* hypothymie

Hypothymiker *(m)*. Persönlichkeit mit hypothymem Temperament. ►Psychopathen, hypothyme.

Hypoxyphilie *(f)* Neigung, sexuelle Erregung durch deutlich verminderte Sauerstoffaufnahme hervorzurufen. Als Mittel dazu dienen Zusammendrücken des Brustkastens, Halsschlinge, Knebel, Maske, Plastikbeutel, Anwendung von Nitrit u. a. Kann allein (verbunden mit Masturbation) oder mithilfe eines Partners durchgeführt werden. Man rechnet, dass es in Deutschland dadurch jährlich zu 80–160 unbeabsichtigten Todesfällen kommt.
e: hypoxyphilia.

Hypsiphobie *(f)* Beim Anblick großer Tiefen auftretender Schwindel. ►Bathophobie.
e: hypsophobia. *fr:* hypsophobie

Hysteria, Hysterie *(f)* Bereits von Hippokrates verwendeter Begriff für eine schon in der altägyptischen Medizin bekannte Sache. Man verstand darunter nach heutigen Begriffen sowohl ►psychosomatische wie auch ►konversionsneurotische Störungen (I. Veith, 1965), jedoch nicht den ►hysterischen Charakter. Als Ursache dachte man sich ein Umherschweifen der Gebärmutter im Körper und beachtete stark sexuelles Unbefriedigtsein. Eine das gegenwärtige Verständnis stark mitprägende Diskussion entstand Ende des 19. Jahrhunderts zwischen der Schule der ►Salpêtrière und der Schule von ►Nancy. Durch ►Charcot gewann Hysterie den Charakter einer quasi-neurologischen Krankheitseinheit mit vielfältigen (vor allem, aber nicht ausschließlich psychischen) Symptomen. Die starke Hervorhebung des hysterischen Anfalls (►Anfall, psychogener) als »grande hystérie« prägte bis heute das Bild einer »klassischen Hysterie« und wurde erst durch die Psychoanalyse S. Freuds korrigiert und ergänzt. Nach gegenwärtiger Auffassung ist gemeinsames Merkmal aller hysterischen Erscheinungsbilder, dass der Betroffene sich unbewusst als etwas anderes darstellt, als er tatsächlich ist. Die veränderte Selbstdarstellung wird psychoanalytisch als der Versuch einer neurotischen Scheinlösung eines innerseelischen Konfliktes betrachtet. Dabei werden zwei Begriffskreise unterschieden: 1. der ►hysterische Charakter (= hysterische Charakterneurose); 2. die ►Konversionshysterie (= hysterische Symptomneurose). – ►Konversionssymptome treten allerdings besonders häufig bei hysterischen Charakteren in Erscheinung. Vgl. auch Spaltung des Bewusstseins sowie die nachfolgenden Stichwörter. Das Wort »Hysterie« wurde In DSM-V und ICD-10 (nicht vollständig) durch ►dissoziative Störung ersetzt, blieb aber in der Alltagssprache erhalten.
e: hysteria. *fr:* hystérie

Hysteria epileptica *(f)* (H. Singowitz, 1827). »Milde Form« von Anfällen mit hysterischen Ausdrucksformen. ►Epilepsia hysterica.

Hysterie, arktische *(f)* Syn. für ►Piblokto. *fr:* arctic hysteria.

Hystérie grande *(f)* (►Charcot, 1886). Großer hysterischer Anfall. Form der Hysterie. Die Bez. wurde von Charcot anstelle von ►»Hysteroepilepsie mit gemischten Anfällen« eingeführt, um Verwechslungen mit Epilepsie zu vermeiden. Der Anfallsablauf ist nach Charcot insgesamt deutlich verschieden von jedem epileptischen Anfall. 3 Phasen: 1. epileptoide Phase. Bewegungen, die man mit einem epileptischen Anfall verwechseln könnte. 2. Phase der großen Bewegungen (grands mouvements). Diese gehen als ►Arc de cercle oder große Grußbewegungen vor sich (salutations). Die zweite Phase hat keinerlei Ähnlichkeit mit Epilepsie. 3. Attaques. Phase der leidenschaftlichen Bewegungen (attitudes passionelles). Die Kranken halluzinieren, rollen sich, sprechen, bringen sexuelle Leidenschaft zum Ausdruck, schreien durchdringend, eventuell tagelang. Dies gibt es bei Epileptikern niemals. – Phasen 1 und 2 können fehlen, Phase 3 ist stets vorhanden, sehr selten folgt eine 4. Phase der Pseudopsychose (délire). Grande hystérie kann durch Druck auf ►hysterogene Punkte ausgelöst werden. Die künstliche Auslösung kann als Heilverfahren gegen hysterische Lähmungen verwendet werden.
e: major hysteria.

Hystérie mineure (►Charcot). Hysterische Anfälle mit weniger auffälligen Erscheinungen als bei der Hystérie grande.
e: minor hysteria.

Hysterie, traumatische *(f)* (►Charcot, 1880 bis 1890). Im Anschluss an eine Körperverletzung auftretende Krankheitserscheinungen, soweit sie für ►Hys-

terie charakteristisch sind. Charcot ging von hysterischen Lähmungen aus, die eine Weile nach einem das Leben bedrohenden Unfall auftreten, bei dem aber das Bewusstsein erhalten bleibt und der Körper nicht verletzt wird. Da sich die gleichen Erscheinungen durch Hypnose reproduzieren ließen, konnte er den Beweis dafür erbringen, dass die Vorstellungen, die sich mit dem Erlebnis verbinden, maßgebend sind und nicht irgendeine Veränderung des Körpers. Die traumatische Hysterie wurde so zum Ausgangspunkt der Hysterietheorie Charcots, welche das psychische Trauma und den besonderen Geisteszustand während des Erlebnisses betont. Hieran schließen sich die Hysterietheorien von J. Breuer und S. Freud (1895) an.
e: traumatic hysteria. *fr:* hystérie dite traumatique

hysteriform *(a)*. Hysterieähnlich.
e: hysteriform. *fr:* hystériform

hysterisch *(a)*. Mit Hysterie zusammenhängend.
e: hysteric, hysterical. *fr:* hystérique

hysterische Alkoholreaktion *(f)*. ►Alkoholreaktion, hysterische.

hysterische Aura *(f)*. ►Aura, hysterische.

hysterische Blindheit *(f)*. ►Blindheit, psychogene.

Hysterische Neurose, Konversionstyp: In DSM-III Syn. für ►Konversionsstörung.

hysterische Reaktion *(f)* Auftreten von funktionellen, nicht organisch erklärbaren (hysterischen) Krankheitszeichen im Gefolge von heftigen Gemütserschütterungen (als Reaktion darauf). Der Begriff ist inhaltlich identisch mit ►Konversionshysterie, entspricht im Gegensatz dazu jedoch einer nicht-psychoanalytischen Beschreibungs- und Betrachtungsweise.
e: hysterical reaction. *fr:* réaction hystérique

hysterischer Anfall *(m)* ►Anfall, psychogener.

hysterischer Charakter *(m)*. Persönlichkeitsstruktur mit dem besonderen Kennzeichen einer je nach Umgebung wechselnden Erscheinungsweise. In neutraler Beschreibung sind die Kennzeichen: erhöhte Tendenz zur Dramatisierung, Suggestibilität, Ichbezogenheit, Pseudosexualisierung und intensive Phantasietätigkeit. Sowohl der Betroffene als auch der Beobachter können nicht immer Phantasie und Realität voneinander unterscheiden. Von einem emotional beteiligten Betrachter aus gesehen will der Hysteriker nach K. Jaspers mehr scheinen, als er ist, mehr erleben, als er erlebnisfähig ist. Dem hysterischen Charakter wird etwas Theaterhaftes zugeschrieben, wobei die Rollen so sehr gewechselt werden, dass ein eigener Persönlichkeitskern gleichsam nicht zu bestehen scheint. Es ist dem Hysteriker ein Bedürfnis, ständig im Mittelpunkt der Beachtung zu stehen, was ihn oft auf Kosten seines Rufes mit Skandal, Klatsch, berühmten Persönlichkeiten, extremen Kunst- und Weltanschauungen in Berührung bringt, denen er sich jedoch stets nur für kurze Zeit verschreibt. Ähnlich Kraepelin (1919): »Die mangelhafte Entwicklung des zielbewussten Willens, die der hysterischen Veranlagung zugrunde liegt, kann sich mit ausgezeichneter Verstandesbegabung und namentlich mit Lebhaftigkeit der gemütlichen Regungen verbinden, die unter Umständen eine besondere Fähigkeit in sich schließt, sich der Umgebung anzupassen, sie zu verstehen, auf sie zu wirken und sie zu beherrschen.« – Hysterische Charaktere setzen oft eine besondere Form psychosozialer Abwehr (s. d.) ein, indem sie ihre Beziehungspersonen in einer geschickten Rollenverteilung mit agieren lassen. Besonders noch unerfahrene Ärzte/Ärztinnen werden oft zunächst von Patienten/Patientinnen fasziniert und angezogen und daher besonders leicht zum Mitagieren veranlasst. – In DSM-IV/V als histrionische Persönlichkeitsstörung (s. d.) enthalten, womit das Theaterhafte betont wird.
e: hysterical character.
Syn.: hysterische Charakterneurose. *fr:* caractère hystérique

hysterischer Dämmerzustand *(m)* ►Dämmerzustand, psychogener.

hysterischer Lachkrampf *(m)* ►Lachkrampf, hysterischer.

Hysteroepilepsie *(f)* Bereits im 18. Jahrhundert geläufige Bez. für die Kombination von Epilepsie und Hysterie. Es gibt 3 prinzipiell verschiedene Sachverhalte, die im Laufe der Zeit mit »Hysteroepilepsie« bezeichnet worden sind: 1. (Wahre) Hysteroepilepsie i. e. S.: Epileptische und hysterische Anfälle treten abwechselnd (aber evtl. mit langen zeitlichen Abständen) bei demselben Kranken auf. Nur hierbei treten hysterische Anfälle auf, die man evtl. mit epileptischen verwechseln kann. Meist folgen seltenen epileptischen Anfällen in der Jugend später häufige hysterische Anfälle. Bei Landouzy heißt diese Form »hystéroépilepsie à crises distinctes« (Hysteroepilepsie mit getrennten Anfällen). ►Charcot (1886) übernahm die Bez. und nannte die dabei auftretenden hysterischen Anfälle »attaques«, die epileptischen »accès«, die ganze Form daher auch »attaques-accès«. 2. Hysterische Zustände »ohne alle Komplikationen mit Epilepsie« (Charcot). Es handelt sich um Hysterie mit Anfallszuständen (z. B. ►Arc de cercle), die nur eine entfernte Ähnlichkeit mit epileptischen Anfällen besitzen. Bei Landouzy heißen die Zustände »hystéroépilepsie à crises composées«, bei Charcot »à crises combinées« (Hysteroepilepsie mit gemischten Anfällen). Wegen der ständigen Verwechslungsgefahr führte Charcot hierfür die Bez. grande hystérie (s. d.) ein. Dasselbe hatte bei ►Tissot (1776) und Louer-Villermay (1816) hystérie épileptiforme geheißen. 3. Epileptische Anfälle bei Hysterikern, die durch Gemütsbewegungen ausgelöst werden können. Es bestehen nur epileptische Anfälle, keine hysterischen. Die

Diagnose der Hysterie wird durch Charaktereigenschaft und/oder ►Konversionssymptome ermöglicht. Diese Form wird gelegentlich mit der ►Affektepilepsie verwechselt (nach U. H. Peters, 1978).
e: hystero-epilepsy. *fr:* hystéro-épilepsie

hysterofren *(a)*. Einen hysterischen Anfall abschwächend oder beendend; durch Druck auf einen der ►hysterogenen Punkte.
e: hysterofrenic, hysterofrenetory. *fr:* hystérofrénatoire

hysterogene Punkte *(m, pl)*. (►Charcot). Eng umschriebene, druckschmerzhafte Stellen am Körper von Hysterikern (Austrittsstellen von Nerven, einzelne Stellen am Hinterhaupt, an den Armen, unter dem Schlüsselbein, am unteren Rande der Brustdrüsen, und viele andere), von welchen aus sich durch Druck hysterische Anfälle auslösen lassen. Durch das gleiche Verfahren lässt sich ein schon bestehender Anfall im Ablauf verändern oder unterdrücken. Freud hat die Bez. von Charcot übernommen, kennt aber keinen so engen Katalog von Punkten. Nach Freud kann jede Region des Körpers hysterogen wirken. Die Berührung der Punkte führt zu einer Form der sexuellen Erregung; der hysterische Anfall ist dann als Äquivalent eines Geschlechtsaktes anzusehen. Diese enge Beziehung zwischen hysterogenen Punkten und Sexualität wurde von Charcot noch nicht angenommen.
e: hysterogenic zone.
Syn.: spasmogene Punkte (Pitres), spasmogene Zone.
fr: zone hystérogène

hysteroid *(a)*. Hysterieähnlich.
e: hysteriform. *fr:* hysteroïde

Hysteroid, organisches *(n)*. (►Mayer-Gross, 1930). »Hysterische« ►Pseudodemenz bei Kranken mit organischer Demenz. Die Kranken verhalten sich wie grob Pseudodemente mit Vorbeiantworten, blödartigem Affektverhalten und puerilistisch-kindhaften Zügen. Sie wirken oft wie primitive Simulanten. Dennoch steht hinter der »Pseudodemenz« eine wirkliche Demenz, der oft selbst ein Krankheitsbewusstsein und eine Krankheitseinsicht fehlen. Der Begriff wird in der Klinik häufig nicht in dem ursprünglichen Sinne der Beschreibung von Mayer-Gross gebraucht, sondern findet bei allen hysterieähnlichen Erscheinungen Anwendung, die sich bei organisch Kranken (auch Nichtdementen) finden.

Hysterokatalepsie *(f)* Ältere Bez. für hysterische Anfälle mit ►Katalepsie.
e: hysterocatalepsia. *fr:* hystérocatalepsie

Hysteromanie *(f)* Obsol. Syn. für ►Nymphomanie.

Hysteroneurasthenie *(f)* Nicht mehr gebräuchliche Bez. für Mischung neurasthenischer und hysterischer Erscheinungen.
e: hystero-neurasthenia. *fr:* hystéro-neurasthénie

hysteropare Erscheinungen *(f, pl)*. (U. H. Peters, 1968). Alle im äußeren Erscheinungsbild den hysterischen Reaktionen (s. d.) gleichenden Erscheinungen, deren Ursachen jedoch nicht oder – im Verlaufe einer Untersuchung – noch nicht festgestellt werden können. Es gibt daher hysteropare Erscheinungen als Ausdruck eines innerseelischen Konfliktes (= psychogen), als Folge von organischen Störungen des Zentralnervensystems (= somatogen) oder als vorübergehende Begleiterscheinung der Behandlung mit Psychopharmaka (= pharmakogen). Die Bez. möchte alle mit den Begriffen »hysterisch«, »hysteriform« oder »pseudohysterisch« verbundenen ethischen Bewertungen umgehen und versteht sich deskriptiv-phänomenologisch.

Hysterosaturnismus *(m)*. Hysterieähnliches Zustandsbild bei Bleivergiftung.
e: hysterosaturnism. *fr:* hystérosaturnisme

I

Iatrogenie *(f)* (N. Schipkowensky). Pathologische Persönlichkeitsreaktionen eines Kranken, die vom Arzt auf seelischem Wege hervorgerufen werden. Vgl. Iatropathie.
e: iatrogenic.
Syn.: Iatropsychogenie. *fr:* iatrogénique

Iatropathie *(f)* (N. Schipkowensky). Körperleiden, das durch somatische ärztliche Behandlungs- oder Untersuchungsmethoden hervorgerufen wurde. Das ärztliche Handeln ist die Ursache von Krankheit, Siechtum und Tod. Vgl. Iatrogenie.
e: iatropathy.
Syn.: Iatrosomatopathie. *fr:* iatropathie

Iatropsychogenie *(f)*. ►Iatrogenie.

Iatrosomatopathie *(f)* ►Iatropathie.

IBS Irritable Bowel Syndrome. ►Colon irritabile.

ICD ►International Classification of Diseases.

ICD-9-CM ►International Classification of Diseases – Clinical Modification. Im Wesentlichen nur für die USA wirksam gewordene Abwandlung von ICD-9. Dort war man mit der diagnostischen Genauigkeit von ICD-9 nicht zufrieden und nahm daher für den Gebrauch in den USA eine Modifikation vor.

ICD-10 Die 1991 von der WHO veröffentlichte revidierte Fassung der ►International Classification of Diseases (dort weitere Erläuterungen).

Ice *(n)*. Im Drogenjargon: besonders reines Methamphetamin (►Amphetamine). Mit der Lupe kann man Kristalle erkennen. Wegen der hohen Reinheit und des niedrigen Siedepunktes kann «Ice» geraucht werden. Der Wirkungseintritt erfolgt sehr rasch.

Ich *(n)*. 1. In der psychoanalytischen Theorie die Schicht des psychischen Apparates, die als Mittler zwischen Individuum und Realität sowie zwischen Es und Über-Ich von Bedeutung ist. Im Gegensatz zum Es hat das Ich eine Organisation, ist also nicht chaotisch. Ihm obliegen die Wahrnehmung (Perzeption) der Außenwelt und die Anpassung daran. Auch Denken, Gedächtnis, Bewegungskontrolle und Affekte gehören zum Funktionssystem des Ich. Alle von außen und innen in das Ich eindringenden Elemente werden dort zur Synthese gebracht. Das Ich stellt somit einen intrapsychischen Regulator dar, der die Erfahrung organisiert und diese Organisation sowohl gegen den unzeitigen Einfluss der Triebe wie gegen zu starken Druck eines drückenden Gewissens schützt. – Die Ich-Funktionen sind nicht von Geburt an da, sondern entwickeln sich erst im Laufe des Individuallebens (Ich-Entwicklung). ►Schichtenlehre der Psychoanalyse. – Nach der Auffassung C.G. Jungs gehört zum Ich eine Reihe von Unterpersönlichkeiten, deren Beziehungen zum Ich sich während des ganzen Lebens wandeln. Hierzu zählen: ►Persona, ►Schatten, ►Anima oder Animus, ►Archetypus des Geistes und ►Selbst. 2. »Ich« als Gegensatz zur »Welt«. Wurde in dieser Bedeutung in der Heidelberger psychopathologischen Schule verwandt, vor allem von ►Gruhle. Bezieht sich auf die Philosophie Husserls. »Der Thesis der Welt, die eine zufällige ist, steht also gegenüber die Thesis meines reinen Ich und Ichlebens, die eine notwendige, schlechthin zweifellose ist.« Dient zur näheren Erfassung der Erlebnisweisen von Schizophrenen. Bezeichnet alles, was dem eigenen psychischen Raum als zugehörig – als Gegensatz zu allem, was als ►ichfremd erlebt wird. In dieser Bedeutung wird »Ich« nur noch in der Psychopathologie, dagegen nicht mehr in der Philosophie verwandt.
e: ego.
Syn.: Ego. *fr:* Moi

Ich-Anachorese *(f)* (W. Th. Winkler und H. Häfner, 1953, 1954). Intrapsychischer Vorgang bei Entstehung schizophrener Symptome. »Rückzug« des Ich von Bewusstseinsinhalten, die vom Ich wegen ihrer Inkompatibilität nicht assimiliert werden können. Z.B. wenn in bestimmten Versagungs- oder Versuchungssituationen plötzlich sehr starke triebhafte Impulse in das Bewusstsein einbrechen, die mit der ethischen Einstellung des Ich nicht in Einklang zu bringen sind und Schuldgefühle erzeugen. Die Stellungnahme des Ich kann dann in Form der Abspaltung von Impulsen und Bewusstseinsinhalten geschehen, die dann zwar unter Einbuße ihrer Ich-Qualität in voller Stärke im Bewusstsein bleiben, aber das zugehörige Schuldgefühl verschwindet. Folge ist jedoch eine schizophrene Symptomatik. – Der Begriff dient der dynamischen Erklärung von Entstehungsweisen schizophrener Symptome.
e: extreme form of ego withdrawal.

Ich-Analyse *(f)* In der Psychoanalyse die analytische Durcharbeitung der Beziehungen des Ich zur

Außenwelt, zum Es, Über-Ich und Ich-Ideal, insbesondere auch Analyse der Abwehrmechanismen des Ich. In der älteren Psychoanalyse wurde dem Verständnis der unbewussten Vorgänge besondere Aufmerksamkeit geschenkt, während in der modernen Psychoanalyse die Ich-Analyse immer mehr an Bedeutung gewonnen hat.
e: ego analysis. *fr:* analyse du Moi

Ichbewusstsein *(n).* Bewusstsein der Ich-Identität. Das Wissen des Individuums um seine eigene Identität. Auch die Art, wie das Ich sich seiner selbst bewusst ist. Jaspers unterscheidet hier 4 formale Merkmale: 1. das Tätigkeitsgefühl, ein Aktivitätsbewusstsein; 2. das Bewusstsein der Einfachheit: Ich bin einer im gleichen Augenblick; 3. das Bewusstsein der Identität: Ich bin derselbe wie von jeher; 4. das Ichbewusstsein im Gegensatz zum Außen und zum Anderen. – Ein solches Ichbewusstsein wird einem Gegenstandsbewusstsein gegenübergestellt und kann bei Krankheitsprozessen in allen seinen Einzelaspekten gestört sein, insbesondere bei Schizophrenie oder in der ►Depersonalisation.
e: ego consciousness.

ich-dyston *(a).* Erlebnisqualität, die vom Betroffenen als fremd und unerwünscht empfunden wird, weil sie den eigenen Moralvorstellungen widerspricht; z. B. Zwangserscheinungen, gegebenenfalls auch homosexuelle Strebungen. »Ich-dyston« und ►»ichfremd« sind im Dt. verschiedenen Erlebnisqualitäten zugeordnet, werden jedoch in gleicher Weise mit »ego-dystonic« ins Engl. übersetzt.
e: ego-dystonic.

Icherleben *(n).* Erleben der eigenen seelischen Vorgänge als dem eigenen Ich zugehörig, ohne dass darüber reflektiert würde. Ist bei Schizophrenie öfter in typischer Weise gestört; ►Ichstörung.
Syn.: Ichbewusstsein, Meinhaftigkeitserlebnis.

Icherlebnisstörungen *(f, pl).* Syn. für ►Ichstörungen.

ichfremd *(a).* Qualität psychischer Erlebnisse, die vom Kranken als dem eigenen ►Ich fremd erlebt werden. Es handelt sich um eine eigene Erlebnisqualität, welche ihrerseits zu einer psychopathologischen Definition des Ich geführt hat. Vorkommen praktisch ausschließlich bei Schizophrenie.
e: ego-alien, ego-dystonic.

Ich-Funktionsdefizite *(n, pl).* In der psychoanalytischen Ich-Psychologie Störungen des ►Ich, die aus gestörten Beziehungen zu ►Objekten (anderen Menschen) hergeleitet werden.

Ichgrenzen *(f)* (V. Tausk, 1912; P. Federn). Das »Ich« hat nach Federn eine innere und eine äußere Grenze: Die innere grenzt es gegen das Unbewusste ab und verhindert den Eintritt von verdrängtem Material in das Bewusstsein. Diese Grenze ist in hypnagogen Zuständen gelockert. An der äußeren Grenze wird dagegen entschieden, ob die über die Sinnesorgane eintreffenden Reize als »real« oder »nicht real« bewertet werden können. Ist die äußere Ichgrenze gelockert, wirken Wahrnnehmungsgegenstände als »unwirklich« und »seltsam« und »gemacht«. Trotz der relativen Unbestimmtheit galt die Überschreitung oder der »Verlust« der äußeren Ichgrenzen vielfach als sicheres Merkmal der ►Schizophrenie.
e: ego boundary. *fr:* barrière du Moi

Ich-Ideal *(n).* (S. Freud). Psychische Instanz, die dem Gewissen sehr ähnlich, aber nicht mit ihm identisch ist. Es stellt den Niederschlag von späteren (nicht frühkindlichen) Identifizierungen mit den Eltern und anderen Leitpersonen dar. Sein Inhalt kann im Laufe des Lebens mancherlei Schwankungen unterliegen und vermag mit seinen Identifizierungen und Antrieben das soziale Leben des Individuums weitgehend zu beeinflussen, da man sich dem Ich-Ideal immer wieder anzupassen sucht.
e: ideal ego, ego ideal. *fr:* idéal du Moi

Ich-Identität *(f)* 1. Genau wie beim ►Ichbewusstsein das unveränderliche Bewusstsein des Individuums einer Identität mit sich selbst vor allem in der Zeit (ich bleibe, wer ich bin und war); durch Krankheit störbar (ich bin nicht mehr, der ich war). 2. In der Rollentheorie: die Gesamtheit der Rollen eines Menschen in der Gemeinschaft, durch die er als ein jeweils Gleiches von anderen identifiziert werden kann. Insoweit gleichbedeutend mit einem Rollenbewusstsein und bezeichnet die Stellung des Individuums in einer Gemeinschaft. Gestört z. B. beim Hysteriker, der in seinen sozialen Rollen ausschließlich fremdbestimmt ist und daher nicht das Gefühl der eigenen Identität gewinnt. Gestört z. B. auch bei der tief greifenden Depression.
e: ego identity.

Ich-Komplex *(m).* In der analytischen Psychologie (C. G. Jung). ein ►Komplex, der mit dem »Ich« in Verbindung steht.
e: ego-complex. *fr:* complexe du Moi

Ichkreis *(m).* (P. Schilder, 1924). Um das Zentrum der Persönlichkeit (Ichzentrum) gedachter Kreis, der die größere Nähe oder Ferne einzelner psychischer Phänomene in bezug auf das Ich angibt. Gefühle, Schmerz, sexuelle Erregung liegen in diesem Modell nahe zum Ich, während z. B. die Gefühle, welche die Verdauung begleiten, an der Peripherie des Ichkreises liegen.

Ichlibido *(f)* (S. Freud). Derjenige Anteil der ►Libido, der sich der eigenen Person zuwendet (►Libidobesetzung). Gewöhnlich als Gegenbegriff zu ►Objektlibido gebraucht.
e: ego-libido.
Syn.: narzisstische Libido. *fr:* libido du Moi

Ich-Psychologie *(f)* 1. I. w. S. jede Psychologie, welche die Strukturen und Vorgänge des ►Ich (z. B.

Gedächtnis, Sprache, Urteilsbildung, Entscheidungsprozesse) zum Gegenstand hat. 2. I. e. S. Arbeitsrichtung der Psychoanalyse (ab 1936), die fragt, welche Struktur und Fähigkeiten das ►Ich hat und welche (►Abwehr-)Leistungen es vollbringt. Hauptvertreter sind A. Freud, H. Hartmann und R. ►Löwenstein. Historisch ist auf eine Erforschung des ►Es mit seinen Trieben und Konflikten eine Erforschung des Ich mit seinen (narzisstischen) Befriedigungen und Kränkungen gefolgt.
e: ego psychology. *fr:* psychologie du Moi

Ich-Spaltung *(f)* 1. (S. Freud). Phänomen, bei dem sich das Ich in manchen seiner Funktionen teilt und so »ein Teil des Ich dem Übrigen gegenübersteht«. »Die Teilstücke können sich nachher wieder vereinigen.« (GW XV, 64). Freud sah dies Phänomen vor allem beim Fetischismus und bei den Psychosen. Ein Teil des Ich anerkennt die Realität und bleibt von dem überzeugt, was es wahrnimmt; im Falle des Fetischismus z. B. davon, dass die Frau keinen Penis besitzt. Ein anderer Teil des Ich verleugnet die Realität, da sie ihm als Beweis für die Möglichkeit der eigenen Kastration höchst unerwünscht ist, und stattet z. B. die Frau symbolisch mit einem Penisäquivalent aus, dem Fetisch. Bei den Psychosen steht ein Teil des Ich den Vorgängen als unbeteiligter Beobachter gegenüber. Es bilden sich somit »zwei psychische Einstellungen anstatt einer einzigen, die eine, die der Realität Rechnung trägt, die normale, und eine andere, die unter Triebeinfluss das Ich von der Realität ablöst … Ist oder wird die Letztere die stärkere, so ist damit die Bedingung der Psychose gegeben« (GW XVII, 133).
e: split in the ego, splitting of the ego. 2. (E. Bleuler). Auch in der Schizophrenie-Lehre Bleulers wird von Ich-Spaltung gesprochen. Verschiedene Gruppen des psychischen Apparates, die vor allem Denken, Affektivität und Aktivität betreffen, trennen sich unwiderruflich voneinander. Der Begriff beinhaltet somit eine von der Freud'schen Konzeption völlig verschiedene Hypothese über die Funktion der Psyche, welche namensgebend wurde: ►Schizophrenie (Spaltungsirresein).
e: dissociation. *fr:* clivage du Moi, dissociation

Ichstärke *(f)* In der Psychoanalyse: die Kraft und Flexibilität, mit welcher das ►Ich seine Funktionen erfüllt. Wenn Kraft und Flexibilität im Gleichgewicht stehen, bleiben genügend schöpferische Kräfte frei. Bei Überwiegen der Kraft besteht Rigidität des Charakters. Bei Überwiegen der Flexibilität entsteht Ziellosigkeit. Ist von Mensch zu Mensch unterschiedlich ausgebildet und unter dem Eindruck von Erfahrungen und Erlebnissen wandlungsfähig.
e: ego strength

Ichstörungen *(f, pl)*. 1. Für Schizophrenie besonders charakteristische Störung des ►Icherlebens. Die Grenzen zwischen Ich und Umwelt erscheinen als durchlässig geworden. Bestimmte Handlungen und Zustände werden als von außen, von einer ichfremden Instanz gelenkt, gemacht oder beeinflusst erlebt. Hierzu gehören (in formaler Beschreibung) die Phänomene des ►Gedankenentzuges, der ►Gedankeneingebung, der Beeinflussung des Fühlens, Wollens und Denkens sowie des Hypnosegefühls. 2. Andersartige Ichstörungen werden bei ►Depersonalisation empfunden, bei der einzelne Teile als nicht zum Ich gehörig erlebt werden können. Dies wird jedoch nicht auf das Einwirken ichfremder Instanzen zurückgeführt, sondern es bleibt die Einheit des Icherlebens erhalten.

Ichstörungen, strukturelle *(f, pl)*. Persönlichkeitsstörungen, welche als Folge einer (lebensgeschichtlich) sehr frühen Mutter-Kind-Symbiose betrachtet werden. Die Bez. leitet sich aus den psychoanalytischen Theorien Margaret Mahlers ab. Vgl. ►Symbiose (4).

Ichthyophobie *(f)* Abneigung gegen Fischgerichte.
e: ichthyophobia. *fr:* ichthyophobie

Ich-Struktur *(f)* Jede besondere, als solche beschreibbare Organisationsform des ►Ich. Beschreibbar als Persönlichkeit, bei welcher die gedachten Einzelteile harmonisch aufeinander abgestimmt sind (= solide Ich-Struktur). Bei Abwandlungen kann u. a. von einer fragilen, rigiden, reifen oder unreifen, einer gefährdeten, pathologischen oder zerbrochenen Ich-Struktur gesprochen werden. Der bildhafte Ausdruck entstammt der ►Psychoanalyse.
e: ego structure.

Ich-Struktur, pathologische *(f)* (O. Kernberg, 1967, 1975, 1976, 1984) Bei schweren Persönlichkeitsstörungen (narzisstische oder hysterische Persönlichkeitsstörung, ►Borderline-Persönlichkeitsstruktur) zu beobachtende »relativ spezifische und auffallend stabile« Form der Organisation des Ich. Außer den Beschreibungsmerkmalen bestehen Unterscheidungsmöglichkeiten durch hypothetisch angenommene *(a)* »drei Hauptebenen der Triebfixierung« (►Triebe [3]), (b) die Art der »Überich-Entwicklung« und »Überich-Integration« (►Überich), (c) »zwei Ebenen der Abwehrorganisation des Ich« (►Abwehrmechanismen) (d) sowie durch die Güte der »Internalisierung der Objektbeziehungen« (►Internalisierung, ►Objektbeziehungstheorie).
e: pathologic ego-structure.

Ichtriebe *(m, pl)*. In der älteren Trieblehre Freuds (1910–1915) Gruppe von Trieben, die der Erhaltung des Individuums dienen – im Gegensatz zum Sexualtrieb, welcher der Erhaltung der Art dient. Freud fügte hinzu, diese Theorie basiere nicht auf psychologischen, sondern auf biologischen Gegebenheiten. Nach der späteren Trieblehre Freuds stehen sich ►Lebenstrieb und ►Todestrieb gegenüber. Die Bezeich-

nungen »Ichtriebe« und ►»Selbsterhaltungstriebe« werden von Freud oftmals syn. gebraucht.
e: ego-instincts. *fr:* pulsions du Moi

Ichwiderstände *(m, pl)*. (S. Freud). Die mit dem ►Ich verbundenen Formen des ►Widerstandes in der psychoanalytischen Behandlung. Freud unterschied 3 Formen: 1. ►Verdrängungswiderstand, 2. ►Übertragungswiderstand, 3. Widerstand durch sekundären ►Krankheitsgewinn.

Ictus *(m)*. 1. Schlag, Stoß. Plötzlich auftretendes krankhaftes Symptom. 2. Epileptischer Anfall.
e: ictus (epilepticus). *fr:* ictus

Ictus amnesticus *(m)*. Syn. für ►Amnesie, transitorische globale.

Ictus epilepticus *(m)*. Epileptischer Anfall.
e: ictus epilepticus. *fr:* ictus épileptique

Ictus laryngis *(m)*. Syn. für ►Kehlkopfschlag.

Ictus paralyticus *(m)* ►Anfall, paralytischer.

Ideal-Ich *(n)*. Von Freud eingeführte, aber nicht näher definierte Bez. für eine im Laufe der Entwicklung geschaffene ►Instanz, an welcher die Betätigungen des aktuellen ►Ich gemessen werden (GW XI, 444). Nach H. Nunberg ist das Ideal-Ich eine genetisch ältere Einrichtung als das ►Über-Ich, wobei ►Ich und ►Es noch vereinigt sind und so intrapsychische Konflikte nicht auftreten können. ►Ich-Ideal.
e: ideal ego. *fr:* Moi idéal

Idealisierung *(f)* (S. Freud). Psychischer Prozess, durch welchen ein (Liebes-)Objekt in seinem Wert und in seiner Bedeutung überschätzt wird. »Die Idealisierung ist ein Vorgang mit dem ►Objekt, durch welchen dieses ohne Änderung seiner Natur vergrößert und psychisch erhöht wird. Die Idealisierung ist sowohl auf dem Gebiet der Ichlibido wie auch der Objektlibido möglich. So ist z. B. die Sexualüberschätzung des Objektes eine Idealisierung desselben.« (GW X, 161)
e: idealization. *fr:* idéalisation

Idealtypus *(m)*. (M. Weber). In reiner Form einem Typus entsprechende Gestalt, wobei die wesentlichen Merkmale deutlich hervortreten und die unwesentlichen zurücktreten. Es handelt sich um die Form einer geschichtswissenschaftlichen Theorie von Regeln. »Dieses Gedankenbild vereinigt bestimmte Beziehungen und Vorgänge des historischen Lebens in einem … Kosmos gedachter Zusammenhänge … Ihr Verhältnis zu den empirisch gegebenen Tatsachen des Lebens besteht lediglich darin, dass da, wo … abhängige Vorgänge in der Wirklichkeit … festgestellt und vermutet werden, wir uns die Eigenart dieses Zusammenhanges an einem Idealtypus … verständlich machen können.« (M. Weber) – In der deutschen Psychiatrie werden Krankheits«bilder« (►Bild, klinisches) so beschrieben, dass sie einem gedachten Idealtypus immer ähnlicher werden.

Ideation *(f)* 1. Gedanklicher Entwurf einer Handlung (Handlungsentwurf), eines Wortes oder eines Denkprozesses. 2. In der engl. psychiatrischen Umgangssprache so viel wie »inneres Denken«, »gedankliche Vorstellungen«, wird z. B. in Zusammenhang mit Suizidgedanken (suicidal ideation) gebraucht.
e: ideation. *fr:* idéation

Idee, fixe *(f)* 1. In der Lehre von den ►Monomanien eine umgrenzte Störung des Seelenlebens bei sonst völlig erhaltener geistiger Gesundheit. 2. Vorstellung, die in minder großem Ausmaß vom Bewusstsein Besitz ergreift und das Handeln bestimmt; ►Idee, überwertige.
e: fixed idea. *fr:* idée fixe

Idee, katathyme *(f)* Dem Affekt, nicht einem logischen Denkakt entstammende Vorstellung. Auch eine unter einem Affekt umgebildete Vorstellung. ►Katathymie (1), ►Denken, katathymes.
e: catathymic idea. *fr:* idée catathymique

Idee, überwertige *(f)* (C. Wernicke, 1892, 1893). Vorstellung, die gewöhnlich durch ein das Gemüt besonders erregendes Erlebnis hervorgerufen wurde und von da ab Denken und Handeln eines Menschen beherrscht; z. B. die erste Verurteilung eines ►Querulanten oder die Beobachtung eines »alten Mädchens«, dass ein Mann ihr besondere Aufmerksamkeit schenkt.
e: supervalent idea, overcharged idea. *fr:* idée prévalente

Ideen, autochthone *(f, pl)*. (C. Wernicke). Psychopathologisches Phänomen der »gemachten« Gedanken (bei denen der Kranke überzeugt ist, seine Gedanken würden von anderen gemacht) und Eingebungen von Gott oder übernatürlichen Mächten.
e: autochthonous ideas. *fr:* idées autochtones

Ideen, wahnhafte *(f, pl)*. (►Jaspers). Dem Wahn ähnliche, aber doch phänomenologisch andersartige Bewusstseinsinhalte. Sie unterscheiden sich von echtem Wahn dadurch, dass sie verständlich aus erschütternden, kränkenden oder das Schuldgefühl belastenden Erlebnissen hervorgegangen sind oder dass sie aus einem Erlebnis der Entfremdung der sozialen Umwelt hervorgehen. Echte Wahnideen sind nach Jaspers dagegen nicht weiter zurückzuverfolgen und stellen etwas phänomenologisch Letztes dar.

Ideenassoziation *(f)* Seltenes Syn. für ►Assoziation.

Ideendissoziation *(f)* Zerfallen von Vorstellungsverbindungen, die auf dem Wege der ►Assoziation entstanden sind. Es sind Folgen neuer Eindrücke oder Verknüpfungen oder krankhafter Prozesse, z. B. durch Schizophrenie. Diese ist nach E. Bleuler besonders durch Lockerung assoziativer Verknüpfungen gekennzeichnet.
e: dissociation of ideas. *fr:* dissociation d'idées

Ideenflucht *(f)* Formale Denkstörung. Der Zustrom an Denkinhalten ist vermehrt, das Denktempo ist beschleunigt, das Denkziel wird ständig gewechselt, das Denken ist vermehrt ablenkbar und wird

oberflächlich. Die logische Ordnung und die Steuerung des Denkens durch einen Leitgedanken gehen weitgehend, aber nicht vollständig verloren. Das Denken wird durch immer neue ►Assoziationen in immer neue Richtungen gelenkt. Der gedankliche Zusammenhang bleibt aber erhalten. – Vorkommen vor allem als Teilerscheinung der Manie. Historisch: Die Idee zur »Ideenflucht« entstammt der englischen Assoziationspsychologie, wurde aber von den deutschen Psychiatern schon Anfang des 19. Jahrhunderts für das wesentliche Kennzeichen der Manie gehalten. Kraepelin (1883): »Jeder neue Eindruck wird sofort in den Vorstellungsverlauf hineingezogen und weckt dort ganze Reihen von rasch wechselnden Erinnerungsbildern. [...] Bei der Ideenflucht handelt es sich um eine krankhaft gesteigerte Kombinationsfähigkeit der Vorstellungen, die auch zwischen den verschiedenartigsten Elementen noch assoziative Brücken zu schlagen vermag...«.
e: flight of ideas, topical flight, ideachase. *fr:* fuite des idées

ideenflüchtige Verwirrtheit *(f)*. ►Verwirrtheit, ideenflüchtige.

Ideler, Karl Wilhelm geb. 25.10.1795 Bendwisch, gest. 29.8.1860 Kumlosen. Leiter der Irrenabteilung in der Berliner Charité (1828). Ab 1840 Prof. der Psychiatrie und Direktor der Psychiatrischen Klinik Berlin. Neben Langermann und Heinroth Hauptvertreter der ►Psychiker. Hauptwerke: »Grundriß der Seelenheilkunde« (1835–1838); »Biographien Geisteskranker in ihrer psychologischen Entwicklung« (1841).

Identifikation *(f)* Gleichsetzung. In der Psychologie die Gleichsetzung eines Angehörigen einer totemistischen Religion mit dem Totemtier des Stammes – oder des Zuschauers mit dem Helden eines Theaterstückes. In ähnlicher Bedeutung von Freud in die Psychoanalyse übernommen: ein unbewusster Vorgang, durch welchen man jemand anderem ähnlich sein möchte. Wenn jemand sich ein eigenes Bild von einem Menschen oder Gegenstand macht und dann denkt, fühlt und handelt, wie er glaubt, dass der andere Mensch es auch tun würde. Dieser Vorgang ist für die Ausbildung der Persönlichkeit von außerordentlicher Bedeutung. Das Kind identifiziert sich mit einem Elternteil (primäre Identifikation) und übernimmt so dessen Rolle und Macht. Versagen der natürlichen Identifikationspersonen, Schwierigkeiten in der Identifikation, z. B. durch Zerbrechen der Familie, können zu Persönlichkeitsstörungen führen. – Eine besondere Rolle spielt die Identifikation bei der Entstehung hysterischer Symptome – hieran untersuchte Freud den Vorgang zuerst –, da die Kranken es auf diesem Wege zustande bringen, »die Erlebnisse einer großen Reihe von Personen, nicht nur die eigenen, in ihren Symptomen auszudrücken, gleichsam für einen ganzen Menschenhaufen zu leiden und alle Rollen eines Schauspiels allein mit ihren persönlichen Mitteln darzustellen« (GW II/III, 155).
e: identification. *fr:* identification

Identifikation, introjektive *(f)* (M. Klein). Vorgang der ►Identifikation, bei welchem das ►Objekt (der andere Mensch) ganz in das eigene ►Ich aufgenommen (introjiziert) wird. Das Ich identifiziert sich dann mit einigen oder allen Eigenschaften des Objekts. – Darauf beruht die Fähigkeit, sich in einen anderen Menschen hineinzuversetzen.
e: introjective identification.

Identifikation, projektive *(f)* (M. Klein). Durch ►Spaltung entstandene Hinausverlagerung von eigenen Persönlichkeitseigenschaften in einen anderen Menschen, die dann erkannt und anerkannt werden können. In ►Kleins psychoanalytischer Sprache: ►Projektion von Teilen des ►Selbst in das ►Objekt. Stellt dann die früheste Form von Einfühlungsvermögen und der Fähigkeit dar, sich in einen anderen Menschen hineinzuversetzen. – Wird vielfach auch als ►Abwehrmechanismus verstanden. Häufig in der Form, dass jemand sich mit dem Leiden eines anderen (Mutter, Vater u. a.) identifiziert, indem hypochondrisch befürchtet wird, dasselbe, von Ärzten jedoch nicht erkannte, Leiden zu haben und daran zu sterben.
e: projective identification.

identifizierende Erinnerungstäuschungen *(f, pl)*. Syn. für ►Déjà-vu-Erlebnis.

Identifizierung *(f)*. ►Identifikation.

Identifizierung mit dem Angreifer (A. Freud, 1936). ►Abwehrmechanismus, bei dem Eigenschaften, Verhaltensweisen, Denkweisen, Aggressionen oder Machtsymbole einer als feindlich erlebten Person übernommen werden. Es handelt sich um die Verarbeitung aktueller Angsterlebnisse, die als »Zwischenstufe in der normalen Über-Ich-Entwicklung« (A. Freud) angesehen wird.
e: identification with the aggressor. *fr:* identification à l'agresseur

Identität *(f)* 1. Beziehung zwischen zwei Gegenständen der Art, dass unter gewissen Gesichtspunkten beide miteinander gleich sind, während sie sich unter anderen Gesichtspunkten unterscheiden. 2. In DSM-V im Original und deren dt. Übersetzungen gewöhnlich im Sinne von ►Ichbewusstein gebraucht.
e: identity. *fr:* identité

Identitätskrise *(f)* 1. Kritische Störung des Gefühls der Identität mit sich selbst, einem aus enger Verbindung mit anderen (insbesondere den Eltern) erwachsenden Bewusstsein von Kontinuität und Gleichheit des Ich. Häufige Erscheinung bei sozial Entwurzelten und Flüchtlingen; nach E. Erikson (1958) aber auch allgemeine Folge der gegenwärtigen

kulturellen Situation. 2. Seltenes Syn. für ►Depersonalisations- und ►Derealisationserscheinung.
e: crisis of identity. *fr:* crise d'identité

Identitätsstörung *(f)* Unsicherheit über das eigene Selbst bei Kindern und Jugendlichen. Man weiß nicht, mit wem man Freundschaft schließen soll, welchen Beruf man wählen soll, ob man sich auf Religion einlassen soll und auf welche Weise man Kontakte mit dem anderen Geschlecht eingehen soll. In DSM-V häufig vorkommende Bezeichnung: Störungen der Geschlechtsidentität (►Transsexualismus), dissoziative Identitätsstörung.
e: identity disorder.

Identitätsstörung, Dissoziative *(f)* Syn. in DSM-IV/V für ►Persönlichkeit, multiple.
e: Dissociative Identity Disorder. – (ICD-10: F44.81).

Identitätsstörungen infolge anhaltender und intensiver Manipulation unter Zwangsbedingungen *(f, pl)*. Veränderungen oder Unsicherheiten des ►Ichbewusstseins als Folge von «Gehirnwäsche», Folter, Indoktrinationen politischer Art, durch Sekten u. Ä.
e: identity disturbances due to prolonged and intense coercive persuasion.

Ideokatharsis *(f)* Ideenbereinigung. Erneuernde Besinnung auf individuelle und allgemeine Werte und daraus abgeleitete generelle Willensentschlüsse in einer Lebenskrise.

Ideolatrie *(f)*. ►Idolatrie.

ideomotorisches Phänomen *(n)*. (H. Liepmann). Im Gegensatz zum einfachen Reflex geht einer komplexen Handlung ein Ideenentwurf voraus. Dieser kann bei umschriebener Hirnläsion für sich allein gestört sein, sodass eine komplexe Handlung unmöglich wird, obwohl alle Einzelbewegungen frei ausgeführt werden können. *fr:* phénomène idéo-moteur.

Ideophrenie *(f)* Obsol. Bez. für Wahn, Wahnkrankheit.
e: ideophrenia. *fr:* idéophrénie

Ideoplas(t)ie *(f)* 1. Verformbarkeit des Willens in Hypnose. Zustand vollständiger Beeinflussbarkeit in Hypnose, in welchem alle vom Hypnotherapeuten ausgehenden Suggestionen realisiert werden können. 2. Unbemerkte Beeinflussung der Handlung durch Inhalte des Denkens, Wünsche und Vorstellungen, z. B. Ablenkung eines Pendels in gedachter Richtung.
e: ideoplasty. *fr:* idéoplastie

Ideosynchesis, Ideosynchysie *(f)* Obsolet für Delirium, verwirrter Zustand.

Idiogam *(f)* Fähigkeit von Mann oder Frau zur Ausübung des Geschlechtsverkehrs mit nur einem bestimmten Partner, während anderen gegenüber Impotenz bzw. Frigidität vorliegt.
e: idiogamia. *fr:* idiogamie

Idioglossie *(f)* (Perry). Sprachstörung, bei der trotz normaler Sprachwerkzeuge und geistiger Fähigkeiten durch zahlreiche Auslassungen und Lautverschiebungen unverständlich gesprochen wird. Wird hauptsächlich bei kleinen Kindern beobachtet; vgl. Idiolalie, Idiophrasie.
e: idioglossia. *fr:* idioglossie

Idiolalie *(f)* Die beim Wort- und Silbenstammeln aus den artikulatorischen Fähigkeiten zunächst entstehende »Privatsprache« des Kindes (oder des schwachsinnigen Erwachsenen). Gewöhnlich nur den nächsten Angehörigen (bzw. dem Pflegepersonal) verständlich. Diese Einfachsprache dient als Zeichensystem innerhalb eines engsten Kreises bereits der Kommunikation, folgt aber noch nicht den allgemeinen Laut- und Formgesetzen der Sprachstruktur; vgl. Idiophrasie, Idioglossie.
e: idiolalia. *fr:* idiolalie

idiomotorischer Reflex *(m)*. Syn. für ►Aufmerksamkeitsreflex.

idionom *(a)*. Selbstgesetzlich. In sich selbst regelhaft. Z. B. ein psychopathologisches Syndrom, das von den Eigenarten eines Individuums so geprägt ist, dass es in dieser Form nur einmal vorkommt. ►eidonom.

idiopathisch *(a)*. Aus sich heraus entstanden, eigenständig, ohne erkennbare Ursache – immer bezogen auf einen Krankheitszustand. Oft syn. gebraucht mit primär, genuin, essenziell.

Idiophrasie *(f)* Eigensprache z. B. eines Schizophrenen, die sich nicht als Kommunikationsmittel eignet; vgl. Idiolalie, Idioglossie.
e: idiophrasia. *fr:* idiophrasie

Idiophrenie *(f)* Obsol. Bez. für psychische Störung bei organischen Hirnkrankheiten.
e: idiophrenia. *fr:* idiophrénie

Idiosynkrasie: *(f)* 1. In der antiken Säftelehre: eigentümliche Mischung der Säfte im Körper. 2. Im übertragenen Sinne: Empfindungseigenheit, die andere nicht haben. Z. B. Genießen von Spinnen.
e: idiosyncrasy.

idiosynkratisch *(a)*. 1. Adj. zu ►Idiosynkrasie. 2. Als Anglizismus Syn. für eigentümlich, z. B. idiosynkratische Vulnerabilität (in ICD-10), idiosynkratisches Sprechen (DSM-V), idiosynkratische Reaktionen des Zentralnervensystems (DSM-IV).
e: idiosyncratic.

Idiotenbewegungen *(f, pl)*. Einförmig-taktmäßige Bewegungen vor allem bei Kindern mit sehr niedriger Intelligenz; meist in Form eines Hin- und Herwiegens des Oberkörpers, ferner Springen, Händeklatschen, Wischen, Kopfschütteln, Schnalzen, Lecken, Zähneknirschen, Saugen an Gegenständen.

Idiotie *(f)* Nach ►Morel (1857) schwerster Grad von angeborenem Schwachsinn. Intelligenzalter meist nicht höher als 2 Jahre; IQ 20–25. Der Idiot erlernt die Sprache nicht oder spricht nur wenige Wörter; er ist bildungsunfähig bzw. nur in geringem Grade dressurfähig und bleibt auf ständige Hilfe und Pflege angewiesen, deshalb gewöhnlich Unterbringung in einer Insti-

tution notwendig. Bereits äußerer Habitus typisch: ausdrucksloses Gesicht, Grimassieren, offener Mund, aus dem der Speichel herausläuft, Verformung von Schädel, Gesicht, Ohren, Zähnen. Häufig bestehen epileptische Anfälle, choreoathetotische oder andere unwillkürliche Bewegungen. Das Laufen wird spät und unvollkommen erlernt. Auch vegetative Funktionen meist gestört, Harn- und Stuhlinkontinenz, auch Schluckstörungen; viele müssen ständig gefüttert werden. Es entsteht nur ein sehr einfaches Gefühlsleben. Die Sexualität entlädt sich, sofern sie erwacht, in Masturbation und deviantem Verhalten (z. B. Sodomie). Ursachen sind: Erbkrankheiten, angeborene Stoffwechselanomalien, intrauterine Infektionen, Geburtstraumen, Hirnentzündungen der ersten Lebenszeit u. a. – Historisch: griech. »idiótes«: ein von Staatsgeschäften befreiter Privatmann. In dieser Bedeutung – wertfrei – auch im Dt. bis ins 19. Jh. üblich. Als medizinischer Begriff zuerst bei Paracelsus (1526) in der allgemeinen Bedeutung »verrückt« und »von Sinnen«. Bei den Enzyklopädisten Diderot & D'Alembert (1757) angeborene Unfähigkeit zu denken (»incapable de combiner aucune idée«) im Gegensatz zur erworbenen Imbezillität. Bei ►Esquirol angeborener Denktiefstand, jedoch als Gegensatz zu Demenz (erworbener Denkdefekt). In dieser Bedeutung bis in die Gegenwart üblich, jedoch wegen eines abwertenden Gebrauchs in der Umgangssprache zunehmend gemieden. S. a. Oligophrenie.
e: idiocy, idiotism.
Syn.: Blödsinn, hochgradiger Schwachsinn. *fr:* idiotie

Idiotie, amaurotische familiäre *(f)* Familiäre Lipoidspeicherkrankheit mit rezessivem Erbgang. Durch Fermentstörungen kommt es zur Gangliosidspeicherung in den Nervenzellen. Nach Beginn und Verlauf werden fünf Formen unterschieden: 1. Kongenitale Form. ►Norman-Wood-Syndrom. 2. Infantile Form. ►Tay-Sachs-Syndrom. 3. Spätinfantile Form. ►Dollinger-Bielschowsky-Syndrom. 4. Jugendliche Form. ►Stock-Spiel-Meyer-Vogt-Syndrom. 5. Spätform. ►Kufs-Syndrom. Die Symptome sind je nach Beginn und Form der Krankheit unterschiedlich. Allen Formen gemeinsam sind zunehmender Verfall der intellektuellen Fähigkeiten bis zur Idiotie, zunehmende Sehverschlechterung bis zur Blindheit und Auftreten von epileptischen Anfällen.
e: amaurotic familial idiocy.
Syn.: Gangliosidose. *fr:* idiotie amaurotique familiale

Idiotie, anergetische *(f)* Syn. für ►Idiotie, apathische.

Idiotie, apathische *(f)* Ältere Bez. für hochgradigen Schwachsinn mit starker Antriebsarmut, Schwerflüssigkeit des gesamten Seelenlebens, Langsamkeit, Gutmütigkeit, Willensschwäche und Willfährigkeit. Wurde der erethischen Idiotie (s. d.) gegenübergestellt.
Syn.: stumpfe Idiotie, anergetische Idiotie, torpide Idiotie.

Idiotie, dysostotische *(f)* Syn. für ►Pfaundler-Hurler-Syndrom.

Idiotie, dysplasmatische *(f).* ►Idiotie-Syndrom, keimplasmatisches.

Idiotie, erethische *(f)* Ältere Bez. für hochgradigen Schwachsinn mit dem Kennzeichen ständiger motorischer Erregung (►erethisches Syndrom). Stellte für lange Zeit eine von nur zwei unterschiedenen Schwachsinnsformen dar; ihr stand die apathische Idiotie gegenüber.
Syn.: erregte Idiotie, versatile Idiotie.

Idiotie, erregte *(f)* Syn. für ►Idiotie, erethische.

Idiotie, gangliozelluläre, heredodegenerative *(f)* Syn. für ►Tay-Sachs-Syndrom.

Idiotie, mongoloide *(f)* Syn. für ►Mongolismus.

Idiotie, stumpfe *(f)* Syn. für ►Idiotie, apathische.

Idiotie, torpide *(f)* Syn. für ►Idiotie, apathische.

Idiotie, versatile *(f)* Syn. für ►Idiotie, erethische.

Idiotie, xerodermische *(f)* Von Elsesser geprägtes Syn. für ►de Sanctis-Cacchione-Syndrom.

Idiotiesyndrom, keimplasmatisches *(n).* Sammelbegriff für nichterbliche Schwachsinnsformen, die gewöhnlich durch krankhafte Schädigung der Eizelle entstehen. Häufigste Form ist das ►Down-Syndrom.

Idiothiesyndrom, xerodermisches *(n).* Syn. für ►(de-)Sanctis-Cacchione-Syndrom.

idiotisch *(a).* Blödsinnig. Hochgradig schwachsinnig.
e: idiot. *fr:* idiot

Idiotismus *(m).* 1. Hochgradige Störung geistiger Funktionen. Der Begriff geht auf ►Pinel zurück und unterscheidet ursprünglich nicht zwischen ►Idiotie und ►Demenz. Er wird häufig als Syn. für ►Idiotie gebraucht. 2. In der Sprachwissenschaft charakteristische Eigenheit der Sprache bzw. die einzelne idiomatische Wendung.
e: idiotism. *fr:* idiotisme

Idolatrie *(f)* Seltenes Syn. für Fetischismus. Götzenanbetung.
e: idolatria. *fr:* idolatrie

IEI Abk. für Idiopathic Environmental Intolerances. ►Unverträglichkeiten, idiopathische umweltbezogene.

Ikonolagnie *(f)* Sexuelle Erregbarkeit durch Anschauen von Bildern mit meist sexuellen Darstellungen.
e: iconolagny. *fr:* iconolagnie

iktaffine Diathese *(f).* ►Diathese, iktaffine.

iktaffine Konstitution *(f).* ►Konstitution, iktaffine.

Ikterus, psychogener *(m).* Gelbsucht durch funktionelle Störungen in den galleproduzierenden und -abführenden Systemen aufgrund von Erlebniskon-

flikten. Bildet sich erfahrungsgemäß nur im Zusammenhang mit einer eingeschränkten Funktionstüchtigkeit der Leber durch früher abgelaufene Organkrankheiten.
e: psychogenic icterus. *fr:* ictère psychogène

iktophile Lebensphase *(f)* Lebensabschnitt, in dem besonders häufig ein epileptisches Anfallsleiden manifest werden kann: Pubertät.

Iktus, amnestischer *(m).* Syn. für ►Amnesie, transitorische globale.

ILAE Abk. für ►International League against Epilepsy.

Illusion *(f)* In der Psychiatrie: Form der Sinnestäuschung. Verfälschte Wahrnehmung wirklicher Gegebenheiten bzw. Hinzufügen vermeintlicher Wahrnehmungen zu den wirklichen, sodass Wahrnehmungsgegenstände verändert erscheinen (z. B. ein Baumstumpf als sich hinkauernde Gestalt). Im Gegensatz zu ►Halluzinationen ist somit ein Sinnesreiz vorhanden, der jedoch subjektiv in der Wahrnehmung umgedeutet wird. Illusionäre Verkennungen sind vom krankhaften Affekt abhängig und treten gewöhnlich nur bei leichter Bewusstseinstrübung auf. Literarische Beispiele finden sich in Goethes Gedicht »Erlkönig«. Nach K. Schneider sind Illusionen »zwar Trugwahrnehmungen, aber keine Sinnestäuschungen«, da nur etwas anders wahrgenommen werde, als es in Wirklichkeit ist.
e: illusion, misidentification. *fr:* illusion, fausse reconnaissance

Imagination *(f)* 1. Einbildung. Historisch: In der Renaissance wichtiger, aber weit gefasster Begriff zur Bez. von Psychischem. (T. Fienus: De viribus imaginationis tractatus, Leyden 1635; Abhandlung über die Kräfte der Imagination). Die heutige ►Suggestion und ►Autosuggestion gehörten ebenso dazu wie das Erscheinen der Wundmale Jesu und die Umwandlung eines Geschlechts in das andere. Galt als Ursprung der Manifestation der Magie. Wurde auch als Ursache physischer, psychischer und emotionaler Krankheiten, sogar des Todes angesehen. In Form der ►Einbildungskraft zu Heilzwecken verwendbar. (Beispiel: Michael Alberti: De therapia imaginaria, von Menschen, die aus Einbildung gesund werden. Halle 1721). 2. Nachdem Imagination als Heilmethode lange verlacht worden war, ist sie in modernen Psychotherapien wieder enthalten: ►Imagination, aktive; ►katathymes Bilderleben (KB), ►Leuner; ►Katathym-imaginative Psychotherapie. 3. Fähigkeit, sich nicht vorhandene Gegenstände und Situationen anschaulich zu vergegenwärtigen. Konkretisiert sich in Form von Bildern, Symbolen, Phantasien, Träumen, Ideen, Gedanken. Dient sowohl schöpferischen Vorgängen wie der Realitätsanpassung. 4. Syn. für Wachträume (►Tagträumereien), soweit sie bewusst zu Heilzwecken hervorgebracht werden.
e: imagination. *fr:* imagination

I

Imagination, aktive *(f)* (C. G. Jung). Methode in der Psychotherapie, durch welche man »unbewusste Inhalte dem Bewusstsein zuführen« kann (gewöhnlich in Form »aufsteigender Symbole«). Dabei werden die Inhalte des Unbewussten nicht nur wahrgenommen, sondern zugleich umgestaltet und integriert.

Imago *(f)* 1. (C. G. Jung, 1911). Bild. Das innere, unbewusst gebildete und unbewusst bleibende, mit bestimmten Eigenschaften ausgestattete »Bild« einer bestimmten Person. Die bedeutsamsten sind die (in früher Kindheit gebildeten) Bilder von Mutter und Vater. Diese Imagines werden besonders von Neurotikern häufig auf Beziehungspersonen, z. B. den Arzt, projiziert und spielen so in der Einstellung zur mitmenschlichen Umwelt eine bedeutende Rolle. 2. Anfang 1912 von S. Freud gegründete und von O. Rank und H. Sachs herausgegebene Zeitschrift für die nichtmedizinischen Anwendungen der Psychoanalyse. Der Name lehnt sich nicht an den Imago-Begriff (1) von Jung, sondern an dem gleichnamigen Roman von C. Spitteler (1906) an. Die Zeitschrift ging nach der Emigration Freuds ein. Seitdem erschien die »American Imago«, die demselben Zweck dient. 3. Imago Publishing Company. Von John Rodker 1938 in London zur Herausgabe der Werke Freuds gegründeter Verlag.
e: imago, image. *fr:* imago, image

Imbecillitas *(f).* ►Imbezillität.

Imbecillitas phenylpyruvica Syn. für ►Oligophrenia phenylpyruvica.

imbezill *(a).* Mittelgradig schwachsinnig.
e: imbecile. *fr:* imbécile

Imbezillität *(f)* Mittlerer Grad von Schwachsinn; intellektuelle Fähigkeiten höher als bei ►Idiotie, jedoch geringer als bei ►Debilität (►Oligophrenie). Das Intelligenzalter beträgt zeitlebens 2–7 Jahre; der IQ ist nicht höher als 50. – Imbezille sind in beschränktem Maße hilfsschulfähig. Am besten ist oft das Gedächtnis entwickelt, das jedoch meist von kurzer Dauer und unzuverlässig ist. Das Denken verbleibt im Bereich des Konkreten; abstrakte Denkoperationen sind nicht möglich, auch nicht in dem Maße, wie sie zur flüssigen Anwendung der Schriftsprache notwendig sind. Die Grenze zwischen Imbezillität und Debilität kann daher bei der Fähigkeit des Schreibens und Lesens gesehen werden. Auch die gesprochene Sprache ist einfach und elementar. Im affektiven Bereich sind einfache, aber tiefe Gefühlsregungen möglich, sodass es zu starker Bindung an eine Beziehungsperson kommen kann. Imbezille sind unfähig, sich selbstständig im Leben zurechtzufinden, und bleiben daher auf Unterstützung durch andere angewiesen, vermögen bei gutmütigem Charakter jedoch einfache Erwerbsarbeiten zu verrichten. Die Ursachen sind dieselben wie bei ►Idiotie (Hirnschädigungen in der perinatalen und frühkindlichen Periode).
e: imbecility. *fr:* imbécillité

Imitationsphänomen *(n).* Syn. für ►Resonanz, affektive (2).

Imitationspsychose *(f)* Seltene Bez. für symptomatische Psychose, die einer anderen Psychose (z. B. Schizophrenie, Depression) so ähnlich sieht, dass Verwechslungen möglich sind.

Immediatgedächtnis *(n).* Syn. für ►Kurzzeitgedächtnis.

Immobilisation *(f)* Ruhigstellung. Reflektorische oder instinktive Bewegungsstarre, z. B. bei ►Kataplexie.
e: immobilization. *fr:* immobilisation (instinctive, réflexe), immobilité protectrice

Immobilisationsreflex *(m).* Syn. für ►Totstellreflex.

Immobilitypie *(f)* Besonders in der japanischen Literatur verwendete Bez. für die Unbeweglichkeit und Starrheit des ►Typus melancholicus.

imperative Halluzinationen *(f, pl).* ►Halluzinationen, imperative.

imperativer Schlafanfall *(m)* ►Schlafanfall, imperativer.

Implementierung *(f).* Inbetriebnahme, Ausführung, Durchführung. Die Einführung neuer diagnostischer Verfahren, Behandlungsformen oder sonstiger Verfahren in eine schon bestehende psychiatrische Einrichtung. – Lehnwort aus dem Engl.

Impotentia *(f).* ►Impotenz.

Impotentia coeundi Unfähigkeit zur Kohabitation, obwohl Zeugungsfähigkeit vorhanden ist. Die Ursachen sind identisch mit denen der psychischen Impotenz (s. d.). Unterformen: ►Ejaculatio praecox, ►Ejaculatio retarda.
e: impotentia coeundi. *fr:* impotentia coeundi

Impotentia generandi Zeugungsunfähigkeit. Hierbei kann die Fähigkeit zur Kohabitation völlig intakt sein. Ursachen sind Allgemeinerkrankungen oder Erkankungen der Genitalorgane, in seltenen Fällen auch psychische Aspermie.
e: impotentia generandi. *fr:* impotentia generandi

Impotenz *(f)* Unvermögen. Unfähigkeit des Mannes, einen befriedigenden Sexualverkehr durchzuführen. Die Störungen können in jeder Phase des Sexualaktes wirksam sein. Hauptsächlich handelt es sich um Störungen der Gliedversteifung (Erektionsschwäche, ►Dysfunktion, erektile). Seltener sind Störungen der Samenentleerung (►Ejaculatio deficiens, E. praecox, E. retarda), Orgasmusstörungen und Unlustgefühle nach dem Verkehr (►tristitia post coitum). – Die Ursachen sind meist in seelischer Fehlhaltung (Neurose) zu suchen. In anderen Fällen kommen auch organische Ursachen infrage (Missbildungen und Verletzungen des Penis, Allgemeinkrankheiten, Erkrankungen des ZNS, vorübergehende Wirkung von Psychopharmaka, Alkoholismus). Je nach Art und Ursache werden verschiedene Formen unterschieden. – Die entsprechende Störung beim weiblichen Geschlecht ist die Frigidität. S. a. die folgenden Stichwörter.
e: impotence, impotency. *fr:* impuissance

Impotenz, alkoholische *(f)* Impotenz als Folge des chronischen Alkoholismus. Findet sich häufig zusammen mit alkoholischem Eifersuchtswahn.
e: alcoholic impotency. *fr:* impuissance alcoolique

Impotenz, atonische *(f)* Impotenz durch mangelhafte Penisversteifung.
e: atonic impotence. *fr:* impuissance atonique

Impotenz, erektive *(f)* Impotenz durch mangelhafte Versteifung des Penis.
e: erective impotence.
Syn.: erektile Dysfunktion. *fr:* impuissance érective

Impotenz, exogene *(f).* ►Impotenz, symptomatische.

Impotenz, nervöse *(f).* ►Impotenz, psychische.

Impotenz, orgastische *(f)* 1. (►Reich, 1927). Unfähigkeit, beim Sexualverkehr einen befriedigenden Orgasmus zu erleben, bei sonst ungestörten Sexualfunktionen. Ein normaler Orgasmus, etwa durch Masturbation oder in Partnerschaft, sei dann nicht befriedigend, wenn er nicht zum (vorübergehenden) vollständigen Verlöschen der Libidostauung (des Sexualverlangens) führe. 2. Ausbleiben der männlichen Ejakulation beim Sexualverkehr als Nebenwirkung einer Behandlung mit Thioridazin.

Impotenz, paralytische *(f)* Impotenz als Folge progressiver Paralyse.
e: impotentia paralytica. *fr:* impuissance paralytique

Impotenz, psychische *(f)* Erektile Dysfunktion trotz intakter Sexualorgane und trotz des Wunsches nach Sexualverkehr. Häufigste Form der Impotenz. Keine Krankheitseinheit, sondern Symptom einer Störung der Gesamtpersönlichkeit, Folge von Erwartungsspannungen, unbewusster oder uneingestandener Abneigung gegen den Partner, neurotischen Fehlhaltungen. Bei nicht allzu langer Dauer Behandlungschancen durch Psychotherapie oder Sexualberatung oft sehr gut.
e: psychic impotence.
Syn.: funktionelle Impotenz. *fr:* impuissance psychique

Impotenz, relative *(f)* (M. Hirschfeld). Impotenz im Verhältnis zu den an die sexuelle Potenz gerichteten Ansprüchen oder Wünschen. Da jeder Mensch nur eine begrenzte Potenz besitzt, ist auch jeder Mensch relativ impotent. Es handelt sich somit nicht um eine Impotenz im eigentlichen Sinne des Wortes.
e: relative impotence. *fr:* impuissance relative

Impotenz, symptomatische *(f)* Impotenz als Symptom einer andersartigen, körperlich bedingten Krankheit, z. B. Zuckerkrankheit, Rückenmarksquerschnittslähmung.
e: symptomatic impotence. *fr:* impuissance symptomatique

Impuls *(m).* 1. In der physikalischen Mechanik: Die Wirkung eines kurzzeitigen Kraftstoßes. Ingangsetzung oder Änderung einer Bewegung durch eine Kraft. Nach Aristoteles bedarf jede Bewegung ihres Bewegers. 2. Neurologie und Psychiatrie verwenden unterschiedliche metaphorische Anwendungen. 2a. Neurologische Beispiele: nervöse Impulse in sensiblen und motorischen Nerven. Beim Impulsiv-Petit-Mal (►Epilepsie, myoklonische) plötzliches Hochwerfen der Arme. 2b. Psychiatrisch vielfach das jähe Aufkommen eines Antriebes, der nicht oder mangelhaft gezügelt oder beherrscht werden kann, das Gegenteil von Rationalität. Beispiele: in der alten Psychiatrie die ►Insania impulsiva mit Neigung zur Gewalttätigkeit. Ähnlich die ►Monomania instinctiva. Bei Kraepelin das ►impulsive Irresein als Gruppe von psychischen Störungen mit unbezähmbaren Impulsen. Bei Gruhle sind ►Impulsstörung und Impulsarmut »Ursymptome« der Schizophrenie. Ähnlich ist die erlebte Impulsverarmung in G. Hubers reinem schizophrenen Defekt (s. d.). Unberechenbare ►Impulsivhandlungen werden von den verschiedenen Richtungen unterschiedlich erklärt. Als impulsive Augenblickshandlungen in E. Kretschmers ►Primitivreaktion. Unbezähmbare sexuelle Impulse. 3. In der Psychoanalyse die Entstehung des neurotischen Symptoms als Kompromissbildung zwischen triebhaften Impulsen und ihrer ►Abwehr. Auch die Bildung von ►sadistischen (►Sadismus) und ►analsadistischen Impulsen. Ob es impulsives Stehlen gibt, wird oft diskutiert. 4. Im Engl. ist »impuls« auch ein längere Zeit anhaltender Wunsch sowie dessen Auswirkung auf die Psyche (vgl. dazu Impulskontrolle). 5. Andererseits ist Impulsivität als harmlose Persönlichkeitseigenschaft geläufig.
e: impulse. – »impulse« und »Impuls« jedoch nicht bedeutungsgleich. »impulse« ist mehr der gesteigerte, kaum oder nicht beherrschbare, pathologische Antrieb oder Trieb.

Impulshandlung *(f)* Syn. für ►Impulsivhandlung.

Impulskontrolle *(f)* Lehnübersetzung aus dem Engl. Steuerung und/oder Beherrschung eines Wunsches, Triebes oder Antriebs, auch eines pathologisch gesteigerten Antriebs. Bez. des DSM-III/V mit Unterscheidungen zwischen »impulse« und »compulse«. »Impulse« ist im Erleben ►ich-synton, sodass der moralische Anspruch auf Beherrschung (»►Kontrolle«) erhoben werden kann. »compulse« (Zwang) wird als nicht ►ich-dyston erlebt, sondern drängt sich dem Bewusstsein wider den Willen auf. Der Versuch zur Beherrschung (»Kontrolle«) wird unternommen, weil der Wunsch den Wertvorstellungen der Person widerspricht. *Ant.* Kontrollverlust.
e: impulse control. Da auch ►Impuls verschiedene Bedeutungen annehmen kann, ist »impulse control« je nach Kontext recht unterschiedlich zu übersetzen.

Impulskontrolle, verminderte *(f)* Erleichtertes Durchsetzen von Absichten durch mangelhaften inneren Widerstand. z. B. dagegen, Alkohol einzunehmen, Brand zu stiften, sich selbst oder jemand anderes zu töten. ►Impuls, ►Impulskontrolle.

Impulskontrollstörungen *(f)* In der amer. Psychiatrie Gruppe von psychischen Störungen. Gemeinsam ist ihnen, dass ein Verlangen, etwas zu tun, was anderen schadet, nicht beherrscht und unterdrückt werden kann. Beispiele: pathologisches Spielen (s. d.), ►Kleptomanie, ►Pyromanie, ►Trichotillomanie.
e: impulse control disorders.

Impuls, psychopathischer *(m).* Bei einer psychopathischen Persönlichkeit (gewohnheitsmäßig) durchbrechender ►Impuls. Der Begriff schließt das Fehlen ausreichender Hemmungsmechanismen ein.
e: psychokinesia.

Impulsstörung *(f)* (H. W. Gruhle, 1929). Krankhafte Veränderungen des ►Antriebs in der für Schizophrenie typischen Weise. Nach Gruhle handelt es sich dabei um Ursymptome der Schizophrenie. Unter den einzelnen Formen der Impulsstörung werden aufgezählt: ►Ambivalenz des Wollens und ►Sperrung, die für Schizophrenie pathognomonisch seien, da es sie bei anderen Krankheiten nicht gebe; ferner Impulsarmut bis zum ►Stupor und Erregung, die nicht für Schizophrenie pathognomonisch sind.

impulsiv *(a).* Aus emotionalen, nichtrationalen Regungen entspringend.
e: impulsive. *fr:* impulsif

impulsives Irresein *(n).* (Kraepelin). Nicht mehr übliche Sammelbez. für Krankheitszustände, bei denen die Betreffenden einem unbezähmbaren Impuls folgen. Hierzu zählten insbesondere die ►Pyromanie, scheinbar triebhaft-unbegründete Angriffe auf das Leben von der Obhut anvertrauten Kindern, unmotivierte Gifttötungsdelikte, anonymes Briefeschreiben, impulsives Stehlen (Kleptomanie), Kaufsucht, krankhaftes Schuldenmachen. Diese Zustände wurden dem ►Entartungsirresein zugerechnet.
e: impulse insanity. *fr:* impulsions affectives, impulsivité psychopathique

Impusivhandlung *(f)* Ohne besonderes Abwägen und Überlegen, aufgrund eines zwingenden ►Impulses ausgeführte Trieb- oder Affekthandlung. Zum Begriff gehört, dass die Handlung von der rationalen Persönlichkeit wenigstens in dem Augenblick, in dem sie ausgeführt wird, nicht gebilligt wird, sondern als Triebdurchbruch geschieht, sobald ein verführerischer Reiz auftritt, der Befriedigung verspricht. Nicht unter diesen Begriff fallen Handlungen, die im epileptischen Dämmerzustand oder aus anderer krankhafter Ursache vollzogen werden.
e: impulsive act(ion), compulsion. *fr:* acte impulsive

Impulsivität *(f)* Besondere Neigung zu unüberlegten, unerwarteten, plötzlichen Handlungen.
e: impulsivity. *fr:* impulsivité

Impulsiv-Petit-Mal *(n)*. Syn. für ▸Epilepsie, myoklonische.

Imputabilität *(f)* Geistige Gesundheit, Zurechnungsfähigkeit.
e: imputability. *fr:* imputabilité

Imubaeco Selten für ▸Imudo.

Imudo Bei Ainos (ostasiatischer Volksstamm) vorkommende, durch Schreck ausgelöste Verhaltensstörung, die dem ▸Lata der Malayen weitgehend gleicht.

inadäquate Gefühlsreaktion *(f)* Zu einem bestimmten Denkinhalt nicht passende Gefühlsreaktion; z. B., wenn ein Kranker mit offensichtlich echter Überzeugung davon spricht, dass sein Tod bevorstehe, sich davon aber nicht beeindruckt zeigt. Die Anwendung der Bez. setzt voraus, dass der Beobachter seine eigenen Gefühlsreaktionen denen des Kranken unterlegt und sich z. B. fragt, wie er selbst in einer solchen Situation reagieren würde. Vorkommen insbesondere bei ▸Schizophrenie.

Inanitas mentis Obsol. Bez. für ▸Schwachsinn und ▸Demenz.

Inanitionsdelir *(n)*. ▸Delirium ex inanitione.

Inanito mentis (M. Tramer, 1939). Seelischer Hungerzustand. Syn. für ▸Hospitalismus.

Inanspruchnahmepopulation *(f)* Der Teil einer Bevölkerung, welcher eine bestimmte Art von ärztlichen Versorgungseinrichtungen in Anspruch nimmt, z. B. kinder- und jugendpsychiatrische Ambulanzen in einer bestimmten Region.

Incontinentia vesicae Bettnässen, bei dem eine organische Ursache gesichert ist. Nur bei 3 % aller Bettnässer. ▸Enuresis.

Indexpatient *(m)*. In der ▸Familientherapie dasjenige Mitglied, das mit Krankheitserscheinungen erkrankt und so Patient wird.
e: the presenting family member, sick individual family member, propositus.

Individualpsychologie *(f)* 1. Die tiefenpsychologische Richtung ▸Adlers. Nach ihr erwachsen dem Individuum bei der Durchsetzung eines »Lebensplanes« und bei der Einordnung in die soziale Umwelt von früher Kindheit an Minderwertigkeitserlebnisse der verschiedensten Art (Organminderwertigkeiten, Mangelerlebnisse durch soziale und wirtschaftliche Lage u. a.), die zu einem Kompensationsstreben oder aber zu einer ▸»Überkompensation« (z. B. abnormes Geltungsstreben, Machthunger) führen können. Die Auseinandersetzung des Individuums mit seiner Umwelt wird als das Wesentliche erachtet, Anlagefaktoren werden kaum berücksichtigt. 2. In der älteren Literatur psychologische Richtung, die sich mit individuellen Besonderheiten befasst. ▸Individualtherapie.
e: individual psychology. *fr:* psychologie individuelle

Individualtherapie *(f)* Aus der ▸Individualpsychologie (1) abgeleitete Psychotherapieform. Ziel ist nicht die Beseitigung einzelner Symptome, sondern eine Verhaltensänderung und Neuausrichtung der Persönlichkeit (= Zielsetzungen). Hierzu dienen: 1. Ermutigung, da ▸Minderwertigkeitsgefühle als Mutterboden aller Neurosen angesehen werden; 2. Lebensstilanalyse, da sich mit 4–5 Jahren ein Lebensstil herausgebildet hat, zu dessen Sicherung das Individuum die seelischen Funktionen einsetzt.
e: individual therapy.

Individuation *(f)* 1. (C. G. ▸Jung, 1921). Psychologischer »Differenzierungsprozess, der die Entwicklung einer individuellen Persönlichkeit zum Ziel hat«. Zentraler Begriff der analytischen Psychologie ▸Jungs. Prozess, der einen Menschen normalerweise zur Einigung seiner Persönlichkeit führt und sich daher auf das ganze Leben erstreckt. Die Individualität des Kindes taucht erst allmählich aus dem Rahmen der Familie auf. Deshalb ist der Schulanfang ein bedeutender Schritt zur Individuation. Eine der Hauptwandlungen vollzieht sich im Alter der Lebenswende (32. bis 38. Lebensjahr). Der Mensch soll hinter sich lassen, was zur 1. Lebenshälfte gehört. Nach vollendeter Individuation kreist das Ich um das Selbst wie ein Planet um die Sonne und ist daher nicht mehr Zentrum der Persönlichkeit, die Weisheit erreicht hat. Die verschiedenen Systeme der Persönlichkeit (z. B. ▸Archetypen, ▸Komplexe) entwickeln sich aus einem undifferenzierten Ganzen im Laufe der Individuation zur vollen Entfaltung. Die noch weniger entwickelten Systeme ziehen von der schon weiter entwickelten Kraft ab und verursachen so Entwicklungsstörungen und Neurosen. 2. Bei Margaret ▸Mahler wichtiger Entwicklungsprozess. Vgl. ▸Separation-Individuation.

Individuation, therapeutische *(f)* (C. G. Jung). Während der synthetisch-hermeneutischen Psychotherapie eintretende ▸Individuation. Durch aktives Imaginieren, Traumdeutung, Malen oder Zeichnen wird der Patient fähig, eine Reise durch sein Unbewusstes anzutreten und die Individuation zu erreichen.
e: therapeutic individuation.

Indoktrination *(f)* Gewöhnlich im Dienste einer totalitären Weltanschauung stehende, sich psychologischer Methoden bedienende, organisierte Ausrottung der alten Gesinnung eines Menschen und Einpflanzung einer neuen. Anwendung auch bei den psychischen Folgen von Gefangenschaft sowie durch Terroristen und Kultisten. Dabei werden unterschiedliche ▸Indoktrinationsmethoden angewendet.
e: brain-washing, intensive coercive persuasion, thought reform, menticide.
Syn.: Gehirnwäsche. *fr:* menticide

Indoktrinationsmethoden *(f, pl)*. Technik der Indoktrination. Angewandt wurden in russischen Kominternlagern, Antifaschulen sowie in russischen und koreanischen Kriegsgefangenenlagern: Isolierung durch Einzelhaft und Verbot von Gruppenaktivitäten; Unterdrückung von Überzeugungen und Hoffnungen, die Grundlage der ethischen Haltung waren; Ausnutzung gruppendynamischer Effekte: gelenkte Gruppendiskussionen, Selbstbekenntnisse, Kritik und Selbstkritik; Belohnung und Bestrafung im Sinne der Ideologie; Erweckung von Schuldgefühlen; systematischer Hunger, Schlafentzug, körperliche Folter durch langes Stehen; Zermürbung durch dauernde Spannung, ständiges Warten in Ungewissheit. Alle Methoden machen es der Person leicht, bisherige Überzeugungen aufzugeben und neue anzunehmen.

Induktion (psychische) *(f)* Übertragung einer (nach objektiven Maßstäben richtigen, falschen oder krankhaften) Einsicht von einer Person auf eine andere als Folge psychisch-suggestiver Vorgänge.
e: psychological induction.
Syn.: psychische Infektion. *fr:* contagion mentale, infection psychique

Induktionskrankheit *(f)* ►induziertes Irresein.

Induktionspsychose *(f)* Syn. für ►induziertes Irresein.

Induktionssyndrom *(n)*. ►induziertes Irresein.

Industrialisierung der Psychiatrie *(f)*. (G. Maio, 2014). Zunehmende Tendenz im 21. Jh., die psychiatrische Leistung nach ökonomischen Gesichtspunkten der Industrie effizient auszurichten. D. h., mit möglichst geringem Aufwand an Zeit und Kraft möglichst viel »Ware psychische Gesundheit« herzustellen. Das für die sinnvolle psychiatrische Behandlung notwendige Nachdenken und Abwägen, das persönliche Gespräch mit Kranken werde dagegen diskreditiert und jedenfalls nicht belohnt. Dies führe zu schwerwiegenden Folgen.
e: industrialization of psychiatry.

induzierte Halluzinationen *(f, pl)*. Syn. für ►Halluzinationen, psychogene.

Induzierte Paranoide Störung *(f)* Unterform der ►Paranoiden Störung. Syn. für ►Folie à deux.
e: shared paranoid disorder.

induzierte Reaktion *(f)* Abnorme seelische Reaktion (s. d.), die auf dem Wege psychischer Ansteckung von einer anderen Person übernommen wurde, sodass der Induzierte auf diese Weise an Empfindungen und Verhalten des Induzierenden teilnimmt.
e: induced reaction. *fr:* réaction induite

induzierter Wahn *(m)*. Auf dem Wege der psychischen Übertragung übernommener Wahn eines Kranken durch eine geistesgesunde Person.
e: induced delusion. *fr:* idée délirante induite

induziertes Irresein *(n)*. (Lehmann, 1883). Geistesstörung, deren spezifische Ursache der unmittelbare Einfluss eines Geisteskranken ist, dessen psychotische Überzeugungen auf dem Wege der psychischen Übertragung (Induktion) übernommen werden. Meist handelt es sich beim Induzierenden um jemanden, der verhältnismäßig gering vom Normalen abweicht (gewöhnlich Paranoiker oder Querulanten). Der Induzierte übernimmt ohne Kritik Überzeugungen des Kranken: Verfolgungsideen, Angaben über Nachstellungen, Schädigungen, Beeinträchtigungen vonseiten der Behörden (induzierter Querulantenwahn), Überzeugungen höherer Abstammung u. a. Die Induzierten schließen sich gelegentlich zu sektenartigen Gruppen zusammen und ergreifen gemeinsame Maßnahmen: Nahrungskontrolle bei Vergiftungsfurcht, Befestigung der Wohnung bei Verfolgungsangst, gemeinsamer Suizid bei scheinbar aussichtsloser Lage. Sind nur zwei Personen beteiligt, wird von »folie à deux« gesprochen; bei größerer Ausbreitung kann es zu psychogenen ►Masseninduktionen kommen, deren Entstehungsweise gleichartig ist, auch wenn nicht ein Geisteskranker den Ausgangspunkt darstellt. – Ursachen sind Suggestibilität und Imitationsneigung, die sich als natürliche Erscheinungen bei jeder Gruppenbildung finden. Therapie: Trennung von der induzierenden Persönlichkeit.
e: induced (communicated) insanity. *fr:* délire (folie) induite

infantiles Denken *(n)*. Syn. für ►Denken, prälogisches.

Infantilismus, psychischer *(m)*. (Lasègue, 1864). Bestehenbleiben kindlicher Denk- und Verhaltensweisen im Erwachsenenalter. Der Begriff wurde zunächst nur für die seelische Entwicklungsverzögerung bei Schwachsinnigen gebraucht, wird aber immer mehr bei Normal- oder Hochintelligenten angewendet. Im Unterschied zum ►Puerilismus handelt es sich nicht um einen Rückschritt zu kindlichem Verhalten, sondern die Gesamtpersönlichkeit behält für dauernd in komplexer Weise kindliche Wesenszüge bei, was sich z. B. in erhöhter Anschmiegsamkeit oder mangelhafter Selbstständigkeit äußert.
e: psychic infantilism.
Syn.: Psychoinfantilismus. *fr:* infantilisme psychique oder affectif

Infantilität *(f)*. ►Infantilismus, psychischer.

Infantilneurosen *(f, pl)*. ►Neurosen, infantile.

Infantizid *(m)*. Syn. für ►Kindstötung.

infektiöser Dämmerzustand *(m)* ►Dämmerzustand, infektiöser.

Infektion, psychische *(f)*. ►Induktion, psychische.

Infektionsdelir(ium) *(n)*. ►Infektionspsychose.

Infektionsfurcht *(f)* Übertriebene Furcht vor ansteckenden Krankheiten; ►Haptophobie, ►Mysophobie.
e: pyrexeophobia. *fr:* pyrexéphobie

Infektionspsychose *(f)* Als Folge einer akuten, meist hochfieberhaften Infektion (Lungenentzündung, Typhus, rheumatisches Fieber) auftretende psychische Krankheit. Gewöhnlich handelt es sich um ►Delirien mit stärker oder schwächer ausgeprägter psychomotorischer Erregung, rasch wechselnder Bewusstseinslage und nachfolgender teilweiser Amnesie. Die Psychosen klingen zusammen mit der Fiebererkrankung ab oder überdauern sie nur wenig. Fieberpsychosen gehören zu den akuten exogenen Reaktionstypen Bonhoeffers.
e: infection psychosis, psychosis with infectious disease. *fr:* psychose infectieuse, délire fébrile

Infektkrampf *(m).* Syn. für ►Fieberkrampf.

Inferioritätskomplex *(m)* ►Minderwertigkeitskomplex.

Inflation *(f)* (C.G. Jung). »Überschwemmung« des Bewusstseins mit angestauten unbewussten Inhalten der Libido. Führe zur Psychose, wenn das bewusste Ich die Inhalte nicht zu assimilieren vermöge. Der Zusammenbruch der bewussten Einstellung führe scheinbar zu einem Chaos. In Wirklichkeit falle das Individuum auf das kollektive Unbewusste zurück, das die Führung übernehme. In einigen Fällen gäbe ein »rettender« Gedanke in einem kritischen Moment, eine »Vision« oder eine »innere Stimme« dem Leben eine neue Richtung. Hierdurch entstehe psychische Seltsamkeit, ein prophetenhafter Sonderling, der aus der Kulturgemeinschaft ausscheide. Oder es entstehe eine Psychose. In anderen Fällen komme es durch die Inflation zur Katastrophe, zu Paranoia und Schizophrenie, da das Individuum von den Inhalten überwältigt werde. – Auch der ►Extravertierte drohe immer ein Opfer unbewusster Seeleninhalte zu werden.
e: inflation. *fr:* inflation

Informationspsychologie: *(f)* Anwendung von Ergebnissen der ►Kommunikationstheorie auf psychologische Fragestellungen. Es geht um Fragen etwa der Geschwindigkeit von neuen Informationen und deren Verarbeitung zu Erinnerungen (Gedächtnisinhalten). Die darin entwickelten Modelle sind größtenteils von Modellen der Informatik abgelöst worden.
e: informational psychology.

Inguinodynie *(f)* Schmerzen in der Leistengegend. In der älteren Literatur waren sie viel beachtetes Symptom der ►Hysterie.
e: inguinodynia. *fr:* inguinodynie

Inhalanzien *(n, pl).* Sammelbez. für Stoffe, die als Suchtmittel oder in Ausübung eines Berufes eingeatmet (inhaliert) werden können und eine Wirkung auf die Psyche haben. Es handelt sich meist um Verdünnungsmittel von Klebstoff, Sprühfarben, Reinigungsmitteln, aber auch um Benzin, Toluol, Äther u.a. Die Mittel sind frei zugänglich und legal. Der Eintritt der Wirkung erfolgt innerhalb weniger Minuten. Als Folgen längeren und wiederholten Inhalierens können eine Schädigung des peripheren und zentralen Nervensystems (Schrumpfung von Groß- und Kleinhirn), der Leber (Hepatitis), der Nieren und des Knochenmarks eintreten. Die Bez. wurde mit Aufkommen verschiedener Schnüffelsüchte in den USA geprägt und ins Dt. übernommen. Vgl. Leim-Schnüffeln, Thinner-Sucht, Trichloräthylensucht, Benzinismus und die nachfolgenden Stichw.
e: inhalants.

Inhalanzienabhängigkeit *(f)* In DSM-IV: ►Substanzabhängigkeit von ►Inhalanzien. Bei längerem Missbrauch von Inhalanzien kann sich ►Toleranz bilden. 1 bis 2 Tage nach dem Ende einer längeren Anwendung können Entzugserscheinungen in Form von Schlafstörungen, Zittern, Reizbarkeit, Schweißausbrüchen, Übelkeit und verfälschter Wahrnehmung auftreten.
e: Inhalant Dependence. – (ICD-10: F18.2x).

Inhalanzienintoxikation *(f)* In DSM-IV: ►Substanzintoxikation von ►Inhalanzien. Es bildet sich eine Art Rauschzustand mit Neigung zu streitsüchtigem Verhalten, Selbstbeschädigungstendenz, Urteils- und Antriebsschwäche. Es können akustische, optische und haptische Halluzinationen auftreten. Der subjektive Zeitablauf kann schneller oder langsamer sein.
e: Inhalant Intoxication. – (ICD-10: F18.0x).

Inhalanzienmissbrauch *(f)* In DSM-IV: ►Substanzmißbrauch von ►Inhalanzien. Kann in besonderem Maße zur Gefährdung im Kraftfahrzeugverkehr führen.
e: Inhalant Abuse. – (ICD-10: F18.1).

Initialdelir *(n).* Infektionspsychose, die im Beginn einer fieberhaften Krankheit, insbesondere eines Typhus, auftritt. Nach Aschaffenburg wird eine mehr ruhige Form mit Wahn, Sinnestäuschungen und depressiver Stimmung von einer mehr erregten Form unterschieden.
e: initial delirium. *fr:* délire d'invasion, délire initial

Initialkrämpfe *(m, pl).* Ältere Bez. für ►Fieberkrämpfe im Kindesalter, die das erste Zeichen eines sich entwickelnden Anfallsleidens sind.
e: initial cramp. *fr:* crampe initial

Initialschrei *(m).* Aufschreien im Beginn eines großen epileptischen Anfalles (s.d.) infolge eines tonischen Krampfes der Atmungs- und Kehlkopfmuskeln.
e: epileptic cry, initial cry. *fr:* cri épileptique

Inkludenz *(f)* (H. Tellenbach, 1961). Grundeigenschaft der Primärpersönlichkeit von Melancholikern (Typus melancholicus). Einschränkung des Daseins in die Grenzen einer strengen Ordnungswelt der Ordentlichkeit und Gewissenhaftigkeit in mannigfaltigen Formen. Der Typus melancholicus ist in seinem Verhalten auf diese strenge Ordnung festgelegt und vermag aus ihr auch mit starker Willensanspannung nicht herauszubrechen. ►Remanenz.

Inkohärenz *(f)* Formale Denkstörung. Sprünge im Ablauf des Denkens, wobei die einzelnen Denkglieder weder durch logische oder assoziative Brücken noch durch eine Gleichheit der Gefühlstönung miteinander verbunden sind. Daher fehlen eine durchgehende Gliederung der Denkinhalte und eine Ordnung des Denkablaufs. Ein thematischer, gewöhnlich lebensgeschichtlicher Gesamtzusammenhang bleibt aber erhalten (Gegensatz zu ►Zerfahrenheit). Angehörige können oft die fehlenden Denkglieder ergänzen. Liegen genügend Denkglieder vor, lassen sie sich wie in einem Puzzle-Spiel zu einem sinnvollen Ganzen zusammenfügen. – Tritt ähnlich im Traum auf. Vor allem aber bei der leichten Bewusstseinstrübung, beim erregten Pol der ►Verwirrtheitspsychose und beim ►amentiellen Syndrom. Von vielen Autoren auf den Zusammenhang organischer Erkrankungen beschränkt. Von anderen auch bei körperlich nicht begründbaren Psychosen beschrieben: bei Manie, wenn die Ideenflucht hohe Grade erreicht, sodass die sprachlichen Äußerungen dem Denken zeitlich nachhinken und deshalb logische Zwischenglieder ausfallen (ideenflüchtige Inkohärenz). Ebenfalls in der Schizophrenie, wenn zum Verständnis notwendige Zwischenglieder fehlen, z. B. bei der inkohärenten Schizophrenie (Kleist-Leonhard) (kommt dann neben einer ►Zerfahrenheit vor). Vorkommen ferner unter hohem emotionalem Druck. Erlebnisse und Ereignisse sowie die eigenen Gefühlsreaktionen darauf können evtl. nicht im Zusammenhang dargestellt werden, obwohl jedes erzählte Detail ein Bruchstück aus einem Ganzen darstellt. – In der amer. Psychiatrie werden Inkohärenz und ►Zerfahrenheit nicht voneinander geschieden, da Zerfahrenheit mit »incoherence« übersetzt wurde.
e: incoherence. *fr:* incohérence

Inkubation *(f)* Heilmethode psychischer Beeinflussung vor allem in der griechischen Antike (im Tempel des Asklepios), wahrscheinlich aber viel älter. Der Patient verbrachte eine Nacht in einer Höhle oder in einem unterirdischen Raum im Asklepion auf dem Boden liegend. Dabei pflegte er einen Traum oder eine Vision zu haben, durch die er geheilt wurde.
e: incubation. *fr:* incubation

Inkubationspsychose *(f)* Symptomatische Psychose, die während der Inkubationszeit einer Infektionskrankheit in Erscheinung tritt. ►Infektionspsychose.

Inkubismus *(m)*. 1. Albträumen. Von lat. »incubare« (auf etwas liegen). Ursprünglich Bez. für den Albdruck und den durch ihn verursachten ►Alb. »Incubus« ist dann die Erotisierung einer erotischen Traumgestalt, der männliche Geist, der mit sexueller Absicht Menschenfrauen heimsucht und sich auf sie legt. Das Gegenstück ist der Sukkubus, der mit gleicher Absicht Männer heimsucht. 2. (M. Hirschfeld) Hang mancher Frauen, während des Geschlechtsaktes »oben zu liegen« und ihn in reitender Stellung auszuführen, wobei sie die aktive Rolle übernehmen, statt sie dem Manne zu überlassen. (Würde etymologisch richtiger »Sukkubismus« heißen). Im Altertum üblich, im Mittelalter als ►Sodomie strafbar und vor allem den Hexen (den Teufel reiten) zugeschrieben, im 19. Jh. als Perversion, gegenwärtig als normale Position im Sexualverkehr angesehen.
e: incubism. *fr:* incubisme

Innenerlebnisse, pathologische *(n, pl)*. Sammelbezeichnung für wahnhafte Verkennungen und halluzinatorische Erlebnisse bei psychisch Kranken. Diese können bei akuten Psychosen in solcher Vielzahl und so rascher szenischer Folge auftreten, dass die Kranken davon ganz eingenommen werden und deshalb die reale Außenwelt nicht wahrnehmen. Folgen sind Desorientiertheit und teilweise Erinnerungslosigkeit.

innere Stimme *(f)*. ►Stimme, innere.

innere Uhr *(f)* Fähigkeit, die Dauer von Vorgängen ohne Zuhilfenahme von Instrumenten abzuschätzen. Kommt in der Tierwelt häufig vor. Wird durch tageslichtabhängige zirkadiane Rhythmen, z. B. der Körpertemperatur, gesteuert. Kommt beim Menschen z. B. vor, wenn Instrumente zur Orientierung in der Zeit dauernd fehlen.

inneres Mitmachen *(n)*. Syn. für ►Empathie.

inneres Sprechen *(n)*. Von Kandinsky gebrauchter Ausdruck für unwillkürliches Sprechen bei Geisteskranken. Sachlich identisch mit ►Halluzinationen, verbale psychomotorische.

Insania *(f)* Bei den Römern häufig zur lat. Übersetzung des griechischen ►Mania (2) gebraucht. Daraus entstand insiné, insanité der frz. und insanity der engl. Medizin des 18. Jahrhunderts. In der alten Medizin jede Form psychischer Krankheit. Einige Wortzusammensetzungen sind noch in seltenem Gebrauch (s. die folgenden Stichwörter).
e: insania. *fr:* insania

Insania adolescentia *(f)* Hebephrenie.

Insania alcoholica *(f)* Alkoholpsychose.

Insania cadiva *(f)* Epilepsie.

Insania choreatica *(f)* Psychose bei Huntington'scher Erbchorea.

Insania climacterica *(f)* Involutionspsychose.

Insania consecutiva *(f)* Auf eine andere Form psychischer Krankheit folgende Psychose.

Insania cyclica *(f)* Manisch-depressive Erkrankung. Bipolare Störung.

Insania epidemica *(f)* Psychische Krankheit, die bei einer bestimmten Gruppe von Menschen gemeinsam auftritt, z. B. in einem Kloster.

Insania hysterica *(f)* Wahnkrankheit bei Hysterikern.

Insania impulsiva *(f)* Psychische Krankheit mit Neigung zu Gewalttaten.

Insania intermittens *(f)* Syn. für ►Insania recurrens.

Insania lupina *(f)* Obsol. Syn. für ►Lykanthropie.

Insania menstrualis *(f)* Menstruationspsychose.

Insania moralis *(f)* ►Moral Insanity.

Insania periodica *(f)* In regelmäßigen Intervallen auftretende psychische Krankheit, z.B. Menstruationspsychose.

Insania puerperalis *(f)* Wochenbettpsychose.

Insania recurrens *(f)* In Intervallen auftretende psychische Krankheit, die durch gesunde Intervalle unterbrochen wird.

Insania senilis *(f)* Altersdepression, Altersdemenz.

Insania traumatica *(f)* Nach einem Trauma auftretende psychische Krankheit.

Insanitas *(f)*. ►Insania.

Insanity Engl. (vor allem juristisch und populärmedizinisch) für alle Arten psychischer Auffälligkeiten. Im Deutschen hauptsächlich in der Verbindung mit ►Moral Insanity geläufig. Vgl. ►Insania. *fr:* insanité.

Insanity, moral ►Moral Insanity.

Insolationspsychose *(f)* Durch Sonneneinstrahlung auf den Kopf entstandene Psychose. ►Sonnenstich.

Insomnie (Insomnia) *(f)* Eigentlich: Schlaflosigkeit. Allgemein: jede Art der Schlafstörung (vgl. dazu ►Agrypnie). Während in der dt. Medizin das aus dem Griech. stammende »Agrypnie« als allgemeinstes Wort für Schlafstörung gebräuchlich war, wurde in der engl. Medizin das lat. »Insomnia« mit identischer Bedeutung benutzt. Durch den Einfluss der amer. Psychiatrie trat auch in dt. Texten »Insomnie« mehr und mehr an die Stelle von »Agrypnie«. In DSM-IV/V wird von Insomnie gesprochen, wenn Einschlafen wie Durchschlafen gestört sind und kein erquickender Schlaf gefunden wird.
Syn.: Agrypnie.

Insomnie, primäre *(f)* In DSM-IV: eine des ►Dyssomnien. Ein- und Durchschlafstörungen ohne erkennbaren Grund. Die Betroffenen schlafen schlecht ein, wachen immer wieder auf, fühlen sich nach dem Erwachen unausgeschlafen, können sich schlecht konzentrieren und sind leicht reizbar. – In DSM-V umbenannt in Insomnie (ohne Zusatz).
e: Primary Insomnia. – (ICD-10: F51.0).

Instanz *(f)* Der aus der Gerichtssprache entlehnte Begriff wurde von S. Freud dazu benutzt, um in analoger Weise eine stufenweise hierarchische Gliederung des Psychischen oder seine Dynamik zu beschreiben. Danach ist z.B. das Über-Ich die (z.T. selbst unbewusste) Instanz, die aus dem Unbewussten kommende Triebwünsche zum Bewusstsein gelangen lässt oder sie verwirft, bzw. an den ►Ichgrenzen entscheidet darüber eine Zensurinstanz (►Zensur).
e: instance. *fr:* instance

Instinkt *(m)*. Handlungsimpuls, der einem dem Individuum bereits innewohnenden Muster folgt. Dabei werden Intelligenz und Wille nicht in Tätigkeit gesetzt. Das Muster muss nicht erlernt werden. In der Psychiatrie sind vor allem die Instinktheorien von S. Freud, C.G. Jung, A. Adler, W. McDougall und K. Lorenz von Bedeutung geworden. Es gibt eine beträchtliche Überlappung des Begriffs mit ►Trieb. Nach Freud gibt es zwei primäre Instinkte: Lebenstrieb (= Eros) und Todestrieb (= Destruktionstrieb). Nach dieser Theorie ist das Leben ein Konflikt oder Kompromiss zwischen diesen beiden Trieben. – Bei der Übersetzung ins Englische gibt es beträchtliche Schwierigkeiten, weil auch Trieb gewöhnlich mit instinct zu übersetzen ist und andererseits instinct nur in eng umschriebenen Zusammenhängen, wie in »Brutpflegeinstinkt«, zu gebrauchen ist.
e: instinct, instinctual drive oder impulse. *fr:* instinct

Instinktformeln *(f, pl)*. Ohne Erfahrung, durch Instinkte gegebene, in ihrem gesamten Ablauf wie durch eine Formel festgelegte Handlungsweisen. Beim Menschen gibt es nach Kretschmer nur noch wenige Handlungsformen dieser Art, z.B. das Saugen der Neugeborenen, der Geschlechtsakt, aber auch ►hyponoische und ►hypobulische Mechanismen. Der Verhaltensforscher K. Lorenz (1953) hat jedoch eine Vielzahl angeborener Instinktformeln aufgezählt, zu denen das Ansprechen des elterlichen Pflegeinstinktes durch ein Kindchenschema (kurzes Gesicht, hohe Stirn, große Augen) oder die Anhäufung von Schlüsselreizen beim Pin-up-Girl – das erotischste Bild seiner Zeit – gehören.

instinktiv *(a)*. Unwillkürlich, ohne rationale Überlegung.
e: instinctive. *fr:* instinctif, instinctuel

Instinktwandel, puberaler *(m)*. (E. Kretschmer). Ablösung der instinktiven Kind-Eltern-Bindung durch die sich aufbauenden Sexualtriebe in der Pubertät. Partielle Entwicklungsretardierung kann zu Spannungen und Neurosen führen.

Institution, totale *(f)* (E. Goffman, 1961). Wohn- und Lebensstätte von Menschen, die von der übrigen Gesellschaft abgeschnitten leben. Gekennzeichnet durch: Verlust von allem Privaten, Persönlichen und Intimität. Leben in ständiger Unterordnung, Reglementierung des täglichen Lebens nach institutionseigenen Regeln. Beispiele: Kasernen, Kriegsgefangenenlager, Gefängnisse und psychiatrische Großinstitutionen der damaligen Zeit.

Institutionalismus *(m)*. 1. I.e.S.: Auftreten von Verhaltensanomalien und anderen sekundären psycho-sozialen Störungen (►Anstaltsartefakte) bei psy-

chisch Kranken, insbesondere Schizophrenen, die längere Zeit in einer psychiatrischen Institution untergebracht sind. Es handelt sich um Erscheinungen, die auch als Symptome der Schizophrenie bekannt sind (Autismus, Bewegungsstereotypien u. a.). Auch bei akut Kranken kommt es nach der Aufnahme zu aggressivem Verhalten, wenn sie in einer geschlossenen Abteilung (s. d.) mit restriktivem Milieu untergebracht werden. Die Beobachtung des Institutionalismus wurde zum Ausgangspunkt einer modernen ►Sozialpsychiatrie. Den Veränderungen kann durch Umgestaltung des Krankenhausmilieus, z. B. therapeutische Gemeinschaft (s. d.), Demokratisierung der Stationsgemeinschaft und Gruppenarbeit, entgegengewirkt werden. 2. I. w. S. Bei psychisch Gestörten jeglicher Art: Behinderung des Behandlungserfolges einer stationären oder teilstationären Behandlung dadurch, dass die Betroffenen die Annehmlichkeiten (Versorgtwerden, Befreiung von Arbeitsverpflichtungen, finanzielle Entlastung, fehlender Zwang zu Problemlösungen und Selbstversorgung) gern wahrnehmen.
e: institutionalism.

Insuffizienzgefühl *(n)*. Anhaltendes Gefühl des Versagens und der eigenen Minderwertigkeit (►Minderwertigkeitsgefühl).
e: feeling of insufficiency. *fr:* sentiment d'insuffisance

Insuffizienzneurotiker *(m)*. Selten gebr. Bez. für Neurotiker mit den Gefühlen des Versagens und der mangelhaften Vitalkraft. Neigen nach J. E. Staehelin (1960) zu ►Toxikomanie.
e: insufficiency neurotic. *fr:* névrosé avec sentiment d'insuffisance

Insuffizienzsyndrom, terminales extrapyramidales *(n)*. Syn. für ►Dyskinesien, tardive.

Insulinkomabehandlung *(f)* (►Sakel, 1933). Hervorrufen eines therapeutischen Komas durch intramuskuläre Gaben von Alt-Insulin. 3 Phasen: 1. Anlaufphase. Beginnend mit 8 E, wird die Insulindosis so lange gesteigert, bis das erste Koma eintritt (8–1.000 E erforderlich). 2. Schockphase. Tägliches Herbeiführen eines Komas mit etwa gleichbleibender Dosis. 3. Nachphase. Rasch abfallende Insulindosen bis zur Beendigung der Kur (30–40 Komata). – Das Koma wird jeweils nach 5–10 Min. durch Traubenzucker- oder durch Glucagon-Gaben (i. v., i. m. oder s. c.) beendet. – Die Behandlungsmortalität beträgt bis zu 5 %. – Indikation: jugendliche Schizophrenie (ihre weniger akuten Formen), alle anderen Schizophrenieformen. – Galt bei ihrer Einführung als wesentlicher Fortschritt, wird aber kaum noch durchgeführt.
e: insulin-coma-therapy.
Syn.: große Insulinkur, Insulinschocktherapie. *fr:* cure de Sakel

Insulinkur *(f)* 1. Syn. für ►Insulinkomabehandlung. 2. Therapieform, bei der täglich kleine Insulindosen (8–30 E) intramuskulär verabreicht werden. Anwendungsgebiete: Erschöpfung, als Mastkur, endogene Depression, Hirnarteriosklerose, chronische Allgemeinerkrankungen u. a. Oft tritt bei Versagen anderer Behandlungsmethoden eine überraschende Besserung ein.
e: insulin therapy.
Syn.: kleine Insulinkur. *fr:* insulinothérapie

Insulinresistenz, psychische *(f)* (H. Fuhry, 1938). Verhinderung des Wirksamwerdens der Hypoglykämie bei der Insulinkomabehandlung durch Willensanstrengung und durch psychischen Widerstand.

Insulinschock *(m)*. Durch unphysiologisch hohe Gewebskonzentration an Insulin und eine dadurch hervorgerufene Senkung des Blutzuckerspiegels auftretendes Koma oder Subkoma. Der Zustand ist hauptsächlich gekennzeichnet durch Schweißausbrüche, Speichelfluss, Bewegungsunruhe, unwillkürliche Muskelzuckungen und Bewusstseinstrübungen. Er kann absichtlich im Rahmen einer Insulinkomabehandlung hervorgerufen werden oder spontan durch Hyperinsulinismus entstehen.
e: hypoglycemic shock.
Syn.: hypoglykämische Reaktion. *fr:* choc hypoglycémique

Insulinschockbehandlung (ISB) *(f)* Syn. für ►Insulinkomabehandlung.

Insulinschocktherapie *(f)* Syn. für ►Insulinkomabehandlung.

Insult, epileptischer *(m)*. Obsol. Bez. für epileptischer Anfall.

Insult, maniakalischer *(m)*. Obsol. Bez. für ►Manie, auch für plötzlich auftretenden Erregungszustand.

Integration *(f)* 1. Verschmelzung von zwei oder mehr Teilen zu einem Ganzen. 2. In der Psychiatrie der Vorgang, durch welchen verschiedene Persönlichkeitsanteile miteinander vereinigt werden und nun auf einer neuen, höheren Ebene zusammenwirken (integrierte Persönlichkeit).
e: integration. *fr:* intégration

Integrative Therapie *(f)* (H. Petzold, ab 1965). Form der Psychotherapie, welche tiefenpsychologische, verhaltenstherapeutische und bewegungstherapeutische Leibtherapien miteinander vereinigt. Wird als schulenübergreifend bez., weil zur Begründung zahlreiche Elemente anderer Psychotherapien und Theorien herangezogen werden.
e: integrative psychotherpy.

Intellektualisierung *(f)* In der Psychoanalyse Bez. für psychischen Vorgang, durch welchen Konflikte und Gefühle in Form abstrakter intellektueller Probleme beschrieben werden. Steht z. B. jemand in einem Liebeskonflikt und kann sich nicht zu einer bestimmten Wahl entschließen, stellt er das Problem theoretisch als einen Vergleich zwischen den Vorzü-

gen der freien Liebe und der Ehe dar. S. Freud hat die Bez. noch nicht gebraucht, jedoch wurde Intellektualisierung von Anna ►Freud (1936) als ►Abwehrmechanismus beschrieben. Intellektualisierung kann als Form des ►Widerstandes auftreten.
e: intellectualization. *fr:* intellectualisation

Intelligenz *(f)* Angeborene Fähigkeit zu geistiger Leistung und als solche Teil der Begabung. Die Fähigkeit, Erfahrungen zu sammeln und sinnvoll zu verwerten. Das angeborene intellektuelle Potenzial, das durch die Lebensumstände des aufwachsenden Menschen entwickelt oder gehemmt werden kann. Gilt als vorhanden, obwohl es nicht direkt festgestellt werden kann. In Intelligenztests wird die Intelligenz gewöhnlich durch eine Prüfung des angesammelten Wissens bestimmt. Die Intelligenz baut sich aus einer Reihe verschiedener Faktoren auf; sie ist in ihrer Verwirklichung abhängig von Gefühls- und Willensanlage, Gedächtnis, Phantasie, dem allgemeinen Antriebsgeschehen u. a. Durch die Praxis der Neurowissenschaften besteht die Tendenz, Intelligenz allein durch die neuropsychologisch feststellbare kognitive Leistungsfähigkeit zu bestimmten.
e: intelligence. *fr:* intelligence

Intelligenzabbau *(m).* Verlust erworbener und angeborener intellektueller Fähigkeiten durch Alter und Krankheit. ►Abbauindex. Die Verluste beziehen sich auf die verwirklichten intellektuellen Leistungen, nicht auf das intellektuelle Potenzial.

Intelligenzalter *(n).* (Binet, 1908). Intellektuelle Leistungen, die denen eines durchschnittlichen Kindes einer bestimmten Altersklasse entsprechen. Z. B. hat ein 10-jähriges Kind das Intelligenzalter 5, wenn es genauso viel leistet wie ein 5-jähriges Kind. Wurde durch ►Intelligenzquotient ersetzt.
e: mental age, M. A., Binet-age. *fr:* âge mental, A. M.:

Intelligenzdefekt *(m)* Syn für ►Intelligenzstörungen.

Intelligenz, emotionale: *(f)* ►emotionale Intelligenz.

Intelligenz, fluide: *(f)* (Raymond Cattell, 1963). Angeborene Fähigkeit zu einem raschen Denktempo und zu raschen Problemlösungen. Ist verbunden mit der Fähigkeit, rasch Erinnerungen aus dem Gedächtnis herbeizurufen. Fluide Intelligenz und kristalline Intelligenz (s. d.) machen zusammen die Intelligenz des Menschen aus. Kann durch geeignete Übungen trainiert werden. – Das darin enthaltene Bild (Metapher) stammt von Flüssigkristallen, bei denen Fluidität und Anisotropie (Festgelegtsein auf eine Richtung) miteinander verbunden sind.
e: fluide intelligence.

Intelligenz, kristalline: *(f)* (Raymond Cattell, 1963). Angeborene Fähigkeit, den Schatz erworbener Kenntnisse anzuwenden. Kann durch häufigen Gebrauch der Geisteskräfte oder durch spezielles Training gestärkt werden. Kristalline Intelligenz und fluide Intelligenz (s. d.) machen zusammen die Intelligenz des Menschen aus. »Kristallin« ist die übliche Übersetzung von engl. »crystallized«, obwohl das seltenere »kristallisiert« treffender ist.
e: crystallized intelligence.

Intelligenzneurosen *(f, pl)* (C. Canstatt, 1841). Obsol. Syn. für ►Geisteskrankheiten. Cannstatt zählt dazu »alle Anomalien« von »Urtheilskraft, Combinations-, Reproductionsvermögen«.

Intelligenzquotient (IQ) *(m).* 1. (W. Stern). Verhältnis von ►Intelligenzalter zu Lebensalter × 100. 2. Verhältnis der Intelligenzleistungen eines Individuums zum statistischen Mittelwert der Altersgruppe. Danach entspricht die durchschnittliche Intelligenz einem IQ von 100; bessere Leistungen liegen höher, schlechtere niedriger.
e: intelligence quotient, IQ. *fr:* quotient intellectuel

Intelligenzschwäche *(f)* Mangelhaft ausgebildete Intelligenz. Oft als etwas euphemistisches Syn. für ►Schwachsinn gebraucht.
e: mental retardation. *fr:* retard intellectuel

Intelligenzstörungen *(f, pl).* 1. Krankhafter Mangel an intellektueller Leistungen. Dauerndes Versagen durchschnittlichen oder auch nur geringen Anforderungen gegenüber. Unfähigkeit zu geistiger Produktivität sowie zu selbstständiger, zweckmäßiger Lebensführung. Manchmal sind einzelne Intelligenzbereiche mehr betroffen als andere, z. B. Mangel an Urteilsfähigkeit und Abstraktionsfähigkeit bei gutem Gedächtnis und rascher Kombinationsfähigkeit. Angeborene Intelligenzstörungen werden als ►Oligophrenie, im späteren Leben erworbene als ►Demenz bezeichnet. 2. Gelegentlich als Syn. für eine nur mäßig ausgeprägte ►Demenz gebraucht.
e: intellectual debility. *fr:* affaiblissements intellectuels

Intelligenzstrukturtest (IST) *(m).* (R. Amthauer, 1953). Psychometrischer Test zur Bestimmung von Intelligenzhöhe und Begabungsstruktur. In neun Aufgabengruppen mit jeweils zunehmender Aufgabenschwierigkeit werden Merkfähigkeit und Vorstellungsvermögen, sprachlich-begriffliche und rechnerisch-mathematische Leistungsqualitäten untersucht. 1973 wurde die 3., revidierte Fassung herausgebracht (IST-73).
e: intelligence structure test. *fr:* test structurel d'intelligence

Intelligenztest *(m).* Psychometrisches Untersuchungsverfahren zur untersucherunabhängigen Untersuchung von Intelligenzleistungen. In der Psychiatrie sind am gebräuchlichsten: ►Hamburg-Wechsler-Intelligenztest; früher auch ►Binet-Simon'sche Intelligenzstaffel.
e: intelligence test. *fr:* test d'intelligence

Intensive care syndrome *(n)*. Auf Intensivstationen auftretendes psychisches Krankheitsbild. Mischung aus Bewusstseinsstörungen und wahnhaften Fehlinterpretationen von Gesehenem und Gehörtem. Ursache ist die Organisation vieler Intensivstationen: Durch Helligkeit und Lärm wird der normale Schlaf ständig gestört; andererseits besteht durch Medikamente stets ein leichter Schlafzustand. Durch Organisationsänderung vermeidbar.

Intention, paradoxe *(f)*. ►paradoxe Intention.

Intentionspsychosen *(f, pl)*. Wenig gebräuchliche Bez. für Störungen des psychischen Geschehens, bei denen beabsichtigte (intendierte) Handlungen nicht ausgeübt werden, weil sich ihnen unüberwindliche Gegenantriebe entgegenstellen; z. B. Platzangst. Es handelt sich um Einzelerscheinungen, jedoch nicht um eine Gruppe von ►Psychosen im üblichen Sinn des Wortes.

Interaktion *(f)* Art der Gegenseitigkeitsbeziehung der Mitglieder einer ►Gruppe zu 2 oder mehr Personen. Diese richten ihr Verhalten nach den Erwartungen und positiven wie negativen Einstellungen der anderen Gruppenmitglieder sowie nach ihrer Einschätzung der Gruppensituation ein.
e: interaction. *fr:* interaction

Interaktionsbezogene Fallarbeit *(f)* Form einer ►Selbsterfahrungsgruppe, wie sie in der Ausbildung zum Verhaltenstherapeuten (►Verhaltenstherapie) angewendet wird. Vgl. ►Psychotherapieausbidung, Grundschema. Anhand von Falldarstellungen aus der ärztlichen Erfahrung wird die Therapeut-Patient-Beziehung deutlich gemacht. Vgl. ►Übertragung, ►Gegenübertragung.

Interaktionspsychologie *(f)* Während einer psychotherapeutischen Behandlung werden nichtsprachliche Mitteilungen von Therapeut an Patient und umgekehrt bewusst gemacht und zu nutzen gesucht.
e: interactional psychotherapy.

Interaktionstherapie *(f)* Syn. für ►Kommunikationstherapie.

intermediäre Bilder *(n, pl)*. (K. Kleist). Psychische Krankheitsbilder, bei denen sich keine klare Entscheidung treffen lässt, ob sie grundsätzlich von den Erscheinungen des gesunden Seelenlebens verschieden sind oder sich nur graduell von ihnen unterscheiden. Hierzu zählen die hyperkinetischen und akinetischen Bilder, die Stupor- und Verwirrtheitszustände sowie Trieb-, Drang- und Zwangszustände, Halluzinose, Konfabulose, Ratlosigkeit.

Intermittierende Explosive Störung (DSM-III-R/V), Intermittierende Explosible Störung (DSM-IV) *(f)* Wiederholtes Auftreten von schweren ►Wutanfällen Erwachsener, bei denen es zur Zerstörung von Gegenständen und Verletzung von Menschen kommt, ohne dass eine körperliche Krankheit nachweisbar wäre. Voran geht ein Gefühl der Erregung oder Spannung, nachher folgt unmittelbar eine Entspannung. In den Zwischenepisoden bestehen keine Anzeichen einer gesteigerten Aggressivität.
e: Intermittent Explosive Disorder. – (ICD-10: F63.8)

intermittierende Psychose *(f)* Magnans ursprüngliche Bez. für periodische Psychose (s. d.).
e: intermittent psychosis. *fr:* folie intermittente

Internalisierung *(f)* Unbewusster Vorgang des Sich-zu-eigen-Machens. Gebote und Verbote z. B. der Eltern werden so aufgenommen, dass man schließlich meint, man entscheide sich aus freien Stücken.
e: internalisation.

International Classification of Diseases (ICD) »Internationale Statistische ►Klassifikation (2) der Krankheiten und verwandter Gesundheitsprobleme. 10. Revision«. Klassifikationsliste der Weltgesundheitsorganisation (WHO) für krankhafte und krankheitsähnliche Zustände jeglicher Art. Das Kapitel V enthält die psychiatrischen ►Kategorien. Die revidierten Fassungen werden jeweils mit einer Nummer versehen, z. B. ICD-8 [1966], ICD-9 [1977], ICD-10 [1991], ICD-11 (voraussichtlich 2018). Die 8. Revision korrespondiert mit ►DSM II, die 9. korrespondiert mit ►DSM-III, die 10. Revision mit ►DSM-III-R. – ICD-9 enthielt 30, ICD-10 enthält 100 Hauptkategorien. – Die Konzeption ist (1) empiristisch: es wird die ►Annahme gemacht, dass psychopathologische Zeichen durch die reine Erfahrung erfassbar sind – diese Annahme wird auch »atheoretisch« genannt; (2) antinosologisch: es werden nicht klinische Bilder, Syndrome oder Krankheiten, sondern diagnostische Klassen diagnostiziert (►Klassifikation); (3) kriteriologisch: die genannten Einheiten werden durch das Vorhandensein einer festgelegten Zahl von übereinstimmenden Merkmalen (►Kriterien) definiert. Seit dem 1.10.2014 wird das System auch in den USA angewandt. – Nach §§ 295 und 301 des Sozialgesetzbuches (SGB V) muss seit dem 1.1.2000 bei Abrechnungen und Arbeitsunfähigkeitsbescheinigungen im Bereich der vertragsärztlichen Versorgung der gesetzlichen Krankenkassen (nur dort) eine Verschlüsselung der Diagnosen nach Ziffern der ICD-10 vorgenommen werden. Die jeweils gültige Fassung wird im Auftrage der Bundesregierung vom DIMDI veröffentlicht und kann online gelesen werden (www.dimdi.de).

International League against Epilepsy (ILAE) »Internationale ►Liga gegen Epilepsie«.

Internierung *(f)* Ältere Bez. für ►Unterbringung in einem psychiatrischen Krankenhaus. Wird heute offenbar wegen der Verwechslungsmöglichkeiten mit politischer Internierung in Internierungslagern nicht mehr gebraucht.

Internierungspsychose *(f)* (M. Pfister-Ammende). Bei Flüchtlingen unter den Bedingungen langer Internierung vorwiegend durch mangelnde Sozialkontakte auftretende traumatische Neurose, die der

►Stacheldrahtkrankheit ähnlich ist. Zwei Stadien: 1. Phase der Aggression: Die anfängliche überströmende Dankbarkeit für das Gastland schlägt in Hass, Angst und Aggression gegen Mitflüchtlinge und Betreuer um, die als böswillige Widersacher angesehen werden. Es kann auf dem Wege der psychischen Infektion zu Massenangst und Massenpsychosen der Flucht kommen. Es entstehen Erregungsstürme mit planlosem Hin-und-her-Laufen, Schreien und Wimmern. 2. Phase der Apathie: Erschöpfung der planlosen Aktivität und allgemein-apathische Verlangsamung aller Bewegungen und Reaktionen. – Die (sozialpsychiatrische) Behandlung kann auch nach Wiederherstellung normaler Verhältnisse sehr schwierig sein.

Internierungsschock *(m)*. Traumatisches Erlebnis eines psychisch Kranken durch die Aufnahme in ein psychiatrisches Krankenhaus. Wurde früher teilweise für unvermeidbar gehalten. Die moderne Psychiatrie versucht, ihn zu vermeiden oder zu umgehen durch freundlich-unbürokratischen Empfang, Respektierung der Intimsphäre und Vermeidung einer entrechtenden Unterbringung in geschlossenen Sälen.

Interpretation *(f)* 1. (H. Lenk, 2000). Wiedererkennen von Mustern (Schemata), die angeboren, früh erlernt oder neu erlernt sind. Nach Lenk wird immer interpretiert, auch die Ergebnisse naturwissenschaftlicher Forschung werden erst durch Interpretation zugänglich. »Man kann nicht nicht interpretieren« (Lenk). 2. Interpretation als psychopathologische Methode. »Der Vorgang des Interpretierens bringt Wesentliches zum Vorschein, was im Objekt zwar enthalten, aber nicht auf den ersten Blick erkennbar ist« (U.H. Peters, 2014). 3. In der Psychoanalyse eine der wichtigsten Techniken: die Erklärungen und Deutungen, die ein Psychoanalytiker seinem Patienten über dessen neurotische Verhaltensweisen und Manifestationen oder über den latenten Inhalt seiner Träume gibt.
e: interpretation. *fr:* interprétation

intervallum lucidum *(n)*. ►lucidum intervallum.

Intervention *(f)* 1. Oft als Oberbegriff für alle Psychotherapieverfahren. 2. In der Psychotherapie: Eingreifen des Psychotherapeuten durch Erklären und auf andere Weise. Hauptsächlich in der ►Gruppenpsychotherapie, ►Familientherapie und ►systemischer Therapie das Erklären von Beziehungen verschiedener Mitglieder untereinander, von Kommunikationsprozessen u.a. In der Einzeltherapie eher das Erklären von einander widersprechenden oder widerstreitenden ►Parts der Persönlichkeit.
e: intervention.

Intervention, multimodale *(f)* Behandlung mit mehreren Methoden gleichzeitig. Besonders in der Kinderpsychiatrie angewandt, z.B. Entspannung, Familientherapie, Verordnmung von Stimulanzien gleichzeitig.

Interview *(n)*. 1. Engl: Befragung. Unterredung. Methode der Journalistik, empirischen Sozialforschung und Psychologie mit dem Ziel der Gewinnung von Informationen. Zahlreiche spezielle Techniken. Viele dieser Methoden werden auch in der wissenschaftlichen Psychiatrie benutzt. Im Unterschied zur psychiatrischen ►Exploration vermeidet der Interviewer so weit als nur irgend möglich das Entstehen einer persönlichen oder gar therapeutischen Beziehung. 2. Syn. für ►Exploration. Im Engl. ist »exploration« zwar als Wort bekannt, wird jedoch üblicherweise für die psychiatrische Untersuchung nicht verwandt. Vielmehr ist Interview dafür die geläufige Bezeichnung, welche zugleich die Unterschiede in der Sache deutlich macht. Durch Übersetzungen ist dieser Wortgebrauch auch in die Alltagssprache der dt. Psychiater hineingekommen.
e: interview. *fr:* interview

Interview, diagnostisch(-klinisches) *(n)*. Syn. für ►Interview (2).

Interview, strukturiertes *(n)*. Interview mit vorher festgelegtem Verlauf, aber ohne fest formulierte Fragen. ►Fragebogenmethode.
e: structured interview.

Intimformen (der Neurose) *(f)*. (W.v. Baeyer, 1957). Nach außen wenig auffällige Neurosen. »In einem Prozess, der wahrscheinlich mit den soziologischen Umschichtungen unserer Epoche zusammenhängt, treten an die Stelle der ►Darbietungsformen mehr und mehr die diskreteren, weniger augenscheinlichen »Intimformen« der Neurose, die blanden Versagenszustände, die vegetativen, vasomotorischen Beschwerden und Funktionsstörungen, die psychosomatischen Krankheiten oder einfach die stille, grämliche Hypochondrie ... Den heutigen »Intimformen« sieht man die durchscheindende Willensrichtung (eine Entschädigung zu erlangen) nicht mehr so leicht an. Sie sind z.T. derart unspezifisch, dass sie zum Verwechseln ähnlich auch bei chronischer Hirnkrankheit und Stoffwechselstörungen ... auftreten können.«

Intimizid: *(m)*. (A. Marneros, 2008). Töten des Partners, der Partnerin einer auf einvernehmlicher Sexualität gegründeten lang dauernden oder kürzeren Gemeinschaft. Die Gründe können in der Art der Beziehungen der Partner zueinander liegen oder auch, selten, Folge einer Psychose sein.
e: intimicid.

Intoxikation *(f)* 1. Vergiftung. Krankhafte Zustände als Folge von krank machenden organischen und anorganischen Substanzen, die dem Körper zugeführt wurden oder in ihm entstanden sind. Bezieht sich auch auf lebensnotwendige Stoffe (z.B. Kochsalz, Wasser), wenn sie durch Überdosierung krank machen. 2. In DSM-III-R: psychische Störungen, welche durch nicht näher bestimmte Substanzen verursacht

werden. Als Kriterien werden aufgeführt: Störungen der Wahrnehmung, der Wachheit und Aufmerksamkeit, des Denkens, der Urteilsfähigkeit, Affektentäußerung (emotional control) und Psychomotorik. Die Bez. ist jedoch nur zu verwenden, wenn keine anderen Bez. zur Verfügung stehen. Vgl. Entzug (2).
e: Intoxication.

Intoxikationspsychose *(f)* Unter unmittelbarer Einwirkung zugeführter Gifte entstehende psychische Krankheit. Der Begriff sagt lediglich über die Ursache, nicht jedoch über die Form der Psychosen etwas aus, die dem akuten exogenen ►Reaktionstyp angehören. Als Ursachen kommen infrage: Genussgifte (Alkohol, Nikotin), Metallgifte (Arsen, Thallium), Pilze, Medikamente (Digitalis, Amphetamin, Isoniacid, Metaldehyd, ACTH, Cortison, Streptomycin, Penicillin, Sulfonamide, Brom, Schlafmittel, Weckmittel). Auch die absichtlich durch Halluzinogene hervorgerufenen ►Modellpsychosen zählen zu den Intoxikationspsychosen, nicht jedoch die einfache Trunkenheit. Unter den psychopathologischen Phänomenen treten insbesondere Halluzinationen hervor, vor allem optische. Chronische Intoxikationen können zu ►Demenzen führen.
e: toxic psychosis. *fr:* psychose toxique

intrapsychisch *(a)*. Innerhalb der Psyche gelegen. Nach operativistischen Denkmodellen kann die Psyche als System mit eigener Struktur und Dynamik betrachtet werden, wobei allen Phänomenen (Ängsten, Befürchtungen, Halluzinationen) ein bestimmbarer Platz zukommt. Die Beziehungen der einzelnen Phänomene untereinander stellen die intrapsychischen Vorgänge dar.
e: intrapsychic(al). *fr:* intrapsychique

intrapsychische Ataxie *(f)*. ►Ataxie, intrapsychische.

Introjektion *(f)* In der psychoanalytischen Lehre psychischer Vorgang, bei dem das Bild (Imago) eines anderen (geliebten oder gehassten) Menschen in das eigene Ich übernommen wird. Introjektion stellt psychologisch gesehen einen Assimilationsvorgang dar, ►Projektion einen Dissimilationsvorgang. Der Vorgang ist identisch mit sekundärer Identifikation und sekundärem Narzissmus. Z. B. kann die Vaterimago verinnerlicht und dadurch der Autoritätskonflikt mit dem Vater introjiziert werden.
e: introjection.
Syn.: Verinnerlichung (2). *fr:* introjection

Intropathie *(f)* Syn. für ►Empathie.

Introspektion *(f)* Innenschau. Form der absichtsvollen oder gezielten ►Selbstbeobachtung von Stimmungen, Gefühlen, Denkvorgängen, Denkinhalten normaler oder pathologischer Art (Denkstörungen, Halluzinationen). Die Mitteilungen darüber sind häufig wichtig bis unentbehrlich für die psychiatrische Beurteilung und Behandlung.

Introversion *(f)* (C. G. Jung, 1910). Neigung eines bestimmten psychischen Grundtyps, seine Interessen mehr der Innenwelt, dem geistigen Leben, dem Abstrakten zuzuwenden. Besitzt ein zögerndes, abwägendes, abwartendes Wesen, das mehr beobachtet als handelt und sich leicht in die Defensive drängen lässt. – Einer der am besten belegten Persönlichkeitstypen, der sich gut in Fragebogen erfassen lässt (Eysenck Personality Inventory, EPI). Es gibt auch individuelle Zeiten der Introversion, in denen die Wahrnehmung der Außenwelt verblasst, während innere Phantasien und Visionen die Hauptwirklichkeit werden. *Ant.* Extraversion.
e: introversion. *fr:* introversion

Introversion – Extraversion (H. J. Eysenck). Begriffspaar faktorenanalytisch erfassbarer Persönlichkeitsfaktoren, die als Grundeigenschaften menschlichen Wesens angesehen werden. Vgl. Introversion, Extraversion.
e: introversion-extraversion. *fr:* introversion-extraversion

introversiv *(a)*. (H. Rorschach). Bestimmter ►Erlebnistyp, der aus dem Ergebnis des Rorschach-Formdeuteversuchs erschlossen wird. Erlebt vorwiegend von innen heraus, neigt mehr zum Denken als zum Handeln, zeigt eher schöpferische als reproduktive Aktivität, ist affektiv mehr stabil. Im Formdeuteversuch überwiegen die B-Antworten. *fr:* introversif.

introvertiert Zu ►Introversion neigend.
e: introvert(ed). *fr:* introverti

Intrusion Entlehnung aus dem Mittellateinischen (intrudere: sich eindrängen, sich aufdrängen). 1. Vorgebliche Zugehörigkeit zu einer Gruppe, einer Gesellschaft. Von daher: selbst angemaßte Führung eines Adels- oder Ehrentitels. 2. Bei Schizophrenen: wiederholtes Eindringen unzugehöriger Gedanken in einen Gedankengang, dessen logische Folgerichtigkeit damit unterbrochen wird. 3. Störendes Eindringen von Gedanken aus anderen Zusammenhängen in das Bewusstsein während konzentrierter Arbeit oder beim Lesen. Meist handelt es sich um Denkinhalte, welche den Betroffenen auch sonst ständig in repetitiver Weise beschäftigen, etwa durch einen aktuellen Konflikt, eine aktuelle Krise.
e: intrusion.

Intuition *(f)* Nicht-diskursives Denken, dessen Vorgänge im Einzelnen nicht bewusst werden, sondern das in seiner Schau plötzlich Zusammenhänge sehen lässt, die sich auch bei objektiver Nachprüfung als richtig erweisen. Intuition wird gewöhnlich von einem starken Evidenzerlebnis begleitet. Es beruht, wie sich im Experiment zeigen lässt, auf alten Urteilen, Erfahrungen und Erinnerungen, die jedoch momentan nicht bewusst sind.
e: intuition. *fr:* intuition

Inversion (sexuelle) Syn. für ►Homosexualität. Vor allem von S. Freud in diesem Sinne gebraucht.

Involution *(f)* (Frier. Fr. Friedmann, 1902). (lat. involvo = hineinrollen). Rückentwicklung des menschlichen Körpers durch Alterungsvorgänge. »Jene normale, auf morphologischen und chemischen Umwandlungsprocessen der Grundsubstanz des Organismus beruhende, mit einer Abnahme der physiologischen Thätigkeiten derselben einhergehende Lebensveränderung bezeichnen wir als Altern (Involution)« (Friedmann). Mit der Vorstellung einer Schrumpfung des Körpers und seiner Teile von einem gewissen Alter an (Rückbildungsalter) verbunden. Die Bez. wurde bald von der Psychiatrie übernommen und ist als Wortteil in vielen Begriffen dieses Lexikons enthalten.
e: involution. *fr:* involution

Involutionsdepression *(f)* Syn. für ►Involutionsmelancholie.

Involutionskatatonie *(f)* Syn. für ►Spätkatatonie.

Involutionsmelancholie *(f)* Erstmalig im Involutionsalter auftretende monopolare Depression. Außer den typischen Symptomen der Depression werden besonders hervorgehoben: Wahnbildungen, insbesondere Versündigungwahn, Verfolgungswahn, nihilistischer Wahn; ferner auch eigentümliche hypochondrische Vorstellungen, Erregung, Agitiertheit, Gefühl des Unwirklichen gegenüber der Realität. Die Phasendauer ist nach J. Angst (1966) mit durchschnittlich 14,1 Monaten länger als bei anderen Depressionen, die Selbsttötungsgefahr größer. Die Krankheit geht weder auf Hormonstörungen noch auf Körperveränderungen des Alters zurück. – 1898 hatte Kraepelin der Involutionsmelancholie eine eigene nosologische Stellung eingeräumt und den Gebrauch der Bez. ►Melancholie hierauf beschränkt. Nach Untersuchungen von Dreyfus an Kraepelins Fällen galt das Krankheitsbild nur noch als besondere Form der manisch-depressiven Erkrankung. Kraepelin erkannte daher in der 8. Aufl. seines Lehrbuchs eine Sonderstellung nicht mehr an. Ihm folgte die dt. Psychiatrie. Lediglich die amer. Psychiatrie hielt zunächst weiterhin an der ursprünglichen Konzeption Kraepelins fest. In DSM-I (1952) erhielt sie die Bez. »psychotische Reaktion im Involutionsalter«, in DSM-II »involutional melancholia«. In DSM-III/V ist diese Diagnose nicht mehr enthalten. ►Involutionspsychose.
e: involutional melancholia, involutional psychotic reaction.
Syn.: Rückbildungsmelancholie, Involutionsdepression. *fr:* mélancholie d'involution

Involutionsparanoia *(f)* (►Kleist, 1913). Wahnkrankheit im Rückbildungsalter. Von Kleist als eigenes Krankheitsbild ausführlich beschrieben. Hauptsymptome sind Beeinträchtigungs- und Größenvorstellungen. Akustische Halluzinationen kommen seltener vor. Die Krankheit bleibt dauernd bestehen (chronischer Verlauf), führt aber nicht zu Bewusstseinszerfall oder ►Demenz. In 8 von 10 Fällen besteht eine Persönlichkeitsstruktur, die als hypoparanoide Konstitution (s. d.) bezeichnet wird. 7 von 10 Kranken sind alleinstehende Frauen. Als Ursache nimmt Kleist einerseits eine »autochthone Entstehung«, andererseits eine »Veränderung der innersekretorischen Verhältnisse« im Alter an. Weitere Kasuistik wurde von P. Bohnen (1920/21) und P.H. Esser (1935) veröffentlicht. – Obwohl sehr häufig in der psychiatrischen Literatur diskutiert, wurde die Involutionsparanoia nie als selbstständiges Krankheitsbild anerkannt. W. Mayer-Gross (1932), M. Bleuler (1943) und W. Klages (1961) rechnen es zur ►Spätschizophrenie.
e: involutional paranoia. *fr:* délire systematisé d'involution

Involutionsparaphrenie *(f)* Von Serko (1919) als eigenständige, chronisch fortschreitende Wahnkrankheit des Alters abgegrenztes Krankheitsbild. Einem im Vordergrund stehenden Beeinträchtigungs- und Verfolgungswahn gesellt sich später ein Selbstüberschätzungswahn hinzu. Inhaltlich spielen sexuelle Motive eine große Rolle. Gedächtnisstörungen, Gehörtäuschungen, Stimmungsschwankungen, Sprachverwirrtheit und eine im Laufe der Jahre abnehmende Ansprechbarkeit der Gefühle werden beschrieben. – Obwohl das Krankheitsbild in der psychiatrischen Literatur häufig diskutiert wird, gelangte es nie zu allgemeiner Anerkennung. Von Kehrer, M. Bleuler u.a. werden vor allem die mangelhafte Begrenzung der Phänomene und die Unbestimmtheit des Krankheitsbildes kritisiert.
e: involutional paraphrenia. *fr:* paraphrénie d'involution

Involutionspsychose *(f)* Im Alter beginnender ►Involution (40.–60. Lebensjahr) erstmalig auftretende Psychose. Es kann sich um mehr paranoide oder mehr depressive Erkrankungen handeln. Oft wird der Begriff angewandt, wenn die Ätiologie nicht zu klären ist. Obwohl der Begriff in der Klinik häufig gebraucht wird, ist er wissenschaftlich umstritten. Die meisten Forscher vertreten die Ansicht, dass es neben den im Rückbildungsalter ausbrechenden schizophrenen, manisch-depressiven oder zur Demenz führenden Krankheiten keine selbstständigen, auf das Involutionsalter beschränkten psychischen Krankheiten gibt. Die auch sonst bekannten Bilder erhalten durch die »Problematik der 2. Lebenshälfte« lediglich eine besondere Färbung. Einzelne Forscher diagnostizieren Involutionspsychosen bei erstmaligem Manifestwerden im Involutionsalter und Ausbleiben späterer Erkrankungsphasen.
e: involutional psychosis, climacteric insanity.

Syn.: Rückbildungspsychose, klimakterische Psychose. *fr:* psychose d'involution, psychose de la ménopause, psychose ménopausique

Involutionspychose, ängstliche *(f)* (►Kleist). Im 40.–60. Lebensjahr erstmalig auftretende ängstlich gefärbte ►Depression mit Neigung zur Erstarrung und ungünstiger Prognose. Entspricht der erstarrenden Rückbildungsdepression (W. Medow).

Inzest *(m)* ►Blutschande.

Inzestkomplex *(m).* (S. Freud). Der unbewusste Wunsch, mit dem gegengeschlechtlichen Elternteil sexuellen Verkehr zu haben, als Kernstück des ►Ödipuskomplexes. Die Bez. ist bei Freud in dieser Form nur selten; ►Blutschande, ►Inzestwunsch, ►Inzestschranke.

Inzestschranke *(f)* (S. Freud). Moralische Vorschrift, welche Blutsverwandte von der Wahl als Sexualpartner ausschließt und Abscheu vor seiner Ausführung eingibt. Nach Freud ist die Beachtung der Schranke »eine Kulturforderung der Gesellschaft, welche sich gegen die Aufzehrung von Interessen durch die Familie wehren muss, die sie für die Herstellung höherer sozialer Einheiten braucht, und darum mit allen Mitteln dahin wirkt, bei jedem einzelnen, speziell beim Jüngling, den in der Kindheit [durch Inzestwünsche] allein maßgebenden Zusammenhang mit einer Familie zu lockern«. »Die Inzestschranke gehört wahrscheinlich zu den historischen Erwerbungen der Menschheit und dürfte wie andere Moraltabus bereits bei vielen Individuen durch organische Vererbung fixiert sein.« (GW V, 127)
e: incest barrier. *fr:* tabou de linceste

Inzesttabu *(n).* ►Inzestschranke.

Inzestwunsch *(m).* (S. Freud). Verlangen nach sexuellem Verkehr mit Blutsverwandten, insbesondere mit dem gegengeschlechtlichen Elternteil. Inzestwünsche treten normalerweise in der Kindheit auf, werden von der Gesellschaft aber verurteilt. Der Heranwachsende macht sich durch ►Verdrängung von den Wünschen frei. Der Neurotiker vermag sich nach Freud aber nicht von den kindlichen Verhältnissen der Psychosexualität zu befreien oder kehrt zu ihnen zurück (Entwicklungshemmung oder Regression). »In seinem unbewussten Seelenleben spielen darum noch immer oder wiederum die inzestuösen Fixierungen der Libido eine Hauptrolle. Wir sind dahin gekommen, das vom Inzestverlangen beherrschte Verhältnis zu den Eltern für den Kernkomplex der Neurose zu erklären.« (GW IX, 24)
e: incestuous wish.

Inzidenz *(f)* Neuerkrankungsziffer innerhalb eines bestimmten Zeitraums bei vorher an dieser Krankheit nicht Erkrankten. ►Prävalenz.
e: incidence. *fr:* incidence

I. O. G. T Independent Order of Good Templars. ►Guttemplerorden.

Iophobie *(f)* Zwanghafte Angst vor Gift. Vergiftungsfurcht.
e: iophobia. *fr:* iophobie

IP ►Individualpsychologie.

IPK ►Kurztherapie, intensive psychodynamische.

Ipsation *(f)* Syn. für ►Masturbation.
e: ipsation.

IQ ►Intelligenz-Quotient.

Iracundia morbosa *(f)* Krankhafte Reizbarkeit und Erregbarkeit, z. B. bei der zornigen Manie.

irre *(a).* Geistig gestört, eigentlich milderer Ausdruck für ►wahnsinnig. In dieser Bedeutung in Irrenarzt, Irrenanstalt, Irrenheilkunde u. a. Nimmt in dieser Bedeutung seinen Ausgang von mittelhochdeutsch irre thöricht, närrisch, dumm. Ursprüngliche germanische Bedeutung ist die von ziellosen Bewegungen. Teils noch in Wortverbindungen wie »irre umherschweifen« erkennbar. Auch lat. errare (irren) ist darin enthalten. Im Altangelsächsischen und Altenglischen noch als yrre und eorre enthalten. Dann als Wortverbindung in »irmâd« mit »mâd« (gebrechlich, beschädigt). Schließlich nur »mad«, womit der Begriff der Beschädigung vom Körper auf den Geist überging.
e: mad.

Irrenärzte (Vereine) *(m, pl).* Meist regionale Gesellschaften des 19. Jh. zum Austausch von Erfahrungen und Erkenntnissen (Gründungsjahre): »Allgemeiner Verein der deutschen Irrenärzte« (1860); »Wanderversammlung südwestdeutscher Irrenärzte« (1867); »Verein der Irrenärzte Niedersachsens und Westfalens« (1868); »Verein der ostdeutschen Irrenärzte« (1872); »Wanderversammlung der südwestdeutschen Neurologen und Irrenärzte« (1875); »Wanderversammlung hessischer Irrenärzte« (1895)

Irrenärzte (Zeitschriften) *(m, pl).* »Allgemein Zeitschrift für Psychiatrie und psychisch-gerichtliche Medizin«, herausgegeben von Deutschlands Irrenärzten (ab 1844). Bestand bis 1944, ging durch die Kriegsumstände ein. »Der Irrenfreund; eine psychiatrische Monatsschrift für praktische Ärzte« (1959 bis 1875).

Irrenanstalt *(f)* ►Irrenhaus. *fr:* asyle, maison de santé, maison d'aliénés

Irrenarzt *(m).* Bez. des 19. Jh. für einen in einem Irrenhaus arbeitenden Arzt. Zu unterscheiden von den Seelenärzten, Ärzten für psychische Heilkunde, psychischen Ärzten, psychologischen Ärzten (= Psychotherapeuten). Die Bez. blieb bis Ende des 19. Jh. üblich. Vgl. folgende Stichworte.
e: alienist. *fr:* aliéniste

Irrenhaus *(f)* Im 18. Jh. aufkommendes Ersatzwort für Tollhaus. Bei Adelung (1793) heißt es nach Erklärung von »Irre Seyn«: »Daher das Tollhaus an einigen Orten das Irrenhaus genannt wird.«
e: madhouse.

Irrenheilkunde *(f)* Im 19. Jh. geläufige Bezeichnung für den Zweig der Medizin, der sich vor allem um die Kranken in Irrenhäusern bemühte.
e: mental medicine. *fr:* médecine mentale

Irrenkolonie *(f)* Im 19. Jh. entstandene Versorgungseinrichtung für psychisch Kranke. Einem psychiatrischen Krankenhaus waren zahlreiche Stellen der Familienpflege angegliedert, die meist zu landwirtschaftlichen Betrieben gehörten. Man gewann so den Vorteil der kleinen Gruppen und günstigen Organisation der Arbeitstherapie. Besonders traditionsreich in ►Geel; in Deutschland vor allem in Ilten, Bremen, Berlin, Zwiefalten u. a.

Irrenparalyse *(f)* Obsol. Bez. für Demenz bei progressiver Paralyse. ►Dementia paralytica.
e: Bayle's disease.
Syn.: Lähmungsirresein, Bayle'sche Krankheit. *fr:* maladie de Bayle

Irrer *(m).* Im 19. Jahrhundert allgemein übliche und offizielle Bez. für »psychisch Kranker« oder »Geisteskranker«. ►Irrenhaus, ►Irrenarzt.
e: mad. *fr:* aliéné (ab 1838)

Irrereden *(n).* Obsol. Bez. für unzusammenhängendes Reden. 1. Irrereden der Wahnsinnigen – ohne erkennbare körperliche Ursache -. 2. Hitziges Irrereden. »Die Ursachen des [hitzigen] Irreredens liegen entweder in entfernten Krankheiten, oder in verschiedenen Einflüssen, aus denen Hirnleiden entstehen, deren Erscheinung es ist.« (George M. Burrow, 1828) Es gehe daher stets vorüber.
e: maniacal delirium (1.); acute delirium (2.).

Irresein *(n).* Allgemeinste, nicht mehr gebräuchliche Bez. für jede Form psychischer Krankheit. Historisch: Im 18. Jh. aufkommende Bez. für eine besondere Art der Geistes- oder auch Denkstörung. Adelung (1793) definiert: »den Zusammenhang verlieren«, »des Verstandes beraubt (in der höflichen Sprechart des gemeinen Lebens). Irre im Kopfe sein. Irre reden, phantasieren. Ein irrer Mensch, der aberwitzig, wahnsinnig ist.« Die Bez. wurde von ►Reil (1803) und ►Nasse (1818) ausdrücklich zur Benutzung empfohlen und wurde bis weit ins 20. Jahrhundert hinein (z. B. auch von Kraepelin) ständig gebraucht. Gilt gegenwärtig als diffamierend.
e: madness, insanity, alienatio mentalis. *fr:* aliénation mentale, folie

Irresein, akutes halluzinatorisches *(n).* Alte Bez. für ►Amentia.

Irresein, degeneratives *(n).* Syn. für ►Degenerationspsychose.

Irresein, epileptisches *(n).* Nicht mehr gebräuchliche, noch von Kraepelin verwendete Bez. für das Gesamtgebiet der Epilepsie. Das einigende Band der verschiedenen epileptischen Erkrankungen wurde in den psychischen Veränderungen, nicht im einzelnen Anfall gesehen. Der Gebrauch der Bez. ist nie einheitlich und eindeutig gewesen. Bei ►Morel (1860) und Falret (1861) Bez. für den epileptischen Charakter, bei Falret an anderer Stelle aber auch Bez. für die akuten, rasch vorübergehenden epileptischen Psychosen, bei denen er ►Petit Mal intellectuel und ►Grand Mal intellectuel unterschied.
e: epileptic insanity. *fr:* folie épileptique

Irresein, gemeinschaftliches *(n).* Von Deventer (1893) gebrauchter Ausdruck für ►Wahn, konformer.

Irresein, halluzinatorisches *(n).* Obsol. Bez. für psychische Krankheit mit Halluzinationen. Fürstner beschrieb ein »halluzinatorisches Irresein der Wöchnerinnen«, das der ►Wochenbettpsychose entspricht.

Irresein, hysterisches *(n).* Obsolete Sammelbez. für alle psychischen Störungen und Veränderungen, die als hysterisch oder hysterieähnlich aufgefasst werden können.
e: hysteric insanity. *fr:* folie hystérique

Irresein, impulsives *(n).* ►impulsives Irresein.

Irresein, induziertes *(n).* ►induziertes Irresein.

Irresein, infektiöses *(n).* 1. (K. W. Ideler, 1838). Obsol. Bez. für ►Folie à deux. 2. Nicht mehr gebräuchliche Bez. für Infektionspsychose.

Irresein, kompulsives *(n).* ►impulsives Irresein.

Irresein, manisch-depressives *(n).* Von ►Kraepelin (1896) geprägte und gegenwärtig (selten) noch übliche Bez. für eine Affektpsychose, die sachlich mit der »manisch-depressiven Erkrankung« und »affektiven Störung« identisch ist. Kraepelin fasste unter dieser Bez. erstmalig eine Reihe von Krankheitsbildern unter einem einheitlichen Krankheitsbegriff zusammen. Im Vergleich zur älteren Nomenklatur umfasste das Krankheitsbild nach Kraepelin »einerseits das ganze Gebiet des sog. periodischen und zirkulären Irreseins, andererseits die meist noch davon unterschiedene einfache Manie«, ferner die ältere Melancholie, einen Teil der bis dahin als ►Amentia bezeichneten Zustände für leichtere, periodisch wiederkehrende Verstimmungszustände. Kraepelin: »Im Laufe der Jahre habe ich mich mehr und mehr überzeugt, dass alle genannten Bilder nur Erscheinungsformen eines einzigen Krankheitsvorganges darstellen.«
e: manic-depressive insanity. *fr:* psychose maniaque-dépressive (Kraepelin), folie alterne, psychose périodique

Irresein, moralisches *(n).* Obsol. Bezeichnung für ►Moral Insanity.
e: Ray's mania. *fr:* amoralisme, manie de Ray

Irresein, nuptiales *(n).* Innerhalb einer Ehe sich entwickelndes ►induziertes Irresein, bei dem ein Ehepartner die Wahnvorstellungen des anderen übernimmt.

Irresein, periodisches *(f)* Anfang des 20. Jahrhunderts viel gebrauchtes Syn. für ►Psychose, perio-

dische. Wird noch gelegentlich als Syn. für manisch-depressive Erkrankung (s. d.) gebraucht.
e: periodic insanity. *fr:* folie périodique

Irresein, präseniles *(n)*. Kraepelins eigene Bez. für die ►Kraepelin'sche Krankheit.

Irresein, religiöses *(n)*. Obsol. Synonym für ►Theomanie.

Irresein, solares *(n)*. Obsol. Bez. für psychische Veränderungen bei ►Sonnenstich.

Irresein, zirkuläres *(n)*. (J. Falret, 1851). Ältere Bez. für ►Erkrankung, manisch-depressive. ►Griesinger hatte 1845 Fälle erwähnt, bei denen Manie und Melancholie durch lichte Zwischenräume getrennt jahrelang an gewisse Jahreszeiten gebunden auftraten, und hatte dafür das Bild des Zyklus (Jahreszyklus) gebraucht. Falret wurde durch ausführliche Beschreibung zum Begründer der durch Kraepelin (1896) zur allgemeinen Anerkennung gebrachten Lehre vom einheitlichen Krankheitsbild »manisch-depressives Irresein«. Weitgehend identisch mit ►Bipolar-I-Störung und ►Bipolar-II-Störung.
e: circular insanity. *fr:* folie circulaire

Irresein, zyklisches *(n)*. Obsol. Bez. für manisch-depressive Erkrankungen.

Irrsinn *(m)*. Im 18., teilweise auch im 19. Jahrhundert gebräuchliche, jetzt obsol. Bez. für psychische Krankheit oder Störung mit der Bedeutung unrichtig denkender und daher verwirrter Sinn.
e: (keine genaue engl. Entsprechung) lunacy, madness. *fr:* démence, folie

ISB Insulinschockbehandlung. ►Insulinkomabehandlung.
e: IST (insulin shock therapy).

Isolation, experimentelle *(f)*. ►Deprivation, sensorielle.
e: sensory isolation. *fr:* isolement sensoriel

Isolierrapport *(m)*. Gefühlsmäßiger, ausschließlich (isoliert) auf den behandelnden Arzt beschränkter ►Rapport in tiefer Hypnose. Eine suggestive Beeinflussung ist bei dieser Hypnosetiefe nur noch durch den Hypnotherapeuten selbst möglich.

Isolierte Explosive Störung *(f)* In DSM-III: Einmalig auftretendes Versagen der Handlungskontrolle, was gewöhnlich zu gewalttätigen Handlungen mit katastrophaler Wirkung führt. Es kann z. B. bei einem jahrzehntelang sozial unauffälligen Bürger zu einem Tötungsdelikt, eventuell mit anschließender Selbsttötung kommen. Wird in DSM-III bei »Störungen der Impulskontrolle, die nicht andernorts klassifiziert sind« eingeordnet, ist jedoch in DSM-III-R und -IV nicht mehr enthalten.
e: Isolated Explosive Disorder.

Isolierung *(f)* 1. In der psychoanalytischen Lehre besondere Form der ►Abwehr, bei der unliebsame Denkinhalte zwar erinnert und nicht verdrängt, aber von dem sie begleitenden Affekt getrennt werden. »Das Erlebnis ist nicht vergessen, aber es ist von seinem Affekt entblößt, und seine assoziativen Beziehungen sind unterdrückt oder unterbrochen, sodass es wie isoliert dasteht und auch nicht im Verlauf der Denktätigkeit reproduziert wird.« (S. Freud) 2. Unterbringung eines unruhigen, gefährlichen oder störenden psychisch Kranken in einem besonders schallgedämpften Raum als therapeutische Maßnahme. Es setzt aber häufig eine starke Erregung ein, oder die vorher bestehende Erregung nimmt noch zu. Die Kranken zerbrechen die erreichbaren Gegenstände, zerreißen Betttücher, schmieren mit Kot und greifen eintretende Personen an. Im 18. und 19. Jahrhundert war die Isolierung in eigenen ►Isolierzellen ein vielfach ausgeübtes Verfahren der Beruhigung. Gegenwärtig lediglich in seltenen Fällen bei sehr gefährlichen oder störenden Kranken vorübergehend angewandt.
e: isolation. *fr:* isolation*fr:* isolement (cellulaire)

Isolierzelle *(f)* Eigens für die ►Isolierung unruhiger Kranker hergerichteter Raum, der möglichst eine Schalldämpfung, unzerbrechliche Fenster und eine spärliche, unzerstörbare Einrichtung enthielt.
e: seclusion (oder seltener) isolation (noch seltener) quiet room

Isolophobie *(f)* Angst vor dem Alleinsein.
e: isolophobia. *fr:* isolophobie

IST ►Intelligenzstrukturtest.

IS-TDP Intensive short-term dynamic psychotherapy. ►Kurztherapie, intensive psychodynamische.

Iteration *(f)* Leere Wiederholung immer wieder derselben Worte, Sätze oder Bewegungen. ►Verbigeration.
e: iteration.
Syn.: Iterativerscheinungen, Stereotypie. *fr:* itération

Iterativerscheinungen *(f, pl)*. ►Iteration.

Ixoidie *(f)* Syn. für ►Ixothymie.

Ixophrenie *(f)* E. Strömgrens Bez. für die epileptische Wesensänderung (s. d.).
e: ixophrenia. *fr:* ixophrénie

Ixothymie *(f)* Von E. Strömgren (1936) gebrauchte Bez. für eine leichte Form der epileptischen Wesensänderung. Entspricht etwa Kretschmers Begriff des ►viskösen Temperaments.
e: ixothymia.
Syn.: Ixoidie. *fr:* ixothymie

J

Jackson, Donald, de Avila (= Don D.) geb. 28.1.1920 Oakland (Calif.), gest. 29.1.1968 Foster City. Amerikanischer Psychiater und Psychoanalytiker. Ausbildung unter Frieda ►Fromm-Reichmann in Chestnut Lodge (Maryland) und beeinflusst durch Harry Stuck Sullivan. Kam durch Bateson zur ►Palo-Alto-Gruppe. Theorie von der ►Homöostase (3) der Familie: Der ►Indexpatient hält mit seinen (z. B. schizophrenen) Symptomen das soziale Gleichgewicht in seiner Familie aufrecht. – Werke: »The Etiology of Schizophrenia« (1960) (Ursprung der Schizophrenie).

Jackson, John Hughlings geb. 4.4.1835 Green Hammerton (Yorkshire), gest. 7.10.1911 London. Englischer Neurologe. Zu seiner Zeit hauptsächlich durch Untersuchungen über Sprachstörungen und als »Philosoph des Nervensystems« bekannt. Beschrieb zahlreiche neurologische Zustandsbilder, darunter die als Jackson-Anfälle bekannten fokalen Anfälle, die er zuerst bei seiner Frau beobachtete. Formulierte eine eigene Theorie über den Abbau der Nervenleistungen, die sich an der philosophischen Lehre von Herbert Spencer – Hauptvertreter der Evolutionisten – orientierte. Nach dieser Theorie werden die zentralnervösen Leistungen bei Erkrankung in umgekehrter Reihenfolge, wie sie im Zuge der Evolution aufgebaut worden sind, wieder abgebaut. Das klinische Bild ist somit nicht von der Art der Schädigung abhängig, sondern folgt einem vorher schon feststehenden Prinzip. Der Abbau geht von den höheren, komplexer organisierten, leichter der bewussten Beeinflussung unterlegenen Zentren zu den einfacher organisierten, automatisch funktionierenden tieferen Zentren. Obwohl zuerst an psychischen Problemen formuliert, vielfach nur auf neurologische Symptome angewandt. Die Theorie erlangte im ►Neo-Jacksonismus, der ►organo-dynamischen Theorie, im Konzept der negativen/positiven Schizophrenie (s. d.) neue Bedeutung. Die Schriften wurden gesammelt von James Taylor (1931): »Selected Writings of J. H. Jackson.«

Jackson-Anfall *(m)*. Syn. für ►Anfall, fokaler.

Jackson-Anfall, motorischer *(m)* ►Anfall, fokaler.

Jackson-Anfall, sensibler *(m)* ►Anfall, fokaler.

Jackson-Epilepsie *(f)* (J. H. Jackson) Epileptisches Anfallsleiden mit vorwiegend oder ausschließlich fokalen Anfällen. Von Charcot eingeführter Begriff.
e: Jacksonian epilepsy, focal epilepsy, cortical epilepsy, Bravais-Jackson epilepsy.
Syn.: Rindenepilepsie. *fr:* épilepsie jacksonienne, épilepsie partielle, épilepsie bravaisjacksonienne

Jacobi, Karl Wiegand Maximilian geb. 10.4.1775 Düsseldorf, gest. 18.5.1858 Siegburg. Deutscher Psychiater. Studium in Göttingen, Edinburgh, Erfurt. Zuerst prakt. Arzt (Vaals/Holland, Eutin, München). Reorganisierte das Sanitätswesen in Bayern. 1811 bis 1813 Vorstand des St. Johann-Spitals in Salzburg. Ab 1816 preußischer Medizinalrat. Erbaute die 1825 eröffnete Irrenanstalt Siegburg, leitete diese und gilt vielfach als der deutsche ►Esquirol. Hauptw.: »Ueber die Anlegung und Einrichtung von Irren-Heilanstalten mit ausführlicher Darstellung der Irren=Heilanstalt zu Siegburg« 1834, engl. 1841. Gilt zusammen mit seinem Freund ►Nasse als Hauptvertreter der ►Somatiker.

Jacobs(s)on, Edith geb. 10.9.1897 Heynau/Schlesien (Chojnów), gest. 8.12.1978 Rochester (New York). Nach Medizinstudium in Jena, Heidelberg und München 1925–1928 Assistentin ►Bonhoeffers (1925–1928) und Oppenheims (1925/26) in Berlin. Gleichzeitig am Berliner psychoanalytischen Institut. 1928–1937 Privatpraxis in Berlin. Mitglied der Widerstandsgruppe »Neu Beginnen«. Zuerst nach Kopenhagen emigriert, aber zur Fortsetzung der Widerstandsarbeit nach Deutschland zurückgekehrt und 1935 von der Gestapo verhaftet. Konnte freikommen und nach Prag fliehen. 1938 Emigration nach den USA. Später Mitwirkende der ►Rundbriefe Fenichels. 1940–1977 Privatpraxis in New York. Bericht über ihre Hafterfahrungen 1949. Durch Arbeiten zur ►Ich-Psychologie, ►Objektbeziehungstheorie sowie Psychoanalyse der »Depression« (dt. 1977) bekannt.

Jacobson'sches Entspannungstraining *(n)*. Syn. für ►Relaxation, progressive.

Jactatio capitis (nocturna) Kindliches Kopfwerfen. Bei 1,5 % der Kinder meist im Einschlafzustand zu beobachtende Verhaltensstörung. Besteht in unablässigem rhythmischem Hin- und Herrollen des Kopfes von einer Seite auf die andere. Differenzialdiagnostisch vom Tic und Spasmus nutans abzugrenzen.

Bei Jungen doppelt so häufig wie bei Mädchen. Bevorzugt im Kleinkindalter, nach der Pubertät extrem selten. Ursachen sind vor allem Störungen der sozialen Beziehungen zwischen Familienmitgliedern, Milieuschäden, neurotische Fixierungen, kühle Elternhausatmosphäre, labil-unterdrückende Erziehung. Behandlung stets schwierig.
e: jactatio capatis, jactation, head rolling. *fr:* jactation

Jactatio corporis Kindliches Körperwerfen. Hin-und-her-Wälzen des Körpers bei stark ausgeprägter ►Jactatio capitis.

Jakob, Alfons Maria geb. 2.7.1884 Aschaffenburg, gest. 17.10.1931 Hamburg. Deutscher Psychiater und Neuropathologe. 1909–1911 Assistent von Kraepelin, Arbeiten im anatomischen Labor von ►Alzheimer. Ab 1911 an der Prosektur der Anstalt Friedrichsberg in Hamburg, die er ab 1913 leitete. Nach ►Creutzfeldt und unabhängig von diesem Erstbeschreiber der ►Creutzfeldt-Jakob'schen Krankheit: »Über eigenartige Erkrankungen des Zentralnervensystems mit bemerkenswertem anatomischen Befunde«. (Z. Neur. 1921).

Jakob-Creutzfeldt'sche Krankheit *(f)* Syn. für ►Creutzfeldt-Jakob'sche Krankheit.

Jakob'sche spastische Pseudosklerose *(f)* Syn. für ►Creutzfeldt-Jakob'sche Krankheit.

Jamais-vu-Erlebnis (Phänomen) *(n).* »Noch nie gesehen«. Gefühl, etwas noch nie gesehen zu haben, obwohl es den Umständen nach nicht zutreffen kann. Eines der Erlebnisse falscher (Un-)Bekanntheitsqualität (fausse reconnaisance). Vgl. Déjà-vu-Erlebnis.

James-Lange-Theorie *(f).* ►Gefühlstheorie.

Jammerdepression *(f)* In der älteren Psychiatrie gebräuchliche Bez. für eine Form der agitierten endogenen Depression. Die depressive Hemmung des Gedankenganges fehlt; die Kranken jammern und lamentieren den ganzen Tag eintönig über das große Unglück, die verlorene Zukunft, die sündige Vergangenheit oder andere depressive Inhalte.
e: agitated depression, ademonia.

Janet, Pierre geb. 30.5.1859 Paris, gest. 24.2.1947. Studierte zunächst Philosophie und unterrichtete 7 Jahre lang am Lyzeum in Le Havre. Wandte sich nebenher der Medizin und unter dem Einfluss Charcots besonders Problemen der Hypnose und Suggestion zu und blieb darin stets Antipode zu S. Freud. Lehrte ab 1895 experimentelle und vergleichende Psychologie am Collège de France. 1902–1934 Professor am gleichen Institut. Stellte zwei Formen der Geistestätigkeit einander gegenüber: den psychologischen Automatismus (activité d'automatisme) und eine Kraft zur Synthese (activité de synthèse). Kernstück seiner Lehre ist eine Theorie über psychische Spannung (tension psychologique), die er besonders in der ►Psychasthenie – Begriff wurde von Janet geprägt – erniedrigt glaubte.

Janet'scher Anästhesietest *(m).* Untersuchungsmethode zur Unterscheidung von organischen und funktionellen Sensibilitätsstörungen. Der Kranke wird aufgefordert, bei Berührungsreizen mit »ja« zu antworten, sonst mit »nein«. Funktionell Kranke antworten bei Berührungsreizen häufig mit »nein«, organisch Kranke antworten meist nichts.

Janet-Krankheit *(f)* Selten gebrauchtes Syn. für ►Psychasthenie.

Jargon, paraphasischer *(m).* Die bei ►Jargonaphasie gesprochene Sprache.

Jargon, phonetischer *(m).* Schwere Form einer phonetischen Paraphasie (s. d.). Die gesprochene Sprache wird durch zu häufige Verletzung der grammatikalischen Regeln unverständlich. Die Sprachmelodie bleibt aber erhalten. ►Jargonaphasie.

Jargonagraphie *(f)* Form der Dysgraphie. Inkohärente und unverständliche Schrift bei voll erhaltenem Sprachverständnis und Sprechvermögen.
e: jargonagraphia. *fr:* jargonagraphie

Jargonaphasie *(f)* Schwere Form der sensorischen Aphasie, bei welcher die Sprachmelodie (der »Jargon« der Sprache) erhalten ist, die Sätze oder auch die Wörter selbst aber unverständlich bleiben. Bei gehobener Stimmung spricht der Kranke viel. Seine Äußerungen scheinen aber nur für ihn Bedeutung zu haben. Beispiel (bei der Aufgabe, einen Kugelschreiber zu benennen): »Klimpima, wenn's runterfällte, wird's abgefährt.«
e: jargonaphasia.
Syn.: Kauderwelschaphasie. *fr:* jargonaphasie, paraphie littérale

Jargonapraxie *(f)* Zur ►Jargonaphasie analoge Form der Apraxie. Bewegungen werden ohne bestimmtes Bewegungsziel in inkoordinierter Weise ausgeführt.
e: jargonapraxia. *fr:* jargonapraxie

Jaspers, Karl geb. 23.2.1883 Oldenburg, gest. 26.2.1969 Basel. Psychiater, Psychopathologe, Psychologe und Philosoph in Heidelberg und Basel. 1909–1915 an der Psychiatrischen Klinik Heidelberg unter F. Nissl tätig. Habilitierte sich 1913 für Psychologie. Ab 1916 a. o. Professor und 1921–1937 sowie 1945–1948 o. Professor für Philosophie in Heidelberg, ab 1948 in Basel. Gab mit seinen psychopathologischen Schriften der Psychiatrie eine allgemeine methodische Grundlage. Bereits die Dissertation »Heimweh und Verbrechen« (Heidelberg, 1909) gilt als klassisches psychopathologisches Werk. Nach weiteren Arbeiten, »Eifersuchtswahn« (1910), »Zur Analyse der Trugwahrnehmungen« (1911), »Die Trugwahrnehmungen« (1912) und »Die phänomenologische Forschungsrichtung in der Psychopathologie« (1912), erschien 1913 die »Allgemeine Psychopathologie«, welche vielfach als der eigentliche Beginn einer wissenschaftlichen Psychopathologie angesehen wird. Das Buch erschien 1946 noch einmal in völlig überarbeiteter und um 300 Seiten vermehrter Auflage und wird seither unverändert in immer neuen Auflagen herausgebracht. Jaspers ging in der Psychopathologie von einer geisteswissenschaftlichen Psychologie aus und unterschied im methodischen Vorgehen ein statisches und dynamisches ►Verstehen von einem ►Erklären. Verfasste bedeutende Pathographien über »Strindberg und van Gogh« (1922) und den Propheten Ezechiel (1947). Die psychopathologischen Arbeiten erschienen als »Gesammelte Schriften zur Psychopathologie« (Berlin-Göttingen-Heidelberg 1963). – Die Psychologie und Philosophie von Jaspers ist im Wesentlichen Existenzphilosophie, wobei er eine besondere Richtung der Existenzerhellung begründete.

Jatromanie *(f)* Tendenz, ständig den Arzt zu wechseln.
e: iatromania. *fr:* iatromanie

Jean, Mal de Saint ►Mal de Saint-Jean.

Jetriumsucht *(f)* Syn. für ►Dextromoramidsucht.

Jodoformpsychose *(f)* Durch Behandlung mit Jodoform (meist Jodoformgaze) auftretende symptomatische Psychose; zu den akuten körperlich begründbaren Psychosen gehörend. In der Symptomatik werden besonders Affektstörungen hervorgehoben (Ewald). Dem Krankheitsbild kommt wegen des seltenen Gebrauchs der Jodoformgaze keine praktische Bedeutung mehr zu.

Joffroy-Demenzzeichen *(n).* (A. Joffroy). Frühsymptom der progressiven Paralyse. Bei einfachen Additions- und Subtraktionsaufgaben werden schwerwiegende Fehler gemacht. Der Kranke erhält z. B. die Aufgabe, von 101 immer 7 abzuzählen.

Joint *(m).* Im Drogenjargon: selbst gedrehte Zigarette aus reinem Haschisch oder Tabak-Haschisch-Gemisch.

Jokaste-Komplex *(m).* (Raymond de Saussure). Nach Jokaste, der Mutter und Gattin des Ödipus in der griech. Sage, benannte neurotische Bindung der Mutter an den Sohn. ►Ödipus-Komplex.
e: Jocasta complex. *fr:* complexe de Jocaste

Jones, Ernest geb. 1.1.1879 Rhosfelyn (Wales), gest. 11.2.1958 London. Bedeutender Psychoanalytiker. Nach Medizinstudium in London erste Bekanntschaft mit der Psychoanalyse. Führte sie während einer Professur 1909 in Kanada und den USA ein. Einer der treuesten Schüler und Freunde Freuds. 22 Jahre lang Präsident der internationalen psychoanalytischen Gesellschaft. Bedeutende Beiträge zu vielen Gebieten der Psychoanalyse; in breiteren Kreisen bekannt durch eine dreibändige Freud-Biographie (»Sigmund Freud, Leben und Werk«, ab 1957). Andere Werke: »Essays in applied psychoanalysis«, 1923; »Social aspects of psychoanalysis«, 1924; »On the nightmare«, 1931; »Free associations: memoirs of a psychoanalyst«, 1959. – Biographie von V. Brome, 1983.

Jugendhalbirresein *(n).* Kahlbaums Eindeutschung des von ihm beschriebenen ►Heboids.

Jugendirresein *(n).* Syn. für ►Hebephrenie.
e: adolescent insanity. *fr:* démence juvenile

Jugendkriminalität *(f)* Kriminalität im Kindes- und Jugendalter. Zwar sind Motivierung und Einzeltaten nicht anders als bei Erwachsenen, jedoch weichen Häufigkeit der Gesamtkriminalität und Häufigkeit einzelner Taten oft erheblich ab. Die Kriminalität setzt mit dem 7. Lebensjahr ein und erreicht zwischen dem 21. und 24. Lebensjahr den Höhepunkt. Häufiger als von Erwachsenen werden von Jugendlichen begangen: fahrlässige und vorsätzliche Brandstiftung; Diebstahl, insbesondere Kraftfahrzeugdiebstahl; sexueller Missbrauch von Kindern; Vergewaltigung; Raub und räuberische Erpressung. Den Besonderheiten der Jugendkriminalität tragen eine eigene Jugendgerichtsbarkeit und ein vorwiegend pädagogischen Gesichtspunkten unterworfener Jugendstrafvollzug Rechnung.
e: juvenile delinquency. *fr:* criminalité juvenile

jugendliche Paralyse *(f)* Selten gewordene, im Kindes- und Jugendalter als Folge einer angeborenen Lues auftretende progressive Paralyse. Erstbeschreibung durch Clouston (1877). In der Symptomatik werden einfach-demente Verlaufsform, paralytische Anfälle und Sehnervenatrophien hervorgehoben.
e: juvenile paresis. *fr:* paralysie générale progressive infantile

Jugendpsychiatrie *(f)* Seit Ende des 19. Jh. aus Pädiatrie und Psychiatrie hervorgegangene medizinische Fachdisziplin. Gewöhnlich untrennbar mit der Kinderpsychiatrie verbunden. Ihre Gegenstände sind die Klärung von Ätiopathogenese und Physiopathologie sowie die Feststellung, Behandlung und Nachbehandlung von psychischen Anomalien, Schwachsinn und Geisteskrankheiten des Jugendalters und insbesondere auch der Verhaltensstörungen von Jugendlichen. Institutionell entwickelte sich das Fachgebiet einerseits aus den Abteilungen für Schwachsinnige und Anfallskinder an zahlreichen Anstalten, andererseits entstand über Erziehungsberatungsstellen, Schwererziehbarenheime und kinderpsychiatrische Beobachtungsabteilungen ein enges Verhältnis zur Heilpädagogik. In der Psychotherapie jugendlicher Verhaltensstörungen wurden besondere, altersangepasste Methoden entwickelt. Ein wichtiges Ziel ist dabei eine wirksame Prophylaxe. – Zusammenschluss in der »Deutschen Gesellschaft für Kinder- und Jugendpsychiatrie« (seit 1950). Zeitschriften: »Acta paedopsychiatrica«, »Praxis der Kinderpsychologie und Kinderpsychiatrie« (seit 1950), »Jahrbuch für Jugendpsychiatrie« (seit 1956). Nach der offiziellen Weiterbildungsordnung umfasst das Fachgebiet

Kinder- und Jugendpsychiatrie die Erkennung, nichtoperative Behandlung, Prävention und Rehabilitation, bei psychischen, psychosomatischen und neurologischen Erkrankungen oder Störungen sowie bei psychischen und sozialen Verhaltensauffälligkeiten im Kindes- und Jugendalter. – Weiterbildungsgang: ►Kinder- und Jugendpsychiater.
e: infantile neuro-psychiatry, child psychiatry.
Syn.: Pädopsychiatrie. *fr:* neuropsychiatrie d'enfant

Jugendschwachsinn *(m).* Obsol. Synonym für Dementia juvenilis (►Hebephrenie).
e: juvenile dementia. *fr:* démence juvenile oder précoce

Jugendstrafe *(f)* Besonderer Begriff der Jugendgerichtsbarkeit. Gesetzlich geregelt in §§ 17–18 JGG. Bedeutet Freiheitsentzug in einer Jugendstrafanstalt, wenn dies wegen der schädlichen Neigungen angebracht erscheint oder wenn Erziehungsmaßregeln und Zuchtmittel nicht als ausreichend erachtet werden. Mindestmaß 6 Monate; Höchstmaß 10 Jahre (§ 18 JGG). Die Jugendstrafe soll so bemessen sein, dass die erzieherische Einwirkung möglich ist.

Jugendverfehlung, typische *(f)* Straftat eines Heranwachsenden, die in ihren Umständen charakteristische Zeichen der Handlung eines Jugendlichen erkennen lässt und nach § 105 Abs. 1 Ziff. 2 JGG die Anwendung von Jugendstrafrecht bei Heranwachsenden begründet. Grundsätzlich kann jede Straftat auch typische Jugendverfehlung sein. Im Einzelfalle wird darüber nach evtl. forensisch-psychiatrischer Begutachtung, welche sozialen Umweltbedingungen und Persönlichkeit des Heranwachsenden berücksichtigt, vom Richter entschieden.

Jung, Carl Gustav geb. 25.7.1875 Kesswil (Schweiz), gest. 6.6.1961 Küsnacht. Psychotherapeut und Univ.-Prof. in Basel. 1900–1909 Assistent und Oberarzt bei E. Bleuler. Während dieser Zeit und anschließend bis 1913 enge Verbindung zu S. Freud. Präsident der internationalen psychoanalytischen Gesellschaft. Entwickelte nach einem völligen Bruch mit Freud eine eigene, auf den Grundlagen der Psychoanalyse aufbauende Theorie, die als »analytische Psychologie« (s. d.) bezeichnet wird. Gewann durch die sich daraus ergebenden Konsequenzen weit über die Psychiatrie hinaus Einfluss auf Anthropologie, Ethnologie, vergleichende Religionsgeschichte, Religionspsychologie, Pädagogik und Literatur. Gesammelte Werke in 19 (+5) Bdn., Rascher Verlag, Zürich und Stuttgart, ab 1958.

Jung-Institut *(n).* Am 24.4.1948 in Zürich gegründete Institution. Dient dem Ziel, C. G. Jungs Theorien und die Methoden der analytischen Psychologie zu lehren, durch Jung'sche Theorien angeregte Forschungsvorhaben zu fördern. ►Lehranalysen können durchgeführt werden. Die Bibliothek enthält auch Jungs unveröffentlichte Schriften.

Jung'sche Therapie *(f)* Syn. für ►Therapie, synthetisch-hermeneutische.

juvenile Psychose *(f).* ►Psychose, juvenile.

Juvenilismus *(m).* Selten gebrauchtes Syn. für ►Infantilismus, psychischer.
e: juvenilism. *fr:* juvénilisme

K

Kälteschock *(m)* ►Kryotherapie.

Kältetherapie *(f).* ►Kryotherapie.

Kahlbaum, Karl Ludwig geb. 18.12.1828 Driesen, gest. 15.4.1899 Görlitz. Psychiater und Besitzer der Privatheilanstalt für Nerven- und Gemütskranke in Görlitz. Hat außer einer dreijährigen Dozentur in Königsberg nie ein akademisches Amt bekleidet, obwohl er zu den bedeutendsten Forschern seiner Zeit gehörte. Trennte als Erster die klinischen Zustandsbilder von den eigentlichen Krankheitsprozessen. Legte mit der Arbeit »Die Gruppierung der psychischen Krankheiten und die Einteilung der Seelenstörungen« (1863) den Grund für eine allgemeine klinische Psychopathologie. Forderte bereits vor Kraepelin die Aufstellung von »Krankheitseinheiten« mit gleicher Ursache, gleichen Erscheinungen, Verläufen und Ausgängen. Für viele Störungen führte er eine neue, systematisch geordnete Nomenklatur ein. Davon haben sich bis zur Gegenwart die ►Hebephrenie und die ►Katatonie gehalten, deren klinische Bilder in monographischen Darstellungen ausführlicher bearbeitet und mit Kasuistiken belegt wurden (»Die Katatonie oder das Spannungsirresein, eine klinische Form psychischer Krankheit«, 1874). Seine übrigen Einteilungen und Bezeichnungen (mit Ausnahme des ►Heboids) fanden jedoch zu keiner Zeit größere Verbreitung. In Frankreich ist die Dementia praecox mit Katatonie als »maladie de Kahlbaum« bekannt.

Kaif (arabisch). Zustand angenehmer, ermattender Euphorie durch Rauschgift.

Kain-Komplex *(m).* Nach dem biblischen Kain, dem ältesten Sohn Adams und Evas (1. Mos. 4), Mörder seines Bruders Abel, benannter neurotischer ►Komplex. Rivalität, Neid und Aggressionen gegen den eigenen Bruder oder die Geschwister. Kann auftreten, wenn sich ein Kind durch Geschwister aus der Liebe der Eltern verdrängt fühlt.
e: Cain complex. *fr:* complexe de Caïn

Kainophobie *(f)* Angst vor neuen Situationen und Dingen.
e: kainophobia. *fr:* kainophobie

Kairophobie *(f)* Situationsangst.
e: kairophobia. *fr:* kairophobie

Kakästhesie *(f)* Gefühlsstörung. Krankhaft verändertes Gefühl.
e: cacesthesia, kakesthesia. *fr:* cacésthesie

Kakergasie *(f)* (A. Meyer). Wenig gebr. Bez. der ►Ergasiologie für gestörte Funktionen der Psyche oder des Körpers, die nicht das Ausmaß einer Krankheit besitzen. Entspricht etwa den Neurosen der geläufigen Terminologie.
e: kakergasia.
Syn.: Merergasie. *fr:* cacergasie

Kakogeusie *(f)* Unangenehmer, schlechter Geschmack.
e: cacogeusia. *fr:* cacogeusie

Kakolalie *(f)* Unkorrekte, unsauber artikulierte Aussprache, z. B. bei manchen Formen der Demenz.
e: cacolalia. *fr:* cacolalie

Kakon *(n).* (v. Monakow). Abnorme Reaktion bei Angstneurosen.

Kalopsie *(f)* Abnormer Geisteszustand, in dem die Gegenstände schöner erscheinen, als sie sind.
e: kalopsia. *fr:* calopsie

Kaltwasseranstalt *(f)* Therapeutische Einrichtung des 19. Jahrhunderts zur Anwendung von Kaltwasserkuren gegen »Nervosität«. Es gab sie zahlreich. Beispiele in Bad Gräfenberg (Jesenik) und Stuttgart: «Privatanstalt für Nerven- und Gemüötskranke in Kennenburg bei Esslingen». ►Psychrotherapie.

Kampfparanoiker *(m).* (E. Kretschmer). Durch ein meist empörendes Erlebnis in ihrem Rechtsgefühl gekränkte, paranoische, fanatisch um ihr Recht kämpfende Psychopathen. Stellt nach Kretschmer eine Form der paranoischen Einstellung zur Welt dar (s. a. Sensitivparanoiker, Wunschparanoiker). Berühmtestes Beispiel ist der Berliner Händler Hans ►Kohlhase (der Michael Kohlhaas der Kleist'schen Novelle), der nach kleiner Kränkung in Verfolgung seines Rechts ab 1535 sengend und brennend 4 Jahre durch Sachsen zog. ►Querulantenwahn.

Kampfreaktion, akute *(f)* Während des Krieges bei Überbelastung im Kampfeinsatz auftretende vegetativ-psychische Erlebnisreaktion. Beginnt mit Reizbarkeit, Schlaflosigkeit, Geräuschempfindlichkeit, Zusammenfahren bei kleinen Anlässen. Der Soldat fühlt sich übermüdet, aber außerstande, zu entspannen oder zu schlafen. Starkes Trinken, Ketten-

rauchen, Appetitlosigkeit und Gewichtsabnahme sind häufig Folge. Alle Erscheinungen klingen nach Beendigung der Belastung ab.
e: combat exhaustion.

Kamptokormie *(f)* (Souques, 1915). Beugung des Rumpfes, gewöhnlich nach vorn. Während des 1. Weltkrieges häufig als Symptom der ►Kriegsneurose beobachtet, deshalb zeitweilig auch als Syn. für ►Unfallneurose oder Kriegsneurose gebraucht.
e: camptocormia. *fr:* camptocormie

Kandinski-Clérambault-Komplex *(m)* ►Clérambault-Kandinski-Komplex.

Kannabismus *(m)* ►Haschischsucht.

Kanner, Leo (Caskel Leib Kanner) geb. 13.6.1895 in Klekotow (Österreich, jetzt Ukraine), gest. 3.4.1981 Sykesville, Maryland, USA. Erstbeschreiber des nach ihm benannten frühkindlichen Autismus (s. d.), Begründer der amerikanischen Kinderpsychiatrie (ab 1930). – Nach Kindheit in Klekotow ab 1906 in Berlin. Dort Abitur und Medizinstudium mit Promotion 1921: »Untersuchungen über den Einfluss von Ruhe, Schlaf und Arbeit auf das Elektrokardiogramm und Kariophonogramm, unter besonderer Berücksichtigung von Leitungszeit und Erregungszeit«. Danach eigene Arztpraxis in Berlin. 1924 aufgrund eines Angebotes Auswanderung nach den USA und erste psychiatrische Erfahrungen im Yankton County State Hospital in South Dacota. Ab 1928 psychiatrische Ausbildung bei Adolf ►Meyer in Baltimore. 1943 erste Veröffentlichung zum frühkindlichen Autismus. Ausführlicher 1944 in »Early infantile autism« (J. Paed. 25:211–217). Ab 1930 Aufbau einer Kinderpsychiatrie in Baltimore. War ab 1933 zahllosen deutsch-jüdischen Psychiatern nach ihrer Zwangsemigration in die USA eine große Hilfe. – Hauptw.: Child Psychiatry. Thomas, Springfield, Ill. 1935.

Kanner-Syndrom *(n)*. Syn. für ►Autismus, frühkindlicher.

Kannibalismus *(m)*. 1. Verzehren menschlichen Fleisches. 2. (S. Freud). In der Psychoanalyse Bez. für besonders getönte Vorstellungen und Beziehungen zu ►Objekten. Freud hatte in «Totem und Tabu« auf das magische Denken von Kannibalen aufmerksam gemacht. Diese nehmen an, dass man auch die Eigenschaften einer Person annehme, indem man deren Leib oder Teile davon durch den Akt des Verzehrens in sich aufnimmt. Deshalb werden z. B. tapfere Feinde verzehrt. Derartige Vorstellungen sind auch in Phantasien, Träumen und Vorstellungen von Kulturmenschen erkennbar. Analog kann in der Psychoanalyse alles, was mit der oralen Einverleibung eines Objektes zu tun hat, als kannibalisch bezeichnet werden; u. a. Liebe (»zum Fressen gern haben«), die Annahme von Eigenschaften eines geliebten Objekts, aber auch oraler Zerstörungstrieb. Gelegentlich wird in weiterer Analogie die ►orale Phase der kindlichen Entwicklung bzw. die 2. orale Phase Abrahams als »kannibalistische Phase« bezeichnet. Von Schizophrenen können kannibalische Vorstellungen offen und verdeckt zum Ausdruck gebracht werden.
e: cannibalism. *fr:* cannibalisme

Kannibalismus, sexueller *(m)*. Verzehren von lusterregenden Körperteilen eines sadistisch getöteten Opfers (►Sadismus). Gewöhnlich mit der Vorstellung verbunden, damit würde reichliche Spermabildung angeregt. Beispiele bei ►Sade (»Minski«) und ►Krafft-Ebing (»Fall Tirsch«).
e: sexual cannibalism.

Kanonengesicht *(n)*. (Lowy). Jargonbez. für Gesichtsausdruck nach Überstehen eines Trommelfeuers oder anderer Kriegserlebnisse. Kann depressive Spannung, Gleichgültigkeit oder Ironie (als Abwehrhaltung der Angst) ausdrücken.

Kanzerophobie *(f)*. ►Karzinophobie.

Kapsizismus *(m)*. (L. v. Tokay, 1932). Süchtiges Verlangen nach Paprikaschoten, die das Säureamid Capsaicin enthalten. Sehr selten.

Kaptation *(f)*. ►Kaptivation.

Kaptativität *(f)* Tendenz des Säuglings in der oralen Phase, alle Dinge der Umgebung ebenso wie die Mutterbrust in den Mund und damit in Besitz zu nehmen. Bei traumatischen Störungen in der oralen Phase treten beim Erwachsenen Störungen des Besitzstrebens auf, oft mit einem Bedürfnis nach ausschließlicher Beherrschung des in Besitz genommenen Gegenstandes oder Menschen (»kaptatives Verhalten«). ►Phasenschema der Psychoanalyse.
e: captativity. *fr:* captativité

Kaptivation *(f)* Ältere Bez. für Eingangsstufe der Hypnose mit leichten schlafähnlichen Erscheinungen.
e: captation. *fr:* captation

Karbonarkose *(f)* Durch v. Meduna 1950 eingeführte somatische Therapie von Psychoneurosen. Der Patient atmet hierbei eine Mischung aus 30 % CO_2 und 70 % O_2 ein, bis er bewusstlos wird. Dies wird 3-mal/ Woche ausgeführt und bis zu 100-mal wiederholt. Hatte sich lange Zeit als Therapieform wenig durchgesetzt. Bekam aber durch Anwendung bei Drogenabhängigen (etwa ab 1965) eine neue Bedeutung.
e: carbonarcosis, carbon dioxide therapy.
Syn.: Kohlensäure-Inhalations-Therapie. *fr:* carbonarcose *fr:* carbonarcose

Kardiazolschock *(m)* ►Cardiazolschockbehandlung.

Kardiophobie *(f)*. ►Herzphobie.

Karphologia *(f)* (Galen). Ruhelose Beschäftigung mit wirklichen (z. B. Bettdecke) oder imaginären (»Flockenlesen«) Gegenständen bei Delirien und anderen exogenen Psychosen.
e: carphology, floccillation.
Syn.: Floccilegium, Krozidismus. *fr:* carphologie, crocidisme

Karrengruppe *(f)* Von ►Simon gebrauchter Ausdruck für eine Gruppe von Kranken, die bei der Arbeitstherapie in einem psychiatrischen Krankenhaus einen kleinen Wagen ziehen. Nach Simon besonders geeignet, »um tief versunkene katatone Kranke wieder in Bewegung zu bringen«.

Kartenspielepilepsie *(f)* Form der ►Reflexepilepsie. Epileptische Anfälle können durch die emotionale Anspannung und die konzentrierte Aufmerksamkeitszuwendung beim Kartenspiel ausgelöst werden.

Karzinophobie *(f)* Befürchtung, an Krebs zu leiden.
e: fear of cancer. *fr:* cancérophobie

Kastration *(f)* Entmannung. Chirurgische Entfernung der Keimdrüsen zur Beeinflussung schwerwiegender Störungen aufgrund devianter Sexualität, insbesondere wenn sie mit schweren sozialen Folgen (Delinquenz) einhergeht. In der Bundesrepublik durch »Gesetz über die freiwillige Kastration und andere Behandlungsmethoden« (KastrG) von 1969 (zuletzt geändert 17.12.2008) geregelt. Der Eingriff kann vorgenommen werden, wenn der Betroffene das 25. Lebensjahr vollendet hat und einwilligt. Die Entscheidung trifft eine Gutachterstelle. ►Antiandrogen.
e: castration. *fr:* castration

Kastrationsangst *(f)* (S. Freud). Bei Knaben häufig zu beobachtende Angst vor Verlust oder Verletzung des Penis. Wird oft durch eine Kastrationsdrohung Erwachsener ausgelöst. Ursprünglich nahm Freud an, es handele sich um Triebangst (in Angst umgewandelte ►Libido). Später (1926) erkannte er, dass die Kastrationsdrohung zu ►Aggressionen führen muss, da libidinöse Wünsche unterdrückt werden. Es entsteht Aggressionsangst. – Kastrationsangst spielt auch im späteren Leben eine bedeutende Rolle und kann beim weiblichen Geschlecht die analoge Form der Angst vor einer Trennung von Fäzes, Brust oder Kind (bei der Geburt) annehmen. S. a. Kastrationskomplex, Ödipuskomplex.
e: castration anxiety. *fr:* angoisse de castration

Kastrationskomplex *(m).* (S. Freud, 1908). Mit kindlichen Kastrationsphantasien eng zusammenhängender Komplex. Der Knabe entwickelt die Befürchtung, dass sein Vater ihm seinen Penis als Strafe für seine sexuellen Aktivitäten abschneiden könnte. Das Mädchen empfindet das Fehlen des Penis als Mangel und versucht fortan, dies zu leugnen oder wieder zu reparieren. Die Phantasien entwickeln sich zunächst aus der Entdeckung des Geschlechtsunterschiedes, der auf ein Fehlen des Penis beim Mädchen zurückgeführt wird, und verbinden sich dann eng mit dem ►Ödipus-Komplex.
e: castration complex. *fr:* complexe de castration

Katagenese *(f)* (J. J. Lopez Ibor, U. Spiegelberg, 1965). Auslösung körperlicher Krankheitsvorgänge durch starke konflikthafte Gefühlserlebnisse, z. B. Beginn einer neurologischen Erkrankung (Torsionsdystonie, multiple Sklerose) oder einer Colitis ulcerosa in gefühlsmäßig gespannter Situation. Die Symptomatik trägt anfangs Symbolcharakter, verläuft aber später als Morbus nach eigenen Gesetzen.
e: catagenesis. *fr:* catagenèse

Katalepsie *(f)* 1. Starrsucht. Übermäßig langes Verharren in einmal eingenommenen Körperhaltungen mit Erhöhung des Muskeltonus und/oder Willensstörung. Stellt ein Einzelsymptom der ►Katatonie dar, wird jedoch in inkorrekter Weise häufig mit Katatonie gleichgesetzt. Der Gebrauch des Begriffes ist nicht einheitlich. Einerseits wird er als Syn. für ►Flexibilitas cerea, andererseits zur Beschreibung einer absoluten Passivität mit Unfähigkeit zu Spontanbewegungen (bei sonst intakten Funktionen) gebraucht. – Klinische Bilder: Neben der Katalepsie bei Katatonie vor allem als Folge epidemischer Enzephalitis beobachtet. – Kataleptische Bewegungsunfähigkeit ohne Erhöhung des Muskeltonus findet sich beim dissoziierten Erwachen (s. d.). Das Bewusstsein ist dabei wach, das Individuum bleibt jedoch völlig ohne Initiative und vermag sich nicht zu bewegen. Derartige Zustände halten Minuten oder bis zu Stunden an. – Ein kataleptischer Zustand wird als typisches Verfahren bei fast jeder Hypnose durch Suggestion erzeugt. Das Erscheinungsbild gleicht der Katalepsie im Erwachen bzw. dem bei Hysterie (Hysterokatalepsie). – Gelegentlich werden auch die Erscheinungen der ►Katalepsie als »kataleptische Anfälle« bezeichnet. Es gibt eine Reihe älterer oder gleichalter Bez., mit denen gleichartige Zustände bezeichnet wurden: Aphonia (Hippokrates); Anaudia (Antigenes); Apprehensio, Opressio (Coelus Aurelianus); Catochus, Congelatio (17. Jh.); Apoplexia cataleptica; Comprehensio; Deprehensio; Prehensio; Detentio; Encatalepsis; Anochlesie. 2. In Altertum und Mittelalter (sehr häufig) auch Bez. für eine Krankheit mit Fieber und ausgeprägten psychischen Störungen. 3. Im Altertum auch eine der drei Formen der Epilepsie (►Analepsie).
e: catalepsy. *fr:* catalepsie

Katalepsie, hysterische *(f).* ►Hysterokatalepsie.

kataleptische Starre *(f)* Starke, meist plötzlich auftretende Erhöhung der Muskelspannung mit Bewegungslosigkeit. Gleicht weitgehend dem älteren Begriff der ►Attonität.
e: rigid catalepsy.

Katalopsie *(f).* ►Katalepsie.

Katamnese *(f)* Beschreibung eines Krankheitsbildes nach seinem Ablauf, insbesondere nach Beobachtung des nachklinischen Krankheitsverlaufs. In der Psychiatrie erstmals von ►Hagen (»Statistische Untersuchungen über Geisteskrankheiten«, 1876) angewendet.

Kataphasie *(f)* Sinnlose Wiederholung von Worten und Sätzen. Vor allem bei katatoner Schizophrenie. Verbale Perseveration. ►Stereotypie.
e: cataphasia, verbal perseveration. *fr:* cataphasie

kataplektisch-halluzinatorisches Angstsyndrom *(n).* (C. Rosenthal, 1928, 1934). Besondere Form von ►Wachanfällen, die mit Sinnestäuschungen von stärkster sinnlicher Intensität einhergehen. Es handelt sich meist um optische oder szenische Halluzinationen mit starkem Realitätscharakter. Vorkommen vor allem bei ►Narkolepsie, kaum bei Schizophrenie.
e: Rosenthal's syndrome.
Syn.: Rosenthal-Syndrom. *fr:* syndrome de Rosenthal

Kataplexie *(f)* 1. Plötzliches Versagen des Muskeltonus durch Affekterlebnisse (Schreck, Freude, Überraschung). Schrecklähmung. Wenn nach Lachen auftretend, auch »Lachschlag« (Geloplegie) genannt. Gewöhnlich Symptom der ►Narkolepsie.
Syn.: affektiver Tonusverlust. 2. Plötzliche Erhöhung der Muskelspannung des ganzen Körpers. Tritt bereits bei manchen Tieren bei plötzlicher Angst auf. Bei Menschen seltene Form besonders heftiger Schreckreaktion. Stellt erscheinungsbildlich das Gegenteil des affektiven Tonusverlustes dar.
Syn.: Schreckstarre.
e: cataplexy. *fr:* cataplexie

Kataraktdelir *(n).* Syn. für ►Stardelir.

Katastrophe, schizophrene *(f).* ►Katastrophenschizophrenie.

Katastrophenreaktion *(f)* Unter dem Eindruck einer plötzlich hereinbrechenden Katastrophe (Erdbeben, Bombenangriff, terroristische Attentat) bei Gesunden auftretende Erlebnisreaktion. Im westlichen Kulturkreis gibt es mehrere typische Reaktionen auf die Gefahr: 1. Flucht vom Ort der Gefahr; 2. verdutzte Unbeweglichkeit; ►Emotionsstupor; 3. Apathie, Lethargie und Pessimismus, vor allem nach Großkatastrophen. Manchmal bis zur Depression und Selbsttötungsneigung gehend; 4. willenlose Beeinflussbarkeit durch eine autoritativ auftretende Person; 5. Reizbarkeit, die sich insbesondere gegenüber den Außenseitern einer Gruppe zeigt.
e: catastrophic behavior.
Syn.: emotionale Stressreaktion. *fr:* réaction de catastrophe

Katastrophenschizophrenie *(f)* (F. Mauz, 1930). Schwere, »katastrophale« Verlaufsform schizophrener Erkrankung. Innerhalb der ersten 3 Krankheitsjahre bildet sich bereits ein endgültiger Zerfall der Persönlichkeit heraus. M. Bleuler fand 1941 solche »Katastrophenverläufe« in 5–18 %, 1972 nur noch in 1 % der Fälle. Nach Huber (1979) Vorkommen in 10 % aller Fälle.

katathyme Amnesie *(f).* ►Amnesie, katathyme.

katathyme Idee *(f).* ►Idee, katathyme.

katathymer Wahn *(m).* Auf einen gefühlsmäßig besonders stark besetzten Erlebniskomplex zurückführbarer Wahn. Z. B. kann sich bei einem sensitiven Menschen im Anschluss an das Erlebnis beschämender Schwäche (z. B. Masturbation, wenn deren religiöse Verdammung verinnerlicht wurde) ein sensitiver Beziehungswahn entwickeln (s. d.).
e: catathymic delusion. *fr:* délire catathymique

katathymes Bilderleben (KB) *(n).* 1. (E. Kretschmer). Formvereinfachung von Bildvorstellungen bei zunehmender ►Bewusstseinseinengung mit Vorherrschen affektiver Momente. 2. (H. Leuner, ab 1954). Psychotherapeutische Technik. ►Tagträume werden angeregt und durch die Regie des Therapeuten auf bestimmte Inhalte gelenkt. Die plastischen Erlebnisbilder werden als ►Projektionen unbewusster ►Konflikte behandelt. Standardmotive: Wiese, Bachlauf (Besichtigung), Berg (Besteigung), Haus (Besichtigung), Wald, Höhle (Dunkel), Sumpfloch, Vulkan, Beziehungspersonen (Begegnung), Symbolgestalten, Sexualität, ►Ich-Ideal. – Stufen: 1. Grundstufe: 5 Motive; 2. Mittelstufe: freier Tagtraum; 3. Oberstufe: konfliktbeladene Motive. – Anwendung bei Ängsten, Hemmungen, psychosomatischen Bildern, Lebenskrisen, Neurosen Jugendlicher. – Technik: entspannte Lage, 20–50 Sitzungen.
e: guided affective imaginary (gai), katathymic image perception, Leuner's symboldrama.
Syn.: Symboldrama. *fr:* rêve éveillé dirigé

katathymes Denken *(n).* ►Denken, katathymes.

Katathymie *(f)* 1. (H. W. Maier). Veränderung seelischer Inhalte durch Erlebnisse, die starke Affekte wecken. Wahrnehmungen, Erinnerungen oder Denkvorgänge können unter dem Einfluss von Wunschbildern oder Ängsten verfälscht werden. Nicht nur im Denken der sog. Primitiven, sondern auch bei Kulturmenschen von großer Bedeutung. Das ganze Leben eines Menschen kann in besonderer Weise durch katathymes Denken (s. d.) und entsprechende Reaktionen bestimmt sein, sodass es zum katathymen Wahn kommen kann. 2. (Fenous, 1955). Plötzlich in der Art eines Anfalls auftretender Gefühlsumschwung, z. B. zum Depressiven hin; weniger oft Umschlag von verzagter, apathischer Stimmung in Fröhlichkeit und Euphorie.
e: catathymia. *fr:* catathymie

Katathym-imaginative Psychotherapie (K. i. P.) *(f)* Geläufiges Syn. für ►katathymes Bilderleben.

Katatoner Typus *(m).* In DSM-III Unterform der Schizophrenen Störung, in DSM-III-R und -IV der Schizophrenie. Ist identisch mit ►Katatonie. In DSM-V in ►»Schizophreniespektrum und andere Psychotische Störungen« enthalten.
e: catatonic type. – (ICD-10: F20.2x).

katatones Syndrom *(n).* ►Katatonie.

Katatonie *(f)* (►Kahlbaum, 1863, 1874). Psychisches Krankheitsbild, das vorwiegend durch Störungen der Willkürbewegungen gekennzeichnet ist. Die Symptomatik umfasst zwei entgegengesetzte Formen: 1.

Katatoner Sperrungszustand (Stupor). Der Kranke ist erstarrt wie eine Statue, antwortet auf keine Frage, folgt keiner Anweisung, ist völlig von der mitmenschlichen Umwelt zurückgezogen und muss gefüttert werden. Dabei ist er hellwach. Oft Herausbildung einer ►Katalepsie mit Beibehaltung passiv erzeugter Lageveränderungen. Häufig Automatismen in Form von ►Echolalie, ►Echopraxie, ►Echomimie. Weniger deutlich, aber meist vorhanden sind Sinnestäuschungen, Gefühls- und Denkstörungen. – 2. Katatoner Erregungszustand. Schwere psychomotorische Erregung mit sinnlosem Umsichschlagen, die schnell die Kräfte des Kranken aufzehrt. Aus dem Sperrungszustand kann unvermittelt die Erregung (evtl. nur für ganz kurze Zeit) durchbrechen, wobei es zu brutalen Selbstverstümmelungen und Selbsttötungsversuchen kommen kann. – Dauer der einzelnen Erkrankungsepisoden: Tage bis Monate. – Vorkommen: hauptsächlich bei Schizophrenie (katatone Schizophrenie), doch auch bei Infektionen (Typhus, Paratyphus, Colibazillose, Tuberkulose u. a.), Hirntumoren sowie endogener Depression. – DSM-III/IV enthält einen »Katatonen Typus der Schizophrenie«, DSM-IV zusätzlich eine »Katatone Störung aufgrund eines Medizinischen Krankheitsfaktors«, beides beschrieben wie hier dargestellt. DSM-V enthält keine Krankheitseinheit Katatonie. S. jedoch die Zusatzcodierung »Katatonie in Verbindung mit einer anderen Psychischen Störung«. Historisch: Von Kahlbaum zunächst als eigene nosologische Gruppe beschrieben, dann von Kraepelin als besondere Form der ►Dementia praecox zugeordnet. Die Verursachung gleichartiger Bilder durch Infektionen wurde erst später bemerkt. Von Bonhoeffer insoweit zu den akuten exogenen Reaktionstypen gerechnet.
e: catatonia, katatonia, catatony. – (ICD-10: F20.2x).
Syn.: Spannungsirresein. *fr:* catatonie

Katatonie, akute tödliche *(f)* (K.H. Stauder). Akute Psychose gewöhnlich ungeklärter Genese. »Schrankenlose motorische Unruhe scheint sich unter Entwicklung ungeheurer Körperkräfte ungehemmt zur Selbstvernichtung zu steigern. Schwerste Akrozyanose. Die feuchte Haut der Extremitäten ist kalt und übersät mit Stellen, an denen durch Druck oder Schlag flächenhafte Blutaustritte bald zu gelben Flecken werden. Der anfänglich erhöhte Blutdruck sinkt. Die Erregung ebbt ab mit dem Ausdruck innerer Gespanntheit, oft bewusstseinsgetrübt im Bett. Bei kalter Haut ist die Köpertemperatur oft bis 40 °C erhöht. Die Sektion ergibt kein klares Bild über die Ursache des Todes und keinen Befund, der auf eine wesentliche Krankheitsursache hinwiese.« Entspricht dem Delirium acutum der älteren Psychiatrie. – In der frz. Literatur wird die Bezeichnung unter Hinweis auf Stauder gebraucht. Die dazu beschriebenen Fälle entsprechen jedoch dem ►Delirium acutum.
e: catatonic cerebral paralysis, Stauder's lethal catatonia.
Syn.: perniziöse Katatonie. *fr:* catatonie mortelle de Stauder

Katatonie, faxenhafte *(f)* Syn. für ►Katatonie, parakinetische.

Katatonie in Verbindung mit einer Anderen Psychischen Störung (Zusatzcodierung Katatonie) DSM-V kennt Katatonie lediglich als Zusatzbezeichnung und enthält dazu eine Sammlung von Begriffen, die größtenteils zum katatonen Stupor gehören (►Katatonie) und im klinischen Bild vorherrschen: 1.►Stupor; 2.►Katalepsie; 3.►Flexibilitas cerea; 4.►Mutismus; 5.►Negativismus; 6. Verharren in einer Körperhaltung; 7.►Manieriertheit; 8.►Stereotypien; 9.►Agitiertheit; 10.►Grimassieren; 11.►Echolalie; 12.►Echopraxie. – Historisch: Katatones Verhalten galt immer als besonders unspezifisch, weil daraus nicht auf eine bestimmte Krankheit geschlossen werden kann. Wenn jedoch eine zugehörige Körperkrankheit bekannt ist, heißt die Kategorie in DSM-V Katatonie aufgrund eines Anderen Medizinischen Krankheitsfaktors.
e: Catatonic Disorder Due to Another Medical Condition.

Katatonie, manierierte *(f)* (K. Kleist und K. Leonhard). Form der ►Katatonie, die durch Verarmung an unwillkürlichen Bewegungen und das Vorherrschen von ►Manieriertheiten gekennzeichnet ist. Die Kranken zeigen z. B. stereotypen Kniefall. Die Bewegungsverarmung wird größer, wenn solche Bewegungsmanieren zurücktreten und ►Unterlassungsmanieren (Nahrungsverweigerung, beharrliches Schweigen, Stehen auf einem bestimmten Platz) vorherrschend werden. Denken und Affektivität sind wenig gestört. Unvermutet kann es zu impulsiven Handlungen (Ohrfeigen eines anderen Kranken) kommen. Durch geeignete Beschäftigungstherapie können die schweren Zustände verhindert werden.

Katatonie, negativistische *(f)* (K. Leonhard). Form der Katatonie, die durch besonderes Hervortreten ►negativistischen Widerstrebens gekennzeichnet ist; Aufträge werden vom Kranken nicht befolgt, Antworten nicht gegeben. Das Denken ist verhältnismäßig wenig gestört. Die Triebhaftigkeit bleibt erhalten, was sich in gieriger Nahrungsaufnahme und sexuellen Attitüden zeigt.

Katatonie, parakinetische *(f)* (K. Kleist und K. Leonhard). ►Katatonie, bei der es »ohne Erregung und als Dauererscheinung zu einer Verzerrung der Motorik kommt. Erst bei äußerer Anregung tritt eine Unruhe auf, die sich auf parakinetischen Bewegungen aufbaut«.
Syn.: faxenhafte Katatonie.

Katatonie, periodische *(f)* (K. Kleist und K. Leonhard). Besondere Verlaufsform der Schizophrenie mit periodisch auftretenden und wieder abklingenden katatonen Symptomen und relativ symptomfreien Intervallen, deren Verlauf an den der zirkulären Psychosen anklingt. Nach mehreren Schüben tritt gewöhnlich eine schizophrene Defizienz (s. d.) auf, die mit jeder weiteren Erkrankungsepisode zunimmt.

Katatonie, perniziöse *(f)* Syn. für ►Katatonie, akute tödliche.

Katatonie, proskinetische *(f)* (K. Leonhard). Form der Katatonie mit abnormer Bereitschaft zu automatischen Bewegungen. Die Kranken nesteln viel an Gegenständen, wiederholen stereotyp irgendwelche Redensarten und zeigen bei passiven Bewegungsversuchen auffälliges Mitgehen und Gegengreifen. Ihnen ist die sprachliche Eigenart des Murmelns eigen. ►Proskinesie.

Katatonie, sprachträge *(f)* (K. Leonhard). Form der Katatonie, bei der in frühen Stadien träge, in späteren Stadien überhaupt keine Antwort auf Fragen gegeben wird. Die Kranken äußern im Anfang viel über Halluzinationen und bringen phantastische ►Konfabulationen vor, die später wegen der mangelhaften sprachlichen Äußerungen nicht mehr feststellbar sind.

Katatonie, sprechbereite *(f)* (K. Leonhard). Form der Katatonie, bei der die Kranken auf Fragen antworten, während sie sonst gewöhnlich stumm sind. Es besteht kein Rededrang. Sie reden auch an den Fragen vorbei (►Vorbeireden) oder gehen nur auf sehr einfache Fragen ein. Jede Frage führt nur zu einem kurzen Sprechimpuls.

kataton-schizophrenes Syndrom *(n).* Katatone Form der Schizophrenie.
e: catatonic schizophrenia. *fr:* syndrome hébéphrénocatatonique

Kategorie *(f)* 1. In DSM und ICD-10 Resultat der ►Klassifikation (2) psychischer Einheiten mithilfe von ►Einschluss- und ►Ausschlusskriterien. Jede einzelne Kategorie wird durch eine Ziffer und zusätzlich durch ein Wort oder eine Wortgruppe gekennzeichnet. Eine Kategorie kann daher ohne anschauliches Äquivalent sein oder gleichbedeutend u. a. mit Einzelbeschwerde, Einzelphänomen (►Phänomenologie), ►Symptom, ►Syndrom und ►Krankheitseinheit. Da der Vorgang von Erhebung, Interpretation und Einordnung der Kriterien auch als Diagnostik, das Ergebnis als Diagnose bezeichnet wird, werden Kategorie und Krankheitseinheit häufig miteinander verwechselt. 2. Allgemein: theoretische oder hypothetische Einheit aufgrund übereinstimmender Merkmale.
e: category.

Kater *(m).* Volkstümliche Eindeutschung (Leipziger Studenten) für Katarrh. Katzenjammer. Zustand trauriger Verstimmung mit Selbstvorwürfen und Selbstentwertungserlebnissen nach ausführlichem Alkoholgenuss. Geht gewöhnlich schnell vorüber, kann aber besonders bei chronischen Trinkern krankhaften Charakter annehmen und bis zur Selbsttötung führen.
e: low spirits, moral depression on the morrow of a carousal, feeling of the day before. *fr:* mailaise morale

Kath *(n).* Rauschdroge mit der Wirksubstanz Cathin (d-Nor-isoephedrin). Blätter der Pflanze Catha edulis werden gekaut oder ihr Absud als Tee genossen. Wirkung mit der der ►Amphetamine eng verwandt, aber nur ein Sechstel so stark, Jedoch stärker als Kaffee (und länger schon bekannt). Vor allem in Abessinien und Jemen benutzt.
e: kath, abyssinian tea.

Katharsis *(f)* Reinigung. Geistig-seelische Läuterung. Der Poetik des Aristoteles entlehntes Wort, in der es die Wirkung der Tragödie auf den Zuschauer bezeichnet. In der Psychoanalyse das ►Abreagieren und Agieren von Gefühlen, wodurch sich der Mensch gleichsam von den krank machenden Affekten und den neurotischen Symptomen reinigt.
e: catharsis. *fr:* catharsis

kathartische Behandlung *(f).* ►Kathartische Methode.

kathartische Hypnose *(f).* ►Hypnokatharsis.

kathartische Methode *(f)* Psychotherapeutische Methode, die historisch am Anfang der Psychoanalyse stand. Wurde von J. Breuer (genauer: von der ersten Patientin, ►Anna O.) entdeckt und 1895 zusammen mit S. Freud publiziert. Besteht darin, hysterische Symptome unter Hypnose (anfängliches Verfahren Freuds) oder auf dem Wege der »freien Assoziation« (späteres Verfahren Freuds) in der Biographie zurückzuverfolgen. Die traumatisierenden Erlebnisse werden hierbei wieder geweckt, neu durchlebt, und durch ►Abreaktion begleitender Affekte wird eine Katharsis herbeigeführt. Dies geht zuweilen unter dramatischen Umständen vor sich.
e: cathartic method oder therapy. *fr:* méthode cathartique

Kathexis *(f).* ►Besetzung.

Kathisophobie *(f)* Angst vor dem Stillsitzen. Gelegentlich mit der Vorstellung verbunden, dass durch Stillsitzen eine besondere Gefahr heraufbeschworen werde. Vorkommen bei allen Formen von Depression. ►Akathisie.
e: cathisophobia. *fr:* cathisophobie

Katochus *(m).* Älteres Syn. für Katalepsie.

Katzenjammer *(m)* ►Kater.

Kauderwelschaphasie *(f)* Syn. für ►Jargonaphasie.

Kaufmann-Kehrer-Methode *(f)* (F. Kaufmann, 1916; F. Kehrer, 1916). Obsol. Form der Suggestivbehandlung hysterischer Lähmungen. Das gelähmte Glied wird mit starken, schmerzhaften faradischen Strömen bearbeitet, dem Patienten gleichzeitig deutlich gesagt, dass er für einen Simulanten gehalten wird, und ihm in scharfem Ton befohlen, das geläh-

te Glied zu bewegen (Kaufmann). Oder der faradische Strom wird »mit scharfem Exerzieren verbunden« (Kehrer). Die Methode wurde eine Zeit lang bei Kriegslähmungen im 1. Weltkrieg angewendet, stiess aber bald auf lebhafte Kritik.
e: Kaufmann-Kehrer method. *fr:* méthode de Kaufmann-Kehrer

KB ▸katathymes Bilderleben.

KBT ▸Bewegungstherapie, konzentrative.

Kehlkopfepilepsie *(f)*. ▸Kehlkopfschlag.

Kehlkopfschlag *(m)*. (Charcot, 1879). Plötzlicher Bewusstseinsverlust nach wenigen heftigen Hustenstößen. Die Kranken sinken für wenige Sekunden schlaff in sich zusammen oder haben wenige tonische Zuckungen, um dann wieder normal an der Unterhaltung teilnehmen zu können.
e: ictus laryngis.
Syn.: Larynx-Schwindel, Vertigo laryngea, Ictus laryngis, Kehlkopfepilepsie. *fr:* vertige laryngé

Keirophobie *(f)* Scherangst. Angst vor dem (die Haare schneidenden oder rasierenden) Friseur.
e: ceirophobia. *fr:* ceirophobie

Keirospasmus *(m)*. Rasierkrampf beim Friseur. Gehört zu den ▸Beschäftigungsneurosen.
e: ceirospasm.
Syn.: Xyrospasmus. *fr:* ceirospasme

Kelly, George Alexander geb. 28.4.1905 Perth (USA), gest. 6.3.1967 Boston. Amer. Psychologe. Einer der Begründer der ▸kognitiv-behavioralen (Psycho-)Therapie. Professor an der Ohio State University (ab 1945) und der Brandeis-University in Boston (ab 1965). Entwickelte als Autodidakt (Studium von Schriften Freuds, Jakob Morenos, der Philosophie des »Als-ob« Hans Vaihingers) eine Persönlichkeitstheorie und Psychotherapie. Setzte sich damit sowohl von der Psychoanalyse wie auch dem Behaviorismus seiner Zeit ab. Jeder Mensch habe seine Persönlichkeit selbst geformt, erlebe die Welt entsprechend und könne sich auch selbst umformen. Dem Klienten werden Interpretationen gegeben, daraus soll dieser jedoch Problemlösungen sowie Persönlichkeits- und Verhaltensstrategien entwickeln. – Hauptwerk: »The psychology of personal constructs«, Bd. 1 »A theory of personality«, Bd. 2 »Clinical diagnosis and psychotherapy« (1955); dt. «Die Psychologie der persönlichen Konstrukte« (1986).

Kemper, Werner geb. 6.8.1899, gest. 27.9.1975 Berlin. Psychoanalytiker, der die Hitler-Zeit in Berlin verbrachte. Lehrte ab 1939 am Berliner psychotherapeutischen Institut und leitete ab 1943 die psychotherapeutische Poliklinik. Arbeitete 1948–1967 als Lehranalytiker in Brasilien und kehrte anschließend nach Berlin zurück. Hauptwerk: »Der Traum und seine Be-Deutung« (1955).

Kennerschaft *(f)* Nach ▸Conrad (1958) ist die Erfassung schizophrener Symptome in der Diagnostik noch nicht allein mithilfe wissenschaftlicher Methoden möglich, sondern der Arzt muss sich oft auf seine nicht wissenschaftlich begründbare praktische Kennerschaft verlassen, welche auf Erfahrungen im Umgang mit Schizophrenen beruht und nicht gelehrt werden kann.

Kenophobie *(f)* Zwanghafte Furcht vor großen leeren Plätzen und Räumen.
e: kenophobia. *fr:* kénophobie

Kenotophobie *(f)*. ▸Kenophobie.

Kentomanie *(f)* (Morel-Lavallée, 1911). Krankhafter Wunsch nach Spritzen, wobei dem verabreichten Medikament keine Bedeutung geschenkt, sondern die Injektion als solche gesucht wird.
e: kentomania.
Syn.: Morel-Lavallée'sche Krankheit. *fr:* kentomanie

Keraunoneurose *(f)* (H. Oppenheim). Obsol. Bez. für psychische Störungen, die i. S. einer traumatischen Neurose nach Blitzschlag und Gewitter auftreten.
e: keraunoneurosis. *fr:* kérauno-névrose

Keraunophobie *(f)* Angst vor Gewitter.
e: keraunophobia. *fr:* kéraunophobie

Kerngruppe (der Schizophrenie) *(f)* Besonders charakteristische Krankheitsbilder der Schizophrenie. Gruppe von Schizophrenen, deren Krankheit leicht erkennbar ist. Der Begriff bezieht sich auf die Stellung der Krankheitsbilder innerhalb eines diagnostischen Systems und wird in der Praxis viel gebraucht. Der Kern der Schizophrenie wird von stilreinen, typischen, gut charakterisierbaren Krankheitsbildern gebildet, bei denen sich die Psychiater der verschiedensten Schulen rasch auf die Diagnose einer Schizophrenie einigen können. Um den Kern herum lagern sich bildlich gesehen die ▸Randpsychosen und atypischen Schizophrenien (s. d.), die zunehmend etwas für Schizophrenie Atypisches aufweisen und bei denen die Diagnose Schizophrenie unsicher bleibt. ▸Prozessschizophrenie.
e: nuclear group of schizophrenia. *fr:* groupe nucléaire de la schizophrénie

Kernneurose *(f)* (J. H. ▸Schultz, 1919). ▸Neurose, bei der tiefere Schichten der Persönlichkeit betroffen sind. – Die viel gebrauchte Bez. ist in mancher Hinsicht gleichbedeutend mit ▸Charakterneurose, entstammt jedoch nicht der ▸Psychoanalyse, deren theoretisches Konzept somit auch nicht hinter der Bez. steht.
e: characterogenic oder autopsychic neurosis.

Kernpsychose *(f)* (▸Kretschmer, 1948). Solche Psychosen, welche in typischer Weise bei einer bestimmten Konstitution des Körpers auftreten: Schizophrenie beim ▸leptosomen Typ; manisch-depressive Erkrankung beim pyknischen Typ; epileptische Psychose beim athletischen Typ. ▸Randpsychose.

Kernschizophrenie *(f)* 1. Zur ►Kerngruppe zählendes schizophrenes Krankheitsbild. 2. (E. Kretschmer, 1948). Schizophrene Psychose bei ►leptosomem Körperbautyp. ►Kernpsychose.

Kernsymptom *(n).* In der Psychiatrie: besonders leicht erkennbares, fast immer vorhandenes, besonders bedeutsames und für die psychiatrische Diagnose wichtiges Symptom. Listen von Kernsymptomen sind nicht bekannt.

Kernsyndrom (der Schizophrenie) *(n).* Nach den Interpretationen zur internationalen ►Pilotstudie Gruppe von Symptomen, die sich praktisch ausschließlich bei Schizophrenie finden und untereinander stark korreliert sind. Das Vorkommen eines dieser Symptome genügt, um die Diagnose Schizophrenie sicherzustellen: 1. aus dem eigenen Körper kommende akustische Halluzinationen; 2. Halluzinieren der eigenen Stimme; 3. ►Begleitstimmen, welche die Gedanken des Patienten kommentieren, seine Gedanken wiederholen oder Bemerkungen über das machen, was er gerade liest; 4. ►Gedankeneingebung, ►Gedankenentzug, ►Gedankenausbreitung, ►Gedankenlautwerden; 5. ►Beeinflussungserlebnisse.
e: nuclear syndrome (NS). *fr:* syndrome nucléaire

Khyâl cap: *(f)* Windattacke. In Kambodscha und bei Kambodschanern beschriebene Anfälle hoher Grade von Angst, die mit der Vorstellung eines nahe bevorstehenden Todes durch einen im Körper immer stärker aufsteigenden Wind (khyâl) verbunden ist. Zählt in DSM-V zu den ►Anderen Näher Bezeichneten Angststörungen. Vgl. Koro.

Kick *(n).* Im Drogenjargon: Wahrnehmungsveränderung nach Drogeneinnahme.

kiffen (*v*). Im Drogenjargon: Haschisch rauchen. Von marokkanisch »khif« (= Haschisch).

Kinäde *(m).* 1. Lustjunge, Strichjunge. Passiver Partner bei päderastischer Homosexualität. 2. Im antiken Griechenland und Rom männlicher Prostituierter.

kinästhetische Halluzinationen *(f, pl).* ►Halluzinationen, kinästhetische.

kinästhetisches Gedächtnis *(n).* ►Gedächtnis, kinästhetisches.

Kindbettpsychose *(f)* Syn. für ►Wochenbettpsychose.

Kinderanalyse *(f)* Die Besonderheiten des Kindesalters berücksichtigende ►Psychoanalyse (2). Da die wichtigste psychoanalytische Technik der freien Assoziation nicht vor der Pubertät anwendbar ist, entwickelte Melanie Klein die Spieltherapie. Anstelle der freien Assoziation wird während der analytischen Stunde die Spontanaktivität des Kindes mit Spielzeugen, welche der Analytiker ihm gibt, beobachtet. Anna Freud hat demgegenüber die Bedeutung der Sprache auch in der Kinderanalyse betont. Kinder- und Jugendanalytiker besteht als eigener Beruf.
e: child analysis.

Kinderlähmung, zerebrale *(f)* Sammelbez. für die Folgen frühkindlicher Schädigungen des Gehirns. Diese können vor der Geburt in der Gebärmutter, unter der Geburt oder kurz danach aufgetreten sein. Hauptsächliche Folgen sind: verzögerte und veränderte Entwicklung der Bewegungen, Reflexanomalien, Intelligenztiefstand, verringerte und verzögerte Sprachentwicklung, epileptische Anfälle. Lähmungen der Extremitäten führten zwar ursprünglich zu der Bezeichnung, sind aber nicht mehr obligates Symptom.
e: cerebral palsy.
Syn.: Zerebralparese, Cerebralparese (CP). *fr:* encéphalopathie atrophique de l'enfance, encéphalite chronique infantile

Kinderneurose *(f).* ►Kindheitsneurose.

Kinderpsychiatrie und -psychotherapie *(f)* (M. Tramer, 1933; Leo ►Kanner, 1935). Medizinisches Fachgebiet, das die psychischen Störungen des Kindesalters zum Gegenstand hat. Untrennbar mit der ►Jugendpsychiatrie verbunden. Ausbildung: ►Facharzt für Kinder- und Jugendpsychiatrie.
e: child psychiatry. *fr:* psychiatrie infantile

Kinderpsychose *(f)* Im Kindesalter auftretende psychische Krankheit. Es kommen alle im Erwachsenenalter bekannten Psychosen auch im Kindesalter vor, wenn auch mit altersentsprechender Symptomatik. Die (seltene) manisch-depressive Erkrankung wird oft als Schizophrenie verkannt. Die – lange Zeit umstrittene – Schizophrenie im Kindesalter wird jetzt überall anerkannt. Symptomatische Psychosen bei Körperkrankheiten sind häufig, gehen jedoch meist rasch vorüber. In Form des frühkindlichen Autismus (s. d.) sind nur dem Kindesalter eigentümliche psychische Krankheiten bekannt.
e: infantile psychosis. *fr:* psychose infantile

Kinderpsychotherapie, nicht-direktive *(f)* Syn. für ►Spieltherapie, Klient-zentrierte.

Kinderspieltherapie, empirisch-fundierte *(f)* Syn. für ►Spieltherapie, Klient-zentrierte.

Kinder- und Jugendlichenpsychotherapeut(in) *(m, f).* 1. I. w. S. jemand, der ►Psychotherapie bei Kindern und Jugendlichen ausübt. 2. I. e. S. eine in § 1 Abs. 2 des ►Psychotherapeutengesetzes definierte Berufsgruppe: »Die Berechtigung zur Ausübung des Berufs des Kinder- und Jugendlichenpsychotherapeuten [im Sinne des PsychthG] erstreckt sich auf Patienten, die das 21. Lebensjahr noch nicht vollendet haben. Ausnahmen von Satz 1 sind zulässig, wenn zur Sicherung des Therapieerfolgs eine gemeinsame psychotherapeutische Behandlung von Kindern oder Jugendlichen mit Erwachsenen erforderlich ist oder bei Jugendlichen eine vorher mit Mitteln der Kinder- und Jugendlichenpsychotherapie begonnene psycho-

therapeutische Behandlung erst nach Vollendung des 21. Lebensjahres abgeschlossen werden kann.«
e: child and adolescnt psychotherapist.

Kinder- und Jugendpsychiater und -psychotherapeut *(m).* Berufsbezeichnung für »Facharzt für Kinder- und Jugendpsychiatrie und -psychotherapeut«. Nach der Weiterbildungsordnung umfasst nach Abschluss der allgemeinmedizinischen Ausbildung (Approbation) die Weiterbildungszeit 5 Jahre. Abzuleisten sind 4 Jahre Kinder- und Jugendpsychiatrie und -psychotherapie, davon mindestens 2 Jahre im Stationsdienst, 1 Jahr Kinder- und Jugendmedizin (= Kinderheilkunde) oder Psychiatrie. Angerechnet werden können 6 Monate Neurologie. 2 Jahre Weiterbildung können bei einer niedergelassenen Ärztin oder bei einem niedergelassenen Arzt abgeleistet werden.
e: child psychiatrist and psychotherapist.

Kindesmissbrauch *(m).* Sexueller Missbrauch eines Kindes unter 14 Jahren durch einen Erwachsenen. Strafbar nach § 176 StGB. Täter sind oft Eltern, Verwandte, Lehrherren und andere Betreuungspersonen. Oft mit ►Kindesmisshandlung und selbst Folter verbunden. Kinder jedes Alters (Säuglingsalter bis Pubertät) und beider Geschlechter sind betroffen, Mädchen viel häufiger als Buben. – Ende des 19. Jh. viel beachtetes Delikt (A. Tardieu: »Étude médico-légale sur les attentats au mœurs.« Paris 1878; P. Brouardel: »Les attents aux mœurs.«, Paris 1909). Geriet danach teilweise in Vergessenheit. Die Bestätigung, dass in der Vorgeschichte vieler Neurotiker sexueller Missbrauch durch Eltern oder andere vorkommt, führte seit den 70er-Jahren zu einem wiederbelebten Interesse. Seither gibt es Hilfen für die Familien zum verbesserten Schutz der Kinder.
e: child abuse oder (seltener) molestation.

Kindesmisshandlung *(f)* 1. Misshandlung und Körperverletzung eines – meist eigenen – Kindes. Die Handlung dient evtl. vorgeblich der Erziehung und Züchtigung, in Wahrheit dem Ausleben aggressiver Tendenzen. Häufige Deliktkategorie mit besonders hoher Dunkelziffer (ca. 95 %). Jährlich sterben in Deutschland durch Kindesmisshandlung mehrere hundert Kinder. – Rechtlich handelt es sich um eine erschwerte Form der Körperverletzung, die nach § 223b StGB mit 6 Monaten bis 5 Jahren Haft bestraft werden kann. 2. Die Bez. wird inkorrekt auch bei ►Kindesvernachlässigung oder sexuellem Missbrauch (s. d.) eines Kindes benutzt.
e: battered-child syndrome.
Syn.: ►Battered-child Syndrom. *fr:* sévices de l'enfance

Kindesvernachlässigung *(f)* Vernachlässigung der körperlichen und seelischen Betreuung eines Kindes. Strafbar nach § 223b StGB. Wird i. w. S. zur ►Kindesmisshandlung gerechnet.

Kindheitsamnesie *(f)* Syn. für ►Amnesie, infantile.

Kindheitsneurose *(f)* Während der Kinderjahre zu klinischen Erscheinungen führende Neurose. Zwar gelten die psychoanalytischen Konzepte der ►Neurose auch für die Kindheitsneurose, jedoch ergeben sich viele Besonderheiten. Die Symptomatik äußert sich: 1. in Form von kindlichen Verhaltensstörungen (Wutanfälle, aggressives Verhalten oder Stehlen, Lügen und andere Formen gestörten Sozialverhaltens); 2. durch scheinbar organische Störungen (►Tics, ►Stottern, ►Einnässen, Magen-Darm-Störungen); 3. durch neurotische Störungen wie bei Erwachsenen (►hysterische Reaktionen, ►Konversionssymptome, ►Zwangserscheinungen [z. B. Waschzwang], akute oder chronische Angst, ►Phobien, ►Depressionszustände, Selbstbestrafungs- und Selbsttötungstendenzen). Ursachen: unbewusste Konflikte beim Auftreten sexueller und aggressiver Triebimpulse, die verdrängt werden. Diese entstehen fast ausschließlich in der frühen Kindheit aus dem Verhältnis des Kindes zu den Beziehungspersonen (Mutter, Vater). Behandlung durch speziell dem Kindesalter angepasste Psychoanalyseform (►Kinderanalyse) und psychagogische Maßnahmen.
e: childhood neurosis. *fr:* névrose infantile

kindliche Gelegenheitskrämpfe *(f, pl).* ►Gelegenheitskrämpfe, kindliche.

Kindling *(n).* Erhöhte Aktivität von Neuronen bei schwacher, jedoch wiederholter Reizung. Wenn die Neuronen vor allem des limbischen Systems schwach gereizt werden, ermüden sie nicht, sondern vermehren ihre Aktivität.

Kindling, pharmakologisches *(n).* Verhaltensstörungen durch die wiederholte Gabe verschiedener Substanzen, insbesondere Dopaminantagonisten. Bisher lediglich aus dem Tierversuch bekannt. Die Beobachtung wird jedoch vielfach zur neurobiologischen Erklärung klinischer Beobachtungen herangezogen.

Kindsmissbrauch *(m).* ►Kindesmissbrauch.
fr: sévices de l'enfance, attentat à la pudeur

Kindstötung *(f)* Vorsätzliche Tötung eines nichtehelichen Kindes in oder gleich nach der Geburt durch die Mutter (§ 217 StGB).
e: infanticide, child murder. *fr:* infanticide

Kinesia paradoxa *(f)* 1. Paradoxe Beweglichkeit. Vorübergehendes Auftreten normaler Beweglichkeit in extremen Stresssituationen (Unfall, Feuer, Fliegerangriff, terroristischer Angriff) bei akinetischen Parkinsonkranken (►Akinese). 2. (►Babinski) Ältere Bez. für ►Freezing.

Kinesineurose *(f)* Neurotische psychische Störung, die sich in Bewegungsstörungen äußert.
e: kinesineurosis. *fr:* cinésinévrose

Kinesioneurose *(f).* ►Kinesineurose.

Kinesophobie *(f)* Angst vor Bewegungen.
e: kinesophobia. *fr:* cinésophobie

Kingsley Hall Erste eigene Institution der ►Antipsychiatrie (1). Wurde von ►Laing gemäß einem in seinem Buche »The Politics of Experience« (1967; dt.: »Phänomenologie der Erfahrung«, 1969) ausgesprochenen Wunsch gegründet: «...daß die Gesellschaft eigens zu diesem Zwecke Stätten herrichten wird, durch die stürmischen Passagen einer solchen ►Reise (durch den Wahnsinn) zu helfen.« »Ein dreistöckiges Gebäude aus braunen Ziegelsteinen am East End von London, nahe der Bow Church«, »wo die Mitglieder der antipsychiatrischen Gemeinschaft« von 1965 bis 1970 lebten (M. Barnes und J. Berke).

Kinzel-Test *(m).* (Kinzel, 1975). Psychopathometrischer Test für die Schweregrade psychischer Dauerschäden durch Hirnverletzungen (organische Persönlichkeitsveränderungen und Defektsyndrome). Besteht aus 3 Testteilen mit 7 Untertests: A. Fragebogen für 1. vegetative Regulation; 2. affektives und soziales Verhalten; 3. periphere psychische Störungen; 4. Tendenzen zur Simulation; 5. Tendenzen zur Dissimulation. B. Gestaltungsteil: 6. Untersuchung der »Produktivität«; C. Schnelligkeitsprobe: »das kurzzeitige Tempo in Verbindung mit Konzentration und assoziativer Beweglichkeit«. – Die in den Untertests und im Gesamttest erreichten Punkte führen zu 6 Schweregraden: Defekt nicht nachweisbar (1) oder fraglich (2), leichter (3), mittelschwerer (4), schwerer (5), sehr schwerer (6) Defekt.

K. i. P ►Katathym-imaginative Psychotherapie.

Kipprezidiv *(n).* Im Klinikjargon Bez. für ein plötzliches Wiederaufreten von Krankheitserscheinungen bei Depressiven und Schizophrenen, insbesondere wenn Herabsetzung der Psychopharmaka-Dosis die Ursache ist.

Kippschwingungsprinzip *(n).* (H. Selbach, 1949, 1953, 1964). Aus der Regelungstechnik (Kippschaltungen) abgeleitetes Modell zur Erklärung biologischer oder psychischer Vorgänge. »Aus einer Ruhephase (Basiswert)« kommt es »in zunehmender assimilatorischer Spannungsbildung über eine Zone gesteigerter Labilität kurz vor Erreichen eines Spannungsmaximums (Zündspannung) zum Umschlag in eine dissimilatorische Tätigkeitsphase und aus dieser nach erreichter Entspannung (unter die Löschspannung) ebenso ruckartig in die Ruhephase mit nachfolgender neuer Spannungsbildung.« Das Modell fand insbesondere Anwendung bei der Erklärung von Leistungen des vegetativen Systems (Selbststeuerung zwischen einer trophotrop-parasympathischen Spar- und einer ergotrop-dissimilatorischen Leistungsphase), des epileptischen Anfalles als krisenhafte Notfallreaktion, affektiver Vorgänge und der pharmakologischen Wirkung von Psychopharmaka.

Klangassoziationen *(f, pl).* ►Assoziationen nach dem sprachlichen Gleichklang, die keinen Sinnzusammenhang aufweisen.
e: clang association.

klarifizieren *(v).* 1. Aus kirchenlateinisch clarificare: klären, verherrlichen, preisen. Seele und Körper sollen »klar« sein, wenn sie vor Gott treten. Vorkommen in den Phantasien von psychisch Kranken. 2. Als Anglizismus (clarify) in der Psychoanalyse: klarstellen, erklären, erläutern als Vorstufe der ►Interpretation. Herausarbeiten des Wesentlichen an einem Konflikt.
e: clarify.

Klassifikation *(f)* 1. Allgemein: systematische Ordnung einer vorgegebenen Vielfalt in Klassen mithilfe übereinstimmender Merkmale. Leitbild ist die Botanik mit Linnés Systema Naturae (Natursystem). 2. In der Psychiatrie die Ordnungssysteme DSM-III/V und ICD-10. Mithilfe von Merkmalen werden Klassen gebildet und durch ein Nummernsystem zusammengefügt. Jede so gebildete Klasse führt einen Namen, welcher Diagnose genannt wird. Historische und psychologisisierende Bestimmungsgrößen werden vermieden. Ergebnisse der Selbstbeobachtung durch Kranke werden nicht verwendet. Keines der beiden Systeme nennt wissenschaftliche Quellen, auf die es sich stützt. 3. In Einteilungen der deutschen Psychiatrie wurden ►Syndrome und klinische Bilder (s. d.) benutzt.
e: classification.

Klastomanie *(f)* Sinnlose Zerstörungswut. ►Destruktionstrieb.
e: clastomania. *fr:* clastomanie

Klaustromanie *(f)* Syn. für ►Klaustrophilie.

Klaustrophilie *(f)* Krankhafte Neigung, die Wohnung nicht zu verlassen oder sich in einem Raum einzuschließen. Kranke mit Verfolgungswahn können sich vor den vermeintlichen Verfolgern verbarrikadieren. Manche Zwangskranke können die Angst nicht überwinden, die sie befällt, wenn sie sich von ihrer Wohnung entfernen. Manche Demente bleiben aus Gleichgültigkeit in ihrer Wohnung.
e: claustrophilia, claustromania. *fr:* claustrophilie, claustromanie

Klaustrophobie *(f)* Furcht vor geschlossenen Räumen. Insbesondere Angst in Aufzügen, Autos, Straßenbahn, Eisenbahn, Sauna, kleinen Geschäften, Theater-, Konzert-, Kinosälen, Kassenschlangen in Supermärkten, besonders wenn sie mit Menschenansammlungen und verbrauchter Luft zusammenkommen. Gehört zu den ►Angsthysterien und tritt gewöhnlich zusammen mit anderen ►Phobien oder neurotischen Symptomen auf. In DSM-V werden die gleichen Situationen z. T. als ►Agoraphobie bezeichnet. Therapeutisch ist nicht nur Psychoanalyse, son-

dern vor allem ▸Verhaltenstherapie (▸Desensibilisierung, aktive) wirksam. ▸Situationsangst.
e: claustrophobia. *fr:* claustrophobie

Klavusgefühl *(n).* Eng umschriebener Kopfschmerz. ▸Clavus hystericus.
e: clavus. *fr:* clou hystérique

Klebrigkeit *(f)* 1. Zähflüssigkeit des Denkens bei Epileptikern. ▸Haften. 2. Die Bez. dient auch bei der Beschreibung veränderten Sozialverhaltens bei Epileptikern, die sich einem Menschen oft sehr ausdauernd zuwenden, eine geringe Individualdistanz wahren, sich nicht abschütteln lassen wollen und als lästig empfunden werden.

Klein, Melanie geb. 30.3.1882 Wien, gest. 22.9.1960 London. Bedeutende Psychoanalytikerin. Nach nicht abgeschlossenem Studium der Kunstgeschichte in Wien erste Kontakte mit ▸Ferenczi in Budapest. 1921–1926 Schülerin von ▸Abraham in Berlin. Ging 1926 mit Unterstützung von ▸Jones nach London. Dort Bildung einer eigenen Schule, die als »englische Schule« der Psychoanalyse oder »Kleinianer« bekannt wurde. Gab der Kinderanalyse bedeutende Impulse, wobei sie sich in Gegensatz zu Anna Freud setzte. Nahm an, dass ein primitives Über-Ich sich im 1. und 2. Lebensjahr bildet und dass in diesem frühen Stadium aggressive Triebe wichtiger sind als sexuelle. Analysierte Kinder vom 2. Lj. an mit ▸Spieltherapie. Ab 1930 auch Erwachsenenanalyse. Führte im Gegensatz zur klassischen Analyse den Ödipuskomplex bis in die ersten Lebensjahre zurück. Wurde Lehranalytikerin vieler bedeutender Analytiker. Hauptwerke: »Zur Frühanalyse« (1923); »Die Psychoanalyse des Kindes« (1. Aufl. 1932); »Envy and Graditude« (1956); »Narrative of a Child Analysis« (1958). – Biographie durch Phyllis Grosskurth »Melanie Klein« (1985).

Kleine-Levin-Syndrom *(n).* Vor allem bei jungen Männern auftretendes seltenes Krankheitsbild mit Perioden von übermäßigem Schlaf und Heißhunger. Periodisch tritt eine ▸Hypersomnie mit erhaltener Erweckbarkeit auf. EEG bleibt stets normal. Weitere Symptome: schwankende Blutzuckerwerte, besonders während der Heißhungerperioden; Pulsverlangsamung; Erschlaffung der Muskulatur; reizbare Verstimmung mit Vergesslichkeit und Denkverlangsamung. Ursachen unbekannt. Auftreten oft nach Infektionskrankheit.
e: hypersomnia-boulimia syndrome, Kleine-Levin-syndrome, periodic somnolence and morbid hunger syndrome.
Syn.: periodische Schlafsucht, Hypersomnia periodica.

kleiner Anfall *(m)* ▸Petit Mal.

Kleinheitsideen *(f, pl).* Vorstellung von der Bedeutungslosigkeit der eigenen Person; geht bei stärkerer Ausprägung in ▸Kleinheitswahn über.

Kleinheitswahn *(m).* Ältere Sammelbez. für alle bei Depressiven vorkommenden Wahnbildungen. Sie beziehen sich nicht nur auf die Vorstellung, unbedeutend und wertlos zu sein, sondern auch auf die Gebiete des Gewissens (▸Versündigungswahn). Auch die ▸Mikromanie tritt als Teilerscheinung des Kleinheitswahns auf.
e: delusion of belittlement.
Syn.: Nichtigkeitswahn. *fr:* délire de petitesse

Kleinhirnanfall *(m).* Ursprünglich von H. Jackson bei Tumoren des Kleinhirnwurmes beschriebene Anfallsform: plötzliche Bewusstlosigkeit und Erschlaffung der Muskulatur; Hinstürzen des im Gesicht blau anlaufenden Kranken; Pupillen erweitert und lichtstarr; Streckstarre des ganzen Körpers, der sich nach hinten beugt. Gleicht praktisch vollständig dem tonischen ▸Hirnstammanfall.
e: cerebellar fit.

Kleist, Karl geb. 31.1.1879 Mühlhausen/Elsass, gest. 26.12.1960 Frankfurt/M. Psychiater und Neurologe. 1903–1908 Assistent unter Th. Ziehen, C. Wernicke und G. Anton. Wurde am stärksten geprägt von Wernicke, dessen psychiatrisches Werk er fortsetzte. 1909–1914 Oberarzt an der Nervenklinik Erlangen unter G. Specht. 1914–1916 Militärarzt. 1916 o. Prof. für Psychiatrie und Neurologie in Rostock, ab 1920 bis zu seiner Emeritierung in Frankfurt/M. Sah die ganze Psychiatrie vom Gehirn her und suchte Verbindungen zwischen psychischen Krankheiten und Hirnstörungen. Kannte im Gegensatz zu Kraepelin nicht nur zwei endogene Psychosen, sondern eine Vielzahl davon. Wurde bereits durch die Habilitationsschrift über »Psychomotorische Bewegungsstörungen bei Geisteskranken« bekannt. Prägte die Begriffe der ▸Involutionsparanoia (1913), der symptomatischen Labilität (s. d.) (1920), der episodischen Dämmerzustände (s. d.) (1926) und der ▸homonomen, ▸heteronomen und intermediären Symptome der Psychosen. Bearbeitete die postoperativen Psychosen (s. d.) grundsätzlich neu. Vermochte mit der nur in Einzeldarstellungen veröffentlichten Lehre von den endogenen Psychosen nicht durchzudringen (wurde von K. Leonhard fortgesetzt). Die Kriegserfahrungen über die »Kriegsverletzungen des Gehirns in ihrer Bedeutung für die Hirnlokalisation und Hirnpathologie« (in: Hdb. d. ärztl. Erfahrungen im Weltkrieg 1914–1918; Leipzig 1922/1934) wurden von grundlegender Bedeutung.

Kleptolagnie *(f)* Sexuelle Erregung oder Befriedigung durch Diebstahl.
e: cleptolagnia. *fr:* cleptolagnie, cleptomanie sexuelle

Kleptomanie *(f)* Triebhaftes Stehlen, oft von Gegenständen, die weder wegen ihres Geldwertes noch zum persönlichen Gebrauch erstrebt werden. Gewöhnlich findet vor dem Diebstahl ein Kampf der Motive zwischen dem triebhaften Stehlwunsch und

der rationalen Persönlichkeit statt, der mit einem Sieg des Stehltriebes endet. Die gestohlenen Gegenstände sind oft ohne größeren Besitzwert. Manchmal haben sie Symbolbedeutung. Selten werden immer die gleichen Gegenstände gestohlen (►Fetischismus).
e: kleptomania. – (ICD-10: F63.2). *fr:* kleptomanie

Kleptophobie *(f)* Angst, bestohlen zu werden oder selbst zu stehlen.
e: cleptophobia. *fr:* kleptophobie

Klient *(m).* (lat. cliens = Schützling, der unter besonderem Schutz steht). 1. In der Rechtssprache derjenige, dessen Sache ein Anwalt führt. 2. In der psychiatrischen Sozialarbeit anstelle von »Patient«. So auch in der ►Gesprächstherapie, da nach Rogers der Klient im Gegensatz zum Patienten aktiv und freiwillig Hilfe hinsichtlich eines Problems sucht, dabei aber nicht die Absicht hat, seine eigene Verantwortlichkeit aufzugeben.
e: client. *fr:* client

Klima, affektives *(n).* (►Spitz). Atmosphäre von Gefühlswärme, mütterlicher Liebe und Zuwendung, die eine Mutter für den Säugling schafft. Wichtig für die seelische Entwicklung des Kindes.
e: atmosphere of maternal care and stimulation, affective climate. *fr:* climat affectif

klimakterische Depression *(f).* ►Depression, klimakterische.

klimakterische Psychose *(f).* ►Involutionspsychose.

Klimakterium des Mannes *(n).* ►Climacterium virile

Klimax *(m).* Höhepunkt. Syn. für ►Orgasmus.

klinische Psychologie *(f).* ►Psychologie, klinische.

klinische Psychotherapie *(f).* ►Psychotherapie, klinische.

klinischer Psychologe *(m)* ►Psychologe, klinischer.

Klinomanie *(f)* Syn. für ►Bettsucht.
e: clinomania. *fr:* clinomanie, manie lectuaire

Klischee *(n).* 1. Abklatsch. Identische Wiederholung. 2. (A. Lorenzer, 1973). Im Verhalten von Neurotikern beobachtbare »szenische Muster«, die Wiederholung (►Wiederholungszwang) immer wieder derselben Reaktionsmuster bei Auftreten bestimmter Auslösesituationen. Unbewusste Repräsentanzen (Gegensatz zu bewussten, die ►Symbole sind), die auf – ebenfalls unbewussten – Erinnerungen beruhen. Erfüllen psychodynamisch dieselbe Funktion wie Symbole und können daher besetzt (►Besetzung) werden. »Während Symbole unabhängig von der Realsituation evoziert werden können, bedürfen Klischees eines szenischen Arrangements zur Auslösung.« Neurotische Klischees sind nicht abnützbar und lösen sich nicht von allein auf. Es gibt im Gegenteil Chronifizierungen, sodass bereits die angedeutete Struktur der maßgebenden Lebenssituationen zur Auslösung szenischer Reaktionen führt. Vgl. Verstehen, szenisches; Privatsprache, pseudokommunikative.

Klischee, neurotisches *(n).* (A. Lorenzer, 1970). Verhaltensmuster, nach welchem vor allem Hysteriker in einem ►Wiederholungszwang im Umgang mit anderen Menschen stets dieselben Verhaltensweisen wiederholen. Klischees bedürfen eines (tatsächlichen oder phantasierten) szenischen Arrangements zu ihrer Auslösung und erfüllen nach Lorenzer psychodynamisch dieselbe Funktion wie Symbole. Sie setzen an einem Originalvorfall an, den es im Verlaufe der Psychoanalyse zu erschließen gilt. Vgl. Verstehen, szenisches; Privatsprache, pseudokommunikative.

Klitoromanie *(f)* Obsolete Bez. für ►Nymphomanie.
e: clitoromania. *fr:* clitoromanie

Klitrophilie *(f)* Obsoletes Syn. für ►Klaustrophilie.
e: clitrophobia. *fr:* clitrophobie

Kloakentheorie *(f)* (S. Freud). Sexualtheorie im Kindesalter. Danach glaubt das Kind, dass die Frau unten nur eine einzige Öffnung besitze, die Kloake, durch welche der Stuhl entleert wird und die ebenfalls dem Geschlechtsverkehr dient. Die Kloakentheorie schließt notwendigerweise ein, dass nach der Vorstellung des Kindes das im Leibe der Mutter wachsende Kind durch die einzige Leibesöffnung entleert werden muss wie Kot.
e: cloacal oder cloaca theory. *fr:* théorie cloacale

klonische Krämpfe *(m, pl).* Regellose, ruckartige Krampfbewegungen in der gesamten Körpermuskulatur oder einzelner Teile. Gewöhnlich Teilerscheinung epileptischer Anfälle, insbesondere als 2. Stadium des großen epileptischen Anfalls (s. d.).
e: clonic fits. *fr:* contraction clonique, secousse musculaire

klonischer Tremor *(m).* Selten gebrauchtes Syn. für ►Epilepsia partialis continua.
e: clonic tremor. *fr:* tremblement clonique

Klopemanie *(f)* Obsol. Syn. für ►Kleptomanie.

Klopsophobie *(f)* Obsoletes Syn. für ►Kleptophobie.

Klownismus *(m)* ►Clownismus.

Klüver-Bucy-Syndrom *(n).* (H. Klüver und P. C. Bucy. 1937). Charakteristische Symptomatologie nach beidseitiger Temporallappenentfernung bei Rhesusaffen: Unfähigkeit zur optischen oder taktilen Erkennung von Gegenständen (psychische Blindheit), ungehemmtes orales Betasten von Gegenständen, sofortige Hinwendung zu jedem neuen Reiz, Fehlen ausdauernder Aufmerksamkeit, Fehlen oder verzögertes Auftreten von Angstsymptomen, Hypersexualität, Aufhebung arteigener Hemmungen. – Von großer, grundsätzlicher Bedeutung für die Ver-

haltensforschung. In ähnlicher Form auch bei Menschen beobachtet.
e: Klüver-Bucy-Terzian syndrome, temporal lobectomy behavior syndrome.
Syn.: Temporallappensyndrom. *fr:* syndrome de Klüver-Bucy

Klüver-Bucy-Terzian-Syndrom *(n).* ►Klüver-Bucy-Syndrom.

Klytämnestra-Komplex *(m).* In der Sage tötete Klytämnestra ihren Ehemann Agamemnon, dessen Vetter Ägisth sie liebte. Der ►Komplex bezieht sich in der Psychoanalyse auf den unterdrückten Wunsch, den eigenen Ehemann zu töten und einen seiner männlichen Familienangehörigen zu heiraten.
e: Clytemnestra complex. *fr:* complexe de Clytemnestre

Knabenliebe *(f)* Dt. Bez. für ►Päderastie.

Knick der Persönlichkeitsentwicklung *(m).* Nach vielversprechenden Anfängen der psychischen Entwicklung eines Menschen mit sozialem Aufstieg folgt unerwartet ein Abbruch. Unter den vielfältigen Ursachen kommt auch eine sonst kaum merkbare Schizophrenie in Betracht. In der klinischen Praxis wird oft, unzutreffend, aus dem Lebensknick allein die Diagnose Schizophrenie abgeleitet. Andere Zeichen kommen dann nicht vor.

Knotenpunkte, affektive *(m, pl)* ►affektive Knotenpunkte.

koartativ *(a).* (H. Rorschach). Bestimmter ►Erlebnistypus, der aus dem Ergebnis des Rorschach-Formdeuteversuchs erschlossen wird. Zeigt ähnlich wie der ►koartierte Erlebnistyp Züge von Pedanterie, mangelnder affektiver Resonanz und Verschlossenheit, jedoch nicht so ausgeprägt. Im Formdeuteversuch finden sich bis zu 3 B- und Fb-Antworten.
fr: coartatif.

koartiert *(a).* (H. Rorchach). Steif, pedantisch, deprimiert, verschlossen. Stellt einen bestimmten ►Erlebnistyp dar. Bestimmt sich aus dem Ergebnis des Rorschach-Formdeuteversuchs bei 0 bis 1 B- und Fb-Antworten.
fr: coarté.

Koch, Julius Ludwig August geb. 4.12.1841 Laichingen, gest. 25.6.1808 Zwiefalten. Direktor der württembergischen Staatsirrenanstalt Zwiefalten (ab 1874). Verfasser einer ersten systematisierten psychiatrischen Lehre der ►Psychopathie in 3 Teilbänden. Ging von ►Morels Degenerationslehre aus, knüpfte jedoch zugleich an die seit der griech. Antike tradierten Lehren der Charaktertypen (Theophrast) an, wie sie von Jean de La Bruyère (1688) übersetzt und fortgesetzt wurden. «Die Psychopathischen Minderwertigkeiten. 1. Abteilung: Einleitung – Die angeborenen andauernden psychopathischen Minderwertigkeiten (1891). 2. Abteilung: Die gemischten psychopathischen Minderwertigkeiten. Die erworbenen andauernden psychopathischen Minderwertigkeiten (1892). 3. Abteilung: Die erworbenen andauernden psychopathischen Minderwertigkeiten (Schluß). – Die flüchtigen psychopathischen Minderwertigkeiten (1893).»

Kodeinismus *(m).* Süchtige Abhängigkeit von dem zur Hustenstillung verwendeten Morphinabkömmling Codein. Sehr selten, da Codein nur eine geringe euphorisierende Wirkung hat. Bei Entziehung treten nur leichte Störungen auf: reizbare Verstimmung, fahrige Bewegungen, Angstzustände.
e: codeinomania. *fr:* codéinomanie

Körperbau *(m).* Typ der menschlichen Körperform als Grundlage für eine ►Konstitutionslehre.
e: body build.

Körperbezogener Wahn *(m).* Wahnhafte Überzeugungen, die sich auf den eigenen Körper richten. DSM-III-R/V fasst unter dieser Bez. Erscheinungen zusammen, für welche sonst unterschiedliche Bez. geläufig sind. Genannt werden: 1. Wahn, dass vom eigenen Körper (Haut, Mund, After, Vagina) unangenehme, andere Menschen belästigende Gerüche ausgehen (sonst bekannt als ►Eigengeruchsparanoia); 2. wahnhafte Überzeugung, dass sich Insekten oder andere Tiere unter der Haut befinden (sonst bekannt als ►Dermatozoenwahn); 3. wahnhafte Überzeugung, dass Teile des Körpers, z. B. der Darm, nicht funktionieren; 4. wahnhafte Überzeugung, missgestaltet zu sein (sonst bekannt als ►Dysmorphophobie).
e: delusional (paranoid) disorder, somatic type.

Körperdysmorphe Störung *(m).* Syn. von DSM-IV und -V für ►Dysmorphophobie.

Körperfühlsphäre *(f)* Zwischen Fossa Sylvii und Balken gelegener Hirnrindenbereich, dessen Schädigung zu Störungen der Körperempfindungen (besonders Spannungs-, Schmerz- und Temperaturempfindungen) führt.

körperlich begründbare Psychosen *(f, pl).* ►Psychosen, körperlich begründbare.

Körperschema *(n).* Wissen bzw. Vorstellung vom eigenen Körper. Erste Beschreibung durch A. Pick (1908) als »Orientierung am eigenen Körper«. Der gegenwärtigen Begriffsfassung liegt die Konzeption H. Heads (1911) zugrunde. Nach Head bildet sich durch kinästhetische, taktile und optische Reize aus der Peripherie des Körpers eine Anschauung des Raumbildes vom eigenen Körper, das ohne scharfe gegenständliche Isolierung doch jede körperliche Bewegung begleite. Dieses Aggregat sensibler Meldungen bilde so eine im Leben erworbene Repräsentation des Körperschemas in der Gehirnrinde. Klinisch wird das Körperschema durch sprachliche Zuordnung der Namen von Körperteilen und als Bewegungsgeschicklichkeit geprüft. Krankhafte Veränderungen ►Körperschemastörung. Nach K. Poeck (1964, 1965) ist das Head'sche Konzept des Körperschemas wider-

legbar und sollte durch die Bez. »Orientierung am eigenen Körper« ersetzt werden.
e: body image, body schema. *fr:* schéma corporel

Körperschemastörung *(f)* 1. Krankhafte Verzerrungen des ►Körperschemas. Nach der Konzeption H. Heads (1911) ist die Ursache eine lokalisierbare Störung der Hirnfunktion, welche die zentrale Repräsentation des Körperschemas betrifft. Zu den Körperschemastörungen werden z. B. gerechnet: ►Autotopagnosie, ►Fingeragnosie, Rechts-Links-Störungen. Nach K. Poeck (1964, 1965) handelt es sich um neuropsychologische Symptome, die ganz verschiedene Ursachen haben können, z. B. Aphasie, Bewusstseinsstörung, Demenz. Es sei deshalb besser, von einer Störung der Orientierung am eigenen Körper zu sprechen. 2. Nach einem von P. Schilder (1923) eingeführten Sprachgebrauch werden auch Störungen des Leiberlebens, z. B. ►Hypochondrie, ►Depersonalisation, als Körperschemastörung bezeichnet. Dieser Ausweitung der Bez. auf psychopathologische Sachverhalte liegt eine Analogie zum Head'schen Begriff des Körperschemas zugrunde, hat aber keine Beziehung zum physiologischen Konzept Heads.
e: aschematia.
Syn.: Aschematie. *fr:* aschématie

Körperschizophrenie *(f)* Schizophrenie, die sich in ihrer Symptomatologie (fast) völlig auf abnorme Körpersensationen beschränkt, die jedoch häufig als von außen »gemacht« erlebt werden. Kennzeichnet oft nur den Beginn einer Schizophrenie, deren Symptomatologie im weiteren Verlauf reichhaltiger und typischer wird. Besonders ungünstige Prognose.
e: somatic schizophrenia.

Körperschlaf *(m)*. Ältere Bez. für ►Schlaf, desynchronisierter. Die Bez. wurde gebraucht, weil im Gegensatz zum ►Hirnschlaf der Tonus der Körpermuskulatur verringert oder aufgehoben ist und die Körperbewegungen sich auf ganz kurze und feine Muskelzuckungen beschränken.

Körpersprache *(f)* Körperliches Verhalten, soweit es Mitteilungscharakter hat und bewusst oder mehr noch unbewusst der Kommunikation dient: Körperhaltung, Körperbewegung, Mimik, Gestik. Als Psychose der Körpersprache kann die hyperkinetische ►Motilitätspsychose angesehen werden.
e: body language.

Körpertherapie *(f)* Sammelbez. für Psychotherapieformen, die den Körper als Mittler und Gegenstand benutzen: Atemtherapie, Bewegungstherapien und Massageverfahren aller Art, ►Entspannungstherapie, ►Biofeedback, bioenergetische Analyse u. a.
e: body therapies.

Körperwerfen, kindliches *(n)*. ►Jactatio corporis.

Koffeininduzierte Organisch Bedingte Psychische Störung *(f)* Syn. des DSM-III für ►Coffeinismus.
e: coffeine organic disorder.

Koffeinintoxikation *(f)* Syn. des DSM-IV für ►Coffeinismus (1).
e: Caffeine Intoxication. – (ICD-10: F15.0x).

Kognition *(f)* (1) Sammelbez. für jeden Vorgang, durch den ein Individuum etwas wahrnimmt, weiß und verarbeitet. Schließt Wahrnehmen, Erkennen, Denken, Wollen, Vorstellen, Erinnern und Urteilen ein. (2) Wird in der psychiatrischen Alltagssprache oft nur auf den reinen Denkprozess (im Unterschied zu Stimmung, Gefühlswallungen usw.) bezogen. Dann meist adjektivisch (»kognitiv«). (3) Inkorrekt oft als Syn. von ►Denkstörung, formale. – In DSM-V eines der am häufigsten vorkommenden Begriffe.
e: cognition. *fr:* cognition

Kognition, dysfunktionale: *(f)* Aus der ►Lerntheorie abgeleitete Bez. für Abirren der Gedanken von einem Denkziel unter emotionalem Druck, z. B. bei zwischenmenschlichen Konflikten, Depression u. a. – Bedeutungsgleich mit ►Divagation.
e: dyfunctional cognition.

Kognition, soziale *(f)* Vorgang der Kognition, bei welchem vorher vorhandene Denkschemata in den Wahrnehmungsvorgang einfließen.
e: social cognition. *fr:* cognition sociale

Kognitionswissenschaften *(f, pl)*. Sammelbez. für Wissenschaften, welche an der Erforschung und praktischen Anwendung von ►Kognition beteiligt sind. Dazu zählen Neurowissenschaften, Linguistik, Philosophie, Psychologie, künstliche Intelligenz u. a. Deren Theorien und Ergebnisse sind vielfach auf das Erkennen und Behandeln von psychischen Störungen übertragen worden. Beispiele: ►Neuropsychiatrie, kognitive, ►kognitive (Psycho-)Therapie, ►Demenz (verstanden als multiple kognitive Beeinträchtigung), ►kognitives Gleiten u. a.
e: cognitive science(s)

kognitiv *(a)*. Sich auf Denken und Denkvorgänge beziehend. ►Kognition.

kognitiv-behaviorale Therapie *(f)* Syn f. ►kognitive (Psycho-)Therapie.

kognitives Gleiten *(n)*. (L. Süllwold, 1977). ►Basisstörung bei Schizophrenen. Subjektiv erlebtes Gedankendrängen durch ständige Nebenassoziationen. »Meine Konzentration wird immer schlechter, weil meine Gedanken, ohne dass ich es ändern kann, ständig durcheinanderlaufen.«

kognitive Remediation: *(f)* Syn. für ►Remediation.

kognitive (Psycho-)Therapie *(f)* 1. Psychotherapieformen, welche den Patienten dazu veranlassen, seine Situation zu überdenken, anders zu beurteilen und schließlich zu verändern. Hierzu zählen: ►rational-emotive Therapie, ►kognitive Therapie i. e. S. (2), ►Selbstinstruktionstraining u. a. – Zeitschrift: »Cognitive Therapy and Research«. 2. (A. T. Beck, 1979). Vor allem bei Depression angewandte Psychothera-

pieform. Der Kranke soll unsinnige und/oder für ihn schädliche Überzeugungen erkennen und aufgeben, z. B. in der Depression sein beeinträchtigtes Selbstwertgefühl berichtigen. Als Mittel dazu dient z. B. Ablaufenlassen einer Handlung im Zeitlupentempo. Anschließend wird nach den »automatischen« Gedanken gesucht, die dabei durch den Kopf gegangen sind. Dann Vorgehen in drei Schritten: logische Analyse (logische Fehler im Gefühlsdenken?), empirische Analyse (Übereinstimmung mit wirklichen Gedanken?), pragmatische Analyse (Folgerungen?). – Historisch: Die Therapie wurde in den 60er-Jahren des 20. Jh. vom amer. Psychiater und Psychoanalytiker Aaron T. Beck entwickelt. Aus den Grundlagen der Theorien von Alfred ►Adler und Karen ►Horney abgeleitet, wurden für die Praxis verhaltenstherapeutische Techniken, vor allem ►Kellys, hinzugefügt.
e: cognitive (behavior) therapy.
Syn.: kognitiv-behaviorale Therapie, kognitive Verhaltenstherapie.

kognitive Verhaltenstherapie *(f)* Syn. für ►kognitive Psychoherapie.

Kohabitationsstörung *(f)* Störung beim Vollzug des Geschlechtsaktes. Potenzstörung i. e. S. ►Impotentia coeundi. ►Cohabitatio.

Kohäsion *(f)*. ►Gruppenkohäsion.

Kohlensäure-Inhalations-Therapie *(f)* Syn. für ►Karbonarkose.

Kohlhaas, Michael ►Kohlhase, Hans.

Kohlhase, Hans Berliner Händler, dessen Leben einerseits als Vorbild für den Michael Kohlhaas der Kleist'schen Novelle, andererseits als Paradigma für das Verhalten eines ►Kampfparanoikers diente. Kohlhase war nach der Darstellung Kretschmers im Okt. 1532 auf einer Reise zur Leipziger Messe »mit Leuten des sächsischen Junkers von Zeschwitz in Streit geraten, und die Sachsen hatten ihm 2 Pferde zurückgehalten, für deren Rückgabe sie 5 Groschen Futtergeld verlangten, was Kohlhase verweigerte, weil er sich im Recht fühlte«. Kohlhase versuchte mit unvernünftiger Hartnäckigkeit sein Recht durchzusetzen, ging seinen Landesherrn, den Kurfürst von Brandenburg, um Hilfe an, erliess einen Fehdebrief gegen von Zeschwitz, dann auch gegen den Kurfürsten von Sachsen, als sich dieser einmischte. Die Pferde waren unterdessen zugrunde gegangen. Kohlhase verlangte Entschädigung. Er zog 1535 vier Jahre »sengend und brennend« durchs Land, bis er vom Kurfürsten Joachim besiegt und »aufs Rad geschlagen« war.

Kohut, Heinz geb. 3.5.1913 Wien, gest. 8.9.1981 Chicago. Psychoanalytiker. Nach Lehranalyse als Student der Medizin bei August Aichhorn in Wien. 1939 Emigration zuerst nach England, 1940 in die USA. Weiterbildung als Neurologe und Psychoanalytiker in Chicago. 1964/65 Präsident der Amerikanischen Psychoanalytischen Gesellschaft. Entwarf eine neue Psychologie und Psychoanalyse des Selbst, zuerst in »The Analysis of the Self, a Systematic Approach to the Psychoanalytic Treatment of Narcissistic Personality Disorders« (1971); dt.: »Narzißmus, eine Theorie der psychoanalytischen Behandlung narzisstischer Persönlichkeitsstörungen« (1976). Weitere Hauptwerke: »The Restauration of the Self« (1977), dt.: »Die Heilung des Selbst« (1979), sowie eine Aufsatzsammlung, »Die Zukunft der Psychoanalyse« (1975). (n. U. H. Peters: Heinz Kohut – Über das Selbst und sich selbst. 2014).

Koinoniphobie *(f)* Angst vor Menschenansammlungen.
e: coinoniphobia. *fr:* coinoniphobie

Koitophobie *(f)* Angst vor dem Sexualakt.
e: coitophobia. *fr:* coitophobie

Kojewnikow-Epilepsie *(f)* Syn. für ►Epilepsia partialis continua corticalis.

Kojewnikow'sche Krankheit *(f)* Gutartige Form der Epilepsia partialis continua.
e: Kojevnikoff disease. *fr:* maladie de Kojevnikoff

Kokain *(n)*. Extrakt aus dem Kokastrauch (Erythocylum coca). Hauptwirkstoff ist ein Pyrrol-Pyridin-Alkaloid. Die Blätter des Kokastrauches wurden in südamerikanischen Kulturen gekaut, um die Leistungsfähigkeit zu steigern, Hunger und unangenehme Empfindungen zu überwinden und ein Glücksgefühl zu erzeugen. In Anbauländern findet auch ein Extrakt (»Basulka«) als Kokapaste Anwendung. Wird in der Medizin als Medikament in örtlicher Anwendung zur örtlichen Betäubung benutzt, weil es die Leitfähigkeit von Nervenfasern unterbricht. Von Kokainsüchtigen (►Kokainismus) wird es entweder als weißes, bitter schmeckendes Pulver (Kokainhydrochlorid) geschnupft oder – aufgelöst in Wasser – in die Vene gespritzt. Unter Süchtigen sind auch die Decknamen C, Koks, Schnee, Coke, Charley und »white stuff« geläufig. Apotheken dürfen Kokain nur in Lösungen bestimmter Stärke oder in besonderen Zusammensetzungen, nicht als Reinsubstanz abgeben.
e: cocaine, (im Drogenjargon) bernies, candy, charley, coke, girl, snow. *fr:* cocaïne

Kokainabhängigkeit *(f)*. In DSM-IV: ►Substanzabhängigkeit von ►Kokain. Weil Kokain rasch ausgeschieden wird, muss es häufig genommen werden, um den Effekt aufrechtzuerhalten. Bei längerer Einnahme entstehen die Erscheinungen des ►Kokainismus.
e: Cocaine Dependence. – (ICD-10: F14.2x).

Kokainentzug *(m)* In DSM-IV: ►Substanzentzug von ►Kokain. Das klinische Bild ist charakteristisch und tritt Stunden nach Beendigung eines länger dauernden Kokaingenusses ein. Zeichen: missmutige und deprimierte Stimmung bis hin zur Selbsttötungs-

neigung, Lustlosigkeit, Müdigkeit, lebhafte, jedoch unangenehme Träume, Schlafstörungen (übermäßig oder zu wenig), starker Appetit, starkes Verlangen nach Kokain.
e: Cocaine Withdrawal. – (ICD-10: F14.3).

Kokainintoxikation *(f).* In DSM-IV: ►Substanzintoxikation mit ►Kokain. Der Zustand der unmittelbaren Einwirkung des Kokains. ►Kokainismus (1).
e: Cocaine Intoxication. – (ICD-10: F14.0x).

Kokainmissbrauch *(m)* In DSM-IV: ►Substanzmissbrauch von ►Kokain. Hervorgehoben wird, dass es auch längere Zeiten gibt, in denen kein Kokain genossen wird. Nach Beendigung können die Erscheinungen des ►Kokainentzugs auftreten, jedoch nicht bei jedem Menschen.
e: Cocaine Abuse. – (ICD-10: F14.1).

Kokainismus *(m).* 1. Chronische oder akute Kokainvergiftung. Zeichen: Gefühl von Vitalität und Kraft, Wachheit und Konzentration, großer Schaffenskraft. Objektiv sind Urteilsschwäche, Pupillenverengung oder -erweiterung, Schwitzen oder Kälteschauer, Muskelschwäche und Beeinträchtigung der Atmung feststellbar. 2. Süchtige Abhängigkeit von ►Kokain. Spielte im Anfang des 20. Jahrhunderts eine bedeutende Rolle, besonders in intellektuellen Kreisen. Wurde dann lange Zeit nur in Südamerika beobachtet und kehrte ab 1968 wieder nach Europa zurück. Die Dosis reicht von 1–30 g pro Tag. Unmittelbar nach Einnahme tritt eine lebhafte Euphorie auf, die – im Gegensatz zum stillen Glück der Opiumraucher – von Rededrang begleitet wird. Bei höheren Dosen kommt es zum Kokainschwips, dem eine Apathie folgt, die nur durch neue Kokaingaben durchbrochen werden kann. Nach längerer Einnahme kommt es zu starker Abmagerung, Wahrnehmungsstörungen, Sinnestäuschungen, Verfolgungswahn und in charakteristischer Weise zum Gefühl, Würmer unter der Haut zu haben (Magnan'sches Zeichen). Die Süchtigen verraten sich deshalb durch rücksichtsloses Kratzen und Reinigen. Manchmal entsteht ängstliches Misstrauen, sodass manche Süchtige Waffen zur Verteidigung gegen vermeintliche Angreifer bei sich tragen. DSM-V führt Kokainismus nicht als eigenes Krankheitsbild auf, sondern erwähnt es jeweils bei Substanzmissbrauch, Störung durch Stimulanzien, Entzugserscheinungen usw. ICD-10: F14.x.
e: cocainism, (im Drogenjargon) cokie. *fr:* cocainisme, cocainomanie

Kokainomanie *(f).* ►Kokainismus (2).

Kokainsucht *(f).* ►Kokainismus (2).

Koks *(m).* Im Drogenjargon: Kokain.

Kollapsdelir *(n).* Erstmals von H. Webers (1866) beschriebene, von Kraepelin so genannte symptomatische Psychose (s. d.), die sich bei Fieberabfall entwickelt und mit Benommenheit, hochgradiger Verwirrtheit, Sinnestäuschungen, Ideenflucht und lebhafter motorischer Erregung einhergeht. Als klinische Einheit nicht mehr anerkannt. Fällt unter den Begriff der ►akuten exogenen Reaktionstypen.
e: collapse delirium. *fr:* délire de collapsus

Kollektionismus *(m).* Syn. für ►Sammeltrieb.

Kollektivbewusstsein *(n).* ►Bewusstsein, kollektives.

kollektive Psychotherapie *(f)* Psychotherapie größerer Menschengruppen als Gegensatz zur Individualpsychotherapie. Unter dem Begriff werden auch alle Maßnahmen der Soziotherapie und Milieutherapie in psychiatrischen Kliniken sowie die Gruppenpsychotherapie verstanden. Auch Bez. für die Therapie ganzer Populationen zur Bekämpfung von Zeitkrankheiten und kollektiven Neurosen (V. E. ►Frankl).
e: collective psychotherapy. *fr:* psychothérapie collective

kollektives Unbewusstes *(n).* ►Unbewusstes, kollektives.

Kollektivneurose *(f).* ►Massenneurose.

Koller *(m).* Volkstümliche Eindeutschung von Cholera (Gallenbrechruhr). Hat die Bedeutung von plötzlich ausbrechender oder stiller Wut, eines schweren Erregungszustandes sowie von psychischen Störungen, die sich aus bestimmten Situationen ableiten (Gefangenenkoller u. Ä.).
e: mad fit. *fr:* vertige

Kollusion *(f)* 1. I. w. S. das Zusammenspiel von zwei oder mehr Personen innerhalb sozialer ►Systeme. Von lat. colludere: spielen mit jemandem, ein geheimes Einverständnis mit jemand unterhalten, sich mit jemandem verstehen, unter einer Decke stecken. 2. I. e. S. in der Familientherapie: das unbewusste Zusammenspiel der Ehepartner. Beide erkennen nicht die Regeln, nach denen sie sich verhalten, und sind außerstande, aus dem »eingespielten« Schema herauszutreten. – Entsprechend dem ►Phasenschema der Psychoanalyse werden unterschieden: 1. narzisstische K.: Einssein miteinander; 2. orale K.: einander umsorgen; 3. anal-sadistische K.: einander ganz gehören; 4. phallisch-ödipale K.: männliche Bestätigung in der Ehe.

Kolonnenarbeit *(f)* In der ►Arbeitstherapie die Beschäftigung eines psychisch Kranken innerhalb einer Arbeitsgruppe.

Kolyphrenie *(f)* Stärkere geistige Behinderung.
e: kolyphrenia. *fr:* coliphrénie

kolytisch *(a).* (J. R. Hunt). Bezeichnung für die Temperamentseigentümlichkeiten: ruhig, passiv, verschlossen. Entspricht etwa ►schizoid.
e: kolytic. *fr:* colitique

Koma *(n).* Tiefe Bewusstlosigkeit von längerer Dauer, wobei der Kranke auf Anruf überhaupt nicht reagiert und auf stärkere Schmerzreize entweder nur einige unkoordinierte Abwehrbewegungen oder über-

haupt keine Reaktion zeigt. Das Reflexverhalten kann sehr wechselnd sein, Kornealreflex, Sehnen- und Hautreflexe können fehlen (oder auch vorhanden sein). Außer bei organischen Hirnkrankheiten auch bei schweren Stoffwechselstörungen (Coma alcoholicum, basedowicum, diabeticum, hepaticum, hypoglycaemicum, uraemicum) und im präfinalen Stadium schwerer Allgemeinerkrankungen vorkommend.
e: coma. *fr:* coma

Komabehandlung *(f)* 1. Syn. für ►Insulinkomabehandlung. 2. Sammelbez. für ►Insulinkomabehandlung und ►Elektrokonvulsionsbehandlung, weil dabei zunächst ein Koma hervorgerufen wird.

Komasaufen *(n)*. In der Alltags- und Mediensprache: Trinken von viel Alkohol innerhalb kurzer Zeit, vor allem bei Jugendlichen. Erstrebt wird eine rasch eintretende ►Alkoholintoxikation (Rauschzustand), jedoch kein Koma. Versehentlich kann es jedoch zu ►Sopor und ►Koma mit Atemlähmung kommen. Dann ist sofortiges ärztliches Eingreifen mit Beatmung notwendig. Durch die Alkoholdehydrogenase werden pro Stunde ca. 0,1 g Alkohol pro kg Körpergewicht abgebaut. Der Normalzustand tritt entsprechend rasch wieder ein.
e: binge drinking.

komatös *(a)*. Sich im ►Koma befindend.
e: comatose. *fr:* comateux

Kombinierte Rezeptiv-Expressive Sprachstörung *(f)* In DSM-IV: Störung des Sprachverständnisses bei Kindern mit der Folge, dass sich das Kind schlecht in Sprache ausdrücken kann. Mithilfe von Tests etwa ab dem 4. Lebensjahr feststellbar. Zeichen: das Kind erweckt den Eindruck, nicht zuzuhören, unaufmerksam zu sein, Anweisungen nicht richtig zu befolgen, ein mangelhaftes Gedächtnis zu haben oder langsam im Denken zu sein. »Rezeptiv« ist hier im Sinne der ►Rezeptionsästhetik gemeint, das Gehörte wird nicht rezipiert. Vgl. Kommunikationsstörungen, Expressive Sprachstörung.
e: Mixed Receptive-Expressive Language Disorder. – (ICD-10: F80.2).

Kombinationsschwäche *(f)* Formale Denkstörung. Durch Krankheit beeinträchtigte Fähigkeit, Denkinhalte sinnvoll und vor allem rasch miteinander zu verknüpfen. Besonders bei zerebrovaskulären Störungen.

Komitee, [psychoanalytisches] *(n)*. Auf Vorschlag von E. ►Jones 1912 gebildete »kleine Gruppe zuverlässiger Psychoanalytiker als eine Art ›alte Garde‹ um Freud herum.« Freud nannte sie ein »geheimes Konzil, das sich aus den besten und zuverlässigsten unserer Leute zusammensetzen« sollte. Aufgabe war die Verteidigung der Psychoanalyse, vor allem ihrer Kernannahmen von Verdrängung, Unbewusstem, infantiler Sexualität. Mitglieder waren außer Jones: Karl ►Abraham, Hanns ►Sachs (bis 1927), Sandor ►Ferenczi, Otto ►Rank, ab 1919 Max ►Eitingon, ab 1920 Anna ►Freud. Die Mitglieder trugen als Zeichen einen Ring.

Kommotionsneurose *(f)* (H. Vogt). Nach einer Gehirnerschütterung eine Zeit lang bestehen bleibende Allgemein- und Herderscheinungen. Es kann sich um eine Halbseitenschwäche, Aphasien, Delirien oder Kleinhirnstörungen handeln. Die Krankheitsbezeichnung bezieht sich auf die ältere Bedeutung des Begriffes ►Neurose (1). Die unter dieser Bez. beschriebenen Zustände werden nicht mehr als zusammengehöriges Krankheitsbild angesehen. *fr:* syndrome contusionel (Roussy und Lhermitte).

Kommotionspsychose *(f)* (Fr. Kalberlah, 1904). Im Anschluss an eine Gehirnerschütterung (►Commotio cerebri) auftretende reversible Psychose. Gewöhnlich wird von der ►Annahme ausgegangen, dass eine bloße Gehirnerschütterung keine Psychose verursachen könne und daher das Vorhandensein einer Psychose bereits eine substanzielle Hirnschädigung (Contusio) anzeige. Daher wird die Bez. kaum noch gebraucht und stattdessen von ►Kontusionspsychose gesprochen.

kommunale Psychiatrie *(f)* Syn. für ►Gemeindepsychiatrie.

Kommunikation *(f)* 1. Übermittlung von Information, speziell Sprache, zwischen zwei oder mehr Menschen. In der ersten Hälfte des 20. Jh. zunächst nur für nachrichtentechnische Übertragungen zwischen Sender und Empfänger gebraucht. Wegen deren ständig zunehmender Bedeutung als metaphorischer Ausdruck in viele Wissensbereiche übergegangen. In der Medizin: allgemein die sprachliche und metasprachliche Verbindung zwischen Arzt und Patient, spezieller bei den ►Kommunikationsstörungen. 2. Abweichend davon DSM-V: Kommunikation bestehe auch dann, wenn weder eine Kommunikationsabsicht noch eine Verbindung zwischen Sender und Empfänger besteht. ►Kommunikationsstörungen.
e: communication. *fr:* communication

Kommunikationsstörungen *(f, pl)*. 1. Allgemein: Störung der Fähigkeit eines Menschen, mit anderen normal zu kommunizieren. 2. Spezieller: Arbeits- und Forschungsgebiet der ►»Phoniatrie und Pädoaudiologie«. Daher nennen sich Kliniken dieses Fachgebietes teils auch »Klinik für Kommunikationsstörungen«. 3. In DSM-IV: Untergruppe der ►»Störungen, die Gewöhnlich Zuerst im Kleinkindesalter, in der Kindheit oder Adoleszenz Diagnostiziert« werden. Es werden darin zusammengefasst: ►Expressive Sprachstörung, ►Kombinierte Rezeptiv-Expressive Sprachstörung, ►Phonologische Störung, ►Nicht Näher Bezeichnete Kommunkationsstörung und ►Stottern. Diese DSM-IV-Untergruppen entsprechen den ►Sprach- und Sprechstörungen von DSM-III-R, wurden jedoch in der Namensgebung der Untergruppen,

Gruppenzuordnung und Inhalten verändert. 4. In ICD-10 an sich unter der Bez. »Umschriebene Entwicklungsstörungen des Sprechens und der Sprache« (F80.x) enthalten, jedoch mit veränderten Inhalten und Beschreibungen. Dort untergliedert in ►Artikulationsstörung, ►expressive Sprachstörung und ►rezeptive Sprachstörung. 4. In DSM-V zusammenfassende Bez. für *(a)* ►Sprachstörung, (b) ►Artikulationsstörung, (c) Redeflussstörung mit Beginn in der Kindheit (►Stottern), (d) soziale (pragmatische) Kommunikationsstörung (s. d.).
e: communication disorders, disordered communication.

Kommunikationsstörung, soziale (pragmatische) *(f)* DSM-V: Störung im Bereich sprachlicher Inhalte. Ein Sprecher versteht es niemals, sich auf das Sprachverständnis des Hörers einzustellen. Als Folge treten soziale und berufliche Schwierigkeiten auf. Beginn in früher Kindheit.
e: social (pragmatic) communication disorder.

Kommunikationstheorie: *(f)* Von der Nachrichtentechnik ausgehender Wissenschaftszweig. Erklärung der Gesetze zur Nachrichtenübertragung durch technische Systeme. Grundbegriff ist »Information« als Maß für Zeichen (Signale). Deren Übertragung von einem Sender auf einen Empfänger ist mathematisierbar und hat große technische Bedeutung erlangt. Historisch: 1949 war es Shannon gelungen, den ursprünglich nicht exakten Begriff »Information« so zu definieren, dass er quantitativ ausgedrückt werden kann. Ebenso bedeutungsvoll ist der Begriff der Vorinformation (Redundanz), der ebenfalls quantitativ gefasst werden kann. ►Informationspsychologie.
e: informational theory.

Kommunikationstherapie *(f)* Aus der allgemeinen Systemtheorie (s. d.) abgeleitete Psychotherapieform (vgl. ►Palo-Alto-Gruppe). Anwendung bei Familien und ähnlichen Gruppen (= soziale Systeme). Das psychische Symptom z. B. eines Familienmitglieds wird als Mittel aufgefasst, mit welchem dieser Symptomträger auf die Familie Einfluss nimmt. Es wird eine Änderung der Kommunikationsregeln in der Familie angestrebt, um den systemstabilisierenden Charakter des Symptoms entbehrlich zu machen. Als Mittel dienen z. B. ►Symptomverschreibung, ►paradoxe Intention, therapeutische Doppelbindung (s. d.) oder andere Verhaltensanweisungen, die sich auf die gegenwärtige Situation des zwischenmenschlichen Systems (s. d.) beziehen.
e: structural family therapy (Minuchin), strategic therapy (Haley), conjoint family therapy (Satir).
Syn.: systemische oder strategische Therapie, Interaktionstherapie.

kommunizierter Wahnsinn *(m)* ►induziertes Irresein.

Komorbidität *(f)* 1. (A. R. Feinstein, 1970). Gleichzeitiges Vorhandensein mehrerer Krankheiten bei derselben Person (»occurance or existence of more than one disease in the same time in the same person«). 2. Mehrere Verschlüsselungsziffern von DSM-IV oder ICD-10 sind erfüllt. Der Wortteil »-morbidität« lehnt sich insoweit an die engl. Bedeutung von ►Morbidität (2) an. Das zunächst nur für Körperkrankheiten definierte Prinzip wurde durch DSM-III-R (1987) auf psychische Störungen übertragen. Dabei kam es zu einer Verschiebung der Bedeutung, da DSM nicht Krankheiten verschlüsselt, sondern mithilfe von ►Einschluss- und ►Ausschlusskriterien ►Kategorien bzw. Syndrome bildet. Kam bei dessen Übersetzung (1989) als «falscher Freund» in die dt. Sprache. In ICD-10 ebenso. 3. In der klinischen Alltagssprache der Psychiater Syn. für Nebendiagnose.
e: comorbidity.

Kompensation *(f)* Nach der Individualpsychologie A. Adlers werden angeborene (wirkliche oder vermeintliche) Mängel durch besondere Leistungen auf anderen Gebieten kompensiert, was man als psychischen ►Abwehrmechanismus versteht. Wird die Kompensation zu weit getrieben, entstehen ein unangemessenes Geltungsbedürfnis und Überheblichkeit: ►Überkompensation.
e: compensation. *fr:* compensation, méchanisme de compensation

Komplementarität *(f)* Ergänzbarkeit. In der Physik die Erklärbarkeit einzelner experimenteller Befunde sowohl durch eine Wellen- als auch durch eine Korpuskulartheorie. Beide Theorien erklären alle Erscheinungen, schließen sich aber gegenseitig aus. Als Denkmodell auch auf psychologische Sachverhalte angewandt. Menschliches Verhalten wird sowohl als neurophysiologischer Prozess als auch als sinnvoller Erlebnisinhalt interpretiert.
fr: complémentarité (principe de c.).

Komplex *(m)*. 1. In der Philosophie und Denkpsychologie ein zusammenhängendes Ganzes. 2. (C. G. Jung). Gruppe von größtenteils verdrängten Vorstellungen, die als zusammenhängendes Ganzes in gegenseitiger Verbindung stehen und unter Ausschaltung einer bewussten Kontrolle Denken, Fühlen und Handeln des Individuums beeinflussen. Die Komplexe entstehen gewöhnlich aus konflikthaften Situationen in frühester Kindheit. Da sowohl in diesen frühkindlichen Situationen als auch in den späteren Vorstellungen bestimmte Konstellationen und Muster immer wiederkehren, sind eine ganze Reihe von Komplexen mit Eigennamen (oft nach sagenhaften Gestalten) belegt worden, womit bereits S. Freud begann. Bekannt sind ►Ödipus-Komplex, ►Elektra-Komplex, ►Kain-Komplex, ►Klytämnestra-Komplex, ►Griselda-Komplex, ►Phädra-Komplex, ►Großvater-Komplex, ►Kastrationskomplex u. a. Von Jung auch näher als »affekti-

ve Komplexe« umschrieben. Der Begriff wurde zwar bereits in der ersten Hysterie-Arbeit (1895) von Breuer und Freud gebraucht, später jedoch im Wesentlichen von der Jung'schen Schule bearbeitet. Er gewann von Anfang an eine besondere Popularität und wird seitdem von den Psychoanalytikern – mit Ausnahme des Ödipus-Komplexes und des Kastrations-Komplexes – zunehmend gemieden. 3. (G.E. Müller). In der Gedächtnispsychologie Gruppen von miteinander fest verbundenen Gedächtnisinhalten. 4. (Th. Ziehen). Syn. für ►Vorstellungskomplex, gefühlsbetonter.
e: complex. *fr:* complexe

komplexe Psychologie *(f)* Syn. für ►Psychologie, analytische.

komplexe Störungen *(f, pl)*. In der ►Psychotraumatologie: Psychische Störungen als Folge wiederholter, schwerer und/oder verschiedener Traumatisierungen. Vgl. ►Trauma (2).

komplexhaft *(a)*. In der Psychoanalyse: was aus einem (verdrängten) ►Komplex entsteht.
e: complex. *fr:* complexuel

Komplex-Indikatoren *(m, pl)*. (C.G. Jung). Im Jung'schen Assoziationsversuch werden dem Probanden eine Reihe von Reizworten zugerufen, worauf dieser sofort die erste sich darauf einstellende Assoziation zu nennen hat. Verkürzte oder verlängerte Zeit bis zu einer Antwort oder das Ausbleiben einer Antwort werden als Hinweis auf Komplexbereiche angesehen.

Komplexpsychologie *(f)* Syn. für ►Psychologie, analytische.

Komplexqualitäten *(f, pl)*. (F. Krueger). In der Gestaltpsychologie die bereits auf einen Zusammenhang weisenden Eigenschaften eines (noch) ungestalteten Erlebnisganzen, insbesondere der Gefühle. Mit dem Begriff soll die Ganzheitlichkeit besonders aller Gefühlserlebnisse hervorgehoben werden.

Komplexreaktion *(f)* Form der Reaktion auf Reizworte beim Jung'schen ►Assoziationsversuch, wenn Komplexbereiche berührt werden, die der Versuchsperson nicht bewusst sind oder die sie verheimlichen will. Die Reaktionszeit wird länger, die Antworten lassen emotionale Tönung erkennen, Atmung, Puls und elektrischer Hautwiderstand zeigen gegenüber der Ausgangslage Veränderungen an.

komplizierter Alkoholrausch *(m)* ►Alkoholrausch, komplizierter.

Kompromissbildung *(f)* 1. (S. Freud, 1896). Nach der psychoanalytischen Theorie kann das neurotische Symptom als das Ergebnis eines Kompromisses aufgefasst werden, der sich aus den (unerfüllten) Triebwünschen einerseits und aus der ►Abwehr andererseits ergibt. In das Symptom selbst gehen (zu unterschiedlichen Anteilen) Teile sowohl des ursprünglichen Impulses als auch der Abwehr ein. ►Symptombildung. 2. I.w.S. können die Inhalte des manifesten Traums und schließlich alle Produktionen des Unbewussten als Kompromiss aufgefasst werden. Verdrängte Vorstellungen werden dabei durch die Abwehr bis zur Unkenntlichkeit entstellt, so dass sie dem Bewussten in dieser Form »harmlos« erscheinen und daher die ►Zensur passieren.
e: compromise formation. *fr:* formation de compromis

Kompulsion *(f)* Selten gebr. Syn. für ►Zwangshandlung.

kompulsives Irresein *(n)*. ►impulsives Irresein.

Konation *(f)* 1. (W. McDougall). Neben der kognitiven und emotionalen Kategorie eine der drei psychischen Kategorien. Repräsentiert die Trieb- und Antriebsseite der Persönlichkeit (Instinkte, Triebe, Wünsche, Strebungen), die der kognitiv-intellektuellen Seite gegenübersteht. 2. (Warren). Bewusstsein eines Bewegungsvorganges.
e: conation. *fr:* conation

konditionaler Reflex *(m)*. Syn. für ►Reflex, bedingter.

konditionaler Stimulus *(m)* ►Stimulus, konditionaler.

konditionierter Reflex *(m)*. Syn. für ►Reflex, bedingter.

Konditionierung *(f)* 1. Hervorbringen bedingter Reflexe (s.d.). 2. Syn. für ►Konditionierung, klassische.
e: conditioning. *fr:* conditionnement

Konditionierung, extero-interozeptive *(f)* Form der Konditionierung, bei welcher der unbedingte Reiz im Körperinnern, der bedingte jedoch außerhalb liegt. Z.B. bei einem Patienten wird Blasenfüllung (= unkonditionierter Reiz) auf einem Manometer sichtbar angezeigt (konditionierter Stimulus). Nach der Lernphase bewirken allein Veränderungen des Manometers (ohne wirkliche Veränderungen des Blasendrucks) Empfindungen und Körperreaktionen des Harndrangs. Vgl. Konditionierung, interozeptive.

Konditionierung, instrumentelle *(f)* (Bechterew, 1913). Form der Konditionierung, bei welcher im Unterschied zur klassischen Konditionierung (s.d.) der Verstärker erst nach der Reaktion eingesetzt wird. Daher auch große Ähnlichkeit zur operanten Konditionierung (s.d.).

Konditionierung, intero-exterozeptive *(f)* Form der Konditionierung, bei welcher der bedingte Reiz im Körperinneren, der unbedingte außerhalb liegt. Z.B. Dehnung der Magen- oder Darmwand durch einen kleinen Ballon (bedingter interozeptiver Reiz) mit elektrischem Schlag (unbedingter exterozeptiver Reiz). Vgl. Konditionierung, interozeptive.

Konditionierung, intero-interozeptive *(f)* Form der Konditionierung, bei welcher sowohl bedingter als auch unbedingter Reiz im Körperinnern liegen. Vgl. Konditionierung, interozeptive.

Konditionierung, interozeptive *(f)* (Razran, 1961; Bykow und Kurzin, 1966; Adam, 1967). Sammelbez. für abgewandelte Form der klassischen (= extrozeptiven) Konditionierung (s. d.), bei welcher konditionierte und/oder unkonditionierte Stimuli (s. d.) über Rezeptoren des vegetativen Systems, vor allem des Verdauungskanals (Interozeptoren) aufgenommen werden. Gesondert werden unterschieden: 1. intero-exterozeptive K.; 2. extero-interozeptive K.; 3. intero-interozeptive K. – Zum Abbau eines konditionierten Reflexes sind mehr Wiederholungen als bei rein exterozeptiver Konditionierung nötig, er wird jedoch weniger leicht gelöscht. Aus den Experimenten sind gut Erklärungsmodelle und Behandlungsverfahren für psychosomatische Leiden ableitbar.

Konditionierung, klassische *(f)* Experimentelle Erzeugung eines Reflexes nach dem Schema der Pawlow-Schule. Zum Ausgangszeitpunkt führen unabhängig voneinander ein neutraler Reiz (NS) zu Orientierungsreaktionen (OR) und ein unbedingter Reiz (UCS) zur unbedingten Reaktion (UCR). Im Experiment werden neutrale, für sich wirkungslose Reize (NS) so oft mit dem für den jeweiligen Reflex charakteristischen Auslöser (UCS) gekoppelt, bis der vorher neutrale Reiz allein den Reflex auszulösen vermag. Der Reflex heißt dann bedingter (konditionaler, konditionierter) Reflex (CR). Sein natürlicher Auslöser heißt unkonditonierter Reiz (UCS), der von der Erfahrung abhängige Auslöser konditionaler Stimulus (CS). – Zahlreiche psychiatrische Anwendungen in der ►Verhaltenstherapie. Zur Kritik ist jedoch gesagt worden, dass nach diesem Modell der Lernende an vererbte Verhaltensmuster (Reflexe) gebunden ist und damit nur eine beschränkte Anpassung an die Umwelt erreichen kann.
e: classical conditioning. Schema der klassischen Konditionierung nach Legewie. *fr:* conditionnement classique

Konditionierung, operante *(f)* (B. F. Skinner). Lernen an den Konsequenzen. Lernen am Erfolg. Form des Lernens. Vor allem von E. L. Thorndike (1913) begründete und von Skinner (1938) herausgearbeitete Konditionierung von Tätigkeiten (operants). Ein gewünschtes Verhalten (Rx) wird dadurch gelernt, dass alle Reaktionen, die als Vorstufen des gewünschten Verhaltens gelten, immer wieder durch bestimmte ►Verstärker (S0) bekräftigt werden. Dadurch wird die Wahrscheinlichkeit des Auftretens der gewünschten Sequenz S0-Rx immer größer. Z. B. Versuchstiere, die zufällig den Öffnungsmechanismus ihres Problemkäfigs entdecken und dafür mit Futter »belohnt« werden, finden den Mechanismus in der Folge immer schneller. – Zahlreiche psychiatrische Anwendungen in der ►Verhaltenstherapie und im ►Biofeedback. Unmittelbar aus der Skinner-Theorie abgeleitete Psychotherapietechniken nennen sich ►operante Interventionsverfahren.
e: operant contioning. *fr:* conditionnement opérant

Konfabulation *(f)* Mehr oder weniger missglückte sprachliche Situationsangleichung. Erzählen von Vorgängen, die entweder nur in der Phantasie des Kranken existieren oder in keinem Zusammenhang mit der gegebenen Situation stehen. Zum Begriff gehört eine starke subjektive Überzeugung von der Richtigkeit des Gesagten, die durch keine Argumente zu erschüttern ist. Dies unterscheidet die Konfabulation von der ►Pseudologia phantastica, bei der nur im Augenblick an die Phantasieprodukte geglaubt wird, diese aber durch Konfrontation mit der Wirklichkeit korrigiert werden können. Vorkommen bei zahlreichen organischen Hirnkrankheiten, regelmäßig aber beim ►amnestischen Korsakow-Syndrom.
e: confabulation, fabrication. *fr:* fabulation

Konfabulation, blühende *(f, pl)*. Besonders ausschmückungsreiche, auf geringe Anregungen hin einsetzende Konfabulationen. Die Bez. wird fast ausschließlich bei Konfabulationen von Korsakow-Kranken verwendet.
e: opportune confabulation.

Konfabulationen, expansive *(f, pl)*. Konfabulationen mit megalomanen Inhalten.

konfabulatorische Schizophrenie *(f)*. ►Schizophrenie, konfabulatorische.

Konfabulose *(f)* Psychische Krankheit, bei der phantastische Konfabulationen nahezu oder ausschließlich das psychopathologische Bild beherrschen. Besonders bei Fleckfieber (W. v. Baeyer), anderen Rickettsiosen, im Abklingen des Typhus abdominalis und von Hirntraumen. ►Konfabulose, progressive.

Konfabulose, expansive *(f)* Manische Psychose mit gehobener Stimmung und expansiven Konfabulationen.

Konfabulose, progressive *(f)* (Kleist und Schwab). Paranoide Form der Schizophrenie mit Vorherrschen von Konfabulationen. Entspricht der ►Paraphrenia confabulans.

Konflikt *(m)*. Widerstreit, Zusammenstoß von zwei oder mehr unvereinbaren Motiven oder Interessen. Konfliktmodelle spielen zur Erklärung psychischer oder sozialer Prozesse eine bedeutende Rolle. Vgl. Konflikt, psychischer, Konflikt, sozialer, Appetenz-Aversionsverhalten.
e: conflict. *fr:* conflict

Konfliktatmen *(n)*. (A. Janov, 1967, 1970). »Automatische«, stark vertiefte Atmung bei Auftauchen von erinnerten Gefühlen während einer ►Urschreitherapie.

Konflikt, psychischer *(m)*. Zusammenstoßen zweier einander widersprechender Strebungen oder Motivationen in einer Person. Der Konflikt kann manifest sein, wenn z. B. ein moralisches Gesetz einem

Triebwunsch gegenübersteht. Latente Konflikte können sich nach psychoanalytischen Ansichten dagegen in umgewandelter Form äußern und insbesondere zu Verhaltensstörungen, neurotischen Symptomen, Charakterstörungen usw. führen. Konflikte und Konfliktlösungen gehören zum normalen menschlichen Leben. Verfehlte Konfliktlösungen sind ein zentrales Problem der Neurosenpsychologie. Sie werden gefördert durch Triebstruktur und psychischen Apparat eines Menschen. Wenn ein Trieb seine natürliche Quelle, das Es, verlässt, trifft er auf dem Wege zu seiner Realisierung auf verschiedene ihn behindernde Instanzen, vor allem Über-Ich, Ich, Ich-Ideal und schließlich die Realität. Das einzelne neurotische Symptom kann als Kompromiss im Konflikt zwischen Triebwunsch und den seiner Realisierung entgegenstehenden Prinzipien interpretiert werden. Auch das psychosomatische (somit körperliche) Krankheitssymptom kann als Ergebnis und vorläufige Lösung eines intrapsychischen Konflikts verstanden werden (A. Mitscherlich: »Krankheit als Konflikt«). Es gibt verschiedene Tendenzen, diese Vorstellung zu einer allgemeinen Krankheitstheorie auszuweiten.
e: intrapsychic conflict. *fr:* conflict psychique

Konfliktpathologie *(f)* In der Psychoanalyse Sammelbez. für eine Theorie behandlungsbedürftiger psychischer Veränderungen, welche als Folge eines psychischen Konfliktes (s. d.) angesehen werden. Wird einer ►Strukturpathologie der Persönlichkeitsstörungen gegenübergestellt.

Konfliktreaktion *(f)* Seelische Reaktion als Antwort auf einen psychischen Konflikt. Kann sich in psychischen wie in körperlichen, vor allem vegetativen Erscheinungen äußern.

Konfliktreaktion, innere *(f)* Umschreibende Bez. für ►Neurose. Die neurotischen Symptome können auch als Reaktion auf innere Unausgeglichenheiten, Spannungen und Triebsituationen aufgefasst werden, was mit dieser Bez. herausgestellt werden soll.

Konfliktsituation *(f)* Äußere Lebenssituation, die für unlösbar gehalten wird und zu Krankheitserscheinungen führt. In Wirklichkeit wird durch die besondere Situation lediglich ein psychischer Konflikt aktualisiert.
e: conflict situation. *fr:* situation conflictuelle

Konflikt, sozialer *(m).* Sammelbez. für Kämpfe, Streitigkeiten, Auseinandersetzungen und Spannungen zwischen Personen oder Gruppen.
e: social conflict. *fr:* conflict social

Konflikttrinker *(m).* Aufgrund eines für unlösbar gehaltenen, durch Neurose bestimmten psychischen Konfliktes aufgetretene ►Alkoholsucht. Die Behandlung erfolgt durch Psychoanalyse oder Psychotherapie.

konformer Wahn *(m)* ►Wahn, konformer.

kongrade Amnesie *(f)* s. Amnesie, kongrade.

Kongruenz *(f)* Übereinstimmung. Ausdruck der klientenbezogenen Therapie (s. d.). Haltung, bei welcher der Therapeut gegenüber dem Patienten ohne Maske und Fassade ganz er selbst ist. Der Therapeut ist sich seiner Gefühle und Empfindungen bewusst und kann sie dem Klienten unmittelbar zugänglich machen. Gilt als günstigste Voraussetzung für eine erfolgreiche Therapie.
e: congruence.

konkretes Denken *(n).* ►Denken, konkretes.

Konkubiszenz *(f)* Syn. für ►Libido (1).

Konkussionspsychosen *(f, pl).* Syn. für ►Kontusionspsychosen.

Konsiliarpsychiatrie *(f)* »Ratgebende« Tätigkeit eines Psychiaters in einer nicht-psychiatrischen Praxis oder Institution. Der Rat kann dem Patienten, dem Kollegen und seinen Helfern oder der Institution gegeben werden. Er braucht sich nicht nur auf psychische Störungen oder einen entsprechenden Verdacht zu beziehen, sondern auch auf körperliche Krankheiten sowie deren seelische Voraussetzungen, Begleiterscheinungen und Folgen. Besonders bedeutsam für die Auswirkungen der hochtechnisierten Medizin (z. B. jahrelange Abhängigkeit von der künstlichen Niere).
e: consultation psychiatry.
Syn.: Konsultationspsychiatrie.

Konstanzprinzip *(n).* Von S. Freud in Analogie zum Stabilitätsprinzip des Physiologen Fechner aufgestelltes Grundprinzip der Psyche. Danach besteht ein Mechanismus, welcher die Summe der Erregungen in der Psyche so konstant wie möglich hält. Um dieses Ziel zu erreichen, werden Erregungen entweder nach außen abgeführt oder bereits abgewehrt, wenn sie den psychischen Apparat erreichen.
e: law of constancy, constance principle. *fr:* principe de constance

Konstellation, negativ-ödipale *(f).* ►negativ-ödipale Konstellation.

Konstellation, ödipale *(f).* ►ödipale Konstellation.

Konstitution *(f)* Das Gesamt körperlicher und psychischer Eigenschaften eines Menschen. Bei Benutzung der Bez. wird vor allem an solche ererbten oder erworbenen Eigenschaften gedacht, die dauerhaft erscheinen und darum besonders zur Charakterisierung eines Individuums oder einer Gruppe geeignet sind. Die Konstitution bedeutet für das Individuum sowohl Möglichkeiten wie Grenzen. S. die folgenden Stichwörter.
e: constitution. *fr:* constitution

Konstitution, depressive *(f)* Dauernde Schwermut leichten Grades mit pessimistischer Auffassung und lebensverneinender Einstellung. ►Depression, konstitutionelle.

Konstitution, emotionale *(f)* (Déjérine). Durch übermäßige, der bewussten Kontrolle entzogene Reaktion auf emotionale Reize gekennzeichnete Konstitution. Nach Ansicht von Déjérine ätiologisch für die Konversionsneurose verantwortlich.
e: emotional constitution. *fr:* constitution émotive

Konstitution, enechetische *(f)*. ►enechetische Konstitution.

Konstitution, epileptische (psychopathische) *(f)* In der älteren Psychiatrie: mäßig ausgeprägte epileptische Wesensänderung (s. d.), die als Folge von Anfällen bei einem Anfallskranken oder ohne Anfälle im Familienumkreis von Epileptikern vorkommen kann.
fr: epileptic (psychopathic) constitution.

Konstitution, explosive *(f)* (F. Mauz). Typologischer Begriff aus der Gruppe der iktaffinen Konstitutionen (s. d.). Entspricht den explosiblen Psychopathen (s. d.).

Konstitution, hypoparanoide *(f)* Von K. Kleist (1913) als primäre Charakterstruktur bei ►Involutionsparanoia bezeichnet, aus der später als Steigerung die paranoide Psychose hervorgeht. »Von sich eingenommene, eigenwillige Menschen, deren Beziehungen zu den anderen Menschen häufig durch Empfindlichkeit, Reizbarkeit und Mißtrauen getrübt werden.«

Konstitution, iktaffine *(f)* (F. Mauz). Konstitutionstyp mit ererbten und familiären Merkmalen erhöhter Bereitschaft zu epileptischen Anfällen. Mauz teilt den Typ in weitere Gruppen auf, vor allem ►enechetische Konstitution. Andere Typen wie kombinierte Defektkonstitution, explosive Konstitution, reflexhysterische Konstitution (s. d.) und intermediäre Defektformen sind uneinheitlich und haben sich als Begriffe nicht durchzusetzen vermocht. In der klinischen Praxis werden iktaffine und enechetische Konstitution daher oft syn. gebraucht. *fr:* constitution ictaffine.

Konstitution, neuropathische *(f)*. ►Neuropathie.

Konstitution, reflexhysterische *(f)* (F. Mauz). Typologischer Begriff aus der Gruppe der iktaffinen Konstitutionen. Besondere Merkmale sind eine »gesteigerte und beschleunigte Umschaltbarkeit der psychophysischen Apparate« sowie eine »Neigung zu elementaren, reflexmäßigen Reizentladungen«.

Konstitution, zyklothyme *(f)* Charakterveranlagung mit Neigung zu raschem und häufigem Stimmungsumschwung. Menschen, die bald »himmelhoch jauchzend«, bald »zu Tode betrübt« sind. Entspricht etwa der stimmungslabilen Psychopathie. In der älteren Psychiatrie mit Disposition zur manisch-depressiven Erkrankung.

Konstitutionslehre *(f)* Lehrgebäude, welches alle Individuen nach gemeinsamen Eigenschaften den Typen weniger (meist 3–4) ►Konstitutionen einzuordnen erlaubt. Seit dem Altertum stets erneut unternommener Versuch. Hippokrates: Apoplecticus, Phthisicus; Galen: Sanguinicus, Melancholicus, Phlegmaticus, Cholericus. In der 1. Hälfte des 20. Jh. spielten die Konstitutionslehren von ►Kretschmer und William Sheldon eine bedeutende Rolle. Körpergestalt und Charakter wurden als Typen in einen festen Zusammenhang gebracht. 1. (Kretschmer). Beziehungen zwischen Körperbautyp und einzelnen Psychosen, insbesondere zur Schizophrenie und manisch-depressiven Erkrankung. Vgl. Pykniker, Zyklothymie (1); leptosomer Typ, Schizothymie; athletischer Körperbautyp, visköses Temperament; Dysplastiker. 2. (W. H. Sheldon). Beziehungen zwischen Körperbautyp und Temperament. Der Kretschmer'schen Lehre sehr ähnlich, hat sich besonders in den USA durchgesetzt. Vgl. Ektomorphie, Zerebrotoniker; Mesomorphie, Somatotoniker; Endomorphie, Viszerotoniker.
e: constiutional theory of personality, constitutional typology. *fr:* typologie des constitutions

Konstitutionstypologie *(f)*. ►Konstitutionslehre.

konstitutionelle Nervosität *(f)* Syn. für ►Neuropathie.

Konsultationspsychiatrie *(f)* Syn. für ►Konsiliarpsychiatrie.

Kontakt, affektiver *(m)*. Auf Sympathie (oder Antipathie) aufgebaute affektive Beziehung zwischen Arzt (insbesondere Psychotherapeut) und Patient. Allgemeiner auch: emotionale Beziehung zwischen zwei Menschen, die sich nach einer Weile des Zusammenseins herausbildet.
e: affective rapport.
Syn.: affektiver Rapport. *fr:* contact affectif

Kontaktmangelparanoid *(n)*. (W. Janzarik, 1973). Typ der ►Altersschizophrenie. Vorherrschend ist das Bild einer paranoid(-halluzinatorischen) Psychose: Wahn der Beeinträchtigung innerhalb der eigenen Wohngrenzen mit Vorstellungen des Eindringens Fremder, Vergiftet- und Bestohlenwerdens, der Beschmutzung durch Ungeziefer, Gas und Dämpfe, des Eindringens von Einbrechern u. a. Das Wahnthema ist meist Sexualität. Die vor der Krankheit empfindlichen und einzelgängerischen oder aktiv-lebendigen Menschen bleiben in ihrer Persönlichkeit erhalten. Sie werden jedoch mit einer Situation der Vereinsamung besonders schlecht fertig. Bleibt evtl. über Jahrzehnte bestehen. Vgl. Beeinträchtigungswahn, präseniler.

Kontaktpsychologie *(f)* Psychotherapeutische Lehre ►Speers. Geht davon aus, dass die engen Beziehungen zwischen Mann und Frau ein Paradigma für alle zwischenmenschlichen Beziehungen sind. Autistische Schizophrene, Neurotiker, Sonderlinge leiden unter Kontaktstörungen oder Kontaktschwäche, ihre »Liebesfähigkeit« ist gestört. Behandlung durch besondere psychotherapeutische Methoden.

Kontaktschwäche *(f)* Zu geringe Fähigkeit, zu anderen Menschen herzliche Beziehungen aufzunehmen und zu unterhalten. Vorkommen aufgrund von ►Gehemmtheit bei Neurotikern, einer allgemeinen Kommunikationsstörung bei Schizophrenen oder konstitutioneller Schwäche (►Konstitution, ►Schizothymie). ►Autismus.
e: inability to relate to other people. *fr:* faiblesse de contact

Kontaktwahn *(m).* Wahnhafte Überzeugung, die bei der ►Folie à deux von einem Geisteskranken auf einen in Kontakt zu diesem stehenden Geistesgesunden übertragen wird.
e: communicated insanity, induced insanity, shared paranoid disorder (DSM-III). *fr:* délire induit

Kontamination *(f)* In der Grammatik Verschmelzung von zwei oder mehr formal und inhaltlich verwandten Wörtern zu einem neuen. In der Psychopathologie Vorkommen als Versprecher, als Verdichtung im Traum, bei Ermüdung oder als schizophrenes Symptom. Häufig Stilmittel des Volkswitzes. Beispiel: In einem Park in Kiel steht eine Aktfigur von ausladenden Ausmaßen, die im Volksmund »Venus von Kielo« heißt; Kontamination aus Kiel-Milo-Kilo.
e: contamination. *fr:* contamination

Kontext *(m)* 1. i. e. S. Text um einen Text herum. Erst aus dem Kontext erschließt sich der Sinn eines Textes. 2. i. w. S. Lebensgeschichte, persönlicher Charakter, Lebensumstände, welche für das Denken, Handeln oder Entscheidungen eines Menschen maßgebend sind. Die ►Akzeptanz- und Commitmenttherapie hat den Bezug zum Kontext (funktionaler Kontextualismus) zur Grundlage.
e: context

Kontinuitätsdelir *(n).* ►Delirium tremens, das während fortgesetzter Alkoholeinnahme auftritt.

konträre Sexualempfindung *(f).* ►Sexualempfindung, konträre.

Konträrsexualität *(f)* Obsol. Syn. für ►Homosexualität.

kontraphobisch *(a).* Gegen Angst gerichtet. Verhaltensweisen, welche einem Individuum dazu dienen, Angst zu verbergen, zu beseitigen, auszugleichen oder gar nicht erst aufkommen zu lassen. Kontraphobisch Ängstliche können auch Mut zeigen und sich z. B. als besonders kühne Schwimmer, Wanderer, Motorradfahrer, Soldaten oder Fallschirmspringer hervortun.
e: counter-phobic (counterphobia, counter-phobic activity).

kontraphobisches Verhalten *(n).* (►Fenichel, 1945). Verhalten, welches – gewöhnlich unbewusst – darauf gerichtet ist, Ängste zu mindern, zu beseitigen und vor allem nicht aufkommen zu lassen. Jemand setzt sich z. B. freiwillig wagemutiger Gefahr aus und empfindet dabei keine Angst, obwohl er eigentlich gerade davor Angst hat.

Kontrolle *(f)* 1. Eigentlich Konträr-Rolle, Gegenverzeichnis, Rechnungsprüfung, Gegenaufsicht. 2. Engl. »control« kann abweichend von Dt. sowohl die Steuerung als auch die Beherrschung eines Vorganges, Wunsches oder einer Maschine bedeuten. In dieser Bedeutung als Lehnwort auch im Dt.

Kontrollanalyse *(f)* Kontrolle der Analysen eines Psychoanalytikers in Ausbildung. Etwa 2 Jahre nach Beginn der analytischen Ausbildung beginnt der Ausbildungskandidat mit ersten eigenen Analysen, die von seinem Lehranalytiker nach jeder Analysestunde aufgrund der Aufzeichnungen kritisiert werden, damit der Kandidat auf unzweckmäßiges oder unkorrektes Vorgehen oder nicht bemerkte Zusammenhänge aufmerksam gemacht werden kann. Die Kontrollanalyse dient ferner dazu, dem Kandidaten seine eigene ►Gegenübertragung deutlich werden zu lassen und ihm zu zeigen, worin das psychoanalytische Verfahren im Gegensatz zu anderen psychotherapeutischen Methoden (Hypnose, Suggestion, Unterstützung, Ratschläge) besteht.
e: control oder supervisory oder supervised analysis. *fr:* psychoanalyse contrôlée oder sous contrôle

Kontrollverlust *(m).* Lehnwort (►Kontrolle [2]) aus dem Engl. 1. Verlust der ►Impulskontrolle. Vgl. ►Impuls. 2. Unfähigkeit eines Süchtigen, sein süchtiges Verhalten einzustellen oder zu mäßigen.
e: loss of control.

Kontrollzwang *(m).* Zwangsneurotisches Symptom. Immer wieder müssen Bestätigungen darüber erlangt werden, ob z. B. der richtige Brief in das richtige Kuvert gesteckt wurde, die Tür auch wirklich abgeschlossen wurde usw. In schwächerer Ausprägung auch normal-psychologisch häufig.
e: obsessive doubt. *fr:* manie de vérification

Kontusionspsychose *(f)* (E. Trömner, 1910). Im Anschluss an eine Contusio cerebri auftretende Psychose vom akuten exogenen ►Reaktionstyp Bonhoeffers. Schließt sich gewöhnlich an eine längere Bewusstlosigkeit an und wird auf Hirnödeme zurückgeführt. Klinisch gleichartig sind die sich an eine Commotio cerebri anschließenden Kommotionspsychosen. Symptomatik: ►Ödempsychosen, akute traumatische.

Konversion *(f)* (S. Freud, 1894). Nach der psychoanalytischen Theorie Vorgang, durch welchen hysterische Symptome entstehen. Ein seelischer Konflikt wird in körperliche Symptome so umgesetzt (konvertiert), dass die Symptome den Konflikt in symbolischer Form zum Ausdruck bringen und die Psyche dadurch zugleich Entlastung erfährt (primärer Krankheitsgewinn). Im Einzelnen sind es Wunschvorstellungen, Phantasien und Erinnerungen, die nicht zum Bewusstsein zugelassen werden können

(►Zensur) und deshalb durch ►Verdrängung ins ►Unbewusste abgedrängt werden. Dort werden sie jedoch nicht gleichsam vernichtet, sondern die ►libidinöse Energie wird von der verdrängten Vorstellung abgetrennt und in körperliche Innervation konvertiert. Beim Konflikt handelt es sich in der Regel um ein Gegenüber von erotischen Wünschen einerseits und ihrer Versagung durch eine andere innerseelische Instanz andererseits. ►Konversionssymptome; ►Konversionshysterie. DSM-III-V hat die Vorstellung Freuds der Umwandlung beibehalten, wendet sie aber nur auf (pseudo)neurologische Symptome an, die eine neurologische Erkrankung vortäuschen.

Konversionshysterie *(f)* (S. Freud). Form der Neurose, hysterisches Zustandsbild, dessen Symptomatik vorwiegend durch Konversionssymptome gekennzeichnet ist. Nach der psychoanalytischen Theorie handelt es sich hierbei um Kranke, deren Sexualität auf der kindlichen Entwicklungsstufe stehen geblieben ist und bei denen u. a. der Ödipuskomplex unvollständig gelöst wurde. Das Mädchen hat dann z. B. unbewusst den Wunsch, sich mit dem Vater zu vereinigen, hat aber gleichzeitig eine starke Abneigung dagegen. Häufig kommen auch Fixierungen an die ►orale Phase vor. Bei der Symptombildung spielen auch ►Identifikationen mit anderen, evtl. an Körperkrankheiten leidenden Personen eine große Rolle. Dadurch kann das Entstehen psychischer Epidemien (s. d.) erklärt werden. In kritischen Lebenssituationen kommt es dann zum Auftreten hysterischer Symptome. Die Symptomwahl richtet sich nach der Situation der Verdrängung, dem Symbolwert für die Darstellung des unbewussten Triebes und einem Entgegenkommen der Organe. Teilweise (Franz Alexander) wird ein Konversionssyndrom der motorischen (Willkür- und Ausdrucks-)Bewegungen und sensorischen Funktionen streng von einer »vegetativen Neurose« mit ausschließlich vegetativen Körpersymptomen unterschieden. Konversionshysterien kommen unter bestimmten soziokulturellen Bedingungen häufiger vor als unter anderen.- Neben der Konversionshysterie gibt es eine ►Angsthysterie, deren Symptome nicht durch Konversion entstehen.
e: conversion hysteria. *fr:* hystérie de conversion

Konversionsneurose *(f)* Neurose, deren klinisches Bild von ►Konversionssymptomen beherrscht wird. Es handelt sich dabei praktisch ausschließlich um die ►Konversionshysterie. Ob es außer der Konversionshysterie weitere Neurosen mit Konversionssymptomen gibt, gilt als umstritten.
e: conversion neurosis. *fr:* névrose de conversion

konversionsneurotische Störungen *(f, pl)*. Konversionssymptome nach der Theorie und Ordnung des DSM-III. Gefordert wird: 1. vorherrschend sei der Verlust oder die Beeinträchtigung einer Körperfunktion; 2. die Symptomatologie geht auf einen innerseelischen Konflikt zurück und steht in einem zeitlichen Zusammenhang mit Ereignissen in der sozialen Umwelt; 3. das Symptom ist nicht durch den Willen beeinflussbar; 4. keine Körperkrankheit als Ursache; 5. das Symptom ist nicht auf Schmerz oder sexuelle Normabweichungen beschränkt; 6. das Symptom wird nicht durch Körperkrankheit oder Schizophrenie hervorgerufen. In DSM-V nicht enthalten. Vgl. Konversionsstörung.

Konversionsreaktion *(f)* Plötzliches Auftreten von Konversionssymptomen aus Anlass eines aktuellen Erlebnisses. ►Konversionshysterie.
e: conversion reaction. *fr:* réaction de conversion

Konversionsstörung *(n)*. In DSM-III-V Ausfallserscheinungen im Bereiche des Bewegungsapparates und der Sinnesempfindungen ohne krankhaften Körperbefund. Es werden vor allem (pseudoneurologische) Symptome aufgezählt, die eine neurologische Erkrankung vermuten lassen: Lähmungen einzelner Glieder, Aphonie, Dysphonie, Kloßgefühl, Schluckbeschwerden, anfallsartige Zustände, Störungen der Bewegungskoordination, Akinese, Dyskinese, Blindheit, Doppelbilder, Tunnelgefühl, Geruchsverlust, Taubheit, Berührungs- und Schmerzempfindungslosigkeit einzelner Körperteile, Missempfindungen in Körperteilen, Erbrechen, Harnverhaltung, eingebildete Schwangerschaft. DSM-III/IV hält sich in der Aufzählung der Symptome eng an die Literatur der ►Konversionshysterie und übernimmt den Konversionsbegriff, distanziert sich zugleich von der psychoanalytischen Erklärung, schreibt jedoch vor, dass psychische Faktoren (nicht näher erklärter Art) als Ursache festgestellt werden. Von DSM-III zu -IV hat es Veränderungen in der Aufzählung der Symptome gegeben (hier zusammengefasst). Für die Stellung der Diagnose verlangt DSM-III in Abweichung von seinen sonst angewandten Prinzipien, dass ein primärer und sekundärer Krankheitsgewinn nachgewiesen bzw. glaubhaft gemacht werden kann. DSM-IV enthält diese Forderung nicht. DSM-V hat eine leichte Umbenennung vorgenommen in: Konversionsstörung (Störung mit Funktionellen Neurologischen Symptomen).
e: conversion disorder.
Syn.: Hysterische Neurose, Konversionstyp (nur DSM-III), conversion disorder (functional neurological symptom disorder). – (ICD-10: F44.xx).

Konversionssstörung (Störung mit Funktionellen Neurologischen Symptomen) *(f)*. DSM-V: Identisch mit ►Konversionsstörung. Es wurde lediglich die Bezeichnung verändert, nicht die Sache. Das Adjektiv »funktionell« soll darauf hinweisen, dass Funktionen so gestört sind, als ob es sich um neurologische Symptome handelt. Gehört in DSM-V zur Gruppe »Somatische Belastungsstörung und verwandte Störungen« (s. d.).

K

e: conversion disorder (functional neurologic symptom disorder).

Konversionssymptome *(n, pl).* Auf dem Wege der ►Konversion entstandene körperliche Symptome. Hierzu zählen: 1. i. e. S. motorische Erscheinungen: 1a. Lähmungen einzelner oder mehrerer Gliedmaßen; 1b. Unfähigkeit, zu stehen und zu gehen (►Abasie, ►Astasie); 1c. psychogener Schiefhals; 1d. abnorme Bewegungsabläufe (z. B. choreiforme Bewegungen); 1e. Unfähigkeit zur Intonation (►Aphonie); 1f. Stimm- und Sprechstörungen; 1g. hysterische ►Anfälle. 2. i. w. S. weitere Körpererscheinungen: sensibel: 2a. herabgesetzte oder aufgehobene Berührungs- und Schmerzempfindlichkeit (►Hypästhesie, ►Anästhesie, ►Analgesie); 2b. Überempfindlichkeit gegen Berührungs- und Schmerzreize (Hyperästhesie); 2c. ständig oder lange Zeit bestehender Schmerz; 3. sensorisch: 3a. Schwerhörigkeit, Taubheit; 3b. Übergehör (►Hyperakusis); 3c. Sehstörungen, teilweise oder vollständige Blindheit, Ausfall eines bestimmten Sehbereichs, Nichtwahrnehmen einzelner Dinge oder Personen; 3d. Veränderungen in der Größenwahrnehmung (►Mikropsien, ►Makropsien); 4. viszeral: 4a. Atembeschwerden, Asthmaanfälle; 4b. Atemrhythmusstörungen, Hyperventilation; 4c. Störungen der Darmmotorik, z. B. Durchfälle, Erbrechen; 4d. Schluckstörungen (►Dysphagie), Schluckauf; 4e. Harnentleerungsstörungen; 5. hysterische Bewusstseinsveränderungen: 5a. hysterische ►Dämmerzustände; 5b. ►Somnambulismus, ►Oneiroid und ►Ekstase; 5c. ►Ganser-Syndrom; 6. eingebildete ►Schwangerschaft. – Vgl. konversionsneurotische Störungen.

Konvexitätssyndrom des Stirnhirns *(n).* Durch Schädigung der äußeren Anteile des Stirnhirns (Stirnhirnkonvexität) entstehende psychische Störungen. Grundlegendes Symptom ist ein Antriebsmangel (Kleist, 1911). Ferner bestehen Denkstörungen; das tätige Denken ist gestört, der Denkprozess verläuft verkürzt und vereinfacht, Kombinationsfähigkeit und eigenständiges produktives Denken verarmen (C. Faust); bei Schilderung eines Sachverhaltes sind die Dürftigkeit der Aussage und Einfallsarmut typisch (W. Klages). Die aus Antriebsmangel bedingte Schwäche, eine Tätigkeit zu beginnen und zu Ende zu führen, zeigt sich in Vernachlässigung der Kleidung, der Wäsche, Verminderung des Reinlichkeitsbedürfnisses und »Wurstigkeit« in der Lebensführung. Charakteristisch ist, dass die Fremdanregbarkeit erhalten bleibt; vom Kranken kann z. B. Denkarbeit geleistet werden, wenn Themen gestellt werden und die Erörterung angeregt wird. Nach Beringer (1941) entsteht das Bild »farbloser Zufriedenheit und Unbekümmertheit – isoliertes aktuelles Ich ohne Hintergrund – es geht nichts vor, es taucht nichts auf«. – Vorkommen besonders bei Stirnhirnverletzungen und Tumoren. Bei Fortfall der Ursache ist das Syndrom reversibel. ►Orbitalhirnsyndrom. ►Thalamusdemenz. – Da es im Engl. kein genaues Wort für «Antriebsmangel» gibt, wurde dafür in den USA «dyexekutives Syndrom» verwendet, was dann Syn. für das Ganze wurde.
e: convexity syndrome; dysexecutive syndrome.

Konvulsator *(m).* Gerät der Fa. Siemens zur ►Elektrokonvulsionsbehandlung.

Konvulsion *(f)* 1. Unwillkürliche, heftige Muskelkontraktionen, die einzeln oder in Serien auftreten können, sich auf ein eng umschriebenes Muskelgebiet beschränken oder den ganzen Körper ergreifen können. Konvulsionen können tonisch sein (lang anhaltende, starre Kontraktion) oder klonisch (Zucken, rasch aufeinanderfolgende Kontraktionen und Muskelerschlaffungen). Tonisch-klonische Konvulsionen haben aufeinanderfolgend ein tonisches und ein klonisches Stadium und werden gewöhnlich synonym mit dem generalisierten epileptischen Anfall verstanden. 2. In der klinischen Alltagssprache oft als Synonym für ►Elektrokonvulsionsbehandlung gebraucht.
e: convulsion. *fr:* convulsion

Konvulsionstherapie *(f)* ►Krampfbehandlung.

konvulsiv *(a).* Krampfmäßig. Adj. zu ►Konvulsion.
e: convulsive. *fr:* convulsif

konvulsive Hirnstimulation: *(f)* Syn. für ►Elektrokonvulsionsbehandlung.

Konzentration *(f)* Aktive Hinwendung der Aufmerksamkeit auf einen bestimmten Bewusstseinsinhalt unter gleichzeitiger Abblendung anderer.
e: concentration, mental focusing. *fr:* concentration

Konzentrationslagersyndrom *(n)* Syn für ►Überlebendensyndrom.

Konzentrationslagerüberlebendensyndrom *(n)* Syn für ►Überlebendensyndrom.

Konzentrationsschwäche *(f)* Beeinträchtigung der Fähigkeit zur Konzentration. Rasches Nachlassen der Konzentrationsfähigkeit. Meist in der Form, dass störende Nebengedanken nicht ausgeblendet und die Gedanken nicht auf einen Gegenstand fixiert werden können. Normalpsychologisch in der Ermüdung, bei besonders aufwühlenden Erlebnissen oder Überforderung vorkommend. Aus krankhafter Ursache z. B. bei Intoxikation mit Koffein oder Amphetamin, bei Manie in Form der ►Ideenflucht. Die meisten Hirnkrankheiten führen zu Konzentrationsschwäche. Besonders typische Erscheinung bei postkommotionellem Syndrom.

konzentrative Selbstentspannung *(f).* ►Selbstentspannung, konzentrative.

Konzeptionsfurcht *(f)* 1. Wiederholte oder fortbestehende Angst davor, schwanger zu werden, ohne dass es dazu eine konkrete Veranlassung gibt. Kann sich nach Meinung einiger Gynäkologen auch in körperlichen Symptomen (Fluor) äußern. 2. Angst davor, schwanger zu sein. – Beides kann Grund und Thema von Psychotherapie sein.

Koordinationsstörung, Entwicklungsbezogene ►Entwicklungsbezogene Koordinationsstörung.

Kopfschmerz, depressiver *(m)*. Kopfschmerz als (eventuell fast einziges) Symptom einer Depression. Erlebt häufig als Druck in der Mitte des Kopfes, als schwere Last auf dem Kopf, Schläfendruck, Druck im Hinterkopf. Daneben finden sich gewöhnlich charakteristische aber schwach ausgebildete Symptome der Depression.
e: depressive headache. *fr:* céphalée dépressive

Kopfschmerz, hysterischer *(m)*. Kopfschmerz als (eventuell deutlichstes) Symptom einer hysterischen Symptomneurose (s. d.), manchmal mit dem Gefühl eines eingeschlagenen Nagels (►Clavus hystericus). Der Kopfschmerz bringt in symbolischer Form einen aktuellen Konflikt zum Ausdruck.
e: hysteric headache. *fr:* céphalée hystérique

Kopfschmerz, psychogener *(m)*. Syn. für ►Spannungskopfschmerz, psychisch bedingter.

Kopfuhr *(f)* Fähigkeit, ohne Hilfsmittel zu einem bestimmten Zeitpunkt aus dem Schlaf zu erwachen. Kann als besondere Begabung vorhanden sein, aber auch eingeübt werden.
e: mental clock.
Syn.: Terminerwachen, automatisches Erwachen.

Kopfwackeln *(n)* Syn. für ►Jactatio capitis.

Kopfwerfen, kindliches *(n)*. ►Jactatio capitis.

Koplik'sches Degenerationszeichen *(n)*. (H. Koplik) Höckerartiger Vorsprung am Erbsenbein bei sporadischem Kretinismus.

Kopophobie *(f)* Angst vor Müdigkeit.
e: kopophobia. *fr:* copophobie

Koprolagnie *(f)* Sexuelle Erregung und Befriedigung durch Berührung und Umgang mit Exkrementen. ►Analerotik.
e: coprolagnia. *fr:* coprolagnie

Koprolalie *(f)* Wörtlich: Kotsprache. Fortgesetzte Neigung, beim Sprechen Ausdrücke und Bilder der Verdauungsvorgänge zu verwenden. Bei einem kleinen Kind, das in einem gesitteten Milieu aufwächst, kann Koprolalie fortgesetzte Beschäftigung mit analen Vorgängen anzeigen. Häufige Erscheinung bei jungen Männern, die damit gegen Sauberkeitserziehung und Gesellschaftsnormen protestieren. Ein mehr explosivartiges Ausstoßen koprolaler Wörter findet sich beim ►Tourette-Syndrom.
e: coprolalia. *fr:* coprolalie

Kopromanie *(f)* Krankhafte Neigung, mit Fäkalien zu hantieren, sie an die Wände, ans Bett oder an die Kleidung zu schmieren.
e: copromania. *fr:* copromanie

Koprophagie *(f)* Verzehren der eigenen Exkremente.
e: coprophagia. *fr:* coprophagie

Koprophemie *(f)* Obszönes Sprechen. Form männlicher sexueller Anomalie, bei der sexuelle Erregung dadurch gesucht wird, dass Frauen gegenüber sexuelle Wörter der Vulgärsprache verwendet werden, um eine Empörung zu provozieren,
e: coprophemia. *fr:* coprophémie

Koprophilie *(f)* Besonderes Interesse an den Exkrementen. Wird in seinen psychodynamischen Aspekten besonders in der Psychoanalyse beachtet. Dabei lassen sich weitgehende Zusammenhänge zwischen der Sauberkeitserziehung sowie der frühkindlichen Haltung zu den Exkrementen und neurotischen Symptomen herstellen.
e: coprophilia. *fr:* coprophilie

Koprophobie *(f)* Angst vor der Berührung mit Fäkalien. Bei Neurosen mit Zwangssymptomen keine seltene Erscheinung. Zeigt sich oft in Form einer Angst vor Schmutz oder Ansteckungsfurcht. Psychoanalytisch gesehen handelt es sich um eine Reaktion auf den (uneingestandenen) Wunsch nach dem Gegenteil, der Koprophilie.
e: coprophobia. *fr:* coprophobie

Kopropraxie *(f)* Seltenes Syn. für ►Exhibitionismus.
e: copropraxia. *fr:* copropraxie

Koro *(n)*. (P. C. J. van Brero, 1897). Zuerst bei Malaien beschriebene, besonders in Südchina und Indochina beobachtete anfallsartig auftretende Furcht, der Penis ziehe sich in den Leib zurück. Als Abwehrmaßnahme wird der Penis entweder festgehalten oder ans Bein gebunden. Es besteht die Vorstellung, dass der Tod eintritt, wenn der Penis im Leib verschwunden ist. Es handelt es sich um einen kulturgebundenen Ausdruck von Angstanfällen, die in Form von Epidemien auftreten. Im Chinesischen heißt Koro suoyang (suo = Schrumpfen, yang = Penis). Nach W. M. Pfeiffer tritt es vor allem dort auf, wo der Penis als Zentrum der Lebenskraft angesehen werde. Gehört in ICD-10 zu den sonstigen näher bezeichneten neurotischen Störungen (F48.8). Es bestehen keinerlei Beziehungen zum ähnlich klingenden ►Kuru.
e: koro. *fr:* koro

Korophilie *(f)* Neigung lesbischer Frauen zu jungen Mädchen. ►Homosexualität, weibliche.
e: korophilia. *fr:* corophilie

Korrelate *(n, pl)*. Dinge oder Begriffe, die nur in wechselseitiger Beziehung einen Sinn haben (z. B. warm – kalt).

Korsakow, Sergej Sergejewitsch geb. 22.1.1854 Gus-Chrustalny, gest. 1.5.1900 Moskau. Schüler Kojewnikows. Ab 1899 bis zu seinem Tode Ordinarius für Psychiatrie und Neurologie in Moskau. Zählt zu den bedeutendsten Psychiatern des 19. Jahrhunderts. Bereits in seiner ersten Arbeit (»Über eine polyneuritische Psychose mit einer eigenartigen Störung der Merkfähigkeit und mit Pseudoreminiszenzen«) beschrieb er das später nach ihm benannte ►amnestische Syndrom bzw. die Korsakow-Psychose. Die von Korsakow beschriebene ►Dysnoia vermochte sich dagegen nicht durchzusetzen.

Korsakow-Psychose (alkoholische) *(f)* Von S. S. Korsakow 1887 als Cerebropathia psychica toxaemica beschriebenes Krankheitsbild. Entspricht klinisch einem ►amnestischen Syndrom, das durch chronischen Alkoholismus entsteht und mit einer Polyneuritis einhergeht. Nur in dieser Konstellation wird von einer Korsakow'schen Psychose gesprochen. Die Bez. wurde 1928 von Meggendorfer so geprägt und seither mit gleicher Bedeutung beibehalten.
Syn.: chronisch-alkoholisches Delirium, polyneuritische Psychose.

Korsakow'sche Zeichengruppe *(f).* ►amnestisches (Korsakow-)Syndrom.

Korsakow-Symptomenkomplex *(m).* ►amnestisches (Korsakow-)Syndrom.

Korsakow-Syndrom *(n).* Häufig gebrauchtes Syn. für ►amnestisches (Korsakow-)Syndrom.

Kortikalisierung *(f)* In der Phylogenese vor sich gehende Verlagerung einzelner Funktionen von subkortikalen Zentren zur Hirnrinde. Z. B. finden sich die integrierenden Sehzentren bei Vögeln hauptsächlich im Bereich des Mittelhirndaches, bei den Säugetieren aber in der Kortex. Eine Ratte, deren Sehrinde entfernt ist, vermag mithilfe tiefer gelegener Zentren noch Gegenstände zu erkennen; ein Affe vermag unter den gleichen Bedingungen noch Schatten zu sehen, während der Mensch in dieser Situation nicht einmal mehr die Fähigkeit hat, Lichtschein wahrzunehmen.
e: corticalization. *fr:* corticalisation

Kortikalperson *(f)* (F. Kraus, 1919). Nach einem Schichtenmodell der Persönlickeit als Gegensatz zur ►Tiefenperson diejenigen Funktionen, die vom bewussten Ich gesteuert werden. Wird mit der phylogenetisch jüngeren Neocortex in Zusammenhang gebracht. Entspricht dem personellen Oberbau E. Rothackers, der Noopsyche E. Stranskys und dem Begriff des »noetischen Oberbaus«.

Koshewnikoff-Epilepsie *(n).* ►Epilepsia partialis continua corticalis.

Koshewnikoff-Syndrom *(n).* ►Epilepsia partialis continua corticalis.

Kotessen *(n).* ►Koprophagie.

Kotfressen *(n).* ►Rhypophagie.

Krämpfe, audiogene *(m, pl).* Durch Geräusche ausgelöste epileptische Anfälle. ►Epilepsie, musikogene.

Krämpfe, chemisch induzierte *(f, pl).* Durch Pharmaka hervorgerufene epileptische Anfälle. ►Cardiazolschockbehandlung.

Krämpfe, elektrisch induzierte *(m, pl)* ►Elektrokonvulsionsbehandlung.

Krämpfe, klonische *(m, pl)* ►klonische Krämpfe.

Krämpfe, klonisch-tonische *(m, pl).* Syn. für ►Anfall, großer epileptischer.

Krämpfe, psychasthenische *(m, pl).* (H. Oppenheim, 1906). Epileptische Anfälle bei Psychasthenikern. Einzelne Patienten mit phobischen oder Zwangsängsten, herzphobischen Anfällen oder somatisierter Angst (= Psychasthenie) erleiden durch Angst, Alkoholgenuss, Erschöpfung u. a. epileptische Grand-Mal-Anfälle. Es bestehen engste Beziehungen zur ►Affektepilepsie. Die Bez. wird nicht mehr verwendet.

Krämpfe, tonische *(m, pl)* ►tonische Krämpfe.

Kraepelin, Emil geb. 15.2.1856 Neustrelitz, gest. 7.10.1926 München. O. Prof. der Psychiatrie in Dorpat (1886), Heidelberg (1891) und München (1903). Schüler Wundts, dessen Anschauungen ihn stark beeinflussten. Arbeitete mehrere Jahre unter Gudden. Ordnete die Vielfalt der psychischen Krankheitszustände in eine neue Systematik ein, die sich in ihren Grundzügen international durchgesetzt hat. Die Psychosen ohne krankhaften Körperbefund wurden, soweit möglich, unter dem Leitbild von (nach Ursache und Verlauf einheitlichen) Krankheitseinheiten in zwei große Formenkreise eingeteilt. Auf der einen Seite steht die häufiger in unheilbare Endzustände ausgehende Dementia praecox (►»Schizophrenie«), auf der anderen Seite das grundsätzlich in Heilung ausgehende manisch-depressive Irresein (jetzt »manisch-depressive Erkrankung« [s. d.] oder selten »Zyklothymie« genannt). Viele Einzelformen erhielten neue Bezeichnungen, die teilweise noch üblich sind. Ging von klinisch-psychopathologischen Beobachtungen aus, die er umfassend beschrieb. – Machte sich ferner verdient um die Gründung der Deutschen Forschungsanstalt für Psychiatrie in München (1917), die sein Werk ist und deren Leitung Kraepelin bis zu seinem Tode innehatte. Hauptw.: »Psychiatrie, ein Lehrbuch für Studirende und Aerzte«, 8. Aufl. (1883–1915), »Einführung in die Psychiatrische Klinik«, 4 Bde. (1901–1921), »Hundert Jahre Psychiatrie« (1918). Autobiographie: »Lebenserinnerungen« 1983.

Kraepelin'sche Addiermethode *(f).* ►Kraepelin'scher Rechentest.

Kraepelin'sche Klassifikation *(f)* Von E. Kraepelin begründetes System (►Klassifikation [1]) der psychischen Krankheiten. ►Kraepelin, Emil.

Kraepelin'sche Krankheit *(f)* (E. Grünthal, 1936, 1959). Von Kraepelin als »präseniles Irresein« beschriebene, seltene Krankheit, bei der sich zerfahrene Erregbarkeit, Unruhe, Wahnideen und Sinnestäuschungen mit deutlichen organisch-psychischen Symptomen (Schriftstörung, Denkerschwerung, verwaschene Sprache, hirnorganische Anfälle) verbinden. Neurohistologisch finden sich Zellveränderungen in den drei oberen Schichten der Hirnrinde, aufgequollene Zellen in den unteren Schichten, Streifenkern und Mandelkern. Ursache unbekannt. Das Krankheitsbild ist vom anatomischen Befund her charakterisiert und daher klinisch kaum zu diagnostizieren. Eigentlicher Erstbeschreiber ist E. Grünthal, der die Krankheit nach Kraepelin benannte.

Kraepelin'scher Rechentest *(m).* Zur Prüfung von Übung, Ermüdung und Antrieb dienender Test. Je 2 einstellige Zahlen müssen etwa ½ Stunde fortlaufend mit Unterteilungen von 3 Minuten addiert werden. Bewertet werden Zahl der Lösungen und Fehler in der Zeiteinheit, deren graphische Auftragung die ►Arbeitskurve ergibt.
Syn.: Dauerrechenversuch, Kraepelin-Pauli'scher Rechenversuch. *fr:* cahiers de Kraepelin.

Kraepelin-Schreckneurose *(f).* ►Kraepelin-Syndrom.

Kraepelin-Syndrom *(n).* Von Kraepelin als Schreckneurose bezeichnetes Zustandsbild, das anstelle von »traumatische Neurose« und »traumatische Hysterie« zu verwenden sei. »Es handelt sich dabei um ein aus mannigfaltigsten nervösen und psychischen Erscheinungen zusammengesetztes Krankheitsbild, welches sich infolge von heftigen Gemütserschütterungen, plötzlichem Schreck, großer Angst ausbildet und daher nach schweren Unglücksfällen und Verletzungen, besonders nach Feuersbrünsten, Explosionen, Eisenbahnunfällen, Erdbeben, Blitzschlägen, elektrischen Entladungen u. dgl. beobachtet wird.« (Kraepelin, 1904, S. 720 f.) Als Symptome werden genannt: depressiv-mürrische Verstimmung, allgemeine Verlangsamung, vegetative Übererregbarkeit, Schlafstörungen. Die Bez. findet sich in der dt. Literatur selten, jedoch häufig in der französischen.
e: Kraepelin's syndrome.
Syn.: Emotionsneurose, traumatische Neurose, traumatische Hypochondrie, Schreckneurose. *fr:* syndrome de Kraepelin

Krafft-Ebing, Richard Freiherr von geb. 14.8.1840 Mannheim, gest. 22.12.1903 Graz. O. Prof. der Psychiatrie in Straßburg (1872), Graz (1873), Wien (1889). Anfänglich Anstaltspsychiater in Illenau. Förderte die allgemeine Psychopathologie und forensische Psychiatrie. Begriffe wie ►Zwangsvorstellung und ►Dämmerzustand wurden von Krafft-Ebing geprägt. Sein »Lehrbuch der Psychiatrie« (Stuttgart, 1869) wurde viel benutzt. Weiteren Kreisen bekannt geworden durch die in zahlreichen Auflagen erschienene »Psychopathia sexualis« (Stuttgart, 1886), in der erstmalig eine umfassende Sammlung von Beobachtungen aus der Sexualpathologie vorgeführt und vielfach mit einer neuen Nomenklatur versehen wurde.

Kramer-Pollnow-Syndrom *(n).* ►erethisches Syndrom.

Krampf *(m).* Unwillkürliche Muskelzusammenziehung in einzelnen Muskeln, in Muskelgruppen oder in der gesamten Körpermuskulatur (►Schreibkrampf; ►Beschäftigungsneurose; ►Anfall, großer epileptischer). Der volkstümliche Gebrauch des Wortes ist teilweise stark ausgeweitet und umfasst auch andersartige Zustände.
e: cramp. *fr:* crampe

Krampf, epileptiformer *(m).* Epilepsieähnlicher oder epileptischer Anfall, ►epileptiform.
e: epileptoid convulsion. *fr:* convulsion épileptoïde

Krampf, psychischer *(m).* (H. Oppenheim, 1906). Nicht mehr gebr. Bez. für epileptische Anfälle bei ►Psychasthenie. Bei Neurotikern mit verschiedenen Formen der Angst treten anlässlich besonderer Gemütserschütterungen oder unter Alkoholeinfluss einzelne epileptische Anfälle (►Gelegenheitskrämpfe) auf. Eine antiepileptische Behandlung ist ohne Erfolg. Verschwinden der Angst führt jedoch auch zum Verschwinden der Anfälle.

Krampfäquivalente *(n, pl)* ►Äquivalent, epileptisches.

Krampfanfall *(m)* ►Anfall.

Krampfanfall, fokaler *(m)* ►Anfall, fokaler.

Krampfanfall, generalisierter *(m).* Häufig gebrauchtes Syn. für ►Anfall, großer epileptischer.

Krampfbehandlung *(f)* Behandlung psychischer Krankheiten mit absichtlich herbeigeführten epileptischen Anfällen. Die Krämpfe werden durch Medikamente (►Cardiazolschockbehandlung, ►Azoman-Krampftherapie) oder elektrischen Strom (►Elektrokonvulsionsbehandlung) provoziert.
e: convulsion therapy. *fr:* convulsionsthérapie, sismothérapie, méthode thérapeutique convulsivante

Krampfbereitschaft *(f)* Disposition zu epileptischen Anfällen. Es wird angenommen, dass die Krampffähigkeit des Gehirns eine universelle menschliche Eigenschaft ist. Eine Krampfbereitschaft kann jedoch vererbt oder erworben werden. Kleinere bis kleinste Hirnverletzungen oder Hirnschädigungen können dann ausreichend sein, um ein epileptisches Anfallsleiden manifest werden zu lassen. Die Krampfbereitschaft wechselt mit den verschiedenen Tages- und Jahreszeiten und nimmt im Alter allgemein ab.

Krampfneurose *(f)* Während des Schlafes auftretende krampfähnliche, schmerzhafte Verhärtungen von Waden- und Fußsohlenmuskulatur. Löst sich bei Entspannung oder auch Anspannung der Muskulatur auf. Oft wird als Hilfe ein Magnesiumpräparat benutzt.
Syn.: Krampusneurose.

Krampftherapie *(f).* ►Krampfbehandlung.

Krampusneurose *(f).* ►Krampfneurose.

Krankengeschichte *(f).* Die Lebensgeschichte eines Kranken. Umfasst biographische Anamnese (s. d.), ►Krankheitsgeschichte, psychische und kör-

perliche Befunde. Wird so vollständig als möglich erhoben, weil jede Krankheit als Teil einer Lebensgeschichte verstanden wird. – Historisch: Altertum und Mittelalter kennen keine individuelle Krankengeschichte. Erste ausführliche Kranken- und Krankheitsgeschichten in der Psychiatrie der dt. Romantik (z. B. ►Hauffe, Friedrike) und in der klassischen französischen Psychiatrie (►Pinel). In neuer, ausführlicher Form in den Anfängen der phänomenologischen Richtung der Psychiatrie (►Phänomenologie), vor allem bei ►Jaspers und ►Mayer-Gross. Bei Freud gibt es zwar einige mit Deck- und Realnamen bekannte »klassische« Fälle (z. B. ►Anna O., der ►Wolfsmann, der kleine ►Hans), Freud selbst hat sie aber nicht als vollständige biographische Anamnesen veröffentlicht. Die engl. und amer. Psychiatrie nahm unter dem Einfluss des Behaviorismus kaum Interesse an der Geschichte der Kranken. In der Gegenwart bestehen zwei gegensätzliche Auffassungen nebeneinander: *(a)* die meisten psychodynamischen Richtungen erarbeiten eine sorgfältige Krankengeschichte; (b) die nach-klassische, die lerntheoretisch und behavioristisch orientierte Psychiatrie nimmt kein Interesse daran bzw. lehnt sie ab. Die Klassifikationssysteme DSM-III/IV und ICD-9/10 sind größtenteils ohne Bezugnahme auf eine Krankengeschichte entstanden (►Klassifkation, 2).
e: case history (oft als »Fallgeschichte« übersetzt).

krankhafte Affekte *(m, pl)*. Durch Krankheit verändertes Affektverhalten. Z. B. ist für Schizophrenie ein inadäquater Affekt typisch; bei organischen Hirnkrankheiten kann es zur ►Affektlabilität kommen.

krankhafte Erinnerungsfälschung *(f)*. ►Erinnerungsfälschung.

Krankheit *(f)* Eindeutschung für lat. morbus. Siehe dagegen ►Erkrankung.
e: disease.

Krankheit, psychiatrische *(f)* Syn. für ►Krankheit, psychische. Die in der Alltagssprache häufige Bez. wurde in Analogie zu »chirurgische«, »internmedizinische«, »ophthalmologische« Krankheit usw. gebildet.
e: psychiatric disease.

Krankheit, psychische *(f)* Umschreibung dessen, was psychiatrisch (also medizinisch) als Krankheit verstanden werden kann. Die Abgrenzung krankhafter psychischer Vorgänge gegenüber der Norm erfolgt wie in der Allgemeinmedizin gewöhnlich durch Symptome, wobei vom subjektiven Erleben der erkrankten Individuen möglichst abgesehen wird. Im Sinne der gesetzlichen Krankenversicherung und der Rechtsprechung des BSG: regelwidriger Körper- oder Geisteszustand, der entweder Behandlungsbedürftigkeit oder Arbeitsunfähigkeit oder beides zur Folge hat. Da jede psychische Krankheit außer persönlichkeitsdifferenten (objektiven) auch einen individuellen und einen sozialen Aspekt besitzt, ist eine scharfe Grenzziehung nicht möglich. Hauptsächliche Auffassungen: Nach K. Jaspers gibt es 3 Typen. 1. Als körperlicher Krankheitsprozess: Hirnkrankheiten, Hirnabbauprozesse, psychische Krankheit als Begleiterscheinung von Allgemeinkrankheiten. 2. Als schweres, neu in ein bis dahin gesundes Leben einbrechendes, seelenveränderndes Geschehen, bei dem ein körperlicher Krankheitsprozess nicht bekannt ist, jedoch in der klassischen Psychiatrie postuliert wird: endogene Psychosen, z. B. Schizophrenie, manisch-depressive Erkrankung. 3. Als Variation des Menschseins in weitem Abstand vom Durchschnitt; unerwünscht für den Betroffenen oder seine Umgebung, daher behandlungsbedürftig: Psychopathie, Persönlichkeitsstörungen, Neurosen, Intelligenztiefstand. – Nach K. Schneider ist der psychiatrische Krankheitsbegriff »ein streng medizinischer. Krankheit selbst gibt es nur im Leiblichen, und ›krankhaft‹ heißen wir seelisch Abnormes dann, wenn es auf krankhafte Organprozesse zurückzuführen ist«. – DSM-III/V und ICD-10 verzichten auf einen psychiatrischen Krankheitsbegriff und sprechen allgemein von ►Störungen, bei denen nicht festgelegt ist, ob es sich um eine Krankheit handelt oder nicht. – Nach S. Freud werden abnorme Seelenzustände (insbesondere Neurosen) als Krankheit gewertet, wenn der Betroffene dadurch arbeits- und/oder genussunfähig wird. – Die anthropologische Psychiatrie berücksichtigt das subjektive Krankheitserleben und die wertende Einstellung des Arztes. »Das Wesen des Krankseins ist eine Not und äußert sich als eine Bitte um Hilfe; ich nenne den krank, in dem ich als Arzt die Not erkenne.« (V. v. Weizsäcker). – Psychische Krankheit im Rechtssinne (mit der Folge des Anspruchs auf Leistungen) ist nach höchstrichterlicher Rechtsprechung nur teilweise mit Kenntnissen der medizinschen Wissenschaft bestimmbar, im Übrigen jedoch vom Tatrichter zu entscheiden.
e: psychiatric disease. *fr:* conception de la maladie mentale

Krankheitsangststörung *(f)* In DSM-V: Starke Angst vor Krankheit, ohne dass bestimmte Körperbeschwerden angegeben werden, welche als Zeichen einer solchen Krankheit gewertet werden könnten. Entspricht einem eng gefassten Begriff von ►Hypochondrie. Betroffene lassen sich etwa sehr schnell durch Medienberichte beunruhigen. Krankheiten sind ihnen ein häufiges Gesprächsthema. Die Berührung mit Kranken und Krankheiten wird vermieden. Ärztliche Befunde, welche das Fehlen von Krankheit feststellen, veranlassen eher zu Kritik an der medizinischen Versorgung, als beruhigend zu wirken. Oft haben Betroffene den Eindruck, von Ärzten nicht ernst genommen zu werden.
e: illness anxiety disorder.

Krankheitsbewusstsein *(n)*. Sich der auch nach medizinischem Urteil richtigen Tatsache bewusst sein, dass man krank ist. »Stellung[nahme] des Kranken, in der wohl ein Gefühl von Kranksein, ein Gefühl von Veränderung zum Ausdruck kommt, ohne dass dieses Bewusstsein sich auf alle Krankheitssymptome und auf die Krankheit als ein Ganzes erstreckt, und ohne dass das objektiv richtige Maß in der Beurteilung der Schwere der Krankheit, wie ein objektiv richtiges Urteil über die Art der Erkrankung erreicht würde« (►Jaspers, 1948). Fehlt bei vielen als krankhaft angesehenen psychischen Störungen. Vgl. Krankheitseinsicht.

Krankheitsbild (psychisches) *(n)*. Syn. für ►Bild, klinisches.

Krankheitseinheit *(f)* (►Kahlbaum, 1863). Ordnungsprinzip für psychische Krankheitszustände. Danach werden Krankheitsbilder mit gleicher Ursache, gleichen Erscheinungen, Verläufen, Ausgängen und gleichem anatomischem Befund als einheitliche Krankheit aufgefasst. Paradigma war stets die ►progressive Paralyse. Durch das Wirken Kraepelins zur allgemeinen Grundlage einer psychiatrischen Nosologie geworden. Musste jedoch wegen der Unerfüllbarkeit der Voraussetzungen stets nur Ziel einer zukünftigen Ordnung bleiben. DSM-V und ICD-10 kennen keine psychischen Krankheitseinheiten. Vgl. ►Syndrom, ►Diagnose (3).

Krankheitseinsicht *(f)* Volle Einsicht darin, dass man psychisch krank ist und warum. »Nur [...] wenn alle einzelnen Krankheitssymptome, die Krankheit als Ganzes ihrer Art und Schwere nach richtig beurteilt wird, sprechen wir von Krankheitseinsicht. Doch machen wir die Einschränkung, dass die Beurteilung nur diejenige Richtigkeit zu erreichen braucht, die einem durchschnittlichen, gesunden Individuum aus demselben Kulturkreis einem anderen kranken Menschen gegenüber möglich wäre.« (►Jaspers, 1948). Fehlen einer Krankheitseinsicht ist oft Merkmal psychischer Störungen, z. B. einer ►Psychose. – In der Psychotherapie ist das schrittweise Erreichen oft die Voraussetzung einer Besserung. »Er [der Kranke] hat sich gewöhnlich damit begnügt, sie zu bejammern, sie als Unsinn zu verachten, in ihrer Bedeutung zu unterschätzen, hat aber sonst das verdrängende Verhalten, die Vogel-Strauß-Politik, die er gegen ihre Ursprünge übte, auf ihre Äußerungen fortgesetzt. [...] Er muss den Mut erwerben, seine Aufmerksamkeit mit den Erscheinungen seiner Krankheit zu beschäftigen. Die Krankheit selbst darf ihm nichts Verächtliches mehr sein, vielmehr ein würdiger Gegner werden, ein Stück seines Wesens, das sich auf gute Motive stützt, aus dem es Wertvolles für sein späteres Leben zu holen gilt« (Freud, GW X, 132). Vgl. Krankheitsbewusstsein.
e: insight.

Krankheitsfaktoren, medizinische *(m, pl)*. In der dt. Überssetzung von DSM-III-V häufig gebrauchte Wendung anstelle von »Körperkrankheiten«. Für »medical conditions«, wie es im Original heißt, gibt es keine Wort-zu-Wort-Übersetzung.
e: (general) medical conditions.

Krankheitsfurcht *(f)* Selten gebrauchtes Syn. für ►Hypochondrie.
e: pathophobia. *fr:* pathophobie

Krankheitsgeschichte *(f)* Die Geschichte einer Krankheit, insbesondere einer psychischen. Bezieht sich auf den Teil der ►Krankengeschichte, welcher die Entwicklung der Krankheit selbst darstellt. Geschieht nach einem Pflanzenmodell: Beginn aus einem Keim, Entfaltung, Blütezeit, Zerfall und Ende. DSM-III-V nehmen häufig ausführlich Bezug auf eine Krankheitsgeschichte (jedoch nicht Krankengeschichte), ICD-10 erwähnt sie kaum. Vgl. Klassifikation (2).
e: case history (oft als »Fallgeschichte« übersetzt).

Krankheitsgewinn *(m)*. Vorteil, den ein Kranker aus der Tatsache und Art seiner Krankheit zieht. Weitgehend von der Einstellung der sozialen Umwelt zur Krankheit und von der Art der Krankheit abhängig. Innerhalb der europäischen Kultur kann ein Kranker gewöhnlich auf Schonung, Anteilnahme und zeitweilig oder dauernd auf Befreiung vom Erwerb eines Lebensunterhalts rechnen.
e: gain from illness, morbid gain. *fr:* bénéfice de la maladie

Krankheitsgewinn, primärer *(m)*. (S. Freud). Innere Vorteile, die ein Kranker aus seinen neurotischen Symptomen und aus der Flucht in die Krankheit ziehen kann. Z. B. kann er dadurch den seelisch als schmerzlich empfundenen Situationen aus dem Wege gehen. Obwohl das Symptom selbst unangenehm ist, gestattet es doch, unangenehmen Konflikten auszuweichen und ein größeres Übel zu vermeiden. Am Beispiel einer von ihrem Mann unterdrückten Frau zeigt Freud, dass sie mithilfe der – auch unangenehmen – neurotischen Symptome ihren Mann zu mehr Aufmerksamkeit und Zärtlichkeit zwingen und sich zugleich für schlechte Behandlung an ihm rächen kann. Der primäre Krankheitsgewinn steht einer Heilung neurotischer Symptome oftmals im Wege.
e: primary gain from illness, epinosis. *fr:* bénéfice primaire de la maladie

Krankheitsgewinn, sekundärer *(m)*. (S. Freud). Äußere Vorteile, die ein Kranker nachträglich aus bereits bestehenden neurotischen Symptomen ziehen kann, z. B. eine Rente. Oft so in die Augen tretend, dass der Krankheitsgewinn fälschlicherweise für die alleinige Ursache der Symptome gehalten werden kann. Während beim primären Krankheitsgewinn die Entstehung der Krankheitssymptome eng mit

dem daraus resultierenden Gewinn zusammenhängt, entsteht der sekundäre Gewinn aus den zunächst »zufällig«, z. B. anlässlich eines Unfalles, entstehenden Krankheitserscheinungen. Eine scharfe Grenzziehung zwischen primärem und sekundärem Krankheitsgewinn ist jedoch nicht immer möglich.
e: secondary gain from illness, secondary (epinosic) gain. *fr:* bénéfice secondaire de la maladie

Krankheitskonzept, individuelles *(n).* Subjektive Vorstellung eines psychisch Kranken über seine Krankheit. Hieran wirken nicht nur ärztliche Erklärungen, ►Krankheitseinsicht und ►Krankheitsbewusstsein mit, sondern auch ►Abwehrmechanismen sowie primärer und sekundärer Krankheitsgewinn (s. d.). Beispiel: die (ärztlich oft unterstützte) Vorstellung, nicht psychisch, sondern hirnkrank zu sein, entlastet von Selbstverantwortung. Die Beseitigung der Krankheit kann dann vom Arzt oder Psychotherapeuten erwartet werden, ohne dass sich der Patient mit eigener Leistung daran beteiligen muss. Weil Krankheit von der Pflicht entbindet, sich den Lebensunterhalt selbst zu erarbeiten, kann dieser vom sozialen Sicherungssystem eingefordert werden.

Krankheitsmodell, medizinisches *(n).* In der Psychiatrie. Beschreibung einer psychischen Störung als anatomisch-klinische Einheit und so, als ob es eine von Natur aus bereits existierende Einheit wäre, deren genaue Beschaffenheit zu erforschen wäre. Dazu gehört im Idealfalle: gleiche Ursache, gleiche Symptomatik, gleicher Verlauf, gleicher pathologisch-anatomischer oder biochemischer Befund. Jedes der im Verlauf der Geschichte häufig neu entstandenen Krankheitsmodelle war eine menschliche Erfindung, um die Vielfalt der Lebenserscheinungen zu ordnen. – Historisch: Erste Verwendung bei A. L. J. Bayle (1823) (»Recherches sur les maladies mentales« [Untersuchung über psychische Krankheiten]). Wurde durch ►Kahlbaum (1863) und ►Kraepelin (ab 1896) zur Grundlage der Beschreibung vor allem der endogenen Psychosen. DSM-III/V verzichtet auf das medizinische Krankheitsmodell und spricht nur von ►Störungen.
e: medical model. *fr:* modèle anatomo-clinique, maladie

Krankheitsverhalten, chronisches *(n).* Behandlungsbedürftiges Verharren in der Krankenrolle, obwohl dies nach medizinischen Befunden nicht (mehr) gerechtfertigt ist. Unbewusstes oder halb bewusstes Ziel ist es, die eigene soziale Rolle innerhalb der Familie oder einer anderen Gemeinschaft zu festigen. Begleiterscheinungen: Vermeiden körperlicher Anstrengungen, häufige Inanspruchnahme medizinischer Leistungen für Diagnostik, Widerstand gegen von außen herangetragene Bemühungen zur Aktivierung, unnötiger oder gefährlicher Gebrauch von Medikamenten, unnötiges Benutzen eines Rollators, ►Projektion (2) der Verantwortlichkeit nach außen. Insbesondere wird das medizinische Versorgungssystem verantwortlich gemacht. vgl. ►Krankheitskonzept, individuelles, ►Krankheitsggewinn, sekundärer.
e: sick behaviour.

Krankheitswahn *(m).* 1. Syn. für ►Hypochondrie. 2. Syn. für ►hypochondrischer Wahn.

Krankheitswert *(m).* Psychischer Zustand, der nicht zu den Krankheiten gehört, jedoch als Krankheit gewertet wird. Nach höchstrichterlicher Rechtsprechung mit medizinischem Wissen nur so weit beantwortbar, wie die Frage »im Tatsächlichen wurzelt« (Beschreibung, Befunde, Benennung). Der Rest der Frage, die Bewertung, sei eine Rechtsfrage, die vom Gericht zu beanworten sei. Die Frage stellt sich bei allen Neurosen, Verhaltensstörungen, Charaktervarianten, Persönlichkeitsstörungen, soweit mit ihrer Beantwortung Rechtsfolgen (z. B. Anspruch auf Versicherungsleistungen) verbunden sind. Das Psychotherapeutengesetz (PsychThG) beschränkt die Tätigkeit des psychologischen Psychotherapeuten auf solche »Störungen mit Krankheitswert, bei denen Psychotherapie indiziert ist«. – Engl. keine genaue Entsprechung. Vorgeschlagen wurde malady (ohne Körperbefunde) gegenüber disease (mit Körperbefunden).

Kratzsucht *(f).* ►Titillomanie.

Kratztic *(m).* Kratzende Bewegung bei einem ►Tic. *fr:* tic de grattage.

Krauomanie *(f)* Durch rhythmische Bewegungen gekennzeichneter ►Tic.
e: krauomania. *fr:* crauomanie

Krebsangst *(f)* Syn. für ►Karzinophobie.

Kremnophobie *(f)* Angstgefühl und Schwindelgefühl beim Herabsehen von einem Abhang.
e: cremnophobia.
Syn.: Laitmatophobie. *fr:* cremnophobie

Kretin *(m).* An Kretinismus leidender Kranker. Schwachsinniger. Als Schimpfwort auch für Dummkopf.
e: cretin. *fr:* crétin

Kretinismus *(m).* Sporadisch oder endemisch auftretendes Krankheitsbild, das mit mangelhafter oder fehlender Schilddrüsenfunktion einhergeht. Die physischen und psychischen Symptome machen sich um den 6. Monat erstmals bemerkbar. Symptome: Schwachsinn mit gutmütiger, träger Wesensart, Zwergwuchs, gedunsenes Gesicht, glanzloses Haar, Hängebauch, tatzenartige Hände, teigige und trockene Haut, Ausbleiben der Geschlechtsentwicklung, raue Stimme, manchmal Kropf.
e: cretinism. *fr:* crétinisme

kretinoid 1. Kretinähnlich. Dem äußerlichen Aspekt nach wie ein Kretin wirkend, jedoch ohne wirkliche Krankheitssymptome. 2. Gering ausgeprägte

Merkmale eines Kretins. 3. Auch als Adjektiv zu Kretin gebraucht.
e: cretinoid. *fr:* crétinoïde, crétineux

Kretschmer, Ernst geb. 8.10.1888 Wüstenrot b. Heilbronn, gest. 8.2.1964 Tübingen. O. Prof. der Psychiatrie in Marburg (1926) und Tübingen (1946). Begründer der am weitesten verbreiteten Konstitutionstypologie (»Körperbau und Charakter«, 1. Aufl. 1921, 26. Aufl. 1977). 4 Typen: 1. Zum pyknischen Körperbautyp (►Pykniker) gehört der ►zyklothyme Charakter. In fließenden Übergängen können sich die Eigenschaften über die bereits abnorme ►zykloide Charaktervariante bis zur manisch-depressiven ►Erkrankung steigern. 2. Zum ►leptosomen Körperbautyp gehört in typischer Weise eine schizothyme Temperamentsform (►Schizothymie). Bei Steigerung ins Abnorme entsteht die ►Schizoidie, während die wiederum in gleitenden Übergängen gedachte krankhafte Steigerung die ►Schizophrenie darstellt. 3. Der ►athletische Körperbautypus ist mit einem schizothymen Charakter verbunden und besitzt eine Affinität zur Schizophrenie und ►Epilepsie. 4. Ein ►dysplastischer Typ ist ebenfalls mit der Schizothymie verbunden. – Führte ferner mit der mehrdimensionalen Betrachtungsweise (s. d.) eine neue Beurteilungsweise ätiologischer Zusammenhänge bei psychischen Erkrankungen ein. Bereicherte die nichtanalytische Psychotherapie mit eigenen neuen Methoden (►Aktivhypnose, gestufte). das von Kretschmer beschriebene Krankheitsbild des sensitiven ►Beziehungswahns regte lange Zeit die wissenschaftliche Diskussion an. Sein Lehrbuch der medizinischen Psychologie (1922, 13. Aufl. 1971) wurde ebenso wie seine anderen Bücher vielfach aufgelegt. Weitere Werke: »Der sensitive Beziehungswahn« (1918, 4. Aufl. 1966); »Körperbau und Character« (1921, 24. Aufl. 1961); »Hysterie, Reflex und Instinkt« (1923, 6. Aufl. 1958); »Geniale Menschen« (1929), 5. Aufl. 1958. »Psychotherapeutische Studien« (1949); »Psychiatrische Schriften« (1974).

Kretschmer'sches Temperament *(n).* Schizothyme Temperamentsform. ►Schizothymie.

Kriegsneurose *(f)* Häufig gebrauchte Bez. für seelische Reaktionen, die in unmittelbarer Folge von Kriegseinwirkungen auftreten. Dabei handelt es sich teils um abnorme Reaktionen auf extreme Erlebnisbelastungen bei vorher unauffälligen Personen, teils um eine Verstärkung vorher bereits vorhandener neurotischer Störungen. Die Bez. ist allerdings in keiner offiziellen Nomenklatur enthalten; die auftretenden Erscheinungsbilder können nämlich nach der üblichen Nomenklatur als abnorme seelische Reaktion (s. d.) oder als ►Konversionsneurosen klassifiziert werden. S. a. Granatschock, Entwurzelungsneurose.
e: war oder combat neurosis, battle fatigue. *fr:* névrose de guerre

Kriegsschüttler *(m)* ►Kriegszitterer.

Kriegszitterer *(m).* Im 1. Weltkrieg in großer Zahl beobachtete Soldaten, die als Erlebnisreaktion ein teilweise Jahre und Jahrzehnte anhaltendes psychogenes Zittern, besonders der Hände, zeigten. Seitdem kaum noch neu beobachtet. ►Erlebnisreaktionen, Intimformen.

kriminalforensische Psychopathologie *(f)* Praktisches Anwendungsgebiet für Erkenntnisse der ►Kriminalpsychopathologie. Befasst sich mit der psychopathologischen Erfassung des Straftäters im Strafverfahren und seiner psychiatrischen Bewertung, insbesondere mit Fragen der strafrechtlichen Zurechnungsfähigkeit.

Kriminalpsychopathologie *(f)* Grenzdisziplin zwischen Psychiatrie und gerichtlicher Medizin. Untersucht Erscheinungsform und Bedeutung des seelisch Abnormen beim Verbrecher und seinen Einfluss auf das Verbrechen. I. w. S. werden auch die praktischen Anwendungsgebiete ►kriminalforensische Psychopathologie und ►Pönalpsychopathologie hinzugerechnet. Wurde im Wesentlichen von K. Birnbaum begründet (»Kriminalpsychopathologie«, 1921).
e: psychiatric criminology. *fr:* criminologie psychopathologique

Kriminophobie *(f)* (V. E. ►Frankl). Angst davor, sich selbst oder jemand anders zu töten. Form der Angst vor sich selbst. ►Psychotophobie.

Krise *(f)* Seit der Antike medizinische Bez. für: 1. Zeitpunkt im Ablauf einer Krankheit, in dem sich eine rasche Wendung zum Guten oder Fatalen hin vollzieht. 2. Eine plötzlich auftretende und rasch vergehende Gesundheitsstörung (►Anfall). 3. In der Psychiatrie auch einzelne Lebensabschnitte und Lebenssituationen, in denen Wendungen nach der einen oder anderen Seite möglich sind (►Pubertätskrise, Entwicklungskrise, existenzielle Krise). Die Therapie trachtet danach, den Betreffenden in der für ihn günstigen Richtung zu unterstützen. 4. Im Verlauf einer chronischen Krankheit oder aus dem Gesunden heraus plötzlich und für kurze Zeit auftretende psychische Störung, die psychiatrische Hilfe (Krisenintervention) erforderlich macht: Selbsttötungsversuche, Ehekrisen, plötzliche Angstzustände u. a.
e: crisis. *fr:* crise

Krise, adoleszente *(f).* ►Pubertätskrise.

Krise, psycholeptische *(f).* ►Psycholepsie.

Krise, statische *(f).* ►Anfall, astatischer.

Krise, synkopale *(f).* ►Anfall, synkopaler.

Krise, vegetative *(f)* 1. Syn. für ►Anfall dienzephaler autonomer. 2. (Harrer). Anfallsartig auftretende Störung des Vegetativums. Es kann sich um anfallsartige Störungen des Herz-Kreislauf-Systems, des Kohlenhydratstoffwechsels, der Schlaf-wach-Regulation oder des Elektrolythaushaltes handeln.

Krise, vollkommene *(f)* Ältere Bez. ►Puységurs für ►Somnambulismus, künstlicher.

Krisenintervention *(f)* Psychiatrische Soforthilfe. Aus der Zusammenarbeit mit der Intensivmedizin entstandene Organisationsform psychiatrischer Hilfe. In Gestalt von ►Krisen (4) auftretende psychische Störungen werden unmittelbar und in einer nur auf Stunden und Tage berechneten Therapie angegangen. Ziel ist nicht nur die Überwindung der Krisensituation, sondern auch die Verhinderung einer ungünstigen Weiterentwicklung (►Prävention, sekundäre) und die Weckung der Bereitschaft zur vielleicht notwendigen Langzeitbehandlung.
e: crisis oder predicament intervention.

kristalline Intelligenz: *(f)* ►Intelligenz, kristalline.

Kristallisationskerne (von Gefühlen) *(m).* (G. E. Störring). »Die im Laufe des Lebens sich entwickelnden, u. U. sehr wandlungsfähigen trieb- und gefühlsbedingten Einstellungen eines Menschen zu Eltern, Kindern, Familie, zur Kirche, zu Freunden, auch zu abstrakten Gegebenheiten wie Ehre, Nächstenliebe, Wahrhaftigkeit. Dazu gehören auch die von starken Gefühlen getragenen generellen Willensentschlüsse eines Menschen.« ►Summationszentren der Gefühle (G. Störring).

Kristallisationskerne, autonome *(m, pl).* (G. E. Störring). Sich nach dem Einsetzen einer autonomen Besinnung bei reifenden und reifen Menschen entwickelnde ►Kristallisationskerne des Gefühls. »Die übernommenen Werte sozial-ethischer, ästhetischer oder auch religiöser Art werden selbstständig überprüft und auf ihren Wahrheitsgehalt und Wirklichkeitswert untersucht.«

Kristallisationskerne, heteronome *(m, pl).* (G. E. Störring). Sich in der Kindheit »vorwiegend unter dem Einfluss von Milieueindrücken, von Autoritäten, autorativen Prinzipien, Normen, Kollektiven« entwickelnde ►Kristallisationskerne des Gefühls.

Kristallophobie *(f)* Syn. für ►Hyalophobie.
e: crystallophobia. *fr:* cristallophobie

Kristallvisionen *(f)* Optische Sinnestäuschungen, die bei Betrachtung von glänzenden Gegenständen (Kristall, Spiegelflächen, Wasser, Schusterkugel) entstehen. Seit dem Altertum ist die Anwendung derartiger Methoden zur Fesselung der Aufmerksamkeit und zur Einengung des Bewusstseinsfeldes für die künstliche Erzeugung von Gesichtstäuschungen bekannt und gebräuchlich. Je nach dem Zeitgeist wurden sie zum Wahrsagen, Hellsehen oder zur mystischen Versenkung benutzt. Ab 1880 benutzte der Psychologe F. Myers diesen Weg zur Aufdeckung unbewussten Materials.
e: crystal-vision. *fr:* cristallomancie

Kriteriologie *(f)* 1. Lehre von den ►Kriterien. Eine zusammenhängende Lehre von den Kriterien wurde zuerst von den Stoikern entwickelt. In ihr sollen die Kriterien dem Auffinden der Wahrheit dienen. Die entscheidende Frage, worin die Kriterien der Wahrheit bestehen, ist ein kontroverses Thema der spätantiken Philosophie und wieder vom 17. Jh. an in Europa. Gegen Ende des 19. Jh. hat sich die Kriteriologie als eigene Teildisziplin der Philosophie herausgebildet. 2. In der Psychiatrie oft Bez. für die Krankheitslehre des ►DSM-III-V, da es ausschließlich auf ►Kriterien aufbaut und andere Gesichtspunkte unberücksichtigt lässt.
e: criteriology. *fr:* critériologie

Kriterion, Kriterium *(n).* 1. Allgemein: Kennzeichen, Prüfungsmittel, Unterscheidungsmerkmal, Merkmal des Wahren oder Falschen. In der antiken Erkenntnislehre verwendet als »Maßstab für die richtige Beurteilung der Dinge«. In der Neuzeit auch »Kriterium der Gewissheit« bei der Unterscheidung des Wahren vom Falschen. 2. In die amer. Psychiatrie 1972 durch die ►Saint-Louis-Gruppe eingeführt und ab ►DSM-III (1980) übernommen. Die Unterscheidung psychischer Störungen wurde darin ausschließlich mithilfe von Kriterien vorgenommen. Den Saint-Louis- bzw. DSM-III-V-Kriterien liegt philosophisch der Popperismus der Zeit zugrunde. Die Bedeutung der Wahrheit wird darauf beschränkt, ob etwas prinzipiell verifizierbar oder falsifizierbar (Gegenüberstellung von wahr/falsch) und damit sinnvoll sei. DSM-III-V fordert daher von den Kriterien, dass sie verifiziert oder falsifiziert werden können. Durch Übereinkommen gewählt werden Kriterien, welche sich in der (meist amer.) Literatur beschrieben finden, als hinreichend häufig gelten, eine Unterscheidungsvalidität besitzen und statistisch zuverlässig sind. Es werden ►Einschluss- und ►Ausschlusskriterien unterschieden. Die erkannten Kriterien wurden für sich gewertet und gewichtet. Die nach Erkenntnissen der ►Semiotik stets vorhandene gegenseitige Bedingtheit der Kriterien und Kriteriengeflechte blieb unbeachtet. DSM-V hat daran eine Revision vorgenommen. Diagnostische Kriterien dienen darin nur als Leitlinie. Ihre richtige Bewertung setzt klinisch-psychiatrische Erfahrung voraus. ►Einzelbeurteilung, klinische. 3. Im klinischen Alltag wie auch in ICD-10 wird oft nicht genau zwischen Kriterium, ►Zeichen (Anzeichen, Indiz), ►Phänomen und ►Symptom unterschieden.
e: criterion. *fr:* critère

Kritikfähigkeit *(f)* Teil der allgemeinen Intelligenz. Fähigkeit, komplexe Sachverhalte zu überblicken, zu prüfen und nach Abwägen von Für und Wider zu einem begründeten Urteil zu gelangen. Bei beginnender ►Demenz bleibt, wenn hauptsächlich das Gedächtnis gestört ist, die Kritikfähigkeit noch längere Zeit erhalten.
e: critical faculty. *fr:* sens critique

Kritiklosigkeit *(f)* Stärkerer Grad von Kritikschwäche.

Kritikschwäche *(f)* 1. Formale Denkstörung, wobei das Denken durch eine Störung der ►Kritikfähigkeit zu irrigen, unsinnigen oder überspitzten Schlüssen führt. Nicht immer scharf von der Urteilsschwäche zu trennen. Vorkommen vor allem bei organischen Hirnkrankheiten (progressive Paralyse, zerebrovaskuläre Störungen, Demenzen u. a.) und in etwas anderer Form beim ►affektiven Denken. 2. Mangelnde Selbstkritik, fehlerhafte Selbsteinschätzung als Charakterfehler.
e: lack of discrimination. *fr:* manque de critique

Kritzelsucht *(f)*. ►Graphorrhoe.

Krozidismus *(m)*. Syn. für ►Karphologie.

Krymotherapie *(f)*. ►Kryotherapie.

Kryotherapie *(f)* Behandlung durch Kälteschocks, meist in Form von Kaltwasserkuren. ►Psychrotherapie.
e: cryotherapy.
Syn.: Frigotherapie, Krymotherapie. *fr:* cryothérapie

Kryptästhesie *(f)* Syn. für ►außersinnliche Wahrnehmung.

kryptogene Epilepsie *(f)*. ►Epilepsie, kryptogene.

Kryptomnesie *(f)* (Flournoy). Negative Erinnerungstäuschung. Bestimmte Tatsachen werden zwar erinnert, sind aber ihres Erinnerungsgehaltes beraubt. Treten sie als Denkinhalt erneut ins Bewusstsein, werden sie als eigenes Denkerlebnis empfunden. Der Betroffene ist überzeugt, etwas Neues zu erleben, obwohl es sich um Erinnerungen handelt. Nach C. G. Jung beruhen viele sog. geistige Diebstähle auf diesem Phänomen.
e: cryptomnesia. *fr:* cryptomnésie

Kryptoskopie *(f)* Syn. für ►außersinnliche Wahrnehmung.

Künstlertyp *(m)*. (J. P. Pawlow). Menschen, bei denen normalerweise das »erste ►Signalsystem« vorherrscht, die also im Gegensatz zum ►Denkertyp von den Sinneseindrücken und deren unmittelbarer Verarbeitung beherrscht werden. ►Nerventyp nach Pawlow.

künstliche Drogen *(f, pl)*. Syn. für ►Designer-Drogen.

künstlerische Therapien *(f, pl)*. Selbstständige unabhängige Behandlungsformen, welche ihren Ausgang von einer der Künste nehmen und weder Psychotherapie noch ärztliche Behandlung sind. Historisch waren sie seit biblischen Zeiten geläufig. Da ein Künstler (künstlerischer Therapeut) die Vielfalt von seelischen Störungen und Krankheiten nicht beherrschen kann, wird die hierarchisch gegliederte Zusammenarbeit unter der Führung künstlerisch vorgebildeter Ärzte gefordert. Unbewusstes kann in den Therapien unbewusst zum Ausdruck kommen. Deren Bedeutung kann erst durch eine aufdeckende Psychotherapie erschlossen werden. Ziele sind die Anregung des in jedem Menschen vorhandenen künstlerischen Potenzials und die daraus erwachsende lebensbejahende Tendenz. Auf eine zu erreichende künstlerische Qualität kommt es nicht an, jedoch ist Streben nach Qualität eine Voraussetzung für den Erfolg. ►Bibliotherapie, ►Kunsttherapie, ►Tanztherapie, ►Biodanza, ►Musiktherapie, ►Theatertherapie, ►Schreibtherapie, ►Poesietherapie. (n. U. H. Peters: »Die Künste in der psychiatrischen Therapie« 1991).
e: arts therapy, therapeutic arts.

Kufs-Syndrom *(n)*. (H. Kufs, 1924). Im Erwachsenenalter sich manifestierende Form der amaurotischen Idiotie. Symptome: rasch fortschreitende Verringerung intellektueller Fähigkeiten, epileptische Anfälle, extrapyramidale Bewegungsstörungen, Sehstörung. Die Symptomatik ist aber gewöhnlich uncharakteristisch, sodass eine sichere Diagnose nur möglich ist, wenn in der Familie typische Amauroseerkrankungen vorkommen.
e: Kufs' disease. *fr:* maladie de Kufs

Kufungisia (In der Sprache der Shona in Simbabwe = zu viel denken) Beschwerden wie Angst und existenzielle Sorgen werden durch zu vieles Denken erklärt.

Kulenkampff-Tarnow-Syndrom *(n)*. (C. Kulenkampff und G. Tarnow, 1956). Obsol. Syn. für Dyskinesien, tardive.

Kulturpsychiatrie *(f)* Psychiatrisches Forschungsgebiet, das sich mit dem Einfluss kultureller Gegebenheiten auf psychische Krankheiten und Störungen und umgekehrt befasst. Z. B. ob es Depressionen oder Schizophrenien in anderen Kulturen in derselben Weise gibt wie in Europa, wie der Einfluss auf Ausdrucksformen der Angst ist. In den vergangenen Epochen wurden mehr die Einflüsse abnormer Seelenzustände auf kulturelle Erscheinungen, die Pathologie genialer Persönlichkeiten, ►Pathographien und Massenhysterien untersucht (Lombroso, Lange-Eichbaum, Birnbaum). Gegenwärtig wird vor allem der Einfluss der kulturellen Umgebung auf die Ausgestaltung des psychischen Krankheitsbildes beachtet.

Kulturpsychopathologie *(f)* Syn. für ►Kulturpsychiatrie.

Kummernummer *(f)*. ►Telefonseelsorge.

Kunstsprache *(f)* Durch Krankheit (insbesondere bei Schizophrenie) veränderte Sprache. Grammatik und Wörter (►Neologismen) können so stark und durchgehend verändert sein, dass die Sprache des Kranken völlig von der normalen abweicht und ihre kommunikative Funktion nicht mehr erfüllt. Ein fast ausschließlich durch solche Sprachveränderungen gekennzeichnetes Krankheitsbild stellt die ►Schizophasie dar.
e: neologistic jargon.
Syn.: Privatsprache, Eigensprache.

Kunsttherapie *(f)* Die am häufigsten angewandte, zugleich jüngste Form ►künstlerischer Therapien. Mittel der Therapie sind alle Zweige der darstellenden Kunst. Eine Besonderheit ist, dass etwa im Gegensatz zur ►Musiktherapie ohne handwerkliche Vorkenntnisse gearbeitet werden kann. Zugleich bleibt diese Form offen für höchste künstlerische Ansprüche. Lässt sich auch bei Kranken mit Psychosen, selbst mit akuten Psychosen anwenden. – Nicht zu verwechseln mit spontan entstandenen künstlerischen Werken psychisch Kranker. ►Bildnerei der Geisteskranken. – Ausbildung zum Kunsttherapeuten in Gesellschaften und Instituten in Anlehnung an ►Psychotherapieausbildung, Grundschema.
e: art therapy.

Kuppelei, gewerbsmäßige *(f).* ►gewerbsmäßige Kuppelei.

Kurella, Hans geb. 20.2.1858 Mainz, gest. 25.10.1916 Dresden. Dirigierender Arzt der Kuranstalt Ahrweiler (ab 1905). Schüler ►Kahlbaums. Übersetzte ►Lombrosos »Genie und Irrsinn« und löste damit eine noch nicht beendete Diskussion aus. Übersetzte ebenfalls Strindberg, Hamsun und C. Lange. Verfasser zahlreicher psychiatrischer, neurologischer, anthropologischer und sozialpolitischer Schriften. Mitherausgeber der Monographienreihe »Grenzfragen des Nerven- und Seelenlebens«.

Kur, psychologische *(f)* Im 18. Jh. Bez. für die damals üblichen Psychotherapieformen. Vgl. ►Curmethode, psychische.

Kur, psychoanalytische: *(f)* (S. Freud). Syn. für psychoanalytische Behandlung (GW VIII, 462).

Kuru Zuerst beim Stamm der Fore auf Papua-Neuguinea beobachtete, durch Prionen übertragbare Krankheit mit Demenz. Symptome: cerebellare Ataxie; Tremor in der Art, als wenn jemand fröstelt; Sprechstörungen; schließlich vollständige Unfähigkeit zu Körperbewegungen und Demenz. Ausgang in Tod innerhalb eines Jahres. Ethnologisch-medizinische Forschung (D. C. Gajdusek, Elisabeth Beck) ergab, dass die Krankheit durch Verzehr toter Stammesgenossen übertragen wurde. Gehört in DSM-V zu den neurokognitiven Störungen. Es bestehen keinerlei Beziehungen zum ähnlich klingenden ►Koro.
e: kuru.

Kurzanalyse *(f)* Psychoanalytische Kurzbehandlung. Bei relativ leichten neurotischen Symptomen, kurz dauernden Aktualneurosen oder abnormen Erlebnisreaktionen kann eine psychoanalytisch orientierte Kurzpsychotherapie erfolgreich sein. Besteht in ärztlichem Gespräch; wird unterstützt durch ►Gruppenpsychotherapie, ►Psychokatharsis und ►Narkoanalyse. In Verbindung mit dem ►autogenen Training wird auch von zweigleisiger Standardmethode (s. d.) gesprochen. Dauer: 20–40 Sitzungen bei einer Behandlungsstunde pro Woche.
e: short-term analysis.

Kurze Psychotische Störung *(f)* In DSM-IV: nur wenige Tage anhaltende psychische Krankheitserscheinungen mit Wahn, Halluzinationen und ►»desorganisierter Sprechweise«. DSM-V hat das Kriterium »grob desorganisiertes oder katatones Verhalten« hinzugefügt. Wird von DSM-V zum ►Schizophrenie-Spektrum gerechnet. – Sachlich identisch mit der ephemeren Psychose (s. d.), dem ►transitorischen Irresein, der ►Bouffée délirante.
e: Brief Psychotic Disorder. – (ICD-10: F23.xx).

Kurzspeicher. *(m)* Syn. für ►Fluoreszenzgedächtnis.

Kurzschlusshandlung *(f)* Wie die primitive ►Affektreaktion entstandene Handlung, die jedoch komplexer gestaltet wird, teilweise eine planende Vorbereitung erkennen lässt. Die höhere, wertbewusste Persönlichkeit ist dabei nicht gänzlich ausgeschaltet, kann sich aber gegen die einfacheren Triebregungen nicht durchsetzen und nur in deren Richtung wirksam werden. Kurzschlusshandlungen sind oft länger geplante Selbsttötungsversuche, triebhafte Diebstähle, Brandstiftungen.
e: intermittent explosive disorder.

Kurzschlussreaktion *(f).* ►Affektreaktion, primitive.

Kurztherapie, intensive psychodynamische (IPK) *(f)* (Habib Davanloo, ab 1975) Ausgearbeitete Form einer konflikt- und widerstandsorientierten Psychotherapie. Enthält Elemente von ►Psychoanalyse, vor allem der ►Ich-Psychologie, ►Objektbeziehungstheorie und der kognitiven Psychotherapie. Benutzt Videoaufnahmen insbesondere zur Erkennung subtilerer Widerstandsmechanismen. Konflikte und Beziehungsstörungen werden im »Beziehungsdreieck« und »Konfliktdreieck« aufgedeckt. Die Therapie ist in 8 Schritte gegliedert und endet meist nach wenigen, bei Persönlichkeitsstörungen nach 40–150 Sitzungen.
e: intensive short-term dynamic psychotherapy (ISTDP)

Kurztherapie, psychoanalytische *(f).* ►Kurzanalyse.

Kurzzeitgedächtnis *(n).* Behalten für kurze Zeit. Fähigkeit, einen Sachverhalt für eine kurze Frist von etwa 10 sec. Dauer zu behalten. Introspektiv lässt sich diese Fähigkeit z. B. durch die Möglichkeit, verklungene Glockenschläge nachträglich zu zählen, erfahren. Es wurde deshalb eine besondere Gedächtnisform postuliert, die es u. a. ermögliche, beim Rechnen Zwischenergebnisse kurz zu behalten und wieder zu vergessen, ohne das eigentliche Gedächtnis damit belastet zu haben. Bei Krankheiten kann das Kurzzeitgedächtnis trotz sonst schwerer Gedächtnisstörung erhalten bleiben (z. B. Demenz) oder auch isoliert erkranken.

e: short-term memory, memory span. Konkurrierende Syn.: unmittelbares Gedächtnis (Weinschenk), unmittelbares Behalten (Meumann), ►Fluoreszenzgedächtnis, Immediatgedächtnis, Merkspanne, phosphorierendes Gedächtnis, Kurzspeicher, Arbeitsspeicher, Arbeitsgedächtnis, sensorisches Gedächtnis. *fr:* mémoire immédiate

Kußmaul, Adolf geb. 22.2.1822 Graben b. Karlsruhe; gest. 28.5.1902 Heidelberg. Internist und Neurologe. Zunächst prakt. Arzt in Kandern. Nach Habilitation 1855 in Heidelberg ab 1859 Lehrstuhl für Innere Medizin in Erlangen, ab 1863 in Freiburg und ab 1876 in Straßburg. Gab in seinem wiederholt aufgelegten Buch »Die Störungen der Sprache. Versuch einer Pathologie der Sprache« (1877) sorgfältige Beschreibungen von Sprachstörungen durch Hirnkrankheiten und führte neue Begriffe ein, die von anderen übernommen wurden. Vgl. ►Alexie, ►Angophrasie, ►Asymbolie, ►Bradylogie, ►Dyslalie, ►Dysmimie, ►Dysphasie, ►Dysphrasie, ►Kußmaul'sche Aphasie, ►Lalopathie, ►Silbenstolpern, ►Wortblindheit. Verfasste auch ein Buch »Untersuchungen über das Seelenleben des neugeborenen Menschen« (1859), das 8 Aufl. erlebte.

Kußmaul'sche Aphasie *(f)* Veraltete Bez. für psychogener ►Mutismus.
e: Kußmaul aphasia. *fr:* aphasie de Kußmaul

Kynanthropie *(f)* 1. Hundewahn. Obsol. Bez. für depressiven Wahn, bei dem sich der Kranke durch göttliche Strafe in einen Hund umgewandelt glaube. 2. Syn. für Lykanthropie.
e: cynanthropia. *fr:* cynanthropie

Kynophobie *(f)* Furcht vor Hunden.
e: cynophobia. *fr:* cynophobie

Kynophilie *(f)* 1. Sexuell getönte Neigung und Beziehung zu Hunden. 2. Erzielen von sexueller Erregung und Orgasmus, indem sich jemand (Mann oder Frau) von einem Hund die Genitalorgane belecken lässt.
e: cynophilia.

Kynorexie *(f)* Abnorme »hundeähnliche« Gefräßigkeit; ►Bulimie.
e: kynorexia. *fr:* kynorexie

Kytheromanie *(f)* Veraltetes Syn. für ►Nymphomanie.
e: cytheromania. *fr:* cythéromanie

KZ-Neurose *(f)*. ►Überlebendensyndrom.

KZ-Syndrom *(n)*. ►Überlebendensyndrom.
fr: asthénie des déportées, syndrome tardif post-concentrationnaire, syndrome asthénique des déportées, syndrome des survivants

L

labiles Persönlichkeitsbewusstsein *(n).* ►Persönlichkeitsbewusstsein, labiles.

Labelling-Theorie *(f)* Stempel-Theorie. Jemand wird dadurch Geisteskranker, dass die Gesellschaft ihn als solchen abstempelt und nun das Verhalten eines Geisteskranken von ihm erwartet. – Die Theorie wurde 1938 von F. Tannenbaum in die Soziologie eingeführt und diente der Erklärung kriminellen Verhaltens. Wurde von Th. Szasz, R. Laing, A. Esterson zur Erklärung psychischer Krankheiten benutzt (►Antipsychiatrie).

Labilität, emotionale *(f).* ►Affektlabilität.

Labilität, psychische *(f)* Umgangssprachlich: leichte Wandelbarkeit der Psyche; Verlust des seelischen Gleichgewichts aus geringen Anlässen.

Labilität, symptomatische *(f)* (K. Kleist, 1920). Individuelle Disposition zu körperlich begründbaren Psychosen. Bei bestimmten Individuen besteht danach eine größere Bereitschaft, auf Körperkrankheiten mit akuten exogenen Reaktionstypen zu reagieren, was sich in wiederholten Psychosen derselben Individuen äußert. Die Ursache wird in einer labilen, leicht störbaren Beschaffenheit bestimmter Funktionskomplexe gesehen.

Lacan, Jacques geb. 13.4.1901 Paris, gest. 9.9.1981 Paris. Französischer Psychiater und Psychoanalytiker (ab 1934). Der psychiatrische Lehrer war ►Clérambault, der psychoanalytische Rudolph ►Löwenstein. Psychiatrische Tätigkeit im Hôpital St. Anne, Paris. Danach Loslösung sowohl von der klinischen Psychiatrie als auch der Freud'schen Schule (ab 1953). Begründung einer eigenen frz. Psychoanalytikerschule (Lacanisten). Diese führt in Fortsetzung von Traditionen der strukturalen Linguistik Ferdinand de Saussures, der strukturalen Anthropologie von Claude Lévi-Strauss, der Philosophie von Hegel und Heidegger sowie in unmittelbarer Berührung mit dem Surrealismus zu einer Uminterpretation der Werke Freuds. Der Einfluss Lacans geht weit über die Psychiatrie hinaus. – Werke: »De la psychose paranoïaque dans ses rapports avec la personnalité suivi de premiers écrits sur la paranoïa« – die 1974 veröffentlichte med. Diss.: »Über die paranoide Psychose in ihren Beziehungen zur Persönlichkeit, gefolgt von ersten Schriften über Paranoia«; »Écrits« I und II (1966), dt. »Schriften« Bd. 1–3, (1975–1980); »Séminaires« (20 Bde., 1973–1977), dt. »Das Seminar von Jacques Lacan« (ab 1978), »Marguerite Duras« (1976). Lacan hat auch in Deutschland eine größere Gruppe von Anhängern.

Lachanfälle, psychogene *(m, pl).* Syn. für ►Lachkrampf, hysterischer.

Lachanfall, epileptischer *(m)* ►Lachen, epileptisches.

Lachen *(n).* Psychiatrisch gesehen: angeborenes Instinktverhalten des Menschen. In lusterregenden Situationen oder durch körperliche Reize (Kitzeln) wird ein freudiger Affekt angeregt, der seinen körperlichen Ausdruck über krampfartige Zuckungen der Atemmuskulatur (mit forcierter Ausatmung), des Stimmapparates und der Gesichtsmuskulatur findet; es folgt eine kurze Phase der Muskelerschlaffung. Bei krankhaften Zuständen kann der lustvolle Affekt fehlen und das Ausdrucksverhalten selbstständig auftreten. Krankhaftes Lachen, z. B. bei Schizophrenie, wenn das lachende Ausdrucksverhalten einen Kontrast zum erlebten Affekt und zum Anlass aufweist. Bei Manikern ist übertriebenes Lachen oft als aggressives Symptom zu werten. Pathologisches Lachen ferner in Form des krampfhaften Lachens (s. d.), ►Zwangslachens und ►Lachschlages.
e: laughter. *fr:* rire

Lachen, epileptisches *(n).* (A. Trousseau, 1873). Lebhaftes Lachen als Teilerscheinung oder einzige Entäußerung eines epileptischen Anfalles. Kommt häufig als Teilerscheinung des psychomotorischen Anfalls vor, wird aber gewöhnlich von den Beobachtern nicht eigens vermerkt (R. Dreyer und W. Wehmeyer, 1977). Kommt selten auch bei ►Blitz-Nick-Salaam-Anfällen u. a. epileptischen Formen vor (G. G. Gascon und C. T. Lombroso, 1971). ►Epilepsie, gelastische.
e: epileptic oder gelastic laughter, epileptic fits of laughter, laughing seizure. *fr:* rire épileptique, accès de fou rire épileptique

Lachen, explosives *(n).* Sehr plötzlich auftretendes krampfhaftes Lachen.
e: explosive laughing. *fr:* rire explosif

Lachen, hysterisches *(n).* ►Lachkrampf, hysterischer.

Lachen, krampfhaftes *(n).* Übertriebenes, mit dem Anlass nicht in einem einfühlbaren Verhältnis stehendes, abnormes oder krankhaftes Lachen. Unterscheidet sich vom ►Zwangslachen dadurch, dass es von einem fröhlichen, wenn auch unangemessenen Affekt begleitet wird und damit dem normalen Lachen näher steht.
e: spasmodic laughing. *fr:* rire spasmodique

Lachen, pathologisches *(n).* (K. Poeck und G. Pilleri, 1963; K. Poeck, 1969). Auftreten von Ausdrucksbewegungen des Lachens ohne fröhlichen Affekt. Das Lachen wird vom Kranken als fremd und krankhaft empfunden. Teilweise bestehen dabei Spannungszustände oder Schmerzen in der mimischen Muskulatur. – Es handelt sich um ein rein motorisches Phänomen, bei dem die Innervationsschablonen der Ausdrucksbewegungen getrennt von ihrem sonst zugehörigen emotionalen Gehalt enthemmt werden. Vorkommen als organisches Krankheitssymptom vor allem im Bereich der zentralen Kerne des Mittelhirn-Zwischenhirn-Bereiches, z. B. bei amyotropher Lateralsklerose, Pseudobulbärparalyse, multipler Sklerose, Hirnverletzungen. Gewöhnlich besteht gleichzeitig pathologisches Weinen. ►Zwangsaffekte.
e: pathologic laughing.
Syn.: Zwangslachen (2). *fr:* rire pathologique

Lachen, triebartiges *(n).* ►Lachen, krampfhaftes.

Lachkrampf, hysterischer *(m).* Als ►Primitivreaktion auftretendes, »krampfhaft« gesteigertes und evtl. stundenlang anhaltendes Lachen, das willentlich nicht mehr beendet werden kann, sodass bis zur rasch eintretenden Erschöpfung oder sogar bis zur schweren Atemnot weitergelacht wird.
e: spasmodic laughing, hysterical laughing fit.
Syn.: psychogene Lachanfälle. *fr:* rire convulsif hystérique, crise de rire incoercible

Lachschlag *(m).* (H. Oppenheim, 1902). Plötzliche Erschlaffung der gesamten Körpermuskulatur (►Tonusverlust, affektiver) bei ausschließlich heiterer affektiver Erregung. Tritt hauptsächlich als Symptom der ►Narkolepsie auf. Der Affekt selbst ist die Ursache des Anfalles, der sich nicht durch reflektorisch erzieltes Lachen (Kitzeln) oder durch andere Maßnahmen (Hyperventilation) erzielen lässt. »Bei natürlichem, durch heiteren Affekt hervorgerufenem Lachen [werden die Kranken] in einen Zustand plötzlicher, absoluter, aber sehr schnell vorübergehender Bewusstlosigkeit versetzt ..., sodass sie mit starrem Blick und Gesichtsausdruck zusammensinken oder jählings hinstürzen. Das Gesicht ist dabei gerötet oder blaurot verfärbt. Zuckungen treten nicht auf, doch soll bei dem jungen Mädchen eine Verzerrung des Gesichtes beobachtet sein.« (Oppenheim)
e: lachschlag-anfall.
Syn.: Gelolepsie.

Lachschlag-Epilepsie *(f)* Seltenes Syn. für ►Tonusverlust, affektiver.

Lächeln, blandes *(n).* Eigentümliches, mildes, wissendes, nicht-herzliches Lächeln eines Schizophrenen. Vgl. blande.

Lähmung, psychogene *(f)* Aus seelischer Ursache (nicht durch Organläsion) auftretende Lähmung. ►Hysterie. ►Konversionsneurose.
e: hysterical paralysis. *fr:* paralysie hystérique

Lähmungsirresein *(n).* Syn. für ►Irrenparalyse.

Laehr, Bernhard Heinrich geb. 10.3.1820 Sagan, gest. 18.8.1905 Berlin. Begründer und Direktor der Privatanstalt »Schweizerhof« bei Berlin. Redigierte ab 1858 die »Allgemeine Zeitschrift für Psychiatrie und psychisch-gerichtliche Medizin«. Ferner »Gedenktage der Psychiatrie« (1885). »Die Heil- und Pflegeanstalten f. Psychisch-Kranke in Deutschland.« 6. Aufl., Berlin 1875.

Längsschnitt *(m).* In der Psychopathologie: Bild für das Nacheinander im Auftreten und Verschwinden von Phänomenen einer Psychose. ►Querschnitt. Identisch mit dem Gegensatzpaar ►Diachronie vs. ►Synchronie.

Längsschnittdiagnose *(f)* Psychopathologische Diagnose, die ausschließlich den zeitlichen Ablauf im Auftreten und Verschwinden von Symptomen einer Psychose berücksichtigt, insbesondere, ob es zu einem völligen Abklingen der Psychose kommt. Steht im Gegensatz zur Diagnose aus dem ►Querschnitt.

läppisch *(a).* (A. Homburger, 1926). Adjektiv zur Bez. einer bestimmten Verhaltensweise, wie man sie insbesondere bei jugendlichen ►Hebephrenen findet. »Läppisch nennen wir einen Menschen, der ohne feste Haltung, schlapp daherkommt und sich gehen lässt, der sich rekelt und flegelt, der ein einfältiges Gesicht dazu macht und ... dem der Eindruck dieses seines Gebarens ... ganz gleichgültig ist, dessen Redeweise und Äußerungen von der gleichen Art sind, nämlich einfältig, gehalt- und gestaltlos, fade und leer, ohne Gewicht und innere Folgerichtigkeit, wie es ihm gerade einfällt, ohne Bewusstsein geistiger Verpflichtung, spielerisch und kindisch.«
e: puerilistic (behavior), silliness.

läppischer Dämmerzustand *(m)* ►Dämmerzustand, läppischer.

Lävophobie *(f)* Abergläubische Angst vor Gegenständen auf der linken Seite.
e: laevophobia.
Syn.: Sinistrophobie. *fr:* laevophobie

Lagache, Daniel geb. 3.12.1903 in Paris, gest. 3.12.1972. Französischer Philosoph, Psychiater und Psychoanalytiker. Nach Medizinstudium und Ausbildung in Psychiatrie besonders an Psychopathologie, wie von ►Jaspers beschrieben, interessiert. Nach einer Psychoanalyse mit Rudolph ►Löwenstein weiterhin als Freudianer tätig. Prof. für allgemeine Psychologie, später für Psychopathologie an der Sorbonne. Werke: »Les Hallucinations et la parole« (1934) (Die Halluzinationen und das Wort), »Le problème du transfert« (1952; Probleme der Übertragung), »Deuil pathologique« (1956; pathologische Trauer).

Lagerkoller *(m)*. Bei zwangsweisem Lagerleben oder Ähnlichem evtl. auftretender, vorübergehender Erregungszustand. ►Koller.

Lagerpsychose *(f)* Unter dem Eindruck eines zwangsweisen Lagerlebens auftretende psychische Veränderungen, die über den Augenblick hinausgehen. Keine eigentliche ►Psychosen. Oft syn. mit ►Entwurzelungsneurose.

Lageverharren *(n)*. ►Katalepsie.

Lagnea *(f)* Syn. für ►Lagnesis. Aber auch als obsol. Syn. für Priapismus, Coitus, Sperma gebraucht.
e: lagnea. *fr:* lagnea

Lagnesis *(f)* Obsol. Syn. für ►Erotomanie.
e: lagnesis. *fr:* lagnesis

Lagnosie, Lagnosis *(f)*. ►Lagnesis.

Laienanalyse *(f)* (S. Freud). Ausübung der Psychoanalyse durch Nichtärzte. Nachdem der Psychoanalytiker ►Reik wegen Kurpfuscherei angeklagt worden war, veröffentlichte Freud 1926 die Schrift »Die Frage der Laienanalyse. Unterredung mit einem Unparteiischen«. Darin wurde deren Zulässigkeit unter Einhaltung gewisser Bedingungen ausdrücklich bejaht.
e: lay analysis. *fr:* analyse laïque

Laien(psycho)therapie *(f)* Ausübung von Psychotherapie durch Personen mit gewöhnlich spezieller Ausbildung zur Beratung einer eng definierten Gruppe von Hilfesuchenden. Z. B. ►Telefonseelsorge, ►Eheberatung, Heilpraktiker-Psychotherapie.

Laing, Ronald David geb. 7.10.1927 Glasgow, gest. 23.8.1989 Saint Tropez. Schottischer Psychiater. Nach Medizinstudium in Glasgow zunächst Militärpsychiater. Später am Glasgow Royal Mental Hospital. 1962–1965 Langham-Klinik in London. Begründete mit seinem Buch »The Divided Self« (1959, dt. »Das geteilte Selbst«, 1972) eine eigene Schule der ►Antipsychiatrie. »The Politics of Experience«, 1967 (dt. »►Phänomenologie der Erfahrung« 1967) legte einen weiteren theoretischen Grund. Gründete mit ►Kingsley Hall eine eigene Institution für die ►Reise durch den Wahnsinn. Sah in der Kernfamilie den Urgrund des Übels. Erreichte gerade damit in der familienfeindlichen Ära der 70er-Jahre ein breites Echo. Vgl. ►Labelling-Theorie, ►Verhalten, abweichendes, ►Basaglia-Reform.

Laitmatophobie *(f)* Syn. für ►Kremnophobie.

Laktationspsychose *(f)* Jede während der Stillzeit (Laktationsperiode) auftretende Psychose. Als Laktationszeit wird dabei die Zeit von 6 Wochen nach der Niederkunft bis zum Ende des ersten Jahres gerechnet, gleichgültig, ob in dieser Zeit gestillt wird oder nicht. Die Psychosen brechen überwiegend während der ersten 3–4 Monate nach der Niederkunft aus. Die Symptomatik kann sehr verschiedenartig sein, meist jedoch wie bei ►Wochenbettpsychose.
e: lactation psychosis. *fr:* psychose de la lactation

lakunäre Demenz *(f)*. ►Dementia lacunaris.

Lalopathie *(f)* (►Kußmaul). Oberbegriff für artikulatorische Sprachstörungen. ►Dysarthrie.
e: lalopathy. *fr:* lalopathie

Lalophobie *(f)* Sprechscheu. Vor allem bei Stotterern.
e: lalophobia. *fr:* lalophobie

Lambdazismus *(m)*. Ältere Bez. für erschwertes oder fehlerhaftes Aussprechen des »l«. ►Stammeln. Kommt als isolierte Störung nicht vor.
e: lambdacism. *fr:* lambdacisme

Lambert'sche Behandlung *(f)* (A. Lambert). Opiumentziehungskur. Opium wird zunächst durch Codein ersetzt, das dann innerhalb weniger Tage ebenfalls langsam entzogen wird.

Lambuits *(m)*. Seltenes Syn. für ►Cunnilingus.
e: lambitus. *fr:* lambite

Lampenfieber *(n)*. Psychogene, innere Erregung vor öffentlichen Auftritten oder ähnlichen Anlässen. Bis zu einem gewissen Grade normale Form der ►Erwartungsangst. Kann jedoch so stark werden, dass ein Auftreten unmöglich wird. Psychodynamisch gesehen handelt es sich dabei um eine Form der Angsthysterie mit Reaktionsbildung auf Exhibitionswünsche.
e: stage-fright. *fr:* fièvre de la rampe

Landau-Kleffner-Syndrom (LKS) *(n)*. (W. M. Landau und F. R. Kleffner, 1957). Aphasie und Epilepsie im Kindesalter (⅓ Mädchen, ⅔ Jungen). – Beginn: Nach bis dahin altersentsprechender Sprachentwicklung kommt es innerhalb von Tagen bis Monaten zu einer evtl. vollständigen Sprachverständnisstörung (►Agnosie, akustische), die jedoch nicht dem Typ der Wernicke-Aphasie (►Aphasie, kortikale sensorische) entspricht. Die Kinder erscheinen schwerhörig oder taub, sie sprechen im Telegrammstil oder überhaupt nicht mehr, seltener besteht ►Jargonaphasie. – In ⅔ der Fälle treten epileptische Anfälle auf, in der Hälfte davon nur einmalig: ►Grand Mal, ►Petit Mal oder astatische Anfälle (s. d.). Im EEG: bilaterale paroxysmale Auffälligkeiten, besonders im Schläfenbereich. Die Kinder werden trotzig, aggressiv, weinen leicht, reagieren lebhafter auf Zurücksetzungen, nehmen weniger Kontakte auf oder werden überlebhaft (►erethisches Syndrom). Die Intelligenz bleibt jedoch gewöhnlich erhalten. Sprachabhängige und -unabhängige Leistungen klaffen auseinander. – Liquor und Hirnbefunde sind unauffällig. – Ursache: unbekannt. – Verlauf: Die Aphasie bildet sich meistens, nicht immer, zurück. Die Anfälle sind medikamentös gut beherrschbar und hören in der Pubertät auf. Der spätere berufliche

Werdegang ist günstig, selbst wenn Dysphasie fortbesteht. – Vorkommen: selten. In 30 Jahren nach Erstbeschreibung wurden 140 Fälle beschrieben.
e: syndrome of acquired aphasia with convulsive disorder (Landau und Kleffners eigene Bez.), Landausyndrome.

Landstreicher *(m, pl).* Ziellos immer auf Wanderschaft befindliche, ohne Familie lebende Menschen, die sich ihren (meist kargen) Lebensunterhalt durch Gelegenheitsarbeit, Betteln und Diebstähle erwerben. Es finden sich darunter Schwachsinnige, Psychopathen und Schizophrene. Anfang des 20. Jh. vielfach beachtete Umstände. (►Wilmanns: Zur Psychopathologie des Landstreichers, 1906). Heute in dieser Form nicht mehr relevant. Die früher mögliche Bestrafung nach § 361 Abs. 3 StGB wurde 10.4.1974 außer Kraft gesetzt.
e: vagrant. *fr:* vagabond

Langanalyse *(f).* ►Langzeitanalyse.

Langdon-Down-Syndrom *(n).* Syn. für ►Down-Syndrom.

Lange, Carl geb. 4.12.1834 Dänemark, gest. 28.5.1900 Kopenhagen. Professor für pathologische Anatomie und allgemeine Pathologie in Kopenhagen. Verfasste neben zahlreichen Schriften zur Pathologie auch drei Monographien über Rückenmarkserkrankungen und zwei psychiatrische Monographien. Führte als Erster an 2000 Patienten erfolgreich die ►Lithium-Prophylaxe der endogenen Depression durch, was von F. Lange, Haig, Trousseau übernommen wurde, später jedoch in Vergessenheit geriet. – Werke: »Om Sindsbevægelser« (1885); dt. Übers. v. Kurella: »Über Gemütsbewegungen«, (1887); »Om periodiske Depressionstilstande og deres Patogenese« (1886); dt. Übers. von Kurella: »Über periodische Depressionszustände und deren Pathogenese auf dem Boden der harnsauren Diathese«, Hamburg, (1896).

Lange, Johannes geb. 25.5.1891 Wismar, gest. 11.8.1938 Breslau. Psychiater in Breslau. Schüler Kraepelins, bei dem er sich 1921 mit einer Arbeit über die katatonen Erscheinungen im Rahmen manischer Erkrankungen habilitierte. Ab 1927 a. o. Prof. und Leiter der klinischen Abteilung der Deutschen Forschungsanstalt für Psychiatrie in München. Ab 1930 Ordinarius für Psychiatrie und Neurologie in Breslau. Mitherausgeber der 9. Aufl. (1927) des Lehrbuchs der Psychiatrie von Kraepelin, das er nach dessen Tod allein bearbeitete. Gründer und Mitherausgeber der »Fortschr. Neurol. Psychiatr.«. Trat mit Arbeiten zu den Sterilisationsgesetzen der Nazis hervor, die ihm später Kritik einbrachten. Ferner: »Verbrechen als Schicksal. Studien an kriminellen Zwillingen« (1929); »Die Folgen der Entmannung Erwachsener. An der Hand von Kriegserfahrungen dargestellt« (1934).

Langermann, Johann Gottfried geb. 8.8.1768 Maxen, gest. 5.9.1832 Berlin. Arzt und Hebammenlehrer in Bayreuth. Verwandelte 1805 das Irrenhaus in St. Georgen bei Bayreuth in eine vorbildliche »psychische Heilanstalt für Geisteskranke« (Bericht darüber 1845 veröffentlicht). Organisierte ab 1810 als Staatsrat in Berlin wesentlich die Reform des preußischen »Irrenwesens«. Zählt seinen Ansichten nach zur Gruppe der ►Psychiker. Wichtigste psychiatrische Schrift ist die Dissertation »De methodo cognoscendi curandique animi morbos stabilienda« (Über die Festlegung einer Methode, Seelenkrankheiten zu erkennen und zu heilen, 1797), die öfter als Erstdarstellung psychosomatischer Störungen gilt. Verwarf darin die Vorstellung, dass der Sitz und die Ursache der Geisteskrankheit nur im Gehirn liegen könne.

Langzeitanalyse *(f)* Psychoanalyse (s. d.), die sich im Gegensatz zur ►Kurzanalyse auf eine lange Behandlungsdauer von 3–5 Jahren mit 300–500 oder mehr Analysestunden erstreckt. Kommt vor allem bei schweren neurotischen Störungen, Charakterneurosen, Psychosen zur Anwendung.

Langzeitgedächtnis *(n).* Syn. für ►Altgedächtnis.

Langzeitneuroleptika *(n, pl).* (O. H. Arnold und H. Hoff, 1962). Gruppe von Psychopharmaka, die sich wegen einer guten therapeutischen Wirkung und einer (fast) fehlenden schlafanstoßenden Wirkung besonders zur Langzeitbehandlung von psychisch Kranken eignen. Nicht identisch mit ►Depotneuroleptika. Werden den ►Breitbandneuroleptika gegenübergestellt.
e: long-term neuroleptics.

Lanzer Richtiger Name von ►Freuds Patient mit dem Decknamen ►Rattenmann.

Laparotomophilie *(f)* Besondere Spielart des ►Münchhausen-Syndroms, wobei durch falsche Schilderung von Leibbeschwerden immer wieder Bauchoperationen herbeigeführt werden.

Lapsus calami *(m).* Verschreiben. Beim Schreiben gemachte Fehler. Ein Wort wird durch ein anderes oder ein Buchstabe durch einen anderen ersetzt, z. B. »eigennützig« statt »uneigennützig« oder »Mein Mann kann tun und lassen, was ich will« statt »…, was er will«. Nach S. Freud ist derartiges Verschreiben – ebenso wie Versprechen – Ausdruck zweier Äußerungsabsichten, von denen die eine unbewusst ist. Durch eventuelle Ermüdung wird lediglich die bewusste Kontrolle gelockert, jedoch kein Lapsus calami hervorgerufen. ►Fehlleistung.
e: lapsus calami, slip of the pen. *fr:* lapsus calami

Lapsus linguae *(m).* Versprechen. ►Fehlleistung.
e: lapsus linguae, slip of the tongue. *fr:* lapsus linguae

Lapsus memoriae *(m).* Fehlleistung des Vergessens.
e: lapsus memoriae, slip of memory. *fr:* oubli

Lapsus mentis *(m)*. Obsol. für Verstandesverwirrung.

Lar(a)-Sucht *(f)* Vor allem in den Jahren 1962–1964 in der Bundesrepublik beobachtete Sucht nach dem Hustenmittel Dextromethorphan (Romilar). Die eingenommene Dosis betrug 20–100 Dragees (R. Degkwitz, 1964). Das Mittel wurde nach Bekanntwerden dieser Suchtform aus dem Handel gezogen.

Larynx-Schwindel *(m)*. Syn. für ►Kehlkopfschlag.

Lasègue, Ernest-Charles geb. 5.9.1816 Paris, gest. 20.3.1883 Paris. Französischer Internist, Neurologe und Psychiater. Ab 1869 Professor der medizinischen Klinik am Hôpital Necker. War in 115 Arbeiten auf vielen Gebieten der Medizin schriftstellerisch tätig. Seine psychiatrischen Arbeiten betreffen chronischen Alkoholismus, ►Bright'sche Psychose, Kretinismus, Fragen der strafrechtlichen Zurechnungsfähigkeit psychisch Kranker, Hysterie und Verfolgungswahn (Lasègue-Delirium). Die meisten Arbeiten erschienen in dem von ihm redigierten »Archive géneral de médecine«. Weitere Arbeiten: »Études historiques sur l'aliénation mentale« (1844/45); »Du traitement moral« (1846/47).

Lasègue-Delirium *(n)*. Obsol. Bez. für Verfolgungswahn.
e: Lasègue delirium. *fr:* délire de Lasègue

Lasègue'sche Krankheit *(f)*. ►Lasègue-Delirium.

Lasègue-Syndrom *(n)*. Form psychogen-hysterischer Lähmung.
e: Lasègue syndrome. *fr:* syndrome de Lasègue

Lassus vitae (lat. lassus = müde, träge) Lebensmüdigkeit, Lebensüberdruss mit Gefahr der Selbsttötung.

Lata *(n)*. (Andere Schreibweisen: Latah, Lattah.) Bei Malaien auftretende akute Verhaltensstörung mit Nachahmung von Gesten und Bewegungen anderer (Echopraxie), Befehlsautomatie, Koprolalie und stereotyper Wiederholung einzelner Sätze. Die Natur der Erscheinungen ist umstritten. Am wahrscheinlichsten ist eine psychogene Verursachung. Manche Autoren diskutierten Beziehungen zum ►Tourette-Syndrom, andere betonen die Verschiedenheit. ►Imudo.
e: lata, latah, lattah. *fr:* latah, chorée hystérique de Java

latente Traumgedanken *(m, pl)* ►Traumgedanken, latente.

Latenzperiode *(f)* (S. Freud). Entwicklungsperiode, die vom Ende der letzten Entwicklungsphase frühkindlicher Sexualität (5.–6. Lebensjahr) bis zum Beginn der Pubertät reicht. Während dieser Zeit, die mit dem Ende des ►Ödipus-Komplexes beginnt, wird die Sexualität nicht weiterentwickelt; sexuelle und aggressive Triebäußerungen nehmen ab; es werden Beziehungen zu anderen Menschen hergestellt, die nicht die Eltern sind (Spielkameraden, Lehrer); ►Ich und ►Über-Ich werden entwickelt bzw. gestärkt. Die sexuellen Erlebnisse und Aktivitäten der frühkindlichen Periode verfallen nach dieser Theorie der ►Verdrängung.
e: latency period.
Syn.: Latenzzeit, Aufschubsperiode. *fr:* période de latence

Latenzphase *(f)*. ►Latenzperiode.

Latenzzeit *(f)*. ►Latenzperiode.

Laufepilepsie *(f)* Syn. für ►Dromolepsie.

launische Psychopathen *(m, pl)*. Syn. für ►Psychopathen, stimmungslabile.

Lautstummheit *(f)* Syn. für ►Aphasie, kortikale motorische.

Lautverwechslung ►Paralalie (2).

Lavallée-Morel'sche Krankheit *(f)* Syn. für ►Kentomanie.

Lebensangst *(f)* Allgemein: Angst vor einer unmittelbaren Bedrohung des Lebens. Tritt nach G. v. Uexküll (1953) auf, wenn der Sinn des Lebens gefährdet ist. Nach Ph. Lersch (1951) eine der Grundformen der Angst. Lebensangst auf psychogen-neurotischer Grundlage kann bestimmend werden für die gesamte Lebensgestaltung. Wird oft nicht klar bewusst, sondern zeigt sich in Symptomen wie Herzangst, Herzphobie, Hypochondrie.
e: fear for one's life, existential anxiety. *fr:* peur de vivre

Lebensbilderschau *(f)* Besondere Form der ►Hypermnesie. In Augenblicken aktueller Lebensgefahr, z. B. wenn jemand einen Berg hinunterstürzt, läuft vor dem inneren Auge des Betroffenen innerhalb kürzester Zeit wie in einem Zeitrafferfilm eine lange Serie von Erinnerungen ab. An diesen Vorgang besteht auch später Erinnerung, wenn der Betroffene wider Erwarten überlebt hat. Ob es sich um tatsächliche Vorgänge oder um rückläufige Erinnerungstäuschungen handelt, ist nicht geklärt.
e: life panorama. *fr:* visions panoramiques

Lebensenergie *(f)* Im ►Vitalismus die Vorstellung einer besonderen, dem Lebendigen innewohnende Kraft. Diese bewirkt die Erscheinungen des Lebens, erhält das Leben und gestaltet seine geistige Dimension. Unterliege in ihrer Größe und Ausprägung jedoch deutlichen individuellen Unterschieden.
e: vital energy.
Syn.: Lebenskraft, Vitalität. *fr:* force vitale

Lebensereignis *(n)*. Deutsch für ►Life-Event. Allerdings wird im Dt. gewöhnlich der engl. Ausdruck gebraucht, da die ►Life-Event-Forschung aus den USA stammt.

Lebenskraft *(f)*. ►Lebensenergie.

Lebenslinie *(f)* (A. Adler). Die durch den Charakter eines Individuums bestimmte, auf ein Lebensziel gerichtete Verhaltensrichtung. ►Individualpsychologie.

Lebenslinie, schizophrene *(f)* Aus der biographischen und sozialen Entwicklung vieler Schizophrener abgeleiteter Begriff. Dem Einsetzen der Erkrankung folgt häufig, sofern keine völlige Erwerbsunfähigkeit eintritt, eine Senkung des allgemeinen Persönlichkeitsniveaus und auch des sozialen Niveaus. In der klassischen Psychiatrie herrschte die Vorstellung, dass mit jeder Erkrankungsepisode ein weiterer Schritt auf einer Treppe nach unten vollzogen wird. ►Knick in der Persönlichkeitsentwicklung.

Lebenslüge *(f)* (A. Adler). Neurotisches Lügengebäude vom Eingreifen unvorhersehbarer Umstände oder böser Menschen, welches das Scheitern des ►Lebensplanes erklären soll.
e: life lie.

Lebensmagnetismus *(m)*. In der 1. Hälfte des 19. Jh. weitverbreitetes Syn für ►Magnetismus, animalischer. Z. B. bei ►Passavant in Vorlesungen »Untersuchungen über den Lebensmagnetismus und das Hellsehen« (1821), in dem von Wolfart herausgegebenen »Jahrbuch für den Lebensmagnetismus« (1818–1824) sowie ►Carus: »Über den Lebensmagnetismus« (1857).

Lebensnerv *(m)*. Stiftung mit dem Aufgabenbereich der subjektiven Krankheitstheorien und Selbstbestimmung der Lebensführung bei der multiplen Sklerose. Fördert die Gestaltung des Lebens mit (nicht gegen) der multiplen Sklerose.

Lebensplan *(m)*. Der auf ein ideales oder erreichbares Ziel gerichtete Vorentwurf des Lebens, nach dem Verhalten und Handeln ausgerichtet werden. J. v. Eichendorf (1826): »Ich mußte mich hinsetzen, und mein Maler plauderte mit mir über meine Herkunft, meine Reise, und meinen Lebensplan« (»Aus dem Leben eines Taugenichts«). Von ►Adler aufgegriffen und ausgearbeitet. Aus der Durchsetzung des Lebensplanes erwachse dem Individuum Selbstbestätigung; Schwierigkeiten der Durchsetzung führen zu Minderwertigkeitserlebnissen; ein Scheitern kann die unmittelbare Ursache einer Lebenskrise, einer Depression oder einer Körperkrankheit sein.
e: life-plan. *fr:* plan de la vie

Lebensqualität *(f)* 1. In den ärztlichen Lehren zur Lebenskunst (lat. qualitas vitae) eine täglich zu nehmende Zeit, um das kurz bemessene Leben sinnvoll zu nutzen (z.B. bei C.W. Hufeland, 1796). Diese soll sich der Mensch täglich außer dem Leisten von Pflichten als Eigenzeit (lat. tempus suum) bewahren. Er soll sie dem Umgang mit schönen Künsten (lat. bonae artes) und dem Studium der heiter machenden Philosophie (lat. sapientia) verbringen. Bereits bei Hippokrates ein modern erscheinender Aphorismus (»Das Leben ist kurz, die Kunst lang«). 2. Als Anglizismus seit etwa 1960 in abgewandelter Bedeutung, gemünzt auf die das heutige Leben prägende industrielle Kultur: die Aspekte des Lebens in der mitmenschlichen Gesellschaft, welche durch Lebensstandard und technischen Fortschritt nicht gewährleistet werden können. Es wird gefordert, psychisch Kranken eine gleichberechtigte Lebensqualität zuzugestehen.
e: quality of life.

Lebenstrieb *(m)*. In der letzten, dualistischen Triebtheorie Freuds (1920) der dem ►Todestrieb entgegengesetzte Trieb. Er umfasst nicht nur die sexuellen Triebe, sondern dient der Entfaltung und Erhaltung des Lebens in allen seinen Aspekten. Wird vielfach auch ►Eros genannt. ►Selbsterhaltungstriebe; ►Triebe.
e: life instinct. *fr:* pulsion de vie

Lebensunlust *(f)* Lebensüberdruss. Mangelhafte Lebensbejahung und daraus resultierende Selbsttötungsgefahr.
e: weariness of life. *fr:* lassitude de la vie

Lebenswille *(m)* ►Lebensenergie.

Lebenswissen *(n)*. Im Laufe des Lebens gesammelte Erfahrungen und Kenntnisse, welche den reifen Menschen auszeichnen.

Legasthenie *(f)*. 1. Häufig gebrauchtes Syn. für ►Leseschwäche. 2. Manchmal Syn. für ►Schreib-Lese-Schwäche.

Legierungspsychosen *(f, pl)*. Selten gebr. Syn. für ►Randpsychosen, zykloide. Zwei verschiedene Psychosen scheinen nach dieser Metapher meiteinander eine Legierung eingegangen zu sein.

Legrand du Saulle, Henri geb. 16.4.1830 Dijon, gest. 5.5.1886 Paris. Französischer Psychiater. Ausbildung ab 1852 unter Calmeil an der Nationalanstalt Charenton. Ab 1867 am Bicêtre. Befasste sich in zahlreichen Schriften vor allem mit der Psychiatrie der Epileptiker und forensisch-psychiatrischen Problemen. – Werke: »Le délire des persécutions« (1871) (Verfolgungswahn); »Etude médico-légale sur les épileptiques« (1877) (Forensisch-psychiatrische Studie zur Epilepsie).

Lehranalyse *(f)* Psychoanalyse eines Kandidaten der Psychoanalyse. Wichtiger Teil der Ausbildung zum ►Psychoanalytiker. Etwa 90% der Lehrinhalte werden, wie es heißt, durch die Lehranalyse vermittelt. Dauer ca. 1.000 Stunden. Dient dem Kennenlernen der ►analytischen Situation, der Erhellung des eigenen Wesens und seiner unbewussten Reaktionen sowie der Erkennung und Bewältigung der ►Gegenübertragung. Wurde 1922 eingeführt.
e: training analysis.
Syn.: didaktische Analyse. *fr:* analyse didactique

Leibbewusstsein *(n)*. Bewusstsein der Identität des eigenen Leibes mit dem Ich bei gesunden Individuen. Kann auf verschiedene Weise gestört sein. ►Asomatognosie, ►Dyssomatognosie, ►Hemisomata gnosie.
e: somatognosis.
Syn.: Somatognosie. *fr:* somatognosie

Leibempfindungen, vitale *(f, pl)*. Nicht lokalisierbare, allgemeine Gefühlsempfindungen des Leibes wie leibliches Behagen und Unbehagen, Unruhe, Spannung, Hunger, Durst, Sättigung, Ekel, Schlafbedürfnis, Verschlafenheit, sexuelle Spannung, Wollust. ►Leibgefühle.

Leibgefühle *(n, pl)*. Allgemein: körperlich wahrgenommene Gefühle, die nicht bestimmten Körperorganen zugeordnet sind, z. B. Schmerzen, Beklemmungen im Brustkorb, in der Magen- oder Halsgegend. Typischer Ausdruck der Psychopathologie K. Schneiders. Die endogene Depression unterscheidet sich nach Schneider von allen anderen Depressionen durch das Vorhandensein unangenehmer Leibgefühle bzw. allgemein dem Darniederliegen der Leibgeühle. In der zönästhetischen Schizophrenie (s. d.) wird eine krankhafte Störung der Leibgefühle gesehen. Auch Körperkranheiten können mit Störungen der Leibgefühle einhergehen, z. B. der Durst des Diabetikers, Frieren und Hitze des Fieberkranken, die Beklemmung des Asthmatikers, die Schläfrigkeit mancher Hirnkranker, die Angst des Herzkranken. – Historisch: Der Begriff ist der Philosophie M. Schelers entnommen, der zwischen Leibgefühlen und Leibempfindungen einerseits und seelischen Gefühlen (Freude, Furcht, Reue) andererseits unterschied.
Syn.: Vitalgefühle

Leibgefühle, abnorme *(n, pl)*. Eigentümliche, im Leib empfundene Gefühle der Fremdheit, des Elektrisiertwerdens, der Wärme u. a. Kommen hauptsächlich bei zönästhetischer Schizophrenie (s. d.) vor. Unterscheiden sich von ►Leibhalluzinationen hauptsächlich dadurch, dass ihnen gewöhnlich nicht der Charakter des von außen Gemachten zukommt.

Leibgefühlhalluzinationen *(f, pl)*. ►Leibhalluzinationen.

Leibhalluzinationen *(f, pl)*. Halluzinatorische Täuschungen der Leibempfindung. Zum Begriff gehört die unkorrigierbare Überzeugung des Kranken, dass die Empfindungen von außen her verursacht werden. So sind z. B. manche Schizophrene überzeugt, dass eine sexuelle Erregung durch heimliche, nächtliche Vergewaltigung hervorgerufen werde. ►Zönästhesie.
e: cenesthesic hallucinations.
Syn.: zönästhetische Halluzinationen. *fr:* hallucinations cénesthésiques

Leibhypochondrie *(f)* Syn. für ►Hypochondria abdominalis.

Leibreiztraum *(m)*. Von Leibempfindungen, z. B. Schmerzen, Frieren, voller Magen, voller Harnblase, Hunger, ausgehender und diese z. T. zum Inhalt habender Traum. Beispiel: Ein Schläfer in einem kalten Raum, der Harndrang durch eine volle Harnblase verspürt, träumt – statt sein warmes Bett zu verlassen und seinen Schlaf zu unterbrechen –, er sei aufgestanden, habe die Harnblase entleert und sei ins Bett zurückgegangen. Die Bez. geht auf K. A. Scherner (»Das Leben des Traumes«, 1861) zurück, der vom Leibreiztraum die ►Geistreizträume unterschied. Freud (1900) bezog sich mehrfach auf Scherner.
e: dream by nocturnal sensory stimuli, somatic-stimuli-dream.

leichte depressive Episode *(f)* Syn. für ►mild-depressive Episode. Dieses Syn. findet sich nur in der dt. Fassung von ►ICD-10.

Leidenschaft *(f)* Vom Gefühl getragenes, starkes und anhaltendes Streben nach etwas. »Die durch die Vernunft des Subjekts schwer bezwingliche ►Neigung« (A. M. Vering, 1817). Spielte als Ursache aller psychischen Krankheiten in den Diskussionen und Theorien des 18. und 19. Jahrhunderts eine herausragende Rolle (►Stahl, ►Heinroth, ►Esquirol). Bedeutete hier so viel wie Gemütsbewegungen, Zustand von Überspanntheit oder Traurigkeit, die eine vom Affekt getragene plötzliche Erschütterung des seelischen Gleichgewichts darstellen.
e: passion. *fr:* passion

Leidensdruck *(m)*. Das Ausmaß, in dem ein psychisch Kranker, insbesondere ein Neurotiker, unter seinen Symptomen leidet. Wird stets zur Beurteilung der Behandlungsfähigkeit herangezogen. Geringer Leidensdruck und hoher (primärer und sekundärer) ►Krankheitsgewinn verschlechtern die Behandlungsaussichten.
e: Es gibt keine genaue engl. Entsprechung. Gebraucht werden: degree oder level of suffering, incentive to get well, motivation to recover, the degree of suffering, motivating recovery.

Leidesdorf, Max geb. 27.6.1818 Wien, gest. 9.10.1889. Prof. der Psychiatrie und Vorstand der Psychiatrischen Klinik in der Landesirrenanstalt Wien. Durch sein »Lehrbuch der psychischen Krankheiten« (Erlangen, 1860) bekannt geworden. Aufgrund eines Gutachtens von Leidesdorf über den Sultan Murad von Konstantinopel wurde dieser 1876 vom Thron abgesetzt.

Leim-Schnüffeln *(n)*. Form der Drogenabhängigkeit. Zuerst zwischen 1950 und 1960 bei amer. Schulkindern beobachtet und durch Presseberichte weiterverbreitet. Der Inhalt von bis zu fünf Tuben eines Holzleims wird auf ein Taschentuch ausgepresst und das dann frei werdende organische Lösungsmittel (meist toluolhaltige Mischungen) eingeatmet. Folgen sind: 30–45 Min. anhaltender Rauschzustand, Gangunsicherheit (Ataxie) und verwaschene Sprache, evtl. Koma. Danach bestehen noch für eine Weile Benommenheit und evtl. Übelkeit. Die Kinder fallen in der Schule durch Gewichtsabnahme, Appetitlosigkeit, Nervosität, Unaufmerksamkeit und evtl. plötzliche Bewusstlosigkeit auf. Vgl. Thinner-Sucht.
e: glue-sniffing.

Leistungsmotivation *(f)* Neigung zu Aufrechterhaltung und Steigerung der eigenen Leistung durch

Hoffnung auf Erfolg oder Angst vor Misserfolg. Maßgebend sind Kindheitserfahrungen. Ein mittleres Anspruchsniveau führt gewöhnlich zu Erfolg, sehr hohes oder sehr niedriges Anspruchsniveau gewöhnlich zu Misserfolg. Testpsychologische Erfassung ist mithilfe eines Tests (C. D. McClellan, 1963; H. Heckhausen, 1953) möglich.
e: motivation achievement.

Leistungsschwäche, hirnorganische *(f)* Herabsetzung der intellektuellen Leistungsfähigkeit durch organische Hirnstörungen. Haupterscheinungen: Merkfähigkeitsstörung, Umstellungsstörung, Verlangsamung, ►Perseveration, Orientierungsstörung, Ermüdbarkeit, Aufmerksamkeitsstörung, Konzentrationsstörung. Die Schwäche kann häufig mit dem ►HAWIE und anderen Tests nachgewiesen werden. Vgl. Hirnleistungsschwäche, Abbau, Abbauquotient.

Leitungsaphasie *(f)* (C. Wernicke). Sprachstörung, bei welcher bei sonst erhaltenem Sprachvermögen ►Paraphasien bestehen. Nach Wernicke ist dabei die »Leitung« zwischen motorischem und sensorischem Sprachzentrum gestört. Vorkommen insbesondere bei Herden im Gyrus supramarginalis und im Fasciculus longitudinalis superior.
e: conduction aphasia. *fr:* aphasie de conduction

Lekantomantie *(f)* Systematische Erzeugung von ►Kristallvisionen.
e: lecantomantia. *fr:* lécantomantie

Lennox'scher Dämmerzustand *(m)*. Syn. für ►Petit-Mal-Status.

Lennox-Syndrom *(n)*. (Gastaut et al., 1966). Selten gebrauchte Bez. für epileptische Anfallsform mit astatischen Anfällen (s. d.).

Lepraphobie *(f)* Ausgeprägte Angst vor Lepra.

Leptomorphie *(f)* (K. Conrad). Schmalwüchsige, dünne Körperbauform. Entspricht dem ►leptosomen Typ E. Kretschmers.

leptosomer Typ *(m)*. (E. Kretschmer). Schmalwüchsiger, langgliedriger, magerer, scharf profilierter Körperbautyp mit ovaler Gesichtsform. Sind die Merkmale besonders ausgeprägt, wird von asthenischem Habitus gesprochen. Zeigt charakterlich eine Affinität zur ►Schizothymie.
e: leptosomal type, leptosomic type. *fr:* type leptosome

Lernen *(n)*. 1. I. w. S. der Zugewinn an Einpassungsvermögen in die materielle, soziale und kulturelle Welt. Vertiefung von Wertvorstellungen und Erweiterung von Erfahrung. Assoziationstheorie, Gestaltpsychologie, Tiefenpsychologie und Behaviorismus haben jeweils eigene Lerntheorien entwickelt. 2. I. e. S. unter dem beherrschenden Einfluss des Behaviorismus das Stiften von bedingten Reflexen (s. d.). »Ein Prozess, durch den eine Aktivität in Reaktion auf eine Umweltsituation entweder neu entsteht oder verändert wird – vorausgesetzt, dass die Besonderheiten der Aktivitätsänderung nicht als angeborene Reaktionstendenz, Reifungsvorgang oder Momentanzustand des Organismus (wie Erschöpfung, Drogenwirkung u. Ä.) erklärbar ist« (E. R. Hilgard, 1966). Formen: 1. Lernen von Signalen; 2. Lernen an den Konsequenzen von Verhaltensweisen (Lernen an Erfolg oder Misserfolg, Belohnung oder Bestrafung); 3. Lernen durch Nachahmung (Imitation); 4. Lernen auf Anweisung; 5. Lernen durch Einsicht. – Zahlreiche psychiatrische Anwendungen in der Verhaltenstherapie.
e: learning. *fr:* apprentissage

Lernen am Erfolg ►Konditionierung, operante.

Lernfähigkeit *(f)* Als Teil der Intelligenz Fähigkeit, neue Fakten aufzunehmen und einzuordnen.

Lernforschung *(f)* 1. I. w. S. alle psychologischen Theorien des ►Lernens. 2. I. e. S. die behavioristische Forschungsrichtung. ►Lernen (2).
e: learning theory. *fr:* théorie de l'apprentissage

Lernstörung, Spezifische: *(f)* In DSM-V Bez. für ►Lernstörungen (2).

Lernstörung, Nicht Näher Bezeichnete *(f)* In DSM-IV: ►Lernstörungen, bei denen Schwächen des Lesens, Schreibens oder Rechnens jede für sich in den Tests ausreichende Werte erreichen, zusammengenommen die schulischen Leistungen aber gleichwohl behindern.
e: Learning Disorders Not Otherwise Specified.

Lernstörungen *(f, pl)*. 1. Verringerung der Wissensaufnahme aus seelischen Gründen. Können sich als Konzentrationsstörungen (»nicht auffassen«), Gedächtnisstörungen (»nicht behalten«), Antriebsstörung (»Faulheit«) oder Körperschwäche (»Krankheit«) äußern. Vorkommen entweder in bestimmten Schulfächern (z. B. Mathematik) oder allgemein; entweder vorübergehend (Lehrerwechsel, einschneidende Erlebnisse) oder allgemein. Die Ursachen sind negative ►Übertragungen auf die Lehrperson, neurotische Störungen, familiäre oder gesellschaftliche Überforderungen. Auch Lernbehinderungen z. B. durch (überstandene) Hirnkrankheiten, längere Krankheiten. Scheinbare Lernstörungen entstehen durch mangelhafte Intelligenz. Häufigstes Problem in ►Erziehungsberatungsstellen. 2. In DSM-IV: Sammelbez. für ►Lesestörung, ►Rechenstörung, ►Störung des Schriftlichen Ausdrucks und ►Lernstörung NNB. In DSM-V umbenannt in Spezifische Lernstörung. Entspricht weitgehend den ►Schulleistungsstörungen von DSM-III-R.
e: learning disabilities (1), Learning Disorder (2). – (ICD-10: F82).

Lerntheorie *(f)* 1. I. w. S. jede psychologische Theorie, durch welche Lernen erklärt wird. 2. I. e. S. Theorie des ►Behaviorismus, insbesondere, soweit vom Mittel der ►Konditionierung Gebrauch gemacht wird. Die Lerntheorie sieht grundsätzlich vom Inner-

seelischen ab und beobachtet ausschließlich das äußerlich beobachtbare Verhalten. Findet in der ►Verhaltenstherapie eine praktische psychiatrische Anwendung.
e. learning theory

Lesbierin *(f)* Homosexuelle Frau.
e: lesbian. *fr:* lesbienne

lesbische Liebe *(f)* Nach der antiken Dichterin Sappho auf Lesbos (ca. 612–570), die einen Kreis schöngeistiger Mädchen um sich versammelt hatte, bezeichnete sexuelle Beziehungen zwischen weiblichen Individuen. ►Homosexualität, weibliche.
e: lesbianism. *fr:* lesbianisme

Leseepilepsie *(f)* Seltene Form der photogenen Epilepsie (s. d.). Durch Lesen oder Betrachten von kontrastreichen Mustern werden epileptische Anfälle ausgelöst. Teilweise spielt der Inhalt des Gelesenen, teilweise spielen die Augenbewegungen als auslösender Reiz eine Rolle.
e: reading epilepsy.

Lese-Rechtschreibeschwäche *(f)* Syn. für ►Schreib-Lese-Schwäche.

Lese-Rechtschreibstörung *(f)* Syn. für ►Schreib-Lese-Schwäche.

Leseschwäche *(f)* Schwierigkeiten beim Erlernen des Lesens bei sonst normaler oder nur leicht unterdurchschnittlicher Intelligenz. Die Störung besteht in Unfähigkeit oder Schwäche, einzelne Buchstaben zu Wörtern zusammenzufügen (Störung der simultanen Gestalterfassung). Besteht meist bis ins Erwachsenenalter hinein; oft verbunden mit einer seelischen Reifungsstörung. Bei Kindern oft als Trotz verkannt und daher mit falschen pädagogischen Maßnahmen geahndet. Ursache unbekannt. Kommt häufig mit ►Schreibschwäche zusammen als Schreib-Lese-Schwäche vor.
e: reading disability, primary reading retardation.
Syn.: Legasthenie, Dyslexie. *fr:* dyslexie, dyslexie-dysorthographie

Leseschwierigkeit *(f)*. ►Leseschwäche.

Lesestörung *(f)* In DSM-IV: Mangelhafte Fähigkeit, richtiges Lesen zu erlernen. Wird angenommen, wenn in besonderen Tests Lesegenauigkeit, Lesegeschwindigkeit und/oder Leseverständnis wesentlich unterhalb normaler Leistungen liegen. Auch ►Dyslexie (2) gehört zur Lesestörung des DSM-IV. Vgl. Leseschwäche.
e: Reading Disorder. - (ICD-10: F81.0).

Lesestörung, Entwicklungsbezogene ►Entwicklungsbezogene Lesestörung.

Leseunfähigkeit *(f)*. ►Alexie.

Lethargie *(f)* 1. Schlafsucht, Neigung zu unaufhörlichem Schlaf. Stark herabgesetzte seelische Reaktionsfähigkeit. Von Narkose und Koma unterscheidbarer Zustand, in dem die Weckfunktionen nicht auf die normalen Reize reagieren. Kann auftreten bei Tumoren an der Hirnbasis oder bei der epidemischen Enzephalitis, die deshalb auch »Encephalitis lethargica« genannt wird. 2. Hypnotischer Tiefschlaf. Die Muskeln sind »schlaff, die Atmung ist tief und rasch, Sehnenreflexe sind merklich übertrieben; der Patient zeigt eine neuromuskuläre Übererregbarkeit«. (Charcot) 3. Seit dem Altertum als außergewöhnlicher, gelegentlich spontan auftretender und lang anhaltender Zustand bekannt. Wurde manchmal als eigener Krankheitszustand, manchmal als Unterform der Hysterie angesehen.
e: lethargy, trance. *fr:* léthargie

lethargisch *(a)*. Teilnahmslos. Adj. zu ►Lethargie (2). Umgangssprachlich auch: träge, initiativlos, schwunglos.

Letheomania, Letheomanie *(f)* Narkotikasucht. Drogenabhängigkeit vom Barbiturattypus.
e: letheomania. *fr:* léthéomanie

Lethologica *(f)* Unfähigkeit, sich an das richtige, passende Wort zu erinnern.

Leugnung *(f)*. ►Verleugnen.

Leukotomie *(f)* (E. Moniz, 1935). Operative Durchtrennung der Verbindungen zwischen Thalamus und Stirnhirn in der Nähe des Marklagers. Die Operation führt zu einer Wesensänderung mit Entdifferenzierung der Persönlichkeit, seltsamer Gleichgültigkeit und Enthemmung. Indikationen sind schwere Zwangskrankheiten, unheilbare Schmerzzustände und Schizophrenie mit tief greifender Wesensänderung. Nach anfänglich großer Verbreitung (vor allem in den USA) wird die Methode, jedenfalls in Deutschland, nicht mehr angewandt, wobei neben der Zweifelhaftigkeit der Erfolge – es kann keine Heilung, nur eine Resozialisierung erreicht werden – auch ethisch-moralische Bedenken von Bedeutung sind.
e: lobotomy.
Syn.: Lobotomie. *fr:* lobotomie

Leuner, Hanscarl geb. 8.1.1919 Bautzen/Sa., gest. 22.6.1996 Göttingen. Deutscher Psychiater und Psychotherapeut. Ausbildung in analytischer Psychologie (s. d.). 1959 habilitiert in Göttingen. 1967–1985 Leiter der Abt. Psychosomatik und Psychotherapie der Universität Göttingen. Erarbeitete vor allem neue Methoden der ►Imagination, mit oder ohne Unterstützung durch ►psychedelische Drogen. Nannte sie zunächst experimentelles ►katathymes Bilderleben, später Symboldrama. Gründungen: Europäische Ärztliche Gesellschaft für psycholytische Therapie (1964); Arbeitsgemeinschaft für Katathymes Bilderleben und imaginative Verfahren in der Psychotherapie (1974); Europäisches Collegium für Bewusstseinsstudien (1986). Hauptwerke: »Katathymes Bilderleben« (1970); »Halluzinogene« (1981). ►Imagination, ►psychedelische Behandlung, ►Psycholyse,

►Rauschinhalt, ►Rauschverlauf, stagnierend-fragmatischer und szenisch-fluktuierender.

Leuzinose *(f)* Syn. für ►Ahornsirupkrankheit.

Levin-Kleine-Syndrom *(n).* ►Kleine-Levin-Syndrom.

Levitation *(f)* 1. In der Parapsychologie freies Schweben eines Gegenstandes (Tisches) oder Menschen unter Aufhebung der Schwerkraft durch geistige Kräfte. 2. In Hypnose und autogenem Training (s. d.) angenehmes subjektives Gefühl des Schwebens, das entweder auf entsprechende Suggestionen hin oder von allein auftritt. Auch Schwebegefühl im Traum.
e: levitation. *fr:* lévitation

Lewy-Körper *(m, pl).* (Friedrich Lewy, 1912). Fibrilläre Einschlussköperchen in Nervenzellen bestehend aus verschiedenen Proteinablagerungen. Nachweisbar bei vielen Hirnkrankheiten, z. B. Parkinson-Krankheit, ►Pick'scher Krankheit, myatropher Lateralsklerose u. a. Vgl. Lewy-Körper-Demenz.
e: Lewy bodies.

Lewy-Körper-Demenz *(f)* ►Demenz, bei welcher in Hirnzellen ►Lewy-Körperchen gefunden werden. Unterschiedliche Krankheitsbilder werden damit in Verbindung gebracht. Ob es eine Lewy-Körper-Demenz als eigenständige Krankheit gibt, bleibt ungewiss. Es könnte sein, dass Lewy-Körper keine bestimmte klinische Bedeutung haben und in einem Spektrum von klinisch gesunden Personen bis hin zu Dementen vorkommen. Soweit eine Krankheit angenommen wird, gelten als Symptome: zeitweilige Störungen des Gedächtnisses oder des Sprechens, vorübergehende Orientierungsstörungen im Raum, Halluzinationen des Gehörs und des Gesichts (ohne nähere Bestimmung), ferner engl. als »confusional states« bezeichnete Zustände (vgl. aber dazu ►Confusio mentalis, ►Verwirrtheit), ungeklärtes Hinstürzen, ►EPMS.
e: Lewy body dementia.

Lexington-Test *(m).* Methode zur Feststellung der suchtmachenden Eigenschaften eines Medikaments. Wurde ausschließlich in der Forschungsabteilung des US Public Health Service Hospital in Lexington (Kentucky) angewandt. Drei Methoden: 1. Morphinsüchtige erhalten das Prüfpräparat in steigenden Dosen. Tritt bis zum Erreichen der Unverträglichkeitsgrenze keine Euphorie auf, wird auf das Fehlen einer euphorisierenden Eigenschaft geschlossen; 2. die Prüfsubstanz wird Morphinisten gegeben, die mindestens drei Monate abstinent sind, und das Auftreten von Sucht- und Gewöhnungserscheinungen beobachtet; 3. die neue Substanz wird darauf geprüft, ob sie die Erscheinungen bei abruptem Morphiumentzug zu bessern oder zu beseitigen vermag.

Liaisonpsychiatrie *(f)* 1. Ratgebende Tätigkeit eines Psychiaters (Diagnostik, Therapie, Lehre, Forschung) in den nichtpsychiatrischen Abteilungen eines Klinikums. Insoweit synonym mit ►Konsiliarpsychiatrie. 2. Einbeziehung eines Psychiaters in die tägliche Arbeit einer anderen medizinischen Disziplin, z. B. Frauenheilkunde oder innere Medizin, sodass er ein Teil von ihr wird.
e: liaison psychiatry.

Liaisonpsychosomatik *(f)* Ratgebende Tätigkeit eines Psychosomatikers (►Psychosomatische Medizn) in medizinischen und chirurgischen Kliniken. Im Unterchied zur ►Liaisonpsychiatrie beschränken sich Beratung und Behandlung auf psychosomatische-psychotherapeutische Fragestellungen.
e: liaison psychosomatics.

Libet-Experimente *(n, pl).* (Benjamin Libet, 1965). Versuchsanordnung, bei welcher die Versuchsperson instruiert war, zu einem beliebigen Zeitpunkt willkürlich eine kleine Bewegung mit dem Finger oder der Hand ausführen. Dazu musste sie an einer Uhr markieren, wann sie sich dazu entschloss, die Hand zu bewegen. Das Bewusstwerden der Entscheidung wurde mit EEG registriert. Ergebnis war, dass zunächst ein ►Bereitschaftspotenzial aufgebaut wurde, dem erst mehrere 100 ms später das Bewusstwerden der Entscheidung folgte. Gilt als experimentelle Grundlage ►neurophilosophischer und ►neurowissenschaftlicher Diskussionen über die Freiheit/Determiniertheit von Willensentscheidung und Verantwortlichkeit des Menschen.
e: Libet's experiment.

Libidinisierung *(f)* Syn. für ►Erotisierung.

libidinös *(a).* 1. Sich auf die psychische Energie (Libido) beziehend. 2. Sich auf sexuelle Naturtriebe beziehend.
e: libidinal, libidinous. *fr:* libidinal, libidineux

Libido *(f)* 1. Das bewusste Verlangen nach sexuellen Handlungen. In der alten Literatur: Wollust mit dem Unterton sinnlicher Ausschweifung.
Syn.: Konkubiszenz.
2. In der psychoanalytischen Lehre Freuds anfänglich die mit dem Sexualtrieb verbundenen psychischen Erscheinungen. Später die jeden Trieb begleitende psychische Energie. Einer der Kernbegriffe der Psychoanalyse. Freud definiert folgendermaßen: »Die populäre Auffassung trennt Hunger und Liebe als Vertreter der Triebe, welche das Einzelwesen zu erhalten, und jener, die es fortzupflanzen streben. Indem wir uns dieser naheliegenden Sonderung anschließen, unterscheiden wir auch in der Psychoanalyse die Selbsterhaltungs- oder Ich-Triebe von den Sexualtrieben und nennen die Kraft, mit welcher der Sexualtrieb im Seelenleben auftritt, Libido – sexuelles Verlangen – als etwas dem Hunger, dem Machtwillen und dgl. bei den Ich-Trieben Analoges.« – In der späteren Triebtheorie der dem Todestrieb entgegengesetzte ►Lebenstrieb. – In den sich wandelnden Libidotheorien Freuds sind vor allem der qualitative und

der quantitative Aspekt sich gleich geblieben. Danach ist die Libido ein auf nichts anderes reduzierbarer Trieb, der sich bei konstanter Summe (►Libidoquantumstheorem) auf mehrere Objekte verteilen kann (►Libidobesetzung). Die Begriffsverwendung Freuds wurde von anderen kritisiert. Nach Claparède erweiterte Freud die Bedeutung so sehr, dass er für »Interesse« stand. Nach C.G. Jung lassen sich die Schwierigkeiten umgehen, wenn man Libido i.S. von »psychischer Energie« sieht, die sich im Lebensvorgang manifestiert und subjektiv als Streben und Begehren wahrgenommen wird. Libido in diesem Sinne drückt sich nach Jung nur in Symbolen aus. Freud hat sich stets gegen die Jung'sche Begriffsverwendung gewandt. McDougall wollte »Libido« durch ►Horme ersetzen.
e: libido. *fr:* libido

Libido, narzisstische *(f)* Syn. für ►Ichlibido.
e: narcissistic libido. *fr:* libido narcissique

Libido (sexualis) (A. Moll, 1898). Sexuelle Appetenz. Nach diesem Begriff verhält sich die Libido zum Sexualinstinkt wie der Hunger zum Selbsterhaltungstrieb. Freud gab an, seinen Begriff der Libido bei Moll entlehnt zu haben. Er war aber auch schon vorher gebräuchlich, z.B. bei Th. Meynert (1889/90), M. Benedikt (1868), Krafft-Ebing (1889), O. Effertz (1894) und A. Eulenburg (1895). Der Begriff gilt auch heute noch vielfach in diesem Sinne.
e: sexual libido. *fr:* libido sexuel

Libidobesetzung *(f)* Die Libido i.S. der psychischen Energie kann sich nach Freud ganz oder teilweise einem Objekt zuwenden und dieses damit »besetzen«. Das Objekt kann die Person selbst (Ichlibido, narzisstische Libido) oder ein äußeres Objekt (Objektlibido) sein. Nach dem ►Libidoquantumstheorem besteht ein Gleichgewicht zwischen den Libidobesetzungen. Wird z.B. in der Psychose die Libido ganz der eigenen Person zugewendet, zieht sie sich damit von der Objektwelt zurück.
e: libido-cathexis. *fr:* investissement de la libido

Libidoquantumstheorem *(n)*. Im Laufe der Libidoentwicklung wird die Libido auf weitere erogene Zonen verlagert, oder sie besetzt neue Objekte. Dabei bleibt aber die Libidomenge konstant. – Wichtiges Grundgesetz der Psychoanalyse.

Libidostauung *(f)* (S. Freud). Mangelnde Abfuhr der mit dem Sexualtrieb verbundenen ►Libido, die sich daher i.S. der Freud'schen Theorie innerhalb des psychischen Apparates ansammeln muss. Diese Triebenergie kann ►sublimiert oder in eine Aktivität umgewandelt werden, welche ein Objekt sucht, das doch noch eine Abfuhr gestattet. Libidostauung kann aber auch krank machend wirken und z.B. zur Ursache von ►Angstneurosen oder allgemein von ►Aktualneurosen oder schließlich auch von Psychosen werden. Der schizophrene Wahn wird von Freud gelegentlich als Versuch aufgefasst, die aufgestaute narzisstische Libido in eine neu geschaffene Welt zu investieren und dadurch abzuführen.
e: damning up of libido. *fr:* stase libidinale

Libidotropismus *(m)*. (L. Szondi). Bez. zur Beschreibung des Vorganges der Partnerwahl. Ein Liebespartner wird nach einer im Unbewussten verankerten Triebstruktur ausgewählt. Diese lässt sich mithilfe des ►Szondi-Tests aufdecken. ►Schicksalsanalyse.

Lichtheim'sche Aphasie *(f)*. ►Aphasie, transkortikale.

Lichtheim'sches Zeichen *(n)*. Bei subkortikaler motorischer Aphasie können die Kranken im Gegensatz zur rein motorischen Aphasie die Silbenzahl der Wörter, an die sie denken, durch Klopfen bezeichnen, da das Wortbild der inneren Sprache erhalten bleibt.
e: Lichtheim sign. *fr:* signe de Lichtheim

Lichttherapie *(f)* Anwendung von sonnenlichtähnlichem Licht zur Behandlung insbesondere der ►Saisonalen affektiven Störung. Geräte für ►Lichtduschen werden auch für normale Stimmungsschwankungen in Herbst und Winter benutzt.

Liébault, Auguste Ambroise geb. 16.9.1823 Farrières, gest. 18.2.1904 Nancy. Landarzt aus Lothringen, der in Pont-Saint-Vincent, unweit von Nancy, wirkte. Verwendete ►Hypnose als einziges Behandlungsmittel. Begründer der Schule von ►Nancy. Hauptwerk: »Du sommeil et des états analogues, considérées surtout au point de vue de l'action du moral sur le physique« (1866) (Vom Schlaf und analogen Zuständen betrachtet vor allem unter dem Gesichtspunkt vom Einfluss der Psyche in den Körper).

Liebe, genitale *(f)* In der Psychoanalyse gebräuchliche, aber bei Freud noch nicht übliche Bez. für ideale Form reifer Liebe. Bei ihr vereinigen sich nach Überwindung des Ödipus-Komplexes die Strebungen der Zärtlichkeit und der sexuellen Befriedigung in ausgewogener Weise. Nach M. ►Balint (1947) ist genitale Liebe nicht nur das Fehlen der Züge prägenitaler Kennzeichen, sondern man liebt einen Partner, weil 1. er einen sexuell befriedigen kann, 2. man ihn sexuell befriedigen kann, 3. man gemeinsam einen Orgasmus erleben kann. Man finde darin aber auch eine Idealisierung des Partners, eine besondere Form der Identifizierung und Zärtlichkeit. Die genitale Liebe überdauert daher die Ausübung genitaler Befriedigung.
e: genital love. *fr:* amour génital

Liebesfähigkeit *(f)* Titel des in den 30er-Jahren weitverbreiteten Hauptwerkes von E. ►Speer mit dem Untertitel ►»Kontaktpsychologie« (1935). Gemeint ist die Fähigkeit zur Aufnahme gefühlsmäßiger Beziehungen.

Liebeskrankheit *(f)* Im 18. und in der ersten Hälfte des 19. Jahrhunderts allgemein anerkannte Gemütskrankheit, die in der damaligen Psychiatrie als

Krankheitseinheit verstanden wurde. Unglücklich verliebte junge Männer oder Frauen siechen dahin; sie werden tieftraurig, verlieren an Gewicht und denken bei Tag und in den Träumen des kurzen Schlafs nur an das geliebte Wesen; ein hoffnunggebendes Wort von ihm kann rettend wirken, aber sonst kann der Tod folgen. Vgl. Nostalgie. Unerfüllten Liebeswünschen wurde später nur noch in der Volksmedizin krank machende Wirkung zugeschrieben.
e: love sickness. *fr:* maladie d'amour

Liebeswahn *(m).* Wahnhafte Überzeugung, von einer anderen Person geliebt zu werden. Bei den Betroffenen handelt es sich meist um unverheiratete Personen, am häufigsten um Frauen zwischen 40 und 60 Jahren. Im Zentrum des Wahns steht häufig eine prominente Gestalt, eine Schauspielerin, ein Priester, Politiker, Schriftsteller, die im ganzen Verlauf der Krankheit gleich bleibt. Der Beginn ist meist plötzlich; aus einer Beobachtung entsteht der Wahn wie eine blitzhafte »Erleuchtung«. Der Wahnkranke macht sich Hoffnungen, unternimmt Schritte, wird enttäuscht, geht zu Verleumdungen und Drohungen, schließlich evtl. zu Taten über. Das erste Opfer aggressiver-eifersüchtiger Handlungen kann der Ehepartner des Wahnobjektes sein, jedoch kommt es z. B. nie zu Vergewaltigungen. – Bereits bei ►Esquirol (1838) viel beachtetes Krankheitsbild, das in Form einer psychogenen Wahnentwicklung oder als Teilerscheinung anderer psychischer Krankheiten (z. B. Schizophrenie) auftreten kann. Die Prognose ist in jedem Fall ungünstig. – Die Beschreibung in DSM-III-R/IV entspricht nicht vollständig der deutschen. Ausgenommen ist ein Liebeswahn bei Schizophrenie, auch wenn dieser das einzige Symptom ist. Kommt in DSM-V nicht vor. – Es wird darauf hingewiesen, dass die klinisch zu behandelnden Fälle fast ausschließlich Frauen, die forensisch zu begutachtenden fast ausschließlich Männer sind.
e: erotomania, amorous paranoia.
Syn.: Erotomanie, Paranoia erotica. *fr:* érotomanie

Liebeszwang *(m).* Zustand extrem gesteigerter sexueller Erregung. Auch sich dem Bewusstsein gegen den Willen aufdrängende Vorstellungen, die sexuelle Vorgänge zum Inhalt haben. Psychoanalytisch gesprochen besteht eine Überflutung des Bewusstseins mit sexuellen Inhalten, z. B. durch Mangel an Triebabfuhr.
e: aphrodisiomania. *fr:* aphrodisiomanie

Liepmann'scher Versuch *(m).* (H. C. Liepmann, 1895). Versuch zur Provokation von Halluzinationen. Durch Druck auf die geschlossenen Augen können bei Delirium tremens optische Halluzinationen (Druckvisionen) hervorgerufen werden. Es werden Sonne, Mond, Wolken, Himmel, Sterne oder ganze Szenen gesehen. Besonders oft wird Geschriebenes oder Gedrucktes gelesen.

Life-Event *(n).* Lebensereignis. Bedeutsames, in die Lebensstruktur eines Menschen eingreifendes – eher ungünstiges als günstiges – Ereignis. Ein einzelnes oder mehrere Ereignisse zusammen bewirken eine Stressbelastung, deren Punktwert auf einer Skala abgelesen werden kann. Mit der ►Holmes-Rahe-Skala lassen sich häufig vorkommende Lebensereignisse statistisch erfassen. Die Theorie bewertet Einzelerlebnisse (Tod des Ehepartners, Scheidung usw.) in allgemeiner Art, stellt sie jedoch nicht in den besonderen Lebenszusammenhang dieses einen Menschen.
Syn.: Life change event.

Life-Event-Forschung *(f)* (T. H. Holmes, R. H. Rahe, 1967). Theorie über Auswirkungen von ►Life-Events auf den Menschen. Von Bedeutung insbesondere in der Stressforschung.

Life-Style-Medikamente *(f, pl).* Lebenstilmedikamente. Chemische Stoffe, die zum weiteren Aufbessern von (normaler) geistiger, schöpferischer und körperlicher Aktivität dienen und damit das Wohlbefinden befördern. In Untergruppen der westlichen Gesellschaft prägt das Einnehmen solcher Stoffe den Lebensstil. Das geschah zuerst in den USA. Benutzt werden Medikamente, welche sonst zur Steigerung der Erektion des Penis, Unterdrückung des Schlafbedürfnisses, Behandlung überaktiver Kinder (z. B. Ritalin, ►Aufmerksamkeits-/Hyperaktivitätsstörung) oder Behandlung der ►Alzheimer'schen Krankheit eingesetzt werden.
e: life style drugs, enhancer.

Liga gegen Epilepsie, internationale. 1909 gegründete internationale Organisation von Ärzten und anderen am Problem der Epilepsie Interessierten. Ziele sind: Förderung der Epilepsie-Forschung, Ausbau der Behandlung und sozialen Betreuung der Epileptiker sowie Aufklärung der Bevölkerung über neue Erkenntnisse und die Behandlungsfähigkeit der Epilepsie. Die deutsche Sektion wurde 1957 neu gegründet und führt seit 2004 die Bez. »Deutsche Gesellschaft für Epileptologie«.
e: international league against epilepsy.

Liliputhalluzination *(f)* Nach den Zwergen des Märchenlandes Liliput in J. Swifts »Gullivers Reisen« benannte optische Halluzination von abnormer Kleinheit.
e: liliputian hallucination, microptic hallucination.
Syn.: Mikrohalluzination, mikropsychische Halluzination. *fr:* hallucination liliputienne, h. microscopique

Limoctonia *(f)* (griech. = Hungertod) Selbsttötung durch freiwilliges Hungern. Kann durch einseitige Nahrung (z. B. nur Kohlenhydrate), durch völligen Verzicht auf Nahrung oder Verzicht sowohl auf Nahrung als auch auf Flüssigkeit vor sich gehen. Die christliche Sittenlehre verpflichtete den Menschen, seinen Körper zu erhalten. Dennoch sind aus der Ge-

schichte Fälle dieser Art Selbsttötung erhalten, z. B. wahrscheinlich beim Komponisten Robert Schumann. Wird in der Suiziddebatte des 21. Jh. vielfach diskutiert.
e: limoctonia. *fr:* limoctonie

Limophoitas *(f)* Psychische Krankheit durch Hungern. Hungerpsychose.

Lindauer Psychotherapiewochen *(f)* 1950 von ►E. Speer begründete, alljährlich in Lindau/Bodensee stattfindende Tagung psychotherapeutisch interessierter Ärzte.

Lipodystrophie *(f)* Syn. für ►Pfaundler-Hurler-Syndrom.

Liquorparalyse *(f)* Aus klinischem Jargon entstandene Bez. für Liquorbefund, der die für progressive Paralyse typischen Veränderungen aufzeigt, ohne dass sich beim Kranken die entsprechenden klinischen Befunde erkennen lassen.
Syn.: Präparalyse.

Lissauer'sche Herdparalyse *(f)* Atypisches Zustandsbild bei progressiver Paralyse (s. d.). Bei ungewöhnlich gut erhaltenen intellektuellen Funktionen stehen Herdsymptome wie Aphasie, Lähmungen, Seelenblindheit im Vordergrund. – Das Krankheitsbild wurde 1901 von Storch nach einem hinterlassenen Manuskript H. Lissauers beschrieben.
e: Lissauer's dementia paralytica, Lissauer's type of paresis.
Syn.: Lissauer'sche Paralyse. atypische Paralyse. *fr:* paralysie générale du type hémiplégique ou tabétique

Lissauer'sche Paralyse *(f)*. ►Lissauer'sche Herdparalyse.

Lissenzephalie *(f)* Syn. für ►Agyrie.

Lithiumaugmentation *(f)* Lithiumzusatz. Wenn bei einer rein medikamentösen Behandlung einer Depression mit einem Antidepressivum keine befriedigende Besserung eintritt, kann durch Zugabe von Lithium die Besserung noch erreicht werden.

Lithium-Prophylaxe *(f)* (M. Schou, 1960). Vorbeugende Behandlung bei manisch-depressiver Erkrankung. Die Wirkung ist bei manischen Phasen deutlich. Bei depressiven Phasen wird die Tiefe der Depression abgemildert. Häufigkeit und Dauer der Depression werden kaum verändert. Anwendung insbesondere, wenn depressive und manische Phasen so rasch aufeinanderfolgen, dass andere Behandlungsformen ihre Wirkung nicht entfalten können. Jedoch: bei Lithium-Prophylaxe ist die Suizidgefahr fast 7-mal höher. Es werden Lithiumkarbonat, -zitrat, -azetat oder -jodat verwendet. Der Serumspiegel soll nicht niedriger als 0,6 mval/l und nicht höher als 1,2 mval/l sein. Mögliche Nebenwirkungen ►Lithium-Therapie. Historisch: Lithium wurde 1815 durch Arfvedson entdeckt. Ab 1841 wurde es in Form von Lithiumkarbonat zur Behandlung von Uratsteinen, ab 1859 zur Behandlung von Gicht verwendet. Ab 1886 Anwendung zur Lithium-Prophylaxe durch ►C. Lange. Erneute Entdeckung der Prophylaxe durch J. F. J. Cade (1949) und M. Schou (1957).
e: lithium prophylaxis. *fr:* prophylaxie par le lithium

Lithium-Therapie *(f)* (J. F. J. Cade, 1949). Behandlung akuter manischer Phasen (weniger chronischer Manien) mit Lithium-Salzen (0,6–1,6 mval/l Lithiumkarbonat, -zitrat, -azetat oder -jodat). Depressive Phasen sprechen dagegen nur geringfügig oder gar nicht an. Die Wirkung richtet sich selektiv gegen die manischen Symptome, während die psychischen Funktionen voll erhalten bleiben. Zu beachten sind mögliche Nebenwirkungen: feinschlägiger Tremor der Hände, Übelkeit, Erbrechen, Bauchschmerzen, Müdigkeit, Muskelschmerzen, Quincke-Ödeme, EEG- und EKG-Veränderungen. Intoxikationserscheinungen sind: Trägheit, Mattigkeit, Schläfrigkeit, grober Tremor und Muskelzuckungen, Appetitlosigkeit, Erbrechen und Durchfälle. Es kann schließlich zu Bewusstseinsstörungen, Muskelhypertonie, Streckkrämpfen, Delirien und krampfartigem Öffnen der Augen kommen. Nach Dosisreduzierungen verschwinden alle Zeichen. ►Lithium-Prophylaxe.
e: lithium therapy. *fr:* traitement par le lithium

litterale Agnosie *(f)*. ►Agnosie, litterale.

LKS ►Landau-Kleffner-Syndrom.

Lobotomie *(f)* Syn. für ►Leukotomie.

Lockerung *(f)* 1. Allgemein: Lockerwerden eines vorher festen Zusammenhanges, einer festen Bindung oder eines Gefüges fester Verbindungen. 2. In der Psychiatrie vor allem ►Lockerung des Denkzusammenhanges, der Vorstellungen, Wahrnehmungen und ►Lockerung der Assoziationen. Bei Kraepelin Oberbegriff für zwei einander ausschließende Weisen der Lösung von Zusammenhängen: ►Ideenflucht und ►Zerfahrenheit.
e: loosening

Lockerung der Assoziationen *(f)* Bei E. ►Bleuler eines der ►Primärsymptome der Schizophrenie. »Es ist, wie wenn die durch Erfahrung gebahnten Verbindungen und Hemmungen an Bedeutung eingebüßt hätten. Die Assoziationen gehen viel leichter in neue Bahnen, folgen also nicht dem durch die Erfahrung vorgezeichneten, d. h. logischen Wege« (E. Bleuler: Dementia Praexox, 1911, S. 285). Nach Kraepelin wäre dasselbe eine Beschreibung der ►Ideenflucht und damit nicht zur Dementia praecox gehörend. In DSM-III/V und ICD-10 trotz mancher Kritik Hauptsymptom schizophrener Störungen. Vgl. ►Zerfahrenheit.
e: loosening of associations.

Lockerung des Denkzusammenhanges *(f)* Bei ►Kraepelin Oberbegriff für zwei einander sich gegenseitig ausschließende Weisen einer Lösung des Denkzusammenhanges: A. Lockerung der Assoziationen in der ►Ideenflucht; B. Zerfall des Denkzusammenhanges in der ►Zerfahrenheit.

Löschung *(f)*. ▸Extinktion.

Lösungsmittelschnüffeln *(n)*. ▸Thinner-Sucht.

Löwenstein, Rudolph (Lowenstein, Loewenstein) geb. 17.1.1898 Lodz (preußische Provinz Posen), gest. 14.4.1976 New York. Nach Medizinstudium in Berlin und Zürich weitere Ausbildung zum Psychoanalytiker in Berlin (Hanns Sachs). 1926–1939 in Paris, wohin er gerufen worden war. Wurde dort zum Lehranalytiker von ▸Lacan (enge, schwierige Verbindung), ▸Lagache und anderen bedeutenden frz. Psychiatern. Beeinflusste auf diesen Umwegen stark die heutige frz. Psychiatrie. Ging 1939 zusammen mit Heinz ▸Hartmann nach New York, wo er sich den ▸Ich-Psychologen anschloss. Bekleidete in den USA zahlreiche psychoanalytische Ämter. Werke u. a.: »Un cas de jalousie pathologique« (1932), »Bemerkungen zur Theorie des therapeutischen Vorgangs der Psychoanalyse« (1937), «Freud, man and scientist« (1951).

Logoklonie *(f)* Rhythmisches Wiederholen der letzten Silbe eines Wortes oder von (kurzen) Wörtern, z. B. »Tageszeitung-ung-ung«. Vorkommen besonders bei postenzephalitischem Parkinsonismus, Paralyse, Alzheimer'scher Krankheit u. a.
e: logoclony, logoclonia. *fr:* logoclonie

Logomonomanie *(f)* (Guislain). Psychotisches Zustandsbild, das monosymptomatisch durch Rededrang ausgezeichnet ist. Nicht mehr gebräuchliche Bezeichnung, da nach heutiger Kenntnis Rededrang nur als Teilsymptom auftritt (z. B. bei Manie).
e: logomania. *fr:* logomanie

Logopäde *(m)*. Stimm- und Sprachtherapeut. Examinierte ärztliche Hilfskraft mit spezieller viersemestriger Ausbildung in einer Lehranstalt für Logopäden. Übernimmt die Behandlung von Stimm- und Sprachstörungen mithilfe von Anleitung zu Übungen und physikomechanischer Maßnahmen. ▸Sprachheillehrer, ▸Sprecherzieher.
e: speech-pathologist. *fr:* logopede

Logopädie *(f)* Stimm- und Spracherziehung. Berufsfach der Stimm- und Sprachtherapeuten (Logopäden).
e: logopedics, speech correction. *fr:* logopédie

Logopathie *(f)* Sprachstörung (allgemein).
e: logopathia. *fr:* logopathie, trouble de la parole

Logophasie *(f)* Besondere Form der Aphasie, bei der die Fähigkeit zu korrekter Sprachartikulation verloren gegangen ist.
e: logophasia. *fr:* logophasie

Logophobie *(f)* Redestörung. Vor dem Halten einer Rede entsteht eine solche Erwartungsspannung, dass der Betroffene sehr schwer leidet und evtl. die Rede nicht halten kann.

logophonische Amnesie *(f)*. ▸Amnesie, logophonische.

Logorrhoe *(f)* Redeschwall. Ungehemmter Redefluss. Nichtaufhörenkönnen infolge verlorener Selbstkontrolle des Gesprochenen. Manchmal wird zu wiederholten Malen über dasselbe Thema gesprochen. Meistens ist der Gedankengang ungeordnet und das Thema wechselt ständig. Kommt bereits als normale Verhaltensvariante vor. Typische Erscheinung besonders bei Hypomanie und insbesondere bei Manie sowie ängstlich-erregten Psychosen. Dabei kann sich der Redefluss so verstärken, dass der Betreffende heiser oder sprechunfähig (aphonisch) wird. Häufiges Vorkommen auch bei Altersdemenzen, manchmal bei paranoiden und schizophrenen Erkrankungen. Oft äußert sich dieselbe Erscheinung auch im Verfertigen vieler Schriftstücke (Graphorrhö).
e: logorrhea, tachylogia, pheniloquence.
Syn.: Tumultus sermonis, Zungendelirium. *fr:* logorrhée, incontinence verbale

logosemantische Amnesie *(f)*. ▸Amnesie, logosemantische.

Logotherapie *(f)* (V. E. ▸Frankl). Psychotherapeutische Technik in der ▸Existenzanalyse. »Logos« bedeutet hier: im Unbewussten ruhendes »Geistiges« und Sinn der personalen Existenz, den es analytisch zu erhellen gilt. Der Arzt leistet dem Leidenden dabei Beistand, in seinem Leben konkrete Sinnmöglichkeiten aufzuspüren und zu verwirklichen, soweit sich eine psychische Störung aus einem frustrierten Willen zum Sinn entwickelt hat. Wird hauptsächlich bei existenziellem Vakuum (s. d.) und noogener Neurose (s. d.) angewandt.
e: logotherapy. *fr:* logothérapie

Lombroso, Cesare geb. 18.11.1836 Verona, gest. 19.10.1910 Turin. Ab 1862 Prof. für Geisteskrankheiten in Pavia. Darauf Direktor der Irrenanstalt in Pesaro. Ab 1876 Prof. für gerichtliche Psychiatrie und Kriminalanthropologie in Turin. Nahm als Erster wissenschaftliche Untersuchungen zur Persönlichkeitsstruktur des Verbrechers vor. Der Verbrecher sei ein ▸Degenerierter, der in seiner Entwicklung hinter dem entwicklungsgeschichtlichen Stand der Menschheit zurückgeblieben ist. Er könne seinem verbrecherischen Tun deshalb nicht Einhalt gebieten. – Viel diskutiert war die These, dass das Genie einer abnormen Tätigkeit des Gehirns entspreche und deshalb als krankhaft bei der degenerativen epileptoiden Psychose einzuordnen sei. Ins Deutsche übersetzte Werke: »Genie und Irrsinn«; »Der Verbrecher in anthropologischer, ärztlicher und juristischer Beziehung«, 2 Bde.; »Das Weib als Verbrecherin und Prostituierte«.

Longiligne *(f)* Langgliedriger Typ in der Typologie von Pende. Lange Extremitäten im Vergleich zum Rumpf. Überwiegen von Sympathikotonus. Charakterlich Veranlagung zu Introversion, Autismus, Überempfindlichkeit und Pessimismus. Ein asthenischer und ein sthenischer Einzeltyp werden unterschieden. ▸Bréviligne.

Loquacitas *(f)* (lat.) Geschwätzigkeit. Munteres Daherreden, ohne rechten Bezug zu nehmen auf einen Gesprächspartner und ohne wirkliche Mitteilungsabsicht. ►Logorrhö.
e: loquacity. *fr:* loquacité

Loquacitas senilis Altersgeschwätzigkeit. Gilt in schwächerer Ausprägung bei bestimmten Typen als normale Alterserscheinung.
e: senile loquacity. *fr:* loquacité senil

Loquazität *(f)*. ►Loquacitas.

Losigkeits-Syndrom *(n)*. Lernhilfe für Medizinstudenten, um die Symptome einer ►Depression besser zu behalten (also kein wirkliches Syndrom). Adjektive mit dem Suffix -los: lustlos, mutlos, schwunglos, schlaflos, hoffnungslos, gefühllos, stimmungslos, energielos, entschlusslos. – Dazu die Merkregel für die Stimmungsschwankungen im Tagesverlauf: morgens miserabel, mittags passabel, abends aimabel.

LSD *(m)* ►Lysergsäurediäthylamid.

LSD-Rausch *(m)* ►Lysergsäurediäthylamid-Psychose.

LSD-Rausch-Behandlung *(f)* Behandlung mit Lysergsäurediäthylamid als unterstützende Maßnahme einer Psychotherapie. ►Psycholyse.

lucidum intervallum *(n)*. Lichtes Intervall. Lichte Augenblicke. Zeitraum, in welchem Geisteskranke scheinbar symptomfrei sind und vernünftig sprechen und handeln. Mehr in der schönen Literatur und Alltagssprache gebräuchlich, nicht als fachlich-psychiatrischer Begriff.
e: lucid interval. *fr:* intervalle lucide

Lückenamnesie *(f)*. ►Amnesia lacunaris.

Lüge *(f)* Absichtlich unwahre Aussage. Abwehrmechanismus, der dem Individuum aus einer Notlage helfen soll. Nach Übereinkommen werden »Notlügen« und »Lügen um des Lügens willen« verschieden bewertet. Bei Kindern ist Lügen gewöhnlich kein pathologisches Zeichen, sondern Zeichen mangelnder Reife, wenn die ethischen Funktionen noch nicht genügend ausgebildet sind, um den Impuls zu unterdrücken. Bei Neurotikern vielfach Symptom einer Regression. Vgl. ►Mythomanie.
e: lying. *fr:* mensonge

Lügensucht *(f)*. Syn. für ►Mythomanie.

Lues divina *(f)* Obsol. Bez. für ►Epilepsie.

Lueshalluzinose *(f)* (Seltenes) Auftreten der progressiven Paralyse in Gestalt einer ►Halluzinose (F. Plaut, 1913). Häufiger sind Halluzinosen nach malariabehandelter Lues.
e: luetic hallucinosis. *fr:* hallucinose de Plaut

Luftscheu *(f)*. ►Aerophobie (1).

Luftschlucken *(n)*. ►Aerophagie.

Luiphobie *(f)* Syn. für ►Syphilophobie.

Lunambulismus *(m)* ►Mondsucht.

Lunatikus *(m)*. Mondsüchtiger. Im Mittellateinischen so viel wie mondsüchtig, epileptisch, kurz dauernd, flüchtig. Später auch allgemein für Besessener, Verrückter. Der Ausdruck bezeichnete vor allem in England zunächst denjenigen, der periodisch an geistigen Störungen leidet, später ganz allgemein jeden psychisch Kranken. ►Mondsucht, ►Lunatismus.
e: lunatic. *fr:* lunatique

Lunatismus *(m)*. Im Mittelalter vage Bez. für Krankheiten, die nach alter Auffassung mit den Mondphasen zusammenhängen; insbesondere für Epilepsie und psychische Krankheiten, die sich in mehr oder weniger regelmäßigen Anfällen manifestieren.
e: lunatism. *fr:* lunatïsme

Lungwitz, Hans geb. 19.10.1881 Gößnitz; gest. 24.6.1967 Berlin. Nervenarzt in Berlin (ab 1908). Ausbildung in Psychoanalyse bei ►Abraham. Begründer einer aus der Neurobiologie abgeleiteten positivistisch-philosophischen Lehre vom Menschen und von seinen psychischen Krankheiten (►Psychobiologie [2]). Gründete eine sich an den Verstand wendende psychotherapeutische Schule (►Erkenntnistherapie). Die Lehre wurde ab 1926 durch die »Schule der Erkenntnis – Internationale psychobiologische Vereinigung« (nach 1933 verboten) verbreitet. Hauptwerk: »Lehrbuch der Psychobiologie«, 8 Bde., 1933–1956. Auch »Psychobiologie der Neurosen« (1980). Das Lebenswerk wird von der «Hans-Lungwitz-Stiftung» gepflegt.

Lungwitz-Erkenntnistherapie *(f)* (H. Lungwitz). Behandlung der Neurosen durch philosophische Erkenntnis und Erleuchtung. ►Psychobiologie (2).
e: L.'s cognition therapy. *fr:* traitement de prise de conscience de L.

Luophobie *(f)*. ►Syphilophobie.

Lustmord *(m)*. 1. Im engeren Sinne Mord aus sadistischer Wollust. 2. Meistens im weiteren Sinne gebraucht: bei Vergewaltigung unbeabsichtigte Tötung oder Mord als Mittel, um den einzigen Zeugen zu beseitigen.
e: murder preceded by rape. *fr:* assassinat avec viol, assassinat par lubricité

Lustprinzip *(n)*. 1. (A.M. Vering, 1817). Grundlegendes Prinzip der Steuerung menschlichen Seelenlebens. »Da unsere Empfindungen und Vorstellungen bald mit dem Gefühle der Lust, bald mit dem Gefühle der Unlust verbunden sind: so sind sie der Seele entweder angenehm oder unangenehm. Das Gefühl der Unlust erzeugt das Verlangen, die unangenehme Empfindung oder Vorstellung wegzuräumen. – Das Gefühl der Lust erweckt das Verlangen, die angenehme Empfindung oder Vorstellung auszuhalten, oder ihre Fortdauer zu bewirken. Aus diesem gegenseitigen Verlangen entspringt das Begehrungs- und Verabscheuungsvermögen. Dieses gegenseitige Vermögen ist die Quelle der Neigungen, Abneigungen, Leidenschaften und Affecte.« 2. (G.T. Fechner, 1848).

Schöpferische Gedanken und deren Ausführung in einem Zustand der gehobenen Stimmung (»Über das Lustprinzip des Handelns«). 3. Auch bei Freud eines der beiden grundlegenden Prinzipien menschlichen Verhaltens. Der psychische Apparat wird vom Prinzip beherrscht, Lust zu gewinnen und Unlust zu vermeiden. Dieses Prinzip ist nach Freud in der frühen Kindheit unmittelbar erkennbar, da die Befriedigung – wie später noch in Träumen und Phantasievorstellungen – auf dem kürzesten Wege erstrebt wird. Ausbleiben der Befriedigung durch die Erfordernisse der Realität zwingt zu einer Modifikation des Lustprinzips durch das ►Realitätsprinzip. Das Lustprinzip wird aber nie vollständig durch das Realitätsprinzip ersetzt. Das Lustprinzip ist ein ökonomisches Prinzip, da es mit einer Verringerung der Reizmenge in der Psyche verbunden ist. – In älteren Arbeiten Freuds noch als »primäres System« bezeichnet.
e: pleasure principle. *fr:* principe de plaisir

Luzidität *(f)* 1. Bewusstseinshelligkeit. Grad des skalaren Bewusstseins. Es besteht normale Luzidität, wenn keine ►Bewusstseinstrübung besteht. 2. Hellsehen.
e: lucidity. *fr:* lucidité

Lykanthrop *(m)*. Nach alter Überlieferung Wolf, in welchem die Seele eines Menschen steckt. An ►Lykanthropie Leidender.
e: lycanthrop. *fr:* lycanthrop

Lykanthropie *(f)* (1) Überzeugung, in einen Werwolf oder ein anderes wildes Tier verwandelt zu sein. Im Mittelalter offenbar häufige Erscheinung bei Geistesgestörten. Im 18. Jahrhundert eigene Krankheitseinheit. Gegenwärtig extrem seltenes Krankheitssymptom. (2) In der amer. Psychiatrie häufig diskutierter Begriff, jedoch in der Bedeutung von ►Zooanthropie.
e: lycanthropy, delirium of metamorphosis.
Syn.: Lykomanie, insania lupina (obsol.), melancholia lykanthropica oder zooanthropica. *fr:* lycanthropie

Lykomanie *(f)* Syn. für ►Lykanthropie.

Lykortexie *(f)* Wolfshunger. Abnorme Esslust. ►Bulimie.
e: lycorexia. *fr:* lycorexie

Lymphatismus *(m)*. Asthenisch-phlegmatisches Temperament. Die Betreffenden zeigen eine blasse, teigige Haut, geringe Körperkraft, wenig Aktivität und träge Affektivität.
e: lymphatism. *fr:* lymphatisme

Lypemanie *(f)* (►Esquirol). Depression. ►Monomanie mit depressiven Zuständen. Wird definiert als geisteskranke Teilanlage. Als im 18. Jahrhundert die Bezeichnung Melancholie auf vielerlei Zustände ausgedehnt wurde, verstand man unter Lypemanie die eigentlichen depressiv-melancholischen Krankheitsbilder. mélancolie délirante; e: lypemania. *fr:* lypémanie

Lypothymie *(f)* Depressiver Zustand.
e: hypothymia. *fr:* hypothymie

Lysergamid *(n)*. Syn. für ►Lysergsäurediäthylamid (LSD).

Lysergid *(n)*. Syn. für ►Lysergsäurediäthylamid (LSD).

Lysergsäurediäthylamid (LSD) *(n)*. Synthetisches ►Halluzinogen, das chemisch den Sekalealkaloiden verwandt ist. Die Wirkung ist identisch mit der von ►Meskalin, jedoch 10.000-mal (!) stärker. Wirkung durch Blockade postsynaptischer Serotonin-Rezeptoren.
Syn.: Lysergid, Lysergamid.

Lysergsäurediäthylamid-Psychose *(f)* Durch perorale Einnahme von 0,0005–0,002 mg D-Lysergsäurediäthylamid pro kg Körpergewicht nach einer Latenzzeit von ½–2 Stunden künstlich hervorgerufene psychotische Erscheinungen, die 5 Stunden bis einen Tag dauern können. Wurde 1943 zufällig von A. Hoffmann entdeckt. Seit ersten psychiatrischen Studien von W. A. Stoll (1947) vielfach in freiwilligen Versuchen zum Studium von Schizophrenieproblemen angewandt. Findet auch Anwendung in der Neurosentherapie (Leuner); ►Psycholyse. Vielfach als Suchtmittel in Gebrauch. Bei therapeutischer Anwendung sind keine nachteiligen Folgen zu befürchten. Ob nach längerem Missbrauch Persönlichkeitsveränderungen auftreten, konnte bisher nicht geklärt werden.
Syn.: LSD-Psychose.

Lyssophobie *(f)* Zwanghafte Angst vor der Hundstollheit (Lyssa). Durch die Angst kann es psychogen zum Auftreten lyssaähnlicher Erscheinungen kommen. ►Hydrophobie. Auch allgemeine Angst davor, geisteskrank zu werden.
e: lyssophobia. *fr:* lyssophobie

M

Machtstreben *(n)*. Geistig-seelische Kraft, die darauf ausgerichtet ist, anderen das Gesetz ihres Willens aufzuerlegen. Als »Wille zur Macht« Teil der Lebensphilosophie bei Nietzsche. Tritt in der ►Individualpsychologie A. Adlers neben und an die Stelle der ►Libido Freuds, wobei festgestellt wird, dass Machtstreben häufig erst aus schmerzlichen Minderwertigkeitserlebnissen resultiert.
e: will to power, strivings to power.

Maeder, Alphonse geb. 11.9.1882 Le Locle, gest. 27.1.1971 Zürich. Bedeutender Psychotherapeut in Zürich. Nach Medizinstudium ab 1913 Schüler von Freud. Wechselte später zu C. G. Jung über. Werke: »Über das Traumproblem«, 1913; »Studie über Kurz-Therapie«, 1963.

Mäeutik *(f)* Hebammenkunst. Die sokratische Befragungsmethode, welche dem Befragten durch Fragen zur Erkenntnis verhilft. Wird in der Technik der ►Dereflexion in der ►Frankl'schen Psychotherapie als eigene Therapiemethode verwendet.

mäeutisch *(a)*. Kunstvoll, helfend fragend. Adj. zu Mäeutik.

Männliche Orgasmusstörung *(f)*. In DSM-IV: Verzögerung oder Ausbleiben eines ►Orgasmus während eines sonst normal verlaufenden Geschlechtsaktes. DSM-IV setzt hier ►Ejakulation und männlichen Orgasmus gleich, während dies sonst unterschieden wird. In DSM-V als Begriff nicht vorhanden.
e: Male Orgasmic Disorder. – (ICD-10: F52.3).

mäßig-depressive Episode mit ►somatischem Syndrom *(f)* Depressionstyp in ICD-10 F32.11. Leitlinien für die Feststellung: »Mindestens drei für die mild-depressive Episode (F32.0) charakteristische Zeichen sollen vorhanden sein, dazu mindestens drei (besser vier) der anderen [sieben] Zeichen. Einige davon wahrscheinlich in bemerkenswertem Grade; bei sonst besonders vielfältigen Zeichen ist dies aber nicht so wesentlich. Mindestdauer der gesamten Episode etwa zwei Wochen. – Wer eine mäßig-depressive Episode hat, den kostet es erhebliche Mühe, bei der Arbeit und zu Hause weiter seinen Pflichten nachzukommen und seinen Freizeitaktivitäten nachzugehen. Mit der fünften Stelle kann das Vorkommen somatischer Symptome gekennzeichnet werden. Mindestens 4 somatische Symptome sind vorhanden. Wenn nur 2 oder 3 somatische Symptome vorhanden sind, diese aber ungewöhnlich stark sind, kann die Bezifferung gemäß dieser Kategorie ebenfalls gerechtfertigt sein« (nach WHO 1992).
e: moderate depressive episode with somatic syndrome.

mäßig-depressive Episode ohne ►somatisches Syndrom *(f)* Depressionstyp in ICD-10 F32.10. Leitlinien für die Feststellung: »Mindestens drei für die mild-depressive Episode (F32.0) charakteristische Zeichen sollen vorhanden sein, dazu mindestens drei (besser vier) der anderen [sieben] Zeichen. Einige davon wahrscheinlich in bemerkenswertem Grade; bei sonst besonders vielfältigen Zeichen ist dies aber nicht so wesentlich. Mindestdauer der gesamten Episode etwa zwei Wochen. – Wer eine mäßig-depressive Episode hat, den kostet es erhebliche Mühe, bei der Arbeit und zu Hause weiter seinen Pflichten nachzukommen und seinen Freizeitaktivitäten nachzugehen. Mit der fünften Stelle kann das Vorkommen somatischer Symptome gekennzeichnet werden.« (nach WHO 1992).
e: moderate depressive episode without somatic syndrome.

Magersucht *(f)* Oberbegriff für extreme Gewichtsabnahme. Als Ursachen kommen infrage: Störung des Hormonhaushaltes durch eine Hypophysenstörung (Simmonds-Sheehan-Syndrom), psychische Störungen (►Anorexia nervosa), schwere Depressionszustände in höherem Alter, Rückenmarkserkrankungen u. a.
e: emaciation, (pathological) loss of weight. *fr:* anorexie

magisches Denken *(n)*. ►Denken, magisches.

magische Fernwirkungserlebnisse *(f, pl)*. ►Fernwirkungserlebnisse, magische.

Magnan, Jacques Joseph-Valentin geb. 16.3.1835 Perpignan, gest. 27.9.1916 Paris. Französischer Psychiater. Schüler von Baillarger an der ►Salpêtrière und auch von Jean Pierre ►Falret. Später Chef der Aufnahmeabteilung am Hôpital Sainte-Anne in Paris. Beschrieb die ►Bouffée délirante und löste damit eine noch immer nicht abgeschlossene Diskussion aus. Sah ►Degeneration zugleich als Ursache und Folge alkoholischer Geistesstörungen an. Beschrieb ein in Frankreich weiterhin anerkanntes Délire alcoolique simple (1874) (einfache Alkoholpsychose), das weniger heftig als das ►Delirium tremens, aber häufiger ist. – Werke: »Traité de l'Alcoolisme« (1874; Lehrbuch des Alkoholismus); »Leçons cliniques« (1891; Klinische Vorlesungen).

Magnan'sche Bewegung *(f)* Ruckweises Herausstrecken der Zunge bei ▸Dementia paralytica.

Magnan'sche Krankheit *(f)* Von V. Magnan als Délire chronique à évolution systématique beschriebenes obsoletes Krankheitsbild mit hauptsächlich Verfolgungs- und Größenwahn.
e: paranoïa completa. *fr:* délire de Magnan

Magnan'sches Zeichen *(n)*. Gefühl, Würmer, Mikroben oder Milben unter der Haut zu haben; bei ▸Kokainismus.

magnetische Anästhesie *(f)* Syn. für ▸Anästhesie, hypnotische.

magnetische Krankheiten *(f, pl)*. Syn. für ▸magnetische Zustände.

magnetische Zustände *(m, pl)*. Zustände, welche nach Auffassung des Magnetismus im 18. Jahrhundert durch tierischen ▸Magnetismus hervorgerufen werden konnten: 1. ▸Somnambulismus; 2. ▸Lethargie (2); 3. ▸Katalepsie; 4. ▸Bewusstsein, alternierendes. J. C. Prichard (1835) fügte noch 5. ▸manische Ekstase und 6. ▸ekstatische Visionen hinzu.
Syn.: magnetische Krankheiten.

magnetischer Schlaf *(m)*. Obsol. Syn. für ▸Somnambulismus, künstlicher.

Magnetismus, animalischer *(m)*. (▸Mesmer, 1775). Lebensmagnetismus. Biologischer Magnetismus. »So wie die Sonne und der Mond nach ihren verschiedenen Stellungen gegen einander, gegen die Erde und derselben Abstand die Perioden der Ebbe und Fluth im Meere sowohl als in der ganzen Atmosphäre verursachen, eben so, zeigte ich, gehe eine ähnliche Ebbe und Fluth aus den gemeinsamen Ursachen im menschlichen Körper vor; ich fügte bey, dass die anziehende Macht gedachter Sphären alle einzelne Theile, feste und flüßige unsers Körpers und derselben Innerstes durch […], unmittelbar auf unsere Nerven wirke, folglich in unsern Leibern ein wirklicher Magnetismus vorhanden sey. Diese Eigenschaft des animalischen Körpers, vermöge welcher derselbe auf die Universalattraction empfindlich ist, nannte ich gravitatem oder magnetismum animalem.«
e: animal magnetism. *fr:* magnétisme animal

Magnetresonanztomographie, funktionelle (fMRT) *(f)* Seit ca. 1990 gebräuchliche Methode zur bildlichen Darstellung 1–3 mm großer Hirnareale unter Ausnutzung magnetischer Kräfte. Dargestellt werden letztlich Änderungen der Durchblutung im Bereich dieser Areale. Hämoglobin (Hb) und Oxyhämoglobin (mit Sauerstoff angereichertes Hämoglobin, HbO_2) haben unterschiedliche magnetische Eigenschaften. Wenn Zellgruppen der Hirnrinde tätig werden, nimmt ihr Sauerstoffverbrauch zu. In den abführenden Venen wird daher der Anteil von Oxyhämoglobin geringer. Dies führt innerhalb von 0,5–5 Sek. reflektorisch zu einem übermäßig vermehrten Blutzufluss. Beides zusammen (neurovaskuläre Koppelung) führt zu einer relativen Zunahme von Oxyhämoglobin im aktiven Bereich. Der Vorgang ist nach weiteren 5 Sek. beendet. Die gemessenen Änderungen der Magnetresonanz kann ein Computerprogramm als Bild darstellen.
e: functional magnetic resonance imaging (fMRI)

Magnetstimulation, transkranielle (TMS) *(f)* (A. Barker, 1985). Stimulation der Hirnrinde mit einem kurzen Stromstoß (z. B. 4.000 A/110 med) in eine Spule. Ein dadurch erzeugtes Magnetfeld führt dazu, dass Bereiche der Hirnrinde nach dem Prinzip der Induktion elektrisch erregt werden (dasselbe Prinzip wie die Telefonspule in Hörgeräten). Dabei entsteht ein elektrisches Antwortpotenzial, das mit geeigneten Methoden sichtbar gemacht werden kann. Muskelzuckungen können als äußerliches Zeichen auftreten.
e: transcranial magnet stimulation.

Magnetstimulation, transkranielle repetitive (rTMS) *(f)* Reizung der Hirnrinde durch sehr rasch sowie regelmäßig aufeinanderfolgende transkranielle Magnetstimulationen. Therapeutische Anwendungen bei Depressionen, Manien, Zwangskrankheiten und Schizophrenie. Noch (2016) kann der Wert der Behandlungen nicht ausreichend beurteilt werden.
e: repetitive transcranial magnet stimulation.

Mahler-Schönberger, Margaret geb. 10.5.1897 Sopron (Ödenburg)/Ungarn, gest. 2.10.1985 New York. Nach Medizinstudium in Budapest, München, Jena, Heidelberg Promotion in Wien. Dort Ärztin für jugendliche Wohlfahrtsunterstützungsempfänger. 1933–1938 Leiterin des pädiatrischen Mauthner-Markhoff-Krankenhauses. Gründete die erste Erziehungsberatungsstelle Wiens. 1938 Emigration über England nach den USA. 1941–1956 Associate Prof. an der Columbia-Universität, ab 1959 am Einstein College. Ab 1946 Lehranalytikerin (New York, Philadelphia). Wichtige psychoanalytische Beiträge über die seelische Entwicklung der ersten 3 Lebensjahre, insbesondere zu ▸Individuation, ▸Separation-Individuation, ▸Symbiose, kindlichen Psychosen (s. d.), speziell ▸symbiontischen Psychosen der Erwachsenen und Kinder, ▸Objektbeziehungstheorie und strukturellen ▸Ichstörungen. Ihre gesammelten Werke erschienen 1979 in engl., 1985 in dt. Sprache.

Maieusiomanie *(f)* Obsol. Syn. für ▸Wochenbettpsychose.

Maieusiophobie *(f)* Angst vor der Niederkunft.
e: maieusiphobia.
Syn.: Tokophobie. *fr:* maieusiphobie

Major Depression: *(f)* In DSM-IV/V psychische Störung, bei der es zu einer oder mehreren ernsthaften depressiven Episoden gekommen ist. Die Beschreibung entspricht etwa der vormals in der dt.

Psychiatrie üblichen für die endogene Depression in einer monopolaren Verlaufsform (d.h. nur depressive Phasen). Das klinische Bild wird daher dort beschrieben. »Major Depression« bedeutet gemäß amer. Vorstellung, dass es zwischen ganz milden und ernsten Depressionen ein Kontinuum gibt. Ein bestimmter Ausschnitt daraus wird »Major Depression« genannt, sofern die Kriterien erfüllt sind. Neurotische und andere Depressionen sind ebenfalls »Major Depressionen«, sofern sie ernsthaft genug sind und die Kriterien erfüllen. Schwierigkeiten in der Beurteilung ergeben sich oft bei Kriterium A2: »Deutlich vermindertes Interesse oder Freude an allen oder fast allen Aktivitäten.« Im Dt. sind da Wortbildungen mit den Suffixen -los unf -losigkeit möglich, z.B. schwunglos, interesselos, freudlos (►Losigkeits-Syndrom). – Im amer. Original von DSM-III-V die Bez. Major Depression, Major depressive Episode, Major Depressive Disorder. Die dt. Übersetzung lautete zunächst »Typische (major) Affektive Störung« (DSM-III), später »Major Depression« (DSM-III-R-V).
e: major depression. – (ICD-10: F32 [einzelne depressive Episode]; F33 [rezidivierende Depression]).

Major Depression, Einzelepisode *(f)* Bislang einmalig im Leben auftretende Major Depression. Entspricht der monophasischen Depression (s.d.) anderer Nomenklaturen, bei welcher die Kriterien einer Major Depression erfüllt sind.
e: major depression, single episode.

Major Depression, Rezidivierend *(f)* Mehrfach im Leben aufgetretene Major Depression. Entspricht der monopolaren Depression (s.d.) anderer Nomenklaturen, bei welcher die Kriterien einer Major Depression erfüllt sind. Die Diagnose darf nur gestellt werden, wenn seit dem Ende der ersten Major Depression mindestens 2 Monate vergangen sind. Die Symptomatik braucht dagegen nicht so ausgeprägt zu sein wie beim ersten Mal.
e: major depression, recurrent.

major tranquilizer *(m).* In USA gebräuchliche Bez. für ►Neuroleptika.

Makroästhesie *(f)* Beim Betasten entstehendes Gefühl, als wenn alle Dinge größer sind als in Wirklichkeit.
e: macroesthesia. *fr:* macroesthésie

Makrohalluzination *(f)* Syn. für ►Gulliverhalluzination.

Makromanie *(f)* 1. Falsche Einschätzung von Gegenständen oder Teilen des eigenen Körpers als zu groß. 2. Syn. für ►Größenwahn.
e: macromania. *fr:* macromanie

Makro(o)psie *(f)* Größersehen. Gegenstände werden größer gesehen, als sie tatsächlich sind. Nach ►Charcot häufiges Symptom der Hysterie.
e: macropsia, macropsy. *fr:* macropsie

makropsychische Halluzination *(f)* Syn. für ►Gulliverhalluzination.

Makrosomatagnosie *(f)* Störung des ►Körperschemas. Der Körper oder Teile davon werden als abnorm groß empfunden.
e: macrosomatagnosia. *fr:* macrosomatagnosie

Malacia *(f)* Abnormer Appetit auf scharf gewürzte Gerichte.
e: malacia. *fr:* malacia

Maladie des tics *(f)* Syn. für ►Tourette-Syndrom.

Maladi moun (gesandte Krankheit) Auf Haiti verbreitete Vorstellung, psychische Krankheiten verschiedenster Art könnten durch den Neid und Hass anderer verursacht werden.

Malariainfektion, künstliche *(f).* ►Malariatherapie.

Malariakur *(f).* ►Malariatherapie.

Malariapsychose *(f)* Während oder nach einer Erkrankung mit Malaria auftretende körperlich begründbare Psychose. Es handelt sich nach H. Büssow (1944) überwiegend um maniforme oder amentiaartige Bilder mit nur leichter Bewusstseinstrübung. Mit der erfolgreichen Behandlung der Malaria klingen auch die Psychosen gewöhnlich wieder ab. Selten.

Malariatherapie *(f)* (J. Wagner-Jauregg, 1917). Unspezifische Behandlungsmethode bei progressiver Paralyse. 5–10 ml Zitratblut, das einem Fiebernden mit Malaria tertiana entnommen ist, wird intramuskulär oder intravenös verabreicht. Nach 8–10 Fieberanstiegen wird die Kur mit Atebrin oder Chinin (5 Tage lang 1,0, weitere 5 Tage 0,5 Chinin. mur.) beendet. Die Methode ist inzwischen zugunsten einer Penicillintherapie (12 × 1 Mega) verlassen worden.
e: malariatherapy. *fr:* malariathérapie

Mal de Saint-Jean *(m).* St.-Johannes-Krankheit. Besonders im mittelalterlichen Frankreich übliche Bez. für ►Epilepsie. Es ist nicht sicher, ob Johannes der Täufer oder der Evangelist Johannes Schutzheiliger der Epileptiker war. Nach alter Darstellung erinnerte das fallende Haupt des Heiligen an die »fallende« Sucht.

Malimali. Auf den Philippinen beobachtete, meist bei ganzen Gruppen auftretende Tanzwut.

Mal rouge ►Disulfiram-Alkohol-Reaktion.

Malum caducum *(n).* Obsol. Syn. für ►Epilepsie.

Mandala *(n).* Im Buddhismus kreisförmige oder vieleckige auf einen Mittelpunkt zentrierte Figur, die in vier Segmente geteilt und mit Symbolen geschmückt ist. Hilfsmittel bei der Meditation. Taucht nach C.G. Jung im Prozess der ►Individuation als archetypisches Bild des ►Selbst auf.

Mandibulartrie *(f)* Unwillkürliche Bewegungen des Unterkiefers bei akuten Dyskinesien (s.d.) durch Neuroleptika.

Mandragora *(f)* Aus dem Nachtschattengewächs Mandragora officinalis gewonnene Rauschdroge, die vorwiegend Scopolamin und Atropin enthält. Die be-

täubende Wirkung wurde seit mindestens 1500 v. Chr. im Liebes- und Fruchtbarkeitszauber verwendet. Wegen ihres menschenähnlichen Aussehens wurde die Wurzel als magisches Amulett getragen.
e: mandrake.
Syn.: Alraune. *fr:* mandragore

Mangelsituation, emotionale *(f)*. ►emotionale Mangelsituation.

Manhattanstudie *(f)* (L. Srole u. a., 1962). Bekanntes Werk der ►Sozialpsychiatrie (1). Erster umfassender Versuch, mit operationalen Methoden Zusammenhänge zwischen Wohnort, sozialen Schichten und psychischen Störungen zu erfassen. Die Studie wurde in Midtown Manhattan (100.000 Einw.) durchgeführt.

Mania furiosa *(f)* Besonders schwere Manie mit starker Erregung.
e: mania furiosa.
Syn.: Mania gravis. *fr:* mania furiosa

Mania gravis *(f)* Syn. für ►Mania furiosa.

Mania levis *(f)* Syn. für ►Hypomanie.

Mania mitis(sima) *(f)* Syn. für ►Hypomanie.

Mania puerperalis. Wochenbettmanie. Nach älterer, nicht bestätigter Auffassung handelte es sich um eine besondere Form der Manie. ►Wochenbettpsychose.
e: puerperal mania. *fr:* mania puerperalis

Mania religiosa *(f)* Alte Bez. für psychische Krankheit mit akuter Erregung, vielen Halluzinationen und religiösen Wahninhalten. Die Bez. »Manie« wird hier in ihrem älteren Sinne gebraucht (►Manie [2]).
e: religious mania. *fr:* manie religieuse

Mania secandi Bez. des Klinikjargons für übertriebenen Eifer flotter Operateure, die in unkritischer Weise die Indikation zu Operationen stellen.

Mania simplex *(f)* Einfache Manie ohne besonders auffällige Erscheinungen.
e: mania simplex. *fr:* manie simple

Mania sine delirio 1. Obsol. Bezeichnung des 19. Jh. für Manie ohne Wahnvorstellungen. 2. Syn. für ►Hypomanie.

Mania sitis *(f)* Syn. für ►Hypomanie.

Mania transitoria *(f)* (Schwartzer, 1880). Obsolete Bez. für plötzlich entstehenden, nur einmal im Leben auftretenden furibunden Erregungszustand mit tiefer, traumhafter Bewusstseinstrübung, der sehr rasch verläuft und keinerlei Erinnerung hinterlässt (Kraepelin, 1893). »Manie« ist hier in seinem alten Sinne (►Manie [2]) als Tobsucht gebraucht. Kraepelin rechnete die Zustände zu den epileptischen Dämmerzuständen.
e: mania transitoria. *fr:* mania transitoria

Maniacus *(m)*. 1. Veraltete Bez. für jemand, der an Manie leidet. 2. Leicht erregbarer, überaktiver Mensch.
e: maniac. *fr:* maniaque

maniakalisch *(a)*. Ältere Bez. für manisch.
e: manic. *fr:* maniaque

Maniaphobie *(f)* Angst davor, geisteskrank zu werden. Obsolet.
e: maniaphobia. *fr:* maniaphobie

Manie *(f)* 1. »Heitere« Verstimmung, die mit Depression zusammen die manisch-depressive Erkrankung bzw. als heiterer Pol die bipolare Störung bildet. Symptome: heitere Grundstimmung; unbegründeter, strahlender Optimismus; Gehobensein aller Lebensgefühle, manchmal mit Gereiztheit (»gereizte Manie«); Antriebsüberschuss; Enthemmung; erhöhte Triebhaftigkeit; vermehrte Ablenkbarkeit; Ideenflucht; Selbstüberschätzung; gesteigertes körperliches Wohlbefinden. Die gehobene Stimmung und das gesteigerte Selbstwertgefühl lassen ein Krankheitsgefühl gar nicht erst aufkommen. Die Kranken neigen zu unüberlegten Geldausgaben, übereilten Geschäftsabschlüssen, Alkoholexzessen und unbedachten Schwängerungen bzw. Schwangerschaften. Sie sind für die gesunde Umgebung schwer erträglich und müssen aus diesen Gründen oft in einer geschlossenen Abteilung untergebracht werden. Forensisch pflegen sie in anderer Hinsicht nicht in Erscheinung zu treten. – Behandlung vorwiegend mit Lithium (►Lithium-Therapie), kombiniert mit ►Neuroleptika. Andere Mittel sind wenig wirksam. Die Dauer einer manischen ►Phase kann von wenigen Tagen bis zu mehreren Jahren gehen. Eine Prognose über die Phasendauer ist nicht möglich. Ausgang gewöhnlich in Heilung. In seltenen Fällen kann es zur Ausbildung einer chronischen, nicht mehr heilenden Manie kommen. 2. Historisch stellte die Manie im Altertum jede Form psychischer Erregung und im 19. Jahrhundert eine »allgemeine Form des Wahnsinns« dar. Liess sich ein Symptom besonders hervorheben, wurde von ►Monomanie gesprochen. Eine Bewegungsrichtung von einem oberen Pol nach unten war darin nicht enthalten. – In der gegenwärtigen Umgangssprache bezeichnet man mit dem Begriff »Manie« eine etwas übertriebene Leidenschaft für einen bestimmten Gegenstand sowie seltsame Gewohnheiten.
e: mania, manic psychosis. *fr:* manie, psychose maniaque

Manie, ängstliche *(f)* Syn. für ►Manie, depressive.

Manie, akinetische *(f)* Alte Bez. für Manie, bei der alle typischen Zeichen vorhanden sind, die Kranken jedoch regungslos im Bett liegen.
e: akinetic mania. *fr:* manie immobile

Manie, akute *(f)* 1. In der alten Psychiatrie Bez. für sehr plötzlich, mit großer Erregung und Geistesverwirrung einsetzende Psychose. »Manie« wird hier noch in ihrer alten Bedeutung gebraucht. Entspricht etwa dem »délire aigue« bei Calmeil. 2. Plötzlich, evtl. sich an ein einschneidendes Erlebnis anschließende

und rasch vorübergehende Manie. 3. (Seltenes) Syn. für ►Bell'sche Manie.
e: Bell's mania. *fr:* manie aigue

Manie, akute halluzinatorische *(f)* 1. Obsol. Syn. für ►Ganser-Syndrom. 2. Syn. für ►Bell'sche Manie.

Manie, attonische *(f)* Manischer Stupor mit völliger Regungslosigkeit (►Attonität).

Manie, chronische *(f)* 1. (Schott, 1904). Nach zahlreichen manischen Phasen im fortgeschrittenen Alter zu beobachtendes Krankheitsbild, das in gleichmäßig-chronischer Form alle manischen Symptome in mäßiger Ausprägung enthält. Gewöhnlich Unterbringung in einer psychiatrischen Institution erforderlich. 2. (Specht). Abnorme Persönlichkeiten mit bleibender hypomanischer Stimmungslage und Antriebssteigerung.
e: chronic mania. *fr:* manie chronique

Manie, depressive *(f)* (E. Kraepelin). Manisch-depressiver Mischzustand, wobei an die Stelle manischer Heiterkeit eine depressiv-ängstliche Stimmung tritt, während Ideenflucht, Erregung und die anderen manischen Symptome ausgeprägt sind wie bei der heiteren Manie.
e: depressive mania, anxious mania.
Syn.: ängstliche Manie. *fr:* manie dépressive

Manie, endogene *(f)* Manie, die durch eine ►endogene Ursache entsteht, im Gegensatz zur symptomatischen Manie.
e: endogenous mania. *fr:* manie endogène

Manie, epileptische *(f)* Alte Bez. für eine nach einem epileptischen Anfall auftretende Erregung. Der Kranke verhält sich unruhig, hat ein rotes Gesicht, funkelnde Augen, raschen Puls; er schreit, beißt, schlägt, zerschlägt alles und ist gefährlich. Der Ausdruck ►Manie (2) ist hier in diesem alten Sinne gebraucht.
e: epileptic mania. *fr:* manie épileptique

Manie, gedankenarme *(f)* (E. Kraepelin). Manischer Zustand ohne Ideenflucht. Langsames, einfallsloses Denken, Wiederholung stets der gleichen scherzhaften oder kräftigen Wendungen (sodass der Eindruck von Schwachsinn entstehen kann), heitere Stimmung, motorische Erregung. Teil eines manisch-depressiven Mischzustandes.
e: mania with poverty of thought.
Syn.: unproduktive Manie. *fr:* manie inproductive

Manie, gehemmte *(f)* (E. Kraepelin). Manisch-depressiver Mischzustand mit Ideenflucht und heiterer Stimmung bei psychomotorischer Hemmung. In der Unterhaltung oft ideenflüchtiges Schwatzen, im äußeren Verhalten aber vollkommen ruhig. Können gelegentlich plötzlich gewalttätig werden. Nicht identisch mit dem manischen Stupor, von dem sich diese Form durch nach außen auffällige Ideenflucht unterscheidet.
e: inhibited mania. *fr:* inhibition maniaque

Manie, gereizte *(f)* Manische Psychose mit gereizter, zorniger Stimmung; wobei die Kranken durch ihr überaktives Streiten und Querulieren für die Umgebung unerträglich werden. – ►Mischzustände, manisch-depressive.
e: delirious mania.
Syn.: zornige Manie.

Manie, hysterische *(f)* Manische Symptome bei einer hysterischen Persönlichkeit (►Hysterie).
e: hysterical mania. *fr:* manie hystérique

Manie, intermittente *(f)* (Falret und Baillarger). Besondere Verlaufsform der manisch-depressiven Erkrankung mit periodisch abwechselnden Zeiten seelischer Gesundheit und manischer Erregung.

Manie, konstitutionelle *(f)* Das ganze Leben über anhaltender, den Erscheinungen der Manie ähnlicher manischer Stimmungsüberschwang. Die Betreffenden zeichnen sich durch leichtsinnige Lebensweise, übereilte Handlungen, bei mangelhafter Disziplin auch durch Protzertum und Rücksichtslosigkeit aus. Es gibt aber auch »sonnige Naturen« mit unermüdlicher Unternehmungslust darunter. Nach E. Bleuler war der Schweizer Physiognom Johann Kaspar Lavater (►Physiognomik) eine solche Persönlichkeit. ►Psychosen, konstitutionelle.
e: constitutional manic disposition, constitutional mania. *fr:* état maniaque constitutional, manie constitutionelle

Manie, periodische *(f)* Stetig aufeinanderfolgende manische Phasen ohne gesunde Intervalle.
e: recurrent mania.
Syn.: remittierende Manie. *fr:* manie rémittente

Manie, reaktive *(f)* 1. Durch aufwühlende Erlebnisse, z. B. Angstreaktionen, Freude, Schreck, ausgelöste ►Manie. Obwohl stets zweifelhaft war, ob es so etwas tatsächlich gibt, ist zumindest ihr gelegentliches Auftreten lange bekannt (K. Schneider, 1919). 2. Syn. für ►exaltative Reaktion
e: reactive mania. *fr:* manie réactive

Manie, remittierende *(f)* Syn. für ►Manie, periodische.

Manie, senile *(f)* Im Alter erstmalig auftretende ►Manie; Neigung zu besonders langer Phasendauer und Chronifizierung.

Manie, symptomatische *(f)* Manische Erregung als Begleitsymptom einer Körperkrankheit. Kaum gebrauchte Bezeichnung. ►Psychosen, körperlich begründbare.
e: symptomatic mania. *fr:* manie symptomatique

Manien, Typologie nach Zeh *(f)* (W. Zeh). Einteilung der Manien in: 1. heitere Manie (fröhlich mit Exaltation der Leibgefühle). 2. gereizte Manie. 3. erregte Manie. 4. ideenflüchtige Manie. 5. verworrene Manie. 6. expansive Manie.

Manie, unproduktive *(f)* Syn. für ►Manie, gedankenarme.

Manie, verschämte *(f)* (E. Stransky). Leichteste Form von Manie, wobei sich die Kranken in Gegenwart des Arztes ruhig, geordnet, wortkarg, evtl. sogar gehemmt zeigen, während sie in der Familie unermüdlich und übermütig sind.

Manie, verworrene *(f)* Erregte Manie mit stark beschleunigtem Gedankengang und höheren Graden der Ideenflucht. In den sprachlichen Äußerungen fehlen dann Zwischenglieder, die vielleicht noch gedacht werden, wegen der Geschwindigkeit des Denkens aber nicht mehr ausgesprochen werden können. ►Verworrenheit.

Manie, zornige *(f)* Syn. für ►Manie, gereizte.

Manieren, verschrobene *(f, pl)*. Bez. von Kraepelin für ►Manieriertheiten.

Manieriertheit *(f)* In der Psychiatrie: Veränderung des Ausdrucksverhaltens (Mimik, Gestik, Sprache), wobei statt der natürlichen Harmonie des Ausdrucks sonderbare, karikaturhafte verschrobene Gewohnheiten entstehen, die meist in bizarren Entstellungen von sinnvollen Handlungen bestehen. Beispiele: ständig wiederholtes Reiben der Wange, Körperdrehung vor Durchtritt durch eine Tür, eigenartige Haltung des Löffels, Weglegen der Gabel zwischen zwei Bissen. Die Manieriertheit der Sprache zeigt sich in ausgefallener Wortwahl oder pathetischer Betonung. Gesten und Bewegungen unterstreichen dies. Manieriertheit der Mimik heißt ►Grimassieren. Der diagnostische Wert des Phänomens ist unterschiedlich. Manieriertheiten kommen bei ►Salonblödsinn, ►Hysterie, ►Puerilismus, Schwachsinn vor. Von besonderer Bedeutung sind sie jedoch bei der katatonen Schizophrenie. Einzelne, meist im Ablauf bizarre Bewegungen (z. B. stereotyper Kniefall) werden als individualtypische Form eines Kranken über Jahrzehnte gleichförmig beibehalten. In ihrer Monotonie sind sie für diese Form der Schizophrenie außerordentlich typisch, fast spezifisch. Durch sie wird für den Nichtpsychiater teilweise das Bild des »Irren« geprägt. ►Katatonie, manierierte.
e: mannerism.
Syn.: Abänderungsstereotypie, Bewegungsstereotypie. *fr:* maniérisme, stéreotypie de gestes oder d'actes

Manierismus *(m)* ►Manieriertheit.

Manifestation *(f)* Eine einzelne Erkrankungsepisode einer mehrfach auftretenden psychischen Krankheit. Syn. mit ►Episode.

manifeste Traumgedanken *(m, pl)* ►Trauminhalt, manifester.

maniformes Syndrom *(n)*. 1. Jedes psychische Krankheitsbild, das durch stärkere Erregung und Rededrang gekennzeichnet ist, jedoch nicht eindeutig als Manie zu erkennen ist. 2. Syn. für ►expansives Syndrom.

Manigraphie *(f)* Abhandlung über Geisteskrankheiten. Obsolet.
e: manigraphy. *fr:* manigraphie

manisch *(a)*. 1. An Manie leidend. 2. Erregt.
e: manic. *fr:* maniaque

manisch-depressive Erkrankung *(f)*. ►Erkrankung, manisch-depressive.

manisch-depressive Mischzustände *(m, pl)* ►Mischzustände, manisch-depressive.

manisch-depressive Phase *(f)* Einzelne Erkrankungsphase (►Phase) der manisch-depressiven Erkrankung. Es kann sich dabei um eine manische oder depressive Phase handeln.

manisch-depressive Psychose *(f)*. ►manisch-depressives Irresein.

manisch-depressives Irresein *(f)* Häufig gebrauchtes Syn. für ►Erkrankung, manisch-depressive. Die Bez. wurde von Kraepelin eingeführt, geriet aber außer Gebrauch, da es sich nach heutigem Verständnis nicht um ein »Irresein« handelt.

manische Ekstase *(f)*. ►Ekstase, manische.

manisch-melancholische Krankheit *(f)* Syn. für ►Erkrankung, manisch-depressive.

Manische Episode *(f)* In DSM-III–V: zeitlich in sich abgrenzbare Phase einer ►Manie. Zu beachten ist, dass prinzipiell keine Beschränkung auf endogene Bilder besteht (s. Erklärung unter Major Depression). – Wenn die Symptomatik im Wesentlichen abgeklungen ist, wird »in Remission« zur Diagnose hinzugefügt. Wenn stimmungskongruente Wahnphänomene oder Halluzinationen bestehen, wird »mit psychotischen Zeichen« hinzugefügt.
e: Manic Episode. – (ICD-10: F30).

manische Exaltation *(f)*. ►Exaltation, manische.

manische Phase *(f)* Einzelne Erkrankungsphase der Manie (►Phase).

manischer Stupor *(m)* ►Stupor, manischer.

manisches Syndrom *(n)*. ►maniformes Syndrom.

Mannstollheit *(f)*. ►Nymphomanie.

Mantra *(n)*. In der transzendentalen Meditation (s. d.) als Meditationshilfe dem Übenden vom Meister gegebenes Wort, das bei der Übung gemurmelt wird. Es handelt sich meist um Sanskrit-Kürzel wie Aum, Klim, Hum. Der Meditierende gibt sein Mantra nicht preis und schreibt es nicht auf. Es besteht die Vorstellung, dass dann keine Meditation mehr möglich ist.
e: mantra. *fr:* mantra

Manustupratio *(f)* Älteres Syn. für ►Masturbation.
e: manustupratio. *fr:* manustupratio

MAOH ►Monoaminooxidasehemmer.
e: MAO inhibitor. *fr:* J. M. A. O.

Marathon-Gruppe *(f)* Gruppe, in der ►Sensitivity-Training getrieben wird.

Marchiafava-Bignami'sche Krankheit *(f)* Sehr seltenes, tödlich verlaufendes neuropsychiatrisches Krankheitsbild bei Alkoholismus. 3–6 Jahre vor dem Tod beginnt ein langsam fortschreitender Prozess des Intelligenzabbaues und der Wesensänderung (Alkoholdemenz). Im Verlauf kommt es oft zu plötzlichen

Verschlechterungen. Neurologisch finden sich häufig pseudoparalytische Befunde: Sprachstörungen (Dysarthrie); Verlangsamung und Unsicherheit der Bewegungen; epileptische Anfälle mit rasch vorübergehenden Halbseitenlähmungen oder Aphasien; Tremor. Kurz vor dem Tode setzt (gewöhnlich mit einem Anfall eingeleitet) ein rapider Verfall mit psychischen Krankheitsbildern verschiedenster Art ein. Neuroanatomisch finden sich als Folge des chronischen Alkoholismus Degeneration des Corpus callosum und laminäre kortikale Sklerose. Pathogenese noch unbekannt.
e: Marchiafava's disease, primary degeneration of corpus callosum, corpus callosum degeneration syndrome. *fr:* dégénérescence centrale du corps calleux, maladie de Marchiafava-Bignami

Marchiafava'sche Krankheit *(f)*. ▶Marchiafava-Bignami'sche Krankheit.

Maria Johanna Deckname für ▶Marihuana.

Marihuana *(n)*. Wirksubstanz aus dem indischen Hanf (Cannabis sativa). Die Bez. wird häufig syn. mit ▶Haschisch und Canabis verwendet, bezieht sich jedoch i. e. S. auf eine Herstellung aus den Blüten, oberen Blättern und Stängeln der Pflanze. Diese werden geschnitten, getrocknet und zu Zigaretten gerollt. Die Wirkung entspricht der von Haschisch (▶Haschischrausch). In englischsprachigen Ländern und Lateinamerika wird die Bez. Marihuana (gegenüber Haschisch) bevorzugt.
e: marihuana oder marijuana, gage (Drogenjargon), griffs (Drogenjargon). *fr:* marihuana

Marihuanasucht *(f)*. ▶Haschischsucht.

Marker, biologischer *(m)*. Biologischer oder biochemischer Befund, welcher ein psychisches Krankheitsbild kennzeichnet (= markiert). Die Bez. entstammt der Genetik. Seit das für Farbenblindheit verantwortliche Gen dem X-Chromosom zugeordnet werden konnte (1911), sind viele weitere Gene auf menschlichen Chromosomen lokalisiert worden. In der biologischen Psychiatrie hat man bei Schizophrenen und Depressiven Enzyme gesucht, die möglicherweise von genetischen Mechanismen gesteuert werden. Beispiel: Die Monoaminooxidase(MAO)-Aktivität (in Blutplättchen messbar) ist erblich. Bei Schizophrenie hat man im Vergleich zu Kontrollpersonen einen Abfall der Enzymaktivität festgestellt. Bei Depression gibt es ähnliche Versuche. Man unterscheidet ▶State-Marker und ▶Trait-Marker. Aus diesen Ansätzen hat sich eine Marker-Forschung entwickelt, die zum wesentlichen Antrieb für die biologische Psychiatrie geworden ist. Die Bez. ist rasch in analoger Bedeutung auf psychologische und psychopathologische Sachverhalte übertragen worden. Vgl. ▶Melatonin-Test, ▶Dexamethason-Suppressions-Test (DST), ▶TRH-Stimulations-Test.
e: biological marker. *fr:* marqueur biologique

Marker, psychologischer *(m)*. Psychopathologischer Befund, welcher ein psychisches Krankheitsbild kennzeichnet (= markiert). Die Bez. wurde in Analogie zum biologischen Marker (s. d.) gebildet.

Marker, psychopathologischer *(m)*. Psychopathologisches Zeichen, welches für sich allein einen bestimmten Krankheitszustand anzeigt.

Marker-X-Syndrom *(n)*. Genetisch vererbte Form von Intelligenztiefstand bei männlichen Individuen, welche durch Brüche am X-Chromosom gekennzeichnet ist.
e: fragile X-syndrome.

Masochismus *(m)*. Nach ▶Sacher-Masoch benannte sexuelle Paraphilie. Die sexuelle Befriedigung ist an die Bedingung geknüpft, vom Partner Schmerzen, Misshandlungen und Demütigungen zu erleiden. »Beruht auf der mit sexuellen Lustgefühlen betonten Vorstellung, von der Consors Unbilden zu erdulden und sich schrankenlos deren Gewalt unterworfen zu fühlen« (R. v. Krafft-Ebing). – In den älteren Arbeiten Freuds als Sadismus erklärt, der sich unter dem Einfluss von Schuldgefühlen gegen das Ich gewendet habe. Später kannte Freud drei verschiedene Formen: primärer (oder erogener), femininer und moralischer Masochismus; s. die folgenden Stichwörter. In DSM-V als »Sexuell Masochistische Störung« enthalten. Ein Wunsch nach sexuell masochistischem Verhalten ist bei vielen Menschen vorhanden. Von einer masochistischen Störung wird erst dann gesprochen, wenn das Leben der Person dadurch erheblich beeinträchtigt wird.
e: masochism, sexual masochism disorder. *fr:* masochisme

Masochismus, femininer *(m)*. (S. Freud). Masochismus des Mannes, der teils nur in Phantasien ausgelebt, teils mit Masturbation verbunden, teils in Handlungen umgesetzt wird. In allen Fällen »ist der manifeste Inhalt: geknebelt, gebunden, in schmerzhafter Weise geschlagen, gepeitscht, irgendwie misshandelt, zum unbändigen Gehorsam gezwungen, beschmutzt, erniedrigt zu werden. Weit seltener und nur mit großen Einschränkungen werden auch Verstümmelungen in diesen Inhalt aufgenommen« (S. Freud, GW XIII, 374).
e: feminine masochism.

Masochismus, moralischer *(m)*. (S. Freud). Bedürfnis nach Bestrafung durch eine Autoritätsperson. Hängt mit dem ▶Ödipus-Komplex und dem daraus resultierenden Schuldgefühl zusammen und ist der asketischen Haltung verwandt. »Die betreffenden Personen erwecken durch ihr Benehmen […] den Eindruck, als seien sie übermäßig moralisch gehemmt, ständen unter der Herrschaft eines besonders empfindlichen Gewissens, obwohl ihnen von solcher Übermoral nichts bewusst ist« (GW XIII, 381).
e: moral masochism. *fr:* masochisme moral

M

Masochismus, primärer *(m).* (S. Freud). Eine der 3 möglichen Formen des Masochismus. Der Todestrieb wird in früher Kindheit zum größten Teil der Außenwelt zugewendet und stellt dann den wahren ►Sadismus (Aggressionstrieb) dar. Der nicht nach außen gewendete Teil ist der primäre, erotogene Masochismus, der durch alle Phasen der frühen genitalen Entwicklung verfolgt werden kann. Der vom Objekt der Außenwelt zurückgezogene, sich gegen die eigene Person zurückwendende Sadismus heißt dann »sekundärer Masochismus«; er fügt sich dem primären Masochismus hinzu.
e: primary oder erotogenic masochism. *fr:* masochisme primaire

Masochismus, sexueller *(m).* Bez. des DSM-IV für das, was sonst ►Masochismus oder weiblicher Masochismus (s. d.) heißt. DSM-IV rechnet auch die ►Hypoxyphilie dazu.
e: sexual masochism (ICD-10: F65.5), sexual masochism disorder (DSM-V).

Masochismus, weiblicher *(m).* »Beim Weibe ist die willige Unterordnung unter das andere Geschlecht eine physiologische Erscheinung. Infolge seiner passiven Rolle bei der Fortpflanzung und der von jeher bestehenden sozialen Zustände sind für das Weib mit der Vorstellung geschlechtlicher Beziehungen überhaupt die Vorstellungen der Unterwerfung regelmäßig vorhanden« (v. Krafft-Ebing, 1912). – Nach heutiger Auffassung handelt es sich um eine kulturhistorische Momentaufnahme, nicht um eine »physiologische Erscheinung«.
e: female masochism.

Masochist *(m).* An Masochismus Leidender.
e: masochist. *fr:* masochiste

Massenekstase *(f)* Extremes Glücksgefühl, meist verbunden mit starker Erregung, Neigung zum Schreien und Zerstörungswut durch suggestive Vorgänge innerhalb einer Massenansammlung. ►Ekstase.

Massenhysterie *(f)* Durch Masseninduktion hervorgerufene, oft in Schreien sich äußernde Erregung einer großen Menschenansammlung. Hat mit der ►Hysterie im üblichen Sinne des Wortes nur die mögliche Beeinflussbarkeit und Erregung gemein.

Masseninduktion, psychogene *(f).* ►Epidemie, psychische.

Massenneurose *(f)* Gruppenneurose der Bevölkerung einer bestimmten Gegend oder einer politisch-staatlichen Einheit. Besteht nicht einfach in der Summe von Neurosen der einzelnen Gruppenmitglieder, sondern es vermag sich ein überindividuelles gruppeneigenes Muster von Verdrängungen und Symbolisierungen herauszubilden.
e: group neurosis, collective neurosis. *fr:* névrose oder délire collectif

Maßregel der Besserung und Sicherung *(f, pl).* Gerichtlich angeordnete Maßnahmen, welche dem Schutz der Gemeinschaft und zugleich, wo möglich, der Besserung dienen sollen. Sie können auch bei ►Schuldunfähigen oder – neben der Strafe – bei vermindert Schuldfähigen angewendet werden. Gesetzlich geregelt in den §§ 61–67 StGB. Maßregeln sind: 1. ►Unterbringung in einem psychiatrischen Krankenhaus. 2. ►Unterbringung in einer Entziehungsanstalt. 3. Unterbringung in der ►Sicherungsverwahrung. 4. ►Führungsaufsicht durch einen Bewährungshelfer. 5. Entziehung der Fahrerlaubnis. 6. Berufsverbot. – Grundsatz der Verhältnismäßigkeit nach § 62 StGB: »Eine Maßregel der Besserung und Sicherung darf nicht angeordnet werden, wenn sie zur Bedeutung der vom Täter begangenen und zu erwartenden Taten sowie zu dem Grad der von ihm ausgehenden Gefahr außer Verhältnis steht.«

Maßregelvollzug *(m).* 1. Durchführung der in §§ 61–67 StGB vorgesehenen ►Maßregeln der Besserung und Sicherung. 2. Durchführung der gesetzlichen Unterbringung (s. d.). Von den gesetzlich Untergebrachten wird oft gesagt, sie seien »im Maßregelvollzug«.

Maßregelvollzugsanstalt *(f)* Institution, in welchem ►»Maßregeln der Besserung und Sicherung« durchgeführt werden können. Wird gegenüber dem sonst gebräuchlichen »Entziehungsanstalt« bevorzugt, weil es als genauer und neutraler wirkt.

Maßregelvollzugsgesetz *(n).* Gesetz eines Bundeslandes über die Anwendung von ►Maßregeln der Besserung und Sicherung. Das Nordrhein-Westfälische Gesetz vom 1.3.2010 enthält z. B. in § 16 Abs. 3 Vorschriften für die Begutachtung zur Frage, ob der Grund für die gesetzliche ►Unterbringung fortbesteht. Der Sachverständige muss von der Institution, in welcher sich der Untergebrachte befindet, völlig unabhängig sein.

Masturbantenwahn *(m).* Beziehungswahn, der um eine als schuldhaft erlebte Masturbation zentriert ist. Wahnhafte Überzeugung eines Sensitiven, alle wüssten Bescheid, man sehe es ihm an, man mache sich Zeichen usw. Es besteht ein kultureller Zusammenhang mit dem christlich-religiös motivierten Masturbationsverbot, das über kange Zeiten gegolten hat.
e: masturbation paranoia.

Masturbation *(f)* (lat. manus: Hand; stupro: jemanden sexuell schänden, entehren). Sexueller Lustgewinn (meist) mithilfe der eigenen Hand, evtl. unterstützt durch geeignete Gegenstände und Gleitmittel. Die Bez. wird auch angewandt, wenn eine andere Person auf solche Weise sexuell erregt wird. – Häufigste Form sexueller Betätigung überhaupt. Beginn oft in früher Kindheit. Die Handlung wird gewöhnlich von besonderen Phantasien begleitet und endet mit ►Ejakulation oder ►Orgasmus. Galt lange Zeit, da nicht der Zeugung dienend, als sündhaft (z. B. An-

onymus: »Onania: or, the Heinous Sin of Self-Pollution« [dt. Onanie oder die abscheuliche Sünde der Selbstbeschmutzung], 15. Aufl. 1730) oder krank machend (z. B. S. A. Tissot: »L'Onanisme, Dissertation sur les maladies produits par la masturbation«, 5. Aufl. 1780 [dt. Die Onanie, Abhandlung über Krankheiten durch Masturbation]), was viele Probleme zur Folge hatte, vor allem auch Gewissenskonflikte, die teils noch in der Gegenwart bestehen.
e: masturbation, self-abuse
Syn.: Onanie, Onanismus, Selbstbefriedigung, Ipsation. *fr:* masturbation

Maudsley, Henry geb. 5.2.1835 Giggleswick, gest. 24.1.1918 Bushey Heath. Englischer Psychiater. Verheiratet mit der jüngsten Tochter von ►Conolly. Übernahm dessen Privatklinik und leitete sie 50 Jahre. Das dabei angesammelte Kapital stiftete er zur Errichtung der später nach ihm benannten ►Maudsley-Klinik. Prof. für gerichtliche Medizin am Londoner University College. Gilt als bedeutendster engl. Psychiater des viktorianischen Zeitaltes, obwohl er nichts Originelles zu ihr beitrug. Ist aber über seine gezielte Stiftung Initiator der modernen engl. Psychiatrie. Werke: »Body and Mind« (1875), »Pathology of Mind« (1880), »Body and Will« (1884).

Maudsley Lectures Seit 1920 jährlich veranstaltete Festvorlesung, die durch ein von H. Maudsley hinterlassenes Legat finanziert wird. Die Vorlesung soll die kranke oder gesunde Psyche zum Thema haben. Durch die Tradition großer Vortragender gilt die Aufforderung zur Vorlesung als besondere Auszeichnung.

Maudsley-Klinik Durch eine Stiftung von ►Maudsley errichtete Klinik in London (Denmark Hill). Wurde nach dem Vorbild von ►Kraepelins Klinik in München errichtet vor allem hinsichtlich der Kombination von Krankenbehandlung, klinischem Unterricht und Forschungslaboratorien. Die Klinik war 1915 fertig, wurde aber durch die Kriegsumstände erst 1923 eröffnet. Hatte 1928 fünf Ärzte. Ihr Leiter, Edward Mapother, wurde 1936 erster engl. Lehrstuhlinhaber für Psychiatrie. Ab dieser Zeit nahm die Klinik eine bis in die Gegenwart andauernde bedeutende Stellung als Lehrklinik und Ausbildungsstätte für den klinischen und wissenschaftlichen Nachwuchs ein. Besonders die erste Generation (Elliot Slater, William Sargant, John Bowlby, Maxwell Jones, E. W. Anderson u. a.) entfaltete eine intensive Wirkung. Die Klinik wurde auch zur Wirkungsstätte bedeutender dt. psychiatrischer Emigranten aus Deutschland, z. B. Willy Mayer-Gross, Alfred Meyer.

Mauz, Friedrich geb. 1.5.1900 in Eßlingen, gest 7.7.1979 in Münster. Psychiater in Münster. Schüler von Gaupp und Kretschmer. Habilitation 1928 in Marburg. Ordinarius für Psychiatrie und Neurologie 1939–1945 in Königsberg, 1953–1967 in Münster. War Mitglied der NSDAP und T4-Gutachter. Hauptwerke: »Die Prognostik der eindogenen Psychosen« (1930); »Die Veranlagung zu Krampfanfällen« (1937).

Max-Planck-Institut für Psychiatrie (Deutsche Forschungsanstalt für Psychiatrie) Offizielle Bezeichnung für ►Deutsche Forschungsanstalt für Psychiatrie.

Mayer-Gross, Wilhelm geb. 15.1.1889 Bingen, gest. 15.2.1961 Birmingham. Psychiater in Heidelberg und Birmingham. Nach Studium in Heidelberg, Kiel und München ab 1912 an der Heidelberger psychiatrischen Klinik tätig. Einer der Hauptvertreter der ►Heidelberger Schule. 1933 nach England emigriert. Gründete dort nacheinander psychiatrische Forschungsabteilungen in London, Dumfries (Schottland) (1959) und Birmingham (1955). Gründete zusammen mit K. Beringer den »Nervenarzt«. Arbeiten: »Zur Phänomenologie abnormer Glücksgefühle« (1914); »Über die Stellungnahme zur abgelaufenen akuten Psychose« (1920); »Selbstschilderungen der Verwirrtheit« (1924). Zus. mit E. Slater und M. Roth: »Clinical Psychiatry« (1954), das über 1 Jahrzehnt das führende psychiatrische Lehrbuch der englisch sprechenden Welt blieb.

MBSR mindfullness based stress reduction. ►achtsamkeitsbasierte Stressreduktion.

MBT ►Mentalisierungsbasierte Therapie.

MCD *(n).* ►Dysfunktion, minimale cerebrale (zerebrale).

MCI Minimal oder mild cognitive impairment. Geringe oder milde Schädigung der ►Kognition. Im Deutschen als amer. Akronym geläufig, da es keine eindeutige dt. Entsprechung gibt. – Gelegentliches, dann häufigeres Auftreten von ►Merkfähigkeitsstörungen bzw. Gedächtnisstörungen in Bezug auf die jüngst vergangene Zeit. Häufige Erscheinung im höheren Lebensalter. Erweist sich evtl. später im Rückblick als erstes Zeichen einer beginnenden ►Demenz. Sollte nicht verwechselt werden mit Unkonzentriertheit (►Zerstreutheit).

McNaughten-Gesetz *(n).* ►M'Naghten-Gesetz.

MDK Manisch-depressive Krankheit. ►Erkrankung, manisch-depressive.

MDMA 3,4-Methylenedioxymethamphetamin. Ein ►Halluzinogen, das unter dem volkstümlichen Namen ►Ecstasy (2) bekannter ist.

Mechanismen, neurotische *(m, pl).* 1. (S. Freud, 1922). Zusammenfassende Bez. für die ►Abwehrmechanismen ►Introjektion, ►Identifikation und ►Projektion. 2. In nichtwissenschaftlichem Sprachgebrauch: alle bei Neurosen vorkommenden seelischen Vorgänge.
e: neurotic mechanisms. *fr:* mécanismes névrotiques

Mechanismus, seelischer *(m).* Syn. für ►Psychismus.

Medea-Komplex *(m)*. Todeswünsche einer Mutter gegenüber ihren eigenen Kindern. Das – uneingestandene – Motiv sind gewöhnlich Hassempfindungen gegenüber dem Vater der Kinder. Folgen können sexuelle Störungen, Wunsch nach Schwangerschaftsunterbrechung und schließlich sogar das Töten der Kinder sein.
e: Medea complex. *fr:* complexe de Médée

mediales Erleben *(n)*. Sammelbez. für religiöse Erlebnisse, die in einem durch Versenkung erreichten Bewusstseinszustand erfahren werden können. Dazu gehören vor allem Inspiration, religiöse Automatismen (Glossolalie), Besessenheit und mystische Vereinigung mit Gott (»Unio mystica«). Die lustvoll erlebten Inhalte haben für den Betroffenen den Charakter der Fremdheit: Er fühlt sich als Medium, durch das die Erlebnisse hindurchfluten. – Wird scharf unterschieden von phänomenologisch ähnlichen Erlebnissen Schizophrener, die sich missbraucht fühlen, nicht lustvoll erleben und denen das Rollenbewusstsein fehlt (H. W. Gruhle).

Medikamentenabhängigkeit *(f)* Besondere Form der ▸Drogenabhängigkeit. Abhängigkeit von sonst zu Heilzwecken verwendeten Medikamenten: Kopfschmerzmitteln, Schlafmitteln, Tranquilizern, Abführmitteln u. a.

Medikamentenabusus *(m)*. Missbräuchliche, ärztlich nicht indizierte Einnahme von Medikamenten. Oft auch als etwas euphemisierende Bezeichnung für Medikamentensucht verwendet. ▸Drogenabhängigkeit.
e: drug dependence.

Medikamenteninduziertes Delir *(n)*. In DSM-V: ▸Delir (2) als Folge eines (in therpeutischer Dosis) eingeneommenen Medikamentes.

Meditation *(f)* 1. Nachsinnen, Betrachtung in einem philosophisch-mystischen Sinn. 2. Versenkung im religiös-mystischen Sinne.

Meditation, transzendentale *(f)* (Maharishi Mahesh Yogi, 1960). Meditationsmethode des ▸Yoga. Mithilfe der Meditation und eines vom Yoga-Lehrer erteilten ▸Mantras wird eine »Tiefen-Ruhe« bzw. ein »Eintauchen in den 4. Bewusstseinszustand« (neben Schlafen, Wachen, Träumen) erstrebt. Die Methode dient insbesondere der Entspannung und Konzentration, verbessert die Lernfähigkeit, verringert Angst, bessert Asthma und lässt Stress besser ertragen. Puls- und Atemfrequenz, Sauerstoffverbrauch und Milchsäuregehalt des Blutes sinken, während der elektrische Hautwiderstand steigt. – Die Methode ist unter Führung ihres Gurus (Führers) seit den 50er-Jahren zu einer weltweiten Bewegung geworden.
e: transcendental meditation (TM).
Syn.: TM. *fr:* méditation transcendentale

Medium *(n)*. 1. Im ▸Spiritismus: bevorzugte Menschen, die in besonderer Weise begabt sind, als angebliche Vermittler zwischen Lebenden und Toten tätig zu werden. Berühmte Medien waren: Florence Cook, Stainton Moses, Slack, Home (R. Amadou: »Les grands Médiums« 1957). Sie leisteten als Versuchspersonen Dienste zur Erforschung der unbewussten Psyche. – Wurde der Zustand selbst herbeigeführt, wurde von ▸Trance (oder hypnotischem Schlaf) gesprochen. T. Flournoy (1900) und C. G. Jung nahmen systematische Untersuchungen der Medien vor. 2. Versuchsperson, die in besonderer Weise begabt ist, hypnotisiert zu werden.
e: medium. *fr:* médium

Medizin *(f)* Heilkunde. Die Kunst, Krankheiten zu erkennen, zu heilen und ihnen vorzubeugen.
e: medicine.

Medizin, psychotherapeutische *(f)* Durch die Weiterbildungsordnung 1992 eingeführte Bez. für ein ärztliches Fachgebiet, bei welchem psychotherapeutische Verfahren so sehr im Vordergrund stehen, dass andere ärztliche Handlungen dahinter weitgehend zurücktreten. Bislang gibt es ein solches Fachgebiet nur in Deutschland. In anderen Ländern wird sein Geltungsbereich unter der Bez. Psychiatrie mit verstanden.
e: psychotherapeutic medicine.

Medizinisch-psychologische Untersuchung (MPU) Untersuchung zur Frage der Fahrtauglichkeit, an der ein Arzt und ein Psychologe beteiligt sind. Wird meist durch den medizinisch-psychologischen Dienst der Technischen Überwachungsvereine durchgeführt. Wenn psychiatrische Fragen zu beantworten sind, wird ein Psychiater beigezogen.

medizinische Krankheitsfaktoren *(m, pl)*. Lehnprägung aus engl. »general medical conditions«. In DSM-IV und ICD-10: Körperkrankheiten, Verletzungen, somatisch definierte Zustände, welche im Einzelfalle eine Bedeutung für eine psychische Störung oder Krankheit haben. Werden in DSM-IV auf ▸Achse III gesondert erfasst. »Medizinisch« steht in den Übersetzungen von DSM und ICD-10 als pars pro totum für »internmedizinisch, chirurgisch, somatisch«, weil es dafür kein übergeordnetes dt. Wort gibt. – Gemeint ist eine Abgrenzung gegenüber klinisch beobachtbaren Gegebenheiten und Persönlichkeitsfaktoren. Nicht gemeint sind psychodynamische Faktoren, die in DSM-IV nicht berücksichtigt werden, nach deutschem Verständnis jedoch ebenfalls zu den medizinischen Krankheitsfaktoren zählen würden.
e: general medical conditions.

Medow-Syndrom *(m)*. In der klinischen Alltagssprache Syn. für ▸Rückbildungsdepression, erstarrende.

Meduna, Ladislas Joseph von geb. 27.3.1896 in Budapest; gest. 31.10.1964 in Chicago. Ungarisch-deutscher Hirnforscher und Psychiater. Entstammt einer wohlhabenden konservativen katholischen

Adelsfamilie. Entdecker der ▶Krampfbehandlung der Schizophrenie. Nach humanistischer Schulbildung in einem katholischen Internat von 1914 bis 1921 Medizinstudium in Budapest, teils unterbrochen durch Militärdienst als Kriegsfreiwilliger (1915–1918). Ab 1924 Assistent am Hirnforschungsinstitut in Budapest, ab 1927 an der Psychiatrischen Univ.-Klinik Budapest. Führte aufgrund eines angenommenen Antagonismus Epilepsie vs. Schizophrenie 1934 die »Konvulsionsbehandlung« mit Metrazol ein. Folgte 1939 wegen viel Gegnerschaft in Ungarn Vortragseinladungen nach Südamerika und den USA, wo er nach Kriegsausbruch blieb. Arbeitete zuerst an der Loyola-Universität, dann am Illinois Psychiatric Institute in Chicago. – Hauptw.: »Die Konvulsionsbehandlung der Schizophrenie« (1937); »Oneirophrenia: the confusional state« (1950); »Carbo dioxide therapy: a neurophysiological treatment of nervous disorders« (1950). Vgl. ▶Cardiazolschockbehandlung, ▶Karbonarkose, ▶Oneirophrenie.

M. E. G ▶Milton Erickson Gesellschaft für Klinische Hypnose.

Megalographie *(f)* Besonders gegen das Zeilenende immer größer werdende Schrift. Vorkommen bei Kleinhirnkrankheiten.
e: megalographia. *fr:* mégalographie

Megalomanie *(f)* Wahnhafte Selbsterhöhung. ▶Größenwahn.
e: megalomania, expansive delusion. *fr:* mégalomanie

Megavitaminbehandlung *(f)* (A. Hoffer und H. Osmond, 1954, 1964, 1966). Behandlung von Schizophrenie mit hohen Dosen Vitamin, z. B. 1-2-6 g Nikotinsäure, 3–6 g Ascorbinsäure oder 600–1500 mg Pyridoxin. Der Behandlung liegt eine Theorie zugrunde, nach welcher Schizophrenie durch Fehler im Adrenochrom-Stoffwechsel hervorgerufen wird. Die Methode fand weite Publizität, ihre Erfolge konnten aber nicht bestätigt werden. Vgl. Orthomolekuläre Psychiatrie.
e: megavitamin treatment.

mehrdimensionale Diagnostik *(f)* Syn. für ▶Betrachtungsweise, mehrdimensionale.

Meinhaftigkeitserlebnis *(n)*. Syn. für ▶→Ich-Erleben.

Mekonophagismus *(m)*. Obsol. Bez. für ▶Opiumsucht (Mekonium = alte Bez. für Opium).
e: meconophagism. *fr:* méconophagisme

Melancholia, Melancholie als Krankheit *(f)* (Schwarzgalligkeit, Gallsucht). Niedergeschlagenheit, schwere Not, Tiefsinnigkeit. – 1. Seit dem griechischen Altertum bekannte Krankheit. Erstmals in den hippokratischen Schriften wird der Zustand einer Kranken, die »von einem schläfrigen Gefühl, Appetitlosigkeit, Mutlosigkeit, Schlaflosigkeit und Erregungen« befallen ist, als melancholisch bezeichnet. In dieser Bedeutung unverändert bis zum Ausgang des 18. Jahrhunderts. Dann zunehmende Einengung der Bedeutung. Nach Ausgliederung von Hypochondrie (I. Kant) und der depressiven Zustände bei progressiver Paralyse (Bayle und Calmeil) wird Melancholie schließlich von Falret (1854, »folie circulaire«) und Baillarger (1854, »la folie à double forme«) mit der Manie zusammen zum zirkulären Irresein zusammengefügt. Bei Kraepelin wird nur noch die Depression des Rückbildungsalters als Melancholie bezeichnet. Es bestand eine Tendenz, den Begriff ganz auszumerzen. Doch hat er sich bis heute gehalten und wird nunmehr psychiatrisch als Syn. für ▶Depression verstanden. 2. Abweichend von der medizinischen Fachsprache werden in der Umgangssprache weiterhin alle Zustände mit dem Gefühl der Niedergeschlagenheit ungeachtet ihrer Ursache als Melancholie bezeichnet. Zugleich hält sich die Bedeutung des Tiefsinnigen, das über den Sinn des Lebens grübelt. – 3. DSM-III-V kennt keine Diagnose Melancholie. Bei besonders schweren Bildern der »Typischen Depressiven Episode« kann jedoch der Zusatz »mit Melancholie« hinzugefügt werden und beeichnet einen besonders schweren Zustand. Beispiele: (fast) totaler Aktivitätsverlust, vollständige Freudlosigkeit, besonders tiefe depressive Verstimmung, besonders ausgeprägte ▶Tagesschwankungen, besonders ausgeprägte psychomotorische Hemmung oder Erregung, Gewichtsverlust, schwere ▶Schuldgefühle. Vgl. ▶Typus melancholicus.
e: melancholia; major depressive episode, with melancholia (DSM-III). *fr:* mélancolie

Melancholia, Melancholie als Persönlichkeitseigenschaft *(f)* Von Theophrastos von Eresos (ca. 371–287 v. Chr.) allen großen Männern zugeschriebene Eigenschaft. Im Buch »Über Melancholie« wird zunächst die Frage gestellt, »Warum sind alle außergewöhnlichen Männer Melancholiker?« Dies wird anschließend durch Aufzählen vieler großer Männer bestätigt. Darauf gründet sich die Tradition, Melancholie mit tiefem Nachdenken und Grübeln über den Sinn des Lebens in Verbindung zu bringen. Wird in der Kunst vielfach dargestellt (z. B. auf den rechten Arm gestützter Kopf). Auch die Vorstellung von ▶»Genie und Wahnsinn« geht darauf zurück.

Melancholia adusta *(f)* Nach antiker Vorstellung eine Melancholie, die durch Überhitzung schwarzer Galle zustande kommt (von lat. adustus: sonnenverbrannt, gebräunt). Für diese und offenbar nur für diese soll die Erfahrungsregel des Aristoteles gelten, dass »alle Ingeniösen Melancholiker gewesen sind« (Cicero: »omnes ingeniosos melancholicos fuisse«). Zu »ingeniös« ▶Witz.

Melancholia agitans ▶Melancholia agitata.

Melancholia agitata *(f)* Ältere Bez. für agitierte Depression (s. d.).
e: agitated melancholia. *fr:* mélancolie anxieuse

Melancholia anaesthetica *(f)* (O. Schaefer, 1880). Depressives Zustandsbild mit Mangel an Gemütsbewegungen und mannigfaltigen ►Entfremdungserscheinungen, die vor allem in Stirn und Magengrube empfunden werden. Entspricht weitgehend der heutigen ►Entfremdungsdepression.

Melancholia anxina *(f)* Depression mit besonders ausgeprägten Angstzuständen.

Melancholia attonita *(f)* Depressiver Stupor mit völliger Regungslosigkeit (►Attonität). Nicht mehr üblich.
e: stuporous melancholia. *fr:* stupor mélancolique

Melancholia convulsiva *(f)* Melancholie mit ►Jackson-Epilepsie.

Melancholia errabunda *(f)* Veraltete Bez. für ►Depression, agitierte.

Melancholia flatuosa *(f)* Obsol. Synonym für ►Hypochondrie.

Melancholia gravis *(f)* Bei Kraepelin: Depression mit Wahn und Sinnestäuschungen: »Die Kranken sehen Gestalten, Geister, die Leichen ihrer Angehörigen; ihnen wird etwas vorgespielt, »allerlei Teufelswerk«. Ein Farbenfleck an der Wand ist ein schnappendes Maul, das den Kindern die Köpfe abreißt; alles sieht schwarz aus. Die Kranken hören Schimpfworte (›faule Sau‹, ›schlechter Mensch‹, ›Betrügerin‹, ›du bist schuld, du bist schuld‹), Stimmen, die zum Selbstmord auffordern.«

Melancholia hypochondriaca *(f)* ►Depression, hypochondrische.

Melancholia involutionis *(f)* ►Involutionsmelancholie.

Melancholia lykanthropica *(f)* Syn. für ►Lykanthropie.

Melancholia metamorphosis *(f)* In der älteren Psychiatrie ►Melancholie zusammen mit der Vorstellung, in ein anderes Wesen verwandelt zu sein. Als Beispiel galt die Schilderung des Nebukadnezar in der Bibel (Daniel, Kap. 4): »Aß Heu wie ein Ochse, die Haare wuchsen ihm wie Adlerfedern, die Nägel wie Klauen.«

Melancholia misanthropica *(f)* Obsol. Bez. für sehr seltene Depression mit Hass auf alle Menschen.

Melancholia nostalgica *(f)* Obsol. Bez. für depressive Erscheinungen bei Heimweh. ►Nostalgie.

Melancholia paranoides *(f)* Depression mit ausgeprägten stimmungskongruenten Wahnerscheinungen. ►Kleinheitswahn; ►Verarmungswahn.
e: paranoid melancholia. *fr:* mélancolie paranoïde

Melancholia passiva *(f)* Obsol. Bezeichnung für Depression, die sich allmählich bei nachlassenden Körperkräften entwickelt. Auch als veraltete Bez. für die gehemmte Form der endogenen Depression gebraucht.
e: passive melancholia. *fr:* mélancolie passive

Melancholia recurrens Obsol. Bez. für Depression, die nach einem freien Intervall wiederkehrt.
e: recurrent melancholia.

Melancholia religiosa *(f)* Depression mit religiösen Wahninhalten.
e: religious melancholia. *fr:* mélancolie religieuse

Melancholia saltans *(f)* Obsol. Bez. für ►Choreapsychose und Chorea.

Melancholia simplex *(f)* Einfache Depression.
e: melancholia simplex. *fr:* mélancolie simple

Melancholia stupida *(f)* Veraltete Bez. für ►Depression, gehemmte.

Melancholia zooanthropica *(f)* Obsol. Syn. für ►Lykanthropie.

Melancholie, affektive *(f)* Mit stärkerer Affektregung einhergehende Depression.

Melancholie, agitierte *(f)*. ►Melancholia agitata.

Melancholie, akute *(f)* Plötzlich ausbrechende Melancholie.

Melancholie, erstarrte *(f)*. ►Rückbildungsdepression, erstarrende.

Melancholie, hirnorganische *(f)* (A. Marneros, 1982). Syn. für ►Depression, exogene. Vier Stadien einer Krankheit, bei welcher zuerst depressive Erscheinungen das Bild beherrschen und später psychoorganische: 1. asthenisch-hypochondrisches Vorstadium; 2. endogen-depressives Stadium (in diesem Stadium durch seine Symptome nicht von der endogenen Depression unterscheidbar); 3. organisch-depressives Stadium (depressive und psychoorganische Erscheinungen sind gleichzeitig vorhanden); 4. organisch-psychisches Stadium (es sind nur noch psychoorganische Erscheinungen vorhanden, keine depressiven mehr).

Melancholie, panphobische *(f)* Depression mit allgemeiner, unbestimmter Angst.
e: panphobic melancholia. *fr:* mélancolie panphobique

Melancholie, paretische *(f)* Alte Bez. für depressive Form der progressiven Paralyse.
e: paretic melancholia. *fr:* mélancolie parétique

Melancholie, stuporöse *(f)* Syn. für Melancholia attonita.

Melancholie, vitale *(f)* Syn. für ►Depression, vitale.

Melancholiker *(m)*. 1. An Melancholie Leidender. 2. Schwerblütiger, tiefsinniger Charaktertyp mit wenig Selbstvertrauen. 3. Einer der 4 Nerventypen Pawlows. »Schwacher Typ« mit Schwäche der Erregungs- und Hemmungsprozesse des Nervensystems. Zeigt geringste Widerstandskraft gegen schädliche Einflüsse und ist »nerval-psychischen Krankheiten« am stärksten ausgesetzt.

melancholisch *(a)*. 1. An Melancholie leidend. 2. ►Schwerblütig.
e: melancholic. *fr:* mélancolique

melancholischer Stupor *(m)* ►Stupor, depressiver.

Melatonin-Test *(m).* Neuroendokrinologisches Untersuchungsverfahren in der Psychopathologie. Das Zirbeldrüsenhormon Melatonin wird im Urin gemessen. Es wird die Hoffnung geäußert, der Test könnte ein biologischer ►Marker für bipolare Depression (s. d.) werden.
e: melatonin test. *fr:* test de la sécrétion de mélatonine

Melissophobie *(f)* Angst vor Bienen.
e: mellissophobia. *fr:* mélissophobie

Melodienstummheit *(f)* Unfähigkeit, Melodien hervorzubringen. ►Amusie.

Melodientaubheit *(f)* (K. Kleist). Form der ►Amusie. Unfähigkeit, getrennte Töne als Melodien zu erfassen. Bei Herden im Bereich der linken ersten Schläfenwindung.

Melodiotherapie *(f).* ►Musiktherapie.
e: melodiotherapy.

Melomanie *(f)* Psychische Krankheit, durch ständiges Singen gekennzeichnet.
e: melomania, musicomania. *fr:* mélomanie

Melophobie *(f)* Neurotisch-abnorme Abneigung gegen Musik.
e: melophobia. *fr:* mélophobie

Memoration *(f)* 1. (H. v. Förster, 1948). Das physiologische Korrelat des langfristigen Gedächtnisses, das in einem Prozess des fortgesetzten Verlustes und der Neubildung kurzfristig bestehender, molekularer Gedächtnisträger besteht. 2. Syn. für das Auswendiglernen.
e: memoration (1, 2). *fr:* mémoration (1), mémorisation (2)

Memoriae falsae *(f, pl).* ►Déjà-vu-Erlebnis.

Meng, Heinrich geb. 9.7.1887 Hohnkast (Baden), gest. 10.8.1972 Basel. Psychotherapeut und Psychohygieniker. Wurde nach Studium der Medizin Schüler von Freud. 1934 Emigration nach Basel. Dort Begründung der Psychohygiene. Werke: »Das psychoanalytische Volksbuch«. Zahlreiche populärwissenschaftliche Schriften zur Psychoanalyse und Psychohygiene.

Menophobie *(f)* Abnorme Angst vor der Menstruation.
e: menophobia. *fr:* ménophobie

menschenscheu, Menschenscheu *(a, f).* Den Anblick, das Gespräch, die Gesellschaft anderer Menschen meidend. Die anderen Menschen aus Furcht vor einem Übel, aus der Erwartung von etwas Unangenehmem fliehend. Das Wort ist eine Lehnübersetzung von griech. ►Misanthrop, Misanthropie, verbunden mit einer nachfolgenden Nuancierung in der Bedeutung.
e: shy, unsociable *(a)*; shyness, unsociableness *(f)*.
Syn.: soziale Phobie, soziale Angststörung.

Menstruationspsychose *(f)* Während der Menstruation ausbrechende, meist kurzfristige depressive Psychose. Es handelt sich um eine Steigerung der bei vielen Frauen bereits normalerweise um die Zeit der monatlichen Regel bestehenden gedrückten Stimmung, die bis zur Selbsttötung führen kann. Andere, durch die Menstruation hervorgerufene psychische Krankheitsbilder sind dagegen nicht bekannt, obwohl in der älteren Psychiatrie manche Versuche zu ihrer Abgrenzung gemacht wurden.
e: menstrual psychosis.

mental *(a).* 1. Allgemein: geistig, intellektuell, als Fremdwort aus lat. mentalis (Vernunft). 2. Als Fremdwort aus dem Engl. 2a) sich zugleich sowohl auf Geistiges wie auch auf Gefühlsmäßiges beziehend; 2b) sich auf das Vernünftige im Gegensatz zum Gefühlsmäßigen beziehend; 2c) sich auf das Geistige im Menschen als Gegensatz zum Körperlichen beziehend; 2d) sich auf das durch Innenschau (Introspektion) Zugängliche beziehend (Gegensatz: Beobachtung von außen); 2e) sich auf die Vorstellung von etwas beziehend (Gegensatz: die Sache selbst); 2 f) ungefähre Entsprechung von dt. ►psychisch, z. B. psychische Krankheit oder Störung; 2 g) psychisch krank, geisteskrank, verrückt; 2h) gleichbedeutend mit psychiatrisch in Wortzusammensetzungen wie »psychiatrische Klinik«; 2i) übersinnlich, was geistig (mit den Sinnen) nicht fassbar ist. – Historisch: Das Wort kam aus dem Spätlateinischen über das Französische ins Englische. Die jeweilige dt. Bedeutung orientiert sich am Kontext.
e: mental.

Mental Illness Psychische Krankheit, Geisteskrankheit, Verrücktheit. Als psychiatrischer Begriff sehr selten. In der amer. Öffentlichkeit häufig. Sammelbez. sowohl für alles, was unter endogenen Psychosen verstanden werden kann (►Schizophrenie, ►Melancholie, ►Manie), wie auch für ►Zwangskrankheit, ►Angstneurosen, frühkindlicher Autismus (s. d.) und ►Borderline-Persönlichkeitsstörung – jeweils mit den gerade zeitgemäßen Begriffen. Maßgebend ist nicht die genauere Art, sondern die (geschätzte, vermutete) Schwere. Die Bez. ist verbunden mit der Vorstellung einer organischen Hirnkrankheit. Vgl. National Alliance for the Mentally Ill.

Mentalia Syn. für ►Psychalia.

mentalis *(a).* 1. (mens = Geist). Geistig, psychisch. 2. (mentum = Kinn). Zum Kinn gehörig.
e: mental. *fr:* mental

Mentalisation, Mentallisierung: *(f)* Seelischer Vorgang, durch welchen ein Patient (vor allem während einer Psychotherapie) instand gesetzt wird, gleichsam als sein eigener Untersucher seinen psychischen Befund oder Zustand zu beschreiben, so als ob er sich von außen betrachten würde. – Historisch: Der in Deutschland übliche »psychische Befund«

(s. d.) beschreibt aus der Kenntnis und mit den Worten des Untersuchers (also nicht des Patienten) den augenblicklichen psychischen Zustand eines psychisch Kranken. Die Bez. wurde mit mental state ins Englische übersetzt. Daraus wurde das Verb mentalize abgeleitet.
e: mentalization.

Mentalisierungsbasierte Therapie (MBT): *(f)* Psychotherapeutische Technik, welche eine Verbesserung der Fähigkeit zur ►Mentalisation zu erreichen versucht. In der Therapie auftauchende Gefühle werden auf ihren Verstehenszusammenhang hin untersucht. Die Theorie dazu besagt, dass vor allem bei ►Borderline-Persönlichkeitsstörungen die Fähigkeit, das eigene Erleben und das anderer zu verstehen, gestört ist.
e: mentalization based therapy.

Mentalitätengeschichte *(f)* Von Frankreich ausgehende Disziplin aus Geschichte, Soziologie und Psychiatrie. Es wird die Mentalität einer historischen Epoche untersucht und aus ihr heraus das Verhalten historischer Individuen erklärt. Als »historischer Anachronismus« (Lucien Febvre) wird betrachtet, wenn ein Historiker die Mentalität der Menschen seiner Zeit denen historischer Zeiten unterlegt. – Zeitschrift: M. Bloch und L. Febvre (Hg): »Annales« (ab 1929). ►Psychohistorie.

Mente capti *(m, pl).* Der Vernunft Beraubte. Schwachsinnige. Verblödete. Nach altem römischem Recht eine der beiden Gruppen von psychisch Kranken. ►Furiosi.

Mentismus *(m).* (Ph. Chaslin). Wirres Einschlafdenken. Vorüberziehen einander rasch abwechselnder, unkontrollierbarer Gedanken, die dem Betroffenen den Schlaf rauben. Manchmal mit Angstgefühlen verbunden. Häufige Form neurotischer Einschlafstörung.
e: mentism. *fr:* mentisme

Mentizid Von J. A. M. Merloo (1951) geprägtes Syn. für ►Indoktrination.

Merergasie *(f)* Syn. für ►Kakergasie.

Merinthophobie *(f)* In der alten Psychiatrie Bez. für krankhafte Angst, festgebunden zu werden.
e: merinthophobia. *fr:* mérinthophobie

Merkfähigkeit *(f)* Die Fähigkeit, »sich etwas ins Gedächtnis einzuprägen« (►Wernicke, 1894). Die Fähigkeit zu »merken« in seiner Lehnbedeutung aus dem lat. »notare« (kenntlich machen, mit einem Zeichen versehen). Daher noch »Merkbuch« für »Notizbuch«. Wurde im psychiatrischen Sprachgebrauch des 19. Jh. dann auch mit dem frisch »Gemerkten« gleichgesetzt. Von Wernicke von der »Fähigkeit der Rückerinnerung« getrennt. »Wir verstehen darunter etwas, was in dem Gedächtnis des gewöhnlichen Sprachgebrauchs mit enthalten ist.« Gedächtnis ist nach Wernickes Definition nur der alterworbene Besitz von Vorstellungen. – Kraepelin übernahm den Begriff der Merkfähigkeit von Wernicke, womit er sich in der Psychiatrie allgemein einbürgerte und trotz vieler Einwände (C. Weinschenk, H.-J. Haase u. a.) mit unveränderter Bedeutung gebräuchlich geblieben ist.
e: recent memory, immediate memory, capacity to register.

Merkfähigkeitsstörung *(f)* Erschwerte Fähigkeit, sich neue Gedächtnisinhalte einzuprägen.
e: derangement of the capacity to register.
Syn.: Merkschwäche. *fr:* amnésie de fixation

Merkprüfung *(f)* Untersuchung der Merkfähigkeit. Es werden Merkaufgaben (Zahlen, Silben, Worte) gegeben, die nach kürzerer oder längerer Zeit wiederholt werden müssen.

Merkschwäche *(f)* Syn. für ►Merkfähigkeitsstörung.

Merkspanne: *(f)* Syn. für ►Kurzzeitgedächtnis.

Merkurialismus *(m).* Chronische Quecksilbervergiftung. Das psychopathologische Bild wurde bereits von J. Pearson (1758–1826) als »Erethismus mercurialis« beschrieben. Hervorgehoben wurden scheuängstliches, leicht erregbares und zugleich schüchtern-verzagtes Verhalten der Kranken; insbesondere Reizbarkeit und Unbeherrschtheit haben zur alten Bez. geführt. Nach M. Bleuler handelt es sich jedoch um atypische Erscheinungen wie bei allgemeinen Hirnschädigungen. Nach längerem Verlauf kann es zur Demenz mit Gedächtnisstörungen, Stumpfheit, affektiver Inkontinenz und pathologischen Affekten, insbesondere Zwangslachen, seltener Zwangsweinen, kommen.
Syn.: Quecksilberneurasthenie, Neurasthenia mercurialis.

Meskalin *(n).* Rauschdroge aus dem mexikanischen Kaktus Peyote oder Peyotl (Lophophora williamsii). Typisches ►Halluzinogen, dessen Wirkung nicht von der des LSD unterschieden werden kann. Der wesentliche Wirkstoff ist ein Phenylethylamin.
e: mescaline. *fr:* mescaline

Meskalinrausch *(m).* Durch Einnahme von 0,1 bis 0,2 g ►Meskalin (Alkaloid aus mexikanischer Kakteenart) hervorgerufene toxische Psychose. Es treten besonders Veränderungen der optischen Wahrnehmung auf. Farben werden leuchtender, Konturen von Gegenständen schärfer; Bilder und optische Halluzinationen wechseln kaleidoskopartig in Form eines rotierenden Trichters, wobei die Kritik für die Halluzinationen immer erhalten bleibt. Akustische Halluzinationen treten fast nie auf, jedoch Hyperakusis; ferner taktile Halluzinationen in Form von Synästhesien. Raum- und Zeiterleben sind gestört. Die Erscheinungen klingen nach längstens 24 Stunden ab. – Historisch bedeutsam, da erstmalig an einer ►Modellpsychose Untersuchungen vorgenommen werden konnten. (K. Beringer, 1927; W. Mayer-Gross und H. Stein, 1926). – Zur Behandlung von Psychosen nicht geeignet, jedoch unter Umständen zur Unterstützung einer psychotherapeutischen Behandlung.

Mesmer, Franz Anton geb. 23.5.1734 Iznang (Bodensee), gest. 5.3.1815 Meersburg. Studierte nacheinander Theologie, Philosophie, Jura und Medizin. Promovierte 20.11.1765 in Wien über den Einfluss der Planeten auf den Körper des Menschen (»De influxu planetarum in corpum humanum«). Führte am 28.7.1774 an Frl. ►Österlin erstmalig mithilfe eines Magneten eine erfolgreiche (hypnotische) Behandlung durch, die er auf animalischen Magnetismus (s. d.) zurückführte. »Heilte« auch die blinde Pianistin Maria Theresia von ►Paradis. Entwickelte dann ein individuelles (►Streichen) und ein gruppentherapeutisches (►Baquet) Verfahren und begründete eine »Lehre« (►Mesmerismus), die viele Anhänger gewann. 1778–1785 sehr erfolgreicher Modearzt in Paris. Ging nach Ablehnung seiner Theorie durch eine königliche Kommission bis kurz vor seinem Tode nach Frauenfeld (Schweiz), wo er wohlhabend, aber untätig lebte.

mesmerische Therapie *(f)* Behandlung aller Krankheiten durch »Magnetisierung« mithilfe von ►Streichen. Zielte darauf ab, eine Krise hervorzurufen, in welcher die Symptome hervorgelockt, aber auch die ersten Schritte zu ihrer Beseitigung getan würden.
e: mesmerization. *fr:* thérapie mesmérienne

mesmerischer Schlaf *(m)*. Obsol. Syn. für ►Somnambulismus, künstlicher.

Mesmerismus *(m)*. Von F. A. ►Mesmer ausgehende Lehre vom animalischen Magnetismus (s. d.), die 1779 in 27 Punkten dargelegt wurde. Hauptpunkte: 1. Ein physikalisches Fluidum erfüllt das Universum und stellt eine Verbindung zwischen Menschen, Erde und Himmelskörpern her, auch zwischen Menschen untereinander. 2. Krankheiten entstehen aus der ungleichen Verteilung diese Fluidums im menschlichen Körper; Genesung wird erreicht, wenn das Gleichgewicht wiederhergestellt wird. 3. Mithilfe bestimmter Techniken lässt sich dieses Fluidum aufbewahren, kanalisieren und anderen Personen übermitteln. 4. Auf diese Weise lassen sich bei Patienten »Krisen« hervorrufen und Krankheiten heilen (nach Ellenberger, 1973). Der Mesmerismus rief lebhafte Kontroversen hervor, stellte aber selbst eine weiterhin oft angewandte Hilfsmethode der Psychotherapie dar und förderte stark das Interesse an weiteren psychotherapeutischen Verfahren. Mesmer selbst sah Heilungsmöglichkeiten nur für funktionelle Störungen (im heutigen Sinne).
e: mesmerism. *fr:* mesmerisme

Mesomorphie *(f)* (W. H. Sheldon). Vom embryonalen Mesoderm abgeleitete Typenbezeichnung. Starke Knochen- und Muskelentwicklung, harter, fester Körper, dicke Haut. Entspricht dem athletischen Typ der Kretschmer'schen Typologie. Der Mesomorphie zugeordnet ist das Temperament des ►Somatotonikers. ►Ektomorphie.

Messie-Syndrom: *(f)* Besonders ausgestalteter ►Sammeltrieb. Unfähigkeit sonst psychisch unauffälliger Menschen, sich von Gegenständen zu trennen, die aus der Sicht anderer keinen Wert mehr besitzen (Müll). Für eine betroffene Person (Messie) ist es dagegen wertvoller Besitz. In mäßiger Ausprägung als Charaktereigenschaft bei vielen Menschen vorhanden. Wenn das Gesammelte an Umfang so zunimmt, dass anderen ein normales Leben darin nicht mehr möglich erscheint, wird oft ein Einschreiten der Behörden gefordert. »Messie« wurde von Sandra Felton geprägt, die ab den 80er-Jahren dazu sehr populäre Beraterliteratur veröffentlichte. Gehört in DSM-V unter der Bez. »Pathologisches Horten« zur Gruppe »Zwangsstörung und verwandte Störungen«.
e: compulsive hoarding.

metabolische Psychose *(f)* Von P. ►Schröder gebrauchtes Syn. für ►Degenerationspsychose.

Metallophobie *(f)* Zwanghafte Furcht vor der Berührung von Metallgegenständen.
e: metallophobia. *fr:* métallophobie

Metalloskopie *(f)* 1. Beobachtung der Wirkung bei Berührung der Haut mit verschiedenen Metallen. Bei Hysterie angewandt. 2. Verlassene Methode zur Behandlung von Hysterie durch Auflegen von Metallstücken auf anästhetische Bezirke.
e: metalloscopia. *fr:* métalloscopie

Metamorphopsie *(f)* Form der Sinnestäuschung, bei der ein Gegenstand in Farbe oder Form verändert oder verzerrt wahrgenommen wird.
e: metamorphopsia.
Syn.: Dysmorphopsie. *fr:* metamorphopsie

Metamorphose *(f)* 1. In der Kulturgeschichte: Umwandlung einer Gestalt in eine andere, z. B. in der Mythologie die Vorstellung, dass Zeus die Gestalt eines Stieres annehmen kann. Die Bez. nimmt z. B. in Goethes Naturphilosophie eine zentrale Position ein. In seinem »Versuch die Metamorphose der Pflanzen zu erklären« (1790, Hamburger Ausgabe Bd. 13, S. 64 ff.) schildert Goethe, wie jedes Einzelteil einer Pflanze in ein analoges übergehen kann. Am Tierkörper sah Goethe den Schwanz und den Kopf als metamorphosierte Wirbelsäule an. 2. (H. Neumann, 1859). Analog zu (1) die Entstehung von Bewusstsein aus physiologischen Größen.

Metamorphosis sexualis paranoica Seltene Bez. für unkorrigierbare wahnhafte Überzeugung, dem anderen Geschlecht anzugehören. Vorkommen bei beginnender Schizophrenie und anderen Wahnerkrankungen.

M

Metanoia *(f)* (girech.) Reue. In der Psychiatrie: grundlegende Änderung des eigenen Lebens und der Lebensziele, Gewinnung einer neuen Sicht der Welt durch eine Psychose und deren konsequente Umsetzung nach der Gesundung. Beispiel: Gründung der ►Psychohygiene-Bewegung durch Clifford Beers.

metapsychisch *(a)*. Über das Psychische hinausgreifend. Zur ►Metapsychologie gehörend.
e: metapsychical. *fr:* métapsychique

Metapsychologie *(f)* 1. Analog zur Metaphysik das über das Normalpsychologische Hinausgreifende. Etwa syn. mit Parapsychologie. 2. Bei S. Freud (1901) für die über das konkret Erfahrbare hinaus vorhandenen psychischen Vorgänge. Die Metapsychologie konstruiert ein abstraktes Modell der seelischen Strukturen und psychischen Vorgänge. Sie soll die dynamischen Eigenschaften, die topographischen Bestimmungen und die ökonomische Bedeutung eines jeden seelischen Prozesses beschreiben. Der Begriff spielt in Freuds Theorie der Psyche eine wichtige Rolle. Wurde von ihm zuerst im Brief an Fliess vom 13.2.1896 erwähnt.
e: metapsychology. *fr:* métapsychologie

metaptotische Psychose *(f)* (P. ►Schröder). Syn. für ►Degenerationspsychose.

metatraumatische Neurose *(f)* (Morselli). Syn. für ►Unfallneurose.

Methadon-Behandlung *(f)* Regelmäßige, über lange Zeit (2–5 Jahre) fortgesetzte gleich dosierte Gaben von 80–120 mg des synthetischen Narkotikums Methadon zur Behandlung vor allem der Heroin-Sucht. Die Süchtigen erleben keine Euphorien und benötigen weniger Suchtmittel. Die 1965 von V. P. Dole und M. E. Nyswander empfohlene Methode wurde in den USA mit staatlicher Unterstützung an über 100.000 Drogen-Abhängigen erprobt (Dole-Nyswander-Programm). Als Vorteil wurde der relativ geringe gleichzeitige Gebrauch anderer Suchtmittel gesehen, als Nachteil der süchtige Rückfall der meisten Patienten nach Beendigung der Einnahme von Methadon. Die Methode breitete sich in der ganzen westlichen Welt aus, zählt aber zugleich viele Gegner.
e: methadone maintenance.

Methilepsie *(f)* Syn. für ►Methomanie.

Methode, psychoanalytische *(f)* Das Gesamt der bei psychoanalytischer Behandlung zur Anwendung kommenden Techniken. Umfasst Exploration, Bewusstmachung unbewusster seelischer Inhalte und Konflikte sowie alle Hilfsmethoden (Traumdeutung, Analyse der Übertragung, auch Soziometrie u. a.).
e: psychoanalytical method. *fr:* méthode psychoanalytique

Methomanie *(f)* Alte Bez. für Geistesstörung durch Missbrauch von Alkohol und Medikamenten.
e: methomania.
Syn.: Methilepsie. *fr:* méthomanie

Methylepsia, Methylepsie *(f)* Alte Bez. für süchtiges Verlangen nach rauscherzeugenden Getränken (Alkohol).
e: methylepsia.
Syn.: Methylmanie. *fr:* methylepsie

Methylmanie *(f)* Syn. für ►Methylepsie.

Methysis *(f)* Trunkenheit.

Metonymie *(f)* Form krankhafter Sprachstörung. Ein Ausdruck wird durch einen ähnlichen, nicht ganz passenden ersetzt.
e: metonymy. *fr:* metonymie

Metromanie *(f)* 1. (griech. meter = Mutter). Ältere Bez. für extreme ►Nymphomanie.
Syn.: Östromanie (2), Ovariomanie. 2. (griech. metron = Versmaß). Reimsucht.
e: metromania. *fr:* métromanie

Meyer, Adolf geb. 13.9.1866 Niederweningen b. Zürich, gest. 17.3.1950 Baltimore. Seit 1910 Prof. der Psychiatrie an der Johns-Hopkins-Universität, Baltimore. Kam 1892 in die USA, wo er sich 1893 in Chicago für Psychiatrie und Neurologie qualifizierte. 1902–1909 Direktor des Pathologischen Instituts am Staatskrankenhaus New York, das dann in »Psychiatrisches Institut des Staates New York« umbenannt wurde. 1904–1909 zugleich Prof. der Psychiatrie. Beeinflusste durch sein persönliches Wirken, den Aufbau einer vorbildlichen Klinik und seine Ideen auf das Nachhaltigste die amerikanische Psychiatrie. Führte als Erster ►Kraepelins Krankheitslehre in den USA ein, wandte sich jedoch gleichzeitig gegen ihre »dogmatische Systembildung«, welcher er eine »konstruktiv genetisch-biologische Ausarbeitung der psychobiologischen Formulierungen« (Meyer, 1926) entgegensetzte. Förderte die Psychohygiene-Bewegung (die Bez. wurde von ihm geprägt). Versuchte in einem ►Ergasiologie genannten nosologischen System eine neue Einteilung der Psychosen und gab in der ►Psychobiologie eine einheitliche Grundlagenlehre. ►DSM-I und -II basieren wesentlich auf seinen Vorstellungen. Die von ihm eingeführten Begriffe werden kaum noch benutzt. Eine jährliche «Adolf-Meyer-Lecture» der amer. psychiatrischen Gesellschaft hält die Erinnerung daran wach.

Meyer, Ludwig geb. 27.12.1827 Bielefeld, gest. 8.2.1900 Göttingen. Ab 1858 dirigierender Arzt der Irrenabteilung des Allgemeinen Krankenhauses Hamburg. Ab 1866 o. Prof. der Psychiatrie und Direktor der Irrenanstalt in Göttingen. Vorkämpfer der ►Non-Restraint-Methode in Deutschland. Führte als Erster forensisch-psychiatrische Vorlesungen für Juristen ein.

Meyer-Mickeleit-Dämmerattacken *(f, pl)*. Nach Meyer-Mickeleit (1953) benanntes Syn. für psychomotorische Anfälle.

Meynert, Theodor geb. 15.6.1833 Dresden, gest. 31.5.1892 Wien. Bedeutender Hirnpathologe und

Psychiater. Seit 1870 Prof. der Psychiatrie und Direktor der psychiatrischen Klinik in Wien. Kurze Zeit Lehrer von S. Freud. Begründer einer vergleichenden Anatomie des Nervensystems. Entwickelte das Krankheitsbild der ►Amentia, in deren Hauptsymptom, der Verwirrtheit, er nicht ein Reizsymptom, sondern einen Ausfall von Assoziationen bzw. eine Assoziationsschwäche sah. Diese Funktionsstörung interpretierte er als behindertes Zusammenspiel von Hirnrinde und Stammganglien.

Meynert-Amentia *(f)* Syn. für ►Amentia.

Micromania *(f)*. ►Mikromanie.

MID ►Multiinfarkt-Demenz.

Midas-Syndrom *(n)*. (G. W. Bruyn und U. J. Dejong, 1959). Nach Midas, dem sagenhaften König von Phrygien, dem sich alles, was er berührte, in Gold verwandelte. Syndrom, das besonders bei intellektuellen Frauen um das 30. Lebensjahr auftritt. Die Frauen zeigen unstillbares Verlangen nach sexueller Befriedigung, das von dem mit ihnen schon lange verbundenen Partner nicht befriedigt werden kann. Die Ursache wird in einer unterschiedlichen sexuellen Reifung von Mann und Frau gesehen. Der junge Mann habe zunächst Mühe, sexuelle Begehrlichkeit bei seinem Mädchen zu wecken. Später, im Alter abnehmender sexueller Wünsche, sehe er sich ihrer ständigen seelischen und körperlichen Gegenwart ausgesetzt, denen er neue Reize nicht mehr abgewinnen könne.

e: Midas-syndrome. *fr:* syndrome de Midas

Midlifecrisis *(f)* Engl. Krise der Lebensmitte. Lebenskrise um das 40. Lebensjahr, nach manchen auch um das 50. Der Betroffene stellt sich die Frage, ob man im Leben all das gefunden hat, worauf man sich angelegt fühlt. Man hat die Jugendjahre, Berufsfindungsjahre, Partnerschaftsfindungsjahre, Kinderjahre hinter sich und stellt sich für die nächsten Jahrzehnte des Lebens neue Fragen: was diese zu bieten haben, ob das Leben so weitergehen soll wie bisher. Der Ausblick kann zu günstigen (überwiegend) und ungünstigen Reaktionen führen. Die Bez. ist inoffiziell, ohne festgelegten Inhalt, wird jedoch häufig verwendet.

e: midlife crisis.

Migräne *(f)* Anfallsweise auftretender funktioneller Kopfschmerz mit Neigung zur Wiederholung. Der Kopfschmerz dauert in der Regel vom Morgen bis zum Abend, jedoch nie länger als 3 Tage. Kann einseitig auftreten (und unmittelbar nach Ende die Seite wechseln) oder beidseitig. Er kann begleitet sein von Überempfindlichkeit gegenüber Gerüchen bis zum Erbrechen, Lichtempfindlichkeit und Geräuschempfindlichkeit. Dem Kopfschmerz kann Flimmern (Flimmerskotom) und Verschwommensehen vorausgehen (ophthalmische Migräne). Nach jahrelangen häufigen Anfällen kann ein Dauerkopfschmerz hinzutreten (chronifizierte Migräne). Migräniker gehören der Persönlichkeit nach dem ►Typus migraenicus an. Zur Entstehung gibt es verschiedene, einander abwechselnde biologische Hypothesen und psychosomatische Theorien. Heilbarkeit durch Anwendung körperlicher und psychotherapeutischer Verfahren. Historisch: Migräne ist seit dem Altertum bekannt und führt bei halbseitigem Auftreten auch die Bez. Hemikranie.

e: migraine.

Migränepsychose *(f)* Seltene, im Migräneanfall auftretende psychotische Erscheinungen. Meist mit Bewusstseinstrübung, Erregung und Sinnestäuschungen einhergehend.

Mikrographie *(f)* Besonders gegen Zeilenende immer kleiner werdende Schrift. Vorkommen bei Parkinsonismus, nach Schlaganfällen u. a. Vgl. Megalographie.

Mikrohalluzination *(f)* Syn. für ►Liliputhalluzination.

Mikromanie *(f)* Alte Bez. für besondere Form des depressiven Nichtigkeits- und Kleinheitswahns, bei dem es gewissermaßen als Gegenstück zur Selbstüberschätzung in der ►Manie zu grotesken Übertreibungen der depressiven Selbstbezichtigung kommt. Ein Kranker behauptet z. B., er müsse 1.000 Jahre Zuchthaus leiden oder er habe eine Million Menschen umgebracht. Bleuler führt das Beispiel eines senilen Gelehrten an, der sich vor Hühnern fürchtete, weil er meinte, sein Kopf sei so klein, dass er weggepickt werden könnte.

e: micromania. *fr:* micromanie

Mikropsie *(f)* 1. Krankheitssymptom, bei dem die Gegenstände kleiner erscheinen, als sie in Wirklichkeit sind. Der Kranke ist sich jedoch im Gegensatz zu Mikrohalluzinationen der Abnormität seiner Sinneseindrücke stets bewusst und erlebt sie nie als ichfremd. Vorkommen bei Netzhauterkrankungen, in der Aura von epileptischen, insbesondere psychomotorischen Anfällen. 2. Gelegentlich werden unter dieser Bez. auch Mikrohalluzinationen (►Liliputhalluzinationen) verstanden.

e: micropsia, micropsy. *fr:* micropsie

mikropsychische Halluzination *(f)* Syn. für ►Liliputhalluzination.

Mikropsychose *(f)* Kurz dauernde und folgenlos abklingende psychotische Episode bei pseudoneurotischer Schizophrenie (s. d.). Die Symptomatik besteht aus schweren hypochondrischen Befürchtungen, Beziehungswahn, ►Depersonalisationserscheinungen und gelegentlich akustischen Halluzinationen.

Mikrosomatagnosie *(f)* Störung des ►Körperschemas. Der Körper oder Teile davon werden als abnorm klein empfunden.

e: microsomatagnosia. *fr:* microsomatagnosie

Mikrostereognosie *(f)* Beim Betasten von Gegenständen wird ihre Größe zu klein geschätzt.
e: microstereognosia. *fr:* microstéréognosie

Mikroteleopsie *(f)* (van Bogaert) Besondere, häufig vorkommende Form der ►Mikropsie. Die Gegenstände werden nicht nur kleiner gesehen, sondern es entsteht gleichzeitig der Eindruck, als wenn sie weiter entfernt seien.
e: microteleopsia. *fr:* microtéléopsie

Mild cognitive impairment ►MCI.

mild-depressive Episode *(f)* Depressionstyp in ICD-10 F32.0. Leitlinien für die Feststellung: »Niedergeschlagene Stimmung, Interesselosigkeit, Freudlosigkeit und Schwunglosigkeit gelten gewöhnlich als besonders charakteristisch für eine Depression. Für eine sichere Diagnose braucht man mindestens zwei dieser Zeichen und dazu noch mindestens zwei der anderen (bei F32.-) beschriebenen Zeichen; keines davon besonders stark. Mindestdauer der gesamten Episode etwa zwei Wochen. Wer eine mild-depressive Episode hat, leidet unter den Symptomen, Arbeit und Freizeitbeschäftigungen fallen ihm schwer, er wird darin aber nicht wirklich beeinträchtigt.« (nach WHO 1992)
e: mild depressive episode.

Milieugestaltung *(f)* Beeinflussung von abnormen und krankhaften Seelenzuständen durch Einwirken auf das soziale Milieu. Die Bez. wird vor allem innerhalb psychiatrischer Institutionen angewandt, deren Milieu möglichst freundlich gestaltet wird: wohnliche Zimmer, Frisiersalon, Tagesräume, Zugang zu Tieren, Gemeinschaftsveranstaltungen, Café, Verkaufsstellen, Gruppenveranstaltungen zum Feierabend, ansprechende Kleidung; alles unter entsprechender Mitgestaltung und möglichst eigenverantwortlicher Gestaltung durch Patienten. – I. w. S. auch die erzieherische Umgestaltung des Milieus bei einem zu Hause befindlichen Kranken. – Wegen der geringen therapeutischen Bedeutung gegenüber dem Syn. ►Milieutherapie bevorzugt.
e: milieu therapy. *fr:* thérapie du milieu

Milieutherapie *(f)* Syn. für ►Milieugestaltung.

Militärpsychiatrie *(f)* Syn. für ►Wehrpsychiatrie.
e: military psychiatry.

milzsüchtig *(a)* ►hypochondrisch.

mimokinetische Amnesie *(f)*. ►Amnesie, mimokinetische.

Minderbegabung *(f)* Niedrige Intelligenz. Meist als etwas euphemisierende Bez. für leichte Formen von ►Oligophrenie gebraucht.

Minderwertigkeitsgefühl *(n)*. Ausschlaggebender Begriff der ►Individualpsychologie A. ►Adlers. Das Empfinden körperlicher oder geistiger Mängel. Das Kind wird durch das Bewusstsein seiner natürlichen Minderwertigkeit gegenüber der Welt und den Erwachsenen (unabhängig vom liebevollen oder feindlichen Verhalten der Eltern) so stark geprägt, dass die spätere Entwicklung als Versuch interpretiert werden kann, das anfängliche Insuffizienzgefühl zu überwinden. Ferner können organische oder funktionelle Mängel (Körperfehler, Stottern usw.) ins Unbewusste verdrängt werden und führen dann entweder zu schweren Fehlentwicklungen oder als Ausgleich zu überdurchschnittlichen Leistungen (►Überkompensation). Streben nach Macht und Geltungsbedürfnis werden hauptsächlich als Versuche interpretiert, mit den Minderwertigkeitsgefühlen fertigzuwerden. – Nach Freud muss das Minderwertigkeitsgefühl als Symptom gewertet werden, das in keiner festen Beziehung zu einer Organminderwertigkeit steht.
e: feeling of inferiority. *fr:* sentiment d'infériorité

Minderwertigkeitsidee *(f)* Wahnhafte Vorstellung bei Depressiven, ein minderwertiger Mensch zu sein. ►Kleinheitswahn.
e: delusion of inferiority. *fr:* idée d'indignité

Minderwertigkeitskomplex *(m)*. (►Adler). Gesamt von Reaktionen auf das ►Minderwertigkeitsgefühl und der zu seiner Überwindung entwickelten neurotischen Verhaltensweisen.
e: inferiority-complex. *fr:* complexe d'infériorité, minus complexe

Minimal cognitive impairment ►MCI.

Mini-CP *(f)* Gering ausgeprägte Cerebralparese. ►Kinderlähmung, zerebrale.

Minimalresiduen *(n, pl)*. (G. Huber, 1979). Unterform des schizophrenen Defekts (s. d.). Ähnlich wie »reine Residuen« (s. d.); der Verlust an Vitalität ist jedoch geringer. »Gewisse Beschwerden und Störungen im Sinne einer geringgradigen, eben noch erkennbaren Reduktion des psychischen energetischen Potentials.« (Huber)

Minimum sensibile *(n)*. Alte Bez. für ►Bewusstseinsschwelle.

Minnesota-Multiphasic-Personality-Inventory (MMPI) Test zur Erfassung der Persönlichkeitsstruktur. Zuerst von J. C. McKinley und S. R. Hathaway in den USA (1951) eingeführt. Enthält eine Serie von 550 vorgedruckten Sätzen. Die Antworten (»ja«, »nein«) werden nach einem festen Schema ausgewertet. Deutsche Fassung: MMPI-Saarbrücken.
fr: inventaire de personnalité de Minnesota.

Minussymptome *(n, pl)*. 1. (W. Birkmayer, 1962). Symptome psychischer Störungen, die als Fortfall früher vorhandener Eigenschaften erscheinen. Geistige Minussymptome: fehlende Entschlusskraft, Zaudern, mangelnder Betätigungsdrang, mangelndes Selbstvertrauen, Unfähigkeit, Zusammenhänge zu übersehen. Affektive Minussymptome: Hemmung, Müdigkeit, Depression, Lethargie, Apathie. Vegetative Minussymptome: Verlangsamung des Herzschlags, Herabsetzung der Muskelspannung, Schwindel, kraftlose Stimme. 2. Verringerung psychischer Fähigkeiten im Sinne einer dynamischen Entleerung (s. d.). 3. Die Zeichen einer negativen Schizophrenie (s. d.). – Vgl. Plussymptome.

Minutengedächtnis *(n).* (K. Conrad, 1953). Form der Merkfähigkeitsstörung. Es besteht Unfähigkeit, einen Eindruck länger als höchstens eine Minute festzuhalten. Vorkommen bei organischen Hirnerkrankungen, z. B. Entzündungen, CO-Vergiftungen. Nach einer gestaltpsychologischen Interpretation Conrads ist der Verlust der Merkfähigkeit Folge »des Abbaues der in der Dimension der Zeit ablaufenden Integrationsprozesse«.
e: one-minute-memory.

Misandrie *(f)* 1. Männerhass. Abnorme Abneigung gegen Männer. 2. Die alte Bez. hat in der modernen Genderdiskussion die Bedeutung einer generellen feministischen Abwertung das Mannes und des Männlichen angenommen.
e: misandria. *fr:* misandrie

Misanthrop *(m).* Menschenfeind. Menschenhasser. ►Misanthropie.
e: misanthrope. *fr:* misanthrope

Misanthropie *(f)* Menschenscheu, jedoch mit dem Unterton des Menschenhasses. An keinem Menschen wird etwas Lobenswertes, Angenehmes, Liebenswertes gefunden. Form eines sozialen Misstrauens verbunden mit einer melancholischen Gemütsverstimmung. Treffend gezeichnet in Molières Lustspiel »Le Misanthrope«. Vgl. Menschenscheu, Phobie, soziale.
e: misanthropy. *fr:* minsanthropie

mischbildhafte Psychose *(f)* Von H. Bürger-Prinz gebrauchtes Syn. für ►zykloide Psychose.

Mischpsychosen *(f, pl).* 1. (R. Gaupp, 1926). Obsol. Bez. für Psychosen, deren Symptomatik eine Legierung von verschiedenartigen psychischen Krankheitsbildern darstellt (Schizophrenie, Epilepsie, manisch-depressive Erkrankungen, organische Störungen). Es bestand die Vorstellung, dass sich dabei verschiedene Erbanlagen mischen, da diese Krankheiten alle als erblich angesehen wurden. 2. Psychosen mit gleichzeitig vorkommenden oder hintereinander auftretenden schizophrenen und manisch-depressiven Symptomen. Insoweit syn. mit ►zykloiden Psychosen bzw. mischbildhaften Psychosen. Nicht zu verwechseln mit ►Mischzuständen.
e: mixed psychoses. *fr:* psychoses mixtes

Mischzustände, manisch-depressive *(m, pl).* Zustände, in denen sich Symptome der Manie mit Symptomen der Depression mischen. Kraepelin unterschied hier: 1. ängstliche (oder depressive) Manie; 2. erregte (agitierte) Depression; 3. gedankenarme Manie; 4. manischer Stupor; 5. ideenflüchtige Depression; 6. gehemmte Manie. In jüngerer Zeit wurden im Wesentlichen noch 1. ►agitierte Depression; 2. ►gereizte (zornige) Manie; 3. ►manischer Stupor als klinisch in Erscheinung tretende Formen anerkannt. Im Vordergrund des klinischen Bildes steht oft eine simultan-kontradiktorische und schnell wechselnde Antriebsstimmungslage. Von K. Schneider als nicht existent abgelehnt, von H. Bürger-Prinz auch als Mischbild oder mischbildhafte Psychose bezeichnet. Nicht zu verwechseln mit Mischpsychose (►zykloide Psychosen).
e: mixed clinical picture. *fr:* état mixte

Misogamie *(f)* Abnorme Abneigung dagegen, eine Ehe einzugehen.
e: misogamy. *fr:* misogame

Misogamist *(m).* Ehefeind.
e: misogamist. *fr:* misogamie

Misogynie *(f)* 1. Abneigung gegen Frauen als ein individuelles therapiefähiges Problem. Nach psychoanalytischen Erfahrungen ist der Ursprung manchmal in einer Traumatisierung durch Kastrationsdrohungen vonseiten der Mutter zu suchen (negativer Ödipuskomplex). Auch der Wunsch, selbst eine Frau zu sein, und die Einsicht in die Unmöglichkeit dieses Wunsches können als ►Reaktionsbildung Misogynie zur Folge haben. Tritt Misogynie bei Frauen auf, ist die Ursache oft eine Abwehr homosexueller Impulse. 2. In der feministischen Genderdiskussion des 21. Jh.: männlich gesteuerte und sexualisierte Unterdrückung der Frau als geschichtlicher Vorgang in der westlichen Kultur.
e: misogyny. *fr:* misogynie

Misogynist *(m).* Weiberfeind. ►Misogynie.

Misoneismus *(m).* (►Lombroso). Ablehnende Haltung gegenüber jeder Veränderung und neuen Vorstellungen. Vorkommen besonders bei Depressiven, die von ihrer gewohnten Umgebung abhängig sind.
e: misoneism, misocainia.
Syn.: Neophobie. *fr:* misonéisme

Misopädie *(f)* Krankhaft motivierte Abneigung gegen Kinder.
e: misopedy. *fr:* misopédie

Misophonie *(f)* (A. Schröder, 2013). Abneigung oder Unverträglichkeit gegenüber nur ganz bestimmten Geräuschen, etwa Rülpsen, eine bestimmte Art zu lachen, Schnupfen in der Nase hochzuziehen u. a. Die Beschreibung erfolgte unter lerntheoretischen Gesichtspunkten.

Missbrauch, sexueller *(m).* 1. (S. Freud, 1896). Ausnutzung der Unwissenheit, Abhängigkeit, Passivität oder anderer Umstände bei einem anderen Menschen, vor allem bei einem Kind zur Befriedigung eigener sexueller Wünsche. »Die Kindertraumen [...] mussten sämtlich als schwere sexuelle Schädigungen bezeichnet werden, gelegentlich waren es geradezu abscheuliche Dinge. Unter den Personen, welche sich eines solchen folgenschweren Abusus

schuldig machten, stehen obenan Kinderfrauen, Gouvernanten und andere Dienstboten, denen man allzu sorglos die Kinder überläßt, ferner sind in bedauerlicher Häufigkeit lehrende Personen vertreten; in 7 von 13 Fällen handelte es sich aber auch um schuldlose kindliche Attentäter, meist Brüder, die mit ihren um wenig jüngeren Schwestern Jahre hindurch sexuelle Beziehungen unterhalten hatten« (Freud, GW I, 381 ff.). Während Freud die Bedeutung solcher Traumen für die Entstehung der ►Hysterie bei beiden Geschlechtern diskutiert, steht im Zentrum der modernen Diskussion der Missbrauch weiblicher, auch erwachsener Personen durch männliche. 2. Mit Strafe bewehrte Handlung »gegen die sexuelle Selbstbestimmung« mit abgestimmter Bewertung, geregelt in §177 StGB. Wird unkorrekt in der Alltagssprache oft verstanden als Missbrauch durch Männer an Frauen oder Kindern.
e: sexual harassment.

Missbrauch (von Drogen) *(m).* 1. Nicht dem vorgesehenen Zweck (meist Heilzweck) dienende oder übermäßige Anwendung von Drogen. Z. B., wenn ein Schlafmittel auch am Tage oder zur Befriedigung einer Sucht benutzt wird. Definition nach WHO: eine übermäßige oder sporadische Verwendung eines Arzneimittels, die vom medizinischen Standpunkt aus nicht erforderlich ist. Der Begriff ist unbestimmt und wird häufig anstelle der Begriffe Sucht oder ►Drogenabhängigkeit benutzt. 2. Syn. für ►Substanzmissbrauch.
e: (drug) abuse.

Misshandlungssyndrom *(n).* Als Folge von Kindesmisshandlung und Gewaltanwendung aufgetretene uncharakteristische körperliche Veränderungen: flächenhafte Hautblutungen, Striemen, Brandwunden, Haardefekte (durch büschelweises Ausreißen von Haaren), Knochenbrüche, Hirnblutungen. In Deutschland erleiden jährlich Tausende Kinder durch Misshandlung bleibende Hirnschäden oder den Tod. Die genaue Zahl ist jedoch nicht bekannt. ►Battered child syndrome.

Misstrauen *(n).* In der Psychiatrie zu den affektiven Veränderungen zählende »ungewisse Erwartung von etwas Unangenehmem« (E. Bleuler).
e: distrust. *fr:* méfiance

Mitbewusstes *(n).* (Morton Prince). Bewusstseinsinhalte, die nicht im Mittelpunkt der Aufmerksamkeit stehen, aber prinzipiell bewusst gemacht werden können. Deckt sich mit dem psychoanalytischen Begriff des ►Vorbewussten.
e: co-consciousness. *fr:* co-conscience

Mitchell, Silas Weir geb. 16.2.1829 Philadelphia, gest. 4.1.1914 Philadelphia. Begründer der amer. Neurologie. Bedeutsam für die Psychiatrie. 1851/52 in Paris von Claude Bernard beeinflusst. Präsident des College of Physicians in Philadelphia. Wurde entscheidend geprägt durch seine Jahre als Armeearzt im amer. Bürgerkrieg. Daraus entstand »Injuries of Nerves and Their Consequences« (1872) (Nervenverletzungen und ihre Folgen). Darin Beschreibung eines ►Phantomgliedes; wird vielfach fälschlicherweise als Erstbeschreibung angesehen. Beschrieb in »Fat and Blood and How to Make Them« (1877) (dt. von Georg Klemperer 1887: »Fett und Blut«) die ►Ruhekur. Führte Amylnitrit zur Behandlung der Epilepsie ein. Weitere Werke: »Lectures on the Diseases of the Nervous System especially in Women« (1881) (Vorlesungen über die Erkrankungen des Nervensystems unter besonderer Berücksichtigung der Frauen); »Clinical Lessons of Nervous Diseases« (1895) (Klinik der Nervenkrankheiten).

Mitmachen, inneres *(m).* Syn. für ►Empathie.

Mitnahmeselbstmord *(m).* Syn. für ►Suizid, erweiterter.

mittelgradige depressive Episode *(f)* Syn. für ►mäßig-depressive Episode. Dieses Syn. findet sich nur in der dt. Fassung von ►ICD-10.

Mittwoch-Abende, psychologische *(m, pl)* ►Mittwochgesellschaft, psychologische.

Mittwoch-Abende-Sitzungen *(f, pl).* ►Mittwochgesellschaft, psychologische.

Mittwochgesellschaft, psychologische *(f)* 1902–1906 in der Wohnung ►Freuds zwanglos zusammengekommene Gruppe, welche allgemeine psychologische, insbesondere aber psychoanalytische Fragen diskutierte. Die ersten vier Mitglieder waren: Max Kahane, Rudolf Reitler, Alfred ►Adler und Wilhelm ►Stekel. Später kamen Paul ►Federn, Isidor Sadger und Eduard ►Hitschmann hinzu. Protokolle dieser Sitzungen sind nicht existent. Der Kreis wandelte sich 1906 in die Wiener Psychoanalytische Vereinigung um, behielt aber den wöchentlichen Mittwochabend für die Treffen bei. Ab 1906 wurden Protokolle geführt (Nunberg, H. & E. Federn: Protokolle der Wiener psychoanaltischen Vereinigung, Bd. 1–4, 1976–1981).

Mixoskopie *(f)* (A. Moll). Verbreitete Form abweichenden sexuellen Verhaltens. Der Anblick des Geschlechtsaktes anderer, evtl. eines anderen mit der geliebten Person, verschafft sexuelle Erregung und Befriedigung.
e: mixoscopia.
Syn.: Skop(t)olagnie. *fr:* mixoscopie

MMPI Abkürzung für ►Minnesota-Multiphasic-Personality-Inventory.

MMQ Maudsley Medical Questionnaire. (H. J. Eysenck, 1959). Fragebogentest zur Bestimmung von Neurosen. Simulation-Dissimulation. Der Test wurde im Maudsley-Krankenhaus in London entwickelt.
fr: questionnaire de Maudsley.

Mobbing *(n).* (Heinz Leymann, 1993). Konfliktmodell für die soziale Arbeitswelt. Kollegen oder Vorgesetzte versuchen mit kränkenden Maßnahmen, je-

manden zur Aufgabe des Arbeitsplatzes zu bewegen. Dieser versucht, gestützt auf den gesetzlichen Arbeitsplatzschutz und das soziale Netz, den Arbeitsplatz zu halten. Während der langen Unsicherheitsfristen entstehen seelische Beschwerden wie bei anderen akuten Erlebnisreaktionen (s. d.). – Vorkommen beschränkt auf Länder mit weit reichendem gesetzlichem Arbeitsplatzschutz, vor allem Westeuropa.
e: mobbing.

M'Naghten-Gesetz *(n).* Englisches Gesetz, das die Schuldausschließungsgründe für mit Strafe bedrohte Handlungen, die von Geisteskranken begangen werden, behandelt. Das Gesetz ist auch von vielen US-amerikanischen Bundesstaaten übernommen worden. Die Regelung entspricht etwa dem § 20 des deutschen Strafgesetzbuches. Eine strafbare Handlung gilt als nicht vorhanden, wenn der Täter unfähig war, das Unrecht der Tat einzusehen oder einsichtsgemäß zu handeln. – Anlass zu dem Gesetz gab der psychisch Kranke Daniel M'Naghten, der 1843 den Privatsekretär Edward Drummond für Sir Robert Peel hielt und ihn deshalb erschoss. Die Tat war die Folge eines Verfolgungswahnes. ►Durham-Entscheidung.
e: M'Naghten rule. *fr:* loi de M'Naghten

Mneme *(f)* (R. Semon, 1904). Dem Gedächtnis verwandte Phänomene im Tier- und Pflanzenreich. Allgemeine Eigenschaft lebender Zellen, Spuren (►Engramme) von Erlebniseindrücken zu bewahren und zu reproduzieren (►ekphorieren) ohne Rücksicht darauf, ob sie ins Bewusstsein dringen oder nicht. Gewöhnlich wird Mneme ungefähr synonym mit »Gedächtnis« verwendet. Doch entspricht dies nach Semon nur dem Sonderfall einer allgemeinen Regel. Auch die Vererbung beruht nach Semon auf der Mneme der organischen Substanz. Von der modernen Genetik in Verbindung mit der Informationstheorie wieder aufgenommenes Gedankengut.
e: mneme. *fr:* mnème

Mnemismus *(m).* Eine dem organischen und geistigen Leben gleichermaßen innewohnende Eigenschaft. Nach einer spekulativen Theorie Eugen ►Bleulers (1931): »Die Eigenschaft der lebenden Substanz, durch in ihr ablaufende Vorgänge so verändert zu werden, dass der ursprüngliche Vorgang bei passender Anregung ›von selbst‹ wieder vor sich geht oder wenigstens leichter abläuft.« »Die Welt des Gedächtnisses, der Zweckhaftigkeit, des Organischen, des Lebens, ob bewusst oder nicht, der gedächtnislosen, der toten nicht zweckhaften anorganischen Welt gegenüberstellen«.

mnestisch *(a).* Auf das ►Gedächtnis bezüglich; mit dem Gedächtnis zusammenhängend.
e: mnestic.

mnestische Demenz *(f)* Form der ►Demenz, bei der Gedächtnisstörungen das wichtigste Symptom sind.
e: mnestic dementia. *fr:* démence mnésique

Modedrogen *(f, pl).* Syn. für ►Partydrogen.

Modellpsychose *(f)* (K. Beringer, 1927). Künstlich, durch Einverleibung von ►Halluzinogenen entstandene Psychose, die als Modell zum Studium von Psychosen allgemein diente. Insbesondere wurden akustische und optische Halluzinationen studiert. Außerdem können auf diese Weise – vor allem bei LSD und Psilocybin – Störungen der Raum- und Zeitempfindung, ►Depersonalisationserscheinungen, Störungen des Körperschemas und katatone Erscheinungen beobachtet werden. Es bleibt fraglich, ob sich die Ergebnisse auf tatsächlich vorkommende Psychosen übertragen lassen. – Ins Unbewusste verdrängte neurotische Konflikte können auf diese Weise wieder ins Bewusstsein treten, sodass sie psychotherapeutisch beeinflusst werden können.
e: experimental psychosis. ►Leuner, Hanscarl.
Syn.: experimentelle Psychose. *fr:* psychose expérimentale

Moebius, Paul Julius geb. 24.1.1853 Leipzig, gest. 8.1.1907 Leipzig. Neurologe und Psychiater in Leipzig. Nach Studium von Theologie und Philosophie Hinwendung zur Medizin. 1883–1893 Dozent für Neurologie in Leipzig. Hauptsächlich als Nervenarzt in Leipzig tätig. Mehrere neurologische Symptome und Syndrome sind nach Moebius benannt: Moebius'sche Krankheit = Migraine ophthalmoplégique; Moebius'sches Zeichen = Konvergenzstörung bei M. Basedow; Moebius'scher Kernschwund = angeborene Ptose. Seine berühmte Schrift »Über den physiologischen Schwachsinn des Weibes« (Halle, 1900) brachte ihm viele Feinde. »Ausgewählte Werke« in 8 Bänden, Leipzig 1898–1907.

Mogigraphie *(f)* Syn. für ►Schreibkrampf.

Mogiphonie *(f)* Syn. für ►Dysphonia spastica.

Monakow, Constantin von geb. 4.11.1853 Bobrezowa (Russland), gest. 19.10.1930 Zürich. Nervenarzt und Hirnanatom in Zürich. Wandte sich nach zahlreichen hirnanatomischen Studien in den letzten 15 Jahren seines Lebens Grenzfragen der Medizin, Psychologie und Philosophie zu. Einzelne Werke (»Gefühl, Gesittung und Gehirn«, 1916; »Psychiatrie und Biologie«, 1919) behandeln Probleme der psychophysischen Korrelation, wobei er den Begriff der ►Horme (schöpferischer Antrieb) verwendete.

Mondsüchtiger *(m).* 1. Jemand, der an ►Mondsucht leidet. 2. Nach altem englischem Sprachgebrauch auch jemand, der besessen oder verrückt ist. ►Lunatikus.

Mondsucht *(f)* Obsol. Bez. für Nachtwandeln zur Vollmondzeit. Form des ►Somnambulismus. Der Ausdruck lässt sich auf Auffassungen des Altertums über Zusammenhänge zwischen Mondphasen und periodisch auftretenden psychischen Krankheiten zurückführen. ►Lunatismus; ►Lunatikus.
e: lunambulism. *fr:* lunambulisme

Mongo *(m).* In der Alltagssprache Bez. für einen an ►Down-Syndrom leidenden Kranken. ►Mongolismus.
e: mongol. *fr:* mongolien

Mongolismus *(m).* Syn. für ►Down-Syndrom. Die früher häufige Bez. wird zunehmend aus Gründen »politischer Korrektheit« gemieden. *fr:* mongolisme

mongoloid *(a).* An Mongolen erinnernder Gesichtsausdruck. ►Mongolismus.
e: mongoloid. *fr:* mongoloïde, mongolique

mongoloide Akromikrie *(f)* Obsol Syn. für ►Down-Syndrom.

mongoloide Idiotie *(f)* Obsol Syn. für ►Down-Syndrom.

mongoloider Schwachsinn *(m).* Obsol Syn. für ►Down-Syndrom.

Monideismus *(m).* Ständiges Vorherrschen eines Gedankenkomplexes im Denken, wodurch die übrigen Denkabläufe behindert werden.
e: monoideism. *fr:* monoïdéisme

Moniz, Egas geb. 29.11.1874 Avanca (Portugal), gest. 13.12.1955. Neurologe in Lissabon (1911). Schöpfer der Carotisangiographie und der ►Leukotomie (bzw. Lobotomie). Erhielt 1949 den Nobelpreis.

Monoaminooxidasehemmer (MAOH) *(m, pl).* Zur Klasse der Antidepressiva gehörende Gruppe von Medikamenten, die ursprünglich durch ihre Verwendung als Tuberkulostatika erschlossen wurden. Medikamente dieser Gruppe hemmen einheitlich die Monoaminooxidase. Die Wirkung besteht wie die anderer Antidepressiva in Steigerung des Antriebes und Hebung der Stimmung. Oft unerwünschte psychische Agitationssteigerung (Steigerung von Suizidgefahr!). Unverträglichkeit mit Wein, Käse, Salzheringen, Amphetaminen sowie anderen Antidepressiva. Zwischen Verordnung von MAOH und trizyklischen Antidepressiva wird ein Zwischenraum von 14 Tagen empfohlen. Größere individuelle Unterschiede in der Wirkung setzen einer Anwendung weitere Grenzen.
e: Monamine oxidase inhibitors.
Syn.: Psychoenergizer (sehr selten). *fr:* inhibiteurs de la mono-amino-oxydase (I. M. A. O.)

Monoepilepsie *(f)* Einmalepilepsie. Nur einmaliges Auftreten eines spontanen epileptischen Anfalles im Leben eines Menschen. Genau genommen dürfte noch nicht von Epilepsie gesprochen werden, weil der Begriff die Wiederholung einschließt. Sonderfall der ►Oligoepilepsie.

monoman *(a).* In übertriebener Weise einer Sache anhängend. Mehr volkstümliche Bez. für das Besessensein von einer einzigen überwertigen Idee.

Monomanie *(f)* Im 19. Jahrhundert von Frankreich ausgehende, viel verwendete Bezeichnung für »Einzelwahn« bzw. »Partialwahn«. Es lag die Vorstellung zugrunde, dass die Psyche nur in einem Punkt krankhaft verändert sei, während sonst Denken, Urteilsvermögen und gefühlsmäßige Schwingungsfähigkeit erhalten bleiben. Von diesen Monomanien gab es über 100. Viele der alten Bezeichnungen haben sich (allerdings nicht in der alten Bedeutung) erhalten, z. B. Kleptomanie, Pyromanie, Poriomanie u. a. Sie werden heute durchweg als Symptom einer größeren psychopathologischen Einheit verstanden. Die meisten Monomanien gehören in den Bereich des abnormen seelischen Verhaltens. Lediglich in der Umgangssprache wird noch häufig Manie, etwa in der alten Bedeutung zur Bezeichnung abnormer Seelenzustände, verwendet (►monoman). In ihrer Gesamtheit entsprechen die Monomanien heutigen Psychosen und depressiven Reaktionen. Auch in der französischen Psychiatrie wird der Begriff nicht mehr verwendet.
e: monomania. *fr:* monomanie, délire partiel

Monomanie, affektive *(f)* (►Esquirol). Isolierte Geistesstörung, die durch Entartungen des Charakters und Verhaltens charakterisiert wird.
e: affective monomania. *fr:* monomanie affective

Monomanie, instinktive *(f)* (►Esquirol). Durch instinktive Impulshandlungen sich äußernde Monomanie, welcher Wahnerscheinungen fehlen. Unter diesen Begriff fiel auch die ►Moral insanity, die später viel diskutiert wurde.
e: instinctive monomania. *fr:* monomanie instinctive

Monomanie, intellektuelle *(f)* (►Esquirol). Isolierte Geistesstörung, die von Wahn und Sinnestrug (Halluzinationen und Illusionen) begleitet wird. Unter diesen Begriff fällt auch der reine Wahn, der als ►Paranoia (2) lange heftig diskutiert wurde.
e: intellectual monomania. *fr:* monomanie intellectuelle

Monomanie raisonnante *(f)* Von ►Esquirol geprägte, in der älteren Psychiatrie häufig verwendete Bez., welche der ►Grübelsucht entspricht.

Monomorie *(f)* Obsol. Bez. für ►Melancholie i. S. der Lehre von den ►Monomanien.
e: monomoria. *fr:* monomorie

Monopathophobie *(f)* Angst vor einer bestimmten organischen Krankheit.
e: monopathophobia. *fr:* monopathophobie

Monophobie *(f)* Krankhafte Furcht vor dem Alleinsein.
e: monophobia. *fr:* monophobie

monopolar *(a).* Nach nur einem Pol hin verlaufend. Die Bez. wird bei Depressionen verwendet, denen im Verlauf immer nur neue depressive Phasen folgen und keine manischen. Analoge Verwendung bei ►Manien. Vgl. bipolar.

Monopsychose *(f)* Von Clouston geprägtes, jetzt obsoletes Syn. für ►Monomanie.
e: monopsychosis. *fr:* monopsychose

mood disorders DSM-III-R führt diese Bez. neu anstelle der ►Affektiven Störungen in DSM-III ein.

Die dt. Fassung übersetzte jedoch die neue Bez. weiterhin mit Affektive Störungen. Vgl. dazu ►Mut. Die »mood disorders« werden unterteilt in die ►Bipolaren und die ►Depressiven Störungen.

Moore'sches Syndrom *(n).* (M. T. Moore, 1944). Leibbeschwerden, deren Ursache im Gehirn liegt. Isoliertes Auftreten der epigastrischen Aura psychomotorischer Anfälle. Tritt in Form anfallsweiser Leibschmerzen auf, die auf einer gesteigerten Motilität des Darmes beruhen. Die Leibschmerzen treten entweder allein auf oder sind begleitet von Brechreiz, Blässe, Schweißausbrüchen, Durchfällen, Darmgeräuschen (»Rumpeln«) und klonischen Zuckungen in der Bauchmuskulatur. Dauer von wenigen Minuten bis mehreren Stunden. Im Elektroenzephalogramm Dysrhythmien. Auch experimentell durch Reizung der Insel der sylvischen Furche auslösbar (W. G. Penfield und Rasmussen, 1950). Andere (L. Schäffler, K. Karbowski, 1981) halten es nicht für berechtigt, eine eigene Abdominalepilepsie abzugrenzen, weil die Erscheinungen immer erste Stufe oder Rudiment eines komplexeren Anfallsgeschehens seien.
e: paroxysmal pain.
Syn.: abdominale Epilepsie, Abdominalmigräne, Bauchepilepsie. *fr:* épilepsie abdominale

Moral Insanity *(f)* (J. C. Prichard, 1835). Krankheitszustand mit Fehlen von Ehrgefühl, Reue und Gewissen. Prichard nahm eine neue Einteilung psychischer Störungen vor, indem er die Grundeinteilung ►Heinroths (1818) in Denken, Fühlen und Wollen (jedes als Exaltation und Depression) übernahm. Moral Insanity ist eine kombinierte Störung der Gefühle (»disorders of affection or feeling«) und des Wollens (»those of the active powers or propensities«). Somit »eine Krankheit, die in einer krankhaften Verkehrung der natürlichen Gefühle, Affekthandlungen, Neigungen, Stimmungen, Gewohnheiten und natürlichen Strebungen besteht, jedoch ohne erkennbare Störung von Intelligenz, Gedächtnis und Urteilsfähigkeit und insbesondere ohne krankhaften Sinnentrug und Halluzinationen« auftritt (Prichard). Sein Buch (»A Treatise on insanity and other disorders affecting the mind«) blieb über Jahrzehnte führend, die Moral Insanity wurde bis ins 20. Jh. als selbstständige Krankheitseinheit angesehen und war mit der Vorstellung von Erblichkeit verbunden.
e: moral insanity.
Syn.: moralischer Schwachsinn. *fr:* perversion instructive, amoralisme

moralische Behandlung *(f)* Gegen Ende des 18. Jh. aufgekommener aufgeklärter Umgang mit psychisch Kranken. Basiert auf dem Glauben an die Wirksamkeit von Erziehung, Erholung und menschlicher Güte. Durchgeführt wurden: freundliche individuelle Pflege, Beschäftigung mit Handwerk, Literatur und Philosophie, religiöse Übungen, Vergnügungen, Spiele, Musizieren, körperliche Übungen, Studien, Erholung, Garten- und Landarbeit. Gleichzeitig Verzicht auf physikalische Zwangsmittel (►Non-Restraint-Bewegung) und physische Gewalt. »Moralisch« bezieht sich auf eine weite, heute nicht mehr geläufige Bedeutung des Wortes. Brockhaus (1867): »... die ganze, dem Handeln oder dem praktischen Leben zugekehrte Seite unserer Natur oder der Inbegriff aller praktischen Fähigkeiten, welche wir als Menschen besitzen ...« Entsprechend Heinroth (1818): »Man versteht unter moralischer Behandlung: humane Behandlung, also das Moralische blos subjectiv genommen; und diess ist sehr lobenswerth, und ein Beweis, dass wir auf einem guten Wege sind. Nur wollen wir uns hüten, diese Moralität oder Humanität nicht zu weit auszudehnen, oder vielmehr, ihr keine falsche Richtung zu geben, was nicht selten geschieht.«- Die moralische Behandlung entspricht heutigen sozialpsychiatrischen Gesichtspunkten. Davon unterschieden wurde die psychische Behandlung oder Kur bzw. Seelenkur (►Kur, psychologische), welche eine Psychotherapie darstellt.
e: moral treatment. *fr:* traitement moral

Moramentie *(f)* Obsol. Bez. für völliges Fehlen von sexueller Moral.
e: moramentia. *fr:* moramentie

morbide *(a).* Angekränkelt, mehr als nur angekränkelt. Der in Literatur- und Kunstkritik häufig gebrauchte Internationalismus enthält ein ästhetisches Urteil, das an die medizinische Bedeutung von Krankheit (lat. morbus) angelehnt ist.
e: morbid.

Morbidität *(f)* 1. Wahrscheinlichkeit, krank zu werden. Anfälligkeit für eine bestimmte Krankheit. Verhältnis zwischen Kranken und Gesunden. Wird erfasst in Morbiditätsstatistiken. 2. Im Engl. Vorhandensein einer Krankheit. Krankhafter Zustand. In dieser Bedeutung in ►Komorbidität auch in die dt. Sprache aufgenommen.
e: morbidity.

Morbus astralis *(m).* Syn. für ►Epilepsie.

Morbus attonitus Celsi Obsol. Bez. für ►Katalepsie.

Morbus caducus *(m).* Fallsucht. Im antiken Rom gebr. Bez. für ►Epilepsie. Wahrscheinlich von Madaura erstmalig gebraucht.
e: morbus caducus. *fr:* mal cuduc

Morbus comitalis *(m).* Im antiken Rom gebr. Bez. für ►Epilepsie. Die Bez. geht darauf zurück, dass römische Wahl- und Volksversammlungen (Comitia) abgebrochen wurden, wenn ein Teilnehmer einen epileptischen Anfall erlitt. Manche epileptologischen Bezeichnungen leiten sich davon ab.
e: morbus comitalis. *fr:* mal comtal

Morbus convivalis *(m).* Obsol. Bez. für ►Epilepsie.

Morbus Crohn *(f)* Syn. für ►Crohn'sche Krankheit.

Morbus daedomiacus *(m)*. Besessenheit. Obsol. Bez. für ►Epilepsie.

Morbus deificus *(m)*. Heilige Krankheit. Alte Bez. für ►Epilepsie.

Morbus divinus *(m)*. Obsol. Bez. für ►Epilepsie.

Morbus insputatus *(m)*. Obsol. Bez. für ►Epilepsie.

Morbus lunaticus *(m)*. 1. Im antiken Rom gebrauchte Bez. für ►Epilepsie. Die Bez. geht auf Apuleius von Madaura und Caelius Aurelianus zurück und soll zum Ausdruck bringen, dass die Krankheit schändlichen Menschen vom Monde zugefügt werde. Nach Aretaeus befällt die Krankheit dagegen diejenigen, welche sich am Monde versündigen. 2. Obsol. Bez. für psychische Krankheit. ►Lunatikus.

Morbus major *(m)*. Obsol. Bez. für ►Epilepsie.

Morbus mensalis *(m)*. Obsol. Bez. für ►Epilepsie.

Morbus sacer (hippocraticus) *(m)*. Heilige Krankheit. Im Altertum und Mittelalter gebr. Bez. für ►Epilepsie. Hippokrates hatte sich in seiner Schrift »Über die heilige Krankheit« bereits gegen diese zu seiner Zeit schon alte Bez. gewandt. Nach Aretaeus wurde die Bez. dem Leiden beigelegt, wegen seiner Größe, weil alles Große als »Sacrum« bezeichnet wird, oder weil es durch menschliche Hilfe nicht behoben werden kann, sondern nur durch göttliche, oder weil der Mensch von einem Dämon besessen zu sein scheint«.

Morbus scelestus *(m)*. Obsol. Bez. für ►Epilepsie.

Morbus sideratus *(m)*. Obsol. Bez. für ►Epilepsie.

Morbus sonticus *(m)*. Obsol. Bez. für ►Epilepsie.

Mordsucht *(f)*. ►Phonomanie.

Mordtrieb *(m)* ►Amok.

Mordwahnsinn *(m)* ►Androphonomanie.

Moreau de la Sarthe, Jacques-Louis geb. 28.1.1771 Montfort (Sarthe), gest. 3.6.1826 Paris. Bibliothekar der medizinischen Fakultät in Paris. Ab 1814 Prof. für Geschichte der Medizin. Durch seine zahlreichen Schriften einer der einflussreichsten medizinischen Publizisten seiner Zeit. Werke u.a.: »Fragments pour servir à l'histoire de la médecine des maladies mentales et de la médecine morale« (1812, 1814) (Etwa: Fragmente einer Psychiatriegeschichte und psychischen Medizin).

Morel, Bénédict-Augustin geb. 22.11.1809 Wien, gest. 30.3.1873 in Rouen. Einflussreicher frz. Psychiater an der ►Salpêtrière. Ab 1848 in Maréville, ab 1857 in St.-You. Ab 1844 psychiatrische Ausbildung in Deutschland, der Schweiz, Belgien, Holland, England, Italien. Schöpfer der Degenerationslehre, nach welcher es durch falschen Lebenswandel (z.B. Alkoholismus) eine sich über Generationen steigernde »Entartung« gibt. Es gibt grundsätzlich zwei biologische Wege: a) doppelte Befruchtung (von beiden Eltern), b) Fortschreiten über mehrere Generationen (Gesetz der Progressivität). Erste Generation: nervöses Temperament, sittliche Unfähigkeit, »Ausschweifungen«. 2. Gen.: Neigung zu Schlaganfällen und schweren Neurosen. 3. Gen.: psychische Störungen, Selbstmord, geistige Unfähigkeit. 4. Gen.: angeborene Blödsinnsformen, Missbildungen, Entwicklungshemmungen. Kinder der 4. Generation bekommen, falls sie die Pubertät erreichen, die Krankheit des Verfalls, welche Morel ►Dementia praecox nannte. – Die Lehre ist Ausdruck eines religiösen Weltbildes, nach welchem der Mensch durch seinen Sündenfall selbst die Ursache für die Degeneration ist. Die Lehre hatte den allergrößten Einfluss auf Vorstellungen über Adel, Alkoholismus, Verbrechen, Familien, Genie, psychische Krankheiten u.a. – Werke: »Traité des dégénérescences physiques, intellectuelles et morales de l'espèce humaine.« Paris, 1857. »Traité des maladies mentales«, Paris, 1860.

Morel-Kraepelin-Krankheit *(f)* Selten gebrauchtes Syn. für ►Schizophrenie.

Morel-Lavallée'sche Krankheit *(f)* Syn. für ►Kentomanie.

Morel'sches Ohr *(n)*. (B.A. Morel, 1809–1873). Verbildung des Ohres, welche als ►Degenerationszeichen galt. Das Ohr ist dann besonders in seinen oberen Teilen groß.

Moreno, Jacob Levy geb. 18.5.1889 Bukarest (als Iacov Moreno Levy), gest. 14.5.1974 Beacon (USA). Psychiater in Wien und USA. Studium Philosophie (1909) und Medizin in Wien 1911–1917. 1919–1925 Arzt in Bad Vöslau. 1923 Gründung eines Stehgreiftheaters und eines Theaters für Psychodrama in Wien. 1925 Auswanderung nach den USA. Dort zunächst Arztpraxis in New York. Ab 1936 in Beacon, NY. Leitung des von ihm gegründeten Beacon-Hill-Sanatoriums. War in ganz verschiedenen psychiatrischen Gebieten schöpferisch tätig: ►Gruppendynamik, ►Gruppenpsychotherapie, ►Psychodrama, ►Soziatrie, ►Soziodrama, ►Sozidynamik, ►Soziometrie u.a. Vgl. auch ►Empathie und ►Rollentheorie. – Hauptw.: »Die Gottheit als Autor« (1922); «Die Gottheit als Komödiant» (1911, 1922); »Who shall survive« (1934, 1953) (dt. »Die Grundlagen der Soziometrie«, 1967, 4. A. 1996); »Gruppenpsychotherapie und Psychodrama« (Stuttgart, 1959, 2. A. 1973).

Moria *(f)* Witzelsucht. Psychopathologisches Phänomen, das durch Neigung zu unentwegtem Witzeln, insbesondere zu Wortwitzen, Wortspielen und witzigen Klangassoziationen, gekennzeichnet ist. Findet sich in erster Linie bei umschriebener Schädigung frontaler Hirnabschnitte, z.B. durch Tumor oder Hirnverletzung.
e: moria, facetousness. *fr:* moria

Morita-Therapie *(f)* (S. Morita, 1919). Für Japan eigentümliche psychotherapeutische Trainingsme-

thode. Wird angewandt bei ►Shinkeishitsu (Neurasthenie) mit dem Ziel, neurotische Beschwerden zu beseitigen oder den Neurotiker zu lehren, sie zu ertragen. Technik: Zunächst mehrwöchige Krankenhausbehandlung. In der ersten Woche wird der Neurotiker in einem abgedunkelten Zimmer völlig isoliert. Er versucht dann, mit seinen Beschwerden und den Problemen selbst fertigzuwerden, gibt es aber nach einer Weile auf. Es folgen 40–60 Tage leichter Beschäftigungs- und Arbeitstherapie. Auch während dieser Zeit bleibt der Neurotiker streng von Familie und Freunden getrennt und darf mit niemandem über seine Symptome sprechen. Die Kranken versuchen nicht mehr, die Angst zu beseitigen, sondern stellen sich ihr. Diese Umwandlung der psychischen Haltung schließe eine tiefe Einsicht in die Natur des Menschen ein (enge Beziehungen zum Zen-Buddhismus). Nach der Krankenhausentlassung wird die Therapie durch Gruppenzusammenkünfte fortgesetzt (nach Suzuki und Takemura, 1966).
e: Morita therapy. *fr:* thérapeutique de Morita

Morphin-Ersatzmittel *(n, pl)*. Synthetisch hergestellte Medikamente mit morphinähnlicher schmerzstillender Wirkung.

Morphin-Ersatz-Süchte *(f, pl)*. Drogenabhängigkeit von Morphin-Ersatzmitteln. Das Bild gleicht im Wesentlichen dem des ►Morphinismus. Unangenehme Entziehungserscheinungen werden von den einen Mitteln besonders häufig (Polamidon), von anderen besonders selten (Dolantin) berichtet.

Morphinismus *(m)*. Morphiumsucht. Chronische Morphiumvergiftung. Süchtiges Verlangen nach Morphium, dem wichtigsten Alkaloid des Opiums. Prototyp einer Sucht, da die euphorisierende Wirkung gesucht wird und rasche Gewöhnung und Dosissteigerung eintreten. Besonders nach Injektionen stellt sich zunächst eine Phase der Anregung und Leistungssteigerung ein, die nach 30 Min. den Höhepunkt erreicht. Danach tritt Lähmung der Willensfunktionen und Verflachung des Vorstellungsverlaufes ein. Morphium bewirkt ein wunschlos-beglücktes Behagen. Nach längerem Gebrauch treten die negativen Begleiterscheinungen auf: allgemeiner körperlicher Verfall, Darmstörungen, Pupillenverengung (Miosis), Injektionsnarben. Bei Entziehung (nicht immer vorhandene) uncharakteristische, aber als sehr unangenehm empfundene Entziehungserscheinungen: Schlaflosigkeit, motorische Unruhe, Erregung, Übelkeit, Erbrechen und Durchfälle. Früher häufig, inzwischen gegenüber anderen Süchten zurückgetreten. Behandlung durch lange Entziehungskur. Rückfallprognose stets mit Zurückhaltung zu stellen. – Historisch: Der Begriff geht auf E. Levinstein (1875) zurück. Das 1804 isolierte Morphium wurde 1856 erstmalig gespritzt (Bertrand). Erste Mitteilungen über Sucht erst 1872 (Laehr). Viele Fälle traten während des Krieges 1870/71, als man die Gefahren noch nicht erkannt hatte, auf.
e: morphinism, morphinomania, morphomania.
Syn.: Morphinomanie, Morphiomanie. *fr:* morphinomanie

Morphi(n)omanie *(f)* Syn. für ►Morphinismus.

Morphinophagia, Morphinophagie *(f)*. ►Morphinismus.
e: morphinophagy. *fr:* morphinophagie

Morphinsucht *(f)*. ►Morphinismus.

Morphinvergiftung, chronische *(f)*. ►Morphinismus.

Morphiumsucht *(f)*. ►Morphinismus.

Morphopsie *(f)* Komplexe, optische Halluzination, bei der die Gegenstände evtl. vergrößert (Makropsie) oder verkleinert (Mikropsie) erscheinen. Auch das Erblicken von unbeweglichen und beweglichen Tieren, von Menschen (evtl. bestimmte Personen), die jedoch nie sprechen. Die halluzinierten Gegenstände und Lebewesen sind zumeist farbig. Findet sich zusammen mit ►Photopsien fast ausschließlich bei Hirnläsionen des Hinterhauptlappens. Treten Morphopsien dagegen innerhalb eines Sinnesdefektes auf, kommt ihnen keine lokalisatorische Bedeutung zu. Das alleinige Vorkommen von Morphopsien (ohne Photopsien) außerhalb eines Sinnesdefektes ist ein Hinweis auf Läsion des Schläfenlappens vorwiegend der dominanten Seite.
Syn.: morphoptische Halluzination. *fr:* hallucination morphopsique.

Motilitätsneurose *(f)* Obsol. Bez. für ►motorische Unruhe.
e: kinesioneurosis. *fr:* cinésinévrose

Motilitätspsychose, akinetische *(f)* (Wernicke, 1892, 1895). Dem Stupor ähnliches Bild einer psychischen Krankheit. Akinetischer Pol der Motilitätspsychose. Die Kranken liegen starr und ohne zu sprechen im Bett. Rascher Übergang in die hyperkinetische Form ist häufig. Häufiger Wechsel zwischen den Phasen. Starke Neigung zu Periodizität.

Motilitätspsychose, hyperkinetische *(f)* (Wernicke, 1892, 1895). Der Katatonie ähnliche psychische Krankheit. Hyperkinetischer Pol bei phasischen ►zykloiden Psychosen mit eigenem Erbgang. Symptome: Steigerung der Relativ- und Expressivbewegungen, teilweise auch mit parakinetischen Zügen, jedoch nur wenige oder gar keine sprachlichen Äußerungen. Kann verstanden werden als dramatische Ausdrucksweise einer tief aufgewühlten Emotionalität fast ausschließlich mit Mitteln der ►Körpersprache. Kann sich zu »bedrohlichen Hyperkinesen« (Neele) steigern und in »tödliche Katatonie« (Stauder) ausgehen.

Motivation *(f)* (lat. motivus = bewegend, antreibend) 1. In der Philosophie: Beweggründe des Willens. 2. In der Psychologie: Beweggründe des Handelns. Bei Erkenntnis der Wahlmöglichkeiten wirk-

sam werdender Antrieb, Bedürfnis, Drang, Interesse, Trieb. Auch das Ganze seelischer dynamischer Faktoren, die das augenblickliche Verhalten eines Menschen bestimmen. Die Motivation einer einzelnen Handlung ist stets komplex, in weiten Bereichen unbewusst, z. B. die zum Kauf eines Gegenstandes führenden Beweggründe. 3. In der Umgangssprache: positive Empfindungen, die zu einer Leistung (z. B. Lernen) führen. 4. In der Psychopathologie Kurt Schneiders kommt Motivation gar nicht, ►motiviert dagegen sehr häufig vor.
e: motivation. *fr:* motivation

Motivationsstruktur *(f)* Gesamt der gleichzeitig in einer Handlung wirksam werdenden Beweggründe (Motive). Mit der Vorstellung verbunden, dass die Motive untereinander durch ein verschiedengewichtiges Gegen- und Miteinander zu einem Wirknetz verknüpft sind.
e: motivational structure. *fr:* structure de motivation

motiviert *(a)*. Durch einen Beweggrund (Motiv) bestimmt. Bei K. ►Schneider oft so viel wie »reaktiv« oder reagierend auf ein Erlebnis, welches in einer psychischen Störung als Motiv weiter bestehen bleibt: motivierte (reaktive) Depressionen, unmotivierte und motivierte Ängste (= Furcht).

motorische Unruhe *(f)* Häufig verwendete Bez. zur Beschreibung übermäßiger Spontanbewegungen bei psychisch Kranken. ►Erregung, psychomotorische.

MPI Maudsley Personality Inventory. (H. J. Eysenck, 1959). Persönlichkeits-Fragebogentest zur Erfassung von Neurotizismus und Extraversion.

MPU ►Medizinisch-psychologische Untersuchung.

MPU-Gutachten Gutachten zur Fahrtauglichkeit aufgrund einer ►Medizinisch-psychologischen Untersuchung.

MRI Mental Research Institute in Palo Alto (Kalifornien) ►Palo-Alto-Gruppe.

Müdigkeitssyndrom, chronisches *(f)*. G. P. Holmes, J. E. Kaplan, N. M. Gantz, A. L. Komaroff (1988). Über Monate anhaltende lähmende Müdigkeit ohne erkennbare Ursache. Die Bez. wurde von der amerikanischen Bundesgesundheitsbehörde als neutraler Ersatz für ►Epstein-Barr-Virus-Syndrom geprägt, da dies Virus nicht die Ursache ist. Gilt heute als Spielart der ►Neurasthenie, als Bescherdebild fassbar, aber nicht als wissenschaftlich anerkanntes Krankheitsbild. Mehrere operationale Definitionen sind bekannt. Die häufigsten Beschwerden sind: medizinisch unbegründetes Müdigkeits- und Erschöpfungsgefühl, Körpertemperaturen 37,5–38,6 °C, Halsschmerzen, Lymphknotenschwellungen, Muskelschwäche, Muskelschmerzen, unbestimmte Kopfschmerzen, wechselnde Gelenkbeschwerden, Lichtscheu, vorübergehende Sehausfälle, Vergesslichkeit, Konzentrationsschwäche, Niedergeschlagenheit, Reizbarkeit, übermäßige Schlafneigung, gestörter Schlaf oder unerquicklicher Schlaf. Zählt zu den psychischen Umweltsyndromen (s. d.). Vgl. ►Fibromyalgie.
e: chronic fatigue syndrome (CFS), selten: Iceland oder Lake Tahoe disease.
Syn.: atypische Poliomyelitis, myalgische Enzephalomylitis, postvirales Erschöpfungssyndrom.

Münchhausen, Karl Friedrich Hieronymus, Freiherr von geb. 11.5.1720 Bodenwerder b. Hannover, gest. 22.2.1797 Bodenwerder. Kavallerieoffizier in russ. Diensten und Gutsherr in Hannover. Erzähler phantastischer Lügengeschichten, die er jedoch nicht veröffentlichte. Erste Veröffentlichung von 16 Geschichten 1781 anonym in Berlin. Erste Veröffentlichung in Buchform 1785 nach Übersetzung durch Rudolf Erich Raspe in engl. Sprache in Göttingen (angeblich London): »Baron Münchhausen's Narrative of His Marvellous Travels and Campaigns in Russia«. Seither zahlreiche Fassungen, die z. T. sehr alte Stoffe bearbeiten und namensgebend für »Münchhausiaden« wurden. Namensgebung des ►Münchhausen-Syndroms jedoch erst 1951 durch Richard Asher in London (»Munchhausen's syndrome«, Lancet I, 339)

Münchhausen-Syndrom *(n)*. (Asher, 1951). Nach dem »Lügenbaron« benanntes uneinheitliches Bild, bei dem lebhafte Beschwerden erfunden werden, um einen Aufenthalt im Krankenhaus zu erlangen. Meist bestehen akute Krankheitsbeschwerden, zu denen eine plausible und dramatische Vorgeschichte erzählt wird. Die Betreffenden lügen oft, auch hinsichtlich Namen und Biographie. Bevorzugte Beschwerdekomplexe sind heftige Leibbeschwerden (akutes Abdomen, Schmerzen im rechten unteren Quadranten des Leibes), Erbrechen, Übelkeit, Berichte über Blutungen aus Magen oder Lungen, Kopfschmerzanfälle, Benommenheit, Angaben über Bewusstseinsverlust oder seltsame Anfälle. Die angegebenen Beschwerden sind so gestaltet, dass der Arzt nicht ohne eingehendere und zeitraubende Untersuchungen Klarheit gewinnen kann. Die Patienten scheuen auch schmerzhafte diagnostische Eingriffe und Operationen nicht und verlassen gewöhnlich heimlich das Krankenhaus. – Einzelne Personen haben über 100 Krankenhäuser aufgesucht, eine Vielzahl in Betracht kommender Krankheitsbilder erzeugt und führen ohne menschliche Bindungen ein an solche Institutionen angepasstes Leben. DSM-IV wendet die Bez. nur auf diese an. In DSM-V nicht enthalten. Vgl. ►Laparotomophilie, ►Haemorrhagia hysterionica, ►Dermatitis autogenica.
e: Munchhausen's syndrome, traumatophilia.
Syn.: Traumatophilie. *fr:* traumatophilie

Münchhausen-Syndrom der Angehörigen *(n)*. Variante des Münchhausen-Syndroms, bei der Eltern ihre Kinder mit Krankheiten zum Arzt bringen, wel-

che sie ihnen selbst willkürlich beigebracht haben, z. B. künstliche Blutbeimengung zum Harn, Versetzung des Harns mit Traubenzucker (um Zuckerkrankheit vorzutäuschen), Hervorrufen einer neurologischen Symptomatik durch Gabe von Psychopharmaka. Bei der Aufklärung nimmt die Familie oft eine verleugnende Haltung ein.
e: Münchhausen-by-proxy syndrome.

Münzverstärkungssystem *(n).* ►Token-Verstärkungssystem.

Multiinfarkt-Demenz (MID) *(f)* Verlust früher erworbener intellektueller Fähigkeiten durch zahlreiche kleine Infarkte (Schließung oder Verlegung kleinster Adern) in Hirn und Hirnstamm. – Gewöhnlich wird dafür die Bez. zerebrovaskuläre Demenz vorgezogen.
Syn.: vaskuläre Demenz.
e: multi-infarct dementia. – (ICD-10: F01.xx)

Multiinfarkt-Enzephalopathie *(f)* Syn. für ►Multiinfarkt-Demenz.

multimodal *(a).* Auf verschiedenerlei Weise; durch verschiedene Modi. Entlehnung aus der Computertechnologie. ►Intervention, multimodale.
e: multimodal.

multiple chemische Sensitivität *(f)* (Mark R. Cullen, 1987). Unbestimmte Beschwerden, die von den Betroffenen auf Umweltgifte des Industriezeitalters zurückgeführt werden. Als Beschwerden werden genannt: Müdigkeit, Konzentrations- und Gedächtnismangel, Schleimhautreizung verbunden mit Atemnot, Magenbeschwerden und Muskelverspannungen. Als Ursache werden in Anspruch genommen: Holzschutzmittel, Insektizide, Pestizide, Quecksilber (►Amalgamvergiftung), klimatisierte Räume (►Sick-Building-Syndrome) u. a. Wissenschaftlich nicht anerkannt, weil ein tatsächlicher Zusammenhang nicht nachzuweisen ist. Vielmehr wird angenommen, dass es sich um eine der Spielart der ►Neurasthenie handelt. Zählt zu den psychischen Umweltsyndromen (s. d.).
e: multiple chemical sensitivities.
Syn.: idiopathische umweltbezogene Unverträglichkeiten, MCS, Ökochondrie.

multiple Persönlichkeit *(f).* ►Persönlichkeit, multiple.

Muselman-Stadium *(n).* Apathisches Ertragen jedes Schicksals bei schwerer Verfolgung.
e: muselman stage.

Musicotherapie *(f).* ►Musiktherapie.

Musikepilepsie *(f).* ►Epilepsie, musikogene.

Musiksinntaubheit *(f)* Von K. Kleist postulierte, aber klinisch nicht nachgewiesene Form der ►Amusie. Unfähigkeit, Sinn und Inhalt von Melodien zu erfassen.

Musiktherapie *(f)* Behandlung krankhafter psychischer Zustände durch Musik. Man unterscheidet eine passive Musiktherapie, bei der den Kranken Musik vorgespielt wird. Größere Bedeutung hat die aktive Musiktherapie, bei der Kranke in Chören oder Instrumentalgruppen selbst musizieren. Folgen sind Förderung des sozialen Zusammenwirkens, Erwachen des Interesses an der Umgebung, Erhöhung von Selbstwertgefühl, Anregung der Aktivität in angenehmer Form. Anwendungsgebiete sind alle psychischen Erkrankungen und Intelligenztiefstand. In der ersten Hälfte des 19. Jh. stand in jedem psychiatrischen Krankenhaus ein Klavier. – Ausbildung zum Musiktherapeuten an privaten Instituten.
e: musicotherapy. *fr:* musicothérapie

Muskatnuss *(f)* Aromatischer Samen von Myristica fragrans. Bekanntes Gewürz. Pulverisiert in Mengen von 5–30 g auch Wirkung als ►Halluzinogen. Die seit 1789 (►Cullen) bekannte Drogenwirkung kam ab 1970 in stärkeren Gebrauch.
e: nutmeg. *fr:* noix muscade

Muskelschwäche *(f).* Gefühl stark herabgesetzter Muskelkraft trotz normaler Funktion. Jede Bewegung erfordert eine ungeheure Anstrengung und hinterlässt ein Gefühl der Erschöpfung. Vorkommen als Folge zu hoher Dosen von Medikamenten, z. B. ►Amphetamine, ►Tranquilizer oder schwerer Körperkrankheiten.
e: muscular weakness.

Muskeltonusverlust, affektiver *(m)* ►Tonusverlust, affektiver.

muskuläre Bauchauftreibung *(f)* Von Stefenelli gebr. Syn. für ►Syndrom der funktionellen Bauchauftreibung.

Musophobie *(f)* Angst vor Mäusen.
e: musophobia. *fr:* musophobie

Mussitation *(f)* 1. Milde Form des ►Mutismus. Es wird selten und mit leiser Stimme gesprochen. Auch ist das Geäußerte unbestimmt, allgemein und schwer verständlich. Vorkommen bei Depressionen, gehemmten Persönlichkeiten u. a.
e: semimutism. 2. Bewegung von Zunge und Lippen wie beim Sprechen, ohne Laute zu erzeugen.
e: mussitation. *fr:* semi-mutisme, mussitation

mussitierendes Delir *(n).* ►Delirium mussitans.

Mut *(m)* Als gemeingermanisches Wort: Bewegung des Innern, lebendige Empfindung. Die unterschiedliche Wortentwicklung im Engl. und Dt. führt in der Gegenwart zu Übersetzungs- und Verständigungsschwierigkeiten. – Ostgermanisch: Aufgeregtheit, Erbitterung; daraus die heutige dt. Bedeutung als Wille, Entschlossenheit, beherzte Stimmung gegenüber Wagnis und Gefahr, die wächst oder sinkt und schwindet. – Westgermanisch: die Gesamtstimmung des menschlichen Innern; das, was in der Brust lebt. Sitz des Fühlens, Gefühlsdenkens, Strebens, das Innere eines Menschen nach allen seinen verschiedenen Seiten hin, jedoch auf dem Grunde des bewegten

Gefühlslebens im Gegensatz zum bloßen Walten des Verstandes und der Erinnerung. Als Sitz wird das Herz gedacht. In dieser Bedeutung in engl. »mood«. Jedoch als Wortteil auch dt. »Schwermut«, »wohlgemut«, »mutlos«. – Die DSM-III-Kategorie »affective disorders« (»affektive Störungen«) wurde in DSM-III-R zur Klarstellung in »mood disorders« umbenannt, so auch in DSM-IV–V. Die dt. Übersetzung blieb bei »affektive Störungen«. – Das engl. Original von ICD-10 blieb unentschieden: »Mood (affective) disorders« (F30–39), die dt. Fassung übersetzte dies als »affektive Störungen«.

Mutazismus *(m)*. Ältere Bez. für ►Mutismus.
e: mutism. *fr:* mutacisme

Mutismus *(m)*. Beharrliches Schweigen bei organisch intakten Sprechorganen. Das Schweigen kann einer Absicht entsprechen oder mit einer krankhaften Geistesstörung in Zusammenhang stehen. Vielfältige Ursachen: häufig bei Neurose oder psychogenem Stupor (s. die folgenden Stichwörter); bei Schrecklähmung und plötzlich-heftigen Gemütsbewegungen; im katatonen Stupor und bei jungen Schizophrenen, dann diagnostisch oft schwer zu beurteilen. Auch in Extremfällen von Demenz tritt Mutismus durch Fehlen eines Bewegungsantriebs auf. Bei Wahnerkrankungen entspricht Schweigen oft dem Versuch, die krankhaften Erlebnisse zu dissimulieren. Bei Kindern ist Mutismus häufig, unterliegt jedoch sonst den gleichen Bedingungen wie bei Erwachsenen. S. a. Mutismus, akinetischer.
e: mutism.
Syn.: Mutazismus. *fr:* mutisme

Mutismus, akinetischer *(m)*. (H. Cairns, R.C. Oldfield, J.P. Pennybacker und D. Whitteridge, 1941). Unspezifisches klinisches Syndrom. Zentrales Symptom ist Hemmung aller motorischen Funktionen einschließlich Sprache, Gestik und Mimik. Die Kranken sprechen und bewegen sich nicht spontan oder folgen Aufforderungen nur verzögert und langsam. Sie sind aber wach, voll bewusst und fixieren Gegenstände mit den Augen. Sie können für die Zeit dieses Zustandes (Tage bis Monate) amnestisch sein oder auch volle Erinnerung bewahren. Sofern neurologische Symptome vorhanden sind, ist das Bild sehr variabel und uncharakteristisch. – Ursachen können sein: Tumoren in der Nähe des 3. Ventrikels, Hämangiome des Mesencephalons oder der Umgebung des 3. Ventrikels, Thrombose der A. basilaris, Pseudoenzephalitis Wernicke, Enzephalitis, Schusswunden des Stirnhirns, Narkolepsie, Schizophrenie, manisch-depressive Erkrankung, Hysterie. Gelegentlich ist die Ursache nicht zu klären.
e: akinetic mutism.
Syn.: akinetische Zustände (Grotjahn, 1939), akinetic und trancelike mutism (Bairns et al.), coma vigil, echte Akinesie (Bostroem, 1936). *fr:* mutisme akinétique

Mutismus, (s)elektiver *(m)*. Seltene Störung im Kindesalter, bei welcher das Kind für einige Monate oder selbst Jahre nicht oder kaum spricht, obwohl ausreichende Sprachfähigkeiten vorhanden sind. In DSM-V wird dies auf bestimmte Situationen bezogen, etwa Sprechen in der Schule oder mit wenig bekannten Menschen. Hingewiesen wird auf die unangenehmen Folgen, die ein solches Verhalten für die Entwicklung des Kindes hat. Zählt in DSM-V zur Gruppe der Angststörungen.
e: Selective Mutism. – (ICD-10: F94.0).

Mutismus, hysterischer *(m)*. Syn. für ►Mutismus, neurotischer.

Mutismus, neurotischer *(m)*. Schweigen als Teilerscheinung eines konfliktbedingten Zustandsbildes. Oft nur in Form einer Aphonie. Der Betroffene zeigt durch Gestik und Mimik, dass er außerstande sei, das auszudrücken, was er sagen möchte. Manchmal wird gesprochen, jedoch ohne Intonation. Von Freud zuerst am Fall ►Dora ausführlicher demonstriert. – Oft schwer von Mutismus bei beginnender Schizophrenie zu unterscheiden.
e: hysterical mutism. *fr:* mutisme pithiatique

Mutismus, psychogener *(m)*. Syn. für ►Mutismus, neurotischer.

Mutismus, thymogener *(m)*. Obsol. Bez. für ►Mutismus, neurotischer.

Mutitas voluntaria *(f)* Alte Bez. für ►Mutismus.

Mutter, schizophrenogene *(f)*. ►schizophrenogene Mutter.

mutuell *(a)*. Wechselseitig.
e: mutual. *fr:* mutuel

Myoclonus-Epilepsie *(f)*. ►Myoklonus-Epilepsie.

Myodynia hysterica *(f)* Besondere Empfindlichkeit der Muskulatur in der Umgebung der Eierstöcke bei hysterischen Frauen.
e: hysterical myodynia. *fr:* myodynie hystérique

Myoklonie *(f)* Plötzliche, unwillkürliche – oft wiederholte – Kontraktion eines Muskels oder einer Muskelgruppe, die sogleich wieder abklingt. Ein Bewegungserfolg kann vorhanden sein oder auch fehlen.
e: myoclonic fit. *fr:* crise myoclonique

Myoklonie, familiäre *(f)* Syn. für ►Myoklonusepilepsie.

Myoklonusepilepsie (H. Unverricht, 1891; H. Lundborg, 1903). Gewöhnlich familiär auftretendes Anfallsleiden. Erste Symptome im 6.–16. Lebensjahr in Form von generalisierten epileptischen Anfällen. Nach einigen Jahren charakteristische Myoklonien mit plötzlichen, unregelmäßig in allen Muskelgruppen auftretenden Muskelkontraktionen, die einen Bewegungserfolg haben und bei Auftreten in den Beinen den Kranken zu Fall bringen können. Die Myoklonien verschwinden im Schlaf und verstärken sich bei Erregung. Parallel entwickelt sich eine fortschrei-

tende Demenz. Nach jahrelangem Verlauf stärkere Zunahme von Myoklonien und Demenz. Der nach meist mehrjährigem Verlauf eintretende Tod ist gewöhnlich Folge einer zunehmenden Abmagerung bis zum Marasmus. ►Dementia myoclonica.
e: Unverricht's disease, myoclonus epilepsy.
Syn.: familiäre Myoklonie, Unverricht-Lundborg-Syndrom. *fr:* syndrome d'Unverricht, myoclonie épileptique progressive

myoklonische Epilepsie *(f)* ►Epilepsie, myoklonische.

Myophobie *(f)* Syn. für ►Musophobie.

Myopsychopathie *(f)* Syn. für ►Myopsychose.

Myopsychose *(f)* (A. Joffroy, 1902). Muskulär bedingte Bewegungsstörungen (Myoklonien, Myopathien), die zusammen mit psychischen Veränderungen auftreten. – Entspricht keiner klinischen Einheit.
e: myopsychopathy.
Syn.: Myopsychopathie. *fr:* myopsychie

Myospasia convulsiva *(f)* Syn. für ►Tourette-Syndrom.

Myospasia impulsiva *(f)* Syn. für ►Tourette-Syndrom.

Mysophobie *(f)* Angst vor Berührung von Gegenständen aus Angst vor etwas Schmutzigem, z.B. Angst vor der Berührung einer Türklinke (Ansteckungsfurcht). Typisches Symptom der Zwangsneurose. Tritt häufig in Form des ►Waschzwanges auf.
e: mysophobia.
Syn.: Berührungsfurcht. *fr:* mysophobie, délire du toucher (Legrand du Saulle)

Mythomanie *(f)* (Dupré, 1905). Krankhafte Neigung, die Wahrheit zu verfälschen, zu lügen oder erfundene Geschichten zu erzählen. Bei Kindern bis zu einem gewissen Grade physiologisch, da noch nicht sicher zwischen Wirklichkeit und Phantasie unterschieden werden kann. Bei Erwachsenen entweder als harmlose Ausschmückung von Geschichten mit vielen erfundenen Details, die dem jeweiligen Publikum angepasst werden, oder als freie Erfindungen, die teils dem Geltungsbedürfnis (»Tartarin de Tarascon« von Daudet), teils bestimmten Absichten (Beschuldigung sexueller Angriffe) dienen. In jedem Falle ist der Erzähler wenigstens teilweise von der Realität der erzählten Begebenheiten überzeugt. Inhaltlich handelt es sich nach H. Deutsch (1922) um einen Kern realer Begebenheiten, der nach Art der Mythen mit Wunscherfüllungen ausgeschmückt wird, durch welche die unangenehme Realität abgeleugnet wird. Psychoanalytisch gesehen, handelt es sich um einen Abwehrmechanismus, wobei die Geschichten den Teil der Realität, der geleugnet werden soll, mit enthalten.
e: mythomania. *fr:* mythomanie

Mythophobie *(f)* Übertriebene Angst davor, die Unwahrheit zu sagen.
e: mythophoby. *fr:* mythophobie

Mythopoiese *(f)* »Hervorbringen von Erdichtetem«. In der 2. Hälfte des 19. Jahrhunderts entstandene Lehre, nach welcher Bruchteile der Persönlichkeit im Unbewussten autonome Aktivitäten entfalten und schöpferisch werden können (»mythopoietische Funktion« des Unbewussten).
e: mythopoiesis. *fr:* mythopoiese

Myxödempsychose *(f)* Psychische Krankheit durch Mangel an Schilddrüsenhormon. Nach der ab Ende des 19. Jahrhunderts zur Behandlung des Kropfes durchgeführten totalen Schilddrüsenentfernung (Thyreoidektomie) traten häufig durch Ausfall der Hormonproduktion Psychosen vom akuten exogenen ►Reaktionstyp auf. Die Krankheit führte meist zu schwerer Verblödung. Seit Einführung der subtotalen Operationsmethode werden die Bilder nicht mehr beobachtet. – Gegenwärtig werden sehr selten Psychosen bei Schilddrüsenunterfunktion beobachtet. Die Bilder sind akuten paranoiden und katatonen Schizophrenien, Manien oder Depressionen ähnlich. Nach M. Bleuler (1954) sind dabei regelmäßig auch andere Ursachenfaktoren für das Entstehen der Psychose mitverantwortlich zu machen. Eine Behandlung mit Schilddrüsensubstanz führt daher meist nicht zu voll befriedigenden Ergebnissen.
e: myxedema madness.

Myxoneurosis intestinalis membranacea *(f)* Anfallsweise auftretende kolikartige Bauchschmerzen mit nachfolgenden Dejektionen glasigen Schleims. Das Krankheitsbild steht dem Asthma bronchiale nahe und ist gewöhnlich psychogener Natur, in selteneren Fällen auch allergisch bedingt; kommt hauptsächlich bei jüngeren Frauen vor.
e: myxoneurosis.
Syn.: Colica mucosa. *fr:* myxonévrose

N

Nachexploration *(f)* Psychiatrische Untersuchung eines psychisch Kranken nach Abklingen der ersten Krankheitserscheinungen.

nachgehende Fürsorge *(f)*. ►Außenfürsorge.

Nachhallpsychose *(f)* Syn. für ►Flashback.

Nachreifung, psychische *(f)* Gegenüber dem altersspezifischen Rhythmus verzögerte Ausreifung und Entwicklung von emotionalen und intellektuellen Funktionen. Bei sogenannten Spätentwicklern normalerweise vorkommend, besonders aber auch bei Schwachsinn. Bei neurotischer Reifungshemmung auch Ziel psychotherapeutischer Bemühungen.

Nachtangst *(f)* Syn. für ►Pavor nocturnus.
fr: terreur nocturne

Nachtepilepsie *(f)*. ►Schlafepilepsie.

Nachtesser *(m)*. Jemand, der am ►Nachtesser-Syndrom leidet.
e: night-eater.

Nachtesser-Syndrom *(n)*. Unwiderstehlicher Wunsch nach nächtlicher Nahrungsaufnahme. Meist verbunden mit Schlafstörung. Die Betroffenen sind oft morgens oder sogar am ganzen Tage völlig appetitlos. Es handelt sich oft – nicht immer – um übergewichtige Menschen. Zwangsweiser Nahrungsentzug führt eher zu depressiven Zuständen. Ursachen noch nicht klar. Kann Symptom des ►Kleine-Levin-Syndroms sein. Wahrscheinlich auch Symptom neurotischer Störung (Angstabwehr?).
e: night-eating syndrome, nocturnal hyperphagia.

Nachtklinik, psychiatrische *(f)* Psychiatrisches Krankenhaus für noch nicht voll rehabilitierte Kranke, die dort in den Abendstunden ärztlich behandelt werden und die Nacht zubringen, während sie am Tage einer normalen Berufstätigkeit nachgehen. Vorzugsweise für Kranke, deren Wohnprobleme infolge ungünstiger Familienverhältnisse oder aus Mangel an einer geeigneten Wohnung noch nicht gelöst werden konnten. ►Tagesklinik.
e: night hospital. *fr:* hôpital de nuit

Nachtmahr *(m)*. Syn. für ►Alb(traum). Die Bez. ist vor allem im Verbreitungsgebiet der niederdeutschen Sprache geläufig: Norddeutschland, Niederlande, Flandern, Eifel, Luxemburg. Die Herkunft ist umstritten, aber wohl am ehesten auf indogermanisch »mer« (drücken, zerstoßen, auch wohl töten) zurückzuführen, daraus gemeingermanisch »mahr«. In dieser Bedeutung auch in engl. »nightmare« und frz. »cauchemar« erhalten. *fr:* terreur nocturne

Nachtwandeln *(n)*. Syn. für ►Somnambulismus.

Nägelkauen, Nägelbeißen *(n)*. Gewohnheitsmäßiges Kurzhalten der Fingernägel durch Abbeißen und Abkauen. Sehr verbreitete Erscheinung. $^2/_5$ aller Kinder zwischen 5 und 18 Jahren sind Nägelkauer; Mädchen weniger als Buben. Kann psychodynamisch als oral-sadistischer Impuls gedeutet werden. Durch den autoaggressiven Akt kann die innerseelische Spannung verringert werden. Es handelt sich meist um aggressive Tendenzen gegen einen Elternteil, die nicht offen zum Ausdruck gebracht werden.
e: nail biting, onychophagy.
Syn.: Onychophagie. *fr:* onychophagie

Näseln *(n)*. Dt. Bez. für ►Rhinolalie.

Nahrungsverweigerung *(f)* Nichtannehmen von Nahrung. Häufiges Symptom bei schweren psychischen Krankheiten. Vorkommen vor allem bei schweren depressiven und ängstlichen Verstimmungen; meist durch krankhafte Schuldgefühle motiviert (»habe ich nicht verdient«). Bei ►Katatonie regelmäßiges Symptom. Durch Erlöschen des Nahrungstriebes auch bei schweren hirnorganischen Störungen, z. B. ►apallisches Syndrom.
e: apastia, refusal to eat, abstinence from food. *fr:* sitiergie

Namenszwang *(m)*. Syn. für ►Onomatomanie.

NAMH The British National Association for Mental Health (Englische Gesellschaft für Psychohygiene). 1946 gegründete Vereinigung zur Verbesserung des Verständnisses für ►Psychohygiene. Die Aufgaben sind vor allem praktischer und organisatorischer Art.

NAMI ►National Alliance for the Mentally Ill.

Nancy, Schule von Kreis von Ärzten, der sich Ende des 19. Jahrhunderts in Nancy bildete und bezüglich ►Hysterie und ►Hypnose gegensätzliche Ansichten zur ►Salpêtrière-Schule Charcots entwickelte. Das Vorhandensein eines vom Hypnotiseur ausgehenden Fluidums wurde bestritten, die Hypnose als rein psychologischer Vorgang erklärt, der nicht nur bei Neuropathen auftreten könne. 1891 wurden die von Charcot vorgeführten hysterischen Zustände als »Kunstprodukt, als Ergebnis von Einübung« (Bernheim) durch die Schüler Charcots entlarvt. Die Schule ging aus vom Landarzt ►Liébault und wurde hauptsächlich getragen vom Internisten H. Bernheim. Rechtsfragen bearbeiteten der Gerichtsmediziner Beaunis und der Rechtsanwalt Liégois. I.w.S. gehören dazu: A. Moll, A. Schrenck-Notzing, R. ►Krafft-Ebing (Deutschland), ►Bechterew (Russland), M. Bramwell (England), Boris Sidis, Morton Prince (USA).

N

Naphthomanie *(f)* Süchtiges Verlangen nach Öl- und Benzindämpfen. ►Benzinismus.
e: naphtomania. *fr:* naphtomanie

Narkoanalyse *(f)* (J.S. Horsley, 1936). Psychiatrische Exploration während einer Halbnarkose (►Narkotherapie). Das Verfahren ist nur mit Einwilligung des Patienten statthaft. Auf diese Weise eruierte Tatbestände dürfen vor Gericht nicht verwendet werden, da nie sicher ist, ob sie den wirklichen oder vorgestellten Begebenheiten entsprechen. Unter der Bezeichnung »Wahrheits-Serum« sind in der Öffentlichkeit übertriebene Erwartungen auf die Narkoanalyse gesetzt worden. Die Anwendung dieser Methode zu therapeutischen Zwecken erfordert stets weitere psychotherapeutische Behandlung, um dem Kranken zu helfen, das bewusst gemachte Erlebnismaterial durchzuarbeiten und zu integrieren. ►Narkopsychoanalyse.
e: narcoanalysis, hypnotic drug-psychotherapy. *fr:* narco-analyse

Narkohypnose *(f)* Besondere Form der Hypnose, bei welcher zuerst durch Schlafmittel (Narkotika) ein künstlicher Halbschlaf hervorgerufen wird. In der älteren Literatur werden als Mittel genannt: Chloroform, Äther, Morphium, Haschisch, Cannabis indica, Bromäthyl, Chloralhydrat, Scopolamin hydrobromic. Diese Mittel sind fast vollständig durch intravenös injizierbare Barbiturate verdrängt worden. Praktische Anwendung ►Narkotherapie.
e: narcohypnosis, barbiturate hypnosis.
Syn.: Narkosuggestion. Schlafmittelhypnose. *fr:* narcohypnose

Narkoid-Hypnose *(f)* (B. Stokvis). Besonders tiefer Zustand von ►hypnotischem Schlaf, bei dem ein narkoseähnlicher Schlaf auftritt. Es wird ein so tiefer Grad von Schmerzlosigkeit erreicht, dass in diesem Zustand auch Operationen ausgeführt werden können. Das Risiko des Versagens ist jedoch groß. Deshalb wird die Methode nur bei Verbrennungen und Zuständen, bei welchen eine Narkose nicht durchgeführt werden kann, angewendet.

Narkokatharsis *(f)* Hilfsmethode der Psychotherapie. Anwendung der ►kathartischen Methode unter Mitwirkung von Schlafmitteln. Vgl. Narkotherapie, Narkoanalyse.
e: narco-catharsis. *fr:* narco-katharsis

Narkolepsie *(f)* Erstmalig von Willis (1672) erwähntes Krankheitsbild, dem Gélineau 1881 den heutigen Namen gab. Beginn in Kindheit oder Pubertät. Beim männlichen Geschlecht häufiger als beim weiblichen (6:1). Symptome: 1. Schlafzwang am Tage. Anfallsweise auftretender, unüberwindlicher, 1–30 Min. dauernder Schlaf. 2. Affektiver Tonusverlust (s.d.) der Muskulatur. 3. Wachanfälle (plötzliches Aufwachen aus dem Schlaf mit Tonusverlust der Muskulatur). 4. Lebhafte, aber kurze hypnagoge Halluzinationen. – Ein Patient hat selten alle Symptome, oft nur eines. Ursachen wenig geklärt. Wahrscheinlich Dysfunktion des retikulären Systems im Zwischenhirn. Elektrophysiologisch handelt es sich um normalen Schlaf bzw. um desynchronisierten Schlaf (s.d.). Unterscheidung einzelner Formen s. die folgenden Stichwörter. Unterschieden werden eine genuine und eine symptomatische Form (z.B. bei oder nach Enzephalitis, Malaria, Fleckfieber, Lues, Hirntraumen, Encephalomyelitis disseminata). – In DSM-IV ist Narkolepsie eine der Primären Hypersomnien (s.d.), gehört in DSM-V zur Gruppe Schlaf- und Wachstörungen.
e: narcolepsy, Friedmann's disease, sleep epilepsy. – (ICD-10: G47.4).
Syn.: Gélineau-Krankheit, Gélineau-Syndrom, Hypnolepsie (Singer). *fr:* narcolepsie, syndrome de Gélineau

Narkolepsie, genuine *(f)* Narkolepsie ohne nachweisbare Ursache. Das Zustandsbild bleibt jahrelang unverändert. Manchmal familiäres Vorkommen.
e: idiopathic narcolepsy.
Syn.: idiopathische Narkolepsie. *fr:* narcolepsie essentielle

Narkolepsie, idiopathische *(f)*. ►Narkolepsie, genuine.

Narkolepsie, symptomatische *(f)* Als Folgezustand anderweitiger Erkrankungen aufgetretene Narkolepsie; z.B. nach Enzephalitis, Malaria, Fleckfieber, Lues, Hirntraumen, multipler Sklerose, bei Hirntumoren in der Nähe des 3. Ventrikels, Zuckerkrankheit.
e: symptomatic narcolepsy. *fr:* narcolepsie symptomatique

narkoleptisches Syndrom *(n)*. Syn. für ►Narkolepsie.

Narkolyse *(f)* Syn. für ►Narkoanalyse.
e: narcolysis. *fr:* narcolyse

Narkomanie *(f)* 1. Syn. für ►Schlafmittelsucht. 2. Drogenabhängigkeit von Medikamenten mit beruhigender Wirkung, insbesondere von Schlafmitteln (►Schlafmittelsucht), Beruhigungsmitteln und ►Ataraktika.
e: narcomania. *fr:* narcomanie

Narkophage *(m)*. Jemand, der gewohnheitsmäßig Schlaf- und Beruhigungsmittel zu sich nimmt.

Narko-Psychoanalyse *(f)* Da die in ►Narkoanalyse explorierten und bewusst gemachten Vorgänge

auch nachher erinnert werden, können sie zur Unterstützung der Psychoanalyse verwendet werden. Nach dem 2. Weltkrieg weitverbreitet. Der Indikationsbereich wurde jedoch im Wesentlichen auf aktuelle Konflikte und Traumen eingeschränkt. In allen anderen Fällen ist sie ohne Wirkung oder kontraindiziert.
e: narcopsychoanalysis. *fr:* narco-psychoanalyse

Narkosomanie *(f)* Suchtartiges Verlangen nach Narkose. Tritt gelegentlich als Form des ►Münchhausen-Syndroms auf.
e: narcosomania. *fr:* narcosomanie

Narkosuggestion *(f)* Syn. für ►Narkohypnose.

Narkosynthese *(f)* Von R. R. Gringker beschriebene Form der ►Narko-Psychoanalyse. Bezieht sich auf eine Notfall- bzw. Kurzzeittherapie, die unter extremen Bedingungen ausgeführt wird; z. B. bei abnormen Erlebnisreaktionen von Soldaten in einer kämpfenden Truppe.
e: narcosynthesis. *fr:* narcosynthèse

Narkotherapie *(f)* 1. Sammelbez. für alle Formen der Psychotherapie unter Mithilfe von Drogen. Frühere Versuche mit Alkohol, Äther, Lachgas sind aufgegeben worden. Der Begriff bezieht sich nur noch auf intravenös injizierte Barbiturate. Technik: 0,25–1,0 g Pentothal (oder ein anderes Barbiturat) werden langsam injiziert, bis im Halbschlafzustand ein veränderter Bewusstseinszustand eingetreten ist, bei dem die Kommunikation erhalten bleibt. Dabei verringert sich die Angst, der Patient kann peinliche, angstbesetzte Dinge leichter äußern, bewusste und unbewusste Hemmungen fallen fort, die Exploration ist erleichtert, Suggestionen können leichter gesetzt werden. Besondere Formen sind ►Narkohypnose, ►Narkoanalyse, ►Narkosynthese, ►Narkokatharsis. 2. Dauerschlafbehandlung. ►Schlafkur.
e: narcotherapy. *fr:* narcothérapie

Narkotimanie *(f)*. ►Narkomanie.

Narkotika *(n, pl)*. 1. Medikamente, mit denen man eine Narkose hervorrufen kann. 2. Syn. für ►Betäubungsmittel.

Narkotismus *(m)*. Bez. für den psychischen Zustand eines, der unter der Einwirkung von Schlafmitteln steht. Der Ausdruck wird gewöhnlich nur dann gebraucht, wenn Störungen des Verhaltens auftreten.
e: narcotism. *fr:* narcotisme

Narkotomanie *(f)*. ►Narkomanie.

Narrenbrücke *(f)* Anfang des 19. Jahrhunderts in Institutionen für psychisch Kranke gebräuchliche, besonders hergerichtete Gehbrücke über stehendes oder fließendes Wasser zur Behandlung von psychisch Kranken. Der Kranke wurde über die Brücke geführt und stürzte mittels eines Mechanismus unversehens ins kalte Wasser. Von der Überraschung und dem Erlebnisschock erhoffte man sich Besserung seines Zustandes. Nicht zu verwechseln mit den vielen Brücken in Deutschland, die Narrenbrücke nur genannt wurden.

Narrenhäuslein *(n)*. 1461 in Nürnberg eröffnetes Haus zur Aufbewahrung von gefährlichen oder orientierungslosen psychisch Kranken.

Narzissmus *(m)* ►Narzissmus.

Narzißmus *(m)*. Nach der sagenhaften Gestalt des schönen Jünglings Narziss, Sohn des Flussgottes Kephissos und der Nymphe Leiriope, der die Liebe von Frauen und Männern gleichermaßen verschmähte. Darunter war auch die Nymphe Echo, die vor Sehnsucht nach ihm verschmachtete, sodass nur ihre Stimme blieb. Zur Strafe für diesen Übermut erfüllte ihn Nemesis mit leidenschaftlicher Liebe zu seinem eigenen Bilde, das er in einer Quelle erblickte. 1. Bei P. Näcke und Krafft-Ebing Selbstliebe sowohl mit sexueller Selbsterregung als auch ohne. 2. Nach S. Freud normales Durchgangsstadium in der Entwicklung der Objektbeziehungen während der prägenitalen Phasen, wobei ein Unterschied zwischen Ich und Objekt noch nicht gemacht wird. Dies entspricht dem »primären Narzissmus«. Die ganze Libido wird dem Ich zugewendet. Normalerweise verbleibt nur ein Teil der Libido dem Ich, während das meiste äußeren Objekten zugewendet wird. Beim »sekundären Narzissmus« wird die Libido den Objekten entzogen und wieder dem Ich zugeordnet. Dies ist aus dieser Sicht z. B. bei der Regression eines Schizophrenen der Fall. Aber auch normalerweise stehen Narzissmus und Objektlibido in einem reziproken Verhältnis zueinander. Wenn die eine zunimmt, nimmt die andere ab, und umgekehrt. 3. Unermessliche Selbstliebe, übersteigerte Eitelkeit, mangelndes Einfühlungsvermögen bei Überempfindlichkeit gegenüber Kritik als ständige normale Charaktereigenschaft sind Hauptmerkmale der ►narzisstischen Persönlichkeitsstörung.
e: narcissism. *fr:* narcissisme

Narzissmus, maligner *(m)*. (O. Kernberg, 1970). Persönlichkeitstyp, bei welchem bereits Eigenschaften der antisozialen Persönlichkeitsstörung (s. d.) vorhanden sind: Skrupellosigkeit, Sadismus, Aggressivität, die jedoch teils durch Schuldgefühle und ein gewisses Veranwortungsbewusstsein, auch durch Selbsterkenntnis abgemildert sind.
e: narcissism.

narzisstische Kränkung *(f)* (S. Freud). 1. I. e. S. unangenehme Gefühlserfahrung des Ich durch einen plötzlichen Verlust in der äußeren oder inneren Realität; z. B. durch plötzlichen Tod eines geliebten Menschen, durch Trauma. 2. I. w. S. erlittene Verletzung des Selbstwertgefühls, Herabsetzung der eigenen Person durch andere (►Selbstwertgefühl).
e: narcissistic mortification.

narzisstische Libido *(f)* Syn. für ►Ichlibido.

narzisstische Neurose *(f)*. ►Neurose, narzisstische.

narzisstische Persönlichkeitsstörung *(f)*. ►Persönlichkeitsstörung, narzisstische.

Nasse, Christian Friedrich geb. 18.4.1778 Bielefeld, gest. 18.4.1851 Marburg. O. Prof. der Medizin in Halle und Bonn. Gründer der ersten rein irrenärztlich geleiteten Zeitschrift (»Zeitschrift für psychische Ärzte«, ab 1818, sog. Nassesche Zeitschrift). Neben Jacobi Hauptvertreter der ►Somatiker. War nur teilweise als Irrenarzt tätig. Vor allem Verfasser zahlreicher Publikationen in den von ihm (mit) herausgegebenen Zeitschriften. Selbstständige Werke: »Untersuchungen zur Lebensnaturlehre« (1818); »Handbuch der allgemeinen Therapie« (1840–1845); »Unterscheidung des Scheintods vom wirklichen Tod« (1841 und 1851); »Vermischte Schriften, psychologischen und physiologischen Inhalts« (1850).

National Alliance for the Mentally Ill (NAMI) Umfassender, 1979 von Harriet Shetler und Beverly Young gegründeter amerikanischer Verein mit der Zielsetzung, psychisch Kranke und deren Familien zu unterstützen und unbehandelte Kranke in Behandlung zu bringen. Beide Frauen hatten schizophrene Kinder, welche der üblichen Missachtung Geisteskranker ausgesetzt waren. Der Verein wuchs zu einer riesigen Organisation heran. Die Orientierung ist naturwissenschaftlich. Die Finanzierung wird hauptsächlich von der pharmazeutischen Industrie getragen.

NCD neurocognitive disorders. ►Störungen, neurokognitive.

NCSE nonconvulsiver Status epilepticus. Syn. für ►Petit-Mal-Status.

Nebenpsychose *(f)* Von K. Kleist verwendetes Syn. für ►Randpsychose.

Nebenwirkungen *(f, pl)*. Syn. für ►Begleiterscheinungen.
e: side effects.

Necking *(n)*. Zärtlichkeiten und sexuelle Berührungen, die lediglich die obere Hälfte des Körpers bis etwa zur Höhe des Bauchnabels betreffen (vor allem Berührungen der weiblichen Brust). Berührungen der Genitalorgane gehören nicht zum »necking«. Oft auch für andere sexuelle Aktivitäten mit Ausnahme der Penetration.
Syn.: making out, snogging (England)

Necksucht *(f)* Boshafte Neigung, ständig andere aufzureizen und zu beunruhigen. Findet sich bei manchen psychisch Kranken, vorzugsweise bei Manie oder bei Stirnhirnschädigungen.

Necrophobia *(f)*. ►Nekrophobie.

Negationsdelirium *(n)*. Obsol. Syn. für ►Verneinungswahn.

negative Symptome ►Symptome, negative.

Negativismus *(m)*. (K. Kahlbaum, 1874). Psychisches Krankheitssymptom, bei dem sich der Kranke ohne ersichtlichen Grund weigert, auf einen Außenreiz aktiv oder passiv in adäquater Weise zu antworten. Oftmals tut er das Gegenteil von dem, was er soll. Wird er aufgefordert, die Augen zu öffnen, schließt er sie besonders fest. Vorkommen bei schweren psychischen Störungen, insbesondere bei Katatonie.
e: negativism. *fr:* négativisme

Negativismus, aktiver *(m)*. Negativismus, bei dem der Kranke zwar auf eine Aufforderung reagiert, ihr aber nicht nachkommt und eine andere Handlung ausführt.
e: active negativism. *fr:* négativisme actif

Negativismus, innerer *(m)* ►Negativismus, passiver.

Negativismus, passiver *(m)*. Negativismus, bei dem ein Kranker auf Aufforderungen keinerlei Reaktionen erkennen lässt.
e: passive negativism. *fr:* négativisme passif

negativ-ödipale Konstellation *(f)* Während es nach der psychoanalytischen Theorie in der ►phallischen Phase gewöhnlich zu einer ►ödipalen Konstellation kommt, kann es zeitweise – ohne pathologische Bedeutung – auch zu einem Werben des Kindes um den gleichgeschlechtlichen Elternteil kommen.

Neglect (unilateraler) *(m)*. (M. Critchley, 1966). Vernachlässigung der rechten oder linken Körperhälfte. Die Kranken reagieren auf Objekte und Ereignisse in dieser Raumhälfte nicht. Sie führen keine Augen-, Kopf-, Gliedmaßen- und Rumpfbewegungen in dieser Raumhälfte aus, obwohl die genannten Körperteile bewegungsfähig sind. Manche verhalten sich so, als habe eine Raum- oder Körperhälfte aufgehört zu existieren. Die Störung ist nicht durch eine Läsion der Sinnesorgane oder des Bewegungsapparates zu erklären. – Historisch: Die ältesten Berichte erschienen Ende des 19. Jh., wurde als klinisches Syndrom jedoch erst später beschrieben.
e: neglect (unilateral).

Neigung *(f)* Gestimmtheit der Psyche zu gewohnheitsmäßiger Ausübung bestimmter Akte. So auch in diesem Lexikon. Wird in Kants »Anthropologie« als »habituelle sinnliche Begierde« definiert. Wird von heutigen Philosophen, soweit sie nicht Kant folgen, in mancher Hinsicht eher positiv gesehen. Die Grenzen zwischen Neigung, ►Hang, ►Leidenschaft und ►Trieb sind im Sprachgebrauch nicht immer scharf erkennbar.
e: propensity.

Neigungshomosexualität *(f)* Kerngruppe der ►Homosexualität, die nicht ►Entwicklungs- oder ►Hemmungshomosexualität ist. Es wird angenommen, dass die Homosexualität sich aus innerer Neigung entwickelt.

Neisser, Clemens: geb. 8.11.1861 in Schweidnitz, gest. 1940 in Breslau. Nach der Approbation 1886 Assistent und Oberarzt in der Irrenanstalt Leubus (Schlesien). 1904–1930 Direktor der Heil- und Pflegeanstalt Bunzlau (Schlesien). Hauptwerk: »Über die Katatonie – Ein Beitrag zur klinischen Psychiatrie«

1887. Übersetzer von ►Beards »Die Nervenschwäche (Neurasthenie)«. Vgl. ►Allegorisation, ►Perseveration, ►Residualwahn.

Nekromanie *(f)* (►Krafft-Ebing). Krankhaft gesteigertes Interesse an Leichen, das seinen Ursprung in paraphilen sexuellen Wünschen hat.
e: necromania. *fr:* nécromanie

Nekrophilie *(f)* 1. (►Krafft-Ebing). Wunsch, an einer (weiblichen) Leiche den Koitus zu vollziehen. Seltene Form sexueller Paraphilie. 2. Bei E. Fromm Prinzip der Menschen- und Lebensfeindlichkeit, das sich z. B. in Ausbeutung und markanter Verwertung von Menschen ausdrückt. Dem gegenüber steht der schöpferisch-reproduktive Charakter.
e: necrophilia. *fr:* nécrophilie

Nekrophobie *(f)* Bei gegebenen Anlässen aufschießende Angst und Ekel vor Leichen und allem, was direkt oder indirekt damit in Berührung kommen kann. Oft verbunden mit Wasch- und Badezwang.
e: necrophobia. *fr:* nécrophobie

Nekrosadismus *(m)*. Zerstückelung von Leichen aus sexuellen Motiven.
e: necrosadism. *fr:* nécrosadisme

Nekrotropie *(f)* Syn. für ►Nekromanie.

Nekyia *(f)* Totenopfer. Nach dem 11. Buch der Odyssee, in welchem Odysseus den Hades besucht: 1. Höllenfahrt. 2. Mythischer Besuch der jenseitigen Welt mit anschließendem Neubeginn. 3. Metapher für psychische Krankheit, welcher ein kreatives neues Leben folgt.
e: nekyia.

Neoanalyse *(f)* Syn. für ►Neopsychoanalyse (1).

Neo-Freudianer *(m, pl)* ►Neopsychoanalyse.

Neoglossie *(f)* Syn. für ►Neolalie.

Neo-Jacksonismus *(m)*. Gruppe von Theorien, die sich auf das von ►Jackson formulierte Gesetz eines Abbaus der höher organisierten Leistungen des Zentralnervensystems auf ein niedrigeres Niveau berufen. Als Ursache wird immer eine Schädigung angenommen, wobei im Einzelnen jedoch Abwandlungen und weitreichende Nuancierungen vorgenommen werden. Zu den Theorien zählen das ►Ribot'sche Gesetz ebenso wie das von ►Monakow mit seiner Theorie der ►Horme. Auch H. Bergson und S. Freud werden in diesem Zusammenhang genannt, da sie alle Kräfte aus komplexen Strukturen im Wesentlichen auf eine einzige tiefer gelegene Kraft, den Élan vital resp. die Libido, zurückführen. ►Clérambault übernahm die Vorstellung positiver und negativer Symptome (s. d.). Schließlich bezieht sich die ►organodynamische Theorie (H. Ey) ausdrücklich auf Jackson und führte ihrerseits erst zu der Wiederbelebung der Jackson'schen Vorstellungen. Das Konzept der negativen/positiven Schizophrenie (s. d.) wird ebenfalls dem Neo-Jacksonismus zugerechnet.
e: neojacksonism. *fr:* néojacksonnisme

Neolalie *(f)* Häufiger Gebrauch von Wortneubildungen (►Neologismus) beim Sprechen. Vorkommen hauptsächlich bei Schizophasie.
e: neolalia. *fr:* néolalie

Neologismus *(f)* Wortneubildung. Neues, sprachunübliches Wort, das meist aus anderen Wörtern zusammengezogen oder gebildet wird. Auch ungewöhnliche, dem normalen Sprachgebrauch fremde Verwendung eines Wortes. Beides so, dass die Bedeutung dem normalen Hörer/Leser nicht ohne Weiteres evident ist. Obwohl in jeder Sprache ständig neue Wörter entstehen, sind Wörter gemeint, die nur für den Sprecher eine – nicht erklärte – Bedeutung haben. Durch Interpretation kann ihr Sinn jedoch aus dem Kontext erschlossen werden. In dieser Form typisches Zeichen der ►Schizophrenie. Bei größerer Häufung von Neologismen sprach man von ►Wortsalat. Ein Krankheitsbild mit gehäuften Wortneubildungen ist die ►Schizophasie. ►Allegorisation.
e: neologism. *fr:* néologisme

Neophasie *(f)* Besondere Form einer ►Kunstsprache bei Geisteskranken. Neu gebildete, bedeutungshaltige Sprache mit festem Vokabular und ausgearbeiteter Grammatik, die für den Sprecher eine bestimmte Bedeutung hat, für den Hörer jedoch zunächst unverständlich ist. Durch Dechiffrierung und Interpretation kann der Sinn (Inhalt) für Geistesgesunde verständlich gemacht werden.
e: neophasia. *fr:* néophasie

Neophobie *(f)* Syn. für ►Misoneismus.

Neophrenie *(f)* In der Systematik ►Kahlbaums (1863) alle psychotischen Zustandsbilder des Kindesalters. In Analogie zu den im entsprechenden Sinne gebildeten Bezeichnungen ►Hebephrenie (Jugendalter) und ►Presbyophrenie (Greisenalter). Nicht mehr üblich. Auch den beiden letztgenannten Begriffen ist eine engere Bedeutung beigelegt worden.
e: neophrenia. *fr:* néophrénie

Neopsychoanalyse *(f)* 1. Sammelbez. für alle neueren Abwandlungen der Freud'schen Psychoanalyse, wie sie z. B. von V. E. ►Frankl, K. ►Horney, S. ►Sullivan, E. ►Fromm, A. Kardiner, H. ►Schultz-Hencke, Th. French, S. ►Rado, J. Pearce, S. Newton und W. E. Schachtel vertreten werden. 2. Im engeren Sinne die analytische Psychotherapie von Schultz-Hencke. Im Mittelpunkt seiner Lehre steht das Antriebserleben, das unterteilt wird in: intentionales, kaptatives (orales), retentives (anales), aggressiv-geltungsstrebiges, urethrales und liebendes (sexuelles) Antriebserleben. Härte oder Verwöhnung in der Erziehung führen auf verschiedene Weise zu einer Hemmung der einzelnen Antriebsarten. (Hemmung entspricht etwa der ►Verdrängung Freuds.) Als Reaktion auf Hemmungen wird der Charakter verändert: Bequemlichkeit, Riesenansprüche, Riesenerwartungen, Überkompensation, Ersatzbefriedigung. Neurosen werden in Versu-

N

chungs- und Versagungssituationen (z. B. Beförderungen oder Zurückstellungen in der Karriere) ausgelöst. Es werden eine schizoide, depressive, zwangsneurotische und hysterische Struktur der Neurosen unterschieden. Eine eigene (aktive) Technik psychotherapeutischen Vorgehens wurde ebenfalls entwickelt.
e: neopsychoanalysis.
Syn.: Neoanalyse. *fr:* néo-psychoanalyse

Nepenthes In der alten Psychiatrie gebrauchte Bez. für Medikamente gegen Melancholie, z. B. Opium.
e: nepenthes. *fr:* népenthès

Nervenarzt *(m).* Kurzform der Berufsbezeichnung »Arzt für Neurologie und Psychiatrie«. Arzt, welcher den Gesamtbereich der Nervenheilkunde einschließlich der Psychotherapie beherrscht. Nach der Weiterbildungsordnung für Ärzte (1988) durfte sich zunächst nur Nervenarzt nennen, wer die Anerkennung sowohl als ►Neurologe wie als ►Psychiater, beides mit mindestens 3-jähriger Weiterbildungszeit erworben hat. 1994 wurde »Nervenarzt« wieder eine eigenständige Facharztbezeichnung.
e: psychiatrist, neurologist.
Syn.: Facharzt für Nervenheilkunde. *fr:* psychiatre, névrologue

Nervenheilanstalt *(f)* Nicht mehr übliche Bez. für psychiatrisches Krankenhaus.
e: insane asylum. *fr:* asile, hospice des aliénés

Nervenheilkunde *(f)* Bez. für das nervenärztliche Fachgebiet. Dazu gehören Psychiatrie, Neurologie, Epileptologie, Sozialpsychiatrie, Psychosomatik, Psychotherapie. Soweit Kinder und Jugendliche betroffen sind, wird den genannten Teilgebieten ein Hinweis in der Art von »Kinder- und Jugendpsychiatrie« usw. hinzugefügt.
e: psychiatry, neurology (keine übergeordnete Bez.). *fr:* psychiatrie, névrologie

Nervenkrankheiten *(f, pl).* Allgemein: Krankheiten des Gehirns, des peripheren Nervensystems und der Psyche. Je nach Kontext jedoch speziellere Bedeutungen: 1. Neurologische Erkrankungen. Beispiele: »Klinik für Psychiatrische und Nervenkrankheiten«, in Preußen, im Deutschen Reich, im Nachkriegsdeutschland bis zur Aufteilung in »Klinik für Psychiatrie und Psychotherapie« und »Klinik für Neurologie«. Auch noch im Namen der Fachgesellschaft DGPPN enthalten (Deutsche Gesellschaft für Psychiatrie, Psychotherapie, Psychosomatik und Nervenheilkunde). 2. Syn. für ►Neurose, z. B. bei Freud GW VIII, 203. 3. Nicht körperlich bedingte Krankheiten der Psyche ohne Denkstörungen; Beispiel: »Denkwürdigkeiten eines Nervenkranken«, ►Schreber, Daniel Paul. 4. »Nervöse« Krankheiten im Gegensatz zu Geisteskrankheiten, für Menschen, die zu krank sind, um gesund zu sein, und zu gesund, um wirklich psychisch krank zu sein. Für die Inanspruchnahme von psychiatrischen und psychotherapeutischen Leistungen ist dies bei Weitem die größte Gruppe.
e: neurological dieseases (1); neuroses (2); nervous diseases (3 und 4).

Nervenkrise *(f)* Umgangssprachliche Bez. für eine stärkere seelische Reaktion auf ein als belastend empfundenes Erlebnis oder in einer subjektiv als kritisch empfundenen Lebensphase. ►Reaktion, abnorme seelische.

Nervenleiden *(n).* Umgangssprachliche Bez. für psychische Krankheit oder Nervosität.
e: nervous affection. *fr:* affection nerveuse

Nervenschock *(m).* Umgangssprachliche, nichtmedizinische Bez. für eine Reaktion auf Schreckerlebnisse. Kann in rasch vorübergehender Erregung, Tränenausbrüchen, Verstörtheit oder Apathie bestehen. Gewöhnlich handelt es sich um plötzliche, gänzlich unerwartete Erlebnisse, durch die das zukünftige Leben des Individuums beeinflusst wird. Der Nervenschock stellt somit eine Form der Anpassungsstörung dar.
e: shock. *fr:* choc (affectif)

Nervenschwäche *(f)* Ursprünglich Eindeutschung von ►Neurasthenie. Bezeichnet in der Umgangssprache aber auch geringe Widerstandsfähigkeit gegenüber belastenden Erlebnissen, Neigung zu Versagenszuständen und Tränenausbrüchen bei geringen Anlässen; allgemeine Veranlagung zu Nervenkrankheiten und psychischen Krankheiten.
e: nervous exhaustion, neurasthenia. *fr:* neurasthénie, épuisement nerveux

Nerventyp nach Pawlow Typenlehre, der eine Einteilung nach Stärke, Ausgeglichenheit und Beweglichkeit der Nervenprozesse zugrunde liegt. 1. Starker, unausgeglichener, haltloser Typ (Choleriker); 2. starker, ausgeglichener, beweglicher, lebhafter Typ (Sanguiniker); 3. starker, ausgeglichener, ruhiger, langsamer Typ (Phlegmatiker); 4. schwacher Typ (Melancholiker). – Der starke unausgeglichene und der schwache Typ (1 + 4) sind besonders der Gefahr von Erkrankungen des Nervensystems ausgesetzt. Eine weitere Typeneinteilung Pawlows bezieht sich auf die Beziehung zu beiden ►Signalsystemen; beim mittleren Typ sind beide Systeme ausgeglichen.
e: typology of Pawlow. *fr:* typologie de Pawlow

Nervenzusammenbruch *(m).* Nichtwissenschaftliche Bezeichnung für akut auftretende heftige psychische Erscheinungen. Der Begriff deckt eine Vielzahl psychiatrischer Tatbestände. Am häufigsten handelt es sich um die Folgen (plötzlicher oder langsam summierter) heftiger Emotionen. Dann oft in Form von Weinkrämpfen, Zittern, Schreien und Jammern.
e: nervous breakdown. *fr:* crise émotive, effrondement nerveux

Nervosismus *(m)*. 1. (Bouchut). Syn. für ►Neurasthenie. 2. Syn. für ►Nervosität.

Nervosität *(f)* Zustand von reizbarer Überempfindlichkeit, Überaktivität, Hast und Unruhe, gesteigerter Ermüdbarkeit mit einer die Wirklichkeitsvorstellungen überwuchernden Phantasie. Wegen des unbestimmten Inhalts und großzügiger Verwendung in der Umgangssprache als medizinischer Terminus nur noch selten in Gebrauch. In der alten Psychiatrie wichtiger Begriff und häufig als Bez. für das gebraucht, was später ►Neurasthenie und ►Neuropathie hiess. Bei ►Kraepelin (1915) »psychopathischer Zustand«, gekennzeichnet durch die »dauernde Beeinträchtigung der Lebensarbeit durch unzulängliche Veranlagung auf dem Gebiete der gemütlichen und namentlich der Willensleistungen. In der Hauptsache handelt es sich um eine Herabsetzung der Widerstandsfähigkeit gegen gemütliche Einflüsse einerseits, um ungenügende Spannkraft des Willens andererseits«. Es fehle an Harmonie. »So entsteht der Eindruck des Unausgeglichenen, Widerspruchsvollen, Unberechenbaren im Denken, Fühlen und Handeln, der den nervösen Menschen ihren eigenartigen Stempel aufdrückt.«
e: nervousness, nervosism. *fr:* nervosité, nervosisme

Neugeborenenkrämpfe, amorphe *(m, pl)*. (Ph. Bamberger und A. Matthes, 1959). Uncharakteristisch aussehende epileptische Anfälle im Säuglingsalter. Gelegentlich kommt es nur zu vorübergehendem Atemstillstand oder Blauwerden des Gesichts. Die Anfälle sind deutlicher von den Anfallsformen älterer Kinder oder Erwachsener unterscheidbar. Das Anfalls-EEG zeigt örtlich begrenzte Krampfpotenziale. Ursachen: äußere Schädigung des Gehirns durch Geburtsschädigungen, Hirnhautentzündung, innere Krankheiten. Prognostisch ungünstige Anfallsform. Später häufig Epilepsie mit anderen Anfallsformen und schweren psychischen Veränderungen.

Neugedächtnis *(n)*. Erinnerungsfähigkeit für die Ereignisse der jüngsten Vergangenheit. ►Gedächtnis.

Neumann, Erich geb. 23.1.1905 Berlin, gest. 5.11.1960 Tel-Aviv. Nach Studium von Philosophie und Medizin 1933/34 tiefenpsychologische Ausbildung bei C. G. Jung. Ab 1934 in Tel-Aviv. Werke: »Ursprungsgeschichte des Bewusstseins« (1949); »Amor und Psychose« (1952); »Umkreisung der Mitte« (3 Bde.) (1953/54); »Die große Mutter« (1956); »Der schöpferische Mensch« (1959); »Die archetypische Welt Henry Moores« (1961).

Neumann, Heinrich geb. 17.1.1814 Breslau, gest. 14.10.1884 Breslau. Zunächst in Innerer Medizin habilitiert und Gründer einer Privat-Irrenanstalt in Pöpelwitz. Dann auch in Psychiatrie habilitiert und ab 1877 o. Prof. und Direktor der psychiatrischen Universitätsklinik in Breslau. Sein wissenschaftliches Werk ist klein, war aber sehr einflussreich. In seinem »Lehrbuch der Psychiatrie« begründete er die Lehre von einer einheitlichen ►Einheitspsychose und der ►Produktivität von Psychosen.

Neuralgia spinalis (E. v. ►Feuchtersleben, 1845). Rückenmarksneuralgie. Bez. für nichtorganische (hysterische) Symptome bei Frauen. Der Bez. liegt die Vorstellung zugrunde, dass die Beschwerden mehr durch eine Übererregbarkeit des Rückenmarks als durch Stimmungsänderungen (wie bei Männern) hervorgerufen wird und sich daher auch durch Hyperkinesen und Krämpfe äußert.

Neuralgismus *(m)*. Syn. für ►Psychalgie.

Neurasthenie *(f)* 1. (G. M. Beard, 1869). Schwäche oder Erschöpfung in der Funktion des Nervensystems. Ursache ist nach Beard Überarbeitung. Beschwerden mehr psychischer Art sind rasche Ermüdbarkeit bei geistigen Anstrengungen, Leistungsabfall im beruflichen und privaten Bereich, Ablenkung der Konzentration durch Eindringen von Gedanken und Erinnerungen (►Divagation), ineffektives Denken, Gefühl von Konzentrationsschwäche, allgemeines Unsicherheitsgefühl. Mehr körperlich empfundener Art sind Gefühle von körperlicher Schwäche, Erschöpfungsgefühle nach geringer Anstrengung, Muskelschmerzen, Unfähigkeit zu körperlicher Entspannung. Evtl. Schwindelgefühl, unbestimmter Kopfschmerz, unbestimmte Schlafstörungen, Missmutigkeit, Niedergeschlagenheit und Angst. Historisch: Die Vorstellung von Schwäche entstammt dem ►Brownianismus, wurde darin aber nicht auf Nerven bezogen. Neurasthenie als Begriff und Syndrom war in der ersten Hälfte des 20. Jh. in Europa und den USA teils unüblich, teils vergessen, blieb jedoch in Russland, China, Japan, Taiwan, Hongkong weiter üblich. Ab etwa 1980 zunehmend auch wieder in Europa und den USA. In DSM-IV nicht als eigene ►Kategorie, sondern Teil der Restkategorie »undifferenzierte somatoforme Störung«. In ICD-10 unter F48.0 erfasst. In DSM-V ist der Begriff nicht vorhanden.
Syn.: Ältere: Nervosismus (Bouchut), nervöse Erschöpfung, Nervenschwäche; neuere: Epstein-Barr-Virus-Syndroms (EBV), chronisches Müdigkeitssyndrom, multiple chemische Sensitivität (MCS).
e: neurasthenia, chronic fatigue syndrome (CFS), multiple chemical sensitivities (MCS). 2. Bei Freud (1895) eine der drei ►Aktualneurosen. Ursache sei eine mangelhafte sexuelle Triebabfuhr.
fr: neurasthénie

Neurasthenia mercurialis Obsol. Syn. für ►Merkurialismus.

Neurasthenia sexualis Obsol. Bez. für sexuelles Versagen des Mannes (Erektionsschwäche, Ejaculatio praecox) infolge Neurasthenie. Auch alte Bez. für Neurasthenie durch vermeintlich übermäßigen Sexualgenuss.

e: sexual neurasthenia.
Syn.: Sexualneurasthenie. *fr:* neurasthénie sexuelle

Neurasthenie Beard Syn. für ►Neurasthenie.
e: Beard's disease. *fr:* maladie de Beard

Neurasthenie, post-infektiöse *(f)* In der englischsprachigen Literatur häufig verwendete Bez. Entspricht dem hyperästhetisch-emotionalen Schwächezustand (s. d.) der dt. Psychiatrie.
e: post-infective neurasthenia.

neurasthenisch *(a)*. Nervenschwach. Erschöpfbar. An Neurasthenie leidend.
e: neurasthenic. *fr:* neurasthénique

Neuremie *(f)* (Laycock). Sammelbegriff für funktionelle, nicht organische Störungen des Nervensystems.
e: neuremia. *fr:* neurémie

Neurobics *(n)* (Kontamination aus Neuro-nen und Aero-bic). Aufrechterhalten oder Steigerung der geistigen Leisungsfähigkeit durch immer wieder ungewohnte Aufgaben und Herausforderungen. Beruht auf der ►Annahme, dass dadurch neue Hirnzellen (Neuronen) gebildet werden. Vgl. ►Aktvierungstraining, mentales.
e: neurobics

Neurodermitis *(f)* Ursprünglich Sammelbez. für stark juckende Hautstörungen, bei denen eine Beteiligung des Nervensystems vermutet wurde. Gegenwärtig auf Hautkrankheit (»atopische Dermatits«) beschränkt, die in der Regel (75 %) bereits bei Säuglingen als Milchschorf auftritt und später vor allem an Ellenbeugen, Kniekehlen, Hals und Kopfhaut mit Juckreiz und Entzündung bemerkbar bleibt. Vor allem wegen des frühen Auftretens wird ein Erbfaktor angenommen. Nach psychodynamischen Vorstellungen können jedoch frühe Hautkontakte ausschlaggebend sein. Als sicher gilt, dass aus seelischen Gründen Verschlimmerungen eintreten und durch psychotherapeutische Maßnahmen verschiedener Art Besserungen erreicht werden können. Die dermatologische Behandlung ist davon unberührt.

Neurohypnotismus *(m)*. Von J. Braid (1943) anfänglich gebrauchter Ausdruck für ►Hypnotismus.

Neuroinduktion *(f)* 1. Seltenes Syn. für Suggestion. 2. In der Neurophysiologie: Übertragung des nervösen Impulses.
e: neuroinduction. *fr:* neuro-induction

neurokognitiv *(a)*. 1. Sich auf Psychisches beziehend, welches mit organischen Vorgängen im Gehirn in einem deutlich erkennbaren Zusammenhang steht. Das häufig verwendete Adj. bezieht sich in erster Linie auf Leistungen im Bereich von Wahrnehmen, Erkennen, Denken, Vorstellen, Erinnern und Urteilen. Gefühle und subjektives Erleben fallen nicht darunter. Wird gewöhnlich in zusammengesetzten Begriffen gebraucht. 2. Syn. für ►psychoorganisch.
e: neurocognitive.

neurokognitive Störungen (NCD) *(f, pl)*. In DSM-V Sammelbez. für spezifizierte psychische Störungen mit organischer Ursache. Die Einzelbezeichnungen beginnen immer »NCD aufgrund einer/eines …«: Alzheimer-Erkrankung, Lewy-Körper-Demenz, Parkinson-Erkrankung, Schädel-Hirn-Traumas, HIV-Infektion, Huntington-Erkrankung, Prionenerkrankung, Anderen Medizinischen Krankheitsfaktors, Multipler Ätiologien – dazu: Frontotemporale NCD und Substanz-/Medikamenteninduzierte NCD.
e: neurocognitive disorders.

Neurokognitive Störung aufgrund einer Alzheimer-Erkrankung *(n)*. Bez. von DSM-V für ►Alzheimer-Demenz. *e:* neurocognitive disorder due to Alzheimer's disease.

Neurokym *(n)*. Allgemein für »nervöse Vorgänge«. Aktivität des Nervensystems.
e: neurokym.

Neurolepsie *(f)* (J. Delay, P. Deniker und J. M. Harl, 1952). Herabsetzung des psychischen Spannungsgrades durch Medikamente. Diese Wirkung wird besonders zur Charakterisierung der Stoffklasse der ►Neuroleptika herangezogen.
e: neurolepsia. *fr:* neurolepsie

Neuroleptika *(n, pl)*. (H. Osmond, 1957, J. Delay). Gruppe verschiedenartiger psychotroper Substanzen mit gleichartiger Wirkung auf Psychosen und andere psychische Störungen. Traditionelle Beschreibung der Wirkung: Herabsetzung von psychomotorischer Erregtheit und Gespanntheit, Verminderung des Antriebs (um ca. 50 %), Beruhigung (Sedierung). Der Einfallsreichtum versiegt. – Andere: Neuroleptika verändern die Affektwerte von Erlebnissen und sind daher gegen die affektive Basis krankhafter Phänomene, insbesondere bei Schizophrenie, einsetzbar. Intellektualität und Bewusstsein werden dabei in erträglichem Ausmaß beeinträchtigt. Über die Besserung folgender Erscheinungen wird berichtet: ►Zerfahrenheit, ►Größenwahn, Affektarmut, akustische Halluzinationen, psychotische Ängstlichkeit. Geringere Wirkung auch auf Störungen des Sozialverhaltens, ►Autismus, Wahn, Antriebssteigerung und Schlafstörungen. Die Vorstellung, dass bestimmte ►Zielsymptome gebessert würden, ist wieder verlassen worden. Allgemein wird die Wirkung als sedierend und antipsychotisch beschrieben. Neuroleptika sind nicht krankheitsheilend, sondern wirken nur während der Dauer ihrer Einnahme. Die Wirkung ist im Therapieverlauf nicht gleichbleibend. Wirkungsphasen: 1. Woche: Sedierung, Antriebsverarmung, Schläfrigkeit, sympathikolytische Effekte. 2. Woche: Antriebssteigerung, Unruhe, Ängstlichkeit, sympathikotone Effekte. 3. Phase: Antriebsminderung, Gleichgültigkeit. – Hauptindikationsgebiete: 1. Psychomotorische Erregtheit. 2. Psychotische Zustands-

bilder mit Wahnsymptomatik, Halluzinationen und Denkstörungen. 3. Chronisch verlaufende Psychosen und Endzustände.
e: major tranquilizer (amer.), neuroleptic drugs.
Syn.: Neuroplegika, Antipsychotika *fr:* (agents) neuroleptiques

neuroleptisch-therapeutische Breite *(f)* (H.-J. Haase, 1954). Bei der Behandlung mit ▸Neuroleptika diejenige Dosis, die zwischen einer neuroleptischen Mindestdosis (kenntlich an leichten Veränderungen der Handschrift) und dem Auftreten gröberer unwillkürlicher Bewegungen (▸Dyskinesien, akute, ▸Akathisie, ▸Parkinsonismus) liegt.

neuroleptische Disposition *(f)* (H.-J. Haase, 1954). Individuell unterschiedliche Reaktion auf die Gabe eines Neuroleptikums. Ein Kranker kann eventuell die 15-fache Dosis benötigen, damit dieselbe Wirkung erzielt wird wie bei einem anderen. Die deswegen angenommene Disposition hat offenbar keine Beziehung zu Körperkrankheiten oder anderen Dispositionen.

neuroleptische Potenz *(f)* (H.-J. Haase). Wirkungsstärke eines ▸Neuroleptikums. Um Vergleiche zwischen der Wirkungsstärke der einzelnen Neuroleptika anstellen zu können, werden nach Haase alle Neuroleptika auf Chlorpromazin bezogen, dessen neuroleptische Potenz = 1 gesetzt wird. Als weiteres Maß dient die Überschreitung der ▸neuroleptischen Schwelle, wofür 150–400 mg Chlorpromazin benötigt werden. Danach hat z. B. Promazin die neuroleptische Potenz ⅓–½, Periciazin = 5, Haloperidol = 50.

neuroleptische Schwelle *(f)* (H.-J. Haase). In der Therapie psychotischer Störungen von individuellen Dispositionen abhängige Höhe einer ▸Neuroleptika-Dosis, oberhalb deren es zu einer extrapyramidalen Hypokinese kommt, die sich zuerst in einer Störung der Feinmotorik (Handschrift) zeigt. Eine weitere Dosiserhöhung bringt dann rasch eine Überdosierungssymptomatik (Parkinson-Syndrom) mit sich. Bleibt die Dosis unterhalb der neuroleptischen Schwelle, kommt es nur zu einer leichten affektiven Entspannung wie bei der Tranquilizer-Wirkung.

neuro-linguistische Psychotherapie (NLPt) *(n)*. Form der Psychotherapie, welche das neuro-linguistische Programmieren (s. d.) zusammen mit Methoden der ▸Imagination nutzt. »neuro« verweist auf ▸Neurowissenschaften, »linguistisch« sowohl auf Sprache als auch auf die Linguistik N. Chomskys.
e: neuro-linguistic psychotherapy.

neuro-linguistisches Programmieren (NLP) *(n)*. (R. Bandler, J. Grinder, ca. 1970). Planbare Umänderung von Verhaltensweisen und Denkstrukturen. Bei anderen oder bei sich selbst beobachtete Verhaltensweisen (▸Körpersprache) oder sprachliche Äußerungen sollen nach Vorstellung der Autoren durch ein Verhaltensprogramm so umgeändert werden, dass sie zu einer bleibenden Veränderung des Gehirns führen (▸Plastizität, [neuronale]). A. Nutzung in der neuro-linguistischen Psychotherapie (s. d.). B. Weitverbreitet besonders zu Zwecken der Werbung und in vielen Coaching-Programmen.
e: neuro-linguistsic programming.

Neurologe *(m)*. Berufsbezeichnung für »Arzt für Neurologie«. Nach der Weiterbildungsordnung (1988) umfasst die Weiterbildungszeit nach Abschluss der allgemeinmedizinischen Ausbildung (Approbation) weitere 4 Jahre. Abzuleisten sind 3 Jahre Neurologie, davon 2 Jahre im Stationsdienst, 1 Jahr Psychiatrie im Stationsdienst. Angerechnet wird auf die Weiterbildung in Neurologie bis zu 1 Jahr die Weiterbildung in Neurochirurgie, Neuropathologie, Neuroanatomie, Neuroradiologie, Neurophysiologie und Innerer Medizin. Die Weiterbildung hat sich auch auf die fachgebundene Röntgendiagnostik einschließlich des Strahlenschutzes zu erstrecken. – Vgl. Nervenarzt, Nervenheilkunde.

Neurologie *(f)* Nervenärztliches Fachgebiet. Umfasst nach der Weiterbildungsordnung (1988) alle Maßnahmen der Erkennung, der nicht-operativen Behandlung, der Prävention und der Rehabilitation bei Erkrankungen des zentralen, peripheren und vegetativen Nervensystems sowie der Muskulatur (Myopathien und Myositiden). Weiterbildungsgang: ▸Neurologe. Vgl. Nervenheilkunde, Psychiatrie.
e: neurology. *fr:* névrologie

Neurolymphatismus *(m)*. Besondere Bereitschaft zu krankhaften Reaktionen von Haut, Schleimhäuten und Lymphknotensystem (exsudative Diathese) bei gleichzeitiger abnormer Reaktionsbereitschaft des Nervensystems.

Neuromimesis *(f)* Obsol. Bez. für hysterische Imitation einer Nervenkrankheit.
e: neuromimesis. *fr:* neuromimèse

neuromimetisch *(a)*. 1. Stimulierend auf das Nervensystem wirkend (z. B. Pharmaka). 2. Auf Neuromimesis bezüglich; eine organische Nervenkrankheit imitierend.
e: neuromimetic. *fr:* neuromimétique

Neuromyasthenie, epidemische *(f)* 1934 unter dem Personal des Allgemeinen Krankenhauses von Los Angeles aufgetretene poliomyelitisähnliche Epidemie verbunden mit extremer Erschöpfung bzw. Müdigkeit, verbunden mit Muskelschwäche und Gliederschmerzen, jedoch ohne Veränderungen im Liquor, auch ohne Todesfälle. Als Ursache wurde eine atypische Kinderlähmung angenommen. Später in postinfektiöse Neuromyasthenie umbenannt. 1984 in ▸Epstein-Barr-Virus(EBV)-Infektion umbenannt. Vgl. ▸Neurasthenie.
e: epidemic neuromyasthenia.

Neuromyasthenie, postinfektiöse *(f)* Syn. für ▸Neuromyasthenie, epidemische.

neuronale Plastizität *(f)* ►Plastizität (neurnale).

Neuropath *(f)* Jemand, der an Neuropathie leidet. Nervenkranker.
e: neuropath. *fr:* névropathe

Neuropathie *(f)* Konstitutionell verankerte Neigung zu vegetativen Funktionsstörungen und Übererregbarkeit, die als Ausdruck einer besonderen Konstitution mit »Schwäche« des Gehirns angesehen wurde. Im Unterschied zur ►Psychopathie gehören jedoch keine Charakteranomalien dazu, obwohl beides häufig zusammen vorkommt und im Sprachgebrauch die Begriffe häufig vermengt wurden. Der früher für eine Vielzahl funktioneller Symptome verwendete Begriff findet heute hauptsächlich in Bezug auf das Kindesalter Anwendung. Wird umschrieben als erhöhte Reizempfindlichkeit mit überschießender Reizbeantwortung und eng begrenzter Fähigkeit zur Wiederherstellung eines funktionellen Gleichgewichts. Symptome: Trinkfaulheit, gewohnheitsmäßiges Erbrechen, Störungen der Darmentleerung, besondere Ansprechbarkeit auf emotionale Eindrücke, hartnäckige Schlafstörungen, starke Reaktionen auf banale körperliche oder psychische Belastungen (starkes Schwitzen, Temperaturanstieg, Zittern, Kopfschmerzen, Schwindel).
e: neuropathy.
Syn.: konstitutionelle Nervosität. *fr:* névropathie

Neuropathia infantum Neuropathie im Kindesalter. ►Neuropathie.

Neuropathie, zerebro-kardiale *(f)* (M. Krishaber, 1873). Neurosenform mit Angstanfällen, Herzklopfen, Schwindel, Schlaflosigkeit, ►Albträumen. Entspricht etwa der späteren ►Angstneurose. Die Bez. wurde in der Literatur nur gelegentlich verwendet. Krishabers Buch (»De la névropathie cérébro-cardiaque«) gilt jedoch als Erstbeschreibung der ►Depersonalisation. Ein Drittel der von ihm vorgestellten Patienten klagte über derartige Phänomene, denen Krishabers aber keinen Namen gab. *fr:* névropathie cérébro-cardiaque.

Neuropathisch *(a)*. 1. An Neuropathie leidend. 2. Sich auf organische Symptome beziehend, die ihren Ursprung in der Psyche haben.
e: neuropathic. *fr:* névropathique

Neurophilosophie *(f)* (Patricia Smith Churchland, 1986). Sammelbez. für philosophische Richtungen, welche die Tätigkeit des Gehirns, ausgehend von Neuronen, nach dem Modell eines Computers beschreiben. Der cartesianische Gegensatz von Geist und Materie gilt darin als nicht existent. Das Phänomen des Geistes bestehe in einem Komplex von Dispositionen zu Verhaltens- und Handlungsweisen. Die experimentelle Basis wird durch elektrophysiologische Untersuchungen (►Bereitschaftspotenziale) und Funktionsuntersuchungen des Gehirns (bildgebende Verfahren, Neuroimaging) und Verhaltensregistrierungen geliefert. Vgl. Libet-Experimente – Historisch: Die Bez. wurde erstmals in »Neurophilosophy: toward a unified science of the mind-brain« (1986) geprägt und fand sofort weite Verbreitung. Vgl. Neurowissenschaften, kognitive.
e: neurophilosophy.

Neurophonie *(f)* Lautes Hervorbringen von bellenden tierischen Lauten. Vorkommen sowohl bei Chorea wie auch als neurotisches Symptom.
e: neurophonia. *fr:* névrophonie, délire des aboyeurs

Neuroplastizität *(f)* ►Plastizität, (neuronale).
e: neuroplasticity, neuronal plasticity.
*Syn.:*neuronale Plastizität.

Neuroplegika *(n, pl)*. Ältere Bez. für Medikamentengruppe, deren Wirkung in erster Linie in einer Lähmung neuraler Funktionen besteht. Die Bezeichnung ist überwiegend zugunsten der Bezeichnung ►Neuroleptika fallengelassen worden.

Neuropsychiatrie *(f)* 1. Allgemein: Neuro- verweist auf das Zentralnervensystem, -psychiatrie auf psychische Störungen oder Krankheiten. Jedoch kein fester Wortgebauch. 2. Psychiatrie, insoweit sie Teil der Pathologie des Zentralnervensystems ist. 3. Psychiatrie, welche mit neurowissenschaftlichen Methoden arbeitet. 4. Disziplin, die Neurologie und Psychiatrie gleichermaßen umfasst. 5. Syn. für ►Psychiatrie, organische. 6. Psychiatrie, welche die Ursachen aller psychischen Störungen im Gehirn sucht. 7. Psychische und Verhaltensstörungen bei neurologischen Krankheiten. 8. Psychiatrie, welche psychische Erklärungen für das Entstehen psychischer Störungen vermeidet.
e: neuropsychiatry. *fr:* neuropsychiatrie

Neuropsychiatrie, kognitive: *(f)* Zweig der ►Neuropsychiatrie (2). Neuropsychologische Testverfahren werden während einer ►Kognition mit ►bildgebenden Verfahren kombiniert. Ziel ist, die Vorgänge während einer ►Kognition zu erfassen.
e: cognitive neuropsychiatry.

Neuropsychologie *(f)* 1. Zweig der klinischen Psychologie, der sich mit den Zusammenhängen zwischen psychischen Phänomenen (Verhalten) einerseits und nervöser Struktur, Hirnprozessen sowie neuronalen Netzwerken andererseits befasst. Die grundlegende ►Annahme geht davon aus, dass einem bestimmten Zustand des Zentralnervensystems ein bestimmtes Verhalten zuzuordnen ist. Lokalisatorische Fragen spielen eine bedeutende Rolle. 2. Standardisierte Untersuchungsverfahren (neuropsychologische Tests) zum Dokumentieren der psychischen Begleiterscheinungen organischer Hirnstörungen sowie deren Auswirkungen auf das tägliche Leben. Anwendung insbesondere in der Rehabilitation zur Kontrolle des Trainingserfolges. 3. Ebensolche Untersuchungsverfahren zum Erfassen von Leistungsstörungen bei funktionellen psychischen Erkrankungen

(Gefühlszustände, Ängste, Depressionen, Persönlichkeitsstörungen, Schizophrenie u. a.). 4. Mit neuropsychologischen Methoden der Psychotherapie wird eine gestörte Hirnfunktion trainiert (►Plastizität des Gehirns). Praktische Anwendungen vor allem in der neurochirurgischen und neurologischen Rehabilitation. 5. Inkorrekt oft für jegliche Anwendung von standardisierten Tests in der Psychiatrie. – Historisch: Das erste neuropsychologische Institut wurde 1879 von ►Wundt in Leipzig gegründet. Früh vertraten ►Fechner, ►Kraepelin. ►Sommer und ►Goldstein diese Fachrichtung.
e: neuropsychology. *fr:* neuropsychologie *fr:* neuropsychologie

neuropsychologisch *(a)* 1. Mit Methoden der Neuropsychologie arbeitend. 2. Inkorrekt oft als Syn. für ►psychoorganisch.
e: neuropsychologic.

neuropsychologische Syndrome *(n, pl)*. Gruppe von komplexen Störungen, die auf umschriebene Hirnläsion zurückgeführt, aber nur mit psychologischen Methoden erfasst werden können: ►Aphasien, ►Apraxien, ►Anosognosie.

Neuropsychopathie *(f)* Selten gebrauchte Bez. für psychische (»neurotische«) Veränderungen mit Ursprung in Veränderungen des Zentralnervensystems. Entspricht etwa der ►Pseudopsychopathie.
e: neuropsychopathy. *fr:* psychonévropathie

Neuropsychopharmakologie *(f)* Syn. für ►Pharmakopsychiatrie.

Neuropsychose *(f)* 1. Obsoletes Synonym für ►Psychose. Z. B. bei H. Schüle (1894): »Es erübrigen sich die Beziehungen der acuten Paranoia zu den primären Neuropsychosen der Melancholie und Manie.« 2. Ursprünglich von Freud (1894) verwendetes, jetzt obsol. Syn. für ►Psychoneurose.
e: neuropsychosis. *fr:* névropsychose

Neuroregulans *(n)*. Medikament, das auf hormonal-vegetative Dysregulationen des Zentralnervensystems regulierend wirkt, z. B. Centrophenoxin (Helfergin).

Neurose *(f)* 1. Erstmalig von ►Cullen (1777) gebrauchte Bez. für alle Erkankungen des Nervensystems (auch der peripheren Nerven, ►Trophoneurose) ohne nachweisbare Ursache. Im ganzen 19. Jahrhundert werden in ähnlichem Sinne unter der Bez. Organstörungen ohne Läsionen der Organstruktur verstanden, die nach einem Organsitz bezeichnet werden (Herzneurosen, Hysterie [Gebärmutter], Hypochondrie [Verdauungskanal]). Neurosen in diesem Sinne entsprechen den gegenwärtigen psychosomatischen Erkrankungen; auszunehmen sind Epilepsie und Parkinsonismus. Es wird weiterhin angenommen, dass Neurosen Erkrankungen des Nervensystems sind. In diesem Sinne werden periphere, spinale und zerebrale Neurosen unterschieden. 2. Von S. Freud (1895–1900) neu definiert. Eine Neurose ist danach eine psychisch bedingte Gesundheitsstörung, deren Symptome unmittelbare Folge und symbolischer Ausdruck eines krank machenden seelischen Konflikts sind, der unbewusst bleibt. Zur engeren psychoanalytischen Begriffsumschreibung gehört ferner, dass der Konflikt in der Kindheitsentwicklung verwurzelt ist und dass die jeweilige Symptomatik aus einem Kompromiss zwischen Triebwünschen und einer ihre Realisierung verhindernden ►Abwehr entsteht. Eine grundsätzliche Unterscheidung zwischen Neurosen und ►Psychosen ist somit möglich. Die Einbeziehung der ►Schizophrenie in das Konzept der Neurosen als »narzisstische Neurose« wurde noch von Freud selbst wieder aufgegeben. Deskriptiv können Neurosen durch spezifische Symptome (►Phobien, ►Zwangserscheinungen, ►Konversionssymptome) oder durch unspezifische Phänomene (Hemmungen, Kontaktstörungen, depressive Verstimmungen, Selbstunsicherheit, Amibvalenz, Arbeitsstörungen) gekennzeichnet werden. Je nach klinischer Symptomatik und Entstehungsart werden mehrere klinische Formen unterschieden: ►Angstneurose, ►Aktualneurose, ►Charakterneurose, ►Abwehrneurose, ►Übertragungsneurose, ►Zwangsneurose, s. a. die folgenden Stichwörter – Von verschiedenen Gruppeneinteilungen erlangte nur die von J. H. Schultz in Deutschland eine Zeit lang einige Bedeutung: ►Fremdneurosen, ►Randneurosen, ►Schichtneurosen und ►Kern- bzw. Charakterneurosen. – Die Lerntheorie verwirft alle bisherigen Neurosentheorien, vor allem aber die psychoanalytischen, und »betrachtet neurotische Symptome einfach als gelernte Gewohnheiten. Es gibt keine Neurose, die dem Symptom zugrunde liegt, sondern nur das Symptom selbst« (Eysenck). Daher richtet sich die aus der Lerntheorie abgeleitete ►Verhaltenstherapie ausschließlich gegen unerwünschte Symptome (die nicht als neurotisch betrachtet werden). DSM-III/IV vermeidet ebenfalls konsequent »Neurose«, »neurotisch« und »psychodynamisch«. Begründet wird dies damit, dass man hinsichtlich der Entstehung einer ►Störung »atheoretisch« sei (impliziert jedoch Akzeptanz und Ablehnung der psychoanalytischen Neurosentheorie). Der Sache nach sind die neurotischen Störungen in DSM-III unter ►Angstsyndromen und zahlreichen Einzelbezeichnungen zu finden, die in DSM-IV teilweise als ►Angststörungen zusammengefasst wurden. Sie finden sich auch unter den Depressionen und anderen Bezeichnungen, sofern sie deren Kriterien erfüllen. DSM-V erwähnt mehrfach »neurotische« Persönlichkeitsfaktoren (►Neurotizismus [2]).
e: neurosis. *fr:* névrose

Neurose, antizipierende *(f)*. ►antizipierende Neurose.

Neurose, depressive *(f)* Syn. für Depression, neurotische.

Neurose, ekklesiogene *(f)* (E. Schaetzing, 1955). Neurose, die mit einer religiösen Erziehung und Umwelt besonders hinsichtlich ihrer sexualfeindlichen sittlichen Normen in Zusammenhang steht.

Neurose, existenzielle *(f)* (V. v. Gebsattel). Bez. der anthropologischen Medizin für besondere Form der Neurose, die entsteht, »wenn der Mensch am Sinn der menschlichen Existenz an sich zweifelt, also an einer fundamentalen Glaubenslosigkeit erkrankt«. Kann als Sonderform der noogenen Neurose (s. d.) gelten.
e: existential neurosis.

Neurose, experimentelle *(f)* Neurosenähnliche Verhaltensstörungen, die im Tierexperiment auftreten, wenn eine experimentelle Aufgabe nicht gelöst werden kann. Wurde zuerst von J. P. Pawlow bei Hunden beschrieben, wenn diese nicht imstande waren, zwischen ähnlichen Testobjekten oder Tönen fast gleicher Höhe zu unterscheiden. Seitdem bei zahlreichen anderen Tierarten wiederholt (Katzen, Affen, Mäusen, Schafen, Ziegen, Schweinen u. a.)
e: experimental neurosis. *fr:* névrose expérimentale

Neurose, hysterische *(f)*. ►Hysterie (2).

Neurose, iatrogene *(f)* (V. E. ►Frankl). Mit dem Verhalten eines Arztes ursächlich zusammenhängende Gesundheitsstörung. Wenn der Arzt einem Patienten erklärt, er habe ein zu großes Herz, einen zu niedrigen Blutdruck, unreines Blut, kann dies zum Kern neurotisch übertriebener Befürchtungen werden. Es handele sich gewöhnlich um aktuelle neurotische Störungen, die ohnehin vor dem Ausbruch standen und nur nach Bestätigung ihrer Ängste verlangte.
e: iatrogenic neurosis. *fr:* névrose iatrogénique

Neurose, infantile *(f)* Neurose, deren Symptomatik sich zwar erst im Erwachsenenalter entfaltet, aber im Kindesalter schon vorhanden ist. Nach der psychoanalytischen Lehre trifft dies bei jeder Neurose zu, sodass von einer Infantilneurose auch dann gesprochen werden kann, wenn während der Kindheit keinerlei neurotische Erscheinungen erkennbar waren. Die im Kindesalter bereits behandlungsbedürftigen Neurosen werden dagegen als »kindliche Neurosen« bezeichnet.
e: infantile neurosis. *fr:* névrose infantile

Neurose, metatraumatische *(f)* (Morselli). Syn. für ►Unfallneurose.

Neurose nach Oppenheim ►Unfallneurose.

Neurose, narzisstische *(f)* 1. (S. Freud). Psychische Krankheit, bei der die ►Libido auf das ►Ich zurückgezogen wird und Unfähigkeit besteht, ►Übertragungen zu bilden. Freud bezeichnete zunächst alle ►Psychosen einschließlich der Schizophrenie als narzisstische Neurosen und stellte sie den ►Übertragungsneurosen gegenüber, beschränkte den Begriff aber später auf die manisch-depressive Erkrankung. – Die Bez. wird in dieser Bedeutung kaum benutzt. 2. (R. Battegay, 1977). Syn. für ►Persönlichkeitsstörung, narzisstische.
e: narcissistic neurosis. *fr:* névrose narcissique

Neurose, noogene *(f)* (V. E. ►Frankl, 1955). In der Begriffswelt der anthropologischen Medizin begründete Bez. für Neurose, »die in den Dimensionen des Geistigen wurzelt«. Die Neurose stellt eine Reaktion auf die »existenzielle Frustration« (►Existenzanalyse) dar und bricht aus, wenn sich aus dem Entzug der für den Menschen spezifischen Sinn- und Wertmöglichkeiten eine »geistige Not« ergibt; dies kann durch besondere Lebensumstände oder Körperkrankheit geschehen.

Neurose, phobische *(f)* Gelegentlich als Syn. für ►Angsthysterie gebrauchte Bez. ►Phobie.
e: phobic neurosis. *fr:* névrose phobique

Neurose, postpartale *(f)*. ►Post-Partum-Neurose.

Neurose, schizoide *(f)* (H. Schultz-Hencke, 1951). Neurose einer ►schizoiden Persönlichkeit. Eigenschaften: tief gehende Kontaktgestörtheit mit gegensätzlichen Tendenzen; die Beziehung zur Welt, insbesondere zur Welt der Menschen, ist zentral gelockert, es herrschen Misstrauen und schroffe Distanz vor; extremen Wünschen nach enger Bindung stehen Distanziertheit, Isolierung und Unbeteiligtheit gegenüber; blindes Vertrauen neben krassem Misstrauen; Zurückhaltung und Ungeselligkeit neben überschießendem Entgegenkommen; gestörte Realitätswahrnehmung: die Wahrnehmungen sind einseitig, lückenhaft und durch ►Projektionen entstellt; auf der Oberfläche besteht oft weiche Gefügigkeit, Nachgiebigkeit, Opferbereitschaft und Verzichtsbereitschaft. Symptome: Arbeits- und Konzentrationsstörungen, Krankheitsfurcht, ►Depersonalisation, ►paranoide Erscheinungen, ►Zwangserscheinungen, Müdigkeit, Erschöpfung, Ängste, Schwindelgefühl, Drogenabhängigkeit, Sucht, Verwahrlosung, Kopfschmerzen, Anfälle von Bewusstlosigkeit, Tremor, motorische Unruhe, Muskelzucken, Gesichtstic, Orgasmusstörungen, Hautkrankheiten, Magen-Darm- und Herzkreislaufstörungen, ►Erythrophobie. – Als psychodynamische Grundlage wird eine frühe Störung zwischen Kind und Beziehungsperson mit Nichtbefriedigung von Zärtlichkeits- und intentionalen Bedürfnissen angenommen. – Das Konzept stützt sich auf die von Kretschmer unter ►schizoid zusammengefassten Persönlichkeitseigenschaften, weist diesen aber innerhalb einer Neurosentheorie einen bestimmten Platz an und erklärt die Eigenschaften aus der frühkindlichen Entwicklung. ►Schizoidie; ►schizoides Temperament; ►Psychopathen, schizoide.

Neurose, soziale *(f)* 1. I. w. S. Sammelbez. für Fehlhaltungen und Fehlentwicklungen, deren Entstehung auf die Einwirkung der Umwelt zurückgeführt werden kann. Da jede Neurose aus einem gewissen

Missverhältnis hervorgeht und besonders die frühkindliche Familienumgebung von Bedeutung ist, kann jede Neurose als soziale Neurose beschrieben werden. 2. (V.v. Weizsäcker). I.e.S. Fehlhaltungen und Fehlentwicklungen, deren Entstehung mit den Einwirkungen der außerfamiliären Sozialwelt zusammenhängt, z.B. mit sozialem Wandel, Aufstieg und Abstieg. Diese Fehlhaltungen können bei größerer Verbreitung umgekehrt gestaltgebend auf die Sozialstruktur einwirken.
e: social neurosis. *fr:* névrose sociale

Neurose, symptomlose *(f)* (Schultz-Hencke). Neurose, bei der es nicht zur Ausbildung eines neurotischen Symptoms gekommen ist, durch welches der nicht befriedigte Trieb gleichzeitig abgewehrt und erfüllt wird. Daher identisch mit ►Charakterneurose.

Neurose, traumatische *(f)* Syn. für ►Unfallneurose.

Neurose, vegetative *(f)* 1. Störung vegetativer Funktionen durch anhaltende oder periodisch wiederkehrende emotionelle Spannungszustände oder Konflikte. Im Gegensatz zur ►Konversionsneurose wird der Konflikt jedoch nicht durch die vegetative Symptomatik symbolisch zum Ausdruck gebracht und führt auch nicht zu einer Herabsetzung der Emotionsspannung; z.B. führt eine Blutdruckerhöhung »unter dem Einfluss von Wut den Affekt nicht ab, sondern ist eine physiologische Komponente des Gesamtphänomens Wut« (Alexander). S.a. psychosomatische Medizin. 2. Selten gebrauchtes Syn. für Feer'sche Krankheit (rote Handteller und Wesensänderung bei Stammhirnenzephalopathie im Kleinkindesalter).
e: vegetative neurosis. *fr:* névrose végétative

Neurose, zentrifugale *(f)* (J.H. Schultz, 1955). Neurose, bei welcher von einer »im Kern der Persönlichkeit gelegenen Fehlhaltung das Gesamterleben missleitet wird«. ►Neurose, zentripetale.

Neurose, zentripetale *(f)* (J.H. Schultz, 1955). Neurose, welche erst »den erwachsenen Menschen als wesentlich gereifte Persönlichkeit« trifft, also von außen her in eine vorher intakte Psyche eindringt und den Menschen damit »seelisch verrenkt«. Das kann z.B. in Form einer ►Primitivreaktion beginnen. Klingt gewöhnlich wieder ab, kann sich aber auch »zentripetal der Persönlichkeit eingliedern« und allmählich in die »Persönlichkeit eingestalten«. ►Neurose, zentrifugale.

Neurosenwahl *(f)* Vorgang, durch welchen bei einem Menschen gerade dieser Typ von Neurose auftritt und bei einem anderen eine andere Neurose. Es handelt sich eigenlich um eine der Grundfragen der Neurosenlehre, warum und in welcher Richtung seelische Konflikte zu einer klinisch klassifizierbaren Neurose führen. Es gibt keine eindeutige Antwort darauf. Freud betonte stets, dass in der Regel eine größere Zahl ätiologischer Faktoren, die untereinander durch ein Netz gegenseitiger Bedingtheiten verbunden sind, für die Neurosenwahl bestimmend werden.
e: choice of a neurosis. *fr:* choix de la névrose

Neurosis angorosa *(f)* Seltenes Syn. für Angstneurose.

Neurosis dysthenica *(f)* Seltenes Syn. für ►Neurasthenie.

Neurostimulans *(n)*. Medikament mit stimulierender (und zugleich ausgleichender und sedierender) Wirkung auf das Zentralnervensystem. Hauptvertreter: Centrophenoxin (Helfergin).

Neurothymoleptika *(n, pl)*. Kontamination aus ►Neuroleptika und Thymoleptika. Mit der Bez. soll hervorgehoben werden, dass die Grenze zwischen der Wirkung beider Gruppen nicht scharf zu ziehen ist. Besonders in niedriger Dosierung haben z.B. Chlorprothixen und Thioridazin (beides trizyklische Neuroleptika) auch eine thymoleptische (= antidepressive) Wirkung, während trizyklische Antidepressiva (s.d.) in hoher Dosis eine ausgeprägte neuroleptische Wirkung haben.
e: neurothymoleptics. *fr:* neurothymoleptiques

Neurotiker *(m)*. Jemand, der an einer ►Neurose leidet.
e: neurotic. *fr:* névrotique

neurotisch *(a)*. Mit ►Neurose zusammenhängend; an Neurose leidend.
e: neurotic. *fr:* névrosique, névrotique

neurotische Fehlentwicklung *(f)* Häufig gebr. Syn. für ►Neurose. Wird besonders in der klinischen Praxis der Bez. »Neurose« vorgezogen.

neurotische Fehlhaltung *(f)*. ►Fehlhaltung.

neurotische Leistungsinsuffizienz *(f)* Einbuße oder Abfall der körperlichen oder geistigen Leistungsfähigkeit durch Neurose. Gilt als einer der wichtigsten Gründe für die Einleitung einer Therapie.

neurotische Mechanismen *(m, pl)*. ►Mechanismen, neurotische.

neurotischer Charakter *(m)* ►Charakter, neurotischer.

neurotisches Arrangement *(n)*. ►Arrangement, neurotisches.

Neurotizismus *(m)*. 1. (H.J. Eysenck). Vererbbare mangelhafte emotionale Stabilität, die den Menschen dazu prädisponiert, bei zu großer Belastung neurotische Symptome zu entwickeln. Das Vorhandensein des Neurotizismus kann durch objektive Tests, welche Eysenck als Erster entwickelt hatte, festgestellt werden. 2. In DSM-V als häufig erwähnte bestimmte Charaktereigenschaft (»negative Affektvität« und Empfänglichkeit für Angst) enthalten.
e: neuroticism. *fr:* névrosisme

neurotoid *(a)*. (H. Schultz-Hencke, 1951). Neuroseähnlich. Leichte Erscheinungen im Sinne einer Neurose. Es wird davon ausgegangen, dass »sämtliche neurosenstrukturellen Faktoren und Zusammenhänge ubiquitär sind«, dass also jeder Mensch bis zu einem gewissen Grade Neurotisches in sich trägt. Ob ein Mensch tatsächlich Neurotiker ist, hängt von der Quantität und der sonstigen Bedeutung der Symptome ab. Um das »Normal-Neurotische« vom »Echt-Neurotischen« quantitativ zu unterscheiden, spricht Schultz-Hencke von neurotoid. Alle Menschen haben somit eine »neurotoide Struktur«.

Neurotransmitterhypothese *(f)* Als Hypothese formulierte ►Annahme in der biologischen Psychiatrie (s. d.). Ursache der funktionellen (endogenen) Psychosen seien Ungleichgewichte in den dopaminsensiblen (►Dopaminhypothese) und glutaminsensiblen Rezeptoren im Gehirn. Für Depressionen seien Schwächen der serotonergen (auf Serotonin reagierenden) und noradrenergen (Noradrenalin enthaltenden) Transmitter im Synapsenspalt verantwortlich.
e: neurotransmittter hypothesis

Neurowissenschaften *(f, pl)*. Lehnprägung aus dem Engl. Sammelbez. für Disziplinen, welche Aufbau und Funktion des zentralen und peripheren Nervensystems untersuchen: Neuroanatomie, Neuropathologie, Neuroradiologie, Neurologie, Neurophysiologie u. a. – Vgl. Neurowissenschaften, kognitive.
e: neurosciences.

Neurowissenschaften, kognitive *(f, pl)*. Lehnprägung aus dem Engl. Disziplinen, welche Gehirn und Psyche simultan untersuchen. Auf der Grundlage von Befunden, welche durch Methoden einer der ►Neurowissenschaften erhoben wurden, werden parallel oder gleichzeitig Funktionen der ►Kognition untersucht, im Wesentlichen Verhaltensdaten erhoben. Es bestehen engere Beziehungen hinüber zur ►Neurophilosophie, vor allem bei Fragen zu Bewusstsein, Selbstbewusstsein, Willensfreiheit, Gedächtnis, Seele, Geist usw.
e: cognitive neurosciences.

Neutralisierung *(f)* (H. Hartmann, 1939). Umwandlung von libidinöser (►Libido) und aggressiver Triebenergie in Energie, die losgelöst ist von der Notwendigkeit zur Instinktbefriedigung und daher dem ►Ich für seine Zwecke zur Verfügung steht. In der neueren Psychoanalyse weithin anerkanntes Behandlungsziel. Danach führen Bewusstmachen und ►Abreagieren verdrängter Erlebnisse nur zu vorübergehender Entlastung. Erst Neutralisierung und daraus folgende Integration ehemals verdrängten infantilen Materials in die Gesamtpersönlichkeit führen zur endgültigen Symptombefreiung.
e: neutralization. *fr:* neutralisation

Neutralität *(f)* Eine der Forderungen an den Psychoanalytiker in der psychanalytischen Kur. Er soll 1. sich gegenüber religiösen, moralischen und sozialen Werten neutral verhalten; 2. dem Patienten keine Ratschläge für seine Lebensführung geben; 3. sich nicht in ein Spiel von ►Übertragungen hineinziehen lassen; 4. Aggressionen nicht mit Aggressionen beantworten; 5. die Äußerungen des Patienten neutral aufnehmen (►Aufmerksamkeit, gleichschwebende) und nicht die Äußerungen bevorzugen, die zu einer bestimmten ►Interpretation des Analytikers passen. – Eine Idealforderung, die vor allem hinsichtlich der Ratschläge für die Lebensführung von fast allen Analytikern gelegentlich verletzt wird.
e: neutrality. *fr:* neutralité

Newcastle-System *(n)*. (M. W. Carney, M. Roth, R. F. Carside, 1965). Diagnostisches System, welches versucht, endogene und neurotische Depressionen mithilfe von Bestimmungsskalen operational zu definieren. Die Newcastle-Schule zeigt sich im Gegensatz zur Maudsley-Schule überzeugt, dass es diese beiden unterscheidbaren Formen von Depression gibt.
e: Newcastle system. *fr:* système de Newcastle

New-Haven-Index *(m)*. (B. M. Astrachian, M. Harrow, D. Adler, L. Brauer, C. Schwarz, G. Tucker, 1972). (Check-)Liste von Symptomen und Phänomenen zum Zwecke einer operationalen Diagnose der ►Schizophrenie. Enthält zahlreiche ►Kriterien, z. B. »bizarres Denken« und »►Autismus«. Wurde bis zum ►DSM-III (1980) in den USA viel gebraucht.
e: New Haven Schizophrenic Index (NHSI). *fr:* index schizophrénique de New Haven

NHSI New Haven Schizophrenic Index. ►New-Haven-Index

Nichtbefolgen der Ärztlichen Behandlungsmaßnahmen (Noncompliance) *(n)*. In DSM-III: ►Kategorie für nicht psychisch kranke Personen, bei denen Noncompliance (►Compliance) Beobachtungs- oder Behandlungsanlass ist. Z. B. Nichteinhalten einer Diät, Ablehnung jeder Medikamenteneinnahme, Ablehnung von Eingriffen aus religiösen Gründen.
e: noncompliance with medical treatment.

Nichteinfühlbarkeit *(f)* Fehlgehende Versuche, sich ►empathisch in die inneren Erlebnisse einer anderen Person und deren Begründungen hineinzuversetzen und diese bei Vergleich mit dem eigenen Seelenleben nachzuvollziehen. Obwohl es sich dabei um ein subjektives Urteil handelt, das von anderen möglicherweise anders getroffen wird, gilt dies in der Psychopathologie von ►Jaspers als das entscheidende Merkmal zur Unterscheidung von »geisteskrank»« oder »nicht geisteskrank«.
e: failing empathy.

Nichtigkeitswahn *(m)*. Syn. für ►Kleinheitswahn.

Nicht Näher Bezeichnet NNB. In DSM-III-R/V für alle Störungen, welche nicht die jeweils geforderten Kriterien zum Einschluss unter die jeweilige Kategorie (Diagnose) erfüllen, dieser aber doch aus dem

einen oder anderen Grunde zuzuordnen sind. Trat an die Stelle der Bez. ►atypisch des DSM-III.
e: Not Otherwise Specified.

Nickkrämpfe *(m, pl)* ►Blitz-Nick-Salaam-Krämpfe.

Niedergeschlagenheit *(f)* Gedrückte Stimmung. Vom Subjekt empfundener Stimmungszustand, welcher schwach ausgeprägte Ähnlichkeiten mit einer Depression hat, ohne krankhaft zu sein. Wird mit Adjektiven beschrieben wie: betrübt, kleinmütig, matt, kopfhängerisch, unglücklich, kleinlaut. Enthält das Bild des gesenkten Kopfes und niedergeschlagenen Blickes eines Menschen, der sich von Angst, Sorgen, der Dürftigkeit des Lebens, einer schweren Krankheit, schlechten Nachrichten oder Schreck entmutigen und niederbeugen lässt.
e: depression (häufig), low spirits, dejection, despondency.

Nihilismus *(m).* (lat. nihil = nichts) 1. Allgemein: negative, auf das Nichts hin orientierte Weltsicht. 2. Vorstellung des Nichtexistierens der eigenen Person (oder expansiv erweitert: der ganzen Welt). 3. Weniger genau auch: Ablehnung aller ärztlichen und pflegerischen Maßnahmen, nicht aus Opposition, sondern aus dem Gefühl der Sinnlosigkeit und Hoffnungslosigkeit des Daseins. Vgl. expansiver Nihilismus, nihilistische Depression, nihilistischer Wahn.
e: nihilism. *fr:* nihilisme

Nihilismus, expansiver *(m).* Bei zyklothymer Depression vorkommende, ins Extreme gehende nihilistische Einstellung. Aus dem Erlebnis der depressiven Leere sagt der Kranke, nicht nur er, auch die Menschheit und die Welt gingen unter oder seien nie existent gewesen.
e: expansive nihilism. *fr:* nihilisme expansif

Nihilismus, therapeutischer *(m).* Mehr spöttische Bez. für eine im 19. und teilweise noch im 20. Jh. unter Nervenärzten weitverbreitete Haltung. Es wurde die Auffassung vertreten, dass für Geisteskrankheiten keine wirksamen Heilmethoden zur Verfügung stehen. Die Aufgabe der Psychiatrie wurde lediglich in einem humanen Verwahren der Kranken gesehen (kustodiale Psychiatrie).

nihilistischer Wahn *(m).* 1. (J. Cotard, 1880). Unkorrigierbare Vorstellungen, nach denen die Realtität teilweise oder ganz inexistent ist, Körper, Geist und die ganze Welt. Das Bild wird gekennzeichnet von Angst, Vorstellungen ewiger Verdammnis, vollständiger Gefühlslosigkeit und Unempfindlichkeit gegen Schmerzreize, der Vorstellung, dass einzelne Organe, der ganze Körper, die Seele, Gott nicht existieren. Es sind z. T. ins Extreme gesteigerte hypchondrische Vorstellungen. Der Kranke glaubt, er habe gesündigt, seine Sünde sei so groß, dass er der Teufel selbst sein müsse und daher nicht sterben könne, schließlich, dass nichts mehr existiere. Dabei schwere Selbstbeschädigungs- und Suizidtendenzen. 2. I. e. S. Verneinung der Funktionen und Organe des eigenen Körpers (»ich habe keinen Magen mehr, sodass das Essen direkt zum After durchfällt«). Vorkommen von 1. und 2. vor allem bei chronischer Depression älterer Menschen, aber auch bei Demenzen, progressiver Paralyse und – in etwas anderer Form – bei Schizophrenie. ►Cotard'sches Syndrom.
e: delirium oder delusion of negation, nihilistic delusion. *fr:* délire des négations

Nikotinabhängigkeit *(f).* Bez. der DSM-IV für ►Nikotinabusus. – (ICD-10: F17.2x).

Nikotinabusus *(m).* Übermäßiges Tabakrauchen. Beginnt gewöhnlich schon in der Jugend. Nach R. Tölle geben 96 % der Raucher Wirkungen auf die Psyche an. Es handelt sich besonders um beruhigende, spannungslösende (besonders Angst und Nervosität) und belebende Effekte. Bei 25 % der Raucher treten Entziehungserscheinungen in Form von Unruhe, Nervosität, Gereiztheit und Gewichtszunahme auf. Das Auftreten von Entzugserscheinungen ist der häufigste Grund für die Fortsetzung des Tabakrauchens. 80 % der Raucher äußern den Wunsch, damit aufzuhören, 35 % versuchen es jedes Jahr, weniger als 5 % schaffen es ohne Hilfe.
e: nicotine dependence, nicotinism, tabagism. – (ICD-10: F17.2a). *fr:* nicotinisme

Nikotinentzug *(m)* Erscheinungen bei plötzlicher Beendigung gewohnheitsmäßigen Rauchens: missmutige, niedergedrückte Stimmung, Schlafstörungen, Ablenkbarkeit, Reizbarkeit, Frustrationsgefühl (»Frust«), Angst, Konzentrationsstörungen, Pulsverlangsamung, Hungergefühl, Gewichtszunahme (während eines Jahres ca. 3 kg).
e: nicotine withdrawal. – (ICD-10: F17.3).

Nikotinpsychose *(f)* Durch Nikotinabusus hervorgerufene psychische Krankheit. Obwohl sich immer wieder z. T. namhafte Autoren für Nikotin als Ursachenfaktor bei funktionellen Psychosen ausgesprochen haben, gibt es außer flüchtigen Vergiftungserscheinungen bei ungewohntem Genuss keine sicher verbürgten Psychosen durch Tabakmissbrauch.

Nirwanaprinzip *(n).* (Barbara Low). Von Freud aufgegriffene Bez. für eine »herrschende Tendenz des Seelenlebens, vielleicht des Nervenlebens überhaupt, das Streben nach Herabsetzung, Konstanterhaltung, Aufhebung der inneren Reizspannung ... wie es im ►Lustprinzip zum Ausdruck kommt« (GW XIII, 60, 372). ►Konstanzprinzip. Die Neigung der Triebe, alle Energie zu verlieren und damit die Lebensvorgänge zu einem Ende zu bringen bzw. in einen anorganischen Zustand zu überführen und damit vollständigen Ausgleich zu schaffen. ►Konstanzprinzip.
e: Nirvana principle. *fr:* principe de Nirvana

Nissl, Franz geb. 9.9.1860 Frankenthal i. Pf., gest. 11.8.1919 München. Schüler Kraepelins (ab 1895)

N

und dessen Nachfolger als Direktor der Heidelberger Psychiatrischen Klinik (1903/04). Gab mit 58 Jahren den Lehrstuhl auf, um (1918) die Leitung der histopathologischen Abteilung in Kraepelins neu gegründeten Deutschen Forschungsanstalt für Psychiatrie zu übernehmen. Prominenter Vertreter einer auf Hirnanatomie gegründeten Psychiatrie. Erschloss vor allem den krankhaften Hirnbefund bei progressiver Paralyse (s. d.).

Nisus sexualis *(m)*. Geschlechtstrieb.

NLP ►neuro-linguistisches Programmieren.

NLPt ►neuro-linguistisches Psychotherapie.

NNB ►Nicht Näher Bezeichnet.

NMS neuroleptic malignant syndrome. ►Syndrom, malignes neuroleptisches.

Noctambulismus *(m)*. Schlafwandeln. ►Nachtwandeln. ►Lunatismus.
e: noctambulism. *fr:* noctambulisme

Nörgelsucht *(f)*. ►Querulanz.

Nötigung, sexuelle *(f)* Erzwingung des Sexualverkehrs durch Androhung von Gewalt. Wird rechtlich gewöhnlich als weniger schuldhaft angesehen wie ►Vergewaltigung. Wird im Gesetz nicht eigens behandelt, sondern als einer der Tatbestände angesehen, welche § 240 StGB beschreibt: »(1) Wer einen anderen rechtswidrig mit Gewalt oder Drohung mit einem empfindlichen Übel zu einer Handlung, Duldung oder Unterlassung nötigt, wird mit Freiheitsstrafe bis zu 3 Jahren oder mit Geldstrafe, in besonders schweren Fällen mit Freiheitsstrafe von 6 Monaten bis zu 5 Jahren bestraft. […] (2) Rechtswidrig ist die Tat, wenn die Anwendung der Gewalt oder die Androhung des Übels zu dem angestrebten Zweck als verwerflich anzusehen ist. (3) Der Versuch ist strafbar.«

Noetika *(n, pl)*. Chemische Stoffe, die auf die Verstandesfunktionen der Noopsyche einzuwirken vermögen, z. B. Kaffee, Tee, Amphetamin.

noetisch *(a)*. Das Erkennen (Noese) betreffend. ►Anoese.
e: noematic. *fr:* noétique

Noktambulismus *(m)* ►Noctambulismus.

Noludarsucht *(f)* Drogenabhängigkeit von dem Schlafmittel Methyprylon (Noludar). Nach anfänglicher Steigerung können Dosen von 30–50 Tbl. täglich vertragen werden. Evtl. Kombination mit Alkohol zur gegenseitigen Wirkungssteigerung (U. H. Peters, 1963, 1966). Bei plötzlicher Entziehung können epileptische Anfälle und Entziehungspsychosen, meist Delirien, ausbrechen. Auftreten der Sucht unter den gleichen Bedingungen wie andere Schlafmittelsüchte.

nonkonvulsiver Status epilepticus (NCSE) *(m)*. Syn. für ►Petit-Mal-Status.

Non-Pick-Stirnhirndemenz *(f)* ►Demenz mit Schrumpfung des Stirnhirns, welche keine ►Pick'sche Krankheit ist. Das Krankheitsbild ist aus pathologisch-anatomischen Befunden bekannt, kann aber klinisch nicht diagnostiziert werden.

Non-REM-Schlaf *(m)*. Syn. für ►Schlaf, orthodoxer.

Non-Restraint-Bewegung *(f)* Von J. Conolly 1828 in Hanwell (England) aufgestellte Maxime, die den Verzicht auf alle Zwangsmaßnahmen (Fixierung, Isolierung) bei der Behandlung unruhiger psychotischer Patienten kennzeichnet. (»Treatment of the insane without mechanical restraint«, Reprint 1973).

Noopsyche *(f)* Nach einer Einteilung E. Stranskys (1904) die verstandesmäßige, intellektuelle Seite der menschlichen Psyche, die der Thymopsyche (Gemütsseite) gegenübersteht. Dabei wurde die Noopsyche in die phylogenetisch jüngeren Hirnteile (Stirnhirn) lokalisiert, die Thymopsyche in den phylogenetisch älteren Hirnstamm. Nach Stransky entsteht die ►»intrapsychische Ataxie«, der Kern der Schizophrenie, durch eine mehr oder weniger ausgeprägte Selbstständigkeit von Noopsyche und Thymopsyche. Aufgrund dieser Vorstellung wurden als Behandlung der Schizophrenie psychochirurgische Eingriffe zur Durchtrennung von Leitungsbahnen zwischen Stirnhirn und Hirnstamm als gerechtfertigt angesehen, um die Noopsyche von der Thymopsyche vollständig zu trennen.
e: noopsyche. *fr:* noopsyché

Noopsychose *(f)* Vorwiegend die Noopsyche betreffende Psychose, z. B. Schizophrenie.
e: noopsychosis. *fr:* noopsychose

No-Restraint-Bewegung *(f)*. ►Non-Restraint-Bewegung.

Norm, psychische *(f)* Vom psychiatrischen Standpunkt aus ist psychisch normal, wer mit sich und seiner kulturellen Umgebung in Harmonie lebt. Er ist in Denken und Verhalten in harmonischer Weise an die Standardforderungen seiner Kultur angepasst. Dieser Normbegriff ist somit streng kulturgebunden. Nach Kurt ►Schneider ist von einer mehr statistischen Durchschnittsnorm (►Realnorm) eine sich nach einem Idealtyp richtende Wertnorm zu unterscheiden. Abnormität ist erhebliches Abweichen von der Norm. Die Psychiatrie soll sich stets des wertfreien Normbegriffes bedienen. – Nach Freud bedeutet »normal sein«, eine Harmonie zwischen den Kräften des Es, Ich und Über-Ich herzustellen. Dieser Vorgang beinhaltet die Sublimierung oder Verdrängung nicht realisierbarer Triebwünsche.
e: psychic norm. *fr:* norme psychique

Norm, soziale *(f)* Verhaltens- und Verständigungsforderungen innerhalb einer Gruppe, Subkultur, Kultur, an denen sich das Handeln der einzelnen Individuen orientieren kann. Grundlegendes Faktum für das soziale Zusammenleben. Durch soziale Normen wird nach dieser Auffassung z. B. auch festge-

legt, was als geistesgesund bzw. geisteskrank verstanden wird.
e: social norm. *fr:* norme sociale

Normalisierung, forcierte *(f)* (H. Landolt, 1955). Normalisierung von EEG-Veränderungen bei einem Epileptiker für die Dauer einer psychischen Störung (Dämmerzustand, Verstimmung, schizophrenieähnliches Zustandsbild). Die Bezeichnung geht auf die Beobachtung zurück, dass die typischen EEG-Veränderungen eines Epileptikers (Krampfherde, Dysrhythmien) mit dem Beginn der anfallsunterdrückenden medikamentösen Behandlung verschwinden können. Dies wird gewöhnlich als günstiges Zeichen gewertet. Gleichzeitig kann aber z. B. ein Dämmerzustand auftreten, nach dessen Verschwinden das EEG auch wieder die alten Veränderungen zeigt. *fr:* normalisation forcée.

normoptische Halluzination *(f)*. ►Halluzination, normoptische.

Nosoagnosie *(f)* Syn. für ►Anosognosie. ►Anton'sches Symptom.

Nosologie *(f)* (griech. nosos = Krankheit) Krankheitslehre. Systematische Klassifizierung von Krankheiten. Die aus der Pathologie stammende Bez. bezieht sich auf Körperkrankheiten. Analog wird sie auch auf psychische Störungen angewendet, unter der ►Annahme, dass es sich auch dabei um Körperkrankheiten handele.
e: nosology. *fr:* nosologie

Nosomanie *(f)* Krankheitswahn. Obsol. Bez. für unkorrigierbare Überzeugung, an einer schweren Körperkrankheit zu leiden, obwohl alle ärztlichen Untersuchungen einen normalen Befund ergeben haben. ►Hypochondrie.
e: nosomania. *fr:* nosomanie

Nosophilie *(f)* Unnatürliches Genießen eines Krankheitszustandes.
e: nosophilia. *fr:* nosophilie

Nosophobie *(f)* Übertriebene Befürchtungen in Bezug auf die Folgen bei leichten oder zumindest prognostisch günstigen Krankheiten.
e: nosophobia. *fr:* nosophobie

Nostalgie *(f)* Heimwehkrankheit. Im 18. und in der ersten Hälfte des 19. Jahrhunderts allgemein bekannte Gemütskrankheit, die als Krankheitseinheit ein großes Kapitel der damaligen Psychiatrie darstellte. Zuerst bei Schweizer Soldaten in fremden Diensten, dann bei Soldaten und Kriegsgefangenen aller Kriege und in den Kolonien beobachtet. Man unterschied drei Stadien: 1. Der Kranke wird müde, traurig, schweigsam, sucht die Einsamkeit; er denkt an die Heimat, spricht nicht darüber. 2. Denken an die Heimat wird zur fixen Idee. Schlaf- und Appetitlosigkeit, Verdauungsstörungen, Druck im Kopf. 3. Wahnideen oder Verwirrtheitszustände. (Psychogener) Tod in allgemeiner Erschöpfung. – Auch in Form von Epidemien (z. B. in den napoleonischen Heeren) auftretend. – Pathognomonisches Zeichen und einziges Heilmittel: Rückschaffung in die Heimat oder Wiederherstellung der menschlichen Bindungen. Bereits die Ankündigung hilft.
e: nostalgia. *fr:* états de nostalgie

Nostomanie *(f)* Extremes Heimweh.
e: nostomania. *fr:* nostomanie

Nostopathie *(f)* Syn. für ►Nostomanie.

Notenalexie *(f)* Syn. für ►Notenblindheit.

Notenblindheit *(f)* Unfähigkeit, eine Melodie aus Noten abzulesen, obwohl die einzelnen Noten richtig erkannt werden. ►Wortblindheit.
e: tonaphasia.
Syn.: musikalische Alexie. *fr:* cécité musicale

Notonanie *(f)* Syn. für ►Entwicklungsonanie.

Notzucht *(f)* 1. In alter Zeit: Frauenraub, gewaltsames Fortziehen einer Frau. 2. Seit dem 16. Jh. Bez. für »Frauenentehrung«, die gewaltsame Erzwingung von Sexualverkehr durch einen Mann. Wurde in dieser Bedeutung zeitweilig auch im Gesetzestext des StGB gebraucht. Heutiger Begriff: ►Vergewaltigung.
e: rape, violation. *fr:* viol

Novophobie *(f)* (Mitterauer). Angst vor allem Neuen. Wird als Eigenschaft vieler Depressiver beschrieben.

NS ►Neutraler Stimulus.

Nudismus *(m)*. 1. Obsol. Bez. für die Neigung mancher psychisch Kranker, sich immer wieder nackt auszuziehen. 2. Alte Bez. für extreme Form des ►Exhibitionismus, bei welcher die Betreffenden sich in der Öffentlichkeit völlig entkleiden und so am sozialen Leben teilzunehmen versuchen. 3. Aus Deutschland stammende Form naturalistischer Nacktkultur. In abgegrenzten Bezirken wird ein Leben ohne Kleidung organisiert. Organisiert in der Internationalen Naturisten-Föderation (INF).
e: nudism. *fr:* nudisme

Nudomanie *(f)*. ►Nudismus.

Nudophobie *(f)* Übertriebene Scheu vor Nacktheit.
e: nudophobia. *fr:* nudophobie

Numinosum *(n)*. (R. Otto, 1917). 1. Fundamentale Erfahrung, die allen Religionen gemeinsam ist: 1. Gefühl der Nichtigkeit der Kreatur angesichts ihres Schöpfers (Kreaturgefühl); 2. Gefühl der Ehrfurcht und des Schauderns vor einem unnahbaren Wesen, das eine lebende Kraft und ein »ganz Anderes« ist (mysterium tremendum); 3. Erleben als etwas Anziehendes (Faszinans), das einen mit seliger Begeisterung erfüllt. – 2. Von C. G. Jung in die Psychiatrie eingeführt. Danach kommt dem Erleben des ►Archetypus eine numinose Qualität zu. Archetypen stehen am Anfang jener Erlebnisse, aus denen sich religiöse Riten und Dogmen ableiten. *fr:* sentiment numineux.

Nunberg, Herman geb. 23.1.1884 Bendzin (Polen), gest. 20.5.1970 New York. Psychoanalytiker in Wien und New York. Medizinstudium in Krakau und Zürich. Krankenhauspsychiater in Schaffhausen und Waldau/Bern. Seit 1914 in Wien als Psychoanalytiker. 1931 Emigration in die USA. Ab 1934 in New York in freier Praxis. 1950–1952 Präsident der New Yorker psychoanalytischen Gesellschaft. Werke: »Allgemeine Neurosenlehre« (1932).

nuptiales Irresein *(n)*. ►Irresein, nuptiales.

Nygmatomanie *(f)* Krankhafte Neigung, sich selbst mit einer Nadel zu stechen. Bei Morphinisten auch als Rodet'sches Zeichen bekannt.
e: nygmatomania. *fr:* nygmatomanie

Nyktalophobie *(f)* Syn. für ►Nyktophobie.

Nyktophobie *(f)* Dunkelangst. Übertriebene Furcht vor Dunkelheit und Nacht.
e: nyctophobia, scotophobia.
Syn.: Nyktalophobie, Skotophobie. *fr:* nyctophobie, scotophobie

Nyktophonie *(f)* Nachtsprache. Unvermögen, am Tage zu sprechen, bei erhaltener Fähigkeit, nach Dunkelwerden zu sprechen. Seltenes Symptom bei Hysterie.
e: nyctophonia. *fr:* nyctophonie

Nymphomanie *(f)* Mannstollheit. Krankhaft gesteigerter heterosexueller Geschlechtstrieb bei Frauen. Kann Symptom einer psychischen Krankheit (Manie) oder Ausdruck einer neurotischen Fehlentwicklung sein. Entspricht der ►Satyriasis beim Manne. Die Bez. wurde auch bei Frauen angewendet, die häufig den Sexualpartner wechselten.
e: nymphomania.
Syn.: Furor uterinus, Metromanie, Andromanie, Kytheromanie. *fr:* nymphomanie

O

OA ▸Overeaters Anonymous.

Oberbewusstsein *(n)*. (M. Dessoir, 1890). Das normale Persönlichkeitsbewusstsein im Gegensatz zum ▸Unterbewusstsein (2).

Obesität *(f)* ▸Adipositas.

Objekt *(n)*. In der Trieblehre S. Freuds Person oder Gegenstand, durch welche ein Trieb sein Ziel erreichen, d.h. befriedigt werden kann. Es kann sich dabei um einen Menschen, etwas wirklich oder nur in der Phantasie Vorhandenes handeln. Der Begriff weicht somit erheblich von der umgangssprachlichen Bedeutung ab und braucht nicht einen Gegenstand zu bezeichnen. Der Begriff hat im Laufe der Entwicklung der Psychoanalyse zunehmend an Bedeutung gewonnen. Das Objekt kann ständig wechseln und braucht keine dauerhafte Bindung mit dem Trieb einzugehen. Es muss nicht außerhalb des eigenen Körpers liegen, sondern kann mit Teilen des Körpers oder mit dem ganzen Körper, aber auch mit Teilen des Körpers eines anderen (Partialobjekt) identisch sein.
e: object. *fr:* objet

Objekt, bizarres *(n)*. (W.R. Bion, M. Klein). Ein ▸Objekt wird so wahrgenommen, als wenn es in winzige Stücke zersplittert wäre. Jedes dieser Einzelteile enthält nach M. Klein einen (projizierten) Teil des ▸Selbst und wird als feindlich erlebt.

Objektagnosie *(f)* Unterform der optischen Agnosie (s.d.). Unfähigkeit, Objekte (Gegenstände oder Personen) zu erkennen, die vom Hintergrund nicht richtig unterschieden werden können. Vorkommen besonders bei Läsionen im Hinterhauptslappen.
e: agnosia of objects.
Syn.: assoziative Seelenblindheit. *fr:* agnosie optique des objets concrets

Objektbeziehungstheorie *(f)* Psychoanalytische Lehre von der Entwicklung der Beziehungen zu ▸Objekten und der Internalisierung der dabei gemachten Erfahrungen und wie sich dabei das ▸Ich entwickelt. Enthält psychodynamische Beschreibung, wie das Kind mit Konflikten zu seinen Eltern umgeht, indem es sie introjiziert und auf einem intrapsychischen Niveau behandelt. Besondere Beiträge stammen von Heinz ▸Hartmann, Edith ▸Jacobson, Margareth ▸Mahler, René ▸Spitz, Heinz ▸Kohut, Otto Kernberg.
e: object relations theory.

Objektlibido *(f)* Derjenige Anteil der ▸Libido, der sich einem oder mehreren Objekten der äußeren Welt zuwendet (▸Libidobesetzung). Gewöhnlich als Gegenbegriff zu ▸Ichlibido gebraucht.
e: object-libido. *fr:* libido d'objet

Objektverlust *(m)*. Verlust einer für das Individuum bedeutungsvollen Person. Kann eintreten durch Tod, Wegziehen, Aus-dem-Haus-Gehen, Trennung, Scheidung, Zerwürfnis u.a.
e: object loss.

Objektwahl *(f)* (S. Freud, 1905). Vorgang, durch welchen ein Mensch als Liebesobjekt ausgewählt wird. ▸Objekt wird hierbei im engeren Sinne von Liebesobjekt verstanden. Nach Freud sind zwei Typen zu unterscheiden: 1. narzisstische Objektwahl; 2. Anlehnungstyp der Objektwahl (s.d.).
e: object choice. *fr:* choix d'objet, choix objectal

Objektwahl, Anlehnungstyp der (S. Freud, 1905). Wahl eines Liebesobjekts, bei der die Beziehungen zu den eigenen Eltern als Vorbild dienen. Dabei sind die Gesichtspunkte der Nahrungsspende, des Schutzes und der Fürsorge für die Wahl maßgebend. Leitsatz ist: »Ich will dich haben.« Bei Männern herrscht oft der Anlehnungstyp der Objektwahl vor. Das Liebesobjekt wird dabei oft überschätzt. Nach dem Anlehnungstyp wird a) die nährende Frau, b) der schützende Mann geliebt.
e: anaclitic type of object-choice. *fr:* choix d'objet par étayage

Objektwahl, narzisstische *(f)* (S. Freud, 1905). Wahl eines Liebesobjekts, bei der die eigene Person als Vorbild dient (▸Narzissmus). Nach dem narzisstischen Typ der Objektwahl liebt man, a) was man selbst ist (sich selbst), b) was man selbst war, c) was man selbst sein möchte, d) die Person, die ein Teil des eigenen Selbst war (Freud: GW X, 156). Leitsatz ist: »Ich möchte so sein wie du oder dich mir ähnlich machen.« Bei Kindern und Frauen ist die Objektwahl oft narzisstisch. Es scheint, dass die nur sich selbst liebenden schönen Frauen auf viele Männer anziehend wirken. – Bei einzelnen Formen abweichenden sexuellen Verhaltens, z.B. Homosexualität, spielt narzisstische Objektwahl eine wichtige Rolle.
e: narcissistic object choice. *fr:* choix d'objet narcissique

Oblativität *(f)* (R. Laforgue). Unfähigkeit, die Bindung zur Mutter oder zu einer entsprechenden Mutterfigur zu lösen. Im weiteren Sinne auch die Unfähigkeit, menschliche Bindungen zu lösen, wofür Demütigungen in Kauf genommen werden. Beruht nach Laforgue auf einem Stehenbleiben der Entwicklung in der anal-sadistischen Phase.
e: oblativity. *fr:* oblativité

Oblomovist *(m)*. Nach dem Titelhelden des Romans »Oblomov« von J. A. Gontscharow benannter krankhafter Persönlichkeitstyp. Die ältere Beschreibung sieht ihn als willensschwachen Psychopathen, der wegen Apathie, Faulheit und Parasitismus meist untätig im Bett liegt und andere für sich sorgen lässt, obwohl er sonst in intellektueller, gemütlicher und psychischer Hinsicht normal ist. Anders betrachtet kann der Oblomovist seine Muße nicht genießen, sondern sieht dem Leben, in das er gern gestaltend und aktiv eingreifen möchte, ohnmächtig und mit gefesselten Händen zu. – Die Bezeichnung wurde schon von Iwan Gontscharow (1859) gebraucht, aber erst durch A. Masciochi (1957) und H. Dietrich (1965) in die Psychiatrie eingeführt. *fr:* maniac lectuaire.

Obsessio *(f)*. ▸Obsession.

Obsession *(f)* 1. Syn. für ▸Zwangsvorstellung. 2. Obsol. Bez. für Besessenheit.
e: compulsion, obsession. *fr:* obsession

obsessiv-impulsiv *(a)*. Zwanghaft, Zwangs…
e: obsessive-compulsive. *fr:* obsédent

obsessiv-kompulsive Reaktion *(f)* Lehnübertragung aus dem Amerik. Syn. für ▸Zwangsneurose.
e: obsessive-compulsive reaction. *fr:* réaction obsessionelle

Obstruktives Schlafapnoe-Syndrom *(n)*. Unterform des ▸Schlaf-Apnoe-EDS-Syndroms (s. Nr. 2).
e: Obstructive Sleep Apnea Hypopnea.

Ochlophobie *(f)* Syn. für ▸Demophobie.

Odontophobie *(f)* 1. Abnorme Angst vor dem Anblick eines Zahns. 2. Angst vor zahnärztlicher Behandlung.
e: odontophobia. *fr:* odontophobie

Odynophobie *(f)* Angst vor Schmerzen.
e: odynophobia. *fr:* odynophobie

Ödempsychosen *(f, pl)*. (C. Faust). Gruppe von psychischen Krankheitsbildern, deren gemeinsames Kennzeichen eine plötzlich auftretende Hirnschwellung (Hirnödem) ist, durch welche Verlauf und Dauer der psychischen Erscheinungen bestimmt werden. Die verschiedenen Ursachen können somit die gleichen psychischen Bilder hervorrufen: 1. akute traumatische Psychosen nach Unfällen mit Hirnschädigung (Kontusionspsychosen); 2. Insolationspsychosen nach Sonneneinstrahlung; 3. Strangulationspsychosen nach Erhängungsversuchen. – Die Psychosen entwickeln sich rasch nach Abklingen einer anfänglichen Bewusstlosigkeit und klingen ihrerseits innerhalb von 6 Wochen wieder ab. Sie führen zu einer ziemlich vollständigen Erinnerungslücke für die ganze Dauer der Psychose. Die klinischen Bilder sind vielgestaltig und entsprechen in ihrer Symptomatik im Allgemeinen den akuten exogenen ▸Reaktionstypen. Besonders beobachtet wurden: einfache Euphorie mit und ohne übermäßige Aktivität, depressive, maniforme, paranoide, halluzinoseartige, oneiroide Krankheitsbilder. Häufig werden Konfabulationen und größenwahnsinnige Vorstellungen beobachtet.

ödipale Konstellation *(f)* Nach der psychoanalytischen Theorie während des ▸phallischen Stadiums als normaler Entwicklungsschritt auftretende triadische Beziehung zwischen Vater, Mutter und Kind. Das Kind wirbt um den gegengeschlechtlichen Elternteil und rivalisiert mit dem gleichgeschlechtlichen. Als pathologische Folge kann es evtl. zum ▸Ödipus-Komplex kommen.

ödipale Phase *(f)* Syn. für ▸phallisches Stadium.

Ödipalisierung *(f)* (G. Deleuze und F. Guattari, 1972). Aufbau der Dreierbeziehung »Papi-Mami-Ich« (▸Ödipus-Komplex) in der individuellen Entwicklung. Diese schütze zwar gegen die Verbindungen von Selbst und Gesellschaft, unterwerfe das Individuum aber zugleich den Zeichen und Strukturen des Kapitalismus. Schizophrenen fehle die erfolgreiche Ödipalisierung. ▸Schizoanalyse soll die durch Ödipalisierung entstandenen Wände einreißen und dadurch die Einsichten des Schizophrenen zugänglich machen.

Ödipismus *(m)*. (W. A. Wilson, 1955). Nach Ödipus (Sohn des thebanischen Königs Laos und der Iokaste), der sich selbst blendete, als offenbar wurde, dass er seine eigene Mutter geheiratet und mit ihr 4 Kinder gezeugt hatte. Erhebliche Selbstverletzung der Augen mit Messer, Rasierklinge, Säure und anderen Mitteln. Vorkommen sowohl aus neurotischer und psychotischer Motivation wie zu Simulation und Erreichung von Vorteilen (Entlassung vom Militärdienst, Haftverschonung u. a.).

Ödipus-Komplex *(m)*. (S. Freud, 1910). Die innerhalb eines Gesamtkomplexes auftretenden Gefühle von Liebe und Hass, die ein Kind seinen Eltern gegenüber empfindet. Nach der psychoanalytischen Lehre werden die frühkindlichen Beziehungen zu den Eltern in der frühen genitalen Phase (zwischen 3. und 4. Lebensjahr) in Analogie zur antiken Ödipus-Sage gestaltet, indem es zu Liebe und Inzestwünschen gegenüber dem gegengeschlechtlichen Elternteil kommt, während sich dem gleichgeschlechtlichen Elternteil gegenüber Hass- und Eifersuchtsgefühle entwickeln (positive Form). Es kann jedoch auch umgekehrt zu Liebesgefühlen gegenüber dem gleichgeschlechtlichen und Hass gegenüber dem gegengeschlechtlichen Elternteil kommen (negative Form). Häufig mischen sich beide Formen. Normalerweise gelingt in der

►Identifikation mit dem gleichgeschlechtlichen Elternteil die ►Verdrängung der Wünsche und der damit zusammenhängenden (Kastrations-)Ängste und damit die Beendigung der ödipalen Situation, wodurch die ►Latenzperiode eingeleitet wird. In der Pubertät kann es zu einer Wiederbelebung kommen. Ist die Bewältigung unzureichend, können Neurosen entstehen. Der Ödipus-Komplex ist das grundlegende psychoanalytische Modell für die Persönlichkeitsentwicklung. Viele Persönlichkeitsstörungen werden auf den Ödipus-Komplex bezogen und als Formen einer Nichtbewältigung interpretiert (►Komplex).
e: Oedipus complex. *fr:* complexe d'Œdipe

Ödipus-Komplex, weiblicher *(m).* Syn. für ►Elektra-Komplex.

Ökochondrie *(f)* Syn. für ►multiple chemische Sensitivität.

Ökologie, menschliche *(f)* Zweig der soziologischen Wissenschaft, der sich mit Ausbreitung und Verteilung menschlicher Gesellschaften beschäftigt.
e: human ecology. *fr:* écologie humaine

ökonomisch *(a).* Bez. der ►Psychoanalyse, die sich auf die Hypothese Freuds bezieht, dass bei allen seelischen Vorgängen eine mengenmäßig zu bestimmende psychische Energie innerhalb des psychischen Apparates verschoben wird. Die psychische Energie kann sich daher verringern, vermehren oder qualitativ verändern. Bei der psychoanalytischen Interpretation psychischer Vorgänge wird daher außer dem ►dynamischen und topographischen stets auch der (in diesem Sinne) ökonomische Gesichtspunkt einer besonderen Betrachtung unterzogen.
e: economic. *fr:* économique

Önomanie *(f)* 1. (Rayer). Syn. für ►Delirium tremens. 2. Dipsomanie. Alkoholismus. ►Alkoholsucht.
e: oenomania, oinomania, enomania. *fr:* oenomanie

Österling, Franziska geb. ca. 1742 in Wien. Erste Patientin Anton ►Mesmers, bei welcher er die »Magnetkur« (Hypnose) erfolgreich anwandte. Beschreibung im »Schreiben über die Magnetkur … an einen auswärtigen Arzt« (►Unzer): »In meinem Hause fiel eine Frauensperson von 28 Jahren, welche von Jugend auf Merkmale eines schwachen Nervengewebes an sich sehen liess, in eine der entsetzlichsten convulsivischen Krankheiiten, welche gegen zwey Jahre abwechselnd dauerte. Mit einem hysterischen Fieber verbanden sich Zuckungen, anhaltendes Erbrechen, Entzündungen verschiedener Eingeweide, Verhaltung des Urins, wüthende Zahnschmerzen, Ohrenwehe, Schwermuth, Wahnwitz, manchmal Raserey, [1 Wort], Ohnmachten, Blindheit, Athemlosigkeit, Lähmungen, die etwelche Tage anhielten, und andere dergleichen gräßliche Zufälle.«

Östromanie *(f)* 1. Sammelbez. für ►Nymphomanie und ►Satyrismus. 2. Syn. für ►Metromanie (1).
e: oestromania, estromania. *fr:* oestromanie

Offenbarungswahn *(m).* Wahnhaftes Erlebnis einer göttlichen Offenbarung, z. B. zu besonderen Aufgaben ausersehen zu sein, den Sohn Gottes gebären zu sollen, der Welt den Frieden bringen zu sollen. Kann mit abnormen Glücksgefühlen oder Angst oder einer Mischung aus beidem verbunden sein. Der Offenbarungswahn kommt vor bei Schizophrenie, insbesondere aber bei Angst-Glücks-Psychose und Katatonie. Aus den Umständen des Auftretens und der Formen seiner Äußerungen ist der Unterschied zu (normalen religiösen) Offenbarungserlebnissen stets mühelos erkennbar.
e: religious delusion, delusion of revelation. *fr:* délire de révélation

offene Fürsorge *(f)* Syn. für ►Außenfürsorge.

Offen-Tür-System *(m).* Syn. für ►Open-door-system.

Oikophobie *(f)* 1. Zwanghafte Furcht vor einem bestimmten Haus, das unangenehme Erinnerungen weckt. 2. Furcht davor, allein im Haus zu bleiben.
e: oikiophobia, oikophobia. *fr:* oïcophobie

Okkasionskrämpfe *(m, pl)* ►Gelegenheitskrämpfe.

Okkultismus *(m).* Lehre von den verborgenen, übersinnlichen, wissenschaftlich nicht anerkannten Dingen. Traditionsreiche Richtung, die sich vor allem im Spiritismus, ►Animismus, in Telepathie und Telekinese fortsetzt. Wissenschaftliche Bearbeitung durch ►Parapsychologie.
e: occultism. *fr:* occultisme

Oknophiler *(m).* (M. Balint). Persönlichkeitstyp. Aus Angst, verlassen zu werden, wird der Partner mit Liebe erdrückt. Der Betroffene fühlt sich ohne den Partner verloren und unsicher. Bei scheinbarem oder wirklichem Partnerverlust entstehen Verzweiflungsgefühle. Sucht Abhängigkeit und Schutz, worauf die ganze Lebensstrategie abgestellt ist. Vgl. Philobat.
e: ocnophile.

Okzipitalhirnanfall *(m).* Fokal-epileptischer Anfall, der durch Herde in der Hinterhauptregion hervorgerufen wird. Symptome: optische Halluzinationen in Form von stehenden oder sich bewegenden Bildern, Gesichtsfeldausfälle, Veränderung der Wahrnehmung in Form von ►Mikropsien, ►Makropsien und ►Metamorphopsien. Der zunächst fokale Anfall kann schließlich in einen großen epileptischen Anfall übergehen.

Oligergasie *(f)* Adolf ►Meyers Bez. für Intelligenzmangel und Schwachsinn.
e: oligergasia. *fr:* oligergasie

Oligoepilepsie *(f)* Anfallsleiden mit sehr seltenem Auftreten von epileptischen Anfällen in großen Zeitabständen, meist anlässlich besonderer Belastungen (Überanstrengung, Schlafentzug, intensive Sonnenbestrahlung). Es gilt als zweifelhaft, ob es bei einem derartigen wiederholten Auftreten von Gelegenheits-

krämpfen überhaupt richtig ist, von Epilepsie zu sprechen.
e: oligoepilepisa. *fr:* oligoépilepsie

Oligomanie *(f)* Alte Bez. für eine sich nur in wenigen Auffälligkeiten offenbarende psychische Krankheit. In der alten Psychiatrie auch Syn. für ►Monomanie.
e: oligomania. *fr:* oligomanie

oligophren *(a).* Syn. für ►schwachsinnig.

Oligophrenia apathica *(f)* Obsolete Bez. für Schwachsinn; Imbezillität.
e: apathic oligophrenia. *fr:* oligophrénie apathique

Oligophrenia phenylpyruvica *(f)* (A. Foelling, 1934). Rezessiv vererbliche Stoffwechselstörung (Enzymdefekt), die in früher Kindheit manifest wird und deren auffälligstes klinisches Symptom Schwachsinn ist. Die meisten Kranken sind Idioten und haben eine IQ unter 20. Weitere klinische Symptome: bei blauäugigen und blonden Patienten Hyperhidrosis und Ekzeme, Rigidität der Muskulatur, abnormes EKG, epileptische Anfälle, Hirnatrophie. Die Stoffwechselstörung besteht darin, dass durch Fehlen der L-Phenylalaninhydroxylase Phenylalanin nicht wie gewöhnlich vollständig in D-Tyrosin umgewandelt werden kann. Es wird statt dessen in Phenylbrenztraubensäure umgewandelt. Man nimmt an, dass die zentralnervösen Symptome auf die Anreicherung von Phenylalanin und seiner (ca. 12) Metaboliten im Stoffwechsel zurückzuführen sind. Die Reifung der Markscheiden wird dadurch behindert. Die Entstehung von Schwachsinn und anderer Symptome lässt sich völlig verhindern, wenn die homozygoten Defekt-Träger (mithilfe eines Eisen-[III]-chlorid-Testes) frühzeitig erkannt werden und bis zum 10. Lebensjahr eine Diät (Bickel, 1953) erhalten, in der Phenylalanin auf ein tolerables Minimum (ca. 20 mg/kg Körpergewicht/d) beschränkt wird. Häufigkeit: 0,5–1,5 % aller Schwachsinnigen. 100 neue Fälle pro Jahr in Deutschland. Vgl. H. Bickel und H. Cleve: »Über die Phenylketonurie« (1967).
e: phenylpyruvic oligophrenia.
Syn.: Foelling'sche Krankheit, Imbecillitas phenylpyruvica, Phenylbrenztraubensäure-Schwachsinn, Phenylketonurie. *fr:* oligophrénie phénylpyruvique

Oligophrenie *(f)* Geistige Entwicklungsstörung. Die Bez. wurde von Kraepelin als Sammelbez. für angeborenen oder früh erworbenen Intelligenztiefstand aller Schweregrade und jeder Herkunft geprägt. Wird deshalb häufig in der Mehrzahl – Oligophrenien – gebraucht. Schwerster Grad ist die Idiotie (völlige Bildungsunfähigkeit), mittlerer Grad: Imbezillität (Unfähigkeit zur selbstständigen Zurechtfindung im praktischen Leben), leichter Grad: Debilität (Unfähigkeit zu einem erlernten Beruf). Endogene Oligophrenie: mangelhafte Intelligenzanlagen ohne fassbare körperliche Veränderungen. Exogene Oligophrenie: vor der Geburt oder alsbald danach einsetzende somatische Schädigung des Gehirns, durch welche die Ausbildung einer Intelligenz verhindert wird. Die Ursachen reichen von Infektionskrankheiten, Stoffwechselstörungen, degenerativen Krankheiten zu Kretinismus und paranatalen Störungen.
e: oligophrenia, mental deficiency, amentia, feeblemindedness, mental retardation, intellectual disability (DSM-V). *fr:* oligophrénie, arriération mentale

Oligopsychie *(f)* Obsol. Bez. für abnorme Gleichgültigkeit gegenüber Personen und Dingen im Zustande ernsthafter Depression.
e: oligoria. *fr:* oligorie

Ololiuqui *(n).* Samen der beiden Windenarten Rivea corymbosa und Ipomoea violacea. Wirkstoffe: D-Lysergsäureamid, D-Isolylsäureamid und Lysergol, die in der Struktur eng mit LSD verwandt, in der Wirkung aber erheblich schwächer sind. Typisches ►Halluzinogen.
e: morning glory.
Syn.: Purpurwinde. *fr:* ololiuqui

Omega melancholicum *(n).* Syn. für ►Schüle'sches Melancholiezeichen.

Onanie *(f)* Sexuelle Selbstbefriedigung. Einstmals häufiges Syn. für ►Masturbation. Die Bez. wurde nach der biblischen Gestalt des Onan (Genesis 38,9) gebildet. Die Bibelstelle lässt offen, ob Onan eine Befruchtung durch Masturbation oder ►Coitus interruptus vermied.
e: onanism.
Syn.: Masturbation, Onanismus, Selbstbefriedigung, Ipsation. *fr:* onanisme

Onanie, primäre *(f)* (S. Ferenczi). Syn. für ►Säuglingsonanie.

Onanie, situative *(f)* Syn. für ►Entwicklungsonanie.

Onaniephantasien *(f, pl).* Anschauliche Vorstellungen, welche den Akt der Masturbation in der Art von ►Tagträumereien begleiten können. Es handelt sich um phantasierte Wunscherfüllungen, welche die psychische Struktur eines Menschen deutlicher darstellen als der Sexualakt selbst. Innerhalb einer Psychotherapie kann die Untersuchung der Inhalte von Onaniephantasien daher entscheidende Hinweise zum Verständnis des Patienten vermitteln.

Onanismus *(m).* Syn. für ►Masturbation.

Ondilismus *(m).* Urinieren der Frau auf den unterworfenen Mann. Teilerscheinung des ►Sadismus bzw. ►Masochismus.

Ondinismus *(m).* (H. Ellis). Seltenes Syn. für ►Urolagnie.

Oneirismus *(m).* (E. Régis). Bez. der frz. Psychiatrie für traumähnliche psychotische Erlebnisweisen, wie sie z. B. aus dem Alkoholdelir bekannt sind. Der Kranke sieht, hört und erlebt halluzinierte Szenen, als ob sie reale Begebenheiten wären, bei denen er akti-

ver Beteiligter ist. Er verfolgt die Geschehnisse aufmerksam, ist begeistert oder verängstigt, spricht die halluzinierten Personen an oder sucht einer Gefahr zu entfliehen. Die äußere Realität nimmt er dagegen nur flüchtig wahr; seine räumliche und zeitliche Orientierung ist gewöhnlich mangelhaft. Meistens geht der Zustand in wenigen Stunden bis Tagen vorüber, kann aber einen nicht korrigierten Residualwahn hinterlassen. Die Bez. bezieht sich auf keine bestimmte Krankheitsursache. Vorkommen nach Régis hauptsächlich bei Vergiftungszuständen (Alkohol, Schlafmittel, Meskalin, LSD), Infektionskrankheiten, auch nach seelischen Erschütterungen und im Traum.
e: onirism. *fr:* onirisme, délire confuso-onirique

Oneirodynie *(f)* Nach älterer Einteilung (►Cullen) eine von vier Gruppen geistiger Störungen. Teilt sich in Oneirodynia activa (Nachtwandeln) und O. passiva (Albdrücken).
e: oneirodynia. *fr:* onirodynie

oneiroid *(a)*. Traumähnlich. Die Bez. wird angewandt bei Erlebnissen, die denen des Traumes ähnlich sind, ohne wirklich Traum zu sein. Auch bei träumerischem Gesichtsausdruck eines psychisch Kranken.
e: dream-like. *fr:* oniroïde, onirique

oneiroide Erlebnisform *(f)*. ►Erlebnisform, oneiroide.

oneiroide Halluzinationen *(f, pl)*. ►Halluzinationen, oneiroide.

oneiroide Psychosen *(f, pl)*. Psychische Krankheitsbilder, deren Symptomatik durch traumhafte Verworrenheit oft bei Bewusstseinsveränderung eine besondere Färbung erhält. Vorkommen am häufigsten beim ►amentiellen Syndrom, aber auch bei Schizophrenie und zykloiden Psychosen. – Die Begriffsbestimmung ist unscharf, daher wird der Begriff selten angewandt.
e: oneiroid psychosis. *fr:* psychose oniroïde

oneiroider Zustand *(m)*. 1. (W. Mayer-Gross, 1924). Traumartiger Zustand bei getrübtem Bewusstsein. Es herrschen phantastische Innenerlebnisse vor, die eine besondere Reichhaltigkeit, z. T. mit Sinnestäuschungen und flüchtig-traumhaften Wahngebilden, besitzen. Der Zustand kann als vorübergehende Teilerscheinung bei anderen psychischen Krankheiten (Schizophrenie, Manie, Depression) auftreten, deren Symptome dann ebenfalls vorhanden sind. Stark von der individuellen Eigenart des Erkrankten abhängig, der gewöhnlich starke Vorstellungsbegabung und lebendige Phantasiebereitschaft besitzt. 2. (H. Ey). Eindringen von Denk- und Verhaltensweisen des Traumes in das Wachbewusstsein.
e: dream-like state. *fr:* état oniroïde

Oneiroid *(n)*. Syn. für ►Erlebnisform, oneiroide.

oneiroides Delir *(n)*. ►Delir, oneiroides.

Oneirologie *(f)* Wissenschaftliche Richtung, die sich um eine Deutung der Träume nach ihrem Inhalt bemüht.
e: oneirology.
Syn.: Traumlehre. *fr:* onirologie

Oneirophrenie *(f)* (L. I. v. Meduna und W. McCulloch, 1945). Nach den Autoren ein der Schizophrenie nahestehendes, aber von dieser zu unterscheidendes Krankheitsbild. In der Symptomatik werden Denkstörungen und Affektstörungen wie bei Schizophrenie hervorgehoben. Im Gegensatz zu Schizophrenie jedoch Bewusstseinstrübung mit traumartigen Veränderungen und überwiegend optischen Halluzinationen; ferner gekennzeichnet durch Besonderheiten des Kohlenhydratstoffwechsels. Die Psychose sei durch Krampfbehandlung gut beeinflussbar und habe eine günstige Prognose. Selten.
e: oneirophrenia. *fr:* onirophrénie

Oniomanie *(f)* Krankhafte Kauflust. Triebhafte Kaufsucht. Von Kraepelin dem ►impulsiven Irresein zugerechnet. Die Betreffenden »kaufen ohne jedes wirkliche Bedürfnis in großen Mengen Hunderte von Halsbinden oder Handschuhen, Dutzende von Anzügen, Hüten, Schmucksachen, Spazierstöcken, Uhren ein. In einzelnen Fällen verbindet sich damit der Trieb, allen möglichen Personen Geschenke zu machen« (Kraepelin).
e: oniomania. *fr:* oniomanie

Onirogmus *(m)*. Obsol. Bez. für eine ►Pollution, die von sexuellen Träumen begleitet wird.
Syn.: Oneirogmus.

Onomatolalie *(f)* Zwanghaftes Wiederholen besonderer Wörter. Wird nicht immer scharf von ►Onomatomanie getrennt.
e: onomatolalia. *fr:* onomatolalie

Onomatomanie *(f)* Namenszwang. Von ►Charcot und Magnan als eigenes Krankheitsbild beschrieben. Die Kranken haben den unwiderstehlichen Drang, sich immer wieder einen bestimmten Namen oder ein bestimmtes Wort ins Gedächtnis zu rufen, da sie sonst Angst befällt. Oder sie haben ständig Angst, einen Namen oder ein bestimmtes Wort zu hören. Gewöhnlich als zwangsneurotisches Symptom zu verstehen.
e: onomatomania. *fr:* onomatomanie

Onomatophobie *(f)* Angst davor, bestimmte Namen zu hören.
e: onomatophobia. *fr:* onomatophobie

Onomatopoie, Onomatopoesie *(f)* Neologismen, die zum Zwecke der Klangmalerei erfunden werden. Bei Schizophrenen und Manikern, die durch Klangassoziationen neue Wörter bilden.
e: onomatopoiesis, onomatopoesis. *fr:* onomatopée

Onychophagie *(f)* Syn. für ►Nägelkauen.

Onychotillomanie *(f)* Nägelreißen. Einreißen und Abreißen von Teilen der Fingernägel. Tritt unter den gleichen Bedingungen auf wie ►Nägelkauen.
e: onychotillomania. *fr:* onychotillomanie

Oophoromanie *(f)* Obsol. Bez. für Psychose, die durch Funktionsstörung des Ovars hervorgerufen wird.
e: oophoromania. *fr:* oophoromanie

OPD ►Operationalisierte Psychodynamische Diagnostik.

Open-Door-System *(n).* Ende des 19. Jahrhunderts eingeführtes System der »offenen Türen« in psychiatrischen Krankenhäusern. Danach wird den Geisteskranken ein größtmögliches Maß an Freiheit gewährt und werden möglichst wenige gefährliche Kranke gegen ihren Willen in geschlossenen Abteilungen festgehalten. ►Non-Restraint-Bewegung.
Syn.: Offen-Tür-System.

operante Interventionsverfahren *(n, pl).* Aus dem Behaviorismus Skinners (►Konditionierung, operante) abgeleitete Psychotherapieformen. Therapie wird theoretisch als Hypothesenprüfung verstanden. Nach einer direkten Verhaltensbeobachtung werden verhaltensaufbauende (Neulernen) oder verhaltensabbauende (Verlernen) Techniken eingesetzt. Als Hilfsmittel zur Herausbildung neuer Verhaltensweisen gelten Belohnung und Bestrafung.

Operationalisierte Psychodynamische Diagnostik (OPD) *(f)* In der (tiefenpsychologisch orientierten) Psychotherapie verwendetes Schema zur Erfassung der für einen Patienten relevanten psychodynamischen Faktoren. Die für einen Patienten zutreffenden Merkmale werden nach einem vorgegebenen System eingetragen. Dieses sieht 5 ►Kategorien vor, genannt ►Achsen (2): (1) Krankheitserleben und Behandlungsvoraussetzungen, (2) Beziehungen zu Bezugspersonen, (3) Konflikte, (4) Persönlichkeitsmerkmale, (5) Beziehungsetzung zu den Ziffern von ICD-10. – Das Schema wurde ab 1992 von einem Arbeitskreis gleichen Namens erarbeitet, 1996 publiziert und seither immer wieder überarbeitet. Es versteht sich als Ergänzung zu ICD-10 und DSM-V, da diese psychodynamische Gesichtspunkte nicht eigens berücksichtigen.

operatives Denken *(n).* ►Denken, operatives.

Operotropismus *(m)* (lat. operare = ins Werk setzen, griech. tropos = Wendung) In der Trieblehre ►Szondis die treffende Berufswahl durch Überführen von Triebbedürfnissen in einen dazu passenden Beruf. Beispiel: Sadistisch-sexuelles Streben mit dem Haupttriebbedürfnis Machtstreben und Gewaltsamkeit wird in den sozial positiven Beruf eines Metzgers, Masseurs oder Turnlehrers gewendet.
e: operotropism.

Ophiophobie *(f)* Zwanghafte Angst vor Schlangen.
e: ophiophobia.
Syn.: ophidiophobie. *fr:* ophiophobie

Opiatabhängigkeit *(f)* Süchtige Abhängigkeit von einem der ►Opiate. Gewöhnlich ist rasche Dosissteigerung erforderlich, um dieselbe Wirkung zu erzielen (►Toleranz). Heftige Entziehungserscheinungen sind der häufigste Grund für die Fortsetzung.
e: opioid dependence. – (ICD-10: F11.2x).

Opiate *(n, pl)* 1. Die im ►Opium enthaltenen (natürlichen) Alkaloide: Morphin, Kodein u. a. 2. Halbsynthetische Morphinderivate: Hydromorphon (Schmerzmittel, 7-fach stärker als Morphium), Oxykodon (Codeinderivat als Schmerzmittel), Heroin u. a. 3. Synthetische Medikamente mit morphinartiger Wirkung: Levorphanol (3-fach stärker als Morphin), Pethidin (10-fach schwächer als Morphin), Methadon, Fentanyl, Dextromoramid u. a.

Opiatentzug *(m).* Erscheinungen bei plötzlichem Entzug eines gewohnten ►Opiats. Zeichen: Angst, Unruhegefühl, Muskelschmerzen (meist im Rücken oder in den Beinen), Tränenfluss, Nasenlaufen, weite Pupillen, Gähnen, Schlafstörungen, Durchfälle, bei weiterer Zunahme auch Gänsehaut und Temperaturanstieg.
e: opioid withdrawal. – (ICD-10: F11.3).

Opiatintoxikation *(f)* Vergiftungszustand durch einmalige oder mehrmalige Hochdosis eines ►Opiats. Zeichen: verwaschene Sprache, Benommenheit, Schwerbesinnlichkeit, Gleichgültigkeit, eventuell Koma. Die Pupillen sind eng, außer wenn bei sehr schwerer Vergiftung Hirnschäden eintreten und sich die deshalb erweitern.
e: opioid intoxication. – (ICD-10: F11.0x).

Opiatmissbrauch *(m).* Nicht bestimmungsgemäßer, jedoch seltener Gebrauch von ►Opiaten.
e: opioid abuse. – (ICD-10: F11.1).

Opiatsucht *(f)* Süchtiges Verlangen nach ►Opiaten.
e: opioid addiction.

Opiomania *(f)* Alte Bez. für ►Opiumsucht.

Opiophagie *(f)* Verzehr von Opium in Form des getrockneten Saftes oder eines Dekoktes. ►Opiumsucht.
e: opiophagia.
Syn.: Opiumessen. *fr:* opiophagie

Opisthotonus *(m).* Pathologische Körperhaltung mit extremer Beugung des Körpers nach vorn durch Kontraktion der gesamten Körpermuskulatur. Die Haltung kommt durch ein Überwiegen der Streckmuskulatur zustande. Schon im Altertum bekannt: Aretaeus von Kappadozien: »Wird der Körper des Kranken nach hinten gebogen, so nennen wir diesen Zustand, bei dem die hinteren Nerven leiden, Opisthotonus.« – Kann Teilerscheinung des psychogenen Anfalls (s. d.) sein. Kommt auch vor bei Läsionen des Oberwurms des Kleinhirns (besonders durch Tumoren), bei anderen Kleinhirntumoren, bei Vierhügeltumoren oder (für wenige Minuten) durch NaCN. – Häufig werden Opisthotonus und

►Arc de cercle syn. gebraucht, was nicht ganz korrekt ist. Es besteht eine Tendenz, die Bez. »Opisthotonus« bei organischer Verursachung, »Arc de cercle« bei psychogen-hysterischer Ursache zu verwenden.
e: opisthotonus. *fr:* opisthotonus

Opium *(n)*. Luftgetrockneter Milchsaft der Schlafmohnkapseln. Bräunliche Masse mit 37 Alkaloiden: ca. 25 % Opium- oder Mohnalkaloide, davon ca. 12 % Morphin, ca. 1 % Kodein, ca. 10 % Narkotin, ca. 0,5 % Thebain. Seit dem Altertum als Heilmittel gebraucht. In der Psychiatrie hauptsächlich gegen Depressionen (►Opiumkur) angewendet. Suchtgefahr (►Opiumsucht). Alte Bez.: Lac Papaveris, Laudanum, Meconium, Succus thebaicus, Thebaicum.
e: opium. *fr:* opium

Opiumessen *(n)*. Syn. für ►Opiophagie.

Opiumkur *(f)* Ältere, schon von Paracelsus angewandte Behandlungsmethode ernsthafter Depressionen. Besonders bei Versagen der neueren Methoden auch heute noch angewandt. Verwendet wird Tinct. opii simpl. oder Sol. Pantoponi 2-prozentig. Dos.: 3 × 5 Tr. täglich, jeden Tag um 3 × 1 Tr. steigend bis 3 × 40 Tr., dann wieder fallende Dosen. Es ist notwendig, gleichzeitig ein Abführmittel zu verordnen.

Opiumrausch *(m)*. Durch Opiumgenuss hervorgerufener Rauschzustand, gekennzeichnet durch angenehm-traumhaftes Dahindämmern und Passivität.

Opiumsucht *(f)* Suchtstoffabhängigkeit von Opium, dem eingetrockneten Milchsaft der unreifen Köpfe von Papaver somniferum. Genuss des Opiums erzeugt passives Wohlsein, Schlafzustände mit angenehmen Träumen (und Stuhlverstopfung) und führt zur Vernachlässigung der Bedürfnisse des Leibes. Opium wird gegessen oder geraucht. Verzehr von Opium ist viel gefährlicher als Rauchen. Wird von vielen Chinesen mit Mäßigkeit betrieben und ist dann bekömmlich. Als Sucht fast nur in China und im Orient bekannt, war in China zeitweise Volksseuche. 30–60 % der Bevölkerung waren Opiumraucher. Reine Opiumsucht in Europa selten.
e: opiomania. *fr:* opiomanie

Oppressionsgefühle *(n, pl)*. Beklemmungsgefühl, Gefühl der Brustbeklemmung. Dem Wortsinne nach: niederdrückendes Gefühl. Wird jedoch nur auf ein Einengungsgfühl am oberen Brustkorb bezogen.
e: oppression.

Opressio *(f)* Syn. für ►Katalepsie.

Opsiphonie *(f)* Farbempfindung bei bestimmten akustischen Reizen, vor allem bei Vokalen.
e: opsiphonia. *fr:* opsiphonie

Opsomanie *(f)* Obsol. Bez. für krankhaftes Verlangen nach bestimmten Nahrungsmitteln und Leckerbissen, z. B. Gelüste der Schwangeren.
e: opsomania. *fr:* opsomanie

Optalidonsucht *(f)* Abhängigkeit vom Kopfschmerzmittel Optalidon. Es enthielt Koffein, Barbiturate und Antipyrin. Nicht mehr im Handel. Bei Optalidon N (enthält Propyphenazon, Koffein) ist keine Sucht bekannt. Auch nicht bei Optalidon Schmerztabletten mit Paracetamol und Coffein.
e: Optalidon-addiction. *fr:* toxicomanie médicamenteuse (Optalidon)

optische Halluzination *(f)*. ►Halluzination, optische.

orale Phase *(f)* (S. Freud). Erste frühkindliche Entwicklungsphase (1. Lebensjahr), die durch ein Inbesitznehmen gekennzeichnet ist. Die Mutterbrust wird ebenso in den Mund genommen wie Teile des eigenen Körpers (Zehen) oder Gegenstände. In der oralen Phase finden folgende Entwicklungsschritte statt: Wahrnehmung, Unterscheidung, Selbst und Nichtselbst, Bildung der Grundhaltungen, Urvertrauen und Urmisstrauen, Trennungstoleranz und Trennungsempfindlichkeit. K. Abraham hat 1924 eine frühe orale Phase (Vorherrschaft des Saugens) von einer späteren Phase unterschieden. ►Charakter, oraler. ►Phasenschema der Psychoanalyse.
e: oral, incorporative phase. *fr:* stade oral

oraler Charakter *(m)* ►Charakter, oraler.

Oral-Petit-Mal *(m)*. Syn. für ►Anfall, psychomotorischer.

oralsadistische Phase *(f)* (K. Abraham, 1924). Zweite orale Phase. Fällt mit dem Erscheinen der ersten Zähne (6. Mon.) zusammen. Kennzeichen sind Vorherrschaft des Beißens, Zerstörung und Einverleibung des Objekts und damit erste Triebambivalenz. Bei M. Klein gewinnt der orale Sadismus zentrale Bedeutung, doch bezeichnete sie auch das frühe orale Stadium als oralsadistisch.
e: oral-sadistic stage. *fr:* stade sadique-oral

Orbitalhirnsyndrom *(n)*. Durch Schädigung der orbitalen Anteile der Großhirnrinde (Stirnhirnbasis) entstehende psychische Veränderungen. Mangelndes Krankheitsempfinden, geringe personelle Schmerzresonanz, Takt- und Distanzlosigkeit, Verlust ethischer und moralischer Hemmungen, euphorische Verstimmung, Geschwätzigkeit und Witzelsucht (►Moria). Handelt es sich um bleibende Veränderungen (zum Beispiel nach Unfallverletzungen), wird auch von »orbitalen Persönlichkeitsveränderungen« gesprochen. ►Konvexitätssyndrom des Stirnhirns: ►Thalamusdemenz.

Oreiller psychique Psychisches Kissen. Krankhaftes Verhalten, wobei der im Bett liegende Kranke seinen Kopf stunden- oder tagelang erhoben hält, als habe er ein Kissen darunter. Vor allem bei katatoner Schizophrenie.

Orestes-Komplex *(m)*. Nach der griechischen Sage tötete Orestes, Sohn des Agamemnon, seine Mutter Klytämnestra. In der Psychoanalyse werden damit Hassgefühle und Todeswünsche des Sohnes gegenüber seiner Mutter bezeichnet. Es handelt sich um

einen Teilaspekt des ►Ödipus-Komplexes mit Reaktionsbildung. Die Mutter ist ödipales Liebesobjekt; die auf sie gerichteten Wünsche werden verdrängt.
e: Orestes complex. *fr:* complexe d'Orest

-orexie *(f)* In Wortverbindungen: Appetit, Wunsch nach, Verlangen nach.
e: orexia. *fr:* -orexie

Oreximanie *(f)* Krankhafte Fresssucht.
e: oreximania. *fr:* oreximanie

Organ der prärationalen Psyche *(n).* Von C. G. Jung (1935) gebrauchtes Syn. für ►Archetypus.

Organ der Seele *(n).* Schlagwort, das sich auf die Schrift »Ueber das Organ der Seele« (1796) des Mainzer Anatoms S. Soemmering bezieht. Zwischen den sich im ►Sensorium commune vereinigenden Sinnesnerven und den vom Gehirn zum Körper ziehenden Nerven gebe es einen Übergang. Einen solchen findet Soemmering nur in den Hirnhöhlen. Ein solches Seelenorgan als Verbindung von Körper und Seele hatte auch schon Ernst Platner in seiner »Anthropologie« (1790) angenommen. Soemmerings Schrift erregte lebhafte Ablehnung und Zustimmung (z. B. A. v. Humboldt) und war vor allem als Metapher wirksam. C. G. Jung (1935) bezeichnete in analoger Weise den Archtypus als Organ der Seele.

Organisation *(f)* In der allgemeinen Systemtheorie (s. d.) die Form der Regeln, nach welchen ein ►System funktioniert. Zu ihren Charakteristika gehören nach L. v. ►Bertalanffy: Funktion als ►Ganzes, Wachstum, Differenzierung, hierarchische Ordnung, Dominanz und Wettstreit.

organisch bedingt *(a).* In DSM-III-R: durch Körperkrankheiten oder einen von außen auf den Körper einwirkenden Faktor bedingt. Wird ab DSM-IV nicht mehr verwendet, sondern aufgeteilt in 3 Ursachengruppen: (1) durch Körperkrankheit (»due to a general medical condition«, übersetzt als »aufgrund eines medizinischen Krankheitsfaktors«); (2) ►substanzinduziert; (3) primär psychisch (ohne spezifizierte Ätiologie).
e: organic.

Organisch Bedingte Halluzinose *(f)* In DSM-III-R: Halluzinationen auf unterschiedlichen Sinnesgebieten (und Wahnerscheinungen), welche die Folge von einzeln benannten Organstörungen sind: ►Weckamine, Alkohol (es wird nicht unterschieden, ob als Folge einer Alkoholintoxikation oder einer auch nach Entzug weiter bestehenden Alkoholkrankheit), Blindheit bei grauem Star, Taubheit bei Otosklerose. Es wird an sich kein Unterschied gemacht zwischen (a) Halluzinationen, von deren Realität der Kranke überzeugt ist oder (b) deren Irrealität ihm stets bewusst ist (►Pseudohalluzination). Bei Halluzinationen im eigentlichen Sinne (►Halluzination) wird ein zur Halluzination hinzukommendes zusätzliches Wahnphänomen angenommen. Wenn der Kranke einen ►Erklärungswahn entwickelt, wird das gleichzeitige Bestehen eines Organisch Bedingten Wahnsyndroms diagnostiziert. In DSM-V als Begriff nicht enthalten.
e: Organic Hallucinosis.

Organisch Bedingte Psychische Störungen *(f)* In DSM-III: Gruppe psychischer Störungen, deren biologische, chemische oder physikalische Ursache bekannt ist oder vermutet wird, z. B. Alkoholdelir, Multiinfarktdemenz. Wird den hirnorganischen Psychosyndromen (s. d.) gegenübergestellt. Hierher werden ferner gerechnet: präsenile und senile Demenz, alle ►Alkoholpsychosen, alle Psychosen durch Barbiturate und andere Schlafmittel, Beruhigungsmittel, Schmerzmittel, ►Psychoanaleptika, Kokain und andere psychotrope Substanzen. Vgl. entsprechende Gruppen: Organisch Bedingte Psychische Syndrome und Störungen (DSM-III-R), Delir, Demenz, Amnestische und Andere Kognitive Störungen (DSM-IV). In DSM-V so nicht mehr vorhanden, sondern zusammengefasst als ►neurocognitive Störungen und aufgegliedert in selbstständige Subtypen.
e: organic mental disorders.

Organisch Bedingte Psychische Syndrome *(n, pl).* In DSM-III-R: durch Körperkrankheit bedingte psychische Störungen, welche nicht einer bestimmten körperlichen Ursache zugeordnet werden können. DSM-III-R unterscheidet diese im Gegensatz zu DSM-III gegenüber den ►Organisch Bedingten Psychischen Störungen (organic mental disorder), bei welchen eine Zuordnung möglich ist.
e: organic mental syndromes.

Organisch Bedingte Psychische Syndrome und Störungen *(f)* In DSM-III-R: Gruppe psychischer Störungen, die Folge einer Körperkrankheit oder Intoxikation sind: ►Delir, ►Demenz, ►Amnestisches Syndrom, ►Organisch Bedingtes *(a)* Wahnsyndrom, (b) Halluzinose, (c) Affektives Syndrom; (d) Angstsyndrom, (e) Persönlichkeitssyndrom, ►Intoxikation, ►Entzug, Nicht Näher Bezeichnetes Organisch Bedingtes Psychisches Syndrom, Demenzen im Senium und Präsenium, durch psychotrope Substanzen induzierte psychische Störungen.
e: Organic Mental Syndromes and Disorders.

Organisch Bedingtes Affektives Syndrom *(n).* In DSM-III-R: manische und depressive Erscheinungen, von denen DSM-III-R sagt, dass sie dieselben seien wie bei einer ►manischen Episode oder ►Major Depression, die jedoch als Folge nachstehender organischer Faktoren auftreten: Reserpin (►Reserpin-Depression), Methyldopa (bei medikamentöser Behandlung eines Parkinsonsyndroms), Hyperthyreose (►Basedow-Psychose), Hypothyreose (Schilddrüsen-Unterfunktion), Nebenierenrindenüber- und -unterfunktion, Pankreaskarzinom, Virusinfektionen, Schlaganfälle.
e: Organic Mood Syndrome.

Organisch Bedingtes Angstsyndrom *(n).* In DSM-III-R: Angst in Form von Angstanfällen (►Panikattacken) oder diffuser Angst (►Generalisierte Angststörung), deren Ursache in einem der nachfolgenden organischen Faktoren zu suchen ist: Hyperthyreose (►Basedow-Psychose), Hypothyreose, Phäochromozytom, Fasten (dadurch verursachte Unterzuckerung oder Überproduktion von Cortisol), Coffeingenuss, Kokaingenuss, Weckamine, Entzug dämpfender Substanzen (Schlafmittel, Alkohol), Hirntumoren in der Nachbarschaft des 3. Ventrikels, vom Zwischenhirn ausgehenden epileptischen Anfällen, Lungenembolie, chronisch obstruktiver Bronchitis, Aspirin, kollagener Gefäßkrankheiten, Brucellose, Vitamin-B_{12}-Mangel, Krankheiten mit Demyelinisierung, Schwermetallvergiftungen.
e: Oganic Anxiety Syndrome.

Organisch Bedingtes Persönlichkeitssyndrom *(n).* In DSM-III-R: Veränderungen des Wesens bzw. Verhaltens eines Menschen in Form von ►Affektlabilität, Wutausbrüchen oder Teilnahmslosigkeit, nachlassendem Taktgefühl, Misstrauen und misstrauischem Wähnen. Ursachen: »Schädigungen des Frontalhirns« (sowohl ►Orbitalhirnsyndrom als auch ►Konvexitätssyndrom des Stirnhirns), ►Temporallappenepilepsie (»explosiver Typus«), Hirntraumen, Hirntumoren, Gefäßerkrankungen des Gehirns, disseminierte Enzephalomyelinitis und Chorea Huntington. – Es handelt sich um eine Zusammenfassung von klinischen Einheiten, die in der deutschen Psychiatrie unter den angegebenen Bez. oder als Wesensänderung bekannt sind. (Vgl. aber Persönlichkeitsstörung).
e: Organic Personality Syndrome.

Organisch Bedingtes Wahnsyndrom *(n).* In DSM-III-R: Wahnerscheinungen (und Halluzinationen), vor allem ►Verfolgungswahn, welche die Folge von einzeln benannten Organstörungen sind: ►Weckamine, ►Haschisch, ►Halluzinogene, ►Temporallappenepilepsie, ►Chorea Huntington sowie nicht näher bestimmte Hirnschädigungen der nichtdominanten Hemisphäre.
e: Organic Delusional Syndrome.

organisches Hysteroid *(n).* ►Hysteroid, organisches.

organische Psychose *(f).* ►Psychose, organische.

organisches Psychosyndrom *(n).* ►Psychosyndrom, organisches.

Organizismus *(m).* Sammelbez. für Theorien, welche von der ►Annahme ausgehen, alle psychischen Krankheiten seien Folge von anatomisch oder physiologisch fassbaren Krankheiten der Organe.
e: organicism. *fr:* organicisme

Organminderwertigkeit *(f)* (A. Adler). Konstitutionelle (anatomische oder funktionelle) Insuffizienz eines Körperorgans. Grundbegriff der ►Individualpsychologie. Es wird angenommen (►Annahme), dass durch Organminderwertigkeit psychische ►Minderwertigkeitsgefühle hervorgerufen werden, die zur Ausbildung von kompensatorischen und überkompensatorischen Mechanismen führen.
e: organ inferiority. *fr:* infériorité organique

Organneurosen *(f, pl).* Körperstörungen durch verdrängte, nicht abreagierte psychische Konflikte. Im Unterschied zu den Konversionsneurosen, bei denen das Organsymptom eine spezifische symbolische Bedeutung hat (»Organsprache«), hat bei den Organneurosen das einzelne Symptom keine spezifische Bedeutung, sondern ist die unspezifische Folge einer gestörten Körperfunktion. ►Psychosomatik.
e: organ neurosis.
Syn.: psychosomatische Störung. *fr:* névrose d'organ

organo-dynamische Theorie *(f)* In Deutschland hauptsächlich mit dem Namen Henry Ey verbundene »Arbeitshypothese zur Koordination aller modernen psychiatrischen Theorien«, die sich selbst auf die Konzeption von ►H. Jackson zurückführt. Hierbei wird einerseits die Psychose als krankhafte Störung der psychischen Struktur durch eine organische Krankheit angesehen (Organogenese), andererseits aber die Eigengesetzlichkeit der psychischen Struktur bei der Ausgestaltung der psychotischen Symptomatik hervorgehoben. Der Theorie liegt die Hypothese zugrunde, psychisches Kranksein sei »Inorganisation« oder »Desorganisation« des Seelischen. Ähnliche Gedankengänge waren bereits von E. Bleuler und P. Janet vertreten worden. ►Neo-Jacksonismus. *fr:* organo-dynamisme.

Organpsychose *(f)* 1. Synonym für ►Psychose, organische. 2. (H. Meng). Körperlich fixiertes Psychosyndrom. Übergreifen von ►Ichstörungen auf einzelne Organe im Verlaufe einer psychischen Krankheit. Auch das Zurücktreten der Symptome einer Organkrankheit bei Zunahme von psychotischen Störungen.
e: organ psychosis. *fr:* psychose organique

Organsprache *(f)* Bez. für die symbolische Bedeutung eines Krankheitssymptoms bei ►Konversionsneurosen. Die Neurose »spricht« mit dem »Organ« symbolisch einen Konflikt aus.
e: organ-jargon, organ oder hypochondriac language.

Organsymbolik *(f)* Nach S. Freud kann die Vertauschung eines Objektes oder einer Vorstellung durch ein Zeichen (Symbolisierung) als Mechanismus der Ich-Abwehr dienen. Unbewusste (aggressive oder sexuelle) Impulse und Konflikte können z.B. durch bestimmte Organsysteme symbolisch dargestellt werden und so der Zensur durch das Über-Ich entgehen. In einem Beispiel Freuds war der Husten einer Patientin ein hysterisches Symptom, das (unbewusst) den oralen Sexualverkehr zwischen ihrem Vater und einer anderen Frau symbolisierte.

Organwahl *(f)* Bei ►Konversionsneurosen Bezeichnung für die Zusammenhänge zwischen Krankheitssymptom (»Wahl gerade dieses Organs«) und dem zugrunde liegenden Konflikt.

Orgasmen, multiple *(m, pl).* Sich in einer Serie, meist mehrmals, gelegentlich vielmals wiederholende ►Orgasmen. Vorkommen bei Männern und Frauen.
e: multiple orgasm. *fr:* orgasmes multiples

Orgasmus *(m).* Erlebter Höhepunkt beim Coitus (►Endlust). Psychische Seite: intensive erotische Lustgefühle (Erregung), Einengung des ►Sensoriums und Konzentration des ganzen Denkens und Fühlens auf diese Lustgefühle. Nach Überspringen des erlebten Höhepunktes nehmen die genannten Erscheinungen rasch (oder langsam) ab, können aber nach einer kürzeren oder längeren Pause wieder zunehmen und sich selbst weiter steigern. Biologische Seite: unwillkürliche Zusammenziehungen von Muskeln und Blutansammlungen in genitalen (►orgastische Manschette), perinealen und außergenitalen (Gesicht, Oberkörper) Bereichen, heftige Bewegungen des ganzen Körpers mit Reaktionen von Herz, Atmung und Kreislauf (aber auch ohne das möglich). Der Orgasmus ist bei Mann und Frau grundsätzlich gleich. Lediglich nach einer ►Ejakulation tritt für meist längere Zeit eine erhebliche Verminderung der Lustfähigkeit ein. Es gibt jedoch männliche Orgasmen ohne Ejakulation und Ejakulationen ohne größere Lustempfindungen.
e: orgasm. *fr:* orgasme

Orgasmusstörung, Weibliche *(f)* In DSM-V Syn. für ►Orgasmusstörungen und ►Anorgasmie.
e: Female Orgasmic Disorder.

Orgasmusstörungen *(f, pl).* 1. Störungen im Aufbau und Erleben eines ►Orgasmus bei einer Frau. Orgasmus tritt nur unter einschränkenden Bedingungen, nach umständlichen Manipulationen, nach langer Reizung oder unter Alkoholeinfluss auf. Hervorgerufen gewöhnlich durch Nichtzulassen von Gefühlen, Verkrampfen und unzureichende Sensibilität. Die Störungen sind nicht biologischer Natur, sondern abhängig von der kulturellen Umgebung sowie der Einstellung zur Sexualität und zum Partner.
e: female orgasmic disorder. – (ICD-10: F52.3). 2. Syn. für ►Anorgasmie.
e: orgasmic disorders.

orgastische Dysfunktion *(f)* In Analogie zu »erektiler Dysfunktion« (s. d.) gebildetes Ersatzwort für ►Frigidität.

orgastische Manschette *(f)* (W. H. Masters und V. E. Johnson, 1966). Wellen von 3–15 Muskelzusammenziehungen im äußeren Drittel der Scheide während des Orgasmus. Durch gleichzeitige Blutstauung in diesem Bereich verringert sich der Durchmesser der Scheide »manschettenförmig« auf die Hälfte. Der Vorgang geht bei der Frau – und beim Manne – durch Lusterleben parallelisiert.
e: orgasmic platform.

Orientierung *(f)* Fähigkeit, die eigene Lage innerhalb der Bezugssysteme einer kalendrischen (Zeit), geographischen (Raum), biographischen (Autopsyche) Ordnung und des individuellen Erfahrungszusammenhanges (Situation) festzustellen. Diese Fähigkeit kann verringert (►Orientierungsstörung) oder aufgehoben (►Desorientiertheit) sein. S. die folgenden Stichwörter
e: orientation. *fr:* orientation

Orientierung, allopsychische *(f)* (C. Wernicke). Orientierung in der äußeren Welt, in Raum und Zeit.
fr: orientation allopsychique.

Orientierung, autopsychische *(f)* Fähigkeit zu richtigen Angaben über die eigene Person (Namen, Beruf, Geburtsort und Geburtstag). Nur bei schweren organischen Hirnkrankheiten gestört. Es können aber auch durch wahnhafte und halluzinatorische Situationsverkennungen sowie durch Trugerinnerungen falsche Angaben über die eigene Person gemacht werden. Gewöhnlich nur bei tiefer ►Bewusstseinstrübung oder schwerer ►Demenz gestört.
e: autopsychic orientation, orientation in person. *fr:* orientation autopsychique

Orientierung, doppelte *(f)* Erscheinung, dass ein Geisteskranker gleichzeitig in einer Wahnwelt und in der allgemeinen Gegenstandswelt orientiert ist. Z. B., wenn ein Kranker überzeugt ist, vom letzten Kaiser abzustammen, sich fürstliche Titel und Namen zulegt, aber gleichzeitig in üblicher und sachlicher Weise mit seinen Familienangehörigen verkehrt.
e: double orientation. *fr:* état de double orientation

Orientierung, örtliche *(f)* Fähigkeit zur Bestimmung des gegenwärtigen Aufenthaltsortes oder -platzes. Bei ►Bewusstseinstrübung und schweren ►Demenzen gestört. Bei leichteren hirnorganischen Krankheitszuständen nur dann besonders störbar, wenn der Kranke in eine fremde Umgebung gebracht wird. Nicht zu verwechseln mit räumlicher Orientierung (s. d.).
e: orientation of place. *fr:* orientation spatiale

Orientierung, räumliche *(f)* Fähigkeit zur Orientierung innerhalb eines geometrischen Raumes (der eigenen Wohnung, des gegenwärtigen Aufenthaltsortes, der gewohnten Gegend). Ein Kranker findet sich eventuell in der gewohnten Umgebung nicht mehr zurecht. Kann als (optisch-)räumliche Agnosie (s. d.) oder ►Apraxie der Raumgliederung vor allem bei Herdschädigungen in der Parietookzipitalregion gestört sein, ebenso bei ►Alzheimer'scher Demenz. Nicht zu verwechseln mit örtlicher Orientierung (s. d.).
e: spatial orientation. *fr:* orientation spatiale

Orientierung, situative *(f)* Fähigkeit, sich innerhalb einer gegebenen ►Situation zu orientieren. Wird als gestört angesehen, wenn 1. jemand bei der Bestimmung des gegenwärtigen Aufenthaltsortes nicht sicher ist oder 2. die Bedeutung des Aufenthaltsortes falsch bestimmt (z. B. einen Krankensaal für einen Bahnhof hält) oder die Bedeutung anderer Personen in Bezug auf die eigene Person missdeutet (z. B. Krankenhauspersonal für Kellner in einem Lokal hält). Vorkommen bei ►Bewusstseinstrübung, ►amnestischem Syndrom, schwerer ►Demenz, ►Delir und ►Amentia.
e: situational orientation. *fr:* orientation situative

Orientierung, zeitliche *(f)* Fähigkeit zur Bestimmung der Zeit: Tag, Monat, Jahr, Tageszeit und Jahreszeit. Gewöhnlich schon bei geringer ►Bewusstseinstrübung oder Gedächtnisstörung gestört. Tag und Tageszeit sind – wegen des relativ häufigen Wechsels – am häufigsten gestört.
e: orientation in time. *fr:* orientation temporale

Orientierungsstörung *(f)* Mangelhafte ►Orientierung. Unsicherheit oder Schwanken der Orientierung. Vgl. Orientierung, örtliche, räumliche, situative und zeitliche autopsychische Desorientiertheit.
e: disturbance of orientation. *fr:* trouble d'orientation

Orientierungszwang *(m)*. Bei Zwangsneurose vorkommende Erscheinung: Der Betreffende muss sich immer wieder darüber Rechenschaft ablegen, was er im Augenblick unternimmt, und sich erneut über beabsichtigte Handlungen orientieren.

Orthomolekularpsychiatrie *(f)* (D. Hawkins und L. Pauling, 1973). Für jeden Menschen und insbesondere in der Behandlung Schizophrener soll eine optimale Konzentration normalerweise vorhandener Substanzen hergestellt werden. Außer einer ►Megavitaminbehandlung wurde Insulin zur Behandlung einer vermuteten Hyperglykämie gegeben oder auch der Genuss von Süßigkeiten verboten. Theorie und Methode sind umstritten.
e: orthomolecular psychiatry.

Orthophrenie *(f)* 1. Psychische Gesundheit. 2. Pädagogische Heilbehandlung psychisch kranker oder abnormer Kinder. ►Psychagogik.
e: orthophrenia. *fr:* orthophrénie

Orthopsychiatrie *(f)* Interdisziplinäre Richtung zur Behandlung psychischer Störungen bei Kindern und Jugendlichen: Kinder- und Jugendpsychiatrie, Pädiatrie, Familientherapie.
e: orthopsychiatry. *fr:* orthopsychiatrie

Orthopsychopädie *(f)* (P. Davidowitsch, 1982). Zwischengebiet aus Orthopädie und Psychosomatik. Erforscht und behandelt die zahlreichen offenen und versteckten psychosomatischen Störungen orthopädisch Kranker.
e: orthopsychopedia. *fr:* orthopsychopédie

Orthothymie *(f)* Ausgeglichene Stimmung als Gegensatz zur ►Dysthymie.
e: orthothymia. *fr:* orthothymie

Orthothymika *(n, pl)*. Syn. für ►Antidepressiva.

Ortsblindheit *(f)* Syn. für ►Agnosie, räumliche.

Ortsgedächtnisverlust *(m)*. Syn. für ►Renifleur.

Othello-Syndrom *(n)*. (J. Todd und K. Dewhurst, 1955). Nach Othello, Mohr und venezianischer Feldherr in Shakespeares Trauerspiel, der aus Eifersucht seine Gemahlin Desdemona ermordet: Übermächtige, wahnhafte Eifersucht. Es handelt sich nicht um ein eigenes Krankheitsbild, sondern um einen diagnostischen Hilfsbegriff. Wird angewandt, wenn in einem psychiatrischen Krankheitsbild die Szene durch Eifersucht beherrscht wird. Nach Todd und Dewhurst kommt dem ►Eifersuchtswahn unter allen Wahnformen durch Geschlossenheit und Unvergleichbarkeit eine besondere Bedeutung zu.
e: Othello syndrome.

Outburst *(m)*. Allgemein: heftiger Gefühlsausbruch. Insbesondere heftiger Wutausbruch. Äußert sich in unabgewogenen Worten, Bewegungen und Lautstärke. In der Ausdrucksform weitgehend dem ►Bewegungssturm gleich, jedoch unter Betonung der Entäußerung von Gefühlen und dem Aussprechen normalerweise unterdrückter Gedanken. Wird nicht überetzt, nur als Fremdwort aus dem Engl. gebraucht.

Outcome *(m)*. Nur als Fremdwort aus dem Engl. gebraucht: Letztes bzw. entscheidendes Ergebnis. Endzustand einer psychischen Krankheit. Auch Ergebnis einer Behandlung. Die Outcome-Forschung bemüht sich um Vorhersagen des Endes oder Ergebnisses zu einem möglichst frühen Zeitpunkt.

Ovarialpunkt *(m)*. Syn. für ►Charcot'scher Punkt.

Ovarie *(f)*. ►Charcot'scher Punkt.

Ovariomanie *(f)* Syn. für ►Metromanie.

Overeaters Anonymous (OA) (wörtlich: namenlose Überesser. Keine Eindeutschung in Gebrauch). Nach dem Vorbild der ►anonymen Alkoholiker organisierte Selbsthilfegruppe für Menschen mit gestörtem Essverhalten.

Overprotection *(f)* Übermäßiges Schützen. Einengende Verwöhnung. Auch in der deutschsprachigen Literatur vielfach gebräuchliches Syn. für ►Überprotektion.

Oxyphonie *(f)* Sprechen mit scharfer durchdringender Stimme.
e: oxyphonia. *fr:* oxyphonie

Oxyzephalie *(f)*. ►Turmschädel.

O

P

Paartherapie *(f)* Syn. für ▸Ehepaartherapie. Die Bez. wird bevorzugt, wenn das zu behandelnde Paar nicht verheiratet ist oder die Gleichrangigkeit aller Partnerschaften betont werden soll.

Päderastie *(f)* 1. Knabenliebe. Hang eines Mannes, sexuellen Verkehr mit Knaben zu suchen. Form männlicher Homosexualität. 2. I. e. S. Afterverkehr eines Mannes mit einem Knaben. 3. I. w. S. jede homosexuelle Betätigung eines Mannes. – Vgl. Pädophilie.
e: pederasty. *fr:* pédérastie, pédophilie

Päderosis *(f)* Von A. Forel (1905) geprägter Begriff für Geschlechtsverkehr mit Kindern des anderen Geschlechts. Entspricht der ▸Pädophilia erotica Krafft-Ebings.
e: pederosis.
Syn.: heterosexuelle Pädophilie. *fr:* pédérosis

Pädologie *(f)* 1. (Chrisman). Seltene Bez. für Kinderpsychologie bzw. Jugendkunde. 2. Babysprache. Kindersprache. Dabei werden alle weniger wichtigen Wörter ausgelassen. Schwer auszusprechende Wörter oder Silben werden durch leichter auszusprechende ersetzt.
e: pedologia. *fr:* pédologie

Paedophilia erotica *(f)* (R. Krafft-Ebing). Sexualverhältnis zu Kindern des anderen Geschlechts als sexuelle Paraphilie. Vorkommen sowohl als Liebe von älteren Männern zu kleinen Mädchen wie auch als Liebe von älteren Frauen zu Knaben. ▸Päderastie.
e: pedophilia erotica. *fr:* pédophilie

Pädophilie *(f)* Sammelbez. für Neigung zu Kindern aus sexuellen Motiven. Umfasst damit sowohl die homosexuelle Päderastie als auch die heterosexuelle Paedophilia erotica. Die sexuellen Aktivitäten können sich auf eigene Kinder beschränken oder Opfer außerhalb der Familie suchen. Es kann ein großer Aufwand betrieben werden, um Zugang zu Kindern zu bekommen. Dazu gehören Bemühungen, um das Vertrauen des Kindes und/oder der Eltern zu gewinnen oder das Heiraten einer Person mit einem attraktiven Kind. Die Betroffenen können während der Werbung um die Zuneigung in hohem Maße auf die Bedürfnisse eines Kindes eingehen. In manchen Fällen geht diese ▸Paraphilie einher mit ▸Sadismus, was eine zusätzliche Gefährdung des Kindes zur Folge hat. – Sexueller Missbrauch von Kindern unter 14 Jahren wird mit Strafe bedroht (§ 176 StGB).
e: pedophilia. – (ICD-10: F65.4).

Pädiophobie *(f)* (L. Bianchi, 1906). Angst vor Puppen, die wie Babys oder Kinder aussehen.
e: pediophobia. *fr:* pédiophobie

Pädopsychiatrie *(f)* Erstmals von Collin gebrauchte Bez. für Kinder- und ▸Jugendpsychiatrie. Die Bez. wird nur selten verwendet.
e: child psychiatry. *fr:* pédopsychiatrie

Paläopsychologie *(f)* Psychologische Lehre von den Urzuständen des Seelenlebens in ihrer Phylogenese, die nach C. G. Jung teilweise im Unbewussten jedes Menschen weiterleben.
e: paleopsychology. *fr:* paléopsychologie

Paligraphie *(f)* Wiederholung ganzer Wörter und Sätze beim Schreiben (▸Palilalie).
e: paligraphia. *fr:* paligraphie

Palikinesie *(f)* Wiederholung immer wieder der gleichen Geste. Vorkommen als Teilerscheinung des psychomotorischen Anfalles (s. d.).
e: palicinesia, palikinesia. *fr:* palicinésie

Palilalie *(f)* (Brissaud, 1899; A. Pick, 1921). Wiederholung von eigenen Worten oder Satzenden in Form eines Nichtaufhörenkönnens. Z. B: »Wann kommt mein Essen, kommt mein Essen, kommt mein Essen?« Vorkommen besonders bei postenzephalitischem Parkinsonismus.
e: palilalia. *fr:* palilalie

Palilexie *(f)* Analog zur Palilalie Wiederholung von Wörtern und Sätzen beim Lesen.
e: palilexia. *fr:* palilexie

Palimpsest *(m)*. 1. Pergamenthandschrift der Spätantike, deren Text mit Schwamm oder Rasiermesser beseitigt worden war, um den teuren Beschreibstoff nochmals verwenden zu können. Durch geeignete Maßnahmen (Photo) kann aber der ursprüngliche Text evtl. wieder sichtbar gemacht werden. 2. In der Psychiatrie in übertragenem Sinn zuerst für die langsam verwischenden Inschriften auf Gefängniswänden u. Ä. verwendet, welche Einblicke in die Psychologie der Gefangenen geben (C. Lombroso: »Kerker-Palimpseste«. Hamburg, 1899). Auch Bez. für das Verblassen älterer Erinnerungen und die Häufung amnestischer Zustände unter Alkoholein-

wirkung bei beginnenden alkoholischen Krankheitsprozessen (G. Heber und K. Kryspin-Exner, 1966).
e: palimpsest. *fr:* palimpseste

Palinacusis *(f)* Besondere Form akustischen Halluzinierens. Ein gesprochenes und anschließend vom Kranken auch real wahrgenommenes Wort wird über längere Zeit mehrfach gehört, ohne dass es noch vorhanden ist. ►Palinopsie.
e: palinacusis. *fr:* palinacusis

palingnostisch *(f)* Wiedererkennend. ►Delirium palingnosticum.

Palinmnese *(f)* 1. Vermeintliches Sicherinnern an Ereignisse, die nicht stattfanden. 2. Wiedererinnerung an etwas, was dem Gedächtnis vorher entschwunden war.
e: palinmnesis. *fr:* palinmnèse

Palinopsie *(f)* Seltene Form der Gesichtstäuschung. Ein gesehener Gegenstand wird auch dann weiter wahrgenommen, wenn er bereits aus dem Gesichtsfeld verschwunden ist und die Wahrnehmung sich auf andere Gegenstände richtet. Je nach dem Zeitabstand zwischen Anblick des Gegenstandes und vermeintlicher Wahrnehmung kann zwischen einer visuellen ►Perseveration, eigentlicher Palinopsie und (bei sehr langem Intervall) halluzinatorischer Palinopsie unterschieden werden (J. Le Beau und E. Wolinetz, 1965) Gewöhnlich bestehen gleichzeitig Gesichtsfelddefekte. Ursache ist nach Pötzl (1954) eine Läsion der Area 19 des Gehirns. ►Palinacusis.
e: palinopsia. *fr:* palinopsie

Palinphrasie *(f)* Syn. für ►Paliphemie.
e: palinphrasia. *fr:* palinphrasie

Paliphemie *(f)* Unbeabsichtigte Wiederholung einer Silbe oder eines Wortes, meist der letzten Silbe oder des letzten Wortes eines Satzes. Vorkommen auch als Eigenschaft einer – meist älteren – Person.
e: paliphemia. *fr:* paliphémie

Palipraxie *(f)* Wiederholung von Bewegungen. ►Palilalie.
e: palipraxia. *fr:* palipraxie

Pallisadenzimmer *(n).* (►Autenrieth, 1807). Raum für tobende und zu bestrafende psychisch Kranke. Pallisaden aus Tannenholz stehen in einem »gleichsam völlig glatten Zimmer« halbkreisförmig um Ofen und Fenster. Die Tür kann von innen nicht geöffnet werden und ist mit Eisenblech verkeleidet, sodass »kein Punkt seye, wo ein Strick, mit dem der Kranke sich erhängen könnte, haften könnte«. Es ist ferner mit Matratze, Kopfpolster und wollener Decke ausgestattet. Heinroth (1818) nannte es einen »großen Käfig«, Kraepelin (1918) die »erste Veredelung der ursprünglichen Irrenverließe«.

Palo-Alto-Gruppe *(f)* 1959 von Don D. Jackson am Mental Research Institute (MRI) (Hirnforschungsinstitut) in Palo Alto (Californien) gegründete Arbeitsgruppe. Ausgang war die ►Double-Bind-Theorie zur Schizophrenie. Aufgabe war die Untersuchung von Familien Schizophrener auf das Vorkommen von Double-Bind-Situationen. Zur Gruppe gehörten John J. Weakland und Jay Haley, die bereits Mitautoren der Double-Bind-Theorie waren. Ferner die Familienberaterin Virginia M. Satir, die Psychologen Alex Bavelas, Charles Fulsweiler, Paul Watzlawick und die Psychiater Jules Riskin und Frank Rosman. Ein praktisches Ergebnis war die Auffassung der Familie als ►System, die Feststellung der darin vorkommenden Kommunikationsregeln und daraus abgeleitete Regeln für eine Familientherapie (►Kommunikationstherapie). Besonders groß war der Einfluss von Gregory ►Bateson.

Palpitationen *(n, pl).* Herzklopfen. Das gefühlte Klopfen und Schlagen des Herzens und der Schlagadern. Alter medizinischer Ausdruck (lat. palpitatio cordis). »Komt gemeiniglich daher, wann sich etwann ein serum in dem Geblüt umb das Hertz herumb coagulirt, darumb es den melancholischen personen nicht ungemein« (Th. Zwinger, 1686). Wird nicht einer bestimmten Krankheit zugeordnet.

Panik *(f)* 1. Altgriechisch: ohne sichtbaren Anlass enstandener Schrecken, insbesondere bei einem Heere. Man nahm an, dass die Angst vom Gott Pan herrühre. 2. Im 18. Jh. vom französischen »panique« in der Verbindung »panischer Schrecken« ins Deutsche gekommen. Auch im Engl. ist »panic fright« der alles mit fortreißende Schrecken angesichts eines bedrohlichen Ereignisses. Zur Wortbedeutung gehört die kopflose Reaktion angesichts realer Gefahr. Beispiel: im Falle eines Feuerausbruchs im Kino rennen alle zu einer schon verstopften Tür, statt die anderen (freien) Ausgänge zu benutzen. In diesem Sinne bei E. Kretschmer (►hypobulisch, ►Bewegungssturm, ►Erregungssturm, ►Gefühlsansteckung, ►Primitivreaktion), S. Freud (►Realangst) und M. Mahler (►symbiotische kindliche Psychose) zu finden. 3. Anfang der 60er-Jahre wurde »panic« in den westlichen Ländern Modewort für (meist hohe Grade von) Angst, jedoch losgelöst von der Vorstellung einer unüberlegten Reaktion. In dieser Bedeutung in die amer. Psychiatrie übergegangen. In diesem Sinne in den folgenden Begriffen: ►Panikattacken, ►Panikreaktion, ►Panikstörung, ►Paniksyndrom.
e: panic. *fr:* panique:

Panik, homosexuelle *(f)* 1. (Kempf, 1920). Plötzlich auftretende Furcht, Ziel homosexueller Wünsche anderer zu sein oder selbst für homosexuell angesehen zu werden. Verbindet sich manchmal mit Erregung, ►Beziehungsideen, Halluzinationen, Neigung zu Selbsttötung und Aggressionshandlungen. Vorkommen bei Lösung von Gefühlsbeziehungen zu einer anderen Person gleichen Geschlechts oder im Beginn einer ►Schizophrenie (►Trema). Bei Männern häufiger als bei Frauen. 2. Auftreten von Angst bei

einem Menschen mit verdrängter Homosexualität, der unvermutet eine Situation homosexueller Versuchungen (z. B. Jugendlager, Militär) ausgesetzt ist. Ursache ist die Furcht, dass die gewöhnlichen ►Abwehrmechanismen versagen könnten. Folge ist manchmal ein Exzess heterosexueller Beziehungen.
e: homosexual panic, Kempf's disease. *fr:* panique homosexuelle

Panikattacken *(f, pl).* Angstanfälle. In DSM-III-V: anfallsweise auftretende heftige Angst. Beschreibung in DSM-III: »Plötzlich einsetzende (zeitlich) umschriebene Perioden mit intensiver ►Besorgnis, Angst oder Schrecken, häufig verbunden mit Gefühlen eines drohenden Unheils. Während der Attacken bestehen Symptome wie Atemnot, Palpitationen, Brustschmerzen, Beklemmungen, Erstickungs- oder Vernichtungsgefühl und die Angst, den Verstand zu verlieren. – Panikattacken sind charakteristisch für das Paniksyndrom, kommen aber auch bei der ►Somatisierungsstörung, bei der typischen Depression und bei Schizophrenie vor«. – Beschreibung in DSM-IV: »Abgrenzbarer Zeitraum, in dem starke Besorgnis, Angstgefühle oder Schrecken plötzlich einsetzen und häufig mit dem Gefühl drohenden Unheils einhergehen. Während dieser Attacken treten Symptome auf wie Kurzatmigkeit, Palpitationen, Brustschmerzen oder körperliches Unbehagen, Erstickungsgefühle oder Atemnot und die Angst, »verrückt zu werden« oder die Kontrolle zu verlieren«. Nach der Diktion von DSM-IV treten die Anfälle »aus heiterem Himmel« und »spontan« auf. DSM-V betont jedoch, es gebe erwartete und unerwartete Panikattacken und fügt hinzu, die Panikattacke beginne »an dem Punkt, an dem ein abrupter Anstieg an Unbehangen erfolgt, statt an dem Punkt, an dem das erste Mal Angst auftrat.« – Der Sachverhalt ist identisch mit dem ►Herzangstsyndrom (s. dort auch alle Teilbeschwerden), im Amerikanischen fehlt jedoch der Verweis auf das Herz. – In ICD-10 ist der Verweis auf das Herz wieder vorhanden. Die Beschreibung beschränkt sich auf plötzlich auftretendes Herzklopfen, Brustschmerz, Erstickungsgefühle, Schwindel, Entfremdungsgefühle, Todesangst, Angst vor Kontrollverlust und Angst, wahnsinnig zu werden. Solche Panikattacken sind das einzige Symptom der ►Panikstörung (F41.0). – Das Wort Panikattacke ist ab 1980 schnell in die Alltagssprache übernommen worden, bezeichnet darin jedoch jede Form vorübergehender heftiger Angst, z. B. bei Phobien. Der Sache nach waren die Beschwerden spätestens seit dem 16. Jh. unter den Bez. »cardiaca passio«, »cardialgia« bekannt.
e: panic attacks.

Panikreaktion *(f)* 1. Anfall einer alles überwältigenden Angst. 2. In Katastrophensituationen (Brandausbruch, Schiffsuntergang, Erdbeben, Explosionen) bei Überschreiten einer individuellen Erträglichkeitsgrenze für Angst auftretende kopflose Verhaltensweise, bei der in blindem Bewegungssturm reale Möglichkeiten zur Rettung außer Acht gelassen werden.
e: panic reaction. *fr:* panique-réaction

Panikstörung *(f)* In DSM-III-R bis V: wiederholtes Auftreten von unerwarteten oder auch erwarteten ►Panikattacken. Einer der in DSM-V am häufigsten vorkommenden Begriffe. Der Sache nach fast gleichbedeutend mit ►Herzangstsyndrom. DSM erwähnt jedoch außer mit dem Wort »Palpitationen« nicht die auf das Herz und seine Funktion bezogenen Ängste, dagegen die meisten anderen Erscheinungen des Herzangstsyndroms. Wenn Panikattacken auf Trennungsängste zurückzuführen sind, ist nach der dafür entsprechenden Kategorie zu verschlüsseln. – In ICD-10 (episodisch paroxysmale Angst, F41.0) werden unter dieser Bez. als einziges Symptom Herzangstanfälle beschrieben (dort jedoch Panikattacken genannt), sodass im Gegensatz zu DSM Identität mit dem Herzangstsyndrom besteht.
e: panic disorder.

Panikstörung mit Agoraphobie *(f)* Bez. der DSM-III-R/IV für ►Panikstörung, bei welcher der Betroffene gleichzeitig unter einer ►Agoraphobie oder ►Klaustrophobie leidet oder solche phobischen Situationen so vollständig meidet, dass deshalb eine situationsgebundene Angst nicht auftritt.
e: panic disorder with agoraphobia.

Panikstörung ohne Agoraphobie *(f)* In DSM-III-R/IV Auftreten von Angstanfällen (Panikattacken) und eine ständige Angst vor neuen. Ist in der Sache identisch mit ►Herzangstneurose.
e: Panic Disorder Without Agoraphobia.

Paniksyndrom *(n).* Bez. in DSM-III für das, was in DSM-III-R/IV ►Panikstörung genannt wird. Der Sache nach gleichbedeutend mit ►Herzangstsyndrom.
e: panic disorder.

Pankejeff, Sergej ►Wolfsmann.

Panneurose *(f)* (P. Hoch und H. Polatin, 1949). Teilerscheinung der pseudoneurotischen Schizophrenie (s. d.). Gleichzeitiges Bestehen von Zwangssymptomen, hysterischen und vegetativen Symptomen.
e: pan-neurosis. *fr:* pan-névrose

Panophobia *(f)* Syn. für ►Panphobie.

Panphagie *(f)* Süchtiges Essen ohne Bevorzugung besonderer Speisen.
e: panphagia. *fr:* panphagie

Panphobie *(f)* Furcht vor allem.
e: panphobia.
Syn.: Panophobia, Pantophobia. *fr:* panophobie, pantophobie

Panpsychismus *(m).* Denkrichtung, die auch in der nichtbelebten, anorganischen Natur seelische Vorgänge annimmt.

Pansexualismus *(m)*. Extreme Doktrin, nach der allen menschlichen Handlungen unbewusste sexuelle Wünsche zugrunde liegen. Seit S. Freud jeden Zusammenhang zwischen Pansexualismus und Psychoanalyse bestritt, besitzt die Lehre keine ernsthaften Anhänger mehr.
e: pansexualism. *fr:* pansexualisme

Pantophobia *(f)* Syn. für ►Panphobie.
e: pantophobia. *fr:* pantophobie

Pantoponismus *(m)*. Suchtstoffabhängigkeit von dem gereinigten Opiumauszug Pantopon (50 % Morphin-HCl). Kommt nur selten vor.
e: pantoponism. *fr:* pantoponisme

Pappenheim, Bertha ►Anna O.

Parabulie *(f)* Krankhafte Willensstörung, bei der einem Willensimpuls sogleich ein anderer, entgegengesetzter folgt. Z. B. ein Kranker streckt dem Arzt die Hand entgegen, zieht sie sofort wieder zurück, streckt sie wieder vor usw. Kann in extremen Fällen zu völliger Bewegungslosigkeit führen (bes. bei Schizophrenie).
e: parabulia. *fr:* paraboulie

Paradis, Maria Theresia von *(f)* geb, 15.5.1759 in Wien, gest. 1.2.1824 Wien. Blinde Pianistin und Komponistin. Berühmte Patientin ►Mesmers, der sie durch ►Mesmerisieren vorübergehend von ihrer Blindheit befreite. Man nimmt an, dass es sich um ►Blepharospasmus handelte. Mozart schrieb für sie ein Klavierkonzert.

paradoxe Intention *(f)* (V. E. ►Frankl). Psychotherapeutische Technik zur Überwindung von phobischer, anankastischer und Erwartungsangst. Sie besteht darin, dass der Leidende aufgefordert wird, sich, wenn auch nur für Sekunden, das zu wünschen, was er befürchtet. Er wird so in den Stand gesetzt, sich von seiner neurotischen Angst zu distanzieren. ►Existenzanalyse. ►Logotherapie. ►Gegenzwang. ►Kommunikationstherapie.

Paradoxia sexualis *(f)* Sexuelle Betätigung oder Bedürfnisse diesseits oder jenseits der vom jeweiligen Autor als physiologisch erachteten zeitlichen Grenzen, im Kindes- und Greisenalter.
e: paradoxia sexualis. *fr:* paradoxisme infantile, pardoxisme sénile

Parageusie *(f)* Syn. für ►Parosmie.
e: paragusia. *fr:* parageusie

Paragnosie *(f)* Außersinnliche Wahrnehmung (z. B. Telepathie, Hellsehen, zweites Gesicht usw.)
e: paragnosia. *fr:* paragnosie

Paragrammatismus *(m)*. (E. Bleuler). Inkorrekte Anwendung grammatikalischer Gesetze aus krankhafter Ursache, z. B. bei Schizophrenie. Vgl. ►Kataphasie.
e: paragrammatism. *fr:* paragrammatisme

Paragraphie *(f)* Besondere Form der Dysgraphie. Beim Schreiben werden einzelne Wörter oder Buchstaben unrichtig oder entstellt wiedergegeben. ►Paraphasie.
e: paragraphia. *fr:* paragraphie

Parakinese *(f)* Unregelmäßig, schlecht koordinierte, in ihrer Harmonie gestörte Bewegungen.
e: parkinesia. *fr:* parakinésie

parakinetische Katatonie *(f)*. ►Katatonie, parakinetische.

Paralalie *(f)* 1. Sammelbez. für Sprachstörung. 2. Lautverletzung. Gewohnheitsmäßiges Ersetzen eines Buchstaben durch einen anderen beim Sprechen. 3. Syn. für ►Stammeln.
e: paralalia. *fr:* paralalie

Paralexie *(f)* Lesestörung, bei der an einzelnen Stellen falsche Wörter oder Buchstaben gelesen werden. Entspricht der Paraphasie beim Sprechen.
e: paralexia. *fr:* paralexie

Paralgesie *(f)* Störung der Schmerzwahrnehmung. Statt eines Schmerzreizes werden z. B. bei Nadelstich Prickeln oder sogar angenehme Empfindungen wahrgenommen.
e: paralgesia. *fr:* paralgésie

Paralgie *(f)* Syn. für ►Paralgesie.
e: paralgesia. *fr:* paralgie

Paralipophobie *(f)* (Th. Ziehen). Zwangsvorstellung, dass die fahrlässige Unterlassung bestimmter Handlungen eine schwere Gefahr für nahe Angehörige bedinge.
e: paralipophobia. *fr:* paralipophobie

Paralogie *(f)* 1. Fehlschluss. In der Logik: falsche Schlussfolgerung trotz richtiger Voraussetzung. 2. In der Psychiatrie Form einer Denkstörung. Besteht darin, »dass die im Gedankenzusammenhange zunächst sich darbietende Vorstellung unterdrückt und durch eine andere, ihr verwandte, ersetzt wird« (Kraepelin). Dem Denken geht damit der logische Zusammenhang verloren, wodurch das Verständnis für andere erschwert oder unmöglich wird. Vorkommen bei Schizophrenie und Demenzen. 3. (W. Stekel). Bez. für alle Formen von ►Psychose.
e: paralogia, paralogy. *fr:* paralogie

Paralogismus *(m)*. Einzelner logischer Fehlschluss bei ►Paralogie.
e: paralogism. *fr:* paralogisme

Paralyse *(f)* 1. Völlige Unfähigkeit zu Willkürbewegungen. Ursache ist gewöhnlich ein organisches Nervenleiden mit Sitz in Gehirn, Rückenmark oder peripheren Nerven. 2. Auch aus seelischer Ursache kann – vorübergehend – völlige Bewegungsunfähigkeit entstehen (►Kataplexie).
e: palsy, paralysis. 2. Häufig verwendete Kurzbezeichnung für ►Paralyse, progressive.
e: paresis. *fr:* paralysie

Paralyse, atypische *(f)* Syn. für ►Lissauer'sche Herdparalyse.

Paralyse, galoppierende *(f)* Progressive Paralyse mit besonders raschem Persönlichkeitszerfall und innerhalb weniger Monate zum Tode führendem Verlauf.

Paralyse, jugendliche *(f)*. ►jugendliche Paralyse.

Paralyse, Lissauer'sche *(f)*. ►Lissauer'sche Herdparalyse.

Paralyse, modifizierte *(f)* Obsol. Sammelbez. für Krankheitszustände, bei denen sowohl Lähmungserscheinungen als auch psychische Störungen vor allem in Form einer Verblödung auftreten. »Paralyse« ist hier in seiner älteren Bedeutung als Bez. für jede Form beeinträchtigter Muskelkraft gebraucht. Diese »Paralyse« wird durch die intellektuellen Abbauerscheinungen in ihrem Erscheinungsbild verändert, »modifiziert«. ►Schüle (1886) rechnet hierzu u. a. Zustände nach Schlaganfällen, bei multipler Sklerose und Hirntumoren sowie bei seniler Demenz und Syphilis.
Syn.: psychische Zerebropathie.

Paralyse, progressive *(f)* Psychische Krankheit durch Syphilis. Wird hervorgerufen durch massive Spirochäteninvasion des Gehirns, besonders der Hirnrinde. Beginn meistens im Alter von 30–50 Jahren, etwa 5–15 Jahre nach der ersten Ansteckung. Bei Männern doppelt so häufig wie bei Frauen. Gewöhnlich schleichender Beginn mit Gedächtnisstörungen, Nachlässigkeiten in der äußeren Erscheinung oder Verstößen gegen Normen des Anstandes. Erstes Krankheitszeichen kann z. B. sein, dass jemand ungeniert auf der Straße uriniert. In anderen Fällen im Beginn mehr depressive Erscheinungen. Paralytische Anfälle (s. d.) können hinzukommen. – Neurologisch: Sprachstörungen, Silbenstottern, Silbenschmieren, verlangsamtes und erschwertes Sprechen, besonders schwerer Wörter (z. B. Flanelllappen); lichtstarre, unregelmäßige Pupillen; Steigerung der Sehnenreflexe. – Verschiedene Luesreaktionen in Serum und Rückenmarksflüssigkeit (Liquor) fast stets positiv. Im Liquor ferner Zellvermehrung und Eiweißvermehrung bei Linksausfällung in den Kolloidkurven (Paralysekurve). – Die Diagnose wird aufgrund der klinischen Erscheinungen bei positiven Luesreaktionen gestellt. – Verlauf: Gewöhnlich bald Übergang in eine typische ►Dementia paralytica. Ohne Behandlung tritt nach ein bis wenigen Jahren der Tod in tiefer Demenz ein. – Behandlung mit 15–25 Mio. Einheiten Penicillin. Hinsichtlich des Verschwindens bereits eingetretener psychischer Folgen hängt der Erfolg vom Umfang der zerstörten Hirnteile bei Beginn der Behandlung ab. Oftmals ist Anstaltsunterbringung notwendig, obwohl der Prozess zum Stehen gekommen ist. – Vorkommen: Früher 10 % aller psychiatrischen Krankenhausaufnahmen. Gegenwärtig in entwickelten Ländern sehr selten. 90 % der jährlich 12 Mio. Neuerkrankungen in Entwicklungsländern.
e: general paresis, general paralysis of the insance (GPI). *fr:* paralysie générale progressive

Paralysis galopans *(f)* Syn. für ►Paralyse, galoppierende.

Paralysis generalis *(f)* Obsol. Syn. für ►Paralyse, progressive.

Paralysis generalisata progressiva *(f)* Obsol. Bez. für ►Paralyse, progressive.

Paralysis juvenilis *(f)* Syn. für ►jugendliche Paralyse.

Paralysis progressiva *(f)*. ►Paralyse, progressive.

paralytische Demenz *(f)*. ►Dementia paralytica.

paralytischer Anfall *(f)*. ►Anfall, paralytischer.

Paramimie *(f)* 1. Durch umschriebene Hirnläsion hervorgerufene Störung der Gebärdensprache. Z. B.: Ein Kranker macht den Mund auf, wenn er durch Kopfnicken seine Zustimmung ausdrücken will. 2. Grimassieren, Missverhältnis zwischen Gesichtsausdruck und Stimmung. Besonders bei jugendlicher Schizophrenie.
e: paramimia. *fr:* paramimie

Paramnesie *(f)* Gedächtnistäuschung, Falscherinnerung, Trugerinnerung. Die Bez. wird mit verschiedener Bedeutung verwendet. 1. Bereits normalerweise werden Erinnerungen durch Affekte »umgedichtet«, wobei die Rolle des Individuums besonders günstig in den Vordergrund tritt (literarisches Beispiel: »Tartarin de Tarascon« von Daudet). 2. Erinnerung mit falschen Bekanntheitsqualitäten. ►Déjà-vu-Erlebnis. 3. Wahnerinnerung. Aus der Psychose entstehende, in die (gesunde) Vergangenheit zurückdatierte Wahneinfälle. Auch nachträgliche Umdeutung wirklicher Ereignisse im Sinne des Wahns. Besonders bei Paranoikern. 4. Bei Hirnherdstörungen: Das einzelne Wort als solches wird erinnert, nicht jedoch die dazugehörige Bedeutung. S. a. die folgenden Stichwörter.
e: paramnesia.
Syn.: paramnestische Dysmnesie. *fr:* paramnésie

Paramnesie, assoziierende *(f)* (E. Kraepelin). Syn. für ►Pseudomnesie, assoziierende.

Paramnesie, einfache *(f)* (E. Kraepelin). Scheinbekanntheit. Gedächtnisstörung, bei der die Gegenwart als Vergangenheit erlebt wird. Die wirklichen Erlebnisse werden mit falschen Erinnerungen vermischt. Entspricht weitgehend den Illusionen der Erinnerung. Teilweise kommt es aber auch zu Halluzinationen der Erinnerung (Sully). Kommt vor im Traum, in der Hypnose, in Dämmerzuständen, Korsakow-Syndrom.
Syn.: Dysmnesie, paramnestische.

Paramnesie, reduplizierende *(f)* (A. Pick, 1901). Erinnerungstäuschung, bei der ein Erlebnis in der Erinnerung doppelt oder mehrfach erscheint. Ein Kranker H.H. Meyers (1947) war z. B. überzeugt, in der gleichen Klinik von den gleichen Ärzten schon einmal behandelt worden zu sein.

paramnestische Dysmnesie *(f)* Syn. für ►Paramnesie.

Paramusie *(f)* Durch Hirnherdstörung hervorgerufene Unfähigkeit, Töne und Intervalle stets richtig zu bestimmen, und manchmal Unfähigkeit, konsonante und dissonante Akkorde zu unterscheiden.
e: paramusia. *fr:* paramusie

Paranoia *(f)* 1. Nebenverstand. In der griech. Antike umgangssprachlicher Ausdruck. Etwa: »neben de Kapp« (trifft am genauesten) oder »nicht alle Tassen im Schrank«. Jedoch kein Begriff der antiken Medizin. 2. Als »Verrückung des Verstandes« bei C. Wolff (1713). Bei I. Kant (1798) wird »Verrücktheit« für alle »Irreredende« gebraucht, bei denen keine Körperkrankheit besteht. Von Heinroth (1818) unter Begriffseinengung als »Paranoia« ins Griech. übersetzt und definiert: »Unfreyheit des Geistes mit Exaltation [= Überspannung] des Denkvermögens; Verkehrtheit der Begriffe bey ungestörter Sinnenempfindung«. Mehrere Unterformen haben eine Störung des Denkens gemeinsam. In demselben Sinne benutzt es Kahlbaum (1868) »Paranoia«, unterscheidet aber andere Untergruppen. 2. Der bis zur Gegenwart führende Entwicklungsstrang setzt bei ►Snell »Über Monomanie als primärer Form der Seelenstörung« (1865) an. Heinroths »Paranoia« und Esquirols »Monomanie« werden zusammengeführt zu einem neuen Krankheitsbild, dessen Kern aus »einzelnen Reihen von Wahnideen mit Hallucinationen« besteht, d. h. in sich eine logische Geschlossenheit zeigt, wobei die »Gesammtheit des geistigen Lebens« überwiegend intakt bleibt. Snell nannte dies »Wahnsinn« oder Monomanie. Jedoch wurde von anderen dafür bald »Paranoia« eingesetzt. In der Folgezeit werden zahlreiche Formen beschrieben, die jedoch den Kern unverändert ließen. Kraepelin, der wie Heinroth »Verrücktheit« und »Paranoia« syn. benutzt, knüpft erst mit der 4. Aufl. (1893) seines Lehrbuchs, dann jedoch sehr klar an Snell an: »Als Verrücktheit bezeichnen wir die chronische Entwickelung [sic!] eines dauernden Wahnsystems bei vollkommener Erhaltung der Besonnenheit.« Auch Kraepelin unterscheidet zunehmend verschiedene Formen. In der 8. Aufl. des Lehrbuchs sind dies: Liebeswahn, Prophetenwahn, Eifersuchtswahn, Größenwahn, Abstammungswahn, Erfinderwahn und als häufigstes Verfolgungswahn. Paradigma wurde der von Gaupp beschriebene Fall des Hauptlehrers ►Wagner (»Paranoia Gaupp«), jedoch als sehr seltene Form. Mit K. Schneider (1949) geht für die dt. Psychiatrie (vorübergehend) die Paranoia in der Schizophrenie auf: »Psychosen, die lediglich durch Wahneinfälle und den um sie gelagerten Verarbeitungshof gekennzeichnet sind, heißen nach Gaupp »Paranoia««. Für Schneider sind sie jedoch ein Randtypus der Schizophrenie. Nachdem die 7. Aufl. von Kraepelins Lehrbuch teilweise ins Engl. übersetzt worden war (1918) und die spätere dt. Diskussion nicht mehr rezipiert wurde, hielt sich dort die »Paranoia« in dieser Form. Die »Wahnhafte (paranoide) Störung« von DSM-III-R, die »Wahnhafte Störung« von DSM-IV und die »anhaltenden wahnhaften Störungen« von ICD-10 bewahren das Konzept in kaum veränderter Form. In DSM-V sehr selten, undefiniert, und dann in der Verbindung »mit anderem Wahn«. – Als Adj. stehen ►paranoid, ►paranoisch, ►wahnhaft (engl.: paranoid, delusional) zur Verfügung (neben ►paranoiaartig). Die psychiatrische Umgangssprache macht von den darin enthaltenen Differenzierungsmöglichkeiten jedoch kaum Gebrauch.
e: paranoia. *fr:* délire paranoïque, délire de persécution, paranoïa

Paranoia acuta *(f)* (C. F. ►Westphal, 1878). Obsol. Bez. für plötzlich einsetzende psychische Krankheit mit unbestimmtem Verfolgungsgefühl.
e: acute paranoia. *fr:* délire paranoïaque aigu, paranoïa aigue

Paranoia chronica *(f)* (H. Berger, 1913). Zu den paranoiden Erkrankungen des Involutionsalters zählende seltene Psychose. Systematisierter Wahn bei chronischem Verlauf und Ausbleiben einer Verblödung werden hervorgehoben. Das Krankheitsbild vermochte sich als nosologische Einheit nicht durchzusetzen.

Paranoia combinatoria *(f)* Syn. für ►Paranoia simplex chronica.

Paranoia erotica *(f)* Obsol. Syn. für ►Liebeswahn.

Paranoia hallucinatoria acuta *(f)* (Th. Ziehen). Obsol. Bez. für plötzlich auftretenden Verfolgungswahn mit Halluzinationen. Hervorgehoben werden Ordnung des Denkens und Systematisierung von Wahn und Sinnestäuschungen. Die unter dieser Bez. beschriebenen Krankheitsbilder werden gegenwärtig größtenteils der Schizophrenie zugerechnet.
e: acute hallucinatory paranoia. *fr:* délire paranoïaque hallucinatoire aigu

Paranoia litiginosa *(f)* Obsol. Syn. für ►Querulantenwahn.
e: litigous paranoia. *fr:* paranoïa litingosa

Paranoia logorrhoica *(f)* Zungendelirium. Obsol. Syn. für ►Logorrhoe.

Paranoia originaria *(f)* (Sander). Obsol. Bez. für eine bereits im Kindesalter beginnende Wahnerkrankung.
e: paranoia originaria. *fr:* paranoïa originaria

Paranoia querulans *(f)* Obsol. Syn. für ►Querulantenwahn.
e: querulous paranoia. *fr:* paranoïa processive

Paranoia religiosa *(f)* Obsol. Bez. für Wahnerkrankung mit religiösen Inhalten. Bei Verfolgungswahn auch das Gefühl, vom Teufel besessen zu sein. ►Dämonomanie.
e: paranoia religiosa. *fr:* paranoïa religiosa

Paranoia simplex acuta *(f)* Obsol. Bez. für plötzlich ausbrechende, reine Wahnerkrankung, die bald wieder abklingt. Wurde dem ►délire d'emblée Magnans an die Seite gestellt.
e: paranoia simplex acuta. *fr:* paranoïa simple aigue

Paranoia simplex chronica *(f)* Obsol. Bez. für schleichend verlaufende Wahnerkrankung. Das Krankheitsbild entsprach weitgehend der letzten Umschreibung der ►Paranoia. Es wurde ein fast unmerklicher Beginn (Stadium initiale) von dem in voller Entwicklung begriffenen Wahn (Stadium paranoicum) und einer späteren Beruhigung und Kraftlosigkeit (Stadium dementiae) unterschieden.
e: paranoia simplex chronica.
Syn.: Paranoia combinatoria. *fr:* paranoïa simple chronique

paranoiaartig *(a)*. 1. Wenig gebrauchtes Syn. für ►paranoid. 2. Paranoiaähnlich. Auf ein Krankheitsbild bezüglich, bei dem Ansätze zu einer Wahnsystematisierung erkennbar sind, dessen Erscheinungen jedoch flüchtig bleiben und bald korrigiert sind.

paranoid *(a)*. 1. Wahnhaft, im psychiatrischen Sinne des Wortes ►Wahn. Nach dt. Tradition wird nur bei Vorhandensein von Verfolgungs- und/oder Beeinträchtigungsideen von »paranoid« gesprochen. 2. Abweichend vom dt. Sprachgebrauch wird die Bez. in Frankreich, England und den USA auf wahnhafte Erlebnisse angewendet, die nicht zu einem geschlossenen System gehören. In der amer. Psychiatrie oft in der Bedeutung einer ungewissen Erwartung im Sinne von ►Wähnen. ►paranoisch, sehr misstrauisch. In DSM-V nur in Zusammenhang mit Persönlichkeitseigenschaften (►Persönlichkeitsstörung, paranoide)
e: paranoid, paranoidal. *fr:* paranoïde

Paranoid *(n)*. Syn. für ►Schizophrenie, paranoide.

paranoide Erlebnisreaktion *(f)* Paranoide Form der abnormen seelischen Reaktion (s. d.). Auf ein traumatisierendes Erlebnis (Kränkung, Demütigung, Beschämung) reagiert eine zur Selbstbeziehung neigende Person mit affektbetontem Beziehungswahn, in dessen Krankhaftigkeit jedoch wenigstens vorübergehend Einsicht besteht. Vorkommen z. B. bei Demütigungen eines körperlich Missgestalteten, abgewiesener Liebeswerbung, verletzendem Tadel bei einer als beschämend empfundenen Unzulänglichkeit. – Die Erscheinungen klingen gewöhnlich nach wenigen Wochen bis Monaten wieder ab.

paranoide Reaktion *(f)*. ►paranoide Erlebnisreaktion.

paranoide Schizophrenie *(f)*. ►Schizophrenie, paranoide.

Paranoide Störung *(f)* In DSM-III: Über lange Zeit bestehender Verfolgungs- und Eifersuchtswahn bei sonst intakter Persönlichkeit, die keine der schizophrenen Denkstörungen aufweist. Wenn die Störungen mindestens 6 Monate bestehen, wird von ►Paranoia gesprochen. Weitere Untergruppen sind: induzierte paranoide Störung, akute paranoide Störung, atypische paranoide Störung. DSM-III-R-IV kennen diese Unterscheidungen nicht mehr. Der Sachverhalt wird unter ►Wahnhafte Störung behandelt. In DSM-V kommt die Bez. nicht vor.
e: paranoid disorder.

paranoider Psychopath *(m)* ►Psychopathen, paranoide.

paranoider Typus In DSM-III Unterform der schizophrenen Störung, in DSM-III-R und -IV der Schizophrenie. Entspricht fast vollständig der paranoiden Schizophrenie (s. d.) älterer Umschreibung.
e: paranoid type. – (ICD-10: F20.0x).

paranoides Syndrom *(n)*. Sammelbez. für Erkrankung, bei der Wahnphänomene im Vordergrund stehen, die jedoch nicht – oder noch nicht – einer bestimmten Krankheitsform zugeordnet werden kann.
e: paranoic syndrome. *fr:* syndrome paranoïque

paranoisch *(a)*. 1. Wahnhaft. Älteres Syn. für ►paranoid. 2. »Wahnhaft« i. e. S. als Adjektiv zu ►Paranoia. Charakterisiert damit das Vorhandensein einer bestimmten logisch in sich geschlossenen Wahnstruktur.
e: paranoiac, paranoic. *fr:* paranoïaque

paranoische Angstpsychose *(f)* Von K. Leonhard gelegentlich verwendete Bez. für die depressive Phase der ►Angst-Glücks-Psychose. Somit weitgehend syn. mit Angstpsychose.

paranoische Entwicklung ►Entwicklung, paranoische.

Paranomie *(f)* Sprachstörung infolge Hirnherdstörung, wobei Gegenstände richtig erkannt, aber falsch benannt werden.
e: paranomia. *fr:* paranomie

Parapathie *(f)* 1. Von ►Stekel als Syn. für ►Neurose vorgeschlagen, um hervorzuheben, dass sich die Psychotherapie nicht auf die Behandlung von Nervenkrankheiten erstreckt. 2. Schwere Störung des Affektlebens.
e: parapathy. *fr:* parapathie

Paraphasie *(f)* (A. de Fleury, 1865). Form der Sprachstörung. Verwendung von Wörtern, die den Gedanken nicht richtig wiedergeben. »Das pathologische Unvermögen, die stets richtig gebildeten Laute an der richtigen Stelle zu verwenden, oder aus solchen eine Silbenfolge, oder aus korrekten Silben ein Wort, oder aus Worten ein den Regeln der Syntax entsprechendes Satzgefüge zusammenzusetzen, oder inhaltlich und formell gelungene Sätze zu Gedankenketten sinngemäß aneinanderzureihen.« (E. Niessl, von Mayendorf, 1918) Man kann demnach literale, syllabäre, verbale, syntaktische und logische Paraphasie unterscheiden, nach anderer Einteilung auch phonematische und semantische Paraphasie (s. d.).
e: paraphasia. *fr:* paraphasie

Paraphasie, choreatische *(f)* Form der Paraphasie, bei der ohne Sinnzusammenhang aneinandergereihte Wörter hastig ausgesprochen werden.
e: choreatic paraphasia. *fr:* paraphasie choréatique

Paraphasie, literale *(f)* Form der Paraphasie, bei der lediglich ein einzelner Buchstabe ausgelassen oder entstellt wird. Beispiel: »Bick« statt »Blick«. Syn. für ►Paraphasie, phonematische.
e: paraphasia literalis. *fr:* paraphasie littérale

Paraphasie, phonematische *(f)* Form der ►Paraphasie, bei der einzelne ►Phoneme (2) durch Umstellung oder Verschiebung entstellt werden. Z. B. sagt der Kranke »Blick« statt »Bild« oder »Mehsel« statt »Messer«. Die Bedeutung des Gesprochenen bleibt dabei einigermaßen verständlich. Treten die Entstellungen so häufig auf, dass die Sprache unverständlich wird, spricht man von phonematischem Jargon. Vorkommen vor allem bei motorischer Aphasie (s. d.). 4 Formen: 1. Einfügung falscher Phoneme. Beispiel: »Tarre« statt »Tasse«. 2. Versetzung von Phonemen. Beispiel: »hegolfen« statt »geholfen«. 3. Auslassen von Silben oder Phonemen: Beispiel: »nalich« statt »natürlich«. 4. Einfügung überflüssiger Phoneme. Beispiel: »stammet« statt »stammt«.
e: phonematic paraphasia. *fr:* paraphasie phonématique

Paraphasie, semantische *(f)* Wortverwechslung, bei welcher das Ersatzwort in seiner Bedeutung eine Beziehung zum verfehlten Wort aufweist, genauer: »wenn zwischen einem Zielwort und einem fehlerhaft geäußerten Wort eine klassifikatorisch-semantische Relation besteht« (F.-J. Stachowiak, 1979).

Paraphasie, verbale *(f)* Syn. für ►Paraphasie, semantische.
e: paraphasia verbalis.
Syn.: Wortamnesie. *fr:* paraphasie verbale

Paraphemie *(f)* 1. Syn. für ►Paralalie (1). 2. Psychogen-neurotisches Lispeln. 3. Syn. für ►Danebenreden.
e: paraphemia. *fr:* paraphémie

Paraphilie(n), Paraphile Störungen (DSM-V) *(f)* Sammelbez. für Formen sexueller Befriedigung, die an normabweichende Bedingungen geknüpft werden. Die Bez. wurde durch ►Stekel (1917) anstelle von ►Perversion geprägt, gewann aber erst allgemeinere Bedeutung, nachdem DSM-III/IV sie (ab 1980) übernommen hatten. Im Einzelnen rechnet DSM-III-R hierzu: 1. ►Exhibitionismus; 2. ►Fetischismus; 3. ►Frotteurismus; 4. ►Pädophilie; 5. Sexueller ►Masochismus; 6. Sexueller ►Sadismus; 7. Transvestitischer Fetischismus (►Transvestismus); 8. Voyeurismus (►Skopophilie); 9. Paraphilie NNB. – In DSM-IV rechnen dazu: 1. Fetischismus; 2. Transvestismus; 3. Zoophilie; 4. Pädophilie; 5. Exhibitionismus; 6. Voyeurismus; 7. Sexueller Masochismus; 8. Sexueller Sadismus; 9. Atypische Paraphilie. – DSM-V hat die Zoophilie fortgelassen und die Reihenfolge geändert, sonst aber nur in den Texten Veränderungen vorgenommen.
e: paraphilias. *fr:* paraphilie

Paraphonie *(f)* Krankhafte Veränderungen im Klang der Stimme, z. B. bei Taubstummen.
e: paraphonia. *fr:* paraphonie

Paraphrasie, konfabulierende *(f)* Älteres Syn. für ►Paraphrenia confabulans.

Paraphrasia paranoica *(f)* Alte Bez. für Entstellung der Sprache durch das Ausdrücken wahnhafter Gedankengänge.

Paraphrasia praeceps Älteres Syn. für ►Stammeln.

Paraphrasia praecox *(f)* Älteres Syn. für ►Stammeln.

Paraphrasia tarda *(f)* Langes Zögern vor dem Aussprechen von Wörtern.

Paraphrasia thematica *(f)* Paraphrasie, bei welcher der beabsichtigte Sinn eines Satzes verfehlt wird.

Paraphrasia verbalis *(f)* Paraphrasie, bei welcher einige Wörter verfehlt werden.

Paraphrasia vesania *(f)* Alte Bez. für die Bildung fremdartiger Wörter bei Geistesstörungen. Etwa syn. mit ►Neologismus.

Paraphrasie *(f)* Sprachstörung mit fehlerhafter Konstruktion von Sätzen, falscher Wortfolge und nicht sinngemäßer neologistischer Wortwahl. Unterscheidet sich von der ►Alogie (= Aphrasie) nur quantitativ, nicht qualitativ. Im Gegensatz zur Aphasie ist die Paraphrasie nicht Folge einer umschriebenen Hirnläsion, sondern Symptom psychischer Störungen. Vorkommen vor allem bei Schizophrenie.
e: paraphrasia. *fr:* paraphrasie

Paraphrenia, Paraphenie *(f)* Chronisch verlaufende wahnbildende Formen der ►Schizophrenie (auch paraphrene Form der Schizophrenie). Schizophrenien, die als einziges Symptom Wahn bilden, aber solchen schizophrener Art (K. Kolle). Der Begriff hat mehrfachen Bedeutungswandel erlitten. Bei K. L. Kahlbaum bezeichnete »Paraphrenie« jede mit den Entwicklungsphasen (Pubertät, Klimakterium) zusammenhängende Psychose: ►Paraphrenia hebetica, ►P. senilis. – Bei Kraepelin (1900–1907) Krankheitsbild, dessen Symptomatik durch einen sich langsam entwickelnden Wahn ausgezeichnet ist. Dem fast unmerklichen Beginn entspricht ein gutes Erhaltenbleiben der Persönlichkeit, vor allem in Hinblick auf die Affektivität, auch in späteren Stadien. Die Kraepelin'sche Paraphrenie wird sowohl von der ►Dementia praecox (Schizophrenie) als auch von der ►Paranoia unterschieden. Hervorgehoben werden später Beginn (30.–50. Lebensjahr), pyknischer Körperbau und heitere, fast hypomanische Wesenszüge. Die Bez. ist auch in der Kraepelin'schen Umschreibung noch in seltenem Gebrauch. 4 Formen: Para-

phrenia expansiva, confabulans, phantastica, systematica (s. d.). Kraepelin selbst ließ diese Gruppe später wieder in der Schizophrenie aufgehen, andere behielten die Bez. bei. Bei Freud (1911) ist Paraphrenie syn. mit Schizophrenie. Die Kraepelin'sche Paraphrenie wurde 2012 von frz. Autoren erneut als selbstständige Krankheitseinheit anerkannt und definiert.
e: paraphrenia. *fr:* paraphrénie (kraepelienne)

Paraphrenia confabulans *(f)* (►Kraepelin). Zu den paranoiden Formen der Schizophrenie gehörendes, der Paraphrenia phantastica ähnliches Krankheitsbild, bei dem die Kranken in konfabulatorischer Weise in sich zusammenhängende phantastische Erzählungen vorbringen, die den Charakter von wirklichen Erinnerungen annehmen. Trotz der phantastischen Ausgestaltung sind die Erzählungen in sich formal geordnet. Es handelt sich nach Leonhard niemals um Erdichtungen alltäglicher Ereignisse, sondern um sensationelle Münchhausen-Geschichten von Reisen in andere Erdteile, auf einen anderen Stern, Abenteuer mit Menschen und Tieren oder Gespräche mit Gott selbst. Die Stimmung ist dabei gewöhnlich deutlich und gleichmäßig gehoben.
e: paraphrenia confabulans.
Syn.: progressive Konfabulose (Kleist und Schwab). *fr:* paraphrénie confabulante

Paraphrenia expansiva *(f)* (Kraepelin). ►Paraphrenie mit Hervortreten von Größenideen und mit häufigen erotischen oder mystischen Denkinhalten bei lebhaftem, fast manischem Temperament.
e: paraphrenia expansiva. *fr:* paraphrénie expansive

Paraphrenia hebetica *(f)* Von ►Kahlbaum verwendetes Syn. für ►Hebephrenie.

Paraphrenia phantastica *(f)* (Kraepelin). Phantastische Form der Schizophrenie; gekennzeichnet durch absurde Ideenbildung, Personenverkennung, Größenideen, Halluzinationen, Denkstörungen. Besonders Sinnestäuschungen und Wahnideen zeigen einen phantastischen Charakter, der bis zur absurden Denkunmöglichkeit geht mit immer wieder neuen und reichhaltigen Inhalten. Die Persönlichkeit bleibt dennoch gut erhalten.
e: paraphrenia phantastica.
Syn.: Phantasiophrenie (Kleist). *fr:* paraphrénie fantastique

Paraphrenia senilis (K. L. Kahlbaum). Im Gefolge des Klimakteriums bzw. im Alter auftretende psychische Krankheit.

Paraphrenia systematica *(f)* (Kraepelin). Chronische Wahnerkrankung mit einem sich immer mehr ausweitenden Verfolgungswahn und Größenideen. Im Unterschied zur ►Paranoia bestehen Halluzinationen, aus denen der Wahn immer wieder neue Nahrung erhält.
e: paraphrenia systematica. *fr:* paraphrénie systématique

Paraphrenie, affektvolle *(f)* (K. Leonhard). Der Schizophrenie zugehöriges Krankheitsbild, das der systematischen ►Paraphrenie Kraepelins und der progressiven Beziehungspsychose Kleists entspricht. Ein anfängliches Beziehungssyndrom geht in ein schweres Bild mit Größenideen, Erinnerungsfälschungen und Sinnestäuschungen über. Im Unterschied zur Kerngruppe der Schizophrenie bleibt aber ein adäquater und schwingungsfähiger Affekt erhalten.
e: affect-laden paraphrenia.

Paraphrenie, phonemische *(f)* Kaum gebrauchte Bez. für eine ►Paraphrenie, bei welcher der Kranke in starkem Maße Stimmen hört.

Paraphrenie, präsenile *(f)* (H. Albrecht, 1914). Wahnerkrankung der 2. Lebenshälfte. Von Albrecht als eigenes, nicht zur Schizophrenie zählendes Krankheitsbild beschrieben. Wird in dieser Form nicht mehr anerkannt, sondern zur ►Spätschizophrenie gerechnet.
e: pre-senile paraphrenia. *fr:* paraphrénie présénile

Parapraxie *(f)* 1. Apraktische Störung, bei welcher der Kranke nicht die Gegenstände erkennt, mit denen er umgeht. 2. Apraktische Störung, bei welcher die vom Kranken beabsichtigten Bewegungen falsch ausgeführt werden. Störung der Handlungsfähigkeit. 3. (S. Freud). Selten gebrauchtes Syn. für ►Fehlleistung.
e: parapraxis. *fr:* parapraxie

Pararhotazismus *(m)*. Unfähigkeit, R-Laute richtig zu bilden.

Pararthria literalis Sprechstörung. Einzelne Laute werden beim Sprechen durch andere ersetzt.

Pararthria syllabaris Syn. für ►Silbenstolpern.

Pararthrie *(f)* Sprechstörung durch fehlerhafte Aussprache.
e: pararthria. *fr:* pararthrie

Parasemie *(f)* Störungen der mimischen Ausdrucksbewegungen. Die jeweiligen psychischen Inhalte werden nicht vom normalerweise dazugehörigen mimischen Ausdruck begleitet.
e: parasemia. *fr:* parasémie

Parasexualität *(f)* Sammelbez. für alle Arten sexueller Paraphilie (Homophilie, Päderastie, Sadismus, Masochismus, Sodomie usw.).
e: parasexuality. *fr:* parasexualité

Parasigmatismus *(m)*. (H. Gutzmanns). Ersatzlautbildung für S-Laute (z. B. »Donne« statt »Sonne«). ►Sigmatismus.
e: parasigmatism. *fr:* parasigmatisme

Parasitenangst *(f)*. ►Parasitophobie.

Parasitophobie *(f)* Hauptsächlich in der dermatologischen Literatur gebräuchliche Bez. für ►Dermatozoenwahn. Die Bez. wird von den Psychiatern nicht gebraucht, da es sich nicht wirklich um eine ►Phobie handelt.
e: parasitophobia. *fr:* parasitophobie

Parasomnie *(f)* 1. (G. Jefferson, 1944). Schlafähnlicher Zustand vor allem in der ersten Phase nach traumatischen Hirnschädigungen, seltener bei Intoxikationen und anderen organischen Hirnkrankheiten. Der Kranke wacht bei Berührung oder Anruf (z. B. mit seinem Namen) gleichsam auf, blickt um sich, gibt eventuell eine kurze Antwort und sinkt unmittelbar darauf in den scheinbaren Schlafzustand zurück. 2. In der frz. Psychiatrie Sammelbez. für qualitative Schlafstörungen: ►Albdrücken, Angstträume, Schlafwandeln (►Somnambulismus), starke Schlafzuckungen beim Einschlafen, Anfälle bei ►Schlafepilepsie. 3. In DSM-IV Sammelbez. für Albträume (►Schlafstörung mit Albträumen), Pavor nocturnus (s. d.), Somnambulismus (►Schlafstörung mit Schlafwandeln) und NNB Parasomnien. DSM-IV verbindet diese Zustände durch die Vorstellung, es würden physiologische Systeme des Zentralnervensystems zu unpassender Zeit aktiviert. – In DSM-V Gruppe von Schlafstörungen: Albtraum-Störung (►Albtraum), Schlafwandeln (►Somnambulismus), Schlafterror (►Pavor nocturnus).
e: parasomnia. *fr:* parasomnie

Parasuizid *(m).* Wörtlich: Nebenselbsttötung. 1. Ältere Bez. für Selbsttötungshandlung, die so angelegt ist, dass sicher mit einer Rettung gerechnet werden kann. Durch Zufälle kann jedoch der Tod eintreten. 2. Syn. für ►Selbstbeschädigung. (n. N. Kreitman: »Parasuicide«, 1977). 3. Syn. für ►Suizidversuch.
e: parasuicide.

parataktische Verzerrungen *(f, pl).* (H. Stuck ►Sullivan). Verzerrungen der Wechselbeziehungen von Menschen. Lebensgeschichtlich entwickeln sich diese aus frühen, nichtsexuellen Beziehungen zu Beziehungspersonen. Die dabei entwickelten Verhaltensweisen werden in späteren zwischenmenschlichen Beziehungen wiederholt. ►prototaktisch.
e: parataxic distortion.

Parataxie *(f)* Stereotype Fehlwahrnehmung anderer Personen.
e: parataxis.

Parathymie *(f)* Vor allem bei der Schizophrenie vorkommende Störung des Affektlebens. Statt des normalen, zum jeweiligen Denkinhalt passenden Gefühlstons tritt ein falscher, inadäquater, eventuell sogar entgegengesetzter Affekt auf. Zum Beispiel erzählt ein Kranker reuelos lächelnd (zutreffend), er habe seine Schwester umgebracht. Diese »Spaltung« zwischen Denkinhalt und Affekt ist einer der Gründe, weshalb Bleuler die Bezeichnung »Spaltungsirresein« (= Schizophrenie) prägte.
e: parathymia. *fr:* parathymie

Pareidolie *(f)* (K. Jaspers). Sinnestäuschung, bei der in tatsächlich vorhandene Gegenstände allerlei Nichtvorhandenes zusätzlich hineingesehen wird und sie so zu einer neuen Erscheinung umgeformt werden. Unvollkommene Sinneseindrücke werden ergänzt. Zum Begriff gehört weiter, dass das Realitätsurteil hierfür fehlt. Im Gegensatz zur Illusion, zu der sonst viel Ähnlichkeit besteht, sind Pareidolien nicht vom Affekt getragen und verschwinden auch nicht bei erhöhter Anspannung der Aufmerksamkeit.
e: pareidolia. *fr:* pareidolie

Parepithymie *(f)* Krankhaftes Verlangen (ohne Bezeichnung eines besonderen Wunschziels).
e: parepithymia. *fr:* parépithymie

Parergasie *(f)* (Kraepelin). Besondere Form der Willensstörung, bei der Quer- und Gegenantriebe eine Willensregung bereits »im Entstehen unterdrücken, so dass die vorschwebende Handlung überhaupt nicht eingeleitet, sondern von vornherein durch eine andere ersetzt oder einfach unterdrückt wird. Der Kranke, der die Zunge zeigen soll, reißt statt dessen die Augen auf.«
e: parergasia. *fr:* parergasie

Paresie, allgemeine *(f)* Im 19. Jh., z. B. bei ►Griesinger (1845), nach der frz. Parésie générale übliche Bez. für ►Paralyse, progressive.
e: general paresis of the insane. *fr:* paralysie générale, maladie de Bayle

Parkinsonoid *(n).* Syn. für ►Parkinsonismus, neuroleptikainduzierter.

Parkinsonismus *(m).* Bewegungsstörungen wie bei einer Parkinson'schen Krankheit: Tremor, Muskelrigidität oder Akinese. Die Ursache ist jedoch eine andere, z. B. die Gabe von ►Neuroleptika.
e: parkinsomism.

Parkinsonismus, neuroleptikainduizierter *(m).* Bewegungsstörungen wie bei einer Parkinson'schen Krankheit: Tremor, Muskelrigidität oder Akinese. Die Ursache ist jedoch eine andere, z. B. die Gabe von ►Neuroleptika.
e: neuroleptic-induced parkinsonism. – (ICD-10: G21.1).
Syn.: Parkinsonoid, akute Dystonie.

Parkinsonpsyche *(f)* Typische psychische Veränderung bei Parkinsonismus. Bei fast allen Parkinsonkranken treten Veränderungen von Gefühlsleben und ►Antrieb auf. Meist besteht eine depressive Grundstimmung mit Verdrießlichkeit und Hang zum Weinen, häufig mit Apathie, selten mit Euphorie. Die Affektivität ist i. S. der Labilität und Starre verändert. Die Störung des Antriebs zeigt sich in Minderung der Spontaneität, Erschwerung der Entschlusskraft, Verlangsamung und Verarmung des Denkens und der Assoziationsfähigkeit, Behinderung der Gedächtnisleistungen und weiterer intellektueller Funktionen (Fehlen des Denkantriebs). Die Veränderungen treten unabhängig von der Ursache des Leidens auf, sind bei postenzephalitischem Parkinsonismus jedoch häufiger als bei Paralysis agitans. – Die Parkinsonpsyche kann nach erfolgreicher Behandlung des Grundleidens entscheidend gebessert werden oder verschwinden.

Paroniria *(f)* Träumen mit unangenehmen Inhalten.
e: paroniria. *fr:* paronirie

Paroniria ambulans *(f)* Selten gebrauchtes Syn. für ▸Somnambulismus.

Paroniria salax *(f)* Unruhiger Schlaf mit sexuellen Träumen und, beim Manne, evtl. mit Samenergüssen (Pollutionen).

Parosmie *(f)* 1. Falsche Wahrnehmung von Gerüchen, gewöhnlich unangenehmer Art. Die Kranken bleiben sich dabei aber stets der Abnormität der Empfindungen bewusst.
Syn.: Parageusie. 2. Inkorrekt für Geruchshalluzinationen.
e: parosmia. *fr:* parosmie

Partialtriebe *(m, pl).* (S. Freud). Die in der Entwicklungsphase einzeln in Erscheinung tretenden Triebe (orale, anale, phallische Triebe, voyeuristische, exhibitionistische, sadistische und masochistische Tendenzen), die am Ende der frühen genitalen Phase unter dem Primat des Sexualtriebes integriert werden. Ihre Befriedigung ist von da an nur noch im Zusammenhang mit dem Sexualtrieb möglich. ▸Entmischung.
e: partial instincts, part-instincts, component instincts. *fr:* pulsions partielles

Parts *(m, pl).* Teile. Entlehnung aus dem Engl. Hypothetische Teilbereiche einer Persönlichkeit, welche unterschiedliche Wertvorstellungen und Ziele haben und aus unterschiedlichen Erfahrungen oder Lebensphasen stammen können. Eventuell kommen sie unterschiedlich in Berufsleben, Privatleben, Leben in der Öffentlichkeit usw. zum Ausdruck. In der Hypnotherapie ▸Ericksons werden sie für Interventionen des Therapeuten genutzt.

Partydrogen *(f, pl).* Suchtmittel, welche mit einer Popmusik- und Freizeitkultur in Verbindung gebracht und vor allem auf Technopartys und in Diskotheken konsumiert werden. Die Bez. bezieht sich zunächst vor allem auf ▸LSD und ▸Ecstasy, dann aber auch ▸Kokain, Crack, ▸Speed und andere ▸Amphetamine.
Syn.: Modedrogen

Passavant, Johann Karl geb. 22.4.1790 Frankfurt a.M., gest. 14.4.1857. Führender Psychotherapeut, der hauptsächlich in Frankfurt wirkte. Hielt 1819 und 1820 im Senckenberg'schen Institut Vorlesungen über den »Lebensmagnetismus«, die 1821 unter dem Titel »Untersuchungen über den Lebensmagnetismus und das Hellsehen« erschienen.

Passio puerilis *(f)* Obsol. Syn. für ▸Epilepsie.

Passivismus *(m).* Selten gebrauchtes Syn. für ▸Masochismus.

pathogenetisch *(a).* Ursächlich für die Entstehung einer Krankheit. ▸Strukturanalyse.
e: pathogenetic. *fr:* pathogénique

Pathographie *(f)* (P.J. Moebius). Biographie von meist berühmten Persönlichkeiten oder Künstlern unter psychiatrischen Gesichtspunkten. Ziel ist, die psychopathologisch interessanten Seiten der Persönlichkeit und deren Bedeutung für das Werk darzustellen. Anfang des 20. Jahrhunderts glaubte man, auf diese Weise Kunstwerke erschöpfend interpretieren zu können. Die dadurch angeregte umfangreiche Forschung (gesammelt von W. Lange-Eichbaum, 1928, 7. Aufl. 1996) erbrachte viele interessante Fakten; für die Interpretation eines Kunstwerks gilt die Pathographie gegenwärtig jedoch als ungeeignet. ▸Psychographie; ▸Kulturpsychiatrie.
e: pathography. *fr:* pathographie

Pathomanie *(f)* Obsol. Syn. für ▸Moral Insanity.
e: pathomania. *fr:* pathomanie

Pathomimie *(f)* (P. Bourget, J. Corraze, 1976). Selbstbeschädigungen, durch welche eine Körperkrankheit vorgetäuscht wird. Auch Verhinderung der Heilung von Wunden. Vorkommen vor allem in Körperregionen, die unbedeckt oder sonst gut erreichbar sind (Gesicht, Unterarme, Unterschenkel). Das Krankheitsbild entspricht keinem geläufigen Prozess. Die Kranken sind sich der Selbstverursachung kaum oder nicht bewusst. Sie möchten meist nur auf die vorgewiesene organische Krankheit angesprochen werden und weisen jede psychiatrische Interpretation oder Behandlung ab. Unter einem abschließenden Verband klingen die Pusteln, Blasen, Gangräne, Ulzerationen und Exkoriationen in kurzer Zeit ab. Vgl. Mythomanie, Trichotillomanie.
e: pathomimia. *fr:* pathomimie

Pathoneurose *(f)* Krankheitsneurose. Aufdeckung einer Neurose durch eine Körperkrankheit. Die Krankheit setzt intrapsychische Konflikte in Gang, ein vorher bestehendes seelisches Gleichgewicht bricht zusammen. Es kann sich um das erkrankte Organ eine neurotische Symptomatik entwickeln, die unbewusst eine Triebbefriedigung, eine Bestrafung durch das Über-Ich für einen Triebwunsch oder beides zugleich darstellen kann.
e: pathoneurosis. *fr:* pathonévrose

Pathophobie *(f)* Krankheitsfurcht. Selten gebrauchte Bez. für unbegründete Furcht vor einer bestimmten Krankheit. Die Pathophobie kann in Form einer Krebsangst (Karzinophobie), Angst vor Geschlechtskrankheiten (Syphilophobie) oder auch Angst vor Tuberkulose auftreten.
e: pathophobia. *fr:* pathophobie

pathoplastisch *(a).* (K. Birnbaum, 1919). Die Symptomatik eines psychischen Krankheitsbildes formend, z.B. durch soziale oder kulturelle Faktoren. Die Vorstellung, dass Erlebnisse nicht die Ursache von psychischen Krankheiten sind, aber deren Gestalt formen können. Teilphänomen der ▸Strukturanalyse.
e: pathoplastic. *fr:* pathoplastique

Pathopsychologie *(f)* 1. Forschungsrichtung, die aus der Kenntnis der pathologischen Veränderungen des Seelenlebens Einsichten in das normale Seelenleben zu gewinnen sucht (G. Störring). »Psychopathologie« soll dagegen nach W. Specht den medizinischen Untersuchungen des Seelenlebens vorbehalten bleiben.
e: pathopsychology, mental pathology. 2. In der klinischen Psychologie (2) (s. d.) Beschreibung, ►Klassifikation (1) und Diagnostik aller Arten von psychischen Störungen. Vom Gegenstandsbereich her, jedoch nicht nach Theorie und Tradition weitgehend identisch mit ►Psychopathologie.
e: abnormal psychology. *fr:* psychologie pathologique, pathologie mentale

Patientenklub *(m).* Sozialpsychiatrische Übergangseinrichtung, welche aus der Klinik entlassenen oder kurz vor der Entlassung stehenden psychisch Kranken den Übergang in ein normales Leben erleichtern soll. Die Möglichkeiten zu Kontakten untereinander und die zwanglose Begegnung mit früheren Betreuungspersonen sollen erleichtert werden. Die Kosten werden von den Patienten selbst getragen, während von der Klinik die organisatorische Arbeit geleistet wird. Die ersten Patientenclubs entstanden 1815 im Irrenhaus Kloster Eberbach.

Patientenkollektiv, Heidelberger Sozialistisches (SPK) Ab 1968 sich ursprünglich zu psychotherapeutischer Beratung und Gruppenpsychotherapie bildender Kreis von Ärzten und Studenten an der Heidelberger Psychiatrischen Klinik. Entwickelte eine eigene sozialistische Theorie. Danach ist Kapitalismus gleich Krankheit. Diese Krankheit muss durch Revolution geheilt werden. Diese Revolution kann nur durch Kranke in Gang gesetzt werden. Die einzig mögliche Therapie ist daher Revolution. – Rasches Entarten in Kriminalität führte zum Eingreifen der Behörden. Der Kreis löste sich ab 1971 auf. Umfangreiche Information in »Dokumentation«, Teil 1 und 2 (1972).

Pauli-Arbeitskurve *(f)* (R. Pauli, 1938). Weiterentwicklung des ►Kraepelin'schen Rechentests. Beim fortlaufenden Addieren von zwei einstelligen Zahlen wird eine ►Arbeitskurve erhalten, nach der nicht nur das Arbeitsverhalten, sondern auch die Charakterstruktur interpretiert wird.

Pavor diurnus *(m).* Syn. für ►Tagangst als Gegenstück zum Pavor nocturnus.

Pavor nocturnus *(f)* Nächtliches Aufschrecken und Aufschreien mit starken Angstgefühlen. Solange der Zustand anhält (1–10 Minuten), ist der Betroffene schwer zu wecken und schwer zu beruhigen. Im Gegensatz zum ►Albtraum besteht nach dem Erwachen nur bruchstückhafte Erinnerungen an Trauminhalte, die bis zum nächsten Tag ebenfalls schwinden. Tritt bei Kindern wie bei Erwachsenen auf. – Wurde in der älteren Psychiatrie wegen des anfallsartigen Auftretens für den Ausdruck einer organischen Hirnkrankheit (z. B. Epilepsie) gehalten. Sofern es Kinder sind, handelt es sich meist um gefügige Kinder bei einengender Erziehung (Schwidder), die jedoch sonst keine psychischen Auffälligkeiten zeigen.
e: night terror, sleep terror; Sleep Terror Disorder (DSM-IV/V).
Syn.: Nachtangst, Terror nocturnus, Schlafterror. – (ICD-10: F51.4).

Pawlow, Iwan Petrowitsch geb. 14.9.1849 Rjasan, gest. 27.2.1936 St. Petersburg. O. Prof. der Physiologie in Leningrad. Schöpfer der Lehre von den »bedingten Reflexen« (s. d.), deren Zusammenspiel nicht nur zur Erklärung motorischer und vegetativer Funktionen herangezogen wird, sondern auch die Grundlage für eine Erklärung psychischer Störungen abgibt. Diese werden größtenteils mit Veränderungen im »zweiten Signalsystem« (s. d.) oder mit einer fehlerhaften Verbindung von erstem und zweitem Signalsystem in Zusammenhang gebracht. – Erhielt 1904 den Nobelpreis für Medizin.

Pawlow'sche Nerventypen *(m, pl)* ►Nerventyp nach Pawlow.

PeaCe Pill Straßenname für ►Phencyclidin.

PCP Straßenname für ►Phencyclidin.

PDM ►Psychodynamic Diagnostic Manual.

Pedikulophobie *(f)* Angst vor Läusen.
e: pediculophobia.
Syn.: Phthiriophobie. *fr:* pédiculophobie

Peeping *(n).* Zuschauen aus sexuellen Motiven und mit dem Wunsch, dadurch sexuell erregt zu werden. Vgl. Voyeurismus.

Pelipathia vegetativa *(f)* Syn. für ►Pelvopathia dolorosa.

Pelizaeus-Merzbacher'sche Krankheit *(f)* (F. Pelizaeus, 1885). Seltene, rezessiv-geschlechtsgebundene erbliche, degenerative Erkrankung aus der Gruppe der familiären diffusen Hirnsklerosen. Anatomisch ausgedehnter Markscheidenzerfall im Zentralnervensystem und sekundäre Gliafaservermehrung mit Erhaltenbleiben einzelner Markscheideninseln. Erste klinische Symptome im Säuglings- und Kleinkindesalter: Unfähigkeit, den Kopf zu halten, Ruhe- und Intentionstremor, extrapyramidale Hyperkinesen, zunehmende spastische Paresen der Extremitäten, choreatische Bewegungsstörungen, schließlich nach Jahren Enthirnungsstarre. Parallel zu den Körperveränderungen entwickelt sich eine ständig zunehmende Verblödung. Keine stärkere Verkürzung der Lebenserwartung. Ursache unbekannt, möglicherweise fermentative Störung des Markscheidenstoffwechsels. Spezielle Therapie nicht bekannt.
e: Merzbacher-Pelizaeus disease, familial centrolobar sclerosis. *fr:* maladie de Merzbacher-Pelizaeus

Pellagrapsychose *(f)* Bei Nikotinsäuremangel auftretende symptomatische Psychose. Beginn meist uncharakteristisch mit depressiver Stimmung, Schwächegefühl, Angst, Reizbarkeit, Erschöpfbarkeit, Kopfschmerzen, Konzentrationsschwäche und Merkfähigkeitsstörungen. Dann treten Halluzinationen hinzu. Das Bild kann mehr delirant erscheinen oder (häufig) ohne Bewusstseinsveränderungen einhergehen. Bei ausbleibender Zuführung des fehlenden Vitamins ist Übergang in Demenz möglich. Die Diagnose wird erleichtert durch die typischen Hautveränderungen (Dermatitis, Rötung und Pigmentierung vorzugsweise an belichteten Stellen), durch Entzündung und Rötung der Schleimhäute sowie durch häufiges Erbrechen und Durchfälle.
e: pellagra-psychosis. *fr:* folie pellagreuse

Pelvopathia dolorosa *(f)* Chronisch-funktionelle Unterleibsschmerzen bei Frauen; werden meist durch besondere Anstrengungen, Aufregungen und vor der Menstruation verstärkt. Bei der gynäkologischen Untersuchung findet sich besondere Schmerzempfindlichkeit von Teilen der Gebärmutter (Portio vaginalis uteri) und deren Umgebung, selbst der Beckenknochen. Ferner übermäßige Sekretion der Zervixdrüsen. Zählt zu den psychogenen vegetativen Symptomen (s. d.).
e: pelvopathia dolorosa.
Syn.: Pelipathia vegetativa. *fr:* pelvopathie douloureuse

Penetration *(f)* 1. Allgemein: das Eindringen, Durchdringen eines Körpers in Bezug auf etwas anderes. 2. Sexologisch: Eindringen des Penis oder eines Gegenstandes (Dildo u. a.) in die Scheide.
e: penetration

Penis captivus *(m)*. Gefangener Penis. Bei oder nach dem Geschlechtsverkehr durch Zusammenziehen der Beckenbodenmuskulatur in der Scheide festgehaltener Penis (►Vaginismus). Das tatsächliche Vorkommen ist extrem selten und leicht zu beheben. Die häufigen Späße darüber deuten auf weitverbreitete ►Kastrationsängste hin.

Penisneid *(m)*. (S. Freud). Wunsch des Mädchens nach einem Penis. Wichtigste Erscheinung in der Entwicklung der weiblichen Sexualität. Nach der psychoanalytischen Lehre wünscht sich das kleine Mädchen einen Penis, sobald es das Fehlen dieses Organs bei sich entdeckt (Beginn des 2. bis Ende des 3. Lj.) und beneidet den Buben um den Besitz des Penis (Kastrationskomplex). Später äußert sich der Penisneid vor allem in drei Formen: 1. Wunsch nach einem Kind als Penisersatz; 2. Wunsch, den Penis beim Geschlechtsakt in sich aufzunehmen; 3. Wunsch, einen Penis in der Klitorisgegend zu besitzen. – Neurotische Störungen mit Drängen nach männlichen Verhaltensweisen, männlichen Berufen und evtl. der Wunsch, ein Mann zu sein, werden als Folge des Penisneides angesehen. Freud wurde vor allem von feministischer Seite für diese Theorie scharf angegriffen.
e: penis-envy. *fr:* envie du penis

Pensionierungsbankrott *(m)*. (K. H. Stauder, 1955). Biographisch definierbare Neurose, die unter dem Bilde einer schweren Depression verlaufen kann. Es handelt sich um kontaktarme, infantile Menschen, die es nie zu echten zwischenmenschlichen Bindungen gebracht haben. Die Existenz wird auf eine formale berufliche Ordnung reduziert (»Geometrie des Amtes«); die innere Unreife wird durch eine erfolgreiche Beamtenlaufbahn kompensiert, bis mit der erzwungenen Preisgabe die Katastrophe eintritt.

Peotillomanie *(f)* Ticartiges ständiges Berühren der eigenen Genitalien, insbesondere des Penis.
e: peotillomania.
Syn.: Pseudomasturbation. *fr:* péotillomanie

Pep pills Schon im Drogenjargon nach 1920 gebr. Bez. für stimulierende Mittel, später hauptsächlich für Amphetamin.

perceptual disorders *(f, pl)* Wahrnehmungsstörungen: Illusionen, Halluzinationen (akustisch, optisch), Verlangsamung des subjektiven Zeitablaufs, Wahrnehmungen, »wie sie bei Schizophrenie vorkommen«, jedoch jeweils mit einer perfekten ►Realitätskontrolle. Häufig in DSM-V und ICD-10, dort jedoch ohne nähere Erklärung. Sachlich größtenteils identisch mit ►Pseudohalluzinationen.

Perfektionismus *(m)* ►Vollkommenheitswahn.

Periblepsis *(f)* Der misstrauisch-ängstliche und zugleich wissende (»Mir kann keiner etwas vormachen«) Blick mancher Wahnkranker.
e: periblepsis. *fr:* périblepsie

periodische Katatonie *(f)*. ►Katatonie, periodische.

periodische Schlafsucht *(f)*. ►Kleine-Levin-Syndrom.

periodische Trunksucht *(f)* Syn. für ►Dipsomanie.

periodisches Irresein *(n)*. ►Irresein, periodisches.

Perls, Fritz (Friedrich Salomon) geb. 8.7.1893 Berlin, gest. 14.3.1970 Chicago. Begründer der ►Gestalttherapie. Promotion 1920 in Berlin. Lehranalyse bei Karen Horney, Helene Deutsch, Eduard Hitschmann und W. Reich in Berlin und Wien. 1926–1932 psychoanalytische Praxis in Frankfurt/M., Wien und Berlin. 1933 Emigration nach Holland und 1935 durch Vermittlung von E. Jones nach Südafrika. Gründete dort das psychoanalytische Institut in Johannesburg. Ging 1946 in die USA. Übte in New York psychoanalytische Praxis aus und gründete dort 1952 das Institut für Gestalttherapie. Erst ab 1951 Entwicklung der Gestalttherapie, die allmählich zu einer star-

P

ken Bewegung wurde. Werke: »Ego, Hunger und Aggression« (1947, 1969); »Gestalt Therapy« (1951); »In and out of the Garbage Pail« (1969); »Gestalt Therapy Verbatim« (1969).

Perniziosapsychose *(f).* ►Vitamin-B_{12}-Mangel-Psychose.

Persécuté-persécuteur *(m).* In der franz. Psychiatrie ein Wahnkranker, der zum (Gegen-)Angriff auf seine gewähnten Verfolger übergeht.

Persekutionsdelirium *(n).* Obsol. Bez. für ►Verfolgungswahn.

Persekutivparanoia *(f)* Sammelbezeichnung für ►Kampfparanoia und sensitiven Beziehungswahn (s. d.) (»Sensitivparanoia«). Ant.: Expansivparanoia.

Persephone-Syndrom *(n).* (N. Dunkas und G. Nikelly, 1972). Nach Persephone, bei Homer Gattin des Hades und Herrscherin über die Frauen in der Unterwelt. Eine übermäßig enge Mutter-Tochter-Bindung führt im Fall einer Trennung zu neurotischen Symptomen bei beiden. Wurde bei griechischen Immigranten in die USA beobachtet.
e: Persephone syndrome. *fr:* syndrome de Perséphone

Perseveration *(f)* (C. Neisser). Krankhaftes Haften an einer einmalig eingeschlagenen Vorstellungsrichtung. Die Umstellung auf ein anderes Thema ist erschwert. Beispiel: Ein Kranker bezeichnet eine vorgehaltene Uhr zunächst richtig als »Uhr«, wiederholt danach dann aber immer wieder »Uhr«, wenn er aufgefordert wird, einen vorgehaltenen Bleistift, eine Krawatte usw. zu benennen. Obwohl phänomenologisch vom ►Haften der Epileptiker kaum zu unterscheiden, wird der Begriff der Perseveration hauptsächlich bei den entsprechenden psychischen Veränderungen der organisch Hirnkranken angewandt.
e: perseveration. *fr:* persévération

Persistierende Alkoholinduzierte Amnestische Störung *(f)* In DSM-IV: Gedächtnisstörungen, die sich mehr auf jüngere als auf ältere Erinnerungen beziehen, durch Alkoholmissbrauch entstanden sind und nicht nur vorübergehend bestehen.
e: Alcohol-Induced Persisting Amnestic Disorder.

Persistierende Alkoholinduzierte Demenz *(f)* In DSM-IV: alle psychischen Auffälligkeiten, welche bei Alkoholabhängigkeit nach Absetzen von Alkohol nicht nur vorübergehend bestehen.
e: Alcohol-Induced Persisting Dementia.

Persistierende Chronische Motorische oder Vokale Tic-Störung: *(f)* DSM-V: Es bestehen dauerhaft, evtl. lebenslang ►Tics in Form von Bewegungen (z. B. Zwinkern) oder sprachlichen Äußerungen.
e: Persistent (Chronic) Motor or Vocal Tic Disorder.

Persistierende Depressive Störung (Dysthymie) *(f)* In DSM-V neu geschaffene Kategorie depressiver Störungen. Erklärt wird, damit werde die chronisch verlaufende Major Depression mit der ►Dysthymie unter einer Bez. zusammengefasst. Als Zeichen werden genannt: depressive Stimmung während des ganzen Tages, schlechter Appetit oder hemmungslose Esssucht, Schlafstörungen, Erschöpfungsgefühl, mangelhaftes Selbstbewusstsein und Aufmerksamkeitsstörungen. Historisch und sachlich bestehen Beziehungen zur ►Misanthropie, zu Dysthymikern (2) und zu den depressiven (traurigen) Psychopathen (s. d.).
e: Persistent Depressive Disorder (Dysthymia).

Persistierende Substanzinduzierte Amnestische Störung *(f)* In DSM-IV: Gedächtnisstörungen, die sich mehr auf jüngere als auf ältere Erinnerungen beziehen, durch Drogen, Medikamenteneinnahme oder Schadstoffe entstanden sind und nicht nur vorübergehend bestehen.
e: Substance-Induced Persisting Amnestic Disorder.

Persistierende Substanzinduzierte Demenz *(f)* In DSM-IV: alle psychischen Auffälligkeiten, welche bei Drogen- und Medikamentenabhängigkeit nach Absetzen der Substanz nicht nur vorübergehend bestehen. Auch Gedächtnisstörungen sind nicht ausgenommen, obwohl es eine eigene ►Persistierende Substanzinduzierte Amnestische Störung gibt.
e: Substance-Induced Persisting Dementia.

Persistierende Wahrnehmungsstörung im Zusammenhang mit Halluzinogenen *(f)* In DSM-IV: ►Flashback-Erlebnisse nach Genuss von ►Halluzinogenen.
e: Hallucinogen Persisting Perception Disorder. – (ICD-10: F16.70).

Persönlichkeit *(f)* Summe der Eigenschaften, die dem Einzelnen seine charakteristische, unverwechselbare Individualität verleiht. Dem Begriff haftet etwas Statisches an. Er setzt sowohl das Wiedererkennen seiner selbst (Selbstbewusstsein) als auch das Wiedererkennen durch andere voraus. Bereits 1734 wird die Persönlichkeit definiert von Ch. Wolff: »Was eine Erinnerung an sich selbst bewahrt und sich erinnert, früher und heute ein und dasselbe zu sein.« Demgegenüber wird von anderen der »Prozesscharakter« der Persönlichkeit hervorgehoben (Heiss, Thomae). wobei auf die ständige Ausbildung neuer Merkmale im Verlaufe des Lebens verwiesen wird. Im rechtlichen Sinne trägt jeder Mensch selbst die Verantwortung für die Entwicklung der eigenen Persönlichkeit. Die Erfassung der Persönlichkeit für klinische Zwecke wird entweder in der ►Exploration nach der Erfahrung oder durch projektive Tests und in Persönlichkeitstests vorgenommen. Bei diesen handelt es sich um umfangreiche Fragebogen (z. B. ►MMPI), die von der Selbstdeutung des Individuums Gebrauch machen. Nicht immer wird zwischen den Begriffen »Persönlichkeit« und »Charakter« unterschieden. Jedoch geht die Tendenz dahin, nur noch von »Persönlichkeit« zu sprechen. Im Engl. ist das Wort »Charakter« zwar vorhanden, bedeutet aber so

viel wie Buchstabe oder auch Handlungsperson eines Theaterstücks.
e: personality. *fr:* personnalité

Persönlichkeit, abnorme *(f).* ►abnorme Persönlichkeit.

Persönlichkeit, alternierende *(f).* ►Bewusstsein, alternierendes.

Persönlichkeit, anankastische *(f)* An Zwangsdenken, Zwangshandeln, Zweifelsucht o. Ä. (►Anankasmus, ►Zwangsneurose) Leidender. Die Bez. wird immer dann verwendet, wenn die feste Verbindung der Zwangssymptomatik mit dem Charakter und deren mangelnde Behandlungsfähigkeit hervorgehoben werden sollen. Als Ursache wird teilweise eine abnorme Erbanlage angenommen.
e: compulsive psychopath, obsessive neurotic.
Syn.: Zwangspsychopath, Zwangsneurotiker, Anankast, anankastischer Psychopath.

Persönlichkeit, doppelte *(f).* ►Bewusstsein, doppeltes.

Persönlichkeit, gespaltene *(f)* 1. Person mit ►alternierendem Bewusstsein. 2. Häufig (inkorrekt) Syn. für Schizophrenie.
e: alternating oder double personality. *fr:* dédoublement de la personnalité

Persönlichkeit, integrierte *(f)* In sich klar gefügte Persönlichkeit, in der die einzelnen Persönlichkeitsanteile harmonisch zusammenwirken (►Integration).

Persönlichkeit, multiple *(f)* Phänomen des ►doppelten Bewusstseins mit evtl. vielen Wiederholungen. Es sind Fälle mit 100 Verwandlungen von einer Persönlichkeit in eine andere berichtet worden, der Durchschnitt liegt bei 10. Die Beschreibungen im 19. Jahrhundert führten zu einer Einteilung: 1. multiple Persönlichkeiten, die gleichzeitig auftreten. 2. multiple Persönlichkeiten, die nacheinander auftreten und a) gegenseitig voneinander wissen, b) gegenseitig nichts voneinander wissen, c) bei denen nur eine von der anderen weiß. 3. Bündel von Persönlichkeiten. In den USA führte die Wiederentdeckung von Morton Prince' (►Schule von Nancy) Beschreibung des Falls Sally Beauchamp in seinem Buch »The Dissociation of a Personality« (1906) zu neuem Interesse, neuen Beschreibungen und einer offiziellen diagnostischen ►Kategorie: Multiple Persönlichkeit (DSM-III), Multiple Persönlichkeitsstörung (DSM-III-R), Dissoziative Identitätsstörung (DSM-IV/V). Die Bez. multiple Persönlichkeit kommt dagegen in DSM-V nicht vor. Vgl. Fugue, Dissoziative.
e: multiple personality. – (ICD-10: F44.81). *fr:* personnalité multiple

Persönlichkeit, prämorbide *(f).* ►Primärpersönlichkeit.

Persönlichkeit, prosoziale *(f)* Mensch mit einem für das soziale Zusammenleben besonders günstigen ►Charakter als Normalfall. Vom ersten Lj. an werden Begierden und Bedürfnisse durch regelgebundene und an Normen orientierte Verhaltensweisem überformt. Die dem Menschen eigene Neigung, Wissen mit anderen zu teilen, Sprache zu erlernen, dem Leben Sinn zu geben, Toleranz, Mitgefühl und Hilfsbereitschaft zu entwickeln, macht ihn nicht nur den anderen Primaten überlegen. Prosoziale Eigenschaften führen im sozialen Leben zu Erfolg. Gegensatz ist die dissoziale Persönlichkeit(sstörung).
e: prosocial personality.

Persönlichkeit, psychopathische *(f)* Syn. für ►Psychopath.

Persönlichkeitsabbau *(m).* Syn. für ►Hirnleistungsschwäche.

Persönlichkeitsbewusstsein *(n).* Das formale Bewusstsein einer Identität mit sich selbst (»Ichbewusstsein«), das sich zugleich in kritischer ►Besinnung und Selbstbesinnung (G. E. Störring) mit den individuellen Wertnormen und Gesinnungen der Persönlichkeit verbindet und sich ihrer bewusst ist.

Persönlichkeitsbewusstsein, labiles *(n).* Krankhafte Übernahme von Persönlichkeitsrollen, die der eigenen Persönlichkeit ursprünglich fremd sind. Wird von den Kranken als teils spielerisches, teils erzwungenes Sicherleben als Messias, göttliches Wesen, historische Persönlichkeit, Erfinder usw. empfunden. Hierbei bleibt die Persönlichkeit sich oft in der ursprünglichen und in der krankhaften Rolle gleichzeitig ihrer selbst bewusst (»doppelte Orientierung«). Das labile Persönlichkeitsbewusstsein wurde von Bonhoeffer (1907) als führendes ►Degenerationssymptom herausgearbeitet.

Persönlichkeitsbild *(n).* Beschreibung der Persönlichkeitseigenschaften eines Menschen, z. B. eines psychisch Kranken, in der Form, dass in der Vorstellung des Hörers/Lesers ein Ganzes entsteht. – Dem Engl. ist die Vorstellung eines psychischen Bildes fremd (Vgl. Krankheitsbild), sodass mit personality profile übersetzt wird. »Persönlichkeitsprofil« bedeutet dagegen im Dt. ein Schema von Einzeleigenschaften (Dimensionen) der Persönlichkeit, wie es sich aus einem ►Persönlichkeitstest (z. B. MMQ, MMPI) ergibt.
e: personality profile.

Persönlichkeitsentwicklung: *(f)* Entwicklung des ►Charakters im Laufe lebenslanger Auseinandersetzung angeborener Eigenschaften mit Ereignissen und Erlebnissen des Lebens.
e: personality development.

Persönlichkeitsreaktionen *(f, pl).* (E. Kretschmer). ►Erlebnisreaktionen, in denen die Persönlichkeit voll zur Geltung kommt, sodass sie im Gegensatz zu den ►Primitivreaktionen die Gesamtpersönlichkeit zur Entfaltung und Darstellung bringen.

Persönlichkeitsspaltung *(f)* 1. Zerfall der Persönlichkeit in zwei oder mehr Teile. Wurde von E. Bleu-

P

ler (1911) als typisch für Schizophrenie angesehen. Führte zur Namensgebung des vorher als ▸Dementia praecox bekannten Krankheitsbildes und gewann damit große Popularität. Die Vorstellung leitet sich aus den ersten Erfahrungen mit Hypnose (Magnetismus), der Idee der ▸doppelten Persönlichkeit und literarischen Vorbildern (z. B. Zwillingsmetapher bei E. T. A. Hoffmann) ab. 2. Syn. für ▸doppeltes Bewusstsein und ▸Persönlichkeit, multiple. Während in der älteren Literatur »doppeltes Bewusstsein« bevorzugt wird, herrscht in der neuen (seit ca. 1970) »Persönlichkeitsspaltung« vor.
e: split personality (1), dual personality (2).

Persönlichkeitsstörung *(f)* Relativ überdauernde Verhaltens- und Denkstile eines Menschen, die nach allgemeiner Lebenserfahrung seinem Charakter, seiner persönlichen Individualität oder seiner Persönlichkeit zugerechnet werden. Das Suffix -störung wird dem Hauptwort lediglich aus Systemtreue (▸Störung) angehängt, ohne dass eine eigene Bedeutung damit verbunden ist. Aus der unendlichen Vielzahl der Möglichkeiten des Menschen wurde in DSM-III (1980) eine kleine Zahl von Kategorien gebildet. Diese folgen größtenteils den davor bekannten Charaktertypen, Psychopathentypen und ▸Charakterneurosen und ersetzen diese im Sprachgebrauch. Dadurch, dass in DSM-III/V ▸Neurosen nicht vorkommen, werden diese bei Systemzwang teils als Persönlichkeitsstörungen identifiziert. Die Zahl der Kategorien ist uneinheitlich: DSM-III (12), DSM-IV (11), DSM-V (13), ICD-10 (8). – Kategorien in DSM: 1. Paranoide, 2. Schizoide, 3. Schizotype, 4. Histrionische, 5. Narzisstische, 6. Antisoziale, 7. Borderline-Persönlichkeitsstörung, 8. Hypersensitive (DSM-III-R: Selbstunsichere, DSM-IV: Vermeidend-Selbstunsichere), 9. Dependente, 10. Zwanghafte, 11. Passiv-Aggressive (nur DSM-III und -III-R), 12. Atypische, Gemischte und Andere Persönlichkeitsstörungen. Eine Person kann evtl. mehreren Kategorien zugeordnet werden. – Kategorien in ICD-10: paranoide (F60.0), schizoide (F60.1), dissoziale (F60.2), emotional instabile (F60.3), histrionische (F60.4), anankastische (zwanghafte) (F60.5), ängstliche (vermeidende) (F60.6), abhängige (asthenische) (F60.7), sonstige (exzentrisch, haltlos, narzisstisch, passiv-aggressiv, psychoneurotisch, unreif) (F60.8) Persönlichkeitsstörung. – Historisch: Die Bez. war in der dt. Psychiatrie vor 1980 nur für den Persönlichkeitswandel bei Schizophrenie geläufig. In der älteren amer. Psychiatrie war es eine Bez. für alle Veränderungen nach der Art von 1. ▸Charakterneurosen bzw. ▸Kernneurosen; 2. ▸Psychopathen bzw. abnorme Persönlichkeiten; 3. sozial auffälligen Persönlichkeiten (▸Soziopathie); 4. schizophrener Wesensänderung; 5. Wesensänderungen durch Alkoholismus, Hirntraumen, Epilepsie, Sucht. – Die unter 5. genannte Gruppe ist in DSM-IV weiter unter der Bez. »Persönlichkeitsveränderung« (z. B. »Aufgrund eines Medizinischen Krankheitsfaktors« [s. d.]) enthalten.
e: personality disorder.

Persönlichkeitsstörung, abhängige (asthenische) *(f)* In ICD-10 Menschen, die »sich bei kleineren oder größeren Lebensentscheidungen passiv auf andere Menschen verlassen. Die Störung ist ferner durch große Trennungsangst, Gefühle von Hilflosigkeit und Inkompetenz, durch eine Neigung, sich den Wünschen älterer und anderer unterzuordnen, sowie durch ein Versagen gegenüber den Anforderungen des täglichen Lebens gekennzeichnet. Die Kraftlosigkeit kann sich im intellektuellen emotionalen Bereich zeigen; bei Schwierigkeiten besteht die Tendenz, die Verantwortung anderen zuzuschieben (F60.7)«. In der Bez. werden die ▸Abhängigkeitsbeziehung der Neurosenlehren mit Eigenschaften des ▸Asthenikers vermischt.
e: dependent personality disorder.

Persönlichkeitsstörung, ängstliche (vermeidende) *(f)* Bez. in ICD-10 für ▸Persönlichkeitsstörung, Vermeidend-Selbstunsichere.
e: anxious (avoidant) personality disorder.

Persönlichkeitsstörung, anankastische *(f)* Identisch mit ▸Persönlichkeitsstörung, zwanghafte.
e: anankastic personality disorder.

Persönlichkeitsstörung, Antisoziale *(f)* In DSM-III/V: Persönlichkeiten mit einem Leben weitgehend unter Verletzung gesellschaftlicher Regeln. Die Kriterien entsprechen der traditionell negativen Beschreibung asozialer Gesinnung (s. d.), des gemütsarmen Psychopathen (s. d.), krimineller Psychopathen oder Berufsverbrecher. Beginn vor dem 15. Lebensjahr: Lügen, Stehlen, Prügeleien, Betrügen, Tierquälereien, Zerstörungswut, Streitsucht, Überfälle, häufiger Partner- und Arbeitsplatzwechel, Rücksichtslosigkeit, Verantwortungslosigkeit auch gegenüber Kindern, Skrupellosigkeit, Sadismus, Schuldenmachen, Widerstand gegen Autoritäten, aggressives sexuelles Verhalten, Alkohol- und Drogenmissbrauch, Kriminalität jeglicher Art. Die Erscheinungen können nach dem 30. Lebensjahr nachlassen.
e: antisocial personality disorder (ASPD). – (ICD-10: F60.2).

Persönlichkeitsstörung, Dependente *(f)* In DSM-III/V: Persönlichkeitstyp mit sehr starker Neigung, sich von einem anderen Menschen – oder einer Institution – abhängig zu machen. (Mit »dependent« ist keine Abhängigkeit von Drogen gemeint.) Die Betroffenen besitzen sehr wenig Selbstvertrauen. Wegen ihrer Unfähigkeit zu selbstständigen Entscheidungen überlassen sie alles einem Partner. Dessen Meinung unterwerfen sie sich unbedingt. Sie nehmen große Schwierigkeiten, Unterwürfigkeit, Selbstverleumdung u. a. auf sich, um sich die Fürsorge zu erhalten.

Sie meinen, ohne diese nicht leben zu können. Wenn der Partner jedoch stirbt, wenden sie dasselbe Verhalten einem anderen Partner zu. – Historisch: Die Herausarbeitung des Persönlichkeitstyps geht auf Abrahams »oralen Charakter« (s. d.) und Freuds ►»orale Phase« zurück. In den USA entwickelte sich daraus die Vorstellung einer Persönlichkeit, die lebenslang von der Fürsorge eines anderen abhängig bleibt (passiv-oral ist). DSM-I (1952) enthielt bereits eine »passiv-dependente Persönlichkeit«, die mit Magengeschwüren in Zusammenhang gebracht wurde. Die Beschreibung wurde bis DSM-V immer mehr angereichert. Die Bezugnahme auf den psychoanalytischen Hintergrund wurde aufgegeben und in Beschreibungen nicht mehr erwähnt.
e: dependent personality disorder. – (ICD-10: F60.7).

Persönlichkeitsstörung, dissoziale *(f)* Charaktertyp in ICD-10, gekennzeichnet durch »Missachtung sozialer Verpflichtungen und herzloses Unbeteiligtsein an Gefühlen für andere. Zwischen dem Verhalten und den herrschenden sozialen Normen besteht eine erhebliche Diskrepanz. Das Verhalten erscheint durch nachteilige Erlebnisse, einschließlich Bestrafung, nicht änderungsfähig. Es bestehen eine geringe ►Frustrationstoleranz und eine niedrige Schwelle für aggressives, auch gewalttätiges Verhalten, eine Neigung, andere zu beschuldigen oder vordergründige Rationalisierungen für das Verhalten anzubieten, durch das der betreffende Patient in einen Konflikt mit der Gesellschaft geraten ist (F60.2).« – Wurde aus dem Psychopathensystem von Kurt Schneider übernommen (vgl. Psychopath, gemütloser), findet sich aber in keinem anderen System.
e: dissocial personality disorder.

Persönlichkeitsstörung, emotional-instabile *(f)* In ICD-10 Menschen »mit deutlicher Tendenz, ►Impulse ohne Berücksichtigung von Konsequenzen auszuagieren, verbunden mit unvorhersehbarer und launenhafter Stimmung. Es besteht eine Neigung zu emotionalen Ausbrüchen und eine Unfähigkeit, impulshaftes Verhalten zu kontrollieren. Ferner besteht eine Tendenz zu streitsüchtigem Verhalten und zu Konflikten mit anderen, insbesondere wenn impulsive Handlungen durchkreuzt oder behindert werden (F60.3).« – Ist identisch mit dem »explosiblen Psychopathen« bei Kurt Schneider: Menschen, »die bei dem geringsten Anlass aufbrausen, also nach außen erregbare, reizbare, jähzornige Menschen. Ihre Reaktionen sind ►Primitivreaktionen im Sinne Kretschmers. Es trifft sie irgendein Wort und ehe dessen Wert und Bedeutung von der Persönlichkeit richtig erfasst und verarbeitet ist, erfolgt eine Reaktion in der jäh aufbrausenden Form der schimpfenden Widerrede oder Gewalttat.« – Entspricht der »Intermittierenden Explosiven Störung« in DSM-III-R und der »Intermittierenden Explosiblen Störung« in DSM-IV, wird dort aber nicht zu den Persönlichkeitsstörungen gerechnet.
e: emotionally unstable personality disorder.

Persönlichkeitsstörung, hypersensitive *(f)* ►Persönlichkeitsstörung, Vermeidend-Selbstunsichere.

Persönlichkeitsstörung, Histrionische *(f)* Von lat. »histrio» (der Schauspieler) und »histrionalis« (schauspielerisch). In DSM-III/V: Persönlichkeit mit dramatischen und expressiven Eigenschaften. Entspricht dem ►hysterischen Charakter: Übermäßiges Streben, die Aufmerksamkeit anderer zu wecken und im Mittelpunkt zu stehen; übertriebener Ausdruck von Emotionalität, die jedoch oberflächlich ist und rasch wechelt; im Auftritt sexuell verführerisch und provokant; impressionistischer, dabei vager und wenig detaillierter sprachlicher Ausdruck; Selbstdramatisierung und Theatralik; sehr suggestibel. – Historisch: Chodoff und Lyons (1958) unterschieden für die USA erstmalig die »hysterische Persönlichkeit« von dem, was vielfach sonst »hysterisch« genannt wurde. Brody und Sata (1967) schlugen dafür die Bez. »histrionische Persönlichkeit« vor, welche DSM-III (1980) übernahm. ICD-10 (F60.4) übernahm sie von DSM-III-R.
e: histrionic personality disorder.

Persönlichkeitsstörung, multiple *(f)* In DSM-III-R: Syn. für Persönlichkeit, multiple.
e: multiple personality disorder.

Persönlichkeitsstörung, narzisstische *(f)* (O. Kernberg, 1974/75). Behandlungsbedürftige, neurotische Abwandlung der Persönlichkeitsstruktur. Gestört sind die »internen« Beziehungen zu anderen Menschen, während das soziale Verhalten eher unauffällig ist. Die Betroffenen haben ein abnormes Verhältnis zu sich selbst (libidinöse Besetzung des ►Selbst) und nehmen sich selbst in unangemessener Weise wichtig. Dies äußert sich in verschiedenen Charaktereigenschaften und dem ►Abwehren dagegen: intensiver Ehrgeiz; Größenphantasien; Minderwertigkeitsgefühle; Abhängigkeit von Bewunderung, Zustimmung und Gratifikationen von außen; Gefühle der Langeweile und Leere; Bestreben, wohlhabend, mächtig und schön zu sein; stetige Ungewissheit und mangelnde Genugtuung über sich selbst; bewusste oder unbewusste Ausbeutung anderer; intensive Neidgefühle; Tendenz zu omnipotenter Kontrolle und narzisstischem Rückzug. Es handelt sich nicht um das Stehenbleiben auf einer frühen Entwicklungsstufe oder um Regression, sondern um eine Fehlentwicklung von Anfang an. Aus pathologischen Objektbeziehungen kommt es zur verfälschten Entwicklung von ►Ich und ►Über-Ich. – Das Konzept wurde von DSM-III/V übernommen, jedoch in beschreibender Form, d. h. unter Weglassen der psychoanalytischen Erklärungsteile der Theorie.
e: narcissistic personality disorder. – (ICD-10: F60.8).

Persönlichkeitsstörung, Paranoide *(f)* In DSM-III-V: misstrauische, humorlose Persönlichkeiten, die ständig argwöhnen, von anderen getäuscht, herabgesetzt, gekränkt, beleidigt, geschädigt oder ausgebeutet zu werden. Sie sind ständig auf der Suche nach Beweisen für das missgünstige Verhalten anderer und zweifeln an der Loyalität ihrer engsten Freunde und Familienangehörigen, sofern sie welche haben. Auf vermeintliche oder wirkliche Verletzungen reagieren sie heftig, mit Wut und Gegenangriff. – Entspricht dem paranoischen Charakter bzw. dem paranoiden Psychopathen der dt. Psychiatrie, jedoch wird auch der ►Eifersuchtswahn hier einbezogen, sofern er auf der Persönlichkeit beruht und nicht auf Krankheit.
e: paranoid personality disorder. – (ICD-10: F60.0).

Persönlichkeitsstörung, passiv-aggressive *(f)* Persönlichkeitstyp, der passiv Widerstand leistet, wenn Leistungsanforderungen an ihn gestellt werden. Durch Trödeln, Vergesslichkeit, Verzögern, Verlegen, Herstellung von Unordnung, Verspätungen wird Sand in das Getriebe einer auf Leistung abgestellten Institution gestreut. Es wird angenommen, dass dieses Verhalten der Ausdruck gehemmter Aggression ist. Der Berufserfolg ist gering. – Im Dt. werden ähnliche Sachverhalte unter ►Gehemmtheit bei Schultz-Hencke oder als gehemmt-aggressives Verhalten beschrieben.
e: passive-aggressive personality disorder.

Persönlichkeitsstörung, Schizoide *(f)* In DSM-III/IV: Persönlichkeit, die ►schizoid ist. DSM-III hatte betont, dass dieser Typ neu eingeführt werde. Es wurden auch statistische Beziehungen zur Schizophrenie gesehen. (Nicht mehr in DSM-IV). In der dt. Psychiatrie ist der Typ ausführlich durch E. Kretschmer beschrieben worden (►schizoid, ►schizothym, ►Psychopathen, schizoide.) – In ICD-10 Charaktertyp, der »durch einen Rückzug von affektiven, sozialen und anderen Kontakten mit übermäßiger Vorliebe für Phantasie, einzelgängerisches Verhalten und in sich gekehrte Zurückhaltung gekennzeichnet ist. Es besteht nur ein begrenztes Vermögen, Gefühle auszudrücken und Freude zu erleben (F60.1)«. Eine Beziehung zur Schizophrenie wird nicht gesehen.
e: schizoid personality disorder.

Persönlichkeitsstörung, schizotypische: *(f)* Nicht mehr übliche Übersetzung von engl. schizotypical personality disorder. ►Persönlichkeitsstörung, schizotype.

Persönlichkeitsstörung, schizotype *(f)* 1. (R. L. Spitzer und J. Endicott, 1979). Der ►Borderline-Schizophrenie ähnliche Störung. Merkmale u. a.: magisches Denken; ►Beziehungsideen; soziale Isolierung; wiederholte Vorstellungen, eine nicht anwesende Person sei im Raum; ►Depersonalisation; ►Derealisation; ungewöhnliche Sprache; Argwohn oder Beeinträchtigungsideen; Kritikempfindlichkeit. Betont wird ferner eine seltsame Redeweise (ohne Assoziationslockerung oder Zerfahrenheit), die weitschweifig, vage, übergenau, umständlich und metaphorisch ist. 2. In DSM-III/V ein Persönlichkeitstypus, etwa wie man sich im Anschluss an ►Kretschmers ►Schizothymie und ►Schizoidie die Persönlichkeit eines Schizophrenen vorstellt, der momentan keine akute Psychose hat. Die Beschreibung betont sozial negative Eigenschaften: Unbehagen in zu engen persönlichen Bindungen; Abneigung, mit anderen Menschen in Beziehung zu stehen; geringes Bedürfnis nach intimen Kontakten; unnötige Bedeutungsgebung äußerer Ereignisse; häufige ►Beziehungsideen; (falsches) Bewusstsein besonderer Kräfte in Bezug auf die Gedanken anderer; im sprachlichen Ausdruck überkonkret oder überabstrakt; »seltsame« ►Manieriertheiten in äußerer Erscheinung und Benehmen. Es besteht kein Zusammenhang mit der Krankheit ►Schophrenie.
e: schizotypal personality disorder. – (ICD-10: F21).

Persönlichkeitsstörung, Selbstunsichere *(f)* ►Persönlichkeitsstörung, Vermeidend-Selbstunsichere.

Persönlichkeitsstörung, Vermeidend-Selbstunsichere *(f)* Persönlichkeitstyp, bei dem aus Selbstunsicherheit heraus eine besondere Empfindsamkeit gegenüber Zurückweisung, Demütigung und Beschämung besteht. Die Folgen sind autistischer Rückzug aus der Gesellschaft und Begrenzung der persönlichen Beziehungen auf wenige Menschen, von denen man bedingungslos anerkannt wird. Dadurch, dass die Betroffenen Lebenssituationen meiden, in denen sie möglicherweise Kränkungen ihres Selbstwertgefühls ausgesetzt sind, wird ihr sozialer Erfolg evtl. stark eingeschränkt. Die Betroffenen leiden unter ihrer geringen Selbstachtung. – Historisch: Der Typ ist identisch mit dem der »selbstunsicheren Psychopathen« (s. d.). Dieser Typ war in den USA durch die Übersetzung von Schneiders »Klinischer Psychopathologie« (1959) unter der Bez. »insecure, self-distrusting psychopath« bekannt geworden, wurde aber nicht anerkannt. DSM-III führte dann erstmalig die »avoidant personality disorder« ein, die anerkannt und deren Kriterien fortlaufend erweitert wurden. Die amer. Originale von DSM-III-R bis -V veränderten weder Sache noch Bez., wurden jedoch unterschiedlich ins Dt. übersetzt: »Hypersensitive Persönlichkeitsstörung« in DSM-III; »Selbstunsichere Persönlichkeitsstörung« in DSM-III-R; »Vermeidend-Selbstunsichere Persönlichkeitsstörung« in DSM-IV/V. Dasselbe heißt in ICD-10 (F60.6) »ängstliche (vermeidende) Persönlichkeitsstörung«.
e: Avoidant Personality Disorder.

Persönlichkeitsstörung, Zwanghafte *(f)* In DSM-IV/V: Persönlichkeitstyp, dessen Leben und Wirken

durch übermäßige Beschäftigung mit Ordnung, Perfektion, unbedeutenden Details und dem Versuch, andere Menschen den gleichen Ordnungen zu unterwerfen, eingeschränkt ist. Skrupelhafte Moralvorstellungen, Rigidität, Eigensinn, Sparsamkeit und Geiz sind weitere wichtige Eigenschaften. Die Beschreibung folgt sowohl der »zwangsneurotischen Charakterneurose« (s. d. bzw. »Zwangsneurose«) der psychoanalytischen Literatur wie auch dem »anakastischen Psychopathen« der Psychopathie-Literatur. Beide liegen teilweise in amer. Übersetzungen vor. Da es keine genaue amer. Entsprechung für »Zwang« und »zwanghaft« gibt, haben die Bezeichnungen des Originals gewechselt: »compulsive personality« in DSM-I; »obsessive-compulsive personality« in DSM-II; »Compulsive Personality Disorder« in DSM-III; »Obsessive-Compulsive Personality Disorder in DSM-III-R/IV.
e: Obsessive-Compulsive Personality Disorder. – (ICD-10: F60.5).

Persönlichkeitsstörungen, Atypische, Gemischte und Andere *(f, pl)*. Restgruppe für Persönlichkeitsstörungen, die sich nicht bei den anderen 11 Persönlichkeitstypen unterbringen lassen. »Atypisch« bedeutet – wie auch sonst in DSM-III – nicht, dass es sich um einen abweichenden, nichterfassten Typ handelt, sondern dass keine ausreichenden Angaben für die Zuordnung vorliegen. Nicht in der Systematik enthaltene Typen werden als »Andere« klassifiziert, wobei unreife, impulsive und masochistische Eigenschaften besonders erwähnt werden.
e: atypical, mixed, or other personality disorder.

Persönlichkeitsstruktur *(f)* ►Struktur, seelische.

Persönlichkeitstests *(m, pl)*. 1. I. w. S. alle Tests, die der Erfassung von Persönlichkeitsmerkmalen dienen. Hierzu zählen Intelligenz-, projektive und Persönlichkeitstests (2). 2. I. e. S. Fragebogentests zur Erfassung einzelner Persönlichkeitsprofile: ►MPI, ►MMPI.
e: personality tests. *fr:* tests de personnalité

Persönlichkeitsveränderung *(f)* Abweichungen des Persönlichkeitsbildes teils gegenüber einer gedachten Norm, teils gegenüber dem früheren derselben Persönlichkeit. Häufiger syn. mit ►Persönlichkeitsstörung oder ►Wesensänderung. Was jeweils gemeint ist, ergibt sich aus dem Kontext oder Zusätzen (vgl. vorangegangene und nachfolgende Stichw.).
e: personality change.

Persönlichkeitsveränderung aufgrund eines Medizinischen Krankheitsfaktors *(f)* In DSM-IV: Veränderung des angestammten Wesens eines Menschen durch Körperkrankheit. Entspricht der organischen Persönlichkeitsveränderung. Nach vorherrschenden Merkmalen werden verschiedene (Sub-) Typen unterschieden. Vgl. nachfolgende Stichw.
e: Personality Change Due to a General Medical Condition (DSM-IV), Personality Change Due to Another Medical Condition (DSM-V). – (ICD-10: F07.0).

Persönlichkeitsveränderung aufgrund eines Medizinischen Krankheitsfaktors, Aggressiver Typus *(f)* In DSM-IV/V: durch aggressives Verhalten eines Menschen gekennzeichnete krankhafte Wesensänderung.
e: Personality Change Due to a General Medical Condition, Aggressive Type.

Persönlichkeitsveränderung aufgrund eines Medizinischen Krankheitsfaktors, Apathischer Typus *(f)* In DSM-IV/V: durch ►Antriebsmangel (»apathy and indifference«) gekennzeichnete krankhafte Wesensänderung.
e: Personality Change Due to a General Medical Condition, Apathetic Type.

Persönlichkeitsveränderung aufgrund eines Medizinischen Krankheitsfaktors, Enthemmter Typus *(f)* In DSM-IV/V: durch mangelhafte Triebbeherrschung (►Impulskontrolle) gekennzeichnete krankhafte Wesensänderung. Als Beispiel wird ►Taktlosigkeit mit sexueller Note (»sexual indiscretions«) genannt.
e: Personality Change Due to a General Medical Condition, Disinhibited Type.

Persönlichkeitsveränderung aufgrund eines Medizinischen Krankheitsfaktors, Kombinierter Typus *(f)* In DSM-IV/V: Wesensänderung mit mehr als einem Merkmal.
e: Personality Change Due to a General Medical Condition, Combined Type.

Persönlichkeitsveränderung aufgrund eines Medizinischen Krankheitsfaktors, Paranoider Typus *(f)* In DSM-IV/V: durch Misstrauen oder misstrauisches ►Wähnen (»paranoid ideation«) gekennzeichnete krankhafte Wesensänderung.
e: Personality Change Due to a General Medical Condition, Paranoid Type.

Persönlichkeitsveränderung, frontale *(f)* ►Stirnhirnsyndrom.

Persönlichkeitsveränderung, organische *(f)* Änderung des Charakters durch organische Hirnstörungen. Es handelt sich gewöhnlich um Folgen durchgemachter Hirnkrankheiten oder um sehr langsam fortschreitende Krankheitsprozesse. Symptome: Verlangsamung des psychomotorischen Tempos, ►Antriebsmangel oder ►Antriebssteigerung (bei Kindern), ►Dysphorie oder Euphorie, leichte Anrührbarkeit der Affekte, Enthemmung der Affektentäußerung (►Rührseligkeit), vermehrte soziale Gefügigkeit und Leitbarkeit (aber damit auch Verführbarkeit) oder Hervortreten schwieriger (»psychopathischer«) Charakterzüge, Nivellierung des Individuellen und Besonderen oder Persönlichkeitszuspitzungen. Nachlassende Beherrschung triebhafter ►Impulse. Die Veränderungen werden hauptsächlich aus ►Fremd-

anamnese und Selbstbeobachtung des Betroffenen erschlossen, werden dagegen durch testpsychologische Untersuchungen kaum erfasst. Häufig besteht gleichzeitig ►Hirnleistungsschwäche. – In DSM-III und -III-R: Änderung der individuellen Eigenschaften eines Menschen durch Hirnkrankheit. Entspricht: ►Persönlichkeitsveränderung, organische. In DSM-IV/V als Begriff nicht mehr enthalten.
e: organic personality disorders oder syndrome. *fr:* troubles organiques de la personnalité

Persönlichkeitsveränderung, (post)traumatische *(f)* Durch Gehirnerschütterung und Hirnverletzung bedingte Umänderung des Wesens mit Rückgang an individuellen Eigenarten und Entdifferenzierung. Merkmale: allgemeine Verlangsamung des psychischen Tempos, Verringerung des Spontanantriebs und damit der Initiative, Vergröberung und Entindividualisierung des Charakters, Sprachverarmung, mangelhafter Überblick über komplexere Gegebenheiten, Schwierigkeiten bei ordnendem Erfassen und Bewältigen schwieriger Situationen. Die Veränderung ist für geübte Untersucher gut erkennbar. Sie entgeht aber der Selbstwahrnehmung und wird im psychologischen Leistungstest oft nicht sichtbar, sodass sie selbst bei Erwerbsunfähigkeit des Betroffenen übersehen oder missdeutet werden kann. Vgl. Enzephalose, postkommotionelles Syndrom. Dementia traumatica, Hirnleistungsschwäche.
e: posttraumatic personality disorder.

Persönlichkeitswandel, erlebnisbedingter *(m).* (U. Venzlaff). Durch schwere, nicht nur einmalige existenzerschütternde Erlebnisse (z. B. Konzentrationslagerhaft, Kriegsgefangenschaft) hervorgerufene, abnorme Persönlichkeitsentwicklungen und fixierte seelische Dauerhaltungen, die in Anbetracht der Schwere der Schädigung als adäquat und einfühlbar angesehen werden müssen, vom herkömmlichen Neurosenbegriff aber nicht mehr zureichend gedeckt werden. ►Überlebendensyndrom.

Persönlichkeitswandel, schizophrener *(m)* ►Defekt, schizophrener.

Persona *(f)* (C. G. Jung, 1928). Lat.: Theatermaske. Aspekt der Persönlichkeit. Gesamtsumme konventionellen Verhaltens. Aus dem Zusammenwirken von unbewusster Identifikation und bewusster Anpassung an Menschen und Situationen bildet sich eine »Maske« augenblicklichen Verhaltens. Introvertierte identifizieren sich stark mit einer Einzelperson, Extravertierte passen sich leicht an die jeweilige Situation an.
e: persona. *fr:* persona

Personenverkennung *(f)* (A. Binet, 1900; E. Lucka, 1904). Störung in der Identifikation von Personen; entweder in der Form, dass unbekannte Personen für Bekannte (oder deren Doppelgänger) gehalten werden, oder (seltener), dass bekannte Personen für Fremde gehalten werden. Oder eine alte Person wird für eine junge gehalten und umgekehrt. Kann bei Gesunden vorkommen, wird dann aber rasch korrigiert, sobald Möglichkeiten dazu vorhanden sind. Tritt häufiger als Wahneinfall auf, besonders häufig bei Schizophrenie (aber auch bei allen anderen Psychosen). ►Delirium palingnosticum.
e: delusional misidentification. *fr:* fausse reconnaissance, illusions des sosies

Persuasion *(f)* (P.-C. Dubois). Überredung. Ärztliche Methode. Der Arzt versucht, im »sokratischen Dialog« beim Kranken Verständnis für seine situations- oder persönlichkeitsbedingten Schwierigkeiten zu wecken. Teil jeder Psychotherapie und jeder ärztlichen Therapie; als psychotherapeutische Methode jedoch ►Persuasionstherapie.
e: persuasion. *fr:* persuasion

Persuasionstherapie *(f)* (P.-C. Dubois). Psychotherapeutische Methode, die sich vorwiegend der ►Persuasion als Behandlungsgrundlage bedient; von Dubois selbst als »rationelle Psychotherapie« bezeichnet. Besteht darin, dass dem Kranken im Dialog die Entwicklung der Symptome seiner Neurose erklärt wird, wobei durch Belehrung und Appell an die Denkfähigkeit ein vernünftiges Urteil und damit Beseitung der Beschwerden erreicht werden soll. – Wenig gebrauchte Methode, die jedoch in der Hand einer geeigneten ärztlichen Persönlichkeit zu guten Ergebnissen führen kann.

Perturbatio animi Geistesverwirrung; Erregung, Unruhe.

pervers *(a).* (lat. perversus = verkehrt) 1. Wertfrei für alles in eine andere Richtung Gewendete. 2. In der Alltagssprache für Arten sexueller Erregung und Befriedigung, die nicht den unstreitig sozial akzeptierten entsprechen. Wird als Adj. zu ►Perversion und zu ►Perversität gebraucht, oft auch in doppelsinniger Bedeutung.
e: perverse, perverted, sexual pervert. *fr:* pervers, perverti, inverti

pervers, polymorph- *(a).* (A. Freud). Fähig zu vielerlei Formen von Triebbefriedigung. Bezieht sich auf die kindliche Fähigkeit, beim Sehen, Berühren, Riechen, Entkleiden, Saugen oder beim Stuhlgang und Urinieren Lust zu empfinden. Diese Empfindungen sind an die phasentypischen erogenen Zonen gebunden (►Phasenschema der Psychoanalyse) und entsprechen verschiedenen sexuellen Partialtrieben. Mit der Entwicklung der eigentlichen genitalen Funktionen wird die frühkindliche polymorph-perverse Phase beendet; die Partialtriebe werden vereinigt. In dieser Sicht erscheint die Perversion des Erwachsenen als Persistieren oder Wiedererscheinen eines Partialtriebes der frühkindlichen Sexualität.
e: polymorph perverse. *fr:* polymorphe perverse

Perversion *(f)* Jede Form sexueller Betätigung, die gewohnheitsmäßig auf andere Weise als durch »nor-

P

malen« bisexuellen Koitus Orgasmus und sexuelle Befriedigung erlangt. – Historisch: Im 17. u. 18. Jh. allgemeiner medizinischer Ausdruck für »Verkehrung« in dem Sinne, dass z. B. ein epileptischer Anfall eine Perversion freier Beweglichkeit sei. Als wertfreie wissenschaftliche Sammelbez. für Abweichungen von der sexuellen Norm setzt sich »Perversion« erst spät im Laufe des 19. Jh. durch. Die systematische Erforschung begann mit der »Psychopathia sexualis« ►Krafft-Ebings (1886). Bei Freud (1905) gilt als Norm »die Vereinigung der Genitalien in dem als Gattung bezeichneten Akte, der zur Lösung der sexuellen Spannung und zum zeitweiligen Erlöschen des Sexualtriebes führt (Befriedigung analog der Sättigung beim Hunger)« (GW 5, 48 f.). Die Abweichungen werden unterschiedlich eingeteilt. Beispiele: hinsichtlich des Objektes (Partner, Kinder, Tiere), des Zieles (Oral, Anal, Fetisch), Verselbstständigung von Partialtrieben (Beschauen, Beschautwerden, ►Sadismus, ►Masochismus), der Praktik (►Exhibitionismus, ►Voyeursismus, Sadismus, Masochismus, ►Frotteurismus), des Partners (►Homosexualität, ►Pädophilie, ►Gerontophilie, ►Sodomie, ►Fetischismus, ►Transvestismus, ►Zopfabschneider, ►Urolagnie, ►Koprolagnie, ►Nekrophilie). Manche Autoren rechneten die Homosexualität nicht zu den Perversionen. Erst in der Gegenwart gerät die Bez. in Verfall, weil sie in der Umgangssprache mit abwertender Bedeutung benutzt wird. DSM-III/V gebraucht ►Paraphilie anstatt. Dieses Lexikon benutzt »Perversion« in seiner wissenschaftlichen Bedeutung.
e: perversion.
*Syn.:*Paraphilie, Parerosie, Parapathie, sexuelle Deviation, sexuelle Abirrung. *fr:* perversion

Perversität *(f)* Abnorme bzw. abartige Sexualhandlung.
e: perversity. *fr:* perversité

Pervitinpsychose *(f)* Nach Pervitinmissbrauch auftretende, gewöhnlich innerhalb weniger Tage abklingende symptomatische Psychose. Nach G. Bonhoff und H. Lewrenz (1954) sind unter den beobachteten Bildern vier Gruppen auffällig: 1. Angstsyndrome mit paranoid-halluzinatorischem Ausbau. 2. paranoid-mikrohalluzinatorische Syndrome; 3. Syndrom der ekstatisch gesteigerten Wahrnehmungen; 4. dysphorisch-depressives Angstsyndrom. In seltenen Fällen kommt es zu chronischen Psychosen, die von einer chronischen Schizophrenie schwer unterscheidbar sind.
e: metedrine-psychosis. *fr:* psychose amphétaminique

Pervitinsucht *(f)* Suchtstoff-Abhängigkeit von dem Amphetamin Pervitin (1-Phenyl-2-methylaminopropan). Das Mittel wird zur Müdigkeitsbekämpfung und Leistungssteigerung genommen und gewöhnlich rasch (bis 120 Tbl. am Tag) gesteigert. Zustände der ►Überwachheit oder ►Pervitinpsychosen können die Folge sein. – Historisch: Alsbald nach Einführung des Pervitins (1938) wurde es von den kriegsführenden Nationen des 2. Weltkriegs in großem Umfang als Psychostimulans gebraucht, worauf sich die ersten Abhängigkeiten bildeten. In Form des ►Philoponismus entwickelte sich in Japan nach dem Kriege eine Amphetamin-Volksseuche.
e: metedrine-addiction. *fr:* toxicomanie amphétaminique

Perzeption *(f)* Der Vorgang des Auffassens, des Erkennens eines Gegenstandes und zugleich die Vorbereitung für seine Aufbewahrung als Erfahrung. Die Perzeption bedarf – im Unterschied zur Apperzeption – nicht der willkürlichen Hinwendung der Aufmerksamkeit. Ein Gegenstand kann perzipiert werden, ohne vorher die Schwelle des Bewusstseins übertreten zu haben.
e: perception. *fr:* perception

Perzeptionsphantasmen *(n, pl).* (E. Kraepelin). Halluzinationen, die durch funktionelle Veränderungen in den Gebieten der Hirnrinde entstehen, die der zentralen Repräsentation der einzelnen Sinnesorgane dienen; z. B hypnagoge Halluzinationen (s. d.).
e: perception-hallucination.
Syn.: Wahrnehmungstäuschungen. *fr:* hallucinations de la perception

Pesellismus *(m).* Stottern.

PET ►Positronenemissionstopographie.

Peter-Pan-Syndrom (PPS) *(n).* (D. Kiley, 1983). Nichterwachsen-werden-Wollen eines jungen Mannes. Hartnäckiges Hinausschieben der Übernahme der Männerrolle in Gesellschaft und Partnerbeziehungen. Benannt nach der Hauptgestalt im Theaterstück »Peter Pan oder Das Märchen vom Jungen, der nicht groß werden wollte« von James Matthew Barrie (1904), in welchem der Held und seine Gesinnungsgenossen im »Niemands-Land« in einer für Erwachsene unsichtbaren Welt leben. Erscheinungen: geringes Selbstverantwortungsgefühl, Angst, Einsamkeitsgefühle, magisches Denken, ►Narzissmus, Chauvinismus.
e: Peter Pan syndrome.

Petit mal intellectuel *(n).* (J. Falret, 1860). Obsol. Bez. für akute epileptische Psychose. Entspricht nach heutiger Beschreibung einem epileptischen Dämmerzustand. Mit der ►Annahme verbunden, der Zustand stehe anstelle eines Anfalles und komme nur bei Petit Mal vor: anfallsähnliches Auftreten, kurze Dauer von Stunden (bis höchstens Wochen), Heftigkeit der Erscheinungen, Vorkommen von Denkstörungen und Halluzinationen, unvermitteltes Ende, praktisch vollständiges Abklingen und nachfolgende Erinnerungslücke. Im Gegensatz zum ►Grand Mal intellectuel sind die Kranken ruhig und vernünftig und haben ein teilweise klares Denken.

Petit Mal, myoklonisch-astatisches *(n).* (R. Kruse, 1966). Syn. für ►Anfall, astatischer.

Petit-Mal(-Anfall) *(m)*. Kleiner epileptischer Anfall (Mehrzahl: Petits Maux bzw. Petit-Mal-Anfälle). Unter der Bez. können alle epileptischen Anfälle verstanden werden, die keine großen (generalisierten) Anfälle sind. Der Gebrauch ist jedoch uneinheitlich. Teilweise werden Petit-Mal-Anfälle den reinen ►Absenzen (ohne motorische Entladungen) gegenübergestellt. Oder es werden nur psychomotorische Anfälle (s. d.) oder nur Absenzen als Petit Mal bezeichnet. – Historisch: Die Bez. wurde zuerst von Kranken in Pariser Hospitälern gebraucht und durch ►Esquirol (1815) in die medizinische Literatur eingeführt. Esquirol bezeichnete sie als »leichte Anfälle«. Die Bez. wird in ihrer ursprünglichen frz. Form beibehalten. Bis zum Ende des 19. Jahrhunderts wurde ►Vertigo (epileptica) häufig syn. verwendet.
e: petit mal.
Syn.: kleiner Anfall. *fr:* petit-mal

Petit-Mal-Epilepsie *(f)* Sammelbez. für epileptische Anfallsformen mit kleinen Anfällen.
e: petit mal epilepsy, minor epilepsy. *fr:* petit-mal-épilepsie

Petit-Mal-impulsiv *(n)*. (D. Janz). Syn. für ►Epilepsie, myoklonische.

Petit-Mal-Myoklonusepilepsie *(f)* Syn. für ►Epilepsie, myoklonische.

Petit-Mal-Status *(m)*. (W. G. Lennox). Auftreten von ►Absenzen als Dauerzustand, die im EEG mit ununterbrochenen Folgen von Spike-and-Wave-Komplexen einhergehen. Psychopathologisch etwas verschieden von der einzelnen Absenz, da die Kranken zwischen den einzelnen Absenzen das Bewusstsein nicht wiedererlangen. Es handelt sich mehr um einen stuporösen Zustand mit erschwertem Auffassungsvermögen, Schwerbesinnlichkeit, starker Neigung zu psychischen und verbalen ►Perseverationen, Antriebslosigkeit und Apathie (H. Landolt, 1955).
Syn.: Lennox'scher Dämmerzustand, nonkonvulsiver Status epilepticus (NCSE). *fr:* état de petit mal.

Petit-Mal-Trias *(f)* Sammelbez. für die drei Formen altersgebundener kleiner epileptischer Anfälle: 1. Propulsiv-Petit-Mal (►Blitz-Nick-Salaam-Krämpfe); 2. Retropulsiv-Petit-Mal (►Absenz); 3. Impulsiv-Petit-Mal (►Epilepsie, myoklonische).

Petits-maux-variantes Gruppe von epileptischen Anfällen, die sich elektroenzephalographisch und klinisch von den übrigen kleinen Anfällen unterscheiden. Im EEG finden sich 2/sec-Spike-Wave-Komplexe (langsamer als bei gewöhnlichen kleinen Anfällen). Klinisch finden sich sowohl große als auch fokale Anfälle. Auftreten des Anfallsleidens meist schon im Kindesalter. Häufig mangelhafte Intelligenzentwicklung. Prognose ungünstig. Oft entwickelt sich später ein Status epilepticus mit tödlichem Ausgang.
e: petit mal variants.

Petrilowitsch, Nikolaus geb. 30.10.1924 Heideschütz (Banat), gest. 29.7.1970 Mainz. Prof. für Psychiatrie und Neurologie in Mainz. Nach Studium von Medizin und Psychologie in Tübingen, Freiburg, Frankfurt, Mainz ab 1953 in Mainz tätig. Wurde von einem ehemaligen Patienten erschossen. Bedeutender Psychopathologe. Förderte insbesondere die Psychiatrie des Abnormen und die Psychotherapie alternder Menschen. Ist Begründer der Strukturpsychopathologie. Werke: »Zur Charakterologie der Zwangsneurotiker« (1956); »Beiträge zu einer Struktur-Psychopathologie« (1958); »Abnorme Persönlichkeiten« (1960, 3. Aufl. 1966); »Probleme der Psychotherapie alternder Menschen« (1964, 2. Aufl. 1968); »Psychiatrische Krankheitslehre und psychiatrische Pharmakotherapie« (1966, 2. Aufl. 1968).

Petting *(n)*. Liebkosung. Sexuelle Praktik, bei welcher alle sexuellen Liebkosungen (manuell-oral-genitale Kontakte) üblich sind außer der Einführung des Penis in die Vagina. Bei »hard petting« kommt es bei beiden Partnern zum Orgasmus. Entstand unter den Bedingungen einer Gesellschaft, welche ungehinderte persönliche Kontakte erlaubte, sie aber zugleich mit einer Sexualmoral belegte, welche unverheirateten Partnern Sexualverkehr verbot. Vgl. ►necking.

Peyotl *(m)*. Mexikanische Kakteenart, aus der ►Meskalin gewonnen wird.

Pfaundler-Hurler-Syndrom *(n)*. Erbleiden mit einer Störung des Mukopolysaccharidstoffwechsels (Dysenzymatose). Symptome: Minderwuchs, typisches Erscheinungsbild (►Phänotypus) mit unverwechselbarer Physiognomie: großer, plumper Schädel, Nasenwurzel eingezogen, wulstige Lippen, große Zunge, stumpfer Gesichtsausdruck (»Wasserspeiergesicht«). Doppelseitige Hornhauttrübungen mit nur geringer Beeinträchtigung des Sehens. Skelettanomalien: mangelhafte Streckbarkeit der Gelenke (besonders Ellenbogen und Finger), tatzenförmige Hände, Buckelbildung (Kyphose) am Übergang zwischen Brust- und Lendenwirbelsäule. Röntgenologisch: vorzeitige Verknöcherung der Lambdanaht des Schädels, lang gestreckter Türkensattel, Verbildung der Wirbelkörper (Fischwirbel), Krümmung der Speiche, Verbildungen an den Enden der Röhrenknochen. – Großer Bauch mit Leber- und Milzvergrößerung, Mangelhafte Intelligenz meist stärkeren Grades (Imbezillität, Idiotie). Veränderungen an den Granula der weißen Blutkörperchen (Adler'sche Anomalie). – Erbgang: monomer-rezessiv pleiotrop. – Es kommt zu Einlagerungen von Lipoiden (Ganglioside) oder komplexen Substanzen (Mukopolysaccharide) in Gehirn, Augen, Blutzellen, Haut, Knochen und inneren Organe.
e: mucopolysaccharidosis, Hunter-Hurler disease, Hurler's syndrome, Hunter's syndrome, Hurler-Pfaundler syndrome, lipochondrodystrophy, Thompson's syndrome, gargoylism.

Syn.: Hurler'sche Krankheit, Dysostosis multiplex, Lipochondrodystrophie, Gargoylismus, dysostotische Idiotie, familiär-dysostotischer Zwergwuchs Typ Pfaundler-Hurler, Hunter-Hurler'sche Krankheit. *fr:* maladie de Hurler, nanisme à type de gargouille

Pfister, Oskar geb. 23.2.1873 Zürich, gest. 6.8.1956 Zürich. Pfarrer und Psychoanalytiker in Wald bei Zürich und Zürich. Wandte psychoanalytische Theorien auf religiöse Themen an. Werke: »Die psychoanalytische Methode«, 1913; »Sigmund Freud, Oskar Pfister, Briefe 1909–1939« (1963); »Das Christentum und die Angst« (1944).

Pflegschaft *(f)* Im älteren BGB eine nicht mehr gültige vom Vormundschaftsgericht anzuordnende rechtliche Fürsorgebestimmung für Behinderte oder Geistesgestörte, die im Unterschied zur ►Entmündigung angewandt wurde, wenn die Störung ihrer Natur nach eine vorübergehende war und die Fürsorge sich nur auf einen bestimmten Kreis von Geschäften bezog. War gesetzlich geregelt in den seit 1.1.1992 aufgehobenen §§ 1910, 1920 BGB. An ihre Stelle trat die durch das Vormundschaftsgericht anzuordnende ►Betreuung. Wortlaut des aufgehobenen § 1910 BGB: »1. Ein Volljähriger, der nicht unter Vormundschaft steht, kann einen Pfleger für seine Person und sein Vermögen erhalten, wenn er infolge körperlicher Gebrechen, insbesondere, weil er taub, blind oder stumm ist, seine Angelegenheiten nicht zu besorgen vermag. – 2. Vermag ein Volljähriger, der nicht unter Vormundschaft steht, infolge geistiger oder körperlicher Gebrechen einzelne seiner Angelegenheiten oder einen bestimmten Kreis seiner Angelegenheiten, insbesondere seine Vermögensangelegenheiten, nicht zu besorgen, so kann er für diese Angelegenheiten einen Pfleger erhalten. – 3. Die Pflegschaft darf nur mit Einwilligung des Gebrechlichen angeordnet werden, es sei denn, dass eine Verständigung mit ihm nicht möglich ist.« § 1920 BGB bestimmte ferner: »Eine nach § 1910 angeordnete Pflegschaft ist von dem Vormundschaftsgericht aufzuheben, wenn der Pflegebefohlene die Aufhebung beantragt.«

Pfropfhebephrenie *(f)* (E. Kraepelin, 1913). Kombination von ►Schwachsinn und ►Hebephrenie. Häufigste Form der ►Pfropfschizophrenie.
e: pfropfhebephrenia, grafted hebephrenia. *fr:* pfropfhébéphrénie

Pfropfschizophrenie *(f)* (Kraepelin). Schizophrenie eines Schwachsinnigen. Nach älterer Vorstellung kann Schwachsinn in manchen Fällen Mitursache einer Schizophrenie sein, die sich gleichsam auf den Schwachsinn aufpfropft. Vielfach werden darunter auch Psychosen von Schwachsinnigen verstanden, die nur schizophrenieähnlich sind. Die Berechtigung, eine Pfropfschizophrenie gegenüber anderen Schizophrenieformen abzugrenzen, wird von den meisten Psychiatern bestritten. Das Zusammentreffen von Schizophrenie und Schwachsinn gilt als zufällig.
e: pfropfschizophrenia, grafted schizophrenia. *fr:* schizophrénie greffée

Phädra-Komplex *(m)*. Phädra, Schwester der Ariadne, liebte ihren Sohn Hippolytos. In der Psychoanalyse: abnormes Liebesverhältnis der Mutter zu ihrem Sohn. ►Griselda-Komplex.
e: phaedra complex. *fr:* complexe de Phèdre

Phänomen, ideomotorisches *(n)*. ►ideomotorisches Phänomen.

Phänomen, psychopathologisches *(n)* Zeichen im Bereich des Psychischen, an dem psychisch Abnormes oder Krankhaftes erkannt werden kann. Phänomene, die von außen beobachtet werden können, werden von anderen unterschieden, die aus Berichten über die subjektive Innenschau stammen. Den richtigen Weg dazu beschreibt die ►Phänomenologie nach K. ►Jaspers. Entspricht dem ►Symptom einer Krankheit im biologischen Sinne.
e: psychopathological phenomenon.

Phänomenologie *(f)* Allgemein: Lehre von den Erscheinungen. 1. In der Philosophie: befundgetreue Beschreibung und ►Klassifikation (1) der empirischen Erscheinungen innerhalb einer Wissenschaftsdisziplin. Hieraus abgeleitet eine von K. Jaspers (1913) begründete »Phänomenologische Richtung der Psychiatrie«, welche sich um Beschreibung und Klassifikation der pathologischen psychischen Phänomene (etwa: Symptome) bemüht. Es kommt darauf an, Fragen zu stellen, um sich den subjektiven Denkablauf mit seinen Inhalten genau zu vergegenwärtigen. Die Fragen werden durch Kenntnis (wie man sie aus Büchern lernen kann) und Erfahrung (wie man sie im Umgang mit psychisch Kranken lernen kann) gelenkt. Die phänomenologische Erfassung der kranken Psyche steht somit in einem Gegensatz zur kriteriologischen (►Kriteriologie), bei welcher es auf die Erhebung von Kriterien (►Kriterium) ankommt, wie man sie vergleichsweise bei einer chemischen oder radiologischen Untersuchung des Körpers erheben kann. Auf eine Erklärung der Entstehung und Bedeutung des beschriebenen Phänomens wird zunächst verzichtet. Ziel ist es, »sich die seelischen Phänomene durch deutliche Begrenzung bewusst zu machen«; ihr Ideal ist es, »eine übersehbar geordnete Unendlichkeit unreduzierbarer Qualitäten« zu schaffen. Es soll damit eine Symptomenlehre geschaffen werden, welche sich den Symptomatologien anderer medizinischer Disziplinen angleicht. 2. In der Philosophie, insbesondere bei Husserl, Lehre von der Entstehung, Form und Bedeutung der Erscheinungen im Bewusstsein, die als Sinn- und Wesenswissenschaft betrieben wird. Aus den verschiedenen nachhusserlschen Verzweigungen leiten sich psychiatrische Einzelrichtungen ab. Beispiele: a) die sich auf Heidegger beziehenden Richtun-

gen der existenziellen Psychiatrie (s. d.); b) die ►Daseinsanalyse Ludwig ►Binswangers; c) die ►Anti-Psychiatrie R. D. Laings (»Phänomenologie der Erfahrung«); d) in Frankreich die sich auf die Phänomenologie von M. Merleau-Ponty beziehende Schule von Marseille (A. Tatossian, H. Dufour).
e: phenomenology. *fr:* phénoménologie

phänomenologisch *(a).* Unter den Gesichtspunkten der ►Phänomenologie betrachtend.

phänomenologisches Verstehen *(n).* Syn. für ►Verstehen, statisches.

Phänotyp(us) *(m).* (W. Johannsen, 1909). Äußerlich erkennbares Erscheinungsbild mit den realisierten erblichen und erworbenen Merkmalen eines Menschen. Vgl. Genotyp.
e: phenotype.

Phagomanie *(f)* 1. Nicht zu sättigende Nahrungsmittelgier. 2. Zwanghafte Beschäftigung mit Nahrungsmitteln und Küchenproblemen.
e: phagomania. *fr:* phagomanie

Phagophobie *(f)* Syn. für ►Schluckangst.
e: phagophobia. *fr:* phagophobie

phallische Frau *(f)* Weibliches Individuum, das auf das phallische Stadium der Sexualentwicklung fixiert ist. Nach Freud sucht die phallische Frau ständig das Fehlen eines Penis abzuleugnen, besitzt einen starken ►Penisneid und wünscht unbewusst, alle Männer zu kastrieren. Sie drängt in aktive oder aggressive Berufe.
e: phallic woman. *fr:* femme phallique

phallische Phase *(f)* Syn. für ►phallisches Stadium.

phallisch-ödipale Phase *(f)* Syn. für ►phallisches Stadium.

phallischer Charakter *(m)* ►Charakter, phallischer.

phallisches Stadium *(n).* (S. Freud). Letztes Entwicklungsstadium der frühkindlichen Sexualität. Beginnt mit dem 4. bis 6. Lebensjahr. Der Penis (bzw. die Klitoris) wird zur erogenen Zone. Befriedigung wird durch Masturbation erreicht. In dieser Zeit tritt der Ödipus-Komplex in Erscheinung, da der Knabe erkennt, dass der Vater – bisher als Beschützer im Hintergrund stehend – einen Penis besitzt und die Mutter – erstes Liebesobjekt – keinen; es entsteht eine Rivalitität zum gleichgeschlechtlichen Elternteil. Im phallischen Stadium werden somit die Partnerbeziehungen im Zuge erster sexueller Regungen erstmals unter dem Gesichtspunkt des Geschlechts betrachtet. Über ►Identifikation mit dem ödipalen Partner werden Gewissensbildung und Ausbildung des ►Ich-Ideals angeregt.
e: phallic stage.
Syn.: phallische Phase, phallisch-ödipale Phase, ödipale Phase. *fr:* stade phallique

Phallus *(m).* 1. In der Antike: Darstellung des männlichen Gliedes als Sinnbild für die Zeugungskraft der Natur. 2. In der Psychoanalyse Bez. für Penis in der Periode der frühkindlichen narzisstischen Sexualität (►phallisches Stadium). Darüber hinaus Bez. für das männliche Glied in seiner symbolischen Bedeutung in Träumen, Mythen u. a.; z. B. als Flamme oder als Vogel Phönix. – Für das männliche Glied als biologisches Organ wird dagegen die Bez. »Penis« (dt. Schwanz, Schwanzstück, Cauda) gebraucht.
e: phallus. *fr:* phallus

Phantasieren *(n).* In der Psychiatrie meist laienhafter Ausdruck für Delirieren; Leben in einer krankhaften Vorstellungswelt. Selten auch als Syn. für Konfabulieren gebraucht.

Phantasiophrenie *(f)* (K. Kleist). Form der paranoiden Schizophrenie mit phantastisch anmutenden Wahneinfällen. Entspricht der ►Paraphrenia phantastica Kraepelins.

Phantasma *(n).* 1. Griech.: Erscheinung, Bild, Traumbild, Trugbild, Vorstellung. – Wahrnehmungsähnliche anschauliche Gegebenheit. Vorstellung eines täuschenden Bildes. Mehr psychiatrisch gesprochen: szenische Wahrnehmung von nicht Vorhandenem, die in Form einer Illusion, Pseudohalluzination oder Halluzination auftreten kann. Die Bez. gilt als altertümlich und wird wenig gebraucht. 2. Abweichend vom deutschen Sprachgebrauch bedeutet in der französischen Psychiatrie Phantasma so viel wie »Phantasie in einem engeren Sinne«; die bildhafte Vorstellung einer Szene, in welcher der Betreffende einen Wunsch oder unbewussten Wunsch realisiert. Insoweit besteht Gleichheit mit einem Tagtraum. Es wird noch unterschieden (S. Isaacs) zwischen bewussten und unbewussten Phantasmen, deren wirkliche Themen erst durch Psychoanalyse aufgedeckt werden können. – Historisch: In der Mnemotechnik des Altertums beruhten die Techniken zum besseren Merken auf dem Prinzip der Versinnlichung. Unter den 5 Sinnen galt der Gesichtssinn als der oberste und der Vernunft nächststehende. Daher betrachtete man Gedächtnisinhalte als Gedächtnisbilder (phantasmata; lat. imagines).
e: phantasm. *fr:* fantasme

Phantasma des Gedächtnisses *(n).* (►Feuchtersleben). Obsol. Syn. für Déjà-vu-Erlebnis.

Phantasmie *(f).* ►Phantasma.

Phantastika *(n, pl).* (K. Lewin, 1927). Syn. für ►Halluzinogene.

Phantastika, künstliche *(n, pl).* Diejenigen Halluzinogene, die chemisch synthetisiert und nicht aus einer Pflanze gewonnen werden; Beispiel: Lysergsäurediäthylamid (LSD).

phantastische Schizophrenie *(f).* ►Schizophrenie, phantastische.

Phantom *(n).* Truggestalt. Unbewusste Vorstellung eines anderen Individuums.
e: phantom. *fr:* phantom

Phantom-Boarder-Syndrom *(n)*. Überzeugung, in der eigenen Wohnung hielten sich fremde Personen auf. Unspezifisches Zeichen psychischer Störung. Vorkommen z. B. bei Demenzen, Halluzinosen, hohen Graden von Angst.

Phantomgeschwulst, hysterische *(f)* Von Krukenberg (1884) verwendete Bez. für ►Syndrom der funktionellen Bauchauftreibung.

Phantomglied *(n)*. Bei Amputierten auftretendes Gefühl, das amputierte Glied sei noch vorhanden, wobei Einzelheiten gefühlt werden. Nach W. Riese (1928) behält das Phantomglied evtl. die Haltung, welche es bei Verlust des Gliedes zufällig eingenommen hat. Die einmal empfundene Haltung bleibt über Jahrzehnte (evtl. 50 Jahre) unverändert. Die Finger einer amputierten Hand werden immer als gekrümmt empfunden und können sich evtl. in das Fleisch der Hand bohren, sodass ein ►Phantomschmerz entsteht. Historisch: Die Bez. stammt von S. W. ►Mitchell (1872), das Phänomen war aber bereits Paré (1552) und seinen Vorgängern bekannt.
e: phantom limb. *fr:* membre phantôme

Phantomschmerz *(m)*. Die Empfindung von Schmerz in einem amputierten, nicht mehr am Körper befindlichen (Phantom-)Glied. Die Kranken klagen lebhaft über einen außergewöhnlichen Schmerz, von dem sonst nichts erkennbar ist. Die Schmerzstärke wechselt. Therapeutisch sind die häufig vorgenommenen Operationen am peripheren Nerv, am Grenzstrang oder am Zentralnervensystem bestenfalls vorübergehend von Nutzen. Nach H. Strotzka (1948, 1956) lässt sich mit einfacher Suggestivbehandlung oder ►Narkohypnose in 50 % der Fälle Heilung erzielen. Historisch: Als Erstbeschreiber gilt vielfach Ambroise Paré (1552), der eine vollständige Beschreibung gegeben hat, aber selbst auf Vorgänger verweist.
e: painful phantom.

Pharmakomanie *(f)* Suchtähnlicher Medikamentenmissbrauch. Auch Syn. für ►Toxikomanie.
e: pharmacomania. *fr:* pharmacomanie

Pharmakopsychiatrie *(f)* Psychiatrische Arbeitsrichtung, die sich mit der normalen und pathologischen Wirkung von psychotropen Stoffen befasst. Obwohl dieser Zweig der Psychiatrie seit Anfang des 20. Jahrhunderts besteht, hat er sich erst nach Einführung der Phenothiazine und verwandter Psychopharmaka (1953) zu einem wichtigen Zweig der Psychiatrie entwickelt. Im Vordergrund der Bemühungen steht die Untersuchung der therapeutischen Wirkung von Heilmitteln auf psychische Krankheitssymptome. Daneben steht die Untersuchung von Veränderungen körpereigener Stoffwechselprodukte durch Psychopharmaka, Klärung der neurophysiologischen Vorgänge bei Psychopharmakaanwendung, Entwicklung einer pharmakologischen Persönlichkeitsdiagnostik und die Beobachtung von ►Modellpsychosen.
e: pharmacopsychiatry. *fr:* pharmacopsychiatrie

Pharmakopsychologie *(f)* Von Kraepelin begründete Arbeitsrichtung der Psychiatrie, Psychologie und Pharmakologie, die sich mit dem Einfluss von Pharmaka auf das Seelenleben befasst. Häufig als Syn. von Psychopharmakologie gebraucht.
e: pharmacopsychology. *fr:* pharmacopsychologie

Pharmakopsychose *(f)* (Southard). Durch chemische Substanzen hervorgerufene Psychose; es kann sich i. w. S. um Alkohol, Suchtstoffe und Gewerbegifte oder i. e. S. um unmittelbar eine Psychose hervorrufende Pharmaka (►Modellpsychose) handeln.
e: pharmakopsychosis. *fr:* pharmakopsychose

Pharmakotherapie *(f)* Lehre von der Behandlung psychischer Störungen mit ►Psychopharmaka.

Phase *(f)* 1. Endogen bzw. autochthon entstandene Veränderungen des Seelischen, die nach allgemeiner Erfahrung nur vorübergehend vorhanden sind. Bezieht sich im Besonderen auf 2. die einzelne Erkrankungsepisode bei zirkulären (manisch-depressive Erkrankung) und zykloiden Psychosen (»phasenhafter Verlauf«), bipolaren Störungen oder 3. einzelne Abschnitte im Lebenslauf, besonders bei Kindern und Jugendlichen. ►Phasenschema der Psychoanalyse.
e: phase. *fr:* phase

Phase 0 *(f)* Prüfungsphase eines Arzneimittels in Labor und Tierversuch auf seine therapeutische Wirkung und Verträglichkeit.

Phase I *(f)* Prüfungsphase eines Arzneimittels an gesunden Versuchspersonen auf Verträglichkeit und Stoffwechselverhalten. Dauer: gewöhnlich 2 Jahre.

Phase II *(f)* Prüfung der Wirksamkeit und Ungefährlichkeit eines Arzneimittels an 50 bis 300 Versuchspersonen unter Laborbedingungen. Es werden Zielsymptome und -erkrankungen sowie die richtige Dosierung ermittelt.

Phase III *(f)* Klinische Prüfung. Prüfung eines als wirksam anerkannten Arzneimittels an mehreren tausend Personen in Klinik und Praxis im Hinblick auf Wirkung und seltene Nebenwirkungen.

Phase IV *(f)* Routineüberwachungsphase eines Arzneimittels nach seiner Zulassung. Wirkung und Risiken werden unter den Bedingungen der alltäglichen Anwendung genauer bestimmt. Überprüfung der Empfehlungen für Anwendung und Dosierung. Erwartungen und Verhalten von Ärzten und Patienten unter bestimmten kulturellen oder Versorgungsbedingungen.

Phase, anale *(f)* Übergeordnete Bez. für zwei Durchgangsphasen der psychosexuellen Entwicklung mit Ausstoßen (1. Phase) und Zurückhalten (2. Phase) des Stuhles. Genaueres: ►Phasenschema der Psychoanalyse (2+3).

e: anal stage; anal expulsive stage (1. Phase), anal retentive stage (2. Phase). *fr:* stade anal oder anal-sadique

Phase, apokalyptische *(f)* Syn. für ▸Apokalyptik.

Phase, floride *(f)* Episode der Blüte. In DSM-IV/V Abschnitt einer jeden Schizophrenie, welcher durch Wahn, Halluzinationen, ▸desorganisierte Sprache, ▸desorganisiertes Verhalten und negative Symptome gekennzeichnet ist und mindestens einen Monat dauert.
e: active phase.

Phase, genitale *(f)*. ▸genitale Phase.

Phase, ödipale *(f)* Syn. für ▸phallisches Stadium.

Phase, orale *(f)*. ▸orale Phase.

Phase, phallisch-ödipale *(f)* Syn. für ▸phallisches Stadium.

Phasenprophylaktika *(n, pl)*. Medikamente, welche in der Lage sind, manische oder depressive Phasen als Prophylaktikum zu verhindern. Lithiumsalze, Valproat, Carbamezipin. – Lithium hat bei gemischten (dysphorischen) Manien und beim bipolaren rapid cycling deutlich schlechtere Wirkung als Valproat. Valproat wirkt besser bei Manien durch organische Ursachen und sog. atypischen Manien (Episodenfolge Depression-Manie-Euthymie anstatt Manie-Depression-Euythymie).
e: mood stabilizer

Phasenschema der Psychoanalyse *(n)*. Von S. Freud geschaffenes Schema der kindlichen Entwicklungsphasen, das nach dem Vorherrschen einzelner »erogener« Zonen des Umweltkontaktes aufgestellt wurde. 1. Orale Phase. 1. Lebensjahr »Saugkontakt« mit der Mutter. Mund und Lippen sind die dominierenden erogenen Zonen. Mit dieser Phase sind nach S. Freud Eigenschaften des Erwachsenen verbunden wie Besitzstreben, »kaptatives Verhalten«, Neid, auch kannibalistische Triebe, schließlich Aggressionen und erste Schuldgefühle. 2. Erste anale Phase. 2. bis 3. Lebensjahr. Gekennzeichnet durch ein Vergnügen des Kindes an der Entleerung des Stuhls, der teilweise zurückgehalten wird, um das Vergnügen zu erhöhen. 3. Zweite anale Phase. Anschließend an die erste anale Phase. Gekennzeichnet durch ein besonderes Vergnügen am Zurückhalten des Stuhls, der als Besitz von außerordentlich hohem Wert betrachtet wird. Diese Phase ist verbunden mit Sammeltrieben, Geiz, Pedanterie, Geldgier des Erwachsenen. 4. Phallisches Stadium. Erogen wird der Penis (Phallus). Masturbation. Rivalität mit dem gleichgeschlechtlichen Elternteil. ▸Ödipus-Konflikt. 5. Latenzperiode. Vom Beginn des Schulalters bis zur Pubertät. Gekennzeichnet durch Zurücktreten der Triebansprüche. Identifikation mit dem gleichgeschlechtlichen Elternteil und Entwicklung des ▸Über-Ich. Von der prägenitalen Phase der kindlichen Sexualität wird in der Entwicklung gesprochen, bevor der orale, anale und phallische Partialtrieb unter dem Primat der Libido integriert werden.

phasische Erkrankung *(f)* In einzelnen ▸Phasen verlaufende psychische Erkrankung, insbesondere manisch-depressive Erkrankung bzw. bipolare Störung. Die Bez. wird in der Klinik oft verwendet, wenn die Zuordnung eines vorliegenden Krankheitsbildes zu einer bestimmten Krankheitsgruppe nicht möglich erscheint.

phasische Psychosen *(f, pl)*. In ▸Phasen verlaufende Psychosen: manisch-depressive Erkrankung, bipolare Störungen, zykloide Psychosen, Phasophrenien.

Phasopathie *(f)* (H.J. Engels, 1961). Abnorm übersteigerte Entwicklungsphase (▸Phase [3]) bei Jugendlichen. Die Bez. wurde in Analogie zur ▸Psychopathie geprägt und betrifft nur solche »endogen bedingte Überzeichnungen der einzelnen Entwicklungsphasen« und »phasische Überprofilierungen«, »unter denen der Träger selbst oder seine Mitwelt leiden«.

Phasophrenien *(f, pl)*. (K. Kleist). Phasisch verlaufende endogene Psychosen, die in folgender Weise eingeteilt werden: 1. Stimmungspsychosen (Melancholie, Angstmelancholie, Manie, manisch-depressive Gemütskrankheit). 2. Affektpsychosen (agitierte Angstpsychose, stuporöse Angstdepression, agitiert-stuporöse Angstpsychose). 3. Wahnbildende affektive Psychosen (ängstliche Beziehungspsychose, ängstliche Halluzinose, ratlose Bedeutungspsychose, Entfremdungspsychose, ekstatische Eingebungspsychose, expansive Konfabulose, ängstlich-ekstatische Wahnpsychose). 4. Hypochondrische Psychosen (hypochondrische Depression, hypochondrische Erregung). 5. Amentielle Psychosen (erregt-stuporöse Verwirrtheitspsychose, hyperkinetisch-akinetische Motilitätspsychose). – Nach Kleist sind einzelnen Formen und jedem Symptom bestimmte hirnpathologische Veränderungen zugeordnet. Die Bez. »Phasophrenien« und darunter zusammengefasste Einzelerkrankungen sind nicht allgemein anerkannt. Sie finden hauptsächlich durch die Kleist'sche Schule Verwendung.

Phencyclidin *(n)*. Suchtstoff mit stark anregender Wirkung, das zugleich Wirkungen hat wie ein ▸Halluzinogen und ein starkes Schmerzmittel. Wurde etwa 1950 als stark wirkendes Schmerzmittel eingeführt. Als vorübergehende Psychosen als Folge beobachtet wurden, wurde es nur noch von Tierärzten verwendet. Seit etwa 1960 als Suchtmittel gebräuchlich, aber weite Ausbreitung erst, als es geraucht werden konnte. Ist relativ leicht und billig herstellbar. Weitere Stoffe mit ähnlicher Wirkung: dexoxadrol, ketamine (Ketlar), N-(l-[z-thienyl]cyclohexyl)-piperidin (TCP),
e: phencyclidine.
Syn.: PCP, Hog, Tranq, Angel-Dust, PeaCe Pill

Phencyclidinabhängigkeit *(f)* Süchtige Abhängigkeit von ►Phencyclidin. Es treten weder Gewöhnung noch Entziehungserscheinungen auf. Abhängige Personen rauchen das Mittel 2- oder 3-mal am Tag. Erscheinungen wie Enthemmung, Angst, Aggressivität oder später Nachhallerscheinungen halten sie nicht von der Fortsetzung ab. Es kommt besonders leicht zu Tätlichkeiten.
e: phencyclidine dependence. – (ICD-10: F19.2x).

Phencyclidinintoxikation *(f)* ►Substanzintoxikation mit ►Phencyclidin. Die Personen fallen durch ihre Streitlust, Unberechenbarkeit, Bewegungsunruhe und unkritisches Verhalten auf, was sie auch in Schwierigkeiten bringt.
e: phencyclidine dependence. – (ICD-10: F19.0x).

Phencyclidinmissbrauch *(m).* Missbrauch von Phencyclidin. Die Personen nehmen es nur selten zu sich, geraten dadurch jedoch in Streitigkeiten und gefährden den Straßenverkehr.
e: phencyclidine abuse. – (ICD-10: F19.1).

Phencyclidinpsychose *(f)* Akute Intoxikationspsychose durch ►Phencyclidin. Zählt zu den schizophrenieähnlichen Psychosen (s. d.), weil Halluzinationen, Wahn und ►katatone Zustände auftreten können. Tritt nicht vor der Pubertät auf. Da Phencyclidin glu-sensitive N-methyl-D-aspartat(NMDA)-Rezeptoren im Gehirn hemmt, hat die Beobachtung dieser Psychosen zu einer Glutamathypothese der Schizophrenie Veranlassung gegeben.
e: phencyclidine dependence. – (ICD-10: F19.51 [mit Wahn]; F19:52 [mit Halluzinationen]).

Phenothiazin-Tod *(m).* (F. J. Ayd, 1956). Unter der Behandlung eines Kranken mit Phenothiazinen auftretender plötzlicher Tod. Dem Tod gehen starke Erregung, extrem erhöhte Temperaturen und Koma voraus. Nach R. Peele und J. v. Loetzen (1973) handelt es sich wahrscheinlich um eine akute tödliche Katatonie (s. d.) bzw. ►Bell'sche Manie, während Phenothiazin kein Ursachenfaktor ist.
e: phenothiazine death.

Phenylbrenztraubensäure-Schwachsinn *(m).* Syn. für ►Oligophrenia phenylpyruvica.

Phenylketonurie *(f)* Syn. für ►Oligophrenia phenylpyruvica.

Philobat *(m).* (M. Balint). Persönlichkeitstyp. Es besteht eine Vorliebe für freundliche Weiten (Meer, Gebirge) und ein Verzicht auf intensive menschliche Beziehungen. Der Typ bevorzugt Risiken und meidet Abhängigkeiten. Er entsteht nach Balint aufgrund frühkindlicher Versagungen. Dadurch wurde gelernt, dass menschliche Beziehungen grundsätzlich unzuverlässig sind und dass man daher ohne die Hilfe von Menschen auskommen soll. Vgl. Oknophiler.
e: philobate.

Philoponismus *(m).* Amphetaminsucht. Amphetamin wurde in Japan während des Krieges für das Militär hergestellt und kam nach dem Kriege unter dem Namen »Philopon« in den freien Handel. Amphetaminsucht wurde bald zur Volksseuche. Zeitweise gabe es bis zu 1 Million Philoponsüchtiger. Rasche Abnahme nach Einsetzen strenger staatlicher Kontrolle (1951). Seit 1955 wieder stärkerer Schleichhandel.

Phlegma *(n).* »Schleim«. Alte Bez. für zähes, langsames Temperament.

Phlegmatiker *(m).* 1. Einer der vier Temperamentstypen nach Hippokrates. Langsames, schwerfälliges Wesen, das jedoch mit Ausdauer vergesellschaftet ist. 2. Syn. für ►Psychopathen, phlegmatische.

Phobie *(f)* Von griech. »phobeo«: in die Flucht jagen, vertreiben, erschrecken, ängstigen. 1. Im Sinne einer allgemeinen Angst. In diesem Sinne in Wortverbindungen wie ►Dysmorphophobie, ►»Phobo«phobie enthalten. 2. Unvernünftige, sich entgegen besserer Einsicht zwanghaft aufdrängende Angst vor bestimmten Gegenständen oder Situationen. Unter den Themen finden sich am häufigsten Angst vor freien Plätzen (►Agoraphobie), geschlossenen Räumen (►Klaustrophobie) oder vor Tieren (z. B. Mäusen). Das Verhalten des Betroffenen ist darauf ausgerichtet, die Angst durch Vermeiden des Gegenstandes zu bekämpfen (Vermeidungsverhalten). – Psychische Ursache ist ein unbewusster Konflikt. Nach Freud ist die phobische Angst ein vom Affektiven her gegebenes Zeichen; die äußere Angst steht für eine innere. Die angsterregenden Gegenstände oder Situationen regen – oft in symbolischer Form – verdrängte Wünsche und die Abwehrmechanismen dagegen an. Gewöhnlich erwachsen die Wünsche aus dem ►Ödipuskomplex. Nach Freud können zwei Gruppen von Phobien unterschieden werden: 1. Übersteigerung alltäglicher Ängste: Einsamkeit, Tod, Krankheit. 2. Spezielle Phobien: vor Plätzen (Agoraphobie), Wäldern (Hylophobie), Insekten (Akarophobie) u. a.
e: phobia. – (ICD-10: F40.2). *fr:* phobie

Phobie, einfache *(f)* In DSM-III: alle ►Phobien mit Ausnahme von ►Agoraphobie und sozialer Phobie (s. d.). In DSM-IV/V umbenannt in spezifische Phobie.
e: Simple Phobia, specific phobia

Phobie, soziale *(f)* Scheuheit. Anglizismus aus »social phobia«. Angst in gewissen Lebens- oder Leistungssituationen. Beschrieben werden Ängste, sich zu blamieren oder dass andere einen für schwach, dumm, ängstlich halten oder Zittern der Hände oder der Stimme bemerken könnten. Unterhaltungen werden evtl. gemieden, weil man glaubt, nicht wortgewandt zu sein. Essen, Trinken und Schreiben in der Öffentlichkeit werden gemieden, weil man meint, dass dabei die Hand zittert und andere es bemerken. Sind solche Situationen unvermeidbar, können Be-

P

gleiterscheinungen von Angst auftreten: Erröten, Herzklopfen, Zittern, Schwindel, Blähungen, Durchfall, Muskelverspannungen. Menschen mit sozialer Phobie sind oft überempfindlich gegen Kritik und Ablehnung und sind ihrer selbst nicht sicher. Auf Prüfungen bereiten sie sich wegen antizipierter Ängste evtl. besonders sorgfältig vor, liegen in der Leistung aber unter ihrem eigentlichen Niveau. Im extremen Fall ziehen sie sich auf einen kleinen Lebenskreis zurück, der sie in solche Situationen nicht bringt. – Der Sachverhalt war unter den Bez. Karophobie und normale Scheuheit bekannt und ist auch mit ►Erwartungsneurose identisch. Die Bez. ist sehr populär geworden und in die Alltagssprache aufgenommen worden, weil sie Persönlichkeitseigenschaften, etwa Schüchternheit, als Folge einer Krankheit erkennen lässt. ►sozialer Rückzug.
e: social phobia. – (ICD-10: F40.1).
Syn.: soziale Ängste, Menschenscheu, Exanthropie.

Phobie, spezifische *(f)* In DSM-IV/V: Phobien mit Ausnahme von ►Agoraphobie und sozialer Phobie (s. d.). DSM-IV nimmt eine Einteilung nach Themen (Subtypen) vor: (1) Tier-Typus, (2) Umwelt-Typus, (3) Blut-Spritzen-Verleugnungs-Typus, (4) Situativer Typus, (5) Anderer Typus. – In DSM-V mehr nach Art des umgangssprachlichen Wortgebrauchs: Phobie vor einem bestimmten Gegenstand oder einer bestimmten Situation (Fliegen, Höhen, Tiere, Spritze bekommen, Blut zu sehen).
e: specific phobia.

phobisch *(a)*. 1. I. w. S. ängstlich (allgemein). 2. I. e. S. ängstlich bei bestimmten Situationen (►Phobie).
e: phobic. *fr:* phobique

phobisch-anankastisches Syndrom *(n)*. Psychisches Krankheitsbild mit Vorherrschen von phobischer Angst und ►Zwangsphänomenen. Die Bez. wird vor allem auf symptomatische Psychosen angewendet. Beispiel: Bei einem Kranken H. Grevings (1941) trat nach Pervitinmissbrauch als erstes Zeichen einer Psychose zwanghaftes Wiederholen des Wortes »Pferd« auf, sobald der Kranke einem begegnete.

Phobische Störungen *(f, pl)*. In DSM-III: Sammelbez. für alle ►Phobien. DSM-III unterscheidet jedoch 4 Untergruppen: 1. Agoraphobie mit Panikattacken; 2. Agoraphobie ohne Panikattacken; 3. Soziale Phobie; 4. Einfache Phobie. DSM-V unterscheidet 3 Kategorien: 1. Agoraphobie, 2. soziale Angststörung (soziale Phobie), 3. spezifische Phobien.
e: phobic disorders.
Syn.: Phobische Neurosen.

Phobophobie *(f)* Angsterwartung. Angst vor dem Eintreten einer Angst. Furcht, Angstanfälle zu bekommen. Gewöhnlich Teilerscheinung einer Angststörung.
e: phobophobia. *fr:* phobophobie

Phoneme *(n, pl)*. 1. In der Psychiatrie: akustische Halluzinationen, bei denen ganze Wörter und Sätze halluziniert werden. A. Hören der Stimmen persönlich bekannter Personen handeln, B. unbestimmte, nicht einzeln identifizierbare Stimmen, C. Stimmengewirr, bei dem aber deutlich bleibt, dass es sich um menschliche Stimmen handelt. ►Stimmenhören. 2. In der Sprachwissenschaft kleinste Einheiten von Lauten mit bedeutungsmäßiger Differenzierung, die jedoch noch keine Wörter darstellen.
e: phoneme. *fr:* phonème

phonemische Schizophrenie *(f)* Syn. für ►Halluzinose, progressive.

Phonetik *(f)* Zweig der Sprachwissenschaft, welcher den Lautbestand einer Sprache untersucht. Beispiel: ein Sprecher unserer Sprache erzeugt 120–150 verschiedene Laute, die jedoch nicht alle bedeutungstragend sind. Dagegen ist die Untersuchung der Funktion dieses Lautbestandes für die sprachliche Kommunikation Aufgabe der ►Phonologie.
e: phonetics.

Phoniatrie *(f)* Medizinisches Fachgebiet, welches sich mit Erforschung und Behandlung von krankhaften Störungen der Stimme und des Sprechens befasst. Wird als Fachgebiet mit Pädoaudiologie zusammengefasst. 5-jährige Weiterbildung zum Facharzt für Sprach-, Stimm- und kindliche Hörstörungen. Die Grundlagen entstammen mehreren anderen medizinischen Fachgebieten (Hals-Nasen-Ohren-Heilkunde, Neurologie, Psychiatrie und Psychotherapie, Kinder- und Jugendmedizin, Stomatologie), der Psychologie, Akustik und einzelnen Sprachwissenschaften (►Phonetik, ►Phonologie). Vgl. Kommunikationsstörungen.
e: phoniatry.

Phonismus *(m)*. Gleichzeitige synästhetische Wahrnehmung verschiedener Sinnesreize (Geruch, Licht, Tasteindruck) als Gesamteindruck des Gehörs, z. B. in Form einer Auditio colorata.
e: phonism. *fr:* phonisme

phonokinetische Amnesie *(f)*. ►Amnesie, phonokinetische.

Phonologie *(f)* 1. (N. S. Trubezkoj, 1939). Zweig der Sprachwissenschaft, welcher die Funktion von Sprachlauten für die sprachliche Verständigung untersucht. Untersuchung von Lauten als Träger von Bedeutung und Bedeutungsunterschieden. Beispiel: Das e in liebt/liebte ist bedeutungstragend (diskriminitiv), das e in Mann/Manne dagegen nicht. Auf dieser Grundlage entwickelte sich die »Prager Schule« des ►Strukturalismus. Deren Hauptvertreter, Roman Jacobson, erstrebte, die Grundlagen für eine Analyse der Sprache der Schizophenen zu schaffen. Sog. funktionelle Phonologie. 2. In der Phonologie der amerikanischen Linguistik (Z. S. Harris; L. Bloomfield) werden Sprachlaute in ihren unterschiedlichen sprachlichen Umgebungen (Kontexten) dargestellt.

P

Es wird eine Klassifikation in Distributionsklassen vorgenommen. Hierbei bleiben semantische und historische Gesichtspunkte unberücksichtigt. Diese Theorie findet in der nervenheilkundlichen Analyse von Aphasien Anwendung. 3. In der generativen Phonologie N. Chomkys werden einzelne Laute in ihrem Verhältnis zu lexikalischen und semantischen Informationen untersucht. Findet ebenfalls Anwendung bei der Analyse von Aphasien.
e: phonology.

Phonologische Störung *(f)* In DSM-IV: Störung des Kindesalters bei Bildung und Benutzung von Sprachlauten. Dies kann sowohl auf einer Schwäche in der Unterscheidung von gehörten Lauten wie einer Schwäche bei der Lautbildung beruhen. Der Schweregrad reicht von einer kaum bemerkbaren Störung bis zu Unverständlichkeit. Ursache können Hörstörungen, Missbildungen (Gaumenspalte), Hirnkrankheiten, geistige Behinderung sein. Häufig sind auch funktionelle bzw. entwicklungsbedingte Störungen ohne erkennbare Ursache. – In DSM-III-R mit anderer Beschreibung als ►Entwicklungsbezogene Artikulationsstörung enthalten. War in DSM-III noch nicht enthalten. In ICD-10 in veränderter Form als ►Artikulationsstörung übernommen. – Vgl. Kommunikationsstörungen.
e: phonological disorder (DSM-IV), speech sound disorder (DSM-V). – (ICD-10: F80.0).
Syn.: Artikulationsstörung.

Phonomanie *(f)* Mordsucht. Zwanghafter Drang zu töten.
e: phonomania, homicidal insanity. *fr:* phonomanie, manie homicide

Phonopädie *(f)* Seltenes Syn. für ►Logopädie.

Phonophobie *(f)* 1. (Schulthess). Sprechfurcht bei Stotterern. 2. Überempfindlichkeit gegen Geräusche. 3. Empfindlichkeit gegen laute Stimmen.
e: phonophobia. *fr:* phonophobie

Photismus *(m).* 1. Licht- oder Farbempfindung, die durch einen Sinnesreiz auf einem anderen Sinnesgebiet hervorgerufen wird. Z.B. kann ein schriller Ton oder ein bestimmter Geruch die Empfindung »rot« auslösen. 2. Syn. für ►Photopsie.
e: photism. *fr:* photisme

Photoepilepsie *(f).* ►Epilepsie, photogene.

Photom *(n).* Älteres Syn. für ►Photopsie.

Photomanie *(f)* Krankhaftes Verlangen nach Licht und Sonnenbestrahlung.
e: photomania. *fr:* photomanie

Photophobie *(f)* Syn. für ►Heliophobie.
e: photophobia. *fr:* photophobie

Photopsie *(f)* Elementare Halluzination auf optischem Sinnesgebiet; kann bewegt oder unbewegt, weiß oder bunt sein. Gesehen werden Licht, Farbe, Blitze, Funken, rote Bänder, starkes Licht, Sterne, Punkte, Flammen, Kreise und Dreiecke. Vorkommen fast ausschließlich bei Läsionen des Hinterhauptlappens (H. Jackson) und der Sehbahnen; gelegentlich auch bei Läsionen des Schläfenlappens (F. Kennedy). ►Morphopsie.
e: photism.
Syn.: Photismen (2), Photome. *fr:* photopsie

Photoschock *(m).* (P. Cossa und H. Gastaut, 1949). Mit intermittierenden Lichtreizen (15 Lichtreize pro Sekunde) kombinierte ►Cardiazolschockbehandlung. Wird (selten) bei Psychoneurosen angewandt.
e: photoshock. *fr:* photochoc

phren *(a).* Im Klinikjargon für ein schizophren anmutendes Verhalten, das nicht näher erklärt werden kann.
e: schizi.

Phrenatrophie *(f)* Obsol. Bez. für Schrumpfung des Gehirns. Schwachsinn.
e: phrenatrophia. *fr:* phrénatrophie

Phrenesie *(f)* (gr. phren = Zwerchfell, zugleich Sitz des Geistes- und Seelenlebens. Aus phrenitikos = an Hirnentzündung leidend, im Fieberwahn redend – über lat. phreneticus = »hirnwütig« – wird frz. frénétique und dringt als »frenetisch« in die deutsche Sprache ein: »frenetischer Beifall«). 1. In der alten Psychiatrie häufig symptomatische Psychose bei Enzephalitis, insbesondere bei Encephalomeningitis tuberculosa. Syn.: Hirnwut. 2. Vor allem in nichtwissenschaftlicher älterer Literatur jede Geistesstörung.
e: phrenesia.
Syn.: Frenesie. *fr:* frénésie

Phrenolepsie *(f)* Irrsinn. Obsol. Bez. für psychische Krankheit.
e: phrenolepsia. *fr:* phrénolepsie

Phrenologie *(f)* (J. P. Spurzheim). Von ►Gall begründete Lehre, die Charakter, Gemüt und viele Eigenschaften eines Menschen aus der Schädelform erkennen will. Enthielt wissenschaftlich die ►Annahmen, dass das Gehirn *(a)* das Organ des Geistes ist, (b) aus mehreren Teilen (ca. 30) zusammengesetzt ist und (c) die Größe der Teile der relativen Ausprägung der geistigen Funktionsbereiche entspricht. Vor Gall hatte Charles Bonnet das Gehirn als eine Ansammlung verschiedener Organe angesehen, welche durch die Seele in Bewegung gesetzt werden wie ein Klavier durch einen Klavierspieler. Galls »Organologie« funktionierte jedoch ohne »Klavierspieler«. Daher wurde ihm vorgeworfen, die Einheit der Seele, den freien Willen und die Existenz Gottes in Zweifel zu ziehen. Unter Galls Lokalisationen war – im vordersten Hirnlappen – auch das »verbale Erinnerungsvermögen«. Aus diesem entwickelte Broca das ►Sprachzentrum, das seinen Namen trägt.

Phrenopathie *(f)* (J. Guislain, 1833). Obsol. Bez. für psychische Krankheit.
e: phrenopathia, phrenopathy. *fr:* frénopathie

Phthiriophobie *(f)* Syn. für ►Pedikulophobie.

Phthiseophobie *(f)*. ►Phthisiophobie.

Phthisiomanie *(f)* Krankhafte Überzeugung, an Tuberkulose zu leiden.
e: phthisiomania, tuberculomania. *fr:* phthisiomanie, tuberculomanie

Phthisiophobie *(f)* Zwanghafte Furcht vor Lungentuberkulose.
e: phthisiophobia. *fr:* phthisiophobie

physiogen *(a)*. Körperlich bedingt. Ant. zu psychogen.
e: somatogenic. *fr:* physiogène

Physiognomie *(f)* Der menschliche Gesichtsausdruck.
e: physiognomy. *fr:* physiognomie

Physiognomik *(f)* (Eigentlich: Physiognomonik). Lehre vom Ausdruck des Gesichts, Mienenkunde. Auch psycho-diagnostische Deutung anderer Körperformen. Gemeint ist immer ein Ruhezustand (Unterschied zur Mimik). Bereits im Altertum Teil der ärztlichen und seelenärztlichen Diagnostik. Fand in der Romantik durch Lavater und die ►Phrenologie Galls weitverbreitetes Interesse. Die Physiognomik beruht auf der Erfahrung, dass psychische Vorgänge in den Gesichtszügen dauerhaft zum Ausdruck kommen können. Die Erfassung beruht im Wesentlichen auf Intuition und Lebenserfahrung, doch hat es in neuerer Zeit nicht an Versuchen gefehlt, die Physiognomik auf exaktere Grundlagen zu stellen. In erweitertem Sinne wird auch von Kulturphysiognomik, Sprachphysiognomik usw. gesprochen.
e: physiognomy. *fr:* physiognomonie

physiognomisch *(a)*. (Eigentlich: physiognomonisch). 1. Was sich auf die Physiognomik bezieht. Historisches Beispiel: Lavaters »Physiognomische Fragmente«. 2. Was im Gesicht (Physiognomie) zum Ausdruck kommt.
e: physiognomic. *fr:* physiognomonique

physiognomisches Denken *(n)*. Syn. für ►Denken, synkretes.

Piblokto *(m)*. (A. A. Brill, 1913). Hysterisches Zustandsbild bei Eskimos. Extreme Beeinflussbarkeit durch Suggestionen bei gleichzeitigen sexuellen Reizempfindungen. Tritt häufig in Form von Anfällen auf. Der Kranke, gewöhnlich eine Frau, bricht in lautes Schreien aus, reißt sich die Kleider vom Leib, wirft sich dann in den Schnee oder läuft in die Kälte hinaus. Für die Vorgänge besteht später eine Erinnerungslücke. Die Eskimos meiden die Berührung einer Kranken, da sie den Einfluss böser Geister befürchten.
e: piblokto.
Syn.: arktische Hysterie. *fr:* piblokto

Pica *(f)* (lat.: die Elster). Ursprünglich nur die abnormen Gelüste der Schwangeren. Dann auch Gelüste nach ungewöhnlichen, oft ungenießbaren Dingen (Sand, Staub, Ton, Mörtel, Farbe, Stoff, Haare) bei Geisteskranken, z. B. Schizophrenen. Weitere Erscheinungen sind häufig Erbrechen und Eisenmangelanämie. Bei Frauen häufiger als bei Männern, jedoch im Ganzen selten. In DSM-III und -III-R eigene diagnostische ►Kategorie, jedoch auf das Säuglings- und Kindesalter beschränkt. In DSM-IV Subtyp der ►Fütter- und Essstörungen im Säuglings- oder Kleinkindalter. In DSM-V allgemeine diagnostische Kategorie für Kinder und Erwachsene.
e: pica, perverted appetite. – (ICD-10: F98.3).
Syn.: Pikazismus. *fr:* pica

Picakrankheit *(f)*. ►Pica.

Picasyndrom *(n)*. ►Pica.

Pick, Arnold geb. 20.7.1851 Gross-Meseritsch b. Iglau (Mähren); gest. 4.4.1924 Prag. Nach Studium in Wien und Ausbildung 1979 Habilitation für Psychiatrie und Neurologie in Prag. 1880 Direktor der Landes-Irrenanstalt Dobrzan. Gleichzeitig Vorlesungen an der dt. Universität in Prag. 1886 Direktor der neu gegründeten Psychiatrisch-Neurologischen Klinik der dt. Universität Prag. Bekannt als Erstbeschreiber der ►Pick'schen Krankheit (Prager Med. Wochenschrift 17 [1892] 165).

Pick'sche Atrophie *(f)* Syn. für ►Pick'sche Krankheit.

Pick'sche Gehirnatrophie *(f)* Syn. für Pick'sche Krankheit.

Pick'sche Halluzinationen *(f, pl)*. Syn. für Pick'sche Visionen.

Pick'sche Krankheit *(f)* (A. Pick, 1892). Spezifische degenerative Krankheit mit zunehmendem Persönlichkeitsverfall und Entwicklung einer Demenz. Ursache ist eine erblich bedingte Hirnatrophie, wobei ganz überwiegend Stirn- und/oder Schläfenlappen betroffen sind. Beginn durchschnittlich im 54. Lebensjahr, frühestens mit 40 Jahren. Symptome: Persönlichkeitsveränderungen; Ablenkbarkeit; leichte Ermüdbarkeit; eigentümliche Unfähigkeit, mit auch nur etwas schwierigeren Problemen fertigzuwerden; Verfall sozialer Bindungen; Unfähigkeit zu abstraktem Denken; Verlust ethischer Hemmungen; bei Beteiligung des Schläfenlappens auch aphasische Störungen. Intelligenz und Gedächtnis sind gewöhnlich längere Zeit noch einigermaßen erhalten; Wahn, Halluzinationen, Konfabulationen fehlen immer. Später zunehmende Ruhelosigkeit, ziellose Aktivität, sinnentleerter Rededrang, bis schließlich Demenz eintritt. Gelegentlich extrapyramidale Störungen (Amimie, Parkinsonismus), auch spinale Muskelatrophie. Im Enzephalogramm diffuse Erweiterung aller Hirnkammern, verstärkte Oberflächenzeichnung über Stirn- und Schläfenpolen. Die Krankheit endet nach 2–11 Jahren mit dem Tode. Historisch: A. ►Pick (1892) wollte ursprünglich verschiedene Formen aphasischer Störungen demonstrieren. Die Besonderheiten der Pick'schen Krankheit wurden erst später erkannt.
e: Pick's disease, lobar atrophy.

Syn.: Pick-Syndrom, Pick-Atrophie, frontotemporale Demenz. *fr:* maladie d'Arnold Pick, démence présénile

Pick'sche Visionen *(f, pl)*. (►Pick) Eindruck, als wenn die Zimmerwände gekrümmt oder verschieblich wären und Personen durch die Wände hindurch ins Nebenzimmer treten könnten. Tritt klinisch fast immer zusammen mit Doppelsehen, Nystagmus und konjugierter Blicklähmung auf. Hirnorganisches Symptom bei medialen Herden der Ponshaube.
e: Pick's vision.
Syn.: Pick'sches Syndrom, Pick'sche Halluzinationen. *fr:* syndrome de Pick, hallucination visuelle de Pick

Pick-Syndrom *(n)*. 1. Syn. für ►Pick'sche Krankheit. 2. Syn. für ►Pick'sche Visionen.

Pickwick *(m)*. Bez. der klinischen Alltagssprache für ►Pickwick-Syndrom.

Pickwicker-Syndrom *(n)*. ►Pickwick-Syndrom.

Pickwickier-Syndrom *(n)*. ►Pickwick-Syndrom.

Pickwickiertyp, psychologischer *(m)*. (U. H. Peters, H. Rieger, 1976). Persönlichkeitstyp von Kranken mit Schlaf-Apnoe-EDS-Syndrom: gutmütige, optimistische, extrem kooperative Menschen, körperlich und psychisch sehr aktiv, maßlos im Essen, selbstständig, praktisch und fest im Leben stehend. Oftmals im Leben erfolgreich.

Pickwick-Psychosyndrom *(n)*. (U. H. Peters und H. Rieger, 1976). Als Folge eines ►Pickwick-Syndroms auftretende psychische Störungen: ►pseudowutartiges Verhalten, Affizierbarkeit der Affekte, Auftreten schwerer Wut aus geringen Anlässen, Gedächtnisstörungen (Vergesslichkeit, Zerstreutheit), Affektinkontinenz, Weitschweifigkeit, Differenzierungsverlust, Lockerung zwischenmenschlicher Beziehungen. Folge können soziale Störungen und Kriminalität sein.

Pickwick'sches Syndrom *(n)*. ►Pickwick-Syndrom.

Pickwick-Syndrom *(n)*. Burwell, Robin, Whaley und Bickelmann, (1956). Ursprüngliche Bez. für das Schlaf-Apnoe-EDS-Syndrom nach Charles Dickens' Romanfigur »Little Joe« in den »Posthumous papers of the pickwick club« geprägt.
e: Pickwickian syndrome.
Syn.: Pickwickier-Syndrom, Pickwicker-Syndrom, Pickwick'sches Syndrom, Pickwick. *fr:* syndrome de Pickwick, syndrome Pickwickien

Pienitz, Ernst Gottlob geb. 20.8.1777 Radeberg, gest. 30.5.1853 Pirna. 1800–1803 Medizinstudium in Leipzig. Lernte 1804–1806 auf einer Bildungsreise nach Wien bei ►Frank und in Paris bei ►Pinel und ►Esquirol die neuen Formen der moralischen Behandlung kennen. Heiratete 1806 in Paris die gleichgesinnte Julie Bourdon (Trauzeuge: Esquirol). Promotion 1806 in Leipzig. 1807 Arzt in der Landesstraf- und Armenanstalt Torgau. Ab 1811 dirigierender Arzt der Heil- und Verpflegungsanstalt ►Sonnenstein. Beschrieb in seinen Schriften die humanen Behandlungsmethoden der Anstalt. Wurde Lehrer vieler Irrenärzte seiner Zeit.

Pikazismus *(m)*. Syn. für ►Pica.
e: picacism. *fr:* picacisme,

Pilotstudie, internationale *(f)* 1973 von der Weltgesundheitsorganisation in vielen Ländern durchgeführte Studie zum Vergleich der Diagnostik in der Psychiatrie. Mehr als 1.000 Patienten (Schizophrene oder andere, nach klinischer Auffassung) wurden mit dem gleichen Instrument, der Present State Examination (PSE) von J. K. Wing, J. L. T. Birley, J. E. Cooper, P. Graham, A. Isaaks (1967) untersucht. Es ergaben sich sehr unterschiedliche Resultate der klinischen Diagnostik in den verschiedenen Ländern. ►Kernsyndrom.
e: the international pilot study of schizophrenia. *fr:* l'Étude Pilote Internationale sur la Schizophrénie

Pinel, Philippe geb. 20.4.1745 Roques, gest. 25.10.1826 Paris. Psychiater am Bicêtre (1793) und an der Salpêtrière (ab 1795) in Paris. Nach einer von seinem Sohn Scipion Pinel 1836 veröffentlichten Legende befreite er 1793 40 Geisteskranke von ihren Ketten. Entsprechend historischer Forschung führte der Oberpfleger von Bicêtre Jean-Baptiste Pussin humanere Behandlungsformen in den zu seiner Zeit verwahrlosten frz. Irrenhäusern ein. Schuf 1800 eine einfache Einteilung psychischer Krankheitseinheiten (»Observations sur les Alliénés, et leur division en espèces distinctes«). Hauptwerke: »Traité médico-philosophique sur l'aliénation mentale, ou la manie« (1801, 2. Aufl 1809). Dt. von M. Wagner: »Philosophisch-medicinische Abhandlung über Geistesverwirrungen oder Manie« (1801). – »Nosographie philosophique ou la méthode de l'analyse appliquée à la médecine« (1802–1803), Dt. von J. Alexander Ecker: »Philosophische Nosographie« (1799 [!]).

Pinel-Gesellschaft *(f)* Nach dem frz. Psychiater ►Pinel benannter, 1968 gegründeter Verein. Die Gesellschaft bezieht sich auf eine dynamische Psychiatrie (2) (s. d.) und bemüht sich um eine Reform der Behandlung psychisch Kranker durch Befreiung von den »geistigen Ketten der Vorurteile« (G. Ammon). Hierzu dienen Informierung der Öffentlichkeit und die Schaffung eigener Einrichtungen zur Vorbeugung und Behandlung psychischer Krankheiten.

»Pink spot«-Phänomen *(n)*. Scharlachfleck. Von A. J. Friedhoff und E. van Winkle (1962) erstmalig beschriebene Substanz, die bei chromatographischer Untersuchung des Urins von Schizophrenen eine scharlachrote Farbe zeigt. Es handelt sich um 3,4-dimethoxyphenylethylamin (DMPE). Da der Befund nur bei 20–50 % der Schizophrenen positiv ist und auch bei Geistesgesunden ein gleicher Befund erhoben werden kann, wurde von Anfang an bezweifelt, ob es sich um einen typischen Stoffwechselfaktor bei Schizophrenie handelt.

Pinocchio-Syndrom *(n).* (M. von Rad). Mehr scherzhaftes Syn. für ►Denken, operatives.

pithiatisch *(a).* 1. An ►Pithiatismus leidend. 2. Durch Suggestivbehandlung heilbar. Nach Babinski sollte »pithiatisch« das Wort »hysterisch« ersetzen, um die damit beschriebenen Zustände von dem moralisierenden Beigeschmack der Hysterie zu befreien.
e: pithiatic. *fr:* pithiatique

Pithiatismus *(m).* (J. Babinski). Hervorbringung oder Beseitigung hysterischer Symptome durch suggestive Methoden. Babinski wollte mit diesem Begriff das Gesamt der Erscheinungen erfassen, die sich durch Suggestion hervorbringen und durch Gegensuggestion beseitigen lassen, um damit eine Abgrenzung gegenüber solchen organischen Krankheitszuständen zu treffen, die nach Charcot ebenfalls als hysterisch bezeichnet wurden. Insoweit sollte die Bez. an die Stelle von »Hysterie« treten. Die Bez. wurde aber nur bis etwa zum 1. Weltkrieg in größerem Umfange benutzt.
e: pithiatism. *fr:* pithiatisme

Pitres-Zeichen *(n).* Syn. für ►Haphalgesie.

Placebo *(n).* (lat.: Ich werde gefallen). Leermedikament. Leerpräparat. Scheinmedikament. Äußerlich nicht unterscheidbare, jedoch wirkstofffreie Nachbildung eines Medikaments. – Die Bez. wurde im 18. Jahrhundert für solche medizinische Anwendungen geprägt, bei denen die (vermutlich) psychische Wirkung wichtiger erschien als etwa eine chemische oder physikalische.
e: placebo. *fr:* placebo

Placeboeffekt *(m).* 1. Wirkung eines ►Placebos. Ist abhängig von der Art der Krankheit (z. B. bei Migräne-Kopfschmerz 32 %, Nicht-Migräne-Kopfschmerz 62 % Besserung, Verstopfung 10 %) und von der Persönlichkeit des Patienten. Dagegen keine Beziehung zum Ausmaß einer etwaigen seelischen Gestörtheit. ►Blindversuch. 2. Heilwirkung durch eine ärztliche Maßnahme, die der Verordnung eines Placebos entsprechen würde.
e: placebo response oder effect. *fr:* effect placebo

Placebotherapie *(f)* Die Verabreichung eines ►Placebos oder einer anderen Behandlungsform, die keine chemische oder physikalische Wirkung auf die Beschwerden eines Kranken hat, sondern (vermutlich) durch Belebung von Hoffnungen günstig wirkt. Ist nach allgemeinen Regeln nur dann gerechtfertigt, wenn nach dem Stand der ärztlichen Kunst eine positive Wirkung erwartet werden kann. Andernfalls würde es sich strafrechtlich um eine Körperverletzung handeln. Gilt als ärztlich indiziert, wenn das Risiko der Placebobehandlung ungleich niedriger ausfällt als das Risiko der Krankheit. Indikationen sind vor allem unheilbare oder bösartige und degenerative Krankheiten, Beschwerden älterer und chronisch Kranker, selten neurotische Störungen. Historisch: Erste bewusste Plazebobehandlung durch H. Diehl (1933) in den USA (bei Erkältungskrankheiten). Erste wissenschaftliche Bearbeitung durch O. H. P. Pepper (1945).
e: placebo therapy. *fr:* thérapie placebo

Placeboversuch *(m).* Einsatz von Placebos in kontrollierten Therapiestudien. Es werden Gruppenvergleiche vorgenommen von *(a)* plazebobehandelten gegenüber unbehandelten und (b) plazebobehandelten gegeüber medikamentenbehandelten (Verum) Gruppen. Ethische und rechtliche Bedenken bestehen vor allem, wenn ein pharmakologisch wirksames Präparat vorenthalten wird und die Patienten nicht über den Placeboeinsatz informiert werden. Die meisten Juristen halten den reinen, zufälligen Stichprobenversuch mit Placebobedingung für rechtlich unzulässig.

Plastizität, (neuronale) *(f)* Verformbarkeit. Fähigkeit des menschlichen Gehirns, sich veränderten Situationen anzupassen. Dies geschieht jeweils durch Nutzen bisher ungenutzter Neurone und Ausbildung neuer Verbindungen zwischen Neuronen über neue Axone, Dendriten und Synapsen. Neue Erlebnisse führen zu neuen Strukturen. Die Plastizität ist in der Kindheit am größten, bleibt aber lebenslang grundsätzlich erhalten. Dient zur Anpassung an veränderte Gegebenheiten und Reparatur eingetretener Hirnschäden. Voraussetzung ist Training der Funktionen. Nicht genutzte Hirnstrukturen verkümmern. Das Hirnvolumen kann durch Plastizität sowohl abnehmen als auch (wieder) zunehmen. Psychiatrisch bedeutsam z. B. nach krankheitsbedingtem Ausfall einzelner Hirnregionen oder Gedächtnisstörungen. Auch viele Psychotherapieformen versuchen die Plastizität zu nutzen, z. B. die ►neuro-linguistische Psychotherapie.
e: plasticity.

Plastizität, synaptische *(f)* Eigenschaft der Verbindungen zwischen Nervenzellen (Synapsen), durch psychisches Training veränderbar zu sein. Vgl. ►Plastizität, (neuronale)
e: synaptic plasticity.

PKU Abk. für Phenylketonurie. ►Oligophrenia phenylpyruvica.

Platzangst *(f)* Bez. für ►Agoraphobie.

Plaut'sche Halluzinose *(f).* ►Lueshalluzinose.

plethorischer Typ *(m).* Körperbautyp der alten Medizin, mit dem ein bestimmter Charaktertyp verbunden ist. Kurzer, gedrungener Körper mit großen Kräften und Neigung zu Blutandrang und Röte im Kopf (»blutreich«, »vollblütig«) und Disposition zum Schlaganfall. Vom Temperament her trotz Gutmütigkeit leicht in Zorn aufbrausend, wobei die Röte des Kopfes »gefährlich« zunimmt.
e: plethory type.

Plussymptome *(n, pl)*. 1. (W. Birkmayer, 1962). Symptome psychischer Störungen, die als Hinzufügung von etwas Neuem escheinen. Geistige Plussymptome: Unrast, gesteigerter Antrieb, vermehrte Einfälle, Erregung. Affektive Plussymptome: gereizte Stimmung, Unruhe, Angst, innere Gespanntheit. Vegetative Plussymptome: Schlaflosigkeit, Schweißausbrüche, Herzrasen, Bluthochdruck, Spasmen im Magen-Darm-Trakt, Verkrampfung der Atemwege. 2. Zeichen der positiven Schizophrenie (s. d.). – Vgl. Minussymptome.

Pneumenzephalographie, therapeutische *(f)* Syn. für ▸Pneumotherapie, zerebrale.

Pneumoschock *(m)*. Syn. für ▸Pneumotherapie, zerebrale.
e: pneumoshock. *fr:* pneumochoc

Pneumotherapie, zerebrale *(f)* (J. Delay, P. Puech, P. Desclaux und J. Maurice, 1949). Nicht mehr gebräuchliche Methode der Luftfüllung der Hirnkammern aus therapeutischen Gründen. Bei manischer und schizophrener Erregung wurden vorübergehende, bei Depression und aggressiver Oligophrenie dauernde Erfolge berichtet.
e: cerebral pneumotherapy.
Syn.: Therapeutische Pneumenzephalographie, Pneumoschock. *fr:* pneumothérapie cérébrale

Pönalpsychopathologie *(f)* Praktisches Anwendungsgebiet für Erkenntnisse der ▸Kriminalpsychopathologie. Untersucht werden Psychopathologie von Strafverfahren und Strafvollzug, krankhafte Haft- und Strafschäden sowie die Wirkung der Strafbehandlung bei abnormen und krankhaften Straftätern.

Poesietherapie *(f)* Eine der ▸künstlerischen Therapien. Mittel der Therapie ist die Kunst der Verdichtung von Sprache, Bildern und Gedanken. Diese Gestaltungsform ist typisch für rhythmisierte Gedichte in allen ihren gereimten und ungereimten Formen. Inhalte sind darin oft eher erfahrbar als verstehbar. Poesie wird oft unwillkürlich, ohne bewusst gefassten Plan zur Bearbeitung seelischer Vorgänge eingesetzt. – Ausbildung in Instituten und Gesellschaften in Anlehnung an ▸Psychotherapieausbildung, Grundformen.
e: poetry therapy.

Poikilothymie *(f)* Psychopathische Besonderheit des Temperaments mit raschem Wechsel der Grundstimmung und Empfindsamkeit.
e: poikilothymia. *fr:* poikilothymie

Poikilothymiker *(m)*. Psychopath mit der Eigenschaft der ▸Poikilothymie.

Polamidon-Sucht *(f)* Suchtstoffabhängigkeit von dem schmerzstillenden synthetischen Morphinersatzmittel Polamidon (2-Dimethylamino-4,4-diphenylheptanon). Das Mittel ruft keine eigentliche Euphorie, sondern eine Beruhigung innerer Art, verbunden mit dem Gefühl der Entspannung, hervor. In seltenen Fällen auch anregender Effekt. Nach Salm tritt bereits innerhalb weniger Wochen eine schwere psychische Wesensänderung ein. Bei Entziehung kommt es häufig zu schweren psychomotorischen Erregungszuständen.

Polaritätsprofil *(n)*. (C. Osgood, 1952; R. Hofstätter, 1955). Methode zur sichtbaren Darstellung der Bedeutung von Begriffen. Die Versuchsperson muss einen Begriff oder einen Gegenstand der Anschauung auf einer Reihe polar entgegengesetzter Begriffe zuordnen, z. B. hoch – tief, schwach – stark, schön – hässlich, die zwar keinen sachlichen, aber einen assoziativen Bezug zum Ausgangswort haben.
e: semantic differential.
Syn.: semantisches Differenzial. *fr:* échelle de différentation sémantique

Polaritätswechsel *(m)*. In DSM-IV: Übergang einer Depression in eine Manie oder umgekehrt. – Gemeint ist ein Polwechsel. Die Polarität – das Verhältnis der Gegensätzlichkeit der voneinander abhängigen Pole »Manie« und »Depression« – bleibt nach dem Übergang der einen Form in die andere unverändert bestehen. In DSM-V nicht vorhanden.
e: shift in polarity.

Policlonia continua epileptoides Syn. für ▸Epilepsia partialis continua.

Poliencephalitis Wernicke *(f)* Syn. für ▸Pseudoencephalitis haemorrhagica superior.

Polioencephalitis haemorrhagica superior *(f)* Syn. für ▸Pseudoencephalitis haemorrhagica superior.

Poliomyelitis, atypische *(f)* Syn. für ▸Müdigkeitssyndrom, chronisches.

Pollnow-Syndrom *(n)*. ▸erethisches Syndrom.

Pollution *(f)* Nächtlicher Samenerguss. Gewöhnlich Auftreten im Zusammenhang mit sexuellen Träumen. – Die Bez. leitet sich von lat. pollutus = »unkeusch, lasterhaft, sündhaft« ab und nimmt dann im Engl. die Bedeutung »sexuelle Beschmutzung« an. Das gegenwärtige Englisch erweitert die Bedeutung auf Umweltverschmutzung (pollution of the environment), was als Anglizismus ins Dt. übernommen wurde. In der dt. und frz. Psychiatrie ist demgegenüber auch die wertfreie Bedeutung der Bez. (nächtlicher Samenerguss) geblieben.
e: pollution, nocturnal emission. *fr:* pollution (nocturne)

Pollutionismus *(m)*. Sexuelle Befriedigung durch Beschmutzen der Kleider weiblicher Personen mit Sperma.
e: pollutionism. *fr:* pollutionisme

Poltern *(n)*. Häufige Sprachstörung. »Der Polterer spricht zu hastig. Durch diese zu große Schnelligkeit leidet die exakte Bildung der Laute. Verwandte Vokale und Konsonanten sind oft schwer voneinander zu unterscheiden. So klingt i häufig wie e, u wie o, eu wie

ei. Die F-Laute (f, w) gehen oft in die P-Laute (p, b), die S-Laute (ß, s) in die entsprechenden T-Laute (t, d) über. Die Tenues (p, t, k) sind von Mediae (b, d, g) häufig nicht zu unterscheiden.« (A. Liebmann, 1930) Vorkommen bei jungen Menschen und bei ►Aphasie. – In DSM-III nicht enthalten. In DSM-III-R: »Störung des Redeflusses mit abnorm hoher Sprechrate und gestörtem Sprechrhythmus, der die Verständlichkeit einschränkt. Meist sind die Pausen falsch gesetzt. Dadurch werden Wortgruppen gemeinsam ausgestoßen, die nicht mit der grammatikalischen Struktur des Satzes zusammenhängen.« In DSM-V nicht enthalten bzw. nicht von ►Stottern unterschieden.
e: cluttering. – (ICD-10: F98.6).
Syn.: Paraphrasia praeceps.

Polyakusie *(f)* Mehrfachhören. Z. B. wird eine reale Stimme gleichzeitig oder mit kurzen zeitlichen Abständen echoartig mehrfach gehört.
e: polyacousia. *fr:* polyacousie

Polyclonia epileptoides continua *(f)* Syn. für ►Epilepsia partialis continua.

Polydipsie, psychogene *(f)* Das Trinken großer Mengen von Wasser aus seelischer Ursache. Sachlich identisch mit ►Pseudodiabetes insipidus, psychogener.

polymorph-pervers *(a)* ►pervers, polymorph.

Polyopie *(f)* (G. Mingazzini, 1908). Vielfachsehen. Form einer optischen Wahrnehmungsstörung. Ein Bild wird vielfach (5–10-mal) optisch wahrgenommen. Von Mingazzini zuerst nach Verletzung des Hinterhauptlappens des Gehirns beobachtet. Wird von H. Hoff und O. Pötzl (1933) sowohl auf eine Störung der Okulostatik als auch auf eine verlängerte Nachdauer des positiven Bildes zurückgeführt.

Polyopsie *(f)* Binokulares oder auch monokulares Mehrfachsehen der eigenen Gestalt. Z. B., wenn jemand sich in verschiedenen Lebensaltern nebeneinander sieht. Es handelt sich um eine Vervielfältigung ►heautoskopischer Erscheinungen. Sie kommen bei Ermüdung, Hysterie oder organischen Hirnerkrankungen vor.
e: polyopsia.
Syn.: polyope Heautoskopie. *fr:* polyopsie

Polyparese *(f)* Lähmungsirresein. Obsol. Syn. für ►Paralyse, progressive.
e: polyparesis. *fr:* paralysie générale

Polyphagie *(f)* Gefräßigkeit. Stark gesteigerte Nahrungsaufnahme durch Fehlen eines Sättigungsgefühls.
e: polyphagia.
Syn.: Hyperphagie. *fr:* polyphagie

Polyphrasie *(f)* Extreme Form der Redesucht. ►Loquacitas. ►Logorrhoe.
e: polyphrasia. *fr:* polyphrasie

Polypsychismus *(m)*. Bei Geisteskranken eventuell zu beobachtende Überzeugung, dass jeder Mensch mehrere Seelen habe.
e: polypsychism. *fr:* polypsychisme

Polytoxikomanie *(f)* Drogenabhängigkeit von mehreren oder vielen Drogen und Alkohol, die teils nacheinander, teils gleichzeitig genommen werden. Unter europäischen Verhältnissen bleiben die meisten Süchtigen nicht einem Mittel treu, sondern wechseln je nach Wirkung oder durch äußere Umstände das Mittel. ►Toxikomanie.
e: polytoxicomania. – (ICD-10: F19.2x). *fr:* polytoxicomanie

Ponopathien *(f, pl)*. 1. Von E. Kraepelin aufgestellte Gruppe psychogener Störungen, zu denen er die Neurasthenie (soweit sie durch Überarbeitung entsteht) und die Erwartungsneurose rechnet. 2. Ungenaues Syn. für »nervöse Erschöpfung«.
e: ponopathia.
Syn.: Tätigkeitsneurosen (Kraepelin). *fr:* ponopathie

Porenzephalie *(f)* (R. L. Heschl, 1895). Vorhandensein von Hohlräumen im Gehirn. Beruht auf Geburtsschäden oder frühkindlichen Krankheiten. Kann mit geistigen Mängeln verbunden sein.
e: porencephaly. *fr:* porencéphalie

Poromanie *(f)* Syn. für ►Fugue(s). *fr:* fugue, automatisme ambulatoire, poriomanie

Pornographie *(f)* (griech. porneia = Hurerei) Ursprünglich: Bericht über Prostitution. Darstellung sexueller Vorgänge und Szenen in Wort und Bild mit dem Ziel der sexuellen Anregung. Meist handelt es sich um Werke von sehr niedrigem künstlerischem Niveau; gewöhnlich von Männern verfertigt. Die Beurteilung der Pornographie ist wechselnd und stark von subjektiven Wertmaßstäben abhängig. Die gesetzlichen Vorschriften hierzu in § 184 StGB (»Verbreitung pornographischer Schriften«) verbieten die Verbreitung an Personen unter 18 Jahren. Maßstab für die richterliche Beurteilung ist das Sittlichkeitsgefühl des Durchschnittslesers bzw. -betrachters.
e: pornography. *fr:* pornographie

Porphyriepsychose *(f)* Durch krankhafte Anreicherung von Porphyrinen im Stoffwechsel hervorgerufene Psychose. Die Bilder sind außerordentlich verschieden: extreme Erregung, katatone Zustandsbilder, Verwirrtheitszustände, halluzinatorische Episoden und andere zu den exogenen Reaktionstypen Bonhoeffers zählende Bilder. Die Prognose wird wesentlich durch das Ausmaß der zentralnervösen Beteiligung bestimmt. Behandlung dadurch erschwert, dass die Kranken auf viele Medikamente paradox reagieren.
e: porphyria psychosis. *fr:* psychose porphyrique

Porphyrie-Schizophrenie *(f)* Schizophrenieähnliche Porphyriepsychose. Besitzt zur Schizophrenie le-

diglich entfernte Ähnlichkeit in der Symptomatologie; es besteht keine innere Verwandtschaft.
e: porphyria-schizophrenia. *fr:* schizophrénie porphyrique

Porropsie *(f)* (K. Heilbronner, 1904). Optische Sinnestäuschung, bei der alles in die Ferne gerückt, in seiner Größe jedoch unverändert erscheint.
e: porropsia. *fr:* porrhopsie

Position *(f)*. ►Status.

Position, depressive *(f)* (M. Klein, 1935). Auf die paranoid-schizoide Position (s. d.) folgende Entwicklungsphase des Kindes mit Höhepunkt im 6. Lebensmonat. Es erkennt erstmalig ein ganzes Objekt (z. B. seine Mutter), nicht nur einzelne Teile davon (z. B. Brust, Hände, Augen) und stellt zwischen sich und dem Objekt eine Beziehung her. Diese(s) Objekt/Person kann gut und böse, anwesend und abwesend, geliebt und gehasst sein. Erstmalig empfindet das Kind Trauer und Sehnsucht, weil es das Objekt zerstört und verloren zu haben glaubt. Weil es dem eigenen Zerstörungstrieb Schuld daran gibt, tritt die depressive Erfahrung von Gewissensbissen auf. – Gewöhnlich in der ►oralen Phase.

Position, paranoid-schizoide *(f)* (M. Klein, 1946, 1957). Früheste (normale) Entwicklungsphase eines Kindes. Gekennzeichnet durch eine Spaltung (schizoid!) des ►Objekts in einen guten und einen bösen Teil bzw. in eine größere Zahl kleinerer Objekte. Auch Projektion böser Teile des ►Selbst in das Objekt (paranoid!). Diese Aufspaltung erlaubt es dem Kind in den ersten Lebensmonaten, Ordnung in seine chaotischen Erfahrungen zu bringen und sich vor Angstgefühlen zu schützen. – ►Paranoid und ►schizoid werden hier im einfachen Wortsinne gebraucht, weisen somit nicht auf Krankhaftes hin. *fr:* paranoid-schizoid position.

positive Symptome ►Symptome, positive.

Positronenemissionstomographie (PET) *(f)* Landkartenartige Darstellung einzelner Funktionen des Gehirnstoffwechsels. Es werden Radionuklide (z. B. C-11 oder O-15) in Stoffwechselmoleküle des Gehirns (z. B. Glucose) eingebaut, sodass sie den normalen Stoffwechsel nicht stören. Nach Einbau zerfallen die Nuklide in charakteristischer Weise. Die frei gewordenen Positronen werden von Messzellen registriert und gemessen. Über ein Computerprogramm wird daraus eine Karte gezeichnet. Trotz der sehr vielfältigen Möglichkeiten wurden hauptsächlich nur der zerebrale Energiestoffwechsel (Glucose- und Sauerstoffverbrauch, Hirndurchblutung) und bestimmte Eigenschaften des dopaminergen Neurotransmitter-Systems (Rezeptordichte) gemessen. Untersuchungsgegenstand sind hauptsächlich ►Alzheimer'sche Krankheit (charakteristisches Bild bereits in Frühstadien) und Schizophrenie (►Hypofrontalisation bzw. kein charakteristisches Bild).
e: positron emission computer-assisted tomography.

postapoplektische Demenz *(f)* Nach Schlaganfall in Erscheinung tretende ►Demenz. Die Erscheinungen werden jedoch weniger durch den Schlaganfall als durch das Grundleiden bestimmt, das zum Apoplex führte.
e: postapoplectic dementia. *fr:* démence postapoplectique

Postcoitum triste Syn. für ►Tristitia post coitum.

Postdormitium *(n)*. Halbschlafzustand im Erwachen. ►Hypnopomper Zustand.
e: postdormitium. *fr:* postdormitium

Postenzephalitis *(f)* Bez. für den Gesamtzustand neurologischer und psychischer Folgen nach Gehirnentzündung. Neben den typischen Bewegungsstörungen (Rigor, Tremor, Gangstörungen u. a.) vor allem Störungen des Gefühls- und Trieblebens und infolgedessen charakterliche Veränderungen. Oft besteht Reizbarkeit mit unflätigem Schimpfen und Gewalttätigkeit, triebhaftem Schlagen, Raufen in den Haaren und rascher Einsichtsfähigkeit nach Abklingen des Affektes. In anderen Fällen Zunahme von Eigensucht, Misstrauen, krankhafter Eifersucht. Nicht selten auch Neigung zu Homosexualität, Päderastie, exzessiver Masturbation, Exhibitionismus. Auch Eigentumsdelikte, die evtl. raffiniert ausgeführt werden, sind häufig. Für kriminelle Handlungen ist Exkulpierung nach §§ 20, 21 StGB möglich.
e: post-encephalitis. *fr:* post-encéphalite

posthypnotisch *(a)*. Nach einer Hypnose. In den Stunden oder Tagen, die einer Hypnose folgen.
e: post-hypnotic.

posthypnotische Amnesie *(f)*. ►Amnesie, posthypnotische.

posthypnotische Suggestion *(f)* Syn. für ►Auftrag, posthypnotischer.

posthypnotischer Befehl *(m)* ►Auftrag, posthypnotischer.

postkommotionelles Syndrom *(n)*. Beschwerdebild nach Gehirnerschütterung. Hauptsächlich bestehen subjektive Störungen des Wohlbefindens, während objektivierbare Organveränderungen gewöhnlich fehlen. Erscheinungen: Kopfschmerzen in Form eines dumpfen Druckes, bei Witterungsumschwung zunehmend; unbestimmter Schwindel, besonders beim Bücken und bei Kopfwendung nach oben; Beeinträchtigung der schöpferisch-produktiven Intelligenz, der Denkinitiative; Einfallsarmut; Wort- und Begriffsarmut; Gefühl geistiger Leere; Verlieren des Gedankenfadens; Unfähigkeit zur Überschau bei geistiger Arbeit, vor allem, wenn mehrere Dinge gleichzeitig zu berücksichtigen sind; Konzentrationsschwäche; rasche Erschöpfbarkeit der Konzentrationsfähigkeit; Gedächtnisstörungen in Form von

Merkschwäche; Reizbarkeit und leichte Erregbarkeit durch Alltagsärger; Schlafstörungen in Form leichter Erweckbarkeit bei oberflächlichem Schlaf; stärkere Empfindlichkeit gegenüber lauten Geräuschen, grellem Licht und warmer Temperatur; schlechte Verträglichkeit für Alkohol. – Die Beschwerden klingen gewöhnlich 6 Wochen bis 1 Jahr nach dem Hirntrauma ab. In seltenen Fällen dauern sie 2 Jahre oder länger an. Sie haben abnehmenden Charakter. – Im Gegensatz zur posttraumatischen Persönlichkeitsänderung bleibt die persönliche Eigenart jedoch völlig unversehrt. Nicht unter den Begriff des postkommotionellen Syndroms fallen ferner neurologische oder psychiatrische Komplikationen durch lokalisierbare Hirnschädigungen an umschriebener Stelle. ►Enzephalose.
e: postconcussion syndrome, minor contusion syndrome.
Syn.: (post)traumatische Hirnleistungsschwäche, traumatisches zerebrales Allgemeinsyndrom. *fr:* syndrome commotionnel, syndrome subjectiv commun de Pierre Marie

postoperative Psychose *(f)*. ►Psychose, postoperative.

Post-partum-Neurose *(f)* (H. Friedrichs, 1951). Nach einer Niederkunft erstmalig deutlich werdende neurotische Erscheinungen. Als Ursache werden eine emotionelle Reifungsstörung und dadurch bedingte Unangepasstheit an die mütterlichen Aufgaben gesehen. Der Geburtsvorgang ist nicht Ursache der Neurose, sondern das Ereignis, durch welches sonst unbeachtet gebliebene oder kompensierte Konflikte provoziert werden, bzw. die Aufgabe, an der eine Reifungsstörung offenbar wird.

posttraumatische Belastungsreaktion *(f)* ►Belastungsreaktion, posttraumatische.

posttraumatische Belastungsstörung *(f)* ►Belastungsstörung, posttraumatische.

posttraumatische Epilepsie *(f)*. ►Epilepsia traumatica.

posttraumatische Persönlichkeitsveränderung *(f)*. ►Persönlichkeitsveränderung, (post)traumatische.

posttraumatische Psychose *(f)*. ►Kontusionspsychose.

Pot Im Drogenjargon Syn. für ►Marihuana.

Potator *(m)*. Trinker. Alkoholiker. An ►Alkoholsucht Leidender.
e: alcoholic. *fr:* buveur

Potator strenuus *(m)*. Starker Trinker. Im ärztlichen Schriftverkehr vielfach gebrauchte Bez. für Alkoholiker. ►Alkoholsucht.
e: hard oder heavy drinker, potator strenuus. *fr:* alcoolique invétéré, buveur, ivrogne invétéré

Potatorium *(n)*. In der ärztlichen Umgangssprache häufig verwendetes Syn. für ►Alkoholsucht.

Potentia coeundi ►Beischlaffähigkeit.

Potenz *(f)*. ►Beischlaffähigkeit.

Potenz, orgastische *(f)* (►Reich, 1927). Die Fähigkeit, sich dem ►Orgasmus beim Sexualakt frei und ungehemmt hinzugeben. Fähigkeit, zu einer Befriedigung zu gelangen, die der jeweiligen Libidostauung adäquat ist. Reich: »Fähigkeit zur Hingabe an das Strömen biologischer Energie ohne jede Hemmung, die Fähigkeit zur Entladung der hochgestauten sexuellen Energie durch unwillkürliche lustvolle Körperzuckung.« Dies sei notwendig zur Aufrechterhaltung der seelischen Gesundheit und verhindere Neurosen.

Potenzialverlust, energetischer *(m)*. Allgemeines Nachlassen geistiger Kräfte und geistiger Aktivitäten als Folge von Schizophrenie. Dabei bleibt grundsätzlich die Fähigkeit zum Gebrauch des Verstandes erhalten. ►Defekt, schizophrener.

Potenzstörung *(f)* Unfähigkeit des Mannes, den Geschlechtsakt in normaler Weise zu vollziehen. Ursachen gewöhnlich seelischer Art. Äußert sich in: 1. Erektionsschwäche oder fehlender Fähigkeit zur Aufrichtung (Erektion) des Gliedes mit daraus folgender ►Impotentia coeundi. Identisch mit erektiler Dysfunktion (s. d.) 2. lang dauernder Gliedversteifung (Priapismus); 3. zu rascher oder sehr verzögerter Ejakulation (Ejaculatio praecox oder tarda); 4. Ausbleiben einer Ejakulation; 5. Fehlen eines Höhepunkterlebens (Anorgasmie).
e: sexual dysfunction.

Potomanie *(f)* Selten gebr. Syn. für ►Alkoholsucht.
e: potomania. *fr:* potomanie

Pötzl, Otto geb. 29.10.1877 Wien; gest. 1.4.1962 Wien. Nach Studium und Promotion in Wien 1905–1921 Mitarbeiter ►Wagner-Jaureggs. 1922 Berufung nach Prag als Nachfolger Arnold Picks. 1928–1945 als Nachfolger Wagner-Jaureggs Lehrstuhlinhaber für Neurologie und Psychiatrie in Wien. Zahlreiche Arbeiten vor allem zu den psychischen Folgen von Hirnläsionen verschiedener Lokalisationen. Hauptw.: »Die Aphasielehre vom Standpunkte der klinischen Psychiatrie« (1928).

PP Im klinischen Alltag viel gebrauchte Abkürzung für progressive Paralyse (s. d.)

PPS ►Peter-Pan-Syndrom.

praecox *(a)*. Vorzeitig. Bezieht sich auf Kraepelins ►Dementia praecox als ursprüngliche Bezeichnung für Schizophrenie. Geht von der ►Annahme aus, dass jeder Mensch dement wird, sofern er das dafür nötige Alter erreicht. Kraepelin fügt aber jedes Mal hinzu, dass es sich um eine »eigentümliche« Demenz handelt, d. h. keine normale Demenz ist.
e: précoce; e: praecox.

Praecox-Gefühl *(f)* (H. C. Rümke, 1958). Die Erfassung einer schizophrenen Psychose nicht aus ihren Einzelsymptomen, sondern aus der eigentümlichen

Form der Kommunikation, wie sie sich im Umgang mit Schizophrenen herstellen kann. Dieses Gefühl sei nicht verbalisierbar und stelle sich nur beim Erfahrenen ein. Es handelt sich daher nicht um ein besonderes Gefühl, sondern um nicht bewusst werdende oder nicht konkretisierbare Erinnerungen an Erfahrungen im Umgang mit Schizophrenen.
e: praecox feeling.

Praedelirium tremens *(n).* Vorbereitungs- und Anfangsstadium des ►Delirium tremens. Es bestehen: innere Unruhe; in die Gegend des Herzens lokalisierte Angst; starkes Zittern der Hände; zittrige Sprache (»delirante Sprache«); starke Schweißausbrüche; Schlaflosigkeit oder schwere, realistisch anmutende Träume; Aufmerksamkeitsstörung, die sich in Verhören, Versprechen oder Verlesen äußert und sich nur graduell von der Aufmerksamkeitsstörung des voll entwickelten Delirs unterscheidet. Die Angst kann so stark sein, dass ängstliches Wähnen und Selbsttötungstendenzen auftreten. Das voll entwickelte Delirium tremens wird von den ersten Anzeichen einer Desorientiertheit an datiert. Entwickelt sich die Krankheit nicht über das Stadium des Prädelirs hinaus, sondern klingt innerhalb weniger Tage wieder ab, wird von einem abortiven (Abortivdelir, Subdelir) Delir gesprochen. Der Zustand findet in einem ►Terminalschlaf seinen Abschluss.
e: subdelirious state.

Prädiktion *(f)* Vorhersage über Verlauf und Ende einer psychischen Krankheit. Die Prädiktionsforschung ist ein Zweig psychiatrischer Forschung, welcher sich um die Herausarbeitung von Vorhersage-►Kriterien bemüht.

Prädilektionstypen, exogene *(m, pl).* Selteneres Syn. für akute exogene ►Reaktionstypen (Bonhoeffer).

Prädispositionstrigonon, homisuizidales *(n).* (A. Marneros, 1997) Gemeinsam vorhandene Voraussetzungen, unter denen es besonders leicht zum Mitnahmeselbstmord kommen kann (►Suizid, erweiterter): (a) Persönlichkeitsstruktur (►Persönlichkeit, anankastische; ►Typus melancholicus); (b) hypernorme Familienbeziehungen; (c) vermeintlich ausweglose Lebenssituation.

Praedormitium *(n).* Einschlafzustand. Einschlafphase. ►hypnagoger Zustand.
e: predormitium. *fr:* predormitium

präepileptisches Irresein *(n).* Obsol. Bez. für die in den Stunden und Tagen vor einem epileptischen Anfall evtl. auftretenden psychischen Veränderungen der vermehrten Reizbarkeit, Verlangsamung oder auch Verdämmerungen, die mit Auftreten des Anfalls verschwinden.

prägenital *(a).* In der Psychoanalyse Bez. für Phantasien, Beziehungen zu ►Objekten, Konflikte, Triebe und ►Fixierungen (1), die in der frühkindlichen Phase der Sexualentwicklung auftreten, bevor das Genitalprimat auftritt (►Phasenschema der Psychoanalyse).
e: pregenital. *fr:* prégénital

Prägnanz *(f)* Scharf umrissene, sich vom Untergrund gut abhebende gestalthafte Deutlichkeit. Beschränkung des Inhalates auf das Wesentliche, jedoch mit so viel Kontext, dass der Inhalt leicht verstehbar ist. In weiterem Sinne auch psychische und psychopathologische Gestalten und Strukturen, die das Wesentliche mit besonderer Klarheit zur Darstellung bringen. *fr:* prégnance.

Prägnanztendenz *(f)* (W. Metzger). Dem Menschen innewohnende Neigung, Bewusstseinsinhalte prägnanter zu gestalten, als sie sind. Lücken in der Wahrnehmung werden ausgefüllt, quadratische Figuren werden bei kurzzeitiger Darbietung als Kreis gesehen, unregelmäßige Linien werden geebnet.
e: principle of Prägnanz.
Syn.: Gesetz der Prägnanz (W. Köhler). *fr:* loi de la bonne forme, loi de prégnance

Prägnanztypus *(m).* In der Gestaltpsychologie: Struktur, durch welche das Wesen einer bestimmten Gegebenheit am reinsten und zwingendsten zum Ausdruck kommt. Die reinste Verkörperung einer Gegebenheit, welche noch zutreffender ist als ein ►Typus.

Prägung *(f)* 1. I. w. S. jeder dauerhafte Einfluss der Bildungs- und Sozialwelt. 2. I. e. S. Kopplung eines angeborenen Verhaltensmusters mit einer Erfahrung aus der Umwelt, die in einer auf die Zeit kurz nach der Geburt beschränkten kritischen Phase erfolgen muss.
e: imprinting. *fr:* imprégnation

Präkoma *(n).* Zustand tiefer Bewusstseinstrübung, der dem Koma vorausgeht; besonders im Zusammenhang der ►Insulinkomabehandlung.
e: precoma. *fr:* précoma

Präkordialangst *(f)* In der Herzgegend empfundenes Druck- und Beklemmungsgefühl, das mit unbestimmter Angst verbunden ist und zu Seufzern Veranlassung gibt. Es unterscheidet sich dem Erlebnischarakter nach von stenokardischen Beschwerden. Bei körperlicher Belastung nehmen die Beschwerden ab. Wird vor allem – aber nicht ausschließlich – bei vital-hypochondrischer Depression empfunden. Die Bez. war bereits in der älteren Psychiatrie (Flemming, Krafft-Ebing) geläufig.

prälogisches Denken *(n).* ►Denken, prälogisches.

Prämenstruelle Dysphorische Störung: *(f)* DSM-V: Beschwerden in der letzten Woche vor der Menstruation: Stimmungsschwankungen, Empfindsamkeit, herabgesetzte ►Frustrationstoleranz, ►Reizbarkeit und niedergeschlagene Stimmung mit Neigung zur Selbstentwertung. Ferner gehören das Gefühl, die Gedanken nicht sammeln zu können, Schwunglosig-

P

keit, Erschöpfbarkeit, Schlafstörungen und das Gefühl unzureichender Selbstbeherrschung zum klinischen Bild. Die tatsächliche Ausprägung kann in weiten Grenzen schwanken. – Historisch: Vorübergehende psychische Störungen in zeitlichem Zuammenhang mit der Menstruation sind seit dem 19. Jh. viel beachtet worden. In DSM-III-R und DSM-IV gehörten sie zu den ►Somatisierungssstörungen. DSM-V hat eine eigene Kategorie dafür vorgesehen. ►Verstimmung, ►Menophobie, ►Menstruationspsychose, ►Pelvopathia dolorosa, ►Hintergrundreaktion, depressive.
e: Premenstrual Dysphoric Disorder.

prämorbide Persönlichkeit *(f).* ►Primärpersönlichkeit.

präödipale Phase *(a).* (S. Freud, 1931). Lebensperiode, die zeitlich vor dem Auftreten des ►Ödipus-Komplexes liegt. In dieser Phase wird die Objektwahl (►Objekt) bei Kindern beider Geschlechter durch die Mutter bestimmt, während die Bedeutung des Vaters noch nicht erkannt wird. Die Bez. bezieht sich also im Gegensatz zu ►prägenital nicht auf die psychosexuelle Entwicklung, sondern beschreibt das Fehlen der ödipalen Dreieckssituation Vater – Mutter – Kind.
e: preœdipal. *fr:* préœdipien

Präparalyse *(f)* Syn. für ►Liquorparalyse.

präsenile Demenz *(f)* Syn. für ►Alzheimer'sche Krankheit.

Präsenile Demenz NNB *(f).* In DSM-III: Restgruppe für die Demenzen, die vor dem 65. Lebensjahr auftreten und weder bei der ►Primär degenerativen Demenz vom Alzheimer-Typ, präseniler Beginn, noch bei den Alkoholdemenzen eingeordnet werden können. Sofern die Ursache, z. B. bei der ►Pick'schen oder bei der ►Jakob-Creutzfeldt'schen Krankheit, bekannt ist, sind diese auf der Achse II zu vermerken. In DSM-V führt nicht vorhanden.
e: presenile dementia not otherwise specified.

präsenile Demenz, Typ Binswanger *(f)* Syn. für ►Binswanger'sche Enzephalopathie.

präsenile Paraphrenie *(f).* ►Paraphrenie, präsenile.

präseniler Beeinträchtigungswahn *(m)* ►Beeinträchtigungswahn, präseniler.

präseniler Begnadigungswahn *(m)* ►Begnadigungswahn, präseniler.

präseniler Verfolgungswahn *(m)* ►Beeinträchtigungswahn, präseniler.

Präsentiersymptom *(n).* (M. Balint). Krankheitssymptom, mit welchem ein Kranker ärztlichen Rat aufsucht, das aber nicht eigentlich der Grund ist, weshalb er Hilfe braucht.
e: »proposed symptom«.

Präsenzzeit *(f).* ►Gegenwartsdauer.

präsuizidales Syndrom *(n).* (E. Ringel, 1953). Psychosoziale Veränderungen vor einem Selbsttötungsversuch, in denen sich dieser ankündigt: 1. Einengung des seelischen Lebensbereiches, Vereinsamung und Stagnation der seelischen Kräfte. 2. Aggressionshemmung, Aggressionen, die sich nicht gegen andere richten können, richten sich gegen die eigene Person (Aggressionsumkehr). Nachlassen des sexuellen Appetits (= Libidoverlust). 3. Selbsttötungsphantasien und Todeswünsche. – Schließlich geht die präsuizidale Situation in ein kürzer oder länger dauerndes Stadium konkreter Vorbereitungen zur Selbsttötung (Vorbereitungsstadium) über.

Prävalenz *(f)* Vorkommen von Krankheiten, Zahl der Kranken mit einer bestimmten Krankheit zu einem bestimmten Zeitpunkt. Bestand einer Krankheit zu einem bestimmten Zeitraum. ►Inzidenz.
e: prevalence. *fr:* prévalence

Prävention, primäre *(f)* (G. Caplan, 1964). Alle Bemühungen und Maßnahmen, die das Auftreten von psychischen Störungen (bei einem Individuum, in einer Region oder Bevölkerungsgruppe) durch präventive Maßnahmen verhindern. Es besteht weitgehende Übereinstimmung mit den Zielen der ►Psychohygiene. Vgl. Prävention, sekundäre, und P. tertiäre; Krisenintervention.
e: primary prevention, «psychische Primärprävention. *fr:* prévention primaire

Prävention, sekundäre *(f)* (G. Caplan, 1964). Alle Bemühungen und Maßnahmen, mit denen Kranke mit psychischen Störungen innerhalb einer Bevölkerung möglichst früh erfasst werden, um sie einer Behandlung zuzuführen, die Krankheitsdauer zu verkürzen, Rückfälle zu verhindern und weiteren Schaden für den Kranken und seine Umgebung zu verhindern. ►Prävention, primäre, und P. tertiäre.
e: secondary prevention.
Syn.: psychische Sekundärprävention. *fr:* prévention secondaire

Prävention, tertiäre *(f)* (G. Caplan, 1964). Versuch, durch geeignete Maßnahmen die Folgen einer psychischen Krankheit auszugleichen oder in Grenzen zu halten, ihre invalidisierenden Auswirkungen zu vermeiden oder zu mildern. Man bemüht sich dabei, dem Kranken durch Ausnutzung der ihm verbleibenden Fähigkeiten eine möglichst weitgehende Lebensbefriedigung zu verschaffen. Die Art der Störungen wird dabei weniger in Betracht gezogen. Das Ziel entspricht damit den allgemeinärztlichen Zielen einer Rehabilitation.
e: tertiary prevention.
Syn.: psychische Tertiärprävention. *fr:* prévention tertiaire

Pragmatagnosie ►Agnosie, pragmatische.

Pragmatamnesie *(f)* Unfähigkeit, sich an das besondere Aussehen eines Gegenstandes zu erinnern.
e: pragmatamnesia. *fr:* pragmatamnésie

Praktizieren *(n).* Zweite Phase der ►Separation-Individuation. Mit der motorischen Entwicklung

nimmt die Fähigkeit zu, die Umgebung zu erforschen. Ausgeprägte narzisstische Beschäftigung mit dem eigenen Körper und seinen Funktionen. Schmerzen durch Hinfallen und ►Frustrationen werden ohne viel Aufhebens, vertraute Menschen werden ohne Fremdeln als Muttersatz hingenommen. Das Kind entfernt sich – meist noch krabbelnd – immer wieder von der Mutter, um die Welt kennenzulernen, kehrt aber in kurzen Zeitabständen zurück, um emotional »aufzutanken«. Dauer etwa vom 10. bis 15. Lebensmonat.
e: practicing period.

praktizierende Periode *(f)* Syn. für ►Praktizieren.

Prehensio *(f)* Obsol. Syn. für ►Katalepsie.

Preludinhalluzinose *(f)* Besondere Form der Preludinpsychose. Ausgeprägtes Überwiegen von akustischen Halluzinationen.

Preludinpsychose *(f)* Durch chronischen Missbrauch von Phenmetrazin (Preludin) hervorgerufene toxische Psychose. Meist handelt es sich um eigentümlich wache Psychosen mit rasch wechselnden Wahnideen und akustischen Halluzinationen. Oft auch misstrauisch-paranoische Wahnentwicklungen. Vielfach ist auch eine spätere Korrektur der Wahninhalte kaum möglich.

Preludinsucht *(f)* Suchtstoffabhängigkeit von Preludin (Phenmetrazin). Das Mittel wirkt zunächst antriebssteigernd und den Gedankenfluss anregend; kaum euphorisierende Wirkung. Die Dosis wird aber rasch auf 30–40 und mehr Tbl. tgl. gesteigert. Hervorgehoben werden als Folge rascher Verfall der moralischen Haltung (►Depravation), Unzuverlässigkeit des Süchtigen und soziales Absinken.

presbyophrenes Syndrom *(n)*. ►Presbyophrenie.

Presbyophrenie *(f)* 1. (C. Wernicke). Besondere Form der senilen Demenz mit hochgradiger Merkschwäche, großer Redseligkeit und Konfabulationen bei heiterem, lebhaftem Temperament. Die Persönlichkeit ist dabei in ihrer Eigenart so gut erhalten, dass die Störung bei flüchtiger Betrachtung nicht auffallen braucht. Es handelt sich gewöhnlich um primärpersönlich heitere und vitale Frauen. »Aus der Zahl der senilen Verblödungen hebt sich eine kleine Gruppe von Fällen heraus, die dadurch ausgezeichnet ist, dass trotz schwerer Störung der Merkfähigkeit und des Gedächtnisses die geistige Regsamkeit, die Ordnung des Gedankenganges und bis zu einem gewissen Grade auch das Urteil leidlich erhalten bleiben. [...] Die Kranken sind zugänglich und folgen ohne Schwierigkeit auch einem längeren Gespräche. [...] Sie vergessen in unglaublich kurzer Zeit« (Kraepelin, 8. A., 603).
Syn.: Wernicke-Demenz, Wernicke-Syndrom. 2. Nach Kahlbaums Einteilung der Psychosen (1863) Bez. für die Psychosen des Greisenalters.
e: presbyophrenia. *fr:* presbyophrénie

Pressionsmanie *(f)* (H. Tellenbach, 1965). In einer Lebenssituation ausbrechende ►Manie, in welcher sich der Betreffende gerade unter einem besonderen seelischen Druck (Pression) fühlt, z. B., wenn er sich zwischen beruflicher Karriere und Familie entscheiden muss, obwohl ihm beides gleich viel bedeutet. Betrifft besonders Menschen mit ►Inkludenz.

Prevorst, Seherin von ►Hauffe, Friederike.

Priapismus *(m)*. Über Stunden oder Tage anhaltende, meist schmerzhafte Versteifung des männlichen Gliedes (beide Schwellkörper) ohne Lustgefühle. Verschiedene, meist körperliche Ursachen. Notfall behandlung ist erforderlich, da die Gefahr bleibender Schädigung besteht. Die Bez. leitet sich von Priapos, einem griech. Fruchtbarkeitsgott, ab, der stets mit einem überdimensional großen erigierten ►Phallus dargestellt wurde.
e: priapism. *fr:* priapisme

Primär Degenerative Demenz vom Alzheimer Typus (PDDAT) In DSM-III-R: Syn. für ►Alzheimer-Demenz. DSM-III hatte die ►Kategorie der »primary degenerative dementia« (►Demenz, primär degenerative) eingeführt und dabei einen Beginn im Senium (senile onset; dt. Fassung: seniler Beginn) bei einem Alter über 65 Jahre und einen Beginn vor dem Senium (presenile onset) bei einem Alter unter 65 Jahren unterschieden. Hier wurden sowohl die Alzheimer'sche als auch die ►Pick'sche Krankheit eingeordnet. DSM-III-R hat die Pick'sche Krankheit ausgegliedert und bei der Senilen oder Präsenilen Demenz NNB eingruppiert, unterschied aber weiterhin einen Beginn vor oder nach dem 65. Lebensjahr (entspricht einer sonst manchmal angenommenen Grenze zwischen präsenilen und senilen Demenzen). DSM-III und -III-R geben aber keine Beschreibung oder Kriterien dafür. DSM-IV nennt dies Demenz vom Alzheimer-Typ und gibt sowohl Kritierien wie eine Beschreibung. DSM-V nennt dies stets Alzheimer-Krankheit. ►Alzheimer-Demenz.
e: primary degenerative dementia of the Alzheimer type, senile oder presenile onset.

Primärantrieb *(m)*. (H. Schultz-Hencke). Antriebe für Erleben und Handeln, die sich aus elementaren Bedürfnissen ableiten: Hunger, Durst, Behalten und Ausscheiden, motorischer Entladungsdrang, Zärtlichkeits-, Liebes- und sexuelles Bedürfnis.

primäre Demenz *(f)*. ►Demenz, primäre.

primäre psychische Störung Störung, primäre psychische.

primäre Wahnidee *(f)* Syn. für ►Primärwahn.

Primärerlebnis, schizophrenes *(n)*. Im (akuten) Beginn der Schizophrenie oft mit großer Intensität erlebter Einbruch des Neuen. Die Welt erscheint verwandelt im Sinne einer bedrohlichen Bedeutungserfülltheit oder auch einer überirdischen Verklärung,

wobei der Kranke jedoch überzeugt bleibt, dass ihn dies ganz persönlich angehe (»Primärwahn«).
e: delusional perception.

primäres System *(n).* Freuds ältere Bez. für ►Lustprinzip.

Primärfamilie *(f)* Die Familie, welcher jemand entstammt. In erster Linie Mutter und Vater, sofern sie eine Familie bildeten. Darüber hinaus die Familien, welchen die Eltern entstammten. Vgl. ►Sekundärfamilie.
e: primary family

Primärgruppe *(f)* 1. (Ch. S. Cooley). Kleine ►Gruppe, deren Mitglieder sich gut kennen und sich gegenseitig stark beeinflussen, z. B. Familie, kleiner Verein, Fußballmannschaft.
e: primary group.
2. (A. Janov, 1967, 1970). Gruppenbehandlung in der ►Urschreitherapie, jedoch nur als 3. Behandlungsphase. Patienten, welche die ersten Behandlungsphasen erfolgreich abgeschlossen haben, versammeln sich zweimal wöchentlich. Wenn entsprechende Gefühle hochkommen, kann sich der Patient jederzeit zum Erlebnis einer ►Primärszene fallen lassen, wodurch der Urschmerzfundus langsam abgebaut werde und sich das reale Selbst befreie.
e: primal group. *fr:* groupe primaire

Primärpersönlichkeit *(f)* Individuelle, charakteristisch ausgeformte Persönlichkeit, so wie sie vor einer psychischen Krankheit besteht. Durch die Krankheit kann die Persönlichkeit in bleibender Form verändert werden (chronische Psychosen durch Körperkrankheiten) oder aber (fast) unverändert aus ihr hervorgehen (manisch-depressive Erkrankung). Die Kenntnis der Primärpersönlichkeit ist wichtig, da es oft nur so gelingt, leichtere krankhafte Veränderungen der Psyche zu erfassen.
e: premorbid personality.
Syn.: prämorbide Persönlichkeit. *fr:* personnalité prémorbide

Primärprävention, psychische *(f).* ►Prävention, primäre.

Primärsymptome *(n, pl).* (E. Bleuler, 1911). Symptome der Schizophrenie, von denen angenommen wird (►Annahme), dass sie eine direkte Folge der Körperkrankheit sind, welche der Annahme nach die Ursache der Krankheit ist. Hierzu zählen: ein Teil der ►Assoziationsstörungen, ►Lockerung der Assoziationen (die Assoziationen gehen leichter in neue Bahnen), Benommenheitszustände, Disposition zu Halluzinationen, Pupillendifferenzen, Tremor, Teil der Anomalien des Vasomotorismus, Ödeme, katatone Anfälle. – Gegenwärtig werden nur noch die Assoziationsstörungen (unter anderem Namen) zu den Schizophreniesymptomen gezählt. Vgl. Sekundärsymptome, Grundsymptome, akzessorische Symptome.
e: primary symptoms. *fr:* symptômes primaires

Primärszene *(f)* (A. Janov, 1967, 1970). In der ►Urschreitherapie erinnerte Szene aus der Kindheit, in welcher ►Urschmerz als Folge von Nichtbefriedigung der Bedürfnisse (z. B. Hunger) auftrat. Die Folge ist absolute Hoffnungslosigkeit, sodass das Kind (im 5.–7. Lebensjahr) ein neues, irreales Selbst aufbaut.
e: key scene.

Primärtherapeut *(m).* Psychotherapeut, der ►Urschreitherapie ausführt.

Primärtherapie *(f)* Syn. für ►Urschreitherapie.

Primärvorgänge *(m, pl).* (S. Freud). Organisations- und Wirkungsprinzip des unbewussten Seelenlebens. Ist im Wesentlichen identisch mit dem ►Lustprinzip, nach dem alle psychischen Vorgänge danach streben, Lust zu gewinnen und Unlust zu vermeiden. Das Prinzip ist in der frühen Kindheit ganz allein wirksam, später hauptsächlich in Träumen, Phantasievorstellungen und Tagträumereien. Während das Lustprinzip die subjektive Seite des Wirkungsprinzips beschreibt, stellen die Primärvorgänge eine objektive Umschreibung der Gesetzmäßigkeiten dar.
e: primary process. *fr:* processus primaire

Primärwahn *(m).* Unmittelbar, »von sich aus« ins Bewusstsein tretendes Wähnen, das sich somit nicht »sekundär« aus Halluzinationen oder anderen abnormen Erscheinungen ableiten lässt und dem Kranken nicht zur Erklärung von pathologischen Erlebnissen sonstiger Art dient. Von K. Schneider werden hierbei noch ►Wahneinfall und ►Wahnwahrnehmung unterschieden. Vgl. ►Primordialdelirien.
e: autochthonous oder primary delusion. *fr:* délire d'emblée

Priming *(n).* In der Gedächtnistheorie des non-deklarativen Gedächtnisses (s. d.): zu einem früheren Zeitpunkt und in anderem Zusammenhang bereits bearbeitete Informationen (Wörter, Bilder, Gesichter) werden zu einem späteren schneller und effizienter verarbeitet, ohne erinnert oder wiedererkannt zu werden.

Primitivbewusstsein *(n).* (G. E. Störring). Im Gegensatz zum »besinnungserfüllten Persönlichkeitsbewusstsein« ein »triebhaftes Bewusstsein«, dem die Funktion der ►Besinnung (noch) fehlt. Diese Bewusstseinsform ist »aus dem höheren Tier, wie auch dem menschlichen Säugling und Kleinstkind eigen« und kommt »darüber hinaus bei der normal ausgereiften Persönlichkeit in einem mehr mechanisch ablaufenden Erfassen von Sachverhalten und Situationen mit den entsprechenden situativ oder auch durch eine Art von Dressur erfolgenden Trieb-, Gefühl- und Affektreaktionen zur Geltung«.

primitive Affektreaktion *(f).* ►Affektreaktion, primitive.

Primitivhandlung *(f).* ►Primitivreaktion.

Primitivperson *(f).* ►Tiefenperson.

Primitivreaktion *(f)* (E. Kretschmer). Erlebnisreaktion, bei der der Erlebnisreiz nicht eine Kontrolle durch die Kortikalperson (im Gegensatz zur ▸»Persönlichkeitsreaktion«) erfährt, sondern direkt tiefere, »primitivere« Persönlichkeitsschichten anspricht und sich unvermittelt in impulsiven Augenblickshandlungen, z. B. Schreien, affektiver Stupor (▸hypobulische und ▸hyponoische Reaktionen) ausdrückt. Vorkommen bei Schreck-, Panik- und Affekthandlungen sowie bei psychischen Epidemien. Treten paranoide Erscheinungen hinzu, wird von »wahnhaften Primitivreaktionen« gesprochen.

Primordialdelirien *(n, pl)*. (Griesinger, 1867). Plötzlich, ohne Anknüpfung an Sinnestäuschungen im Bewusstsein auftauchende Wahnideen. Zwei Beispiele Kraepelins (1883): 1. Beim Anblick einiger Kastanien kommt einem Kranken der Gedanke, dass sie die Symbole der Herrschaft über die 5 Weltreiche seien. 2. Beim Anblick eines Bildes vom russischen Kaiser wird einer Kranken klar, dass dieser ihr Vater sei. »Diese so unvermittelt in den Ideenkreis des Patienten eingetretenen Vorstellungen haben schon im Augenblick ihres Entstehens für denselben die Eigenschaft unumstößlicher Wahrheit gewonnen.« Die Aufstellung des Begriffs war psychiatriehistorisch von großer Bedeutung, jedoch ist er heute obsolet. »Delirien« wird hier in einem sehr alten Sinne gebraucht, etwa: Wahn. Nach den Beschreibungen sind am ehesten ▸Wahnwahrnehmungen und ▸Wahneinfälle anzunehmen. Vgl. ▸Primärwhn.
Syn.: primordiale Wahnideen. *fr:* délire d'emblée.

Primordialwahn *(m)*. Syn. für ▸Primärwahn.

Prinzhorn, Hans geb. 8.6.1886 Hemer (Westfalen), gest. 14.6.1934 München. Bedeutender Psychiater, Psychotherapeut und Kulturinterpret. Anhänger der biozentrischen Lebenslehre von Ludwig Klages. Erforschte als Erster Bildwerke von Geisteskranken. Die von Wilmanns begründete und von Prinzhorn vervollständigte Sammlung befindet sich, museal gestaltet, als »Sammlung Prinzhorn« in der Psychiatrischen Universitätsklinik Heidelberg. Werke: »Bildnerei der Geisteskranken«, 1922, 4. Aufl. 1994; »Bildnerei der Gefangenen«, 1926; »Gespräch über Psychoanalyse«, 1926, 2. Aufl. 1981.

Privatsprache *(f)* Von C. Rieger geprägtes Syn. für ▸Kunstsprache.

Privatsprache, pseudokommunikative *(f)* (A. Lorenzer, 1973). Sprachverfälschung bei Hysterikern. Durch die neurotischen Vorgänge der Verdrängung werden Wörter der Alltagssprache mit einer neuen Bedeutung versehen, sodass es – auch für den Hysteriker selbst – unbemerkt zu Verständigungsschwierigkeiten kommt. Die Privatsprache ist also »pseudoumgangssprachlich maskiert«. In Freuds Beispiel des »kleinen ▸Hans« bedeutete für Hans Pferd = Rivale, Fritzl = Vater. »Die Heimtücke der Privatsprache besteht darin, dass sie infolge ihrer allgemeinsprachlichen Einkleidung nur indirekt aus Verhaltensabweichungen als privatisiert ermittelt werden kann. Das Subjekt bleibt in all den Bereichen, die von der Störung im Symbolgebrauch betroffen werden, aus dem öffentlichen Sprachverständnis partiell ausgeschlossen.« (Lorenzer) Aufgabe der psychoanalytischen Therapie ist es, die Privatsprache in die Umgangssprache zurückzuholen. Vgl. Klischee, neurotisches; Verstehen, szenisches.

probatorische Sitzungen *(f, pl)*. Sitzungen auf Probe. Gewöhnlich die ersten 5 Psychotherapiesitzungen. In diesen wird erprobt, ob eine angedachte Psychotherapie medizinisch notwendig ist und eine hinreichende Aussicht auf Erfolg besteht. Sind in der Regel genehmigungsfrei. Die Formel wurde in Analogie zum probatorischen Einsatz von Medikamenten gebildet.

Probleme bestimmter Lebensphasen oder andere Lebensprobleme *(n, pl)*. In DSM-III: ▸Kategorie für nicht psychisch kranke Personen, welche psychiatrische Leitstungen in Anspruch nehmen, weil Probleme bestimmter Lebensphasen im Zentrum stehen, z. B. Schulbesuch, Ablösung vom Elternhaus, Berufseintritt, Heirat, Scheidung, Pensionierung. In ICD-10 mit einer Z-Nummer zu versehen (»Faktoren, die den Gesundheitszustand beeinflussen und zur Inanspruchnahme von Gesundheitsdiensten führen«).
e: phase of life problem or other life circumstance problem.

Proctophobia *(f)*. ▸Proktophobie.

Produktivität *(f)* In der Psychiatrie: Auftreten von psychopathologischen Erscheinungen, die normalpsychologisch nicht im Erleben vorhanden sind, vor allem Wahn und Halluzinationen. Die Bez. wurde von H. Neumann (1859) eingeführt (»Das Wesen des Wahnsinns besteht in der Produktivität«), aber lange Zeit kaum benutzt. Wird vor allem bei Schizophrenie und als Gegensatz zu Leistungsminderungen (Aproduktivität; ▸Defekt, schizophrener) gebraucht.

progressive Beeinflussungspsychose *(f)* (K. Kleist). Paranoide Form der Schizophrenie mit Beeinflussungsideen.

progressive Entspannung *(f)* Syn. für ▸Relaxation, progressive.

progressive Paralyse *(f)*. ▸Paralyse, progressive.

Projektion *(f)* 1. Allgemein: Bez. für einen neurophysiologischen oder psychologischen Vorgang, durch den etwas von einem Ort zu einem anderen verlagert wird, von einem Zentrum auf die Peripherie oder von einer Person auf eine andere oder einen Gegenstand. 2. In der Psychoanalyse das unbewusste Hinausverlegen von eigenen Vorstellungen, Wünschen und Gefühlen in die Außenwelt. Einer anderen Person oder einem Gegenstand werden somit Eigenschaften verliehen, welche der Betreffende bei sich

selbst verkennt. Prozess, der den subjektiven Vorstellungen den Charakter objektiver Vorgänge verleiht. Psychoanalytisch gesehen handelt es sich um einen ►Abwehrmechanismus, der das normale Denken vielfach beherrscht und besondere Bedeutung im Wahn besitzt. 3. Im klinischen Sprachgebrauch zunehmende Verwendung von Projektion i. w. S. anstelle von ►Transitivismus.
e: projection. *fr:* projection

projektiver Test *(m).* Psychodiagnostisches Verfahren, das mit ungestaltetem oder wenig gestaltetem Reizmaterial das Gestaltungsbedürfnis des Probanden und damit unbewusste ►Projektionen (2) hervorlockt. Aus Art und Inhalt der Gestaltungen werden Gefühle, Stimmungen, Haltungen, Konflikte u. a. erkannt. In der psychiatrischen Diagnostik sind am gebräuchlichsten ►Rorschach-Formdeuteversuch, ►Wartegg-Zeichentest, Szondi-Test, ►Baum-Zeichentest, ►Sceno-Test.
e: projective test. *fr:* test de projection

Proktophobie *(f)* Angst vor einem Verlust der Kontrolle über den Schließmuskel des Anus.
e: proctophobia. *fr:* proctophobie

Prophetenwahn *(m).* Wahnhafte Überzeugung, als Prophet Gottes oder einer anderen höheren Macht auf Erden tätig zu sein und tätig sein zu müssen. Es wird oft »prophetisches« Gebaren angenommen, die Haare werden nicht geschnitten, Schriften verfasst, gepredigt, Anhänger geworben usw. Vorkommen bei paranoider Schizophrenie, Angst-Glücks-Psychose und anderen Psychosen. *fr:* délire prophétique.

Proportion, diathetische *(f).* ►diathetische Proportion.

Proportion, psychästhetische *(f).* ►psychästhetische Proportion.

propriozeptive Halluzinationen *(f, pl).* ►Halluzinationen, propriozeptive.

Propulsiv-Petit-Mal *(n).* Syn. für ►Blitz-Nick-Salaam-Krämpfe.

Proskinesie *(f)* (K. Leonhard). »Dem echten ►Negativismus entgegengesetzte, eigenartige psychomotorische Beziehungstendenz, bei der jede Anregung von außen automatisch zur entsprechenden Bewegung führt.« Wird dem Kranken z. B. ein Gegenstand vorgelegt, greift er danach und nestelt daran herum; wird ihm eine Hand entgegengestreckt, greift er immer wieder danach. Vorkommen besonders bei Katatonie.

proskinetisches Syndrom *(n).* (K. Leonhard). Gleichzeitig auftretende motorische Symptome des Nestelns, Gegengreifens und Mitgehens der Bewegungen. Vorkommen bei ►Katatonie.

Prosodie, Prosodik *(f)* Sprachmelodie, Sprachverlauf. Einem gesprochenen Text als Ganzes oder in Teilen zukommende Ausdrucksbesonderheiten, die bedeutungstragend sind, aber schwer an Einzelheiten festzumachen sind (Akzent, Pausen, Wechsel der Tonhöhe u. a.). Sie werden jedoch vom Hörer wahrgenommen und interpretiert. Kann bei Aphasien, Demenzen und anderen patholog. Zuständen unabhängig von anderen Störsymptomen gestört sein.
e: prosody.

Prosopagnosie *(f)* (J. Bodamer, 1947). Unfähigkeit, Gesichter wiederzuerkennen. Bei Läsion im Scheitel-, Hinterhauptsbereich des Gehirns.
e: prosopagnosia.
Syn.: Gesichtsagnosie. *fr:* prosopagnosie

Proteinkörpertherapie *(f)* Syn. für ►Proteintherapie.

Proteintherapie *(f)* 1. Unspezifische Reizkörpertherapie. 2. Beibringung hoher Dosen körperfremden Eiweißes als Schockbehandlung. Seltenes Verfahren zur Behandlung von Geisteskrankheiten.
Syn.: Proteinkörpertherapie. *fr:* protéinothérapie.

Protest, männlicher *(m).* (A. Adler). Bei männlichen und weiblichen Individuen vorkommender Wunsch, der weiblichen Rolle zu entfliehen. Von Adler als wichtige Grundlage neurotischer Entwicklungen angesehen. Tritt das Phänomen in aktiver Form bei weiblichen Individuen auf, suchen sie von klein auf die dominierende Rolle des Mannes zu untergraben. Tritt es bei männlichen Individuen auf, suchen sie sich ihre männliche Rolle immer wieder zu bestätigen.
e: masculine protest. *fr:* protestation virile

Protomasochismus *(m).* Der gegen das eigene Ich gerichtete Todestrieb. Nach psychoanalytischen Theorien ist dies der primäre Zustand des Todestriebes, bevor er auf die Objekte der Außenwelt gerichtet wird. Auch später im Erwachsenenalter bleibt der Anteil des Todestriebes, der nicht an Objekte fixiert wird, auf das Ich gerichtet.
e: protomasochism. *fr:* protomasochisme

protopathisch *(a).* 1. Gestört, abgebaut, abgewandelt, entdifferenziert, desintegriert als Ant. zu epikritisch. 2. (K. Conrad). Im erweiterten Sinne auch für psychische Leistungen, die von einem höheren Form- und Gestaltungsniveau zu einem tieferen abgebaut werden.
e: protopathic. *fr:* protopathétique

protopathischer Gestaltwandel des aktuellen Erlebnisfeldes *(m).* ►Gestaltwandel, protopathischer, des aktuellen Erlebnisfeldes.

prototaktisch *(a).* (H. Stuck Sullivan). Sich auf die früheste vorsprachliche Entwicklungszeit des Menschen beziehend. Die zwischenmenschlichen Beziehungen des Menschen sind in dieser Zeit von der Art, dass er kein Verständnis für Raum und Zeit besitzt und sich seiner selbst als Individuum nicht bewusst ist.
e: prototaxic.

Protreptik *(f)* (E. Kretschmer). Zu den aktiven, suggestiven psychotherapeutischen Verfahren zäh-

lende ärztliche Handlungsweise. Hierbei werden neurotische Symptome in eine normale Verfassung überführt. Technik: Durch begütigendes Zureden zusammen mit schroff befehlender Verbalsuggestion und unter Zuhilfenahme von Apparaturen (Faradisieren) wird beim Kranken ein unangenehmer Affekt erzeugt, der innerhalb einer einzigen Sitzung zum Verschwinden der Erscheinungen führt.
Syn.: Überrumpelungsverfahren.

Prozess *(m).* (K. Jaspers). Krankheitsprozess als Gegensatz zur »Entwicklung einer Persönlichkeit«. Schicksalhaft in das Leben einbrechendes und dieses veränderndes psychisches Kranksein, das als etwas völlig Neues auftritt. Die Kriterien werden in der biographischen Entwicklung erkannt: »Das Auftreten des Neuen in einer zeitlich lokalisierbaren kurzen Spanne, die Begleitung mannigfacher bekannter Symptome in dieser Zeit, der Mangel einer auslösenden Ursache oder eines zureichend begründeten Erlebnisses.« – Gewöhnlich wird unter einem Prozess eine ►Prozessschizophrenie verstanden, seltener eine »prozesshaft« verlaufende psychische Krankheit anderer Art, z. B. Prozessepilepsie.

Prozess, paranoider *(m).* Von Kraepelin gelegentlich gebrauchtes Syn. für ►Paraphrenie.

Prozesse, kognitive *(m, pl).* Vorgänge, die sich im Gehirn abspielen, während der Mensch wahrnimmt, denkt, erkennt, etwas weiß, sich ein Urteil bildet und anderes. Mit standardisierten Tests und bildgebenden Verfahren werden sie vor allem von der kognitiven Neuropsychiatrie (s. d.) untersucht. Vgl. Kognition.
e: cognitive processes.

Prozessepilepsie *(f)* Epileptisches Anfallsleiden, das durch ständig zunehmende Anfallshäufigkeit und Wesensänderung (Demenz) einen prozesshaften Verlauf zum Schlechten nimmt. Da der Circulus vitiosus »Anfälle – Hirnschädigung – mehr Anfälle – stärkere Hirnschädigung« durch frühzeitige Behandlung unterbrochen werden kann, ist damit auch die Entwicklung der Prozessepilepsie aufzuhalten.

Prozessfähigkeit *(f).* Fähigkeit, ein zivil-, verwaltungs-, sozial- oder anderes rechtliches Verfahren (Prozess) durchzuführen. Die Prozessfähigkeit kann (etwa bei ►Querulanz oder ►Querulantenwahn) für sich gestört oder aufgehoben sein. Im Zivilprozess hat das Gericht von sich aus Zweifel an der Prozessfähigkeit auszuräumen, etwa durch Einholung eines psychiatrischen Gutachtens. Allgemeine ►Geschäftsunfähigkeit hat in der Regel Prozessunfähigkeit zur Folge. Wer prozessunfähig ist, muss im Prozess durch einen gesetzlichen Vertreter vertreten werden. Im Betreuungsverfahren ist der Betroffene ohne Rücksicht auf seine Geschäftsfähigkeit verfahrensfähig. – Dem entspricht im Strafprozess die strafrechtliche ►Verhandlungsfähigkeit.
Syn.: Verfahrensfähigkeit

Prozesspsychose *(f)* 1. Syn. für ►Prozess. 2. Syn. für ►Prozessschizophrenie.

Prozessschizophrenie *(f)* 1. Chronisch zum sog. schizophrenen Defekt führende Schizophrenie als Gegensatz zu auf den ersten Blick »nur« als schizophren wirkenden Psychosen und sich später als etwas anderes erweisend (»Pseudoschizophrenie«). 2. Von Anfang an deletär verlaufende Schizophrenie, die unter Zerfall der Ich-Strukturen chronisch progredient zum sog. Defekt führt – als Gegensatz zur episodischen Schizophrenie, bei der den Krankheitsepisoden jeweils (fast) symptomfreie Intervalle folgen. Nach Ansicht vieler Psychiater ist es jedoch nicht möglich, einen schizophrenen Prozess von einer schizophrenen Episode zu unterscheiden.
e: process psychosis, nuclear schizophrenia.
Syn.: Prozesspsychose.

Prozesssucht *(f)* Syn. für ►Querulantenwahn.

Pruritus ano-genitalis *(m).* Juckreiz in der After- und/oder Genitalgegend ohne erkennbare Ursache. Kann so hohe Grade annehmen, dass der Betroffene unfähig zu jeder vernünftigen Unternehmung wird. Häufiger bei Männern als bei Frauen. Betrifft meist ängstliche, gespannte, rigide und zwanghafte Persönlichkeiten. Obwohl häufig eine psychosomatische Ursache diskutiert wird, fehlen überzeugende Argumente. Die Behandlung ist schwierig und uneinheitlich, aber öfter erfolgreich.
e: ano-genital pruritus.

Pseudästhesie *(f)* 1. Ohne adäquaten Reiz entstandene Empfindung. Dabei kann es sich um Empfindungen ohne jeden äußeren Reiz (Halluzinationen) handeln, um Empfindungen, die nicht dem auslösenden Reiz entsprechen, oder um Phantomgefühle. 2. Syn. für psychische Halluzinationen (s. d.).
e: pseudo-esthesia, imaginary sensation. *fr:* pseudesthésie

Pseudoabsenzen, temporale *(f)* (H. Gastaut, 1954). Den ►Absenzen im Ablauf sehr ähnliche, kurze epileptische Anfälle, die sich im klinischen Verlauf (keine Altersabhängigkeit) und elektroenzephalographisch (keine 2–3/sec-Spike-Waves) jedoch von echten Absenzen unterscheiden, da es sich um abgekürzte psychomotorische Anfälle (s. d.) handelt.

Pseudoamaurose, psychogene *(f)* Syn. für ►Blindheit, psychogene.

Pseudoamblyopie, psychogene *(f)* Schwachsichtigkeit aus seelischer Ursache, ohne Erkrankung des Auges. ►Blindheit, psychogene.

Pseudo-Amok Plötzliches, scheinbar motivloses Töten und Verletzen von vielen Menschen durch jemanden, der unter starkem emotionalem Druck steht. Nachträglich zeigt sich, dass die Tat lange erwogen und bis in Details vorbereitet worden war. Der endlichen Ausführung geht dann gewöhnlich ein kleines Ereignis voraus, das zum Anlass wird. Das Be-

wusstsein und die Erinnerung an die Tat bleiben stets erhalten. Vgl. ►Amok.
e: pseudo amok.

Pseudoangina pectoris *(f)* Gefühl von Herzenge und Herzangst wie bei Angina pectoris, das gewöhnlich Ausdruck einer stärkeren Angst ist. Krankhafte Veränderungen am Herzen sind nicht nachweisbar.
e: pseudo-angina, false angina. *fr:* pseudo-angine, angine de poitrine nerveux

Pseudocyesis *(f)* Alte Bez. für ►Schwangerschaft, eingebildete.

Pseudodebilität *(f)* Absichtlich oder unbewusst simulierter Schwachsinn, dem kein wirklicher Intelligenzmangel zugrunde liegt. Es handelt sich gewöhnlich um einen Abwehrmechanismus gegen Angst und Schuldgefühle, die bei richtigem Verständnis auftreten würden. Zeigt sich gelegentlich als Dauerhaltung in Form einer ausgeprägten Naivität. Zu unterscheiden von ►Pseudoschwachsinn.
e: pseudo-debility. *fr:* pseudo-débilité

pseudodementes Syndrom *(n)*. ►Pseudodemenz.

Pseudodementia paralytica *(f)* Ältere Bez. für Krankheitsbilder, die der progressiven Paralyse ähnlich sind, z. B. Vergiftungszustände durch Blei oder Alkohol (►Pseudoparalyse, alkoholische).
e: pseudo-paresis. *fr:* pseudo-paralysie générale progressive

Pseudodemenz *(f)* (C. Wernicke, 1880). Psychisches Zustandsbild, welches eine Geistesschwäche oder -krankheit vortäuscht. Darstellung eines Geisteskranken oder Dementen, wie ihn sich der Laie vorstellt. Wernicke beschrieb Symptome, die teilweise auch beim ►Ganser-Syndrom auftreten, das zu seiner Zeit jedoch Gegenstand einer heftigen Kontroverse war. Symptome: 1. Charakteristisch ist der Ausfall elementarer Kenntnisse und Erfahrungen, die sonst auch bei schweren Formen organischer Hirnkrankheiten zu erhalten bleiben pflegen. Falsche Antworten auf Fragen liegen oft so dicht neben den richtigen, dass sie die Kenntnis der richtigen Antwort verraten. Beispiel: »Wie viele Beine hat die Kuh?« – »5.« 2. Verblödet erscheinendes Auftreten. Die Betreffenden kommen gewöhnlich nur in Begleitung, können sich nicht allein entkleiden, nicht allein essen, nicht ohne Unterstützung gehen. 3. Vorgeben einer allgemeinen Gedächtnisschwäche. Auf Fragen wird stereotyp geantwortet: »Ich weiß nicht.« 4. Falsche Handlungen. Der Löffel wird am verkehrten Ende angefasst, das Zimmer neben der Tür durch die Wand zu verlassen versucht. 5. Emotionale Enthemmung: Erregungszustände, sinnlose Aggressivität, Wutausbrüche. Vorkommen als Rentenwunschreaktion, psychogene Symptomverstärkung, bei organischen Hirnkrankheiten, nach Gehirnerschütterungen und Vergiftungszuständen.
e: hysterical pseudodementia. *fr:* pseudo-démence (de Wernicke)

Pseudodemenz, depressive *(f)* Scheinbarer Verlust intellektueller Fähigkeiten während einer schweren Depression. Durch die depressive Hemmung kann der Gebrauch der Intelligenz so behindert sein, dass vor allem der Betroffene selbst den Eindruck hat, er könne nicht mehr denken oder sich erinnern. ►Pseudodemenz.

Pseudodiabetes insipidus, psychogener *(m)*. Wasserharnruhr aus seelischer Ursache. Wie beim Diabetes insipidus (Durstkrankheit) werden täglich große Mengen Wasser (3–20 l) getrunken und ausgeschieden. Im Unterschied zu diesem ist aber nicht eine organische Läsion im Bereich des Kerngebietes im Hypothalamus und in der Neurohypophyse, sondern ein seelischer Konflikt die Ursache. In der klinischen Praxis ist nirgendwo die Grenzziehung zwischen organisch und funktionell bedingten Krankheiten schwieriger als hier. Oft sind organische und psychoanalytische Interpretationen möglich.

Pseudoencephalitis haemorrhagica superior *(f)* (C. Wernicke, 1881). Vor allem bei schwerem Alkoholismus vorkommende Erkrankung mit punktförmigen Blutungen und Wucherung der Gefäßwandzellen im Bereich des Aquaeductus mesencephali sowie des 3. und 4. Ventrikels, weniger auch in anderen Hirnabschnitten. Ursache ist wahrscheinlich ein Mangel an Thiamin. Vorboten: eventuell über mehrere Wochen abortive delirante Zustände von stundenweiser Dauer (auch im Verlauf kürzere oder längere delirante Episoden); Grand-Mal-Anfälle. Symptome: Zunehmende ►Bewusstseinstrübung, die wie Schlafsucht wirkt, evtl. Bewusstlosigkeit, Horizontalnystagmus (fast immer), vertikaler und rotatorischer Nystagmus, horizontale Blickparese und Lähmungen einzelner äußerer Augenmuskeln, Rumpfataxie, zerebellare Sprachstörung, Unsicherheit der Zielbewegungen, Anomalien des Schlaf-wach-Rhythmus, Tachykardie. Nicht selten Ausgang in Koma und Exitus. Manchmal Übergang in Korsakow-Syndrom. Aber auch folgenlose Ausheilung ist nicht selten. Die Bez. wird manchmal zur Kennzeichnung eines pathologischen Befundes gebraucht, dem dann keines der genannten klinischen Symptome zu entsprechen braucht.
e: Wernicke's encephalopathy, alcoholic encephalopathy.
Syn.: Polioencephalitis haemorrhagica superior, Wernicke-Enzephalopathie, Wernicke'sche Krankheit. *fr:* maladie de Wernicke, encéphalopathie de Gayet-Wernicke, polioencéphalite supérieure hémorragique

Pseudoflexibilitas cerea *(f)* (C. Wernicke, 1900). Symptom des Verharrens in einer einmal eingenommenen Haltung. Wird der ►Flexibilitas cerea gegenübergestellt. Unterscheidet sich lediglich dadurch,

dass die Kranken den passiven Bewegungsversuchen vonseiten des Untersuchers keinen Beharrungswiderstand entgegensetzen, sondern auffallend willig nachgeben oder diese sogar unterstützen, nachher aber wieder in der neuen Haltung verharren. Vorkommen wie bei Flexibilitas cerea.
e: pseudoflexibilitas.

Pseudogeuästhesie *(f)* Gleichzeitige Sinnestäuschung des Geschmacks und Gesichtssinnes (insbesondere Farbempfindungen).
e: pseudogeuesthesia, colour taste. *fr:* pseudogeuésthésie

Pseudogeusie *(f)* Geruchssensationen ohne Reizung des Sinnesorgans. Die Kranken erkennen dabei im Gegensatz zur Geruchshalluzination, dass es sich um eine Täuschung handelt.
e: pseudogeusia.
Syn.: Geruchsillusion. *fr:* pseudogeusie

Pseudohalluzination *(f)* 1. (Kandinski). Sinnestäuschungen, die nicht den Charakter der Objektivität wie normale Wahrnehmungen haben, sondern im »subjektiven Raum« wahrgenommen werden, der sonst nur von Vorstellungen erfüllt ist. Von normalen Vorstellungen unterscheiden sie sich aber durch sinnliche Bestimmtheit und Deutlichkeit, durch das Auftreten unabhängig vom Willen und damit durch das Erlebnis der Passivität. Der Pseudohalluzinierende ist sich jedoch stets des krankhaften bzw. abnormen Charakters der Wahrnehmung bewusst. Sofern den Pseudohalluzinationen ein starker, dauerhafter Affekt zugrunde liegt, wird von katathymen Pseudohalluzinationen gesprochen. 2. (Hagen). Syn. für psychische Halluzination (s. d.) (selten).
Syn.: Halluzinose (2) (Lhermitte).

Pseudo-Imbezillität *(f).* ►Pseudodebilität.

Pseudointelligenz *(f)* Besondere Form unzulänglicher Intelligenz. Die Testintelligenz liegt am unteren Rande der Norm. Es bestehen vor allem Mängel der Abstraktionsfähigkeit. Hinzu kommen aber Besonderheiten des Temperaments, der Triebe und Strebungen (H. Dietrich, 1968). Pseudointelligente sind aktiv, vielgeschäftig, unternehmungslustig, liebenswürdig in Gesellschaft, haben eine glänzende äußere Fassade und erwecken so den Anschein einer höherwertigen Intelligenz. Durch Ehrgeiz, evtl. verbunden mit Hochstapelei, Pseudologie und Rücksichtslosigkeit, können sie es im Leben zu Erfolgen bringen, die ihrer eigentlichen Intelligenz nicht entsprechen. In Prüfungssituationen schneiden sie gut ab, weil sie mit vielen Worten ihre Lücken zu verbergen wissen.
e: pseudo-intelligence. *fr:* pseudo-intelligence

Pseudologe *(m).* (Kraepelin). Pathologischer Lügner. ►Mythomanie.

Pseudologia phantastica *(f)* Phantastisches Lügen. Die Bez. bedeutet etwa dasselbe wie ►Mythomanie, wird aber hauptsächlich angewandt, wenn es sich um geltungsbedürftige Psychopathen handelt.
e: pseudologia fantastica. *fr:* pseudologie phantastique

Pseudomanie *(f)* 1. Simulierte Geistesstörung. 2. Lügensucht. Pathologisches Lügen.
e: pathologic lying.
3. Selbstbezichtigungssucht. Der Kranke beschuldigt sich, Verbrechen begangen zu haben, die er nie beging.
e: pseudomania. *fr:* manie du mensonge, pseudomanie

Pseudomasturbation *(f)* Syn. für ►Peotillomanie.

Pseudometeorismus *(m).* Syn. für ►Syndrom der funktionellen Bauchauftreibung.

Pseudomnesie *(f)* Positive Erinnerungstäuschung. Ein Wahrnehmungs- oder Vorstellungsgehalt trägt zu Unrecht Erinnerungsfarbe. Ein Kranker erzählt von Ereignissen, die in Wirklichkeit nie stattgefunden haben, als seien sie erst kürzlich vorgefallen. Gewöhnlich schließen sich die falschen Erinnerungen an reale, aber immer weiter abgeänderte Erinnerungen an. Nur gradweise von der ►Allomnesie verschieden.
e: pseudomemory.
Syn.: Pseudoreminiszenzen, Erinnerungsfälschung (positive).

Pseudomnesie, assoziierende *(f)* (E. Kraepelin). An eine reale Wahrnehmung anknüpfende ►Pseudomnesie. Z. B. wird ein bestimmter Mensch als von früher bekannt angesehen. Vorkommen bei Alkoholhalluzinose, Schizophrenie, im Traum, in der epileptischen ►Aura.
Syn.: assoziierende Erinnerungsverfälschung.

Pseudoneuralgie *(f)* Syn. für ►Psychalgie.

pseudoneurasthenisches Syndrom *(n).* Erscheinungen wie bei der nervösen Erschöpfung (►Neurasthenie), jedoch aufgrund von organischen Erkrankungen. Zu den Symptomen gehören hauptsächlich Reizbarkeit, Erschöpfbarkeit, Schlafstörungen, subjektives Schwächegefühl. Das Krankheitsbild kann als Vorläufer einer organischen Hirnerkrankung (Hirntumor, progressive Paralyse, Hirnaderverkalkung, Hirnschrumpfungsprozess) auftreten oder sich für einige Wochen an schwere Allgemeinerkrankungen anschließen (Infektionskrankheiten, operative Eingriffe).
e: pseudoneurasthenic syndrome. *fr:* syndrome neurasthéniforme

Pseudoneurose *(f)* Psychisches Zustandsbild, das wegen seiner Symptome als Neurose verkannt wird, in Wirklichkeit aber seine Ursache in einer Körperkrankheit hat, z. B. durch Arteriosklerose oder progressive Paralyse, oder bei dem eine organische Ursache nur postuliert wird, z. B. Schizophrenie (►Schizoneurose). Es handelt sich also nicht um eine wirkliche Neurose. V. E. ►Frankl (1947, 1957) unterscheidet

drei Gruppen: 1. Basedowoide Gruppe (larvierte Hyperthyreose). Symptom: ▶Agoraphobie. Befund: erhöhter Grundumsatz. 2. Addisonoide Gruppe (larvierte Hypokortikose). Symptome: ▶Depersonalisation, psych-adynamisches Syndrom. Befund: erniedrigter Blutdruck. 3. Tetanoide Gruppe. Symptome: ▶Klaustrophobie, ▶Globus hystericus, Durchatembeschwerden. Befund: Chvostek'sches Zeichen positiv, Kalium-Calcium-Störung. ▶Dekompensationsneurose, ▶Hysteroid, organisches.
e: pseudoneurosis, psychoneuroid. *fr:* pseudonévrose

Pseudoneurose, schizophrene *(f)* (Hoch). Syn. für ▶Schizoneurose.

pseudoneurotische Schizophrenie *(f)*. ▶Schizophrenie, pseudoneurotische.

Pseudonormalität *(f)* (E. Rosenberg-Zetzel, 1943). In der Neurosenpsychologie Zustand scheinbarer Normalität oder sogar Hypernormalität: Schwere Verletzungen oder Schicksalsschläge werden »heroisch«, d. h. scheinbar reaktionslos ertragen. In Wirklichkeit werden alle bindenden Kräfte des seelischen Apparates ständig in Anspruch genommen, um ein Gleichgewicht aufrechtzuerhalten. »Eine banal erscheinende weitere Belastung, d. h. eine weitere, aber spezifisch unverträgliche Belastung führt zur Dekompensation« (A. Lorenzer und H. Thoma 1964/65), eine ▶Aktualneurose bricht auf. Vgl. ▶Resilienz.
e: pseudonormality. *fr:* pseudonormalité

Pseudoparalyse, alkoholische *(f)* (Klewe). Dem klinischen Bild der progressiven Paralyse ähnlicher, durch Alkoholmissbrauch hervorgerufener Krankheitszustand. Die Ähnlichkeit bezieht sich vor allem auf die körperlichen Störungen: Sprach- (Silbenschmieren), Gang- (Ataxie), Pupillenstörungen; häufig auch Gedächtnisschwäche und Entwicklung eines Größenwahns.
e: alcoholic (pseudo-)paresis. *fr:* paralysie générale progressive

Pseudoparalyse, arteriosklerotische *(f)* Seltene Form arteriosklerotischer Demenz. Ähnlich wie bei der progressiven Paralyse treten Größenwahn, Kritikschwäche, Wesensänderungen und ein Nachlassen ethischer Empfindungen als Erstes in Erscheinung.

Pseudoparalyse, luische *(f)* Form der ▶Demenz bei Syphilis. Die Erscheinungen sind genauso wie bei progressiver Paralyse (s. d.) mit besonderem Hervortreten von Sprechstörungen. Im Gegensatz zur echten progressiven Paralyse tritt diese Form jedoch früher auf und neigt auch im Spontanverlauf zu Stillständen.

Pseudoperitonitis *(f)* Von Kausch (1907) geprägte Bez. für ▶Syndrom der funktionellen Bauchauftreibung.

Pseudopsychopathie *(f)* Charakterliche Abweichungen von der Durchschnittsnorm, die ihre Ursache im Gegensatz zu den echten ▶Psychopathien (Persönlichkeitsstörungen) in einer evtl. unbemerkt in früher Kindheit abgelaufenen somatischen Schädigung des Gehirns haben. In ihren Eigenschaften unterscheiden sich die Pseudopsychopathen nicht oder wenig von den Psychopathen, sodass psychopathologisch nur selten eine Unterscheidung möglich ist. Der Unterschied besteht lediglich in der Ursache (angeboren – durch Krankheit erworben). Beispiel: Charakteranomalien nach Hirnhautentzündung oder Hirntrauma im Kindesalter.

Pseudoquerulant *(m)*. Streitsüchtiger. Jemand, der auf kleine Zurücksetzungen und Ungerechtigkeiten mit übertriebener Heftigkeit reagiert, im Gegensatz zum ▶Querulanten jedoch ohne besondere Aktivität bleibt und nicht von sich aus die Gerechtigkeit wiederherzustellen sucht. Es entwickelt sich auch kein Querulantenwahn.
e: pseudo-querulent. *fr:* pseudo-quérulent

Pseudoreminiszenz *(f)* Synonym für ▶Pseudomnesie.

Pseudoschizophrenie *(f)* (H.C. Rümke, 1958). Psychisches Krankheitsbild, das auf den ersten Anschein einer Schizophrenie ähnlich ist, sich aber später als andersartig erweist. Urache kann eine Konstellation sozialer und psychischer Umstände sein, die zu falscher Interpretation einladen. In anderen Fällen handelt es sich um körperlich bedingte Krankheitsbilder oder Vergiftungszustände. Wo nicht bereits die genauere Untersuchung der Symptomatik auch den Unterschied zur Schizophrenie erkennen lässt, zeigt er sich im weiteren Verlauf bzw. in der Erkennung der Ursache.
e: pseudoschizophrenia. *fr:* pseudo-schizophrénie

Pseudoschlaf *(m)*. Erstes Stadium der tieferen ▶Hypnose. Der Zustand ähnelt äußerlich dem Schlaf, ohne dass die physiologischen Erscheinungen des Schlafes vorhanden sind (z. B. EEG-Veränderungen). ▶Hypnosestadien.

Pseudoschwachsinn *(m)*. Besondere Form der Minderbegabung vor allem bei Kindern. Zwischen einer meist normalen Testintelligenz (IQ 90–100) und einer mangelhaften Lebensintelligenz besteht eine Diskrepanz. Angst und Gehemmtheit infolge widriger kultureller und familiärer Verhältnisse rufen intellektuelle Unzulänglichkeit hervor. Durch ▶Schulangst, Examensangst und andere situationsbedingte Ängste kann das Kind seine Kenntnisse nicht mobilisieren, verliert sich in unwesentlichen Details und versagt bei zeitlich begrenzten Aufgaben. Das Gedächtnis ist nach H. Dietrich (1968) oft gut, soweit es mechanisch oder formal ist, jedoch fehlt die Fähigkeit, mit Gedächtnisstoff sachgemäß zu operieren. Rechnen ist das schlechteste Schulfach. Pseudoschwachsinnigen fallen keine Notlügen ein; vor Gericht sind sie zuverlässige Zeugen. Mit dem Er-

wachsenwerden entwickelt sich bei pseudoschwachsinnigen Kindern häufig ►Verhältnisschwachsinn oder ►Pseudointelligenz.
e: pseudo-mental deficiency. *fr:* pseudo-débilité

Pseudostupor *(m)*. Scheinbarer ►Stupor bei psychischen Krankheitszuständen, bei denen der Kranke reglos seinen pathologischen Innenerlebnissen (z.B. Halluzinationen) hingegeben ist.
e: pseudo-stupor. *fr:* pseudostupeur

Pseudotetanie *(f)* Syn. für ►Tetanie, psychogene.

Pseudotympanie, hysterische *(f)* Syn. für ►Syndrom der funktionellen Bauchauftreibung.

Pseudowut *(f)* Dt. Wort für ►sham rage.

Psilocybin *(n)*. O-Phosphoryl-4-hydroxy-N-dimethyl-tryptamin. Wirkstoff (neben dem eng verwandten Psilocin) der mexikanischen Pilzart Psilocybe mexicana. In Dosen von 8–12 mg typisches ►Halluzinogen, jedoch mit erheblich kürzerer Wirkung (4–6 Stunden). Deshalb häufiger in der Psychotherapie verwendet (►Bild-Eleben, katathymes).

Psittazismus *(m)*. Nachsprechen von Wörtern, die nicht verstanden werden. Papageierei. Papageiensprache.
e: psittacism. *fr:* psittacisme

Psychästhesie *(f)* In ►Kraepelins Temperamentslehre: seelische Empfindungsfähigkeit, Fähigkeit zu emotionalen Reaktionen.
e: psychesthesia. *fr:* psychesthésie

psychästhetische Proportion *(f)* (E. Kretschmer). In der Konstitutionspsychologie »das Verhältnis zwischen empfindlichen (hyperästhetischen) und kühlen (anästhetischen) Gemütsanteilen im einzelnen Schizothymiker«. ►diathetische Proportion.

Psychagogik *(f)* 1. (K. Kahlbaum). Im weiteren Sinne jede seelische Führung. 2. In der Psychotherapie A. Kronfelds das wichtige pädagogische Herausführen eines Patienten aus seiner Krise. Die Grenzen des Psychoanalytikers lägen in seiner Passivität. »Es ist nicht richtig, dass ein Konflikt aufhört zu bestehen, dass ein Komplex nicht mehr wirkt, dass ein Leidenszustand vergeht [...], wenn der Arzt nicht mehr tut, als dem Leidenden zur Selbsterkenntnis zu verhelfen« (Kronfeld, 1925). 3. Zusammenwirken von Psychotherapie und Pädagogik.
e: psychagogy. *fr:* psychagogie

Psychalgie *(f)* Schmerzen, welche sich nicht an die bekannten anatomischen Grenzen der Schmerzempfindungen halten und als nichtkörperlich empfunden werden. Es handelt sich um Kopf-, Brust-, Herzschmerzen. Manche Hypochonder und Neurotiker erklären den Schmerz selbst als körperlichen Ausdruck ihrer Angst. Bei endogen Depressiven oder Schizophrenen können Psychalgien typisches Symptom der Krankheit sein.
e: psychalgia.
Syn.: Neuralgismus, Pseudoneuralgie. *fr:* psychalgie

Psychalia Seltene Bez. für psychisches Krankheitsbild mit Halluzinationen des Gesichts- und Gehörsinnes.
e: psychalia.

Psychasthenie *(f)* (P. Janet). Nicht mehr übliche Bez. für Form einer Neurose. Nach Janet und der Psychiatrie des 19. Jahrhunderts waren das Zustände, die mit Ängsten, Gefühlen der eigenen Unvollkommenheit, Skrupelhaftigkeit, Schüchternheit, Willensschwäche und Zwangsbefürchtungen (Phobien) einhergingen. Janet unterschied unter den Psychoneurosen die beiden Gruppen Hysterie und Psychasthenie und rechnete dabei zur Psychasthenie praktisch alle Formen seelischer Störungen, die nicht unter den damaligen weiten Begriff der ►Hysterie fielen. Nach Janet ist dieser Zustand konstitutionell bedingt. Der Begriff hat sich in abgewandelter inhaltlicher Bedeutung in den Bezeichnungen »psychasthenischer Psychopath« und ►Astheniker erhalten.
e: psychasthenia. *fr:* psychasthénie

Psychastheniker *(m)*. Abnorme Persönlichkeiten (Psychopathen), die sich durch Unzulänglichkeit ihrer Kräfte gegenüber den Anforderungen des Lebens auszeichnen. ►Astheniker.
e: psychasthenic. *fr:* psychasthénique

psychasthenisch *(a)*. Mit Psychasthenie zusammenhängend; an Psychasthenie leidend.
e: psychasthenic. *fr:* psychasthénique

psychasthenische Krämpfe *(m, pl)*. ►Krämpfe, psychasthenische.

Psychataxie *(f)* Störung der Konzentrationsfähigkeit. Unfähigkeit, die Aufmerksamkeit längere Zeit einem Gegenstand zuzuwenden. Nicht zu verwechseln mit ►Ataxie, intrapsychische.
e: psychataxia. *fr:* psychataxie

Psyche *(f)* 1. I. w. S. Seele im Gegensatz zum Leib. Die Bestimmung des Verhältnisses zueinander war immer wieder kontrovers. Aristoteles schrieb der Psyche die Führung zu. »Es ergibt sich aber jenes Merkwürdige für den gegenwärtigen und die meisten Lehrvorgänge über die Seele: sie verbinden nämlich die Seele mit dem Körper und setzen sie in diesem an, ohne weiter zu bestimmen, aus welcher Ursache das geschieht und wie sich der Körper dazu verhält. [...] Die Kunst muss die Werkzeuge gebrauchen und die Seele den Körper« (Peri Psyche). Die ►Neurophilosophie schreibt dagegen dem Körper die Führung gegenüber der Psyche zu. Daraus leitet sich die ►Neuropsychiatrie (5) ab. 2. I. e. S. Alle bewussten und unbewussten seelischen Vorgänge (ohne Unterscheidung in Geist und Seele) als dualistischer Gegenbegriff zum Biologisch-Körperlichen des Menschen. 3. Eine Seite des Gegensatzpaares Psyche – Soma. 4. Bei Freud sind »Seele« und »Psyche« Synonyma. Vgl. ►Seele.
e: psyche. *fr:* psyché

Psychedelic-Behandlung *(f)*. ►psychedelische Behandlung.

Psychedelika *(n, pl)*. (H. Osmond, 1957). Vor allem in der amer. Literatur gebräuchliches Syn. für ►Halluzinogene.

psychedelisch *(a)*. Die Psyche offenlegend, aufdeckend, sie offenbarend. Eigenschaft von manchen auf die Psyche wirkenden Drogen, vor allem der ►Halluzinogene, insbesondere LSD. Es wird deshalb auch von »psychedelischen Drogen« gesprochen.
e: psychedelic (drugs).

psychedelische Behandlung *(f)* Vor allem in den USA angewandte Form einer durch ►Halluzinogene (LSD) unterstützten Psychotherapie. Der Patient wird durch Musik und verbale Methoden auf ein besonderes Erleben eingestimmt und bekommt dann eine hohe Dosis LSD. Es tritt eine toxische Psychose mit ekstatischen Gefühlszuständen und einer kosmisch-transzendenten Bewusstseinsausweitung ein. Die Methode wird vor allem bei Alkoholikern und im Endzustand schwerster Krankheitsformen (Krebs, Schmerzzustände) angewandt (H. Leuner, 1965; A. A. Kurland, S. Unger, J. W. Shaffer, 1967). ►Psycholyse.
e: psychedelic therapy.

Psycheklampsie *(f)* Obsol. Syn. für akute Manie (s. d.).
e: psycheclampsia. *fr:* psycho-éclampsie

Psychiater, Psychiaterin *(m, f)*. Kurzform der Berufsbezeichnung »►Facharzt für Psychiatrie und Psychotherapie«. – Historisch: In der Form »Psychiatrie« zuerst von ►Reil (1808), jedoch im Sinne von Psychotherapie gebraucht: »Das Problem, was die Psychiatrie aufzulösen hat, ist: welche Veränderungen des Organismus sind durch primäre Eindrücke auf die ideelle [sprich: psychische] Seite derselben … möglich?« Wurde von ►Heinroth (1818) sprachlich auf Psychiatrie korrigiert. Zuvor waren schon Bezeichnungen wie Seelenarzt, Arzt der Seele, psychologischer Arzt, philosophischer Arzt u. a. geläufig. Die in den Irrenhäusern tätigen Ärzte nannten sich dagegen Irrenärzte.
e: psychiatrist. *fr:* psychiatrie

Psychiatrie (Sache) *(f)* Seelenheilkunde. Medizin der Psyche. Als Fachgebiet der Medizin Wissenschaft von der Erkennung und Behandlung des krankhaft veränderten oder abnormen Seelenlebens. – Eine Gruppe von psychischen Krankheitsbildern war bereits im Altertum und Mittelalter bekannt. Im Laufe des 18. Jh. entstand jedoch eine neue, psychische Medizin, die mit ambulanter Psychotherapie arbeitete. Anfang des 19. Jh. entstanden deren erste therapeutische Institutionen (Bamberg, Bayreuth, Schleswig) und ein erster Lehrstuhl für ►psychische Therapie (►Heinroth). Unter dem Einfluss von ►Esquirol und ►Pinel entstanden ab 1811 (Sonnenstein b. Pirna) in Deutschland während der napoleonischen Herrschaft sozialtherapeutisch orientierte Irrenanstalten (in Frankreich erst ab 1838). Weitere Anstaltsgründungen folgten rasch. Parallel zu einer umfangreichen psychotherapeutischen Literatur entstand in den Institutionen eine Literatur der Beschreibung und Systematisierung von Krankheitsbildern des Irreseins. Eine schon im 18. Jh. vorhandene Theorie von einer ausschließlich organischen Ursache des Irreseins wurde nach dem Auftreten ►Griesingers (1845) zur allgemein anerkannten Maxime. Unter Führung von ►Kraepelin werden die Beobachtungen ab 1883 in einem nosologischen System neu geordnet, das seit 1909 in den wesentlichen Zügen unverändert beibehalten wurde und auch den heutigen Klassifikationssystemen (DSM, ICD) zugrunde liegt (►Klassifikation [2]). Die Psychopathologie erhielt durch ►Jaspers (1913) eine Zeichenlehre. Während die institutionelle Psychiatrie Ende des 19. Jh. vorwiegend kustodialen Charakter hatte, begann mit der Entdeckung der ►Malariakur durch ►Wagner-Jauregg (1917) deren neue therapeutische Ära. Es folgten ►Insulinkomabehandlung (1933), ►Cardiazolschock (1934), Elektrokrampfbehandlung (1938) und Psychopharmakabehandlung (ab 1953). Gleichzeitig entwickelte sich ab 1895 mit der ►Psychoanalyse eine neue Psychotherapie, die Vorbild vieler Richtungen (teils auch sie bekämpfender) wurde und bis heute blieb. Die gegenwärtige Psychiatrie versteht sich als »biopsychosozial«. Das heißt, es kommen gleichzeitig ganz unterschiedliche Behandlungsprinzipien zur Anwendung: ►Pharmakotherapie, Einzelpsychotherapie, ►Familienpsychotherapie, ►Soziotherapie u. a. Die Entdeckung neuer bildgebender Verfahren führte zu einer Konzentration der Forschungskräfte und -finanzen auf das Gehirn. – Mit der historischen Entwicklung entstand eine zunehmende Aufgliederung in Teilgebiete eines weiterbestehenden Ganzen: klinische Psychiatrie, Psychopathologie, Psychoanalyse, medizinische Psychologie, klinische Psychologie, forensische Psychiatrie, Sozialpsychiatrie, Kinder- und Jugendpsychiatrie, Gerontopsychiatrie, Pharmakopsychiatrie, Psychosomatik, Psychohygiene. Nach der Weiterbildungsordnung umfasst die Psychiatrie als ärztliches Fachgebiet alle Maßnahmen der Erkennung, der nichtoperativen Behandlung, der Prävention, der Rehabilitation und der Begutachtung bei psychischen Krankheiten oder Störungen sowie bei psychischen und sozialen Verhaltensauffälligkeiten.
e: psychiatry. *fr:* psychiatrie

Psychiatrie (Wort) *(f)* Wortkontamination aus griech. »psyche« (Seele), »iatros« (Arzt) und »iatrike techne« (Heilkunst). Daher eigentlich »Psychiatrik«. In dieser Form zuerst von J. C. ►Reil (»Ueber den Begriff der Medicin und ihre Verzweigungen.« 1808) gebraucht. Zuvor war von A. ►Röschlaub bereits »Iatrie« geprägt worden (»Erster Entwurf eines Lehrbuches der allgemeinen Iaterie und ihrer Propädeutik als Handschrift zu seinen Vorlesungen«, 1804). Psychiatrie bez. anfangs nur die Methode des in freier Praxis tätigen Arztes, der mit Psychotherapie behandelte, als Unterscheidungsbegriff zur ►Irrenheilkunde der Irrenärzte in den Irrenanstalten. Ab Mitte des 19. Jh. im heutigen Sinne gebraucht. »Allgemeine Zeitschrift für Psychiatrie« ab Bd. 1 (1844). Breitete sich von da an über andere Länder aus. »The American Journal of Insanity« wurde ab Bd. 78 (1922) umbenannt in »American Journal of Psychiatry«. Gegenwärtig in allen Sprachen der Welt. Wird gewöhnlich mit dem zuerst von Freud gebrauchten griech. psi (γ) symbolisiert. In der Alltagssprache bez. das Wort oft inkorrekt das Gebäude, in welchem psychisch Kranke behandelt werden.

Psychiatrie, administrative *(f)* Bez. für die besonders im Gesundheitsdienst und in großen psychiatrischen Krankenhäusern notwendige Organisationstätigkeit vieler Psychiater, die große Häuser zu leiten, neue Organisationsformen zu suchen, neue Institutionen zu gründen und die ärztlich-psychiatrischen Belange mit den administrativen in Einklang zu bringen haben.
e: administrative psychiatry. *fr:* psychiatrie administrative

Psychiatrie, alte *(f)* Mehr literarische Bez. für die institutionelle Psychiatrie Anfang bis Mitte des 19. Jahrhunderts, die beherrscht wurde von den Erfahrungen an den ersten psychiatrischen Anstalten, den sehr liberalen Behandlungsmethoden der ►moralischen Behandlung und den Ideen von Romantik und frz. Revolution. Endete, als Mitte des 19. Jh. der Positivismus vorherrschend wurde. Das Spätwerk ►Griesingers und das Erscheinen der 2. Auflage seines Lehrbuches (1869) werden oft als Zeitgrenze genommen.

Psychiatrie, anthropologische *(f)* ►anthropologische Psychiatrie.
fr: psychiatrie anthropologique

Psychiatrie, biologische *(f)* Psychiatrie, welche ihre Begründung und Systematik in Befunden sucht, die mit biochemischen, neuro-endokrinologischen und anderen biologischen Methoden erhoben werden können. Beginn etwa 1970 (►Saint-Louis-Gruppe; ►Pilotstudie, internationale). Es wurde versucht, psychische Krankheiten mithilfe von biologischen ►Markern zu kennzeichnen. In der Psychopathologie wurde versucht, mit ►Forschungskriterien, ►Einschlusskriterien, ►Ausschlusskriterien oder allgemeinen ►Kriterien ein allgemeinverbindliches Instrumentarium zu schaffen, mit welchem psychisch Krankes untersucherunabhängig, international und vergleichbar »gemessen« werden kann. Dies hatte eine auf solchen Prinzipien basierende Systematik zur Folge, welche mit ►DSM-III-V (ab 1980) erst in den USA, dann in der übrigen Welt vorherrschend wurde. Es gibt eine 1974 gegründete Internationale Föderation (World Federation of Societies of Biological Psychiatry) und eine Deutsche Gesellschaft für Biologische Psychiatrie.
e: biological psychiatry. *fr:* psychiatrie biologique

Psychiatrie, demokratische *(f)* In Arezzo (Italien) von Anhängern der ►Basaglia-Reform innerhalb einer sozialistisch-kommunistischen Region eingeführte reformierte psychiatrische Versorgungsstruktur. Diese wandte sich gegen die seinerzeit verelendeten Zustände in den Institutionen für psychisch Kranke. Im Zentrum stand ein psychiatrisches Krankenhaus. Es gehörten ferner Schulen, Altersheime und andere Institutionen zu einem ideologisch einheitlich begründeten Versorgungssystem. – Die Bez. wird gelegentlich für die ganze durch die ►Basaglia-Reform in Italien geschaffene Veränderung gebraucht.
fr: mouvement Psychiatria Democratica.

Psychiatrie, Deutsche Forschungsanstalt für ►Deutsche Forschungsanstalt für Psychiatrie.

Psychiatrie, dynamische *(f)* 1. Allgemein: Arbeitsrichtung der Psychiatrie, die sich in erster Linie zu einem psychischen Kräftespiel als Hintergrund vieler psychischer Erscheinungen und vor allem der krankhaften Seelenstörungen bekennt. Die Richtung wird oft als Teilerscheinung der ►Psychoanalyse verstanden, da die Bez. ►dynamisch hauptsächlich im Freud'schen Sinne angewandt wird. Sie ist jedoch wesentlich weiter und umfasst z. B. auch die ►Psychobiologie Adolf Meyers (s. d.). Die Bezeichnung wird hauptsächlich in Teilen der amerikanischen Psychiatrie angewandt, soweit diese sich als dynamisch versteht und damit auch einen Gegensatz zu einer deskriptiv-phänomenologischen (statischen) Psychiatrie meint. 2. Die von G. Ammon begründete Form der Psychoanalyse, welche insbesondere den Einfluss der sozialen Umwelt als wesentlich einbezieht. Diese Richtung besitzt eine eigene Zeitschrift: »Dynamische Psychiatrie« (Berlin, ab 1968).
e: dynamic psychiatry. *fr:* psychiatrie dynamique

Psychiatrie, endokrinologische *(f)*. ►endokrinologische Psychiatrie.

Psychiatrie-Enquête *(f)* »Bericht über die Lage der Psychiatrie in der Bundesrepublik Deutschland«. Der von der ►Enquête-Kommission 1975 vorgelegte Bericht zeigte erhebliche Mängel im Bereich psychiatrischer Krankenhäuser und Heime sowie bei ambulanten und gemeindenahen stationären Diensten auf. Die Reform-Empfehlungen haben in der nachfolgenden Zeit zu einer grundlegenden Veränderung der psychiatrischen Versorgung in Deutschland geführt. Die Großkrankenhäuser wurden verkleinert. Es entstanden zahlreiche psychiatrische Abteilungen in Allgemeinkrankenhäusern, ►Tageskliniken, andere teilstationäre Einrichtungen, Rehabilitationseinrichtungen, vielfältige sozialpsychiatrische Dienste, beschützte Wohnmöglichkeiten, differenzierte Angebote ambulanter Therapie, eigene Institutionen für Kinder und Jugendliche, Abhängigkeitskranke, Alterskranke, geistig Behinderte, ►Maßregelvollzug u. a.

Psychiatrie, existenzielle *(f)* Sammelbez. für alle philosophisch sich aus der Existenzerhellung von ►Jaspers, dem Existenzialismus J. P. Sartres, insbesondere jedoch aus der Existenzial-Ontologie Heideggers sowie aus der Philosophie Kierkegaards ableitenden Richtungen der Psychiatrie. Auch zu den verschiedenen ►Phänomenologien bestehen enge Verbindungen. Gewöhnlich wird aus der jeweiligen Philosophie eine eigene Psychotherapieform (z. B. existenzielle Therapie) begründet. Hierzu zählen: ►Psychiatrie, anthropologische, ►Daseinsanalyse, ►Frankl'sche Psychotherapie, ►Antipsychiatrie (1) sowie die Vereinigung von psychoanalytischen, existenziellen und protestantischen Ideen bei P. Tillich. Wird verstanden als Gegenrichtung zu einer aus der experimentellen Psychologie Wundts und der naturwissenschaftlichen Psychiatrie abgeleiteten Psychiatrie, welche die wichtigsten Regungen des Menschen, z. B. Liebe, Scham, Stimmungen, Todeserfahrung, Transzendenzbedürfnis u. a., außer Acht lässt oder missachtet.
e: existential psychiatry. *fr:* psychiatrie existentielle

Psychiatrie, experimentelle *(f)* Bedeutende psychiatrische Forschungsrichtung, die sich von Beobachtung und Beschreibung dadurch unterscheidet, dass die zu untersuchenden Phänomene unter möglichst genau definierten Bedingungen in Labors künstlich erzeugt werden: Tiermodelle, Genetik, Biochemie, Zellkulturen, Immunhistochemie, bildgebende Verfahren. Forschungsziel ist die Erfassung körperlicher Grundlagen psychischer Krankheiten und deren Chemismus, soweit solche vorhanden sind. In einer früheren Phase wurden auch experimentell erzeugte Psychosen (►Modellpsychose) und Neurosen (►Neurose, experimentelle) als Erkenntnisquelle benützt.
e: experimental psychiatry. *fr:* psychiatrie expérimentale

Psychiatrie, forensische *(f)* Fachgebiet der Psychiatrie, das die rechtlichen Aspekte psychischer Krankheiten umfasst. Zum Arbeitsgebiet gehört die ärztliche Beurteilung von ►Schuldfähigkeit, ►Unterbringung, ►Testierfähigkeit, rechtliche Betreuung (s. d.) u. a. In der Praxis wird das Gebiet durch Fachärzte für Psychiatrie und Psychotherapie vertreten, insbesondere, wenn sie die Schwerpunktbezeichnung »Forensische Psychiatrie« führen. Zuständig sind ebenfalls speziell ausgebildete Rechtsmediziner. – Nur wenige deutsche Universitäten besitzen einen Lehrstuhl oder eine eigene Abteilung für forensische Psychiatrie. – Historisch gesehen ist die forensische Psychiatrie der älteste Teil der Psychiatrie. Sobald man geisteskranke Täter nicht mehr bestrafen wollte, bestand die Notwendigkeit fachlicher Gutachten, was zu begrifflicher Klarheit nötigte.
e: legal psychiatry, forensic psychiatry. *fr:* psychiatrie médico-légale

Psychiatrie, gemeindenahe *(f)* 1964 eingeführte Organisationsform psychiatrischer Behandlung. Hilfe gegen die Ausgrenzung psychisch Kranker aus der Gesellschaft. Die Unterstützung, welche psychisch Kranke benötigen, wird möglichst nahe bei ihrem Wohnsitz angeboten. Dazu gehören betreutes Wohnen, Förderung der beruflichen Wiedereingliederung, Hilfe bei der Alltagsbewältigung, Krisenintervention u. a. Zugrunde liegen nicht nur humane Gesichtspunkte, sondern auch die ►Annahme, dass eine geschwächte Psyche innerhalb einer stützenden Kette allmählich stärker wird.
Syn.: psychosoziales Netzwerk.

Psychiatrie, geriatrische *(f)* Syn. für ►Gerontopsychiatrie.

Psychiatrie, gerichtliche *(f)* Syn. für ►Psychiatrie, forensische.

Psychiatrie, industrialisierte *(f)* ►Industrialisierung der Psychiatrie.

Psychiatrie, internationale *(f)* Zweig der praktischen Psychiatrie. Behandelt und vergleicht psychiatrische Fragen mit allgemeiner internationaler Bedeutung, z. B. Ausbildungswege für Psychiater und Hilfspersonal, Fragen der Lehre, Krankenhausorganisation, Behandlungsmethoden. Im Gegensatz zur transkulturellen Psychiatrie (s. d.) werden die besonderen Gegebenheiten der jeweiligen Kultur kaum berücksichtigt.
e: international psychiatry. *fr:* psychiatrie internationale

Psychiatrie, klassische (deutsche) *(f)* Epoche der Psychiatrie im 20. Jh. In dieser Zeit entstanden ein Regelwerk und Ordnungsprinzipien, die allgemeine Anerkennung fanden und im Rückblick als klassisch empfunden wurden. Die philosophischen Grundlagen wurden dem Rationalismus und Positivismus entnommen. Psychodynamische Gesichtspunkte blieben ausgeschlossen. Als Beginn wird die 6. Aufl. des klinischen Lehrbuchs von ►Kraepelin (1899) angenommen, weil die darin enthaltenen großen Linien seither nicht mehr verändert worden sind. Namensgebung und Darstellung der ►Schizophrenie durch Bleuler (1911) wurden ebenso akzeptiert. Die theoretischen Grundlagen fanden in den Formulierungen der »Allgemeinen Psychopathologie« (1913) von ►Jaspers allgemeine Anerkennung. Eine Feinsymptomatik insbesondere der Schizophrenie wurde von der ►Heidelberger Schule hinzugefügt. Werk und Wirkung Kurt ►Schneiders werden ebenfalls noch der

Klassik zugerechnet. Obwohl die kreative Zeit der Epoche durch den Beginn der Nazizeit abrupt beendet wurde und die psychisch Kranken erste Opfer der Vernichtung wurden, blieb das klassische Regelwerk bestehen. Durch die emigrierte deutsche Psychiatrie verbreitete sie sich in der ganzen Welt und begründete so zusammen mit der ebenfalls emigrierten Psychoanalyse und Psychotherapie das sog. Jahrhundert der dt. Psychiatrie. Durch das Erscheinen von DSM-III (1980) wird das Epochenende markiert (►Diagnostic …).
e: classical psychiatry.

Psychiatrie, mechanistische *(f)* Psychiatrie, welche psychische Erkrankungen ausschließlich mit naturwissenschaftlichen Mitteln zu erfassen versucht. Steht im Gegensatz zur psychodynamischen Psychiatrie (►Psychodynamik). Vorherrschend an dt. und amer. Universitäten, wo die Medizin allgemein als angewandte Naturwissenschaft aufgefasst wird. Bezieht sich ebenso auf eine von kognitiven Neurowissenschaften (s. d.) geprägte Psychiatrie. DSM-V gehört vollständig, ICD-10 größtenteils hierher.

Psychiatrie, molekulare *(f)* Psychiatrische Forschungs- und Arbeitsrichtung, hervorgegangen aus den kognitiven Neurowissenschaften (s. d.). Geht von einer naturwissenschaftlichen Auffassung psychischer Funkionen und Störungen aus. Es wird angenommen (►Annahme), dass jedem abnormen, krankhaften oder normalen psychischen Vorgang ein Vorgang im Gehirn zugeordnet werden kann, evtl. erst auf der Ebene von Molekülen, Hirnmakrophagen oder Mikroglia. Psychische Vorgänge wie Denken und Gedächtnis, Wollen sowie komplexe Verhaltensweisen werden durch die ihnen zugrunde liegenden molekularbiologischen und zellularen Funktionen zu verstehen gesucht. Ziel ist, biologische Kriterien zu finden, um damit psychopathologische und psychotische Erscheinungen zu erkennen, zu verstehen und zu behandeln. In der Forschungspraxis werden die mit neuropsychologischen Tests erfassbaren psychischen Funktionen den durch bildgebende Verfahren (CCT, NMR, fMRI, Kernspinspektroskopie, SPECT, PET) erfassbaren hirnbiologische Daten gegenübergestellt.
e: molecular psychiatry.

Psychiatrie, offizielle *(f)* Psychiatrie, welche vom Staat anerkannt, an den Universitäten gelehrt und in den Lehrbüchern erklärt wird. Die Bez. wurde zuerst von den Magnetisieuren Anfang des 19. Jahrhunderts gebraucht. Seitdem hauptsächlich dann, wenn Anschauungen und Methoden verwendet werden, die nicht »offiziell« anerkannt sind.
Syn.: Schulpsychiatrie.

Psychiatrie, organische: *(f)* Lehre von psychischen Krankheiten, welche Folgen nachweisbarer Hirnkrankheiten sind.
e: organic psychiatry.

Psychiatrie, Max-Planck-Institut für ►Deutsche Forschungsanstalt für Psychiatrie.

Psychiatrie, personalisierte *(f)* Medikamentöse psychiatrische Behandlung, welche auf die genetische Ausstattung des jeweiligen Menschen zugeschnitten ist. Psychiatrische Behandlung, welche sich auf Erkenntnisse der ►Molekularpsychiatrie stützt.
e: personalized psychiatry.

Psychiatrie, psychodynamische *(f)* Psychiatrische Orientierung, bei welcher in jedem einzelnen Fall psychischer ►Erkrankungen und Krankheiten eine umfassende ►Krankheitsgeschichte, ►Krankengeschichte, Geschichte persönlicher und Familienbeziehungen und ein Überblick über das Beziehungsnetz aufgenommen werden. Dies wird durch ►Interpretation in Beziehung gesetzt zum gegenwärtigen Zustand und zum Behandlungsplan. – Historisch: In einer Vorform bereits in den 4 Bdd. »Biographien der Wahnsinnigen« von Chr. H. Spiess (1795–1796), ein Werk der Trivialliteratur. Deutlicher in den »Biographien Geisteskranker« (1841) von ►Ideler. Blieb als Standardmethode bis in die Gegenwart auf die dt. Psychiatrie beschränkt. Vgl. ►Psychodynamik.
e: psychodynamic psychiatry

Psychiatrie, reformistische *(f)* Zur Sozialpsychiatrie gehörige Richtung der Psychiatrie (etwa ab 1955), welche sich insbesondere darum bemühte, den psychisch Kranken aktiv in die Gesellschaft zurückzugliedern. Bei dieser Rehabilitation wird versucht, den Kranken Arbeitsplätze zu sichern und auch nach der Klinikentlassung die ärztliche Kontrolle und Behandlung fortzusetzen. Die Bemühungen zielten auf eine grundlegende Reform nicht nur des psychiatrischen Krankenhauswesens. Vgl. ►Psychiatrie-Enquête.
Syn.: Reformpsychiatrie.

Psychiatrie, soziale *(f)*. ►Sozialpsychiatrie.

Psychiatrie, transkulturelle *(f)* 1. Forschungsgebiet der ►Sozialpsychiatrie. Untersucht werden die Einflüsse kultureller Gegebenheiten auf Entstehung und Symptomatik einer psychischen Krankheit, die verschiedenen Formen der Behandlung und Nachbehandlung sowie die Arten des Umgangs mit Geisteskranken. Die Untersuchungen werden im Hinblick auf andere Kulturen durchgeführt. In der vergleichenden transkulturellen Psychiatrie (cross cultural psychiatry) werden die unterschiedlichen Aspekte der Kulturen miteinander verglichen. – Das Gebiet wurde durch E. Kraepelin begründet, der 1904 mit dem Ziel transkultureller psychiatrischer Untersuchungen die Anstalt Buitenzorg auf Java besuchte. Einzelne kulturgebundene Krankheitsformen wurden schon früh beschrieben: ►Amok, ►Latah. – Zusammenfassung der Literatur in »Transcultural Psychiatry Research Review«. ►Psychiatrie, internationale. 2. Die großen Wande-

rungsbewegungen des 20. und noch mehr des 21. Jh. haben zu einer Erweiterung geführt. Psychiatrische Hilfeleistungen für die Integration und Assimilation von Migranten in gastgebenden Kulturen und deren psychische Probleme.
e: transcultural psychiatry.

Psychiatrie, translationale *(f)* (lat. translatio = Übertragung). Teildisziplin der translationalen Medizin und biologischen Psychiatrie (s. d.). Wirkungsvolles Umsetzen von Forschungsergebnissen im Labor in praktisch anwendbare Heilmethoden. Zahllose Bestimmungen machen die Zusammenarbeit vieler Disziplinen erforderlich. In der Praxis geht es oft darum, den Zeitweg von im Labor entwickelten Substanzen der Pharmaindustrie bis zur Einführung in die praktische Psychiatrie zu verkürzen. Der Übertragungsweg kann auch umgekehrt von neuen klinischen Beobachtungen zu Fragestellungen ans Labor führen.
e: translational psychiatry

P

Psychiatrie, vergleichende *(f)* Wissenschaftliche Arbeitsrichtung, die das Ziel verfolgt, psychische Krankheitsbilder in verschiedenen sozialen Gegebenheiten oder Kulturen miteinander zu vergleichen. Vgl. ►Psychiatrie, transkulturelle.
e: comparative psychiatry. *fr:* psychiatrie comparative

psychiatrisch *(a)* 1. Adj. zu ►Psychiatrie. 2. In der medizinischen Alltagssprache inkorrekt häufig anstelle von »psychisch« i. S. v. »zum Fachgebiet der Psychiatrie gehörend« gebraucht; in Analogie zu chirurgisch, internistisch, ophthalmologisch usw., z. B. »psychiatrische Krankheit«. 3. In der Umgangssprache begrifflich mehr mit Krankenhaus und Medikamenten assoziiert, als Gegenbegriff zu »psychologisch« (= assoziiert mit psychotherapeutisch).
e: pychiatric.

psychiatrische Fürsorge *(f)*. ►Außenfürsorge.

psychiatrische Pharmakotherapie *(f)*. ►Psychopharmakotherapie.

psychiatrische Sozialarbeit *(f)*. ►Sozialarbeit, psychiatrische.

psychiatrische Soziotherapie *(f)*. ►Soziotherapie, psychiatrische.

Psychiker *(m)*. Vertreter einer für die deutsche Psychiatrie vor allem des 19. Jahrhunderts typischen Anschauungsrichtung, die im Gegensatz zu den ►Somatikern lehrten, dass die Psyche nicht nur als Folge von Körperkrankheiten, sondern auch aus sich selbst erkranken kann. Zu ihren Vertretern gehören ►Langermann, ►Heinroth, Blumröder, F. E. Beneke, ►Ideler, Koreff.

psychisch *(a)*. 1. Sich auf seelische Vorgänge beziehend als Adj. zu ►Psyche. Im Engl. ist insoweit psychic oder psychical die genaue Entsprechung, die jedoch selten gebraucht wird, vielleicht weil die Nebenbedeutung »spiritistisch« ist. Stattdessen wird psychological gebraucht. Von dort ausgehend auch im deutschen Sprachgebrauch häufig inkorrekt »psychologisch« anstelle von »psychisch«. 2. Als ungefähre dt. Entsprechung von engl. ►mental (2 f.).
e: psychological, psychic, psychical. *fr:* psychique

psychische Energie *(f)*. ►Energie, psychische.

psychische Epidemie *(f)*. ►Masseninduktion, psychogene.

Psychische Faktoren mit Einfluss auf den körperlichen Zustand *(m, pl)*. In DSM-III-V: Erlebnisse, welche ein im Körper sich abspielendes Leiden verursachen oder verschlimmern. Die Bez. tritt an die Stelle der Bez. »psychosomatische Erkrankungen« (►Psychosomatik). Im Einzelnen werden aufgezählt: ►Adipositas, ►Spannungskopfschmerz, ►Migräne, Angina pectoris, Menorrhagie, Magengeschwür, Zwölffingerdarmgeschwür, Sakroiliakalschmerz, Neurodermitis, Akne, Rheumathoide Arthritis, Asthma, Tachykardie, Herzarrhythmie, Kardiospasmus, Pylorospasmus, Übelkeit und Erbrechen, Ileitis terminalis, ►Colitis ulcerosa, Pollakisurie.
e: psychological factors affecting medical (oder physical) conditions.

psychische Halluzinationen *(f, pl)*. ►Halluzinationen, psychische.

psychische Hygiene *(f)*. ►Psychohygiene.

psychische Infektion *(f)*. ►Induktion, psychische.

psychische Rumination *(f)*. ►Rumination, psychische.

psychische Sekretion *(f)*. ►Sekretion, psychische.

Psychische Störungen *(f, pl)*. Allgemeinbez. für alle psychischen Veränderungen, die Krankheitscharakter besitzen und z. B. nicht nur aus einem Konflikt zwischen Individuum und Gesellschaft bestehen.
e: mental disorders.

psychische Topographie *(f)*. ►Topographie, psychische

psychischer Befund *(m)*. ►Befund, psychischer.

psychisches Äquivalent *(n)*. (Gibbs und Gibbs). Selten gebrauchtes Syn. für ►Anfall, psychomotorischer.
e: psychic oder psychical equivalent. *fr:* équivalent psychique

psychisches Tempo *(n)*. ►Tempo, psychisches.

psychisches Trauma *(n)*. ►Trauma, psychisches.

Psychismus *(m)*. 1. (Meist als Plural gebraucht: Psychismen). Nach bestimmten, im Menschen vorgegebenen Mustern in Erscheinung tretende Funktionsanomalien und psychische Haltungen. Zu ihnen gehören die ►hypobulischen und ►hyponoischen Reaktionsmechanismen, Projektion und Verdrängung.
Syn.: seelische Mechanismen. 2. Philosophische Auffassung, dass alles Wirkliche psychischer Natur sei. ►Psychiker. *Ant* Hylismus.
e: psychism. *fr:* psychisme

psycho- In Wortzusammensetzungen Suffix aus ►psychisch, das zur Erleichterung der Aussprache assimiliert wurde.

Psychoanaleptika *(n, pl).* 1. Syn. für ►Amphetamine. 2. Selten Syn. für ►Antidepressiva.

Psychoanalyse *(f)* Von S. Freud begründete medizinisch-psychologische Disziplin. Innerhalb ihrer Grenzen gelten drei unterscheidbare Bedeutungen der Bez., die bereits von Freud (»›Psychoanalyse‹ und ›Libidotheorie‹«, 1923) herausgestellt wurden. Psychoanalyse ist: 1. »Ein Verfahren zur Untersuchung seelischer Vorgänge, welche sonst kaum zugänglich sind.« Das Verfahren dient hauptsächlich der Aufhellung der dem Individuum nicht bewussten Bedeutungen von Handlungen, Träumen, Gedanken, Vorstellungen und Äußerungen. Als Methode hierzu wird fast ausschließlich die freie Assoziation (s. d.) verwendet. 2. »Eine Behandlungsmethode neurotischer Störungen, die sich auf diese Untersuchung gründet.« Ins ►Unbewusste verdrängte Erlebnisse und Konflikte werden (wieder) ins Bewusstsein gehoben und dadurch einer adäquaten seelischen Verarbeitung zugänglich gemacht. Als Hilfsmittel dienen hierbei insbesondere die Interpretation von unbewussten Wünschen, von ►Widerstand und ►Übertragung. In dieser Bedeutung wird die Bez. am häufigsten angewandt. Sie ist dann syn. mit »psychoanalytischer Behandlung« (»sich einer Psychoanalyse [oder Analyse] unterziehen«). Psychoanalyse in diesem Sinne gehört zu den psychotherapeutischen Verfahren, ist jedoch nicht identisch mit ►Psychotherapie. Ausgeübt wird die Behandlung ausschließlich von speziell ausgebildeten Ärzten und Psychologen; ►Lehranalyse. Die Psychoanalyse eines Erwachsenen dauert bei 4–5 Wochenstunden zu 50 Min. durchschnittlich 2–3 Jahre. 3. Ein Lehrgebäude mit »einer Reihe von psychologischen, auf solchem Wege gewonnenen Einsichten, die allmählich zu einer neuen wissenschaftlichen Disziplin zusammenwachsen«. Grundannahme: Die Fehlentwicklung findet im 1. bis 2. Lebensjahr statt. Spätere Störungen sind lediglich Wiederholungen desselben. Die bei Behandlungen und Untersuchungen beobachteten psychischen Phänomene wurden von Freud zu einem Modell des Seelischen und seiner Funktionen zusammengefügt, dessen zahlreiche Einzelbegriffe in diesem Lexikon jedes für sich erklärt werden (s. vor allem ►Schichtenlehre der Psychoanalyse, ►Ich, ►Es, ►Über-Ich, ►Grundregel, psychoanalytische, ►Abreagieren, ►Übertragung, ►Gegenübertragung). Insofern als Psychoanalyse ein System von aufeinander bezogenen Regeln darstellt, ist es nach K. Hübner (1990) eine Wissenschaft. Der weitere Ausbau des Lehrgebäudes führte vor allem wegen der Theorie der ►Libido zu einer Spaltung unter den Anhängern Freuds, sodass neben der »orthodoxen« Psychoanalyse weitere psychoanalytische Schulen um C. G. ►Jung, A. ►Adler, K. ►Horney, S. ►Sullivan, H. ►Schultz-Hencke, u. a. entstanden, die sich in Einzelfragen von Theorie und Technik von der Freud'schen Lehre sowie untereinander unterscheiden. In der Gegenwart behauptet die sehr eigenständige Freud'sche Psychoanalyse von J. ►Lacan vor allem in Frankreich eine beherrschende Position. In den USA, Lateinamerika und Europa finden die Lehren von Otto Kernberg (*1928) und Heinz ►Kohut die breiteste Anerkennung. Man könnte sie als Psychoanalyse der Persönlichkeitsstruktur oder des ►Selbst zusammenfassen. – 4. Außerhalb des dt. Sprachgebietes wird unter Psychoanalyse vielfach jede Form der Psychotherapie bez., die sich nicht einer eng gefassten ►Verhaltenstherapie zuordnen lässt. – Wortgeschichte: Freud benutzte die Bez. erstmalig in der Abhandlung »Weitere Bemerkungen über die Abwehr-Neuropsychosen« (1896). In den ersten Arbeiten der Jahre 1893–1895 verwendete Freud Bezeichnungen wie »psychische«, »psychologische« oder »hypnotische Analyse«.
e: psychoanalysis.

Psychoanalyse, aktive *(f).* ►Analyse, aktive.

Psychoanalyse, angewandte *(f)* Anwendung psychoanalytischer Theorien außerhalb des ärztlichen Sprechzimmers ohne Rücksicht auf Behandlung von Patienten. Bezieht sich auf Psychologie, Kunst, Geschichte, Archäologie, die Philologien, Literatur, Literaturwissenschaft, Philosophie, Biologie, Ethnologie, Soziologie, Pädagogik, Sexologie u. a. Die Psychoanalyse wurde fast von ihrem Beginn an auf andere Disziplinen angewandt. 1912 wurde hierfür die Zeitschrift ►»Imago« gegründet.
e: applied psychoanalysis.

Psychoanalyse, duale *(f)* (H. Flescher, 1958). Psychoanalytische Technik. Der Analysand hat abwechselnd Sitzungen mit einem weiblichen und einem männlichen Analytiker. Für die Gefühle des Patienten gegenüber beiden Elternteilen soll je eine eigene Figur da sein, auf die er übertragen (►Übertragung) kann. Die Methode bewährt sich bei starker Angst, starken Schuldgefühlen, drohendem Zusammenbruch und in der Endphase einer konventionellen Analyse zur Erleichterung der Lösung von Übertragungen.
e: dual analysis oder method.
Syn.: duale Methode. *fr:* psychoanalyse duelle

Psychoanalyse, gezielte *(f)* Psychotherapieform, die sich auf eine Herausarbeitung des aktuellen, Symptome verursachenden Konfliktes beschränkt. Die Behandlung wird beendet, wenn der Patient Einsicht in seinen Konflikt gewonnen und ausführbare Pläne für seine Lösung entwickelt hat.
e: focussed analysis, conflict-centered analysis.

Psychoanalyse, passive *(f).* ►Analyse, passive.

Psychoanalyse, wilde *(f)* (S. Freud, 1910). Psychoanalytische Behandlung durch einen Arzt, der nicht Psychoanalytiker ist, aber aufgrund seiner Kenntnisse psychoanalytischer Theorien eine direkte Deutung von Symptomen, Träumen, Fehlleistungen usw. vornimmt, ohne die Bedingungen hierfür zu beachten und insbesondere die Phänomene des ►Widerstandes oder der ►Übertragung zu berücksichtigen. I. w. S. jede sich psychoanalytischer Erkenntnisse, aber nicht ihrer strengen Technik bedienende Analyse psychischer Vorgänge. Kurz vor Erscheinen der Arbeit »Über wilde Psychoanalyse« (GW VIII, 118) wurde der internationale psychoanalytische Verein gegründet, der nur solche Mitglieder aufnimmt, die eine für ausreichend gehaltene Ausbildung besitzen.
e: wild analysis. *fr:* psychoanalyse sauvage

Psychoanalysmus *(m)*. (R. Castel, 1973). Antipsychoanalytische, kritische philosophische Lehre. Die Psychoanalyse nehme in der sozialen Kontrolle und Unterdrückung dieselbe Rolle ein wie die Psychiatrie und stelle insoweit nur eine verfeinerte Form der Anstaltswände um den Kranken herum dar (Castel: »Le psychoanalysme«, 1973; dt. »Psychoanalyse und gesellschaftliche Macht«, 1976).

Psychoanalytiker *(m)*. Arzt oder Psychologe, dessen Haupttätigkeit darin besteht, die ►Psychoanalyse als Behandlungsmethode anzuwenden. Neben der ärztlichen oder psychologischen Ausbildung gehört zur Ausübung des Berufes eine mehrjährige spezielle Ausbildung, die von den psychoanalytischen Lehrinstituten angeboten wird.
e: psychoanalyst, analyst. *fr:* psychoanalyste

psychoanalytisch orientierte Psychotherapie *(f)* Syn. für ►Psychotherapie, analytische.

psychoanalytische Grundregel *(f)*. ►Grundregel, psychoanalytische.

psychoanalytische Kur: *(f)* ►Kur, psychoanalytische.

psychoanalytische Methode *(f)*. ►Methode, psychoanalytische.

Psychoataxie *(f)* Seltenes Syn. für ►Ataxie, intrapsychische.

Psychobiogramm *(n)*. (E. Kretschmer). Schema (nach Vordruck) zur Persönlichkeitsuntersuchung in praktischen Begriffen. In Teil A wird ein Verwandtschaftsdiagramm aufgezeichnet. In Teil B folgt eine Beschreibung von Temperament, Intelligenz, sozialem Verhalten, körperlichen Befunden und Lebensdaten in zusammenfassenden Begriffen.
e: psychobiogram. *fr:* psychobiogramme

Psychobiologie *(f)* 1. Von A. ►Meyer (1915) begründete eklektische psychiatrische Lehre mit eigenem Begriffssystem. Ganzheitstheorie, die von der Untrennbarkeit physischer und psychischer Funktionen ausgeht. Es wird betont, dass multiple biologische, psychologische und soziologische Faktoren die Persönlichkeit als »psychobiologischen Gesamtorganismus« beeinflussen. ►Ergasiologie. 2. Von H. Lungwitz begründete Lehre, in der »nach Lösung des Leib-Seele-Problems« die psychischen Vorgänge als biologische Nerven-Gehirn-Funktionen bezeichnet werden. Dabei wird das kausale Denken durch das »realisch-biologische« Denken ersetzt. Nach dieser Lehre werden Neurosen durch ärztlich-philosophischen Unterricht behandelt (»Erkenntnistherapie«). »Zeitschrift für Psychobiologie« (ab 1952). »Psychobiologische Gesellschaft«. 3. (D. Ploog, 1969). Betrachtung psychischer Funktionen und Leistungen in engstem Zusammenhang mit ihren biologischen Grundlagen. Erklärung psychischer Funktionen mit den Mitteln der Biologie. Die Bezeichnung lehnt sich an die Biopsychologie E. Bleulers an.
e: psychobiology, ergasiology (1). 4. Das Adj. »psychobiologisch« wird vielfach syn. mit »biopsychosozial« gebraucht. *fr:* psychobiologie

Psychochirurgie *(f)* Das Gesamt der operativen Eingriffe am Zentralnervensystem zur Behandlung von psychischen Krankheiten und Leidenszuständen. Insbesondere sind Schizophrenie, manisch-depressive Erkrankungen, Epilepsie, Zwangskrankheit u. a. auch chirurgisch behandelt werden. Als Methoden stehen vor allem stereotaktische Eingriffe sowie ►Leukotomie, Topektomie, Thalamotomie zur Verfügung.
e: psychosurgery. *fr:* psychochirurgie

Psychodiagnostik *(f)* Das Gesamt psychischer Verfahren zur Erfassung der Persönlichkeit und ihrer Fehlentwicklungen. Hierzu gehören neben der ►Exploration die Ausdrucks-, Leistungs- und Verhaltensanalyse sowie die Anwendung von Tests, vor allem der ►Projektionstests.
e: psychodiagnostics. *fr:* psycho-diagnostic

Psychodisziplinen *(n, pl)*. ►Psychofächer.

Psychodometer *(n)*. Instrument zur Messung der Geschwindigkeit psychischer Prozesse. Es wird die Reaktionszeit auf verschiedene (optische, akustische, taktile) Reize gemessen.
e: psychodometer. *fr:* psychodomètre

Psychodometrie *(f)* Bestimmung der Geschwindigkeit psychischer Prozesse mit dem Psychodometer.
e: psychodometry. *fr:* psychodométrie

Psychodrama *(n)*. (J. L. Moreno, 1921). Technische Methode der Psychotherapie, in der sich psychoanalytische Konzeptionen und gruppendynamische Erkenntnisse verbinden. Die Methode macht vom freien dramatischen Spiel Gebrauch und zielt darauf ab, die Spontaneität der Betreffenden zu lockern. Sie ist für Kinder und Erwachsene geeignet. Die Patienten werden aufgefordert, Situationen des Alltags mit ihren Beziehungen zur Umwelt oder auch besondere, konfliktbesetzte Situationen schauspielerisch darzu-

stellen. In einem anschließenden Gespräch werden die Darstellungen gemeinsam besprochen und einer Analyse unterzogen. Verschiedene Varianten: ►Soziodrama, Physiodrama, Axiodrama (Betonen ethischer Werte); ferner die Verbindung von Psychodrama mit Hypnose (Hypnodrama), Musik, Tanz, Malen, Bildhauerei und anderer schöpferischer Kunst. Das Psychodrama dient durch Sichtbarmachung verborgener Gefühle und Konflikte auch der Diagnostik. Es ist nach Moreno eine Wissenschaft, welche die Wahrheit mit den Mitteln der Dramatik erforscht. Außer als Hilfsmittel der Psychotherapie wird das Psychodrama auch als Lehrmethode für kaufmännische Berufe mit viel menschlichen Kontakten oder zum Auswählen von geeigneten Kandidaten für bestimmte Posten verwendet. – Ausbildung in eigenen Moreno-Instituten.
e: psychodrama. *fr:* psychodrame

Psychodynamic Diagnostic Manual (PDM) *(n)*. Psychoanalytische Ergänzungen zur Diagnostik nach DSM-V und ICD-10. Herausgegeben von der Alliance or Psychoanalytic Organizations. 1. Aufl. 2006, 2. Auflage (PDM-2) 2016.

Psychodynamik *(f)* Das Walten seelischer Kräfte im Menschen in Gesundheit und Krankheit, insbesondere bei psychischen Erkrankungen. Steht in einem Gegensatz zur mechanistischen Psychiatrie (s. d.). Zum Tragen kommen vor allem die kinetischen, funktionellen und energetischen Aspekte der ►Dynamik. Ausgehend von aristotelischen Grundsätzen (►Psyche) erstmals eingeführt und genutzt von ►Stahl. Kommt vielfältig bei Freud zur Anwendung: »Wir bemühen uns um eine dynamische Auffassung der seelischen Erscheinungen« (Vorlesungen zur Einführung der Psychoanalyse). Wird jedoch unzutreffend oft mit Psychoanalyse gleichgesetzt. Die Bez. kommt in DSM-V nicht vor.
e: psychodynamics. *fr:* psychodynamique

Psychodysleptika *(n, pl)*. Syn. für ►Halluzinogene.

Psychoedukation *(f)* (C. M. Anderson, G. E. Hogarthy, D. J. Reiss 1980). Aufklärung von psychisch Kranken und ihrer Angehörigen durch Unterrichtung (engl.: education) und Psychotherapie in einem. Ziele sind: das Informationsbedürfnis über die Krankheit zu befriedigen, das Mitspracherecht der Kranken zu erhöhen, die Mitarbeit zu verbessern, vermeidbare Belastungen aus der Umgebung und die Rückfallhäufigkeit zu verringern. Ursprünglich war es ein Konzept für Schizophrene, das dann auf alle psychisch Kranken ausgedehnt wurde. In der Praxis bedeutet dies hauptsächlich medizinische Erklärungen zur Krankheit.
e: psychoeducation.

Psychoendokrinologie *(f)* Syn. für ►endokrinologische Psychiatrie.

Psychoenergizer *(m)*. 1. Syn. für ►Monoaminooxidasehemmer. 2. Syn. für ►Antidepressiva. 3. Syn. für ►Amphetamine.
e: psychic energizer.

Psychofächer *(n, pl)*. Sammelbez. für medizinische und psychologische Fachdisziplinen. – Im Einzelnen: ►Facharzt für Psychiatrie und Psychotherapie; ►Facharzt für Psychiatrie und Psychotherapie mit Schwerpunkt Forensische Psychiatrie; ►Facharzt für Kinder- und Jugendpsychiatrie und -psychotherapie; ►Facharzt für psychosomatische Medizin und Psychotherapie; ►Facharzt für Neurologie; ►Nervenarzt (Facharzt für Nervenheilkunde); ►Psychologe Dr. rer. medic.; ►Psychotherapeut, ärztlicher; ►Psychotherapeut, psychologischer; ►Psychologischer Kinder- und Jugendlichenpsychotherapeut; – Die frz. Sprache fasst die Fächer unter «Les Psi« zusammen. Im Dt. gibt es keine Entsprechung.

psychogalvanisches Phänomen *(n)*. Syn. für ►Reflex, psychogalvanischer.

psychogen *(a)*. (R. Sommer). In der Psyche selbst begründet. Bezieht sich auf psychische Störungen, die nicht Folge einer Körperkrankheit sind, sondern in der Eigengesetzlichkeit des Seelischen begründet sind und auf nichts anderes als Seelisches zurückgeführt werden können. Da psychogene Störungen gewöhnlich mit aktuellen oder früheren Erlebnissen zusammenhängen, oft auch als »erlebnisbedingt« oder »lebensgeschichtlich bedingt« eingedeutscht. Die Bez. ersetzt in vielfacher Hinsicht den älteren Begriff »hysterisch«. Vgl. ►endogen, ►exogen.
e: psychogenetic, psychogenic, psychogenous. *fr:* psychogène

psychogene Amnesie *(f)* ►Amnesie, psychogene.

psychogene Ausfallserscheinungen *(f, pl)*. Körperliche und psychische Funktionsausfälle, die als Reaktion auf Erlebnisse, nicht als Folge eines Krankheitsprozesses aufzufassen sind. Beispiele: psychogene Blindheit oder Taubheit.

psychogene Bewusstseintrübung *(f)*. ►Bewusstseinstrübung, psychogene.

psychogene Blindheit *(f)*. ►Blindheit, psychogene.

psychogene Depression *(f)* Syn. für ►Depression, reaktive.

psychogene Halluzinationen *(f, pl)*. ►Halluzinationen, psychogene.

psychogene Lähmung *(f)*. ►Lähmung, psychogene.

psychogene Masseninduktion *(f)*. ►Masseninduktion, psychogene.

psychogene psychotische Episoden *(f, pl)*. ►Episoden, psychogene psychotische.

psychogene Sehstörungen *(f, pl)*. ►Blindheit, psychogene.

psychogene Symptomverstärkung *(f)* Syn. für ►Überlagerung, psychogene.

psychogene Taubheit *(f)*. ►Taubheit, psychogene.

psychogene vegetative Symptome *(n, pl)* ►Symptome, psychogene vegetative.

psychogene Wunschreaktion *(f)*. ►Wunschreaktion, psychogene.

psychogene Zweckreaktion *(f)*. ►Zweckreaktion, psychogene.

psychogener Anfall *(m)* ►Anfall, psychogener.

psychogener Dämmerzustand *(m)* ►Dämmerzustand, psychogener.

psychogener Schiefhals *(m)* ►Schiefhals, psychogener.

psychogener Tod *(m)* ►Tod, psychogener.

psychogener Torticollis *(m)*. Syn. für ►Schiefhals, psychogener.

Psychogenes Schmerzsyndrom *(n)*. Bez. von DSM-III für ►Schmerzstörung.
e: psychogenic pain disorder.

Psychogenes Weglaufen *(n)*. In DSM-III: Fortlaufen eines erwachsenen Menschen. Wird in DSM-IV/V Dissoziative Fugue (s. d.) genannt.
e: psychogenic fugue.

Psychogenese *(f)* 1. Entwicklung des Seelenlebens einschließlich seiner Einzelfunktionen beim einzelnen Individuum. 2. Einfluss psychischer Faktoren auf Krankheitszustände. Syn. für ►Psychogenie. ►psychogen. 3. Stufenweise Entwicklung des Seelenlebens während der Entwicklung der Arten.
e: psychogenesis. *fr:* psychogenèse

Psychogenesis *(f)*. ►Psychogenese.

Psychogenie *(f)* Entstehung seelischer Erkrankungen oder abnormer seelischer Zustände durch seelische Ursachen (Erlebnisse). Am häufigsten gebrauchtes Substantiv zu ►psychogen.
e: psychogeny. *fr:* psychogénie

Psychogeriatrie *(f)* Zweig der Geriatrie, der sich um die psychischen Störungen älterer Menschen bemüht. In der Psychiatrie wird die Bez. ►Gerontopsychiatrie bevorzugt.
e: psychogeriatry.

Psychoglossie *(f)* Stottern.

Psychogramm *(n)*. 1. Mehr in der Psychologie als in der Psychiatrie verwendete Bez. für eine übersichtliche graphische Darstellung in der psychometrischen Testuntersuchungen festgestellten Persönlichkeitszüge. Die Zusammenstellung erlaubt einen raschen Überblick und Vergleich mit anderen Individuen und lässt starke oder schwache Punkte der Testergebnisse unmittelbar hervortreten. 2. Ergebnis der ►Psychographie.
e: psychogram. *fr:* psychogramme

Psychographie *(f)* Beschreibung einer Person mit allen erfahrbaren Einzelheiten der seelischen Entwicklung, Störungen, Krisen, Krankheiten. Wird besonders angewendet bei Persönlichkeiten, welche in Kultur oder Geschichte deutliche Spuren hinterlassen haben. Dabei werden ihre Werke, Korrespondenzen und sonstigen schriftlichen Äußerungen sowie die Berichte, Briefe, Tagebücher u. a. von Zeitgenossen verwendet. Das Ergebnis ist ein Psychogramm (2).
e: psychography. *fr:* psychographie

Psychohistorie *(f)* Seit etwa 1970 entstandene Disziplin der Sozialwissenschaften und Psychiatrie. In den Anfangsjahren häufig als der Teil der angewandten Psychoanalyse verstanden, der auf die Geschichte bzw. ihre Repräsentanten angewandt wurde. Der Zugang zum Verständnis der Geschichte wird über den Lebensweg von Individuen oder Gruppen gesucht. 3 Arbeitsbereiche: 1. Geschichte der Kindheit historischer Persönlichkeiten und ihre Auswirkungen auf den Lauf der Geschichte (vgl. ►Psychographie). 2. Psychobiographie; Biographie historischer Persönlichkeiten unter psychodynamischen Gesichtspunkten. 3. Psychohistorie der Gruppe. – Als erstes Werk wird Erik Eriksons Buch »Young Man Luther, a Study in Psychoanalysis and History« (Der junge Mann Luther, eine psychoanalytische und historische Untersuchung; 1958) angesehen. Zeitschrift: The Journal of Psychohistory (ab 1973). – Vgl. ►Mentalitätengeschichte.
e: psychohistory. *fr:* psychohistoire.

Psychohygiene *(f)* Lehre von der Pflege geistig-seelischer Gesundheit. Zielt auf eine größtmögliche Anpassung des Inviduums an seine soziale und zivilisatorische Umwelt hin. Hauptarbeitsgebiete sind: 1. Feststellung der Ursachen psychischer Krankheiten (Vererbung, sozio-kulturelle Gegebenheiten, Berufsleben, Gewohnheiten oder auch Alkoholismus); 2. Aufklärung der Öffentlichkeit über mögliche Ursachen psychischer Störungen (Tagungen, Broschüren, Funk, Fernsehen); möglichst frühzeitige Erfassung psychischer Störungen zum Zwecke der Vorbeugung und Vermeidung von Krankenhauseinweisungen. – Historisch: Die Idee wird hauptsächlich von einer internationalen Bewegung verbreitet. Erste Ansätze 1897 in Finnland. Besondere Verbreitung des Gedankens ab 1903 durch den ehemaligen Versicherungsangestellten C. Beers, der 2 Jahre in einer Anstalt verpflegt wurde und dann gesundete. Sein Bericht (»Eine Seele, die sich wiederfand«, Basel, 1941) fand weite Verbreitung. 1909 Gründung des Nationalkomitees für Psychohygiene in New York. 1918 Gründung des frz. »Comité National d'Hygiène Mentale« durch Toulouse, 1925 des »Deutschen Verbandes für psychische Hygiene« durch R. Sommer. Zusammenschluss der Einzelgesellschaften in der »World Federation for Mental Health« (WFMH) 1948.
e: mental hygiene, psycho-hygiene.
Syn.: Sozialhygiene (1). *fr:* hygiène mentale

Psychoid *(n)*. 1. (E. Bleuler, 1925). Seelenähnliche Ganzheit. Die einheitliche und harmonische Ausrichtung aller Funktionen niederer Lebewesen (Pflanzen, Einzeller, Tiere) auf die Erhaltung des Lebens, die als

psychisch gedacht werden kann, es aber in Wirklichkeit nicht ist. Die Funktionen sind in der ►Mneme jeder einzelnen Zelle verankert.
e: psychoid.
Syn.: Entelechie (H. Driesch). 2. (C. G. Jung). »Seelenähnliche«, den Trieben nahestehende seelische Schicht. *fr:* psychoïde

Psychoinfantilismus *(m).* Syn. für ►Infantilismus, psychischer.

Psychokatharsis *(f)* Syn. für ►Katharsis.

psycho-kathartische Behandlung *(f).* ►kathartische Methode.

Psychokym *(n).* (E. Bleuler). »Psychische Vorgänge in physiologischer Auffassung, d. h. das einer Energieform analog gedachte, das Zentralnervensystem durchfließende Etwas, das den psychischen Vorgängen zugrunde liegt. Neurokym bezeichnet die nervösen Vorgänge im Allgemeinen.«
e: psychokym(e). *fr:* psychokym

Psycholagnie *(f)* Sexuelle Erregung, die durch sexuelle Vorstellungen und Tagträumereien hervorgerufen wird.
e: psycholagny. *fr:* psycholagnie

Psycholepsie *(f)* 1. (P. Janet). Plötzlich einsetzende, kurz dauernde Herabsetzung der »psychischen Spannung« (►Janet), woraus ein kurz dauerndes Aussetzen der intellektuellen Prozesse erfolgt. Janet fand diese Erscheinung vor allem bei Psychasthenikern und Schizophrenen. Entspricht teilweise den gegenwärtigen Phänomenen des ►Gedankenentzuges und Fadenverlierens. Die Bez. wurde von J. Delay wieder aufgegriffen, um die Wirkung von psychotropen Medikamenten zu bezeichnen (►Psycholeptika). 2. Plötzliche, kurz dauernde Bewusstseinsunterbrechung. Die Bez. wird sowohl bei den epileptischen ►Absenzen wie auch bei den nichtepileptischen synkopalen Anfällen angewandt.
e: mental eclipse, psycholepsia. *fr:* psycholepsie, éclipse cérébrale (mentale)

Psycholeptika *(n, pl).* (J. Delay). Sammelbez. für Medikamente mit dämpfender Wirkung auf die höhere Nerventätigkeit. Sie rufen je nach Dosis Gleichgültigkeit, Entspannung, Müdigkeit, Aggressivitätsdämpfung, schließlich Schlaf hervor. In einem weiteren Sinne gehören zu den Psycholeptika alle barbitursäurehaltigen oder barbituratfreien ►Hypnotika, ►Ataraktika, ►Neuroleptika und Thymoleptika. Auch werden die Bez. »Psycholeptika« und »Neuroleptika« gelegentlich syn. verwendet, da eine – von Delay angenommene – strenge Unterscheidung zwischen einer Wirkung mehr auf die Psyche (Psycholeptika) oder mehr auf die psychomotorische Aktivität (Neuroleptika) oft nicht durchführbar ist.
e: psycholeptica. *fr:* agents psycholeptiques

Psychologe *(m)* Absolvent eines Hochschulstudiums in Psychologie mit Regelstudienzeit von 5 Jahren. Abschluss mit einer staatlichen Prüfung (Diplom oder Master). Je nach Examen werden folgende Titel geführt: Diplom-Psychologe (Dipl.-Psych.) oder Master of Science (M. Sc. oder M. Sc.-Psych.). Für den Abschluss als Master ist ein Bachelorstudium mit Abschlussexamen und dazu ein vierjähriges Masterstudium erforderlich. Das Masterstudium ist mit einem der folgenden Schwerpunkte verbunden: (a) Klinische Psychologie (s. d.), (b) Personal- und Wirtschaftspsychologie, (c) ►Neurowissenschaften. Die innerhalb psychiatrischer Kliniken oder ähnlichen Institutionen arbeitenden Psychologen führen keine darauf hinweisenden Berufsbezeichnungen. Psychologen besitzen gewöhnlich besondere Kenntnisse u. a. in Testverfahren und Statistik, ►Intelligenz, ►Kognition, ►Gedächtnis, ►Lernen, seelische Struktur (s. d.), ►Persönlichkeitsenwicklung. Mit einer Zusatzausbildung von 3–5 Jahren kann der Diplompsychologe psychologischer Psychotherapeut (s. d.) werden. In der Alltagssprache bedeutet Psychologe oft unzutreffend so viel wie ►Psychotherapeut.
e: psychologist

Psychologe Dr. rer. medic. *(m).* Innerhalb der Medizin und ihren Institutionen tätiger Psychologe mit Hochschulabschluss in Psychologie, der von einer medizinischen Fakultät promoviert worden ist. Zum Psychologiestudium wird ein medizinisches Zusatzstudium von 2–3 Jahren vorausgesetzt. Eine Berechtigung, den Titel Arzt zu führen, besteht nicht.

Psychologe, klinischer *(m).* Jemand, dessen Fach die klinische Psychologie (2) ist (s. d.). Voraussetzungen für die Anerkennung sind: abgeschlossenes Studium der Psychologie (Diplom, Master) und eine Zusatzausbildung (psychologische Diagnostik, psychotherapeutische Verfahren, ►Selbsterfahrung, ►Krisenintervention, ►Psychopathologie, ►Entspannungstherapien, ►Psychiatrie, sexueller Missbrauch [s. d.], Ethik, Berufsrecht u. a.). Eintrag in die »Liste der klinischen Psychologen« gilt als Nachweis. Tätigkeitsfelder sind u. a. die freie Praxis (am häufigsten angestrebt), Krankenhäuser, Rehabilitationseinrichtungen, Sozialvericherungsträger.
e: clinical psychologist.

Psychologie, analytische *(f)* Die aus der Psychoanalyse Freuds hervorgegangene Lehre von C. G. Jung. Sie besagt in ihren Hauptzügen, dass das ►Unbewusste die schöpferische Quelle des Bewusstseins sei, wobei von einem individuellen Unbewussten ein »kollektives ►Unbewusstes« unterschieden wird, das auch die ►Archetypen enthält. Neurosen entstehen durch Verdrängung und Vernachlässigung angeborener religiöser Funktionen der Psyche. Unbewusstes und bewusstes Seelenleben stehen im Normalfalle in einem Gleichgewicht zueinander, sodass die Psyche sich hierdurch selbst reguliert. Ferner werden zwei entgegengesetzte Typen unterschieden, die durch

►Extraversion und ►Introversion gekennzeichnet sind.
e: analytical psychology.
Syn.: komplexe Psychologie. *fr:* psychologie analytique

Psychologie, differenzielle *(f)* Zweig der Psychologie, der Art und Ausmaß der Unterschiede zwischen Individuen und Gruppen untersucht.
e: differential psychology. *fr:* psychologie différentielle

Psychologie, humanistische *(f)* Sammelbez. für verschiedene nach 1950 entstandene Psychotherapierichtungen, denen eine Abwehrhaltung gegenüber dem ►Behaviorismus und seinen Folgen, weniger auch gegenüber der ►Psychoanalyse gemeinsam ist. Versteht sich als »dritte Kraft« zwischen diesen Richtungen. Ziele des Daseins und damit auch der Psychotherapie seien Selbstaktualisierung, Kreativität, Liebe, höhere Werte, Wachstum, Freude, Transzendenz. Zu den Vertretern werden gerechnet: Abraham Maslow, Carl. R. Rogers, Charlotte Bühler, Erich ►Fromm, Viktor E. ►Frankl., auch C. G. ►Jung.
e: humanistic psychology.

Psychologie, klinische *(f)* 1. Arbeitsgebiet der Psychiatrie und der angewandten Psychologie. Gleichzeitige Anwendung von psychologischen (z. B. Tests) und psychiatrischen Methoden (Exploration, Lebensgeschichten, Beobachtung) zum Erkennen und zur Verlaufskontrolle von krankhaften seelischen Prozessen und abnormen seelischen Entwicklungen. Aus der vertieften Analyse des Einzelfalles werden verallgemeinernde Schlüsse auf ein größeres Gesamt gezogen. Auch die Beobachtung gruppendynamischer Prozesse innerhalb des medizinischen Aufgabenbereiches gehört zum Tätigkeitsgebiet dieser klinischen Psychologie. Historisch: Frühe klinische Psychologen waren ►Binet, Ribot (►Ribot'sches Gesetz) ►Janet und Robert ►Sommer. Als Beginn wird Kraepelins Arbeit »Der psychologische Versuch in der Psychiatrie« (1896) angenommen. Erstmaliger Gebrauch des Begriffs durch Lighter Widmer (1889). Dieser meinte jedoch das, was unter der Bez. Child-guidance-clinic (►Erziehungsberatungsstellen) bekannt geworden ist. 2. Seit etwa 1965 neu entstandener Zweig der Psychologie, der sich der Behandlung von psychischen Störungen und Verhaltensauffälligkeiten sowie der Lebenshilfe widmet. Die Bez. wurde als Anglizismus erneut, jedoch mit anderer Bedeutung eingeführt und wird oft missverstanden: Clinical (klinisch) bezieht sich auf Beobachtung und Behandlung von Kranken in Ambulanzen (clinics) und organisierten Praxen, während für dt. »Klinik« im Engl. hospital gebraucht wird. – 70 % der Psychologiestudenten streben die klinische Psychologie an. Bevorzugte Behandlungsfelder sind: ►Persönlichkeitsstörungen, Alkohol- und Drogenabhängigkeit, Delinquenz, Autismus, Depressionen, geistige Behinderung, sexuelle Störungen, Sprachstörungen, Suizidprophylaxe, Verhaltensstörungen. Kranke mit Psychosen werden gewöhnlich nicht zur Behandlung übernommen. Klinische Psychologen arbeiten in vielen Institutionen: psychiatrischen, neurologischen, psychosomatischen Kliniken, Kurkliniken aller Art, Schulen, Heimen, Erziehungsberatungsstellen, Haftanstalten, privaten Praxen sowie bei der Telefonseelsorge.
e: clinical psychology. *fr:* psychologie clinique *fr:* psychologie clinique

Psychologie, komplexe *(f)* Syn. für ►Psychologie, analytische.

Psychologie, medizinische *(f)* 1. Ende des 19. Jahrhunderts bis ca. 1950 die Wissenschaft von den psychischen Erscheinungen bei den psychischen Krankheiten. Etwa syn. mit ►Psychopathologie. Zusammengefasst in K. Birnbaums »Handwörterbuch der medizinischen Psychologie» (1930). 2. Seit Beginn des 20. Jahrhunderts als weitere Bedeutung »Psychologie aus der ärztlichen Praxis für die ärztliche Praxis« unter Betonung der Psychotherapie. Befasst sich danach mit der Psychologie des kranken, leidenden, abnormen Menschen, insbesondere mit Störungen der Persönlichkeit, Verhaltensstörungen, Störungen des Gefühlslebens, Fragen der Konstitution und Neurosen. Als Teilgebiete gelten: ►Psychotherapie, ►Tiefenpsychologie, ►Psychoanalyse, ►Psychosomatik, ►Sozialpsychologie und ►Hypnologie. Führendes Lehrbuch: E. Kretschmers »Medizinische Psychologie« (1. Aufl. 1923, 13. Aufl. 1971). Führender Vertreter: C. G. Jung (bis 1946 Lehrstuhl für medizinische Psychologie in Basel). 3. Seit 1970 eigenes Unterrichts- und Prüfungsfach für Medizinstudenten im Staatsexamen. Damit Umorientierung auf die zeitgemäße Psychologie und ihre Verwendbarkeit für den »Basisarzt«. Vermittelt werden ärztliche Kenntnisse und Fertigkeiten zur Psyche von körperlich Kranken und deren Auswirkungen. Beinhaltet nach Lernzielkatalog: 1. psychologische Einstellung (Selbsterfahrung in Unterrichtsgruppen, Situationen mit Patienten, Gesprächsführung); 2. praktisch-psychologische Fähigkeiten; 3. methodenkritisches Verständnis (Techniken der Arzt-Patienten-Beziehung); 4. medizinisch-psychologische Grundkenntnisse.
e: medical psychology. *fr:* psychologie médicale

Psychologie, objektive *(f)* Sammelbez. für Theorien, welche die direkte Beobachtung als einziges Erkenntnismittel der Psychologie zulassen, hingegen ►Erlebnisbeobachtung ablehnen. Hierzu gehören ►Behaviorismus, ►Pawlows Lehre von den bedingten Reflexen (s. d.), ►Bechterews gleichnamige Psychologie sowie ►Verhaltensforschung, soweit sie Grundlage der ►Verhaltenstherapie ist.
e: objective psychology. *fr:* psychologie objective

Psychologie, pathologische *(f)* Seltenes Syn. für ►Psychopathologie.
e: pathological psychology. *fr:* psychologie pathologique

Psychologie, verstehende *(f)*. ►verstehende Psychologie.

psychologisch *(a)* Sich auf Psychologie beziehend. Häufig jedoch i. S. v. ►psychisch gebraucht.

Psychologische Faktoren, die eine Körperliche Krankheit Beeinflussen: *(f, pl)*. In DSM-V Klasse von Störungen für den Fall, dass seelische Einflüsse etwa durch Lebensereignisse oder durch Charaktereigenshaften des Kranken Verlauf und Ausgang einer tatsächlichen Körperkrankheit beeinflussen. Genannt werden Angst bei Asthma, Zuckerkrankheit, Krebs oder Herzkrankheiten.
e: psychological factors affecting other medical conditions.

psychologische Kur: *(f)* ►Kur, psychologische.

psychologischer Kinder- und Jugendlichenpsychotherapeut: *(m)*. Approbierter Psychologe, der nichtorganische psychische Störungen des Kindes- und Jugendalters behandelt. Das Fach ist aus der Kinder- und Jugendpsychoanalyse hervorgegangen, indem weitere Verfahren, z. B. Verhaltenstherapie, hinzugenommen wurden. Obwohl es zunächst oft Pädagogen gewesen waren, welche die Psychoanalyse erlernt hatten, ist das Fach unabhängig von der Pädagogik. »dass die Psychoanalyse, so oft sie bisher mit der Pädagogik zusammengestoßen ist, immer einem Wunsch nach Einschränkung der Erziehung Ausdruck gegeben hat« (Anna ►Freud: Schriften, Bd. 1, S. 127).

psychologischer Psychotherapeut: *(m)*. ►Psychotherapeut, psychologischer.

psychologisches Erklären *(n)*. Syn. für ►Verstehen, genetisches.

Psycholyse *(f)* (R. A. Sandison, 1954). Auflösung belastender Erlebniskomplexe. Psychotherapeutisches Hilfsverfahren mit Anwendung von ►Halluzinogenen, insbesondere LSD, Psilocybin und Meskalin. Bei niedriger Dosis entsteht ein Rauschzustand, der durch eine Ausweitung des Bewusstseins gekennzeichnet werden kann. Das Erleben während des medikamentös erzeugten Traumes hat unmittelbaren Bezug zur Persönlichkeit des Berauschten und besitzt symbolischen Ausdrucksgehalt. Dies kann durch Anregung zur freien Assoziation noch angereichert werden. Der Halluzinogenrausch entfaltet von sich aus psychotherapeutische Wirkung (H. Leuner, 1962) oder kann in andere Formen der Psychotherapie eingebaut werden. Da das Bewusstsein erhalten bleibt, ist ständige Rücksprache mit dem Arzt möglich. Voraussetzung der Methode ist Vorbereitung des Patienten durch psychoanalytisch orientierte Psychotherapie. – Wird insbesondere angewendet bei chronischen Neurosen, Phobien, sexuellen Perversionen, Alkoholismus und psychotischen Grenzfällen. – Nicht zu verwechseln mit ►Psychoanalyse; ►psychedelische Behandlung.
e: psycholysis. *fr:* psycholyse

Psycholytika *(n, pl)*. Syn. für ►Halluzinogene.

psycholytische Therapie *(f)*. ►Psycholyse.

Psychom *(n)*. (W. Hellpach, 1946). Seelischer Zustand als Folge eines bestimmten, evtl. krankhaften Körperzustandes. Z. B. bestehen somatopsychische Einwirkungen bei Leberkrankheiten, schmerzhaften Körperkrankheiten, Bauchspeicheldrüsenerkrankungen in der Weise, dass die seelische Haltung tief greifend durch den Krankheitsprozess beeinflusst wird. Auch durch Medikamente können rasch vorübergehende Psychome (Pharmakapsychome) bewirkt werden. Die Veränderungen sind aber nicht so ausgeprägt wie bei einer Psychose.

Psychomedizin *(f)* 1. Kooperative Behandlung von Internist und Psychiater bei psychosomatischen Krankheiten (►psychosomatische Medizin). Der Internist führt die körperliche Behandlung durch, hat aber tieferes Verständnis für die emotionalen Probleme des Patienten. Der Psychiater führt parallel dazu oder anschließend eine Psychotherapie durch, hat aber auch tieferes Verständnis für die Körperbehandlung. 2. Selten für die Art des Verständnisses für die Psyche von Kranken und den therapeutschen Umgang damit. Diese wurde von ►Stahl begonnen und in der ersten Hälfte des 18. Jh. von den sog. Stahlianern weiter gepflegt.
e: psychomedicine. *fr:* psychomédicine

psychomental *(a)*. Etwa: geistig-seelisch. Wortzusammensetzung aus ►psycho- und ►mental. Lehnschöpfung nach dem Engl., die es in der engl. Sprache nicht gibt. Mehr ein Wort der psychiatrischen Alltagssprache ohne wissenschaftliche Grundlagen.

Psychometrie *(f)* 1. Zeitmessung psychischer Vorgänge. 2. Methode der experimentellen Psychologie zur Erfassung von psychischen Funktionen, Persönlichkeitsmerkmalen und Inrelligenz mithilfe von Tests. Der Wortteil für Messung (-metrie) wird oft im Sinne von naturwissenschaftlicher Exaktheit missverstanden. Der Sache nach handelt es sich um standardisierte Befragungen (►Exploration) und ebenso standardisierte ►Interpretationen, welche versuchen, den Einfluss subjektiver Verfälschungen so weit als möglich herauszuhalten. Typisches Beispiel ist der ►Hamburg-Wechsler-Intelligenztest für Erwachsene (HAWIE).
e: psychometry. *fr:* psychométrie

Psychomotorepilepsie *(f)* Syn. für ►Temporallappenepilepsie.

Psychomotorik *(f)* 1. Durch psychische Vorgänge geprägtes Gesamt der Bewegungen. Psychomotorik ist das jeweilige Resultat einer Integration von psy-

P

chischen und motorischen Funktionen. Psychische Gegebenheiten spiegeln sich somit weitgehend im Bewegungsspiel wider. Kommt bereits im unverwechselbaren Bewegungsverhalten jedes Individuums zum Ausdruck, das im Laufe der Jugend langsam ausreift; kann auf mannigfaltige Weise durch psychische Krankheiten und Hirnläsionen gestört werden. Beispiel: Bei manischen Zuständen ist das psychomotorische Tempo beschleunigt, bei Bewusstseinstrübung verlangsamt. Unwillkürliche motorische Äußerungen wie ►Tics, auch Feinheiten der Handschrift, werden schon lange als Zeichen individueller Charakterzüge oder Konflikte gedeutet. 2. In der Schule von Wernicke, Kleist, Leonhard, Fünfgeld wird besonders die Psychomotorik einiger Psychosen beachtet. Es gibt ►Akinese (zu wenig), Hyperkinese (zu viel) und Parakinese (falsch). Z. B. werden bei ►Schizophrenie psychomotorische Folgen stark beachtet (Stereotypie, Iteration, Negativismus, Echoerscheinungen, Parapraxie oder bizarre und gespreizte Spontanbewegungen). Die ►Motilitätspsychose wurde als Krankheitsbild herausgearbeitet, bei dem psychomotorische Störungen das klinische Bild völlig beherrschen.
e: psychomotility. *fr:* psycho-motricité

psychomotorisch *(a)*. 1. Sich auf Bewegungen beziehend, deren Ursache vorwiegend auf psychischen Vorgängen beruht. 2. Sich auf Seelisches und auf Motorisches (Bewegung, innere Unruhe) zugleich beziehend.
e: psychomotor. *fr:* psychomoteur

psychomotorische Epilepsie *(f)*. ►Temporallappenepilepsie.

psychomotorische Erregung *(f)*. ►Erregung, psychomotorische.

psychomotorische Halluzination *(f)*. ►Halluzination, psychomotorische.

psychomotorische Hemmung *(f)* Armut an Bewegungen durch psychische ►Hemmung; Vorkommen bei Depression, insbesondere beim depressiven ►Stupor.

psychomotorischer Anfall *(m)* ►Anfall, psychomotorischer.

psychomotorischer Status *(m)*. Selten vorkommender ►Status epilepticus mit rasch aufeinanderfolgenden psychomotorischen Anfällen. Meist sehr schwer zu behandeln, kann sich über Tage und Wochen hinziehen; ungünstig für die weitere Prognose des Anfallsleidens.
e: psychomotor state. *fr:* état mal épileptique psychomoteur

Psychoneuroimmunologie *(f)* Lehre von den Wechselbeeinflussungen zwischen Psyche auf der einen und Immunantwort auf der anderen Seite. Psychische Vorgänge können über das Nervensystem zu einer Immunreaktion führen. Ebenso kann die Immunantwort des Körpers auf einen Schädling auf dem Umweg über das Nervensystem zu einer seelischen Störung führen. Zentrale Vorstellung ist die vom ►Stress, der in seiner originalen Bedeutung sowohl körperlich wie seelisch verstanden wird und zu einer neuroimmunologischen Anpassungsreaktion führt. Erkenntnismittel sind Stresmodelle im Tierexperiment oder Patientenbeobachtungen.
e: psychoneuroimmunology.

Psychoneurose *(f)* 1. (S. Freud, 1894). Neurose, deren Symptome den symbolischen Ausdruck eines frühkindlichen, nicht aktuellen Konflikts darstellen. Die Bez. wird von Freud als Gegenbegriff zu den Aktualneurosen gebraucht und umfasst hauptsächlich die ►Übertragungsneurosen und narzisstischen Neurosen (= Psychosen). Zunächst hatte Freud auch von »Neuropsychosen« gesprochen. »Psychoneurose« ist somit nicht syn. mit »Neurose«, da die aktuellen Neurosen ausgenommen sind. 2. (P.-C. Dubois). Neurose aus rein psychogener Ursache. Der Begriff wurde zur Abgrenzung gegenüber dem älteren Neurosenbegriff gebildet, der zahlreiche organische Störungen, u. a. die Epilepsie, mit umfasste, sodass er für den praktischen Gebrauch nicht klar genug war. 3. Im klinischen Sprachgebrauch wird »Psychoneurose« häufig weder im engeren Freud'schen noch im unbestimmten Dubois'schen Sinne gebraucht, sondern wenn bei einer Neurose die Schwere oder Verwurzelung im hypothetischen Organischen oder der Gegensatz zu den Organneurosen betont werden soll. Da teilweise alle Störungen, die im Psychischen verwurzelt sind, ebenfalls als Psychoneurosen bezeichnet werden, empfiehlt es sich, bei jeder Verwendung der Bez. das Gemeinte zu erläutern.
e: psychoneurosis, neuro-psychosis. *fr:* psychonévrose

Psychoonkologie *(f)*: 1. Lehre von den Zusammenhängen zwischen seelischen Vorgängen und der Entstehung (und dem Verschwinden) von Krebskrankheiten. Ein Zusammenhang wird vielfach vermutet, ist aber nicht erwiesen. 2. Lehre von der Behandlung psychischer Störungen, die als Folge einer Krebserkrankung aufgetreten sind. Im Einzelnen handelt es sich um a) psychische Störungen, welche die Kriterien von ►Angststörungen oder ►Depressionen erfüllen. b) Behandlung körperlich begründbarer psychischer Störungen, die als unerwünschte Nebenwirkungen einer Behandlung mit Chemotherapie aufgetreten sind. c) Stärkung von Fertigkeiten, welche der Bewältigung des subjektiven Krankheitserlebnisses dienen. d) ►Familientherapien als Hilfen in den Veränderungen durch die Krebserkrankung innerhalb von Familien und sonstigen Beziehungen. – Behandlungsformen: Überwiegend werden besondere Psychotherapietechniken angewandt, die sich von den Psychotherapien bei psychischen Beschwerden ohne Körperkrankheit unterscheiden. – Historisch

hat sich das Gebiet entwickelt, nachdem die Zahl der Geheilten, aber auch der Langzeitüberlebenden von Krebskrankheiten nach etwa 1975 immer mehr zugenommen hatte. Obwohl es sich um ein Teilgebiet der Medizin handelt, sind darin ganz überwiegend nichtärztliche Helfer tätig.
e: psychooncology.

psychoorganisch *(a)*. Psychisches, das seine Ursache in einer erkennbaren Körperkrankheit hat. Wird gewöhnlich nur in zusammengesetzten Begriffen gebraucht. Vgl. nachfolgende Stichw. Vielfach wird das fast gleichbedeutende Syn. ►neurokognitiv bevorzugt.
e: psycho-organic.

psychoorganische Analyse *(f)* Aus Elementen der ►Freud'schen und ►Jung'schen Analyse, der ►Reichschen Theorien, soweit diese sich auf den Körper beziehen (►Charakterpanzer, ►bioenergetische Analyse) und der humanistischen Psychologie (s. d.) gebildete Psychotherapieform. Paul C. Boyesen fügte diese nach 1970 zu einer in sich geschlossenen Theorie zusammen, woraus sich eine therapeutische Technik ableitet.

psychoorganisches Syndrom *(n)*. 1. Von E. Bleuler in der 1. Auflage seines Lehrbuches der Psychiatrie (1916) verwendetes Syn. für ►amnestisches (Korsakow-)Syndrom. Die Bez. wird in dieser Form nicht mehr verwendet, weil sich darunter im wörtlichen Sinne alle Psychosyndrome verstehen lassen, die Zusammenhang mit Körperstörungen haben. 2. Selten als »psychoorganisches Syndrom i. e. S. von E. Bleuler«. 2. Häufiger als Syn. für hirnorganisches ►Psychosyndrom (2) (s. d.).
fr: syndrome psycho-organique de Bleuler.

Psychopädie *(f)* Seelische Erziehung. Methode zwischen Psychotherapie und allgemeiner Pädagogik. Anleitung zu Selbsterziehung und Bildung mit seelischen Mitteln. Ferner: Betreuung, Begleitung und Beratung anderer bei seelisch bedingten Störungen und zur Aufrechterhaltung des inneren Gleichgewichts in kritischen Lebenslagen.

Psychopath *(m)*. In besonderer Weise von der Norm abweichende Persönlichkeit. Die Definitionen waren oft nicht wertungsfrei. »... psychisch nicht ganz intakte Persönlichkeiten [...], die bei im Allgemeinen ausreichender, nicht selten sogar guter Verstandesbegabung Mängel auf dem Gebiete des Fühlens und Wollens aufweisen; Mängel, die diese Persönlichkeiten zwar keineswegs als geisteskrank erscheinen, die sie aber oft genug im Leben falsche Wege gehen und auch scheitern lassen« (E. Kahn, 1919). – Weitere Einzelheiten ►Psychopathie und die nachfolgenden Stichwörter. Um der negativen Bewertung der Bez. auszuweichen, wird bei zusammengesetzten Begriffen oft von »Persönlichkeit« gesprochen, z. B. anankastische Persönlichkeit. Die Bez. ist seit ca. 1980 durch ►Persönlichkeitsstörung fast vollständig ersetzt worden, jedoch immer in zusammengesetzten Begriffen. Ein Synonym etwa in der (sprachlogischen) Form »persönlichkeitsgestörte Persönlichkeit« hat sich nicht gebildet.
e: psychopathic personality (wird ebenso gemieden wie im Dt.), personality disorder (= Persönlichkeitsstörung; wozu es auch im Engl. kein Subjekt gibt), antisocial personality (nur wenn diese alte Bedeutung gemeint ist).

Psychopath, anankastischer *(m)*. Syn. für ►Persönlichkeit, anankastische.
fr: névrosé obsessionnel

Psychopathen, asthenische *(m, pl)*. Persönlichkeiten, die sich seelisch oder/und körperlich unzulänglich fühlen. Die Bez. ist praktisch syn. mit ►Astheniker.
e: psychasthenic personality. *fr:* type psychasthénique

Psychopathen, autistische *(m, pl)*. Schweigsame, stille, in einer einsamen Gedanken- und Vorstellungswelt befangene Menschen (►Autismus). Vgl. Psychopathie, autistische, im Kindesalter.

Psychopathen, depressive (traurige) *(m, pl)*. Schwerblütige Menschen mit dauernd gedrückter Stimmung, ernster, pessimistischer Lebensanschauung, Neigung zu trübsinnigen Grübeleien, schwermütiger und missmutiger Verstimmung. Ihnen ist nach Kraepelin die »andauernd trübe Gefühlsbetonung aller Lebenserfahrungen« zu eigen. Bei aller Schwerblütigkeit können sie doch sozial angepasst und bei guter Intelligenz auch im Leben erfolgreich sein.
e: depressive personality. *fr:* type dépressif

Psychopathen, dysphorische *(m, pl)*. Zu missmutigen Verstimmungen (►Dysphorie) neigende Menschen.
e: dysphoric personality.
Syn.: Dysphoriker. *fr:* type dysphorique

Psychopathen, dysthyme *(m, pl)*. Syn. für ►Dysthymiker.
e: dysthymic personality. *fr:* type dysthymique

Psychopathen, emotive *(m, pl)*. Menschen mit gesteigerter Gemütserregbarkeit und unmotiviertem Stimmungswechsel. ►Emotivität.
e: emotionally unstable personalities.
Syn.: Affektmenschen. *fr:* type émotif

Psychopathen, epileptoide *(m, pl)* ►epileptoide Psychopathie.

Psychopathen, erregbare *(m, pl)*. Durch besonders hohen Grad reaktiver Emotionalität ausgezeichnete Menschen. Sie geraten leicht aus geringsten Anlässen in Erregung, können sich dann entweder beherrschen oder entladen die Emotionalität explosiv. Das psychische Tempo ist gewöhnlich gesteigert.

Psychopathen, euphorische *(m, pl)* ►Psychopathen, heitere.

Psychopathen, explosible *(m, pl).* Menschen, die wie erregbare Psychopathen aus geringsten Anlässen aufbrausen, den Affekt aber plötzlich und explosiv entladen. Wegen einer affektiven Einengung des Bewusstseins kann es dabei u. U. zu Gewalttaten kommen. Alkohol verstärkt die Explosibilität. Vgl. Persönlichkeitsstörung, emotional instabile.
e: explosive personality. *fr:* type explosif

Psychopathen, fanatische *(m, pl).* (K. Schneider). Menschen mit »überwertigen ideenhaften oder persönlichen Gedankenkomplexen« bei aktiver, expansiver Persönlichkeit. Schneider unterscheidet drei Typen: Der »persönliche Fanatiker« kämpft wie der Querulant für sein wirkliches oder vermeintliches Recht, der »Ideenfanatiker« kämpft kompromisslos für sein Programm, der »matte Fanatiker« ist still, wirklichkeitsabgekehrt, verschroben und folgsames Glied einer sektierischen Richtung, Gesundheitslehre usw.
e: fanatic psychopath. *fr:* type fanatique

Psychopathen, geltungssüchtige *(m, pl).* Nach Beachtung strebende Menschen, meist mit ►hysterischem Charakter.
e: attention-seeking psychopath.

Psychopathen, gemütlose *(m, pl).* Menschen, denen Nächstenliebe, Mitgefühl, zwischenmenschliche Bindungen fehlen. »Menschen ohne oder fast ohne Mitleid, Scham, Ehrgefühl, Reue, Gewissen. In ihrem Wesen sind sie oft finster, kalt, mürrisch, in Ihren Handlungen oft triebhaft und brutal… Stahlharte Naturen, die über Leichen gehen« (K. Schneider). Stellen einen hohen Anteil von Kriminellen, bei höherer Intelligenz aber auch erfolgreicher Emporkömmlinge. – Kommt in keinem anderen Psychopathensystem vor. Entspricht jedoch der ►Charakteropathie bei K. Kleist und wurde unter der Bez. »dissoziale Persönlichkeitsstörung« (s. d.) in DSM-V und ICD-10 aufgenommen.
e: affectionless psychopath.

Psychopathen, haltlose *(m, pl).* Menschen mit den Eigenschaften haltlos, ►willensschwach, unzuverlässig sowie mit Widerstandslosigkeit gegenüber allen äußeren Einflüssen, Verführbarkeit, Neigung zu sexueller Verwahrlosung und Prostitution. Sie sind aber auch im guten Sinne lenksam, in günstiger Umgebung oder auch in Strafanstalten ohne Schwierigkeiten leitbar. Sind – auf sich allein gestellt – zu keinem zielstrebigen Verhalten fähig und damit »ohne inneren Kompass«.
Syn.: willensschwache oder willenlose Psychopathen.

Psychopathen, heboide *(m, pl).* Gefühlsarme, schizoide Persönlichkeiten, deren Charaktereigentümlichkeiten an eine hebephrene Wesensänderung erinnern. ►Heboid.

Psychopathen, heitere (euphorische) *(m, pl).* Durch gehobene Grundstimmung ausgezeichnete Menschen, gewöhnlich mit schnellem, beweglichem Naturell.

Psychopathen, hyperthyme *(m, pl).* Menschen mit lebhaftem, leicht erregbarem Temperament, leicht ansprechender Emotionalität, gesteigerter Aktivität und übermäßiger Vitalität. E. Kahn zählt zu ihnen lebhafte (►Tachythymiker), erregbare, explosible, reizbare, streitsüchtige, heitere (euphorische) Psychopathen (s. d.).
Syn.: Hyperthymiker.

Psychopathen, hypochondrische *(m, pl).* Abnorme Persönlichkeiten mit dem Hauptmerkmal der ►Hypochondrie, deren Leben ganz durch die Abwehr vermeintlicher Krankheitsgefahren bestimmt wird.
Syn.: Hypochonder.

Psychopathen, hypomelancholische *(m, pl).* Syn. für ►Dysthymiker.

Psychopathen, hypothyme *(m, pl).* Im Gegensatz zu den hyperthymen Psychopathen durch einen Mangel an Temperament, Erregbarkeit und gemütlicher Ansprechbarkeit gekennzeichnete Gruppe von Menschen. Hierzu zählen athyme, phlegmatische, stumpfe, gemütsarme und gemütslose Psychopathen.
Syn.: Hypothymiker.

Psychopathen, idiopathische *(m, pl).* (B. Karpman, 1948). Hochgradig gemütsarme Menschen. Im Gegensatz zu symptomatischen Psychopathen seien sie therapeutisch nicht beeinflussbar. Die Abnormität sei hauptsächlich durch eine abnorme Anlage entstanden.

Psychopathen, konstitutionelle *(m, pl)* ►Psychopathen, idiopathische.

Psychopathen, kriminelle *(m, pl).* Gruppen von Psychopathen, die zu häufigem kriminellem Verhalten neigen. Sie gehören meist gleichzeitig zu anderen Psychopathengruppen (stimmungslabile, haltlose, gemütlose, geltungssüchtige Psychopathen).

Psychopathen, launische *(m, pl).* Syn. für ►Psychopathen, stimmungslabile.

Psychopathen, paranoide *(m, pl).* Persönlichkeiten mit den Eigenschaften misstrauisch, rechthaberisch, halsstarrig, leicht gekränkt. Sie beziehen im Umgang mit anderen Menschen unnötigerweise vieles auf sich.
e: paranoid personality. *fr:* type paranoïde

Psychopathen, phlegmatische *(m, pl).* Psychopathische Erscheinungsform des phlegmatischen Temperaments. Kennzeichen: Langsamkeit der Motorik, »Sitzfleisch«, verlangsamtes psychomotorisches Tempo, langsame, aber tief gehende gemütliche Ansprechbarkeit, schwere Erregbarkeit (dann jedoch »schnaubende Wut«), ruhige, behagliche Stimmungslage, behäbige Heiterkeit.
e: phlegmatic personality.
Syn.: Phlegmatiker. *fr:* type flegmatique

Psychopathen, poikilothyme *(m, pl).* (E. Kahn). Empfindsame »wechselwarme« Persönlichkeiten mit raschem Wechsel der Grundstimmung. Man kann

autochthon Stimmungslabile (mehr oder weniger regelmäßiger Stimmungswechsel ohne Anlass) von reaktiv Stimmungslabilen (unvermittelter Ausbruch trauriger oder gehobener Stimmung aus äußerer Veranlassung) unterscheiden.
e: poikilothymic personality. *fr:* type poïkilothymique

Psychopathen, psychasthenische *(m, pl)* ►Astheniker (1).

Psychopathen, querulatorische *(m, pl).* Nörgelsüchtige, zu ständiger ►Querulanz neigende freudlose, kämpferische Fanatiker, die zur Gruppe der fanatischen Psychopathen gehören. Sie sind überempfindlich in Bezug auf ihr eigenes Recht, unnachsichtig gegen andere und beharren unbeugsam auf einem einmal eingenommenen Rechtsstandpunkt. Aus der rechthaberischen Haltung kann sich ein ►Querulantenwahn entwickeln.
fr: excités constitutionnels, quérelleurs.

Psychopathen, reizbare *(m, pl).* Vom Temperament her leicht erregbare Menschen mit reizbarer Stimmung.

Psychopathen, schizoide *(m, pl).* Autistische Menschen mit ausgeprägten ►schizoiden Charakterzügen; sie meiden enge zwischenmenschliche Beziehungen und sind unfähig, ihre Feindseligkeit gegenüber anderen deutlich zu äußern. In der Typologie E. Kretschmers stellt die schizoide Psychopathie in einer kontinuierlich gedachten Entwicklungsreihe das Bindeglied zwischen einer noch als normal angesehenen ►schizothymen Veranlagung auf der einen und der ►Schizophrenie auf der anderen Seite dar. Sie kommt besonders bei leptosomem Körperbau vor.
e: schizoid personality. *fr:* type schizoïde

Psychopathen, selbstunsichere *(m, pl).* Nach K. Schneider Menschen mit innerer Unsicherheit, mangelndem Selbstvertrauen, innerer Unfreiheit und Schüchternheit, die manchmal durch betont sicheres Auftreten überdeckt werden sollen. Darunter befinden sich ethische Skrupulanten, die den Sensitiven E. Kretschmers entsprechen. Nach K. Schneider erwachsen auf dem Boden solcher Naturen die meisten Zwangsvorgänge. Kränkbarkeit und Affektverhaltungen binden zwar oft starke Kräfte, können in Zusammenhang mit Ehrgeiz aber auch den Boden für besondere Leistungen abgeben.
e: insecure psychopath.
Syn.: sensitive Psychopathen. *fr:* type inquiet,

Psychopathen, sensitive *(m, pl).* Syn. für ►Psychopathen, selbstunsichere.

Psychopathen, stimmungslabile *(m, pl).* Persönlichkeiten mit abnormer Neigung zu jähen, unvorhersehbaren, schwer nachzuempfindenden Stimmungsschwankungen. ►Stimmungslabilität. Wird nicht klar von poikilothymen Psychopathen (s. d.) unterschieden.
e: labile psychopath.
Syn.: launische Psychopathen.

Psychopathen, streitsüchtige *(m, pl).* Reizbare Menschen, deren Reizbarkeit sich gewissermaßen gesetzmäßig in Streitsucht zeigt.
Syn.: Eristhiker.

Psychopathen, symptomatische *(m, pl).* (B. Karpman, 1948). Durch ihre mangelhafte Sozialanpassung stark auffällige, nur scheinbar psychopathische Persönlichkeiten, bei denen es sich in Wirklichkeit um milieugeschädigte Neurotiker handele. Im Gegensatz zu den idiopathischen Psychopathen (s. d.) können symptomatische Psychopathen mit Erfolg psychoanalytisch behandelt werden.
e: symptomatic oder secondary psychopathic personality. *fr:* psychopathe secondaire

Psychopathen, traurige *(m, pl)* ►Psychopathen, depressive.

Psychopathen, triebanomale *(m, pl).* Wenig gebrauchte Sammelbez. für alle paraphilen Persönlichkeiten. ►Paraphilie.

Psychopathen, willenlose *(m, pl).* Syn. für ►Psychopathen, haltlose.

Psychopathen, willensschwache *(m, pl).* Syn. für ►Psychopathen, haltlose.

Psychopathen, zykloide *(m, pl)* ►Psychopathen, zyklothyme.

Psychopathen, zyklothyme *(m, pl).* Lebhafte, nach außen gewendete, kontaktfreudige, oft dynamische Menschen mit Sinn für reale Gegebenheiten (►Zyklothymie [1]).

Psychopathie *(f)* 1. Angeborene bzw. lebensgeschichtlich entstandene Abnormität der Persönlichkeitsstruktur. Die Bez. bezieht sich hauptsächlich auf charakterologische Abweichungen (der Affektivität, der Willensbildung), die sich störend auf das soziale Leben auswirken. Die Abnormität beruht nicht auf einem Krankheitsvorgang, sondern bezieht sich auf »Abweichungen von einer uns vorschwebenden Durchschnittsbreite von Persönlichkeiten« (K. Schneider). Zum Psychopathiebegriff gehört nach Schneider außerdem, dass der Psychopath an seiner Abnormität leidet oder dass unter seiner Abnormität die Gesellschaft leidet. Mit der Bezeichnung Psychopathie ist somit nur etwas über die Abnormität des Charakters, nichts z. B. über die Intelligenz ausgesagt. Eingeschlossen in jede Betrachtungsweise sind die Beziehungen der psychopathischen Persönlichkeit zur Gesellschaft, die stets zu ihrer Charakterisierung herangezogen werden. Trotz der Erkenntnis, dass klare Grenzziehungen nicht möglich sind, hat das Bedürfnis nach übersichtlicher Ordnung schon in historischer Zeit zu einer Reihe von Einteilungsversuchen teils systematischer, teils unsystematischer Art geführt, sodass zahlreiche Einzelbez. in Gebrauch sind. Eine während langer Zeit gebräuchlich gewesene Einteilung ist die von K. Schneider. Darin wird nach den am deutlichsten hervortretenden Zügen unsystema-

P

tisch unterschieden in: hyperthymische, depressive, selbstunsichere, fanatische, geltungsbedürftige, stimmungslabile, explosible, gemütlose, willenlose und asthenische Psychopathen. Daneben hat eine ältere Einteilung von E. Kahn (1931) eine gewisse Gültigkeit behalten; darin finden sich: nervöse, ängstliche, empfindsame, zwanghafte, erregbare, hyperthyme, depressive, stimmungslabile, gemütskalte, willensschwache, triebhafte, sexuell perverse, hysterische, phantastische, verbohrte, verschrobene Psychopathen. – An die Stelle der Bez. »Psychopath« ist vielfach »abnorme Persönlichkeit« getreten (bei K. Schneider noch der Oberbegriff für alle von der Norm abweichenden Charaktervarianten), weil sich mit der Bez. »Psychopath« ein negatives Werturteil verbunden hatte. Die Psychoanalyse hat viele Charaktereigentümlichkeiten aus der seelischen Entwicklung verstehen gelehrt. Psychoanalytisch gesehen leiden Psychopathen an den Folgen von ▸Abwehrmechanismen, ohne dabei zu bemerken, dass sie krank sind. Sie können daher auch nicht mit Erfolg psychoanalysiert werden. Jedoch ist die Frage, wieweit eine gegebene Persönlichkeitsstruktur etwas anlagemäßig Gegebenes (Psychopathie) oder etwas lebensgeschichtlich Gewordenes (Neurose) darstellt, oft Gegenstand heftiger Diskussionen. Viele Psychiater suchen die Bez. »Psychopathie« schon aus solchen Gründen zu meiden. Die Grenze zu den ▸Psychosen wird jedoch stets als scharf, der Unterschied hierzu als ein qualitativer, nicht nur quantitativer gesehen. 2. In der frz. Psychiatrie besonders des 19. Jahrhunderts bezeichnet Psychopathie alle psychischen Auffälligkeiten, die aufgeteilt werden in Neurosen, Psychosen und chronische Defektzustände aller Art. Erst im 20. Jh. setzte sich mehr der engere deutsche Begriff der Psychopathie durch. 3. In der amer. Psychiatrie: Persönlichkeit mit antisozialem Verhalten, die als Individuum gegen soziale Normen verstößt und dabei andere und sich selbst leiden macht. – Seit 1980 ist Psychopathie meist keine diagnostische Einheit mehr. In der Literatur wird die Bez. aber weiter im traditionellen Sinne gebraucht. Historisch: In der Antike erste Systematik bei Theophrast. Im 17. Jh. durch La Bruyère ins Frz. übersetzt und lange Zeit maßgebend. Neubeginn in England mit der ▸Moral Insanity von Prichard (1835). »Psychopath« wurde erstmalig von ▸Koch (Die Psychopathischen Minderwertigkeiten, 1891 bis 1893) gebraucht. Koch sprach von einem psychischen »Zwischengebiet«, wobei er ein gleichrangiges Nebeneinander von angeborenen und erworbenen Einflüssen postulierte. ▸Meyer (1905) sprach von konstitutioneller psychopathischer Minderwertigkeit. Es wurde nicht scharf unterschieden, ob die Persönlichkeitsvariante angeboren, durch frühe Erlebnisse erworben oder Folge organischer Hirnschädigung war. Die Verhaltensweisen der einzelnen Psychopathentypen fallen in DSM-III/V meist unter »Persönlichkeitsstörungen« (personality disorders, character disorders, personality pattern disturbances). »Psychopath« kommt darin als ein bestimmter unangepasster antisozialer Einzeltyp vor. Vgl. ▸Charakter.
e: psychopathy. *fr:* psychopathie

Psychopathie, asoziale *(f)* Selten gebrauchtes Syn. für ▸Moral Insanity.

Psychopathie, asthenische *(f)*. ▸Psychopathen, asthenische.

Psychopathie, autistische *(f)*. ▸Psychopathen, autistische.

Psychopathie, autistische, im Kindesalter *(f)*. Syn. für ▸Asperger-Syndrom. *fr:* autisme précoce

Psychopathie, epileptoide *(f)*. ▸epileptoide Psychopathie.

Psychopathie, schizoide *(f)*. ▸Psychopathen, schizoide.

Psychopathia sexualis *(f)* 1. Von H. Kaan (1844) geprägte Sammelbez. für »alle Verirrungen des Geschlechtstriebs« mit einer »krankhaft erregten Phantasie, die den Verstand ausschaltet«. Als häufigste Form galt die ▸Masturbation. 2. Bei ▸Krafft-Ebing allgemeine Bez. für abnormes sexuelles Verhalten. Sein klassisches Werk (Stuttgart, 1886) trägt diesen Titel. Die Bez. wird heute nicht mehr gebraucht. Vgl. ▸Perversion, ▸Paraphilie.
e: psychopathia sexualis.

Psychopathia sexualis periodica *(f)* (R. v. Krafft-Ebing). Nur periodisch, z. B. zur Zeit der Menstruation, auftretender vermehrter Geschlechtsdrang und Neigung zu »perversen Handlungen« (von der sozial anerkannten Norm abweichende Handlungen). Die Bez. ist obsolet.

psychopathisch *(a)*. Sich auf Psychopathie beziehend. Mit einer Psychopathie behaftet, an Psychopathie leidend.
e: psychopathic. *fr:* psychopathique

psychopathische Belastung *(f)* Vorkommen von zahlreichen Psychopathen unter den Vorfahren eines Menschen. Bei dieser Bez. wird davon ausgegangen, dass eine psychopathische Veranlagung vererbt wird.

psychopathische Dauerzustände *(m, pl)*. Erscheinungsform der Psychopathie. Mit der Bez. wird die Unveränderlichkeit einer psychopathischen Charakteranlage unter wechselnden Umweltverhältnissen hervorgehoben. Es wird von den abnormen seelischen Reaktionen (▸psychopathische Reaktion) und Entwicklungen abgesehen, »welche auch beim Psychopathen durch psychotraumatisch wirkende Umweltschädigungen hervorgerufen werden, und welche die schon anlagemäßig gestörte innere Balancierung der Persönlichkeit noch mehr beeinträchtigen« (H. Binder).

psychopathische Diathese *(f)*. ▸Diathese, psychopathische.

psychopathische Entwicklung *(f)* Erscheinungsform der Psychopathie. Durch objektiv verhältnismäßig geringfügige, jedoch bereits psychotraumatisch wirkende Milieureize kann beim Psychopathen eine abnorme seelische ►Entwicklung in Gang gesetzt werden. Der bei ihm angenommenen (►Annahme) desintegrierten Anlage ist es dann nicht mehr möglich, die Entwicklung noch zur Rückbildung zu bringen (Binder).

psychopathische Konstitution *(f)*. ►psychopathische Veranlagung.

psychopathische Persönlichkeit *(f)* Syn. für ►Psychopath.

psychopathische Persönlichkeitsstruktur *(f)* Umschreibendes Syn. für psychopathische Persönlichkeit (►Psychopathie).

psychopathische Reaktion *(f)* In der Psychiatrie zwischen den beiden Weltkriegen viel gebrauchte Bez. für überschießende Erlebnisreaktionen auf intensive Erlebnisreize (Schreck, plötzlicher Verlust von Angehörigen u. a.). Das Besondere wurde in einem quantitativen oder qualitativen Missverhältnis zwischen dem Erlebnisreiz und der darauf folgenden Reaktion gesehen. Grundlage für die Art der Reaktion sei somit nicht die Eigenart des Reizes, sondern die Eigenart der psychopathischen Persönlichkeit. Von den Psychosen unterscheiden sich die pathologischen Reaktionen der Persönlichkeit durch ihre kurze Dauer und dadurch, dass sie weitgehend psychologisch verständlich bleiben. Da sich keine sichere Unterscheidung zu den psychogenen und neurotischen Erlebnisreaktionen nichtpsychopathischer Persönlichkeiten treffen lässt, ist die Bez. außer Gebrauch gekommen.

psychopathische Temperamente *(n, pl)*. (G. Ewald). Sammelbez. für Psychopathentypen, deren Abnormität hauptsächlich die angeborene Dauerverfassung der Gemütslage, den »energetischen ►Biotonus«, betrifft: die hyperthymen Psychopathen mit sanguinisch-lebendigem Temperament; die depressiven Psychopathen mit melancholischem Temperament.

psychopathische Veranlagung *(f)* Ererbte Disposition zur Psychopathie.

psychopathischer Charakter *(m)*. Syn. für ►Psychopath.

Psychopathologie *(f)* 1. »Lehre von den Leiden der Seele.« Wissenschaftliche Methodenlehre der Psychiatrie zur Erfassung von abnormen seelischen Zuständen und Geisteskrankheiten aus den psychischen Veränderungen. Die Psychopathologie kann sich verstehen als die Wissenschaft von der Anwendung psychologischer Denkkategorien auf psychische Krankheiten bzw. psychisch Kranke. Sie untersucht somit die psychische Seite der Regeln psychischer Anomalien und des Krankseins. – Die Psychopathologie hat keine eigene Geschichte, sondern folgt dem Lauf der allgemeinen ►Psychiatrie. Ihre praktischen Aufgaben sind die der Erkennung, Beschreibung und Analyse des psychischen Krankseins. Ein theoretisches Problem ist das der psycho-physischen Korrelation, das sich intensiver als in anderen medizinischen Gebieten stellt, da bereits bei psychopathologischen Alltagsfragen darauf Bezug genommen werden muss. Dementsprechend reichen die Krankheitstheorien von einer materialistischen Organogenese auf der einen Seite über die ►Annahme eines psycho-physischen Parallelismus bis zur Psychogenese auf der anderen Seite. Erste Grundlagen einer systematischen Methodologie wurden durch ►Störring (1900) gelegt. Die »Allgemeine Psychopathologie« von ►Jaspers (1913) bestimmte weithin den Gang der weiteren Entwicklung. Die von Jaspers aufgezeigten Wege des ►Verstehens und ►Erklärens werden vielfach weiterhin als Grundlagen anerkannt. ►Freud errichtete ein in sich geschlossenes psychopathologisches System von Hypothesen über die seelischen Ursachen von Neurosen, Perversion und Psychosen, das auch außerhalb Deutschlands allgemeine Anerkennung fand. – Unter Hervorhebung einzelner Gesichtspunkte können allgemeine, klinische, experimentelle und phänomenologische Psychopathologie unterschieden werden. 2. Als Lehnbedeutung aus dem Englischen etwa: »Pathologie der Psyche«, z. B. in »die (schwere, leichte) Psychopathologie des Patienten bestand in …«. 3. Als Lehnbedeutung aus dem Deutschen im Englischen (selten) und Japanischen Syn. für ►Psychodynamik. Die japanische »Psychopathologische Gesellschaft« ist so zu verstehen. 4. Inkorrekt als Syn. für ►Phänomenologie (1).

e: psychopathology, patho-psychology, mental pathology. *fr:* psychopathologie, pathologie mentale

Psychopathologie, kriminalforensische *(f)* ►kriminalforensische Psychopathologie.

Psychopathologia sexualis *(f)* (R. v. Krafft-Ebing). Lehre von den sexuellen Abartigkeiten und Perversionen. ►Psychopathia sexualis.

Psychopathologie, strukturale *(f)* (U. H. Peters, 1978). Untersuchung von Texten (gesprochenen, geschriebenen) psychisch Kranker mit den Mitteln der strukturalen Sprachwissenschaft (►Strukturalismus, europäischer). Die Texte werden zerlegt, die Einzelteile in ihrer Beziehung zum Ganzen untersucht. Unter der Voraussetzung hinreichender Kenntnisse in der allgemeinen ►Psychopathologie werden Diagnosen dadurch sehr genau abgrenzbar gegen andere. In einem mit solchen Kenntnissen geführten therapeutischen Gespräch werden evtl. verschlossen gewesene Kommunikationsmöglichkeiten wieder eröffnet. – Historisch: Wurde als besondere Anmutung bereits von Kraepelin bemerkt: »Solche Briefe sind nicht selten so ungemein charakteristisch, dass aus ihnen allein die

Diagnose [der Schizophrenie] mit voller Sicherheit abgeleitet werden kann« (Kraepelin, 1893, S. 438).

psychopathologisch *(a)*. Sich auf ▸Psychopathologie beziehend, psychopathologische Sachverhalte betreffend.

e: psychopathologic. *fr:* psychopathologique

Psychopathometrie *(f)* (H. H. Wieck). Untersuchung krankhafter seelischer Veränderungen mithilfe von messenden Testverfahren; z. B. Bestimmung der Schwere des ▸Durchgangssyndroms mit dem ▸Böcker-Test. Vgl. auch Kinzel-Test.

e: psychopathometric methods. *fr:* psychopathométrie

Psychopharmaka *(n, pl)*. Psychotrope Substanzen. Mehr pharmakologisch gesehen: alle Stoffe, die am zentralen Nervensystem angreifen (W. Wirth, 1967); mehr psychiatrisch gesehen: alle Medikamente, die menschliches Erleben und Verhalten beeinflussen (W. Broeren und W. Schmitt, 1968). 1. I. w. S. gehören auch traditionelle Genussmittel oder Medikamente zu den Psychopharmaka: Alkohol, Kaffee, Tee, Coffein, Barbiturate, Äther, Kreislaufstimulanzien. 2. I. e. S (häufiger) jedoch nur die Medikamente, die seit 1952 zunehmend zur Behandlung von psychischen Krankheitserscheinungen verwendet werden. Je nach ihrer Hauptwirkungsrichtung werden sie in anregende und hemmende Stoffe unterteilt. Anregend sind: ▸Amphetamine, ▸Antidepressiva und ▸Halluzinogene. Hemmend sind: ▸Tranquilizer und ▸Neuroleptika. Einzelne Stoffgruppen haben je nach Dosis oder ständig sowohl anregende wie hemmende Wirkung.

e: psychotropic drug. *fr:* substance psychotrope

Psychopharmakologie *(f)* Wissenschaftszeig, der sich um die Erforschung der Einwirkung von pharmakologischen Substanzen auf das Seelenleben bemüht. Die Bez. wird häufig als Syn. für ▸Pharmakopsychiatrie verwendet. Bei gegensätzlichem Gebrauch beider Bezeichnungen wird entweder mehr die pharmakologische oder mehr die psychiatrische Seite betont.

e: psychopharmacology. *fr:* psychopharmacologie

Psychopharmakotherapie *(f)* Behandlung seelischer Störungen mit ▸Psychopharmaka (2) i. e. S.

Psychophobie *(f)* (E. Bleuler). Materialistische Ableugnung alles Seelischen und seiner eigengesetzlichen Bedeutung. Nach S. Ferenczi ist in einer derartigen Haltung eine Regression auf frühkindliche Entwicklungsstufen zu sehen, in der ▸Projektionen normal sind.

e: psychophobia. *fr:* psychophobie

Psychophysik *(f)* Von G. Th. ▸Fechner 1860 begründete Arbeitsrichtung, welche mit experimentellen Mitteln die Beziehung von Leib und Seele zu erfassen sucht. Die psychischen Phänomene werden aufgrund physikalischer Reize untersucht. Als kleinste Einheit der erlebten Intensität wurde der eben merkliche Unterschied zwischen zwei Wahrnehmungsempfindungen benutzt. Dies führte zum psychophysischen Grundgesetz, nach welchem die erlebte Intensität proportional zum Logarithmus des physikalischen Reizes wächst. Aus diesen Ansätzen entwickelte sich unter Fechners Schüler und Nachfolger W. Wundt die Experimentalpsychologie. Über den Wundt-Schüler ▸Kraepelin starke Auswirkungen auf die Psychiatrie.

e: psychophysics. *fr:* psychophysique

Psychophysiologie *(f)* 1. Psychologische Arbeitsrichtung, welche die Zusammenhänge zwischen physiologischen Prozessen einerseits und Verhalten, Befinden, Bewusstsein, Wahrnehmung, Emotionen, Motivation, Handeln, Denken, Sprache andererseits untersucht. Z. B. wird versucht, physiologische Vorgänge (Herzfrequenz, Tätigkeit der Nebennierenrinde) und ihre psychologischen ▸Korrelate (z. B. Furcht) gleichzeitig zu erfassen. Hauptsächlich gefördert durch ▸Pawlow. – Es wurde versucht, aus der Psychophysiologie die Grundlagen der ▸Psychosomatik zu gewinnen. 2. Selten: Sammelbez. für Psychophysiologie (1), ▸Psychophysik und ▸Neuropsychologie. 3. Syn. für ▸Psychosomatik. Diese erst seit wenigen Jahren in Gebrauch befindliche Bez. setzt sich rasch durch, weil sie weiter ist, funktionelle Organstörungen einschließen kann und keinem bestimmten Lehrgebäude verpflichtet ist.

e: psychophysiology. *fr:* psychophysiologie

psychophysiologische Störungen *(f, pl)*. Bez. für psychosomatische Krankheiten unter Einschluss funktioneller Organstörungen. ▸psychosomatische Medizin.

psychophysischer Parallelismus *(m)*. In Philosophie, Psychologie und Psychiatrie ein als parallel angenommenes Verhältnis von Psychischem und Physischem. Jedem psychischen Vorgang entspreche sachlich und zeitlich ein physischer. Das ungelöste Problem ist, wie man sich das real vorzustellen hat. Nach Anhängern des Philosophen Christian Wolff muss man sich das so vorstellen wie zwei Uhren, die zufällig genau im gleichen Takt laufen.

Psychoplasma, familiäres *(n)*. (Boven). Charakteristische Eigenschaften, die bei allen Mitgliedern einer Familie vorhanden sind.

e: familial psychoplasm. *fr:* psychoplasme familial

Psychoprophylaxe *(f)* Syn. für ▸Psychohygiene.

Psychoreaktion *(f)* (Much und Holzmann). Angeblich für Schizophrenie typische ▸psychophysische Reaktion. Wenn Schizophrenen das Gift der Kobra eingespritzt wurde, kam es in einer für Schizophrene typischen Weise zur Auflösung der roten Blutkörperchen. Die Befunde wurden nicht bestätigt.

e: Much-Holzmann-reaction, psycho-reaction. *fr:* réaction de Much

psychoreaktiv *(a)*. Als Reaktion auf Erlebnisse. Gewöhnlich als Syn. für psychogen gebraucht.
e: psychoreactive. *fr:* psychoréactif

Psychoreflex *(m)*. Syn. für ►Aufmerksamkeitsreflex.

Psychose *(f)* Seelenkrankheit. Geisteskrankheit. Allgemeinste psychiatrische Bez. für viele Formen psychischen Andersseins und psychischer Krankheit. Ursachen sind teils erkennbare Organ- oder Gehirnkrankheiten (z.B. progressive Paralyse) oder deren organische Grundlagen sind hypothetisch (endogene Psychosen). Die Bez. wurde wahrscheinlich erstmals 1845 von ►Feuchtersleben (der sich aber auf einen bereits vorhandenen Sprachgebrauch berief) gebraucht und setzte sich im Laufe des 19. und 20. Jahrhunderts von der dt. Psychiatrie ausgehend überall durch. Obwohl zwischen den Psychiatern der verschiedensten Schulen Einigkeit über die allgemeine Begriffsbestimmung besteht, bereitet die Abgrenzung im einzelnen Fall Schwierigkeiten, da sehr verschiedenartige – psychische und somatische – Merkmale herangezogen werden: Schweregrad der psychischen Veränderungen, Fehlen von Krankheitseinsicht, Störungen der Kommunikation, fehlende Verstehbarkeit (►Verstehen) der Erscheinungen, mangelhafte soziale Anpassung. Während vor allem in der dt. Psychiatrie die psychischen Veränderungen der Psychose meist durch krankhafte Hirnveränderungen entstanden gedacht werden, hielt sich daneben vor allem in den USA lange Zeit ein viel weiterer Psychosebegriff (DSM-II), der sich ausschließlich nach dem Ausmaß der psychischen Auffälligkeiten und nach sozialen Gesichtspunkten (Notwendigkeit der Krankenhausunterbringung) richtete, also Ursache und Art der Störung außer Betracht liess. DSM-III hat 1980 die Bez. »Psychose« (fast) ganz fallen gelassen und durch den viel weiteren Begriff »Störung« ersetzt. Jedoch wurde zunehmend ►»psychotisch« gebraucht. DSM-III-R verstärkte dies. DSM-IV machte einen exzessiven und undifferenzierten Gebrauch von »psychotisch«. Je nach Zusammenhang kann sich dies auf alle Wahnphänomene, ausgeprägte Halluzinationen, Denkstörungen oder ausgeprägte Verhaltensstörungen beziehen. Gelegentlich wird »psychotisch« syn. mit »wahnhaft« gebraucht. In DSM-V ist Psychose einer der am häufigsten gebrauchten Begriffe, bleibt jedoch undefiniert. Bedeutung etwa im Umkreis von: Wahn, Katatonie, Halluzinationen, besonders schwer, im Denken und Sprechen gestört, besonders weit von der realen Welt entfernt. – Psychose ist im Allgemeinen *(a)* eine vorübergehende psychische Krankheit oder (b) ein stetig zum Schlechteren hin fortschreitender Krankheitsprozess (►Prozesspsychose). Nicht zu den Psychosen werden daher die abnormen Verstandesanlagen (Schwachsinn), abnormen Charakteranlagen (►Persönlichkeitsstörungen, ►Psychopathie), Neurosen, Traumafolgen, Konfliktreaktionen und krankhaften Persönlichkeitsveränderungen (epileptische Wesensänderung, Pseudopsychopathie, Sucht) gerechnet. Die lange Zeit übliche Einteilung der Psychosen in die Hauptgruppen der endogenen (funktionellen) und exogenen (= körperlich begründbaren) Psychosen hat an Bedeutung verloren.
e: psychosis. *fr:* psychose

Psychose, affektive *(f)*. ►Affektpsychose.

Psychose, alkoholische *(f)*. ►Alkoholpsychosen.

Psychose, arteriosklerotische *(f)* Bei zerebrovaskulären Krankheiten auftretende und durch sie verursachte Psychose. Z.B.: arteriosklerotische Depression, arteriosklerotisches Delir (s.d.). Im Sprachgebrauch wurde jedoch »arteriosklerotisch« durch »zerebrovaskulär« ersetzt.
e: arteriosclerotic psychosis. *fr:* psychose artério-scléreuse

Psychose, chronische reine *(f)* (G. Huber, 1979). Seltene Form des schizophrenen Defektes (s.d.). »Über Jahre und Jahrzehnte bestehende schizophrene Psychosen, bei denen phänomenologisch-psychopathologische Zeichen einer Potentialreduktion und einer Verformung des individuellen seelischen Gefüges (Strukturverformung) nicht faßbar sind.« (Huber) Bei den Kranken erscheint weder die Persönlichkeit verformt, noch sind sie in ihrer Leistung wesentlich beeinträchtigt. Auch in Affekt, Kontakt und Ausdruck sind sie weitgehend unauffällig und haben dabei doch ständig paranoid-halluzinatorische und selten rein paranoide Erlebnisse. Die Psychose kann auch nach 30 Jahren noch folgenlos abklingen.

Psychose disintegrative *(f)* Syn. für ►Dementia infantilis Heller.

Psychose discordante *(f)* (Ph. Chaslin). Gruppe von Psychosen, die gegenwärtig fast alle zur Schizophrenie gerechnet werden. Die Grundstörung wurde in einer »discordance psychique« (entspricht etwa der intrapsychischen Ataxie Stranskys) gesehen. Diese Bez. wird noch gelegentlich bei Affektstörungen angewendet, deren Zuordnung zur Schizophrenie noch ungewiss ist.

Psychose, endoforme *(f)* Wenig exakte Bez. für Psychose, die einer Schizophrenie oder einer manisch-depressiven Erkrankung ähnlich ist. Vgl. schizoforme, schizophrenieähnliche bzw. schizophreniforme Psychose.
Syn.: endomorphe Psychose.

Psychosen, endogene *(f, pl)*. ►endogene Psychosen.

Psychose, endomorphe *(f)* Syn. für ►Psychose, endoforme.

Psychose, ephemere *(f)* Nur einen Tag anhaltende ►Psychose. Gewöhnlich gelingt es trotz lebhafter psychotischer Erscheinungen nicht, die kurze Krankheitsepisode einem bestimmten Psychosetyp zuzu-

P

ordnen. Vgl. Bouffée délirante, transitorisches Irresein.

Psychose, epileptische *(f)* Akute oder chronische Psychose bei Epilepsie. Kann in Formen auftreten, die anderen Psychosen zum Verwechseln gleichen: schizophrenieähnliche oder depressiv gefärbte Psychose, epileptisches Delir, epileptischer Dämmerzustand. Evtl. kann es als Komplikation einer Epilepsiebehandlung beim Verschwinden der Anfälle zum Auftreten einer epileptischen Psychose kommen (Antagonismus: Anfälle – Psychose). Dabei kann das EEG einen normalen Kurvenverlauf zeigen (forcierte Normalisierung nach Landolt, 1955). Die Psychosen sind deshalb gefürchtet, weil es dabei zu perseveratorischen Gewalttaten kommen kann. Hervorzuheben ist, dass Epilepsie und Schizophrenie sich nicht antagonistisch verhalten, obwohl diese Ansicht der Ausgangspunkt für die erfolgreiche Krampfbehandlung der Schizophrenie war. Auch chronische Veränderungen der Epileptiker, epileptische Wesensänderung und Demenz werden gelegentlich als lang hingezogene epileptische Psychose bezeichnet. Die epileptischen Psychosen zählen zu den endogenen Psychosen, da als Ursache der Epilepsie die gleiche endogene Veranlagung angenommen wurde.
e: epileptic psychosis. *fr:* psychose épileptique

Psychose, exogene *(f)*. ►Psychose, körperlich begründbare.

Psychose, experimentelle *(f)*. ►Modellpsychose.

Psychose, floride *(f)* Syn. für ►Schizophrenie, positive.

Psychose, funktionelle *(f)* Nicht durch eine erkennbare Organkrankheit verursachte Psychose, die sich somit lediglich in einer Veränderung psychischer Funktionen äußert. In der Hauptsache trifft dies für endogene Psychosen (Schizophrenie, manisch-depressive Erkrankung) zu, sodass die Bez. oft syn. verwendet werden. Auch die psychogenen Psychosen sind funktionell.
e: functional psychosis. *fr:* psychose fonctionnelle

Psychose, halluzinatorische *(f)* Allgemeine Bez. für Psychose mit akustischen oder optischen Halluzinationen. I. e. S. auch Syn. für ►Halluzinose.
e: hallucinatory psychosis. *fr:* psychose hallucinatoire

Psychose, holodysphrene *(f)*. ►Holodysphrenie.

Psychose, hypoxämische *(f)* Psychose durch unzureichende Sauerstoffversorgung des Gehirns. Der allgemeine akute Sauerstoffmangel des Gehirns führt zunächst zu Bewusstlosigkeit, bei weniger plötzlichem Einsetzen zu Erregungszuständen, Gedächtnisstörungen, Affektstörungen oder Antriebsverlusten. Oft bilden sich die Veränderungen über ein amnestisches Korsakow-Syndrom zurück.

Psychose, induzierte *(f)*. ►induziertes Irresein.

Psychose, infantile *(f)*. ►Psychose, kindliche.

Psychose, infektiöse *(f)*. ►Infektionspsychose.

Psychose, intermittierende *(f)*. ►intermittierende Psychose.

Psychose, juvenile *(f)* Psychose im Jungmädchen- und Adoleszentenalter. Alle Psychosen des Erwachsenenalters kommen auch im Jugendalter vor, erhalten jedoch eine teilweise charakteristische Färbung. Die Schizophrenie tritt typischerweise in Form der ►Hebephrenie auf. Aber auch die manisch-depressive Erkrankung und andere Psychosen erhalten oft eine »hebephrene Färbung« ihrer Symptomatik. Die ►Pubertätskrisen können psychoseähnliches Aussehen erhalten. Die ►jugendliche Paralyse ist sehr selten.
e: juvenile psychosis. *fr:* psychose juvenile

Psychose, kindliche *(f)* Im Kindesalter, bis zur Pubertät auftretende Psychose. Es treten im Prinzip die gleichen Symptome wie bei Erwachsenen auf, jedoch mit unterschiedlichen Akzenten. Kindliche ►Schizophrenie und manisch-depressive Erkrankung sind nicht so selten wie früher angenommen. Symptomatische Psychosen, insbesondere Fieberdelirien, sind sehr häufig, werden jedoch gewöhnlich nicht psychiatrisch behandelt. Frühkindlicher Autismus (s. d.) ist eine auf das Kindesalter beschränkte Psychose. Nach M. S. Mahler (1952) sind unter den frühkindlichen Psychosen eine autistische und eine symbiotische Psychose zu unterscheiden.
e: childhood psychosis. *fr:* psychose infantile

Psychose, klimakterische *(f)* Im Klimakterium auftretende Psychose. Wird oft inkorrekt zur Gruppe der ►Involutionspsychosen gerechnet, von denen sich das Bild lediglich durch die Beschränkung auf das weibliche Geschlecht unterscheidet. Eine eigentliche, für das Klimakterium typische Psychose gibt es jedoch nicht.
e: climacteric psychosis. *fr:* psychose climactérique

Psychose, körperlich begründbare *(f)* (K. Schneider). Psychose, die durch fassbare Körperkrankheiten hervorgerufen wird. Dabei bleiben Art und Ort der körperlichen Schädigung unberücksichtigt. Bei diesen Psychosen tritt trotz einer Vielfalt von körperlichen Ursachen nur eine begrenzte Anzahl unterscheidbarer klinischer Bilder auf. Die akuten derartigen Psychosen folgen den akuten exogenen ►Reaktionstypen Bonhoeffers (»exogene« Psychosen im engeren Sinne), während die chronischen Psychosen Persönlichkeitsabbau und Demenz zeigen (»organische« oder »hirnorganische« Psychosen im engeren Sinne). – Von den meisten Autoren werden die Begriffe »exogene Psychosen« und »symptomatische Psychosen« syn. verwendet. Vgl. ►symptomatisch.

Psychose, konstitutionelle *(f, pl)*. Selten gebrauchte Bez. für psychoseähnliche Erscheinungen, die das ganze Leben über bestehen und daher als Ausdruck einer bestimmten Konstitution aufgefasst werden. Betrifft insbesondere die konstitutionelle Depression (s. d.) und konstitutionelle Manie (s. d.).

Psychose, künstliche *(f)* Absichtlich, meist durch Medikamente hervorgerufene (toxische) Psychose. Geschieht entweder in der Absicht, an einer experimentellen Psychose (►Modellpsychose) allgemeine Probleme der Psychosen zu studieren, oder aus therapeutischen Absichten bei Neurosen (►Psycholyse).
e: artificial psychosis. *fr:* psychose artificielle

Psychose, kurze reaktive *(f)* In DSM-III: Psychose von mindestens 2 Stunden, aber nicht mehr als 2 Wochen Dauer, die plötzlich begonnen hat. Die Beschreibungen entsprechen etwa der ►Bouffée délirante. Aber auch kurze ►Verwirrtheitspsychosen und andere ►zykloide Psychosen würden nach DSM-III hier einzuordnen sein. Unter den Symptomen werden aufgewühlte Emotionalität, rascher Wechsel der Stimmung, Ratlosigkeit, ►Verwirrtheit, Inkohärenz, Wahn und Halluzinationen genannt. Ein bedeutsames Erlebnis geht der Psychose stets unmittelbar voraus. Auch andere Störungen können als kurze reaktive Psychose beginnen. In diesen Fällen ist die Diagnose nach 2 Wochen in schizophreniforme, paranoide oder affektive Störung oder in atypische Psychose zu ändern. In DSM-IV umbenannt in »Kurze Psychotische Störung« (s. d.).
e: brief reactive psychosis, brief reactive disorder (DSM-V).

Psychose, manisch-depressive *(f)*. ►Erkrankung, manisch-depressive.

Psychose, manische *(f)* Sammelbez. für Psychosen mit manischer oder manieähnlicher Erregung; ►Manie, ►maniformes Syndrom (1).
e: manic psychosis. *fr:* psychose maniaque

Psychose, organische *(f)* Chronische Psychose, die ihre Ursache in einer mittelbaren oder unmittelbaren Gehirnkrankheit (z. B. Traumafolgen, Tumoren, Gefäßerkrankungen, degenerative Prozesse) hat. Obligate Symptome sind Persönlichkeitsabbau mit Abnahme von Takt, Anstand und feineren Empfindungen. Auch eine Demenz ist gewöhnlich nachweisbar, die vorwiegend Merkfähigkeit und Gedächtnis, weniger auch Auffassung und Urteilsfähigkeit betrifft. – Der Begriff wird in der klinischen Alltagssprache viel verwendet, obwohl er nicht eindeutig anwendbar ist.
e: organic psychosis, idiophrenic psychosis. *fr:* psychose organogène

Psychose, paranoide *(f)* Allgemeinste Bez. für eine Psychose, deren auffälliges Symptom Wahn ist. Die Bez. wird besonders oft gebraucht, wenn eine genauere diagnostische Einordnung eines Krankheitsbildes (noch) nicht möglich ist. Sehr häufig handelt es sich um eine paranoide Schizophrenie. ►Paranoia.
e: paranoid psychosis. *fr:* psychose paranoïaque

Psychose, periodische *(f)* Psychose, die während des Lebens mehrmals in der gleichen Form auftritt, während zwischen den Erkrankungsphasen Zeiten der seelischen Gesundheit bestehen. Die Bez. bezieht sich besonders auf periodisch wiederkehrende manische, depressive oder manisch-depressive Erkrankungen. Aber auch Schizophrenien, paranoide und katatone Erkrankungen, Zwangskrankheiten oder epileptische Psychosen können eine periodische Verlaufsform annehmen. Die Lehre von den periodischen Psychosen wurde Ende des 18. Jahrhunderts insbesondere durch frz. Ärzte (Magnan u. a.) begründet und von ►Kraepelin als fester Bestandteil seines nosologischen Systems übernommen. Die ältere Psychiatrie kannte noch eine periodische Neurasthenie und Paranoia.
e: periodic psychosis. *fr:* psychose périodique

Psychose, polyneuritische *(f)* Seltenes Syn. für ►Korsakow'sche Psychose.
e: polyneuritic psychosis. *fr:* psychose polynévritique

Psychose, postoperative *(f)* Bis zu 15 Tage nach einer Operation auftretende symptomatische Psychose, die zu den akuten exogenen Reaktionstypen Bonhoeffers gehört. Je größer der zeitliche Abstand zwischen Operation und Ausbruch der Psychose ist, desto unwahrscheinlicher ist ein kausaler Zusammenhang. Nach Kleist und Bonhoeffer treten vor allem Delirien, Zustände ängstlicher Erregung, manchmal paranoid-halluzinatorische Psychosen auf, die gewöhnlich alsbald wieder abklingen. Nach vielen Operationen kommt es auch zu einem hyperästhetisch-emotionalen Schwächezustand.

Psychose, postpartale *(f)* Syn. f. ►Wochenbettpsychose.

Psychose, präsenile *(f, pl)*. An der Schwelle des Alters, zu Beginn der 2. Lebenshälfte ausbrechende Psychosen. Besonders ►Kraepelin hat die Besonderheiten der in diesem Alter erstmalig auftretenden psychischen Krankheiten betont und sie mit den körperlichen Altersvorgängen in Zusammenhang gebracht. Mehrere Formen: 1. Depressive Zustände, ►Involutionsmelancholie. 2. Erregungszustände mit Angst und Halluzinationen. 3. Katatone Schizophrenie. ►Spätkatatonie. 4. Ängstlich-depressiver Wahn. 5. Paranoide Psychosen. ►Beeinträchtigungswahn, präseniler. – Das Gebiet der präsenilen Psychosen gilt weiterhin als unzureichend erforscht. und kommt z. B. in DSM-V nicht vor.
e: pre-senile psychosis. *fr:* psychose pré-sénile

Psychose, produktive *(f)* Syn. für ►Schizophrenie, positive. ►Produktivität.

Psychose, psychogene *(f)* Sammelbez. für eine Gruppe von verschiedenartigen Psychosen, die durch seelische Anlässe entstehen. Als psychogene Psychose kann jedes psychische Krankheitsbild bezeichnet werden, bei dem ein als belastend empfundenes Erlebnis oder psychisches Trauma für Auftreten, Verlauf, Inhalte und oft auch Beendigung einer Psychose verantwortlich ist. Es wird allgemein angenommen, dass eine besondere (psychopathische) Veranlagung in Form einer Bereitschaft vorhanden sein muss, um auf Erlebnisreize mit einer Psychose zu reagieren. Die Prognose ist gut. – Die Zahl der infrage kommenden klinischen Bilder ist groß. Es kann sich um mehr depressive Bilder (reaktive und psychogene Depressionen), körperlich begründbare Psychosen mit Bewusstseinsveränderungen, Stuporzustände oder Wahnpsychosen (sensitiver Beziehungswahn) handeln. Die Bez. wird in der deutschen Psychiatrie selten verwendet, häufiger eine Zeit lang in der skandinavischen (P. Faergeman, 1963).

Psychose, reaktive *(f)* Durch aufwühlende Erlebnisse (psychogen) entstandene Psychose. Bleuler (1918) führt als Beispiele das ►Ganser-Syndrom als Reaktion auf die Einsperrung, einen hysterischen Dämmerzustand als Reaktion auf die Absage der Geliebten an. Die Bez. ist nicht allgemein anerkannt, da als zweifelhaft gilt, ob ein Erlebnis zur Ursache einer Geistesstörung werden kann. – Die Bez. wird vielfach syn. mit ►Situationspsychose gebraucht. – Die Bez. wurde nach dem 2. Weltkrieg vor allem in Norwegen, weniger in Schweden hauptsächlich bei Schizophrenien angewandt. Wurde dort seit etwa 1960 mehr und mehr durch »konstitutionelle Psychose« ersetzt, bis die Nomenklatur von DSM übernommen wurde.
e: reactive psychosis.
Syn.: Reaktionspsychose. *fr:* psychose réactionnelle

Psychose, remittierende *(f)* Besonderer Verlaufstyp einer Psychose, wobei symptomreiche Krankheitsperioden mit symptomfreien Perioden abwechseln, die jedes Mal den Eindruck einer Heilung entstehen lassen können.
Syn.: Folie à éclipse. *fr:* psychose rémittente, folie à éclipse.

Psychose, rheumatische *(f)*. ►Rheumapsychose.

Psychose, schizoaffektive *(f)* 1. (J.S. Kasanin, 1933). Besonderer Erscheinungstyp der ►Schizophrenie. Aufwühlende Erlebnisse sowie manische und/oder depressive Affektstörungen sind besonders im Beginn so vorherrschend, dass der schizophrene Prozess evtl. verkannt wird. Im weiteren Verlauf treten die Affektveränderungen immer mehr zurück, während die typischen Erscheinungen der Schizophrenie immer deutlicher werden. Vorkommen besonders bei Jugendlichen. 2. Syn. für ►zykloide Psychose. In diesem Sinne vor allem in der amer. Psychiatrie gebraucht. Abweichend vom Konzept Leonhards werden schizoaffektive Psychosen nicht als in sich typische Gruppen angesehen, sondern als etwas, was sowohl Symptome der Schizophrenie als auch der affektiven Störungen besitzt. Es werden auch keine Untergruppen gebildet. 3. DSM-III erwähnt die Diagnose nicht. Nach DSM-III-R wird die Diagnose gestellt, wenn gleichzeitig Kriterien von ►Schizophrenie und ►Affektiven Störungen bestehen oder früher schizophrene Kriterien ohne affektive Störungen bestanden haben. Wie bei den Affektiven Störungen werden ein depressiver und ein bipolarer Typ unterschieden. DSM-IV/V erwähnen die Diagnose nicht, behandeln aber den Sachverhalt unter ►schizoafektiver Störung und unterscheiden eine bipolare und eine depressive Form. – Nach dt. Auffassung handelt es sich bei den diagnostizierten Fällen um Schizophrenien, bei denen depressive oder manische Erscheinungen in den Vordergrund getreten sind, während die schizophrenen kaum noch merkbar sind oder nur noch aus ►Basissymptomen bestehen.
e: schizo-affective psychosis. *fr:* psychose schizoaffective

Psychose, schizoforme *(f)* (Kahn, 1921). Psychoseform, die in ihrer Symptomatik der Schizophrenie ähnlich ist oder ihr gleicht. Der Begriff wird nicht ganz streng gebraucht, bezeichnet aber meistens eine symptomatische Psychose (s.d.), die plötzlich beginnt und einen günstigen Verlauf hat. Gelegentlich wird aber auch eine Schizophrenie als schizoforme Psychose bezeichnet. Die ursprüngliche Abgrenzung erfolgte aber von den symptomatischen Psychosen her wegen der an Schizophrenie erinnernden Symptomatik. Abweichend hiervon bezeichnet G.W. Schimmelpenning (1965) als schizoforme Psychose paranoid-halluzinatorische Krankheitsbilder der 2. Lebenshälfte mit episodisch-periodischem und chronischem Verlaufstyp, die sich sowohl von der Schizophrenie als auch von den symptomatischen Psychosen unterscheiden lassen. Kain sprach zunächst bei der Einteilung der Schizophrenien von der »schizoformen Reaktionsweise« bei symptomatischen Psychosen. Ähnliche und nicht ganz klar unterschiedene Bezeichnungen sind »schizophreniforme« und »schizophrenieähnliche« Psychosen (s.d.).

Psychose, schizophrenieähnliche *(f)* Psychisches Krankheitsbild mit einer an Schizophrenie erinnernden Symptomatik. Die Bez. wird zwar hauptsächlich bei Psychosen als Begleiterscheinungen von inneren Erkrankungen gebraucht, doch wird sie nicht streng und konsequent verwandt und bezieht sich auch nicht auf eine bestimmte Ursache oder Prognose. Die häufig gebrauchte Bez. ist nirgendwo in der Literatur theoretisch begründet worden. Sie wird häufig verwechselt mit schizoformer und schizophreniformer Psychose (s.d.).

Psychose, schizophreniforme *(f)* 1. (G. Langfeldt, 1937, 1958). Der Schizophrenie ähnliche Psychose, die nicht mit Bestimmtheit zur Schizophreniegruppe gerechnet werden kann. Die Symptomatik ist kaum unterscheidbar von Schizophrenie. Häufig genannt werden: psychomotorische Erregung, paranoide und katatone Erscheinungen, Stimmenhören, Gedankeneingebung; Bewusstsein klar oder leicht gestört. Krankheitsverlauf im Unterschied zu Schizophrenie

gutartig: vollständige Heilung ohne Defekt. Gutes Ansprechen auf Insulinbehandlung. Die Bez. wird hauptsächlich in der skandinavischen Literatur gebraucht. In der dt. Psychiatrie werden derartige Krankheitsbilder der Schizophrenie, der Gruppe der ►Emotionspsychosen oder (je nach Ursache und Symptomatik) den symptomatischen Psychosen zugeordnet. Die Bez. wird nicht immer scharf von schizoformer und schizophrenieähnlicher Psychose (s. d.) getrennt. Historisch wurden die hierher gehörigen Krankheitsbilder von der Schizophrenie wegen ihrer guten Prognose abgetrennt, da man für Schizophrenie eine schlechte Prognose unterstellte. 2. (Chr. Scharfetter, 1972). Psychose, die im Augenblick (im Querschnitt) das typische Bild einer Schizophrenie aufweist, aus deutlich definierten Gründen aber nicht als Schizophrenie, als endogene Psychose angesehen wird, weil sie z. B. durch Amphetamingebrauch aufgetreten ist. Vgl. Schizophrenie, symptomatische.
e: schizophreniform psychosis. *fr:* psychose schizophréniforme

Psychose, senile *(f)* Sammelbez. für alle nach dem 60. Lebensjahr erstmalig in Erscheinung tretenden psychischen Erkrankungen stärkeren Ausmaßes. Hierher gehören sowohl die zur Demenz führenden ►Alterspsychosen wie auch die endogenen Psychosen des Alters (►Altersschizophrenie, ►Altersdepression, ►Altersmanie).
e: senile psychosis. *fr:* psychose oder délire sénile

Psychose, symbiontische *(f)* (C. Scharfetter, 1970). Geistesstörung, von der zwei oder mehrere miteinander lebende Menschen gemeinsam befallen sind. Ein ersterkrankter Induzent entwickelt eine Psychose (meist paranoide Schizophrenie), die er auf einen mit ihm in besonders enger Lebensgemeinschaft lebenden Partner, den Induzierten, überträgt. In inniger Wechselwirkung verflochten, entwickeln Induzent und Induzierter einen gemeinsamen Wahn. Die Psychose sieht auch beim Induzierten sehr schizophrenieähnlich aus. Die Induzierten zeigen hypothetisch eine hohe familiäre Disposition zur Schizophrenie, die der Disposition von Familienangehörigen Schizophrener ähnele. ►Folie à deux.
e: symbiontic psychosis. *fr:* psychose symbiontique

Psychose, symbiotische *(f)* (M. Mahler, 1952). Außer dem frühkindlichen Autismus (s. d.) eine der beiden frühkindlichen Psychosen. Kennzeichen sind späterer Beginn als bei frühkindlichem Autismus, starke Angst, die sich insbesondere zeigt, wenn das Kind von seiner Mutter getrennt werden soll. Als Ursache wird eine mangelhafte Selbstdifferenzierung des Kindes nach der ersten Lebensphase einer Symbiose zwischen Mutter und Kind angesehen. Vorkommen sehr selten.
e: symbiotic psychosis. *fr:* psychose symbiotique

Psychose, tabetische *(f)*. ►Tabespsychose.

Psychosen, toxische *(f, pl)*. ►Intoxikationspsychose.

Psychose, traumatische *(f)*. ►traumatische Psychose.

Psychose, zephalgische *(f)* (Mingazzini, 1926). Obsol. Bez. für eine durch starken Kopfschmerz ausgelöste psychische Krankheit.

Psychose, zirkuläre *(f)* Form der manisch-depressiven Erkrankung mit regelmäßig sich abwechselnden manischen und depressiven Erkrankungsabschnitten. Die Bez. ist ursprünglich syn. mit der älteren Bez. »zirkuläres Irresein« (s. d.), wurde jedoch lange Zeit auch einfach als Syn. für »manisch-depressive Erkrankung« (also ohne Berücksichtigung einer besonderen Verlaufsform) gebraucht. Die Bez. wird oft bevorzugt, wenn ein besonders häufiger Wechsel zwischen manischen und depressiven Phasen ohne oder mit nur kurzen gesunden Intervallen hervorgehoben werden soll.
e: alternating psychosis. circulatory psychosis. *fr:* psychose circulaire

Psychose, zirkulatorische *(f)* Psychose durch Herz-Kreislauf-Störungen. Vorübergehende Störungen des Herz-Kreislauf-Systems können durch allgemeine Mangeldurchblutung des Gehirns zu amentiellen oder deliranten Bildern, manchmal auch zu Wahnpsychosen führen, die nach Besserung der Allgemeinkrankheit wieder verschwinden. ►Psychose, hypoxämische.
e: circulatory psychosis.

Psychosen, atypische *(f, pl)*. 1. ►atypische Psychosen. 2. In DSM-III: Psychose, die insofern atypisch ist, als sie sich in keiner der ►Kategorien der DSM-III einfügen lässt, weil sie die Kriterien nicht erfüllt. Es handelt sich somit um eine Restkategorie ohne typische Merkmale. An Symptomen werden genannt: Wahn, Halluzinationen, Inkohärenz, Assoziationslockerung, alogisches Denken, grob unverständliches Verhalten.
e: atypical psychoses.

Psychosen, eklamptische *(f, pl)*. ►eklamptische Psychosen.

Psychosen, metalkoholische *(f, pl)*. Als Folge des chronischen ►Alkoholismus entstehende Psychosen: ►Delirium tremens, alkoholische ►Korsakow-Psychose, ►Pseudoencephalitis haemorrhagica superior (Wernicke), ►Alkoholhalluzinose, alkoholischer Eifersuchtswahn (s. d.).

Psychosen, symptomatische *(f, pl)*. Psychosen als »Symptom« oder Begleiterscheinung einer Allgemeinerkrankung oder einer Körperstörung. Die Bez. wird bei allen Psychosen verwandt, deren Erscheinungen durch hirnfremde Körperveränderungen (z. B. Lungenentzündung) erklärt werden können. In einer engeren Begriffsfassung gehören die symptomatischen Psychosen neben den

hirnorganischen und toxischen Psychosen zur Gruppe der ►exogenen Psychosen. Gewöhnlich werden die Bezeichnungen symptomatische Psychose, exogene Psychose, körperlich begründbare Psychose und akuter exogener Reaktionstyp jedoch syn. gebraucht, da eine scharfe Begriffsabgrenzung unmöglich ist. – Allgemeine Symptome: Verlangsamung des psychischen Tempos, Antriebsminderung bis zum ►Stupor, Gedächtnisstörungen (vor allem Störungen der Merkfähigkeit; Verlegenheitsantworten, ►Konfabulationen), Wahrnehmungsstörungen (auch ►Illusionen und Halluzinationen), Verminderung der Aufmerksamkeit, erhöhte Ablenkbarkeit, mangelhafte Orientierung über Zeit, Ort und Person, Störungen der ►Vigilität. Auch ängstliche, depressive oder maniforme Verstimmungen und Wahnsymptome können auftreten. Bei der thematischen Ausgestaltung sind oft biographische und situative Umstände zu erkennen.
e: symptomatic psychosis. *fr:* psychose organique

Psychosen, zykloide *(f, pl).* ►zykloide Psychosen.

psychosensorische Anfälle *(m, pl).* Sammelbez. für Gruppe von anfallsweise auftretenden Schmerzen und Missempfindungen (Menière-Anfälle, Migräne, Nabelkoliken) bei Kindern mit Beziehungen zur Epilepsie. Diese zeigen sich in abnormem EEG und Behandlungsfähigkeit durch antiepileptische Medikamente.
e: psychosensory attack. *fr:* accès psychosensoriel

Psychosexualität *(f)* Die nie fehlende geistig-seelische Seite der Sexualität als Gegensatz zu bloß körperlich gedachten Funktionen der Sexualität. Die Entwicklung von zärtlichen Gefühlen und Bindungen, aber auch Vorstellungen sexuellen Charakters und seelisch bedingte Hemmungen der Sexualfunktionen gehören in den Bereich der Psychosexualität.
e: psychosexuality. *fr:* psychosexualité

psychosexuell *(a).* Auf die psychische Seite der Sexualität bezüglich.
e: psychosexual. *fr:* psychosexuel

Psychosexuelle Dysfunktionen *(f, pl).* In DSM-III: Sammelbez. für Störungen im Ablauf des sexuellen Vollzuges oder des sexuellen Appetits unter Beachtung eines Zyklus von Appetenz, Erregung, Orgasmus und Entspannung. Als Untergruppen werden darüber hinaus aufgeführt: 1. Gehemmte Sexuelle Appetenz (e: inhibited sexual desire); 2. Gehemmte Sexuelle Erregung (e: inhibited sexual excitement). Sie entspricht ►Frigidität und ►Impotenz; 3. Gehemmter Weiblicher Orgasmus (e: inhibited female orgasm); 4. Gehemmter Männlicher Orgasmus (e: inhibited male orgasm); 5. ►Ejaculatio praecox; 6. Funktionelle ►Dyspareunie; 7. Funktioneller ►Vaginismus; 8. Atypische Psychosexuelle Dysfunktion (Restkategorie). – Ist unter dieser Bez. und in dieser Gliederung nur in DSM-III enthalten. In DSM-IV unter ►Funktionsstörungen, sexuelle zu finden, in DSM-V unter Sexuelle Dysfunktionen.
e: psychosexual dysfunctions.

Psychosis juvenilis *(f).* ►Psychose, juvenile.

Psychosis polyneuritica *(f)* Syn. für ►Korsakow'sche Psychose.

Psychoskopie *(f)* Untersuchung der Psyche bis ins kleinste, sozusagen mikroskopische Detail.
e: psychoscopy. *fr:* psychoscopie

Psychosomatik *(f)* Syn. für ►psychosomatische Medizin.

psychosomatische Erkrankungen *(f, pl).* ►psychosomatische Medizin.

psychosomatische Gynäkologie *(f).* Spezialgebiet der Frauenheilkunde. Wird ausgeübt durch psychosomatisch und psychotherapeutisch ausgebildete Gynäkologen. Hauptthemen sind Krebserkrankungen, ungewollte Kinderlosisgkeit, unklare Unterbauchbeschwerden, drohende Fehlgeburt, Fehlgeburten, Totgeburten, Schwangerschaftserbrechen (Hyperemesis gravidarum), Schwangerschaftsangst (►Gravidophobie), Scheinschwangerschaften (►Schwangerschaften, eingebildete), negierte Schwangerschaften u. a. Nicht zum Spezialgebiet gehören Störungen, für welche psychiatrische Kenntnisse und Erfahrungen erforderlich sind. Vgl. ►Gynäkopsychiatrie.
e: psychosomatic gynecology.

psychosomatische Krankheit *(f)* Meist chronische Körperkrankheit, welche ihren Ursprung in Erlebnissen und deren Verarbeitung hat. ►psychosomatische Medizin.
e: psychosomatic disease oder illness.

psychosomatische Medizin *(f)* Psychiatrisch-internistisches Arbeits- und Forschungsgebiet, das sich mit solchen Körperstörungen befasst, die als Folge gegenwärtiger oder früherer innerseelischer Konflikte aufgefasst werden können. I. w. S. kann jede Krankheit als psychosomatisch aufgefasst werden, wenn psychische Einflüsse auf körperliche Krankheiten, Syndrome oder Symptome erkennbar sind. I. e. S. werden nur solche Krankheiten als psychosomatisch aufgefasst, bei denen ein chronisch gewordener Konflikt – über das vegetative Nervensystem – zu somatischen Veränderungen im Organsystem führt. Nach ►Alexander antwortet der Mensch auf jeden psychischen Außenreiz auf dreifache Weise: mit beabsichtigten Handlungen, Ausdrucksphänomenen und vegetativ. Die psychosomatische Medizin befasst sich mit den vegetativen Reizreaktionen, die traditionelle Psychiatrie mit den beiden erstgenannten. Die körperlichen Erscheinungen können psychoanalytisch als unmittelbarer Ausdruck einer ins Körperliche verdrängten Angst oder eines anderen Affektes verstanden werden. – Klinik: typische Störungen sind essenzielle Hypertonie, Hyperthyreoidismus, Migräne, Magengeschwür, Bronchialasthma, Colitis ulcerosa,

Hautekzeme, Lungentuberkulose. Man hat vielfach versucht, einzelne Störungen mit bestimmten Konfliktkonstellationen in Zusammenhang zu bringen. Danach entspricht z. B. der Asthmaanfall einem Tränenausbruch, der Bluthochdruck einem zurückgehaltenen Wutausbruch, das Magengeschwür einem ständigen Konflikt zwischen Aggressions- und Fluchttendenzen. Es gibt jedoch keine einheitlichen Regeln für die Organwahl. Historisch: Ansätze zu psychosomatischem Denken sind bereits bei Hippokrates erkennbar. Die Bez. »psychosomatisch« wurde zuerst von Heinroth (1818) gebraucht. Auch das weitere Konzept der romantischen Medizin von der Bedeutung »moralischer« Faktoren für das Krankheitsgeschehen ist in der Psychosomatik wieder aufgegriffen. Gestützt auf die Erkenntnisse der ►Psychoanalyse entstand nach dem 1. Weltkrieg eine internationale psychosomatische Bewegung, die 1934 durch F. Deutsch und F. Dunbar auch nach den USA getragen wurde. Die Bewegung versteht sich z. T. als Gegenbewegung gegenüber der nur naturwissenschaftlich-materialistischen Medizin und betont besonders die Bedeutung des erkrankten Subjekts gegenüber der Krankheit. Oft werden psychosomatische und hysterische Antworten auf Konflikte verwechselt, da sich beide körperlich äußern können. Während bei der Konversionsneurose das einzelne Symptom unbewusster symbolhafter Ausdruck eines bestimmten aktuellen Konfliktes ist, stellt das psychosomatische Symptom die Folge einer neurovegetativen Funktionsstörung durch einen Dauerkonflikt dar.
e: psychosomatic medicine.
Syn.: Psychosomatik, psychophysiologische Medizin.
fr: médecine psychosomatique, M. P. S.

psychosomatische Störung *(f)* Durch Erlebnisse hervorgerufene körperliche Störung. Die Bez. wird nicht einheitlich gebraucht und kann i. e. S. syn. mit ►psychosomatische Krankheit sein oder funktionelle Störungen (ohne erkennbare Körperveränderungen) mit umfassen.
e: psychosomatic disturbance oder disorder.

psychosomatisches Training *(n).* (B. Luban-Plozza, W. Pöldinger). Psychotherapeutisches Übungsprogramm, evtl. mit Massage, unter besonderer Berücksichtigung der Atmung.
e: psychosomatic training.

Psychosomatose *(f)* 1. I. w. S. Syn. für psychosomatische Erkrankungen. ►psychosomatische Medizin. 2. I. e. S. Bez. für Gruppe von »klassischen« Erkrankungen, deren psychosomatische Natur weithin anerkannt wird: essenzielle Hypertonie, Hyperthyreoidismus, Migräne, Magen-Zwölffingerdarm-Geschwür, Asthma bronchiale, Colitis ulcerosa, Ekzeme. »Klassisch« bezieht sich auch darauf, dass die genannten Psychosomatosen zuerst von Franz ►Alexander und der psychoanalytischen Schule in Chicago zusammengestellt und beschrieben wurden. Werden daher im Klinikjargon auch »die heiligen Chicagoer 7« genannt.

Psychosomimetika *(n, pl).* Syn. für ►Halluzinogene.

Psychodelika *(n, pl).* (H. Osmond, 1957). Syn. für ►Halluzinogene.

psychosozial *(Adj).* Gleichzeitig die Psyche und die persönliche Lebensumwelt eines Menschen betreffend. – Historisch: Kam im Gefolgte der ►Psychiatrie-Enquête von 1975 auf. Es entstanden mit der gemeindenahen Psychiatrie (s. d.) sog. psychosoziale Netzwerke. Diese sollen psychisch Kranken ein Leben außerhalb von Institutionen in der Gesellschaft, jedoch mit der nötigen Unterstützung ermöglichen. Seither hat sich der Gebrauch des Adj. immer mehr ausgeweitet und ist oft von ►psychisch nicht zu unterscheiden, z. B. als attributives Adj. zu Krankheit, Gesundheit, Beratung u. v. a.

psychosoziales Netzwerk *(n).* 1. Allgemein: das Netzwerk persönlicher Beziehungen, welches ein Mensch zeitweise oder dauernd unterhält. Dazu zählen auch die Netzwerke, welche über das Internet unterhalten werden. 2. (Katschnig, 1983). Syn. für ►Psychiatrie, gemeindenahe. Die Bez. bringt eine Weiterentwicklung des Konzeptes zum Ausdruck. Besagt, dass psychisch Kranke innerhalb eines auf ihre jeweiligen Bedürfnisse abgestimmten Versorgungsnetzwerkes gefördert werden können.

Psychostimulanzien *(n, pl).* ►Amphetamine.

Psychosyndrom *(n).* 1. Sammelbez. für ein Muster von psychischen Veränderungen nicht näher bestimmter Art. 2. Sammelbez. für psychische Störungen, die organischen Hirnveränderungen ihre Entstehung verdanken. Kein eigenständiges oder unverwechselbares klinisches Krankheitsbild, jedoch verschiedene charakteristische Unterformen (s. die folgenden Stichwörter).
e: psychosyndrome. *fr:* psychosyndrome

Psychosyndrom, akutes hirnorganisches *(n).* Gruppe von psychischen Symptomen, durch welche akut auftretende Störungen der Hirnfunktion erkennbar werden: ►Desorientiertheit in Bezug auf Zeit und Ort, ►Bewusstseinstrübung, ►Merkfähigkeitsstörungen, Störungen der Aufmerksamkeit, der Konzentration, des intellektuellen Verhaltens, ►Urteilsschwäche, allgemeine Verlangsamung aller Denkprozesse, erschwerte Auffassung. Das Syndrom ist unspezifisch und kann z. B. durch einen Hirntumor, eine Gehirnerschütterung, einen Vergiftungszustand u. a. hervorgerufen werden. Das Bild klingt nach Fortfall der Ursache entweder ab oder geht in ein (chronisches) organisches Psychosyndrom über.
e: acute organic syndrome, acute brain disorder, organic reaction type. *fr:* psychosyndrome organique aigu

Psychosyndrom, alkoholisches hirnorganisches *(n).* inkorrekt für Persönlichkeitsveränderungenn und schließlich Demenz durch langjährigen ►Alkoholismus. Das charakteristische klinische Verlaufsbild ähnelt nicht dem organischen Psychosyndrom (s. d.), sondern kommt in Erscheinungen der ►Deprivation zum Ausdruck.

Psychosyndrom, amnestisches *(n).* Syn. für ►amnestisches Syndrom.

Psychosyndrom Bonhoeffer *(n).* Syn. für ►Reaktionstypen, akute exogene.

Psychosyndrom des Kindesalters *(n).* ►Psychosyndrom, infantiles bzw. juveniles organisches

Psychosyndrom, endokrines *(n).* (M. Bleuler, 1948). Bei fast allen endokrinen Erkrankungen in verschiedener Ausprägung entstehende psychische Veränderungen, soweit sie nicht Folgen schwerer allgemeiner Stoffwechselkrisen oder diffuser Hirnschädigungen sind. Vor allem Veränderungen der Triebe: Hunger (Heißhunger, Appetitlosigkeit, besondere Gelüste); Durst (Steigerung, Verminderung, besondere Gelüste); Bedürfnis, Wärme oder Kälte zu suchen oder zu meiden; Bewegungsbedürfnis (Bewegungsarmut, motorische Unruhe, Poriomanie); Schlafbedürfnis (Steigerung oder Verminderung); Sexualität (Verminderung, seltener Steigerung, jedoch keine Perversionen); elementare Mütterlichkeit; Drang, das Heim, ein eng umschriebenes Territorium, beizubehalten oder zu verlassen; Lust oder Unlust, sich mit anderen Menschen zu messen (Geltungssucht, Aggressivität, soziale Aktivität). Es finden sich ferner Veränderungen der gesamten Antriebshaftigkeit und der Stimmung (euphorische, dysphorische, depressive Verstimmungen). Graduell pflegen die Erscheinungen nicht als eigentliche Geisteskrankheiten, sondern als Persönlichkeitsveränderungen i. S. des Sonderlichen zu beeindrucken. ►Hypophysärstimmung.
e: endocrine psychosyndrome.

Psychosyndrom, frühkindliches exogenes *(n).* (R. Lempp, 1964). Durch diffuse Schädigung des Gehirns in früher Kindheit hervorgerufene psychische Besonderheiten: Schwierigkeiten bei Gestalterfassung und Figur-Hintergrund-Differenzierung, Reizüberempfindlichkeit und Irritierbarkeit, Distanzunsicherheit, Kommunikationsstörungen, verminderte Angstbildung, erhöhte motorische Unruhe, Konzentrationsschwäche, gesteigerter Antrieb bei verringertem Durchhaltevermögen, rascher Wechsel von guter Anpassung und guter intellektueller Leistung und scheinbar unmotiviertem Versagen. Klingt mit der Pubertät allmählich ab. – Die Bez. wird allgemein bei schwacher Ausprägung angewendet, während bei starker Ausprägung vom ►erethischen Syndrom gesprochen wird. – Statt dieser Bez. wird häufiger die weitere ►Aufmerksamkeits-/Hyperaktivitätsstörung verwendet.
e: minimal brain dysfunction in children (MBD). *fr:* syndrome organique de l'enfant

Psychosyndrom, hirndiffuses *(n).* (M. Bleuler). Syn. für ►amnestisches (Korsakow-)Syndrom.

Psychosyndrom, hirnlokales *(n).* (M. Bleuler). Sammelbez. für psychische Veränderungen durch örtlich begrenzte Hirnkrankheiten. An verschiedenen Orten lokalisierte Hirnschädigungen führen zu einer chronischen psychischen Störung, die vom Ort der Schädigung und von der Art des Krankheitsprozesses unabhängig ist. Gekennzeichnet durch Störungen des Antriebs und der Stimmung mit plötzlichen Verstimmungen, jedoch bei völligem Erhaltenbleiben der intellektuellen Funktionen. Bei Jugendlichen ist die Antriebshaftigkeit eher gesteigert (►Psychosyndrom, hirnlokales juveniles), bei älteren Kranken eher vermindert (Wurstigkeit, Apathie, Stupor). Im Unterschied zum amnestischen Syndrom fehlen Gedächtnisstörungen; im Unterschied zu den akuten exogenen Reaktionstypen fehlen Bewusstseinsstörungen, Desorientierung, Illusionen und Halluzinationen.

Psychosyndrom, hirnlokales infantiles *(n).* (M. Bleuler). Hirnlokales Psychosyndrom bei Kindern. ►Erethie und Aggressivität pflegen besonders auffällig zu sein. Symptomatik sonst wie beim juvenilen hirnlokalen Psychosyndrom.

Psychosyndrom, hirnlokales juveniles *(n).* (M. Bleuler). Hirnlokales Psychosyndrom bei Jugendlichen. Besonders hervortretend ist gesteigerte Antriebhaftigkeit. Die Kranken sind unruhig, unrastig, übertrieben unternehmungslustig, aber in ihren Zielrichtungen unstet. Sie können aggressiv gegen ihre Umgebung werden, Erwachsene angreifen oder Schaden stiften. Die intellektuellen Fähigkeiten bleiben unverändert.

Psychosyndrom, hirnorganisches *(n).* 1. Syn. für ►amnestisches (Korsakow-)Syndrom. 2. I. w. S. auch allgemeinste Bez. für psychische Veränderungen durch Hirnkrankheiten und organische Körperveränderungen; z. B. Bewusstseinsstörungen, Demenz, Delirien, symptomatische Psychosen, epileptische Wesensänderung. 3. In DSM-III/IV in der Mehrzahl gebraucht, vgl. Psychosyndrome, hirnorganische. DSM-V spricht stattdessen von neurokognitiven Störungen.
e: organic brain syndrome, organic psychosis. *fr:* syndrome organique cérébrale

Psychosyndrom, infantiles bzw. juveniles organisches *(n).* Unspezifische psychische Veränderungen bei Jugendlichen und Kindern durch ausgebreitete, nicht lokalisierbare Hirnschädigungen z. B. infolge einer Tumorerkrankung. Ist gekennzeichnet durch eine Kombination von ►Demenz und Wesensänderung. Stellt das Analogon zum ►amnestischen Syndrom der Erwachsenen dar. Einzelsymptome: tief ge-

hende Persönlichkeitsveränderung, Herabsetzung der psychischen Leistungsfähigkeit, rasche Ermüdbarkeit, Überempfindlichkeit gegen Hitze, Witterungswechsel und toxische Einflüsse, Auffassungserschwerung, Beeinträchtigung der Aufmerksamkeit, Gedächtnisstörungen, Denkstörungen, Störungen der Affektivität, Abbau der ethischen Gefühle, Egozentrizität. Alle Störungen sind weitgehend rückbildungsfähig.
e: infantile brain-damage-syndrome.

Psychosyndrom, organisches *(n)*. 1. Von E. Bleuler (1916) als Syn. für das ►amnestische (Korsakow-) Syndrom geprägte Bezeichnung. Abweichend von der ursprünglichen Abgrenzung werden aber nicht nur Störungen des Gedächtnisses, sondern auch der Aufmerksamkeit und Zustände mit Affektinkontinenz unter dieser Bez. verstanden. Nach P. Pichot (1963) wird das organische Psychosyndrom in der frz. Literatur oft mit einer ►Demenz gleichgesetzt. Die Demenz ist jedoch nur eine häufige, keine regelmäßige Folge.
e: organic syndrome.
Syn.: psychoorganisches Syndrom.
2. Syn. für ►Psychosyndrom, hirnorganisches (2). 3. Sammelbez. für langsam verlaufende Veränderung von Intelligenz und Charakter durch organische Hirnstörungen. Diese Intelligenzminderung wird gewöhnlich als »Persönlichkeitsabbau« oder ►Hirnleistungsschwäche, die Charakterveränderungen als »organische Persönlichkeitsveränderungen« (s. d.) bezeichnet, da beide Teilstörungen eine gewisse Unabhängigkeit voneinander besitzen. *fr:* psychosyndrome organique (de Bleuler)

Psychosyndrom, temporales *(n)*. (H. Landolt, 1960). Bei Läsion des Schläfenlappens, insbesondere bei psychomotorischer Epilepsie auftretendes psychisches Störbild. Die Grundstörung besteht in einer »Schwäche, Erlebnisse und Erfahrungen in die Persönlichkeit einzubauen und sie zu verwerten und die eigenen Gedanken und Handlungen aus der Persönlichkeit heraus zu gestalten«. An den Patienten erscheint nach Landolt alles unmotiviert, ubiquitär, gestaltlos, inkonsistent, flüchtig und oberflächlich. Ferner bestehen unecht wirkende depressive Zustände, mehr »gedachte« hypochondrische Beschwerden, Beeinflussbarkeit, flüchtige Entschlussfähigkeit, chronische Unsicherheit und eigentümliche Beziehungslosigkeit zu sich und der Umwelt sowie eine euphorische Einstellung bei weinerlich-depressiver Stimmungslage.

Psychosyndrome, hirnorganische *(n, pl)*. In DSM-III: körperlich begründbares psychisches Zustandsbild, dem keine spezifische Ursache zugeordnet werden kann (z. B. Delir, Demenz). 6 ►Kategorien: 1a. ►Delir, 1b. ►Demenz; 2a. ►amnestisches Syndrom, 2b. organische Halluzinose; 3a. organisches Wahnsyndrom (= schizophrenieähnliche körperlich begründbare Psychose), 3b. organisches affektives Syndrom (etwa: organische Depression); 4. organische Persönlichkeitsveränderung; 5. Intoxikation und Entzug (psychische Störung bei Einnahme und Entzug von psychotropen Substanzen); 6. atypische oder gemischte hirnorganische Psychosyndrome (= Restkategorie für alles, was sonst nicht unterzubringen ist). – DSM-III-R nennt eine ähnliche Gruppe Organisch Bedingte Psychische Störungen. DSM-IV verwendet keine solche oder ähnliche Bezeichnung. DSM-V bevorzugt etwa gleichbedeutend »neurokognitive Störungen« (s. d.).
e: organic brain syndromes.

Psychosynthese *(f)* 1. In der analytischen Psychologie Jungs Gegenbez. zur ►Psychoanalyse. Nachdem z. B. durch Traumdeutung und freie Assoziationen genügend »symbolisches Material« gewonnen wurde, wird dies vom Therapeuten für den Patienten wieder zusammengesetzt. Von Freud als inhaltsloser Begriff bezeichnet. Von anderen Psychoanalytikern wird die Psychosynthese als gefährliches Verfahren erachtet, da der Analysand durch die aktive Rolle des Analytikers in eine dauernde Abhängigkeit von ihm gerät. 2. Psychotherapeutische Methode von Roberto Assagioli. Geht von der Vorstellung verschiedener Teilpersönlichkeiten des Menschen aus. Diese sollen nicht nur analysiert, sondern zusammengeführt werden. In der praktischen Ausführung ist die Methode eklektisch.
e: psychosynthesis. *fr:* psychosynthèse

Psychotherapeut(in) *(m, f)*. Jemand, der ►Psychotherapie ausübt und dazu befugt ist. Die Bez. ist geschützt. Die Berufsbezeichnung Psychotherapeut darf nur führen, wer nach PsychThG zur Ausübung des Berufes befugt ist. »Die Bezeichnung ›Psychotherapeut‹ oder ›Psychotherapeutin‹ darf von anderen Personen als Ärzten, Psychologischen Psychotherapeuten oder Kinder- und Jugendlichenpsychotherapeuten nicht geführt werden.« – Vgl. Psychofächer.
e: psychotherapist.

Psychotherapeut, ärztlicher *(m)*. 1. Arzt mit einem durch Staatsexamen abgeschlossenen Medizinstudium und einer zusätzlichen, gewöhnlich mehrjährigen Weiterbildung in Psychotherapie. 2. Facharzt (gleich welcher Richtung), der zusätzlich zum abgeschlossenen Medizinstudium und der mehrjährigen Weiterbildung zum Facharzt eine abgeschlossene Weiterbildung in Psychotherapie erfahren hat. (Einzelheiten bei den Ärztekammern zu erfragen.) – Hat im Unterschied zum psychologischen Psychotherapeuten (s. d.) Kenntnisse über und Erfahrungen mit der großen Zahl der Krankheiten des Menschen. Kann gleichzeitig oder nacheinander medizinische, sozialtherapeutische und psychotherapeutische Behandlungen durchführen. Häufig sind langjährige

ärztliche Betreuungen mit psychotherapeutischen Behandlungsabschnitten.
e: medical psychotherapist.

Psychotherapeut(in), psychologische(r) *(m, f).* Jemand, der zu der im ▶Psychotherapeutengesetz definierten Berufsgruppe gehört: § 1 (PsychThG): »Berufsausübung. (1) Wer die heilkundliche Psychotherapie unter der Berufsbezeichnung ›Psychologische Psychotherapeutin‹ oder ›Psychologischer Psychotherapeut‹ oder die heilkundliche Kinder- und Jugendlichenpsychotherapie unter der Berufsbezeichnung ›Kinder- und Jugendlichenpsychotherapeutin‹ oder ›Kinder- und Jugendlichenpsychotherapeut‹ ausüben will, bedarf der Approbation als Psychologischer Psychotherapeut oder Kinder- und Jugendlichenpsychotherapeut. Die vorübergehende Ausübung des Berufs ist auch auf Grund einer befristeten Erlaubnis zulässig. »Eine Approbation nach § 1 Abs. 1 Satz 1 ist auf Antrag zu erteilen, wenn der Antragsteller die vorgeschriebene Ausbildung abgeleistet und die staatliche Prüfung bestanden hat.« – Die meisten psychologischen Psychotherapeuten arbeiten in freier Praxis. Hauptgegenstände der Behandlungen sind Konfliktsituationen, Ängste, Depressionen (i. w. S.), Familienkonflike, Drogen- und Alkoholprobleme.
e: psychological psychotherapist.

Psychotherapeutengesetz (PsychThG) *(n).* Seit 1.1.1999 gültiges »Gesetz über die Berufe des Psychologischen Psychotherapeuten und des Kinder- und Jugendlichenpsychotherapeuten, zur Änderung des Fünften Buches Sozialgesetzbuch und anderer Gesetze vom 16. Juni 1998«, das den Zugang und die Ausbildungs- und Tätigkeitsvoraussetzungen für Ärzte und Psychologen regelt, welche ganz oder überwiegend als Psychotherapeuten in der kassenärztlichen Versorgung tätig sind. Enthält auch Regelungen darüber, was nach diesem Gesetz unter ▶Psychotherapeuten und ▶Psychotherapie zu verstehen ist.

Psychotherapeutenvariable *(f)* (Carl Rogers, 1957). In der klientbezogenen Gesprächstherapie (s. d.) für den Therapieerfolg bedeutsame Variable: 1. positive Wertschätzung und emotionale Wärme des Therapeuten gegenüber dem Klienten; 2. emphatisches Verstehen und das Bemühen, dem Klienten das Verstandene (durch Verbalisieren) zu übermitteln; 3. Echtheit im Verhalten des Therapeuten. Vgl. Truax-Skala.

Psychotherapeutik *(f)* 1. (D. Hack ▶Tuke). »Heilung des Körpers mithilfe der psychischen Funktionen der Leidenden«. 2. (H. Bernheim. 1891). Ausdruck der Schule von ▶Nancy für die Beobachtung, dass sich ein Behandlungserfolg (der Suggestionsbehandlung) mit Suggestionen im Wachzustand erzielen lässt und nicht nur in tiefer Hypnose.
e: psychotherapeutics. *fr:* psychothérapeutique

psychotherapeutisch *(a).* Mithilfe absichtlicher seelischer Einflussnahme. Auf Psychotherapie bezüglich.
e: psychotherapeutic. *fr:* psychothérapeutique

Psychotherapie *(f)* 1. Behandlung von abnormen Seelenzuständen, psychischen und Körperkrankheiten durch gezielte seelische Einflussnahme. Nach Definitionen des 18. Jh. wird die Psyche des Arztes als Mittel der Therapie bei Seelenstörungen und Erkrankungen des Körpers eingesetzt. Nach psychoanalytischer Vorstellung ist die bewusste Ausnutzung der Beziehung zwischen ▶Psychotherapeut und Patient das Wesentliche. »Psychotherapie« ist somit Sammelbez. für vielerlei Methoden psychischer Einflussnahme: Hypnose, Suggestion, Persuasion, Gruppenpsychotherapie, Psychodrama, Logotherapie, Beschäftigungstherapie, analytische Psychotherapie u. a.; s. a. die folgenden Stichwörter. In diesem Sinne ist ▶Psychoanalyse eine der Formen von Psychotherapie. Nicht zur Psychotherapie zählen unbewusste oder unbeabsichtigte Beeinflussungen des Patienten z. B. durch Erklärungen bei der Verabreichung von Medikamenten, durch die Hoffnungen eines Kranken auf den Erfolg einer Operation, auch wenn dadurch tatsächlich eine Wirkung erzielt wird. 2. Im Sinne des ▶Psychotherapeutengesetzes § 1 Abs. 3: »Ausübung von Psychotherapie im Sinne dieses Gesetzes ist jede mittels wissenschaftlich anerkannter psychotherapeutischer Verfahren vorgenommene Tätigkeit zur Feststellung, Heilung oder Linderung von Störungen mit Krankheitswert, bei denen Psychotherapie indiziert ist. Im Rahmen einer psychotherapeutischen Behandlung ist eine somatische Abklärung herbeizuführen. Zur Ausübung von Psychotherapie gehören nicht psychologische Tätigkeiten, die die Aufarbeitung und Überwindung sozialer Konflikte oder sonstige Zwecke außerhalb der Heilkunde zum Gegenstand haben.« – Historisch: Die Bez. wurde erstmalig im XVI. Kapitel von D. Hack ▶Tukes »Bemerkungen über den Einfluss des Geistes auf den Körper, Studien zur Klärung der Wirkung der Einbildungskraft« (1872) für den animalischen Magnetismus gebraucht, fand aber hauptsächlich durch F. van Elden (1889) Verbreitung. Van Elden bezeichnet damit jede Therapie, die sich psychischer Mittel bedient, »um die Krankheit durch Intervention psychischer Funktionen zu bekämpfen«. Vor Tuke waren allerdings schon über 100 Jahre andere Bez. mit derselben Bedeutung gebräuchlich, z. B. psychologische Cur (▶Bolten, 1751), ▶Seelenkur, psychische Kur (Reil, 1803), (direkt) psychische Heilmethode (Heinroth, 1818) u. a.
e: psychotherapy, psychotherapeutics, psychotherapeusis, mental healing. *fr:* psychothérapie

Psychotherapie, aktiv-klinische *(f)* In Kliniken, vor allem nichtpsychiatrischen Kliniken, durchführbare, nicht aufdeckende Psychotherapieform, die sich hauptsächlich suggestiver Maßnahmen (autogenes Training, Hypnose) bedient.

Psychotherapie, adaptive *(f)* Psychotherapie, bei welcher der Psychotherapeut sich an den Patienten anpasst. Als Gegenmodell zu einem Psychotherapeuten, der sich die Patienten aussucht, die er behandeln möchte.

Psychotherapie, ambulante *(f)* Form der Psychotherapie, bei der im Gegensatz zur klinischen Psychotherapie nur in ihrem gewohnten Milieu und (gewöhnlich) im Arbeitsprozess verbleibende Patienten von einem Therapeuten behandelt werden.
e: ambulatory psychotherapy. *fr:* psychothérapie ambulatoire

Psychotherapie, analytische *(f)* 1. Syn. für ►Psychoanalyse als Therapieform. 2. Seltener gebrauchtes Syn. für ►Psychotherapie, analytisch orientierte.
e: analytical psychotherapy. *fr:* psychothérapie analytique

Psychotherapie, analytisch orientierte *(f)* Häufig angewandte Form der Psychotherapie, die sich weitgehend oder vollständig auf die von der Psychoanalyse erarbeiteten Erkenntnisse stützt, ohne deren strenge Behandlungsregeln anzuwenden. Steht zwischen der Anwendung von nur unterstützenden Maßnahmen und der Anwendung einer großen Psychoanalyse. Da die Methode auf Interpretationen unbewussten Materials nicht verzichtet, gehört sie zur ►Psychoanalyse. Sie verlangt vom Arzt Kenntnisse in der Handhabung von ►Übertragung und ►Gegenübertragung, des bewussten und unbewussten ►Widerstandes und der ►Abwehrmechanismen. Die Übertragung wird seltener oder nur teilweise analysiert, wenn sich eine negative Übertragung mit aggressiven Tendenzen gegen den Therapeuten herausbildet. Die Entwicklung einer ►Übertragungsneurose wird so vermieden. Das Verhältnis Arzt-Patient gestaltet sich als freiwillige und willige Unterordnung unter die wohlwollende Autorität des Arztes. Das Anwendungsgebiet umfasst außer psychosomatischen Krankheiten (Asthma bronchiale, Magersucht) die Behandlung einzelner neurotischer Symptome, kritischer Phasen und Besserung einiger Persönlichkeitsaspekte. Die Therapie kann nach wenigen Stunden abgeschlossen werden, seltener auch mehrere Jahre dauern.
e: depth therapy, uncovering techniques. *fr:* psychothérapie d'inspiration analytique

Psychotherapie, anthropologische *(f)* Auf die theoretischen Positionen der anthropologischen Psychiatrie (s.d.) sich stützende Psychotherapie. Es wird versucht, »gewisse mit neurotischen Erscheinungen einhergehende Werdenskrisen der Persönlichkeit in ihrem existenziellen Sinn zu begreifen« (V.E.v. Gebsattel).

Psychotherapie, appellative *(f)* Sammelbez. für die an Vernunft, tiefere Einsicht und Verantwortung des Patienten appellierenden Psychotherapieformen, z.B. ►Logotherapie ►Frankls.

Psychotherapie, aufdeckende *(f)* Den krank machenden Konflikt aufdeckende, ihn zum Bewusstsein bringende Therapieform. Es wird versucht, Einsicht zu vermitteln und dadurch zu heilen. Wird gewöhnlich in einer groben Gruppeneinteilung der unterstützenden Psychotherapie gegenübergestellt. Ist weitgehend identisch mit analytischer Psychotherapie.
e: conflict-solving oder insight-directed psychotherapy.

Psychotherapie, befreiende *(f)* (N. Schipkowensky). Seelische Behandlungsmethode, die beim psychisch Kranken nach Befreiung aus der krank machenden Situation, von Angst und Befürchtung, Selbstbeobachtung und Hypochondrie und von laienhaftem Besprechen eigener und fremder Krankheiten strebt.

Psychotherapie, bionome *(f)* Von J.H. Schultz (in seinem gleichnamigen Buch) 1951 begründete Form »ärztlich seelischer Krankenbehandlung«. Ihr Ziel ist es, »den aus seelischen Gründen ... fehleingestellten ... Neurosekranken in die ihm gemäße Lebensgesetzlichkeit wieder einzufügen, ihn umzuleben« und ihn so zu einer »bionomen (lebensgesetzlichen) Harmonie« zu führen. Die »bionomen Abläufe« von Entwicklung, Reifung, Werden, Vergehen, Selbstgestaltung, Planhaftigkeit, Umweltbindung und Sinnerfüllung werden als »über den rein physiologisch-organischen und den rein psychologisch-geistigen Zusammenhängen, in und an denen sie sich verwirklichen«, stehend gedacht.

Psychotherapie, direkte *(f)*. ►Analyse, direkte.

Psychotherapie, existenzielle *(f)* 1. Gruppe von Psychotherapieformen unterschiedlicher Art, die bei Patienten mit Neurosen und Verhaltensstörungen angewandt wird, bei welchen die Betroffenen den Sinn des Lebens in Zweifel ziehen. Vgl. ►Logotherapie, ►Existenzanalyse, ►Psychotherapie, anthropologische. 2. Von Irvin J. Yalom (1989) begründete, der Philosophie nahe stehende Psychotherapieform. Die Therapie konzentriert sich auf »Existenzialien« und »letzte Fragen«. Als solche gelten Freiheit, Isolation (nie gänzlich verschwindener Abstand zum anderen Menschen), Tod und Lebenssinn. Vgl. ►Daseinsanalyse, ►Depression, existenzielle, ►existenzielle Schuld, ►Neurose, existenzielle, ►Psychiatrie, existenzielle.
e: existential psychotherapy. *fr:* psychothérapie existentielle.

Psychotherapie, fokale *(f)*. ►Fokalanalyse.

Psychotherapie, forensische *(f)*. Psychotherapie mit straffällig Gewordenen in Haftanstalten, Krankenhäusern oder ambulant. Aufgabe ist (a) das psy-

P

chodynamische Verstehen der Tat, (b) Schutz des Täters und der Gesellschaft vor weiteren Taten, (c) den Täter zur Übernahme der Verantwortung für seine Tat zu veranlassen. Aufgabe ist nicht die Entschuldigung oder Entlastung vor Gericht. 1991 wurde die International Association for Forensic Psychotherapy (IAFP) gegründet.
e: forensic psychotherapy.

Psychotherapie, große *(f)* Syn. für die konfliktaufdeckende und -auflösende ►Psychoanalyse als Therapie, wenn der Gegensatz zu allen anderen psychotherapeutischen Behandlungsmethoden, der »kleinen« Psychotherapie, hervorgehoben werden soll.

Psychotherapie, individualpsychologische *(f)* Auf der ►Individualpsychologie ►Adlers aufbauende tiefenpsychologische Behandlungsform. Im Unterschied zur ►Psychoanalyse wird danach »gestrebt, dass sich der Patient zum Therapeuten nicht anders einstellt als zu einem verständnisvollen, wohlmeinenden, in der Lösung menschlicher Konflikte geschulten Freund« (Alexandra Adler). Das Vorgehen kann nach Alfred Adler in drei Schritte unterteilt werden: 1. Verstehen der Schwierigkeiten des Patienten durch den Therapeuten; 2. Erklärung des Mechanismus des Misslingens dem Patienten gegenüber; 3. Lenkung und Überwachung des Strebens des Patienten, neue Wege der Anpassung zu beschreiten und weiterzuverfolgen.
e: individual-psychological psychotherapy. *fr:* psychothérapie individuelle

Psychotherapie, integrative *(f)* (H. Petzold, 1965 f.) Eklektische Form der Psychotherapie, welche sich unter einem ►Ganzheitsapsekt sieht. Insgesamt werden Teile verschiedener Theorien und psychotherapeutischer Techniken zu einem geordneten und verständlichen System zusammengefügt. Die Richtung hat vor allem unter psychologischen Psychotherapeuten viele Anhänger.

Psychotherapie, intensive *(f)* (Frieda Fromm-Reichmann). Aus der Psychoanalyse Freuds und der Neoanalyse, speziell der Theorie zwischenmenschlicher Beziehungen H.S. Sullivans, hervorgegangene psychoanalytische Therapieform. Ziele der Behandlung sind Einsicht und Persönlichkeitsänderung. Technik: »Erhellung der Schwierigkeiten, die der Patient in seinen Beziehungen zu seinen Mitmenschen erlebt, durch Beobachtung und Erforschung der Schwankungen in der Arzt-Patient-Beziehung; Heraufrufung vergessener Erinnerungen; Erforschung und Betrachtung der mit diesen Erinnerungen verbundenen Angst, einschließlich des Widerstandes des Patienten gegen das Erinnern und seine Abwehrmaßnahmen gegen den Psychotherapeuten.« Die Mitteilungen des Patienten werden dann »hinsichtlich ihrer unbewussten lebensgeschichtlichen und dynamischen Zusammenhänge gedeutet«.
e: intensive psychotherapy. *fr:* psychothérapie intensive

Psychotherapie, kleine *(f)* Sammelbez. für alle Formen der Psychotherapie, die nicht der »großen«, orthodox-analytischen Psychotherapie entsprechen: unterstützende Psychotherapie, übende Verfahren (autogenes Training), Hypnose u.a. Allen Methoden gemeinsam ist, dass sie auf eine Interpretation unbewussten Materials verzichten. Die Anwendbarkeit ist groß und umfasst neurotische Reaktionen, aktuelle neurotische Konflikte, Angstneurosen (sofern keine phobischen Erscheinungen bestehen). Der Behandlungserfolg beschränkt sich auf eine Besserung der Symptome, ohne dass eine Umstrukturierung der neurotischen Persönlichkeit erstrebt oder erreicht wird.
fr: psychothérapie mineure.

Psychotherapie, klientbezogene *(f)* (C. Rogers, ab 1942). Technik der Psychotherapie. Der Therapie liegt die Auffassung zugrunde, jeder Mensch besitze Kräfte genug, seine eigenen Probleme zu lösen, die Kräfte müssten aber oft erst gelockert und befreit werden. Technik: Der Therapeut bringt dem ►Klienten viel Einfühlung, Wärme und Verständnis entgegen (►Psychotherapeutenvariable). Der Therapeut ermuntert den Klienten in permissiver, nicht-direktiver Weise, Probleme und Gefühle frei in Worte zu fassen, und fasst seinerseits das Verstandene in Worte; er unternimmt aber keine Versuche für Diagnose, Interpretation, Ratschläge oder Überredung. Die Therapie ist leicht erlernbar und von kurzer Dauer (10 bis 50 Sitzungen), die Fähigkeit zum Verbalisieren muss aber bei Klient und Therapeut gut ausgeprägt sein. Anwendung als Kurzpsychotherapie, Spieltherapie bei Kindern, Gruppentherapie von Schülern, Studenten, Erwachsenen, auch Schizophrenen. Vgl. Sensitivity-Training.
e: client-centered therapy.
Syn.: Rogers-Therapie, Gesprächs(psycho)therapie.
fr: psychothérapie »nondirective« de Rogers

Psychotherapie, klinische *(f)* Psychotherapie innerhalb einer Klinik ausschließlich für Kranke oder frühere Patienten der Klinik. Außer der analytischen Einzeltherapie werden vor allem alle Formen der ►Gruppenpsychotherapie durchgeführt. Besonders beachtet wird die Entwicklung von ►Übertragungen, die sich nicht nur bipersonal auf den Therapeuten, sondern (in der Gruppe) auf andere Patienten und/oder andere Angehörige der Klinik, selbst auf die ganze Institution richten kann. Organisatorisch handelt es sich um stationäre Therapie bei stationären Patienten (klinische Psychotherapie im engsten Sinne); »ambulante« Therapie bei stationären Patienten anderer Stationen als der psychotherapeutischen; sta-

tionäre Psychotherapie bei ambulanten Patienten (►Tages-, Nachtklinik), die im Arbeitsprozess oder im gewohnten Milieu verbleiben; ambulante Therapie bei (bereits entlassenen) ambulanten Patienten (H. Enke, 1965).
e: clinical psychotherapy. *fr:* psychothérapie institutionnelle

Psychotherapie, multimodale *(f)* Form der ►Verhaltenstherapie. Das Verhalten wird in mehreren »Ebenen« beschrieben: Gefühlsebene, Verstandesebene, Ebene der zwischenmenschlichen Beziehungen, der Medikamente (Drogen). Um besser in die Therapie hineinzukommen, passt sich der Psychotherapeut durch ►Affiliation daran an.
e: multimodal behavior therapy.

Psychotherapie, neuro-linguistische (NLPt) *(f)* Seit etwa 1970 bestehende, aus dem ►Neuro-linguistischen Programmieren hervorgegangne Psychotherapieform. Vereinigt verschiedene geläufige Methoden in sich: humanistische Psychologie (s. d.), ►systemische Therapie, ►Neurowissenschaften, Linguistik nach N. Chomsky u. a. Zur Wirksamkeit werden Zweifel geäußert. Ausbildung zum neuro-linguistischen Psychotherapeuten in Anlehnung an die ►Psychotherpieausbildung, Grundschema. Deutsche Gesellschaft für Neuro-Linguistische Psychotherapie (DG-NLPt). Vgl. ►Neuroplastizität.
e: neuro-linguistic psychotherapy

Psychotherapie, organismische *(f)* (J. H. Schultz). Durchführung von Hypnose, autogenem Training im Gegensatz zu einer mentalen, die Probleme an- und aussprechenden Therapie.

Psychotherapie, personalisierte *(f)* Möglichst genau auf das zu behandelnde Individuum zugeschnittene Psychotherapie. Zu suchen ist die beste Methode für die jeweils bestehende Störung unter Berücksichtigung von Vernunft, Sprache, Lebensgeschichte und kulturellem Hintergrund des einzelnen Menschen.
e: personalized psychotherapy.

Psychotherapie, positive *(f)* (Nossrat Peseschkian, ab 1968). Psychotherapeutisches Kurzverfahren, bei dem nach lat. »Positum« das Vorgegebene und Tatsächliche als Ausgangspunkt genommen wird. An Krankheitsbildern wird das Positive beachtet, z. B. ►Anorexie bedeutet die Fähigkeit, mit wenig Nahrung auszukommen, am Hunger der Welt teilzunehmen. Die durchstrukturierte Methode enthält Elemente psychodynamischer, verhaltenstherapeutischer und anthropologischer Therapien. Die Beratung erfolgt teilweise durch Hinweise auf Dichterzitate, Sprichwörter, orientalische Märchen, Mythen und andere überlieferte Weisheiten der Kulturen.
e: positive psychotherapy.

Psychotherapie, psychoanalytische *(f)* 1. Syn. für ►Psychoanalyse. 2. Syn. für ►Psychotherapie, analytisch orientierte.

Psychotherapie, psychoanalytisch orientierte *(f)* Syn. für ►Psychotherapie, analytisch orientierte.

Psychotherapie, regressive *(f)* (A. Friedemann). Bei Neurosen im Jugendalter durchführbare deutungsfreie analytische Psychotherapie. Es wird auf Erlebnisse des Kindesalters zurückgegangen und dem Patienten in einer Rekapitulation belastender Situationen Gelegenheit zum ►Abreagieren gegeben.

Psychotherapie, strukturbezogene *(f)*. (G. Rudolf, 2004). Auf Veränderung der ►Persönlichkeitsstruktur gerichtete psychodynamisch orientierte Behandlung. Ausgehend von den Erfahrungen mit der Behandelbarkeit der ►Borderline-Persönlichkeitsstruktur werden ähnliche Prinzipien bei Patienten angewendet, welche von psychoanalytischer oder verhaltensorientierter Behandlung nicht profitieren können.

Psychotherapie, stützende *(f)*. ►Psychotherapie, unterstützende.

Psychotherapie, supportive *(f)*. ►Psychotherapie, unterstützende.

Psychotherapie, tiefenpsychologisch fundierte *(f)* Syn. für ►Psychotherapie, analytisch orientierte. Die Bez. wird hauptsächlich in Anträgen zur Psychotherapie nach den Psychotherapie-Richtlinien gebraucht. Entscheidend ist: Vorhandensein aktuell wirksamer neurotischer Konflikte, Begrenzung des Behandlungszieles, konfliktzentriertes Vorgehen, Einschränkung regressiver Tendenzen, Konzentration auf das Wesentliche.
e: psychoanalytically oriented psychotherapy. *fr:* psychothérapie d'inspiration psychoanalytique

Psychotherapie, transpersonale *(f)* Form der Psychotherapie, welche die ►Grenzsituationen des Menschen in den Mittelpunkt stellt. Therapien werden auf der körperlichen (►Körpertherapie), seelischen (z. B. ►Gestalttherapie) und Geistebene (z. B. ►Meditation) vorgenommen.

Psychotherapie, unterstützende *(f)* Am weitesten verbreitete Form der Psychotherapie. Väterlich oder mütterlich warme oder auch strenge Beratung in Lebensfragen. Wird angewandt bei sonst gut angepassten und reifen Menschen, die durch besondere Umstände eine Zeit der Angst, Unruhe, inneren Not und Unentschiedenheit durchmachen; bei Patienten, die zu krank für andere Formen der Psychotherapie sind oder nicht den Wunsch nach grundsätzlicher Änderung ihrer allgemeinen psychischen Situation besitzen. Gilt ebenfalls als angebracht, wenn ein Patient das ihn beeinträchtigende Problem (noch) nicht lösen kann. Angewandt werden alle Möglichkeiten, die dem Patienten das Gefühl geben, sicher und beschützt, ermutigt und gestärkt, weniger ängstlich und allein zu sein. Die Gefahren liegen in einer zu großen Abhängigkeit vom Therapeuten oder zu starker ►Regression. Evtl. hat auch der Therapeut unkontrollierte

Neigungen, den Patienten in Abhängigkeit zu halten. – Die Methode ist auch zur Anwendung durch nichtpsychiatrische Ärzte und Psychologen geeignet, die jedoch eine gewisse psychiatrische Ausbildung benötigen.
e: supportive (psycho)therapy, needsatisfying therapy.
Syn.: stützende oder supportive Psychotherapie, Stützungsbehandlung, Stütztherapie. *fr:* psychothérapie de soutien

Psychotherapieausbildung, Grundschema *(f)*. Die Ausbildung zu fast allen Psychotherapieformen folgt einem Schema, das gleichbleibende Elemente enthält: (a) Einführung in die Begründungstheorie und Behandlungstechnik der jeweiligen Psychotherapieform (Vorträge, Vorlesungen, Seminare, Liste zu lesender Literatur u. a.), manchmal gegliedert in Grundstufe und Aufbaustufe; (b) Selbsterfahrung in der gewählten Psychotherapieform; (c) Nach Abschluss Aufnahme als Vollmitglied in die Gesellschaft (Verein) dieser Psychotherapieform. (d) Später Übernehmen von Lehr- und evtl. Kontrollaufgaben; (e) Ausbildungs- und Lehrinstitut und die Gesellschaft sichern die Reinheit der Lehre und die Qualitätsansprüche. – Das Ausbildungssystem geht auf Max ►Eitingon zurück, der es ab 1920 in Berlin für die ►Psychoanalyse einführte. Das Grundschema wurde weltweit akzeptiert und wird auch von antipsychoanalytischen Gruppierungen, für Verhaltenstherapien, Körpertherapien u. a. eingehalten.
e: training in psychotherapy, structure.

Psychotherapiewoche, Lindauer *(f)*. ►Lindauer Psychotherapiewoche.

Psychotika *(n, pl)*. (A. M. Becker, 1949). Syn. für ►Halluzinogene.

Psychotiker *(m)*. An einer Geisteskrankheit (Psychose) Leidender.
e: insane. *fr:* aliéné

psychotisch *(a)*. 1. Adj. zu ►Psychose. Bedeutet im tradierten dt. Sprachgebrauch, dass klare Hinweise auf eine Psychose vorhanden sind. 2. In der amer. Psychiatrie zeigte »psychotisch« bis ca. 1980 einen hohen Grad psychischen Abnormseins an. Demnach konnte eine Neurose sich derart steigern, dass der Betreffende zunächst »fast psychotisch« und bei weiterer Steigerung »psychotisch« war. 3. DSM-III/IV hat mit dem älteren amer. Sprachgebrauch gebrochen, weil »Psychose« aus Systemtreue grundsätzlich nicht vorkommen darf (»›Psychose‹ gleich ›Krankheit‹«). DSM-IV hat »psychotisch« jedoch exzessiv häufig gebraucht. Das Adj. zeigt dann lediglich an, dass Wahn, Halluzinationen oder – selten – stark gestörtes Denken vorhanden sind. Ein Hinweis auf eine Psychose (wie unter 1.) kann dem Adj. damit nicht entnommen werden. DSM-V wiederum benutzt »►Psychose« und »psychotisch« häufig. – Da ICD-10 das Adj. wie unter 3. übernommen hat, vermischen sich im dt. Sprachgebrauch die Bedeutungen von 1.–3.
e: psychotic.

psychotische Reaktion *(f)* Syn. für ►Reaktion, schizophrene (2).

psychotische Störung aufgrund eines Medizinischen Krankheitsfaktors *(f)* In DSM-IV–V: Psychose als Folge einer Körperkrankheit, bei welcher Wahn und Halluzinationen im Vordergrund stehen. DSM nimmt keine Differenzierungen hinsichtlich des Sinnesgebietes vor, auf dem die Halluzinationen auftreten.
e: Psychotic Disorder Due to a General Medical Condition.

Psychotische Störung, Kurze *(f)* In DSM-V (298.8) psychische Krankheit von sehr kurzer Dauer. Hervorgehoben werden: Wahn und Halluzinationen sowie eine durch Textunterbrechungen gekennzeichnete Sprache. Die Diagnose soll nicht angewandt werden, wenn solches Verhalten als Normalverhalten erkennbar ist, z. B. aus soziokulturellen Gründen.
e: brief psychotic disorder.

Psychotische Störung NNB In DSM-III-R Restgruppe, wenn Kriterien wie bei ►Schizophrenie beobachtet werden, diese aber zur Diagnose einer Schizophrenie nicht ausreichen.
e: psychotic disorder not otherwise specified (atypical psychosis).

psychotische Störungen, akute vorübergehende *(f, pl)*. Diagnosenklasse aus ICD-10 F23: Kurz dauernde, jedoch heftige psychische Krankheiten mit rasch und häufig wechselnden Erscheinungen. Genannt werden: wahnhafte Erscheinungen, Halluzinationen, stark aufgewühlte Gefühle, schnell wechselnde Denkinhalte. Oft, nicht immer, ist ein heftiger emotionaler Stress vorausgegangen. Die Beschreibungen sind identisch mit denen bei ►Bouffée délirante. Dasselbe heißt in DSM-V (298.8) »Kurze Psychotische Störung« (s. d.).

Psychotomimetika *(n, pl)*. (H. Leuner, 1962). Syn. für ►Halluzinogene.

Psychotonika *(n, pl)*. Syn. für ►Amphetamine.
fr: psychotoniques

Psychotophobie *(f)* Angst davor, geisteskrank zu werden, »durchzudrehen« (Volksmund). Nach V. E. ►Frankl Form der Angst vor sich selbst. Findet sich oft im Beginn schizophrener Erkrankungen, kommt aber auch bei Depressionen, neurotischen Versagenszuständen u. a. vor.
e: psychotophobia. *fr:* psychotophobie

Psychotoxika *(n, pl)*. Syn. für ►Halluzinogene.

Psychotraumatologie *(f)*. Lehre von krank machenden Wirkungen psychischer Traumen (Verletzungen der Seele), von Erlebnissen und Erfahrungen auf den Menschen. Die Diskussion um die Folgen krank machender Erlebnisse (Traumata) wurde durch die Schaffung der diagnostischen Einheit der ►«posttraumatischen Belastungsreaktion» (PTSD) in DSM-III/V neu entfacht. Darin wird auch zusammengestellt, was alles als Trauma zu verstehen ist (►Trauma, psychisches [2]).

psychotrop *(a).* Speziell auf psychische Funktionen wirkend. Wird gewöhnlich nur im Zusammenhang mit der Wirkung von Medikamenten gebraucht.
e: psychotropic. *fr:* psychotrope

psychotrope Stoffe *(m, pl).* Sammelbez. für chemische Substanzen, durch welche im weitesten Sinne psychische Wirkungen erzielt werden können: Alkohol, Coffein, Morphin, Neuroleptika, Thymoleptika, Halluzinogene, Stimulanzien u. a.
e: psychotropic drugs. *fr:* substances dites psychotropes

Psychrophobie *(f)* Kälteangst. Krankhafte Angst vor allem Kalten.
e: psychrophobia. *fr:* psychrophobie

Psychrotherapie *(f)* 1. Kaltwasserbehandlung. In Form von kalten Duschen und Sturzbädern als sog. revulsive Mittel im 19. Jahrhundert zur Behandlung unruhiger Geisteskranker sehr verbreitet. 2. Bei Kaltwasserkuren zur Behandlung der »Nervösen« wurde eiskaltes Wasser aus mehreren Metern Höhe auf die Klienten herabgegossen. Geschah in den zahlreich in Europa entstandenen Kaltwasseranstalten. Ist heute noch Teil der Wellness-Bewegung.
e: psychrotherapy. *fr:* psychrothérapie

PsychThG *(n).* ►Psychotherapeutengesetz.

PTB ►Posttraumatische Belastungsstörung (s. d.).

PTSD: Post Traumatic Stress Disorder. Auch im Deutschen häufig gebrauchtes Akronym für ►Belastungsstörung, Posttraumatische.

puberal *(a).* 1. Mannbar. Heiratsfähig. 2. Auf die Zeit der Pubertät, zwischen Kindheit und Adoleszentenalter, bezogen.
e: puberal, pubertal. *fr:* pubéral

puberaler Instinktwandel *(m)* ►Instinktwandel, puberaler.

Pubertätsepilepsie *(f)* Bez. der alten Psychiatrie für epileptisches Anfallsleiden, für das die biologischen Veränderungen der Pubertät die Hauptursache darstellen. Der Bez. lag die Beobachtung zugrunde, dass ein großer Teil der Anfallsleiden während der Pubertät manifest wird. Die Ansicht einer ursächlichen Bedeutung der Pubertät wurde bereits 1911 von G. Benn widerlegt.
e: adolescent epilepsy.
Syn.: Epilepsia adolescentium. *fr:* épilepsie de l'adolescent

Pubertätsirresein *(n).* Syn. für ►Hebephrenie.

Pubertätskrise *(f)* In der Pubertät auftretende vorübergehende Verstimmungen, seelische Veränderungen und psychoseähnliche Zustände, die oft einer ►Hebephrenie sehr ähnlich sehen, jedoch einen günstigen Verlauf nehmen. Nach W. Kretschmer (1972) beobachtet man starke Zurückgezogenheit, abweisende Haltung, anhaltenden Trotz, auffälliges Nachlassen des Lerneffektes, übertriebene Beeinflussbarkeit, Missbrauch von Rauschgiften und Alkohol oder Distanzlosigkeit, Taktlosigkeit, heftige Proteste, schwerwiegende Streiche, Teilnahme an Delikten, Vagabundieren, Disziplinlosigkeit am Lernplatz, Neigung zu Schlägereien und Kurzschlusshandlungen, z. B. in Form von Selbsttötung. Pubertätskrisen haben nach Weitbrecht ihre Ursache in den Schwierigkeiten eines unbewältigten »puberalen Instinktwandels«, d. h. in der geistigen Auseinandersetzung mit neu aufgekommenen sexuellen Wünschen.

Pubertätsmagersucht *(f)* Syn. für ►Anorexia nervosa.

Pubertätsoneiroid, episodisches *(n).* Vermutlich durch organische Hirnstörungen verursachte, rhythmisch, in einzelnen Episoden auftretende Umdämmerungen bei Jugendlichen. Bei Jungen häufiger als bei Mädchen. Prognose günstig. Die näheren Entstehungsbedingungen des Krankheitsbildes sind noch nicht geklärt. Es wird eine konstitutionell verankerte, hypophysär-dienzephale Regulationsstörung vermutet (H. Stutte).

Pubertätsprotest *(m).* Im Verlaufe der Pubertät sich einstellende, meist nach einiger Zeit wieder vorübergehende oppositionelle und trotzige Einstellung gegenüber Familienangehörigen mit ihren Urteilen und Wertungen, gegenüber jeder Autorität und oft gegenüber der Welt der Erwachsenen allgemein.

Pubertätspsychose *(f)* Seltene Bez. für Psychosen, die um die Zeit der Pubertät ausbrechen, wobei der biologischen Umbruchzeit eine wichtige Bedeutung für die Pathogenese der Psychose zugemessen wird. Es handelt sich größtenteils um ►Hebephrenien, doch sind auch gutartige Verläufe bekannt.
Syn.: Entwicklungspsychose.

Pubertätsschwachsinn *(m).* (L. Scholz, 1897). Obsol. Syn. für ►Dementia hebetica.

pueril *(a).* Demonstrativ kindhaft. ►Puerilismus.
e: childish. *fr:* puéril

Puerilismus *(m).* (E. Dupré, 1903). In der Psychiatrie: gemacht-kindlich wirkendes Verhalten Erwachsener. Gemeint ist das Schulkindalter. Zeigt sich in unerwartet kindlichem Verhalten in Mimik, Gestik, Sprache und Beschäftigungen, die kindliche Gefühle zum Ausdruck bringen. Der Kranke spricht z. B. von sich in der 3. Person, zählt Geldstücke nach der Größe oder Stückzahl, spielt wie ein Kind, fertigt kindlich wirkende Zeichnungen an oder sucht nach der Mutter. Der Zustand kann mehrere Wochen andauern, wird jedoch oft nicht scharf unterschieden vom ►Infantilismus, der dauernd besteht. Auch vom ►Ganser-Syndrom oft nicht scharf unterschieden, als dessen Teilerscheinung Puerilismus auftreten kann,

das aber die Demonstration einer Geisteskrankheit darstellt. Vorkommen bei organischen Hirnschädigungen, z. B. bei Tumoren des Keilbeinflügels, die Stirnhirn- und Scheitellappen zusammenpressen; bei Demenzen; sehr häufig als hysterischer Puerilismus bei Geistesgesunden, die in eine schwierige existenzielle Situation geraten sind, die Abwehrmaßnahmen erfordert (Gefängnis, Kriegsereignisse).
e: puerility, childishness. *fr:* puérilisme mental, puerilité

Puerperalpsychose *(f)* Syn. für ►Wochenbettpsychose.

Puerto-Rico-Syndrom *(n).* Zuerst bei Puerto-Ricanern beobachteter wahnhafter Zustand. Beginn gewöhnlich mit der wahnhaften Überzeugung von der Untreue des Partners oder Ähnlichem. Kann sich bis zu einem katatonen Zustand mit Halluzinationen steigern. Wird teilweise der Schizophrenie zugerechnet bei besonderem kulturellem Hintergrund.
e: Puerto Rican syndrome.

Pure-Petit-Mal *(n).* Kleine epileptische Anfälle (Absenzen), die lediglich in einer 3–10 Sekunden anhaltenden Unterbrechung des Bewusstseins bestehen. Werden als Petits Maux im engeren Sinne von den eigentlichen ►Absenzen unterschieden, bei denen auch wenig ausgiebige Bewegungen meist in der Sagittalebene vorkommen können.

Puységur, Armand-Marie-Jacques de Chastenet, Marquis de geb. 1.3.1751 in Paris, gest. 1825. Französischer Artillerieoffizier. Schüler und Gefolgsmann ►Mesmers. Wurde durch Entdeckung und systematische Erforschung des künstlichen Somnambulismus (s. d.) zum wichtigsten Begründer einer Hypnosetherapie. Auch das Hellsehen (»clairvoyance«) im künstlichen Somnambulismus geht auf Puységur zurück. Neben Mesmer gilt sein Name als der bedeutendste in der Geschichte des animalischen Magnetismus (s. d.).

Pykniker *(m).* In der Konstitutionslehre E. Kretschmers zu Rundungen neigender, breitwüchsiger, gedrungener Körperbautyp mit Neigung zu Fettansatz bei umfangreichen Leibeshöhlen, meist mit zyklothymem Temperament. Wird abgegrenzt gegenüber dem leptosomen und dem athletischen Körperbautyp. Nach Kretschmer bestehen biologische Beziehungen zur manisch-depressiven Erkrankung.
e: pycnic type. *fr:* pycnique, pyknique

Pyknolepsie *(f)* (Friedmann, 1906). Anfallsleiden mit sehr häufigen (bis zu 150) ►Absenzen am Tage. Tritt gewöhnlich bei Kindern vor dem 7. Lebensjahr auf. Früher als harmlos oder auch hysterisch angesehen. Im EEG Veränderungen (spike-and-wave) wie auch sonst bei Petits Maux. Zugehörigkeit zu den organischen Anfallsleiden (Petit-Mal-Epilepsie) immer noch umstritten, doch von immer mehr Forschern angenommen. Prognose immer zweifelhaft. 30 % der Pyknoleptiker bekommen später generalisierte Anfälle, 35 % behalten später auch Petits Maux und 35 % werden nach der Pubertät anfallsfrei.
e: pycnolepsy, pyknolepsy.
Syn.: Friedmann-Syndrom. *fr:* pycnolepsie

pyknoleptische Absenzen *(f, pl).* Als Symptom der Pyknolepsie auftretende ►Absenzen; meist in Form des ►Pure-Petit-Mal.

pyknoleptischer Status *(m).* Von Ratner (1927) gebrauchtes Syn. für ►Petit-Mal-Status.

Pyrexeophobia *(f).* ►Febriphobia.

Pyrgozephalie *(f).* ►Turmschädel.

Pyrolagnie *(f)* Sexuelle Erregung durch den Anblick von Feuer.
e: pyrolagnia. *fr:* pyrolagnie

Pyromanie *(f)* Zwanghaftes oder triebhaftes Brandstiften, für das weder praktische Gründe noch materiieller Vorteil maßgebend sind. Häufiges Ereignis, das besonders von Schwachsinnigen und besonders disponierten Neurotikern ausgeführt wird. Der Impuls zur Triebhandlung bricht gewöhnlich plötzlich durch und wird sogleich ausgeführt. Die Handlung hat ausgesprochene Tendenz zur Wiederholung. – Psychodynamisch besteht enge Verbindung zur ►Urethralerotik, zu ►Enuresis und Harninkontinenz. Nach Freud (1932) werden durch Feuer sowohl sexuelle Empfindungen als auch der Wunsch angeregt, das Feuer durch Harnen zu löschen. Feuerlegen gibt den urethral-aggressiven Tendenzen des Schüchternen Raum, der mit geringer Mühe durch einen für ihn ungefährlichen Akt große Wirkung entfalten kann.
e: pyromania. – (ICD-10: F63.1). *fr:* pyromanie

Pyrophobie *(f)* Zwanghafte Furcht vor Feuer.
e: pyrophobia. *fr:* pyrophobie

P

Q

Q-Fieber-Psychose *(f)* Bei Q-Fieber (Balkangrippe) auftretende symptomatische Psychose.

Quälsucht *(f)*. ►Sadismus.

Qualitätssicherung *(f)* In der Psychiatrie: Sicherstellung der Qualität psychiatrischer Leistungen auf der Grundlage der Vergleichbarkeit. Wird oft unterteilt in (1) Strukturqualität: das ist die Versorgungsqualität der psychiatrischen Institutionen, wie sie sich aus nachträglichen Untersuchungen ergibt; (2) Prozessqualität: Wirksamkeit psychiatrischer Bemühungen während ihrer Ausführung; (3) Ergebnisqualität: Effekte psychiatrischer Leistungen auf den Gesundheitszustand von einzelnen Patienten und ganzen Patientenpopulationen.
e: quality assurance.

Quartalsäufer *(m)*. Einer, der zu periodisch wiederkehrenden alkoholischen Trinkexzessen neigt. ►Dipsomanie.

Quartalsaufen *(n)*. Syn. für ►Dipsomanie.

Quartalssäufer *(m)* ►Quartalsäufer.

Quartaltrunksucht *(f)* Syn. für ►Dipsomanie.

Quasimodo-Komplex *(m)*. (Masters und Greaves, 1962). Nach dem hässlichen »Glöckner von Notre Dame« von Victor Hugo. Syn. für ►Thersites-Komplex.

Quatrième groupe *(f)* Vierte Gruppe. Von Mme Aulagnier-Castoriadis, F. Valabrega und F. Perrier von der ►École Freudienne abgespaltene psychoanalytische Gruppe. Von Piera Aulagnier gegründetes Publikationsorgan: »Topique« (ab 1969).

Quecksilberneurasthenie *(f)* Syn. für ►Merkurialismus.

Quecksilberpsychose *(f)* Bei Quecksilbervergiftung in sehr seltenen Fällen auftretende psychotische Erscheinungen. Es wird hervorgehoben, dass das Bewusstsein stets erhalten bleibt. Das psychotische Bild ist gelegentlich schizophrenieähnlich oder tritt in Form eines amnestischen Korsakow-Syndroms oder Delirs auf.

Querschnitt *(m)*. In der Psychopathologie: gleichzeitiges Vorhandensein von Symptomen. Eine Psychose wird dabei in der Art einer Pflanze vorgestellt, die in der Länge oder Quere aufgeschnitten werden kann. Besteht aus psychopathologischen Phänomenen (= Symptomen) und der zeitlichen Aufeinanderfolge ihres Auftretens und Verschwindens. Bei der Beschreibung eines psychopathologischen Bildes (z.B. Psychose) werden die zu einem bestimmten Zeitpunkt (synchron) vorhandenen Symptome als Querschnitt bezeichnet, während ihre Beobachtung in einem längeren Zeitraum (diachron) Längsschnitt heißt.
Syn.: Querschnittsbild.

Querschnittsbild *(n)*. ►Querschnitt.

Querschnittsdiagnose *(f)* Psychopathologische Diagnose, die sich ausschließlich auf die zu einem Zeitpunkt (dem zeitlichen ►Querschnitt) vorhandenen Phänomene stützt.

Querulant *(m)*. Rechthaber. Misstrauische, kränkbare, nörgelsüchtige, dabei jedoch höfliche und sensible Persönlichkeit, die sich jedem vernünftigen Vorschlag widersetzt, sich ständig über falsches Verhalten anderer beklagt, sich leicht erregt und stets mit den gegebenen Verhältnissen unzufrieden ist. Querulanten gehen leicht von der Klage zur Tat über, bringen Streitfragen vor Gericht, strengen immer neue Prozesse an und gehen evtl. auch zu tätlichen Angriffen über. Wirken sich diese Charakterzüge stärker auf die Lebensführung aus, wird von einem »querulatorischen Psychopathen« (s. d.) gesprochen; der Unterschied zwischen Querulant und querulatorischem Psychopathen ist somit lediglich quantitativ.
e: querulent. *fr:* processif, quérulent

Querulantentum *(n)*. ►Querulanz.

Querulantenwahn *(m)*. Wahnartige, unkorrigierbare Überzeugung, in böswilliger Weise fortwährend Rechtskränkungen zu erleiden. Es handelt sich dabei nicht um eine Psychose, sondern um eine aus einem hyperthymen, kampflustigen, starrköpfigen, dabei sensitiven Charakter erwachsende paranoide Entwicklung, die gewöhnlich mit einer wirklichen (oder vermeintlichen) Rechtskränkung beginnt, wodurch es zu einem erbitterten, oft viele Jahre lang fortgesetzten Kampf um das vermeintliche Recht (►Kampfparanoiker) oder zu endlosem Prozessieren kommen kann, bis die Mittel erschöpft sind. Beim Querulantenwahn werden alle Kräfte zusammengefasst, um ein Unrecht zu reparieren; es wird keinem Versöhnungsversuch nachgegeben, ergangene Gerichtsurteile nicht respektiert, vielmehr Richter, Anwälte, Behörden, Zeugen der Korruption bezichtigt, wozu meist harte Worte gebraucht werden.

e: querulous paranoia, litigious paranoia, paranoid litigious state.
Syn.: Paranoia querulans, expansive paranoische Reaktion. *fr:* délire processif, manie oder folie processive, délire des persécuteurs processifs, paranoia querulans

Querulanz *(f)* Nörgelsucht. Querulatorisches Verhalten, das jedoch nicht den Charakter und das Ausmaß des ►Querulantenwahns trägt. Es ist die krankhafte Steigerung einer Tugend, des Rechtsgefühls, das in Bezug auf die eigene Person außerordentlich leicht verletzbar ist, jedoch auch gegen das Rechtsempfinden anderer hartnäckig durchgesetzt wird. Äußert sich mehr im Alltagsleben, in der Familie und am Arbeitsplatz, führt jedoch nicht zum Prozessieren. Während Querulantenwahn fast ausschließlich aus Persönlichkeitseigenschaften hervorgeht, kann Querulanz z.B. aus dem Gefühl des Verfolgtwerdens bei Schizophrenen entstehen. *fr:* quérulence.

QS *(f)* ►Qualitätssicherung.

R

Rabeneltern *(pl)*. 1. Selbstgewählte Bez. für Eltern, welche ihre Kinder nicht selbst aufziehen, sondern frühzeitig in Heime und Internate geben. Die Bez. beinhaltet, dass die Eltern eine normale emotionale Beziehung und enge Bindung zu ihren Kindern haben, aber ein von den Kindern unabhängiges Leben organisieren wollen. 2. Zussammenschluss von Eltern, die mit ihren Kindern nicht ständig zusammen sind und untereinander ihre Erfahrungen austauschen.

Radikal, hypnoid-stuporöses *(n)*. Syn. für ►Totstellreflex.

Rado, Sandor geb. 8.1.1890 Kisvardar, gest. 14.5.1972 New York. Einer der Pioniere der Psychoanalyse. War zunächst Schüler von S. Ferenczi in Budapest. 1923–1931 am psychoanalytischen Institut in Berlin tätig. Ab 1931 erster Ausbildungsleiter des neu gegründeten Psychoanalytischen Instituts in New York. Schied 1941 wegen Differenzen aus. Ab 1944 Professor an der Columbia-Universität. Werke: »Psychoanalysis of Behavior. Collected Papers.« 2 Bde. (1956, 1962); »Adaptational Psychodynamics: Motivation and Control« (1969).

Räsoniermanie *(f)* (Sérieux und Capgras, 1909). »Irresein ohne Verstandesstörung«. Sammelbez. für Gruppe von Wahnkrankheiten, bei denen die Störungen hauptsächlich im Bereich intellektueller Urteilsbildung zu finden sind, es jedoch weder zu Störungen der Intelligenz (►Demenz) noch zu halluzinatorischen Erscheinungen kommt. Hierzu zählen hauptsächlich ►Querulantenwahn und ►Paranoia (in der alten Umschreibung der dt. Literatur). Die in Frankreich viel gebrauchte Bez. ist in der deutschsprachigen Psychiatrie kaum bekannt.
e: reasoning mania oder insanity. *fr:* folie raisonnante

Räuspertic *(m)*. Ständiges Sichräuspern. Gewöhnlich subjektiv mit dem Gefühl verbunden, als wenn im Rachen ein Schleimpfropf säße, der durch Räuspern entfernt werden müsse. Oft vom Betroffenen nicht mehr bemerkt. Häufige Form eines ►Tics.
e: throat clearing tic, laryngeal tic, hawking.

Randbewusstsein *(n)*. Am Rande eines bildhaft gedachten Bewusstseinsfeldes befindliche Bewusstseinsinhalte.
e: marginal consciousness, fringe of consciousness.

Randneurose *(f)* (J.H. Schultz, 1919). Abnorme seelische Entwicklung (Neurose), die nicht mit einer Veränderung des Persönlichkeitskerns einhergeht, sondern mehr Randschichten der Persönlichkeit erfasst. Drückt sich vielfach in Fehlsteuerung der bedingten und vegetativen Reflexe aus. Entspricht etwa dem Begriff der Konversionsneurose der Psychoanalyse. Ant.: Kern- bzw. Charakterneurose.
e: physiopsychic neurosis.

Randpsychose *(f)* 1. In einem Schema bildlich am Rande der Schizophrenie einzuordnende Psychose. Neben einer ►Kerngruppe von schizophrenen Zustandsbildern gibt es Psychosen, die zwar Symptome ähnlich wie bei Schizophrenie aufweisen, sich aber sonst deutlich von typischeren schizophrenen Psychosen unterscheiden. Gewöhnlich wird die Bez. syn. für zykloide Psychosen gebraucht, die auch »zykloide Randpsychosen« genannt werden. 2. Nach E. Kretschmer Psychose bei einem Menschen, dessen Konstitutionstyp im Überschneidungsgebiet der pyknischen und leptosomen Konstitutionskreise liegt.
e: (cycolid) marginal oder borderline psychosis.

Rank, Otto geb. 22.4.1884 Wien, gest. 31.10.1939 New York. Bedeutender Psychoanalytiker. 1906–1915 Sekretär der Wiener Psychoanalytischen Gesellschaft. Ab 1912 Mitherausgeber von ►»Imago« (2), ab 1913 auch der »Internationalen Zeitschrift für Psychoanalyse«. Hauptwerke: »Der Künstler«, 1907; »Der Doppelgänger«, 1914; »Das Trauma der Geburt«, 1924. – Biographie: E.J. Liebermann: »Acts of Will. The Life and Work of Otto Rank« (1985); dt: »Otto Rank Leben und Werk«.

Ranschburg, Paul (Pàl) geb. 3.1.1870 in Budapest, gest. 12.1.1945 (während der Belagerung von Budapest). Bedeutender Psychiater und Neurologe. Sohn des Rabbiners Salomon Ranschburg. Medizinstudium in Budapest und Leipzig. Dort Schüler von ►Wundt. Errichtete an der Psychiatrischen und Nervenklinik der Univ. Budapest ein »Psychophysisches Labor«. – Hauptw.: »Neue Beiträge zur Psychologie des hysterischen Geisteszustandes: kritischexperimentelle Studien« (1897). »Studien über die Merkfähigkeit der Geisteskranken und Normalen« (1900). »Das kranke Gedächtnis: Ergebnisse und Methoden der experimentellen Erforschung der alltäglichen

Falschleistungen und der Pathologie des Gedächtnisses« (1911). »Die Leseschwäche (Legasthenie) und Rechenschwäche (Arithasthenie) der Schulkinder im Lichte des Experiments« (1916). »Über die Wechselwirkungen gleichzeitiger Reize im Nervensystem und in der Seele: Experimentelle und kritische Studien über ein qualitatives Grundgesetz des psychophysischen Organismus« (1913). »Behaviorismus und Psychologie: zur Kritik der apsychologischen Psychologien« (1932). ►Ranschburg'sche Hemmung, ►Altersdemenz.

Ranschburg'sche Hemmung (►Ranschburg, 1905). Sprachliche Fehlleistung vor allem in geschriebenen Sätzen, bei der gleichlautende (homogene) Silben oder Wortteile zusammengezogen oder ausgelassen werden, wenn sie sonst wiederholt werden müssten. Z. B.: »Du bist hoffentlicht nass geworden«, statt: »Du bist hoffentlich nicht nass geworden.« Vorkommen: bei Ermüdung, als ►Fehlleistung, bei schizophrenen Sprachstörungen (►Schizophasie).
e: Ranschburg inhibition. *fr:* phénomène de Ranschburg

Rapid-Eye-Movements-Schlaf *(m)*. Schneller Augenbewegungsschlaf. Selten anzutreffemde Langform von ►REM-Schlaf.

Rapidzykler *(m)*. Kranker mit Depression, der nach Beendigung einer länger dauernden ►Lithiumprophylaxe unter rasch aufeinanderfolgenden depressiven und manischen Phasen leidet. – Ist als Diagnose in DSM-III-V nicht enthalten, sondern wird als Zusatzcodierung einer Diagnose ►Bipolar I oder II Störung hinzugefügt.
e: rapid cycler.

Rappaport, David geb. 30.9.1911 in Budapest, gest. 14.12.1960 in Stockbridge (USA). Bedeutender Psychoanalytiker. Emigrierte 1938 in die USA (Menninger-Klinik, Topeka). Sein Buch »Die Struktur der psychoanalytischen Theorie« (dt. 1961) galt zu seiner Zeit als die beste Darstellung ihrer Art.

Rapport *(m)*. In der Psychotherapie: gefühlsmäßiger und/oder verbaler Kontakt zwischen Hypnotherapeut und Hypnotisiertem, der auch im tiefsten hypnotischen Schlaf erhalten bleibt. Freud bezeichnete diesen Rapport als Prototyp der ►Übertragung. – Die Bez. wurde von ►Mesmer der Physik der damaligen Zeit entnommen. Rapport wurde bereits von den alten Magnetiseuren (= Hypnotherapeuten) als das wichtigste Mittel zur heilenden psychischen Beeinflussung angesehen.
e: rapport. *fr:* rapport

Rapport, affektiver *(m)*. Syn. für ►Rapport.

Rapprochement *(n)*. Annäherung. Dritte Phase der ►Separation-Individuation. Das Kind lernt seine Fähigkeit, von der Mutter fortzulaufen, kennen, was es mit Stolz erfüllt, aber auch zu Angst führt (►Trennungsangst). Hat das Bedürfnis, der Mutter jede Neuentdeckung und Erfahrung mitzuteilen (=Annäherung). Die Mutter reagiert häufig mit Ungeduld und Unverständnis, weil zwischen dem Drang des Kindes nach Unabhängigkeit und Trennung (= Separation) und seinem Bedürfnis nach unbegrenztem Interesse der Mutter ein Gegensatz besteht. Die ersten Zeichen von Aggression und Besitzergreifung fallen mit dem Beginn der analen Phase (►Phasenschema) zusammen. In dieser Phase ist das Kind sehr an die Mutter gebunden und »fremdelt« bei anderen. Die präverbale Phase geht in die verbale über. Das Kind sagt »Ich«. Dauer etwa vom 14.–22. Lebensmonat.
e: rapprochement.

Raptus *(m)*. (lat. = Hinreißen, Anfall von Wahnsinn). Plötzlich, aus einem Zustand der Ruhe heraus auftretende gewaltsame Handlung bei psychischen Störungen.
e: raptus (impulsive). *fr:* raptus

Raptus hystericus *(m)*. Plötzlicher hysterischer psychogener Erregungszustand, durch den es zu Fortlaufen, Gewalthandlungen oder Tötungsdelikten kommen kann.
e: raptus hystericus. *fr:* raptus hystérique

Raptus maniacus *(m)*. Obsol. Bez. für plötzlich auftretende, meist nur kurz dauernde ►Manie.
e: raptus maniacus. *fr:* raptus oder accès maniaque

Raptus melancholicus *(m)*. Plötzliche Erregung, die unvermittelt aus einem Zustand schwerer depressiver Hemmung herausbricht. Ein Depressiver, der tagelang regungslos im Bett lag, springt z. B. plötzlich auf und aus dem Fenster.
e: raptus melancholicus. *fr:* raptus mélancolique

Raserei *(f)* Zustand der Erregung, des Wütend- und Stürmischseins. Im Dt. erst nach dem 16. Jh. als eine der Übersetzungen für lat. furor. Wurde in der frühneuzeitlichen Medizin als wichtigstes Krankheitsbild der Melancholie gegenübergestellt. Zwei Skulpturen von C. G. Cibber, welche dies darstellten, schmückten den Eingangsgiebel von ►Bedlam. »Der Zustand des gestörten Kopfes, der ihn gegen die äußeren Empfindungen fühllos macht, soferne der Zorn darin herrscht, ist die Raserei« (Kant). »Ich habe einen Hypochondriakus gekandt, der, wenn er gleich in der grösten Raserei war, so gleich ruhig und stille ward, so bald er seinen Arzt zu Gesichte bekam« (►Bolten, 1751). ►Erregung.
e: frenzy, raving madness. *fr:* rage

rational *(a)*. Vernunftgemäß, auf Vernunft beruhend, vernünftig. *Ant.* irrational, impulsiv.
e: rational. *fr:* rationnel

rational-emotive Therapie (RET) *(f)* (A. Ellis, 1955, 1971). Form der kognitiven Psychotherapie. Geht von der ►Annahme aus, dass die Ursache einer Störung in irrationalen Sätzen liegt, die sich ein Patient offen oder verdeckt immer wieder vorsagt. Der Therapeut spürt diese in einem »rationalen Disput«

auf und leitet damit Selbsterkenntnis und vernünftige Neuanpassung ein. – Leitet sich ideengeschichtlich aus der Philosophie B. Russells und der ►Individualtherapie ab, die den Menschen als ein sich selbstverantwortlich für ein viel oder wenig gestörtes Dasein entscheidendes Wesen sehen.
e: rational-emotive therapie (RET).

Rationalisierung *(f)* (E. Jones, 1908). Psychoanalytische Bez. für das logische Erklären eines Vorganges, einer Handlung oder eines Gefühls, deren irrationale Begründung sonst evident sein würde. Das rationale Begründen von Handlungen, deren eigentliches, triebhaftes, unbewusst bleibendes Motiv für das Über-Ich aus moralischen Gründen nicht akzeptabel ist. Z. B., ein Trinker begründet seinen Alkoholmissbrauch damit, dass ihm von einem Arzt Alkohol gegen Magenschmerzen verordnet worden sei. Posthypnotische Aufträge eignen sich gut zur Demonstration der Rationalisierung. Z. B., jemand bekommt in der Hypnose den Auftrag, eine Zigarettenschachtel zu stehlen. Er wird nachher eine Geschichte erfinden, um den ihm unbewusst bleibenden Vorgang zu rechtfertigen. Die Tendenz, für eine Handlungsweise mit unbewusster Motivation eine augenscheinlich logisch-vernünftige Begründung zu geben, ist im täglichen Leben ständig zu beobachten; bei Neurosen ist sie ein nie fehlendes Symptom. Rationalisierung dürfte eigentlich nicht zu den ►Abwehrmechanismen zählen, da die Befriedigung eines Triebwunsches nicht unmittelbar verhindert wird, sondern lediglich für seine Realisierung oder seine Abwehr eine plausible Begründung gesucht wird. Gilt jedoch trotzdem als häufig vorkommender ►Abwehrmechanismus.
e: rationalization. *fr:* rationalisation

Ratlosigkeit *(f)* (C. Wernicke, 1880, 1882; G. E. Störring, 1939). Psychisches Phänomen der inneren Verwirrung, des Sich-den-Kopf-Zerbrechens, Herauszubekommen-Suchens, des Gefühls der Rätselhaftigkeit, das psychisch Kranke, insbesondere Schizophrene, im Beginn ihrer Erkrankung befallen kann, wenn viele neue subjektive Erlebnisse auf sie hereinbrechen. Die Ratlosigkeit kann sich zu einer ratlos-unheimlichen Angst steigern und zu plötzlichen Durchbruchhandlungen führen, die den Zustand zu beenden suchen (z. B. Suizid).
e: perplexity.

Rattenmann *(m)*. Richtiger Name: Lanzer. Patient Freuds. 30-jähriger Rechtsanwalt, der im 1. Weltkrieg fiel. Freud behandelte ihn ab 1907 elf Monate lang erfolgreich wegen Zwangsantrieben und Zwangsängsten und legte an seinem Beispiel die Struktur der ►Zwangsneurose dar.
e: rat man.

Rausch *(m)*. 1. Ursprünglich: leichter Grad von Trunkenheit. 2. In Ausweitung der unter (1) genannten Bedeutung: jeder rasch vorübergehende Zustand meist beglückender Erregung durch Erlebnisse oder Rauschgifte: rauschhafte Verzückung in religiöser Ekstase, Schaffensrausch bei Künstlern und Wissenschaftlern (dann auch ►Flow genannt); durch Opiumabkömmlinge, Morphin, Pervitin, Haschisch, Meskalin, LSD (►LSD-Rausch-Behandlung), Alkohol.

Rausch, einfacher *(m)*. Syn. für ►Alkoholrausch, gewöhnlicher.

Rausch, epileptoider *(m)*. (K. Bonhoeffer). Pathologische Rauschform der Gewohnheitstrinker (►Rausch, pathologischer). Es entsteht plötzliche, heftigste motorische Erregung, meist aus besonderem Anlass (z. B. Festnahme) mit Neigung zu Körperverletzungsdelikten. Erinnerung keineswegs immer unvollständig, jedoch oft ungenau. Der Gedankeninhalt ist meist einförmig. Tritt gelegentlich vor oder nach alkoholepileptischen Anfällen auf. Die Bez. »epileptoid« bezieht sich hauptsächlich auf die Form der Erregung, die plötzlich und scheinbar motivlos aufschießt.
e: epileptoid alcoholic intoxication.
Syn.: Blaukoller. *fr:* forme épileptoïde oder convulsive de l'ivresse alcoolique

Rausch, komplizierter *(m)*. Quantitativ stärkerer ►Alkoholrausch. Erregung und Bewusstseinstrübung sind stärker ausgeprägt. Gröbere Gedächtnisausfälle sind selten. Vorkommen bei Schwachsinnigen, abnormen Persönlichkeiten und hirnorganisch Kranken. – Die Bez. wird oft syn. für ►Rausch, pathologischer verwendet, sollte davon aber unterschieden werden.

Rausch, normaler *(m)*. Syn. für ►Alkoholrausch, gewöhnlicher.

Rausch, pathologischer *(m)*. Bei Alkoholunverträglichkeit durch Hirnverletzung, zerebrovaskulären Störungen, chronischem Alkoholismus, Übermüdung, seelischer Erregung u. a. alkoholbedingte symptomatische Psychose (= Rausch), welche das Bild eines ►Dämmerzustandes zeigt. Meist (nicht immer!) nur geringer Alkoholgenuss. Beginn mit psychischer Erregung (Streit), Ende mit ►Terminalschlaf. Scharfe zeitliche Grenzen. Während des Rausches psychotisches Zustandsbild oft mit Desorientierung und Personenverkennung, fast immer mit schwerer motorischer Erregung und Neigung zu sinnlosen Gewalttaten. Häufig fehlen Erscheinungen der normalen Alkoholwirkung. (Fast) vollständige Erinnerungslücke für die Dauer des Zustandes. In DSM-V ist ein entsprechender Begriff nicht enthalten.
e: pathological drunkenness, pathologic alcoholic-intoxication, alcohol idiosyncratic intoxication (DSM-III), mania à potu. *fr:* forme anormale de l'ivresse alcoolique

Rauschanalyse *(f)* Form der Psychotherapie. Analyse von Erlebniskomplexen während eines durch

Halluzinogene hervorgerufenen Rausches, insbesondere LSD. ►Psycholyse.

Rauschbehandlung *(f)*. ►LSD-Rausch-Behandlung.

Rauschgiftpsychose *(f)* Psychische Krankheit, die als Folge eines meist fortgesetzten Rauschgiftgenusses (Opium, Morphin, Haschisch) auftritt. Die psychotischen Erscheinungen (Delirien oder andere symptomatische Psychosen meist mit Halluzinationen) treten nach Entzug des Giftes oder trotz fortgesetzter Einnahme auf, klingen aber meist innerhalb von wenigen Tagen bis Wochen wieder ab.
e: drug psychosis. *fr:* psychose médicamenteuse

Rauschgiftsucht *(f)* Sammelbez. für ►Sucht nach Rauschgiften, insbesondere Opium, Morphin und seinen Abkömmlingen. Der Begriff wird mehr und mehr von ►Suchtstoffabhängigkeit und ►Drogen-Abhängigkeit abgelöst.
e: drug addiction, toxicomania. *fr:* toxicomanie

Rauschinhalt *(m)*. Während eines durch Drogen hervorgerufenen Rausches auftretende Erlebnisse. Nach H. Leuner (1962) treten z. B. im LSD-Rausch überwiegend optische, überwiegend stimmungserfüllte, überwiegend leibliche, instinkt- und triebgebundene Passagen oder Passagen mit Reminiszenzen im Sinnestrug auf. Die Inhalte haben Beziehungen zum Erlebnisganzen und zu krank machenden neurotischen Erlebniskomplexen des Betreffenden.

Rauschsitzung *(f)* Einzelne Sitzung, in der eine Behandlung mit einem Halluzinogen- bzw. LSD-Rausch durchgeführt wird.

Rauschtat *(f)* Rechtswidrige Handlung, welche im ►Rausch (Alkoholrausch oder andere Rauschmittel) begangen wurde. ►Trunkenheitsdelikte.

Rauschtrinker *(m)*. (J. E. Staehelin). Exzessive Trinker, die mithilfe von Alkohol möglichst rasch einen Rausch herbeiführen wollen. Es handelt sich nach Staehelin um Psychopathen, Neurotiker und Psychotiker, die innerer Angst, Leere oder Schuldgefühlen entrinnen wollen.

Rauschverlauf, stagnierend-fragmentarischer *(m)*. (H. Leuner, 1962). Extreme Verlaufsform des LSD-Rausches. Der durch das Bewusstsein gehende Strom der Erlebnisse verlangsamt sich, wird bruchstückhaft und kann schließlich ganz aufhören. Klinisch kann dies an einem ►Stupor kenntlich sein, in dem der Betreffende nicht fähig ist, zu handeln oder Stellung zu nehmen.

Rauschverlauf, szenisch-fluktuierender *(m)*. (H. Leuner, 1962). »Quasi-normale« Verlaufsform des LSD-Rausches. Das Bewusstsein ist unaufhörlich mit optischen oder anderen Trugwahrnehmungen erfüllt, die wie Szenen eines Films ablaufen. Adäquate Gefühle begleiten sie. Der Betreffende wird zu sinngemäßen Reflexionen und Reaktionen angeregt. ►Psycholyse.

Ray, Isaac geb. 16.1.1807 in Beverly (USA), gest. 31.3.1881. Amerikanischer Allgemeinarzt und praktizierender Psychiater und Allgemeinpraktiker. Bereiste Europa, um psychiatrische Institutionen zu besichtigen. Danach erster Leiter des privaten »Butler Hospital« in Providence (Rhode Island). Sein 1838 erschienenes Werk »Treatise on the Medical Jurisprudence of Insanity« (Lehrbuch der rechtsmedizinischen Beurteilung des Wahnsinns) gilt als bedeutendstes forensisch-psychiatrisches Werk der engl. Sprache in seiner Zeit. Das Buch war von großer Bedeutung im englischen Prozess gegen M'Naghten (►M'Naghten-Gesetz).

Ray-Manie *(f)* Syn. für ►Defekt, moralischer.

RC-Patient *(m)*. Syn. für ►Rapidzykler

RDC Research Diagnostic Criteria. ►Forschungskriterien, diagnostische.

Read'sches (Entbindungs-)Verfahren *(n)*. (G. Dick Read, 1933). Methode zur Herbeiführung einer schmerzarmen oder schmerzfreien Geburt. Außer einer ausführlichen Belehrung der Frau über die Geburtsvorgänge wird ein aktives Entspannungsverfahren eingeübt, das im Wesentlichen mit dem ►autogenen Training bzw. mit der progressiven Relaxation (s. d.) von Jacobson identisch ist.
e: Read (delivery) method. *fr:* méthode d'accouchement sans douleur de Read

Reaktion *(f)* 1. Allgemein: psychisches Verhalten auf auslösende Reize hin. 2. In der Psychiatrie A. Als biologische Reaktion: Reaktion des Gehirns auf bestimmte Stoffwechselvorgänge im Organismus. Beispiel: akute exogene Reaktionstypen Bonhoeffers. B. Als psychische Reaktion. Dabei kann es sich um seelische Abweichungen handeln, die »nicht bloß in ihrer Inhaltsfüllung, sondern in ihrem Entstehen und Verlauf, also ätiologisch und klinisch und damit zugleich prognostisch und therapeutisch aus seelischen Erlebnissen herauswachsen« (Hellpach). Entspricht dem Begriff der Kausalreaktion (K. Schneider) und der reaktiven Abnormität (Hellpach). C. »Verständliche Reaktion«. Dabei soll nach K. Jaspers die Reaktion auf einen zureichenden psychischen Anlass mit evidenter zeitlicher Verbindung eintreten und zwischen Inhalt des Erlebnisses und Inhalt der Reaktion ein verständlicher Zusammenhang bestehen.
e: reaction. *fr:* réaction

Reaktion, abnorme seelische *(f)* Seelische »Antwort auf eine akute psychotraumatische Gleichgewichtsstörung« mit Symptomen der Angst, Trauer und Erschöpfung. »Läuft in kürzerer Zeit – einige Stunden bis ein paar Monate – als einmalige Erscheinung ab. Nach Aufhören der traumatischen Erlebniswirkung gewinnt die Person relativ bald ihre frühere Affektbeherrschung zurück, und die Reaktion klingt in der Regel ab, ohne wesentliche Dauerveränderungen in der Psyche zu hinterlassen.« (H. Binder) Die

Bez. wird jedoch vielfach uneinheitlich gebraucht. Die Erlebnisreaktion ist bei Bräutigam das Ende eines Kontinuums, von welchem die Neurose das andere darstellt; bei Huber ist »Erlebnisreaktion« ein Oberbegriff und »Neurose« ein Unterbegriff davon. Unterschieden werden reaktive Depressionen, reaktive Erregungen, Primitivreaktionen, Konversionsreaktionen, hysterische, hypochondrische und paranoide Reaktionen.
e: reactive … (z. B. depression).

Reaktion, bedingte *(f)* Syn. für ►Reflex, bedingter.

Reaktion, depressive *(f)* Syn. für ►Depression, reaktive.

Reaktion, diakoptische *(f)*. ►diakoptische Reaktion.

Reaktion, exaltative *(f)*. ►exaltative Reaktion.

Reaktion, expansive paranoische *(f)* Syn. für ►Querulantenwahn.

Reaktion, hyperkinetische, im Kindesalter *(f)* Übermäßiger Bewegungsdrang nach Hirnschädigungen. Statt dieser Bez. wird häufiger ►Aufmerksamkeits-/Hyperaktivitätsstörung verwendet.
e: hyperkinetic reaction of childhood.

Reaktion, hyperthymergastische *(f)*. ►hyperthymergastische Reaktion.

Reaktion, hypochondrische *(f)* Erregung abnormer Krankheitsbefürchtungen. Die Bez. wird gelegentlich anstelle von ►Hypochondrie verwendet, wenn hervorgehoben werden soll, dass es sich dabei um ein Symptom handelt und nicht um eine Krankheit.
e: hypochondric reaction. *fr:* réaction hypochondrique

Reaktion, hysterische *(f)*. ►Hysterie (2).

Reaktion, konditionierte *(f)* Syn. für ►Reflex, bedingter.

Reaktion, obsessiv-kompulsive *(f)*. ►obsessiv-kompulsive Reaktion.

Reaktion, paranoide *(f)* Auftreten von überwertigen Ideen des Beeinträchtigt-, Verfolgt- und Verachtetwerdens bei starker Neigung zu Misstrauen und Eigenbeziehung (H. Binder). K. Schneider zählt zu den paranoiden Reaktionen wahnhafte Deutungen aus einer bestimmten pathologischen Gefühlslage heraus »auf Grund von Angst, Mißtrauen und Argwohn – so, wenn jemand, der in Angst lebt, verhaftet zu werden, hinter jedem Mann, der die Treppe heraufkommt, einen Kriminalbeamten wittert«.
e: paranoic reaction. *fr:* réaction paranoïde

Reaktion, querulatorische *(f)* Auftreten von ►Querulanz aus Anlass einer Situation, die als Rechtskränkung empfunden wird.

Reaktion, schizophrene *(f)* 1. (E. Speer, 1933). Seltene Bez. für abnorme bzw. neurotische Erlebnisreaktion, die als »Neurose unter der Form einer schizophrenen Psychose« verläuft. Die Bez. nimmt Bezug auf die ►Kontaktpsychologie Speers, nach welcher – im Anschluss an E. Kretschmer – zwischen seelischer Gesundheit, Schizoidie und Schizophrenie nur quantitative, keine qualitativen Unterschiede erkennbar sind. Dies sei der Grund für die psychotherapeutischen Erfolge bei Schizophrenie. Den von ihm beschriebenen ►Sonderling nannte Speer deshalb zunächst »schizophrenen Sonderling«, liess die Bez. aber später fallen.
Syn.: schizophrene Erlebnisreaktion.
2. Abweichend vom dt. Sprachgebrauch bedeutet in der offiziellen amer. Nomenklatur von 1952 schizophrene Reaktion so viel wie akute Schizophrenie. Der Bez. liegt die auf Adolf ►Meyer zurückgehende Vorstellung zugrunde, dass vom Kranken in seinem Kampf um Anpassung an äußere und innere Stressfaktoren als Abwehr Autismus, Abkehr von der Realität sowie Wahn und Halluzinationen gebildet werden.
e: schizophrenic reaction.
3. (Langfeld, 1939). Psychisches Krankheitsbild, das typisch erscheint für akute Schizophrenie, jedoch in der Vorgeschichte zweierlei Besonderheiten aufweist: A. Die präpsychotische Persönlichkeit ist nicht schizoid, sondern sozial gut angepasst. B. Der Ausbruch der Psychose tritt in engem zeitlichen Zusammenhang mit seelisch belastenden Erlebnissen auf.
4. Nach einem schweren, nicht zu bewältigenden Erlebnis plötzlich akut auftretende schizophrene Symptomatik, die jedoch bereits nach wenigen Tagen bis Wochen völlig abklingt und nicht in eine ►Prozessschizophrenie ausmündet. Der Bez. liegt die ►Annahme zugrunde, die Person habe wegen einer vorbestehenden Bereitschaft mit Schizophrenie reagiert. *fr:* schizophrénie réactionnelle

Reaktion, unbedingte *(f)* Auf einen unkonditionierten Stimulus hin erfolgende Reaktion (Reflex). Vgl. Konditionierung, klassische.
e: unconditioned response (UCR). *fr:* réponse inconditionelle

Reaktion, unkonditionierte *(f)* Syn. für ►Reaktion, unbedingte.

Reaktionsbildung *(f)* (S. Freud, 1905). Wichtiger psychischer ►Abwehrmechanismus. Entwicklung von Verhaltensweisen und Interessen, die einem verdrängten Triebwunsch entgegengesetzt sind; z. B. übermäßige Pflege einer Mutter für ein Kind, das sie hasst; Ekel anstelle oral-sexueller Wünsche; Schamgefühl anstelle exhibitionistischer Tendenzen; übergenaue Sorgfältigkeit anstelle von Verwahrlosungstendenzen. Allgemein: die Überbetonung des Gegenteils zum Heraushalten dieser Eigenschaften; man ist pazifistisch, um aggressive Tendenzen zu kompensieren. Es handelt sich um eine gelungene Abwehr, da weder Triebwunsch noch die Reaktion darauf bewusst werden und in der Reaktionsbildung für das Ich nicht annehmbare Wünsche in sozial wertvolle Verhaltensweisen umgekehrt werden. Vorkommen

vor allem bei der Zwangsneurose, bei der die Reaktionsbildungen die Form von Charakterzügen annehmen, als ob »die Gefahr ständig gegenwärtig« wäre. Freud hat ferner die Bedeutung der Reaktionsbildungen für die normale Ausgestaltung des Charakters und der sozialen Tugenden hervorgehoben. – Die Bez. wird in der engl. und frz. Literatur häufiger gebraucht als in der deutschen.
e: reaction formation. *fr:* formation réactionnelle

Reaktionspsychose *(f)* Syn. für ►Psychose, reaktive.

Reaktionssyndrom *(n).* Selten gebrauchtes Syn. für ►induziertes Irresein.

Reaktionstypen, akute exogene *(m, pl).* (K. Bonhoeffer, 1908, 1910). Akute, körperlich begründbare Psychosen, die als Symptom (Epiphänomen) einer (fassbaren) Körperkrankheit auftreten. Wurden von Bonhoeffer erstmals 1908 unter diesem Begriff zusammengefasst. Klinisches Leitsymptom ist ►Bewusstseinstrübung, die in seltenen Fällen auch fehlen kann. Es kann zur Ausbildung einer Reihe verschiedener Zustandsbilder kommen, die im Ablauf der Erkrankung auch einander folgen können. Zu den Reaktionstypen können gehören: Delirien, Dämmerzustände, Halluzinosen, amentielle Zustandsbilder, katatone Bilder, paranoide und paranoid-halluzinatorische Bilder. Diese verschiedenartigen psychotischen Zustände sind nicht an eine bestimmte Ätiologie gebunden, können also bei allen infrage kommenden Körperkrankheiten auftreten (Gesetz der Unspezifität), sodass einer großen Zahl von Ursachen eine verhältnismäßig kleine Zahl von psychischen Krankheitsbildern gegenübersteht. Bonhoeffer sah in den Reaktionstypen eine in der Konstitution verankerte besondere Reaktionsbereitschaft. – Während die Lehre einer begrenzten Zahl von akuten exogenen Reaktionstypen eine der tragenden Säulen der dt. Psychiatrie darstellt und hauptsächlich der grundsätzlichen Unterscheidung akuter körperlich begründbarer Psychosen einerseits und funktioneller Psychosen andererseits diente, ist die Bonhoeffer'sche Lehre in der engl. und frz. Literatur weitgehend unbekannt geblieben. In DSM und ICD-10 kommen sie nicht vor und müssen daher jeweils anders umschrieben werden.
e: acute brain syndromes, acute organic mental disorders, Bonhoeffer's forms of exogenous reactions, exogenous reactions. *fr:* syndrome exogène aigu de Bonhoeffer, syndrome confusionnel.
Syn.: akute psychische Reaktionstypen (Bonhoeffer), akute exogene Prädilektionstypen (Bonhoeffer), exogene psychische Schädigungstypen (älteste Bezeichnung Bonhoeffers).

Reaktionstypen, akute psychische *(m, pl).* (Bonhoeffer) Syn. für ►Reaktionstypen, akute exogene.

Reaktionstypen, exogene *(m, pl)* ►Reaktionstypen, akute exogene.

Reaktive Bindungsstörung (im Säuglingsalter oder der Frühen Kindheit) *(f)* In DSM-III-R-V: Ausbleiben von Gefühlsbeziehungen im sehr frühen Lebensalter. Die Kinder blicken Erwachsene und andere Kinder nicht an, lächeln nicht, lauschen einer ihnen bekannten Stimme nicht nach und haben keinen Wunsch zu spielen. Ein selbstständiges Leiden, das nicht Teilerscheinung eines frühkindlichen Autismus, Intelligenztiefstandes oder einer anderen Krankheit ist. Zugehörig sind Entwicklungsverzögerungen. Ähnlich wie bei der anaklitischen Depression (s. d.) hat es durch besondere Lebensumstände (Tod der Eltern, häufiger Wechsel der Bezugsperson u. a.) zuvor am Aufbau von Gefühlsbeziehungen zu Erwachsenen gefehlt (emotionale ►Deprivation). Schwere Formen waren als ►Hospitalismus (1) bekannt. Nur in DSM-IV und ICD-10 zwei Untergruppen: (1) Gehemmter Typus (s. d.); (2) Ungehemmter Typus (s. d.). Gehört in DSM-V zur Gruppe der Trauma- und belastungsbezogenen Störungen. S. a. ►Spitz, René.
e: Reactive Attachment Disorder of Infancy or Early Childhood. – (ICD-10: F94.1).

Reaktive Bindungsstörung im Säuglingsalter oder der Frühen Kindheit, Gehemmter Typus *(f)* Unfähigkeit, soziale Kontakte auf angemessene Weise anzuknüpfen.
e: Reactive Attachment Disorder of Infancy or Early Childhood, Inhibited Type.

Reaktive Bindungsstörung im Säuglingsalter oder der Frühen Kindheit, Ungehemmter Typus *(f)* Soziale Kontakte werden im Unterschied zum Gehemmten Typus (s. d.) zwar geknüpft, aber in völlig wahlloser Weise. In DSM-V umbenannt in »Beziehungsstörung mit Enthemmung«
e: Reactive Attachment Disorder of Infancy or Early Childhood, Disinhibited Type.

reaktive Depression *(f).* ►Depression, reaktive.

reaktive Epilepsie *(f)* Von K. Bonhoeffer gebrauchtes Syn. für ►Affektepilepsie.

reaktive Erregung *(f)* Stärkere Erregung als Antwort auf einen adäquaten Erlebnisreiz.

reaktive Manie *(f)* Syn. für ►exaltative Reaktion.

reaktive Psychose *(f).* ►Psychose, reaktive.

reaktive Verstimmung *(f)* Syn. für ►Depression, reaktive.

reaktiver Selbstmordversuch *(m).* Selbstmordversuch, der eine einfühlbare Reaktion auf eine von der betreffenden Persönlichkeit wegen nicht ausreichender ►Resilienz nicht zu verarbeitende Situation darstellt.

Realangst *(f)* (S. Freud, 1926). Im Gegensatz zur neurotischen Angst eine wirklichkeitsorentierte Angst, die darauf ausgerichtet ist, Gefahr wahrzunehmen und ihr durch Flucht, Verteidigung oder Angriff zu begegnen. Bei stärkeren Angstzuständen verrin-

gert sich jedoch die biologische Zweckmäßigkeit oder geht – z. B. in der Panik – ganz verloren.
e: real anxiety. *fr:* angoisse devant un danger réel

Realität, psychische *(f)* (S. Freud). Häufig gebrauchte Bez. für eine Quasi-Realität innerhalb des psychischen Apparates, die in sich ein zusammenhängendes Ganzes darstellt, jedoch nicht mit der materiellen Realität identisch ist. Es handelt sich vor allem um die unbewussten Triebwünsche und die damit zusammenhängenden Vorstellungen.
e: psychical reality. *fr:* réalité psychique

Realitätsersatz *(m)*. In der Lehre S. Freuds Ersatz der Realität durch eine vermeintliche, krankhaft veränderte, nicht mehr wirkliche Realität. ►Realitätsverlust.

Realitätskontrolle *(f)* In der Psychiatrie: Überprüfung der Realität darauf, ob etwas Geträumtes, Gewähntes oder Halluziniertes eventuell real ist, aber Zweifel daran bestehen. Beispiele: Eine Person, mit welcher ein Träumer träumend gesprochen hat, wird befragt. Ein Wahnkranker, welcher den Tod einer Person wähnt, überzeugt sich davon, ob diese lebt. Jemand, der sprechende Stimmen vor der Haustür halluziniert hat, öffnet die Haustür. Meist handelt es sich um Wahrnehmungen, die grundsätzlich real gewesen sein könnten.
e: reality control.

Realitätsleugnung *(f)* In der psychoanalytischen Lehre: unbewusste Negation realer Fakten, die außerhalb des Individuums liegen und unabhängig von ihm sind, auf die aber bestimmte Wünsche und Vorstellungen projiziert werden, gegen die sich das Individuum wehrt.
e: scotomization.
Syn.: Skotomisation. *fr:* scotomisation

Realitätsprinzip *(n)*. (S. Freud, 1911). Eines der beiden grundlegenden Prinzipien menschlichen Verhaltens, das sich aus dem ►Lustprinzip entwickelt und als Abwandlung hiervon angesehen wird. Das ursprünglich nur nach Lustgewinn und Vermeidung von Unlust strebende Individuum richtet sein Verhalten nach den Anforderungen der realen Welt ein. Das Realitätsprinzip reguliert das Lustprinzip, indem es eine Befriedigung von Triebwünschen nicht mehr auf dem kürzesten Weg zulässt, sondern Umwege einschlagen lässt, die durch Anpassung an die Anforderungen der Realwelt notwendig werden. Freie Triebenergie wird so gebunden. Somit hat sich lediglich die Strategie des Individuums gewandelt, während das Ziel gleich geblieben ist: Triebbefriedigung. Die im Unbewussten gelegenen Repräsentationen von Ich und Über-Ich werden normalerweise vom Realitätsprinzip beherrscht. – Wird in den älteren Arbeiten Freuds noch als »sekundäres System« bezeichnet.
e: reality-principle, principle of reality. *fr:* principe de réalité

Realitätsprüfung *(f)* (S. Freud). In der Psychoanalyse hypothetischer Vorgang, durch welchen man im Normalfalle zwischen den von der Außenwelt und den aus dem eigenen Innern stammenden Reizen unterscheiden kann. Die Realität wird als real erkannt, eine Vorstellung im subjektiven Raum wird als irreal erkannt. Vgl. ►Realitätskontrolle.
e: reality-testing. *fr:* épreuve de réalité

Realitätstherapie *(f)* (W. Glasser, 1965). Pädagogische Psychotherapieform, die aus der Erfahrung mit Rechtsbrechern entstand, aber auch bei Neurosen angewendet wird. Grundlage: Befriedigung der Bedürfnisse sei nur möglich, solange nicht die Bedürfnisse anderer beeinträchtigt werden. Grundbedürfnisse seien, zu lieben und geliebt zu werden und das Gefühl zu haben, auch für andere wertvoll zu sein.
e: reality therapy.

Realitätsverlust *(m)*. Nach einer Theorie S. Freuds über die Vorgänge bei Neurose und Psychose liegt beiden ein Verlust der Realität zugrunde, jedoch ist der Mechanismus unterschiedlich. Während bei der Neurose das Ich in Abhängigkeit von der Realität ein Stück des Es unterdrückt, zieht sich bei der Psychose das Ich im Dienste des Es von einem Stück der Realität zurück. Für Neurose und Psychose kommt damit eine neue Form der Realitätsanpassung, ein »Realitätsersatz«, in Betracht, der wiederum verschiedenen Wegen folgt.

Realnorm *(f)* Wertfreier Normalitätsbegriff, bei dem Normalität und Häufigkeit gleichgesetzt werden. Was im Mittelbereich oder im Median einer Variationsreihe liegt, wird als normal angesehen, alles andere als unnormal.
Syn.: Durchschnittsnorm, statistische Norm.

Rechenschwäche *(f)* Analog zur ►Leseschwäche und ►Schreibschwäche (und auch damit zusammen) vorkommende Schwierigkeiten beim Erlernen einfacher Rechenvorgänge trotz ausreichender oder guter Intelligenz. Unterschiedliche Ursachentheorien.
e: dyscalculia. *fr:* dyscalculie

Rechenstörung *(f)* Mangelhafte Fähigkeit, richtiges Rechnen zu erlernen. Wird angenommen, wenn in besonderen Tests die Rechenleistungen wesentlich unterhalb normaler Leistungen liegen. Wirkt sich bei schulischen Leistungen und im praktischen Leben aus. Das Verstehen mathematischer Begriffe und Prozesse, Erkennen mathematischer Zeichen oder Mengen u. a. können gestört sein.
e: Mathmatics Disorder. – (ICD-10: F81.2).

Rechenstörung, echte *(f)* Syn. für ►Akalkulie, primäre.

Rechenstörung, Entwicklungsbezogene ►Entwicklungsbezogene Rechenstörung.

Rechenstörung, sekundäre *(f)* Syn. für ►Akalkulie, sekundäre.

Rechentest, Kraepelin'scher *(m)* ►Kraepelin'scher Rechentest.

Rechtschreibstörung, isolierte *(f)* Deutlicher Mangel in der Rechtschreibung der eigenen Sprache, ohne dass Lesen oder das Sprachverständnis beeinträchtigt sind. (ICD-10 F81.1)
e: specific spelling disorder.

Rechtsneurose *(f)* (V.v. Weizsäcker, 1929). Besondere Form der sozialen Neurose, die sich im Rentenkampf entwickelt. Ziel des Rentenkampfes sei oft nicht die Rente, die meistens eher eine Einkommensminderung bedeute, sondern das Rechtbehalten. Ohne Fähigkeit zur Rechtserkenntnis komme es nur aus Protest zur Verfolgung des Rentenzieles, an dem unbeirrt und unter Inkaufnahme eines evtl. schweren subjektiven Leidenszustandes festgehalten wird.

Rectophobia *(f)*. ►Rektophobie.

Rededrang *(m)*. Nicht unterdrückbares Bedürfnis, ständig zu sprechen. Führt gewöhnlich zu ►Logorrhoe.
e: overtalkativeness. *fr:* logomanie, loquacité

Redefluss, überstürzter *(m)* ►Logorrhoe.

Redeflussstörung mit Beginn in der Kindheit In DSM-V: Syn. für ►Stottern.

Redekur *(f)* J. Breuers (1895) ursprüngliche Bez. für die ►kathartische Methode. Die Bez. kam von der ersten Patientin, Bertha Pappenheim (►Anna O.).
e: talking cure.

Redesucht *(f)*. ►Rededrang.

Redlich'sches Zeichen *(n)*. (E. Redlich). Pupillenzeichen während des hysterischen Anfalles: keine Reaktion der Pupillen auf Lichteinfall, jedoch Konvergenzreaktion erhalten.
e: Redlich-sign. *fr:* signe dit de Emil Redlich

Reduplikation, projektive *(f)* (M. Marty und M. De M'Uzan, 1963). Neigung von psychosomatisch Kranken, sich in jedem anderen Menschen wiederzuerkennen. Sie finden, dass bei ihnen alles sei wie bei »jedermann«, und verneinen daher jede eigene Originalität. Teilerscheinung der psychosomatischen Struktur (s. d.). Vorkommen besonders bei Hypertonikern und jungen Koronarkranken.
e: projective reduplication. *fr:* réduplication projective

reduplizierende Paramnesie *(f)*. ►Paramnesie, reduplizierende.

Reevolution *(f)* Alte Bez. für langsames Erwachen nach epileptischem Anfall.

Reflex, bedingter *(m)*. (I. P. Pawlow). Im Leben erworbener Reflex, der experimentell erzeugt werden oder sich unter bestimmten Bedingungen ausbilden kann. Dies geschieht, wenn ein angeborener Reflex mit einem beliebigen Reiz verbunden wird. Dies hat in einem engen zeitlichen Zusammenhang zu geschehen und mehrfach wiederholt zu werden. Dieser Reiz vermag schließlich allein (d. h. ohne den natürlichen Auslöser) den Reflex oder einen eng damit verbundenen Vorgang auszulösen und damit als konditioniertes Signal (CS) zu wirken. Im klassisch gewordenen Hundeversuch Pawlows ertönt z. B. vor jeder Fütterung ein Klingelzeichen. Der akustische Reiz wird also zeitlich mit dem Anblick und Geruch des Futters verbunden. Nach mehrfacher Wiederholung führt das Klingelzeichen allein bereits zu einer Speichelsekretion. Bei Kombination mit weiteren »bedingten« Reizen entstehen bedingte Reflexe höherer (2., 3. usw.) Ordnung. Unterbleibt die Bekräftigung durch den unbedingten Reiz mehrfach, so erlischt der Reflex, kann evtl. sogar gehemmt werden (»paradoxe Reaktion«). ►Konditionierung.
e: conditioned reaction.
Syn.: konditionierte Reaktion. *fr:* réflexe conditionné

Reflex, konditionaler *(m)*. Syn. für ►Reflex, bedingter.

Reflex, konditionierter *(m)*. Syn. für ►Reflex, bedingter.

Reflex, psychogalvanischer *(m)*. (O. Veraguth, 1904). Herabsetzung des elektrischen Hautwiderstandes (Fére-Effekt) oder Schwankungen des Hautpotenzials (Tarchanov-Effekt) bei psychischer Erregung (durch vermehrte Sekretion der Schweißdrüsen). Durch diesen Effekt besteht die Möglichkeit, das Auftreten von Emotionen durch messbare Befunde zu bestätigen. Hiervon wird z. B. beim sog. Lügendetektor Gebrauch gemacht. Gerichtlich ist die Methode nicht anerkannt, weil Irrtümer möglich sind
e: psychogalvanic reflex (PGR), galvanic skin response (GSR). *fr:* réflexe psychogalvanique

Reflexaphasie *(f)* Syn. für ►Apht(h)ongie.

Reflexepilepsie *(f)* Seit Ende des 19. Jahrhunderts bekanntes epileptisches Anfallsleiden, bei dem die Anfälle durch einen äußeren, nicht unmittelbar auf das Gehirn wirkenden Reiz ausgelöst werden, z. B. durch Musik (musikogene Epilepsie [s. d.]), Hautreize (z. B. Druck auf eine Narbe, Vereisung des Radialis-Gebietes), flimmernde Lichtreize (photogene Epilepsie [s. d.]), Lesen (►Leseepilepsie), vegetative Reflexe (im Laufe einer Pleurapunktion) oder Geschmacksreize. Als Ursache wird teils ein Einfluss emotionaler Faktoren, teils die Ausbildung bedingter Reflexe angenommen (A. Kreis, 1968).
e: reflex epilepsy. *fr:* épilepsie réflexe

Reflexhalluzination *(f)* (►Kahlbaum). Halluzination, die durch eine Sinneswahrnehmung auf einem ganz anderen Sinnesgebiet hervorgerufen wird. Reiz und Halluzinationen gehören hierbei zusammen. Beispiel: Ein Kranker spürt einen Schlüssel, den er im Schloss umdrehen hört, in schmerzhafter Weise im Herzen (E. Bleuler).
e: reflex hallucination. *fr:* hallucination réflexe

reflexhysterische Konstitution *(f).* ►Konstitution, reflexhysterische.

Reflexion *(f)* 1. Veränderung der Richtung der Aufmerksamkeit vom Objekt auf das Subjekt. Das Wissen um das Wissen. Zugleich Nachdenken, Überdenken und bewusste Betrachtung der eigenen intrapsychischen Vorgänge mit dem Ziel größerer Klarheit und der Gewinnung von Ansätzen zu zielgerichteten Handlungen. Pathologische Störung, wenn Reflexion ganz oder teilweise den Lebensinhalt bildet, das Individuum sich in ständiger Reflexion seiner selbst erschöpft. 2. Psychotherapeutische Technik: Die Äußerungen des Patienten werden vom Therapeuten in andere Worte gefasst, der Inhalt wird so bestätigt, die emotionale Bedeutung betont.
e: reflection. *fr:* réflexion

Reflexionskrampf *(m).* Syn. für ►Hyper-Reflexion.

Reflexkrampf, saltatorischer *(m).* Syn. für ►v. Bamberger'sche Krankheit.

Reflexpsychose *(f)* (Koeppe, 1878). Obsol. Bez. für psychische Krankheit, die der damaligen Vorstellung nach auf reflektorischem Wege durch Reizung peripherer Nerven entsteht. Typisches Beispiel ist die Psychose bei Aufflackern einer Neuralgie; ►Dysthymia neuralgica.

Reformpsychiatrie *(f)* Syn. für ►Psychiatrie, reformistische.

Reframing *(n).* Entlehnung aus dem Engl. In der Psychotherapie, insbesondere der Hypnotherapie ►Ericksons, Neufassung und Neubewertung früherer Ereignisse, Verhaltensweisen, Refühlsreaktionen, Lebenstatsachen u. a. Geschieht, um ihnen einen anderen, positiveren Wert zuzuordnen und sie entsprechend als ►Ressourcen nutzen zu können.

Regression *(f)* wörtlich: Rückschritt. Die Vorstellung eines Zurückschreitens von einer höheren Entwicklungsstufe auf eine frühere, ältere, niedrigere unter besonderen Umständen. Wurde von Ch. Darwin bei der Entwicklung von Tierarten formuliert. Von dort in Analogie in zahlreiche Wissenschaftsdisziplinen übertragen. Z. B. von einer höheren Leistungsstufe des Zentralnervensystems auf eine entwicklungsgeschichtlich ältere (H. Helmholtz, H. Jackson). Von dorther weitere Übertragung auf psychische Sachverhalte (S. Freud; ►Neo-Jacksonismus). In der Psychoanalyse: Wiederauftreten von entwicklungsmäßig früheren (infantilen) Verhaltensweisen. Wenn die Entwicklung der Psyche als fortschreitender Prozess angesehen wird, bedeutet Regression die Umkehr dieser Entwicklung von einem einmal erreichten Entwicklungsstand auf einen früheren. Freud selbst betrachtete die Bez. als rein deskriptiv und differenzierte sie 1914 weiter in drei Arten: »a) eine topische [in Bezug auf die seelischen Instanzen, welche eine Erregung durchläuft, z. B. im Traum, bei Halluzinationen, Erinnerungen], b) eine zeitliche, insofern es sich um ein Rückgreifen auf ältere psychische Bildungen handelt, und c) eine formale, wenn primitive Ausdrucks- und Darstellungsweisen die gewohnten ersetzen« (GW II/III, 554). Nach Glover ist Regression die früheste Form psychischer ►Abwehr. Der Schizophrene, heißt es metaphorisch, regrediere zum Säugling, der Katatone in den fötalen Zustand.
e: regression. *fr:* régression (de la personnalité)

Regressionsgesetz *(n).* Von Th. Ribot (1882) selbst gebrauchte Bez. für das ►Ribot'sche Gesetz.

Rehabilitation *(f)* Vorgang der Wiedereingliederung in und Wiederanpassung an das Berufs- und Privatleben nach körperlicher oder psychischer Krankheit. Ziel einer aufs Praktische ausgerichteten ►Sozialpsychiatrie (dort werden auch Mittel und Methoden genannt).
e: rehabilitation. *fr:* réhabilitation, réadaptation

Reich, Wilhelm geb. 24.3.1897 Dobryznica (Galizien, Österreich), gest. 3.11.1957 Lewisburg (USA). Ab 1922 Leiter des Wiener Seminars für psychoanalytische Therapie. Entfremdete sich später Freud und der übrigen Psychoanalyse, u. a., weil er für eine Verschmelzung von Psychoanalyse und Marxismus eintrat. Bedeutende Beiträge zur Charaktertheorie. Sah den Charakter als defensive Struktur des Ich gegen Triebkräfte im Innern und Ansprüche der Außenwelt. Arbeitete eine repressive, entwicklungshemmende Wirkung von Familie und Gesellschaft auf die Ausbildung von Charakterstrukturen heraus. Die Gesellschaft zwinge dem Einzelnen eine bestimmte Lösung des primären, durch Inzestwünsche entstehenden Konfliktes auf und halte durch die Repression der libidinösen Wünsche ihre autoritäre Ordnung aufrecht. Die seelische Gesundheit hänge weitgehend von der Fähigkeit zur Entspannung im Orgasmus ab. Sein Werk hatte bedeutenden Einfluss auf die 68er-Bewegung. – Neuauflagen: »Die Funktion des Orgasmus« (2009); »Charakteranalyse« (2009); »Die Massenpsychologie des Faschismus« (2011); »Der Einbruch der sexuellen Zwangsmoral« (1995); »Die Entdeckung des Orgons. Der Krebs« (1994); »Ausgewählte Schriften, eine Einführung in die Orgonomie« (1976); »Frühe Schriften« (1997); »Christusmord« (1997). Vgl. ►Charakterpanzerung, ►bioenergetische Analyse. ►Agnosie, soziale.

Reich-Rubinstein, Annie geb. 9.4.1902 Wien, gest. 5.1.1971 Pittsburgh (USA). Bedeutende Psychoanalytikerin. Medizinstudium in Wien. Heiratete 1920 ►W. Reich. Ab 1929 Mitglied der Wiener psychoanalytischen Gesellschaft. Ab 1931 in Berlin. 1933 nach Prag emigriert und von W. Reich geschieden. In Prag Lehranalytikerin und eigene Praxis. Dort den Historiker Arnold Rubinstein geheiratet. 1938 nach USA emigriert und gleiche Tätigkeit fortgesetzt. 1960–1962 Präsidentin des New Yorker psychoanalytischen Instituts. Die letzten 8 Jahre gelähmt. – Bedeutende Arbeiten vor allem über ►Narzissmus und ►Gegenübertragung. Gesammelte Schriften in einem Band. »Annie Reich, Psychoanalytic Contributions« (1973).

Reichardt, Martin geb. 17.8.1874 Ronneburg, gest. 23.12.1966 Würzburg. O. Prof. der Psychiatrie in Münster (1924) und Würzburg (1925). Schüler von ►Rieger. Trat mit Arbeiten über die physikalische Hirnuntersuchung, den Hirnstamm (1920) und psychiatrische Begutachtungsfragen (»Einführung in die Unfall- und Rentenbegutachtung«, 1915, 4. Aufl. 1958) hervor. Nahm eine diagnostische Abgrenzung der Hirnschwellung gegenüber dem Hirnödem vor.

Reifung *(f)* Ursprünglich metaphorische, der Pflanzenentwicklung entlehnte Bez. für die Entwicklung des Menschen in seinen Lebensphasen Kindheit, Jugend, Erwachsenenalter, Alter. Körperliche, intellektuelle, seelische, sexuelle und soziale Reifungsvorgänge können sich voneinander trennen und zu unharmonischen Persönlichkeiten und sozialen Schwierigkeiten führen. Vgl. die folgenden Stichwörter.
e: maturation. *fr:* maturation

Reifungsasynchronie *(f)* Syn. für ►Reifungshemmungen, partielle.

Reifungshemmungen, partielle *(f, pl)*. Auf einzelnen seelischen oder körperlichen Teilgebieten sich auswirkende Verzögerung der Entwicklung im Entwicklungsalter. Ihnen liegt ein asynchroner Reifungsverlauf zugrunde. Führt häufig zu intrapsychischen Spannungen und soll teilweise der Jugendkriminalität zugrunde liegen.
Syn.: Reifungsasynchronie, partielle Retardierung.

Reifungsneurose *(f)* (Lutz). Während der Reifungszeit (Pubertät) in Erscheinung tretende Neurose.

Reifungsverzögerung *(f)* Allgemeine Bez. für verlangsamte Entwicklung körperlicher und intellektueller Funktionen sowie des Gefühlslebens bei Jugendlichen. Kann durch krankhafte Vorgänge bewirkt sein oder ohne solche auftreten. Wird den partiellen ►Reifungshemmungen entgegengesetzt.
Syn.: universelle Retardierung.

Reik, Theodor geb. 12.5.1888 Wien, gest. 31.12.1969 New York. Bedeutender Psychoanalytiker und Schüler Freuds. Studierte Germanistik, Romanistik und Psychologie. Als früher Laienanalytiker (►Laienanalyse) vor allem auf dem Gebiet der angewandten Psychoanalyse tätig. Ab 1928 am psychoanalytischen Institut in Berlin. 1933 Emigration nach Holland (Den Haag), 1938 weitere Emigration nach New York. Gründete 1947 eine eigene »National Association for Psychoanalysis«, die auch Nichtärzte ausbildete. Veröffentlichte 50 Bücher und zahlreiche Einzelarbeiten: »Der eigene und der fremde Gott« (1923, 2. Aufl. 1975); »Geständniszwang und Strafbedürfnis« (1925; 2. Aufl. 1974); »Freud als Kulturkritiker« (1930); »Lust und Leid im Witz« (1929); »Nachdenkliche Heiterkeit« (1933); »Listening With the Third Ear« (1948; dt. »Hören mit dem dritten Ohr«, 1976); »The Search Within« (1956, 1976).

Reil, Johann Christian geb. 28.2.1759 Rhaude, gest. 22.11.1813 Halle. Prof. der Medizin und Stadtphysikus in Halle. Neben zahlreichen Arbeiten auf dem Gebiete der allgemeinen Medizin durch eine streitbare Schrift, »Rhapsodien über die Anwendung der psychischen Curmethode auf Geisteszerrüttungen« (1803), bekannt. Trat gegen die Missstände der Unterbringung Geisteskranker in seiner Zeit auf. Trat für eine Psychiatrie als selbstständige Disziplin neben Chirurgie und Medizin ein und prägte dieses Wort; ►Psychiatrie (Wort). War Vorkämpfer für Beschäftigungstherapie und soziotherapeutsche Maßnahmen. Gab zusammen mit dem Philosophen Kayssler das »Magazin für die psychische Heilkunde« (1805/06) und mit J. Chr. Hoffbauer die »Beyträge zur Beförderung einer Kurmethode auf psychischem Wege« (1808–12) heraus.

Reise *(f)* Aus der Romantik stammende Idee, wonach ein Geisteskranker sich auf einer Reise befindet. Achim v. Arnim über Hölderlin: »Vielleicht könnte er zurückkehren, wenn sein Tag gekommen und uns verkünden, was er in dem einsamen Abgrunde erschaute, in welchen sein Geist sich verirrt hat. Vielleicht wartet er, dass die Reise der Einsicht am scharfen Strahle der Zeit sich ausglühe, die ihn versteht.« In der ►Antipsychiatrie von R. D. ►Laing aufgegriffene Vorstellung. Der Arzt dürfe den Geisteskranken pflegen und versorgen, in dieser Zeit aber nicht behandeln. Programmatisch: M. Barnes: »Meine Reise durch den Wahnsinn« (1971, 1973). Auch von Deleuze und Guattari wird die ►Schizophrenisation als »Reise« betrachtet. – Die »Reise« durch das Leben, auch durch die Tiefen des eigenen Ich, ist in Mittelalter (Augustinus) und englischer Romantik (S. T. Coleridge) eine bereits häufig gebrauchte Metapher.
e: journey. *fr:* voyage

Reisepsychose *(f)* (L. Nilsson, 1966). Während einer Auslandsreise auftretende psychische Krankheit von verhältnismäßig einheitlicher Symptomatik: Die Kranken fühlen sich beobachtet; glauben, dass sie vergiftet, ermordet oder sexuell missbraucht werden sollen. Hinzu kommen Bewusstseinsstörungen und Halluzinationen. Als Ursache wird das Zusammenkommen von sprachlicher Isolierung, Übermüdung, mangelhafter Nahrungsaufnahme, leichten Infektionen bei einer prädisponierenden Persönlichkeitsstruktur angesehen. Nur in sehr seltenen Fällen soll es sich um Schizophrenien handeln.

Reiz, neutraler *(m)*. Syn. für ►Stimulus, neutraler.

Reiz, nicht-bedingter *(m)*. Syn. für ►Stimulus, unkonditionierter.

Reiz, unbedingter *(m)*. Synonym für ►Stimulus, unkonditionierter.

reizbare Nervenschwäche *(f)* Syn. für ►Neurasthenie.

Reizbarkeit *(f)* Durch geringfügigen sozialen Umweltreiz auslösbarer Affekt mit heftiger und meist kurz dauernder Gefühlsreaktion in Form von (meist verbaler) Aggressivität. »Ärgerliche Mißstimmung, die nicht ohne äußeren Anstoß auftritt, sich aber sehr leicht an kleinsten, sonst übersehenen Anlässen entzündet.« Der Gereizte selbst sieht in den Anlässen einen zureichenden Grund für seine Verstimmung und kann sich erst nach Abklingen des Affektes davon distanzieren (U. H. Peters, 1967). Vier Formen: 1. Abwehr-Gereiztheit (Typ: unbefriedigte Frau); 2. Komplex-Erregung (Typ: Vaterprotest); 3. morose Reizbarkeit (Typ: Hirngefäßprozess); 4. explosive Reizbarkeit (Typ: Hirntrauma) (U.H. Peters, 1976). Vorkommen: (1) und (2) als Teilerscheinung von Neurosen; (3) bei Hirnaderverkalkung, Winiwarter-Buerger-Syndrom, Hochdruckenzephalopathie, Basilarisinsuffizienz, Hirnentzündung, Schlafmittelvergiftung; (4) bei Epileptikern und Hirnverletzten.
e: excitability, irritability, being querulous. *fr:* excitabilité, irritabilité, susceptibilité

Reizgeneralisierung *(f)* In der klassischen Konditionierung (s. d.): Wenn ein dem konditionierten Signal (CS) ähnlicher Reiz (CSä) ebenfalls die unkonditionierte Reaktion (UCR) auszulösen vermag.
e: stimulus generalization. *fr:* généralisation du stimulus

Reizkolon *(n)*. Syn. für ►Colon irritabile.

Reizmagen *(m)*. Unangenehme Empfindungen in der Magengegend. Werden beschrieben als drückend, brennend, krampfartig oder einfach nur unangenehm. Bei Untersuchung können dem Tonussteigerungen, vermehrte Magensaft- und -säurebildung entsprechen.
e: nervous oder irritable stomach.

Reizüberflutung *(f)* Methode der ►Verhaltenstherapie. Der Patient wird dem angstauslösenden Reiz in maximaler Stärke ausgesetzt, bis die Angst verschwindet. Kann als bloße Vorstellung oder in Realität vorgenommen werden. Historisches Beispiel: Goethe trat 1770 zur Selbstbehandlung eines Höhenschwindels auf der Turmspitze des Straßburger Münsters neben »dem Knopf oder der Krone« auf eine im Freien angebrachte »Platte, die kaum eine Elle im Geviert haben wird, (wo man) ohne sich sonderlich anhalten zu können, stehend das unendliche Land vor sich sieht«. »Dergleichen Angst und Qual wiederholte ich so oft, bis der Eindruck mir ganz gleichgültig ward.«
e: flooding.

Rektophobie *(f)* Krankhafte Angst, keine Gewalt mehr für die Vorgänge der Stuhlentleerung zu besitzen.
e: rectophobia. *fr:* rectophobie

Relaxatio *(f)* Entspannung, sowohl auf eine Lockerung der Gewebe als auch auf eine psychische Erschlaffung anwendbar.
e: relaxation. *fr:* relaxation

Relaxation, progressive *(f)* (E. Jacobson, 1925). Psychotherapeutische Methode der Entspannung. Durch Lernvorgänge und ►Autosuggestion wird – beginnend mit den am leichtesten zu beherrschenden Muskeln – in sechs genau zu befolgenden Schritten eine Entspannung erreicht: Entspannen der Arme und Beine, Atmung, Stirn, Augen, Muskeln, Sprechorgane. In den USA die am häufigsten verwendete Entspannungsmethode, insbesondere als Einleitung zur aktiven Desensibilisierung (s. d.) in der Verhaltenstherapie. Unterscheidet sich nur im technischen Vorgehen vom ►autogenen Training.
e: progressive relaxation.
Syn.: Jacobson'sche Methode, Jacobson'sches Entspannungstraining.

Relaxationstherapie *(f)* Syn. für ►Entspannungstherapie.

Reliabilität *(f)* Zuverlässigkeit. Das Ausmaß der Konstanz von Testergebnissen (Ergebnissen von Experimenten) z. B. bei Wiederholung.
e: reliability. *fr:* fidélité

Remanenz *(f)* (H. Tellenbach, 1961). Grundeigenschaft der Primärpersönlichkeit von Melancholikern (Typus melancholicus). Das Zurückbleiben in den durch die Charaktereigenschaften der Ordentlichkeit und Gewissenhaftigkeit festgelegten Grenzen (►Inkludenz), das zwangsläufige Zurückbleiben hinter den hierdurch bestimmten Selbstansprüchen. Es ergibt sich eine stets als schmerzlich empfundene Leistungslücke gegenüber den Forderungen an die eigene Leistungskraft und damit ein Schuldverhältnis zum Dasein überhaupt.

Remediation: *(f)* (lat. Heilung). Form der ►Verhaltenstherapie zur Verbesserung organisch bedingter kognitiver Störungen (1) (s. d.) mit meist standardisierten Methoden. Diese zielen vor allem auf das Verbessern von Aufmerksamkeit, Gedächtnis, der Fähigkeiten, zu planen und zu organisieren, und der Fähigkeit zum abstrakten Denken. – Wird in veränderter Form auch bei ►Schizophrenen angewandt. – Manche Übungen wenden sich an gesunde Personen, die sich schlecht organisieren können.
Syn.: kognitive Remediation.
e: remediation.

Remediation, kognitive: *(f)* Syn. für ►Remediation.

Remission *(f)* Nachlassen von psychischen oder körperlichen Krankheitssymptomen, was jedoch einer Heilung nicht gleichkommt. Besonders im Zusammenhang mit Schizophrenie verwendet. Hier wird von »sozialer Remission« gesprochen, wenn die Krankheitssymptome so weit geschwunden sind, dass eine soziale Einordnung in Familie und/oder Beruf wieder möglich geworden ist.

remittierende Manie *(f)* Syn. für ►Manie, periodische.

remittierende Psychose *(f)*. ►Psychose, remittierende.

REM-Schlaf *(m)*. Rapid-Eye-Movements-Schlaf. Schlaf mit raschen Augenbewegungen. Syn. für ►Schlaf, desynchronisierter. Wird in dieser Form häufig in der dt. Literatur gebraucht, während die dt. Entsprechung »SAB-Schlaf« (Schnelle-Augenbewegungen-Schlaf) selten ist.
e: REM sleep, paradoxical sleep.

REM-Schlaf-Verhaltensstörung *(f)* Häufiges Sprechen, verbunden mit Bewegungen (z. B. Fluchtbewegungen) während des Rapid-Eye-Movements-Schlafs. Tritt auf als Folge von heftigen Traumerlebnissen mit Angst und Bedrohung.
e: Rapid Eye Movement Sleep Behavior Disorder.

Rendu-Tremor *(m)*. (H. Rendu). Obsol. Bez. für hysterisches Zittern bei Zielbewegungen (Intentionstremor).

Renifleur *(m)*. Schnüffler. Jemand, der durch bestimmte Gerüche, vor allem von Urin oder Faeces, sexuell erregt wird. ►Urolagnie.
e: renifleur.
Syn.: Osphresiolagnist. *fr:* renifleur

Rentenjäger *(m)* ►Rentenquerulant.

Rentenneurose *(f)* Form der ►Begehrensneurose. Hartnäckiges Streben nach einer Rente als Entschädigung für Krankheit oder Unfall. Man hat Rentenneurose ironisch als einen krankhaften Zustand bezeichnet, der aus der Angst entsteht, durch Habsucht aufrechterhalten, durch Rechtsanwälte ständig genährt und durch ein in Kraft getretenes ablehnendes Gerichtsurteil geheilt werde. Zu beachten ist nach M. Bleuler, dass Rentensymptome sich oft auf wirkliche Körperschädigungen, insbesondere unfallbedingte Hirnschädigungen, aufpfropfen, sodass eine Unterscheidung schwer wird. Die Rentenneurose kann auch das Symptom sein, durch das eine tiefer liegende ►Neurose sich nach außen hin äußert. – Die Bezeichnungen »Rentenneurose«, »Begehrensneurose« und ►Unfallneurose werden im psychiatrischen Sprachgebrauch oft nicht streng unterschieden.
e: compensation neurosis. *fr:* névrose de revendication

Rentenquerulant *(m)*. Rentenjäger, dessen Rentenkampf besonders aktiv ist. Rentenquerulanten fühlen sich nach M. Bleuler nicht nur krank, sondern auch ungerecht behandelt und wehren sich gegen die Nichtanerkennung durch Symptomverstärkungen, Übertreibungen, unaufhörliche Berufungen, die schließlich in Beleidigungen und Drohungen gipfeln. ►Querulanz.

Rentensucht *(f)*. ►Rentenneurose.

Reperzeption *(f)* (K. Kahlbaum). Wiederwahrnehmung. Obsol. Erklärung für die Entstehung von Halluzinationen: Aus dem Gedächtnisreservoir finde der ursprüngliche Wahrnehmungsreiz den Weg zurück zu den Sinnesorganen und führt dann zu einer erneuten Wahrnehmung.
e: reperception. *fr:* reperception

Repetitionszwang *(m)*. Syn. für ►Wiederholungszwang.

Repräsentation *(f)* Der Akt des Sichvergegenwärtigens von Vorstellungen oder Erinnerungen.
e: representation. *fr:* représentation

Repression *(f)* 1. Syn. für ►Verdrängung (vor allem in engl. Lit.). 2. Bewusstes Verwerfen einer beabsichtigten Handlung.
e: repression. *fr:* répression

Reproduktionsfähigkeit *(f)* (K. Jaspers). Funktion des Gedächtnisses. Fähigkeit, in einem frei bestimmten Augenblick ►Erinnerungen aus dem Gedächtnisreservoir abzurufen und bewusst zu machen.
e: recall. *fr:* rappel, évocation

Reserpin-Depression *(f)* Pharmakogene Depression (s. d.), welche als Folge einer Behandlung mit Reserpin oder als unerwünschte Begleiterscheinung auftritt. Reserpin war das erste Psychopharmakon, bei welchem Depressionen beobachtet wurden. Reserpin wird in der Psychiatrie kaum noch gebraucht. Da es aber weiter als blutdrucksenkendes Mittel verwendet wird, bleibt die praktische Bedeutung erhalten. Manche Psychiater bezweifeln, dass es eine solche Wirkung gibt.

Reserpin-Effekt *(m)*. Senkung von biogenen Aminen im Gehirn von Versuchstieren. ►Catecholamin-Hypothese.

Residuärwahn *(m)* ►Residualwahn.

Residualepilepsie *(f)* (Kraepelin). Epileptisches Anfallsleiden, das als Folge bzw. Überbleibsel (Residuum) einer Erkrankung des Gehirns besonders im frühen Kindesalter, z. B. nach Gehirnentzündung, Hirnhautentzündung, Unfall, Vergiftungszuständen, aufgetreten ist.
e: residual epilepsia. *fr:* épilepsie résiduelle

Residualer Typus *(m)*. In DSM-III Unterform der Schizophrenen Störung, in DSM-III-R und IV Unterform der Schizophrenie. Es haben früher einmal eine deutliche schizophrene Zeichen bestanden. Zum Zeitpunkt der Untersuchung finden sich aber lediglich eine Zurückhaltung in der Aufnahme sozialer Kontakte, wenige auffällige Störungen des Denkens und Störungen im Bereich der Emotionalität. DSM-IV betont darüber hinaus, dass weiterhin negative Symptome bestehen, positive jedoch nur in abge-

schwächter Form (►Symptome, negative/positive). Da diese Unterform aus systematischen Gründen (►Kriterien) gebildet wurde, gibt es dazu in der dt. und frz. Psychiatrie keine Entsprechung. Vielmehr würde eine der klassischen Diagnosen angewendet werden (►Schizophrenie). Die Bez. ist in DSM-V nicht mehr vorhanden.
e: residual type.

Residualsyndrom, paranoides *(n).* ►Residualwahn.

Residualsyndrome, charakteristische *(n, pl).* (G. Huber, 1979). Eine der beiden Haupttypen schizophrener Defekte. Bei ihnen bestehen evtl. über viele Jahre charakteristische schizophrene Symptome 1. und 2. Ranges (s. d.). Wird untergliedert in leichte und mäßige gemischte Residuen (s. d.), typisch schizophrene Defektpsychosen (s. d.), Strukturverformungen der Persönlichkeit mit Zeichen der schizophrenen Psychose, chronische reine Psychosen.

Residualsyndrome, leichte und mäßige reine *(n, pl).* (G. Huber, 1979). Unterform des schizophrenen Defekts (s. d.). Die Erscheinungen sind die gleichen wie beim Minimalsyndrom. Der Unterschied besteht lediglich in der etwas deutlicheren Ausprägung der Zeichen des »reinen Defektes« (s. d.). Die Kranken nehmen die Störung selbst wahr und können sie treffend schildern. Huber verwendet zusammenfassend auch die Bez. »relativ uncharakteristische reine Residualzustände«.

Residualsyndrome, relativ uncharakteristische *(n, pl).* (G. Huber, 1979). Eine der beiden Haupttypen schizophrener Defekte. Das Phänomen der reinen Defizienz ist im Ganzen vorherrschend. Die Kranken erleben diese bewusst und leiden darunter. Die Diagnose der Schizophrenie ist nicht ohne Kenntnis der Anamnese möglich. Wird untergliedert in: ►Minimalresiduen, leichte und mäßige reine Residualsyndrome (s. d.), reine schizophrene Defekte (s. d.) und ►Strukturverformung ohne Psychose.

Residualwahn *(m).* (C. Neisser, 1893). Wahnhafte Vorstellungen, die nach Abklingen einer Psychose das unkorrigierbare Überbleibsel eines in den übrigen Teilen korrigierten Wahnsystems darstellen. Charakteristisch ist, dass unverändert an die Richtigkeit von Wahnerlebnissen während der Psychose geglaubt wird, diese jedoch für das aktuelle Erleben und Verhalten keine Rolle mehr spielen. Der Wahn erhält aus neueren Beobachtungen auch keine neue Nahrung mehr.
e: residual delusion.
Syn.: Residuärwahn, Restwahn. *fr:* délire résiduel, idée post-onirique

Residuen, leichte und mäßige gemischte *(n, pl).* (G. Huber, 1979). Unterform des schizophrenen Defekts (s. d.). Setzt sich zusammen aus den Erscheinungen des »reinen schizophrenen Defekts« (s. d.) und einzelnen schizophrenen Phänomenen 1. und 2. Ranges (s. d.). Entspricht der »dynamischen Entleerung« (s. d.) Janzariks.

Resilienz *(f)* Lehnwort aus engl. resilience (Abprallen, Abfederung, Spannkraft). 1. Allgemein: Standhaftigkeit eines Menschen gegenüber Widrigkeiten des Lebens. Das Gegenteil von ►Vulnerabilität. 2. Wie gut oder schlecht sich jemand nach ungünstigen Ereignissen wieder zusammenfindet. Ist abhängig von a) der Art des Ereignisses; b) dessen Bedeutung für diesen Menschen; c) der augenblicklichen Lebenssituation; d) der Persönlichkeit, wie das Leben sie bis dahin geformt hatte. 3. Psychische Widerstandsfähigkeit von Kindern, die mit einem psychisch kranken Elternteil aufwachsen oder anderweitig schwer belastet sind. – Es wurden Trainings- und Therapiemethoden entwickelt, um die Resilienz zu steigern. Vgl. ► Pseudonormalität, ►Salutogenese.
e: resilience.

Resonanz, affektive *(f)* 1. Form der Affekterregung. Emotionales Mitschwingen mit den Gefühlen und Gedanken eines anderen Menschen. Ihre Störung wird als ►Resonanzlosigkeit oder Resonanzschwäche bezeichnet. 2. Form der Affektstörung. Die lachende oder traurige Miene eines anderen (z. B. des untersuchenden Arztes) erzeugt eine gleichartige mimische Bewegung bei dem Betreffenden. Es handelt sich jedoch nicht um einen wirklichen Gleichklang der Gefühle, sondern um die (unbewusste) Imitation der Gefühlsentäußerung, der beim Nachahmenden keine Gefühlsregung entspricht. Vorkommen bei zerebrovaskulären Prozessen und anderen organischen Hirnkrankheiten.
Syn.: Imitationsphänomen.

Resonanzlosigkeit *(f)* Affektive Resonanzschwäche. Krankhafte Beeinträchtigung des gefühlsmäßigen Mitschwingens. Kann z. B. in einer Depression subjektiv als quälendes Symptom empfunden werden. Tritt jedoch außer durch die Klagen des Kranken nach außen nicht weiter in Erscheinung. Auch bei Schizophrenie ist oft ein Mitschwingen der Gefühle nicht möglich, jedoch klagen die Kranken selten darüber, empfinden es meist nicht einmal.

Resonanzschwäche, affektive *(f).* ►Resonanzlosigkeit.

respiratorische Affektkrämpfe *(m, pl)* ►Affektkrämpfe, respiratorische.

Responder *(m)* Jemand, bei dem die Gabe eines Medikaments oder eine andere Behandlung die gewünschte Wirkung hat, der darauf »anspricht«.
e: responder.

Ressentiment *(n).* 1. Frz.: Nacherleben eines Gefühls in verstärkter Form. 2. Schmerzhafte Erinnerung der Enttäuschung mit dem Beigefühl des Grolls, der Verbitterung und des Rachewunsches. Bedürfnis nach Abwertung der Qualität und Leistungen anderer. 3. Bei F. Nietzsche (»Genealogie der Moral«) der psychologisch gedachte Machtinstinkt der Schwachen und Ohnmächtigen. Die Starken und Mächtigen verstehen die Grausamkeit, Unwahrheit, Sinnlosigkeit und Ziellosigkeit des Lebens richtig. Die Schwachen entwickeln Moral, Mitleid und Gott, um gegen die Herrenmenschen aufkommen zu können. Ressentiment haben »schwache Herrenmenschen« wie Christen und Sozialisten. 4. Bei E. ►Kretschmer (1922) unter Bezugnahme auf (2) und (3): »Komplexe Gefühlseinstellung der im Leben wirklich oder vermeintlich Verkürzten; die aus Neid und Not geborenen Lebensansichten; ein bohrendes, immer erneutes Gefühl geheimer innerer Auflehnung». Dieses sei für das Erleben des Einzelnen, aber auch für die Kulturentwicklung von Bedeutung.

Ressource *(f)* Entlehnung aus dem Franz. 1. Allgemein: Alles, was in einer bedrängten Situation Entlastung verschaffen kann. Zunächst materiell: ungenutzter Besitz, Finanzen. Dann auch geistige Kräfte, Schönheit, Charakterstärken (Humanressourcen). 2. In der Psychotherapie, insbesondere in der Hypnotherapie nach ►Erickson: Erfahrungen, Kenntnisse, Eigenschaften eines Patienten, die sich einsetzen lassen, um einen persönlichen Konflikt, eine schwierige Lebenssituation oder Selbstwertkrise zu lösen.
e: resource.

ressourcenorientierte Psychotherapie *(f)* Psychotherapie, welche von Beginn an die Aufmerksamkeit des Psychotherapeuten auf das Erkennen von ►Ressourcen lenkt, um sich ihrer bevorzugt für die Wiederherstellung zu bedienen.
e: resource oriented psychotherapy.

Restless-Legs-Syndrom, schlafabhängiges *(n)*. (K.A. Ekbom, 1945). Syndrom der ruhelosen Beine. Es kommt im Schlaf zu Missempfindungen und Nicht-still-halten-Können der Beine. Geringe Grade sind häufig. Bei stärkerer Ausprägung kommt es zu empfindlicher Störung des Schlafs. Müdigkeit am Tage ist oft die einzige Klage. – Ursache unbekannt. Ist manchmal die Folge von Medikamenteneinnahme, z.B. von ►Antidepressiva. Keine spezielle Behandlung bekannt. Manchmal ist Benzodiazepin wirksam.
e: »restless-legs«, DIMS syndrome, periodic movements in sleep (PMS).
Syn.: Wittmaack-Ekbom-Syndrom.

Restraint Zwang. In der Behandlung gewalttätiger Geistesgestörter angewandte Methoden, durch die der Kranke selbst oder seine gesunde Umgebung vor Gewalttätigkeiten geschützt werden soll (z.B. Zwangshemd). Im Ende des 18. und im 19. Jahrhundert in weitestem Umfang angewendete Methode, die mit der ►Non-Restraint-Bewegung als größtenteils unnötig verworfen wurde.

Restwahn *(m)*. Syn. für ►Residualwahn.

RET ►rational-emotive Therapie.

Rett-Störung *(f)* Syn. des DSM-IV für das ►Rett-Sydrom. In DSM-III und -III-R nicht enthalten. Gehört in DSM-V zur ►Autismus-Spektrum-Störung.
e: Rett's Disorder.

Rett-Syndrom *(n)*. (A. Rett, 1966). Nach normaler Frühentwicklung zwischen dem 6. und 18. Lebensmonat bei Mädchen auftretende Krankheit. Stereotyp knetende und waschende Bewegungen treten an die Stelle der normalen. Stillstand oder Rückschritt der psychomotorischen und Sprachentwicklung. Eigentümlich schwankender Gang (Ataxie des Rumpfes). Der Kopfumfang nimmt langsamer zu. Ferner können vorkommen: Hyperventilation und andere Atemstörungen, ►Aerophagie, Zähneknirschen, Kreislaufstörungen (Hände und Füße kalt und blau), Kleinheit der Füße, Skoliose, epileptische Anfälle. Wenn die Krankheit beginnt, ziehen sich die Mädchen in sich zurück; dadurch Gefahr der Verwechslung mit dem frühkindlichem Autismus (s.d.). Häufigkeit: In Deutschland ca. 60 Mädchen pro Jahr. Ursache und spezielle Therapie unbekannt. Allgemeine Maßnahmen aber sehr hilfreich: Bewegungsübungen, rhythmische Musiktherapie, Sprechübungen, Selbsthilfegruppen der Eltern. – Nach Erstbeschreibung durch Andreas Rett in Wien wurde das Syndrom erst durch Hagberg, Aicardi, Pias und Ramos (1983) weiteren Kreisen bekannt.
e: Rett's syndrom. – (ICD-10: F84.2).

Retardierung, partielle *(f)* Syn. für ►Reifungshemmungen, partielle.

Retardierung, universelle *(f)* Syn. für ►Reifungsverzögerung.

Retentionsdefekt *(m)*. Unfähigkeit, für kurze Zeit aufgenommene Gedächtnisinhalte auf längere Zeit zu bewahren.

Retentionsfähigkeit *(f)* 1. (E. Kretschmer). Besondere Neigung zur seelischen Verhaltung von ungenügend verarbeiteten Erlebnissen. Besonders ausgeprägt bei sensitiven Persönlichkeiten. 2. (H. Schultz-Hencke). Neigung zu mangelhafter Gefühlsentäußerung und Mangel an Hingabefähigkeit. 3. Behalten von Gedächtnisinhalten. Fähigkeit des Gedächtnisses zum Zurückhalten von Erinnerungen.
e: retention. *fr:* rétention

Retentionshysterie *(f)* (S. Freud, 1894). Form der ►Hysterie, die von Freud und Breuer in ihren ersten Hysteriestudien neben der ►Hypnoidhysterie und der ►Abwehrhysterie unterschieden wurde. Sie kommt nach Freud dadurch zustande, dass die Affekte, die auf einen psychotraumatischen Reiz hin auftreten (meist wegen der äußeren Umstände), nicht abreagiert werden können, daher zurückgehalten werden und dann pathogen wirken können. Die mehr beschreibende Bez. wurde wieder aufgegeben, nachdem Freud an weiteren Fällen ähnlicher Art das Phänomen des ►Widerstandes entdeckt hatte.
e: retention hysteria. *fr:* hystérie de rétention

Retroanteroamnesie *(f)* Gedächtnislücke, die einen Zeitraum vor und nach einem schädigenden Ereignis umfasst; ►Amnesie, retrograde und ►A. anterograde, die zusammen die Retroanteroamnesie bilden. Die Bez. wird haupsächlich in der englischsprachigen Literatur gebraucht.
e: retroantero amnesia. *fr:* amnésie rétro-antérograde

retroaktive Halluzination *(f)* Syn. für ►Erinnerungshalluzination.

retrograde Amnesie *(f)*. ►Amnesie, retrograde.

Retropulsiv-Petit-Mal (D. Janz, 1955). Form eines epileptischen Anfallsleidens. Es treten ►Absenzen mit geringen motorischen Entäußerungen stets in der Sagittalebene nach hinten auf. Manifestationsgipfel 5. bis 10. Lebensjahr. Von Janz wurde die Bez. auch allgemein anstelle von ►Pyknolepsie vorgeschlagen.

Reynolds, John Russell geb. 22.5.1828, gest. 29.5.1896. Ab 1862 Prof. für spezielle Pathologie und Therapie und Direktor der Medizinischen Klinik am University-College-Hospital in London. Dirigierender Arzt des 1859 gegründeten engl. National-Hospitals für Gelähmte und Epileptiker. Veröffentlichte 1855 »Diagnosis of diseases of the brain« (Diagnose der Hirnkrankheiten). Sein als klassisch geltendes Werk »Epilepsy; its symptoms, treatment, and relation to other chronic convulsive diseases« (1861) wurde unter seiner Mitwirkung von H. Beigel 1865 ins Dt. übersetzt: »Epilepsie. Ihre Symptome, Behandlung und ihre Beziehungen zu andern chronisch-convulsiven Krankheiten«. Beschrieb 1857 als Erster positive und negative Symptome (s. d.). ►Jackson fußte auf seinem Werk.

Rezeptionsästhetik *(f)* In der Literaturwissenschaft: Begegnung von Werk und Leser (Adressat). Die wissenschaftliche Disziplin, welche untersucht, wie ein literarisches Werk von den Lesern derselben oder späterer Zeiten aufgenommen wird (R. Warning, 1975). In der Psychiatrie wesentlich bei den durch Sprachentwicklungsstörungen auftretenden ►Kommunikationsstörungen.

Rezeptive Sprachentwicklungsstörung *(f)* ►Sprachentwicklungsstörung, rezeptive.

Reziprok-Übertragung *(f)* Syn. für ►Gegenübertragung.

Rhabdophobie *(f)* Rutenangst. Angst vor Ruten und Stöcken. Angst vor Bestrafung.
e: rhabdophobia. *fr:* rhabdophobie

Rhenchospasmus *(m)*. Schnarchkrampf.

Rheumapsychose *(f)* Bei rheumatischer Gehirnentzündung vorkommende Psychose. Es handelt sich um eine symptomatische Psychose vom akuten exogenen Reaktionstyp, eine Begleiterscheinung einer Körperkrankheit. Da die klinischen Bilder oft funktionellen Psychosen außerordentlich ähnlich sehen, wird die Diagnose selten gestellt, obwohl nach W. Bruetsch (1939) das Vorkommen viel häufiger ist. Nicht in DSM-V enthalten.

Rhinitis, psychogene *(f)* »Nervöser Schnupfen«. Aus seelischer Ursache entstehender Schnupfen. Tritt meist anfallsweise mit überschießenden Reaktionen der Schleimhaut und der Schwellkörper, Verlegung der Nasenwege, Jucken, Brennen und abundanter Schleimabsonderung aus der Nase ein. Erscheinungsgemäß nicht von allergisch bedingtem Schnupfen (Heuschnupfen) zu unterscheiden.

Rhinolalia *(f)* Näselnder Beiklang der Sprache. Kann organisch oder funktionell bedingt sein.
e: rhinolalia.

Rhinolalia aperta *(f)* Offenes Näseln durch mangelnden Verschluss des Gaumensegels mit der hinteren Rachenwand. Vorkommend bei Spaltträgern (z. B. Gaumenspalte) und Gaumensegellähmung.

Rhinolalia clausa *(f)* Geschlossenes Näseln durch Einengung der Nase (durch Schnupfen, Polypen, adenoide Vegetationen. Muschelschwellung) sowie durch funktionell bedingte falsche Sprechgewohnheit.

Rhinolalia functionalis *(f)* Näseln durch falsche Sprechgewohnheit.

Rhinolalia mixta *(f)* Näseln durch funktionell bedingte raumbeengte Veränderungen in der Nase oder organische Behinderungen des Gaumenabschlusses.

Rhinolalia organica *(f)* Näseln durch krankhafte Veränderungen.

Rhonchospasmus *(m)*. Schnarchkrampf.

Rhotazismus *(m)*. Schnarren. Partielles ►Stammeln. Gestörte Aussprache des stimmhaften Zitterlautes »r«.
e: rotacism. *fr:* rhotacisme

Rhypophagie *(f)* Verzehren von Staub und Schmutz. Kotfressen.
e: rhypophagia. *fr:* rhypophagie

Ribot'sches Gesetz *(n)*. (T. Ribot, 1882). Regel über den fortschreitenden Verlust von Erinnerungen bei Hirnkrankheiten. Der Abbau des Gedächtnisses geht danach in umgekehrter Reihenfolge wie der Aufbau vor sich. Die jüngsten Erinnerungen werden zuerst, die ältesten zuletzt gelöscht. Die Zerstörung der Erinnerungen schreitet vom Komplexen zum Einfachen und vom Ungewohnten zum Eingeübten fort. Später verlieren sich die Affekte, zuletzt die eingewurzelten Gewohnheiten. Dem »Gesetz« (eigentlich eine Regel) liegen eine evolutionistische Idee und ein biologistisches Modell des Gedächtnisses zugrunde. Das Gedächtnis ist danach ein hierarchisch gegliederter Apparat, der auf verschiedene Weise gestört werden kann.
e: Ribot's law of regression.
Syn.: Regressionsgesetz. *fr:* loi de la régression de Ribot.

R

Richet-Toulouse'sche Epilepsiebehandlung *(f)* Veraltete Form der Epilepsiebehandlung: salzarme Diät, kleine Dosen Brom.

Richtlinienpsychotherapie *(f)* Psychotherapie, welche in den Richtlinien des »Gemeinsamen Bundesausschusses« (§ 91 SGB V) anerkannt worden ist: ►Verhaltenstherapie, ► tiefenpsychologisch fundierte Psychotherapie (s. d.), psychoanalytische Psychotherapie (►Psychoanalyse). Es muss sich um eine behandlungsbedürftige Erkrankung handeln. Für die genannten Therapien übernehmen die Sozialversicherungen und viele Privatversicherungen auf Antrag die Kosten. Ein Gutachterverfahren entscheidet.

Richtungsprognose *(f)* Prognose über die Verlaufsform bei funktionellen Psychosen. Aufgrund des Zustandsbildes wird nach erfahrungsgemäß dazugehörigen, typischen Verlaufsformen auf den weiteren Verlauf geschlossen.

Rieger, Konrad geb. 28.3.1855 Calw, gest. 21.3.1939 Würzburg. O. Prof. der Psychiatrie in Würzburg (1887). Trat mit Arbeiten über Hysterie und Hypnose, psychische Epidemien und Aphasie hervor. Stellte erstes Schema der Intelligenzprüfung auf. Beschrieb Methode der Kraniographie, auf der spätere Arbeiten seines Schülers ►Reichardt aufbauten.

Rigidität, psychische *(f)* Psychische Eigenschaft, charakterisiert durch Gefühle erhöhter Energie, größere Aktivität und Mangel an rascher Umstellungsfähigkeit. Kann negativ (Starrheit im Denken) oder positiv (Festhalten an einmal gesetzten Aufgaben, Festbleiben in veränderter Lage) interpretiert werden. Der Begriff deckt sich zum großen Teil mit dem der Sthenie (P. Janet). Kann im Fragebogentest abgebildet werden (J. C. Brengelmann).
e: (affective) rigidity. *fr:* psychorigidité, rigidité mentale

Rindenanfall *(m)*. Syn. für ►Anfall, fokaler.

Rindenblindheit, psychische *(f)* Syn. für ►Agnosie, optische.

Rindenepilepsie *(f)* 1. Syn. für ►Epilepsia partialis continua. 2. Syn. für ►Jackson-Epilepsie.

Risikofaktor *(m)*. Aus der Familienanamnese, Vorgeschichte oder Untersuchungsbefunden zu ermittelnder hypothetischer Faktor, durch den das Risiko hinsichtlich des Auftretens von Krankheiten, z. B. Depression, Schizophrenie, evtl. höher eingeschätzt wird als im Normalfall.
e: risk factor. *fr:* facteur de risque

Risikoquotient *(m)*. Syn. für ►Gefahrenquotient.

Risus *(m)* ►Lachen.

Rodet'sches Zeichen *(n)*. Obsol. Bez. für die Neigung von Morphinisten, sich selbst mit der Nadel das Suchtmittel zu spritzen. Man kann sie daran – vermutungsweise – erkennen. ►Nygmatomanie.

Röntgenophobie *(f)* Krankhaft übertriebene Furcht vor der schädlichen Einwirkung von Röntgenstrahlen. Vorkommen vor allem bei Röntgenologen und deren Hilfspersonal.
e: roentgenophoby. *fr:* roentgenophobie

Röschlaub, Andreas geb. 21.10.1768 Lichtenfeld, gest. 7.7.1855. Professor der Medizin in Bamberg (ab 1796), Landshut (ab 1802) und München (ab 1826). Prominenter Vertreter der psychotherapeutischen Medizin der Goethezeit. Philosophisch an Schelling orientiert. Übersetzte »John ►Brown's sämmtliche Werke« (1806–1807) ins Deutsche und verhalf ihnen damit zu internationaler Anerkennung. Lehrbuch der ganzen Heilkunde in 3 Bänden: (»Untersuchungen über Pathogenie oder Einleitung in die Heilkunde«, 1800–1805). Gab mehrere Zeitschriften heraus: »Magazin zur Vervollkommnung der [...] Heilkunde«, »Hyiea« (zus. m. G. Oeggi).

rogern *(v)*. Im Klinikjargon: Anwendung der klientbezogenen Psychotherapie (s. d.) nach Rogers bei einem Patienten.

Rogers-Therapie *(f)* Syn. für ►Psychotherapie, klientbezogene.
e: Rogers therapy. *fr:* psychothérapie de Rogers

Rolle, (soziale) *(f)* (R. Linton, 1936). Das von einer Person, die eine bestimmte Position (►Status) innerhalb eines sozialen Systems einnimmt, erwartete Verhalten (z. B. eines Psychiaters). Die Erwartungen beziehen sich auf alles, was eine soziale Funktion bedeuten kann: Äußerungen, Stimme, Kleidung u. a. ►Rollenattribute. Dabei kann man unterscheiden: 1. eine tatsächlich dargestellte Rolle (Psychiater); 2. die Rollendarstellung, die man von diesem Menschen erwartet hätte (expected role); 3. wie man meint, dass die Rolle ausgefüllt werden sollte (ideal role). – Das Ausfüllen (»Spielen«) von Rollen im erwarteten Rahmen verleiht im sozialen Leben Sicherheit und erleichtert das Verstehen sozialer Vorgänge. Von der Rolle abweichendes Verhalten wird mit ►Sanktionen beantwortet. Seelische Gesundheit kann als Fähigkeit verstanden werden, verschiedene Rollen einzunehmen bzw. die Rollen zu wechseln. Seelenkrankheiten behindern das Ausfüllen von Rollen oder machen sie unmöglich.
e: (social) role. *fr:* rôle (social)

Rollenattribut *(n)*. Auf das Erscheinungsbild eines Rollenträgers sich beziehende Erwartungen (Kleidung, Haarschnitt, Sprechweise, Äußerungen).

Rollenerwartungen *(f, pl)*. Erwartungen, die sich an das Verhalten eines Rollenträgers knüpfen (z. B. eines Psychiaters). Können sich auf das Erscheinungsbild (►Rollenattribute) oder auf das ►Rollenverhalten beziehen. Rollenerwartungen sind entweder 1. rechtlich geregelt (Muss-Erwartungen), 2. in den Statuten von Organisationen geregelt (Soll-Erwartungen) oder 3. nur in der Konvention vorhanden (Kann-Erwartungen).
e: role obligations oder duties. *fr:* obligations du rôle social

Rollenkonflikt *(m)*. 1. Mehrere Rollen einer Einzelperson können miteinander in Widerspruch stehen (z.B. Psychiater und Ehemann). 2. Die eigene Rolle kann mit der anderer in Konflikt geraten.
e: role-conflict. *fr:* conflit du rôle

Rollentheorie *(f)* Aus der Sozialpsychologie stammendes theoretisches Gebäude, welches das soziale Verhalten eines Menschen als Teil eines Rollenspiels erklärt. Die Theorie bewegt sich zwar um den zentralen Begriff der ►Rolle, benutzt aber weitere, aufeinander bezogene Begriffe. Besonders gefördert durch G.H. Mead (1934), J.L. Moreno (1934), T.M. Newcomb (1940), R. Linton (1936, 1945), R. Dahrendorf (1958) und J. Habermas (1968). In der Psychiatrie durch das ►Psychodrama Morenos früh in der Therapie angewendet, jedoch zur Erklärung abwegigen Verhaltens psychisch Kranker erst in jüngerer Zeit benutzt (Krauss).
e: role theory. *fr:* théorie de rôle

Rollen-Therapie *(f)* (G.A. Kelly). Psychotherapieform, bei welcher dem Patienten durch Beratung geholfen wird, eine neue ►Rolle in der Gesellschaft zu finden oder seine alte wieder einzunehmen.
e: role therapy. *fr:* rôle-thérapie

Rollenverhalten *(n)*. Das aktuelle Verhalten eines Rollenträgers, das zwar hauptsächlich von einer ►Rolle bestimmt wird, aber auch innerhalb eines gewissen Spielraums davon abweichen kann (Rollendistanz), ohne dass dies bereits als abweichendes Verhalten (s.d.) empfunden würde.
e: role behaviour oder enactment.

Roller, Friedrich geb. 11.1.1802 Pforzheim, gest. 14.1.1878 Illenau. Anerkanntester Reformator und Organisator des Irrenwesens seiner Zeit. In seiner Jugendschrift »Die Irrenanstalt nach allen ihren Beziehungen« (1831) und in »Grundsätze für die Errichtung neuer Irrenanstalten« (1838) werden die Prinzipien dargelegt. Errichtete 1837–1842 die Anstalt Illenau nach seinen Plänen. Propagierte vor ►Conolly die ►Non-Restraint-Behandlung des Irren.

Rorschach-Formdeuteversuch *(m)*. (H. Rorschach, 1921). Test durch Deutenlassen von 10 einbzw. mehrfarbigen Klecksbildern. Die sinnfreien Zufallsformen sind vom Probanden zu deuten. Die formale, inhaltliche und Gestaltverarbeitung lässt Rückschlüsse auf das charakterliche und intellektuelle Gefüge des Probanden zu. Von Rorschach ursprünglich zur Diagnose der Schizophrenie erfunden, ist der Test zum am weitesten verbreiteten projektiven Test geworden. Die Auswertung und Signierung werden nach weitgehend festgelegten Richtlinien vorgenommen. Parallelserie: ►Behn-Rorschach-Test.
e: Rorschach test. *fr:* test de Rorschach

Rosenthal-Effekt *(m)*. (R. Rosenthal). Die Beeinflussung eines (biologischen oder psychologischen) Versuchsergebnisses durch Erwartungshaltungen des Versuchsleiters.
e: Rosenthal-effect.

Rosenthal-Syndrom *(n)*. Syn. für ►kataplektisch-halluzinatorisches Angstsyndrom.

rTMS repetitive transkranielle Magnetstimulation (s.d.).

Ructus hystericus *(m)*. Hysterisches Aufstoßen. Stunden und Tage anhaltendes, seelisch bedingtes Aufstoßen. Beim Aufstoßen wird gewöhnlich ein gurgelnder Laut erzeugt.

Rud-Syndrom *(n)*. (E. Rud, 1927, 1929). ►Sjögren-Larsson-Syndrom.

Rückbildungsalter *(n)*. Lebensalter, in welchem die ►Involution einsetzt und von da an immer weiter sich fortsetzt. Obwohl von Geburt an Rückbildungsvorgänge bestehen, sind fast ausschließlich Vorgänge ab etwa dem 50. Lebensjahr gemeint: Alterssichtigkeit (Presbyopie), Minderung des Gehörs, Abnahme der Elastizität aller Teile des Körpers (z.B. Linse), Versteifung lieb gewordener Meinungen, weniger Offenheit für Neues. Viele psychische Veränderungen und Psychosen werden auf schwer fassbare Alterungsvorgänge zurückgeführt.
e: age of physical and psychological deterioration.

Rückbildungsdepression *(f)* Syn. für ►Involutionsdepression.

Rückbildungsdepression, erstarrende *(f)* (W. Medow, 1922). Im Involutionsalter erstmalig auftretende endogene Depression mit besonderem Hervortreten von Angst und Neigung zu chronischem Verlauf. Tritt vor allem bei konstitutionell depressiven Persönlichkeiten auf, die das Leben schwergenommen haben. Vereinsamung führt meist zum Ausbruch. Hauptsymptome: Angst, Unruhe und hypochondrische Verstimmung, die sich zu hypochondrischem Wahn und ►Kleinheitswahn steigern können. Weitere Symptome: Verstimmung, Lebensüberdruss, Erregtheit, Nörgelei, Misstrauen, Zweifelsucht, Verarmungsfurcht, Interesselosigkeit, ablehnendes Verhalten. Oft Zunahme der Bewegungsantriebe und unproduktiver Rededrang. Nach mehrjährigem (bis zu 16 Jahre dauerndem) Verlauf tritt eine statuenhafte Erstarrung der Persönlichkeit mit hochgradiger Einförmigkeit gedanklicher und motorischer Antriebe auf, während Angst und Erregung fehlen und die Persönlichkeit erhalten bleibt. – Entspricht der ängstlichen Involutionspsychose Kleists.

Rückbildungsmelancholie *(f)* Syn. für ►Involutionsmelancholie.

Rückbildungspsychose *(f)*. ►Involutionspsychose.

Rückdatierung, psychotische *(f)* Verlegung von Wahnerlebnissen in die Vergangenheit. ►Erinnerungshalluzination.

Rückerinnerungfähigkeit *(f)* (K. Schneider, 1928). Fähigkeit, etwas aus dem Reservoir der Erinnerungen abzurufen. Wurde von Schneider unter Verwendung eines Terminus von Wernicke der ►Merkfähigkeit gegenübergestellt.

Rückfallsyndrom, affektiv-antriebsmäßiges *(n)*. Wiederaufleben von psychotischen Symptomen bei Schizophrenen, das sich lediglich in verstärktem Antriebsverhalten und affektiver Erregung äußert. Dadurch treten vorher bereits vorhanden gewesene Krankheitserscheinungen deutlicher hervor; es werden jedoch keine neuen produktiven Krankheitszeichen (z. B. Wahn, Sinnestäuschungen) beobachtet. Entspricht der ►Hyperphase Gruhles.

Rückmeldung, biologische *(f)* Eindeutschung von ►Biofeedback.

Rückzug, sozialer *(m)*. Anglizismus aus »social withdrawal«. Sich-Fernhalten von der mitmenschlichen Gesellschaft. Absichtliches Vernachlässigen zwischenmenschlicher Beziehungen, Meiden bisher gepflegter Kontakte, selbst gewählte, jedoch schmerzhaft empfundene Einsamkeit. Sachlich identisch mit ►Autismus. In den USA wird Autismus jedoch mit schizophrenem Autismus gleichgesetzt, während die dt. Psychiatrie den »autistischen Rückzug« der Depressiven, vieler anderer und ebenso normaler Persönlichkeiten kennt. Nach DSM-V fehlt ein Bedürfnis nach Austausch von Gedanken und Gefühlen, nach sozialer Interaktion. Der dt. Sprachgebrauch hat sich seit den 80er-Jahren des 20. Jh. weitgehend dem amer. angeglichen. ►Exanthropie.
e: social withdrawal, auch asociality (Ungeselligkeit, Mangel an Gesellen, Freunden).

R

Rüdin, Ernst 19.4.1874 St. Gallen (Schweiz), gest. 22.10.1952 München. Führender Repräsentant der Nazipsychiatrie. Nach Promotion in Zürich als Propagandist der Rassenhygiene tätig, ab 1905 hauptberuflicher Redakteur des »Archivs für Rassen- und Gesellschaftsbiologie«. Ab 1907 Assistent Kraepelins in München, 1909 Habilitation. Ab 1918 Leiter der genealogisch-demographischen Abteilung der Dt. Forschungsanstalt für Psychiatrie in München. 1925–1928 Ordinarius für Psychiatrie in Basel, ab 1933 in München. 1931–1945 Geschäftsführender Direktor der Dt. Forschungsanstalt für Psychiatrie. 1934–1945 Vorsitzender der Deutschen Gesellschaft für Neurologie und Psychiatrie. Seine Monographie »Studien über die Vererbung und Entstehung geistiger Störungen. I. Zur Vererbung und Neuentstehung der Dementia praecox« (1916) galt als wesentliche wissenschaftliche Grundlage für die Sterilisierung unzähliger Menschen. Psychiatrischer Kommentator des »Gesetzes zur Verhütung erbkranken Nachwuchses« (1933, 1936).

Rührseligkeit *(f)* Erleichterte Anrührbarkeit meist trauriger Gefühle durch kleine emotionale Reize, die sich insbesondere in einer enthemmten Gefühlsentäußerung zeigt. Z. B., wenn ein Tränenausbruch bei der bloßen Erwähnung einer vor 30 Jahren verstorbenen Mutter oder ferner trauriger Ereignisse erfolgt. Die Rührung kann dabei lustvoll erlebt werden, sodass immer wieder Situationen herbeigeführt werden, welche das Gerührtwerden erleichtern. Der rührselige Affekt klingt gewöhnlich schnell wieder ab. Vorkommen vor allem als typisches Zeichen einer Hirnaderverkalkung, daneben als Affektschwäche abnormer Persönlichkeiten, bei organischen Hirnkrankheiten, Altersprozessen.
e: oversensitiveness to emotional stimuli, emotional overreaction.

Ruhekur *(f)* (S. Weir Mitchell, 1871). Sanatorium-Behandlung für unterschiedlichste nervöse Störungen: Ruhen, gehaltvolle Diät, tgl. mindestens 1 Stunde Massage und Elektrisieren. Untersagung jeglichen Kontakts mit Familienangehörigen und dem sozialen Netz, in welchem die Störung auftrat. Dauer evtl. über Monate und Jahre. Wurde Ende des 19. Jh. insbesondere bei wohlhabenden Leuten in der ganzen Welt zur Mode.
e: rest cure, rest treatment (von Mitchell selbst gebraucht). *fr:* cure de repos

Rumfits Durch Alkoholgenuss ausgelöste epileptische Anfälle. ►Alkoholepilepsie.

Rumination *(f)* (lat. ruminatio = Wiederkäuen, Wiederholung) 1. In der Biologie: Wiederkäuen von Rindern. Davon abgeleitet: ►Ruminationsstörung, ►Rumination im Kleinkindealter. 2. Metaphorisch: das ständige Wiederholen von gleichen Gedanken. A. Angstgedanken und Befürchtungen bei Angst (ängstliche Rumination); B. Pessimistische und depressive Gedanken in der Depression (Verlustängste, Selbstanklagen wegen Verfehlungen, Gedanken an hoffnungslose schwarze Zukunft); C. Ruminierte Erinnerungen an traumatisierende Erlebnisse bei posttraumatischer Belastungsstörung (s. d.). – Vorkommen in der amer. Literatur häufiger als in der deutschen.
e: rumination

Rumination im Kleinkindalter *(f)* Diagnostische ►Kategorie in DSM-III und -III-R, die in DSM-IV in ►Ruminationsstörung umbenannt wurde. Beschreibung dort.
e: Rumination Disorder (of Infancy).

Rumination, psychische *(f)* 1. Ständige Wiederkehr der gleichen Gedanken. ►Rumination. 2. Syn. für Meditation.
e: rumination. *fr:* rumination mentale

Ruminationsstörung *(f)* In DSM-IV: Subtyp der ►Fütter- und Essstörungen im Säuglings- oder Kleinkindalter. Ständiges Wiederaufbringen von genossener Nahrung. Teilweise verdautes Essen wird ohne Würgen wieder in den Mund gebracht, teilweise ausgespuckt, teilweise gekaut und wieder heruntergeschluckt. Übelkeit oder Ekel sind damit nicht verbunden. Folgen sind Gewichtsverlust und manchmal sogar Tod.
e: Rumination Disorder. – (ICD-10: F98.2).

Rundbriefe *(f, pl)*. Etwa 3.000 Seiten geheime Briefe, die Otto Fenichel und ein Kreis von sozialistischen Psychoanalytikern 1934–1945 in der amerikanischen Emigration untereinander austauschten. Alle Teilnehmer waren am Berliner Psychoanalytischen Institut gewesen: Edith ►Jacobson, Annie Reich, Käte Friedländer, Barbara Lantos, Edith Ludowyk Gyomröi, Georg Gero, Berta Bornstein (?). 1983 von Russel Jacoby teilweise veröffentlicht. »J. Reichmayr & E. Mühlleitner (Hrsg.): 119 Rundbriefe. 2 Bde. Ffm. 1998«.
e: round letters

Rush, Benjamin geb. 24.12.1745 Byberry bei Philadelphia (USA), gest. 19.4.1813, Philadelphia. Begründer der amer. Psychiatrie. Gilt als der erste große Arzt Amerikas. 1766–1768 Medizinstudium bei ►Cullen in Edinburgh. Danach Professor der Chemie in Philadelphia, ab 1789 auch der Medizin. Einer der Erstunterzeichner der amer. Unabhängigkeitserklärung. Hat große Verdienste um die humane Behandlung der Irren. Trat für Abschaffung der Sklaverei und der Todesstrafe ein. Brachte den ►Brownianismus nach den USA. Führte den ►Tranquilizer (2) ein. Schrieb das erste amer. Lehrbuch der Psychiatrie, das zugleich das bekannteste seiner zahlreichen Werke blieb: »Medical Inquiries and Observations upon the Diseases of the Mind« (1812; 2. Aufl. von 1818, dt. von G. Koenig, 1825) (Ärztliche Beobachtungen und Untersuchungen der Geisteskrankheiten).

S

SA schizoaffektiv. ▸schizoaffektive Störung und Psychose.

Sacher-Masoch, Leopold Ritter von geb. 27.1.1836 Lemberg; gest. 9.3.1895 Lindheim (Hessen). Lehrer für deutsche Geschichte und Schriftsteller. Verfasser zahlreicher historischer Werke und Romane von mäßigem literarischem Wert. Stellte darin häufig den nach ihm benannten ▸Masochismus dar. Das Schlüsselwerk dazu ist »Venus im Pelz« (1870), zu welchem Anna von Kottwitz das Vorbild war. Lebte nicht nur mit ihr, sondern auch mit Wanda von Dunajew seinen eigenen Masochismus aus.

Sachs, Hanns geb. 10.1.1881 Wien; gest. 10.1.1947 Boston. Jurist und Psychoanalytiker. Einer der ersten Laienanalytiker. Gab mit ▸Rank zusammen ab 1912 ▸»Imago« (2) heraus. Arbeitete selbst auf dem Gebiet der geisteswissenschaftlichen Anwendungen der Psychoanalyse. 1912–1927 Mitglied des ▸Komitees. Ab 1920 erster Lehranalytiker am neu gegründeten Berliner psychoanalytischen Institut, ab 1932 in Boston. Autobiographisches in seinem Buch »Freud, Master and Friend« (1944, dt. 1950).

Sachs'sche Krankheit *(f)* Syn. für ▸Tay-Sachs-Syndrom.

Sachvorstellung *(f)* (S. Freud). Eine der beiden Formen einer ▸Vorstellung (▸Wortvorstellung). Entstammt dem optischen Eindruck der Sache und ist die Vorstellungsform des Unbewussten. Das System »Unbewusstes« enthält somit die Sachbesetzungen (▸Besetzung) eines ▸Objektes, und nur die Sachvorstellung ist unbewusst. Indem sich die Sachvorstellung mit der ihr entsprechenden Wortvorstellung verknüpft, entsteht die eigentliche Vorstellung im Vorbewussten (GW X, 300). Entspricht dem Gegensatzpaar »Zeichen« und »Bezeichnetes« in der strukturalen Linguistik Ferdinand de Saussures (1915).
e: thing presentation. *fr:* répréséntation de chose

SAD seasonal affective disorder (▸saisonale affektive Störung).

Sade, Donatien-Alphonse-François, Marquis de geb. 2.6.1740 Paris; gest. 2.12.1814 Charenton. Frz. Schriftsteller. Zunächst unter Ludwig XV. Offizier der frz. Armee in Deutschland. 1772 in Aix wegen ▸Sodomie und Giftmischerei zum Tode verurteilt. Ab 1777 im Gefängnis, 1784–89 in der Bastille. Durch die Revolution zunächst 1790 befreit, jedoch 1801 wieder verhaftet und 1803 nach ▸Charenton verbracht. Verfasste in der Haft zahlreiche literarische Werke mit stark sexuellen Themen. In Charenton schrieb er Theaterstücke, die von Mitpatienten auf einem Theater der Anstalt aufgeführt wurden. Wurde namensgebend für den ▸Sadismus. Hauptwerke: »La philosophie dans le Boudoir ou Les instituteurs libertins« (Die Philosphie im Boudoir oder die lasterhaften Lehrmeister), (1795; dt. Übers. 1878, 1907, 1967); »La nouvelle Justine, ou les malheurs de la vertu« (1797; dt. »Justine und Juliette, oder die Gefahren der Tugend und die Wonne des Lasters«, 1874, neu 1965). Beeinflusste stark die frz. Literatur des 19. Jh.

Sadismus *(m)*. Quälsucht. Sexuelle Paraphilie, bei welcher die sexuelle Befriedigung an die Misshandlung und Demütigung eines Partners gebunden ist, der entweder die erwartete Misshandlung fürchtet oder darin einwilligt (▸Masochismus). Die Handlungen reichen von leichten Schlägen über Beißen, Kratzen, heftiges Schlagen bis zu Auspeitschen und schwersten Verletzungen (Hautabziehen) und Tötung mit anschließender Zerstückelung der Leiche. – Psychoanalytisch bedeutet Sadismus eine Abwehr von Kastrationsängsten. Was der Sadist befürchtet, vollzieht er aktiv (symbolisch) an anderen. Der Sadist versucht durch diese Handlung auch, den Partner zu nötigen, ihn zu lieben und ihm zu vergeben, was die Schuldgefühle aufhebt, von denen der Sexualverkehr begleitet wird. In einem erweiterten, von Freud begonnenen, weitverbreiteten Sprachgebrauch bedeutet Sadismus die alleinige Ausübung von Gewalt ohne sexuelle Befriedigung, wenn auch evtl. mit Lustgewinn. Sadismus in diesem Sinne nähert sich dem Begriff der ▸Aggressivität. Beide Bez. werden daher z. B. von der Schule Melanie ▸Kleins als Syn. gebraucht.
e: sadism. *fr:* sadisme

Sadismus, komplizierter *(m)*. Besondere Form sadistischer Perversion. Der Sadist erzielt dabei im sadistischen Akt nicht nur Lustgewinn, sondern empfindet gleichzeitig Angst und Ekel.

Sadismus, primärer *(m)*. Nach S. Freud verbleibt der ▸Todestrieb stets zu einem geringen Teile innerhalb der psychischen Struktur. Dieser Teil wird »Masochismus« oder »primärer Sadismus« genannt.
e: primal sadism. *fr:* sadisme primaire

Sadismus, sexueller *(m)*. Bez. des DSM-IV für ►Sadismus. Im Sinne von DSM-IV handelt es sich immer um eine Form der sexuellen Betätigung. In DSM-V wird die Diagnose Sexuell Sadistische Störung nur dann gestellt, wenn die passive Person nicht zugestimmt hat. Ein geistiger Sadismus, der in reiner Quälsucht besteht, wird auch dann nicht hierher gerechnet, wenn (eventuell unbewusste) sexuelle Motive für das Verhalten maßgebend sind. Vgl. Sadomasochismus.
e: Sexual Sadism (DSM-IV), Sexual Sadism Disorder (DSM-V).

Sadist *(m)*. Person mit Neigung zu ►Sadismus im engeren oder weiteren Sinne.
e: sadistic personality. *fr:* sadiste

Sadomasochismus *(m)*. Gleichzeitiges Vorhandensein von ►Sadismus und ►Masochismus, von Wünschen nach Beherrschung und Unterwerfung bei einem Individuum. Bereits Krafft-Ebing hatte bemerkt, dass sadistische und masochistische Perversion eine Verbindung eingehen können. Nach Freud (1905) sind beide Triebrichtungen mit unterschiedlichen Anteilen bereits normalerweise in den sozialen Beziehungen eines Menschen wirksam. Die Verbindungen zwischen diesen Triebrichtungen sind so eng, dass keine in ihrer Entstehung oder in ihren Manifestationen für sich allein betrachtet werden kann. Von Sadomasochismus im engeren Sinne darf jedoch erst gesprochen werden, wenn Aggressionstriebe in den Beziehungen zweier Menschen eine überragende Rolle spielen. In ICD-10 wird auch isolierter Sadismus oder Masochismus als Sadomasochismus verschlüsselt (ICD-10: F65.5).
e: sadomasochism. *fr:* sado-masochisme

SAE subkortikale arteriosklerotische Enzephalopathie. ►Binswanger'sche Enzephalopathie.

Säufer *(m)* ►Alkoholiker.

Säuferdelirium *(n)*. Syn. für ►Delirium tremens.

Säuferwahnsinn *(m)*. Syn. für ►Alkoholhalluzinose.

Säuglingsdepression *(f)* Syn. für ►Depression, anaklitische.

Säuglingsepilepsie *(f)* Epileptisches Anfallsleiden im Säuglingsalter. Zeichnet sich durch besondere, altersgebundene Anfallsformen aus: ►Blitz-Nick-Salaam-Krämpfe, ►Neugeborenenkrämpfe, amorphe.

Säuglingskrämpfe, amorphe *(f)* Syn. für ►Neugeborenenkrämpfe, amorphe.

Säuglingsonanie *(f)* Lustvolles Spielen an und mit den Genitalien bei Säuglingen ohne Beteiligung komplexer seelischer Reaktionen.
e: primary onanism.
Syn.: primäre Onanie (S. Ferenczi). *fr:* onanisme primaire

Saint-Gilles-Epilepsie *(f)* Obsol. Syn. für ►Tourette-Syndrom. *fr:* mal de Saint-Gilles.

Saint-Jean, mal de ►Mal de Saint-Jean.

Saint-Louis-Gruppe *(f)* Gruppe von Psychiatern (J. B. Feighner, E. Robins, S. B. Guze, R. A. Woodruff, G. Winokur, R. Munoz) der Washington University in Saint Louis, welche ab 1972 neue ►Kriterien zur ►Klassifikation (2) von psychischen Störungen ausarbeitete. Unterschieden werden Einschluss- und Ausschlusskriterien. Es wurden solche Kriterien aufgenommen, welche durch eine klare Beschreibung, Verlaufsbeobachtungen und Familienuntersuchungen als hinreichend validiert galten. Hauptwerk: Ra. A. Woodruff, G. E. Murphy, S. B. Guze: »Psychiatric Diagnosis«. London-Toronto, 1974, 3. Aufl. 1984 von D. W. Goodwin und S. B. Guze.
e: Saint Louis group. *fr:* équipe de Saint-Louis

saisonale affektive Störung *(f)*. Lehnbegriff aus dem Engl. Jahreszeit-Depression. Gewöhnlich in der dunklen Jahreszeit auftretende Depression. 1982 erstmals beschriebene Unterform der Depression. Strikt an Jahreszeiten (Oktober–Frühjahr) gebundene, regelmäßig wieder auftretende ►monopolare oder ►bipolare Depression. Insbesondere werden beschrieben: vitale depressive Verstimmung, Unruhe, Vermeidung sozialer Verantwortung, Angst, Verletzlichkeit, Nachlassen des sexuellen Interesses, übermäßiges Schlafbedürfnis, Gewichtszunahme. Das Bild ist in sich typisch und kann unabhängig von der jahreszeitlichen Bindung leicht wiedererkannt werden. – Vermutete Ursache: mangelhafte Produktion von Melatonin bzw. Serotonin. – Therapie: Lichttherapie. Sonnenähnliches Licht wird täglich appliziert. Der Effekt geht über die Augen (Epiphyse), daher sind Geräte zur Bräunung und Belichtung der Haut unwirksam.
e: seasonal affective disorder (SAD).

saisonale depressive Störung Syn. für ►saisonale affektive Störung.
e: seasonal depressive disorder (SDD)

Sakel, Manfred Joshua geb. 6.6.1900 Nadvorna (Galizien), gest. 2.12.1957 New York. Psychiater und Neurologe in Berlin, Wien und New York. Medizinstudium in Brünn. 1925–1927 Assistent an Wiener Kliniken. 1927–1933 Psychiater an einer Privatklinik in Berlin-Lichterfelde. In Berlin Experimente mit der Behandlung Süchtiger und Schizophrener mit Insulin. Emigrierte 1933 zunächst nach Wien, wo er die Regeln der ►Insulinkomabehandlung ausarbeitete. 1936 Emigration in die USA, Privatpraxis in New York. – Werke: »Neue Behandlungsmethode der Schizophrenie« (1935); »The Pharmacological Shock Treatment of Mental Diseases« (Die Pharmakologische Schockbehandlung der Geisteskrankheiten, 1938); posthum: »Epilepsy« (1958); »Schizophrenia« (1958). ►Sakel-Foundation.

Sakel-Foundation *(f)* 1945 von Manfred ►Sakel gegründete Stiftung zur Ausbildung für ►Insulinkomabehandlung. Veranstaltete 1959 und 1962 internationale Kongresse über biologische Therapie, insbesondere ▸Insulinkomabehandlung.

Sakel'sche Insulinkur *(f)* Von Manfred ▸Sakel erstmalig 1933 in Wien angewendete, auf empirischem Wege gefundene ▸Insulinkomabehandlung.

Sakel-Kur *(f)*. ▸Sakel'sche Insulinkur.

Sakkaden-Phänomen *(n)*. (P. S. Holzman, 1974). Phänomen der sakkadischen Augenbewegungen. Ein vor den Augen hin- und herschwingendes Pendel wird nicht wie normalerweise mit gleichmäßigen Augenbewegungen verfolgt, sondern mit ruckartigen (*fr:* par saccades = ruckartig). Findet sich bei 50–85 % der Schizophrenen und gilt als verlässlicher Schizophrenie-▸Marker. Kommt zu 8 % bei psychisch Gesunden, zu 40–50 % bei Verwandten von Schizophrenen, sehr häufig auch bei organischen Hirnschäden, Manien und M. Parkinson vor. Vgl. Trait-Marker.

Salaam-Krämpfe *(m, pl)*. Form altersgebundener epileptischer Anfälle bei Säuglingen. Kopf und Rumpf werden langsam vorgebeugt und gleichzeitig die Hände über der Brust zusammengeführt. Es entsteht dadurch die Ähnlichkeit zum alten morgenländischen Gruß. Wird gegenwärtig als Teil der ▸Blitz-Nick-Salaam-Krämpfe angesehen. – Historisch: Erstbeschreibung durch Tissot, 1770. Ausführliche Beschreibungen durch W. J. West (1841) und als Epilepsia nutans durch Newman (1849). Die Bezeichnung selbst führte West auf Sir Charles Clark zurück.
e: chorea mutans, salaam spasm, salaam convulsion.
fr: tic de salaam, syndrome des spasmes en flexion

Salivomanie *(f)* Krankhafter Hang, ständig auszuspucken.
e: salivomania. *fr:* salivomanie

Salonblödsinn *(m)*. (A. Hoche). Ein im Verhältnis zu äußerem Habitus, gesellschaftlicher Stellung, gewählter Kleidung und den geistigen Ansprüchen zu niedriges Intelligenzniveau. Zeigt sich besonders in wortgewandt-eingelernten Unterhaltungen, in denen jedoch Kritik- und Urteilsschwäche nur mangelhaft verborgen werden. Fand sich häufig in den literarischen Salons des 19. Jahrhunderts. Auch in der Literatur häufig dargestellt (z. B. Ibsens »Baumeister Solness«), selbst im Volkswitz bekannt (»Graf Bobby«). Die Bez. wird gewöhnlich von ▸Verhältnisschwachsinn nicht scharf getrennt. – Keine psychische Krankheit, obwohl häufig behauptet.
e: situational folly.
Syn.: Salonidiotie, Salonschwachsinn, höherer Blödsinn.

Salonidiotie *(f)* Syn. für ▸Salonblödsinn.

Salonschwachsinn *(m)*. Syn. für ▸Salonblödsinn.

Salpêtrière, Hospice de la Berühmtes Krankenhaus in Paris. Ursprünglich von Ludwig XIII. gegründete Pulverfabrik. Wurde 1656 mit dem allgemeinen Krankenhaus vereinigt und für die Aufnahme von Frauen bestimmt. Im 17. und 18. Jahrhundert beherbergte sie zeitweise 8.000 Patienten. An der Salpêtrière wurden die Untersuchungen von ▸Pinel und ▸Esquirol begonnen. Besondere Berühmtheit erlangte das Haus gegen Ende des 19. Jahrhunderts durch das Wirken ▸Charcots, der 1862 Chefarzt wurde. Er begründete die Salpêtrière-Schule (École de la Salpêtrière), die sich vor allem in Fragen der Suggestibilität, Hysterie und Hypnose von der Schule von ▸Nancy unterschied und die weitere Entwicklung der Psychiatrie in aller Welt entscheidend beeinflußte.

saltatorischer Reflexkrampf *(m)*. Syn. für ▸v. Bamberger'sche Krankheit.

Salubrität *(f)* Heilsamkeit. Heilwirkung auf die Psyche durch natürliche Umstände: die reine Luft einer Waldgegend, die Schönheit einer Landschaft, die Ruhe und Abgeschiedenheit des Landlebens, schöne Wege für Spaziergänge.

Salutogenese *(f)* (A. Antonovsky, ab 1979). Faktoren, welche die seelische Gesundheit (lat. salus, salutis – unverletzlicher Zustand) aufrechterhalten (lat. genesis – Hervorbringung) oder hervorbringen. Ging von Beobachtungen aus, nach denen eine nicht nur geringe Zahl der Überlebenden des Holocaust keine bleibenden seelischen Schäden behalten hatte. Besonders bedeutsam in der Stressforschung. Als Beweggründe werden genannt: Glaube an die Sinnhaftigkeit des Daseins, Glaube an die Verstehbarkeit der Lebensereignisse und dass man die Fähigkeit hat, sie zu meistern. Vgl. ▸Resilienz.
e: salutogenesis.

Sammelsucht *(f)* Vom ▸Sammeltrieb zu unterscheidende passionierte Neigung, Gegenstände meist einer bestimmten ästhetischen, wissenschaftlichen oder auch absonderlichen Gattung zu sammeln. Die Sammelsucht kann so beherrschend werden, dass ihr alle anderen Interessen (Geld, Familienbindungen) geopfert werden; viele Sammler, besonders bibliomane, werden zu Dieben. Forensisch-psychiatrisch sind sie in der Regel als voll verantwortlich anzusehen, auch wenn sie aus unbewussten Motiven handeln. Allen Sammlern gemeinsam ist der Wunsch nach Besitz und nach systematischer Ordnung des Besitzes. Psychoanalytisch gesehen hängt die Sammelsucht mit oralen und analen Charakterzügen (▸Charakter, analer) zusammen; ist es doch typisches Kennzeichen der oralen Phase, nach einem Gewinn zu streben, der analen Phase, den Besitz zu halten (▸Phasenschema der Psychoanalyse, ▸orale Phase, ▸anale Phase).
e: collecting mania, collector's mania. *fr:* collectionnomanie

Sammeltrieb *(m)*. Krankhafte Neigung, Gegenstände ohne Rücksicht auf ihre Brauchbarkeit einzusammeln und in den Taschen oder an besonderen Orten aufzuheben. Wird besonders beobachtet bei tieferen Schwachsinnsformen, bei ▸Alzheimer'scher

und ►Pick'scher Krankheit, selten auch bei Involutionsdepression (Dietrich). Die Kranken vergessen die Gegenstände gewöhnlich nach dem Einsammeln und vermissen sie nicht, wenn sie ihnen fortgenommen werden. Eine besondere Form des Sammeltriebs findet sich bei Kleptomanen und Fetischisten, die sich evtl. große Sammlungen oft gleichartiger Gegenstände anlegen, die einen emotionalen, symbolischen oder erotischen Wert für sie besitzen (z. B. Sammeln von Regenschirmen, Taschentüchern, die nur einmal benutzt werden). Oft werden die Gegenstände nicht geordnet, sondern regellos aufgehäuft, solange die Wohnung sie fasst. Beide Formen sind von der ►Sammelsucht zu unterscheiden.
e: collectionism. *fr:* collectionnisme

Sammlung Prinzhorn *(f)* Museum innerhalb der Psychiatrischen Universitätsklinik Heidelberg. Enthält die von Karl ►Wilmanns begründete und von Hans ►Prinzhorn vervollständigte Sammlung von »Bildnereien der Geisteskranken« (s. d.).

(De-)Sanctis-Cacchione-Syndrom *(n).* (D. de Sanctis und A. Cacchione, 1932). Wahrscheinlich erbliches Leiden mit Störung der Hirnanhangsdrüse. Symptome: angeborener Schwachsinn verschiedenen Grades, abnorme Lichtempfindlichkeit der Haut (Xeroderma pigmentosum), Minderwuchs, geringe Entwicklung der Geschlechtsorgane, neurologische Störungen (Friedreich-Syndrom).
e: syndrome of de Sanctis and Cacchione.
Syn.: xerodermische Idiotie. *fr:* syndrome de Sanctis-Cacchione

Sanktionen *(f, pl).* In der Psychiatrie: Maßnahmen der Gesellschaft bei Nichterfüllung von ►Rollenerwartungen, gewöhnlich in Form von Bestrafungen. Nach St. Wieser antwortet die Gesellschaft auch auf abweichendes Verhalten psychisch Kranker zunächst mit Sanktionen und erst bei deren Nichterfolg mit ►Ausgrenzung.

SANS Scale for the Assessment of Negative Symptoms, (N. Andreasen, 1982). Messskala für ►Schizophrenie, negative.

sapphische Liebe *(f)* Nach der griechischen Dichterin Sappho von der Insel Lesbos geprägte seltene Bez. für ►Homosexualität, weibliche. Ob die Dichterin tatsächlich homosexuell war, ist zweifelhaft.

Sapphismus *(m).* Syn. für ►Homosexualität, weibliche.

SAPS Scale for the Assessment of Positive Symptoms (N. Andreasen, 1985). Messskala für ►Schizophrenie, positive.

Saridonismus *(m).* Missbrauch des leicht euphorisierenden Kopfschmerzmittels Saridon. Das seit 1933 im Handel befindliche Mittel enthält Sedormid, Coffein und andere Substanzen. Bei längerem Missbrauch können rauschartige Zustände, Reizbarkeit, mürrische Verstimmung und Affektlabilität auftreten. Bei Entziehung kann es zu epileptischen Anfällen kommen. *fr:* saridonisme.

Satanismus *(m).* Syn. für ►Diabolepsie.

Satyriasis *(f)* Nach dem griechischen Waldgott Satyr, Sinnbild der Geilheit, und den immergeilen Satyrn der griechischen Mythologie benannter krankhaft gesteigerter Geschlechtstrieb beim Mann. Entspricht der Nymphomanie bei der Frau. Es ist nicht nur das sexuelle Verlangen abnorm gesteigert, sondern zugleich die Fähigkeit, den vollständigen Coitus sehr häufig auszuführen, abnorm ausgebildet. – Kann Symptom einer neurotischen Störung oder auch einer organischen Hirnkrankheit sein.
e: satyriasis. *fr:* satyriasis

Satyr(i)omanie *(f)* Syn. für ►Satyriasis.

Satyrismus *(m).* Syn. für ►Satyriasis.

Satzfeldstörung *(f)* (U. H. Peters, 1973, 2013). Nur bei Schizopohrenie vorkommendes Sprachphänomen. Der Sinn eines Satzes wird unkorrigierbar missverstanden. Vgl. ►Wortfeldstörung.
e: sentence field disturbance.

SBS ►Sick-Building-Syndrome.

Sceno-Test ►Szeno-Test.

Schachepilepsie *(f)* Auftreten epileptischer Anfälle beim Schachspielen. Form der ►Reflexepilepsie. Als auslösende Faktoren werden lang dauernde intensive Konzentration auf ein kleines Blickfeld und emotionale Erregung angesehen.

Schädel-Hirn-Trauma (SHT) *(n).* Verletzung von Kopfhaut, Schädelknochen und Gehirn. Beim »offenen« SHT wird auch die Hirnhaut verletzt, beim »geschlossenen« oder »gedeckten« nicht. In der Neurochirurgie wird die Dauer der Bewusstlosigkeit als Gradmesser für 4 Schweregrade benutzt: (I) ohne; (II) 30 Min.; (III) 2 Stunden; (IV) länger als 4 Stunden. In Neurologie und Psychiatrie werden die Folgen unter verschiedenen Begriffen behandelt: ►Hirnverletzung, ►Commotio cerebri, ►postkommotionelles Syndrom, ►Contusio cerebri, ►Kontusionspsychose, ►Hirnleistungsschwäche, ►Dementia traumatica, ►Persönlichkeitsveränderung, (post)traumatische.
e: head trauma.

Schädigungstypen, exogene psychische *(m, pl).* Ältere Bez. Bonhoeffers für die später als »akute exogene ►Reaktionstypen« bezeichneten psychischen Störungen.

Schädigungswahn *(m).* Krankhafte Überzeugung, dass alles, womit man in Berührung kommt, Unheil mit sich bringt und dass man selbst zur Ursache von Unheil wird. Vorkommen vor allem bei tiefer Depression.

Schätzskala *(f)* In der Testpsychologie und Psychopathometrie Stufenleiter, in die vom Beurteiler geschätzte Werte einer beobachteten Sache eingetragen werden. Reicht meist wie bei Schulzensuren von 1 bis 5 oder 6.
e: rating scale.

Schallplattenhypnose *(f)* Aus technischen Gründen ältere Bez. für das Hervorrufen einer Hypnose durch Abhören der Schallplattenaufnahme eines suggestiven Textes, der meist von dem Hypnotherapeuten gesprochen wird, welcher den Patienten bereits bekannt ist. ►Ablationshypnose.

Scham *(f)* Scheu vor der Entblößung des körperlichen oder auch seelischen Intimbereichs in der Gegenwart anderer Menschen. Eingeschlossen in die Scham ist immer auch das Exkrementelle. Das als normal empfundene Ausmaß an Scham ist stark von den jeweiligen soziokulturellen und sozioästhetischen Bedingungen des Zeitgeistes abhängig. Kann dem gegenüber gesteigert sein, insbesondere bei speziellen neurotischen Hemmungen. Im Zustand der Liebe ist das Fehlen von Schamhaftigkeit normal, anhaltende Scham unnormal. – Häufig ist Nachlassen von Scham bei haltlosen Jugendlichen, Drogenabhängigkeit, Manie, Schizophrenie, organischen Erkrankungen des Gehirns.
e: shame. *fr:* pudeur, honte

Schamanismus *(m).* Form der Psychotherapie der Primitiven, vor allem in der Mongolei und in Sibirien. Während eines kunstvollen und lang dauernden Zeremoniells (Trommeln, Gesänge, magische Gebärden) wird in Gegenwart anderer das scheinbar krank machende Objekt entfernt und vorgezeigt. Bedingungen sind: 1. Glaube des Heilers an seine eigenen Fähigkeiten; 2. Glaube des Kranken an die Fähigkeiten des Heilers; 3. Krankheit, Heiler und Heilmethoden müssen von der sozialen Gruppe anerkannt sein. – Der Schamane ist Miglied einer Organisation, die ihre strengen Regeln, Geheimnisse, Ausbildung, Treffpunkte und Schulen hat. Erfolge wurden glaubhaft mitgeteilt.
e: shamanism. *fr:* chamanisme

Schamlosigkeit *(f)* Mangel an ►Scham und Schamgefühlen.
e: shamelessness.

Schatten *(m).* (C.G. Jung). Derjenige Persönlichkeitsanteil, den ein Mensch vor sich und anderen zu verbergen sucht. Mehr die negativen Anteile der Persönlichkeit, die »hinter ihrem Rücken« böse Streiche spielen. Gehört zur Unbewusstheit, kann aber bereits durch Hinwendung der Aufmerksamkeit bewusst gemacht werden. Beispiel: Ein Mann sieht sich als guten Ehemann, Vater und Vorgesetzten. Er übersieht aber, dass er von den Mitmenschen mehr gefürchtet als geachtet ist, weil er tyrannisch und egoistisch ist. Bewusstmachen des Schattens gehört zu den ersten Schritten analytischer Psychotherapie.
e: shadow. *fr:* ombre

Schauanfall *(m).* Syn. für ►Blickkrampf.

Schaulust *(f)* Deutsche Bez. für ►Voyeurismus.

Scheinbekanntschaft *(f).* ►Déjà-vu-Erlebnis.

Scheinblödsinn *(m).* 1. Syn. für ►Ganser-Syndrom. 2. Deutsche Bez. für ►Pseudodemenz.

Scheinschwangerschaft *(f).* ►Schwangerschaft, eingebildete.

Scheintätigkeit *(f)* Psychisches Krankheitsphänomen. Kranke verhalten sich – meist nur jeweils kurze Zeit, aber bei ständiger Wiederholung –, als ob sie bei einer (beruflichen) Tätigkeit seien, z.B. Wischen, Hobeln, Malen. Vorkommen bei schwerer ►Demenz, insbesondere bei fortgeschrittener ►Alzheimer'scher Erkrankung.
Syn.: iterative Beschäftigungsunruhe.

Schetismus *(m).* Fehlerhafte »Sch«-Bildung. ►Sigmatismus.

Schichtenlehre der Psychoanalyse *(f)* Nach älteren, z.T. bereits aus dem Altertum stammenden Vorbildern über eine vertikale Ordnung des Seelischen von S. Freud entworfenes Denkmodell der Persönlichkeit. Hierin wird die personale Einheit des Erwachsenen in drei Schichten oder ►Instanzen aufgegliedert: 1. Das die Triebschicht repräsentierende ►Es (entspricht z.B. etwa der »vegetativen Seele« des Aristoteles). 2. Das die von Autoritätspersonen übernommenen moralischen Normen repräsentierende ►Über-Ich (»vernünftige Seele« des Aristoteles). 3. Zwischen Es und Über-Ich befindet sich das in der Gegenwart agierende ►Ich. – In Freuds Modell kommt allen drei Bereichen eine gewisse Selbstständigkeit zu, doch bestehen lebhafte Wechselbeziehungen. So übt das Über-Ich eine (moralische) Zensur über die Wünsche und Regungen des Es aus. Nach diesem Modell lassen sich ferner Neurosen als Konflikte zwischen den triebhaften Ansprüchen des Es und den Verboten des Über-Ich interpretieren.

Schichtneurosen *(f, pl).* (J.H. Schultz, 1919). Abnorme seelische Entwicklungen (Neurosen), die aus inneren unbewältigten Konflikten entstehen und tiefere Schichten der Persönlichkeit in Mitleidenschaft ziehen. Sie führen meist zur Ausbildung von körperlichen Funktionsstörungen und sind durch psychoanalytische Therapie heilbar.
e: stratifunctional endopsychic neurosis.

Schicksalsanalyse *(f)* Von L. Szondi inaugurierte tiefenpsychologische Heilmethode, die ihre theoretischen Grundkonzeptionen hauptsächlich den Lehren ►Freuds und ►Jungs entlehnt. Es wird der Lebenslauf des Probanden durchforscht und der Plan sichtbar gemacht, der das Schicksal von Geburt bis zum Tode bestimmt. Insbesondere werden Familie, Freundschaften, Partnerschaften, Beruf und Krankheiten beleuchtet, die durch das familiäre Unbewusste (s.d.) bestimmt und ausgewählt werden. Die Therapie konzentriert sich auf Heilung des »wahlkranken« Menschen.
e: Schicksal-analysis, fate analysis.
Syn.: dialektische Anankologie. *fr:* analyse de destin oder de la destinée, schicksalsanalyse de Szondi

Schicksalsneurose *(f)* Form einer symptomlosen Neurose, bei der sich scheinbar unerbittliche Schicksalsschläge periodisch wiederholen. Obwohl der Betreffende stets das Gefühl hat, von einem ungerechten Schicksal verfolgt zu werden, gestaltet er sich nach psychoanalytischen Ansichten unbewusst die Situation immer wieder so, dass die Schicksalsschläge eintreten müssen. Maßgebend ist ein neurotischer Wiederholungszwang. Beispiele sind Wohltäter, die immer nur Undank ernten; Männer, die stets von Freunden verraten werden; Liebende, deren Verhältnis zum Partner stets die gleichen Phasen durchmacht und das gleiche Ende nimmt (Freud, GW XIII, 20; XV, 114).
e: fate neurosis, destiny neurosis. *fr:* névrose de destinée

Schicksalspsychosen *(f, pl)*. Von Kraepelin geprägte Bez. für ►Symbantopathien.

Schiefhals, psychogener *(m)*. Spastische Kontraktion des M. sternocleidomastoideus einer Seite; dabei wird das Kinn leicht nach unten und stärker nach der anderen Seite gewendet. Neben dem artikulären und vor allem dem spastischen Schiefhals (bei dem psychogene Momente sekundär eine wichtige Rolle spielen können) stellt der rein psychogene Schiefhals eine ausgesprochene Seltenheit dar. Ihm liegen ungelöste seelische Konflikte zugrunde. Die Behandlung mit besonderen psychotherapeutischen Techniken kann erfolgreich sein.
e: torticollis, wryneck.
Syn.: psychogener Torticollis. *fr:* torticollis mental

schießen *(v)*. Im Drogenjargon: (Drogen) in die Vene einspritzen.
e: shot.

S

Schilder, Paul geb. 15.2.1886 Wien, gest. 1940 New York. Bedeutender Psychiater, Neurologe, Psychoanalytiker und Philosoph in Wien und New York. 1913 Beschreibung der Encephalitis periaxialis diffusa, heute als »Schilder'sche Krankheit« bekannt. War 1. Assistent an der psychiatrisch-neurologischen Klinik Wien unter ►Wagner-Jauregg. 1919 Mitglied der Wiener psychoanalytischen Vereinigung. 1928 durch Vermittlung von Adolf ►Meyer an der Johns-Hopkins-Universität in Baltimore. Ab 1930 ständig in New York. Leiter der psychiatrischen Abteilung des Bellevue-Hospitals. Professor am New York College of Medicine. Zahlreiche Arbeiten aus dem Nachlass durch seine Frau, Lauretta Bender, herausgegeben. Werke: »Selbstbewußtsein des eigenen Körpers« (1923); »Entwurf einer Psychiatrie auf psychoanalytischer Grundlage« (1925, neu: 1973); »Lehrbuch der Hypnose« (mit O. Kauders) (1926); »Contributions to developmental neuropsychiatry« (1964).

schizoaffektive Psychose *(f)* 1. (J.S. Kasanin, 1933). Besonderer Erscheinungstyp der ►Schizophrenie. Aufwühlende Erlebnisse sowie manische und/oder depressive Affektstörungen sind besonders im Beginn so vorherrschend, dass der schizophrene Prozess evtl. verkannt wird. Im weiteren Verlauf treten die Affektveränderungen immer mehr zurück, während die typischen Erscheinungen der Schizophrenie immer deutlicher werden. Vorkommen besonders bei Jugendlichen. 2. In der amer. Psychiatrie vor DSM-III Syn. für ►zykloide Psychose. Abweichend vom Konzept Leonhards werden schizoaffektive Psychosen jedoch nicht als eine Gruppe charakteristischer Krankheitsbilder aufgefasst. Vielmehr kann die Diagnose gestellt werden, wenn schizophrene und manisch-depressive Zeichen etwa gleichwertig vorhanden sind. Diese Vorstellung hat sich – unter verschiedenen Bezeichnungen bis DSM-IV erhalten. 3. DSM-III erwähnt die Diagnose nicht. In DSM-III-R wird der Sachverhalt unter der Bez. »schizoaffektive Störung« behandelt. Nur die dt. Übersetzung erwähnt an einer Stelle als Übersetzungsfehler die Diagnose. DSM-IV/V erwähnen die Diagnose nicht, behandeln aber den Sachverhalt unter ►schizoaffektiver Störung und benutzen in der Erklärung häufig das Adj. »psychotisch«. – Nach dt. Auffassung handelt es sich bei den diagnostizierten Fällen um Schizophrenien, bei denen depressive oder manische Erscheinungen in den Vordergrund getreten sind, während die schizophrenen kaum noch merkbar sind. – Vgl. schizoaffektive Störung.
e: schizo-affective psychosis.

Schizoaffektive Störung *(f)* Gleichzeitiges Vorkommen von Kriterien der ►Schizophrenie und ►affektiver Störungen bei demselben Kranken. 1. Die Bez. wurde erstmalig in DSM-III erwähnt. Es gab dort jedoch keine Kriterien für die Diagnose. Zu der Diagnose wurde geraten, wenn zwischen Schizophreniformer Störung und Affektiver Psychose keine Entscheidung zu treffen war. 2. DSM-III-R empfahl die Diagnose für Fälle, »die weder die Kriterien für Schizophrenie noch für eine Affektive Störung erfüllen, aber die zu einem Zeitpunkt sowohl schizophrene als auch affektive Symptome gezeigt haben, zu einem anderen Zeitpunkt nur psychotische Symptome ohne affektive Symptome«. Wie bei den affektiven Störungen werden ein depressiver und ein bipolarer Typ unterschieden. 3. DSM-IV gab erstmalig positive Kriterien an: (A) Gleichzeitiges Vorkommen depressiv/manischer und schizophrener Hauptkriterien (Halluzinationen, Wahn. Dies entspricht dem klinischen Bild der ►Mischpsychosen [2]). (B) Wahn und Halluzinationen bestehen (2 Wochen) ohne deutliche affektive Störungen. (C) Affektive Symptome sind während fast der ganzen Episode vorhanden. 4. DSM-V hat das Kriterium A beibehalten. (B) Während des Lebens des Kranken sind mindestens einmal Wahn und Halluzinationen für mindestens 2 Wochen aufgetreten, wobei jedoch zu dieser Zeit Kriterien affektiver Störungen nicht vorhanden waren. (C) Während der

meisten Episoden und deren Rückbildungszeiten bestehen Kriterien einer deutlich vorhandenen affektiven Störung. – Gehört in DSM-V zum Schizophrenie-Spektrum. Historisch: Das Krankheitsbild wurde vielfach diskutiert. Vgl. daher ►zykloide Psychosen
e: schizoaffective disorder. – (ICD-10: F25.x).

Schizoanalyse *(f)* (G. Deleuze und F. Guattari, ab 1972). Richtung der frz. ►Antipsychiatrie, die sich gegen die antipsychiatrische ►Annahme richtet, der Ursprung der Schizophrenie sei in der Familie zu suchen. Vielmehr seien die Widersprüche der Gesellschaft ursächlich. Dem Schizophrenen fehle die »erfolgreiche« (= negativ bewertete) ►Ödipalisierung, wodurch er die Zeichen und Strukturen der kapitalistischen Gesellschaft entziffern und sich ihr entziehen könne. Schizoanalyse soll dem Nichtschizophrenen ermöglichen, die positiv bewerteten Erfahrungen des Schizophrenen ebenfalls zu machen, der Desorganisation und Unordnung der Welt gewahr zu werden und zu erkennen, dass es keine Grenze zwischen den eigenen Triebwünschen und gesellschaftlichen Vorgängen gibt. Schizoanalyse ist antipsychiatrisch, antipsychoanalytisch und antikapitalistisch, dabei intellektuell-marxistisch.

Schizobulie *(f)* Spaltung des Willens. Das Phänomen kommt bei Schizophrenie vor.
e: schizoboulia. *fr:* schizoboulie

Schizodepression *(f)* 1. Depressiver Pol einer ►schizoaffektiven Psychose als ►Mischpsychose. Die Bez. wurde in logischer Konsequenz gebildet, da sich nach diesem Konzept schizophrene Symptome mit den Zeichen einer Depression kombinieren können. Es bestehen eine depressive Stimmung und schizophrene ►Basisstörungen sowie andere schizophrene Störungen gleichzeitig. Neben Psychotherapie sind ►Neuroleptika gut wirksam. ►Antidepressiva allein nicht ausreichend wirksam; sie provozieren keine schizophrene Symptomatik. Eine Kombinationswirkung nicht hinreichend gesichert. 2. Depressiver Pol einer ►schizoaffektiven Störung. Die Bez. ist nicht offiziell, wird aber oft in diesem Sinne gebraucht.
e: schizodepression.

schizoforme Psychose *(f)* ►Psychose, schizoforme.

Schizographie *(f)* Mit Wortneubildungen (Neologismen) durchsetztes Schriftbild. Vorkommen bei ►Schizophrenie, ►Schizophasie.
e: schizographia. *fr:* schizographie

schizoid *(a).* (E. Kretschmer). Wörtlich: »Der Schizophrenie ähnlich«. Bezieht sich auf einen Typ von Persönlichkeitseigenschaften, der sich ähnlich auch bei Schizophrenen mit langjähriger Leidensgeschichte ausbilden kann. Entspricht den Eigenschaften: ungesellig, autistisch, ohne Wärme oder unfähig, Feindseligkeiten zu äußern, introvertiert. In der Affektivität bestehen nebeneinander gegensätzliche Strebungen (►Ambivalenz). Das zum Abstrakten neigende Denken zeigt oft Ansätze zu neuen, selbstständigen Wegen. In den mitmenschlichen Kontakten bedeutet »schizoid« so viel wie »wenig unmittelbar«, »wenig herzlich« und daher »unberechenbar« und »unbeeinflussbar«. Die tiefe gemütsmäßige Ansprechbarkeit verbirgt sich jedoch gewöhnlich nur hinter einer schroffen, schwer durchdringbaren Verhaltensmaske. Schizoid sein bedeutet auch, innerlich starke Gemütsbewegungen nicht nach außen erkennen zu lassen. Insbesondere wird übermäßige Empfindsamkeit hinter einer nach außen stumpfen Art verborgen. Schizoid sein heißt auch, sich von der Realität zurückziehen und nach innen zu wenden, um sich gegen Verletzungen durch die Außenwelt zu schützen. Gelegentlich entladen sich innere Spannungen durchbruchartig in unvorhersehbaren verbalen Aggressionen. Schizoide Eigenschaften finden sich in verdünnter Form bei vielen Menschen und heißen dann ►schizothym; besonders ausgeprägt jedoch bei schizoiden Psychopathen (s. d.) bzw. schizoiden Persönlichkeitsstörungen. – Bei E. Bleuler wurde bereits die schizoide Persönlichkeitseigenschaft als normal angesehen. Nach E. Kahn folgt sie einem eigenen Erbgang.
e: schizoid. *fr:* schizoïde

schizoide Neurose *(f).* ►Neurose, schizoide.

schizoide Psychopathie *(f).* ►Psychopathie, schizoide.

Schizoide Störung im Kindes- und Jugendalter *(f)* Seltener Mangel an Fähigkeit, soziale Bindungen (z. B. Freundschaften) zu bilden. Auch Gruppen (z. B. Spielgruppen, Vereine) werden gemieden.
e: schizoid disorder of childhood or adolescence.

schizoides Temperament *(n).* (E. Kretschmer). Gemütsart eines Menschen, die durch gleichzeitiges Vorkommen der Eigenschaften »kühl« und »überempfindlich« bestimmt wird (►schizoid).

Schizoidie *(f)* (E. Kretschmer). Das Gesamt ►schizoider Wesenszüge eines schizoiden ►Psychopathen.
e: schizoidism, schizoidia. *fr:* schizoïdie

Schizoidismus *(m)* ►Schizoidie.

Schizomanie *(f)* 1. (H. Claudel, 1925). In der frz. Psychiatrie: günstige Verlaufsform der Schizophrenie, die sich auf dem Boden einer zu Schizophrenie disponierenden Veranlagung anlässlich von Gemütserschütterungen oder einer Infektionskrankheit bilde. Hervorgehoben werden Fehlen von Persönlichkeitszerfall und Hervortreten einer Flucht in ►Autismus und Tagträumereien. Ähnlichkeiten zu den zykloiden Psychosen der dt. Psychiatrie (Kleist, Leonhard). 2. Syn. für ►Schizophrenie; pseudoneurotische. 3. ►Schizoaffektive Psychose mit einem Überwiegen des Manischen im klinischen Bild. Die Bez. wurde in logischer Konsequenz gebildet, da sich nach diesem Konzept schizophrene Symptome mit den

Zeichen einer endogenen Manie kombinieren können. Bei raschem Denktempo und gehobener Stimmung ist der Gedankengang ►zerfahren, jedoch besteht keine ►Ideenflucht. 4. Manischer Pol einer ►schizoaffektiven Störung. Die Bez. ist nicht offiziell, wird aber oft in diesem Sinne gebraucht.
e: schizomania.

Schizomimetika *(n, pl).* Syn. für ►Halluzinogene.

Schizoneurose *(f)* In der frz. Psychiatrie: Symptomatologisch zwischen Schizophrenie und Neurose liegende Psychose. ►Schizophrenie, pseudoneurotische.
e: schizoneurosis.
Syn.: schizophrene Pseudoneurose (Hoch). *fr:* schizonévrose, cas-limite

Schizophasie *(f)* (E. Bleuler). Psychisches Krankheitsbild mit einer »ungemein auffallenden Störung des sprachlichen Ausdrucks bei verhältnismäßig geringer Beeinträchtigung der übrigen seelischen Leistungen« (Kraepelin). Die Sprachstörung braucht nur zeitweise vorhanden zu sein oder kann sich auf bestimmte Inhaltsbereiche beschränken, z. B. bei emotional-wertenden Stellungnahmen auftreten. Die schizophasische Äußerung erscheint bizarr, leer, pathetisch oder umständlich; sie ist schwer verständlich und oft agrammatisch. ►Verbigeration und ►Neologismen kommen häufig vor. Es gibt linguistische Interpretationen der Sprachverformung, die ein »Nachlassen der Bindung zwischen Zeichen und Bedeutung« (Piro) feststellen, was »semantische Dissoziation« genannt wird. Nach U. H. Peters (1974, 2013) werden schizophrene Denkstörungen durch sprachliche Mittel (Paraphrasierungen) verschleiert. Nach Flegel (1965) kann der Sprachinhalt völlig zerfallen sein, obwohl die Form gut erhalten ist. – Die Bez. wurde von Bleuler geprägt, das Krankheitsbild aber hauptsächlich durch Kraepelin beschrieben, der es den Unterformen der Schizophrenie zuordnete. Zählt bei Leonhard zu den unsystematischen Schizophrenien. K. Kleist (1914) und C. Pfersdorf (1935) betonen die Ähnlichkeit mit den sensorischen Aphasien. In der amer. Psychiatrie unbekannt. Kommt in DSM-III-V nicht vor.
e: schizophasia.
Syn.: Sprachverwirrtheit. *fr:* schizophasie

schizophren *(a).* 1. An ►Schizophrenie leidend. 2. Im nichtwissenschaftlichen Sprachgebrauch der öffentlichen Medien auch: zwiespältig, gegensätzlich, innerlich zerrissen.

schizophrene Demenz *(f).* ►Verblödung, schizophrene.

schizophrene Erlebnisreaktion *(f).* ►Reaktion, schizophrene.

schizophrene Lebenslinie *(f).* ►Lebenslinie, schizophrene.

schizophrene Pseudoneurose *(f)* (Hoch). Syn. für ►Schizoneurose.

schizophrene Reaktion *(f).* ►Reaktion, schizophrene.

Schizophrene Störungen *(f, pl).* In DSM-III/IV: Krankheitszustand mit den charakteristischen Erscheinungen der ►Schizophrenie. Für die Stellung der Diagnose wird eine Mindestdauer von 6 Monaten mit kontinuierlicher Symptomatik verlangt. Bei einer kürzeren Dauer wird in Abweichung vom bisherigen Sprachgebrauch von einer »schizophreniformen Störung« gesprochen, auch wenn, abgesehen von der Zeitdauer, in jeder Hinsicht die Symptomatik einer Schizophrenie entspricht. Die Einschlusskriterien sind so gewählt, dass nur Krankheitsbilder mit deutlicher Symptomatik aufgenommen werden. Krankheitsfälle, die sonst etwa als »latente Schizophrenie«, ►Borderline-Schizophrenie oder ►Schizophrenia simplex bezeichnet werden, würden nach DSM-III nicht unter Schizophrene oder auch Schizophreniforme Störungen fallen, sondern wären etwa als Schizotypische Persönlichkeitsstörung zu diagnostizieren. Bei Beginn der Erkrankung jenseits der Lebensmitte wird – ebenfalls in Abweichung vom bisherigen Sprachgebrauch – nicht von Schizophrenie gesprochen. Solche Krankheitsfälle werden bei den Atypischen Psychosen eingruppiert. »Schizophrene Störungen« entsprechen somit etwa einer akuten schizophrenen Episode. Dauert die Krankheit länger als 6 Monate, soll die Diagnose in Schizophrenie umgeändert werden. – Untergliederung in 5 Typen: 1. Desorganisierter Typus (= Hebephrenie), ICD-10: F20.1x; 2. Katatoner Typus (= Katatonie), F20.2x; 3. Paranoider Typus (= paranoid-halluzinatorische Schizophrenie), F20.0x; 4. Undifferenzierter Typus, F20.3x; 5. Residualer Typus F20.5x. In DSM-V als Kategorie nicht enthalten. Verwiesen wird auf ►Schizophreniespektrum und andere Psychotische Störungen.
e: schizophrenic disorders.

schizophrene Verblödung *(f).* ►Verblödung, schizophrene.

schizophrene Verödung *(f).* ►Verödung, schizophrene.

schizophrene Versandung *(f).* ►Versandung, schizophrene.

Schizophrener *(m).* An Schizophrenie leidender Kranker.
e: schizophrenic. *fr:* schizophrène

schizophrener Affekt *(m)* ►Affekt, inadäquater.

schizophrener Defekt *(m)* ►Defekt, schizophrener.

schizophrener Schub *(m)* ►Schub, schizophrener.

schizophrenes Denken *(n).* ►Denken, schizophrenes.

schizophrenes Erlebnis *(n).* Jedes Erlebnis, das seine Ursache in einer schizophrenen Krankheit hat, besonders die Wahn- und Beeinflussungserlebnisse Schizophrener.

schizophrenes Primärerlebnis *(n).* ►Primärerlebnis, schizophrenes.

schizophrenes Syndrom *(n).* Krankheitsbild mit Erscheinungen, wie man sie typischerweise bei Schizophrenie findet. Es kann sich dabei sowohl um eine wirkliche Schizophrenie wie auch nur schizophrenieähnliche Krankheit handeln.

Schizophrenia simplex *(f)* (O. Diem, 1903). Symptomarme Form der Schizophrenie, die der ►Dementia simplex der älteren Autoren entspricht. Nach E. Bleuler treten hierbei lediglich ►Grundsymptome der Schizophrenie auf. «Am häufigsten beobachtet man, dass zwei Ideen ohne inneren Zusammenhang, die den Patienten gleichzeitig beschäftigen, einfach verbunden werden» (Bleuler, 1911, S. 17).
e: simple schizophrenia. *fr:* démence simple

Schizophrenia suspecta *(f)* (A. Marneros, 1986). Verdachtsschizophrenie. Krankheitsbild, bei welchem es sich nach dem klinischen Gesamteindruck des erfahrenen Untersuchers um eine Schizophrenie handelt. Es werden aber keine hierfür typischen Symptome gefunden und die Diagnose wird deshalb wieder verworfen. Die meisten Kranken entwickeln im Verlaufe der nächsten 20 Jahre eine typische, reine Schizophrenie mit den üblichen Symptomen.

Schizophrenie *(f)* Psychisches Krankheitsbild der Gruppe endogener Psychosen von herausragender praktischer und theoretischer Bedeutung. Historisch: Beschreibungen schizophrener Verhaltensweisen liegen bereits aus dem Altertum vor (Aretaeus von Kappadozien, Soranus). Das Mittelalter kennt keine solche Beschreibungen. Erst im 18. Jahrhundert (Thomas Arnold) werden wieder Darstellungen bekannt. K. G. Neumann führte im 19. Jahrhundert den Begriff einer »Heilung mit Defekt« ein. ►Pinel und ►Esquirol beschrieben unter verschiedenen Namen typisch schizophrene Krankheitsbilder. Morel führte 1856 in Frankreich schließlich den Begriff der »Dementia praecox« ein. Kahlbaum beschrieb 1868 die ►Katatonie, Hecker 1870 die ►Hebephrenie. ►Kraepelin hat schließlich 1898 in einer historischen Arbeit über »Die Diagnose und Prognose der Dementia praecox« alle primären und sekundären Demenzen früherer Autoren zu einem einheitlichen Krankheitsbild der Dementia praecox vereint, die sich durch Auftreten bei meist jugendlichen, bis dahin gesunden Personen, Fehlen einer äußeren Ursache und vor allem durch späteren Verfall und Defekt auszeichnete. Kraepelin teilte daher die Krankheitsbilder im Wesentlichen nach dem Ausgang ein, zog aber neben diesem prognostischen Gesichtspunkt auch symptomatologische heran: Wahn, Halluzinationen, Affektstörungen, ►Stereotypien. Auch nach Kraepelin gingen noch 13 % der Krankheitsfälle in Heilung ohne größeren Defekt aus. Die Kraepelin'sche Systematik ist im Wesentlichen unverändert bis heute beibehalten worden. Da jedoch weder eine ►Demenz im üblichen Sinne eintritt noch stets von »praecox« (frühzeitig) gesprochen werden kann, schlug Bleuler 1911 in einer Monographie »Dementia praecox oder die Gruppe der Schizophrenien« die heute in der ganzen Welt gebräuchliche Bez. »Schizophrenie« vor. Bleuler betrachtete den ungünstigen Ausgang nicht mehr als notwendiges Kriterium und führte eine von Kraepelin noch nicht beachtete hierarchische Gliederung in der diagnostischen Bewertung der Symptome, die ►Grundsymptome und die ►akzessorischen Symptome, ein. Die Bez. Schizophrenie (Spaltungsirresein) wählte Bleuler, weil die Spaltung der verschiedensten psychischen Grundsymptome (Denken, Affektivität, Aktivität) besonders charakteristisch für dieses Krankheitsbild sei. Das Wollen ist gespalten in eine Reihe gleichwertiger Handlungsmöglichkeiten, das Individuum und die reale Welt sind durch Spaltung getrennt, das Denken ist in Bruchstücke zerspalten, die Assoziationen sind aufgesplittert, Denken und begleitender Gefühlston passen nicht mehr zusammen und sind daher aufgespalten. Zusätzlich zu der für die klinische Diagnostik gedachten Einteilung in Grundsymptome und akzessorische Symptome führte Bleuler eine weitere, theoretisch konzipierte Einteilung in ►Primärsymptome und ►Sekundärsymptome ein. Die beiden Einheiten werden häufig miteinander verwechselt. DSM-III löste die Schizophrenie in »schizophrene Störungen« mit 5 ►Typen (desorganisierter, katatoner, paranoider, undifferenzierter, residualer Typus) auf. Die Diagnose wurde jedoch nur gestellt, wenn die Störung vor dem 45. Lj. ausbrach und mindestens 6 Monate dauerte. DSM-III-R führte den Schizophreniebegriff wieder ein, behielt die genannten Typen bei, liess aber die Höchstaltersgrenze fallen. DSM-IV nahm keine Änderung vor. Jedoch wurde nun gefordert, dass eine postulierte »floride Phase« mindestens 1 Monat anhalte. DSM-V nahm erneut eine Änderung vor. Für die Diagnose müssen demnach mindestens 2 der folgenden 5 Kriterien vorhanden sein: ►Wahn, Halluzinatonen (►Halluzination [2]), ►desorganisiertes Sprechen, ►grob desorganisiertes Verhalten, katatones Verhalten (►Katatonie) Negativsymptome (►Symptome, negative). In DSM-V hat Schizophrenie keine einzelnen Typen und ist selbst Teil des ►Schizophrenie-Spektrums. – Im Übrigen dienen Störungen der Wahrnehmung, Logik und Stetigkeit des Denkens, Auffälligkeiten des Verhaltens, der Affektivität und der ►Hedonie als Mittel zur Feststellung und Einteilung. – Zeichen: Im Gegensatz zu allen anderen psychischen Störungen kommt es bei Schizophrenie zu einer Störung des Denkens und der Sprache ohne Herabsetzung des intellektuellen Potenzials. Das Denken verwirrt sich in bestimmter Weise (►Zerfahrenheit), ohne dass die Intelligenz per se gestört wird. Die Art der schizo-

phrenen Denkstörungen wurde mit Worten wie ►Zerfahrenheit, ►Sperrung, ►Begriffszerfall, Begriffsverschiebung, ►Kontamination oder Symboldenken zu erfassen versucht. Uncharakteristische Denk- und Konzentrationsstörungen kommen jedoch häufiger vor als typische. ►Beziehungs- und ►Verfolgungswahn sind häufig. Akustische Halluzinationen (►Symptome 1. Ranges) kommen häufiger vor als leibliche, optische oder olfaktorische. Häufig ist die Angabe, von außen bestrahlt, geschädigt oder belästigt zu werden. Depressive und manische Verstimmungen beherrschen zeitweilig das Bild (Vgl. ►Schizomanie [3], ►Schizodepression). Angst und inadäquate Affekte sind häufig. DSM-III-III-R benutzten eine Mischung aus ►Schneider'schen ►Symptomen 1. Ranges und Bleuler'schen ►Grund- und akzessorischen Symptomen (s. d.) zur Feststellung der Störung. DSM-IV/V haben Konzepte der positiven und negativen Schizophrenie (s. d.) hinzugefügt. – Der Verlauf kann sich manchmal mehr in Schüben entwickeln und auf jeder Stufe zum Stillstand oder zur Remission führen. Nach Bleuler ist der eventuell ungünstige Ausgang durch eine Veränderung der Intelligenz bestimmt, die nicht mit einer Demenz gleichzusetzen ist. Daneben finden sich Affektveränderungen und eine Veränderung der Einstellung zur äußeren Welt, die äußerst charakteristisch ist und durch keine andere Ursache entstehen kann (schizophrener ►Defekt, ►Defizienz). Neben die primären Symptome können sekundäre treten (Wahn, Halluzinationen, Sprachstörungen, Störungen des Ichgefühls), die im Einzelnen charakteristisch sein können. Ihr Auftreten ist von unterschiedlicher Bedeutung für die Diagnostik. – Als Formen wurden seit Kraepelin (1899) ►Hebephrenie, ►Katatonie und paranoide Schizophrenie (s. d.) unterschieden, die nacheinander beim gleichen Patienten auftreten können. Als 4. Form fügte Bleuler die ►Schizophrenia simplex hinzu. Die Schule Kleist-Leonhard unterscheidet außerdem zahlreiche weitere Formen. – Vorkommen: Die ►Prävalenz wird auf 0,3–0,7 % geschätzt, jedoch sind solche Angaben sehr unsicher, weil es auf Grundvorstellungen der Untersucher und Untersuchungsmethoden ankommt. Die Altersränge 20–40 sind besonders gefährdet mit Gipfel von 25–34 Jahren. In Deutschoand gibt es zu jedem Zeitpunkt etwa 180.000 Schizophrene, von denen nur ein Teil klinisch behandelt wird. In der ganzen Welt gibt es etwa 9 Millionen Schizophrene. Die Unterschiede zwischen verschiedenen Kulturen sind möglicherweise gering. Beginn zwischen Pubertät und dem 30. Lebensjahr (60 %), im 4. Lebensjahrzehnt (25 %); danach nur 14 % der Erkrankungen. – Vererbung: Nach jahrzehntelangen erbbiologischen Untersuchungen (insbesondere Zwillingsforschung) herrscht die Ansicht vor, dass Schizophrenie sich möglicherweise nur bei genetisch disponierten Menschen entwickelt (►Vulnerabilitätskonzept). In jedem Falle werde nur die Disposition vererbt, nicht die Schizophrenie. Die erbbiologischen Daten unterliegen jedoch einer kontroversen, vor allem methodologischen Diskussion (Lidz & Blatt, 1981, 1983). Laborbefunde: Ein spezifischer Laborbefund ist nicht bekannt. Veränderungen der Hirnstruktur bei jeweils einem Teil der Kranken sind: Vergrößerung des Hirnkammersystems, weite Rindenfurchen, kleinere Schläfenlappen und Hippocampi, Vergrößerung der Basalganglien, Durchblutungsstörungen im Stirnhirn (Einzelfälle). – Pathogenese: Die Diskussion um die Ursache der Schizophrenie wird weiterhin kontrovers geführt. Diskutiert wurden Selbstvergiftung des Körpers, Insuffizienz der Geschlechtsdrüsen, bakterielle Infektionen (z. B. Tuberkulose des Gehirns), ein Globulin-Faktor des Plasmas (►Taraxein), Enzymstörungen, Störungen der biogenen Amine (Katecholamin, Indolamin), der Informationsübermittlung an Synapsen (►Dopaminhypothese). Auch Autoimmunprozesse werden diskutiert. Die ätiologische Erforschung konzentriert sich gegenwärtig auf genetische (Vererbung), biochemische (Stoffwechselstörungen), psychodynamische und soziale Faktoren (Rolle einer gestörten Familienstruktur für das Leben Schizophrener). Nach psychoanalytischer Theorie ist eine Ich-Schwäche schon in der Kindheit von Menschen festzustellen, die später an Schizophrenie erkranken. Schizophrene zeigen danach andere ►Abwehrmaßnahmen gegenüber Konflikten als Neurotiker. ►Regression ist ein wichtiger psychodynamischer Vorgang. – Therapie: ►Schizophreniebehandlung.
e: schizophrenia. *fr:* schizophrénie

Schizophrenie, ambulatorische *(f)* (G. Zilboorg, 1956). Schizophrenie mit gutartigem Verlauf und guter psychotherapeutischer Ansprechbarkeit. Die Symptomatik ist weitgehend identisch mit ►Schizophrenie, pseudoneurotische.
e: ambulatory schizophrenia.

Schizophrenie, atypische *(f)* (A. Bostroem, 1938). Psychoseform, die nach verbreiteter Auffassung zur Schizophrenie gehört. Ist in Symptomatik und Verlaufsform nicht ganz typisch. Wird daher einer besonders sicher zum ►Defekt führenden ►Kerngruppe gegenübergestellt. Wird ebenfalls den heilbaren atypischen Psychosen (s. d.) gegenübergestellt. Nach Leonhard gehören dazu: ►Schizophasie, periodische Katatonie (s. d.), affektvolle Paraphrenie (s. d.). Gemeinsam sei diesen Formen die große Spielbreite der Symptome, sie seien bösartige Verwandte der zykloiden Psychosen (s. d.).

Schizophrenie, blande *(f)* Milde, ohne schwere Erscheinungen verlaufende Schizophrenie. Vgl. ►blande.

Schizophrenie, dysthyme *(f)* In der frz. Psychiatrie für Krankheitsbilder, die am ehesten den ▸zykloiden Psychosen der dt. Psychiatrie entsprechen.
e: dysthymic schizophrenia. *fr:* schizophrénie dysthymique

Schizophrenie, einfache *(f)*. ▸Schizophrenia simplex.

Schizophrenie, expansive *(f)* (K. Leonhard). Form der paranoiden Schizophrenie mit deutlich nach außen getragenem Größenwahn. Syn.: progressive Autopsychose (Kleist).

Schizophrenie, gemischte *(f)* Schizophrenie mit Kriterien sowohl der positiven wie auch der negativen Schizophrenie.
e: mixed schizophrenia. *fr:* schizophrénie mixte

Schizophrenie, heredodegenerative *(f)* (E. Herz, 1928). Schizophrenie, deren Symptombild keine körperliche Ursache vermuten lässt, sondern für deren Entstehung allein konstitutionelle Faktoren verantwortlich sein sollen. Wird der symptomatischen Schizophrenie (s. d.) gegenübergestellt. Die Bez. richtet sich an der Auffassung Kleists aus, wonach die Schizophrenie als psychische Heredodegeneration aufgefasst und neurologischen Systemerkrankungen an die Seite gestellt wird.

Schizophrenie, hypochondrische *(f)*. ▸hypochondrische Schizophrenie.

Schizophrenie, katatone *(f)* Eine der 4 ▸Schizophrenieformen. Das Krankheitsbild kann sehr akut unter dem Bilde einer ▸Katatonie, entweder als katatoner Sperrungszustand oder katatoner Erregungszustand, auftreten. Obwohl außerordentlich charakteristisch für Schizophrenie, kann ein völlig gleichartiges Bild auch aus anderer Ursache (z. B. als symptomatische Psychose) entstehen, sodass genaue Diagnosestellung erst durch den weiteren Verlauf möglich ist. Der Verlauf ist nach der traditionellen Vorstellung schubweise (▸Schub), sodass immer neuen Erkrankungsschüben zwar stets wieder eine ▸Remission, aber auch ein treppenartig zunehmender ▸Defekt folgt. Daneben ist eine mehr chronisch verlaufende Form bekannt, die schleichend beginnt und sich langsam fortentwickelt. Die Symptome des katatonen Sperrungszustandes entwickeln sich langsam zunehmend: ▸Negativismus, ▸Stereotypien, ▸Verschrobenheit und ▸Manieriertheit, ▸Katalepsie, Automatismen in Form von ▸Echolalie, ▸Echopraxie und ▸Echomimie. Die Erscheinungen sind jedoch teilweise situationsgebunden, sodass sie unter geeigneten soziotherapeutischen Maßnahmen verschwinden können. Wahn und Halluzination treten bei dieser Form ganz zurück.
e: catatonic schizophrenia. – (ICD-10: F20.2x). *fr:* schizophrénie catatonique

Schizophrenie, kindliche *(f)* Im Kindesalter erstmalig auftretende Schizophrenie. Früheste Beobachtungen ab 6. Lebensjahr. Wahn, Halluzinationen, Affektverarmung, Kontaktmangel, sterotypes Denken und andere Denkstörungen können mit 7 Jahren auftreten. Im Einzelnen wird das Bild stark durch Eigenarten der kindlichen Persönlichkeit geprägt. Ab dem 11./12. Lj. wird die Symptomatologie derjenigen Erwachsener sehr ähnlich. Jahrelang vor Auftreten typischer psychotischer Erscheinungen können zunehmende bizarre Wesens- und Verhaltensänderungen auffallen. Die Abgrenzung gegenüber Verhaltensstörungen der Pubertät kann schwierig sein. Verlauf: Die Unterformen der Schizophrenie können evtl. nacheinander beboachtet werden. Die Prognose ist insbesondere bei schleichendem Beginn ungünstig. Auch bei frühzeitigem Beginn sind jedoch mehrjährige freie Intervalle möglich. Vorkommen: Sehr selten (0,5–1 % der Erkrankungen an Schizophrenie). (n. Chr. Eggers, 1997)
e: childhood oder early-onset schizophrenia

Schizophrenie, konfabulatorische *(f)* Zu den paranoiden Formen der Schizophrenie zählende Psychose, bei der von den Kranken (bei formaler Ordnung des Gedankenganges) phantastische Geschichten mit stets wechselnden Inhalten ausgesponnen werden. Gleicht weitgehend der ▸Paraphrenia confabulans.

Schizophrenie, latente *(f)* (E. Bleuler). Klinisch nicht (oder noch nicht) manifest gewordene schizophrene Erbanlage. Bleuler weist insbesondere auf die ▸Schizophrenia simplex hin, die gewöhnlich viele Jahre verkannt werde. Es müsse daher auch latente Schizophrenien geben, die niemals manifest würden. Dies äußere sich in »nervösen« Beschwerden. – Diese Auffassung wird nicht allgemein geteilt.
e: latent schizophrenia.

Schizophrenie, leibhypochondrische *(f)* Syn. für ▸Schizophrenie, zönästhetische.

Schizophrenie, negative *(f)* Schizophrenie mit mindestens zwei »negativen« Symptomen: ▸Alogie (2), ▸Gefühlsverarmung, ▸Anhedonie, ▸Aufmerksamkeitsstörung. – ▸Ausschlusskriterien sind die Kriterien der positiven Schizophrenie (s. d.). Nach N. Andreasen (1982) ist die Prognose der negativen Schizophrenie ungünstig. – Negative schizophrene Symptome entsprechen weitgehend den ▸Grundsymptomen Bleulers. Sie lassen sich durch Psychopharmaka schlecht beeinflussen. – Historisch: Theoretisch liegt das Modell negativer/positiver Symptome (s. d.) in der ▸Jackson'schen Form zugrunde. Die Jackson'sche Idee einer hierarchischen Gliederung der Symptome wurde dabei jedoch aufgegeben. Es wird postuliert, dass negative Symptome organisch und wirkliche Manifestationen der (hypothetischen) Krankheit sind. Vgl. a. Schizophrenie, gemischte.
e: negative schizophrenia. *fr:* schizophrénie negative

Schizophrenie, paranoide *(f)* (Kraepelin). Eine der vier klassischen Formen der Schizophrenie. In der Symptomatik herrschen Verfolgungswahn, Größenwahn und Halluzinationen vor, während intellektuelle Fähigkeiten und Ansprechbarkeit des Gefühls weniger beeinträchtigt werden. Die Kranken können sozial gut eingeordnet bleiben. Ihre Urteilsfähigkeit bleibt in Bereichen, die nicht von Wahn und Halluzinationen beherrscht werden, gewöhnlich gut erhalten. Die Symptomatik bleibt oft viele Jahre unverändert erhalten. Ausbruch der Krankheit gewöhnlich Ende des 2. und Anfang des 3. Lebensjahrzehnts. Häufigste aller schizophrenen Formen. Alle anderen Formen der Schizophrenie münden entweder in die paranoide Form oder gehen irgendwann einmal durch sie hindurch (W. Janzarik). In der alten Psychiatrie daher vielfach als »sekundäre Verrücktheit« bezeichnet. Von der Schule Kleist-Leonhard, die »Paraphrenie« als Syn. für paranoide Schizophrenie gebraucht, werden mehrere Einzelformen unterschieden: hypochondrische, phonemische, inkohärente, phantastische, konfabulatorische, expansive Paraphrenie (s. d.). Kommt in DSM-V als eigene Kategorie nicht vor, jedoch bei Hinweisen zur Differenzialdiagnose.
e: paranoid (type of) schizophrenia. – (ICD-10: F20.0x).
Syn.: Dementia paranoides, Paranoid. *fr:* forme paranoïde de la schizophrénie

Schizophrenie, periodische *(f)* (P. Polonio, 1954). Besondere Form nicht ganz typischer Schizophrenie. Beginn mit leichter ►Verwirrtheit, mangelhafter Orientierung und Denkstörungen (►Inkohärenz). Die Psychose kann durch Körperkrankheiten oder aufwühlende Erlebnisse ausgelöst werden. Körperkrankheiten führen eher zu einer ►Katatonie, Erlebnisse eher zu einer Wahnpsychose. Die Krankheit klingt nach wenigen Monaten wieder ab. Durch ►Elektrokonvulsionsbehandlung kann der Verlauf auf die Hälfte abgekürzt werden. Ein evtl. zurückbleibender Persönlichkeitsdefekt ist weniger ausgeprägt als bei anderen Schizophrenieformen.
e: periodic schizophrenia. *fr:* schizophrénie périodique

Schizophrenie, phantastische *(f)* Paranoide Form der Schizophrenie mit phantastisch anmutenden Wahneinfällen. Entspricht der ►Paraphrenia phantastica Kraepelins.

Schizophrenie, phonemische *(f)* Syn. für ►Halluzinose, progressive.

Schizophrenie, positive *(f)* Schizophrenie mit »positiven« Symptomen: hartnäckige Halluzinationen (akustisch, olfaktorisch, zönästhetisch), Wahn (der Verfolgung, Eifersucht; religiöser, phantastischer, somatischer, Größenwahn), »positive« formale Denkstörung (►Zerfahrenheit, unlogisches Denken, ►Lockerung der Assoziationen), ►Bizarrerien. – ►Ausschlusskriterien sind: ►Gefühlsverarmung, ►Alogie (2), ►Anhedonie, ►Aufmerksamkeitsstörung. – Positive Schizophrenie lässt sich im Gegensatz zur negativen leichter durch Psychopharmaka und andere körperliche Behandlungsmethoden beeinflussen. – Historisch: Theoretisch liegt das Modell negativer/positiver Symptome (s. d.) in der ►Jackson'schen Form zugrunde. Es wird postuliert, dass positive Symptome restitutiv wären, also eine gesunde Reaktion hypothetischer »psychopathologischer Strukturen« und daher keine Manifestation der (ebenfalls hypothetischen) organischen Krankheit. N. Andreasen (1982) entwickelte Tests (►SAPS und ►SANS) zur Operationalisierung der positiven und negativen schizophrenen Symptome. ►Schizophrenie, negative und gemischte.
e: positive schizophrenia. *fr:* schizophrénie positive

Schizophrenie, produktiv-psychotische *(f)* ►Schizophrenie, bei welcher Halluzinationen, Wahn und Einfälle aller Art im Vordergrund stehen. ►Produktivität.

Schizophrenie, pseudoneurotische *(f)* (P.H. Hoch und W. Polatin, 1949). Besondere Form von neurotischer Persönlichkeitsstruktur mit kurzen psychotischen Episoden (Mikropsychosen). In der Psychose kommt es zu einer Mischung von neurotischen und psychotischen Symptomen: Verstimmungen, Apathien, Charakterstörungen, Negativismus, Zwangsgedanken, Wahn, Hypochondrie, Depersonalisationserscheinungen, »uferlose« psychosomatische Symptomatologie. Es wird hervorgehoben, dass die Kranken im Gegensatz zu den Neurotikern ihre Symptome nicht rationalisieren. Sie sind unfähig, die Entwicklung ihrer Symptome im Zusammenhang darzustellen, sondern wiederholen nur stereotyp ihre Beschwerden. Trotz guter verbaler Intelligenz fehlt die Fähigkeit zu freier Assoziation. Psychotische Episoden klingen rasch und folgenlos ab. Sie entwickeln sich nicht zur Schizophrenie, sondern behalten im weiteren Verlauf ihre Sonderform bei. – Nicht allgemein anerkannter Begriff. Entspricht etwa der Schizoneurose anderer Einteilungen.
e: pseudoneurotic schizophrenia.
Syn.: pseudoschizophrene Schizophrenie, Grenzpsychose, Schizose, Schizomanie (2), ambulatorische Schizophrenie. *fr:* schizophrénie pseudonévrotique, cas-limite

Schizophrenie, pseudoschizophrene *(f)* (P. Delmat-Marselet, H. Lafon und J. Faure, 1942). Akute Psychose, die in ihrer Symptomatik der pseudoneurotischen ►Schizophrenie entspricht.

Schizophrenie, symptomatische *(f)* (H. Krisch, 1920; E. Herz, 1928). Psychische Krankheit, die nach den Vorstellungen der Autoren nicht von einer Schizophrenie zu unterscheiden ist. Werde jedoch durch äußere, auf das Gehirn einwirkende (exogene) Schädigungen (z. B. Entzündungen) hervorgerufen. Es wird angenommen (►Annahme), dass die Symptomatik durch das Vorhandensein einer Erbanlage zur Schizophrenie bewirkt werde. Die Psychose entwickelt sich jedoch nicht spontan wie bei heredogenerativer Schizophrenie, sondern wird durch die Schädigung des Gehirns in Gang gesetzt. Die Bez. wird kaum noch gebraucht. Ähnliche Bedeutung haben jedoch weiterhin schizophrenieähnliche Psychosen (s. d.).

Schizophrenie, traumatische *(f)* (G. de Morsier, 1939, 1971). Psychische Störungen nach einer traumatischen Hirnschädigung (Hirntrauma), die in Symptomatik und Verlauf Ähnlichkeit mit der Schizophrenie haben. Ob echte Schizophrenien als Folge von Hirnschädigungen auftreten können, ist umstritten.
e: traumatic schizophrenia. *fr:* schizophrénie traumatique

Schizophrenie, verbalhalluzinatorische *(f)* Syn. für ►Halluzinose, progressive.

Schizophrenie, verworrene *(f)* (K. Kleist). Zusammenfassende Bez. für schizophrene Psychosen, bei denen eine schwere Sprachstörung (►Schizophasie) oder eine schwere Denkstörung im Sinne der Verworrenheit das klinische Bild beherrschen, während Wahn und Sinnestäuschungen dagegen zurücktreten.

Schizophrenie, zönästhetische *(f)* (G. Huber, 1957). Durch abnorme Leibgefühle gekennzeichneter Typ der Schizophrenie. Beschrieben werden Taubheits-, Steifigkeits- und Fremdheitsgefühle, Gefühle plötzlicher Körperschwäche, ziehende, kreisende »Wandergefühle«, Bewegungs-, Druck- und Zuggefühle im Körperinnern. Diese Leibgefühlsstörungen sind primär und unterscheiden sich von hypochondrischen Störungen dadurch, dass sie nicht jene hypochondrische Überbewertung geringer körperlicher Beschwerden darstellen. Das Denken bleibt im Übrigen klar und folgerichtig. Es findet sich im Pneumenzephalogramm eine Atrophie im Bereich der hirnstammnahen Abschnitte der inneren Liquorräume mit Erweiterung des 3. Ventrikels.
e: cenesthesic schizophrenia.
Syn.: zönästhetisches Syndrom, leibhypochondrische Schizophrenie. *fr:* schizophrénie cénésthésique

schizophrenieähnliche Psychose *(f)*. ►Psychose, schizophrenieähnliche.

Schizophreniebehandlung *(f)* Die Behandlung der Schizophrenie wird auf empirischer Grundlage durchgeführt. Sie richtet sich nach den jeweils vorherrschenden Vorstellungen über Entstehung und Auswirkungen der Krankheit Schizophrenie. Einigermaßen konstant ist die Akzeptanz einer medikamentösen Behandlung gegen Symptome. Vor allem werden ►Neuroleptika (Antipsychotika) eingesetzt gegen Unruhezustände, innere Qual, Halluzinationen, Wahn aller Art, fremd- und selbstgefährdende Aggressivität u. a. – ►Antidepressiva bei depressiven Symptomen oder Stimmungen. Gegen vorübergehend aufkommende unerträgliche Ängste: Anxiolytika. Gegen Ausgrenzung werden vielfältige sozialpsychiatrische Maßnahmen eingesetzt (►Sozialpsychiatrie). Kognitive Psychotherapien richten sich gegen Überempfindlichkeit bei Stresserlebnissen und fördern die Krankheitsbewältigung. Gegen die zentralen ►Kommunikationsstörungen sind erst neuerdings in beschränktem Umfang Psychotherapiesitzungen genehmigungsfähig.
e: treatment of schizophrenia. *fr:* traitement de la schizophrénie

Schizophrenieformen *(f, pl)*. Nach Symptomatik und Verlauf der Schizophrenie werden traditionell vier Formen unterschieden: 1. ►Hebephrenie. 2. ►Katatonie; katatone Schizophrenie. 3. ►Paranoide Schizophrenie. 4. ►Schizophrenia simplex. Von der Schule Kleist-Leonhard werden außerdem zahlreiche andere Formen unterschieden, die jedoch nicht allgemein anerkannt werden. DSM-V nennt diese Formen nicht, sondern geht von einem ►Schizophreniespektrum der Übergänge aus.

Schizophrenie-Index *(m)*. Syn. für ►New-Haven-Index.

Schizophrenien, Gruppe der *(f)* Von E. ►Bleuler bei der Einführung der Bez. »Schizophrenie« gewählte Formulierung (in Aschaffenburgs Handbuch, 1911). Mit der Bez. sollte die Verschiedenartigkeit der Krankheitsbilder hervorgehoben werden, welche alle die einfache Bez. »Schizophrenie« tragen können.
e: group of schizophrenias.

Schizophreniespektrum und andere Psychotische Störungen DSM-V-eigene Gruppe psychischer Störungen, die durch 5 Kriterien zusammengehalten wird: (1+2) ►Halluzinationen und Wahn (beides nicht näher bestimmt); (3) ►desorganisierte Sprache (desorganisiertes Denken); (4) grob ►desorganisiertes Verhalten, Bewegungsstörungen (einschließlich Katatonie); (5) Negativsymptome (►Symptome, negative). – »Hauptmerkmale« seien: ►Wahn, ►Verfolgungswahn, ►Beziehungswahn, körperbezogener Wahn. – Der Gruppierung liegt, wie beim schizophrenen Spektrum (s. d.), die ►Annahme zugrunde, dass Schizophrenie genetisch vererbt wird und dieselben Gene auch andere psychische Störungen hervorbringen.
e: Schizophrenie Spectrum and Other Psychotic Disorders.

schizophreniforme Psychose *(f)*. ►Psychose, schizophreniforme.

Schizophreniforme Störung *(f)* Diagnostische ►Kategorie von DSM-III-V. Die Merkmale sind identisch mit denen der schizophrenen Störung (DSM-III) bzw. der ►Schizophrenie (DSM-III-R-V). Lediglich die Dauer ist unterschiedlich. Mindestdauer nach

DSM-III mehr als 2 Wochen, nach DSM-III-R keine Mindestdauer, nach DSM-IV–V ein Monat. Dauer in jedem Falle jedoch weniger als 6 Monate. Es besteht die Vorstellung, dass es möglicherweise kurz dauernde Psychosen gibt, welche die meisten Zeichen einer Schizophrenie haben, sich jedoch nicht als Schizophrenien weiterentwickeln, sondern nach kurzer Zeit aufhören. Wird in DSM-V zum ►Schizophrenie-Spektrum gerechnet. – In der dt. Psychiatrie gibt es dazu keine Entsprechung, in der frz. Psychiatrie etwa die ►Bouffée délirante.
e: schizophreniform disorder. – (ICD-10: F20.8).

Schizophrenisierung *(f)* (G. Deleuze und F. Guattari, 1972). In der ►Schizoanalyse Art der »Psychotherapie«, welcher sich der Neurotiker, aber auch der Gesunde in Form einer ►»Reise« unterziehen soll. Der Schizophrene habe sich – absichtlich oder unabsichtlich – der Gesellschaft in der Weise entzogen, wie der Kapitalismus üblicherweise die Symbolik und Struktur der Gesellschaft beherrsche, und habe dadurch einen Vorteil erlangt, der dem sog. Gesunden fehle. Mithilfe der Schizophrenisierung soll auch der Gesunde der Zeichen, Strukturen und Widersprüche der Gesellschaft gewahr werden und dadurch davor bewahrt bleiben, verrückt zu werden.
e: schizophrenization. *fr:* schizophrénisation

schizophrenogene Mutter *(f)* Mutter, deren negative Persönlichkeitseigenschaften als Ursache für die Schizophrenie ihres Kindes angesehen werden: plötzliche Ängstlichkeit, verborgener Hass auf das Kind, schlechte Bewältigung des Alltags. Der zukünftige Schizophrene wird darauf in der Kindheit sensibilisiert und übersieht andere positive Eigenschaften. Vorkommen nach Arieti (1977) bei etwa 25% der Mütter Schizophrener. Das Konzept hat Anlass zu familienfeindlichen Zeitströmungen gegeben. Erstveröffentlichung in: F. Fromm-Reichmann: »Notes on the Treatment of Schizophrenics by Psychoanalytic Psychotherapy« in »Psychiatry« 11 (1948) 263–273.
e: schizophrenogenic mother.

Schizose *(f)* H. Claudes Syn. für ►Schizophrenie, pseudoneurotische.

Schizothemie *(f)* (Breuer und Freud, 1895). Unterbrechen eines Gesprächsfadens durch plötzlich einschießende alte Erinnerungen bei Hysterie.
e: schizothemia. *fr:* schizothemie

schizothym *(a).* (E. Kretschmer). Zu ►Schizophrenie disponierend. Feinsinniges Wesen. Eigenschaft bei Schizothymie.

Schizothymie *(f)* Nach der Typologie E. Kretschmers besondere (nicht krankhafte, nicht abnorme) Temperamentsform, vor allem bei leptosomem Körperbau. Es besteht die Neigung, eine eigene kleine Welt gegen die soziale Außenwelt abzugrenzen, mit nur wenigen Freunden guten Kontakt zu haben, eigenen Ideen und schöpferischen Gedanken in ausschließlicher Weise nachzuhängen sowie an einmal aufgestellten Prinzipien etwas zu starr festzuhalten. Hinsichtlich der ►Psychästhesie wird zwischen den Polen »Hyperästhesie« (Empfindsamkeit, Verletzbarkeit) und »Anästhesie« (Gleichmut, Unerschütterlichkeit, geringe emotionale Erregbarkeit) unterschieden. Das im Einzelfalle auftretende Mischungsverhältnis heißt »psychästhetische Proportion«. – Hinsichtlich der Psychomotilität wird zwischen den Polen »Rigidität« (Ausdauer, Prinzipientreue, Fanatismus) und »Elastizität« (Wendigkeit, Geschmeidigkeit) unterschieden.
e: schizothymia. *fr:* schizothymie

Schläfenanfall *(m)* ►Schläfenlappenanfall.

Schläfenlappenanfall *(m).* Epileptischer Anfall, der durch einen epileptogenen Herd im Schläfenlappen des Gehirns ausgelöst wird. Die Bez. wird gewöhnlich als Syn. für ►Anfall, psychomotorischer verwendet; streng genommen bezieht sie sich jedoch nur auf den Reizort, sodass auch andere Anfallsformen als Schläfenlappenanfall auftreten können.
e: temporal lobe seizure. *fr:* crise temporale

Schläfenlappenepilepsie *(f)* Syn. für ►Temporallappenepilepsie.

Schläfenlappen-Pick *(m).* ►Pick'sche Krankheit mit besonderem oder ausschließlichem Befallensein des Schläfenlappens. Unter den Symptomen tritt insbesondere eine Form der sensorischen Aphasie hervor, wobei nach Grünthal schon frühzeitig die Fähigkeit des Sprechens als Ausdruck des aktuellen Denkens gestört ist, während Nachsprechen noch gut möglich ist. Später besteht Neigung, Redensarten und ganze Sätze stereotyp zu wiederholen. Es werden auch eigenartige Erschlaffungsanfälle beobachtet. ►Stirnhirn-Pick.
e: Pick's disease with temporal involvement. *fr:* maladie de Pick avec atrophie du lobe temporal

Schlaf *(m).* Aktiver Erholungsvorgang im vegetativen System des Organismus mit Bewusstseinsveränderungen, Einschränkung von Aktivitäten und Herabsetzung des Stoffwechsels. Im Unterschied zum Koma werden 1. einzelne Sinnesreize selektiv wahrgenommen, ist 2. der Betreffende jederzeit weckbar. Einteilung der Schlaftiefe: ►Schlafstadien. Zustände krankhaften Schlafs: ►Schlafzustände. Bei gestörtem Schlaf können Untersuchungen in ►Schlaflaboratorien durchgeführt werden. S. a. die folgenden Stichwörter.
e: sleep. *fr:* sommeil

Schlaf, desynchronisierter *(m).* Einschlafstadium. Stadium innerhalb des normalen Nachtschlafes. Stadium der ►Schlafstadien mit Desynchronisation im EEG. Tritt normalerweise während eines 8-stündigen Nachtschlafs viermal in 60–90-minütigen Abständen mit einer Dauer von 10–40 Minuten auf. Ist begleitet von einem völligen Tonusverlust der Ske-

S

lettmuskulatur, kurzen Muskelzuckungen und Salven schneller Augenbewegungen (deshalb auch REM-Stadium oder REM-Schlaf [rapid eye movements] genannt). Diese Schlafphasen stellen teilweise das physiologische Korrelat von Träumen dar. Da das EEG hierbei dem eines wachen Individuums sehr ähnlich ist, wird auch von paradoxem Schlaf gesprochen. Desynchronisierter Schlaf ist die ontogenetisch älteste Schlafform. Der für seine Auslösung verantwortliche Nucleus reticularis pontis caudalis entwickelt sich in der Ontogenese relativ früh. Schlaf mit schnellen Augenbewegungen wird auch bei Neugeborenen, Tieren mit operativ entfernter Hirnrinde und bei von Geburt an Blinden beobachtet. In den ersten Lebenswochen werden 60 % der Schlafzeit von schnellen Augenbewegungen begleitet. Die Zeit verringert sich kontinuierlich bis zum 3. und 4. Lj. und beträgt beim Erwachsenen 20 %.
Syn.: REM-Schlaf, fester Schlaf, Traumphasenschlaf, Körperschlaf.

Schlaf, fester *(m).* Syn. für ►Schlaf, desynchronisierter.

Schlaf, hypnotischer *(m)* ►hypnotischer Schlaf.

Schlaf, künstlicher *(m).* Unnatürlicher, durch Medikamente (►Hypnotika) erzwungener Schlaf.
e: artificial sleep. *fr:* sommeil artificiel

Schlaf, magnetischer *(m).* Obsol. Syn. für ►hypnotischer Schlaf. ►Magnetismus, animalischer.

Schlaf, mesmerischer *(m).* Obsol. Syn. für ►Somnambulismus, künstlicher.

Schlaf, orthodoxer *(m).* Schlaf, bei welchem es nicht zu raschen Augenbewegungen kommt (►Schlaf, desynchronisierter). Mithilfe des EEG Einteilung in vier Stadien: Stadium 1: EEG ähnlich wie im Wachzustand. Stadium 2: Es treten Schlafspindeln auf. Stadium 3: Es treten langsame Wellen hinzu. Stadium 4: Langsame Wellen beherrschen das EEG.
e: orthodox oder non-REM oder slow-wave sleep.

Schlaf, paradoxer *(m).* Syn. für ►Schlaf, desynchronisierter.

Schlaf, suggestiver *(m)* ►hypnotischer Schlaf.

Schlaf, synchronisierter *(m).* Zusammenfassende Bez. für die Phasen C–E der ►Schlafstadien.

Schlafanfall (imperativer) *(m).* Plötzlich auftretender, unwiderstehlicher Schlaf, der durch Konzentration und Willensanspannung nicht unterdrückt werden kann. Es handelt sich dennoch um natürlichen Schlaf, aus dem der Schläfer zu jedem Zeitpunkt geweckt werden kann. Vorkommen vor allem als typisches Symptom der ►Narkolepsie; in etwas anderer Form beim ►Pickwick-Syndrom und ►Kleine-Levin-Syndrom. Bei Gesunden im Zustand starker Übermüdung durch äußere Umstände und Reizlosigkeit der Gegenwart.
e: paroxysmal sleep. *fr:* état de sommeil, hypersomnie paroxystique

Schlaf-Apnoe-EDS-Syndrom *(n).* Abkürzung für Schlaf-Apnoe-Einschlaf- und -Durchschlafstörungs-Syndrom. Schlafstörung in der Nacht und am Tage. In der Nacht besteht ein sehr unruhiger Schlaf, bei dem es 3–300-mal zu einem schlafbedingten Aufhören der Atmung kommt, welche nach einem Weckreiz unter lautem Schnarchen wieder beginnt. Am Tage besteht Müdigkeit mit häufigen Schlafanfällen. – Drei Unterformen 1. Zentrales Schlaf-Apnoe-EDS-Syndrom. Zentrale Atemstörung. Reine Apnoe, ohne Brust- oder Zwerchfellbewegungen. 2. Obstruktives Schlaf-Apnoe-EDS-Syndrom. Verlegung der Atemwege durch Kollaps der Trachea oder mechanisch. Brust und Zwerchfell machen während der Apnoe vergebliche Atembewegungen. 3. Gemischter Typ aus beidem. – Folgen können sein: kardiovaskuläre Störungen, z. B. Arrhythmien, vorübergehender Blutdruckanstieg während der apnoischen Periode, nach längerer Zeit auch pulmonale Hypertension und allgemeine Erhöhung des Blutdrucks sowie organisch-psychische Störungen. Plötzlicher Tod ist möglich. – Das Syndrom ist identisch mit dem ►Pickwick-Syndrom. Die ►ASDC-Nosologie nimmt die Einteilung jedoch nach polysomnographischen Befunden vor. – Klinisch identisch ist das Schlaf-Apnoe-SES-Syndrom (Schlaf-Apnoe-Störungen mit Exzessiver-Schläfrigkeit-Syndrom), wobei lediglich die Müdigkeit am Tage betont wird.
e: sleep apnea DIMS syndrome, sleep apnea DOES syndrome.

Schlaf-Apnoe-SES-Syndrom *(n).* ►Schlaf-Apnoe-EDS-Syndrom.

Schlafbewusstsein *(n).* Daseinsweise des ►Bewusstseins im Schlaf. Wird in einer besonderen Bewusstseinsskala dem ►Wachbewusstsein polar gegenübergestellt. Die Bez. wird hauptsächlich gebraucht, wenn betont werden soll, dass im Schlaf ebenfalls Bewusstsein vorhanden ist, nur in veränderter Form, und nicht eine Schlafbewusstlosigkeit.

Schlafbezogene Hypoventilation *(n).* Unterform des ►Schlaf-Apnoe-EDS-Syndroms. Episoden verminderter Atmung im Schlaf bei gleichzeitig erhöhten Kohlensäurewerten.
e: sleep-related hypoventilation.

Schlafentzugsbehandlung *(f)* (W. Schulte, 1970; R. Tölle, B. Pflug, 1971). Schlafentzug für die Dauer einer Nacht zur Behandlung von Depression (s. d.). Ein Umschwung von depressiver Gestimmtheit und Hemmung und ein Rückgang der Selbstmordneigung treten gewöhnlich in der 2. Nachthälfte ein. Hält einen halben Tag, 24 Stunden oder für dauernd an. Wiederholung und Selbstbehandlung sind möglich.

Schlafepilepsie *(f)* (G. Magnusson, 1936). Anfallsleiden mit ausschließlich im Schlaf auftretenden großen epileptischen Anfällen; besonders bevorzugt ist die Zeit kurz nach dem Einschlafen oder kurz vor

dem Erwachen. Schlafmangel spielt für die Auslösung eine geringe Rolle. Das Leiden kann lange Zeit unentdeckt bleiben. Nach D. Janz zeigen besonders Schlafepileptiker die typische epileptische Wesensänderung. Schlafepileptiker zeigen keine Einschlafstörungen, erwachen morgens frisch und fühlen sich dann am leistungsfähigsten. Der Verlauf ist langsam progredient. Historisch: Bereits Beau (1836) beobachtete, dass ausschließlich nachts auftretende epileptische Anfälle im Hinblick auf die Fortentwicklung des Leidens und die Entwicklung einer Demenz eine ungünstige Bedeutung haben.
e: nocturnal epilepsy.
Syn.: Nachtepilepsie. *fr:* épilepsie morphéique oder nocturne

Schlafhypochonder *(m).* Sich besonders auf den Schlaf beziehende ►Hypochondrie. Der Betreffende vermeint ständig, schlecht oder überhaupt nicht zu schlafen, obwohl bei objektiver Beobachtung der Schlaf ausgezeichnet ist.

Schlafinversion *(f)* Schlafumkehrung. Umkehrung der üblichen Schlaf-wach-Folge. Die Betreffenden sind die ganze Nacht über schlaflos und schlafen fest am Tage. Krankhaftes Vorkommen bei Hirnentzündung (Encephalitis lethargica) und zerebrovaskulären Störungen. Vorkommen bei Gesunden durch Gewohnheitsbildung. Bei Personen, die ständig einen Nachtberuf ausüben, ein normaler, nicht schädigender Zustand.

Schlafkur *(f)* Dauerschlafbehandlung. Zu Heilzwecken wird über Tage bis Wochen ein Dauerschlaf hervorgerufen, der aber zu wichtigen Verrichtungen (z. B. Mahlzeiten, Körperpflege) unterbrochen werden kann. Ziel ist die Unterbrechung eines Circulus vitiosus »Erregung – Erschöpfung«, den Kranken hilfsbedürftig und der Psychotherapie zugänglich zu machen, sowie die Unterbrechung negativ sich auswirkender bedingter Reflexe. – Urheber war ►Bernheim (1886, 1891), der einen hypnotischen Dauerschlaf herbeiführte. O. H. Wolff (1898) ersetzte die Hypnose durch das Schlafmittel Trional. Klaesi (1921) benutzte die Methode auch bei schizophrenen Psychosen und Körperkrankheiten. Die Schlafkur wurde nach dem 2. Weltkrieg – anscheinend ohne Kenntnis der älteren Arbeiten – in Russland neu entwickelt, wobei man sich auf Anregungen und Lehren Pawlows stützte. Mithilfe von Medikamenten durchgeführte Schlafkuren werden praktisch nicht mehr durchgeführt. Dagegen sind (medikamentfreie) Schlafkuren im Wellnessbereich häufig und werden in Wellnessoasen oder bei Kuren in Kurorten durchgeführt.
e: (continuous) sleep treatment, hypnotherapy
Syn.: Dauerschlafbehandlung, Winterschlafbehandlung, Heilschlafbehandlung. *fr:* narcothérapie prolongée de Klaesi, cure de sommeil

Schlaflabor *(n).* Einrichtung zur Untersuchung des Schlafes mit Registriermethoden. Gewöhnlich werden mehrere Körperfunktionen gleichzeitig während des Schlafes registriert, z. B. EEG, Atemfunktionen. Die Einrichtung hat zu einer neuen Einteilung der Schlafstörungen mit eigenen Bezeichnungen geführt. ►ASDC-Nosologie.

Schlaflähmung *(f)* Syn. für ►Wachanfall.

Schlaflosigkeit *(f)* Dt. Bez. für ►Agrypnie.
e: wakefulness. *fr:* insomnie

Schlaflosigkeit, psychogene *(f)* Durch Erlebnisse seelisch bedingte Schlafstörung. Tritt einerseits in Form einer Einschlafstörung auf. Den Betreffenden gehen beim Einschlafen ständig ihre allgemeinen und aktuellen Probleme durch den Sinn. Konflikte und Ängste werden in der Vorstellung aktualisiert und von entsprechenden Affekten begleitet und sind dem Einschlafen hinderlich. Zusätzlich kann sich eine Angst vor dem Nichteinschlafenkönnen einstellen, die ihrerseits schlafhinderlich ist. Andererseits können die ersten 3–4 Stunden Schlaf (Hauptschlaf) normal sein. Nach dem Erwachen ist das Bewusstsein mit den aktuellen Problemen und Konflikten beschäftigt, diese behindern das Wiedereinschlafen oder verhindern es. Die Störung verschwindet bei Fortfall der Konflikte.
e: psychogenic wakefulness. *fr:* insomnie psychogène

Schlafmittelhypnose *(f)* Syn. für ►Narkohypnose.

Schlafmittelmissbrauch *(m).* Missbräuchliche Anwendung von Schlafmitteln bei nicht oder nur geringfügig gestörtem Schlaf. Da keine deutliche Grenze gegenüber der Schlafmittelsucht gezogen werden kann und die (dosisabhängigen) klinischen Erscheinungen dieselben sind, soll nach einem Vorschlag der WHO (1964) nur noch von einer ►Drogen-Abhängigkeit von Barbiturat-Typ gesprochen werden, auch wenn andere Substanzen benutzt werden. Haupsächlich werden Benzodiazepine bei Schlafmittelmissbrauch verwendet.
e: narcomania. *fr:* narcomanie

Schlafmittelpsychose *(f)* Bei plötzlicher Entziehung eines über längere Zeit eingenommenen Schlafmittels auftretende psychotische Krankheit. Die Psychose tritt gewöhnlich nicht auf, wenn therapeutische Dosen verwendet wurden, sondern nur bei höheren, bei Missbrauch und Sucht üblichen Dosen. Es handelt sich meist um Delirien, die dem Delirium tremens ähnlich sind (Pohlisch und Panse). Wahn, lebhafte optische und akustische Halluzinationen, starke Angst bei häufig wechselnder Bewusstseinslage und völlige Schlaflosigkeit herrschen vor. Die Psychose kann – besonders wenn bromhaltige Mischpräparate genommen wurden – bis zu 6–8 Wochen bestehen bleiben und klingt dann langsam ab. Schlafmittelpsychosen können oft vermieden werden, wenn Süchtigen das Mittel stufenweise entzogen wird.

Schlafmittelsucht *(f)* Ärztlich nicht sinnvolle, gesundheitsschädigende Anwendung von barbitursäurehaltigen oder -freien Schlafmitteln, die meist in großen Mengen und auch zur Beruhigung am Tage und/oder zur Erzielung einer Euphorie eingenommen werden. Die Betreffenden fallen durch eine gewisse Schläfrigkeit und eine verwaschene, die Konsonanten verschleifende Sprache auf. Neurologisch finden sich feines Handzittern (Tremor), Unsicherheit in den Bewegungen (Ataxie), Herabsetzung der Muskelspannung. Als psychische Folgen stellen sich abnorme Reizbarkeit, Konzentrationsmangel, missmutige Stimmung, Unzufriedenheit und geringe emotionale Belastungsfähigkeit ein. Bei plötzlicher Entziehung kommt es sehr oft zu epileptischen Anfällen und ▸Schlafmittelpsychosen. Im Gegensatz zu anderen Süchten daher nur schrittweise Entziehung. Alle Schlafmittel können dabei stellvertretend füreinander eingesetzt werden. Nach länger dauernder Sucht kommt es zu psychischen Dauerveränderungen in Form einer ▸Entkernung der Persönlichkeit (Staehelin).
e: lethomania.
Syn.: Hypnotikasucht. *fr:* narcomanie

Schlafparalysen *(f, pl)*. Vollständige Erschlaffung der Körpermuskulatur im Schlaf oder Halbschlaf. Kann manchmal nach teilweisem Erwachen für kurze Zeit als einzige Erscheinung des Schlafs bestehen bleiben.

Schlafphase, epileptische *(f)* Im Anschluss an einen großen epileptischen Anfall auftretender Schlafzustand von ½–2 Stunden Dauer (Terminalschlaf).
e: post-ictal sleep. *fr:* coma stertoreux

Schlafrestriktion *(f)* Schlafeinschränkung. Verringerung der Schlafdauer als Mittel gegen Schlafstörungen aller Art. Die entsprechende Umstellung der Schlafgewohnheiten ist Teil einer kognitiven Verhaltenstherapie. Beruht auf der Erkenntnis, dass für den erquicklichen Schlaf Schlaftiefe und -qualität maßgebend sind, nicht die Dauer.
e: sleep restriction.

Schlafstadien *(n, pl)*. Einteilung der Schlaftiefe nach den dabei auftretenden EEG-Veränderungen in die Stadie A–E. Mit zunehmender Schlaftiefe werden die EEG-Wellen größer und langsamer. Stadium A: Stadium der Ermüdung, Absinken der Wachheit. Im EEG werden Alpha-Wellen kleiner, seltener und langsamer. Stadium B: Einschlafstadium mit Verschwinden der Alpha-Wellen und Auftreten von flachen Theta-Komponenten (▸Schlaf, desynchronisierter). Stadium C: leichter Schlaf. Weitere Verlangsamung des Grundrhythmus im EEG und Auftreten von »Schlafspindeln« (gruppierte Beta-Wellen). Stadium D: tiefer Schlaf. Im EEG Serien unregelmäßiger Delta-Wellen. Verschwinden der Spindelaktivität. Stadium E: Tiefschlaf. Im EEG große synchrone Delta-Wellen. – Eine andere Einteilung unterscheidet lediglich die beiden wichtigsten Schlafstadien: a: S.-Schlaf (= synchronisierter Schlaf [s. d.], Nicht-REM-Schlaf) und b: D-Schlaf (= desynchronisierter Schlaf [s. d.]), Träumen, REM-Schlaf.
e: phases of sleep. *fr:* phases du sommeil physiologique

Schlafstörung *(f)*. ▸Insomnie.
e: sleep disorder. *fr:* trouble du sommeil

Schlafstörung, Atmungsgebundene *(f)*. Bez. des DSM-IV/V für eine der primären Schlafstörungen (s. d.) in Form häufiger Unterbrechungen durch Atemstörungen (Schlaf-Apnoe; zentrale alveoläre Hypoventilation). Ist identisch mit dem ▸Schlaf-Apnoe-EDS-Syndrom und dem ▸Pickwick-Syndrom anderer Einteilungen.
e: Breathing-Related Sleep Disorder. – (ICD-10: G47.3).

Schlafstörung mit Albträumen *(f)*. In DSM-IV: diagnostische ▸Kategorie, deren einziges Merkmal ▸Albträume sind.
e: Nightmare Disorder. – ICD-10: F51,5.

Schlafstörung mit Schlafwandeln *(f)*. In DSM-IV: diagnostische ▸Kategorie, deren einziges Merkmal ▸Somnambulismus (1) ist.
e: Sleepwalking Disorder. – ICD-10: F51,3.

Schlafstörung mit Störung des Zirkadianen Rhythmus *(f)*. In DSM-IV: Schlafstörung, bei welcher sich zu konventionellen Schlafzeiten Müdigkeit nicht einstellen will und zu normalen Wachzeiten plötzlich unwiderstehliche Müdigkeit entsteht. Der Schlaf ist im Übrigen normal. Wird unterteilt in 3 Typen: (a) Typus mit Verzögerter Schlafphase (»Nachteulen«, die abends nicht ins Bett finden und morgens nicht aus dem Bett); (b) Jet-Leg-Typus (Menschen auf Reisen durch verschiedene Zeitzonen); (c) Schichtarbeits-Typus (Schichtarbeiter).
e: Circadian Rhythm Sleep Disorder; *(a)* Delayed Sleep Phase Type, (b) Jet Lag Type, (c) Shift Work Type. – (ICD-10: F51.2).

Schlafstörungen in DSM-IV *(f, pl)* Die Einteilung der Schlafstörungen in DSM-IV richtet sich nach der vermuteten Entstehung: 1. Primäre Schlafstörungen; 2. Schlafstörung in Zusammenhang mit einer Anderen Psychischen Störung (in DSM-V nicht mehr enthalten); 3. Schlafstörung aufgrund eines Medizinischen Krankheitsfaktors (in DSM-V nicht mehr enthalten); 4. Substanzinduzierte Schlafstörung. – Alle Schlafstörungen können nach DSM-IV in 4 verschiedenen Typen auftreten: (1) ▸Insomnie, (2) ▸Hypersomnie, (3) ▸Parasomnie, (4) gemischter Typus. – DSM-V hat die Klassen der Schlafstörungen neu unter der Bez. ▸Schaf-wach-Störungen (2) geordnet.
e: sleep disorders.

Schlafstörungen, primäre *(f, pl)* In DSM-IV: Schlafstörung ohne bekannte Ursache. Wird unterteilt in: ▸Dyssomnien und ▸Parasomnien (3).
e: Primary Sleep Disorders.

Schlafstörungen, Substanzinduzierte *(f, pl)* In DSM-IV: Schlafstörung durch unmittelbare Einwirkung einer ►Substanz oder (bis zu 4 Wochen) nach deren Absetzen. Als Verursacher während der Einwirkung einer Substanz (= Intoxikation) werden genannt: Alkohol, ►Amphetamine, ►Koffein, ►Kokain, ►Opiate, ►Sedativa, ►Hypnotika, ►Anxiolytika. Als Verursacher nach Absetzen (= Entzug) werden erwähnt: Alkohol, Amphetamine, Kokain, Opiate, Sedativa, Hypnotika, Anxiolytika.
e: Substance-induced Sleep Disorder.

Schlafstörungsmedizin *(f)* Sammelbezeichnung für fächerübergreifendes Studium der ►Schlaf- und Wachstörungen. Betrifft: Psychiatrie, Neurologie, Pulmonologie, Kardiologie und die Medizin der Durchblutungsstörungen.
e: sleep disorders medicine.

Schlafsucht *(f)* Abnormes Schlafbedürfnis. Wird praktisch als Syn. für ►Hypersomnie gebraucht.
e: hypnomania.
Syn.: Hypnomanie. *fr:* hypnomanie

Schlafsucht, periodische *(f)* Syn. für ►Kleine-Levin-Syndrom.

Schlafterror *(m).* Syn. für ►Pavor nocturnus.

Schlaftiefe, abnorme *(f)* Schlafzustand, der nur durch besonders intensive Weckreize (lang dauerndes Schütteln, stärkere Schmerzreize) unterbrochen werden kann.

Schlaftrunkenheit *(f)* Bei plötzlichem Erwachen auftretender Zwischenzustand von Schlafen und Wachen. Der Gang ist torkelig wie bei einem Betrunkenen; das Bewusstsein eingeengt; die Willenskontrolle nicht voll eingeschaltet; es herrschen traumartige Vorstellungen vor; der Kontakt mit der Außenwelt ist aber nicht voll unterbrochen, sodass sinnlose oder mit Strafe bedrohte Handlungen möglich sind. Auch hypnagoge Halluzinationen (s. d.) können in diesem Zustand auftreten.
e: sleep-drunkenness, drowsiness. *fr:* assoupissement

Schlaf- und Wachstörungen, diagnostische Klassifikation *(f)* Nomenklatur der ►Association for Sleep Disorders Centers, welche auch vom DSM-III übernommen worden ist. A. ►Einschlaf- und Durchschlafstörungen (EDS, EDS-Syndrom); B. ►Störungen mit exzessiver Schläfrigkeit (SES); C. Störungen des Schlaf-Wach-Rhythmus; D. ►Dysfunktionen in Verbindung mit Schlaf, Schlafstadien oder partiellem Erwachen (Parasomnien). – DSM-IV benutzt unter der Allgemeinbezeichnung ►Schlafstörungen jedoch eine andere Einteilung. – In DSM-V Sammelbez. für A. ►Insomnie; B. ►Hypersomnie; C. ►Narkolepsie. D. ►Atmungsbezogene Schlafstörungen; E. ►Zirkadiane Schlaf-wach-Rhythmus-Störungen; F. ►Arousal-Störungen des Non-Rapid-Eye-Movements-Schlafs; G. Albtraumstörung; H. REM-Schlaf-Verhaltensstörung. I. ►Restless-Legs-Syndrom; J. Substanz/Medikamenteninduzierte Schlafstörung.

Schlaf-wach-Störung(en) *(f)* 1. Krankhafte Störung des normalen Schlaf-wach-Rhythmus. Kann bestehen in abnormer Wachheit, abnormer Schlafsucht oder Schlaf-wach-Inversionen (Wachsein in der Nacht, Schlaf am Tage). 2. In DSM-V Klasse höherer Ordnung mit Unterklassen: A. ►Insomnie; B. ►Hypersomnie; C. ►Narkolepsie; D. ►Atmungsbezogene Schlafstörungen; E. ►Zirkadiane Schlaf-wach-Rhythmus-Störungen; F. ►Arousal-Störungen des Non-Rapid-Movement-Schlafs; G. ►Albtraum-Störung; H. ►REM-Schlaf-Verhaltensstörung; I. ►Restless-Legs-Syndrom; J. Substanz-/Medikamenteninduzierte Schlafstörung.
e: disruption of the sleep-wake cycle, sleep-wake-disorders (DSM-V)

Schlafwandeln *(n).* Syn. für ►Somnambulismus.

Schlafzeremoniell *(n).* Immer in gleicher Weise wiederholte Folge von Handlungen vor dem Schlafengehen. Ein bestimmtes Zeremoniell spielt als Schlafvorbereitung eine wichtige Rolle für den normalen Schlaf, der dadurch gefördert bzw. – bei einer Behinderung des Zeremoniells durch äußere Umstände – behindert wird. Bei ►Zwangskrankheit kann sich das Zeremoniell über Stunden ausdehnen und zu einem den Schlaf verhindernden Krankheitssymptom werden.

Schlafzustände *(m, pl).* Etwas unbestimmte Bez. für Schlaf oder schlafähnliche Zustände, häufig sich wiederholendes Einschlafen bei starker Übermüdung, ►Somnolenz. Vorkommen bei organischen Hirnerkrankungen, ►Narkolepsie, ►Kleine-Levin-Syndrom, ►Pickwick-Syndrom, medikamentös bedingtem Schlaf und Winterschlaf. Alle Zustände haben mit dem natürlichen Schlaf die Unterbrechung von Bewusstseins- und Wahrnehmungsfunktionen, das Fehlen einer motorischen Aktivität und die Erweckbarkeit gemeinsam. *fr:* états de sommeil.

Schluckangst *(f)* Angst vor dem Schluckakt.
e: phagophobia. *fr:* phagophobie

Schlüsselerlebnis *(n).* (E. Kretschmer). Besonders intensives Erlebnis, das zum Ausgangspunkt einer (eventuell abnormen) seelischen Entwicklung wird. »Solche Erlebnisse, die besonders geeignet sind, aus einer bestimmten Persönlichkeit gerade die für sie bezeichnenden Reaktionen (►Persönlichkeitsreaktionen) herauszuholen ... So kann das Erlebnis einer kleinen sexualethischen Niederlage spezifisch reizend auf den sensitiven Charaktertypus wirken, während es an einer querulatorischen Kampfnatur vielleicht spurlos vorübergeht.« (Kretschmer) Derartige Schlüsselerlebnisse bilden evtl. den Ausgangspunkt einer ►Paranoia.
e: key event, precipitating event, humiliating experience, stressful oder life event.

Schlummerbilder *(n, pl).* Syn. für ▸hypnagoge Halluzinationen.

Schlummerdemenz *(f)* (K. Schneider). Kranker mit schwerer ▸Demenz, der den größten Teil des Tages schlummert und am realen Leben nicht mehr teilnimmt.

Schlummerkur *(f).* ▸Dämmerkur.

Schlummersucht *(f)* Syn. für ▸Narkolepsie.

Schmerzasymbolie *(f)* (P. Schilder und E. Stengel, 1928). Unfähigkeit, Schmerzreize richtig zu verarbeiten. Obwohl Empfindungsreize und auch Schmerzreize richtig wahrgenommen werden und z. B. auch zu vegetativen Schmerzreaktionen führen, fehlt die anschauliche Wahrnehmung. Kommt z. B. darin zum Ausdruck, dass der Kranke sich Schmerzreizen nicht entzieht oder sie dem Verursacher nicht verübelt. Stets auf beiden Körperseiten gleichzeitig. Bei Läsion der dominanten Hirnhälfte.
fr: asymbolie de la douleur, analgognosie.

Schmerzfreude *(f)* Eigentümliches, z. B. bei Hysterie vorkommendes, Symptom, bei dem (von außen zugefügter) Schmerz als angenehm empfunden wird, da er die als unangenehm empfundene innere Spannung herabsetzt. Vgl. ▸Algolagnie.

Schmerzgeilheit *(f)* Syn. für ▸Algolagnie.

Schmerzstörung *(f)* In DSM-IV: Schmerzleiden, bei welchem intensive und lang anhaltende Schmerzen bestehen, für die keinerlei Organveränderungen verantwortlich gemacht werden können und die oft auch nicht einem bestimmten anatomischen Versorgungsgebiet zuzuordnen sind. Auf die seelische Verursachung weist gewöhnlich die Tatsache hin, dass der Schmerz in engem zeitlichem Zusammenhang mit einem bedeutsamen Erlebnis entstanden ist oder dass primärer oder sekundärer ▸Krankheitsgewinn besteht. Es werden viele Ärzte aufgesucht. Es kommt evtl. zu unnötigen Operationen und zu Schmerzmittelmissbrauch, obwohl diese kaum Linderung bringen. In DSM-V umbenannt in ▸Somatische Belastungsstörung mit überwiegendem Schmerz.
e: pain disorder, somatic symptoms disorder with predominant pain (DSM-V).
Syn.: Psychogenes Schmerzsyndrom (nur DSM-III), Somatoforme Schmerzstörung (nur DSM-III-R).

Schmerzstörung in Verbindung mit einem Medizinischen Krankheitsfaktor *(f)* In DSM-IV: Subtyp der ▸Schmerzstörung, bei welcher ausschließlich Körperstörungen die Ursache sind.
e: Pain Disorder Associated with a General Medical Condition.

Schmerzstörung in Verbindung mit Psychischen Faktoren *(f)* In DSM-IV: Subtyp der ▸Schmerzstörung, bei welcher seelische Faktoren die wichtigste Rolle spielen.
e: pain disorder associated with psychological factors. (ICD-10: F45.4).

Schmerzstörung in Verbindung mit sowohl Psychischen Faktoren wie einem Medizinischen Krankheitsfaktor *(f)* In DSM-IV: Subtyp der ▸Schmerzstörung, bei welcher seelische und körperliche Faktoren eine wichtige Rolle spielen.
e: Pain Disorder Associated with Both Psychological Factors and a General Medical Condition.

Schmerzwollust *(f)* Syn. für ▸Algolagnie.

Schmutzangst *(f)* Syn. für ▸Mysophobie.

Schnee *(m).* 1. Im Drogenjargon Synonym für ▸Kokain. 2. Jede ▸Droge (2), die in Form eines weißen Pulvers angeboten wird.
e: snow.

Schneider, Kurt geb. 7.1.1887 Crailsheim, gest. 27.10.1967 Heidelberg. O. Prof. der Psychiatrie in Heidelberg (1946–1955). Habilitation 1919 bei Aschaffenburg in Köln. 1931–1946 Direktor des klinischen Instituts der Deutschen Forschungsanstalt für Psychiatrie in München. Folgte einerseits der phänomenologischen Richtung der Psychiatrie (▸Jaspers), deren Möglichkeiten er weiterentwickelte. Andererseits Vertreter eines psychiatrischen ▸Vitalismus, z. B. vitale Depression (s. d.), vitale Leibempfindungen. Stellte mit seiner Schrift »Die psychopathischen Persönlichkeiten« (Leipzig und Wien, 1923) die psychiatrische Persönlichkeitslehre auf eine neue Grundlage und führte eine allgemein akzeptierte Nomenklatur (▸Psychopathen) ein. Das in 7 Sprachen übersetzte Hauptwerk »Klinische Psychopathologie« (1. Aufl. Berlin, 1931, 8. Aufl. 1967) wurde zum Leitfaden der klinischen Diagnostik. Weitere wichtige Schriften: »Die Schichtung des emotionalen Lebens und der Aufbau der Depressionszustände« (1920); »Zur Einführung in die Religionspsychopathologie« (1928); »Psychischer Befund und psychiatrische Diagnose« (1939).

Schnüffeln *(n).* Im Drogenjargon: Einatmen von berauschenden Dämpfen. ▸Thinner-Sucht.
e: sniffing.

Schnüffeltic *(m).* Schnüffelnde Bewegungen in Form eines ▸Tics.
fr: tic de reniflement.

Schnupfkokainismus *(m).* Gewöhnliche Form der Kokainsucht, bei der das Kokain geschnupft wird. ▸Kokainismus (2).

Schock, psychischer *(m).* 1. Reaktion auf ein plötzlich eintretendes, überwältigendes Erlebnis. Die Bez. wird vor allem dann angewandt, wenn das Plötzliche des Ereignisses auf der einen Seite und die Heftigkeit der psychischen Reaktion auf der anderen Seite hervorgehoben werden sollen. Auslösende Ereignisse sind z. B. Katastrophen, Erdbeben, Brand, Schiffsuntergang, persönliche Lebensbedrohung. Die psychische Reaktion in Form von ▸Primitivreaktionen oder emotionalem Erkalten (▸Emotionsstupor) wird begleitet von vegetativen Erscheinungen:

Schweißausbruch, Erbrechen, Darmstörungen, Herzstörungen, Kreislaufkollaps, Ohnmacht. Bei stärkerem Versagen von Kreislauf und Atmung kann der Zustand evtl. lebensbedrohlich werden. 2. In nicht ganz korrekter Weise häufig als Syn. für psychisches Trauma gebraucht.
e: shock. *fr:* choc affectif, choc fortuit

Schockbehandlung *(f)* Überfallartige Störung des humoralen und neurovegetativen Gleichgewichts zur Behandlung psychischer Krankheiten. Wurde bereits im 19. Jh. durch plötzliches Herabstürzen von Kranken in kaltes Wasser ausgeübt, um Kranke aus ihrem Wahn zu reißen. Kam 1934 erneut mit der ►Cardiazolschockbehandlung auf, die dann von der Elektroschockbehandlung (►Elektrokonvulsionsbehandlung) abgelöst wurde. Auch die ►Insulinkomabehandlung zählt zu den Schocktherapien. Seltenere Formen sind die Injektion von Amphetamin (►Amphetaminschock), Behandlung mit körperfremden Proteinen (Proteintherapie) und Inokulation einer Parasitenkrankheit (►Malariatherapie). Hauptanwendungsgebiete sind einzelne Formen der Schizophrenie und der Depressionen, seltener bei symptomatischen und epileptischen Psychosen. Der sehr umfangreichen Anwendung in den Anfangszeiten der Therapie ist vor allem nach Einführung der ►Pharmakotherapie eine viel engere Indikationsstellung gefolgt.
e: shock-therapy, shock-treatment. *fr:* sismothérapie

Schockpsychose *(f)* Als Reaktion auf ein überwältigendes Erlebnis hin auftretende Psychose. Nach den Erfahrungen zweier Weltkriege ist es mehr als zweifelhaft, ob aufgrund plötzlicher Erlebnisse Psychosen entstehen können.
e: shock-psychosis. *fr:* psychose réactionnelle

Schocktherapie *(f)*. ►Schockbehandlung.

Schreber, Daniel Paul geb. 25.7.1842 Leipzig, gest. 14.4.1911 Leipzig-Doesen. Dr. jur., Senatspräsident in Sachsen. Berühmter Fall der psychiatrischen und psychoanalytischen Literatur. Veröffentlichte 1903 »Denkwürdigkeiten eines Nervenkranken nebst Nachträgen und einem Anhang über die Frage: ›Unter welchen Voraussetzungen darf eine für geisteskrank erachtete Person gegen ihren erklärten Willen in einer Heilanstalt festgehalten werden?‹«, worin aus späterer Sicht die Erlebnisse während einer Psychose (►Angstpsychose) geschildert werden. Übersetzungen ins Engl. (1955), Italien. (1974), Frz. (1975), Japanische (1990). S. Freud publizierte 1911 eine Analyse des Buches: »Psychoanalytische Bemerkungen über einen autobiographisch beschriebenen Fall von Paranoia (Dementia paranoides)«. Sie gilt als Grundlage für eine psychoanalytische Deutung der Schizophrenie. Zumindest beim Mann stelle die Schizophrenie eine Abwehr uneingestandener homosexueller Wunschphantasien dar. Die Diskussion um den Fall Schreber hält weiter an: W. Niederland (1974), S.M. Weber (1973), M. Schatzmann (1974), H. Israëls (1980; 1989), U.H. Peters (1994, 1996). Monographische Gesamtdarstellung durch Z. Lothane »In Defense of Schreber. Soul Murder and Psychiatry« (1992); dt. »Seelenmord und Psychiatrie: zur Rehabilitierung Schrebers« (2004).
fr: le cas Schreber

Schreck *(m)*. Das Erleben eines Affektzustandes bei plötzlicher Bedrohung (z.B. Unfallgefahr) oder plötzlichem und starkem Sinnesreiz (z.B. Blitz, Knall), welche einen überfallen, ohne dass man darauf vorbereitet ist, sodass man nicht in der Lage ist, sich zu schützen oder die Situation zu beherrschen. Im Vergleich mit Angst und Furcht wird beim Schreck das Moment der Überraschung betont. Schreck kann das psychische Leben für eine Weile lahmlegen und eine adäquate Verarbeitung des Erlebten oder ein ►Abreagieren verhindern. Deshalb können sich daraus Neurosen entwickeln. Dies kann z.B. der Fall sein, wenn der Jugendliche plötzlich mit den Problemen der Sexualität konfrontiert wird (Sexualschreck). – Steht in Zusammenhang mit vielen psychischen Störungen. Vgl. Kataplexie, Emotionsstupor, s.a. folgende Stichw.
e: fright. *fr:* effroi

Schreckaphasie *(f)* Durch ein Schreckerlebnis hervorgerufener Verlust der Sprache. Es handelt sich nicht um eine Aphasie i.e.S., sondern um eine emotionale Sprachlähmung.

Schreck-Basedow *(m)*. Klinisches Bild einer Schilddrüsenüberfunktion, die dem Ausdruck höchster Angst gleicht: aufgerissene, vorquellende Augen, Zittern, rascher Puls, Blässe oder Rötung des Gesichts. Man nahm lange Zeit eine Verursachung durch Schreck und Angst an, die jedoch unbewiesen ist.

Schreckblitz *(m)*. (V. Ebbecke, 1943). Blitzartiges Auftreten von ungestalteten Trugbildern bei plötzlichen akustischen Reizen im Halbschlaf. Synästhetisches, optisch-akustisches Erlebnis. Der Betroffene sieht weiß glühende Punkte, neblige Flecke oder erlebt eine plötzliche Erleuchtung des mittleren Sehfeldes. Als Reize wirken Türzuschlagen, Autohupen, Knacken. Oft kommt es gleichzeitig zu einem Zusammenschrecken. Die (seltene) Erscheinung tritt nur bei dazu disponierten Individuen auf und wird durch eine Aktivierung optischer Areale des Gehirns mittels unspezifischer Reize verursacht. Erstbeschreibung (1810) durch P. Gruithuisen.
e: auditory visual synaesthesia.
Syn.: Weckblitz (H. Ahlenstiel). *fr:* audition lumineuse des bruits

Schreckdämmerzustand *(m)*. Durch Schreckerlebnis ausgelöster psychogener ►Dämmerzustand.

Schreckerstarren *(n)*. Syn. für ►Kataplexie (2).

Schreckneurose *(f)*. ►Kraepelin-Syndrom.

Schreckpsychose *(f)* ►Schreckreaktion besonders schweren Ausmaßes, evtl. mit Orientierungsstörungen und unsinnigen Handlungen. Es handelt sich nicht um eine eigentliche Psychose, sondern um psychoseähnliche Zustände.
e: fright-psychosis.

Schreckreaktion *(f)* Seelische und vegetative Reaktion auf ein plötzliches Erlebnis ohne Beteiligung der rationalen Persönlichkeitsanteile. Wird begrifflich nicht scharf vom psychischen ►Schock getrennt; die beobachtbaren Erscheinungen sind gleich.

Schrecksekunde *(f)* Die vom Auftreten einer Gefahr (►Schreck) bis zur Handlung auf diesen Reiz hin verstreichende Zeit. Während dieser Zeit kommt es noch zu keinerlei Reaktionen. Dauert zwischen 0,6 und mehreren Sekunden.
e: reaction time.

Schreckstarre *(f)* Syn. für ►Kataplexie (2).

Schreianfall *(m)* ►Schreikrämpfe.

Schreibblockade *(f)*. Syn. für ►Schreibkrampf.

Schreibdruckwaage *(f)* Gerät zur Messung des beim Schreiben auf die Unterlage ausgeübten Druckes. In einer Kurve wird der fortlaufende Schreibdruck in Gramm wiedergegeben. Dient der graphischen Erfassung der Feinmotorik, z. B. bei der Kontrolle extrapyramidal-motorischer Begleitwirkungen der ►Neuroleptika. – Das erste Gerät stellte Kraepelin her. Vervollkommnungen und Abwandlungen führten J. Rudert, Gildemeister und Wirtz, Katz, Lutze, v. Bracken und Mühlfeld, Steinwachs sowie Steinwachs und Boucke durch.
Syn.: Schriftwaage.

Schreibkrampf *(m)*. Unfähigkeit, ein Schreibinstrument richtig zu gebrauchen, obwohl alle Organe intakt sind und das Schreiben vorher perfekt beherrscht wurde. Die Unfähigkeit wird oft durch Schmerzen in der Hand oder durch tonische Verkrampfung der Muskeln, welche die Finger beugen, verursacht. Tritt entweder zu Beginn des Schreibens oder erst nach einigen Zeilen oder Seiten auf. Ursachen: In sehr seltenen Fällen lassen sich organische Störungen ermitteln. Gewöhnlich als ►Konversionssymptom bei aktuellem Konflikt zu interpretieren. Nach A. W. Flathery (2004) sind Aktivitätshemmungen im limbischen System und Schläfenlappen verantwortlich.
e: writer's cramp, writer's block
Syn.: Graphospasmus, Mogigraphie, Schreibblockade. *fr:* crampe des écrivains, graphospasm

Schreibkrampf, spastischer *(m)* ►Schreibkrampf.

Schreib-Lese-Schwäche *(f)* Gemeinsames Vorkommen von ►Schreibschwäche und ►Leseschwäche bei Schulanfängern mit normaler Intelligenz. Die Schreib-Lese-Schwäche kann auch mit ►Rechenschwäche kombiniert sein. (ICD-10 F81.0).
e: writing and reading disability.
Syn.: Lese-Rechtschreibe-Schwäche, Lese- und Rechtschreibstörung. *fr:* dysgraphie-dyslexie

Schreibschwäche *(f)* Schwierigkeiten beim Erlernen der Orthographie trotz ausreichender oder sogar guter Intelligenz. Es besteht Unfähigkeit oder Schwäche, Wörter in einzelne Buchstaben zu zerlegen. Vorkommen bei ca. 7 % der Kinder; Knaben doppelt so oft wie Mädchen. Oft besteht noch im Erwachsenenalter orthographische Unsicherheit, was zum übrigen Niveau seltsame Kontraste bildet. Bei nicht rechtzeitigem Erkennen besteht Gefahr falscher Behandlung, der Entmutigung und Verunsicherung. Kommt oft zusammen mit ►Leseschwäche als Schreib-Lese-Schwäche vor. ►Rechenschwäche.
e: dysorthographia. *fr:* dysorthographie

Schreibstörung, Entwicklungsbezogene ►Entwicklungsbezogene Schreibstörung.

Schreibsucht *(f)* Syn. für ►Graphorrhoe.

Schreibtherapie *(f)* Eine der ►künstlerischen Therapien. Bereits in geläufiger Literatur (Romane, Briefromane, Tagebücher, Theaterstücke u. a.) geht es oft um die Be- und Verarbeitung von Erlebnissen, indem sie als fiktionale Geschichte gestaltet werden. Beispiel: Goethes »Die Leiden des jungen Werthers«. In der Schreibtherapie wird systematisch eine Gestaltung von Vorstellungen, Gefühlen, Motiven und Ereignissen dichterischer Form angestrebt. – Ausbildungsmöglichkeiten in Gesellschaften und Instituten in Anlehnung an ►Psychotherapieausbildung, Grundschema.
e: writing therapy.

Schreikrämpfe *(m, pl)*. 1. Volkstümliche Bez. für lautes und unvernünftiges Schreien als Reaktion auf ein Erlebnis oder als Ausdruck eines aktuellen Konfliktes. Kein Krampfleiden im medizinischen Sinne des Wortes.
Syn.: Schreianfälle. 2. Syn. für ►Affektkrämpfe, respiratorische.

Schriftwaage *(f)*. ►Schreibdruckwaage.

Schröder, Paul geb. 19.5.1873 Berlin, gest. 7.6.1941 Leipzig. O. Prof. der Psychiatrie und Neurologie in Greifswald (1912) und Leipzig (ab 1925). Wurde nach Promotion in Berlin (1897) Schüler von ►Wernicke, ►Bonhoeffer und ►Kraepelin. Habilitation 1905 in Breslau für Psychiatrie und Neurologie. Förderte die Erforschung der ►Degenerationspsychosen. Hauptwerke: »Chronische Alkoholpsychosen« (1905); »Die Spielbreite der Symptome beim manisch-depressiven Irresein und bei den Degenerationspsychosen« (1920).

Schubert, Gotthilf Heinrich von geb. 26.4.1780 Hohenstein (Sachsen), gest. 1.7.1869 Laufzorn (b. München). Romantischer Arzt und Autor vielgelesener Bücher Psychisches betreffend. Nach Medizinstudium in Leipzig und Jena praktischer Arzt in Altenburg, Freiberg und Dresden. 1809–1816 Direktor des

Realinstituts in Nürnberg. Anschließend Lehrer mecklemburgischer Prinzen und Prinzessinnen. Ab 1819 Professor für Naturgeschichte in Erlangen, ab 1827 in München. Veröffentlichte eine große Zahl viel gelesener und z. T. bis heute wirksamer Werke: »Briefe über das Studium der Medizin«, 1805; »Symbolik des Traumes« (1814); »Die Urwelt der Fixsterne« (1822); »Altes und Neues aus dem Gebiete der inneren Seelenkunde« 4 Bde. (1817–1844); »Geschichte der Seele«, 2 Bde. 1830; »Ansichten von der Nachtseite der Naturwissenschaft« (1840); »Die Krankheiten und Störungen der menschlichen Seele« (1845); »Das Weltgebäude, die Erde, und die Zeiten des Menschen auf der Erde« (1852); »Der Erwerb aus einem vergangenen und die Erwartungen von einem zukünftigen Leben. Eine Selbstbiographie«, 4 Bde. (1855–1856); »Erinnerungen aus dem Leben Helene Louise Herzogin von Orleans, geboren Prinzessin von Mecklenburg-Schwerin. Nach ihren eigenen Briefen zusammengestellt« (1860) u. a.

Schub, schizophrener *(m).* Bez. der klassischen Psychiatrie für besondere Verlaufsform vieler schizophrener Psychosen, bei denen der Krankheitsprozess nicht gleichmäßig, sondern stufenförmig in ungleichmäßigen Schritten fortschreitet. Betrifft insbesondere die katatonen Formen der Schizophrenie (►Katatonie). Jeder Schub beginnt in dieser Auffassung mit akuten psychotischen Erscheinungen, die nach einer Weile abklingen, jedoch einen jeweils verstärkten schizophrenen ►Defekt hinterlassen, der von Schub zu Schub weiter zunimmt. »Diejenigen akuten Vorgänge, die die dauernde Veränderung oft unter stürmischen Erscheinungen herbeiführen, und alle die späteren Vorgänge, die diese Veränderung weiter verstärken, nennen wir Schübe« (K. Jaspers). In Antithese hierzu wird eine zu vollständiger Gesundung führende Erkrankungsepisode als ►Phase bezeichnet.

Schüchternheit *(f)* Mangel an Sicherheit beim Umgang mit anderen Menschen. Schüchterne sind empfindsam und zeigen bereits bei kleinen Anlässen die vegetativen Reaktionen der affektiven Erregung; z. B. Erröten, Schwitzen, Harndrang. Sie befinden sich besonders in Gegenwart ihnen unbekannter Menschen unwohl und ziehen sich zurück, obwohl sie eine tiefe Sehnsucht nach mitmenschlichen Kontakten haben. Ursachen: oft Erziehungsmängel in Form einer mangelhaften Heranführung von Kindern an die Gemeinschaft Gleichaltriger; oder neurotische Fehlhaltungen auf der Grundlage organischer Dispositionen. Bei Kindern ist eine gewisse Schüchternheit normal, bei Adoleszenten kann sie vorübergehend verstärkt auftreten. Bei beginnender Schizophrenie kann abnorme Schüchternheit ein Krankheitssymptom sein.
e: timidity, shyness. *fr:* timidité

Schüle, Heinrich geb. 24.8.1840 Freiburg/Br., gest. 9.12.1916 Illenau. Direktor der Heilanstalt Illenau. Gilt als bedeutendster Vertreter der älteren Anstaltspsychiatrie. Sein Lehrbuch »Klinische Psychiatrie« (Leipzig, 1886) gab eine völlig neue Aufgliederung des Stoffes und wurde in mehrere Sprachen übersetzt.

Schüle'sches Melancholiezeichen *(n).* Hautfalte zwischen den Augenbrauen, welche die Form eines (griechischen Omega) Ω annimmt. Zeichen für Melancholie.
Syn.: Omega melancholicum.

Schüttelneurose *(f)* Im Anschluss an ein angsterregendes Erlebnis auftretender Schütteltremor (grobes Zittern), der evtl. jahrelang weiterbestehen kann. Es handelt sich nicht um eine Neurose im gebräuchlichen Sinn, jedoch um eine erlebnisbedingte, nichtorganische Störung. Das Zittern tritt besonders dann verstärkt auf, wenn das Anfangserlebnis wieder angerührt wird.

Schulangst *(f)* Angst eines Kindes vor dem Schulbesuch, die nicht rational begründbar ist. Kann sich in einfacher Ängstlichkeit beim Schulbesuch ausdrücken, die Ursache von Schulschwänzen sein oder zur Unmöglichkeit führen, ein solches Kind in die Schule zu bringen. Die Ursachen sind nach psychoanalytischen Untersuchungen im Mutter-Kind-Verhältnis zu suchen. Die frühkindlichen Bindungen zur Mutter werden nicht gelöst, weil die Mutter die kindliche Anhänglichkeit und Abhängigkeit bewahren will. Es besteht oft eine verdrängte Abneigung der Mutter gegen die wachsende Selbstständigkeit des Kindes. Es kann sich auch um Kinder ängstlicher Mütter oder um entwicklungsbedingte Angst bei verwöhnten und verunsicherten Kindern handeln, die es nicht gewohnt sind, dass Anforderungen an ihre Leistungsfähigkeit gestellt werden. Therapie: Rückführung des Kindes in die Schule bei gleichzeitiger Familientherapie oder Psychotherapie von Mutter und Kind.
e: school phobia, schoolsickness. *fr:* angoisse oder phobie de l'école

Schuld *(f)* 1. Im moralischen Sinne: Vorwerfbarkeit; sittlicher Unwert durch Nichtbeachtung eines moralischen oder religiösen Gesetzes. Alle Schuld ist ursprünglich Sündenschuld, die voraussetzt, dass der Mensch sich als freies Wesen für die Begehung der verbotenen Handlung und gegen die Möglichkeit der sittlichen Handlung entschieden hat. – Psychiatrisch spielt diese Form der Schuld in den ►Schuldgefühlen und ►Selbstvorwürfen schwer Depressiver eine wichtige Rolle. 2. Im rechtlichen Sinne: Nachlässigkeit und Mangel an Sorgfalt, derentwegen man rechtlich belangt werden kann; verantwortliche Urheberschaft einer mit Strafe bedrohten Übertretung eines Gesetzes. Begehung dieser Schuld erfordert, dass der Betreffende die Verbotsnorm kennt und sich nicht im Zustande geistiger Krankheit befindet und somit in

der Lage ist, sich gegen das Unrecht zu entscheiden. Psychiatrisch ist die ►Schuldfähigkeit im rechtlichen Sinne Gegenstand der Beurteilung durch einen ärztlichen Sachverständigen.
e: guilt. *fr:* offense, culpabilité

Schulddepression *(f)* 1. Depression, bei der immer wieder vorgebrachte ►Schuldgefühle und Selbstvorwürfe völlig im Vordergrund des klinischen Bildes stehen, sodass alle anderen Erscheinungen der Depression dahinter kaum bemerkbar sind. 2. Depression als Folge eines sich als verfehlt empfindenden Lebens, bei dem oft ein kleines Erlebnis den lange vorbereiteten Zusammenbruch herbeiführt.

Schuldfähigkeit *(f)* Im rechtlichen Sinne: Fähigkeit eines Menschen, schuldhaft eine mit Strafe bedrohte Handlung zu begehen. »Der innere Grund des Schuldvorwurfs liegt darin, dass der Mensch auf freie, verantwortliche, sittliche Selbstbestimmung angelegt ist und deshalb befähigt ist, sich für das Recht und gegen das Unrecht zu entscheiden« (BGH St2, 194, 1952). Schuldfähigkeit setzt jedoch voraus, dass die Handlung nicht als Folge *(a)* einer krankhaften Störung der Geistestätigkeit (s. d.), (b) einer tief greifenden Bewusstseinsstörung, (c) eines Schwachsinns oder (d) einer schweren anderen seelischen Abartigkeit (s. d.) zu betrachten ist. Die Bez. trat an die Stelle der älteren »strafrechtlichen Zurechnungsfähigkeit« (früher geregelt im § 51 StGB). Im Strafgesetzbuch werden 2 Grade unterschieden: § 20 StGB: aufgehobene Schuldfähigkeit (s. d.), § 21 StGB: verminderte Schuldfähigkeit (s. d.). Im Strafprozess muss das Gericht dem Angeklagten die Schuldfähigkeit nachweisen. Verbleibende Zweifel daran müssen zu seinem Gunsten veranschlagt werden.

Schuldfähigkeit, verminderte *(f)* § 21 StGB: »Ist die Fähigkeit des Täters, das Unrecht der Tat einzusehen oder nach dieser Einsicht zu handeln, aus einem der in § 20 [►Schuldunfähigkeit] bezeichneten Gründe bei Begehung der Tat erheblich vermindert, so kann die Strafe nach § 49 Abs. 1 gemildert werden.« Vgl. Schuldfähigkeit.

Schuldgefühle *(n, pl).* 1. Einsicht, etwas falsch gemacht zu haben, gegen ein sittliches oder religiöses Gebot oder gegen eine moralische Pflicht verstoßen zu haben. Tritt bei ernsthaft Depressiven vor allem als ►Selbstvorwurf auf. Nach H.-J. Weitbrecht zu unterscheiden in: a) Primäre Schuldgefühle: z. B. Gefühl der moralischen Schuld, wenn gegen allgemein gültige Gebote und Verbote verstoßen wurde, Gefühl der »Unterlassungsschuld«, wenn etwas Pflichtgemäßes unterlassen wurde, oder Gefühl der ►Seinsschuld. b) Sekundäre Schuldgefühle: »Vergleichsweise verständliche depressive Reaktionen des allerdings depressiv veränderten Kranken auf seine schweren Hemmungen … und auf die Tatsache, dass er infolge seines vitalen Darniederliegens in der Zeit der Krankheit beruflich nicht vorwärtskommen konnte usw.« – Historisch: als Wort erst seit der Aufklärung nachweisbar, kommt bei Luther und noch bei Goethe nicht vor. – 2. In der Psychoanalyse sind unbewusste Schuldgefühle ein stark beachtetes Phänomen vor allem bei Zwangskrankheit und Melancholie. Freud (GW XIII, 379) sieht im »Schuldbewusstsein den Ausdruck einer Spannung zwischen Ich und Über-Ich [als Funktion des Gewissens]. Das Ich reagiert mit Angstgefühlen (Gewissensangst) auf die Wahrnehmung, dass es hinter den von seinem Ideal, dem Über-Ich, gestellten Anforderungen zurückgeblieben ist.« Da die Bez. »unbewusstes Schuldgefühl« als paradox empfunden wird, schlägt Freud vor, von Strafbedürfnis zu sprechen, was dasselbe bedeute. Freud: »Wir können uns aber nicht abhalten lassen, dies unbewusste Schuldgefühl nach dem Muster des bewussten zu beurteilen und zu lokalisieren.«
e: guilt feeling, sense of guilt. *fr:* sentiment de culpabilité

Schuldkomplex *(m).* Inkorrekte Bez. für unbewusste ►Schuldgefühle.

Schuldunfähiger *(m).* Einer, der im Sinne des Gesetzes schuldunfähig ist. ►Schuldunfähigkeit.

Schuldunfähigkeit *(f)* § 19 StGB: »Schuldunfähig ist, wer bei Begehung der Tat noch nicht vierzehn Jahre alt ist.« § 20 StGB: »Ohne Schuld handelt, wer bei Begehung der Tat wegen einer krankhaften seelischen Störung, wegen einer tief greifenden Bewusstseinsstörung oder wegen Schwachsinn oder einer schweren anderen seelischen Abartigkeit unfähig ist, das Unrecht der Tat einzusehen oder nach dieser Einsicht zu handeln.« Vgl. Schuldfähigkeit, verminderte Schuldfähigkeit.

Schuldwahn *(m).* Syn. für ►Versündigungswahn.

Schulen der Psychotherapie, Wiener *(f, pl).* ►Wiener Schulen der Psychotherapie.

Schulkrankheit *(f)* Syn. für ►Schulangst.

Schulleistungsstörungen *(f, pl).* Sammelbez. des DSM-III-R für folgende Einzelstörungen: ►Entwicklungsbezogene Rechenstörung, ►Entwicklungsbezogene Schreibstörung und ►Entwicklungsbezogene Lesestörung. In DSM-IV umbenannt in ►Lernstörungen und in seinem Inhalt verändert. In DSM-V erneut umbenannt: Spezifische Lernstörung.
e: academic skills disorders. – (ICD-10: F82).

Schulphobie *(f)* Syn. für ►Schulangst. Die Bez. ►Phobie wird dabei in dem sehr weiten Sinne von »Abneigung« gebraucht. Phobische Ängste i. e. S. bestehen gewöhnlich nicht.

Schulpsychiatrie *(f)* Syn. für ►Psychiatrie, offizielle.

Schulreife *(f)* Intellektuelle und seelische Fähigkeit, den sozialen Anforderungen von Einschulung und Schule gerecht zu werden. Ist am sichersten durch unmittelbare Beobachtung durch einen geübten Untersucher oder Berichte einer erfahrenen Kindergärtnerin zu beurteilen. Dagegen sind Berichte der Eltern und Schulreifetests gewöhnlich unzureichend.

Schulschwierigkeiten *(f, pl)*. In DSM-III: Sonderkategorie für solche Jugendliche, die als »Sitzenbleiber« in der Schule oder als Studenten (z. B. im Examen) Schwierigkeiten haben, obwohl sie ausreichend intelligent sind und an keiner psychischen Krankheit leiden. In DSM-V nur beiläufig erwähnt.
e: academic problem.

Schulte, Walter geb. 29.3.1910 Frankfurt, gest. 19.8.1972 Tirol. O. Prof. für Psychiatrie in Tübingen. Nach Ausbildungsjahren bei Berger in Jena (1936–1947) Oberarzt in Bethel (1947–1954), Direktor der Anstalt Gütersloh (1954–1960) und der Universitätsnervenklinik Tübingen (1962–1972). Zahlreiche Schriften zu wichtigen psychiatrischen Fragen: »Synkopale vasomotorische Anfälle« (Habilitationsschrift, 1943, 2. Aufl. 1949); »Hirnorganische Dauerschäden nach schwerer Dystrophie« (1953); »Klinik der Anstaltspsychiatrie« (1962); »Unerwünschte Schwangerschaft« (zusammen mit Schulte und Schulte, 1969); »Psychotherapeutisch-psychiatrisches Seminar« (1967); »Melancholie in Klinik, Forschung und Behandlung« (zus. mit W. Mende, 1969).

Schultz, Johannes Heinrich geb. 30.6.1884, gest. 19.9.1970 Berlin. Bedeutender Psychotherapeut in Jena und Berlin. Nach dem Medizinstudium in Lausanne, Göttingen und Breslau folgen psychiatrische Lehrjahre in Göttingen (ab 1907 unter L. W. Weber) und Jena (ab 1912 unter O. Binswanger). Seit 1915 apl. Prof. in Jena. War 1936–1945 Leiter des Berliner Instituts für Psychotherapie. Betrieb nach dem 2. Weltkrieg eine Privatpraxis. Eng befreundet mit K. Jaspers, und noch vor Beginn einer ▸Lehranalyse (1924–1927) wurde Schultz mit seinem Buch »Die seelische Krankenbehandlung« (1919) führender Vertreter der nicht-psychoanalytischen Psychotherapie. Begründete die viel gebrauchten Bezeichnung ▸Fremd-, ▸Rand-, ▸Schicht- und ▸Kernneurose. Erreichte seine stärkste Ausstrahlung mit der Herausarbeitung des ▸autogenen Trainings, dessen Anfänge bis 1911 zurückgehen; erste monographische Bearbeitung 1920: »Das autogene Training«, (18. Aufl. 1987). Drang mit der Begründung einer »Bionomen Psychotherapie« (1951) nicht völlig durch. Sein »Lebensbilderbuch eines Nervenarztes« (1964) beleuchtet humorvoll die Psychiatriegeschichte seiner Zeit. Schrieb 20 Bücher und über 400 Einzelarbeiten. Mitherausgeber (mit V. E. ▸Frankl und V. E. v. Gebsattel) des »Handbuchs der Neurosenlehre« (1957/59).

Schultz-Hencke, Harald geb. 18.8.1892, gest. 23.5.1953 Berlin. Arzt und Psychoanalytiker in Berlin. Entwickelte auf dem Grunde des Freud'schen Lehrgebäudes eine eigene psychoanalytische Lehre, die ▸Neopsychoanalyse (2), die in Deutschland zahlreiche Anhänger fand (Schwidder, Dührssen). Bemühte sich insbesondere um die Psychotherapie funktioneller Psychosen. – Schriften: »Der gehemmte Mensch, Entwurf eines Lehrbuchs der Neo-Psychoanalyse« (1942); »Lehrbuch der Traumanalyse« (1949); »Lehrbuch der analytischen Psychotherapie« (1952).

Schulversagen *(n)*. Lernversagen eines Kindes in der Schule trotz ausreichender Intelligenz. Einer der häufigsten Gründe für psychiatrische Konsultation im Schulalter. Ursachen: in seltenen Fällen konstitutionelle Mängel oder unzureichende Ausreifung des Nervensystems. Häufiger sind psychogene Lernstörungen. Sie können an andersartige Anfangsstörungen anknüpfen; unerkannte Schwäche, zarte Gesundheit mit häufigem Fehlen, unfreundliche Lehrer führen zu negativen Assoziationen in Bezug auf Schule und entsprechende Lernverweigerung. Andere Ursachen sind neurotische Ängste, Eltern-Autoritäts-Konflikte, Mangel an ausreichender Motivation durch familiäre und andere Umstände. ▸Schulangst. Therapie: Verbindung von pädagogischen und psychotherapeutischen Maßnahmen (Psychagogik).

Schuss setzen ▸schießen.

Schwachsinn *(m)*. Allgemeinste Bez. der Alltagssprache für alle Formen niedriger Intelligenz. Wissenschaftlich syn. mit ▸Oligophrenie. Historisch: Zunächst umgangssprachlicher Ausdruck für »Mangel an Sinn, d. i. nicht allein an Empfindung, sondern auch am Verstande« (J. C. Adelung, 1774). Bei I. Kant Ersatz für das ältere ▸Blödsinn. Als klinischer Ausdruck für »leichtere Formen der ▸Idiotie« (Kraepelin, 1883) erst im Laufe des 19. Jh. Schließlich als dt. Wort für ▸Oligophrenie. Teilweise wird »geistige oder seelische Behinderung« als Syn. gebraucht, hat jedoch nicht die gleiche Bedeutung.
e: mental deficiency, mental retardation, intellectual disability (DSM-V). *fr:* débilité mentale

Schwachsinn, amoralischer *(m)*. Syn. für ▸Moral Insanity.

Schwachsinn der Trinker, halluzinatorischer *(m)*. Selten gebr. Synonym für ▸Wahnsinn der Trinker, halluzinatorischer.

Schwachsinn, hochgradiger *(m)*. Synonym für ▸Idiotie.

Schwachsinn, jugendlicher *(m)*. (L. Scholz, 1897). Obsol. Syn. für ▸Dementia hebetica.

Schwachsinn, mongoloider *(m)*. Syn. für ▸Down-Syndrom.

Schwachsinn, moralischer *(m)*. Syn. für ▸Moral Insanity.

Schwachsinn, sozialer *(m)*. Vorgetäuschter Intelligenztiefstand aus äußeren Gründen. Vorkommen bei Kindern und Erwachsenen, die durch schlechte Erziehung, unzureichenden Schulbesuch oder alle

Formen der Verwahrlosung geringere Kenntnisse erwerben, als ihrer intellektuellen Veranlagung entsprechen würde.

schwachsinnig *(a)*. Von sehr niederer Intelligenz. Wird für alle Schweregrade angewandt. ►debil, ►imbezill, ►idiotisch, ►Oligophrenie. Häufiges Unwort der Alltagssprache ohne bestimmte Bedeutung.
e: feebleminded.
Syn.: geistesschwach, oligophren. *fr:* oligophrène

Schwächezustand, hyperästhetisch-emotionaler *(m)*. (K. Bonhoeffer, 1910). Im Gefolge einer akuten körperlich begründbaren Psychose oder im Abklingen einer schweren Körpererkrankung auftretendes pseudoneurasthenisches Syndrom. Symptome: starkes Schwächegefühl, erhöhte Ermüdbarkeit, verminderte Ausdauer, Merk- und Konzentrationsschwäche, Überempfindlichkeit gegen Sinnesreize und seelische Einwirkungen aller Art, launische Reizbarkeit, Affektinkontinenz, Neigung zu Tränenausbrüchen, Kopfschmerzen. Die Kranken schrecken leicht auf, klagen über beunruhigende Träume und schreckhafte Bilder, hören Musik, rufende Stimmen von Angehörigen, sind zeitweise nicht imstande, die Täuschungen von wirklich Erlebtem zu unterscheiden, und haben Andeutungen krankhafter Eigenbeziehungen. Der Zustand klingt nach Wochen oder Monaten ab oder hält – bei fortbestehender Körperkrankheit – bis zum Tode an. Die Bez. wird auch gegenwärtig häufig verwendet, jedoch meistens nicht in dem engen Bonhoeffer'schen Sinne, sondern für vielerlei Versagenszustände mit Reizbarkeit und Tränenausbrüchen, die bei Körperkrankheiten, ►Psychasthenie oder anderen Zuständen auftreten.
e: emotional-hyper*(a)*esthesic hyposthenia (Bonhoeffer), hypersensitive emotional debility, (häufiger als diese wörtlichen Übersetzungen wird benutzt:) postinfectious neurasthenia. *fr:* état de débilité émotive et hyperesthésique

Schwangerschaft, eingebildete *(f)* Wahnhafte Überzeugung, schwanger zu sein. Seit Hippokrates bekanntes Zustandsbild. Alle subjektiven Schwangerschaftserscheinungen werden beobachtet: Unwohlsein, Brechreiz, Gelüste, Wahrnehmung von Kindsbewegungen, Völlegefühl, Schwerfälligkeit, schließlich Wehen. An körperlichen Erscheinungen finden sich außer Amenorrhoe auch Schwellungen der Brüste, Pigmentation der Brustwarzen und Milchsekretion. Der Bauch wird durch besondere Zwerchfellhaltung, Darmfülligkeit durch Kot und Luft sowie Fettleibigkeit umfangreicher. Die Dauer entspricht oft der einer natürlichen Schwangerschaft. Die Kranken zeigen sich gewöhnlich einer Belehrung nicht zugänglich. Ursachen: starke Befürchtungen oder Wünsche in Bezug auf eine Schwangerschaft.
e: spurious pregnancy, false oder hysterical pregnancy, pseudopregnancy, pseudocyesis.
Syn.: Pseudocyesis, Scheinschwangerschaft *fr:* grossesse nerveuse

Schwangerschaftsdepression *(f)* Während der Schwangerschaft auftretende und nach Beendigung der Schwangerschaft wieder abklingende Depression. Es kann sich um eine Depression handeln, die mit dem Zustandekommen der Schwangerschaft, der Einstellung zum Kind und dessen Erzeuger zusammenhängen kann. Ob bei erheblicher Selbsttötungsneigung eine ärztliche Indikation zur Schwangerschaftsunterbrechung besteht, wird uneinheitlich beantwortet.
e: gestational depression. *fr:* état dépressif dans la grossesse

Schwangerschaftsphobie *(f)* Krankhafte Angst vor Schwangerschaft und Geburt, die zu völliger Ablehnung des Gedankens an eigene Kinder führen und der Grund für eine illegale Schwangerschaftsunterbrechung werden kann. Ursachen sind stets starke neurotische Ängste. Behandlung evtl. durch Psychotherapie. ►Konzeptionsfurcht.
e: pregnancy phobia. *fr:* phobie dans la grossesse

Schwangerschaftspsychose *(f)* In der Schwangerschaft auftretende Psychose. Dabei kann es sich um ein zufälliges Zusammentreffen oder eine kausale Beziehung handeln. Nach H. Pauleikhoff (1964) dauern in der Schwangerschaft aufgetretene Psychosen gewöhnlich sehr lange und nehmen oft einen ungünstigen Verlauf.
e: gestational psychosis, psychosis in pregnancy. *fr:* psychose gravidique

Schwangerschaftswahn *(n)*. ►Schwangerschaft, eingebildete.

Schwatzepilepsie *(f)* Syn. für ►Epilepsia marmotans.

Schwebesensation *(f)* Syn. für ►Levitation (2).

Schweigepflicht *(f)* Verpflichtung zur Bewahrung der von Patienten anvertrauten Geheimnisse. Im hippokratischen Eid enthalten: »Was ich während meiner Behandlung sehe und höre oder außerhalb meiner Praxis im Umgang mit Menschen erfahre, das man nicht weitererzählten darf, werde ich als Geheimnis hüten.« Rechtlich geregelt in § 203 StGB. Hinsichtlich der Heilberufe heißt es darin: »(1) Wer unbefugt eine fremdes Geheimnis, namentlich ein zum persönlichen Lebensbereich gehörendes Geheimnis oder ein Betriebs- oder Geschäftsgeheimnis, offenbart, das ihm als 1. Arzt, Zahnarzt, Tierarzt, Apotheker oder Angehörigen eines anderen Heilberufs, der für die Berufsausübung oder die Führung der Berufsbezeichnung eine staatlich geregelte Ausbildung erfordert, 2. Berufspsychologen mit staatlich anerkannter wissenschaftlicher Abschlussprüfung [...] anvertraut worden oder sonst bekannt geworden ist, wird mit Freiheitsstrafe bis zu einem Jahr oder mit Geldstrafe bestraft.« Durch eine Schweigepflichts-

entbindung kann der Therapeut straffrei gestellt werden. Zu Beginn einer Psychotherapie wird gewöhnlich vereinbart, dass die dem Therapeuten bekannt werdenden Geheimnisse nur preisgegeben werden, wenn sich eine Schweigepflichtsentbindung ausdrücklich auf sie bezieht.
e: confidentiality.

Schwelle, neuroleptische *(f)*. ►neuroleptische Schwelle.

Schwellensituation *(f)* Übergang von einer Lebensphase in eine andere, z. B. Eintritt ins Berufsleben.

Schwerbesinnlichkeit *(f)* Erschwerung, Verlangsamung und Lahmheit des Denkens sowie Einfallslosigkeit. Symptom der ►Bewusstseinstrübung und des mittelschweren Durchgangssyndroms (s. d.).
e: poverty of thought.

schwerblütig *(a)*. Schwerblütigkeit als Charaktereigenschaft: schwernehmend, bedächtig, langsam, sorgfältig – als Gegensatz zu leichtlebig. Schweres und dickes Blut habend. Man kennt schwerblütige Schwaben, auch schwerblütige Melancholiker. Das Wort selbst ist – ebenso wie kaltblütig – ein sprachliches Überbleibsel der antiken Säftelehre, welche Charaktereigenschaften mit den Eigenschaften von Körperflüssigkeiten erklärte.
e: Keine genaue Übersetzung, hilfsweise: phlegmatic, ponderous.

schwere depressive Episode *(f)* Syn. für ►ernsthaft-depressive Episode. Dieses Syn. findet sich nur in der dt. Fassung von ►ICD-10.

Schwere-Noth *(f)* Altdt Bez. für ►Epilepsie.

Schwererziehbarkeit *(f)* Geringe erzieherische Beeinflussbarkeit eines Kindes aufgrund abnormer Charakteranlagen, eines besonders lebhaften Temperaments, einer mäßig ausgebildeten ►Aufmerksamkeits-/Hyperaktivitätsstörung, seelischer Störungen u. a. In einzelnen Lebensphasen (Trotzalter, Pubertät) kann die Erziehung nur vorübergehend erschwert sein. Schwererziehbarkeit erfordert je nach Grad, Alter des Kindes, Beschaffenheit des häuslichen Milieus unterschiedliche psycho-pädagogische oder psychotherapeutische Maßnahmen.

Schwerfälligkeit *(f)* Besondere Temperamentseigenschaft. Langsamkeit im Denken, Erfassen von Situationen, Reagieren auf neue Anforderungen; auch langsam in Gang kommende Erregung bei Zurücksetzungen oder anderen affekterregenden Situationen. Vorkommen besonders beim ►Phlegmatiker.

Schwerhörigkeit, wahnartige Reaktion bei Bei Schwerhörigen besonders nach plötzlichem Ortswechsel oder bei plötzlicher Behinderung weiterer Sinne (z. B. durch Augenoperation) auftretende paranoide Reaktionen (»primitive Beziehungsreaktionen«), evtl. mit Erregungszuständen.

Schwermut *(f)* Schwere, gedrückte Gemütsstimmung. Bei Adelung (1793) ein »anhaltender hoher Grad der Traurigkeit, ein anhaltendes niedergeschlagenes Gemüth; von schwer, sofern es ehedem auch traurig, betrübt bedeutete«. Auch als Ersatzwort für lat. aegritudo animi, aegrimonia, melancholia, in Verbindung mit tiefsinnigen und zugleich schweren Gedanken (lat. gravidas mentis). Man sprach von sanfter, gefühlvoller und schöner Schwermut mit einer Unterbedeutung von Schwärmerei. – In der heutigen Alltagssprache vor allem von Kranken mit ernsthafter Depression selbst als treffendes Wort für ihre Gemütsverfassung (vgl. ►Mut) gebraucht.

Schwindel, epileptischer *(m)* ►Vertigo (epileptica).

Schwindler, epileptische *(m, pl)*. Von Kraepelin (1915) gebrauchte Bez. für eine Gruppe von Epileptikern mit unausgeglichenem und unzuverlässigem Wesen. Die Kranken fügen sich nach Kraepelin schlecht in die soziale Ordnung ein, führen ein unstetes und vagabundierendes Leben und geraten häufig mit dem Gesetz in Konflikt. ►Affektepilepsie.
e: epileptic fraud. *fr:* épileptique asocial

Schwingungsfähigkeit *(f)* In der Psychiatrie: Breite einer gedachten Gefühlsskala, auf welcher das Gemüt einer Person momentan nach verschiedenen Richtungen von einer gedachten Norm abweichen kann. Das Phänomen wird vom Untersucher in nicht-rationaler Weise wahrgenommen und kann von einem anderen anders wahrgenommen werden. – Metaphorische Anwendung aus der Musik, in welcher etwa die Saite eines Instruments verschieden weit schwingen und andere Saiten zum Mitschwingen bringen kann, je nachdem wie stark sie »angeschlagen« wird.

Scrupulositas *(f)* Alte Bez. für krankhaft übertriebene, ängstliche Genauigkeit und Gewissenhaftigkeit.
e: scrupulosity. *fr:* scrupulosité

SDAT Senile Demenz vom Alzheimer-Typ. ►Alzheimer-Demenz

SDD seasonal depressive disorder«. ►Saisonale affektive Störung.

SDS ►Self-Rating Depression Scale.

Sedativa *(n, pl)*. Von lat. »sedare« = zum Sitzen bringen, beruhigen. Bez. für alle Medikamente mit beruhigenden, schlafanstoßenden, eine übermäßige Erregung herabsetzenden Medikamente. Große, sonst in jeder Hinsicht uneinheitliche Gruppe. Zu ►Narkotika (mit denen man Narkose erzeugt), ►Hypnotika (mit denen man Schlaf erzeugt), ►Anxiolytika (mit denen man entängstigt und entspannt wird) bestehen keine scharfen Grenzen.
e: sedative.

Sedierung, Sedation *(f)* Beruhigung. I. e. S. die durch Medikamente (►Sedativa) bewirkte Herabset-

zung der Ansprechbarkeit auf normale Reize ohne Gefühl der Benommenheit.
e: sedation. *fr:* sédation

Seele *(f)* Erlebte und/oder beobachtete Einheit aller emotionalen und geistigen Vorgänge des Menschen (für manche auch der Pflanzen und Tiere) im Gegensatzpaar Leib – Seele. Das Wort ist gemeinsamer Besitz aller germanischen Sprachen, die Sache ist Gegenstand aller Religionen sowie der meisten philosophischen, psychologischen und psychopathologischen Systeme. Die jeweilige Bedeutung ist stark vom theoretischen Bezugsrahmen abhängig. – Nach Augustinus (»De Trinitate«, zwischen 400 u. 416 n. Chr.) gibt es eine Dreifaltigkeit der Seelenkräfte: (1) Gedächtnis (lat. memoria), (2) Vernunft (lat. intelligentia, cogitatio), (3) Willen (lat. voluntas, providentia). – Im Laufe des 20. Jh. allmählich aus dem Diskurs der Psychiater verschwunden. Bei Freud noch ein besonders häufig gebrauchtes Wort (insbesondere »seelisch«). Wird in der gegenwärtigen Wissenschaftssprache durch den Einfluss des ►Behaviorismus selbst in Zusammensetzungen (Seelenarzt) gemieden. Kommt als Wort in DSM-V nicht vor (auch nicht »psyche«). – Bei Übersetzungen sind vollständige Übereinstimmungen mit der Bedeutung im Dt. selten. Engl. »soul« hat zwar dieselbe sprachliche Herkunft, ist aber nur bei entsprechendem Kontext verwendbar. »mind« und »psyche« sind ebenfalls möglich. »Seelisch« wird eher mit »mental« und »emotional« übersetzt. Frz. steht zwar »âme« zur Verfügung, doch entstammt »âme« der andersartigen lateinisch-romanischen Tradition und beinhaltet ursprünglich eine sich bewegende Kraft. Vgl. ►Psyche.

Seelenarzneikunde *(m).* Im 18. und 19. Jh. Syn. für das, was heute Psychiatrie heißt. Beispiel J. Wenzel: »Versuch einer praktischen Seelenarzneikunde« (1801).

Seelenarzt *(m).* Seit Beginn des 18. Jh. Arzt der sich auch mit der Psyche der Kranken befasst. Etwa: »Nikias, trefflicher Mann, du Arzt des Leibs und der Seele« (Goethe, Amyntas, 1797). Arzt, der »psychologische Curen«, »Seelenkuren« oder »Seelenbehandlungen« durchführt. Arzt der psychischen Heilkunde. Ab Beginn des 19. Jh. auch zur Unterscheidung vom Irrenarzt. In der Gegenwart eher in belletristischer als medizinischer Literatur. – Im Engl. für die alte Zeit keine Entsprechung.
Syn.: Arzt der Seele, psychologischer Arzt, philosophischer Arzt.

Seelenblindheit *(f)* Syn. für ►Agnosie, optische.

Seelenblindheit, assoziative *(f)* (Lissauer). Syn. für ►Objektagnosie.

Seelenkrankheit: *(f)* Im 18. und 19. Jh. Bez. für alle Arten von psychischen Störungen.

Seelenkur *(f)* Syn. für ►Kur, psychologische.

Seelenmassage *(f)* Scherzhafte volkstümliche Bez. für jede Form seelischer Behandlung.

Seelenmord *(m).* In mittelalterlicher Auffassung (nachgewiesen bei Mathias Kramer, 1678, in der italienischen Form »homicidio spirituale dell' anima«) Gewalt des Banns, welche der geistlichen Obrigkeit zukommt – gegenüber der Gewalt des Schwertes, welche der weltlichen zukommt. Die von der Kirche verurteilten Hexen wurden im »reinigenden« Feuer verbrannt, um die Seelen zu retten. In Anlehnung daran in Paul Johann Anselm Feuerbachs Schriften über Kaspar Hauser, Strindbergs «Själamord» und ►Schrebers «Denkwürdigkeiten eines Nervenkranken» gebraucht. Wird in W. G. Niederlands »Folgen der Verfolgung: Das Überlebenden-Syndrom – Seelenmord« (1980) mit dem Holocaust in Beziehung gesetzt. Niederland stellte einen Zusammenhang zwischen einer angeblich (nicht tatsächlichen) überstrengen Erziehung in der Familie ►Schrebers und dem Holocaust her. Dem folgte eine vielfache Populärliteratur in engl. Sprache, angeführt von Morton Schatzmann »Soul Murder – Persecution in the Family« (1973).

Seelenstörung *(f)* Im 19. Jahrhundert allgemeine Bez. für psychische Krankheit. Vgl. Alienatio mentis.
e: insanity. *fr:* maladie de l'esprit

Seelentaubheit *(f).* ►Agnosie, akustische.

seelische Mechanismen *(m, pl)* ►Psychismus.

Ségal-Typ *(m).* Obsol. Bez. für Wahnerkrankung mit psychomotorischer Erregung.
e: Ségal-type. *fr:* paranoïa type Ségal

Sehen, illusionäres *(n).* Syn. für ►Illusion.
e: pseudopsy. *fr:* pseudopsie

Seinsschuld *(f)* Bei schwerer Depression gelegentlich auftretende existenzielle Schuldgefühle. Zeigt sich als Überzeugung, einer sinnfordernden, metaphysisch-religiösen Instanz gegenüber dadurch schuldig geworden zu sein, dass aus den vorhandenen inneren Möglichkeiten der Selbstverwirklichung nichts oder nicht genügend gemacht worden sei. ►Schuldgefühle.

Sejunktionstheorie *(f)* (C. Wernicke, 1880). Auf der Grundlage der Assoziationstheorie entwickelte Vorstellung, dass krankhafte Störungen des Zentralnervensystems auf einer Durchtrennung der Assoziationsbahnen beruhen. Diese Sejunktion der Vorstellungen bringt es mit sich, dass in einem Individuum völlig verschiedene Vorstellungen nebeneinander existieren können (z. B. bei Dementia praecox). – Bei Wernicke eine umfassende, alle krankhaften psychischen Phänomene einbeziehende Theorie. Eine Störung innerhalb einer Assoziationsbahn vermag z. B. eine nervöse Erregung an der Fortleitung zu hindern; es kommt zu Rückleitung und Erregungszuwachs, die als Reizsymptome Halluzinationen, Wahn oder autochthone Ideen hervorzubringen vermögen. – Die Theorie vermochte sich nicht durchzusetzen.

Sekretion, psychische *(f)* (I. P. Pawlow). Ältere Bez. für die später von Pawlow selbst »bedingter Reflex« genannte Erscheinung.

Sektor *(m).* In der Psychiatrie: Region einer Stadt oder im Lande in der Größe von 80 000–200 000 Einwohnern mit gemeinsamer psychiatrischer Versorgung. ►Sektorisierung.
e: sector. *fr:* secteur

Sektorisierung *(f)* In der ►Psychiatrie-Enquête aufgestellete Forderung, die teils realisiert wurde: Zusammenfassung aller psychiatrischen Dienste eines ►Sektors: niedergelassene Ärzte, Kliniken, Tag-Nacht-Kliniken, beschützende Werkstätten, Wohnheime, Spezialeinrichtungen für Alkoholiker, Epileptiker, Drogenabhängige, auch für Kinder, alte Menschen. Grundgedanke ist die gemeinsame Versorgung durch die gleiche Gruppe von Ärzten, Pflegepersonal, Sozialarbeiter usw. und die Vermeidung einer Verschiebung des Kranken von Institution zu Institution im Verlaufe eines Krankheits- und Rehabilitationsprozesses. – In Frankreich gesetzlich verankert. In den übrigen europäischen Ländern in heftiger, teils politisch-ideologisch geführter Diskussion. In den USA kaum diskutiert.
e: sectorization. *fr:* sectorisation

Sekundärdemenz *(f)* In der alten Psychiatrie das chronische psychische Siechtum, das sich an eine akute, ereignisreiche Psychose anschloss. Entspricht damit etwa dem Begriff »schizophrener Defekt« (s. d.). Kraepelin nahm (ab 1898) die früher als sekundäre Demenz beschriebenen Krankheitsbilder mit in die ►Dementia-praecox-Gruppe auf.
e: secondary dementia. *fr:* démence secondaire

sekundäre Halluzination *(f).* ►Sekundärhalluzination.

sekundärer Blödsinn *(m).* Syn. für ►Sekundärdemenz.

Sekundärfamilie *(f)* Die Familie, welche jemand gegründet hat. Bezieht sich auf (Ehe-)Partner, Kinder und weitere Nachkommen. Vgl. ►Primärfamilie.
e: secondary family

Sekundärgruppe *(f)* Größere ►Gruppe nur locker miteinander verbundener Mitglieder, die aber durch gemeinsame Eigenschaften, Traditionen und ein Zusammengehörigkeitsgefühl miteinander verbunden sind. Z. B. soziale Klassen, Gewerkschaften, Schulen, Berufsstände.
e: secondary group. *fr:* groupe secondaire

Sekundärhalluzination *(f)* Kaum gebrauchte Bez. für ►Reflexhalluzination.

Sekundärprävention, psychische *(f).* ►Prävention, sekundäre.

Sekundärsymptome *(n, pl).* (E. Bleuler, 1911). Nicht unmittelbar, sondern nur mittelbar mit dem hypothetischen Körperprozess der Schizophrenie zusammenhängende Symptome. Bleuler: »...sind teils psychische Funktionen unter veränderlichen Bedingungen, teils die Folgen mehr oder weniger missglückter Anpassungsversuche an die primären Störungen«: 1. Als Folge der (primären) ►Lockerung der Assoziationen: »Gebrauch bloßer Begriffsbruchstücke zum Denken mit seinen unrichtigen Resultaten, die Verschiebung, Symbolisierungen, Verdichtungen der Zerfahrenheit des Denkens«; 2. Affektstörungen; 3. Störungen des Gedächtnisses und der Orientierung; 4. Automatismen; 5. Blödsinn; 6. Wahnideen; 7. Autismus; 8. Unberechenbarkeit; 9. ►Abulie; 10. ►Negativismus; 11. Symptome, für die eine zusätzliche Disposition angenommen wird: Halluzinationen, Stereotypen, Katalepsie; – Vgl. Primärsymptome, Grundsymptome, akzessorische Symptome.
e: secondary symptoms. *fr:* symptômes secondaires

Sekundärvorgänge *(m, pl).* (S. Freud). Diejenigen seelischen Prozesse (Gedanken, Handlungsentwürfe), die an den Anforderungen der Realität orientiert sind. Die Bez. wurde von Freud als Gegenbegriff zu den ►Primärvorgängen eingeführt. In den klassischen psychologischen Terminologien entsprechen Aufmerksamkeit, klares Denken, vernünftiges Urteilen etwa den Sekundärvorgängen. Die Bez. umschreibt nach Freud in mehr objektiven Termini, was auf der subjektiven Seite dem ►Realitätsprinzip unterliegt. Sekundärvorgänge und Realitätsprinzip sind somit nahezu identisch.
e: secondary (psychic) processes. *fr:* processus secondaires

Sekundärwahn *(m).* Syn. für ►Erklärungswahn.
e: secondary delusion.

Selbst *(n).* 1. (C. G. Jung). Das Gesamt des Psychischen bei einem Menschen. Der Ausdruck bezweckt einerseits die Zusammenfassung der bewussten und unbewussten Anteile der Psyche, andererseits die Gegenüberstellung der eigenen Person von den ►Objekten der äußeren Welt. Als Sache bereits in den frühesten Schriften Jungs, explizit erst 1920 und 1958 definiert: »Gesamtumfang aller psychischen Phänomene des Menschen. Es drückt die Einheit und Ganzheit der Gesamtpersönlichkeit aus. Insofern aber letztere infolge eines unbewussten Anteils nur zum Teil bewusst sein kann, ist der Begriff Selbst eigentlich zum Teil potenziell empirisch und daher im selben Maße ein Postulat.« (GW VI, 512) 2. Bei Karen Horney zentraler Begriff. Von ihr ursprünglich als Syn. für ►Persönlichkeit gebraucht, die jedoch in späteren Arbeiten nur noch einen Teil des Selbst darstellt. Zur wichtigen Dreiteilung des Selbst s. die nachfolgenden Stichwörter. 3. (H. Hartmann, 1950). Alles, was den Menschen ausmacht, Körper, Es-Ich-Überich-System (die eigene Person) im Gegensatz zum ►Objekt. Es gibt somit zwei Gegensatzpaare. »Selbst – Objekt« und »Ich (als psychologisches System) im Gegensatz zu den anderen Teilstrukturen der Persönlichkeit« (Hartmann). 4.

(O. Kernberg, 1975). Intrapsychische Struktur, welche einen Teil des Ich darstellt. In einer normalen Entwicklung entsteht ein wohlgefügtes Selbst, in welchem die verschiedenen Selbst-Aspekte dynamisch zu einer harmonischen Ganzheit organisiert sind. Bei pathologischen Entwicklungen kommt es zu Spaltungen. 5. Bei ►Kohut die zentrale, mit dem Selbstwertgefühl zusammenhängende Repräsentanz des Menschen. Diese kann aufgrund von Erlebnissen in Fragmente zerfallen. 6. (R. Battegay, 1977, 1983). »Ich betrachte das Selbst als den Sitz des Narzißmus, welcher den Instanzen Ich, Es und Über-Ich wie auch dem Körper die narzisstische Besetzung, die Aufmerksamkeit, die Information gibt, welche es dem Individuum ermöglichen, die verschiedenen Instanzen und den Körper als zu ihm gehörig, als »eigen«, als eine Ganzheit zu erleben, welche ihm das Gefühl der Kontinuität gibt.« – In der älteren frz. Literatur wird »soi« als Übersetzung für ►Es gebraucht (heute: ça).
e: self. *fr:* soi

Selbst, aktuelles *(n)*. (K. Horney, 1937, 1942). Die ganze Person mit ihren bewussten und unbewussten und den körperlichen Anteilen, so wie sie in jedem Augenblick existiert. Hierin gehen alle Erfahrungen, Temperament, Bedürfnisse, Gewohnheiten, Reaktionsweisen, Fähigkeiten und Stimmung ein.
e: actual self. *fr:* soi actuel

Selbst, fragmentiertes *(n)*. (H. Kohut, 1971). Das in mehrere Teile zerfallene Selbst. Entsteht z. B., wenn jemand plötzlich aus einer Kultur hinausgeworfen und in eine andere hineingeworfen wird. Der Mensch bemüht sich, die Kontinuität wieder herzustellen. Die Selbstpsychologie Kohuts stellt Hilfen dafür zur Verfügung.

Selbst, grandioses *(n)*. (H. Kohut, 1971). Lehnübersetzung von engl. »grandiose self«. Das von Kohut geprägte Wort ►Größen-Selbst wurde als »grandiose self« ins Engl. übersetzt und kehrte in dieser Form in die dt. Sprache zurück.
e: grandiose self.

Selbst, idealisiertes *(n)*. (K. Horney). Die Person, welche ein Neurotiker zu sein glaubt. Dabei identifiziert er sich mit einem idealisierten Ich, von dem er glaubt, dass er so sein sollte. Nach Horney bedeutet Neurose, dass der Betreffende mit vielen Verhaltensmechanismen seine Identifikation mit dem idealisierten Selbstbild aufrechterhält, obwohl ihn dies vom realen Selbst wegführt, denn das aktuelle Selbst wird dabei verworfen.
e: idealized self. *fr:* soi idéalisé

Selbst, reales *(n)*. (K. Horney). Die in einer Person vorhandenen Möglichkeiten einer späteren Entwicklung. Zwar eine bei jedem vorhandene innere Kraft, aber doch jeweils einzigartig. Spontaneität, Interesse, Antrieb, Anstrengungen, Entscheidungen sowie Klarheit und Tiefe des Fühlens entscheiden über die Verwirklichung des realen Selbst.
e: real self.
Syn.: zentrales Selbst. *fr:* soi dit réal

Selbst, zentrales *(n)*. (K. Horney). Syn. für ►Selbst, reales.
e: central self. *fr:* soi central

Selbstanalyse *(f)* Psychoanalyse an sich selbst unter Zuhilfenahme psychoanalytischer Methoden (Traumdeutung, freie Assoziation). Freud selbst, dessen Selbstanalyse am Anfang der Psychoanalyse steht, stand diesem Verfahren anfangs (1916) positiv gegenüber: »Meine Selbstanalyse, deren Notwendigkeit mir bald einleuchtete, habe ich mithilfe einer Serie von Träumen durchgeführt, die mich durch alle Begebenheiten meiner Kinderjahre führten, und ich bin noch heute der Meinung, dass bei einem guten Träumer und nicht allzu abnormen Menschen diese Art der Analyse genügen kann.« Später liess Freud die Selbstanalyse nur noch als zusätzliche Maßnahme gelten. Nach K. Abraham (1919) stellt Selbstanalyse eine besondere, narzisstische Form des Widerstandes gegen die Psychoanalyse dar. Sie verzichtet vor allem auf die Analyse der ►Übertragung und ist daher auch als didaktische Analyse nicht geeignet. Diese Ansicht wird von den meisten Analytikern geteilt.
e: self-analysis, autoanalysis. *fr:* auto-analyse

Selbstbefriedigung *(f)* Syn. für ►Masturbation.

Selbstbehauptungstraining *(n)*. ►Selbstsicherheitstraining.

Selbstbeobachtung *(f)* 1. Beobachtung des unaufhörlichen Stroms wechselnder Bewusstseinsinhalte in der Art eines unbeteiligten Beobachters. Die beschreibende Wiedergabe solcher Beobachtungen ist (nach deren Interpretation) vielfach die Grundlage psychiatrischer Beurteilung und Diagnostik. Von behavioristischen Richtungen wird eine Verwertung als zu subjektiv abgelehnt. Gleichwohl basieren neuropsychologische Tests oft wenigstens teilweise auf Selbstbeobachtung. Vgl. Introspektion. 2. »Vermehrte« Selbstbeobachtung: vielfach verwendet als umschreibender Ausdruck für Hypochondrie oder Überbewertung von Krankheitssymptomen.
e: introspection. *fr:* auto-observation

Selbstbeschädigung *(f)* Verletzung des eigenen Körpers ohne selbstmörderische Absicht. Wird sowohl bei Persönlichkeitsstörungen wie bei den verschiedensten Psychosen beobachtet. In besonders grober Form (z. B. Zermalmen der Zunge mit den Zähnen, Abreißen des Hodens) bei Schizophrenie, schwerer Depression, Angstpsychose und progressiver Paralyse. ►Skaevolismus, ►Ödipismus.
e: self mutilation, autolesion. *fr:* automutilation

Selbstbeschuldigungen *(m, pl)*. Schwere, meist unwahre oder stark übertriebene Anklage des eigenen Verhaltens, breite Darstellung angeblicher Mis-

setaten. Meist verbunden mit Forderung nach Bestrafung. Selbstbeschuldigungen sind häufig Symptom einer ernsthaften Depression. ►Schuldgefühle.
e: self accusation. *fr:* auto-accusations

Selbstbesetzung *(f)* (H. Hartmann, 1950). ►Libidobesetzung des ►Selbst. Die ►Libido (2) wendet sich nicht einem Objekt, sondern dem eigenen Selbst zu. Hartmann: »Das Gegenteil von Objektbesetzung ist jedoch nicht Ich-Besetzung, sondern Besetzung der eigenen Person, das heißt Selbstbesetzung. Mit dem Wort »Selbstbesetzung« wollen wir nicht andeuten, wo diese Besetzung lokalisiert ist, im Es, im Ich oder im Über-Ich. Diese Formulierung berücksichtigt die Tatsache, dass sich ›Narzissmus‹ in allen drei psychologischen Systemen findet; aber in allen diesen Fällen besteht ein Gegensatz (und wechselseitige Beziehung) zur Objektbesetzung. Es trägt deshalb zur Klärung bei, wenn wir Narzissmus nicht als Libidobesetzung des Ichs, sondern des Selbst definieren.«

Selbstbestimmungsskala *(f)* In einem festen Schema aufgeführte Fragen nach der Befindlichkeit oder den Charaktereigenschaften, die vom Probanden angekreuzt werden können. Soll die ärztliche Diagnostik erleichtern. Vor allem für Depressionen in Gebrauch, aber noch nicht einheitlich durchgesetzt. ►Self-Rating Depression Scale.
e: self rating scale.

Selbstbestrafung *(f)* Neigung, sich selbst für wirkliche, beabsichtigte oder vermeintliche moralische Vergehen zu strafen. Nach Freud ist der Wunsch nach Bestrafung identisch mit bewussten oder unbewussten ►Schuldgefühlen. In seltenen Fällen kommt es zur Durchführung von Selbstbestrafung durch Selbstverletzung oder Selbsttötung. Vorkommen bei besonders skrupelhaften Neurotikern, endogener Depression.
e: self-punishment. *fr:* auto-punition

Selbstbild *(n)*. Inneres Bild, das einer von sich selbst hat. Dem ►Selbstgefühl sehr ähnlich, jedoch in der Vorstellung wie ein Bild gedacht.
e: self-image

Selbstdynamik *(m)*. (H.S. Sullivan). Die (innerseelischen und sozialen) Kräfte, welche zur Entwicklung des ►Selbstsystems führen.
e: self-dynamism. *fr:* dynamisme du soi

Selbstentspannung, konzentrative *(f)* (J.H. Schultz). Methode zur autosuggestiven Beeinflussung auch unwillkürlicher Körperfunktionen. ►autogenes Training.

Selbsterfahrungsgruppe *(f)* Gruppe von Ärzten oder anderen in der Psychotherapie Tätigen. Tritt, meist zusammen mit einem Leiter, in der Absicht zusammen, im Gruppenprozess die unbewussten Wurzeln des eigenen Handelns (in der Psychotherapie) kennenzulernen. Diese Form von Gruppenbildung kommt dem Bedürfnis vieler in der Psychotherapie Tätiger stark entgegen und ist daher als Teil der Ausbildung weitverbreitet.
e: T-group, encounter group, sensitivity training group, human relation group.

Selbsterhaltungstriebe *(m, pl)*. (S. Freud, 1910). Auf Erhaltung von Leben und Gesundheit des Individuums gerichtete Antriebe. Prototyp ist der Hunger; andere Selbsterhaltungstriebe werden von Freud nicht speziell genannt. Die Selbsterhaltungstriebe werden in der ersten Trieblehre Freuds (►Trieb) den Sexualtrieben gegenübergestellt. In der späteren dualistischen Triebtheorie (ab 1920), die nur noch Lebenstrieb und Todestrieb unterscheidet, werden die Selbsterhaltungstriebe schließlich dem Lebenstrieb zugeordnet.
e: self-preservative instincts, instincts of self-preservation. *fr:* pulsion d'autoconservation

Selbstgefährdung *(f)* Juristische Bez. für die Gefährdung des Lebens oder der Gesundheit eines psychisch Kranken durch sich selbst. Beinhaltet nach den für die einzelnen Bundesländer geltenden Unterbringungsgesetzen hauptsächlich Selbsttötungsgefahr und die Gefahr einer schwerwiegenden Selbstverstümmelung, jedoch nicht gesundheitsschädigendes Verhalten oder bloße Verwahrlosung. Auch wenn ein psychisch Kranker oder Süchtiger sich dadurch in seiner Gesundheit schädigt, dass er sich der ärztlichen Behandlung entzieht, ist darin nach der Rechtsprechungspraxis keine Selbstgefährdung zu sehen. Selbstgefährdung begründet die ►Unterbringung in einem psychiatrischen Krankenhaus.

Selbstgefühl *(n)*. 1. Bewusstsein einer Person von sich selbst. Unreflektiertes Gefühl der dauernden Identität mit sich selbst. Beginnt sich beim Kinde vom 2. Lebensjahr an zu entwickeln. Kann vor allem bei Schizophrenie gestört sein. 2. Selbstbewusstsein. Bewusstsein des eigenen Wertes in Bezug auf anerkannte Wertsysteme oder auf das ►Ich-Ideal.

Selbsthilfegruppen *(f, pl)*. Gruppen von 6–20 oder mehr Personen, die sich ohne Leitung durch einen Fachmann zusammenschließen, um gemeinsam spezifische Krankheitsprobleme zu lösen. Zu ihnen zählen ►Temperenzvereine, Drogen-Gruppen. ►Synanon, Gilles-de-la-Tourette-Gruppen, Frauenselbsthilfe nach Krebserkrankung u. a.
e: self help groups.

Selbstinstruktionstraining *(n)*. (D. Meichenbaum & Sh. Goodman, 1971) Form der kognitiven Psychotherapie (s. d.). Die Handlungen des Individuums werden zunächst durch lautes, später durch inneres Sprechen a) vorbereitet, b) neben der Handlung kommentiert und c) nach Ablauf kritisch bewertet.
e: self instructional training, self-regulation through private speech.

selbstisch *(a)*. Syn. für ►autistisch.

S

Selbstliebe, krankhafte *(f).* ►Narzissmus; ►Autophilie.

Selbstmörder *(m).* Derjenige, der selbst sein Leben beendet, der einen ►Suizid begeht.

Selbstmord *(m).* Syn. für ►Suizid.

Selbstmord, erweiterter *(m)* ►Suizid, erweiterter.

Selbstmordchantage *(f)* (d'Heucqueville). Selbstmord-»Erpressung«. Selbstmordandrohung, mit der unbewusst, bewusst oder halb bewusst ein bestimmter Zweck erreicht werden soll. Z. B. bei Patienten, die länger in einer Klinik bleiben wollen. Bei Jugendlichen, Hysterikern, abnormen Persönlichkeiten häufiger als bei anderen Bevölkerungskreisen. *fr:* chantage au suicide.

Selbstmordmanie *(f)* Obsol. Bez. für unwiderstehlichen Wunsch, Suizid zu begehen.
e: suicidal mania, thanatomania. *fr:* suicidomanie

Selbstmordsucht *(f).* ►Selbstmordmanie.

Selbstmordversuch *(m)* ►Suizidversuch.
Syn.: tentamen suicidii.

Selbstmutilation *(f)* Syn. für ►Selbstbeschädigung.

Selbstpsychologie *(f)* Durch ►Kohut begründete psychotherapeutische Richtung. Hauptthema ist das ►Selbstwertgefühl, das durch Lebensereignisse zerbrechen kann und dann das Leben nicht lebenswert erscheinen lässt. Mithilfe bestimmter Psychotherapietechniken kann es wieder aufgerichtet werden.
e: self psychology

Selbstschädigung *(f)* Syn. für ►Selbstbeschädigung.

Selbstsicherheitstraining *(n).* Verfahren der ►Verhaltenstherapie zur Behandlung gestörter sozialer Interaktionen. Hierzu dienen nach J. Wolpe (1958, 1969); 1. Ermutigung durch den Therapeuten. Selbstsichere Bemerkungen werden eingeübt und im Alltagsleben verwendet. 2. Verhaltensübung. Neue, selbstsichere Verhaltensweisen werden in simulierten Alltagssituationen geübt. 3. Lebenskunst. In Situationen, in denen direkte Durchsetzung unzweckmäßig erscheint, soll der Patient Bemerkungen benutzen, die das Gegenüber in eine nachteilige Position bringen.
e: self assertive training.
Syn.: Selbstbehauptungstraining.

Selbstsystem *(n).* (H.S. Sullivan). Wichtiger Begriff aus ►Sullivans Lehre. Das psychische System des Erwachsenen, das sich unter dem Einfluss der Eltern und anderer für ein Kind bedeutungsvoller Erwachsener gebildet hat. Aus einer größeren Zahl von Entwicklungsmöglichkeiten werden die Wesenzüge am besten entwickelt, welche auf Wohlwollen stoßen. Diese Theorie betont im Gegensatz zu Freud die Bedeutung interpersoneller Interaktionen und damit des sozialen Umfeldes für die Entwicklung des Selbst. Das voll entwickelte Selbstsystem bedingt eine gewisse Rigidität und die ►Annahme, dass auch einzelne positive Züge des Betreffenden nie zur Entfaltung kommen.
e: self-system. *fr:* système du soi

Selbsttötung *(f)* Syn. für ►Suizid.

Selbst-Transzendenz *(f)* In der ►Frankl'schen Psychotherapie der »grundlegende anthropologische Tatbestand, dass Menschsein immer über sich selbst hinaus auf etwas verweist, das nicht wieder es selbst ist – auf etwas oder auf jemanden: auf einen Sinn, den da ein Mensch erfüllt, oder auf mitmenschliches Sein, dem er da begegnet. Nur in dem Maße, in dem der Mensch solcherart sich selbst transzendiert, verwirklicht er sich selbst; im Dienst an einer Sache – oder in der Liebe zu einer anderen Person.« (V.E. Frankl) Selbst-Transzendenz ist identisch mit dem In-der-Welt-Sein in der Philosophie Heideggers.
e: self transcendence.

selbstunsichere Psychopathen *(m, pl)* ►Psychopathen, selbstunsichere.

Selbstunsicherheit *(f)* Vor allem in der ►Verhaltenstherapie verwendete allgemeinsprachliche Bez. für 1. soziale Angst; 2. lückenhaftes Verhaltensrepertoire im sozialen Umgang. Besonders bei Personen mit hohem Leistungsdruck, überhöhtem Anspruchsniveau, extremen Schuldgefühlen oder übertriebener Vorsicht. Kann durch ►Selbstsicherheitstraining gebessert oder beseitigt werden.

Selbstverletzung *(f)* Syn. für ►Selbstbeschädigung.

Selbstverstümmelung *(f)* Gewaltsames Abtrennen von Teilen des eigenen Körpers als Krankheitssymptom. ►Selbstbeschädigung.

Selbstverwirklichung *(f)* (►Goldstein, 1939; A.H. Maslow, 1954). Dem Menschen innewohnendes Verlangen nach Entfaltung der in ihm angelegten Möglichkeiten, um »immer mehr das zu werden, was man zu werden fähig ist«. »Musiker müssen Musik machen, Künstler malen, Dichter schreiben, wenn sie sich letztlich in Frieden mit sich selbst befinden wollen. Was ein Mensch sein kann, muss er sein. Er muss seiner eigenen Natur treu bleiben. Dieses Bedürfnis bezeichnen wir als Selbstverwirklichung.« (Maslow, 1970) – Historisch: Die Idee zur Selbstverwirklichung entstammt dem Goethe'schen Humanismus. Sie wurde durch Goldsteins »Der Organismus« in den USA wirksam, durchdrang durch Maslow die ganze humanistische Psychologie (s. d.) und wurde schließlich als Allgemeinbesitz der Kultur betrachtet.
e: self-realization.

Selbstvorwürfe *(m, pl).* 1. Gegen die eigene Person gerichtete Vorwürfe, etwas falsch gemacht zu haben, als normale Lebenserscheinung. 2. Psychiatrisch besonders charakteristisches Zeichen einer schweren Depression, wenn a) die Vorwürfe gänzlich haltlos sind; b) sich die Vorwürfe auf eine im Leben lange,

evtl. viele Jahre oder Jahrzehnte zurückliegende (geringfügige) tatsächliche Verfehlung beziehen; c) die Vorwürfe auf Verfehlungen gegen die Normen einer religiösen, moralischen, ethischen oder sonst wie höheren Instanz bezogen werden, welche normalerweise für das Leben des Betreffenden nicht maßgebend ist. In weiter gesteigerter Form auch als wahnhafte Überzeugung, ►Schuld (1) auf sich geladen zu haben, obwohl keine Tat oder nach dem objektiven Urteil anderer keine Vorwerfbarkeit vorliegt. – Wurde nicht in den Kriterienkatalog von ICD-10 aufgenommen. Darin nur als »ideas of guilt« (»Schuldgedanken, Schuldphantasien«) erwähnt, was mit ►Schuldgefühle in die deutsche Fassung übernommen wurde (F32).
e: self-reproach (1), feelings of exessive guilt (2), feelings of inappropiate guilt (2)

Selbstwertgefühl *(n).* 1. Das Bewusstwerden des eigenen Selbst als eines positiv erlebten Wertes von bestimmtem Stellenwert. Individuell verschieden; kann im Vergleich zu der Werteinschätzung durch andere verringert (»schwaches Selbstwertgefühl«) oder gesteigert (»Selbstüberschätzung«) sein. Kann als positives (Kraft, Überlegenheitsgefühl, Stolz) oder als negatives Selbstwertgefühl (Schuldgefühl, Beschämung) erlebt werden. 2. Im Plural: (K. Schneider, 1935). Empfindungen, durch welche der Wert, den ein Mensch sich selbst zuschreibt, bejaht (Kraft, Stolz, Eitelkeit, Überlegenheit, Triumphgefühl, Trotz) oder verneint (Beschämtheit, Schuldgefühl, Reue, Verlegenheit) wird. Vgl. Fremdwertgefühle, Zustandsgefühle.
e: self-esteem, self-conceit. *fr:* conscience de soi

Selbstwertneurose *(f)* (H. Stutte). Neurosen besonders des Kindes- und Jugendalters, die ihren Ursprung in einem Erlebnis körperlicher oder seelischer Insuffizienz (►»Minderwertigkeitskomplex«) nehmen und zu besonderen Überkompensationsstrebungen führen. ►Individualpsychologie.

Selbstwertverletzung *(f)* Beeinträchtigung des Bewusstseins der eigenen Würdigkeit durch Einwirkung von außen, durch andere Menschen. Reaktion auf Herabsetzungen im Rang, sachlich ungerechtfertigte Herabwürdigung geleisteter Arbeit durch Höherrangige oder gleichrangige Partner, ungerechtfertigt kritische Beurteilung des Verhaltens u. a. Vorkommen z. B. beim ►Mobbing als deren wichtigstes Ziel. Es entstehen Seelenwunden, die sich nach außen den Anschein einer Depression geben können. Selbst unter günstigen Verhältnissen geht die Erholung des Selbstwertgefühls nur langsam vor sich. Entspricht unter psychoanalytischen Gesichtspunkten etwa der ►narzisstischen Kränkung.

Selbstzweifel *(m).* Herabgesetztes Selbstgefühl und/oder Selbstbewusstsein. Vermindern des Eigenwertes. Misstrauen gegenüber der eigenen Person und ihrem Werte. Entstammt der Freud'schen Neurosenlehre, später in andere Systeme und die Alltagssprache übernommen. Nach Freud das Gegenteil eines »kräftigen Selbstbewusstseins der Gesundheit«. »Bei den Neurosen hingegen – und ich beziehe mich durchaus nicht allein auf die Hysterie, sondern auf den Status nervosus im Allgemeinen – ist als primär vorhanden eine Tendenz zur Verstimmung, zur Herabsetzung des Selbstbewusstseins anzunehmen, wie wir sie als höchstentwickeltes und vereinzeltes Symptom bei der Melancholie kennen« (GW 1, 9).
e: self doubting.

Selenogamia *(f)* Obsol. Syn. für ►Somnambulismus.
e: selenogamia. *fr:* sélénogamie

Self-Rating Depression Scale (SDS) (W. Zung, 1965). Eine der Selbstbestimmungsskalen für Depression. Der Depressive muss beurteilen, in welchem Maße jedes von 20 Merkmalen für ihn zutrifft. Daraus wird ein Index für die Schwere der Depression errechnet.

Selye, Hans Hugo Bruno geb. 26.1.1907 Komom (Österreich-Ungarn), gest. 16.10.1982 Montreal (Kanada). Österreichisch-ungarischer Arzt und Biochemiker, Schöpfer des heutigen Stress-Begriffs. – Schulbildung in einer Klosterschule der Benediktiner. Studium an der Deutschen Universität Prag. Dr. med. 1929, Dr. phil. 1931. Ging 1931 als research fellow an die John Hopkins University in Baltimore (USA), danach an die McGill University in Montreal (Kanada). Mit der Arbeit »A syndrome produced by nocuous agents« begründete er 1936 das »allgemeine Adaptationssyndrom« des Körpers auf verschiedenste Krankheiten. Der Ausdruck ►Stress wurde in alle Sprachen übernommen. Mit dem Memoirenbuch »The stress of my life« übertrug Selye den Begriff selbst ins Psychische. Stress wurde der am häufigsten benutzte psychiatrische Begriff.

Semantik *(f)* Syn. für ►Semiotik.

semantische Demenz *(f)* (Cleckley, 1942). Fehlen einer gefühlsmäßigen, vom Werterleben her bestimmten Resonanz auf Begriffe. Manche Menschen mit Persönlichkeitsstörungen kennen zwar die Begriffe Liebe, Stolz, Beschämung, können das damit Bezeichnete aber nicht wirklich erleben.
e: semantic dementia. *fr:* démence sémantique

semantisches Differenzial *(n).* Syn. für ►Polaritätsprofil.

Semasiologie *(f)* Syn. für ►Semiotik.

Semikretinismus *(m).* Wenig ausgeprägte Form des ►Kretinismus. Trotz geringer Intelligenz besteht ausreichend Fähigkeit des Sprachgebrauchs und der Körperbeherrschung.
e: semi-cretinism. *fr:* sémi-crétinisme

Semiogenese *(f)* (H. H. Wieck, 1967). Zeichenentwicklung. Entwicklung der psychischen Zeichen des Abnormen bei abnormen Persönlichkeiten. Die Bez.

wurde geprägt, um eine Unterscheidung zwischen der medizinischen Diagnostik von Symptomen einer Psychose und der grundsätzlich andersartigen Erfassung (nichtkrankhafter) abnormer seelisch-geistiger Varianten zu gewährleisten.

Semiologie *(f)* 1. (A. Röschlaub, 1800). »Die Lehre der Zeichen (Erscheinungen), wodurch die Krankheit sich zu erkennen gibt« (»Untersuchungen über Pathogenie«, Bd. 1, S. 10). 2. Bei Ferdinand de Saussure (1915) linguistisch »eine Wissenschaft, die das Leben der Zeichen im Rahmen des sozialen Lebens untersucht«. Wird psychiatrisch nicht scharf von Symptomatologie und Semiotik unterschieden.
e: semiology

Semiotik, Semeiotik *(f)* 1. Wortbedeutungslehre, Zeichenlehre, Lehre vom Bedeutungsinhalt einzelner Worte. 2. Wissenschaft von den Kommunikationsstörungen, soweit sie auf einer falschen Interpretation natürlicher Zeichen (z. B. Sprache) beruhen. Besonders in den USA als eigener Wissenschaftszweig. 3. In der Psychiatrie: Lehre von der Bedeutung der einzelnen Symptome als Zeichen für eine ätiologische oder syndromale Einheit. In diesem Sinne teilweise syn. mit Symptomatologie. 4. Erschließen des Sinngehalts von Äußerungen Schizophrener durch deren strukturale Interpretation.
e: semiotic.
Syn.: Semantik, Semasiologie. *fr:* sémantique

senile Demenz *(f)*. ►Demenz, senile.

senile Epilepsie *(f)*. ►Epilepsie, senile.

senile Manie *(f)*. ►Manie, senile.

senile Psychose *(f)*. ►Psychose, senile.

Senilität *(f)* Mehr volkstümliche Bez. für die negativen Seiten des Altseins: geringer Appetit, unregelmäßiger und flacher Schlaf (in anderen Fällen ist beides paradox gesteigert), geringere Abwehrkräfte bei Infektionen, Steifheit der Glieder, Nachlassen der Sinne (Hören, Sehen), Nachlassen der gemütlichen Ansprechbarkeit, Nachlassen der Fähigkeit zur Konzentration und zu ausdauernder geistiger Anspannung. Senilität bezieht sich auf normales Altwerden, das vom 70. Lebensjahr an gerechnet wird. Zahlreiche Alterserkrankungen des Gehirns können außerdem Persönlichkeit und Intellekt verändern (z. B. ►zerebrovaskuläre Störungen).
e: senility. *fr:* sénilité

Senilitas praecox *(f)* Seltene Zustände vorzeitiger Vergreisung im Kindesalter. Als eigenes, obligates Krankheitssymptom vor allem bei Dermatochalasis und Progerie. Die Vergreisung betrifft dabei sowohl das Aussehen als auch die psychische Entwicklung, sodass es schon vor Beendigung des 2. Lebensjahrzehnts zu einer vaskulären Demenz kommen kann.
e: premature senility. *fr:* sénilité précoce

Senium *(n)*. Greisenalter.
e: senility. *fr:* sénilité

Sensation Seeking *(n)*. (M. Zuckerman, 1979). Verhaltensweise zur Aufrechterhaltung des seelischen Gleichgewichts (»hedonischen Tonus«). Immer wieder neue Lebenssituationen dienen als Anreize des Lebens. Das Neue, noch nicht Gewesene wird gesucht. Entscheidend ist der subjektiv erlebte Neuheitswert, der bei objektiver Betrachtung gering sein kann. Dient als Erklärung für psychische Störungen, Gesetzesübertretungen, Partnerwechsel, Verhalten im Straßenverkehr, Drogengebrauch u. a. – Der Begriff wird nicht übersetzt, weil nicht Sensationen gesucht werden, sondern das Neue als Sinnesreiz (engl. sensation) den positiven Wert enthalte (M. Roth & Ph. Hammelstein, 2003).

sensibler Beziehungswahn *(m)* ►Beziehungswahn, sensitiver.

sensibler Jackson-Anfall *(m)* ►Anfall, fokaler.

Sensitive *(m* und *f, pl)*. Selbstunsichere Psychopathen. Zartfühlende, leicht kränkbare, empfindsame, grüblerische, sittlich hochstehende Menschen, die sich mit vielen Skrupeln quälen (»Skrupelhaftigkeit«) und ein schwaches Selbstwertgefühl besitzen. Es bestehen eine starke Eindrucksfähigkeit und herabgesetzte Fähigkeit zur Abfuhr gestauter Affekte nach außen, die dann meist durchbruchartig, plötzlich und heftig erfolgt.
e: sensitive personality. *fr:* sensitif

sensitive Beziehungsreaktion *(f)*. ►Beziehungswahn, sensitiver.

sensitiver Beziehungswahn *(m)* ►Beziehungswahn, sensitiver.

Sensitivparanoia *(f)* Syn. für ►Beziehungswahn, sensitiver.

Sensitivparanoiker *(m)*. (E. Kretschmer). Sensitive Persönlichkeit, bei der sich meist aus einem beschämenden Erlebnis nach längerer Zeit eine paranoide Entwicklung herausbildet. Gehört in den Bereich des sensitiven Beziehungswahns (s. d.). Von Kretschmer dem ►Kampfparanoiker und ►Wunschparanoiker gegenübergestellt.

sensitiv-paranoische Reaktion *(f)* Syn. für ►Beziehungswahn, sensitiver.

Sensitivity-Training *(n)*. Der ►Gruppen-Psychotherapie nahestehende Methode. In Gruppensitzungen (12–15 Mitglieder) werden die Gruppenmitglieder ermuntert, in freier Sprache ihre Gefühle zu äußern, vor allem ihre Reaktionen auf die anderen Teilnehmer. Ziel: Die Teilnehmer lernen, wie andere Menschen auf sie reagieren und wie sie selbst auf andere wirken, wie Gruppen und Organisationen arbeiten, und gewinnen so »soziale Sensitivität«. Die Gruppen werden von einem Leiter nicht-direktiv geführt (►Gesprächstherapie, klientbezogene). Anwendung sowohl bei drogenabhängigen Jugendlichen als auch in der Erwachsenenbildung, in Betrieben und im Management von Industriekonzernen, Regierung und Kirchen. Starke Verbreitung, entsprechend einem Bedürfnis nach offenen menschlichen Kontakten. T-Gruppen, Encountergruppen, Human-Relations-Gruppen und Sensitivity-Training werden begrifflich nicht scharf voneinander geschieden.

Sensorium (commune) *(n).* 1. Nach alter Vorstellung das »Sinnenwerkzeug« oder der hypothetische »Empfindungspunkt im Gehirn, wo die Nervenfäden der Sinneswerkzeuge [aller Sinnesorgane] endigen« (Oertel) und so den Übergang zu Körperreaktionen ermöglichen, sofern die Wahrnehmung ungetrübt ist. Nach Soemmering ist der Sitz des Sensorium commune im Hirnwasser zu suchen (►Organ der Seele). Auch bei ►Mesmer (1814) Zentralorgan, wo die Eindrücke des Sinnesorgane zusammenlaufen und von dem aus die Bewegungen erfolgen. »Dieses Central=Organ, welches nicht als ein örtlicher Punkt betrachtet werden muss, sondern vielmehr als ein Gesammtes und als ein Resultat der Verhätnisgrößen und der Beziehungen, bildet dasjenige, was man Sensorium commune nennt«. 2. In der Psychiatrie weiterhin häufig im Sinne von »Bewusstsein bei offenen Sinnespforten«. Wenn ein Kranker die Vorgänge seiner Umgebung sicher und klar erkennt, wird sein Sensorium als »frei« oder »intakt« bezeichnet; ist die Wahrnehmung erschwert und verlangsamt, wird von einem »getrübten Sensorium« (Bewusstseinstrübung) gesprochen.
e: sensorium. *fr:* sensorium

Sensuum fallacia ebriosa (lat.) Trunkene Täuschung der Sinne. Alte Bez. für einen durch Trunkenheit bewirkten Zustand der Verwirrtheit mit Sinnestäuschungen und nachfolgender Erinnerungslücke. Entspricht etwa den ►trunkfälligen Halluzinationen.

Sentiment *(n).* Gefühl. Empfindsamkeit, auch Gefühlsduselei, nicht von einer einfühlbaren Gemütswallung getragene Gefühlsentäußerung.
e: sentiment. *fr:* sentiment

Separation-Individuation *(f)* (Margaret Schönberger Mahler, ab 1955). 1. Selbstabgrenzung. Entwicklungsprozess der Mutter-Kind-Beziehung. Beginnt mit totaler Abhängigkeit des Kindes in der symbiotischen Phase (►Symbiose [2]) um den 5. Lebensmonat und endet mit der ersten Verselbständigung des Kindes (etwa 36. Monat). Separation (Ablösung) und ►Individuation werden als komplementäre Vorgänge verstanden. Während die Bindung an die Mutter abnimmt, nimmt die Entwicklung des Selbst zu. Hirnreifung, Motorik und geistige Fähigkeiten entwickeln sich parallel. – Ab 1965 unterschied Mahler vier Unterabschnitte (Subphasen): 1. ►Differenzieren; 2. ►Praktizieren; 3. ►Rapprochement; 4. Separation-Individuation (2) i. e. S. – Störungen vom Typ des ►Borderline werden häufig auf Beziehungsstörungen im Separations-Individuations-Prozess bezogen. 2. Separation-Individuation i. e. S. Letzte Entwicklungsphase von (1). Die ►kognitiven Fähigkeiten werden entfaltet: Sprachkontakt, Phantasie, Wirklichkeitserfahrung und -erprobung. Das Kind entwickelt eine klare Vorstellung von sich selbst als verschieden von anderen Menschen. Die Gegenwart der Mutter ist nicht mehr ständig erforderlich.
e: separation-individuation.

Serotonin-Hypothese *(f)* (A. Coppen, 1967). Syn. für ►Catecholamin-Hypothese (der Depression).

Setting *(n).* 1. Die Art der Sitz- oder Liegeanordnung während einer psychotherapeutischen Sitzung: Therapeut und Patient sitzen einander gegenüber (face to face), der Patient liegt auf einer Couch, sodass er den Therapeuten nicht sehen kann, Gestaltung des Therapieraumes u. a. 2. Allgemeine Rahmenbedingungen einer Psychotherapie: Häufigkeit der Sitzungen, Bezahlung, Bezahlungsweise u. a. – Einzelne Psychotherapierichtungen schreiben die Gestaltungsart genau vor, andere erlauben Wechsel auch während der Behandlung. – Das engl. Wort hat in der dt. Nehmersprache einen Bedeutungswandel erfahren. In der Gebersprache ist die Bedeutung weiter: jede Form räumlicher Anordnung, Bühnenbild und Entsprechungen im Film, Musik zu einem Gedicht, Besteck- oder Porcellanservice, Eiergelege u. a.

Sexologie *(f)* Wissenschaftliche Lehre von den sexuellen Funktionen und Verhaltensweisen des Menschen. Gegenstand sind alle Aspekte des Sexuellen, seine Arten der sexuellen Beziehungen, menschliches sexuelles Verhalten und seine physiologischen, psychologischen, psychopathologischen, sozialen und kulturellen Aspekte. In der Praxis ist Aufklärung über Sexualität ein wesentlicher Teil davon. Obwohl durch ►Krafft-Ebing, M. Dessoir, A. Moll, S. ►Freud, Magnus ►Hirschfeld und Havelock Ellis etwa ab 1880 Sexualität ausführlich studiert wurde, ist Sexologie erst gegen Ende des 20. Jh. eine anerkannte Wissenschaft geworden.
e: sexology. *fr:* sexologie

Sexualdelikt *(n).* ►Sittlichkeitsdelikt.

Sexualempfindung, konträre *(f)* (C. F. ►Westphal, 1870). Bez. für ►Homosexualität, deren wissenschafliche Erforschung damit begann. Die Bez. wurde von ►Krafft-Ebing (1872) noch übernommen, bürgerte sich aber nicht ein.

Sexualempfindung, perverse *(f).* ►Perversion.

Sexualneurasthenie *(f).* ►Neurasthenia sexualis.

Sexualneurose *(f)* Abnorme seelische Entwicklung, die mit Veränderungen im sexuellen Erleben und Störungen im Funktionsablauf des Sexualaktes einhergeht und nach Ursprung und Symptomatik entscheidend hiervon bestimmt wird. Diese besondere Form der Psychogenese einer Neurose ist jedoch aus der Symptomatik oft nicht ohne Weiteres erkennbar, kann aber durch im Laufe einer Psychotherapie zugänglich gemacht werden.
e: sexual neurosis. *fr:* névrose sexuelle;

S

Sexualneurose der Malaien *(f)* ▸Koro.

Sexualperversionen *(f, pl).* ▸Perversion.

Sexualpsychopathie *(f)* (E. Kahn, 1928; M. Marcuse, 1930). Obsolete Lehre von Abwegigkeiten des Sexuallebens, die »wesentlich mit Anlagefaktoren in Zusammenhang zu bringen sind« (Kahn). Es wurden darunter einerseits Abwegigkeiten der Sexualität in zeitlicher Hinsicht, in der frühkindlichen, Pubertäts- und Umbildungsphase (Klimakterium der Frau) verstanden. Andererseits zählten dazu auch quantitative und qualitative Abweichungen von Sexualtrieb, Sexualziel und Sexualobjekt, sofern diese als anlagebedingt angesehen wurden; insbesondere ▸Nymphomanie, ▸Satyriasis, fehlender oder mangelhafter Sexualtrieb und besondere Fälle von Homosexualität und ▸Transvestismus. Marcuse betont, dass es sich um eine nicht zu den Krankheiten zählende allgemeine ▸Psychopathie handelt, jedoch »mit einer konstitutionell besonders disponierten Abartigkeit der Sexualität«. – Nicht zu verwechseln mit der älteren Bez. ▸Psychopathia sexualis.
e: sexual psychopathy. *fr:* psychopathie sexuelle

Sexualpsychopathologie *(f)* Psychopathologie der Sexualität. Lehre von den psychischen Bedingungen abweichender Sexualität. ▸Psychopathologie.
e: sexual psychopathology. *fr:* psychopathologie de la sexualité

Sexualsymbole *(n, pl).* Gegenstände, Zeichen und Formen, welche den Geschlechtsakt oder die Sexualorgane in Träumen, Psychosen, Bildern und Darstellungen repräsentieren können. Obwohl jeder Gegenstand zum Sexualsymbol werden kann (was nur aus dem Gesamtzusammenhang zu erschließen ist), gibt es eine reichhaltige Tradition bevorzugter Darstellungen. Z. B. hohe Sexualität = Pferd, niedere Sexualität: Hund; Koitus: Reiten, Stechen, Tanzen, Klavierspielen, Leitersteigen; männliches Genitale (Penis) = Flinte, Revolver, Kerze, Falmme, Schlüssel (zum Schloss), Lanze, Dolch, Hut; weibliches Genitale (Vulva/Vagina): Auge, Tasche, Haus, Blumentopf, enge Gassen und Häuser, Flasche, Kasten, Höhle, Lippen (Schamlippen), Muschel, Vase, Maus, Katze.
e: sexual symbols.

Sexualtrieb *(m).* Auf die Befriedigung durch einen Sexualpartner gerichteter spezieller Antrieb. In der Psychoanalyse Freuds wichtiger Trieb, da der Sexualtrieb in seiner Lehre der ▸Triebe als Paradigma dient. Er setzt sich aus den ▸Partialtrieben zusammen, die erst spät unter dem Primat der Genitalität vereinigt werden. Vom ökonomischen Aspekt kommt allen Partialtrieben eine gemeinsame Antriebsenergie zu, die ▸Libido. Die zentrale Rolle des Sexualtriebes in der psychoanalytischen Neurosenlehre hat zu vielen Misshelligkeiten und Missverständnissen Anlass gegeben. Einerseits wird die Bez. auf viele Sachverhalte angewandt, die weit vom eigentlichen Geschlechtsakt entfernt sind und damit nicht mehr der populären Begriffsbildung vom Sexualtrieb entsprechen. Andererseits führt nach Freud der Sexualtrieb von allen Trieben am häufigsten zu ▸Verdrängungen: »Es kann aber keinem Zweifel unterliegen, dass die Triebe, welche sich physiologisch als Sexualität kundgeben, eine hervorragende unerwartet große Rolle in der Verursachung von Neurosen spielen; ob eine ausschließliche, bleibe dahingestellt. Man muss auch in Erwägung ziehen, dass keine andere Funktion im Laufe der Kulturentwicklung eine so energische und so weitgehende Zurückweisung erfahren hat wie gerade die sexuelle.« »Theoretisch besteht kein Einwand gegen die ▸Annahme, jeder beliebige Triebanspruch könne zu den gleichen Verdrängungen mit ihren Folgen Anlass geben, unsere Beobachtung zeigt uns aber regelmäßig, ... dass die Erregungen, denen diese pathogene Rolle zukommt, von Partialtrieben des Sexuallebens herrühren. Die Symptome der Neurosen sind durchweg ... entweder Ersatzbefriedigung irgendeines sexuellen Strebens oder Maßnahmen zu ihrer Verhinderung, in der Regel Kompromisse von beiden« (GW XVII, 112).
e: sexual instinct. *fr:* pulsion sexuelle

Sexualverachtungswahn *(m).* (F. Kehrer, 1922). Besondere Form erotischer Wahnbildungen »sexuell unbefriedigter weiblicher Wesen«. Es besteht die wahnhafte Vorstellung, von der ganzen Stadt, dem ganzen Land als Prostituierte verachtet zu werden. Im Anfang steht eine vermeintliche sexual-ethische Entgleisung, die von einer Versündigungsidee gefolgt ist. Diese wird wahnhaft umgedeutet und erklärt. Nach Kehrer handelt es sich um eine rein psychogene Wahnbildung, die sich von Kretschmers ▸Beziehungswahn dadurch unterscheidet, dass die Betreffenden keine sensitive Persönlichkeit besitzen.

Sexualverbrecher *(m)* ▸Sittlichkeitsverbrecher.

sexuelle Abirrungen *(f, pl).* ▸Perversion.

sexuelle Beeinflussungserlebnisse *(n, pl).* Wahnhafte Überzeugung, von außen her würde in das Sexualleben eingegriffen. Z. B. die Vorstellung, allnächtlich sexuell missbraucht zu werden; Vorstellung einer von außen her erfolgreichen Beeinflussung sexueller Empfindungen. Gehört nach K. Schneider zu den Symptomen 1. Ranges der Schizophrenie.

sexuelle Ersatzbefriedigung *(f)* Ersatz der normalen bisexuellen, aus äußeren oder inneren Gründen in ihrer Befriedigung behinderten sexuellen Strebungen durch andere Formen sexueller Betätigung. Formen: ▸Masturbation mit begleitenden Phantasievorstellungen, andere autoerotische Handlungen, homosexuelle Handlungen, sexuelle Handlungen an Kindern (▸Pädophilie) oder an Tieren (▸Sodomie), ▸Exhibitionismus. Vorkommen bei äußerer Unterbindung sexueller Abfuhr (Gefängnis, Lager), selbstunsicheren Persönlichkeiten, Schwachsinnigen u. a.

sexuelle Funktionsstörungen *(f, pl)*. ►Funktionsstörungen, sexuelle.

sexuelle Inversion *(f)* Syn. für ►Homosexualität.

sexuelle Neurasthenie *(f)*. ►Neurasthenia sexualis.

sexuelle Perversionen *(f, pl)*. ►Perversion.

sexueller Masochismus *(m)*. Unterform der Paraphilien. Gleichbedeutend mit ►Masochismus. Der Zusatz »sexueller« soll bei der Unterscheidung von analogen und weiten Anwendungen der Bez. Masochismus helfen.
e: sexual masochism.

sexueller Sadismus *(m)*. Unterform der Paraphilien. Gleichbedeutend mit ►Sadismus.
e: sexual sadism.

sham rage (P. Bard, 1928). Etwa: Scheinwut, Pseudowut, Veränderung des psychischen Verhaltens von Tieren bei Reizung des zentralen Sympathikus-Areals oder bei Unterbrechung der Verbindung des Hypothalamus zu den höheren Zentren. Es entstehen erhöhte Wachhöhe und Erregbarkeit, Vermehrung des Antriebs und der Aktivität, gesteigerte Angriffslust und Bewegungsdrang. Kann teleologisch als sinnvolle Einstellung der Psyche auf Abwehr, Kampf und Erhaltung des Individuums angesehen werden. Kann in ganz ähnlicher Form auch bei schweren Hirnschädigungen des Menschen durch Hirntrauma oder Tumoren beobachtet werden.

Shaping *(n)*. Schrittweise Veränderung von Symptomen in der ►Verhaltenstherapie.

Shenjing shuairuo Auf Mandarin Bez. für ►Neurasthenie.

S

Shinkeishitsu (S. Morita, 1919). In der ►Morita-Therapie bedeutungsvoller Begriff für neurotische Zustände, welche in der europäischen Psychiatrie als ►Neurasthenie (in dem von Freud gebrauchten Sinne), ►Hypochondrie und ►Zwangskrankheit geläufig sind. Bei allen diesen Zuständen kann Morita-Therapie hilfreich sein, während sie bei ►Hysterie keinesfalls angewandt werden soll.
e: shinkeishitsou. *fr:* shinkeishitsou

Shit Im Drogenjargon: Syn. für ►Haschisch.

Sichbesinnen *(n)*. ►Besinnen.

Sicherungsmaßregel *(f)* Vom Gericht anzuordnende Maßnahme, um die Öffentlichkeit vor einem straffällig gewordenen psychisch Kranken oder gefährlichen Gewohnheitsverbrecher zu schützen. Die früher im § 42 StGB geregelten Maßnahmen sind durch das 2. StrRG neu gefasst worden. Nach § 61 StGB sind »Maßnahmen der Besserung und Sicherung«: 1. die Unterbringung in einem psychiatrischen Krankenhaus (§ 63); 2. die Unterbringung in einer Entziehungsanstalt (§ 64); 3. Ehemals die Unterbringung in einer sozialtherapeutischen Anstalt (§ 65; weggefallen); 4. die Unterbringung in der Sicherheitsverwahrung (§ 66); 5. die Führungsaufsicht (§ 68); 6. die Entziehung der Fahrerlaubnis (§ 69); 7. das Berufsverbot (§ 70).

Sicherungsverwahrung *(f)* Zwangsweise Unterbringung eines ►Hangtäters in einer Haftanstalt zum Schutze der Gesellschaft. Kann nach wiederholter Straffälligkeit gemäß § 66 StGB vom Gericht neben der Strafe angeordnet werden, sofern »(4) die Gesamtwürdigkeit des Täters und seiner Taten ergibt, dass er infolge eines Hanges zu erheblichen Straftaten, namentlich solchen, durch welche die Opfer seelisch oder körperlich schwer geschädigt werden, zum Zeitpunkt der Verurteilung für die Allgemeinheit gefährlich ist«. Das Gericht muss vor Ablauf bestimmter Fristen prüfen, ob die Voraussetzungen weiter bestehen. Die Fristen: A. Unterbringung in einer Entziehungsanstalt: 6 Monate; B. Unterbringung in einem psychiatrischen Krankenhaus: ein Jahr. C. Unterbringung in der Sicherungsverwahrung: ein Jahr, nach dem Vollzug von 10 Jahren: 9 Monate.
e: preventiv detendion, preventive custody.

Sichselbstsehen *(n)*. ►Heautoskopie.

Sichtpsychose *(f)*. ►Sichtschizose.

Sichtschizose *(f)* (E. Bleuler). Psychisches Krankheitsbild, das dem bekannten Bild der Schizophrenie entspricht, jedoch verschiedene Ursachen haben kann. Die Verursachung durch innere Faktoren (z. B. verschiedene Erbkrankheiten) oder äußere Faktoren (z. B. Körperkrankheit) sei dem psychopathologischen Krankheitsbild nicht anzumerken.

Sick-Building-Syndrome *(f)* (engl.) Etwa: Gebäudebedingte Erkrankung; »Kranke Menschen durch kranke Gebäude«. Meist uncharakteristische Körperbeschwerden (Kopfschmerz, Nasenjucken, trockene Schleimhäute) oder unbestimmte psychische Erscheinungen (Konzentrationsstörungen, Depressivität, Gereiztheit), welche auf Innenraumbelastungen zurückgeführt werden. Angeschuldigt werden »Wohngifte«, z. B. Lösungsmittel, Pestizide, polychlorierte Biphenyle, Klimaanlagen, Beleuchtungen, »Elektrosmog« u. a. Das Konzept kam um 1985 auf. Eine wissenschaftliche Bestätigung fehlt. Teilkonzept der allgemeineren ►multiplen chemischen Sensitivität.
Syn.: SBS.

SIDAM Strukturiertes Interview zur Diagnose von Demenzen vom Alzheimer-Typ, der Multiinfarkt- (oder vaskulären) Demenz und Demenzen anderer Ätiologie nach DSM-III-R, DSM-IV und ICD-10. 1987–1989 im Max-Planck-Institut für Psychiatrie in München entwickelt und nur unter dieser Bez. bekannt. M. Zaudig und W. Hiller: »SIDAM-Handbuch« (1996, 2. Nachdruck: 2002).

Siderodromophobie *(f)* Krankhafte Furcht, mit der Eisenbahn zu reisen. War nach Inbetriebnahme der ersten Einsenbahnen im 19. Jh. häufig. Gegenwärtig selten.
e: sideromorphophobia. *fr:* sidéromorphophobie

Sidis, Boris geb. 12.10.1867 in Berdychiv (Ukraine), gest. 24.10.1923 Portsmouth (New Hampshire, USA). Bedeutender amer. Psychiater. Emigrierte als 20-jähriger wegen Judenverfolgungen nach den USA. Studierte Medizin und Psychologie an der Harvard-Universität. Weiterhin bedeutsam, weil die in DSM-III-V enthaltene Theorie von ►Dissoziation auf ihn zurückgeht. – Gründete das erste amer. Ausbildungsinstitut für Psychiatrie (New York State Psychopathic Institute). Blieb in Deutschland fast unbekannt. Keines seiner Werke wurde übersetzt. Hauptw.: »The psychology of suggestion: A research into the subconscious nature of man and society« (1898, Reprint 1973); Zus. m. William Alanson White und George Parker: »Psychopathological researches: Studies in mental dissociation« (1902); Zus. m. Simon Goodhart »Multiple Personality: An experimental investigation into the nature of individuality« (1904). Vgl. ►Dissoziation; Schule von Nancy (s. d.).

Sigmatismus *(m).* Lispeln. Fehlerhafte S- und Zischlautbildung im Bereich der Lippen, Zähne und Zunge. ►Schetismus, ►Chitismus.
e: sigmatism, lisping. *fr:* sigmatisme

Sigmatismus addentalis *(m).* Lispeln durch Zungenanstoßen.

Sigmatismus interdentalis *(m).* Zwischenzahnlispeln. Häufigste Form des Lispelns im Kindesalter bis zum 6. Lebensjahr.

Sigmatismus lateralis *(m).* Seitliches Lispeln auf der rechten (dexter) oder linken (sinister) Seite.

Signal, konditioniertes *(n).* Syn. für ►Stimulus, konditionaler.

Signalsystem *(n).* In der physiologischen Lehre Pawlows System von bedingten Reflexen, durch welches Tier oder Mensch Signale (Informationen) aus der Umgebung erhält, die das Verhalten entscheidend beeinflussen. Wird unterteilt in erstes und zweites Signalsystem (s. d.); ►die folgenden Stichwörter.

Signalsystem, erstes *(n).* (J. P. Pawlow). Signalisierung aller Reize der Umwelt, die mit den Sinnesorganen wahrgenommen und im Gehirn registriert werden. Das erste Signalsystem haben Mensch und Tier gemeinsam. Für den Menschen bedeutet es »das, was auch wir als Eindrücke, Empfindungen und Vorstellungen von unserer Umwelt in uns haben, von der allgemeinen, natürlichen wie von unserer sozialen Umwelt, ausgenommen nur das gesprochene und geschriebene Wort« (Pawlow). Menschen mit einem Vorherrschen des ersten Signalsystems werden als ►Künstlertyp bezeichnet.

Signalsystem, zweites *(n).* (J. P. Pawlow). Im Gegensatz zum Tier besitzt der Mensch neben dem »ersten Signalsystem« (s. d.) noch ein zweites, das sich des Wortes als bedingter Verbindung bedient und das es dem Menschen ermöglicht, über das Wort und die damit verbundenen gedanklichen Verbindungen seine Anpassung an die Umwelt zu vollziehen. Das Wort »ist das Signal der ersten Signale« (Pawlow). Menschen mit Übergewicht des zweiten Signalsystems werden als ►Denkertyp bezeichnet. – Psychische Störungen werden häufig mit Störungen in den Signalsystemen in Verbindung gebracht. Z. B. wird als Ursache des schizophrenen Wahns eine Trennung zwischen den beiden Signalsystemen angenommen. Bei Involutionsdepressionen werden Störungen im zweiten Signalsystem angenommen, wodurch eine verlangsamte Bildung neuer bedingter Verbindungen hervorgerufen wird.

Silbenstolpern *(n).* (►Kußmaul). Sprechstörung. Auslassen, Verdoppeln oder Verstellen von Silben beim Sprechen. Vorkommen vor allem als typisches Symptom der progressiven Paralyse (s. d.). Wird durch Nachsprechenlassen schwieriger Wörter geprüft (z. B. Flanelllappen-Flanelllappen-Flanelllappen).
e: syllable stumbling.
Syn.: Pararthria syllabaris. *fr:* achoppement syllabique

Silbenverwechslung *(f)* Syn. für ►Paraphasie.

Simon, Hermann geb. 22.3.1867 Zweibrücken, gest. 1947. Anstaltsdirektor in Gütersloh, der mit einer konsequenten Anwendung der ►Arbeitstherapie Wesentliches zur Verbesserung der Behandlung von psychisch Kranken in den Anstalten seiner Zeit beitrug. Wirkte nicht durch theoretische Konzepte, sondern durch das Beispiel des eigenen Wirkens.

Simulant *(m).* Gesunder, der eine Krankheit vortäuscht oder nachahmt. ►Simulation.
e: simulator. *fr:* simulateur

Simulation *(f)* Bewusste und absichtliche ►Vortäuschung und Nachahmung von Krankheitssymptomen, um für krank gehalten zu werden. Eventuell werden Gesundheitsbeschwerden als gegenwärtig vorhanden geschildert, die lediglich früher einmal vorhanden waren (z. B. depressive Verstimmungen, Ängste usw.) – DSM-IV–V wendet den Begriff an, wenn damit ein materieller Vorteil erlangt werden soll, z. B. unberechtigte Rentenzahlungen, Straffreiheit, Entlastung in der Haft usw. Die dt. Fassung von ICD-10 enthält Simulation nicht mehr. Dagegen enthält das Original der WHO unter Z76.5 «Malingerer [conscious simulation]». ►Vorgetäuschte Störungen, ►Aggravation.
e: simulation, feigning, malingering. *fr:* simulation

Simulationspsychose, (psychogene) *(f)* (K. Birnbaum, 1909). Aus einer bestimmten Situation heraus (z. B. Haft) entstehende psychische Erscheinungen, die einer Psychose ähneln. Hat mit der echten ►Simulation gemeinsam, dass »das Interesse des Erkrankten an der Krankheit durchsichtig ist«. Die Beziehung zur echten ►Psychose stellt sich dadurch her, dass die Erscheinungen sich mehr und mehr vom Willen und Bewusstsein abspalten und automatisch davon in unabhängigen Bahnen weiterlaufen. »Der

S

Simulationsversuch ist ins Pathologische entgleist.« (Möli) Dem klinischen Bild nach handelt es sich meist um Halluzinationen oder ►Pseudodemenzen. Prototyp ist die ►Haftpsychose. – Die Bez. wird nur noch selten gebraucht.

Simultanagnosie *(f)* (W. Poppelreuter, 1923; J. Wolpert, 1924). Unterform der optischen Agnosie (s. d.). Unfähigkeit, ein Ganzes zu erkennen, obwohl alle einzelnen Teile (z. B. eines Bildes) erkannt werden können.
Syn.: Situationsagnosie.

Single bind Einzelbindung. Besonders enge Beziehung zwischen Mutter und Kind. Die Bez. wurde in der Familientherapie Schizophrener in rein sprachlicher Analogie zum Double bind (►Doppelbindung) gebildet. Gemeint ist eine besondere Bindung, wie sie z. B. auch dem Konzept der ►schizophrenogenen Mutter zugrunde liegt.

Singtherapie *(f)* Form der ►Gruppenpsychotherapie. Als besonderes Element des Gruppenzusammenhalts dient das Singen. Indikation und Ziele wie bei Gruppenpsychotherapie.

Sinistrophobie *(f)* Syn. für ►Lävophobie.

Sinistrose *(f)* Von Brissaud (1909) vorgeschlagene, in Frankreich vielfach übliche Bez. für ►Unfallneurose. Die Bez. wurde teilweise auch in der dt. Literatur benutzt, insbesondere von Kraepelin.

Sinnentrug *(m)*. Syn. für ►Sinnestäuschung.

Sinnestäuschung *(f)* Störung der Wahrnehmung. Vermeintliche Wahrnehmung von etwas nicht oder in der wahrgenommenen Form nicht Vorhandenem als sicher gegeben. Zu unterscheiden sind ►Illusion, ►Pseudohalluzination und ►Halluzination. Illusionen knüpfen an reale Wahrnehmungen an, die produktiv ausgestaltet werden; Halluzinationen und Pseudohalluzinationen entstehen ohne adäquate Reizung der Sinne. – Oft wird in inkorrekter Weise »Sinnestäuschung« als Syn. für »Halluzination« verwendet. – Vorkommen bei verschiedenen psychischen Krankheiten. Daher nicht zur Diagnose einer bestimmten Krankheit, z. B. Schizophrenie, ausreichend.
e: illusion.
Syn.: Sinnentrug, Trugwahrnehmung. *fr:* illusion

Sissi-Syndrom (Sisi-Syndrom) *(n)*. Nach Persönlichkeitseigenschaften, welche der österreichischen Kaiserin Elisabeth (»Sissi«, »Sisi«) zugeschrieben werden: Überspielen von Depressivität mit Hyperaktivität. Unermüdliche körperliche und geistige Aktivität. Aktive Bemühungen, den Körper gesund und leicht an Gewicht und dabei leistungsstark zu erhalten. Klaglosigkeit, Ruhelosigkeit, aktive Reiselust. Wird als Typ der Depression diskutiert. Die Eigenschaften dienen der Persönlichkeit eher dazu, aufkommende depressive Stimmungen zu unterdrücken.
e: Sisi syndrome

Sitieirgie *(f)* 1. Völlige ►Nahrungsverweigerung. 2. Syn. für psychogene Anorexie (Sollier).
e: sitieirgia. *fr:* sitieirgie

Sitiomanie *(f)* Syn. für ►Bulimie.
e: sitiomania. *fr:* sitiomanie

Sit(i)ophobie *(f)* Syn. für ►Cibophobia.

Sitomanie *(f)*. ►Sitiomanie.

Sittlichkeitsdelikt *(n)*. Mit Strafe bedrohte, unerlaubte sexuelle Handlung, die den im Strafgesetzbuch fixierten Anschauungen zur Sexualität widerspricht. Gesetzlich geregelt in §§ 173–184 StGB. Je nachdem, ob Gewalt angewendet wurde oder nicht, je nach Alter des Geschädigten oder Opfers werden verschiedene Straftatbestände unterschieden. Mit Strafe bedroht wird: »Beischlaf zwischen Verwandten« (§ 173); »Sexueller Missbrauch von Schutzbefohlenen« (§ 174); »Sexueller Missbrauch von Gefangenen, behördlich Verwahrten oder Kranken und Hilfsbedürftigen in Einrichtungen« (§ 174a); »Sexueller Missbrauch unter Ausnutzung einer Amtsstellung« (§ 174b); »Sexueller Missbrauch unter Ausnutzung eines Beratungs-, Behandlungs- oder Betreuungsverhältnisses (§174c); § 175 (Homosexuelle Handlungen unter Männern) wurde aufgehoben; »Sexueller Missbrauch von Kindern« (§ 176); »Schwerer sexueller Missbrauch von Kindern« (§176a); »Sexueller Missbrauch von Kindern mit Todesfolge« (§176b); »Sexuelle Nötigung; Vergewaltigung« (§ 177); »Sexuelle Nötigung und Vergewaltigung mit Todesfolge« (§ 178); »Sexueller Missbrauch widerstandsunfähiger Personen« (§ 179); »Förderung sexueller Handlungen Minderjähriger« (§ 180); »Ausbeutung von Prostituierten« (§ 180a); (Menschenhandel, § 180b, weggefallen); schwerer Menschenhandel, § 181, weggefallen; »Zuhälterei« (§ 181a); »Sexueller Missbrauch von Jugendlichen« (§ 182); »Exhibitionistische Handlungen« (§ 183); »Erregung öffentlichen Ärgernisses« (§ 183a); »Verbreitung pornographischer Schriften« (§ 184); »Verbreitung gewalt- oder tierpornographischer Schriften« (§ 184a); »Verbreitung, Erwerb und Besitz kinderpornographischer Schriften« (§ 184b); »Verbreitung, Erwerb und Besitz jugendpornographischer Schriften« (§184c); »Zugänglichmachen pornographischer Inhalte mittels Rundfunk oder Telemedien; Abruf kinder- und jugendpornographischer Inhalte mittels Telemedien« (Personen unter 18 Jahren) (§184d); »Veranstaltung und Besuch kinder- und jugendpornographischer Darbietungen« (§184e); »Ausübung der verbotenen Protitution« (§184 f.); »Jugendgefährdende Prostitution (§184 g). – Umgangssprachlich können auch Körperverletzungen und Tötungsdelikte als Sittlichkeitsdelikte bezeichnet werden, und zwar, wenn sexuelle Motive oder Momente bei ihrer Begehung eine Rolle spielten.
e: indecent assault oder exposure, sexual offence. *fr:* attentat à la pudeur

S

Sittlichkeitsverbrechen *(n).* Syn. für ►Sittlichkeitsdelikt.

Sittlichkeitsverbrecher *(m).* Gegen die Geschlechtssitten verstoßender Rechtsbrecher. ►Sittlichkeitsdelikt.
e: sexual offender. *fr:* auteur d'un attentat à la pudeur

Situation *(f)* Gesamtlage der Umweltgegebenheiten eines Menschen, aus der sich ein bestimmten Erleben und Verhalten ableitet. Eine Situation gilt nur für das Subjekt, ist immer »erlebt« und wird nicht nur durch die objektiven Gegebenheiten bestimmt. Sie ändert sich von Augenblick zu Augenblick. Die Gestaltung der Situation hängt von der biographischen Entwicklung, der Befindlichkeit des Körpers, der augenblicklichen Affektlage, der allgemeinen Intelligenz und anderen Faktoren der Betroffenen ab (►Goldstein). Bei psychotischen Störungen verändert sich die Situation bzw. das Situationsgefüge zum Teil in charakteristischer Weise (B. Pauleikoff 1955, 1956, 1958, 1967). Psychische Krankheit und Augenblicks- oder Lebenssituation des Betroffenen sind oft eng miteinander verflochten.
e: situation. *fr:* situation

Situationsagnosie *(f)* Syn. für ►Simultanagnosie.

Situationsangst *(f)* Form der ►Phobie. In bestimmten Situationen treten mit großer Regelmäßigkeit Zustände phobischer Angst auf: bei der Autofahrt, auf Schiffen und Brücken, in der Einsamkeit, im Menschengedränge. Die Bez. wird oft auch als Syn. für »Phobie« gebraucht.
e: situation anxiety.
Syn.: Kairophobie, Situationsphobie. *fr:* crainte morbide

Situationsneurose *(f)* (K. Horney). Neurose, die ihre Symptomatik und damit Entstehung einer bestimmten Situation verdankt. Als Situation, die in der psychoanalytischen Lehre ►Horneys eine zentrale Rolle spielt, gelten hierbei vor allem die von der Kultur aufgestellten Verhaltensweisen, z. B. im Berufsleben das unterwürfige Verhalten vieler Menschen gegenüber aggressiven, beherrschenden Persönlichkeiten. Dieses hängt wiederum mit dem ►Ödipuskomplex zusammen. In einer Verschiebung der Akzente gegenüber der Freud'schen Lehre ist nach K. Horney nur von relativer Bedeutung, wie eine Neurose genetisch entstanden ist, jedoch von großer Bedeutung, in welcher Situation sie manifest wird. Nicht die biographische Analyse bis zur frühen Kindheit, sondern die genaue Analyse der Situationen, in denen sich der Patient z. B. unterwürfig verhält, liefert den Schlüssel zum Verständnis der neurotischen Symptome. Jede Neurose kann somit als Situationsneurose aufgefasst werden.
e: situation neurosis. *fr:* névrose de situation

Situationsphobie *(f).* ►Situationsangst.

Situationspsychose *(f)* In einer affekterregenden Lebenssituation oder durch seelische Erschütterungen auftretende psychotische oder psychoseähnliche Störung, die innerhalb von Tagen bis Wochen wieder abklingt. Zum Begriff gehört ferner die ►Annahme einer besonderen Disposition im Sinne der Degeneration. Deshalb gelegentlich auch Syn. mit ►Degenerationspsychose verwendet. Im Gegensatz zu den Affektdämmerzuständen bleibt die Erinnerung an die Erlebnisse während der Psychose erhalten. Prototyp ist die Ganser'sche Psychose. – Nicht mehr gebräuchlicher Begriff.

Situationstherapie *(f)* Psychotherapeutische Behandlungsform, die sich auch um eine Bereinigung der krank machenden Situation und um das Verhalten des Patienten in solchen Situationen bemüht. Grundlagen hierzu wurden vor allem von V. v. Weizsäcker gelegt.
e: situation therapy. *fr:* thérapie de situation

Sitzangst *(f).* ►Akathisie.

Sjögren-Larsson-Syndrom *(n).* (T. Sjögren und T. Larsson, 1957). Monohybrid autosomal-rezessiv erbliche Form niedriger Intelligenz mit Gangstörung und Fischschuppenkrankheit. Symptome: Schwachsinn leichteren oder schwereren Grades; spastische Diplegie (Little-Typ); angeborene universelle Ichthyosis; manchmal Sehstörungen durch Retinadegeneration im Makulabereich; evtl. (dann auch als Rud-Syndrom bez.) Zwerg- oder Riesenwuchs, Genitalhypoplasie, perniziosiforme Anämie. Das Krankheitsbild wurde zuerst in Nord-Schweden beobachtet, wo es in einigen Gebieten endemisch ist.
e: Sjögren-Larsson-syndrome. *fr:* syndrome de Sjögren-Larsson

Skabiophobie *(f)* Zwanghafte Furcht vor Skabies (Krätze).
e: scabiophobia. *fr:* scabiophobie

Skaevolismus *(m).* Nach der römischen Heldengestalt Mucius Scaevola, der, ohne Schmerz zu zeigen, seine Hand im Feuer abdorren liess, benannte Form der Selbstverstümmelung, bei der einzelne Körperteile verbrannt werden.
e: scaevolism. *fr:* scaevolisme

Skatophagie *(f)* Syn. für ►Koprophagie.
e: scatophagy. *fr:* scatophagie

Skatophilie *(f)* 1. Krankhafte Freude am Umgang mit Exkrementen, Vorkommen nicht nur bei Geisteskranken. 2. Verwendung vieler verpönter Ausdrücke aus den Verdauungsvorgängen in schriftlichen oder mündlichen verbalen Äußerungen.
e: scatophilia. *fr:* scatophilie

Skopolagnie *(f)* Syn. für ►Mixoskopie.

Skopolaminpsychose *(f)* Durch das Belladonnaalkaloid Scopolamin hervorgerufene Psychose. Es treten vorwiegend optische Halluzinationen, aber auch Verwirrtheit, Rededrang, Umgebungsverkennung und Inkohärenz auf. Die seltenen Beobachtungen mit dem schon 1881 eingeführten Mittel betrafen akute Vergiftungszustände z. B. aus suizidaler Absicht. Eine besondere individuelle Überempfindlichkeit wird angenommen. Chronischer Scopolaminmissbrauch führt dagegen offenbar nicht zu Psychosen.

Skopophilie *(f)* Syn. für ►Voyeurismus. *fr:* scopophilie, voyeurisme

Skopophobie *(f)* Zwanghafte Angst, dem Anblick anderer ausgesetzt zu sein. I. w. S. auch Angst vor Blamage und Aufdeckung der vermeintlichen eigenen Unzulänglichkeit.
e: scopophobia. *fr:* scopophobie

Skoptolagnie *(f)* Syn. für ►Mixoskopie.

Skotophilie *(f)*. ►Skopophilie.

Skotomisation *(f)* In der psychoanalytischen Lehre: Form der ►Realitätsleugnung, jedoch mit dieser weitgehend identisch. »Die hysterische [►] Gegenbesetzung ist nun vorzugsweise nach außen gegen gefährliche Wahrnehmung gerichtet, sie nimmt die Form einer besonderen Wachsamkeit an, die durch Icheinschränkungen Situationen vermeidet, in denen die Wahrnehmung auftreten müsste, und die es zustande bringt, dieser Wahrnehmung die Aufmerksamkeit zu entziehen, wenn sie doch aufgetaucht ist. Französische Autoren (Laforgue) haben kürzlich diese Leistung der Hysterie durch den besonderen Namen der »Skotomisation« ausgezeichnet.« (Freud, GW XIV, 190 f.)
e. scotomisation.

Skotophobie *(f)* Syn. für ►Nyktophobie.

Skribomanie *(f)* Schreibwut. Syn. für ►Graphomanie.

Skriptanalyse *(f)* (E. Berne). In der ►Transaktionsanalyse die Durchleuchtung des Lebensplans (= Lebensdrehbuch = Skript), nach welchem ein Leben verläuft. Urspünglich sinnvolle Lebensplan-Gewohnheiten können später zu Konflikten und daraus folgend zu Erkrankungen führen.
e: script analysis

Skrupelhaftigkeit *(f)* (lat. scrupuli = scharfe, spitze Steinchen, über die man vorsichtig geht). Vorhandensein übermäßiger, ängstlicher Gewissensbedenken. Soweit psychiatrisch von Bedeutung, Vorkommen meist als Teilerscheinung einer ►Zwangskrankheit. *fr:* maladie du scrupule.

SMV Selbstmordversuch. In der Klinik häufig gebrauchte Abkürzung. ►Suizidversuch.

Snell, Ludwig Daniel Christian geb. 18.10.1817 Nauheim, gest. 12.6.1892 Hildesheim. Direktor der psychiatrischen Anstalten Eichberg (ab 1849) und Hildesheim ab (1856). Begründete 1864 eine landwirtschaftliche Außenstelle zur freieren Behandlung von anstaltsbedürftigen psychisch Kranken. Gilt durch einen Vortrag »Ueber Monomanie als primäre Form der Seelenstörung« (Allg. Zschr. Psychiatr. 21 [1865] 368–381) als Begründer der heutigen Auffassung von ►Paranoia.

Société Française de Psychoanalyse Französische psychoanalytische Gesellschaft. 1953 bis 1963 von der ►SPP abgespaltene Gesellschaft. Bezeichnete sich auch als »Groupe d'Études Freudiennes« (Freud'sche Studiengruppe): Publikationsorgan: »La Psychoanalyse« (1953–1964).

Sodomie *(f)*. 1. Im heutigen Sinne: Sexualverkehr mit Tieren. Nur in wenigen Fällen dienen Tiere als ausschließliche Sexualobjekte, ohne die Orgasmus nicht erreicht werden kann. Ist in vielen Ländern strafbar. In Deutschland wurden bis 1970 jährlich etwa 200 Menschen verurteilt (gesetzliche Bestimmung dann aufgehoben). In Frankreich ist Sodomie strafbar, wenn beim Akt das Tier getötet wird oder die Handlung öffentliches Ärgernis erregt. 2. Jede »unnatürliche« Form der sexuellen Betätigung. Nach der Bibel wurden Sodom und Gomorrha wegen der Sündhaftigkeit ihrer Bewohner von Gott zerstört. In Genesis 19, 5 wird Homosexualität unter Männern als eine der Sünden genannt. Nach Thomas von Aquin kann nur der Coitus als natürlich gelten, bei welchem die Frau unter dem Mann liegt. Homosexualität, Afterverkehr auch zwischen Mann und Frau, Masturbation u. a. wurden als Sodomie mit Verbrennung bei lebendigem Leibe bestraft, zuletzt 1750 in Frankreich. In der Sprachtradition bedeutet Sodomie teilweise weiter auch Homosexualität und Afterverkehr.
e: sodomy, bestiality.
Syn.: Bestialität, Bestiophilie, Zoophilie (1). *fr:* sodomie, bestialité, zoophilie

Sodomie, weibliche *(f)* Noch im 19. Jh. geläufige ältere Bez. für sexuelle Beziehungen zweier Frauen untereinander. Gemeint ist nicht ►Sodomie (1) mit Tieren.

solares Irresein *(n)*. ►Irresein, solares.

Somatiker *(m)*. Vertreter einer psychiatrischen Richtung vor allem des 19. Jahrhunderts, die im Gegensatz zu den ►Psychikern lehrten, dass bei Geisteskrankheiten nicht die Seele selbst, sondern nur der Körper erkrankt sein könne. Jeder Geistesstörung liege eine krankhafte Körperstörung zugrunde, auch wenn es mit den »derzeitigen Methoden noch nicht« gelinge, diese nachzuweisen. Der Körper werde durch Krankheit untauglich, die Äußerungen der unsterblichen Seele zu vermitteln. Hauptvertreter dieser Richtung: ►Nasse, ►Jacobi, ►Gall, ►Friedreich, Combe, ►Flemming, ►Meynert.

somatisch *(a)*. 1. Körperlich, auf Vorgängen im Körper (griech: soma) beruhend, als Gegensatz zu »psychisch«. 2. In ICD-10: bestimmte Beschwerden und psychische Zeichen, bei denen eine körperliche Grundlage nicht bekannt ist. ►somatische Symptome (affektiver Erkrankungen).
e: somatic. *fr:* somatique

Somatische Belastungsstörung: *(f)* In DSM-V 300.82: Normale Körpererscheinungen werden als Krankheitszeichen gedeutet. Eventuell entsteht ein hoher Leidensdruck, obwohl ärztlich eine Körperkrankheit selbst bei wiederholten Untersuchungen durch mehrere Ärzte nicht festgestellt werden kann. Immer wieder wird der Körper daraufhin abgesucht, ob sich etwas Abnormes finden lässt. Körperliche Anstrengungen werden vermieden, um den Körper zu schonen. – Nach DSM-V soll diese Diagnose die ►Somatisierungsstörung und ►Hypochondrie aus DSM-III/IV ersetzen.
e: somatic symptom disorder.

Somatische Belastungsstörung mit überwiegendem Schmerz In DSM-V ►Somatische Belastungsstörung, bei welcher Schmerzen als einzige Klagen vorgebracht werden. DSM-V will damit die Diagnose ►Schmerzstörung (DSM-IV) ersetzen.
e: Somatic Symptom Disorder with predominant pain.

Somatische Belastungsstörung und verwandte Störungen: *(f)* In DSM-V Gruppe von psychischen Störungen, deren einziges gemeinsames Merkmal Krankheitsbeschwerden sind, die auf eine Körperkrankheit hinzuweisen scheinen, wobei der Körper jedoch gesund ist. Wird unterteilt in: (a) ►Somatische Belastungstörung; (b) ►Krankheitsangststörung; (c) ►Konversionssstörung (Störung mit Funktionellen Neurologischen Symptomen); (d) ► Psychologische Faktoren, die eine Körperliche Krankheit Beeinflussen; (e) ►Vorgetäuschte Störung.
e: Somatic Symptom and Related Disorder (ICD-10 F45.1).

somatische Symptome (affektiver Erkrankungen) *(f, pl)*. In ICD-10: Gruppe subjektiver Beschwerden: Nachlassen oder Verschwinden vorher vorhandener Interessen; Mangel an Fähigkeit, sich in die Gefühlsstimmung anderer einzustimmen; Früherwachen; Stimmungstief am frühen Morgen; psychomotorische Hemmung oder Erregung; Appetitmangel; Gewichtsverlust; Mangel an sexuellen Wünschen. »Somatisch« ist insoweit syn. mit ►melancholisch, ►vital, ►biologisch und ►endogenomorph. Vgl. somatisch.

somatisches Syndrom (nur in ICD-10 F31.-) *(n)*. Gruppe von Zeichen, die einzeln, zu mehreren oder alle zusammen bei mild-depressiven, mäßig-depressiven oder ernsthaft-depressiven Episoden (s. d.) vorkommen können. Es handelt sich der Sache nach weder um ►somatische Symptome noch um ein ►Syndrom. Anstelle von »somatisch« könnte es (nach ICD-10) ebenso gut »melancholisches«, »►vitales«, »biologisches« oder »endogenomorphes« Syndrom heißen. 1. Kein Interesse oder keine Freude mehr an dem, was einem sonst immer Freude machte. 2. Das Gemüt fühlt sich von einer sonst stets als angenehm erlebten Umgebung oder bei an sich erfreulichen Ereignissen nicht mehr angesprochen. 3. Früherwachen am Morgen, mindestens zwei Stunden vor der normalen Zeit. 4. ►Tagesschwankungen (morgens nieder, abends besser). 5. Durchgehend psychomotorische Hemmung oder Unruhe, fremdanamnestisch bestätigt. 6. Appetitlosigkeit. 7. Gewichtsverlust (zuweilen definiert als Gewichtsverlust von mehr als 5 % im Monat zuvor). 8. Stark verringertes sexuelles Verlangen. (nach WHO-Original 1992).
e: somatic syndrome.

somatisierende Störung *(f)* Sammelbez. für behandlungsbedürftige psychische Störungen, die sich in körperlicher Form äußern. Nach Schätzungen gehören 40 % der Patienten, die einen Arzt aufsuchen, zu dieser kleinen Bevölkerungsgruppe. Es handelt sich um: ►Hysterie, ►Hypochondrie, chronische Schmerzen (Rückenschmerzen, primärer autochthoner Gesichtsschmerz, Phantomschmerz, Kokzygodynie, Migräne), künstlich hervorgerufene Krankheiten (►Hypoglycaemia factitia, ►Dermatitis autogenica, Febris factitia, ►Pathomimie, ►Trichotillomanie), ►Münchhausen-Syndrom, ►Unfallneurose, ►Psychosomatische Krankheiten werden nicht zu dieser Gruppe gerechnet.
e: somatizing disorder.

Somatisierung *(f)* 1. Umwandlung seelischer Konflikte in Organerkrankungen des Körpers. Die Bez. wird bei den mehr psychosomatischen Erkrankungen (z. B. Magengeschwür, Bluthochdruck) gebraucht, die auch bei Anwendung somatischer Kategorien als Krankheitseinheit beschrieben werden können. Im Gegensatz zu den ►Konversionssymptomen steht der Konflikt aber in einer weniger präzisen symbolischen Beziehung zum Körpersymptom. Obwohl häufig verwendet, ist die Bez. in der wissenschaftlichen Diskussion umstritten. 2. In DSM-III/V Umwandlung seelischer Vorgänge oder Konflikte in Körperbeschwerden, ohne dass (im Gegensatz zu [1]) ein krankhafter Körperbefund nachweisbar ist (►Somatisierungsstörung). Entspricht den funktionellen Beschwerden. 3. (J. H. Schultz, 1951). Hineingleiten in ein Körpererlebnis während des ►autogenen Trainings oder in ►Hypnose; sinnenhaftes, gefühlsmäßiges Erleben des Körpers.
e: somatization. *fr:* somatisation

Somatisierungsstörung *(f)* In DSM-III-R/V: vielgestaltige und zahlreiche körperliche Krankheitssymptome, die nicht durch eine Körperkrankheit hervorgerufen werden und für die ärztliche Hilfe aufgesucht wird. Gewöhnlich besteht eine komplizierte Vorgeschichte, welche an zahlreiche verschiedene Krankheitszustände denken lässt und die ebenso zahlreiche Untersuchungen und Behandlungsarten (auch Operationen) zur Folge hatten. Die Lebensführung ist ebenso kompliziert wie die Krankheitsgeschichte.

Häufigste Klagen sind: den größten Teil des Lebens kränklich, Schluckstörungen, Verlust der Stimme, Taubheit, Doppelbilder, Verschwommensehen, Blindheit, Ohnmacht, Gedächtnisstörungen, Krämpfe, Anfälle, Gehstörungen, Lähmungen, Muskelschwäche, Harnverhaltung, Störungen beim Wasserlassen, Leibbeschwerden, Übelkeit, anfallsweises Erbrechen, Blähungen, Unverträglichkeit von vielerlei Speisen, Durchfälle, Menstruationsbeschwerden, Gleichgültigkeit gegenüber dem Sexualverkehr oder Schmerzen dabei, Erektions- und Ejakulationsstörungen, Rückenschmerzen, Gliederschmerzen, Gelenkschmerzen, Schmerzen im Bereich der Regenerations- und Geschlechtsorgane, Kurzatmigkeit, Herzklopfen, Brustschmerzen, Schwindelgefühle. – Somatisierung bedeutet hier die Umwandlung seelischer Störungen in ►funktionelle Körperbeschwerden. – Die Sache selbst und der Katalog möglicher Störungen entstammen der Psychoanalyse und entsprechen der hysterischen Symptomneurose. Wurde in DSM-III/V jedoch unter Verzicht auf psychoanalytisches Vokabular beschrieben. Wurde von ICD-10 als Unterkategorie der »somatoformen Störungen« (s. d.) übernommen (F45.0).
e: Somatization Disorder.

Somatisierungssyndrom Bez. der dt. Übersetzung von DSM-III für ►Somatisierungsstörung.

somatoform *(a).* Wörtlich: in Gestalt (Form) eines Körpers (Soma). Für als körperlich erlebte Beschwerden, welche jedoch Symptom einer psychischen Störung sind und keine Körperkrankheit anzeigen. Sie können körperlichen Krankheitszeichen zum Verwechseln ähnlich sein. – Das Konzept ist in DSM-V nicht mehr vorhanden.

Somatoforme autonome Funktionsstörung des kardiovaskulären Systems *(f).* Syn. für Herzneurose.

Somatoforme Schmerzstörung *(n).* Bez. in DSM-III-R für ►Schmerzstörung.
e: somatoform pain disorder.

Somatoforme Störungen *(f, pl).* In DSM-III/IV Sammelbez. für alle Krankheitszustände, bei denen körperliche Zeichen oder Veränderungen bestehen, für die es keine nachweisbaren körperlichen Ursachen gibt, die jedoch auf bestimmte Erlebnisfaktoren zurückgeführt werden können. Mancher Arzt vermutet zunächst eine Körperkrankheit (= somatoform), die sich aber im weiteren Gang der Untersuchung als nicht vorhanden herausstellt. Die DSM-III-Bez. fasst funktionelle Körperstörungen, Konversionshysterie, nicht-somatische Schmerzzustände und Hypochondrie zusammen und unterscheidet: 1. Somatisierungssyndrom, 2. Konversionssyndrom, 3. Psychogenes Schmerzsyndrom, 4. Hypochondrie, 5. Atypische Somatoforme Störung. – DSM-III-R hat die Einteilung verändert und unterscheidet: 1. Dysmorphe Störung (►Dysmorphophobie); 2. ►Konversionsstörung; 3. ►Hypochondrie oder Hypochondrische Neurose; 4. Somatisierungsstörung (►Somatisierungssyndrom); 5. Somatoforme Schmerzstörung (Psychogenes Schmerzsyndrom); 6. Undifferenzierte Somatoforme Störung (►Atypische Somatoforme Störung); 7. Somatoforme Störung NNB. – DSM-IV hat erneut eine Änderung vorgenommen: 1. ►Somatisierungsstörung; 2. ►Undifferenzierte Somatoforme Störung; 3. ►Konversionsstörung; 4. ►Schmerzstörung; 5. ►Körperdysmorphe Störung; 6. NNB Somatoforme Störung. – Das Konzept wurde in DSM-V verworfen und ist darin nicht mehr vorhanden. Wurde (teilweise) durch ►Somatische Belastungsstörung ersetzt.
e: somatoform disorders.

somatogen *(a).* Körperlich verursacht. Syn. für ►exogen.
e: somatogenic. *fr:* somatogène

Somatognosie *(f)* Syn. für ►Leibbewusstsein.

Somatoneurose *(f) (f).* (E. Carp und B. Stovkis, 1953). Sammelbez. für erlebnisbedingte Gesundheitsstörungen, die sich in Körperveränderungen zeigen. Wird den ►Psychoneurosen gegenübergestellt, die sich nur in seelischen Erscheinungen äußern und zusammen mit den Somatoneurosen das Gesamtgebiet der Neurosen darstellen. Drei Formen: konversionshysterische Erscheinung, organneurotische Erscheinung, psychosomatische Erkrankung i. e. S.
e: somatoneurosis. *fr:* somatonévrose

Somatopathie *(f)* (K. Schneider). Körperliche Unzulänglichkeit, Schwäche der vitalen Körperkonstitution oder somatische Labilität, welche die Ursache für das körperliche Versagen des asthenischen Psychopathen (s. d.) darstellt. Diese Seite asthenischen Versagens ist unabhängig von der psychischen und kann sich mit einer verschieden stark ausgeprägten Psychopathie i. e. S. kombinieren.
e: somatopathia. *fr:* somatopathie

Somatophrenie *(f)* 1. Psychischer Zustand, durch den körperliche Beschwerden hervorgerufen oder verschlimmert werden. 2. (Bechterew). Depressiver Zustand mit hypochondrischen Körperbeschwerden. Vorkommen besonders im Klimakterium.
e: somatophrenia. *fr:* somatophrénie

Somatopsyche *(f)* (C. Wernicke, 1881). Bewusstheit des eigenen Körpers, seiner guten oder schlechten Befindlichkeit, seiner räumlichen Grenzen und seiner Stellung im Raume (räumliches Körperschema). »Somatopsychische Desorientiertheit« nach Wernicke entspricht den Körper-Illusionen und Halluzinationen der gebräuchlichen Nomenklatur.
e: somatopsyche. *fr:* somatopsyché

somatopsychisch *(a).* Sich auf die ►Somatopsyche beziehend.
e: somatopsychic. *fr:* somato-psychique

somatopsychische Halluzination *(f)* Syn. für ►Halluzination, hypochondrische.

Somatopsychose *(f)* 1. (C. Wernicke, 1894). Geistesstörung, deren wichtigstes Symptom eine Beeinträchtigung der ►Somatopsyche ist, deren psychische Erscheinungen sich auf den Körper beziehen. Die Bez. wird nicht mehr gebraucht. ►Allopsychose, Autopsychose. 2. (Southard). Psychose bei Erkrankungen der inneren Organe.
e: somatopsychosis. *fr:* somatopsychose

Somatopsychose, progressive *(f)* (K. Kleist). Chronisch verlaufende endogene Psychose mit Vorherrschen von leibhypochondrischen Beschwerden. Entspricht der hypochondrischen Schizophrenie K. Leonhards. Gehört damit zur paranoiden Form der Schizophrenie.

Somatotherapie *(f)* Sammelbez. für die körperlichen Behandlungsmethoden von psychischen Krankheiten als Gegensatz zur ►Psychotherapie. Hierzu zählen in historischer Reihenfolge: ►Malariatherapie (1917), ►Schlafkur (1921), Insulinkomabehandlung (1933), präfrontale ►Leukotomie (1935), ►Elektrokonvulsionsbehandlung (1938), ►Psychopharmakotherapie (ab 1952).
e: somatotherapy. *fr:* somatothérapie

Somatotoniker *(m).* (W.H. Sheldon). Temperamentstyp, der zusammen mit mesomorphem Körperbautyp auftritt. Dominanz von Kraft- und Machtstreben, energisch und aktiv. Entspricht dem viskösen Temperamentstyp in der Typenlehre Kretschmers. ►Ektomorphie, ►Mesomorphie.
e: somatotonia. *fr:* somatotonie

Sommer, Robert geb. 19.12.1864 Grottkau, gest. 2.2.1937 Gießen. Psychiater und Neurologe in Gießen. Dort erster Direktor der Psychiatrischen und Nervenklinik der Universität. Richtete als Erster ein psychologisches Labor in der Klinik ein. Prägte das Wort ►psychogen. Begründete 1925 den Deutschen Verband für Psychchohygiene (s.d.). War Mitbegründer der AÄGP (►Gesellschaft, Allgemeine ärztliche, für Psychotherapie). Hat auf vielen Gebieten der Psychiatrie geforscht, jedoch kein eigentliches Hauptwerk hinterlassen.

somnambul *(a).* Nachtwandlerisch.
e: somnambulic. *fr:* somnambulique

Somnambule, extra-luzide *(m, pl).* Im ►Magnetismus: hypnotisierte Versuchspersonen mit scheinbar außergewöhnlichen Fähigkeiten; konnten mit verbundenen Augen lesen, verlorene Gegenstände wiederfinden oder die Zunkunft vorhersagen. Beruht – nach späteren Untersuchungen – auf gegenseitiger Suggestion zwischen Magnetisiertem und Magnetiseur. *fr:* somnambules extra-lucides.

Somnambuler *(m).* Person, welche besonders leicht in den Zustand des spontanen Somnambulismus verfällt. Heinrich v. Kleists »Käthchen von Heilbronn« wird als Somnambule gezeichnet.

Somnambulie *(f)* Syn. für ►Somnambulismus (2).

Somnambulismus *(m).* 1. Schlafwandeln. Nachtwandeln. Ausführung komplexer Handlungen (sich Erheben, Gehen, Ankleiden) aus dem Schlaf heraus, wofür nachträglich vollständige Erinnerungslosigkeit besteht. Tritt meist im ►Schlafstadium D auf, das gewöhnlich von Träumen begleitet wird. Der Schlafwandler hat ein mimikleeres Aussehen und reagiert kaum auf Ansprache oder Weckversuche. Sofern der Schlafwandler spricht oder Fragen beantwortet, ist seine Aussprache undeutlich und der Inhalt kaum verständlich. – Vorkommen vor allem bei Kindern und Jugendlichen, jedoch auch bei Erwachsenem. – Bei Kindern manchmal verbunden mit Einnässen. Psychodynamisch dann zu erklären als Ausdruck nächtlicher Gefühle von Angst und Einsamkeit und dem Wunsch, ins elterliche Bett zu kommen. 2. Zustand tiefer Hypnose, in dem der Hypnotisierte schlafend oder mit offenen Augen gehen kann. In diesem Zustand gegebene posthypnotische Aufträge werden ausgeführt. Es besteht gewöhnlich spontane Amnesie für das in diesem Zustand Erlebte. Die Amnesie braucht nicht suggeriert zu werden. ►Forel'sche Hypnosestadien. Syn.: Somnambulie. 3. Im ganzen 18. Jahrhundert Sammelbez. für viel beachtete, spontan auftretende Zustände veränderten Bewusstseins mit abnormem Verhalten, für die anschließend eine Erinnerungslücke besteht (vgl. nachfolgende Stichw.). Die Entstehung dachte man sich durch ►Einbildungskraft und diente zugleich als deren anschaulichste Folge. Als Ursache wurde eine Dysfunktion des Gehirns angesehen. Viel diskutiert wurde, welche Beziehungen zwischen normalem Individuum und Schlafwandeln besteht, ebenso das Problem der Verantwortlichkeit. Entspricht insoweit meist den heutigen ►Dämmerzuständen verschiedenster Formen. – Das Interesse am Somnambulismus drang weit über die Medizin hinaus in Philosophie und Literatur vor (Shakespeares »Lady Macbeth«, Kleists »Das Käthchen von Heilbronn«). Böckmann gründete 1787 ein »Archiv für Magnetismus und Somnambulismus«.
e: somnambulism, sleepwalking, moonwalking.
Syn.: Hypnobatie, Paroniria ambulans, Noktambulismus. – (ICD-10: F51.3 – für [1]) *fr:* somnambulisme (naturel)

Somnambulismus, künstlicher *(m).* (A. Puységur, 1784). Durch Anwendung der ►Mesmer'schen Techniken hervorgerufener Zustand. Entspricht nach heutiger Auffassung einer Hypnose mit der Fähigkeit, zu reden und zu handeln. Die Bez. wurde wegen der Ähnlichkeiten mit dem spontanen Somnambulismus gewählt: Möglichkeit eines ►Rapports; ein Mensch, der sich nicht an das im spontanen Somnambulismus Geschehene erinnern kann, kann es im künstlichen doch.
e: artificial somnambulism.

S

Syn.: vollkommene Krise, magnetischer Schlaf, Hypnotismus, mesmerischer Schlaf. *fr:* somnambulisme artificiel

Somnambulismus, spontaner *(m).* Im 18. Jahrhundert: durch ►Einbildungskraft entstehender Zustand, in welchem nach damaliger Darstellung der »Somnambule« z.B. schreiben, Flüsse durchschwimmen, in Vollmondnächten auf Dachfirsten wandeln oder sonst aktiv etwas bewirken kann, was oftmals die Kraft eines Gesunden weit übersteigt. Nach ►Puységur war der Zustand beliebig hervorzurufen und konnte zur Erforschung der verborgensten menschlichen Gefühle und Gedanken verwendet werden. 1784 bis ca. 1880 Hauptmethode, um Zugang zum Unbewussten zu gewinnen. Wurde als identisch mit dem ►mesmerischen Schlaf (später: Hypnose) angesehen. Somnambule lassen sich leicht magnetisieren (= hypnotisieren). Es ist leicht, mit einem Individuum im spontanen Somnambulismus einen ►Rapport herzustellen.
e: spontaneous somnambulissm. *fr:* somnambulisme naturel

Somniloquie *(f)* Sprechen im Schlaf.
e: somniloquism. *fr:* somniloquisme

Somnipath *(m).* 1. An ►Somnipathie (1) Leidender. 2. Im Zustand der ►Somnipathie (2) Befindlicher.
e: somnipathist.

Somnipathie *(f)* 1. Zustand der Schlaflosigkeit. 2. Zustand der ►Hypnose. Hypnotischer Trancezustand.
e: somnipathy, sleepdisorder (1). *fr:* somnipathie, trouble du sommeil (1)

Somnolenz *(f)* 1. Krankhafte Störung des Bewusstseins. Erster Grad einer Bewusstseinstrübung. Symptome: Herabsetzung der Aufmerksamkeit, Erschwerung der Auffassung, Erschwerung der Orientierung in Raum und Zeit, Verlangsamung der Denkvorgänge, Schwerbesinnlichkeit. Die Somnolenz hinterlässt nach Abklingen eine weitgehende, aber meist nicht vollständige Erinnerungslücke. Vorkommen bei akuten hirnorganischen Prozessen verschiedener Art, Intoxikationen, akuten körperlich begründbaren Psychosen u.a. Als Syn. wird »Benommenheit« gebraucht, häufig auch »Bewusstseinstrübung«, obwohl diese Bezeichnung gleichzeitig auch für ►Sopor und ►Koma Anwendung finden kann. – Kommt als Symptom in DSM nicht vor.
e: obnubilation, clouding of consciousness. *fr:* obnubilation

2. Nach anderem Sprachgebrauch ist Somnolenz abnorme Schläfrigkeit, eine vom Bewusstseinsgrad unabhängige Störung der Schlaf-wach-Regulation, die sich lediglich häufig bei Bewusstseinstrübung, als ihr Symptom, findet. Ein Bewusstseinsgetrübter kann danach nachts schlafen, tags wach oder somnolent sein.
e: drowsiness. *fr:* assoupissement

3. Zustand leichter ►Hypnose mit geringer Veränderung des Bewusstseins. ►Forel'sche Hypnosestadien.
e: somnolence. *fr:* somnolence

Somnolismus *(m).* Syn. für ►Somnipathie (2).
e: somnolism. *fr:* somnolisme

Somnopath *(m)* ►Somnipath.

Somnopathie *(f).* ►Somnipathie.

Somopsychosis *(f).* ►Somatopsychose.

Sonderling *(m).* Von der Gemeinschaft getrennt, in einer eigenen Vorstellungs- und Wertwelt Lebender, der jedoch nicht die Gemeinschaft stört. Seit Martin Luther oft in tadelndem Sinne gebraucht, weil der Sonderling sich seinen Aufgaben in der Gesellschaft entzieht. Soweit psychiatrisch von Bedeutung, handelt es sich manchmal um Kranke mit blande verlaufenden oder geheilten schizophrenen Prozessen, die sich nicht oder nicht wieder in die Gesellschaft eingliedern.
e: queer man. *fr:* individu original

Sonderling, autistischer *(m).* Syn. für ►Psychopath, schizoider.

Sonderling, schizophrener *(m).* Von E. Speer gebrauchtes Syn. für schizoider Psychopath (s.d.). Nach Speer (1935) ist die schizoide Psychopathie der »Mutterboden der schizophrenen Geisteskrankheit«; es handelt sich jedoch nicht um eine Krankheit, sondern um eine Persönlichkeitsvariante. Die missverständliche Bez. hat viel Verwirrung gestiftet.

Sonderpädagogik *(f)* Syn. für ►Heilpädagogik.

Sonnenstein b. Pirna *(m).* Schloss und Burg. Von G.A.E. Nostits begründete, am 18.7.1811 eröffnetes (drittes) deutsches Clinicum psychicum mit ärztlicher Leitung für 250 heilbare psychisch Kranke. 1813 zwangsweise durch frz. Besatzung geräumt, 1814 wiedereröffnet. Galt bald wegen seines humanitären Geistes als »die Sonne« der dt. psychischen Krankenanstalten. Bis 1939 vorbildliche Versorgungsinstitution. Lange Zeit Ausbildungsstätte für Irrenärzte, z.B. ►Zeller. Erster und lange einziger Arzt: ►Pienitz. Letzter Direktor (1928–1939) ►Nitsche. Bekanntester Patient: ►Schreber. – 1940/41 Tötungsanstalt für psychisch Kranke und Behinderte: 13.720 Opfer. Seit 2000 Gedenkstätte mit ständiger Ausstellung zur Euthanasie. – G.A.E. Nostits und Jänckendorf: »Beschreibung der Königl. Sächsischen Heil- und Verpflegungsanstalt Sonnenstein«, 3 Bde., (1829); B. Böhm: »Die Geschichte der Heil- und Pflegeanstalt Sonnenstein 1811–1939« (2011).

Sonnenstich *(m).* Durch intensive Sonnenbestrahlung des Kopfes entstehendes Krankheitsbild. Äußert sich in Abgeschlagenheit, Kopfschmerzen, Schwindel, Übelkeit, Brechreiz, Pulsbeschleunigung. Bei stärkerer Ausprägung werden auch psychische Veränderungen beobachtet: Beziehungswahn, delirante Erscheinungen, Verwirrtheitszustände, Sopor, Koma. Bei tödlichem Ausgang findet sich eine Purpura cerebri mit hauptsächlich über das Marklager verteilten unzähligen Blutungen. – Ob es ein eigenes Krankheitsbild dieser Art gibt, ist umstritten.

Sophomanie *(f)* Form des Größenwahns, bei welcher der Kranke sich hinsichtlich seiner Fähigkeiten extrem überschätzt.
e: sophomania. *fr:* sophomanie

Sophrologie *(f)* (Alfonso Cayedo, 1960, Michèle Freud). Forschungsrichtung, welche die Einwirkung besonders von durch Suggestion oder konzentrative Selbstentspannung herbeigeführter Bewusstseinszustände auf den Organismus untersucht. Teilweise werden auch die durch Yoga-Techniken und Zen-Meditation herbeigeführten Seelenzustände untersucht. Als Therapieform setzt sie sich das Ziel, Körper und Seele in Einklang zu bringen.
e: sophrologia. *fr:* sophrologie

Sophrosyne *(f)* Eigentlich: »Gesundheit des Zwerchfells«, in dem von den Griechen der Sitz der Seele angenommen wurde. 1. Gesundes Einhalten eines Mittelweges in der Lebensführung. Seit Platon eine der griechischen Haupttugenden. Bezeichnet damit auch Seelenruhe, ►Besonnenheit, besonnene Zurückhaltung, vernünftige Lebensführung. 2. Der durch Hypnose oder autogenes Training herbeigeführte veränderte Bewusstseinszustand.
e: sophrosyne. *fr:* sophrosyne

Sopor *(m)*. Zustand stärker getrübten Bewusstseins als ►Somnolenz (1), bei dem sich der Kranke auf Anruf für kurze Zeit zu orientieren versucht und auf Schmerzreize mit geordneten Abwehrbewegungen reagiert, jedoch zu keiner spontanen Aktion mehr fähig ist. Ursachen wie bei ►Somnolenz.
e: stupor. *fr:* sopor, torpor, stupeur

soporös *(a)*. Sich im Zustande des ►Sopors befindend.
e: soporous. *fr:* soporeux

Sorge *(f)* In den dt. Übersetzungen von DSM und ICD oft für engl. »worry« in der Bedeutung von ►Besorgnis. Im Dt. klingt jedoch mit dem Wort zugleich die existenzielle Daseinssorge an, die in der Philosophie Heideggers einen der Hauptbegriffe darstellt. Außerdem ist im Wort ängstliches Besorgtsein für oder um jemanden enthalten, das im Engl. »care« heißt.

Sosein *(n)*. (K. Schneider). Die besondere Beschaffenheit von etwas Vorhandenem im Gegensatz zum Dasein. In der Psychopathologie der Psychosen werden häufig Besonderheiten im klinischen Bild hervorgehoben, die verständlich aus biographischen oder anderen Besonderheiten ableitbar sind und auf diese Weise das besondere Aussehen (Sosein), aber aus der Sicht Schneiders nicht schon das Vorhandensein der Psychose (Dasein) erklären. Entspricht dem Unterschied Essenz – Existenz der Philosophie.

Sotos-Syndrom *(n)*. (Juan F. Sotos, 1964). Außerordentliches Längenwachstum bereits in den ersten Lebensjahren, insbesondere von Händen, Füßen und Nase. Ferner: tief liegende Augen bei »antimongoloider« Lidachse, hohe Stirn (Balkonstirn), überweiter Abstand zwischen den Augen (Hypertelorismus), Intelligenztiefstand. Ursache: Eine vermutete Störung des hypophysär-hypothalamischen Systems ist nicht erwiesen.
e: cerebral gigantism.
Syn.: zerebraler Gigantismus

Soziabilität *(f)* Fähigkeit zu sozialer Einordnung und Anpassung. Tragbarkeit innerhalb einer sozialen Gruppe. Ursprünglich eine rein soziale Kategorie, die für die praktische Psychiatrie von großer Bedeutung ist. Nicht die Ursache oder das psychopathologische Bild einer psychischen Krankheit gibt gewöhnlich den Ausschlag für die Einweisung in eine psychiatrische Klinik, sondern der Grad der Soziabilität.
e: socialbility. *fr:* sociabilité

Sozialanamnese *(f)*. ►Anamnese, soziale.

Sozialarbeit, psychiatrische *(f)* Durch Sozialarbeiter geleistete Hilfe bei mangelhafter sozialer Anpassung durch psychische Krankheit. Damit praktisch identisch mit ►Casework und – sofern es sich um entlassene Krankenhauspatienten handelt – mit psychiatrischer ►Außenfürsorge. ►Sozialpsychiatrie.
e: psychiatric social work. *fr:* »socialwork« psychiatrique

Sozialarbeiter, (psychiatrischer) *(m)*. In der psychiatrischen Sozialarbeit Tätiger. Die Lehnübersetzung aus dem Engl. hat sich als Ersatz für »Fürsorger« eingebürgert. Die Tätigkeit besteht in einer Außenfürsorge für psychisch Kranke oder Krankgewesene, wobei die Einpassung in das soziale Terrain beratend und tätig unterstützt wird.
e: social worker. *fr:* travailleur social

soziale Angststörung: *(f)* ►Phobie, soziale.

soziale Demenz *(f)* Obsol. Syn. für ►Depravation.

soziale Heilung *(f)* (E. Meyer, 1926). Heilung einer psychischen Krankheit, insbesondere einer Schizophrenie, bis zu einem Grade, dass eine soziale Wiedereingliederung möglich wird. Praktisch syn. mit ►Remission.

soziale Phobie *(f)* ►Phobie, soziale.

sozialer Schwachsinn *(m)* ►Schwachsinn, sozialer.

Sozialhygiene *(f)* 1. Syn. für ►Psychohygiene. 2. In der engl. Literatur auch Verhütung und Behandlung venerischer Erkrankungen.
e: social hygiene. *fr:* hygiène sociale

Sozialisation *(f)* Alle Vorgänge, durch welche ein Mensch allmählich die Regeln seiner Kultur bzw. Gesellschaft übernimmt und so zu ihrem Mitglied wird. Erlernt werden Sprache und nichtverbale Kommunikation; ein System sozialer Anerkennungen und

Sanktionen und deren allmähliche Internalisierung; ein System sozialer Verhaltensweisen.
e: socialization.
Syn.: Sozialisierung. *fr:* socialisation

Sozialisation, primäre *(f)* Sozialisation innerhalb der eigenen Familie. In diesem Bereich entstehen lebenslang wirksame ►Leistungsmotivationen durch Vorbild und Erziehung.
e: primary socialization. *fr:* socialisation primaire

Sozialisation, sekundäre *(f)* Sozialisation durch Berührung mit Mitgliedern der Kultur außerhalb der Familie (z. B. Arzt, Verkäufer).
e: secondary socialization. *fr:* socialisation secondaire

Sozialisierung *(f)* Syn. für ►Sozialisation.

Sozialneurose *(f)*. ►Neurose, soziale.

Sozialpsychiatrie *(f)* (Th. Rennie, 1956). 1. Soziologie der Geisteskrankheiten. Seit 1945 aus medizinischer Soziologie, Psychiatrie, Sozialpsychologie und Biostatistik entstandene Arbeitsrichtung zur Erforschung der Bedeutung von Sozialfaktoren für Entstehung und Aufrechterhaltung psychischer Krankheiten. Insbesondere werden epidemiologische Untersuchungen zur Frage der Häufigkeit und sozialen Bedingungen psychischer Erkrankungen vorgenommen. Weitere Themen: Analyse zwischenmenschlicher Beziehungen, vor allem in den Familien psychisch Kranker. Suche nach befriedigenden Kriterien zur Bestimmung geistiger Gesundheit. Auswirkung, Vorbeugung und soziale Kontrolle psychischer Störungen in sozialen Gruppen. Die öffentliche Einstellung zu psychischen Krankheiten. Auswirkungen psychischer Störungen auf die Gesellschaft. ►Manhattanstudie. 2. In praktischer Anwendung: Reorganisation großer psychiatrischer Institutionen durch Demokratisierung und Humanisierung, Anwendung von Gruppentherapien und Hilfe bei der Wiedereingliederung psychisch Kranker in die Gesellschaft. Hierzu dienen insbesondere die Entwicklung der psychiatrischen Rehabilitation, ►Tages- und ►Nachtkliniken, ►beschützende Werkstätten, ►Patientenclubs, Patientenwohnheime. – Die inhaltsverwandte Bez. ►Psychohygiene bezieht sich nur auf einen Teil sozialpsychiatrischer Arbeit: die Vorbeugung. Vgl. ►Institutionalismus.
e: social psychiatry.
Syn.: Soziopsychiatrie, Soziatrie. *fr:* psychiatrie sociale

Sozialpsychologie *(f)* Teil der Psychologie, der sich mit dem Verhältnis von Individuen zu kleineren oder auch ganz großen ►Gruppen beschäftigt. Untersucht werden die zwischenmenschlichen psychischen Vorgänge, die Beziehungen der Mitglieder von Gruppen untereinander und zwischen verschiedenen Gruppen. Stets enge Beziehungen zur Psychiatrie, historisch beginnend mit Gustave Le Bon (»Psychologie der Massen«, 1895). Wichtige Anstöße von der ►Psychoanalyse durch Betonung der Abhängigkeit des Individuums von seiner mitmenschlichen Umwelt. Vgl. Rollentheorie und Rollentherapie; Soziometrie und Psychodrama; Gruppendynamik und Gruppenpsychotherapie.
e: social psychology. *fr:* psychologie sociale

Sozialtherapeutische Anstalt nach § 9 Strafvollzugsgesetz (StVollzG) *(f)* Anstalt zur Unterbringung und Behandlung einer besonderen Gruppe von Straftätern. Untergebracht werden Täter, bei denen Aussicht besteht, dass sie nicht rückfällig werden, sofern sie ausreichende Hilfen bekommen. Die Anstalt soll auf ein selbstbestimmtes Leben ohne Straffälligkeit vorbereiten, dient bis zur Entlassung aber auch zum Schutz der Allgemeinheit. Abs. 1: »Der Gefangene ist zurückzuverlegen, wenn der Zweck der Behandlung aus Gründen, die in der Person des Gefangenen liegen, nicht erreicht werden kann.« In der Praxis werden mehr als die Hälfte der Plätze von Sexualstraftätern eingenommen.

Sozialtherapeutische Anstalt nach § 65 StGB *(f)* Anstalt zur Unterbringung und Behandlung von Hangtätern unter 27 Jahren, Tätern mit schweren Persönlichkeitsstörungen und gefährlichen Sexualdelinquenten. Nach § 65 StGB vom Gericht anzuordnen, wenn die therapeutischen Mittel und sozialen Hilfen einer solchen Anstalt hilfreich sein können. Vorherrschender Gesichtspunkt der Unterbringung sollte die Behandlung der Straftäter sein. Die durch Verabschiedung des 2. Strafrechtsreformgesetzes 1969 zu errichtenden Institutionen sind nie verwirklicht worden. § 65 StGB wurde Ende 1984 gestrichen.

Soziatrie *(f)* (►Moreno, 1948). Wissenschaft von der Heilung sozialer Systeme (Familien, Gruppen u. a.). Wendet ►Gruppenpsychotherapie, ►Psychodrama und Soziodrama an. – Oft als Syn. für ►Sozialpsychiatrie benutzt, weil das Wort »Psychiatrie« darin fehlt, das ausschließlich den Gedanken an Geisteskrankheit weckt.
e: sociatry. *fr:* sociatrie

Soziodrama *(n)*. (►Moreno). Besondere Form des ►Psychodramas mit Beteiligung einer therapeutischen Gruppe.
e: sociodrama. *fr:* sociodrame

Soziodynamik *(f)* (►Moreno). Wissenschaft von der Struktur sozialer Gruppen.

Soziogenese *(f)* Gesellschaftlicher Ursprung. Die Rolle sozialer Faktoren für Psychosen und abnormes psychisches Verhalten.
e: sociogenesis. *fr:* sociogenèse

Soziogramm *(n)*. Graphische Darstellung soziometrisch ermittelter Daten über Gruppenbeziehungen. ►Soziometrie.
e: sociogram.
Syn.: Sozio-Psychogramm. *fr:* sociogramme

Soziometrie *(f)* (►Moreno, 1934). Testmäßige Feststellung der aktuellen gefühlsmäßigen Beziehun-

gen, durch welche die Mitglieder einer Gruppe miteinander verbunden sind. Jedes Gruppenmitglied muss angeben, welches der anderen Mitglieder ihm sympathisch oder unsympathisch ist. Das Ergebnis wird in einem »Soziogramm« festgehalten und findet beim Psychodrama Verwendung (Moreno, 1954).
e: sociometry. *fr:* sociométrie

Soziopathie *(f)* 1. Schädigendes, seltener einfach abnormes Verhalten gegenüber der sozialen Umwelt. Mit ►Psychopathie bzw. Persönlichkeitsstörungen besteht geringe Überlappung. In der dt. Psychiatrie werden vor allem einfachere Kriminalität und Vagabundieren als Manifestationen angesehen. Im Engl. hat Soziopathie noch stärkere kriminologische Bedeutung i. e. S. einer Schädigung anderer (Stehlen, Vergewaltigung, Mord). ►DSM II fasste »dyssoziale« und »antisoziale Reaktionen« mit Perversionen und Drogenabhängigkeit zur »Soziopathie« zusammen. DSM ab DSM-III kennt die Bez. nicht mehr. Die Sache hat sich aber in der Beschreibung der »Antisozialen Persönlichkeitsstörung« (s. d.) erhalten. 2. Jemand, der auf Vorgänge in der sozialen Umgebung in besonders empfindsamer Weise (z. B. mit Magengeschwür) reagiert und ein Bestreben zur Manipulation der Umgebung hat.
e: sociopathic personality disturbance (1), tyrannical ulcer-patients (2). *fr:* sociopathie (1)

Soziopathologie *(f)* Forschungsrichtung, die sich mit den Wechselbeziehungen zwischen den psychopathologischen Symptomen eines Individuums und dem Verhalten der Gruppen befasst, welchen das Individuum angehört.
e: sociopathology. *fr:* sociopathologie

Soziophobie *(f)* Syn. für ►Phobie, soziale.

Soziopsychiatrie *(f)* Syn. für ►Sozialpsychiatrie.

Sozio-Psychogramm *(n)*. Syn. für ►Soziogramm.

Soziotherapie, psychiatrische *(f)* Jede Behandlung, die sich in erster Linie um die zwischenmenschlichen Beziehungen und die Umgebung eines psychisch Kranken bemüht. Teilaspekte werden daher unter ►Sozialarbeit; ►Gruppenarbeit; ►Gemeinschaft, therapeutische; ►Arbeitstherapie; ►Beschäftigungstherapie und ►Milieugestaltung behandelt.
e: sociotherapy. *fr:* sociothérapie

Spätamnesie *(f)* Gedächtnisstörung, bei der z. B. an das in einem Dämmerzustand (oder während einer akuten Psychose) Erlebte zuerst noch Erinnerung besteht, später aber nicht mehr. Die Spätamnesie kann vor allem bei Alkoholdämmerzuständen vorkommen (K. Bonhoeffer, 1901).

Spätdepression *(f)* Syn. für ►Involutionsmelancholie. Die Bez. wurde in Analogie zur ►Spätschizophrenie geprägt. Es soll hauptsächlich zum Ausdruck gebracht werden, dass es sich um eine relativ spät im Lebensalter beginnende Depression handelt, bei welcher der Kranke frei ist von organisch-psychischen Erscheinungen.

Spätdyskinesien *(f, pl)*. Syn. für ►Dyskinesien, tardive.

Spätepilepsie *(f)* Nach der Jugendzeit, nach dem 25., 40. und 60. Lebensjahr auftretende Epilepsie. Meist ►Grand Mal, selten fokale kleine oder psychomotorische Anfälle. Ursachen (in der Reihenfolge der Häufigkeit): Alkoholismus, Hirngefäßprozesse, raumforderne Prozesse, Hirnverletzungen, Stoffwechselkrankheiten.
e: late epilepsia. *fr:* épilepsie tardive

Spätkatatonie *(f)* Nach dem 40. Lebensjahr erstmalig auftretende ►Katatonie. Form der ►Spätschizophrenie. Meist ungünstige Prognose. Aber auch Ausgang in völlige Heilung möglich.
e: late catatony. *fr:* catatonie sénile

Spätschizophrenie *(f)* Zwischen dem 40. und 60. Lebensjahr erstmalig auftretende Schizophrenie. Meist paranoid-halluzinatorische Form, jedoch kein schwerer Persönlichkeitszerfall. Häufig zyklothyme Konstitutionsfaktoren. Im Verlauf oft Stimmungsschwankungen und depressive Verstimmungen. Die Zugehörigkeit der als Spätschizophrenie beschriebenen psychischen Krankheiten zur Schizophrenie wird von manchen Autoren bestritten. Von anderen Bearbeitern (M. Bleuler, 1943; W. Klages, 1961) wird die Zahl der hierher gehörigen Krankheitsbilder als groß bezeichnet. Eine Abgrenzung gegenüber anderen Wahnerkrankungen des mittleren und höheren Lebensalters ist nicht immer ohne Schwierigkeiten möglich. Viele der von dt. Psychiatern als Spätschizophrenie klassifizierten Krankheitsbilder werden von amer. Autoren als Involutionspsychosen bezeichnet, kommen aber in DSM-V nicht vor.
e: senile schizophrenia, late schizophrenia. *fr:* schizophrénie sénile

Spaltung *(f)* 1. Allgemein: Abtrennung eines Teils der Psyche von der übrigen Psyche, bei dem ein Teil (momentan, zeitweilig) nichts vom anderen weiß. Vorstellung ohne konkreten Anschauungsgehalt. Erstmals formuliert zur Erklärung des höchsten Grades des ►Somnambulismus, des ►doppelten Bewusstseins und der ►doppelten Persönlichkeit im 19. Jh. Dient bis in die Gegenwart immer wieder zur Erklärung psychischer Vorgänge. 2. ►Janet (1891) stellte die Spaltung des Bewusstseins in das Zentrum seiner Hysterielehre. Danach sind Hysterische von Anfang an unfähig, die Mannigfaltigkeit der seelischen Vorgänge zu einer Einheit zusammenzuhalten. Bewusstseinsspaltung ist somit Folge einer seelischen Schwäche. Dasselbe tritt nach Janet auch bei ►Psychasthenie und bei Psychosen ein. 3. Für Freud (1895 ff.) ist im Gegensatz zu Janet die Spaltung bei der ►Hysterie Folge eines Konfliktes. Durch den aktiven Vorgang der

►Verdrängung kommt es zur Auftrennung der Psyche in einzelne Systeme (Unbewusstes-Bewusstes) und Instanzen (Es-Ich-Überich). 4. Zentraler, namensgebender Begriff der Schizophrenielehre Bleulers (1911): »Ein affektbetonter Ideenkomplex grenzt sich immer mehr ab und erlangt immer größere Selbständigkeit.« »Die Spaltung ist die Vorbedingung der meisten komplizierten Erscheinungen der Krankheit; sie drückt der ganzen Symptomatologie ihren besonderen Stempel auf« und kann »zu einer unregelmäßigen Zerspaltung so fester Gebilde wie der konkreten Begriffe führen«. Schizophrene sind »entsprechend ihren Komplexen in verschiedene Personen gespalten«. Als Folge der Spaltung trete eine Vereinigung von Unvereinbarem auf: »Der Patient kann mit dem Arzt ein interessantes Gespräch führen, um im nächsten Augenblick in ganz unlogischer Weise über Verfolgung durch denselben zu schimpfen; er kann besorgt sein um seine Angehörigen und gleich darauf in Hass gegen sie ausbrechen oder die äußerste Gleichgültigkeit über ihr Schicksal zur Schau tragen; er kann in einem Moment nach den höchsten Zielen streben, im anderen irgendeinem lächerlichen Einfall seine Existenz opfern.« (Bleuler, 1911). 5. Bei Freud (1937) in Bezug auf den ►Wolfsmann unter psychischem Druck Abspaltung eines dadurch besonders leicht zugänglichen Teils der Psyche von einem anderen, der durch denselben Vorgang »verschüttet« (unzugänglich) wird. 6. Bei ►Klein Form der (psychischen) ►Abwehr (►Abwehrmechanismen, schizoide). 5. Nach ►Kohut (1977) war die Spaltung beim Wolfsmann eine negativ zu bewertende »vertikale Spaltung«. Eine in der Therapie auftretende positiv zu bewertende »horizontale Spaltung« sei dagegen »ein Schutzwall für das ►Selbst« gegen eine »zu radikale psychische Chirurgie«. 7. Bei O. Kernberg (1967) Abwehrmechanismus der ►Borderline-Persönlichkeitsstruktur in der ►Übertragungssituation der Behandlung. Zwei oder mehr verselbstständigte, miteinander in Konflikt stehende Ich-Zustände, die scheinbar nichts miteinander zu tun haben, aber abwechselnd die Szene beherrschen. Z. B. einmal distanzierte Freundlichkeit, davon abgespalten Sehnsucht nach Liebe mit Unterwerfung unter sadistische Vaterfiguren und zugleich Protest gegen den Vater durch Alkoholexzesse. 8. In DSM-III/V wichtigster ►Abwehrmechanismus mit zentraler Bedeutung bei der ►Borderline-Persönlichkeitsstörung und allen ►dissoziativen Störungen. Von dort her in gleicher Bedeutung in ICD-10 übernommen.
e: splitting.

Spaltungsirresein *(n)*. Syn. für ►Schizophrenie.

Spannungsirresein *(n)*. Syn. für ►Katatonie.

Spannungskopfschmerz *(m)*. Durch Spannung entstehende Kopfschmerzen. Die Bez. lässt offen, ob es sich um Muskelspannung oder seelische Spannung handelt. Tatsächlich wirkt beides oft zusammen. S. die folgenden Stichwörter.
e: tension headache.
Syn.: Muskelkontraktionskopfschmerz, vasomotorischer Kopfschmerz.

Spannungskopfschmerz, körperlich bedingter *(m)*. Durch Anspannung und Verhärtung von Muskeln, insbesondere des Trapezmuskels und seiner Ansatzpunkte im Nacken, entstehender Kopfschmerz. Entsteht häufig durch Gewohnheitshaltungen (Schreibarbeit, Autofahren).

Spannungskopfschmerz, psychisch bedingter *(m)*. Kopfschmerzen, für deren Entstehung seelische Faktoren entscheidend sind. Zählt zu den psychosomatischen Störungen. Zusätzliche Beschwerden: Verspannungsgefühl des ganzen Körpers, chronische Angstzustände, Schlafstörungen, Nervosität, innere Unruhe, Reizbarkeit, Neigung zu Tränenausbrüchen; Neigung zu Aggressivität und Abhängigkeitsbestrebungen, psychosexuelle Störungen, ungelöste Probleme, leicht verletzbares ►Selbst. Die Behandlung ist ►psychosomatisch oder rein psychotherapeutisch.
e: psychogenic oder nervous headache.
Syn.: psychogener oder nervöser Kopfschmerz. *fr:* céphalée psychogénique

Spannungszustand *(m)*. Gefühl eines innerseelischen Zustandes, der als Spannung empfunden wird. Drückt sich körperlich oft, aber nicht immer, als erhöhter Tonus der Skelettmuskulatur aus.
e: tension.

spasmodische Zustände *(m, pl)*. Obsol. Sammelbez. der älteren Psychiatrie für alle Zustände, die mit Krämpfen oder krampfähnlichen Erscheinungen einhergehen, z. B. Epilepsie, Hysterie, Tetanie.
fr: états spasmodiques.

spasmogen *(a)*. Krampfauslösend oder -verursachend.
e: spasmogenous. *fr:* spasmogène

spasmogene Punkte *(m, pl)*. (Pitres). Syn. für ►hysterogene Punkte.

spasmogene Zone *(f)* Syn. für ►hysterogene Punkte.

Spasmus *(m)*. 1. Langsame, manchmal lang anhaltende Zusammenziehung von Muskeln oder Muskelgruppen. 2. Wiederholte rhythmische Zusammenziehungen der gleichen Muskelgruppe oder eines kleinen, z. B. mimischen Muskels. ►Tic.
e: spasm. *fr:* spasme

Spasmus nictitans *(m)*. Blinzelkrampf. Lidmuskelkrampf mit spasmodischem Augenzwinkern. Meist Ausdruck emotionaler Störungen.

Spasmus nutans *(m).* Nickkrampf. Rhythmisches Kopfnicken bei Kindern im Alter von 6 Monaten bis 3 Jahren. Gewöhnlich verbunden mit einseitigem oder doppelseitigem Augenzittern (Nystagmus) oder mit vertikalen, horizontalen oder rotatorischen Augenbewegungen. Meist unspezifischer Ausdruck emotionaler Störungen.
e: nodding spasm, spasmus nutans. *fr:* spasme nutant

Speed *(m).* Wörtlich: Geschwindigkeit. Im Drogenjargon Bez. für solche ►Amphetamine, z. B. Methamphetamin, mit denen sich insbesondere bei intravenöser Injektion sehr rasch ein Rausch erzielen lässt.
e: speed.

Speer, Ernst geb. 20.6.1889 München, gest. 30.3.1964 Lindau. Psychotherapeut in Lindau am Bodensee. Seit 1919 in Jena durch J. H. Schultz in die Psychotherapie eingeführt. Ab 1921 niedergelassener Nervenarzt. Seit 1942 Dozent in Jena, 1953 Honorarprofessor in Tübingen. Begründete mit dem Buch »Die Liebesfähigkeit« (München, 1935) eine eigene ►Kontaktpsychologie, die in den Büchern »Der Arzt der Persönlichkeit« und »Das Erlebnis als klinische Aufgabe in der ärztlichen Psychotherapie« weiter ausgebaut wird. Begründete die ►Lindauer Psychotherapiewoche, die er bis 1958 leitete.

Speichelflusskur *(f)* Im 18. und 19. Jahrhundert übliche Behandlung für körperliche und seelische Krankheiten. Durch Calomel wurde starker Speichelfluss hervorgerufen. Kritik daran kam schon Anfang des 19. Jahrhunderts auf.

Spektrophobie *(f)* Krankhafte Furcht vor Spiegeln, insbesondere vor dem Anblick des eigenen Gesichts im Spiegel. Kann Symptom einer Konversionsneurose sein und z. B. die Angst vor Selbsterkenntnis, Angst vor Exhibitionismus oder Voyeurismus symbolisch zum Ausdruck bringen.
e: spectrophobia. *fr:* spectrophobie

Spektrum (n). (lat. wörtlich: Erscheinung in der Vorstellung, Schema, Gesichter). In der Psychiatrie vielfach verwendete Metapher. Unterschiedliches wird, evtl. aufgrund einer übereinstimmenden Eigenschaft, in einen nicht näher bestimmten Zusammenhang gebracht. Vgl. Spektrumschizophrenie, Spektrumdepression, Autismus-Spektrum-Störung.
e: spectrum.

Spektrum, depressives *(n).* Syn. für ►Spektrumdepression.

Spektrum, schizophrenes *(n).* (S. S. Kety, D. Rosenthal, P. H. Wender, F. Schulsinger, ab 1968). Im Rahmen einer großen amerikanisch-dänischen Adoptionsstudie entwickelte ►Annahme. Nach dieser Vorstellung wird durch genetische Vererbung nicht nur einfach der hypothetische ►Genotyp Schizophrenie übertragen. Vielmehr komme es aufgrund einer schwächeren Ausprägung des Gens oder durch Umwelteinflüsse nur zur Ausbildung verschiedener Persönlichkeitsstrukturen, neurotischer Störungen und von Kreativität. Als »hartes Spektrum« gelten chronische Schizophrenie, reaktive Schizophrenie und ►Borderline-Schizophrenie, als »weiches Spektrum« bestimmte Persönlichkeitsstörungen paranoiden und schizoiden Gepräges. – Den Annahmen ist besonders in den USA häufig widersprochen worden (z. B. Theodore Lidz; Ruth Hubbard u. Elijah Wals, 1993). Der Mainstream der amer. Psychiatrie hat diese Vorstellungen jedoch beibehalten.
e: schizophrenic spectrum. *fr:* spectre schizophrénique

Spektrumdepression *(f)* (G. Winokur, 1971). Depression mit bestimmten Störungen in der hypothetischen genetischen Umgebung (= Spektrum). Bei einem Verwandten 1. Grades besteht Alkoholismus, bei einem anderen eventuell ebenfalls eine endogene Depression. Dagegen gibt es unter den Verwandten keine Manie. Vgl. Spektrum, schizophrenes.
e: depression spectrum, disease.
Syn.: depressives Spektrum.

Spektrumschizophrenie *(f)* Syn. für ►Spektrum, schizophrenes.

SPEM: smooth pursuit eye movements (weiche Ausgleichsbewegungen des Auges). Bei einem hohen Prozentsatz von Schizophrenen gestört. ►Eye tracking.

Spermatorrhoeophobie *(f)* Zwanghafte Angst, den eigenen Samen zu verlieren. Jean-Baptiste Botul (2000) berichtet, dass Immanuel Kant diese Angst gehabt habe. Häufig als Teilsymptom einer Zwangskrankheit.
e: spermatorrheophobia. *fr:* spermatorrhéophobie

Sperrung *(f)* (Kraepelin). Für Schizophrenie sehr typisches Symptom: Der Gedankenfaden reißt plötzlich ab, wodurch eine Pause im Denken (und evtl. Sprechen) entsteht. In schwereren Fällen versiegt der Gedankenstrom für längere Strecken ganz. Der Unterschied zum verwandten Symptom der Hemmung bei Depression entspricht dem der Physik entnommenen Bild; Der Lauf eines Rades wird durch eine Last nur erschwert, gehemmt, aber durch eine Sperrvorrichtung ganz verhindert. Ist die Sperre beseitigt, so ist das Tempo der Bewegung normal. Schizophrene entwickeln zu dieser von ihnen selbst wahrgenommenen Denkstörung oft einen Erklärungswahn und erleben sie als von außen gemacht, durch Hypnose oder Apparate beeinflusst. Die Bez. wurde ursprünglich von Kraepelin verwendet, um die Eigenart der Bewegungsstörung bei Katatonie zu beschreiben, dann aber von Bleuler analog zur Kennzeichnung schizophrener Denkstörung gebraucht. Der Sache nach identisch mit ►Zerfahrenheit.
e: barrage, blocking, thought deprivation oder obstruction. *fr:* barrage

Sphäre *(f)* 1. Himmelskugel, Wirkungskreis. 2. Beim Denkakt durch den Hauptgedanken mit anklingende Nebengedanken. Diese vermögen ihrerseits auch wieder den Hauptgedanken zu beeinflussen. Sphärische Seelenvorgänge spielen sich nach Kretschmer bildhaft am Rande des Bewusstseins ab und gelangen nur in dunkeldumpfer Form zur Selbstwahrnehmung.
e: sphere. *fr:* sphère

Spiegelhalluzination *(f)* Selten gebrauchtes Syn. für ▶Heautoskopie.

Spiegelsprache *(f)*. ▶Echopalilalie.

Spiegelübertragung *(f)* (H. Kohut, 1971). Übertragungsähnliche Zustände in der psychoanalytischen Behandlung von narzisstischen Persönlichkeitsstörungen. Wiederbelebung einer frühkindlichen Entwicklungsphase, in welcher das Kind sich für allmächtig und vollkommen hielt (= ursprünglicher allumfassender Narzissmus) und sich von der unvollkommenen Außenwelt abwendet, der alle Unvollkommenheiten zugeschrieben werden. Die Analyse der Spiegelübertragung bildet den Inhalt der Therapie. ▶Größen-Selbst.

Spiegelzeichen *(n)*. 1. Betrachten des eigenen Spiegelbildes über besonders lange Zeit oder besonders oft. Manche autistische Schizophrene haben besonders im Beginn der Erkrankung den Hang, ihr Gesicht im Spiegel zu betrachten und den Spiegel dann evtl. zu zertrümmern. Wird vielfach besonders in der frz. Psychiatrie als Krankheitszeichen mit hoher Relevanz für die Diagnose einer Schizophrenie angesehen. 2. Verkennen des eigenen Spiegelbildes als fremd. Vorkommen bei Demenzen, z. B. bei der ▶Alzheimer-Demenz.
e: mirror sign. *fr:* signe du miroir

Spielanalyse *(f)* (E. Berne). In der ▶Transaktionsanalyse die Analyse verdeckter stereotyper Umgangsformen (= Spiel) von zwei oder mehr Menschen untereinander.

Spielen, pathologisches *(n)*. Fortschreitende Unfähigkeit, der Versuchung zum Glücksspiel zu widerstehen. Gegenwärtig in Form einer Volks-Spielleidenschaft mit Spielautomaten ein verbreitetes Zeitproblem. Betreuung in Selbsthilfegruppen »▶Anonyme Spieler«. ▶Spielleidenschaft.
e: pathological gambling (ICD-10: F63.0), compulsive gambling.

Spieler, anonyme *(m, pl)*. Nach dem Vorbild der ▶Anonymen Alkoholiker organisierte Selbsthilfegruppe für Menschen mit ▶Spielleidenschaft. In der Bundesrepublik zahlreiche Einzelgruppen.

Spielleidenschaft *(f)* Gesteigerte bis unbeherrschbare Leidenschaft zum Glücksspiel. Kann solche Ausmaße annehmen, dass alles im Leben Erworbene verloren geht, die persönlichen Bindungen zerbrechen und schließlich Geldbeschaffungskriminalität eintritt. Im 19. Jh. als Neigung, in Spielkasinos ein Vermögen zu verlieren oder zu gewinnen. Gegenwärtig stehen vor allem die Internetangebote zahlreicher virtueller »Casinos« im Vordergrund. Literarisch dargestellt in Dostojewskis autobiographischem Roman »Der Spieler. Aus den Erinnerungen eines jungen Mannes« (1867).
e: gambling, gambling disorder (DSM-V)
Syn.: Glücksspielsucht

Spielmeyer, Walter geb. 23.12.1879 Dessau, gest. 6.2.1935 München. 1902–1912 Assistent bei A. E. Hoche. Ab 1917 Leiter der neu gegründeten histopathologischen Abteilung der Deutschen Forschungsanstalt für Psychiatrie in München. Vorwiegend Arbeiten aus dem Gebiet der Histopathologie des Nervensystems unter Bevorzugung der entzündlichen Krankheiten (Enzephalitis) und der Epilepsie. »Die Anatomie der Psychosen« im Handbuch der Geisteskrankheiten, Bd. 11, hg. von O. Bumke (1930). ▶Stock-Spielmeyer-Vogt-Syndrom.

Spielmeyer-Vogt'sche Krankheit *(f)* Syn. für Stock-Spielmeyer-Vogt-Syndrom.

Spieltherapie *(f)* Form der Psychotherapie im Kindesalter, begründet vor allem durch A. Freud und M. Klein, jedoch auf unterschiedlicher theoretischer Grundlage. Das Kind bringt durch Umgang mit Puppenfamilien, Marionetten, Ton, Gewehren, Malutensilien usw. seine familiäre Situation und seine Konflikte zum Ausdruck. Spiel tritt damit an die Stelle von freier Assoziation und Traumdeutung in der Erwachsenenpsychoanalyse. Thema und Organisation des Spiels werden vom Therapeuten in einer Weise in Worte gefasst, dass das Kind sie versteht (Interpretation und Konfrontation).
e: play therapy. *fr:* ludothérapie

Spieltherapie, klientzentrierte *(f)* (V. Axline, 1947). Aus der Methode der klientbezogenen Psychotherapie (s. d.) abgeleitete Spieltherapie bei Kindern. Die Methode ist daher praktisch die gleiche wie beim Erwachsenen, das Kind wird aber auch zu freier Handlungsweise (Spielen) ermuntert.
e: client-centered play therapy
Syn.: nicht-direktive Spieltherapie oder Kinderpsychotherapie; empirisch fundierte Kinderspieltherapie

Spieltherapie, nicht-direktive *(f)* Syn. für ▶Spieltherapie, klientzentrierte.

Spieluhrsymptom *(n)*. (W. Mayer-Gross, 1930). Redewendungen, kleine Sätze und Geschichten, die von manchen organisch Hirnkranken immer wieder in gleichförmiger Weise erzählt werden. Das Phänomen wird mit dem Abspielen von Tonaufnahmen verglichen, da diese sprachlichen Äußerungen mit stets gleichem Wortlaut, gleicher Intonation, gleicher Gestik und Mimik oft 20–30-mal am Tage hervorgebracht werden, sooft sie durch einen situativen Reiz ausgelöst werden. Bei schwerer Demenz können derartige stereotype Wendungen die einzige sprachliche Äußerung der Kranken darstellen. Ein Kranker hatte z. B. mehrere solcher »Platten« mit Beziehungen zu seinen früheren Leben: eine Geschichte von einer Ziegelei, in der er gearbeitet hatte; eine Episode vom Bruder in Breslau; eine vom Sohn Hans. Den ►Stereotypien und ►Verbigerationen ähnlich, aber davon unterscheidbar.

Spiritismus *(m)*. Lehre von den Beziehungen zwischen den Geistern Verstorbener und lebender Personen. Seit etwa 1850 von den USA ausgehende und nach Europa verbreitete Bewegung mit den Zügen einer Mode bzw. einer psychischen Epidemie, die auch in der Gegenwart noch nicht abgeklungen ist. Über ►Medien (1) wurden Beziehungen zu den Geistern Verstorbener hergestellt, die evtl. (angeblich) ganze Bücher diktierten (automatisches Schreiben). Über die indirekte Erschließung neuer Zugänge zur Psyche entstanden wesentliche, bis in die Gegenwart reichende Anregungen für die Psychiatrie. Z. B. stellte sich ►desorganisiertes Sprechen in der 6. (höchsten) Stufe der Entrückung eines Mediums oder im Mesmer'schen Magnetismus ein.
e: spiritism. *fr:* spiritisme

Spiritualität *(f)* Die eigene Existenz in Zusammenhang mit einer höheren Instanz, die Gott oder anders genannt werden kann. Oft Ersatzwort für Religiosität, weil die Themen von Ewigkeit, Vergebung und Sinn des Lebens angesprochen werden. Sowohl Freud'sche Psychoanalytiker als auch lerntheoretische Verhaltenstherapeuten sahen jede Art von Spiritualität eher als Psychotherapiehindernis an. Ende des 20. Jh. änderten sich die Einstellungen dahin, dass im 21. Jh. die Spiritualität in jeder Psychotherapie anszusprechen ist, insbesondere in der Suchtbehandlung. Besonders gepflegt in der transpersonalen Psychotherapie (s. d.) und der transzendentalen Meditation (s. d.). Zahlreiche Formen der ►Meditation enthalten Übungen, welche die Anschauung des Spirituellen erleichtern oder durch welche man direkt in die mystische Versenkung gelangen kann. Vgl. ►Unio mystica, ►Verrücktheit, religiöse, ►Kristallvisionen.

Spitz, René Arpad geb. 29.1.1887 Wien, gest. 14.9.1974 Denver, Colorado. Psychoanalytiker und Kinderpsychiater. Medizinstudium in Lausanne, Berlin und Budapest. Ab 1910 Lehranalyse bei Freud. Ab 1926 am Wiener, 1930–1932 am Berliner Psychoanalytischen Institut. 1933 Emigration, zuerst nach Paris (1933–1938), dann nach den USA (New York 1940–1956, ab 1957 Denver). Erforschte durch Kleinkindbeobachtungen und mithilfe von Filmen die Folgen fehlender oder geringer zwischenmenschlicher Beziehungen in den ersten Lebensjahren (►Depression, anaklitische) und die Reifung und Entwicklung kleiner Kinder. Werke: »Genèse des premières relations objectales« (1954), dt. »Die Entstehung der ersten Objektbeziehungen« (1973); »A Genetic Field Theory of Ego Formation« (1959), dt. »Eine genetische Feldtheorie der Ichbildung« (1972); »No and Yes. On the Genesis of Human Communication« (1957), dt. »Nein und ja; die Ursprünge der menschlichen Kommunikation« (1959); »The First Year of Life. A Psychoanalytic Study of Development of Object Relations« (1965), dt. »Vom Säugling zum Kleinkind. Naturgeschichte der Mutter-Kind-Beziehungen im ersten Lebensjahr« (1967).

SPK Sozialistisches Patientenkollektiv, Heidelberg. ►Patientenkollektiv, Heidelberger sozialistisches.

Spleen *(m)*. 1. Nichtwissenschaftlicher Ausdruck für üble Laune, gedrückte Stimmung, Hypochondrie, Lebensüberdruss (Taedium vitae). 2. Scherzhaft für Geistesstörung. – Historisch: um 1800 Ersatzbegriff für ►Hypochondrie, weil die Beschwerden in der Milzgegend (engl. spleen = Milz) lokalisiert wurden. »The English Spleen« wurde im 19. Jh. in England Modekrankheit. ►Vapors.
e: spleen. *fr:* spleen

Spontanremission *(f)* 1. In der Psychiatrie: Verschwinden aller Erscheinungen einer ►Psychose allein durch Zeitablauf ohne ärztliche oder sonstige Behandlung. 2. In der Lernpsychologie: spontane Wiederherstellung eines einmal gründlich gelernten Verhaltens.

SPP Société Psychoanalytique de Paris. 1926 gegründete französische psychoanalytische Vereinigung mit traditionell-freud'scher Ausrichtung. Zu ihr gehört ein Psychoanalytisches Institut. Publikationsorgan: »La Revue Française de Psychoanalyse« (seit 1927).

Sprachanfälle *(m, pl)* ►Sprechanfälle.

Sprachentwicklungsstörung *(f)* Verzögerung in der Entwicklung der sprachlichen Fähigkeiten des Kindes, die nicht Teilerscheinung einer allgemeinen Entwicklungsverzögerung oder Symptom einer frühkindlichen Hirnschädigung ist. Ursachen sind oft Mangel an sprachlichen Anregungen (Hospitalismus), Vitalitäts- und Antriebsschwäche, Schüchternheit. Teilretardierungen eines umschriebenen Funktionssystems können Folge einer reinen Entwicklungsstörung sein. In seltenen Fällen setzt die Sprachentwicklung vorzeitig ein. Torquato Tasso soll z. B. mit 6 Monaten gesprochen haben.
e: disorder of speech development. *fr:* retard du langage, anomalie du développement du langage

Sprachentwicklungsstörung, rezeptive *(f)* Entwicklungsstörung der Fähigkeit, Sprache zu verstehen, obwohl krankhafte Störungen des Gehirns, Intelligenzmangel oder Schwerhörigkeit nicht die Ursache sind und ausreichend Gelegenheit zum Hören der Sprache bestanden hat. Nicht sprachgebundene geistige Fähigkeiten sind eventuell ganz normal ent-

S

wickelt. In leichten Fällen werden nur einzelne Wortklassen und umständliche Satzkonstruktionen schlecht verstanden, in schweren erstreckt sich die Sprachverständnisstörung auch auf einfache Sprachformen.
e: developmental receptive language disorder. – (ICD-10: F80.2).

Sprachheillehrer *(m).* Lehrkraft mit spezieller Ausbildung (Kursus innerhalb der Sonderschulausbildung) für Sprachbehandlungen vor allem bei Kindern. ►Logopädie, ►Logopäde.
e: speech-therapist.

Sprachmittel, expressive *(f, pl).* Sprachliche und außersprachliche Ausdrucksmittel, mit denen jemand anderem etwas mitgeteilt werden kann, die aber nicht der Sprache selbst angehören: ►Körpersprache, Betonung und Dehnung von Lauten, Silben u. a. ►Expressive Sprachstörung.

Sprachstereotypie *(f).* ►Verbigeration.
e: stereotypy of language. *fr:* stéréotypie du langage

Sprachstörung: *(f)* 1. Allgemein: Gebrauch und Verstehen gesprochener oder geschriebener Sprache sind beeinträchtigt. Unterschieden werden: (a) Störungen der Sprachentwicklung, (b) erworbene Sprachstörungen. 2. DSM-V (315.39) beschränkt die Bez. auf ►Sprachentwicklungsstörungen.
e: language disorder.

Sprachstörung, artikulatorische *(f)* Syn. für ►Dyslalie.
e: disorder of articulation. *fr:* trouble d'articulation, défaut de prononciation

Sprachstörung, Expressive *(f)* ►Expressive Sprachstörung.

Sprachstörung, Kombinierte Rezeptiv-Expressive *(f)* ►Kombinierte Rezeptiv-Expressive Sprachstörung.

Sprachstörungen, psychogene *(f, pl).* Veränderungen oder vorübergehender Verlust der Sprache durch Erlebnisse bzw. als Teil einer Neurose. Dabei sind die der Sprache dienenden Strukturen des Körpers völlig intakt. Formen sind hauptsächlich: ►Stottern, ►Stammeln, neurotischer ►Mutismus.
e: psychogenic speech disorder. *fr:* troubles d'articulation psychogène

Sprach- und Sprechstörungen *(f, pl).* In DSM-III-R: Untergruppe der ►Umschriebenen Entwicklungsstörungen. Es werden darin zusammengefasst: ►Entwicklungsbezogene Artikulationsstörung, ►Expressive Sprachentwicklungsstörung und ►Rezeptive Sprachentwicklungsstörung. In DSM-IV–V durch ►Kommunkationsstörungen ersetzt und in seinem Inhalt verändert.
e: language and speech disorders.

Sprachverarmung *(f)* Geringerwerden sprachlicher Äußerungen. Die Sätze werden kürzer und bleiben auf das Wesentliche beschränkt. Es werden nur einfache, konkrete Begriffe gebraucht, kaum abstrakte. Es fehlt an Abschweifungen und Ausschmückungen, an Bildhaftigkeit und Ausdruckskraft, wie sie für die normale Rede charakteristisch sind. Vorkommen vor allem bei organischen Erkrankungen des Gehirns.
e: poverty of speech, alogia.

Sprachverwirrtheit *(f)* Von Kraepelin geprägte Eindeutschung für ►Schizophasie. *fr:* confusion verbale.

Sprachzentrum, hinteres *(n).* Syn. für ►Sprachzentrum, sensorisches.

Sprachzentrum, motorisches *(n).* Region des Stirnhirns (des frontalen Hirnlappens) der dominanten Seite, bei deren Verletzung die Fähigkeit zu sprechen beschädigt wird oder verloren geht. Führt zur kortikalen motorischen Aphasie (s. d.) bzw. Broca-Aphasie.
e: Broca area, Broca speech area.

Sprachzentrum, sensorisches *(n).* Region im Schläfenlappen der dominanten Hirnseite, dessen Beschädigung zur kortikalen sensorischen Aphasie (s. d.) führt.
e: Wernicke area.
Syn.: Wernicke-Areal, hinteres Sprachzentrum.

Sprachzerfall *(m).* Bei Schizophrenie vorkommende Erscheinung, dass inhaltliche und grammatikalische Struktur der sprachlichen Äußerungen in einer für den Gesunden unverständlichen und uneinfühlbaren Weise verändert werden. Der Eindruck des Sprachverfalls wird beim Untersucher durch häufiges Vorkommen des Phänomens ►»Zerfahrenheit« hervorgerufen.
e: scattered speech. *fr:* trouble du langage

Sprechanfälle *(m, pl).* Besondere Form herdbedingter Anfälle (►Anfall, fokaler). Anfallsweise tritt unwillkürliches Sprechen auf. Der Betreffende muss plötzlich einige Sätze sprechen oder wiederholen oder mitten im Satz einige Wörter wiederholen, ohne den Vorgang willensmäßig beeinflussen zu können. Dabei sind das Bewusstsein und die Erkenntnis für die Fremdartigkeit des Verhaltens voll erhalten. Vorkommen bei Herden im motorischen Sprachzentrum.

Sprecherzieher *(m).* Lehrkraft für Laut- und Stimmbildungslehre an Schauspielschulen und Hochschulen. ►Logopädie. ►Logopäde.

Sprechkrampf *(m).* Syn. für ►Logoklonie.

Spurzheim, Johann Caspar (**Gaspar,** in d. engl. Lit.) *(m).* geb. 31.12.1776 Longnich b. Trier; gest. 10.11.1832 Boston. Ab 1791 Priesterseminar in Trier. Ging, nachdem Trier 1794 frz. geworden war, nach Wien. Dort ab 1799 Medizinstudium. Wurde Anhänger und Freund ►Galls, dessen ►Phrenologie er mit Gall zusammen beschrieb, erweiterte und in Deutschland, der Schweiz, Holland, Frankreich (1807), England (1821–1828), Irland und den USA (1832) teils mit Gall zusammen propagierte. Durch diese Umstände sind die Originale fast alle in frz. oder engl. Sprache erschienen. – Hauptwerk (zus. m. Gall): »Recherches sur le système nerveux en général et sur celui du cerveau en particulier« (4 Bde. Paris, 1810 bis 1820). Mehrere Auflagen und viele Übersetzungen (Untersuchungen über das Nervensystem, insbesondere über das Gehirn; Dt. 2 Bde., Paris 1810). Allein verfasste Werke: »The Physiognomical System of Drs. Gall and Spurzheim; Founded on an Anatomical and Physiological Examination of the Nervous System in General, and of the Brain in Particular; and Indicating the Dispositions and Manifestations of the Mind« (2. A. London 1815); »On Insanity« (1817); »A view of the elementary principles of education« (1821); »Essai philosophique sur la nature morale et intellectuelle de l'homme« (1820).

Staabs-Test *(m)*. Syn. für ►Szeno-Test.

Stabilisierung *(f)* In der psychiatrischen Alltagssprache: Herstellung eines Zustandes, von welchem vermutet oder angenommen wird, dass er in dieser Form erhalten bleibt. Kein wissenschaftlich definierter Begriff.

Stacheldrahtkrankheit *(f)* (A. L. Vischer, 1918). In beiden Weltkriegen bei Kriegsgefangenen aller Nationen, in Kriegsgefangenen- und Konzentrationslagern beobachtete psychische Störungen: Heimweh, gedrückte Stimmung, autistische Zurückgezogenheit, Apathie gegenüber allen äußeren Vorgängen, Geräuschempfindlichkeit, Gedächtnis- und Konzentrationsstörungen. Anfällig waren besonders initiativreiche Persönlichkeiten.
e: barbed-wire disease.
Syn.: Stacheldrahtpsychose. *fr:* psychose des babelés

Stacheldrahtpsychose *(f)* Syn. für ►Stacheldrahtkrankheit.

Stadium, phallisches *(n)*. ►phallisches Stadium. ►Phasenschema der Psychoanalyse.

Stadtasyl *(n)*. Im 19. Jh. häufig gebr. Bez. für psychiatrisches Krankenhaus innerhalb einer Großstadt, z. B. als Abteilung eines Allgemeinen Krankenhauses oder einer Universität.

Stäupchen *(n)*. Syn. für ►Epilepsie.

Stahl, Georg Ernst geb. 21.10.1660 Ansbach, gest. 14.5.1734 Berlin. Nach Medizinstudium in Jena (ab 1679) zunächst Extraordinarius in Jena (1684–1687). Ab 1694 Prof. der Theoretischen Medizin in Halle. Erhielt 1712 den Titel eines Hof- und Leibmedicus in Berlin. 1714–1715 zur Behandlung des dänischen Königs in Kopenhagen. Ab 1715 erster Leibmedicus des preußischen Königs und Präsident des collegium medicum. In der Zeit 1694–1708 Entwicklung eines umfassenden medizinisch-psychischen Lehrgebäudes (►Animismus [2], ►anima rationalis). Betonte gegenüber einer mechanistischen Auffassung von Körper und ärztlicher Behandlung die Bedeutung des gesamten Organismus. In diesem sei die Seele führend. Obwohl er das Wort nicht verwendete, forderte er, die psychodynamischen Kräfte bei jedem Kranken, jeder Krankheit zu berücksichtigen. Es bestanden engere Beziehungen zum Pietismus der Zeit. War als Arzt außerordentlich erfolgreich. Legte damit zugleich die Grundlagen für Psychotherapie, die seine Schüler und Anhänger daraus entwickelten. ►Bolten.

Stalking Wörtlich: heimlich schleichend (Jäger auf der Pirschjagd). Wiederholtes Bedrohen, Belästigen, Verfolgen einer Person (des Opfers). Als Mittel dienen Telefonanrufe (Nummer des Anrufers meist unterdrückt), E-Mail-Nachrichten (Cyberstalking, Web-Stalking), Geschenksendungen (Blumen, Fotos des Opfers, pornographische Bilder), Strafanträge oder – selten – Tätlichkeiten (jedoch Mord in 2 % der Fälle). Psychiater und Psychologen werden Opfer als Gutachter, wenn jemand mit dem Ergebnis nicht zufrieden ist (häufig), bei ►Liebeswahn, Schizophrenie u. a., Frauen häufiger als Männer. Seit Inkrafttreten des Gewaltschutzgesetzes (GewSchG) zum 1.1.2002 ist Freiheitsstrafe bis zu einem Jahr möglich, »wenn eine Person widerrechtlich und vorsätzlich in die Wohnung einer anderen Person oder deren befriedetes Besitztum eindringt oder eine andere Person dadurch unzumutbar belästigt, dass er ihr gegen den ausdrücklich erklärten Willen wiederholt nachstellt oder sie unter Verwendung von Fernkommunikationsmitteln verfolgt« (§ 1 Abs. II, Satz 2).
e: stalking.

Stammeln *(n)*. Verzögerte Sprachentwicklung (►Sprachentwicklungsstörung) führt zum erschwerten Aussprechen und Verwechseln einzelner Laute. Betrifft am häufigsten S-Laute (►Sigmatismus) und R-Laute (►Rhotazismus). Ursachen: sowohl Organveränderungen als auch reine Funktionsstörungen; in erster Linie Intelligenzdefekte, frühkindliche Hirnschäden, Hörstörungen, familiärer Sprachschwächetyp, fehlende und unzureichende Sprachanregung. ►Hottentottismus.
e: paralalia literalis, hallation.
Syn.: Paralalie, Paraphrasia praeceps. *fr:* paralalie, bredouillement

Stammhirnsyndrom *(n)*. ►Stertz'sches Zwischenhirnsyndrom.

Standard Edition *(f)* Engl. Übersetzung der (mit Ausnahme der neurologischen Schriften weitgehend kompletten) Werke ►Freuds. »The Standard Edition of the Complete Psychological Works of Sigmund Freud«, hgg v. J. ►Strachey. 24 Bde., London, 1953–1966.

Standardmethode, zweigleisige *(f)* (E. Kretschmer). Psychotherapeutische Methode. Eine gestufte ►Aktivhypnose wird mit einer Erlebnis- und Persönlichkeitsanalyse verbunden. Die Methode ist nach Kretschmer (1957) bei der Mehrzahl der Patienten

angezeigt. »Man lässt dabei Analyse und Aktivhypnose gleichzeitig, aber in zwei getrennten Arbeitsgängen anlaufen. Die Analyse klärt vor allem die aktuelle Konfliktsituation und holt von dem frühinfantilen Komplexmaterial nur so viel hinzu, als für eine praktisch brauchbare Heilung notwendig ist. [...] Es werden nun die Resultate des Arbeitsgangs ›Analyse‹ auf den Arbeitsgang ›Hypnose‹ übernommen und die aus der Analyse sich ergebenden prospektiven Parolen für die künftige persönliche Haltung und Lebensgestaltung in rhythmisierten Kurzformeln wandspruchartig in die Tiefenperson eingeprägt.« Gegenüber analytischen Methoden wird die Ersparnis an Zeit und Arbeitskraft bei dieser Methode hervorgehoben.
e: double-track standard-method of Kretschmer.

Standverlust *(m)*. (C. Kulenkampff, 1955). Begriff der ▸anthropologischen Psychiatrie. »Stand« hat darin (nach E. Straus) nicht nur die wörtliche Bedeutung von »aufrechter Körperhaltung«, sondern bedeutet gleichzeitig übertragen »Selbstständigkeit und Eigenständigkeit des menschlichen Wesens«. Von einem »horizontalen Standverlust« wird bei einem unspezifischen paranoiden Syndrom gesprochen, als dessen drei »Entfaltungsweisen« Kulenkampff nennt: »Entbergung (= Verlust des Geborgenheitsgefühls in der Welt), Entgrenzung (= Verlust der Ordnungsgrenzen), Überwältigung (Überwältigtwerden und Vertrauensverlust gegenüber den Physiognomien)«. Von einem »vertikalen Standverlust« wird dagegen bei Depression gesprochen, als deren Wesen ein »Versagen des tragenden Getragenseins in der Welt, d. h. ein Versinken« (J. Zutt), bezeichnet wird.

Stardelir *(n)*. Nach der Staroperation auftretende akute Psychosen, wenn der meist ältere Operierte im Dunkelzimmer oder mit verbundenen Augen liegt. Oft treten lebhafte Sinnestäuschungen auf. Prognose fast stets gut. »Delirien« folgt hier einem älteren, allgemeineren Sprachgebrauch.
e: »black patch psychosis«, postoperative cataract patients.

Starrsucht *(f)* Syn. für ▸Katalepsie.

Stasobasophobie *(f)* (Debove, 1893). Unfähigkeit, zu stehen oder zu gehen. ▸Astasie-Abasie-Syndrom.
e: astasophobia.
Syn.: Astasobasophobie. *fr:* astasophobie

Stasophobie *(f)* Unvermögen zu stehen aus der Überzeugung heraus, nicht stehen zu können.
e: stasophobia. *fr:* stasophobie

State *(m)*. Zustand in einem gegebenen Zeitraum. In psychiatrischen Texten meist so viel wie »der augenblickliche Zustand«, »im zeitlichen Querschnitt«. Entspricht der ▸Synchronie. Wird sprachlich dem ▸Trait gegenübergestellt.
e: state.

State-Marker *(m)*. Biologische ▸Marker, die einen Zustand (»state«) »markieren« und nur während dieses Zustandes, z. B. einer Depression, vorhanden sind. Bei manchen Krebsformen treten z. B. im Blut das Alpha-1-Fetoprotein (AFP) oder das karzinoembryonale Antigen (CEA) auf und zeigen auch durch ihren jeweiligen Blutspiegel das Ausmaß der Erkrankung an. Vgl. Trait-Marker.

State-Theoretiker *(m)*. Psychiatrischer Theoretiker, der in einer bestimmten Situation auf diese in einer der Situation angepassten Weise reagiert. Vgl. Trait-Theoretiker.

static seizure Von J. R. Hunt (1922) geprägte Bez. für ▸Anfall, astatischer. Mit der Bez. soll der plötzliche Verlust der Haltungskontrolle bei dieser Anfallsform beschrieben werden. Hunt gilt als Erstbeschreiber, obwohl vor ihm H. Jackson (1886) diese Anfallsform beschrieben hatte.

statisches Verstehen *(n)* Verstehen, statisches.

statistische Norm *(f)* Syn. für ▸Realnorm.

Statothymie *(f)* (Shimoda). Gefühlsverhaftung. Neigung, an einmal eingestellten Gefühlen und Gedanken haften zu bleiben und sich nicht von ihnen lösen zu können.

Statotypie *(f)* Besonders in der japanischen Literatur verwendete Bez. für die Unbeweglichkeit und Starrheit des ▸Typus melancholicus.

Status *(m)*. Position einer Person innerhalb einer strukturierten Gesellschaft. Ist mit bestimmten Verhaltensnormen und ▸Verhaltenserwartungen verbunden und reguliert in weiten Bereichen das gesellschaftliche Verhalten. Der Status verleiht die Mittel, um eine soziale ▸Rolle zu identifizieren; darum werden die beiden Bez. oft gleichsinnig gebraucht.
e: social position. *fr:* statut

Status attonitus *(m)*. In der älteren Psychiatrie Bez. für eine ins Extrem gesteigerte Bewegungslosigkeit, die über Tage oder Wochen anhält. Entspricht etwa dem katatonen oder depressiven Stupor gegenwärtiger Umschreibung.

Status convulsionis *(m)*. Syn. für ▸Status epilepticus.

Status epilepticus *(m)*. (Calmeil, 1824). Zustand wiederkehrender epileptischer Anfälle, die in Abständen von weniger als einer Stunde aufeinanderfolgen, ohne dass der Kranke zwischen den einzelnen Anfällen das Bewusstsein wiedererlangt. Grundsätzlich können alle Anfallsformen in der Häufung eines Status auftreten, doch wird unter dieser Bez. gewöhnlich der Grand-Mal-Status verstanden. Beim unbehandelten Status treten die Anfälle in Abständen von 5–15 Min. auf. Der Zustand ist immer lebensbedrohlich. Mortalität früher 33 %, bei Anwendung moderner Behandlungsverfahren 5–10 %. Die Kranken sind blass, Gesicht ist bläulich, rascher Puls, hoher Temperaturanstieg, Körper schweißbedeckt. – Symptomatische Epilepsien führen weit häufiger zum Status als Epilepsien unbekannter Ursache. – Ursachen: Hirntu-

moren (besonders Stirnhirntumoren), Hirnverletzungen, akute Hirnentzündungen, Gefäßprozesse, multiple Sklerose, frühkindliche Hirnschädigungen, Vergiftungszustände mit gewerblichen Giften oder Pharmaka. Auslösend wirken am häufigsten akute Infekte (Grippe), Entziehung oder Verminderung antiepileptischer Medikamente, Schlafentzug, Alkoholgenuss. Gewöhnlich besteht Hirnschwellung. Die Prognose verschlechtert sich mit zunehmender Dauer des Zustandes. Auch bei frühzeitig unterbrochenem Status kann ein vorübergehender oder bleibender Demenzzustand entstehen (n. H. Heintel, 1972).
e: status epilepticus.
Syn.: Grand-Mal-Status, Status convulsivus. *fr:* état de mal épileptique (L. F. Calmeil, 1824), coma intercritique, attaque composée (19. Jh.), attaque avec paroxysmes (19. Jh.)

Status epilepticus, nicht-konvulsiver *(m).* Status, der wesentlich durch psychische Erscheinungen und ein sehr typisches EEG gekennzeichnet ist, jedoch keinen Anfall erkennen lässt. Klinisch besteht Bewusstseinstrübung wechselnden Ausmaßes. Die Kranken sind in Denken und Bewegungen verlangsamt, fassen nur schwer auf, besinnen sich schwer, können sich nicht konzentrieren, können aber einfache Aufforderungen befolgen und auch umhergehen. Nur selten treten leichte motorische Erscheinungen wie Lidmyoklonien, Nystagmus, Nesteln und Schmatzen auf. Im EEG beidseitig synchrone Spike-Wave-Komplexe. Dauer Stunden und Tage. Der Zustand schließt sich häufig an einen tonisch-klonischen Anfall an oder geht in einen solchen über.
e: nonconvulsive status epilepticus.

Status hemi-epilepticus *(m).* Form des ►Status epilepticus, bei dem die Anfälle nur eine Körperseite befallen.

Status lacunaris *(m).* Vorkommen zahlreicher kleinster Hämorrhagien (Herde) im ganzen Hirnparenchym durch nekrotisierende Arteriitis kleinster Arterien. Folgen sind ►Hochdruckenzephalopathie bzw. ►Dementia lacunaris.

Status non-convulsivus *(m).* ►Status epilepticus, bei welchem es nicht zu konvulsivischen Zuckungen kommt, z. B. bei Status von Absenzen oder psychomotorischen Anfällen.

Status pycnolepticus *(m).* Syn. für ►Petit-Mal-Status.

Stehlsucht *(f)* Syn. für ►Kleptomanie.

Steigerungsfähigkeit, emotionale *(f)* Übermaß des Sich-freuen-Könnens. Komplementär zur ►Statothymie. Vorkommen bei Depressiven und Manischen.

Stekel, Wilhelm geb. 18.3.1868 Bojan (Bukowina), gest. 25.6.1940 London, England. Nach Schulbesuch in Czernowitz und Medizinstudium in Wien von 1898 bis 1938 Allgemeinarzt in Wien. War eines der 4 ersten Mitglieder der ►Mittwochgesellschaft bei Freud und einer der ersten Psychoanalytiker. Nach Erscheinen der 2. Aufl. von »Nervöse Angstzustände und ihre Behandlung« (1908, 1913) erfolgte die Trennung von Freud. 1938 Emigration über die Schweiz nach England, wo er durch Suizid starb. Zeichnete sich durch zahlreiche eigenständige Beiträge zur Psychoanalyse aus, die jedoch oftmals keine allgemeine Anerkennung fanden. Neben zahlreichen anderen Schriften waren die 10 Bde. »Störungen des Trieb- und Affektlebens« (1912–1928) von bleibender Wirkung. Vgl. ►Analyse, aktive u. passive, ►Angsthysterie, ►Parapathie, ►Paraphilie, ►Todeswunsch.

Stelzensprache *(f)* Bei Schizophrenie vorkommende Veränderung der Sprachstruktur, wobei sich ►Zerfahrenheit mit Geschraubtheit des Ausdrucks verbindet, was zu eigentümlichen Satzbildungen führt.

Stengel, Erwin geb. 25.3.1902 Wien, gest. 2.6.1973 Sheffield, England. Psychiater und Psychoanalytiker in Wien und Sheffield. 1928–1938 an der Psychiatrisch-neurologischen Universitätsklinik Wien. Lehranalyse mit Theodor ►Reik und Eduard Hitschmann. 1936 Habilitation »Studien über die Beziehungen zwischen Geistesstörung und Sprachstörung«. 1938 Emigration nach England. 1938–1945 wissenschaftlicher Mitarbeiter in Bristol und Edinburgh. 1949 Direktor des Graylingswell Hospitals in Chichester. 1956 Professor für Psychiatrie in Sheffield. 1966/67 Präsident der englischen psychiatrischen Gesellschaft. Bedeutende Beiträge zur Suizidologie. Werke (Mitautor): »Attempted Suicide: Its Social Significance an Effects«, 1958 (Soziale Bedeutung und Folgen des Selbsttötungsversuchs); »Suicide and Attempted Suicide«, 1965 (Selbsttötung und Selbsttötungsversuch).

Stercoraire *(m).* Aus dem Französischen (Mistkäfer) stammende Bez. für jemanden, der mit besonderem Vergnügen Fäkalien besieht, beriecht oder berührt.
e: stercoraire. *fr:* stercoraire

Stereotyp *(n).* ►Autostereotyp und ►Heterostereotyp.

Stereotype Bewegungsstörung *(f)* Bez. von DSM-IV–V für ►Bewegungsstörung, stereotype mit autoaggressivem Charakter.
e: Stereotypic Movement Disorder. – (ICD-10: F98.4).

stereotype Halluzinationen *(f, pl).* Syn. für ►Halluzinationen, stabile.

Stereotypie *(f)* Formelhafte Erstarrung einzelner Verhaltensweisen, von bestimmten Gesten, Formulierungen oder Bewegungen, die entweder dauernd beibehalten oder ohne erkennbaren Sinn ständig wiederholt werden. Die Charakteristika der Stereotypie sind: Unveränderlichkeit über Jahre hin, Zwecklosigkeit und Unangepasstheit an die vorliegenden Um-

stände. Ein Kranker kann z. B. eine bestimmte, für die aktuelle Situation sinnlose Wortfolge (»Gelobt sei Jesus Christus, der Herr Arzt und Nummer 14« – G. Kloos) über Jahrzehnte bei jeder Begrüßung wiederholen. – Man unterscheidet zwischen Stereotypien der Sprache (►Verbigeration), der Haltung (►Haltungsstereotypie) und der Bewegungen (►Manieriertheiten, Bewegungsstereotypie, Abänderungsstereotypie). Vorkommen in erster Line bei der katatonen Form der Schizophrenie (►Katatonie), aber auch bei Schwachsinn höheren Grades, epidemischer Gehirnentzündung, Parkinsonismus, organischen ►Demenzen (z. B. Pick'sche Krankheit). – Historisch: Erste Beschreibung durch Falret (1864). Dann von Kahlbaum (1874) bereits in die ersten Darstellungen der Katatonie aufgenommen. Später wurde besonders die Beschreibung der Bewegungsstereotypien durch die Kleist'sche Schule verfeinert. Wichtige Beiträge lieferten auch Bostroem, Klaesi und Guiraud. Nach Guiraud haben Stereotypien oft anfänglich einen Sinn, der sich aber mit der Automatisierung zunehmend verliert. Manchmal haben die Bewegungen eine symbolische Bedeutung, die aber nicht ohne Weiteres ersichtlich ist.
e: stereotypy.
Syn.: repetitives Verhalten. *fr:* stéréotypie

Stereotypie, sprachliche *(f)*. ►Verbigeration.

Sterilisation *(f)* Unfruchtbarmachung. Vorgang (Operation), durch welchen eine Person unfruchtbar gemacht wird: Bei der Frau werden die Eileiter durchtrennt, beim Manne das Vas deferens. Als Maßnahme zur Verhütung psychisch kranker Nachkommen schon im 18. Jahrhundert diskutiert (►Frank, J. P.). Im 19. Jahrhundert in einigen Staaten der USA üblich, 1925 Kanada, 1928 Schweiz, 1934–1935 skandinavische Länder. Durch das »Gesetz zur Verhütung erbkranken Nachwuchses« vom 19.7.1933, kommentiert durch ►Rüdin, wurden zahllose Menschen zwangssterilisiert. Obwohl der deutsche Bundestag das Gesetz als Unrecht von Anfang an anerkannt hat, sind überlebende Opfer sehr spät entschädigt worden. – Gegenwärtig wird die unfreiwillige Sterilisation im Gesetzbuch an 2 Stellen behandelt. (A) Familienrecht (§ 1631c BGB): »Die Eltern können nicht in eine Sterilisation des Kindes einwilligen. Auch das Kind selbst kann nkcht in die Sterilisation einwilligen.« Für einen Minderjährigen ist somit niemand einwilligungsfähig. (B) Betreuungsrecht (§ 1905 BGB): »Besteht der ärztliche Eingriff in einer Sterilisation des Betreuten, in die dieser nicht einwilligen kann, so kann der Betreuer nur einwilligen, wenn 1. die Sterilisation dem Willen des Betreuten nicht widerspricht, 2. der Betreute auf Dauer einwilligungsunfähig bleiben wird, 3. anzunehmen ist, dass es ohne die Sterilisation zu einer Schwangerschaft kommen würde, 4. infolge dieser Schwangerschaft eine Gefahr für das Leben oder die Gefahr einer schwerwiegenden Beeinträchtigung des körperlichen oder seelischen Gesundheitszustandes der Schwangeren zu erwarten wäre, die nicht auf zumutbare Weise abgewendet werden könnte, und 5. die Schwangerschaft nicht durch andere zumutbare Mittel verhindert werden kann. – Als schwerwiegende Gefahr für den seelischen Gesundheitszustand der Schwangeren gilt auch die Gefahr eines schweren und nachhaltigen Leides, das ihr drohen würde, weil vormundschaftsgerichtliche Maßnahmen, die mit ihrer Trennung vom Kind verbunden wären, gegen sie ergriffen werden müssten. – Die Einwilligung bedarf der Genehmigung des Vormundschaftsgerichts. Die Sterilisation darf erst zwei Wochen nach Wirksamkeit der Genehmigung durchgeführt werden. Bei der Sterilisation ist stets der Methode der Vorzug zu geben, die eine Refertilisierung zulässt.«
e: sterilization. *fr:* stérilisation

Stertz, Georg geb. 19.12.1878 Breslau, gest. 19.3.1959 München. O. Prof. der Psychiatrie und Neurologe in Marburg (ab 1921), Kiel (ab 1926), zwangspensioniert 1937, weil er mit einer Tochter von ►Alzheimer verheiratet war, deren Mutter Jüdin war, und er sich weigerte, sich von ihr scheiden zu lassen. Später in München (1947–1952). Beschrieb das ►Stertz'sche Zwischenhirnsyndrom und die ►Zwischenhirndemenz.

Stertz'sches Zwischenhirnsyndrom *(n)*. (►Stertz, 1929, 1931, 1933). Psychische Störungen durch Läsion des Zwischenhirns. Hauptsymptom ist ein ausgeprägter Mangel an Spontanantrieb. Die Folge sind scheinbare Intelligenz- und Gedächtnisschwäche. Die Stimmung ist gewöhnlich flach-euphorisch, das Verhalten apathisch, der Schlaf gestört. Krankheitseinsicht fehlt. Bei Behebung der Ursache können die Erscheinungen vollständig verschwinden. Ursachen: Hirntumoren, Hypophysentumoren, Hirnabszesse, Hirnaderverkalkung, Syphilis, multiple Sklerose, Hirnentzündungen, Hirnverletzungen.

Sthenie *(f)* (J. Brown). Ein durch zu heftige Reize entstandener Zustand der Erregung. ►Brownianismus, ►sthenisch.

sthenisch *(a)*. Allgemein: vollkräftig, energisch, aus allzu starker Lebenskraft entstanden, mit überschüssigen Kräften begabt (als Gegensatz zu ►asthenisch). Die Bez. entstammt dem ►Brownianismus. In der Allgemeinmedizin: Eigenschaft von fieberhaften Krankheiten, die mit gesteigerter Erregbarkeit des Körpers ohne Schwäche verlaufen. In der Psychiatrie überwiegend in der Umschreibung von E. Kretschmer gebräuchlich. Eigenschaft des Verhaltens zur Außenwelt: »Gefühl der Überlegenheit, der freudigen Kraft, des Beherrschens und Handelns.« Sthenische Naturen sind »von fanatischer Zähigkeit, von einer zornmütigen, rücksichtslos offensiven Art und einem schroff hochmütigen, gera-

dezu überspannten Selbstgefühl«. Solche Menschen haben aber nach Kretschmer in ihrem Innersten einen wunden Punkt überempfindlicher Verletzbarkeit, einen »asthenischen Stachel im sthenischen Empfinden«. Kretschmer schrieb die Eigenschaft insbesondere dem von ►Gaupp beschriebenen »Hauptlehrer ►Wagner« und dem Michael ►Kohlhaas der Kleist'schen Novelle zu. – Die Bez. wird in der klinischen Praxis besonders dann verwendet, wenn das zähe, oft unvernünftig beharrliche Anstreben eines Zieles hervorgehoben werden soll.
e: sthenic. *fr:* sthénique

Stiftung Michael Vom Zeitungsverleger Fritz Harzendorf (1888–1964) 1962 gegründete Stiftung »zur wissenschaftlichen Erforschung der Ursachen der Anfallskrankheiten und der geeignetsten Methoden ihrer Behandlung, sowie die Bekämpfung ihrer individuellen und sozialen Folgen«. Die Stiftung setzt u. a. einen jährlichen Preis für die beste wissenschaftliche Arbeit auf dem Gebiet der Anfallskrankheiten aus.

Stigma *(n).* 1. Makel, der psychischen und anderen Krankheiten in der öffentlichen Meinung anhaftet. ►Anti-Stigma-Bewegung. 2. Brandmarke. Eingebranntes Körperzeichen, durch welches im antiken Rom jemand als Sklave gekennzeichnet wurde. Das Wort ist griech. Ursprungs (»Stich«), im Lat. davon abgeleitete abweichende Bedeutung. Dt. Lehnübersetzung: »Brandmarke« und »brandmarken«. Das Engl. behielt die lat. Form bei, die Ende des 20. Jh. als Anglizismus in die dt. Sprache kam.
e: stigma.

Stigmata *(n, pl).* 1. Wundmale Christi beim gläubigen Christen. Wurde erstmalig berichtet von Franz von Assisi (1224). Psychoanalytisch gesehen handelt es sich um psychosomatische Symptome, die auch z. B. während einer analytischen Behandlung auftreten können. Die Haut als Grenzorgan zwischen Ich und Außenwelt kann beides zum Ausdruck bringen. Nach S. Ferenczi (1919) können Schwellung und Hyperämie die Erektion des Penis symbolisieren, das Bluten und die Wunden können sich auf weibliche Funktionen oder den Zustand der Kastration beziehen; beides kann die sexuelle Erregung und zugleich die Bestrafung dafür bedeuten. 2. Besonders in der frz. Psychiatrie Zeichen, deren Vorhandensein eine bestimmte Störung oder Krankheit anzeigt, z. B. hysterische, degenerative, vegetative Stigmata.
e: stigmata. *fr:* stigmates

Stigmata, degenerative *(n, pl)* ►Degenerationszeichen. *fr:* stigmates dites de dégénérescence.

Stigmata, hysterische *(n, pl).* Zeichen funktioneller Störungen bei Hysterie: Gefühllosigkeit in einzelnen Körperabschnitten, hysterische Punkte, Globusgefühl, Gefühl des hysterischen Nagels, teilweise oder vollständige hysterische Blindheit, Fehlen des Rachenreflexes. Die Zeichen wurden im 19. Jh. stark beachtet, werden gegenwärtig jedoch nur als Zeichen neurotischer und funktioneller Erscheinungsbilder erwähnt und als ►Konversionssymptome angesehen.
e: stigmata hysterica. *fr:* stigmates de l'hystérie

Stigmata neurasthenica *(n, pl).* Zeichen der ►Neurasthenie.

Stigmata, vegetative *(n, pl).* Häufig vorkommende Zeichen vegetativer Erregung; z. B. erhöhtes Schwitzen, besonders an Händen und Füßen; verstärkte rote Hautschrift (flammend roter, unscharf begrenzter Hautstreifen, der 20–30 Sek. nach Reizung der Haut durch Darüberstreichen mit einem Finger entsteht); marmorierte Haut; Neigung zu Ohnmachten.
e: stigmata vegetativa. *fr:* stigmates végétatives

Stigmatisation *(f)* 1. Hervorrufen von Wundmalen (Stigmata) durch suggestive Methoden, z. B. in Hypnose. 2. In der Religionspsychologie das Hervorrufen der Wundmale Christi durch autosuggestive Versenkung in die Leidensgeschichte Christi. ►Stigmata (1).
e: stigmatization. *fr:* stigmatisation

Stigmatisation, vegetative *(f)* (v. Bergmann). Besonders lebhafte Reaktionsbereitschaft des vegetativen Nervensystems aufgrund anlagemäßiger Schwäche. Es treten vegetative Stigmata (s. d.) auf.
e: vegetative stigmatization. *fr:* stigmatisation végétative

Stiller-Syndrom *(n).* (B. Stiller, 1907). Asthenische Konstitutionsanomalie. Hochgeschossener, schmalbrüstiger und langhalsiger Körperbau. Als Hauptkriterium besteht nach Stiller jedoch eine fluktuierende 10. Rippe. Die Muskulatur, Bänder und Sehnen sind wenig entwickelt, schlaff und kraftlos. Die Haut neigt zu Blässe. Vielfach Buckelbildung, Plattfuß u. a. Folgen der Gewebsschwäche.
Syn.: Asthenia universalis congenita, Morbus asthenicus, Habitus phthisicus.

Stimme, innere *(f)* Geistige Repräsentation eines nicht ausgesprochenen Gedankens in Worten der eigenen Stimme. Inhaltlich handelt es sich gewöhnlich um einen Kampf der Motive in Bezug auf eine gewünschte oder gefürchtete Handlung. Die innere Stimme kann gelegentlich so lebhaft werden, dass sie als ►pseudohalluzinatorisches oder halluzinatorisches Phänomen ins Bewusstsein tritt.
e: endophasia.
Syn.: Endophasie. *fr:* langage intérieur

Stimmenhören *(n).* Akustische Halluzinationen in Form eines Hörens von Stimmen. Der Kranke hat die Überzeugung, zufälliger oder nicht zufälliger Mithörer von etwas Gesprochenem zu sein, das meistens seine Person angeht. Die Halluzinationen können qualitätsmäßig dem Hören normaler Stimmen gleichkommen, sodass Geschlecht oder Individualität

der vermeintlichen Sprecher erkennbar werden, besonders bei organischer Ursache. Die Stimmen können aber auch unpersönlich wirken, scheinbar aus der Ferne, aus der Wand, aus Lautsprechern oder aus dem eigenen Innern kommen, mehr als Wispern gehört werden oder zu einem Gedankensprechen verblassen. Besteht eine psychische Krankheit vorwiegend oder ausschließlich aus Stimmenhören, wird von Verbalhalluzinose oder ►Halluzinose gesprochen. Vorkommen bei vielen psychischen Krankheiten, u. a. Schizophrenie.
e: hearing of voices, auditory hallucinating. *fr:* hallucination de l'ouïe

Stimmen, dialogisierende *(f, pl).* ►Dialogstimmen.

Stimmen, kommentierende *(f, pl).* Syn. für ►Begleitstimmen. Es handelt sich um eine Rückübersetzung aus dem Engl. K. Schneiders Symptom 1. Ranges (»Stimmen, die das eigene Tun mit Bemerkungen begleiten«), wurde als »commenting voices« übersetzt.

Stimmung *(f)* Vom Musikalischen ausgehend (Stimmung eines Instruments, z. B. einer Geige) im übertragenen Sinne: Aufgelegtheit insbesondere im Hinblick auf schöpferische Leistung; die Haltung eines Menschen, von welcher er ganz erfüllt und beherrscht ist. Im Unterschied zum wechselhaften Affekt ein länger dauernder Gemütszustand, durch den alles Erlebte eine bestimmte Färbung erfährt. Beispiele: Traurigkeit, Fröhlichkeit, Gereiztheit. Auch Depression ist vor allem durch gedrückte Stimmung erkennbar. Vgl. ►Mut.
e: mood, temper. *fr:* humeur

Stimmungsinkongruente psychotische Merkmale *(n, pl).* In DSM-III-V: Wahn und Sinnestäuschungen, die sich nicht aus einer krankhaft veränderten Emotionalität (z. B. einer gesteigerten Stimmung) ableiten lassen, z. B. das Erlebnis des Gemachten bei einem im Übrigen manischen Bild.
e: mood-incongruent psychotic features.

stimmungskongruente psychotische Merkmale *(n, pl).* In DSM-III-V: Wahn und Sinnestäuschungen, die sich geradlinig aus einer veränderten Emotionalität (= Stimmung) verstehen lassen, z. B. aus dem krankhaft gesteigerten Selbstwertgefühl eines Manikers abgeleiteter Größenwahn oder Verfolgungswahn wegen bestimmter Verfehlungen bei einem Depressiven.
e: mood-congruent psychotic features.

Stimmungslabilität *(f)* (Siefert). Unstetes, rasches, schwer beherrschbares Wechseln der Stimmungslage je nach Denkinhalten oder Gesprächsthema. Insbesondere rascher Wandel zwischen normaler Stimmungslage und Weinen oder Lachen und Weinen. Vorkommen insbesondere bei diffuser organischer Hirnschädigung (z. B. Hirnarteriosklerose) oder als angeborene Charaktervariante (stimmungslabile Psychopathen).

Stimmungspsychopathen *(m, pl).* Syn. für ►Thymopathen.

Stimmungsschwankung *(f)* Rascher, meist unmotivierter Wechsel der ►Stimmung, meist in Richtung auf eine trübe Stimmung. Schwankt die Stimmung häufiger und tritt ein Wechsel schon aus geringem Anlass ein, wird von ►Stimmungslabilität gesprochen.
e: mood swing.

Stimmungsverschiebung *(f).* ►Stimmungsschwankung.

Stimmungswechsel *(m)* ►Stimmungsschwankung.

Stimulantien, Stimulanzien *(n, pl)* Syn. für ►Amphetamine.

Stimulus, konditionaler *(m).* In der Reflexlehre Pawlows derjenige Reiz, der mehrfach mit einem unkonditionierten Reiz gleichzeitig verabfolgt sein muss, um einen (dann konditionierten) Reflex auszulösen. Vgl. Konditionierung, klassische.
e: conditional stimulus (CS).
Syn.: konditioniertes Signal. *fr:* stimulus conditionnel

Stimulus, neutraler *(m).* (I. P. Pawlow). Der zunächst (ohne den unkonditionierten Reiz) wirkungslose Reiz in der klassischen Konditionierung (s. d.). Häufig gebrauchte Abkürzung: NS.
e: neutral stimulus. *fr:* stimulus neutre

Stimulus, unkonditionierter *(m).* Reiz, der eine unkonditionierte Reaktion (Reflex) hervorzurufen vermag. Vgl. Konditionierung, klassische.
e: unconditioned stimulus (UCS).
Syn.: unbedingter Reiz, nichtbedingter Reiz. *fr:* stimulus inconditionné oder inconditionnel

Stirnhirn-Abulie *(f)* Fehlender Willensantrieb bei Schädigung der Stirnhirnwölbung. Unfähigkeit, einen Willensentschluss zu fassen, Teilnahmslosigkeit, Interesselosigkeit. Teilerscheinung des ►Konvexitätssyndroms des Stirnhirns.

Stirnhirn-Pick *(m).* ►Pick'sche Krankheit mit besonderem oder ausschließlichem Befallensein des Stirnlappens. Unter den Symptomen tritt insbesondere ein Mangel an Antrieb hervor. Führt bei Fortschreiten der Erkrankung zu einem völligen Erlöschen spontaner Willensregungen und sprachlicher Äußerungen. ►Schläfenlappen-Pick.
e: Pick's disease with frontal involvement. *fr:* maladie de Pick avec atrophie du lobe frontal

Stirnhirnsyndrom *(n).* Allgemeine Bez. für psychische und neurologische Störungen bei Schädigung des Stirnhirns. Nach dem Ort der Schädigung wird ein ►Orbitalhirnsyndrom (Stirnhirnbasis) von einem ►Konvexitätssyndrom des Stirnhirns (äußere Wölbung) unterschieden (Stirnhirnsyndrom i. e. S.). Ursachen sind Verletzungen durch Trauma, Tumoren oder

andere abgegrenzte örtliche Erkrankungen des Stirnhirns. – Bei ausgedehnter Schädigung beider Stirnhirnlappen können sich die Erscheinungen von Orbitalhirnsyndrom und Konvexitätssyndrom mischen.
e: frontal lobe syndrome. *fr:* syndrome du lobe frontal

Stock-Spielmeyer-Vogt-Syndrom *(n).* Jugendliche Form der familiären amaurotischen Idiotie (s. d.). Beginn: 6.–10. Lj. Symptome: zunehmende Erblindung (Optikusatrophie). Kein typischer Befund an der Makula. Fortschreitender Verlust intellektueller Leistungen bis zur Idiotie. Auftreten affektiver Störungen. Zunehmende Bereitschaft zu epileptischen Anfällen. Je nach hauptsächlichem Sitz der Erkrankung zusätzliche neurologische Symptome (Kleinhirnstörungen, Parkinsonismus). Der Tod tritt nach 10-jährigem oder längerem Verlauf ein.
e: Spielmeyer-Vogt's disease, Batten-Mayou-syndrome.
Syn.: Batten-Mayou-Syndrom, zerebromakuläre Dystrophie. *fr:* maladie de Spielmeyer-Vogt, forme juvenile de la maladie de Tay-Sachs

Störring, Gustav geb. 24.8.1860 Voerde, gest. 1.12.1947 Göttingen. Nach Medizinstudium Mitarbeiter und Oberarzt von Paul Flechsig in Leipzig. Später o. Prof. für Philosophie und Psychologie in Zürich, Straßburg und Bonn. Bedeutende Arbeiten auf dem Gebiete der Gefühlspsychologie. Stellte Verbindungen zwischen klinischer Psychopathologie und Psychologie her. Begründer der psychopathologischen Methodenlehre (►Psychopathologie). Hauptwerke: »Vorlesungen über Psychopathologie in ihrer Bedeutung für die normale Psychologie« (1900), »Psychologie des menschlichen Gefühlslebens« (1922); »Psychologie« (1923).

Störung *(f)* ►Störung, psychische.

Störung, affektive *(f)* ►affektive Störung.

Störung der Geschlechtsidentität in der Kindheit *(f)* In DSM-III/IV: Unterform der Störung der Geschlechtsidentität. Dem ►Transsexualismus des Erwachsenen entsprechendes Phänomen bei Kindern. Die eigene anatomische Struktur wird abgelehnt. Buben meinen, wenn sie groß sind, würden sie eine Frau, haben Vorliebe für weibliche Spiele und Kleidung, bevorzugen zum Spielen Mädchen und möchten lieber keinen Penis oder Hoden besitzen. Mädchen meinen, wenn sie groß sind, würden sie ein Mann, sie hätten keine Scheide, bekämen keine Brüste und könnten nicht schwanger werden. In DSM-V umbenannt in Gender Dysphorie.
e: gender identity disorder of childhood.

Störung der motorischen Fertigkeiten *(f)* In DSM-III-R und -IV: Gruppe der ►Entwicklungsstörungen, zu welcher lediglich die ►Entwicklungsbezogene Störung der Koordination zählt. In DSM-V nicht enthalten.
e: motor skills disorder.

Störung der Sexuellen Erregung bei der Frau *(f)* In DSM-IV: Fehlen einer sexuellen ►Erregung (2). Folge können Schmerzen während eines Sexualaktes und daraus entspringend Vermeidung aller sexuellen Beziehungen sein. In DSM-V in dieser Form nicht mehr enthalten.
e: Female Sexual Arousal Disorder.

Störung des Schriftlichen Ausdrucks *(f)* In DSM–IV: Mangelhafte Fähigkeit, sich in schriftlicher Form richtig auszudrücken und richtig zu schreiben. Wird angenommen, wenn in besonderen Tests die Schreibleistungen wesentlich unterhalb normaler Leistungen liegen. Wirkt sich bei schulischen Leistungen und im praktischen Leben aus. Die Schwierigkeiten können auftreten beim Verfassen von Texten und/oder in der Anwendung richtiger Grammatik und Zeichensetzung. In DSM-V so nicht mehr, sondern eine der spezifischen Lernstörungen (s. d.).
e: Disorder of Written Expression. – (ICD-10: F81.8).

Störung des Sexuellen Interesses bzw. der Erregung bei der Frau *(f)* In DSM-V Syn. für ►Frigidität.
e: Female Sexual Interest/Arousal Disorder.

Störung des Sozialverhaltens *(f).* Bez. des DSM-III-R/V für ►Verwahrlosung (2). Es werden mehrere Typen unterschieden: (a) ►Gruppentyp, (b) ►Aggressiver Einzelgängertyp, (c) ►Undifferenzierter Typ und (d) ►Störung mit Oppositionellem Trotzverhalten. – DSM-IV hebt die Typen a–c auf und gibt für sie eine gemeinsame Beschreibung: Verletzung der Rechte anderer, Verletzung sozialer Regeln und Normen, Ungehorsam, Weglaufen, Fortbleiben von der Arbeit, Tätlichkeiten gegen andere auch mit Waffen, Tierquälereien, Diebstahl, Überfälle, Brandstiftung, Vandalismus, Einbrüche, Autodiebstahl, Erpressung, Vergewaltigung, Mord und Totschlag. Als Subtypen werden lediglich (a) Typus mit Beginn in der Kindheit und (b) Typus mit Beginn in der Adoleszenz unterschieden.
e: Conduct Disorder. – (ICD-10: F91.8).

Störung des Sozialverhaltens, Typus mit Beginn in der Adoleszenz *(f).* In DSM-IV: Beginn der sozialen Auffälligkeiten erst nach der Pubertät, Buben und Mädchen sind betroffen. Dieser Typ gilt hinsichtlich der Prognose als weniger gefährdet.
e: Conduct Disorder, Adolescent-Onset Type.

Störung des Sozialverhaltens, Typus mit Beginn in der Kindheit *(f).* In DSM-IV: Beginn der sozialen Auffälligkeiten vor dem 10. Lj. Es handelt sich gewöhnlich um Buben, die gestörte Beziehungen zu Gleichaltrigen haben und sich oft in Schlägereien verwickeln.
e: Conduct Disorder, Childhood-Onset Type.

Störung, frühe *(f)* In der psychoanalytischen Umgangssprache Bez. für psychische Störungen, deren Ursprung in der seelischen Entwicklung der ersten Lebensmonate oder -jahre vermutet wird. Gewöhn-

lich als übergeordnete Bez. für narzisstische Charakterstörungen und Schizophrenie gebraucht.
e: early disturbance.

Störung, komplexe *(f)* ►Komplexe Störungen.

Störung, krankhafte der Geistestätigkeit *(f)* Im rechtlichen Sinne (►Schuldfähigkeit) Sammelbez. für alle psychischen Störungen als Folge von Körperkrankheiten, Stoffwechselstörungen, Intoxikationen oder Epilepsie sowie die endogenen Psychosen. »Als krankhafte Störung der Geistestätigkeit können alle Störungen der Verstandestätigkeit sowie des Willens-, Gefühls- oder Trieblebens in Betracht kommen. Das gilt auch für eine naturwidrige Triebhaftigkeit geschlechtlicher Art, wenn ihr der Täter infolge Entartung seiner Persönlichkeit nicht ausreichend widerstehen kann. Auf die Veränderung körperlicher Merkmale kommt es nicht an« (BGH St 14, 30, 1959).

Störung mit Aufmerksamkeitsdefizit *(f)* In der DSM-III Sammelbez. für Formen psychoorganischer Störungen bei Kindern. Unterschieden werden: Störung mit Aufmerksamkeitsdefizit bei Hyperaktivität, ohne Hyperaktivität und ein Residualtyp. In DSM-III-R verändert und umbenannt in Aufmerksamkeits- und Aktivtitätsstörung. In DSM-IV weiter verändert und umbenannt in ►Aufmerksamkeits-/Hyperaktivitätsstörung (s. d.).
e: Attention Deficit Disorder.

Störung mit Aufmerksamkeitsdefizit bei Hyperaktivität *(f)* Bez. des DSM-III für ►Aufmerksamkeits-/Hyperaktivitätsstörung. Von DSM-III zu DSM-III-R wurde die Beschreibung erheblich bereichtert, jedoch nicht wesentlich verändert. In DSM-V als Kategorie nicht mehr vorhanden. ►Aufmerksamkeits-/Hyperaktivitätsstörung.
e: Attention Deficit Disorder with Hyperactivity.

Störung mit Aufmerksamkeitsdefizit ohne Hyperaktivität *(f)* In der DSM-III Bez. für eine häufige Form psychoorganischer Störungen bei Kindern. Die Merkmale sind dieselben wie bei ►Störung mit Aufmerksamkeitsdefizit bei Hyperaktivität, jedoch ohne den Drang zu übermäßigen Bewegungen. In DSM-V aufgegangen in ►Aufmerksamkeits-/Hyperaktivitätsstörung.
e: attention deficit disorder without hyperactivity.

Störung mit Aufmerksamkeitsdefizit, Residualtyp *(f)* In DSM-III Bez. für eine Form psychoorganischer Störungen bei Kindern, Jugendlichen oder Erwachsenen. Aus der Vorgeschichte geht meist hervor, dass früher eine ►Störung mit Aufmerksamkeitsdefizit bei Hyperaktivität bestand. Bei allmählicher Besserung ging die dranghafte Aktivität weg. Eine gewisse Ablenkbarkeit, mangelhafte Übersicht und Planung auch in der Lebensführung sowie eine Neigung zu unbedachten Entscheidungen, Unbekümmertheit und Leichtsinn bleiben bestehen. In DSM-V als Einzeltyp nicht vorhanden.
e: attention deficit disorder, residual type.

Störung mit Kontaktvermeidung *(f)* In DSM-III-R kindliche Angststörung. Auftreten von Angst, sobald das Kind in Kontakt mit Fremden treten soll oder tritt. Es wirkt dann schüchtern, verlegen oder wortkarg. Beim Umgang mit vertrauten Menschen ist es unbefangen. – In DSM-III-R in der Rubrik ►Angststörungen in der Kindheit oder Adoleszenz, ab DSM-IV in ►Generalisierte Angststörung enthalten.
e: Avoidant Disorder of Childhood or Adolescence

Störung mit oppositionellem Trotzverhalten In DSM-III-R ►Störung des Sozialverhaltens eines Kindes oder Jugendlichen, welche mehr in einem passiven Widerstand gegen die Erwachsenenwelt zum Ausdruck kommt und sich eher in Worten kundtut als in Tätlichkeiten. Es tritt mehr in der Familie auf als in der Schule oder Öffentlichkeit. – In DSM-IV–V nicht mehr zur Gruppe der Störungen des Sozialverhaltens gerechnet, jedoch in der Beschreibung nicht wesentlich verändert.
e: Oppositional Defiant Disorder.
Syn.: Störung des Sozialverhaltens mit oppositionellem, aufsässigem Verhalten – (ICD-10: F91.3).

Störung mit Sexueller Aversion *(f)* In DSM-IV: Ausgeprägte Abneigung gegen alles Sexuelle. Vermeidung genitaler Kontakte oder aller Körperkontakte mit einem Sexualpartner. Wenn es doch zu genitalen Kontakten kommt, können die Betroffenen mit Angst, Ekel, Übelkeit, Herzklopfen, Schwindel, Atembeschwerden u. a. reagieren. Im partnerschaftlichen Zusammenleben können sie durch Vernachlässigung der äußeren Erscheinung, Überengagement in beruflichen und anderen Aktivitäten, frühes Zubettgehen oder auf andere Weise versuchen, die Möglichkeiten zur sexuellen Begegnung zu minimieren. Kann sich auf nur einen bestimmten Partner beziehen oder partnerunabhängig sein. – Die Bez. vermeidet die Bezugnahme auf eine bestimmte Ursache. In DSM-V nicht mehr enthalten.
e: Sexual Aversion Disorder. – (ICD-10: F52.10).

Störung mit Trennungsangst In DSM-III-R-V kindliche Angststörung. Unerträgliche Angst tritt auf, wenn das Kind von einer Bezugsperson (vorübergehend) getrennt wird oder dies droht. Die Kinder bleiben ungern allein und zeigen ein »anhängliches« Verhalten. Sie mögen nicht allein einschlafen und haben Albträume. Wird eine Trennung erwartet, können Bauchschmerzen, Kopfschmerzen, Übelkeit und Erbrechen aufreten. Ist die Trennung eingetreten, können maßlose Angst vor ewiger Trennung, Tod und Sterben folgen. – In DSM-III-R in der Rubrik ►Angststörungen in der Kindheit oder Adoleszenz, in DSM-IV in ►Andere Störungen im Kleinkindalter, in der Kindheit oder Adoleszenz enthalten, in DSM-V eine der Angststörungen.
e: Separation Anxiety Disorder. – (ICD-10: F93.0).

Störung mit Überängstlichkeit In DSM-III-R u. IV kindliche Angststörung. Symptome: Zukunftsangst, ängstliche Erwartung zukünftiger Ereignisse, Skrupel über richtiges Verhalten in der Vergangenheit, Selbstzweifel, Neigung zur Angstanlehnung, Kopf- und Magenbeschwerden, besondere Empfindsamkeit bei Kränkungen des ►Selbst oder übermäßiges Selbstbewusstsein, seelischer und körperlicher Spannungszustand. – In DSM-III-R in der Rubrik ►Angststörungen in der Kindheit oder Adoleszenz, in DSM-IV/V in ►Soziale Phobie mit enthalten.
e: Overanxious Disorder of Childhood

Störung mit Vermeidung oder Einschränkung der Nahrungsaufnahme *(f)* In DSM-V neu für Menschen, denen dauerhaft der Wunsch fehlt, etwas zu essen, und dadurch gesundheitliche Folgen eingetreten sind (Gewichtsverlust, Mangelernährung).
e: Avoidant/Restrictive Food Intake Disorder.

Störung mit Verminderter Sexueller Appetenz *(f)* In DSM-IV: Fehlen sexuellen Verlangens und sexueller Phantasien. Kann global sein, d. h. jede Form sexuellen Interesses oder sexueller Betätigung betreffen (Vorkommen z. B. nach Hirntraumen). Kann speziell auf einen bestimmten Partner oder auf eine bestimmte Form sexueller Betätigung bezogen werden. Die Betroffenen sind an der Erregung der Lust nicht interessiert, ergreifen in einer Partnerschaft nicht die Initiative zur sexuellen Vereinigung und nehmen entweder lustlos oder widerwillig daran teil. Ersetzt Bez. wie ►Impotenz oder ►Dysfunktion, erektile. – In Bezug auf Frauen auch als ►Anaesthesia sexualis oder ►Alibidimie bekannt.
e: Hypoactive Sexual Desire Disorder (DSM-IV); Male Hypoactive Sexual Desire Disorder (DSM-V). – (ICD-10: F52.0).

Störung, primäre psychische *(f)*. In DSM-IV–V: psychische Störung, die weder durch Körperkrankheit noch durch eine giftige Substanz hervorgerufen wird. Mit der Bez. »primär« wird keine bestimmte Vorstellung über die Entstehung verbunden.
e: primary mental disorder.

Störung, psychische *(f)* 1. Allgemein: Sammelbez. für psychische Veränderungen, die (a) durch Körperkrankheiten oder (b) innerseelische Vorgänge entstehen, soweit sie als krankhaft, krankheitswertig oder krankheitsähnlich angesehen werden. Wesentliche Absicht aller Verwendung von »Störung« anstelle etwa von »Krankheit«, »Psychose«, »Neurose« usw. ist es, die Festlegung auf eine bestimmte Vorstellung von ihrer Entstehung zu vermeiden. ICD-10: »Störung« ist kein exakter Begriff, seine Verwendung [...] soll einen klinisch erkennbaren Komplex von Symptomen und Verhaltensauffälligkeiten anzeigen.« 2. Bei ►Heinroth (1818) übergeordneter Begriff: »...wenn auch der ganze Leib [...] Veranlassung zu Seelenstörungen geben kann: so ist es doch bey weitem in den meisten Fällen nicht der Leib, sondern die Seele selbst, von welcher unmittelbar [...] die Seelenstörungen hervorgebracht [...] werden.« Es »ist nicht jede Seelenstörung Krankheit [...]. Der Prozeß der Seelenthätigkeiten bedarf der Integrität des Hirn- und Nervensystems; sind diese Organe verletzt, [...], so ist das Seelenleben [...] gestört«. Seelenstörungen entstehen aber auch, »wenn etwa ein Schreck oder eine heftige Leidenschaft« das Seelenleben stört. Ähnlich auch ►Schubert in seinem Werk »Die Krankheiten und Störungen der menschlichen Seele« (1845). 3. In DSM-IV (1992) durchgehend verwendet: »Klinisch bedeutsames Verhalten – oder psychisches Syndrom oder Muster[, das] bei einer Person auftritt und das mit momentanem Leiden (z. B. einem schmerzhaften Symptom) oder einer Beeinträchtigung (z. B. Einschränkung in einem oder in mehreren wichtigen Funktionsbereichen) oder mit einem stark erhöhten Risiko einhergeht, zu sterben, Schmerz, Beeinträchtigung oder einen tief greifenden Verlust an Freiheit zu erleiden. Zusätzlich darf dieses Syndrom oder Muster nicht nur eine verständliche und kulturell sanktionierte Reaktion auf ein bestimmtes Ereignis sein, wie z. B. den Tod eines geliebten Menschen. Unabhängig von dem ursprünglichen Auslöser muss gegenwärtig eine verhaltensmäßige, psychische oder biologische Funktionsstörung bei der Person zu beobachten sein. Weder normabweichendes Verhalten (z. B. politischer, religiöser oder sexueller Art) noch Konflikte des Einzelnen mit der Gesellschaft sind psychische Störungen, solange die Abweichung oder der Konflikt kein Symptom einer oben beschriebenen Funktionsstörung bei der betroffenen Person darstellt.« DSM-V geht weiter. Danach ist eine psychische Störung immer ein ►Syndrom (»each mental disorder is a syndrome«) 4. Entgegen der Intention fälschlicherweise häufig als Syn. für psychische Krankheit (s. d.) gebraucht.
Syn.: Seelenstörung
e: DSM-V verwendet 2 verschiedene Begriffe, die als »psychische Störung« zu übersetzen wären: mental disorder (diagnostizierte Störung, diagnostische Einheit); mental disturbance (Beschwerdebild, Störungsbild, Symptomatik).

Störung, strukturelle *(f)* 1. In Physik und Chemie: jede Normabweichung einer dreidimensionalen chemischen oder Kristallstruktur. 2. In der Psychiatrie: Übergeordneter Begriff für ►Persönlichkeitsstörungen (Störungen der Charakterstruktur), soweit sie durch eine »strukturbezogene Psychotherapie« oder andere Psychotherapieverfahren erreichbar sind.
e: structural disorder. Vgl. strukturbezogene Psychotherapie.

Störungen, agnostische *(f, pl)*. ►Agnosie.

Störungen der Ausscheidung *(f, pl)*. In DSM-III-R-V Sammelbez. für funktionelle ►Enuresis und funktionelle ►Enkopresis. Es wird besonders ver-

merkt, ob nur in der Nacht, nur am Tage oder zu allen Tageszeiten.
e: elimination disorders.

Störungen der Geschlechtsidentität *(f, pl).* In DSM-III und -III-R Sammelbez. für Erlebnisweisen, bei denen das anatomische Geschlecht (männlich/weiblich) vom Erleben der Geschlechtsidentität abweicht (►Transsexualismus). In DSM-III gibt es 2 Unterformen: 1. Störung der Geschlechtsidentität in der Kindheit; 2. Atypische Störung der Geschlechtsidentität für Kinder und Erwachsene. Wenn solche Tendenzen bei Schizophrenie bestanden, durfte die Diagnose nicht gestellt werden. – DSM-III-R unterscheidet 3 Unterformen: 1. Transsexualismus, 2. Störung der Geschlechtsidentität in der Kindheit, 3. Atypische Störung der Geschlechtsidentität. Ferner wird unterschieden, ob die Orientierung asexuell, homosexuell, heterosexuell oder unbestimmt ist. Nach DSM-III-R kann diese Störung auch bei Schizophrenen vorkommen. – DSM-IV enthält nur noch die Diagnose »Geschlechtsidentitätsstörung«. In DSM-V Teilklasse der Genderdysphorie ►Geschlechtsdysphorie.
e: gender identity disorders.

Störungen der Impulskontrolle *(f)* Im DSM-III/IV Sammelbez. für sehr verschiedenartige Störungen, denen gemeinsam ist, dass der Betroffene bestimmten Antrieben (►Impuls) und Versuchungen nicht widerstehen (sie nicht »kontrollieren«) kann. Es kommt daher immer wieder zu unbeherrschten Handlungen mit entsprechenden Folgen. Vorher besteht ein Spannungsgefühl, während der Handlungen oder danach die Empfindung eines Vergnügens, der Befriedigung, Erleichterung oder Entspannung. Später kann Reue folgen. Unterschieden werden: ►Intermittierende Explosive Störung, ►Isolierte Explosive Störung (nur DSM-III), ►Kleptomanie, ►Pyromanie, ►Pathologisches Spielen, ►Trichotillomanie, NNB Störung der Impulskontrolle. Triebhaftes Handeln bei ►Paraphilien oder als Folge von Drogeneinnahme werden nicht in diese ►Kategorie gerechnet.
e: Impulse-Control Disorders Not Elsewhere Classified.

Störungen, die Gewöhnlich Zuerst im Kleinkindesalter, in der Kindheit oder Adoleszenz Diagnostiziert werden In DSM-IV: Sammelbez. für: 1. Geistige Behinderung (s. d.); 2. Tief greifende Entwicklungsstörungen (s. d.); 3. ►Lernstörungen; 4. ►Störung der Motorischen Fertigkeiten; 5. ►Kommunikationsstörungen. Entspricht den ►Entwicklungsstörungen von DSM-III, wurde jedoch auch in seinen Inhalten verändert.
e: Disorders Usually First Diagnosed in Infancy, Childhood, or Adolescence.

Störungen, duale ►Duale Störungen.

Störungen durch psychotrope Substanzen *(f, pl).* In DSM-III: Sammelbez. für ►Sucht, ►Missbrauch, ►Gewöhnung und ►Drogenabhängigkeit. Nachdem die Weltgesundheitsorganisation (WHO) 1964 versucht hatte, nur noch die einheitliche Bez. der Drogenabhängigkeit gelten zu lassen, führte DSM-III 1980 wieder 2 Begriffe ein: 1. Substanzmissbrauch, 2. Substanzabhängigkeit. DSM-V hat beide Begriffe gelöscht und dafür ►Substanzkonsumstörung neu eingeführt.
e: substance use disorders.

Störungen, kognitive *(f, pl).* 1. Störungen des Denkablaufs durch Krankheiten oder Verletzungen des Gehirns. ►Kognition. 2. i. w. S. jegliche Beeinträchtigung des Denkens, unabhängig von einer gedachten Ursache.
e: cognitive disturbances.

Störungen mit exzessiver Schläfrigkeit (SES) *(f, pl).* In DSM-III: Sammelbez. für Gruppe von Krankheitszuständen, die mit ►Hypersomnie einhergehen. (In DSM-V nicht mehr enthalten). Sie können vorkommen bei Neurosen, Psychosen, Drogen- und Alkoholmissbrauch, ►Schlaf-Apnoe-EDS-Syndrom, ►Alveolärem Hypoventilations-Syndrom. ►Restless-Legs-Syndrom. ►Narkolepsie, ►Kleine-Levin-Syndrom und selteneren Störungen. Vgl. Schlaf- und Wachstörungen, diagnostische Klassifikation.
e: disorders of excessive somnolence (DOES).

Störungen, neurokognitive (NCD) *(f, pl).* In DSM-V Sammelbez. für Gruppe von psychischen Störungen, als deren Ursache eine fassbare organische Krankheit angenommen wird. Im psychischen Erscheinungsbild der Untergruppen bestehen erhebliche Unterschiede. Deren Bezeichnungen beginnen mit »Neurokognitive Störung (NCD) aufgrund eines … oder einer …«. Aufgeführt werden: NCD Alzheimer-Erkrankung (►Alzheimer-Demenz); Vaskuläre NCD (►Demenz, vaskuläre); NCD ►Lewy-Körper-Demenz; NCD Parkinson-ErKrankung (►Parkinsonpsyche); Frontotemporale NCD (►Pick'sche Krankheit); NCD ►Schädel-Hirn-Trauma; NCD HIV-Infektion (►AIDS, ►AIDS-Demenz, ►AIDS-Lethargie); NCD Huntington-Erkrankung (►Chorea Huntington); NCD Prionenerkrankung (►Creutzfeld-Jakob'sche Krankheit [CJD] und ►Kuru).
e: Neurocognitive Disorders.

Störungspsychismus *(m).* (H. Binder, 1936). Teil der ►Zwangskrankheit. Im ►Bewusstseinsstrom des Zwangskranken tauchen als Erstes Erlebnisse auf, die für den Betreffenden den Charakter des Fremdartigen und Unstimmigen tragen und gleichzeitig fremdartig wirken. Erst sekundär entwickeln sich als ►Abwehrpsychismus die Zwangssymptome.
e: disturbance psychism. *fr:* psychisme de trouble

Stoff *(m).* Im Drogenjargon Sammelbez. für alle ►Drogen (2).
e: stuff.

Stoffwechselpsychosen *(f, pl)*. Sammelbez. für psychische Krankheiten, die durch Stoffwechselstörungen hervorgerufen werden; z. B. körperlich begründbare Psychosen bei Zuckerkrankheit, Magersucht, Fettsucht, Gicht.
e: metabolism psychosis. *fr:* psychose par troubles métaboliques

Stottern *(n)*. Sprechstörung durch krampfartige Koordinationsstörung der Sprechmuskulatur. Der Redefluss (Ablauf der Sprachlaute) wird unregelmäßig gestört. Einzelne Silben und Laute werden wiederholt. Andere können nicht ausgesprochen werden. Innerhalb von Wörtern werden Sprechpausen gemacht. Oft wird versucht, die Schwierigkeiten durch Umschreibungen schwieriger Wörter oder Vermeidung problematischer Sprachsituationen zu umgehen. – Die Ursachen sind komplex. In 10–60 % der Fälle spielen Erbfaktoren eine Rolle (Logopathie); viele Stotterer sind umgelernte Linkshänder; ausschlaggebend sind emotionale (neurotische) Faktoren. Stotterer werden oft durch Schüchternheit gehindert, ihre Gedanken in passende Worte zu kleiden. Vorkommen bei 0,5–1,5 % der Bevölkerung; bei Jungen drei- bis viermal häufiger als bei Mädchen. Erstmaliges Auftreten meist zwischen dem 3. und 7. Lj. – Das Phänomen ist nicht dauernd, sondern intermittierend vorhanden; es verschwindet beim Singen oder bei Ablenkung. – Die Behandlung erfolgt durch phonetisch-pädagogische Methoden mit Unterstützung durch Psychotherapie (Beispiel: König Georg VI. von England). Einzelne Stotterer überwinden die Störung aus eigener Kraft (Beispiel: Demosthenes). Die besten Ergebnisse werden vor dem 7. Lj. und nach dem 18. Lj. erzielt. – In DSM-III-V sowie ICD-10 mit wechselnder Bestimmung von Kriterien enthalten (ICD-10: F98.5). Vgl. Poltern, Kommunikationsstörungen.
e: stuttering, stummering, lisping, dysphemia, childhood onset fluency disorder (DSM-V).
Syn.: Anarthria syllabaris, Balbuties, Dysarthria syllabaris, Dysphemia. *fr:* bégaiement, dysphémie

STP 2,5-Dimethoxy-4-methylamphetamin. Synthetische Rauschdroge, seit 1967 zunächst als Super-LSD bekannt. Erzeugt in niedriger Dosierung (weniger als 3 mg) Wohlbefinden. Wirkt bei höherer Dosierung als ►Halluzinogen mit gegenüber LSD stärkerer Tendenz, toxische Psychosen mit ►Panik zu erzeugen. Neuroleptika heben die Drogenwirkung nicht auf (Gegensatz zu LSD), sondern können zu Atemlähmung, Krämpfen und extrapyramidalen Symptomen führen. – Die Abkürzung STP bezeichnet nicht eine chemische Substanz, sondern entstammt dem amer. Drogenjargon (serenity-tranquillity-peace?).
e: STP.
Syn.: DOM.

Strachey, Alix, geb. Sargant-Florence, 4.6.1892 Nutley, New Jersey; gest. 28.4.1973, England. Amerikanisch-engl. Psychoanalytikerin. Übersetzerin psychoanalytischer Werke, u. a. von Melanie Klein und S. Freud. Seit 1920 verheiratet mit James ►Strachey, dem Übersetzer Freuds. Ihre in Berlin geschriebenen Briefe vermitteln ein Bild der Zeit, nicht nur der Psychoanalyse: P. Meisel & W. Kendrick (Eds.): »Bloomsbury/Freud. The Letters of James and Alix Strachey 1924–1925« (1985).

Strachey, James geb. 26.9.1887 Bayswater, gest. 25.4.1967 High Wycombe. Engl. Psychoanalytiker. Herausgeber und Übersetzer der Werke ►Freuds: »The Standard Edition of the Complete Psychological Works of Sigmund Freud«, 24 Bde. 1956–1974.

Strafbedürfnis *(n)*. (S. Freud). Innerlich erlebtes Bedürfnis nach Schmerzen oder einem anderen Übel als Strafe für eine wirkliche oder vermeintliche Schuld. Das Strafbedürfnis scheint dem ►Lustprinzip zu widersprechen. Das Gefühl ist jedoch die Antwort auf unbewusste infantile Wünsche (meist aggressiver Art) gegenüber einem ►Objekt, die vom ►Ich nicht akzeptiert werden. Vor die Wahl zwischen Gewissensangst und Strafe gestellt, erscheint das Strafbedürfnis als das geringere Übel. Analytische Psychotherapie macht es dem Patienten durch Bewusstmachen der infantilen Wünsche möglich, die Selbstverantwortung für die ►Schuldgefühle bzw. das Strafbedürfnis zu übernehmen.
e: need for punishment. *fr:* besoin de punition

Strangulation *(f)* 1. Erdrosselung. 2. Form sexueller Perversion. Sexuelle Befriedigung ist gebunden an gleichzeitige teilweise Selbststrangulation. Wegen der häufigen Wiederholung kann leicht versehentlich Todesfolge eintreten (Gefahr der Verwechslung mit Fremdverschulden!). Vorkommen häufig zusammen mit sadomasochistischen Praktiken.
e: hanging perversion.

Strangulationspsychose *(f)* Durch vorübergehende, kurz dauernde Strangulation (bei missglückten Erhängungs- oder Erdrosselungsversuchen) entstehende Psychose. Symptomatik und Verlauf entsprechen der akuten traumatischen ►Ödempsychose aus anderer Ursache.
e: strangulation psychosis. *fr:* psychose par étranglement

Stransky, Erwin geb. 3.7.1877 Wien; gest. 26.1.1962 Wien. Nach Studium und Promotion in Wien ab 1902 Assistent ►Wagner-Jaureggs. 1908 Habilitation für Psychiatrie und Neurologie in Wien. 1938–1945 Emigration. 1946–1949 Direktor der Nervenheilanstalt «Rosenhügel» in Wien. Wichtige Beiträge vor allem zur Schizophrenielehre. Sah in einer intrapsychischen Ataxie (s. d.) und einem Missverhältnis zwischen ►Noopsyche und ►Thymopsyche das Wesentliche. Beschrieb eine ►Dementia tardiva.

Beiträge auch zur ►Amentia (1905). Prägte weitere Begriffe: ►Autoritätstherapie, ►Autoecholalie, verschämte Manie (s. d.)

Strebung *(f)* Psychischer Antrieb beim Menschen. Ist syn. mit ►Trieb, wird aber bevorzugt, da die Bezeichnung »Trieb« oft mit einem negativen Werturteil verbunden wird.
e: instinct, impulse, drive. *fr:* instinct, pulsion

Streckenprognose *(f)* (E. Bleuler, 1916). »Voraussage, wie weit die [psychische] Krankheit inerhalb absehbarer Zeit fortschreiten werde: Kann man bald einen Stillstand oder eine gewisse Rückbildung erwarten? Wird der Kranke durch Verblödung bald unfähig? Oder wird er sich trotz der Krankheit noch halten können? Und unter welchen Umständen?« Betrifft vor allem die Vorhersage des Verlaufs bei Schizophrenie, manisch-depressiver Erkrankung und Epilepsie.

Strecksynergismen *(m).* Anfallsartig auftretende tonische Verkrampfung der Streckmuskulatur des Rumpfes bei gleichzeitiger Verkrampfung der gesamten Extremitätenmuskulatur. Vorkommen: bei Hirntraumen, Tumoren in der hinteren Schädelgrube (insbesondere des Kleinhirns), bei besonders starker Drucksteigerung in der Schädelkapsel. Entstehungsmechanismen: Durch Drucksteigerung wird ein Teil des oberen Hirnstamms in den Tentoriumschlitz gepresst. Dabei werden die versorgenden Arterien abgeschnürt. Dies hat den Ausfall der Funktionen des Versorgungsbereichs zur Folge. Infolgedessen werden die den Muskeltonus steigernden Strukturen des unteren Hirnstamms enthemmt. Daraus folgt die extreme Steigerung des Muskeltonus. – Bei einem Hirntrauma kann es unmittelbar zum Funktionsausfall derselben Strukturen kommen, sodass augenblicklich Strecksynergismen auftreten. – Es besteht kein Zusammenhang mit Epilepsie. Nur das äußere Erscheinungsbild hat eine gewisse Ähnlichkeit mit tonischen epileptischen Anfällen.
Syn.: Dezerebrationsanfall, Hirnstammanfall, zerebellarer Anfall, zerebelläre Epilepsie.

Streichen *(n).* Von F. A. ►Mesmer begonnene und vielfach imitierte Technik zur Herbeiführung einer magnetischen Krise (später als Hypnose erkannt). Der Therapeut sitzt dem Patienten gegenüber, dabei berühren seine Knie die Knie des Patienten. Er hält die Daumen des Patienten fest in seinen Händen, sieht ihm starr in die Augen, berührt sein Hypochondrium (Oberbauch) und streicht ihm dann über die Glieder. Dies führt zu eigentümlichen Gefühlen und Krisen, die Heilung bewirken.

Streitsucht *(f).* ►Pseudoquerulant.

Strephosymbolie *(f)* (Orton). Seitenverkehrte Wahrnehmung von Gegenständen und Schriftzeichen (»wie im Spiegel«). Z. B. ein p wird für ein q gehalten. Orton führt dies auf eine nicht ausreichende Dominanz der entsprechenden Hemisphäre zurück.
e: strephosymbolia. *fr:* stréphosymbolie

Stress *(m).* (►Selye, 1936). Anglizismus. Wörtlich: Druck, Anspannung, Beanspruchung, Spannung. Die den Krankheitssymptomen vorausgehenden Reaktionen des Körpers zur Anpassung an die bevorstehende Belastung. Eine Verletzung der Integrität des Organismus durch abnorme Belastung etwa der vegetativen Funktionen (z. B. durch Verbrennung), die ein allgemeines Adaptationssyndrom des Körpers (auf dem Wege über eine Ausschüttung von Hypophysenhormonen) auslösen kann. Diese, eigentliche, Bedeutung des Wortes wird jedoch kaum noch realisiert. Gewöhnlich ist mit »Stress« der »psychische« oder »emotionale Stress« gemeint (s. folgendes Stichwort).

Stress, emotionaler *(m).* Syn. für ►Stress, psychischer.

Stress, psychischer *(m).* Belastendes Ereignis, das im Zusammenhang mit anderen Faktoren oder allein eine körperlich-funktionelle, psychische oder psychosomatische Reaktion zur Folge hat. Eigentlich ist die seelische Stressreaktion gemeint, wenn von Stress gesprochen wird. Ist in dieser als psychiatrisch aufgefassten Bedeutung in alle Sprachen der Welt eingegangen. Gerade durch die weite Verbreitung und Anwendung im Inhalt eher unbestimmt. Etwa: Reaktion auf starke geistige und seelische Belastung, auf als übermäßig empfundene Inanspruchnahme, auf Disharmonie mit der Umgebung, auf Konflikte mit Partnern, Kindern, Vorgesetzten, Arbeitgebern, auf Enttäuschungen und Nichtanerkennung von Leistungen. Obwohl die Bez. ursprünglich wertneutral geprägt wurde, ist die Konnotation seit etwa 1967 negativ. Daher werden teilweise wohltuender Stress als Eu-Stress und negativ bewerteter als Dis-Stress bez. – Durch Erfassung von ►Life Events z. B. in der ►Holmes-Rahe-Skala wurde eine empirische Stressforschung versucht.
e: psychic stress. *fr:* stress psychique

Stressimpfungstraining *(n).* Form der kognitiven Psychotherapie (s. d.). Nach der Einübung kognitiver Sichtweisen (►Kognition) werden neu erlernte Bewältigungstechniken in den typischen Belastungssituationen (= Stress) erprobt und eingesetzt. Besonders erfolgreich bei Ängsten, Ärger, Wutausbrüchen und Schmerzen.

Stressreaktion, emotionale *(f).* ►Katastrophenreaktion.

Striatumepilepsie *(f).* ►Hirnstammanfall, tonischer.

Strictura hysterica *(f)* Krampfartige Zusammenziehung der Speiseröhrenmuskulatur mit Erschwerung des Schluckens. Hysterisches Konversionssymptom.
e: hysterical stricture. *fr:* stricture hystérique

Stroudolimie *(f)* Spatzenappetit. Geringer Appetit. ►Bulimie.
e: stroudolimia. *fr:* stroudolimie

Struktur *(f)* Zusammenhang, Gefüge. Ein Ganzes, bei welchem eigenständige Elemente in einem regelhaften Wechselbezug zueinander stehen. In der deutschen Psychiatrie aller Richtungen seit früher Zeit eine leitende Vorstellung: »Das einzelne ist nichts ohne das Ganze, und dieses nichts ohne die bindende Idee« (Heinroth, 1818). Der Sprachgebrauch bevorzugt häufig die deutschen Formen: »Bau« oder »Aufbau«. Beispiele: K. Birnbaum: Der Aufbau der Psychose. 1919; ►Goldstein: Der Aufbau des Organismus (1934), ins Engl. übersetzt als »The Organism« (1939); K. Schneider: Die Schichtung des emotionalen Erlebens und der Aufbau der Depressionszustände (1920). Vgl. ►Gestalt, ►Ganzheit u. folg. Stichworte.
e: structure

Struktur, psychosomatische *(f)* (M. Marty und M. De M'Uzan, 1963; M. Fain, 1966). Persönlichkeit ►psychosomatisch Kranker. Merkmale: 1. Neigung zu sehr konkretem Denken (►Denken, operatives); 2. Neigung, sich in jedermann wiederzuerkennen (►Reduplikation, projektive); 3. Hemmung der Phantasietätigkeit. Die soziale Auffassung ist ausgezeichnet, man findet kaum neurotische Symptome. Es bestehen Ich-Störungen in Form teilweiser Unreife. Sind allein ihrem Über-Ich preisgegeben, sodass das Bewusstsein zum direkten Ausdruck des Über-Ich wird. Spannungen führen oft unmittelbar – nicht über psychische Prozesse – zu psychosomatischen Symptomen. In einer psychosomatischen Regression gibt es ein primitives Abwehrsystem. – Vorkommen: bei Migräne, Allergie, Urtikaria, essenziellem Bluthochdruck, Magengeschwüren, Glaukom, Lungentuberkulose. – Die Therapie bezweckt, die Vorstellungstätigkeit zu fördern. – Die Bez. für das von den frz. Autoren ausgearbeitete Konzept wurde von J. Cremerius (1977) geprägt. Nach Cremerius handelt es sich nicht um eine spezifische Struktur.
e: psychosomatic structure. *fr:* structure psychosomatique

Struktur, seelische *(f)* 1. ►Persönlichkeit, welche eine zwar komplexe, in sich aber stabile Organisation miteinander verknüpfter Wesenszüge darstellt. 2. Gewohnheitsmäßige Art zu reagieren. Im Laufe lebensgeschichtlicher Entwicklung, durch erfolgreiche oder erfolglose Reaktion auf Lebenssituationen entstandene Reaktionsbereitschaften, die zusammen mit jeder neuen Lebenssituation das Verhalten bestimmen. 3. In psychoanalytischer Sicht so viel wie Charakter. Die Kräfte des ►Es werden im Laufe eines lebenslangen Prozesses durch die Kräfte des ►Über-Ich so abgewandelt, dass sie für das ►Ich akzeptabel werden. Die einzelnen Wesenszüge sind daher Ergebnis von ►Reaktionsbildung oder ►Sublimation.
e: mental structure. *fr:* structure psychique

Strukturalismus, europäischer *(m)*. (R. Jakobson, 1929). Zuerst in der Linguistik angewandter, dann auf viele Wissenschaftsdisziplinen übertragener methodischer Begriff. Das Ganze wird in die Teile zerlegt, aus denen es zusammengesetzt gedacht werden kann. Bei diesem Vorgang werden sonst unerkannt bleibende Eigenschaften sichtbar. Besonders häufig wird mit Gegensatzpaaren gearbeitet (Opposition), z. B. Segmentation und ►Klassifikation (1), Autonomie und Integration, Statik und Dynamik, Konkurrenz und Sequenz, Code und Mitteilung, Kontiguität und Ähnlichkeit, Zeichen und Wert, Form und Substanz, Grammatik und Semantik, Bedeutung und gegenständlicher Bezug, Objekt- und Metasprache, Inter- und Intrakommunikation, Invarianz und Variation, Kreation und Diffusion, Partikularismus und Konformismus, Figur und Hintergrund. Vgl. folgende Stichw.

Strukturanalyse *(f)* 1. (K. Birnbaum, 1919, 1923). Versuch, Psychosen aus dem Zusammenwirken verschiedenartiger Kräfte zu verstehen. Dabei stehen auf der einen Seite die Äußerungsformen, die mit dem eigentlichen Krankheitsprozess selbst verbunden sind und »pathogenetisch« genannt werden. Das klinische Bild wird aber gleichzeitig bestimmt bzw. gefärbt durch mehr zufällige, »pathoplastische« Erscheinungen, die durch Konstitution, Alter, Geschlecht, Charakter, Milieu, Situation, Erlebnisse u. a. geprägt werden. An der Spitze dieses hierarchisch gedachten »Aufbaus der Psychose« steht somit der Krankheitsprozess mit seinen Äußerungsformen und prädisponierenden (vorbereitenden) Faktoren, denen sich die anderen »Aufbaumomente« von geringerer »klinischer Dignität« unterordnen. Sie werden zusammengefasst als präformierende (vorbildende) und provozierende (auslösende) Faktoren. Die »klinische Wertigkeit« der einzelnen Erscheinungen innerhalb des »polymorphen Aufbaus der Psychose« kann von Fall zu Fall stark wechseln. Die Strukturanalyse entspricht in der Berücksichtigung verschiedener Faktoren zur Erklärung eines psychotischen Bildes der gleichzeitig entstandenen »mehrdimensionalen Betrachtungsweise« E. Kretschmers. Im Gegensatz zu dieser geht es ihr aber um die Herausarbeitung »letzter klinischer Gegebenheiten« (Birnbaum) von pathogenetischen Grundformen, indem alles Zufällige und Individuelle ausgeschaltet wird. 2. (E. Berne). In der ►Transaktionsanalyse die Untersuchung der drei Ich-Zustände (Eltern-Ich, Erwachsenen-Ich, Kind-Ich), welche das Verhalten eines Menschen gegenüber anderen Menschen sowie sein Selbsterleben bestimmen.

Strukturierung *(f)* Zusammenfügen von Einzelheiten zu einer Gestalt (Struktur, Bild). Nach gestalttheoretischen Untersuchungen besteht beim Wahrnehmungsvorgang eine Tendenz, die einzeln wahrgenommenen Elemente zu einer gestalthaften Organisation zusammenzufügen. Beispiel: Einteilung des Sternenhimmels nach Stern»bildern«. Bei Bewusstseinstrübung und Amentia lässt die Fähigkeit zur Strukturierung nach, sodass es zu Fehldeutungen der Wahrnehmung kommt.

Strukturneurose *(f)* Selten gebrauchtes Syn. für ►Kernneurose.

Strukturpathologie *(f)* In der Psychoanalyse Sammelbez. für eine Theorie behandlungsbedürftiger psychischer Veränderungen, welche der Persönlichkeit zugerechnet werden, z. B. narzisstische ►Charakterneurosen, ►Borderline-Neurosen und ►Borderline-Persönlichkeitsstörungen. Wird einer ►Konfliktpathologie gegenübergestellt.

Strukturpsychologie *(f)* 1. I. w. S. seit ca. 1890 in Deutschland entstandene, von W. Dilthey ausgehende psychologische Richtung, die im Gegensatz zur elementarpsychologischen Assoziationstheorie die Bedeutung des Ganzen als einer strukturellen Einheit betont und den aus der Antike übernommenen Satz, dass das Ganze mehr sei als die Summe seiner Teile, in zeitgemäßer Form untermauert. Zur Strukturidee gehört ferner: Die Beziehungen der Einzelheiten untereinander werden durch ►Interpretation dargestellt. Die wichtigsten Eigenschaften treten hervor, wenn man sie in Opposition zueinander setzt (z. B. Bezeichnung und Bezeichnetes, Vordergrund und Hintergrund). – Die verschiedenen Schulen haben jeweils psychopathologische Arbeiten nach sich gezogen, welche sich bei den drei folgenden Schulen einordnen lassen. 1. Gestaltpsychologie (Berliner Schule), 2. genetische Ganzheitspsychologie (Leipziger Schule), 3. Strukturpsychologie i. e. S. (Grazer Schule). 2. I. e. S. Grazer oder Österreichische Schule (Chr. v. Ehrenfels) der Strukturpsychologie. Vorherrschen einer Ganzheitsidee nach dem Paradigma der Melodie. In ihr sind zwar einzelne Töne unterscheidbar, aber erst ihre Verbindung zu einer einheitlichen Gestalt, innerhalb deren jedem Ton eine besondere Bedeutung zugemessen wird, ihre Strukturierung also, führt zur Melodie. – Psychiatrische Anwendung u. a.: ►Strukturanalyse Birnbaums.
e: structural psychology. *fr:* psychologie des formes

Strukturtheorie *(f)* Syn. für ►Strukturpsychologie.
e: gestalt-theory. *fr:* théorie des formes

Strukturverformung mit Psychose *(f)* (G. Huber). Veränderung der Persönlichkeit eines Schizophrenen, bei welchem gleichzeitig Erscheinungen der schizophrenen Psychose erkennbar bleiben. ►Defekt, schizophrener.

Strukturverformung ohne Psychose *(f)* (G. Huber, 1979). Unterform des schizophrenen Defekts (s. d.). Nach Durchmachen einer schizophrenen Erkrankung bleibt eine Verformung des Charakters in Form des Sonderlinghaften oder Originellen bestehen. Die Diagnose der Schizophrenie ist ohne Kenntnis der Vorgeschichte nicht möglich.

Strukturverschiebung (in der Ehe) *(f)*. (Th. Lidz, 1957). Besondere Form gestörter Ehestruktur in der Familie von Schizophrenen. Die Ehen sind scheinbar normal und unauffällig. Der Ehemann ist aber in der Familie unzulänglich und übernimmt außer dem Broterwerb keine Verantwortung. Oder der Mann kann den Schein von Tüchtigkeit nur mit unbegrenzter Unterstützung durch eine masochistische Ehefrau aufrechterhalten. ►Ehespaltung.
e: marital skew.

Stütztherapie *(f)*. ►Psychotherapie, unterstützende.

Stützungsbehandlung *(f)*. ►Psychotherapie, unterstützende.

Stummheit, hysterische *(f)* Syn. für ►Mutismus, neurotischer.

Stumpfheit *(f)* Mangel an Empfindsamkeit des Gemüts; Grobheit des Gefühlslebens. Selten.
e: habentude. *fr:* engourdissement

Stumpfsinnigkeit *(f)* Obsol. Eindeutschung von ►Hebetudo sensuum.

Stupemania *(f)* Syn. für ►Stupor, manischer.

Stupidität *(f)* (Georget, 1820). In der Psychiatrie des 19. Jahrhunderts wichtiges Krankheitsbild. Es wurden darunter alle Zustände mit einer Schwäche der intellektuellen Fähigkeiten verstanden, soweit sie nicht zur ►Demenz, zum Schwachsinn oder zur Melancholie rechneten und heilbar waren. Unter den Symptomen wurden eine Hemmung der Ideenassoziationen (»mir fällt nichts ein«), Fehlen einer bestimmten Stimmung und Apathie hervorgehoben. Sie entspricht verschiedenen gegenwärtigen Krankheitsbildern: depressiver Stupor, katatoner Stupor, epileptischer Dämmerzustand, posttraumatischer Dämmerzustand. – Die Bez. lebt umgangssprachlich fort und bedeutet dann Mangel an Intelligenz und geistiger Beweglichkeit. – In der älteren Literatur teilweise auch Syn. für ►Stupor.
e: stupidity.
Syn.: akute heilbare Demenz. *fr:* stupidité

Stupor *(m)*. Erstarrung, Betäubung. Abnormer Zustand mit Fehlen jeglicher körperlicher oder psychischer Aktivität. Erkennbar daran, dass der Kranke trotz wachen Bewusstseins in keiner Weise auf Versuche reagiert, mit ihm in Beziehung zu treten; das Gesicht bleibt starr, der Blick ausdruckslos, die Mimik lässt keine emotionale Regung erkennen, spontane Bewegungen fehlen, evtl. besteht ►Negativismus, selbst auf Schmerzreize erfolgt keine Reaktion, sprachliche Äußerungen bleiben aus (►Mutismus), die Nahrung muss mit der Sonde zugeführt werden, Stuhl- und Harnabgang werden nicht angezeigt. Je nach Ursache werden verschiedene Stuporzustände

unterschieden (s. die folgenden Stichwörter). Abweichend vom deutschen Sprachgebrauch bedeutet Stupor im Englischen außerdem so viel wie Bewusstlosigkeit aus organischer Ursache.
e: stupor. *fr:* stupeur

Stupor acutus *(m)*. Obsol. Syn. für ►Dementia acuta.

Stupor, affektiver *(m)*. Syn. für ►Emotionsstupor.

Stupor, akinetischer *(m)*. Syn. für ►Mutismus, akinetischer.

Stupor, anergischer *(m)*. (Newington). Energieloser Stupor. Stupor mit vollständiger Erschlaffung der Muskeln und Regungslosigkeit. In der alten Psychiatrie auch Syn. für ►Demenz, primäre.
e: anergic stupor.
Syn.: schlaffer Stupor, hypotonischer Stupor. *fr:* stupeur anergique

Stupor, benigner *(m)*. Stupor, bei dem mit Wiederherstellung der Gesundheit nach kürzerer oder längerer Zeit zu rechnen ist; vor allem bei psychogenem und depressivem Stupor.
e: benign stupor. *fr:* stupeur bénigne

Stupor, depressiver *(m)*. Durch hochgradige Denk- und Willenshemmung bedingter Stupor bei ernsthafter Depression. Der Zustand gilt als gefahrdrohend, weil es plötzlich aus dem Stupor heraus zu einem Erregungszustand mit gewaltsamen Selbsttötungshandlungen kommen kann. Nach Beendigung des Zustandes besteht meist nur eine summarische Erinnerung daran.
e: depressive oder melancholic stupor. *fr:* stupeur mélancolique

Stupor, emotioneller *(m)*. Syn. für ►Emotionsstupor.

Stupor, epileptischer *(m)*. Form epileptischer Psychosen. Nach Kraepelin sind es »Zustände längerer, tiefer Bewusstslosigkeit mit mehr oder weniger vollständiger Unterdrückung äußerer Willenshandlungen. Die Kranken sind benommen, unbesinnlich, unklar über ihre Umgebung, ihre Lage, verstehen weder die an sie gerichteten Fragen noch die Vorgänge in ihrer Umgebung, kümmern sich auch nicht um sie. Öfters scheint es sich einfach um eine hochgradige Unklarheit der Auffassung und des Denkens zu handeln.« Wahn, Sinnestäuschungen, ekstatische Erlebnisse sowie triebartige Selbstmordversuche und plötzliche Angriffe auf die Umgebung können ebenfalls vorkommen. Nachher besteht eine Erinnerungslücke. Die Zustände können im Anschluss an einen Grand-Mal-Anfall (postepileptischer Stupor) oder ohne Verbindung mit einem Anfall auftreten.
e: epileptic stupor. *fr:* stupeur épileptique

Stupor, gespannter *(m)*. Syn. für ►Katatonie.

Stupor, hypotonischer *(m)*. Syn. für ►Stupor, anergischer.

Stupor, kataton(isch)er *(m)* ►Katatonie.
e: catatonic stupor. *fr:* stupeur catatonique

Stupor, lethargischer *(m)*. Obsol. Syn. für ►Trance.

Stupor, manischer *(m)*. Manisch-depressiver Mischzustand, bei dem trotz manisch gehobener Grundstimmung und ideenflüchtigen Denkens eine Bewegungslosigkeit infolge Willenshemmung besteht. »Die Kranken sind gewöhnlich ganz unzugänglich, kümmern sich nicht um ihre Umgebung, geben keine Antwort, sprechen höchstens leise vor sich hin, lächeln ohne erkennbaren Anlass, liegen vollkommen still im Bett oder nesteln an ihren Kleidern und Bettstücken herum, putzen sich in abenteuerlicher Weise heraus, alles ohne Zeichen von äußerer Unruhe oder gemütlicher Erregung.« (Kraepelin) Dieser Zustand gab Kraepelin den ersten Anstoß zur Untersuchung manisch-depressiver ►Mischzustände.
e: manic stupor. *fr:* stupeur maniaque, manie akinétique

Stupor, melancholischer *(m)*. Syn. für ►Stupor, depressiver.

Stupor miliaris *(m)*. Obsol. Bez. für Missempfindungen in Fingern und Zehen nach Schweißfrieseln (Febris miliaris).

Stupor, negativistischer *(m)*. Zustandsbild der ►Katatonie mit besonders ausgeprägtem ►Negativismus. »Starre, undurchdringliche Abschließung gegen alle äußeren Einwirkungen, die sich mit einer bis an die Grenze des Möglichen getriebenen Unterdrückung aller natürlichen Regungen verbindet.« (Kraepelin)

Stupor, postepileptischer *(m)*. Form des epileptischen Stupors, der nach einem Anfall (meist Grand-Mal-Anfall) auftritt.
e: postconvulsive stupor. *fr:* stupeur postépileptique

Stupor, postkonvulsiver *(m)* ►Stupor, postepileptischer.

Stupor, psychogener *(m)* ►Emotionsstupor.

Stupor, schizophrener *(m)* ►Katatonie.

Stupor, schlaffer *(m)*. Syn. für ►Stupor, anergischer.

Stupor vigilans Obsol. Syn. für ►Katalepsie.

Stuprum *(n)*. Alte, aus dem römischen Recht stammende Bez. für illegalen Sexualverkehr. Meist aber in der Bedeutung eines gewaltsamen Verkehrs (Stuprum violentum) gebraucht. ►Vergewaltigung.

Sturzanfall *(m)*. Seltene Anfallsform der Epilepsie mit myoklonisch-astatischem Petit Mal. Kennzeichnend ist plötzlicher Tonusverlust mit Zusammenklappen der Beine und Hinstürzen. In leichteren Fällen kommt es nur zu einem Einknicken in den Knien. Dauer höchstens einige Sek. Im EEG meist mehrere Krampfherde mit ausgeprägter Generalisierungstendenz. Symptomatologisch oft nicht vom eigentlichen akinetischen Anfall (s. d.) zu unterscheiden. Unterscheidung oft nur durch das EEG möglich. Prognose meist nicht günstig. Vorwiegend bei Kindern mit

schweren Hirnschäden. Kombination mit großen Anfällen häufig. Erfolgreiche Behandlung mit Callosotomie möglich.
e: drop seizure.

Sturzbad *(n)*. Im 19. Jahrhundert viel geübte Behandlungsmethode bei psychischen Krankheiten. Der Kranke wurde unvorhergesehen mit kaltem Wasser übergossen.

Subdelir(ium) *(n)*. Nicht voll zur Entwicklung kommendes Delirium tremens. ►Praedelirium tremens.
e: subdelirium.
Syn.: Abortivdelir. *fr:* subdélire

subdepressive Verstimmung *(f)* Mäßig ausgebildeter, aber gewöhnlich lang anhaltender Zustand von ►Depression.

subjektive Anamnese *(f)* Syn. für ►Eigenanamnese.

subkortikaler Anfall *(m)* ►Anfall, subkortikaler.

Sublimation *(f)* (Freud). ►Sublimierung.

Sublimierung *(f)* Umwandlung von sexueller Triebenergie in sozial hoch bewertete oder zumindest tragbare Formen der Aktivität. Die Bez. wurde als direkte Analogie zum chemischen Prozess der Sublimation (direkter Übergang eines festen Körpers in einen gasförmigen Zustand) geprägt. Der Sexualtrieb stellt nach Freud (GW VII, 150) »der Kulturarbeit außerordentliche Kraftmengen zur Verfügung und dies infolge der bei ihm besonders ausgeprägten Eigentümlichkeit, sein Ziel verschieben zu können, ohne wesentlich an Intensität abnehmen zu können. Man nennt diese Fähigkeit, das ursprüngliche sexuelle Ziel gegen ein anderes, nicht mehr sexuelles, aber psychisch mit ihm verwandtes zu vertauschen, die Fähigkeit zur Sublimierung.« Im Gegensatz zu einem reinen ►Abwehrvorgang wird im unbewussten Vorgang der Sublimierung nicht das ►Es vom ►Ich gehemmt, sondern das Ich verhilft im Gegenteil zu äußerer Aktion und Triebabfuhr. Die Verwandlung bezieht sich hauptsächlich auf kreative künstlerische oder wissenschaftliche Leistungen und soziale Aktivitäten. Das Konzept der Sublimierung wird zwar im ganzen Werk Freuds immer wieder behandelt, doch fehlt eine einheitliche Konzeption, welche auch die Grenzen der Umwandlungsmöglichkeit erkennen lässt. Die Bez. wird in der psychoanalytischen und populärwissenschaftlichen Literatur sehr häufig gebraucht. Sie wurde schon im 19. Jahrhundert gebraucht und von Nietzsche in ihrem heutigen Sinn auf Geschlechts- und Aggressionstrieb angewendet. Nietzsche: »Gute Handlungen sind sublimierte böse.«
e: sublimation. *fr:* sublimation

Submanie *(f)* Syn. für ►Hypomanie.

subnormal *(a)*. Unterhalb der Normbreite liegend. Bezieht sich vor allem auf die Entwicklung der Intelligenz: schwachsinnig.
e: subnormal. *fr:* sousnormal

Subnormalität *(f)* Verhaltensweisen außerhalb der Normalität. Schwachsinn.
e: subnormality.

Substanz *(f)* 1. In der Philosophie als Grundbedeutung das Wesen der Dinge, das Beharrende. Fast alle Philosophien erläutern einen eigenen Substanzbegriff. Bei Descartes z. B. 2 Substanzen: (a) res cogitans (Denken, Seele); (b) res extensa (Materie). Die Seele nimmt keinen Raum ein, ist nur bewusst und kann nicht in kleinere Teile zerlegt werden wie die Materie. 2. In der Naturwissenschaft: Stoff, Materie, Träger bestimmter Erscheinungen, insbesondere wenn sie chemisch definiert werden können. 3. In DSM-III-V: Stoffe, die Missbrauch und/oder Abhängigkeit zur Folge haben können, auch wenn es sich um zusammengesetzte Gemische (z. B. bei Naturprodukten) handelt. Alkohol und Nikotin werden nicht zu den Substanzen gezählt, obwohl sie die genannten Eigenschaften besitzen.
e: substance.

Substanzabhängigkeit *(f)* Bez. von DSM-III/IV für den Gebrauch von Suchtstoffen (►Substanz), die teilweise identisch ist mit ►Sucht und ►Drogenabhängigkeit. Wird vom bloßen ►Substanzmissbrauch unterschieden. Hauptmerkmale: Entwicklung von ►Toleranz, süchtiges (unstillbares) Verlangen, Auftreten von ►Entziehungserscheinungen. Keines der Merkmale ist obligat. Weitere Zeichen: (a) die Substanz wird in größerer Menge oder länger eingenommen als eigentlich beabsichtigt; (b) vergebliche Versuche, die Substanzeinnahme zu verringern oder aufzugeben; (c) der Tag wird zum großen Teil damit verbracht, die Substanz zu konsumieren und/oder sich von ihren Wirkungen zu erholen, (d) das Alltags- und Berufsleben wird wesentlich durch den Substanzgebrauch bestimmt; (e) die normalen zwischenmenschlichen Beziehungen leiden Not. – In DSM-V nicht mehr vorhanden. ► Substanzkonsumstörungen. – Historisch: I. Kant: »Die Anziehung verbindet die Substanzen durch gegenseitige Abhängigkeiten«.
e: substance dependence. – (ICD-10: F1x.2).

Substanzentzug *(m)*. Syn. des DSM-IV/V für ►Entziehungserscheinungen. Gemeint ist nicht der Entzug selbst, sondern dessen psychische und körperliche Folgen. «… tritt als Syndrom auf, wenn bei einer Person mit anhaltend schwerem Konsum die Blut- oder Gewebekonzentration einer Substanz zurückgeht.»
e: Substance Withdrawal. – (ICD-10: F1x.4).

Substanzentzugsdelir *(n)*. In DSM-IV/V: Delir, das seine Ursache erkennbar in einem Entzug von Suchtmitteln oder Medikamenten hat. Entspricht etwa den ►Entziehungspsychosen und ►Entzugsdelirien. Es ist zu beachten, dass die Begriffsbedeutung von ►Delir (2) gemeint ist.
e: Substance Withdrawal Delirium.

Substanzinduzierte Affektive Störung In DSM-IV: Auftreten von depressiven oder auch manischen Erscheinungen als Folge der Einnahme einer ►Substanz (3) oder durch Exposition gegenüber einem Toxin.
e: Substance-Induced Mood Disorder.

Substanzinduzierte Angststörung *(f)* In DSM-IV: Angst entweder als (a) unmittelbare Einwirkung einer ►Substanz oder (b) bei deren Entzug. Aufgezählt werden: für (a): Alkohol, ►Amphetamine, Koffein (►Coffeinismus), ►Kokain, ►Halluzinogene, ►Inhalanzien, ►Phencyclidin und verwandte Substanzen; für (b) Alkohol, ►Kokain, ►Sedativa, ►Hypnotika und ►Anxiolytika.
e: Substance-Induced Anxiety Disorder. – (ICD-10: F1x.8).

Substanz-/Medikamenteninduzierte Angststörung In DSM-V: Vorübergehende oder anhaltende ►Angststörung als Begleiterscheinung oder Folge der Einnahme eines Medikaments oder einer anderen Substanz. Genannt werden: Alkohol, Koffein (►Coffeinismus), ►Cannabis, ►Phenocyclidin, ►Halluzinogene, Inhalat (►Inhalanzien), Opioid, ►Sedativa, ►Hypnotika, ►Anxiolytika, ►Amphetamine, ►Kokain.
e: Substance/Medication-Induced Depressive Disorder.

Substanz-/Medikamenteninduzierte Bipolare und verwandte Störungen In DSM-V manische und depressive Verstimmungen, die durch ein Medikament oder eine in den Körper aufgenommene ►Substanz hervorgerufen werden.
e: Bipolar and Related Disorder Due to Another Medical Condition.

Substanz-/Medikamenteninduzierte Depressive Störung In DSM-V: anhaltende depressive Störung (s. d.) als Begleiterscheinung oder Folge der Einnahme eines Medikaments oder einer anderen Substanz. Genannt werden: Alkohol, ►Phenocyclidin, ►Halluzinogene, Inhalat (►Inhalanzien), ►Opiate, ►Sedativa, ►Hypnotika, ►Anxiolytika, ►Amphetamine, ►Kokain.
e: Substance/Medication-Induced Depressive Disorder.

Substanz-/Medikamenteninduzierte Psychotische Störung In DSM-V Psychose mit Wahn und Halluzinationen, die durch eine körperfremde ►Substanz hervorgerufen wird. Je nach Substanz und psychischen Folgen werden eine Reihe von Untergruppen gebildet. ►Intoxikationspsychose, ►substaninduzierte organisch bedingte psychische Störungen.
e: Substance/Medication-Induced Psychotic Disorder.

Substanz-/Medikamenteninduzierte Zwangsstörung In DSM-V: ►Zwangserscheinungen, ►Trichotillomanie oder ►Dermatotillomanie als Begleiterscheinung oder Folge der Einnahme eines Medikaments oder einer anderen Substanz. Genannt werden: ►Amphetamine, ►Kokain.
e: Substance/Medication-Induced Obsessive-Compulsive and Related Disorder.

Substanzinduzierte organisch bedingte psychische Störungen In DSM-III alle psychischen Störungen, welche durch eine bekannte, in den Körper aufgenommene ►Substanz (3), z. B. Amphetamin, hervorgerufen werden. In DSM-III-R heißt die gleiche Gruppe: Durch psychoaktive Substanzen induzierte Organisch Bedingte Psychische Störungen.
e: substance use disorders.

Substanzinduzierte psychotische Störung In DSM-IV: Auftreten von Wahn und Halluzinationen als Folge der Einnahme einer ►Substanz (3), evtl. einen Monat nach deren Absetzen.
e: Substance-induced Psychotic Disorder.

Substanzinduziertes Delir *(n).* In DSM-IV: ►Delir (2), das seine Ursache erkennbar in einer Vergiftung mit Suchtmitteln oder anderen Substanzen (Substanzintoxikationsdelir), Entzug von Suchtmitteln oder Medikamenten (Substanzentzugsdelir) oder der Begleitwirkung eines Medikaments hat. Vgl. Delir aufgrund eines Medizinischen Krankheitsfaktors.
e: Substance-Induced Delirium.

Substanzintoxikation *(f)* In DSM-IV: Psychische Auffälligkeiten durch die unmittelbare Einwirkung einer ►Substanz (3), die nach deren Eliminierung (evtl. verzögert) abklingen. Zeichen: Neigung, Streit anzufangen und soziale Konflikte zu provozieren; Stimmungsschwankungen; Beeinträchtigung von Denken und Urteilsvermögen; Sinnestäuschungen; ►Überwachheit; ►Konzentrationsschwäche; Bewegungsstörungen. Die Eigenschaften einer Substanz, die Persönlichkeit und ihre Erwartungen, die Dauer der Einwirkung, Gewöhnung u. a. Faktoren haben einen Einfluss auf die Art der Wirkung. – Alkoholintoxikationen gehören zu den Substanzintoxikationen, obwohl Alkohol nicht Substanz im angegebenen Sinne ist, dagegen zählt ►Coffeinismus (1) nicht dazu.
e: Substance Intoxication. – (ICD-10: F1x.0).

Substanzintoxikationsdelir *(n).* In DSM-IV/V: Delir, das seine Ursache erkennbar in einer Vergiftung mit Suchtmitteln oder anderen Substanzen hat. Entspricht etwa den akuten ►Intoxikationspsychosen. Es ist zu beachten, dass die Begriffsbedeutung von ►Delir (2) gemeint ist.
e: Substance Intoxication Delirium.

Substanzkonsumstörungen *(f)* Nur DSM-V: Oberbegriff für süchtigen Missbrauch einer Reihe von einzeln benannten Substanzen und Suchtstoffen. Gemeinsame Kennzeichen sind ►Kontrollverlust (2), vorhandene soziale Folgen des Suchtverhaltens, ►Craving, hohe Beschaffungskosten oder Beschaffungskriminalität.

S

e: substance use disorders

Substanzmissbrauch *(m).* ►Missbrauch von Medikamenten und anderen Stoffen (►Substanz). DSM-III gibt eine engere Umschreibung: Einnahme auch tagsüber; Unfähigkeit, den Gebrauch der Substanz durch Willensanspannung zu beherrschen oder gar zu beenden, auch dann, wenn als Folge bereits Körperkrankheiten aufgetreten sind; Nachlassen der beruflichen Leistungsfähigkeit oder Aufrechterhaltung der Leistungsfähigkeit nur durch Fortsetzung der Substanzeinnahme; zeitweilige Einnahme in unverträglichen Mengen und dadurch bedingte Folgen (z. B. Arbeitsausfall). DSM-IV sieht das Wesentliche im (a) unangemessenen Gebrauch einer Substanz, (b) der Wiederholung und (c) den nachteiligen Folgen. Diese können bestehen in Vernachlässigung von Pflichten, Gefährdung der Gesundheit, Konflikten mit anderen Menschen und dem Gesetz. Im Gegensatz zur Substanzabhängigkeit entwickeln sich aber weder ►Toleranz noch der übermächtige Wunsch, die Substanz zu beschaffen. Bei Absetzen entstehen keine ►Entziehungserscheinungen. – In DSM-V nicht mehr enthalten. ►Substanzkonsumstörungen.
e: Substance Abuse. – (ICD-10: F1x.1).

Substitution Syn. für ►Ersatzbildung.

Substupor *(m).* Nicht vollständig ausgebildeter ►Stupor.
e: sub-stupor. *fr:* sous-stupeur

Sucht *(f)* Körperliche und psychische Abhängigkeit von Drogen, wobei sowohl die körperliche als auch die psychische Abhängigkeit stark überwiegen kann. Das Suchtproblem hat drei gleichgewichtige Schwerpunktsbereiche: 1. Pharmakologie und Toxikologie: Eignung eines Stoffes zum Zwecke der Sucht; 2. Charakterologie und Psychiatrie: Ausgangspersönlichkeit und Entwicklung des Süchtigen, Wandlungen der süchtigen Persönlichkeit, körperliche Folgen; 3. Soziologie: Duldung von Suchtgewohnheiten innerhalb der Gesellschaft. – Nach der Definition der WHO ist Rauschgiftsucht ein Zustand periodischer oder chronischer Intoxikation, der für das Individuum und/oder für die Gemeinschaft schädlich ist und durch den wiederholten Gebrauch von Drogen erzeugt wird. Typische Merkmale sind: übermächtiger Wunsch, das Suchtmittel zu beschaffen; Tendenz zur Dosissteigerung; Abhängigkeit, die sich im Auftreten eines Entziehungssyndroms bei Entziehung äußern kann; schädliche Wirkung auf Individuum und Gesellschaft. Teilweise wird zwischen Sucht und ►Gewöhnung unterschieden, was jedoch nicht mit Sicherheit möglich ist. Als Oberbegriff galt nach Definition der WHO (1964) »Drogenabhängigkeit« (drug dependence), die von ►Missbrauch (drug abuse) unterschieden wird. Später wurden nur noch verschiedene Gebrauchsarten unterschieden (unerlaubt, gefährlich, dysfunktional, schädlich). Da eine individuelle Disposition meistens Voraussetzung ist und eine nur emotionale Abhängigkeit eventuell allein durch Gewöhnung hervorgerufen wird, kann eine für alle Fälle befriedigende Definition der Sucht nicht gegeben werden. DSM-IV verwendet den Suchtbegriff nicht, sondern spricht von ►Substanzabhängigkeit, ►Substanzmissbrauch, ►Substanzintoxikation und ►Substanzentzug. In DSM-V ►Substanzkonsumstörung mit einzeln genannten Substanzen – Gemeinsame und kennzeichnende Wirkung aller Suchtmittel ist nur teilweise die Euphorie; noch allgemeiner ist eine Durchbrechung der Kontinuität des Bewusstseins, wozu auch nichteuphorisierende Schmerz- und Schlafmittel geeignet sein können. Als Folge treten insbesondere Interesseverlust, Gleichgültigkeit, Selbstunsicherheit und Neigung zu Selbstentschuldigungen auf. Soziale Folgen sind beruflicher und sozialer Abstieg, Familienkonflikte, Ehescheidung, Gruppenwechsel, Führerscheinentzug u. a. – Unter den Suchtmitteln spielen ►Opiate, Schlafmittel, Stimulanzien ►Cannabinoide und zahlreiche illegale Drogen eine wichtige Rolle. Der Gebrauch von Suchtmitteln unterliegt – manchmal rasch wechselnden – Moden. ►Alkoholismus unterliegt einer gesonderten Beurteilung.
e: (drug) addiction, toxicomania. *fr:* toxicomanie

Suchtdisposition *(f).* ►Suchtgefährdung.

Suchtgefährdung *(f)* Ausmaß der Gefahr, in eine Drogenabhängigkeit oder Sucht zu geraten. Wahrscheinlich ist jeder Mensch potenziell suchtgefährdet, nach Staehelin jedoch besonders solche Menschen, die bereits normalerweise Charaktereigenschaften und Neigungen zeigen, welche bei vorher unauffälligen Menschen erst im Laufe der Sucht hervortreten (►Entkernung der Persönlichkeit). Besonders gefährdet sind ferner selbstunsichere Psychopathen, die im Suchtmittel Selbstverwandlung und Sicherheit suchen; Neurotiker, die Leistungssteigerung oder Betäubung ihrer Problematik suchen; Personen, die durch ihren Beruf besonders leichten Zugang zu Suchtmitteln haben (Ärzte, Krankenschwestern, Apotheker).

Suchtstoffabhängigkeit *(f)* Üergeordnetes Syn. für ►Abhängigkeit und ►Sucht.

Suchtsyndrom *(n).* ►Sucht.

süchtig *(a).* An Sucht leidend.
e: manic. *fr:* maniaque

Süchtiger *(m).* An Sucht Leidender.
e: addict. *fr:* toxicomane

Süchtigkeit *(f)* 1. I. w. S.: Syn. für Sucht. 2. I. e. S.: das evtl. stark impulsive Verlangen nach einem bestimmten Suchtmittel bei schon bestehender Sucht. 3. Die süchtige Fehlhaltung der Persönlichkeit, welche zur Entwicklung einer Sucht führt.

Suggestibilität *(f)* 1. I. w. S. die Fähigkeit, durch ►Suggestion beeinflusst zu werden. 2. I. e. S. abnorm große Unterwerfung in der Suggestion; besondere

Empfänglichkeit für Suggestionen. Vorkommen insbesondere bei Oligophrenie. In ganz anderer Weise auch bei ►Hysterie. 3. (Häufig) inkorrekt für ►Beeinflussbarkeit (2).
e: suggestibility. *fr:* suggestibilité

Suggestion *(f)* Psychischer Vorgang, durch den ein Mensch unter weitgehender Umgehung der rationalen Persönlichkeitsbereiche dazu gebracht wird, unkritisch (ohne eigene Einsicht) Gedanken, Gefühle, Vorstellungen und Wahrnehmungen zu übernehmen. Die Bez. wurde von James Braid (1853) geprägt und bezeichnete zunächst nur die verbale Beeinflussung, die in einem bestimmten Stadium der ►Hypnose erreicht werden kann. Bechterew sprach bildhaft von einer Umgehung des Willens oder des Bewusstseins. E. Kretschmer definierte die Suggestion als »die nicht durch Gründe und Motive, sondern unmittelbar reizmäßig erfolgende Übertragung von Empfindungen, Vorstellungen und besonderen Willensantrieben«. Freud erklärte die Suggestion durch Wiederbelebung infantiler Objektbeziehungen (►Übertragung). Das Verhältnis vom Suggestor zum Suggerierten wird dem Machtverhältnis zwischen Eltern und Kind gleichgesetzt. Das Verhalten des Suggerierten entspricht insoweit dem eines Kindes. Nach anderen Analytikern (Abraham, Jones) ist die Suggestion auf die Vater-Imago zurückzuführen. Das Ich löst sich von der Außenwelt ab und wendet sich dem eigenen Ich-Ideal zu. Vorstellungen von einer Omnipotenz der Gedanken werden wiedererweckt. Suggestion kann von einer fremden Person (►Heterosuggestion) oder in der eigenen Psyche (►Auto-Suggestion) bewirkt werden, sich auf Einzelindividuen oder Gruppen (►Masseninduktion) beziehen. Über die Verwendung der Suggestion zur Therapie ►Suggestionstherapie.
e: suggestion. *fr:* suggestion

Suggestion, materialisierte *(f)* Obsol. Bez. der Hypnotiseure des 19. Jahrhunderts, die der ►Placebo-Therapie entspricht.

Suggestion, posthypnotische *(f)* Syn. für ►Auftrag, posthypnotischer.

Suggestionstherapie *(f)* Behandlung von körperlichen oder seelischen Störungen durch Suggestion. Hierzu sind viele verschiedene Methoden erarbeitet worden; die bekanntesten sind ►Hypnose, ►Protreptik und ►autogenes Training. Beeinflussbar sind nicht nur funktionelle Beschwerden, vegetative Störungen, Spannungszustände, sondern auch Beschwerden (Schmerzen) durch Körperkrankheiten. Suggestionstherapie wird hauptsächlich angewandt bei Konzentrationsstörungen, leichteren Gedächtnisstörungen, Schlafstörungen, Lernschwierigkeiten, Gehemmtheit, phobischen Ängsten, ►Tics, ►Stottern, Migräne, Verdauungsstörungen, Warzen. Während Suggestionstherapie in der allgemeinärztlichen und nervenärztlichen Praxis häufig angewandt wird, wird sie von der Psychoanalyse sehr zurückhaltend beurteilt. Freud und Breuer hatten anfänglich Hypnose bei der kathartischen Methode verwendet, wobei sie den hypnotischen Auftrag gaben, verdrängte Erinnerungen wachzurufen. Später wurde diese Methode aber durch freie Assoziation und Interpretation des ►Widerstandes ersetzt. Die Suggestionstherapie führt nach Ansicht vieler Analytiker, wenn sie das Symptom beseitigt, zu einer ►Übertragung auf den Therapeuten, welche den Patienten in Unselbstständigkeit belässt, wenn sie nicht ihrerseits analysiert und interpretiert wird.
e: suggestion therapy.

suggestiv *(a)*. Mit Suggestion zusammenhängend. Eine Suggestion beinhaltend.
e: suggestive. *fr:* suggestif

Suggestivbehandlung *(f)*. ►Suggestionstherapie.

Suggestivtod *(m)* ►Tod, psychogener.

suicidal *(a)* ►suizidal.

Suizid *(m)*. Absichtliche Vernichtung des eigenen Lebens. Ein Tod durch Suizid ist in Deutschland häufiger als der Tod durch Verkerhsunfall, Gewalttat, illegale Drogen zusammen. Die dt. Bez. »Selbsttötung« ist der sprachlich geläufigeren Bez. »Selbstmord« vorzuziehen, da ein Mord nicht vorliegt. – Als Mittel dienen Vergiftung mit Schlafmitteln oder anderen Medikamenten, Gasvergiftung, Erhängen, Überfahrenlassen, Ertränken, Erschießen, Öffnen der Pulsadern oder andere Schnittverletzungen. Suizide kommen bei allen psychischen Erkrankungen vor, insbesondere bei Depressionen. Dabei wird häufig fälschlicherweise angenommen, dass diejenigen, die mit Suizid drohen, diesen nicht ausführten. Die Statistiken zeigen, dass in 75 % der erfolgreichen Selbsttötungen vorher damit gedroht worden war. Zwei Drittel aller suizidalen Handlungen entstehen innerhalb von 24 Stunden nach dem ersten Auftreten von Suizidgedanken. – Psychodynamisch kann der Suizid zumeist als aggressiver Akt gegen eine geliebte Person oder gegen die mitmenschliche Umwelt gedeutet werden. S. Freud hierzu: »... dass vielleicht niemand die psychische Energie sich zu töten findet, der nicht erstens dabei ein Objekt mittötet, mit dem er sich identifiziert hat, und der nicht zweitens dadurch einen Todeswunsch gegen sich selbst wendet, welcher gegen eine andere Person gerichtet war.« – Dass allgemeine aggressive Tendenzen eine Rolle spielen, geht daraus hervor, dass im 2. Weltkrieg in allen kriegführenden Ländern die Suizidrate um 30 % sank, während sie in den neutralen Ländern gleich hoch blieb. In Deutschland geschehen jährlich ca. 10.000 Suizide. Im Gegensatz zum ►Suizidversuch ist in allen Industrieländern die Suizidrate der Männer 2–4-mal so hoch wie die der Frauen. Die Suizidtendenz nimmt mit zunehmendem Alter deutlich zu. Vor dem 10. Le-

S

bensjahr sind Suizide selten, bei 65-jährigen Männern beträgt die Suizidrate mehr als 55 auf 100.000. Die unteren und oberen sozialen Schichten sind in Europa besonders gefährdet, die Mittelschichten weniger. Einzelne Berufszweige haben besonders hohe Suizidraten, z. B. Ärzte, insbesondere Nervenärzte. ►Bilanzselbstmord, ►Selbstmordchantage.
e: suicide.
Syn.: Freitod, Selbstmord, Selbsttötung, Selbstvernichtung. *fr:* suicide

Suizid, ärztlicher assistierter *(m).* Beihilfe zum ►Suizid durch einen Arzt. Nach der allgemeinen Berufsordnung sollen Ärzte keine Beihilfe zum Suizid leisten. Wesentliche Fakten für den Psychiater: In bis zu 90% der Fälle ist der Suizidwunsch Ausdruck einer heilbaren psychischen Erkrankung. Fraglich ist daher, ob ►Willensfreiheit besteht. Psychiatrische Aspekte werden in der öffentlichen und selbst in der allgemeinen ärztlichen Diskussion kaum beachtet. Vgl. a. Suizid, geschäftsmäßige Förderung.
e: euthanasia.

Suizid durch Hungern *(m).* ►Limoctonia.

Suizid, erweiterter *(m).* Selbttötung, der die Tötung meist naher Familienangehöriger (Kinder, Ehepartner) vorausgeht. Für die Begriffsbestimmung ist wichtig, dass der Entschluss zur Selbsttötung vor der Tötung der anderen gefasst wurde; andernfalls handelt es sich um einen Tötung(sversuch) mit anschließendem Suizid. Vorkommen besonders bei schwerer Depression.
e: collective suicide.
Syn.: Mitnahmeselbstmord. *fr:* suicide collectif

S

Suizid, gemeinsamer *(m).* Unter zwei oder mehr Personen verabredete Selbsttötungshandlung.

Suizid, geschäftsmäßige Förderung *(m).* Verbot in § 217 StGB: „Wer in der Absicht, die Selbsttötung eines anderen zu fördern, diesem hierzu geschäftsmäßig die Gelegenheit gewährt, verschafft oder vermittelt, wird mit Freiheitsstrafe bis zu drei Jahren oder mit Geldstrafe bestraft" (03.12.2015).

suizidal *(a).* Selbstmordgefährdet. Sich mit Gedanken an Selbsttötung beschäftigend.

Suizidalität *(f)* Suizidneigung. Neigung zur Selbsttötung. Das Außmaß der bei einem Kranken bestehenden Tendenz, sein Leben zu beenden. Stellt »das Integral aller aktuellen seelischen Kräfte und Funktionen (dar), welche zu einer Selbstmordhandlung tendieren« (W. Pöldinger, 1968). Akute Suizidalität ist ein psychiatrischer Notfall. Die Beurteilung der Suizidalität ist die wichtigste Grundlage für Behandlungsmaßnahmen, insbesondere für die Entscheidung der Frage, ob Klinikaufnahme notwendig ist.
e: suicidal tendency oder potenzial.

Suizidalität, latente *(f)* Dem Wortsinne nach: verborgene, nicht erkennbare Suizidneigung, die also auch nicht festgestellt werden kann. Jedoch ist meist damit gemeint, dass eine Person von gelegentlichen Gedanken berichtet hat, eine Selbsttötung könne die Lösung der Probleme bringen, ohne dass dieser Gedanke eine konkretere Gestalt angenommen hat oder gar Vorbereitunggen getroffen wurden.
e: suicidal ideation.

Suizidant *(m).* Selbstmörder.

Suizident *(m).* Person, die einen ►Suizidversuch unternommen hat.

Suizidgefahr *(f).* ►Suizidalität.

Suizidgefährdung *(f)* Gefährdung des Lebens durch Selbsttötungsabsichten. Diese ist anzunehmen, wenn eine Person sich aufgrund ihres bisherigen Lebensverlaufs, der besonderen Lebenssituation und/oder des Vorhandenseins einer bestimmten Krankheit in einem Zustand befindet, in dem nach ärztlicher Erfahrung mit einer Selbsttötungshandlung zu rechnen ist. Die Gefahr ist besonders groß, wenn Vorbereitungen zur Ausführung der Handlung (z. B. Sammeln von Tabletten) getroffen werden.

Suizidneigung *(f)* Syn. für ►Suizidalität.

Suizidologie *(f)* (E. S. Sneidman, 1964). Wissenschaftliche Disziplin, die sich mit der Erforschung und Verhütung der Selbsttötung befasst. E. Durkheim (»Le suicide«, Paris, 1897) legte dazu die ersten statistischen und soziologischen Grundlagen. Als der eigentliche Begründer gilt Louis D. Dublin, dessen Werk »To Be or not to Be« (Sein oder Nichtsein) (1933) vor allem in der 2. Aufl. »Suicide: A Sociological an Statistical Study« (Suizid: eine soziologische und statistische Untersuchung) (1963) die Grundlage vieler weiterer Untersuchungen wurde.
e: suicidology. *fr:* suicidologie

Suizidprävention *(f)* Syn. f. Suizidprophylaxe.

Suizidprophylaxe *(f)* Hilfe zum Leben. Ärztliche oder gesellschaftliche Maßnahmen für Menschen, bei denen eine Selbsttötungsgefahr besteht, die sich durch Suizidgedanken, -träume oder -phantasien angekündigt oder in einem misslungenen Suizidversuch bereits gezeigt hat. Besteht oft in der Hilfe zur Überwindung der Angst vor Bedrohungen durch schwere Krankheiten, z. B. Demenz, und dadurch bedingtem Verlust der ►Autonomie. Wird überwiegend ehrenamtlich in Form von Lebensmüdenbetreuung, Telefonseelsorge oder psychiatrischen Institutionen vorgenommen.
e: prevention of suicide.

Suizidversuch *(m).* Unvollendet bzw. erfolglos gebliebener Versuch der Selbstvernichtung. Wird vom vollendeten ►Suizid nicht immer streng unterschieden. Ist etwa 10-mal häufiger als vollendeter Suizid. Bei Frauen doppelt so häufig wie bei Männern. Die Wahl des Suizidmittels lässt häufig bereits erkennen, dass ein Überleben einkalkuliert wurde. Es kommt jedoch häufig zu Wiederholungen. Die Dynamik ist im Wesentlichen wie bei Suizid.
e: attempted suicide. *fr:* tentative de suicide

Sullivan, Harry Stack geb. 21.2.1892 Norwich, New York, gest. 14.1.1949 Paris. Amerikanischer Psychiater und Neo-Psychoanalytiker. Begründer der dynamisch-kulturellen psychoanalytischen Schule (auch »interpersonelle Psychiatrie« genannt). Nach kurzer klassischer Eigenanalyse und Beeinflussungen von W. White, Adolf Meyer, E. Kempf und K. Lewin ab 1923 Sheppard- und Enoch-Pratt-Krankenhaus in Baltimore. Dort 1929/30 Führung einer später legendären Station für jugendliche männliche Schizophrene. Erste psychotherapeutische Behandlung Schizophrener in USA. – Gab Freuds Terminologie auf und übernahm nur »Unbewusstes«, »Abwehrmechanismus« und »Traumdeutung«. Fügte die bei Freud fehlende soziale Komponente des Menschen hinzu. Gegenstand der Psychiatrie sind nach Sullivan die zwischenmenschlichen Beziehungen, aus denen heraus sich die Persönlichkeit entwickelt (►Selbstsystem). Im Erwachsenwerden werden Teile der Kultur erlernt. Ein Konflikt zwischen den beiden Grundbedürfnissen »Befriedigung« und »Sicherheit« verursacht emotionale Probleme. In Sullivans psychoanalytischer Methode werden Couch und freie Assoziation zugunsten einer direkten Kommunikation zwischen Therapeut und Patient zurückgestellt. Der Mensch werde erst in der Auseinandersetzung mit anderen er selbst; daher können Motivation, Auffassung und Störungen nur aus ihren sozialen Beziehungen verstanden werden. – Hatte sehr starken, jedoch vorübergehenden Einfluss auf die amer. Psychiatrie. Hauptwerke: »Personal Psychopathology« (1972); »Conceptions of Modern Psychiatry« (1953); »The Interpersonal Theory of Psychiatry« (1953). Biographie: H. S. Perry. »Psychiatrist of America. The Life of Harry Stack Sullivan» (1982).

Summationszentren der Gefühle *(n, pl).* (G. Störring). »Vorstellungen, an welche sich im Laufe des Lebens eine große Zahl von Gefühlszuständen angeschlossen hat, sodass mit der Reproduktion dieser Vorstellungen emotionelle Erlebnisse aus den verschiedensten Zeitabschnitten des Lebens zum Nachklingen kommen.« ►Kristallisationskerne von Gefühlen.

Sun Yang Krankheitsbild bei Chinesen, mit ►Koro der Malaien identisch.

Super-Ego *(n).* ►Über-Ich.

Supersensitivitätspsychose *(f)* (G. Chouinard, B. D. Jones, L. Annable, 1978). Schizophrenie, bei welcher es zu einer ►Toleranzentwicklung gegenüber ►Neuroleptika gekommen ist. In der medikamentösen Therapie kommt es daher zu einer ständigen Dosissteigerung. Bei Herabsetzung der Dosis treten vor allem paranoid-halluzinatorische Störungen in Erscheinung. Die Patienten entwickeln häufig tardive Hyperkinesien (s. d.).
e: neuroleptic induced supersensitivity psychosis.

Supervision *(f)* 1. I. e. S. Syn. für ►Kontrollanalyse. 2. I. w. S. Beratung und Beaufsichtigung von Ausbildungskandidaten für die verschiedensten psychotherapeutischen Verfahren, soweit sie auf konkrete Behandlungsfälle bezogen und nicht nur theoretisch ist. Der Supervisor hat die Aufgabe, Fehler in der Methode zu korrigieren, Behandlungsstörungen durch eigene psychische Prozesse des Kandidaten aufzudecken und ihm zu helfen, seine Kompetenz richtig einzuschätzen. 3. Von 1 und 2 ausgehend Supervision, die sich nicht auf Psychotherapie bezieht, sondern auf Beratung von Gruppen und Institutionen.
e: supervision. *fr:* supervision

Surdomutitas *(f)* Syn. für ►Taubstummheit.

Susto In den Bergen der Anden Krankheit, die sich durch Zähflüssigkeit des Sprechens, Zittern, einen starren Blick u. a. äußert. Spanisch »mal de corazón«. (n. F. Sal y Rosas, 1957)

Swift-Ellis-Therapie *(f)* Obsol. Behandlung der progressiven Paralyse durch intradurale Injektion von Eigenserum nach intravenösen Gaben von Amphenamin.

Switschrisiko *(n).* Anglizismus aus engl. switch, Umschwung. Höhe der Gefahr, durch welche bei Behandlung einer ►bipolaren Störung eine Depression in eine Manie umschlagen kann.
e: switch risk.

Syllogomanie *(f)* Syn. für ►Sammeltrieb.
e: syllogomania.

Symbantopathien *(f, pl).* (Kraepelin). Gruppe von psychischen Störungen, die durch »Schicksalsschläge« verursacht werden. Hierzu zählen »Schreckneurose« und »traumatische Neurose«.
Syn.: Schicksalspsychosen (Kraepelin).

symbiontisch *(a).* Aus dem ständigen Zusammensein entstehend. ►Psychose, symbiontische.

Symbiose *(f)* 1. Beziehungen gegenseitigen Nutzens zwischen zwei Lebewesen, die nicht ohne einander leben können. 2. In der psychischen Entwicklung normale Entwicklungsphase des Kindes, während der ►oralen Phase, während deren das Kind körperlich und seelisch von der Mutter abhängig ist und nur undeutlich das ►Selbst vom mütterlichen ►Objekt unterscheidet. 3. (E. Fromm). Extreme, neurotische Abhängigkeit zweier Menschen voneinander. 4. (M. S. Mahler, 1952). Pathologische Beziehung zwischen Mutter und Kind in der ►symbiotischen kindlichen Psychose.
e: symbiosis. *fr:* symbiose

symbiotische kindliche Psychose *(f)* (M. S. Mahler, 1952). Psychische Störung bei einem Kinde, das nach Abschluss der Symbiose (2) erste Trennungen von der Mutter ertragen sollte, z. B. Aufenthalt in einer Kinderkrippe, Geburt eines Geschwisterkindes. Angst und Erregung des Kindes werden in die Außenwelt projiziert, die als bedrohlich erlebt wird. Das Kind gerät in panikartige Erregungszustände und versucht abwechselnd, sich an die Mutter anzuklammern oder von allen abzuschließen. Folgen können ►Regression in die symbiotische Phase oder Rückzug

in ►Autismus sein, wodurch sich die Lage scheinbar stabilisiert.
e: symbiotic infantile psychosis. *fr:* psychose infantil symbiotique

symbiotische Psychose *(f).* ►Psychose, symbiotische.

Symbol *(n).* Hinweis auf einen bestimmten Inhalt, der repräsentativ dargestellt wird in einem Zeichen. Symbol und Symbolverstehen gehen auf eine lange Tradition zurück. Von Goethe wurde erstmalig eine – weithin anerkannte – Unterscheidung von Symbol und Allegorie vorgenommen. Danach ist die Allegorie die bildliche Darstellung eines abstrakten Begriffs, in dem »der Dichter zum Allgemeinen das Besondere sucht« (Maximen und Reflexionen). Das Symbol sei darüber hinaus die »lebendig augenblickliche Offenbarung des Unerforschlichen«. Das Symbol ist somit zugleich Zeichen und Offenbarung; es ist nicht nur Zeichen für das Symbolisierte, sondern ist zugleich das Symbolisierte selbst. Die Psychiatrie, insbesondere die Psychoanalyse, schließt sich mehr an die ältere, mehr die Allegorie meinende Tradition (z. B. Kreuz des Christentums) des Symbolbegriffs an. Freud hat von der 1. Aufl. der »Traumdeutung« (1900) an zunehmend die Bedeutung der Symbole herausgearbeitet (►Traumsymbolik). Auch Symptome (►Konversionssymptome) oder Handlungen (►Symbolhandlungen) können den Charakter von Symbolen haben. In jedem Falle ist die Bedeutung des Symbols dem Bewusstsein verschlossen, das Symbolisierte ist unbewusst bzw. verdrängt. Die Zahl der von der Psychoanalyse entdeckten symbolisierten Inhalte ist verhältnismäßig klein: Körper, Eltern, Verwandte, Geburt, Tod, Nacktheit und vor allem Sexualorgane (Penis, Vulva, Vagina) oder Sexualhandlungen (Coitus), der Katalog der dafür zur Verwendung kommenden Symbole ist jedoch sehr groß.
e: symbol. *fr:* symbole

Symbolagnosie *(f)* Unfähigkeit, das in Symbolen Symbolisierte (den Bedeutungsinhalt des Symbols) zu erkennen. Einzelne Formen sind: ►Alexie, ►Akalkulie und ►Amusie.
e: asymbolia. *fr:* agnosie symbolique, agnosie des images des figures symboliques

Symboldenken *(n).* Das Denken nicht in abstrakten Begriffen, sondern unter reichhaltiger Verwendung von Symbolen, die in abgekürzter Form ganze Erlebniskomplexe beinhalten können. Kommt bereits im normalen Denken vor, in besonderer Weise jedoch im Denken von Neurotikern. Schizophrenes Denken ist nach Bleuler vielfach ein Symboldenken, wobei der Bedeutungsgehalt der Symbole oft nur vom Kranken selbst verstanden werden kann oder eines besonders hohen Aufwandes zu seiner Analyse bedarf.
e: symbol thinking.

Symboldrama *(n).* Syn. für ►katathymes Bilderleben.

Symbolhandlung *(f)* Handlung, die einen größeren Komplex psychischer Begebenheiten repräsentiert. Hinter einer scheinbar unauffälligen Handlung (z. B. Spielen mit dem Schnurrbart, Reiben an der Nase, Spielen mit Münzen in der Tasche) steht ein Inhalt allgemeinerer Bedeutung, der erst entschlüsselt werden muss (Symbol). Z. B. kann Reiben an der Nase masturbatorische Handlungen symbolisieren. Die betroffene Person selbst vermeint jedoch stets, nur eine zufällige Handlung ohne weitere Bedeutung vorgenommen zu haben.
e: symbolic action. *fr:* action symbolique

Symbolik *(f)* 1. Lehre von der Bedeutung der ►Symbole. 2. Symbolhaltigkeit. Die Eigenschaften eines Gegenstandes, die ihn zugleich zum Symbol machen und durch welche der Symbolgehalt zum Ausdruck kommt.
e: symbolism. *fr:* symbolisme

Symbolisation *(f)* In der Psychoanalyse der unbewusst bleibende Vorgang, durch den emotionale Bewertungen von einem ►Objekt auf ein anderes übertragen werden, sodass verdrängte Wünsche auf diese Weise ein gewisses Maß an Befriedigung erlangen können, wenn auch nur in verkleideter Form. Zwischen Symbol und Symbolisiertem besteht eine Ähnlichkeitsbeziehung oder assoziative Verwandtschaft; doch ist diese so unauffällig, dass sie vom bewussten Ich übersehen wird.
e: symbolization. *fr:* symbolisation

symbolische Wunscherfüllung *(f).* ►Wunscherfüllung, symbolische.

Symbolophobie *(f)* Zwangsvorstellung, bei der befürchtet wird, ein Vorgang könne symbolhafte Bedeutung haben und z. B. ein Unglück ankündigen.
e: symbolophobia. *fr:* symbolophobie

Symbolsprache *(f)* 1. Starke Verwendung von Symbolen beim Sprechen (►Symboldenken). 2. Formen und Zeichen, in denen in besonderer Weise ein Inhalt symbolisch zum Ausdruck kommen kann. In diesem Sinne kann bei ►konversionsneurotischen Symptomen von einer »Symbolsprache der Organe« gesprochen werden, wenn ein bestimmter Inhalt (z. B. ein Konflikt) stets oder mit Vorliebe durch Störung eines bestimmten Organs zum Ausdruck gebracht wird.

Sympathie *(f)* Ältere Vorstellung zu Heilungen auf immateriellem Wege. Z. B. Salomon: »De cura morborum per sympathiam« (1697). (Über Heilung von Krankheiten durch Sympathie). Ging von Beobachtungen immaterieller Einwirkungen in der Natur aus. Beispiel: Zusammenhang zwischen Mondphasen und Gezeiten, Übertragung von Blattern auch auf weite Entfernung in einem Brief. Das Wort hatte noch nicht die geläufige religiös-moralischen Konnotation. Als Erklärung für Vorgänge zwischen Menschen erst ab 16. und 17. Jh. Beispiel: ansteckendes Gähnen. Ähnlich erklärte man die beobachteten Wechselwirkungen zwischen Seele und Körper und

die Ende des 18. Jh. neu entdeckte hypnotische Wirkung. Daraus entstanden Versuche, mit beabsichtigten sympathischen Wirkungen Heilungen zu erzielen. Wurde von den Wirkungen der ►Imagination nicht immer klar geschieden. Die Vorstellungen leben in der Gegenwart vor allem in den Therapien mit ►Imagination weiter fort.
e: sympathy.

sympathische Psychose *(f)* Bez. der alten Psychiatrie für psychische Krankheit als Begleiterscheinung einer Körperkrankheit. Die Bez. geht auf einen älteren Sprachgebrauch für »sympathisch« zurück, der Psychisches damit noch nicht meinte, sondern das Zusammenwirken mehrerer Organe (z. B. bei Verdauung und Stoffwechsel). Entspricht etwa der akuten körperlich begründbaren oder organischen Psychose.
e: sympathetic psychosis.

Symphonallaxis *(f)* Vertauschung einzelner Konsonanten beim Sprechen.
e: symphonallaxis. *fr:* symphonallaxis

Sympsychalgie *(f)* Verstärkung vegetativer Schmerzen durch psychische Einflüsse (Emotionen u. a.).

Symptom *(n)*. Körperliches oder psychisches Zeichen, das einen veränderten Funktionszustand anzeigt. In der somatischen Medizin bezieht sich das Zeichen gewöhnlich auf krankhafte Organveränderungen. Es gibt jedoch auch Symptome von physiologischen Vorgängen (z. B. Hunger) oder Symptome der Besserung. Die ältere Psychiatrie hielt sich eng an den medizinischen Gebrauch des Begriffs. Psychische Symptome galten somit immer zugleich als Zeichen einer Gehirnstörung. In der neuzeitlichen Psychiatrie werden alle ►Zeichen (Merkmale) als Symptom bezeichnet, welche – in einem sich gegenseitig bedingenden Zeichengeflecht – eine psychiatrische Diagnose ermöglichen. Als »objektive« Symptome gelten die vom Arzt (von außen) beobachteten, als »subjektive« die vom Patienten (aus seiner Innenschau heraus) beschriebenen Symptome. Zwischen Symptom, ►Phänomen, ►Zeichen und ►Kriterium wird oft nicht genau unterschieden.
e: symptom. *fr:* symptôme

Symptomanalyse *(f)* Analyse und Bewertung der bei einem Kranken gefundenen Symptome. In einem Urteilsprozess wird daraus eine Diagnose bestimmt.
e: symptom analysis. *fr:* analyse des symptômes

Symptomanamnese *(f)* Spezielle, die Entwicklung einzelner Krankheitssymptome darlegende Erhebung der Vorgeschichte.
e: symptom anamnesis. *fr:* anamnèse des symptômes

symptomatisch *(a)* 1. Organisch bedingt. Folge oder Begleiterscheinung einer Körperkrankheit. Bezieht sich eher auf eine akute Krankheit. 2. In seinen Symptomen nicht zu unterscheiden von …
e: symptomatic, due to a medical factor (DSM-V).

symptomatische Epilepsie *(f)*. ►Epilepsie, symptomatische.

symptomatische Psychose *(f)*. ►Psychose, symptomatische.

symptomatische Schizophrenie *(f)*. ►Schizophrenie, symptomatische.

Symptombildung *(f)* (S. Freud). In der Psychoanalyse gebrauchte Bez., durch die betont werden soll, dass die Symptome einer Neurose sich als Ergebnis eines psychischen Prozesses herausbilden. Neurosensymptome können z. B. als Ersatzbildung, ►Kompromissbildung oder als ►Reaktionsbildung für die verdrängten (und dadurch pathogenen) Erlebnisse aufgefasst werden. Neurotische Symptombildungen werden oft durch ►Versuchungs- und ►Versagungssituationen ausgelöst, sofern diese einen psychischen ►Konflikt mobilisieren.
e: symptom-formation. *fr:* formation de symptôme

Symptome, akzessorische *(n, pl)*. (E. Bleuler, 1911). Symptome bei Schizophrenie, die im Gegensatz zu den ►Grundsymptomen auch bei anderen Krankheiten vorkommen: Sinnestäuschungen, Wahnideen (Verfolgungswahn, Vergiftungswahn, Größenwahn); akzessorische Gedächtnisstörungen: Veränderungen der Persönlichkeit, Sprache und Schrift; veränderte Verhaltensweisen (►Stereotypie, ►Echopraxie, ►Automatismen). Vgl. Primärsymptome, Sekundärsymptome.
e: accessory symtoms. *fr:* symptômes accessoires

Symptome 1. Ranges (K. Schneider, 1938). Symptome von besonderem Gewicht für die Diagnose der Schizophrenie: »Gedankenlautwerden, Hören von Stimmen in der Form von Rede und Gegenrede, Hören von Stimmen, die das eigene Tun mit Bemerkungen begleiten, leibliche Beeinflussungserlebnisse, Gedankenentzug und andere Gedankenbeeinflussungen, Gedankenausbreitung, Wahnwahrnehmung sowie alles von anderen Gemachte und Beeinflusste auf dem Gebiet des Fühlens, Strebens (der Triebe) und des Wollens.« Symptome 1. Ranges sind nicht spezifisch für Schizophrenie. Wenn eines oder mehrere dieser Symptome bei einem Patienten festgestellt werden, erlauben sie jedoch mit hoher Wahrscheinlichkeit (aber nicht Sicherheit) den Schluss auf eine Schizophrenie. Symptome 1. Ranges sind weder identisch mit Bleulers Primärsymptomen, noch bedeuten sie dasselbe.
e: first order symptoms, Schneiderian first rank symptoms, FRS. *fr:* symptômes de premier rang.

Symptome 2. Ranges (K. Schneider, 1938). Symptome von geringerer Bedeutung für die Diagnose der Schizophrenie: alle nicht zu den Symptomen 1. Ranges gehörenden Sinnestäuschungen, Wahneinfälle, Ratlosigkeit, depressive und frohe Verstimmungen, erlebte Gefühlsverarmung u. a. Bei Vorhandensein von Symptomen 2. Ranges kommt es ganz auf den klinischen Zusammenhang an, ob eine Schizophrenie diagnostiziert werden kann. Schneider machte keine Angaben, was damit konkret gemeint ist.
e: second order symptoms.

Symptome, heteronome *(n, pl)* ►heteronome Symptome.

Symptome, homonome *(n, pl)* ►homonome Symptome.

Symptome, negative/positive *(n, pl)* Zeichen psychischer Krankheit, wie sie durch eine spekulative neurobiologische Theorie erklärt werden können. Von großer historischer und praktischer Bedeutung vor allem in der englischen Psychiatrie. Die Grundannahmen beziehen sich auf einen hypothetischen Vitalitäts- bzw. Aktivitätszustand des Gehirns. Negative Symptome entstehen bei Abwesenheit solcher Aktivität, positive bei Ansteigen. Historisch: Als Idee zuerst bei Henry Monro (1850): »Insanity [...] is an affection consequent on depressed vitality«. Als positiv/negativ zuerst bei ►Reynolds (1857). Von Hughlings ►Jackson zu einer allgemeinen evolutionistischen Theorie erweitert. Verlust einer Funktion sei ein negatives Symptom. Positive Symptome folgten erst den negativen. Beide bezögen sich aufeinander und könnten nicht unabhängig voneinander existieren (so nicht bei Reynolds). Negative Symptome entstünden in den niederen Zentren und seien direkter Ausdruck der (hypothetischen) Krankheit, positive eine Reaktion darauf. Sie entstünden in den höheren Zentren. – In stark verkürzter Form von Strauß und Carpenter (1974) und N. Andreasen (1979, 1982) erneut aufgegriffen, jedoch praktisch ausschließlich auf Schizophrenie angewandt (►Schizophrenie, negative, positive). DSM-IV nennt als wichtigste: Gefühlsverarmung (affective flattening), Alogie (2) und Willensstörungen (►Abulie, ►Parabulie, ►Ambitendenz, ►Parergasie, ►Willenssperrung). DSM-V nennt Negativsymptome als Teilerscheinung des Schizophrenie-Spektrums: ►Avolition, geringes Erkennenlassen von Gefühlen, ►Alogie (2), Ungeselligkeit (asociality) bzw. sozialer Rücksug (s. d.).
e: negative/positive symptoms.

Symptome, positive *(n, pl)* ►Symptome, negative/positive.

Symptome, psychogene vegetative *(n, pl)*. Durch Vermittlung des vegetativen Nervensystems entstehende Symptome, die als Ausdruck eines innerseelischen Konfliktes (►Neurose) gewertet werden: Erröten ohne adäquaten bewussten Affekt, wechselnder (labiler) Bluthochdruck, nervöser Schnupfen (►Rhinitis, psychogene), psychogene ►Potenzsstörungen, ►Aerophagie (Luftschlucken), ►Pelvopathia dolorosa, Resistenzminderungen gegenüber Infektionskrankheiten, Schmerzen bei der Menstruation (= Dysmenorrhoe).

Symptome, sekundäre, (der Schizophrenie) ►Sekundärsymptome.

Symptomenkomplex, amnestischer *(m)* ►amnestisches (Korsakow-)Syndrom.

Symptomenkomplex Korsakow *(m)* ►amnestisches (Korsakow-)Syndrom.

Symptomneurose *(f)* Neurose, welche im Gegensatz zur ►Charakterneurose durch das Vorhandensein ichfremder neurotischer Symptome gekennzeichnet ist. Einige, z. B. Ängste, depressive Verstimmung, Erschöpfungsgefühle, finden sich bei fast allen Neurosen, andere, z. B. Zwangserscheinungen, Phobien, sind typisch für bestimmte Neurosenformen. Vgl. Symptombildung, Kompromissbildung, Abwehr.
e: symptom neurosis.

Symptomneurose, hysterische *(f)* Syn. für ►hysterische Reaktion.

Symptomprovokation, gezielte *(f)* (K. Heinrich, 1960). Absichtliches Hervorrufen schizophrener Symptome mithilfe von ►Antidepressiva aus diagnostischen Gründen. Bei Schizophrenie, deren Symptomatik bisher so gering ist, dass sie eine sichere Diagnose noch nicht zulässt, können z. B. durch die ►Monoaminooxidasehemmer Marsilid und Niamid vorübergehend Wahnphänomene und Sinnestäuschungen auftreten. Bei anderen psychischen Krankheiten und bei psychischer Gesundheit treten die Erscheinungen nicht auf. Nicht anerkanntes Konzept.
e: symptom-provocation.

Symptomsprache *(f)*. ►Symbolsprache.

Symptomverschreibung *(f)* (P. Watzlawick). Hilfsmittel der ►Kommunikationstherapie. Der Klient wird aufgefordert, sein bisheriges problematisches Verhalten, welches das zu behandelnde Symptom zur Folge hatte, unverändert beizubehalten, es jedoch zugleich von der inneren Bewertung her zu verändern.

Symptomverstärkung *(f)* Syn. für ►Aggravatio(n).

Symptomwahl *(f)* (S. Freud, 1896). Vorgänge, welche zur Bildung gerade dieses neurotischen Symptoms führen. Es werden stets viele Bestimmungsstücke angenommen, welche sich im aktuellen Symptom vereinigen.
e: symptom choice, choice of a neurosis. *fr:* choix de symptôme

Symptomzwangsneurose *(f)* Eine Form der ►Zwangsneurose, bei der verschiedenartige ►Zwangserscheinungen vorherrschen, die sich mit den verschiedensten Charakterstrukturen verbinden können (Gegensatz zur zwangsneurotischen Charakterneurose [s. d.]).

Synästhesie *(f)* Zugleichempfinden. Verschmelzung von Sinnesempfindungen auf verschiedenen Sinnesgebieten (Gesichts-, Gehörs-, Geruchs-, Tastempfindungen), indem die Erregung eines Sinnesgebietes zugleich zu Sinnesempfindungen auf anderen Sinnesgebieten führt. Bei synästhetischen Halluzinationen wird auf mehreren Sinnesgebieten zugleich halluziniert.
e: synesthesia. *fr:* synesthésie

Synanon *(n)*. Selbsthilfeorganisation Drogenabhängiger mit eigenen hotelähnlichen Institutionen. Gegründet 1958 von Charles Dederich: zahlreiche Häuser in der ganzen Welt. Therapie hauptsächlich in Form einer »Synanon-Spiel« genannten Gruppenaktion ohne Psychotherapeuten. Es soll das ►Über-Ich gestärkt und das gegewärtigen Verhalten kontrolliert werden.

Synchronie *(f)* (F. de Saussure). In der strukturalen Sprachwissenschaft Untersuchung der Sprache zu einem gegebenen Zeitpunkt. I. w. S. alle Untersuchungen eines sich in zeitlichem Ablauf entwickelnden Gegenstandes (z. B. einer Psychose) in Form eines zeitlichen Querschnitts im Gegensatz zur ►Diachronie. Vgl. State.
e: synchronism. *fr:* synchronie

Synchronizität *(f)* (C. G. Jung, 1951, 1952). »Sinngemäße Koinzidenz zweier oder mehrerer Ereignisse [...], wobei es sich um etwas anderes als Zufallswahrscheinlichkeit« oder kausale Zusammenhänge handelt. Z. B. das Erlebnis, mehrmals am Tag dem gleichen Phänomen zu begegnen, etwa »Fisch« als Zeichen oder Realität. Dies beweise »das simultane Vorhandensein von sinngemäßer Gleichartigkeit in heterogenen, kausal nicht verbundenen Vorgängen, oder mit anderen Worten die Tatsache, dass ein vom Beobachter wahrgenommener Inhalt ohne kausale Verbindung zugleich durch ein äußeres Ereignis dargestellt sein kann«. Häufig ist vor allem die Koinzidenz von äußeren Ereignissen und innerseelischen Erlebnissen. Es gibt nach Jung somit »sinnvolle Zufälle«, die nach Gesetzen ablaufen, die nur noch nicht bekannt oder verstanden sind. Beispiel Jungs: Eine Patientin erzählt von einem Traum, in welchem ihr ein goldener Skarabäus geschenkt wurde; in diesem Augenblick krabbelt ein Insekt durchs Fenster, das einem Skarabäus gleicht.
e: synchronicity.

Syndrom *(n)*. Gruppe von ►Symptomen, die in regelhafter Verbindung miteinander auftreten. »Komplex von Symptomen, die häufig zusammen beobachtet werden und irgendwie ihrem Wesen nach zusammenhängen« (►Jaspers, 1946). Syndrome bedeuten in der Psychiatrie dasselbe wie klinische Bilder (s. d.), da sie als ein anschauliches Ganzes erfasst werden können. Jedem Symptom kommt außer der Eigenschaft »charakteristisch« (»mehr« oder »weniger«) ein bestimmter Platz im Ganzen zu. Aus wenigen charakteristischen Zeichen kann auf das Ganze geschlossen werden; der nicht erkannte Rest wird aus dem bekannten Syndrombild deduziert. Hinreichende Kenntnisse vorausgesetzt, ist ein Syndrom schnell und mit wenig Mühe erkennbar. – Die Entstehung (Ursache) eines Syndroms kann aus ihm selbst zunächst nicht erkannt werden. Einzelne Syndrome können aber so häufig bei bestimmten Ursachen auftreten, dass Vermutungen gerechtfertigt sind. – DSM-III-IV hatten Klassen von Symptomen zusammengestellt, deren Beziehungen untereinander offen blieben. DSM-V verwendet »Syndrom« vielfach. Die diagnostischen Einheiten seien »Zusammenfassungen charakteristischer Syndrome aus Zeichen und Symptomen, die auf eine darunter liegende Störung mit charakteristischer Entwicklung, biologischen und umweltabhängigen, neuropsychologischen und physiologischen Korrelaten und einem typischen klinischen Verlauf verweisen«. – ICD-10 verwendet Syndrom, Krankheit und ►Störung (psychische), ohne sie klar voneinander zu unterscheiden.
e: syndrome. *fr:* syndrome

Syndrom, akinetisch-abulisches *(a)* ►Abulia.

Syndrom, amentielles *(n)*. ►Amentia.

Syndrom, amnestisches *(n)*. ►amnestisches Syndrom.

Syndrom, anankastisches *(n)*. ►anankastisches Syndrom.

Syndrom, anoetisches *(n)*. ►anoetisches Syndrom.

Syndrom, autistisches *(n)*. ►Autismus.

Syndrom, depressives *(n)*. ►depressives Syndrom.

Syndrom der funktionellen Bauchauftreibung *(n)*. Anfallsweises Auftreiben des Bauches, das nicht durch Luftfüllung der Darmschlingen hervorgerufen wird. Anfangs meist nur kurz dauernd und in größeren Zeitabständen wieder auftretend, später häufiger und länger dauernd. Im Anfall sind die Bauchdecken gespannt, dabei Darmtätigkeit normal, in seltenen Fällen Erbrechen und Verstopfung; häufig Atemnot und Herzbeschwerden; gelegentlich krampfartige Schmerzen. – Das Krankheitsbild ist seit Ende des 19. Jahrhunderts bekannt. Ursache unbekannt.
e: hysterical type of nongaseous abdominal bloating, hysterical abdominal proptosis.
Syn.: muskuläre Bauchauftreibung, Pseudometeorismus, hysterischer Pseudotympanismus, hysterische Phantomgeschwulst, hysterische Tympanitis, Pseudoperitonitis, diaphragmale Tympanie. *fr:* tympanite hystérique (Bernard), ventre en accordéon (Kaplan, 1901), gros ventre de guerre (Deckenaud, 1919), pseudotympanite abdominal hystérique (Roussy)

Syndrom des Geschlechtskrankheitswahns *(n)*. ►Venerophobie.

Syndrom, dysdaknisches *(n)*. ►dysdaknisches Syndrom.

Syndrom, dysexekutives *(n)*. Syn. f. ►Konvexitätssyndrom des Stirnhirns.

Syndrom, dysmnestisches *(n)*. ►dysmnestisches Syndrom.

Syndrom, dysplasmatisches *(n)*. ►Idiotiesyndrom, keimplasmatisches.

Syndrom, erethisches *(n)*. ►erethisches Syndrom.

Syndrom, exogenes *(n)*. ►Reaktionstypen, akute exogene.

Syndrom, expansiv-konfabulatorisches *(n)*. ►expansiv-konfabulatorisches Syndrom.

Syndrom, exzito-motorisches *(n)*. (J. Delay, A. Greene und M. Mordret, 1957). In der frz. Psychiatrie häufig gebr. Syn. für ►Dyskinesien, akute. *fr:* syndrome excito-moteur.

Syndrom, facio-bucco-pharyngeales *(n)* Syn. für ►Dyskinesien, akute.

Syndrom, heteronomes *(n)*. ►heteronome Symptome.

Syndrom, homonomes *(n)*. ►homonome Symptome

Syndrom, hypochondrisches *(n)*. ►Hypochondrie.

Syndrom, kataton-schizophrenes *(n)*. ►Katatonie.

Syndrom, malignes neuroleptisches *(n)* Schwere, evtl. lebensgefährliche Erscheinungen, welche sich unter der Einwirkung von ►Neuroleptika, aber auch unter dem Alzheimer-Medikament Donepezil bilden können: ausgeprägte Erstarrung der Körpermuskulatur, erhöhte Körpertemperatur, Schweißausbrüche, Blutdruckerhöhung, Schluckstörungen, Bewusstseinsstörungen bis hin zum ►Koma, Sprachlosigkeit, Muskelauflösung (Rhabdomyolyse) mit Ausscheidung von Myoglobin im Harn, Nierenversagen. Trotz seiner evtl. sehr großen praktischen Bedeutung und Berichten über ca. 500 Fälle in der Weltliteratur ist das Konzept umstritten. Es wird z. B. argumentiert, dass es sich nur um eine Übersteigerung des neuroleptischen Syndroms, also der normalen Wirkung von Neuroleptika, handele. Daher könne es kein malignes n. S. geben.
e: neuroleptic malignant syndrome (NMS). – (ICD-10: G21.0).

Syndrom, maniformes *(n)*. ►maniformes Syndrom.

Syndrom, paranoides *(n)*. ►paranoides Syndrom.

Syndrom, postkommotionelles *(n)*. ►postkommotionelles Syndrom.

Syndrom, presbyophrenes *(n)*. ►Presbyophrenie.

Syndrom, proskinetisches *(n)*. ►proskinetisches Syndrom.

Syndrom, psychoorganisches *(n)*. Syn. für ►Psychosyndrom, organisches.

Syndromdynamik, homogene *(f)* (H. H. Wieck). Gleichsinnige Störung verschiedener Teilfunktionen (Gedächtnis, Denken, Fühlen, Wollen) in den ►Funktionspsychosen und ►Durchgangssyndromen. Wird nach Wieck dadurch erklärt, dass es grundsätzlich auf den Grad der Störung der ►Fundamentalfunktionen ankomme.

Syndrom-Shift *(m)*. Syndromwechsel. Alternieren einer Krankheitsform in eine andere. In der Psychiatrie vor allem vier Formen: 1. Somatopsychischer Syndromwechsel. Übergang von einer körperlichen (z. B. Magengeschwür) zu einer psychischen Krankheitsform (z. B. Depression, Hysterie). – 2. Psychosomatischer Wechsel. Gegenteil von (1). – 3. Shift von einem psychopathologischen Feld auf ein anderes, z. B. Wechsel von neurotischen zu psychotischen Krankheitsabschnitten. – 4. Shift von einer psychosomatischen Krankheitsform zu einer anderen, z. B. vom Asthma zum Magengeschwür.
e: syndrome-shift. *fr:* balancement psychosomatique

Syndromwechsel *(m)* ►Syndrom-Shift.

Synkope *(f)*. 1. Einmaliger oder wiederholter, rasch, innerhalb eines Minutenzeitraums vorübergehender Kreislaufkollaps, evtl. durch Ausfall des Sinusrhythmus des Herzens. 2. Syn. für ►Anfall, psychogener. – Klinisch lassen sich beide Formen nicht unterscheiden, da der Ablauf fast identisch ist. In Zweifelsfällen lassen sich mit einem implantierbaren, 14 Monate tätigen »Loop«-Recorder, der das EKG vor und nach einem solchen Ereignis festhält, auch sehr seltene Sinusausfälle registrieren.
e: fainting; swoon (veraltet)

Synkope, hysterische *(f)*. ►Anfall, psychogener.

synkopaler Anfall *(m)* ►Anfall, synkopaler.

synkretes Denken *(n)*. ►Denken, synkretes.

synthetische Drogen *(f, pl)*. Syn. für ►Designer-Drogen.

synthym *(a)*. 1. In der Stimmungslage ausgeglichen. Entspricht weitgehend der Bez. ►synton. 2. (H. W. Maier). Einer Grundstimmung entsprechend. ►synthyme Wahnformen.

synthyme Temperamentstypen *(m, pl)*. (K. Conrad). Ausgeglichene Temperamente, die in ihren Eigenschaften zwischen den schizothymen und zyklothymen liegen.

synthyme Wahnformen *(f, pl)*. (H. W. Maier). Mit einer Grundstimmung übereinstimmende, aus ihr herauswachsende Wahnformen; z. B. ängstlicher Beziehungswahn bei der Grundstimmung starker Angst.

synton *(a)*. (E. Bleuler). Ausgeglichen. In Harmonie mit der mitmenschlichen Umwelt. Die Bez. bezieht sich vor allem auf die gefühlsmäßigen Beziehungen zur Umwelt. Bleuler gebraucht die Bez. gelegentlich auch als Syn. für ►zyklothym, wenn er das Mitschwingen eines warmen Affektes beschreiben will. – Entspricht auch etwa der Bez. ►extravertiert (C. G. Jung). ►Charakter, syntoner.
e: syntone. *fr:* syntone

Syphilomanie *(f)* Krankhafte Überzeugung, an Syphilis zu leiden.
e: syphilomania. *fr:* syphilomanie

syphilophob *(a)*. An Syphilophobie leidend.
e: syphilophobic.

Syphilophobie *(f)* Zwanghafte Angst vor Ansteckung mit Syphilis. Auch krankhafte Angst, nach einer Behandlung nicht völlig von Syphilis genesen zu sein. Äußert sich oft in der Weise, dass geringste Kör-

S

perveränderungen der Syphilis zugeschrieben werden. Oft verbergen sich uneingestandene Schuldgefühle hinter diesem Symptom. Manchmal ist die Syphilophobie einziges Zeichen einer Depression.

Syphilopsychose *(f)* Sammelbez. für alle durch Syphilis verursachten psychischen Krankheiten.
e: syphilopsychosis. *fr:* syphilopsychose

System *(n).* Vereinigung von Verschiedenartigem zu einem einheitlichen Ganzen, in welchem dem Einzelnen ein bestimmter Platz zukommt. Veränderungen des Einzelnen führen zu Veränderungen des Ganzen. Es gibt geschlossene (z. B. physikalische, chemische) und offene (z. B. Organismen) Systeme (s. d.). Im Gegensatz zum geschlossenen System, das mechanisch reagiert, besitzen offene Systeme eine autonome Aktivität, die von eintreffenden Reizen unabhängig ist. Z. B. verursacht beim Nervensystem eine Veränderung von außen nicht Veränderungen innen, sondern verändert Prozesse in einem autonom aktiven System (L. v. ►Bertalanffy). In der allgemeinen Systemtheorie wird das allen Systemen Gemeinsame gesucht. S. a. die folgenden Stichwörter.

System Conolly *(n).* Das von John ►Conolly begründete No-Restraint-System. ►Non-restraint-Bewegung.

System, dyadisches *(n).* Innerhalb der Systemtheorie Zweierbeziehung, die in Wechselbeziehungen zu anderen Systemen der Familie, der Gesellschaft und der Kultur steht. Jedes Mitglied eines dyadischen Systems kann zugleich Mitglied eines oder vieler anderer dyadischer und übergeordneter Systeme sein.

System, offenes *(n).* System, das mit seiner Umgebung in lebenswichtigen Wechselbeziehungen steht. Gemeint sind gewöhnlich biologische Systeme (z. B. Organismen) und soziale Systeme (z. B. Familien). Hat für die Psychiatrie seine größte Bedeutung durch die Familientheorien und -therapien erhalten. Besondere Eigenschaften des offenen Systems sind ►Ganzheit, Übersummation (das Ganze ist mehr als die Summe seiner Teile), Rückkoppelung (die Einzelteile wirken aufeinander und auf das System wie umgekehrt) und ►Äquifinalität (gleiches Ergebnis trotz verschiedener Wege).

System, primäres *(n).* ►primäres System.

systematische Therapie *(f)* (M. Selvini-Palazzoli). Häufig gebr. Syn. für ►Kommunikationstherapie.

Systematisierung *(f)* In der Psychiatrie der Vorgang des Zusammenfügens einzelner Wahneinfälle zu einem System, in dem jeder Wahneinfall mit dem anderen logisch verbunden gedacht wird. ►Wahn, systematisierter.
fr: systématisation.

Systeme, zwischenmenschliche *(f, pl).* Anwendung der allgemeinen Systemtheorie (s. d.) auf menschliches Verhalten. Im Gegensatz zu nur kurz zusammengetretenen Gruppen können sich z. B. in Ehen und Familien feste Kommunikationsabläufe bilden, welche ein festeres System begründen bzw. den Ausgangspunkt für etwas Pathologisches bilden. Solche Systeme werden z. B., auch wenn sie als unbefriedigend empfunden werden, durch schmerzvolle Anpassung aufrechterhalten.

systemische Therapie *(f)* Form der Psychotherapie, welche versucht, die Regeln der sozialen Systeme, in welchen der Mensch lebt (z. B. Familie, Schule, Sportverein, Kirche, Arbeitswelt) zu verstehen und verändernd auf sie einzuwirken. Das psychopathologische Symptom oder Syndrom wird aufgefasst als der Versuch, gleichzeitig den Regeln von zwei oder mehr Systemen zu folgen. Dadurch vermeidet das Individuum Konflikte und fördert zugleich den Zusammenhalt der Systeme. Der Vorgang wird aber von keinem Angehörigen der Systeme durchschaut. – Die systemische Therapie vereinigt in sich die Tendenzen und Richtungen der allgemeinen ►Systemtheorie, ►Familientherapie, ►Kommunikationstherapie, aber auch der besonderen Kurztherapie von Milton ►Erickson. Vgl. auch ►Palo-Alto-Gruppe, ►Bateson, ►Bertalanffy, ►System, ►System, dyadisches, ►System, offenes, ►Systeme, zwischenmenschliche, ►Systemtherapie.

Systemtheorie, allgemeine *(f)* (L. v. Bertalanffy, ab 1928). Theorie der ►Systeme. Geht zurück auf Konzepte der Biologie über die Funktion des Organismus als System. Von dort her übertragen auf Teilsysteme (z. B. Gehirn), soziale Systeme (z. B. Familie), psychologische Systeme (z. B. Charakter). Eine ihrer Hauptfragen ist die nach der ►Organisation. Ca. 1950–1970 von beträchtlichem Einfluss auf Psychologie und Psychiatrie, meist in Form der Anwendung auf Teilgebiete. Die Persönlichkeit wird als aktives Persönlichkeitssystem aufgefasst (Murray, G. Allport), nicht als Automat, der nach festem Schema reagiert. Dysfunktionen des Gehirns werden als Systemstörung gesehen (►Goldstein), nicht als Verlust einzelner Funktionen. Das System hat eigene Ausgleichsmöglichkeiten. Nach K. Menninger (1963) kommt es bei Fortschreiten einer Hirnkrankheit zur Wiederherstellung eines psychologischen Systems auf einer jeweils niedrigeren Stufe. S. Arieti (1959) beschreibt ähnlich bei Schizophrenie eine fortschreitende teleologische Regression. Die Organisation menschlicher Interaktion kann als kommunikatives System aufgefasst werden (►Palo-Alto-Gruppe). Historisch und gedanklich steht die Systemtheorie in Nachbarschaft zu ►Gestaltpsychologie, ►Gestaltkreis, ►Ganzheitspsychologie, ►Strukturanalyse und ►Strukturtheorie.
e: general system theory.

Systemtherapie *(f)* Form der ►Familientherapie. Außer der Problemfamilie werden alle für diese Familie bedeutsamen Bezugspersonen (Verwandte, Freunde, Nachbarn; zusammen = System) in regel-

mäßigen Sitzungen versammelt, um die in dieser Gruppe wirksam werdenden Kräfte systematisch für die Behandlung nutzbar zu machen.
e: network therapy.

Szasz (Saß), Thomas: geb. 15.4.1920 in Budapest, gest. 8.9.2012 in Syracuse, NJ. Ungarisch-deutsch-amerikanischer Psychiater und Psychoanalytiker. Emigrierte, weil er jüdisch war, 1938 nach den USA. Studierte dort an der Univ. Cincinnati zunächst Physik, anschließend bis 1944 Medizin. 1951–1956 am Psychoanalytischen Institut Chicago. Später in psychotherapeutischer Privatpraxis. Bekannt vor allem durch »The Myth of Mental Illness« (1961), das in viele Sprachen übersetzt wurde; Dt. »Geisteskrankheit ein moderner Mythos?« (1972). Nur körperliche Krankheiten seien zu den Krankheiten zu zählen, nicht psychische. Zahlreiche weitere Werke, in denen er etwa für die Freigabe aller Suchtmittel warb, da der Mensch auch insoweit über seinen Körper bestimmen dürfe. Wird oft zur ►Antipsychiatrie gezählt, zählte sich selbst nicht dazu.

szenische Halluzinationen *(f, pl)*. Syn. für ►Halluzinationen, szenenhafte.

Szeno-Test *(m)*. (G.v. Staabs). Projektiver Test vorwiegend für Kinder. Mit Spielzeugpuppen, -tieren, -bäumen, -häusern sind beliebige Szenen zu gestalten. Wird nicht nur zur Diagnostik von Verhaltensstörungen, sondern auch in der ►Spieltherapie benutzt.
Syn.: Staabs-Test.

Szondi, Leopold (ursprünglich: Sonnenschein): geb. 11.3.1893 in Nitra, gest. 24.1.1986 in Küsnacht. Arzt und Tiefenpsychologe. Nach Medizinstudium in Wien und Budapest autodidaktisch Entwicklung zum Psychoanalytiker. Begründete eine eigene einflussreiche experimentelle Triebdiagnostik (►Szondi-Test). Hauptw.: ►»Schicksalsanalyse«, 1948, 4. Aufl. 2004. Vgl. ►Operotropismus, Abwehroperotropismus, ►Dualunion, ►Libidotropismus.

Szondi-Schicksalsanalyse *(f)*. ►Schicksalsanalyse.

Szondi-Test *(m)*. (L. Szondi). Projektiver Test zur Aufdeckung der Triebstruktur. Aus 48 Photographien von Triebkranken (Sadisten, Masochisten u. a.) muss der Proband je 12 aussuchen, die ihm besonders sympathisch bzw. unsympathisch sind. Der Auswertung liegt die Theorie der ►Schicksalsanalyse Szondis zugrunde.
e: Szondi-test.
Syn.: experimentelle Triebdiagnostik, Triebtest. *fr:* test de Szondi

T

Tabakentzug *(m)* ▸Tabakinduzierte Organisch Bedingte Psychische Störung.
e: tobacco withdrawal.

Tabakinduzierte Organisch Bedingte Psychische Störung *(f)* Bei Beendigung der Gewohnheit des Rauchens auftretende psychische Erscheinungen: Verlangen nach Tabak, Reizbarkeit, Angst, Konzentrationsstörung, Unruhe, Kopfschmerzen, Benommenheit, Leibbeschwerden. Die Erscheinungen klingen spätestens innerhalb weniger Wochen nach Tabakentzug ab.
e: tobacco organic mental disorder.

Tabesparalyse *(f)* Syn. für ▸Taboparalyse.

Tabespsychose *(f)* Bei Tabes dorsalis auftretende psychotische Erscheinungen; teils manisch, teils depressiv gefärbte klinische Bilder. Stets differenzialdiagnostische Abgrenzung gegenüber der häufigeren Taboparalyse notwendig.
e: tabetic psychosis, Pierret-Rougier-syndrome. *fr:* psychose tabétique

Tablettensucht *(f)* 1. Unmäßiges und kritikloses Einnehmen von Tabletten aller Art: Schlaf-, Kopfschmerz-, Beruhigungstbabletten, Abführmittel. 2. Syn. für ▸Drogenabhängigkeit.

Taboparalyse *(f)* Gleichzeitig bestehende Symptome von Tabes dorsalis und progressiver Paralyse. Meist in der Form, dass zu einer jahrelang bestehenden Tabes eine Paralyse hinzutritt. Zeigt unbehandelt gegenüber der reinen Paralyse einen besonders protrahierten Verlauf.
e: taboparesis.
Syn.: Tabesparalyse. *fr:* tabéto-paralysie générale

Tabophobie *(f)* Selten gebrauchte Bez. für Furcht davor, an Tabes dorsalis zu erkranken.
e: tabophobia. *fr:* tabophobie

Tabu *(n).* Ursprünglich polynesisches Wort für das Heilige, Geheiligte und zugleich Verbotene, Gefährliche, Unreine eines Gegenstandes. Freud stellte in »Totem und Tabu« (1913) (GW IX) den zugleich positiven und negativen Aspekt des Wortes heraus, etwas, was einerseits gewünscht wird, wovor andererseits Angst besteht. In unserer Kultur entspricht der Inzest einem Tabu und wird mit Strafe bedroht. In der primitiven Horde behält nach Freud der allmächtige Vater die Frauen für sich und verbietet den Söhnen den Geschlechtsverkehr mit ihnen. Daher musste der stärkste Triebwunsch des Mannes und zugleich sein Verbot verdrängt werden. Gleichzeitig wird der Wunsch geweckt, das Tabu zu verletzen; das Verbotene wird anziehend. – Die Funktion eines Tabus besteht in einem Schutz für das Tabuierte.
e: taboo, tabu. *fr:* tabou

Tabuverletzung *(f)* (S. Freud). Übertreten eines Tabus; evtl. nur in Form eines Wunsches, z. B. eines Inzestwunsches. Dadurch werden verschiedene Gefühle gleichzeitig geweckt: das Vergnügen, denjenigen herausgefordert zu haben, der ein Verbot erlässt (Vater); Angst vor Bestrafung; Gewissensbisse.
e: breaking of taboo. *fr:* transgression du tabou

Tachylalie *(f)* Syn. für ▸Tachyphrasie.
e: tachylalia. *fr:* tachylalie

Tachylogie *(f)* Syn. für ▸Tachyphrasie.
e: tachylogia. *fr:* tachylogie

Tachyphemie *(f)* Syn. für ▸Tachyphrasie.
e: tachyphemia. *fr:* tachyphémie

Tachyphrasie *(f)* Überstürztes und wortreiches Sprechen, z. B. auf einem Höhepunkt manischer Erkrankung.
e: tachyphrasia.
Syn.: Tachylogie, Tachyphemie, Tachylalie. *fr:* tachyphrasie

Tachypsychie *(f)* Beschleunigung der Denkvorgänge, z. B. bei Manie.
e: tachypsychia. *fr:* tachypsychie

Tachythymiker *(m, pl).* Psychopathen mit lebhaftem Temperament und lebhafter Motorik. Es gibt gut gelaunte und dysphorische Lebhafte und solche mit leichten Stimmungsschwankungen. Sie sind wendig und können rasch mit Personen und Dingen der Umwelt in Beziehung treten, was bis zur leeren Betriebsamkeit gehen kann.

Taedium vitae *(n).* Lebensüberdruss.

Täniophobie *(f)* Krankhafte Angst vor Bandwürmern.
e: t(a)eniophobia. *fr:* téniophobie

Tätigkeitsneurosen *(f, pl).* (Kraepelin). Syn. für ▸Ponopathien.

Tafephobie *(f)* Zwanghafte Furcht, lebendig begraben zu werden. Meist verbunden mit entsprechenden Abwehrmaßnahmen. Die Betreffenden hinter-

legen z. B. überall genaue Anordnungen, was mit ihrer Leiche geschehen soll, wenn sie sterben.
e: taphephobia. *fr:* taphéphobie

Tagangst *(f)* Angstgefühle, die analog zum ►Pavor nocturnus beim kleinen Kind während des Mittagsschlafes auftreten.
e: daytime terror, pavor diurnus.
Syn.: pavor diurnus. *fr:* terreur diurne

Tagesklinik *(f)* Ärztlich geleitete medizinische Behandlungseinheit für (noch) nicht voll eingliederungsfähige Kranke. Ist gewöhnlich an eine psychiatrische Einrichtung angebunden, sodass jede Art von Hilfe gewährt werden kann. Die Klinik verbindet die Vorteile einer ambulanten Behandlung (Wohnen im vertrauten Wohnmilieu) mit den Vorteilen einer Klinik. Stellt somit eine in den (meist 8-Stunden-)Tag zusammengedrängte stationäre Einrichtung dar. Es können alle Arten von psychiatrischen Behandlungen durchgeführt werden. Psychotherapie jeder Art, einzeln und in der Gruppe, einschließlich Psychoanalyse und Psychodrama, Beschäftigungstherapie, therapeutische Gemeinschaft, Pharmakotherapie u. a. Historisch: Erste Tageskliniken wurden in Russland nach dem 2. Weltkrieg erprobt. Über England (J. Bierer, 1951) gewann das System in der ganzen westlichen Welt Anhänger.
e: day-hospital, day-unit. *fr:* hôpital oder unité de jour

Tagesphantasie *(f)*. ►Tagträumereien.

Tagesreste *(m, pl)*. Die in jedem Traum auftretenden Erinnerungen »an die Erlebnisse des letztabgelaufenen Tages« (S. Freud, GW II/III, 170).
e: day residues.

Tagesschwankungen *(f, pl)*. 1. Mit einiger Regelmäßigkeit auftretende, mit der Tageszeit zusammenhängende Veränderungen des psychischen Krankheitsbildes. 2. Schwankungen der Befindlichkeit mit morgendlicher Verschlechterung und abendlicher Erleichterung oder Aufhebung einer depressiven Stimmung (morgens miserabel, mittags passabel, abends aimabel). Die in der dt. Psychiatrie stets stark beachteten Tagesschwankungen werden oft zu rasch als Hinweis für eine endogene Depression aufgefasst, können aber auch bei neurotischer, symptomatischer und organischer Depression beobachtet werden. Mitunter kündigen sie den Beginn oder das nahende Ende einer endogenen Depression an. Da DSM und ICD-10 eine endigene Depression nicht kennen, werden auch in Deutschland Tagesschwankungen weniger beachtet.
e: morning »worst time of day«, morning exacerbation, diurnal variation.

Tagesstätte, psychiatrische *(f)* Psychiatrische Behandlungseinheit, in der vorwiegend ältere und betreuungsbedürftige Personen während des Tages betreut und verköstigt werden. Ziel ist die Entlastung der Familie und dadurch Vermeidung der Unterbringung in einer psychiatrischen Vollinstitution. ►Beschäftigungstherapie, Gymnastik, ►Musiktherapie und Anregung schöpferischer Kräfte stehen im Vordergrund. Angeschlossen sind gewöhnlich kleine Wohnheime für den Fall von Urlaub und Krankheit der Angehörigen.

Tagträumereien *(f, pl)*. Im Wachzustand auftretende, oft lustvoll genossene lebhafte Phantasien, in denen sich Gedanken, reale Vorgänge der Umgebung und Wünsche mischen. Die Wünsche treten dabei in unverhüllter Form auf; sie werden nicht symbolisch verkleidet wie im Traum. Ein Tagträumer kann sich z. B. vorstellen, wie er einen Gegner mit einem Dolch umbringt oder wie eine große Menge ihn jubelnd beklatscht. Im Übrigen unterliegen Tagträume nach Freud aber den gleichen Regelhaftigkeiten wie Nachtträume. Sie können in ihrer Vorwegnahme zukünftiger Begebenheiten den Wünschen eine besondere Kraft verleihen und gewinnen dann einen positiv lebensgestaltenden Aspekt.
e: day-dream.
Syn.: Tagesphantasie, Wachträume. *fr:* rêve diurne, rêverie

Tagtraum, gelenkter *(m)*. (R. Desoille, ab 1925). Psychotherapeutische Technik. Der Patient, der entspannt daliegt, soll sich bildhafte Szenen vorstellen. Der Therapeut gibt Grundmotive wie Aufstieg auf einen Berg oder Abstieg ins Meer vor und greift eventuell in den Ablauf des Tagtraums ein. Nach den Bildern erzählt der Patient sein Leben unreflektiert. Vgl. katathymes Bilderleben. (Nach R. Desoille: »Le rêve éveillé en Psychotherapie«, 1945).
fr: rêve éveillé dirigé.

Taijin kyofusho (Japanisch. Etwa: zwischenmenschliche Angst). Angst, anderen Menschen unangenehm zu werden, etwa durch Geruch (►Eigengeruchsparanoia), durch Blicke u. a.

taktile Halluzinationen *(f, pl)*. Syn. für ►Halluzinationen, haptische.

taktile Halluzinose *(f)* Syn. für ►Dermatozoenwahn.

Taktlosigkeit *(f)* Fehlen von Schicklichkeitsgefühl, Feingefühl, Zurückhaltung oder anderen sozialen Normen des Umganges, die stark von der kulturellen Umgebung und der Erziehung abhängig, daher (individuell) verschieden ausgeprägt sind. Taktlosigkeit kann durch krankhafte Prozesse bei vorher taktvollen Persönlichkeiten bewirkt werden; insbesondere bei Manie, progressiver Paralyse, zerebrovaskulärer Demenz.
e: tactlessness, want oft tact. *fr:* manque de tact

Tanztherapie *(f)* Form der ►Bewegungstherapie, basierend auf der modernen Tanzbewegung, welche im Gegensatz zum klassischen Tanz von natürlichen und spontanen Bewegungen ausgeht und das Schöpferische darin betont. Persönlichkeitseigenschaften,

innerseelische Konflikte und deren Lösung können im Tanz zum Ausdruck gebracht werden. – Ausbildung zum Tanztherapeuten durch eigene Institute und in Anlehnung an ►Psychotherapieausbildung, Grundschema.
e: dance therapy.

Taphephobie *(f)*. ►Tafephobie.

Taphophilie *(f)* Besonderer Hang zu Gräbern und Friedhöfen; gewöhnlich Symptom einer Neurose.
e: taphophilia. *fr:* taphophilie

Taphophobia *(f)* Syn. für ►Tafephobie.

Taranteltanz *(m)* ►Tarantismus.

Tarantulismus *(m)* ►Tarantismus.

Taraxein *(n)*. (R.G. Heath, 1955). Dem Zöruloplasmin nahe verwandtes, aus dem Serum akut Schizophrener isolierbares Protein. Taraxein soll nach dieser Hypothese in der Lage sein, durch Senkung der Blut-Hirn-Schranke für verschiedene potenziell toxische Substanzen schizophrene Symptome auch bei Gesunden zu provozieren. Besonders empfindlich seien Septumregion und das limbische System, die nach Injektion von Taraxein auch EEG-Veränderungen zeigen. Es wird vermutet, dass die Veränderungen mit einem genetisch bedingten Stoffwechselirrtum zusammenhängen. – Die Hypothese wurde nicht bestätigt.
e: taraxein. *fr:* taraxéine

Tardieu, Ambroise-Auguste geb. 10.3.1818 in Paris, gest. 12.1.1879 in Paris. Pionier der forensischen Psychiatrie. Hierzu zahlreiche Werke, u.a.: »Étude médico-légale sur l'infanticide» (1868), (Forensisch-medizinische Untersuchung zur Kindestötung); »Étude médico-légale sur la folie« (1872) (Forensisch-medizinische Untersuchung zum Wahnsinn).

Tarantismus *(m)*. Tarantelbiss. Tanzkrankheit. St.-Veits-Tanz. Nach einem im 18. Jahrhundert in Unteritalien weitverbreiteten Volksglauben musste ein Feldarbeiter, der von der Tarantel gebissen worden war, wahnsinnig werden und sterben, wenn man ihn nicht durch Musik zum Tanzen zu bringen vermochte (Tarantella). Dies breitete sich, von Tarent ausgehend – wo die Spinne sehr häufig ist –, zeitweise als psychische Epidemie über ganz Europa aus. Die Vorstellung lebt heute in der Redewendung »wie von der Tarantel gestochen« weiter.
e: tarantism. *fr:* tarentisme

Tasikinesie *(f)* (Sicard, 1923). Unstillbares, von der Körperlage unabhängiges Bedürfnis, sich ständig zu bewegen. In früheren Jahren sehr seltenes Symptom. Als Nebenwirkung der Pharmakotherapie mit ►Neuroleptika aber häufig geworden (ca. 20% der Kurbehandlungen). ►Akathisie.
e: tasicinesia. *fr:* tasikinésie

Tastblindheit *(f)* Syn. für ►Astereognosie.

Tasthalluzination *(f)* Syn. für ►Halluzination, haptische.

Tastlähmung *(f)* Von C. Wernicke gebrauchte Bez. für ►Astereognosie.

TAT ►Thematischer Apperzeptionstest.

Tatendrang, krankhafter *(m)*. Dt. Bez. für ►Hyperbulie.

Taubheit, psychogene *(f)* Ausschließlich auf Erlebniskonflikten beruhende, nicht organisch-krankhafte Taubheit. Symptom einer ►Konversionsneurose. Die Taubheit bringt den Konflikt symbolisch zum Ausdruck.
e: psychogenic deafness. *fr:* surdité psychogène

Taubstummheit *(f)* Unfähigkeit zu sprechen infolge angeborener oder früh erworbener Taubheit.
e: deaf-muteness.
Syn.: Surdomutitas. *fr:* surdimutité

Taurophobie *(f)* Angst vor Stieren.
e: taurophobia. *fr:* taurophobie

Tauschpfand-System *(n)*. Syn. für ►Token-Verstärkungssystem.

Tausk, Viktor geb. 13.3.1879 Sillein (Slowakei), gest. 3.7.1919 Wien. Früher Freud-Schüler und Freund von Lou Andreas-Salomé. Einzelne Arbeiten zur Psychoanalyse von Psychosen. Anfänglich von Freud analysiert, dann an Helene ►Deutsch verwiesen. Tausk tötete sich 3 Monate später selbst. Nach einer bei P. Roazen (»Brudertier«, dt. 1973) beginnenden Legende ist Freud daran teils aus Eifersucht gegenüber Lou Andreas-Salomé, teils aus wissenschaftlicher Rivalität zumindest nicht unbeteiligt. Die realen Vorgänge wurden von K.R. Eissler (»Talent and Genius«) aufgeklärt.

Tautologie *(f)* 1. In der Literatur: Doppelaussage. Bez. eines bestimmten Sachverhaltes durch mehrere gleich bedeutende Wörter zur Herstellung größerer Eindringlichkeit (»voll und ganz«). 2. In der Psychopathologie: mehrfache Umschreibung des gleichen Sachverhalts, weil wegen einer krankhaften Sprachstörung der treffende Ausdruck nicht verfügbar ist.
e: tautologism. *fr:* tautologisme

Taxonomie *(f)* Ordnungsgesetzlichkeit. Wissenschaftliche Theorie der Klassifizierung. System der Ordnung von Größen und Gegenständen nach gemeinsamen Merkmalen. Die aus der Biologie stammende Taxonomie wird zunehmend in Linguistik, Psychologie (Charaktertypen. Persönlichkeitsstörungen) und Psychiatrie verwendet, seitdem mathematisch-statistische Verfahren angewendet wurden (Q-Faktorenanalyse, Q-Clusteranalyse).
e: taxonomy. *fr:* taxonomie

Tay-Knigdon-Syndrom *(n)*. Syn. für ►Tay-Sachs-Syndrom.

Tay-Sachs-Schaffer-Syndrom *(n)*. Syn. für ►Tay-Sachs-Syndrom.

Tay-Sachs-Syndrom *(n)*. (W. Tay, 1881; B. Sachs, 1898). Infantile Form der familiären amaurotischen Idiotie (s.d.). Beginn im 2. Lebensjahr, selten von Ge-

T

burt an. Symptome: Das bis dahin normal entwickelte Kind sieht schlechter und erblindet schließlich. Fortschreitender Verlust intellektueller Fähigkeiten bis zur ►Idiotie. Eine anfängliche Muskelschwäche geht in das Bild einer spastischen Diplegie über. Bei Drehung des Kopfes treten Tonusveränderungen i. S. der Magnus'schen Halsreflexe auf. Epileptische Anfälle. Gelegentlich extrapyramidale Hyperkinesen: Athetose, Chorea, Torsionsspasmus. Typische Veränderungen am Augenhintergrund: Die Makula ist weiß verfärbt, kirschroter Fleck an der Stelle der Vertiefung des gelben Fleckes (Fovea centralis). Der Tod tritt nach 2–3 Jahren ein. Ursache ist das Fehlen des Enzyms Beta-N-Acetylhexosaminidase. Die Bez. Tay-Sachs-Syndrom wird häufig als Syn. für alle Formen der familiären amaurotischen Idiotie gebraucht.
e: Tay-Sachs' disease.
Syn.: Tay-Sachs-Schaffer-Syndrom, Tay-Knigdon-Syndrom, Sachs'sche Krankheit. *fr:* maladie de Tay-Sachs oder Warren-Tay-Sachs

tDCS *(f)* transcranial direct current stimulation. ►Gleichstromstimulation, transkranielle.

Teilleistungsstörungen *(f, pl)*. Sammelbez. für mehr oder weniger isolierte Beeinträchtigungen. Beispiele: ►Schreib-Lese-Schwäche, ►Dyslexie, ►Aufmerksamkeitsdefekte, ►Konzentrationsschwäche, ►Artikulationsstörungen, ►Stottern.

Teilnahmslosigkeit *(f)* Syn. für ►Apathie.
e: listlessness. *fr:* indolence

Teilschlaf *(m)* ►Hypnose.

Telefonseelsorge *(f)* Von den kirchlichen Institutionen als Träger eingerichtete, in über hundert Orten gemeinsam mit Psychiatern, Psychologen und Sozialarbeitern arbeitende Beratungsstelle, die im Tag- und Nachtdienst anonyme Anrufe hauptsächlich von Lebensmüden entgegennimmt und diese vom Entschluss zum Suizid abzubringen sucht bzw. eine ärztliche Behandlung vermittelt. Ist auch als Chatberatung und Mailberatung verfügbar. – Der Name leitet sich von den ersten Einrichtungen ab, die bereits kirchlich waren und ist 1999 als Markenname geschützt. In Österreich heißen die gleichen Einrichtungen »Kummernummer«, in der Schweiz »Die dargebotene Hand«, in England »Samaritans«, in den USA »telephone support service« oder »crisis team«.

Telegrammstil *(m)*. Telegrammartige Verkürzung und Vereinfachung der sprachlichen Äußerungen (z. B. »Trinken haben«). Vorkommen bei motorischer Aphasie mit erhaltenen Sprachresten und bei Sprachveränderungen durch Schizophrenie.

Telekinese *(f)* In der Parapsychologie Bewegung von Gegenständen auf paranormalem, durch physikalische Gesetze nicht erklärbarem Wege (z. B. Levitation). Gehört mit Materialisation und Spuk zu den »physikalischen« Phänomenen der Parapsychologie.
e: telecinesis. *fr:* télékinésie

Telepathie *(f)* Außersinnliche Wahrnehmung von Gedanken und Gefühlen eines anderen Menschen, deren mögliches Vorhandensein bisher unbewiesen ist. Telepathiegefühl findet sich häufig als Erklärungswahn bei Denkstörungen Schizophrener.
e: telepathy. *fr:* télépathie

Telephonophobia *(f)* Übertriebene Angst vor dem Telefonieren.
e: telephonophobia. *fr:* téléphonophobie

Telergie *(f)* 1. Obsol. Syn. für ►Automatismus. 2. Psychische Beeinflussung aus großer Entfernung.
e: telergia. *fr:* télergie

Temperament *(n)*. In der persönlichen Eigenart begründete Weise der Reaktionen im Bereich des Gefühls-, Willens- und Trieblebens. Nicht identisch mit ►Charakter, obwohl häufig damit verwechselt. Nach der Säftelehre des Hippokrates wurden seit dem Altertum vier Temperamente unterschieden: 1. Sanguiniker (leichtblütig, wechselhafte Stimmungen); 2. Melancholiker (schwerblütig, schwermütig); 3. Choleriker (heftig, leicht erregbar), 4. Phlegmatiker (kaltblütig, schwer erregbar). – Nach E. Kretschmer werden sieben Temperamente in drei Gruppen unterschieden, die bestimmten Körperbautypen zugeordnet werden: 1. Zyklothymiker mit pyknischem Körperbau (a: hypomanische; b: syntone; c: schwerblütige); 2. Schizothymiker mit leptosomem Körperbau (a: hyperästhetische; b: schizothyme Mittellagen; c: anästhetische); 3. Visköse mit athletischem Körperbau. ►Ewald (1924) trennt eine quantitativ-energetische Temperamentsseite von einer qualitativ-konstruktiven Charakterseite. Temperament ist danach »ein mit dem Leben gegebener, angeborener und nur in geringen Grenzen schwankender, energetischer, biotonischer Dauerzustand. Man kann es auch biologisch fassen als den angeborenen Teil des Standards der vegetativen Strömung.« ►Temperamentskrankheiten betreffen nach Ewald hauptsächlich das Temperament. – Historisch: lat. temperamentum bedeutet »Mischung« bezogen auf die Körpersäfte (lat. humores) in der Humoralpathologie der Antike und ihrer Nachwirkungen. Dies bezieht sich auch auf die Persönlichkeit. Im melancholischen Temperament Don Quichotes herrscht z. B. die Trockenheit vor, was auch äußerlich beim »Ritter von der traurigen Gestalt« wahrnehmbar ist. Dies schließt ein hochentwickeltes »ingenium« (►Witz) ein. – Vgl. Charakter.
e: temperament. *fr:* tempérament

Temperamentskrankheit *(f)* Von G. Ewald verwendete Bez. für manisch-depressive Erkrankung. Die Bez. bezieht sich auf die von Ewald gegebene Definition des Temperaments. Nach Ewald ist bei der manisch-depressiven Erkrankung »das ganze energetische System körperlich und psychisch bald nach der

T

positiven, bald nach der negativen Seite hin verschoben«.

Temperamentspsychopath *(m)*. Psychopath mit abnorm ausgebildeten Temperamentseigenschaften.

Temperenzverein *(m)*. Vereinigung gewöhnlich ehemaliger Alkoholiker zur Bekämpfung des Alkoholismus. Vgl. Alkoholgegner, Guttemplerorden, Anonyme Alkoholiker. *fr:* union de tempérence.

Tempo, psychisches *(n)*. Von der Antriebslage abhängige Geschwindigkeit von Auffassung, Leistung und Psychomotorik. Das psychische Tempo kann individuell außerordentlich verschieden sein; es kann gegenüber der Norm krankhaft verlangsamt (z. B. bei Depression) oder beschleunigt (z. B. bei Manie) sein.

temporale Pseudoabsenzen *(f, pl)*. ►Pseudoabsenzen, temporale.

Temporallappenepilepsie *(f)* Epileptisches Anfallsleiden, das durch eine Läsion des Schläfenlappens und gewöhnlich ein charakteristisches EEG (Herdbefund über der Temporalregion) gekennzeichnet wird. Die typischste Anfallsform der Temporallappenepilepsie ist der psychomotorische Anfall (s. d.), der jedoch in einen tonisch-klonischen Anfall übergehen kann, wodurch dem psychomotorischen Anfall dann lediglich die Bedeutung einer ►Aura zukommt. Erstmalig durch Gibbs, Gibbs und Lennox (1937) genauer abgegrenzt, aber Teilbeschreibungen auch schon früher, z. B. als »petit mal intellectuel« (Falret), »épilepsie intellectuelle« (Herpin), »épilepsie de l'intelligence« (Legrand du Saulle), »remembrance« (Troussean). Häufig zusammen mit Grand-Mal-Epilepsie auftretend. Kann vom 4. Lebensjahr an in jedem Alter auftreten, vorwiegend jedoch zwischen dem 20. und 50. Lebensjahr.
e: temporal lobe epilepsy.
Syn.: Psychomotorepilepsie, psychomotorische Epilepsie. *fr:* épilepsie temporale

Temporallappensyndrom *(n)*. Syn. für ►Klüver-Bucy-Syndrom.

Temulentia *(f)* Im 17. u. 18. Jh. häufige Bez. für ►Akoholsucht.

Tenazität *(f)* 1. In alter Bedeutung: Kargheit, Filzigkeit. 2. Fähigkeit, die Aufmerksamkeit ständig auf einen Gegenstand zu richten. Die »Haftfähigkeit der Aufmerksamkeit« (Th. Ziehen). In der Klinik wird aber auch eine gewisse schwer erfassbare geistige Spannkraft als Tenazität bezeichnet.
e: tenacity. *fr:* ténacité

Tenazitätsverlust *(m)*. Verlust oder Herabsetzung des willentlichen Durchhaltevermögens, besonders bei ►Stirnhirnsyndrom. Mangel an geistiger Spannkraft, der Fähigkeit, die Gedanken auf ein Denkziel auszurichten. Eine Sache kann z. B. nur nach endlosen Umschweifen verständlich berichtet werden. Tenazitätsverlust kommt insbesondere bei zerebrovaskulären Prozessen vor.

Tendomyopathie, generalisierte *(f)*. W. Müller und J. Lautenschläger (1990) Syn. für ►Fibromyalgie.

Tendenz, finale *(f)* Das für den Betreffenden unbewusste Ziel einer Neurose. ►Adler hat als Erster betont, dass jeder neurotischen Symptomatik eine unbewusst bleibende Absicht zugrunde liegt. Diese Absicht wird durch die aktuelle Symptomatik oft gleichzeitig in verschiedener Hinsicht zum Ausdruck gebracht. Aufgabe der Psychoanalyse ist es, die Tendenz zu erkennen und bewusst zu machen. ►Krankheitsgewinn, primärer.
e: final tendency. *fr:* tendence finale

Tendenz, pädophile *(f)*. ►Pädophilie.

Tendenzblutungen *(f, pl)*. (H.-J. Prill, 1964). Auftreten von Menstruationsblutungen (Dauerblutungen) als Ausdruck eines innerseelischen Konfliktes und einer unbewussten Absicht; z. B. als sexuelle Abwehrreaktionen infolge Kontaktschwierigkeiten, als Protest gegen unerwünschte und zu schwere Aufgaben insbesondere in der Ehe oder zur Abwehr unerwünschten Geschlechtsverkehrs.

Tendenzbrille *(f)* Volkstümliche Bez. für ►Katathymie (1).

Tendenzmenorrhagie *(f)* Syn. für ►Tendenzblutung.

Tendenzneurose *(f)* Syn. für ►Begehrungsneurose.

Tentamen *(n)*. ►Tentamen suicidii.

Tentamen suicidii Syn. für ►Suizidversuch.

Tentigo *(f)* (lat. = Steifheit, Festigkeit des Penis, Geilheit) Obsol. Bez. für abnorme Wollust, Geilheit. – Die alte Bez. ist von der modernen Potenzmitttelindustrie wieder aufgegriffen worden.
e: tentigo. *fr:* tentige

Tentigo prava Obsol. Bez. für Lustseuche, Syphilis.

Tentigo venera Obsol. Syn. für ►Nymphomanie.

Tentigo veretri Obsol. Syn. für ►Satyriasis.

Teratophobie *(f)* Furcht, eine Missgeburt zur Welt zu bringen.
e: teratophobia. *fr:* teratophobie

terminales extrapyramidales Defektsyndrom *(n)*. ►Dyskinesien, tardive.

Terminalschlaf *(m)*. Am Ende eines vorübergehenden krankhaften psychischen Zustandes auftretender natürlicher Schlaf, der gewöhnlich den Zustand abschließt; Dauer wenige Minuten bis mehrere Stunden. Der Betreffende kann danach erfrischt und erholt oder mit einem Gefühl des Zerschlagenseins erwachen. Vorkommen insbesondere nach einem großen epileptischen Anfall, bei Delirium tremens und pathologischem Rausch.
e: post-ictal sleep. *fr:* endormissement post-critique

Terminerwachen *(n)*. ►Kopfuhr.

Terpnos Logos *(n)*. In der ►Sophrologie angewendete monotone Sprechtechnik, mit der aus therapeutischen Gründen ein veränderter Bewusstseinszustand herbeigeführt wird, den man teilweise als ►Sophrosyne bezeichnet.

Terror nocturnus *(m)*. Syn. für ►Pavor nocturnus.

Tertiärprävention, psychische *(f)*. ►Prävention, tertiäre.

Testierfähigkeit *(f)* Fähigkeit, ein gültiges Testament zu errichten, als Sonderfall der Geschäftsfähigkeit. Nach den im BGB (§ 2229 ff.) festgelegten Vorschriften beginnt die Testierfähigkeit mit Vollendung des 16. Lebensjahres. Sie ist aufgehoben (»Testierunfähigkeit«), wenn die testierende Person wegen krankhafter Störung der Geistestätigkeit, wegen Geistesschwäche oder Bewusstseinsstörung nicht in der Lage ist, die Bedeutung einer von ihr abgegebenen Willenserklärung einzusehen oder nach dieser Einsicht zu handeln (§ 2229 BGB). Bei der Begutachtung kommt es nicht nur auf die Feststellung einer krankhaften Störung an, vielmehr muss hinzukommen, dass dieser Zustand die freie Willensbestimmung ausschließt. Jemand (z. B. ein Erblasser) gilt so lange als testierfähig, als nicht seine Testierunfähigkeit nachgewiesen ist.
e: testamentary capacity (bei Testamenten), contractual capacity (bei Verträgen).

Testwörter *(n, pl)*. Zur Prüfung der Sprachartikulation verwandte, schwierig auszusprechende Wörter und Sätze. Z. B. Elektrizitätswerksdirektor; dritte reitende Artilleriebrigade; Flanellappen-Flanellappen-Flanellappen; die Katze tritt die Treppe krumm.

Tetanie, psychogene *(f)* Bild einer anfallsweise auftretenden neuromuskulären Übererregbarkeit durch seelische Ursachen, z. B. Angst. Die Symptomatik ist identisch mit der Tetanie durch andere Ursachen, z. B. Kalziummangel-Tetanie. Der Anfall beginnt mit Taubheitsgefühl und Kribbeln in den Fingerspitzen; Hitzegefühl in der Haut des ganzen Körpers, jedoch ohne Schwitzen, Prickeln in der Haut um den Mund herum; Herzklopfen; Schwindelgefühl; Pulsbeschleunigung; Gähnkrämpfe; nach einer Weile tritt Fischmaulhaltung des Mundes und Pfötchenstellung der Hände auf. Das Bewusstsein bleibt stets voll erhalten. Dauer wenige Minuten bis mehrere Stunden. Stellt die häufigste Form der Tetanie dar. Der einzelne Anfall kann durch Injektion von Kalzium beendet werden. Der Kalziumspiegel im Blut bleibt jedoch stets normal.
e: psychogenic tetany.
Syn.: Hyperventilationstetanie. *fr:* tétanie psychogénique

Tetanophobie *(f)* Angst vor dem Auftreten oder Wiederauftreten von tetanischen Anfällen. Diese Angst führt oft durch Atmungsbeschleunigung (Hyperventilation) erneut in einen psychogenen tetanischen Anfall hinein.
e: tetanophobia. *fr:* tétanophobie

Tetraäthylthiuramdisulfid *(n)*. ►Antabus.

T-Gruppe *(f)* Trainings-Gruppe. Gruppe, in der ►Sensitivity training getrieben wird.

Thalamusdemenz *(f)* (E. Grünthal). Durch Schädigung des Nucleus dorsomedialis thalami bedingtes affektstumpfes und initiativloses Verhalten. Ist psychopathologisch von einem ►Konvexitätssyndrom des Stirnhirns nicht zu unterscheiden.

Thalamus-Theorie *(f)* (W. B. Cannon und P. Bard). Theorie zur Erklärung der Entstehung von Emotionen. Danach lagern im Zwischenhirn (deshalb besser: Hypothalamus-Theorie) Empfindungs- und Verhaltensmuster, deren Realisierung aber gewöhnlich durch die Aktivität der Großhirnrinde unterdrückt wird. Sobald die Rezeptoren jedoch eine besondere, affekterregende Situation anzeigen, kommt es zur Aktivierung der hypothalamischen Impulse, wodurch die Erfolgsorgane in Tätigkeit gesetzt werden und gleichzeitig die Hirnrinde erregt wird, was den Gefühlen des Zornes, der Angst u. a. entspricht. Diese Theorie löste die ältere ►Gefühlstheorie von William James und Lange ab und wurde ihrerseits durch die ►Aktivierungstheorie der Emotionen abgelöst.

Thalassophobie *(f)* Krankhafte Angst vor Seefahrt und Meer.
e: thalassophoby. *fr:* thalassophobie

Thanatomanie *(f)* Unwiderstehlicher Wunsch, sich selbst zu töten. Todessehnsucht.
e: thanatomania. *fr:* thanatomanie

Thanatophobie *(f)* 1. Zwanghafte Angst vor dem Tode. Es wird immer wieder daran gedacht. 2. Phobische Angst, wodurch alles gemieden wird, was die Erinnerung an das Unausweichliche wecken könnte. Es wird vermieden, am Friedhof vorbeizugehen, an Beerdigungen teilzunehmen, Todesanzeigen in der Zeitung zu betrachten, diese evtl. vor dem Lesen der Zeitung durch jemand anderen herausschneiden zu lassen u. a. Bedeutet nach J. E. Meyer (»Tod und Neurose« 1973) in Wahrheit Angst vor dem Sterben und liegt vielen Neurosen und psychosomatischen Erkrankungen zugrunde.
e: thanatophobia. *fr:* thanatophobie

Thanatos *(m)*. In der dualistischen Trieblehre S. Freuds analog zum ►Eros (Lebenstrieb) seltener gebrauchte Bez. für Todestrieb. Freud selbst verwendete diesen Begriff in seinen Schriften niemals, benutzte ihn aber in Gesprächen. In dieser Bedeutung wurde der Begriff von P. Federn eingeführt.
e: Thanatos. *fr:* Thanatos

THC Delta-9-Tetrahydrocannabis. ►Cannabinoide.

Thaumatismus *(m)*. Wundersucht. Erwarten von und Sehnsucht nach Wundern, die manchmal in Form von psychischen Epidemien (s. d.) auftreten.
e: thaumatism. *fr:* thaumatisme

Theatertherapie *(f)* Eine der ältesten ►künstlerischen Therapien. Innerseelische Vorgänge ebenso wie zwischenmenschliche Beziehungen werden in der Art einer Theateraufführung als Handlung dargestellt. Damit werden sie erkennbar und korrigierbar. – Historisch: In Goethes Bühnenstück »Lila« (1788) gibt es ein heilendes Theater (für Melancholie) im Theater. ►Reil forderte 1816, dass in jeder Anstalt für psychische Erkrankungen ein theatertherapeutisches Theater eingerichtet werde, mit welchem gestörte Seelenkräfte wieder in Ordnung gebracht werden könnten. – Ausbildung an eigenen Instituten und Gesellschaften in Anlehnung an ►Psychotherapieausbildung, Grundschema.
e: therapeutic theater.

Thematischer Apperzeptions-Test (TAT) *(m).* (H. A. Murray, 1935). Häufig gebrauchter ►projektiver Test. Zu einer Serie von Bildern mit dramatischem, aber nicht immer klar erkennbarem Inhalt soll der Proband jeweils eine Geschichte erzählen. Auf dem Wege der Identifikation mit der dargestellten Person werden eigene Probleme, Einstellungen und Konflikte zur Darstellung gebracht.
e: thematic apperception test. *fr:* test d'aperception thématique de Murray

Theomanie *(f)* Religiöser Wahn. Wahninhalte religiöser Natur.
e: theomania. *fr:* théomanie

Theopathie *(f)* Heilversuche durch Gebete.
e: theopathy. *fr:* théopathie

Theophobie *(f)* Krankhafte Furcht vor der göttlichen Gewalt.
e: theophobia. *fr:* théophobie

Therapeutenvariable ►Psychotherapeutenvariable.

Therapie, administrative *(f)* (D. H. Clark, 1964). Organisation und Verwaltung als Teil einer erweiterten Psychotherapie. Die Kunst, innerhalb eines psychiatrischen Krankenhauses die Kranken durch administrative Maßnahmen zu behandeln. Sie besteht darin, dass ein Arzt im Krankenhaus gute Kontakte zu anderen Abteilungen unterhält, und in der Art, wie er die Beziehungen zum Pflegepersonal gestaltet.

Therapie, kognitiv-behaviorale *(f).* Syn. f. ►kognitive (Psycho-)therapie.

Therapie, kognitive *(f).* ►kognitive (Psycho-)therapie.

Therapie, personenzentrierte *(f)* (Tausch). Syn. für ►Psychotherapie, klientbezogene.

Therapie, strategische *(f)* (J. Haley). Syn. für ►Kommunikationstherapie.

Therapie, synthetisch-hermeneutische *(f)* Die von C. G. Jung angewendete Form der Psychotherapie. Zuerst wird dem Patienten seine augenblickliche Situation bewusst gemacht und er in die Realität zurückgebracht. Im zweiten Stadium werden pathogene Geheimnisse (s. d.) behandelt, die stets in Betracht zu ziehen sind. Danach, besonders bei Patienten in der 2. Lebenshälfte, ist das Verhältnis zur Religion in Betracht zu ziehen. Ziel der Therapie ist die ►Individuation. – Vor allem angebracht, wenn moralische, philosophische oder religiöse Probleme bestehen. – Im Gegensatz zur Psychoanalyse (nach Jung: analytisch-reduktive Therapie) liegt der Patient nicht auf einer Couch, sondern sitzt dem Therapeuten auf einem Stuhl gegenüber. Wöchentlich werden 1–2 einstündige Sitzungen abgehalten. Dauer der Therapie: etwa 3 Jahre.
Syn.: Jung'sche Therapie.

Therapie, systematische *(f)* Syn. für ►Kommunikationstherapie.

Thersites-Komplex *(m).* (H. Stutte, 1957). Nach Thersites, dem hässlichsten Mann im griechischen Heer von Troja, benannte zwanghafte Vorstellung, von allen Menschen als hässlich angesehen zu werden. Vorgetragen als Grund werden geringfügige Körperfehler (Muttermal, leichte Ohrmuscheldeformität, Pubertätsakne, chron. Hautleiden, Tragen einer Brille, Andersfarbigkeit der Haut). Nach Stutte handelt es sich um einen typischen Konfliktfaktor der jugendlichen Reifungsphase, der auch bei charakterlich nicht abnormen Jugendlichen zu massiver ►Abreaktion angestauter Affekte, aber auch zu – letztlich der Selbstwerterhöhung dienenden – kriminellen Handlungen führen kann. ►Dysmorphophobie.

Thinner-Sucht *(f)* Suchtform, bei welcher das Mittel eingeatmet wird. Es werden besonders Lösungs- und Reinigungsmittel (Äther, Benzin, Toluol, Trichloräthylen, Tetrachlorkohlenstoff, Chloroform) in Mengen bis zu 1 l täglich eingeatmet, um dadurch einen Rausch zu erzeugen. Es handelt sich um die ersten Stadien einer Narkose. Bei zu hoher Dosis kann daher Atemlähmung eintreten. Bei häufiger Wiederholung können Leberschäden, Nervenentzündungen und Delirien entstehen. Eine besondere Form ist das ►Leim-Schnüffeln.
e: thinner addiction oder sniffing.

Thompson, Clara Mabel geb. 3.10.1893 Province, Rhode Island (USA), gest. 20.12.1958. Amerikanische Psychoanalytikerin. Freudianisch ausgebildet bei Sandor ►Ferenczi. Ab 1923 Zusammenarbeit mit Harry Stack ►Sullivan und später mit Karen ►Horney. Mitbegründerin der ►Washington School of Psychiatry. – Arbeitete über die Beziehungen von Frauen zur Gesellschaft, weibliche Sexualität, Penisneid bei Frauen. – Werke: Maurice R. Green (ed.): »Interpersonal Psychoanalysis; The Selected Papers of Clara M. Thompson«, New York, 1964 (Interpersonale Psychoanalyse. Ausgewählte Arbeiten von C. T.).

Thymeretika *(n, pl).* (W. Janzarik, 1959). Selten gebr. Bez. für eine Gruppe der ►Antidepressiva (2),

T

die ►Monoaminooxidasehemmer, womit der antriebssteigernde Effekt hervorgehoben werden soll.

Thymergasie *(f)* In der ►Ergasiologie Adolf ►Meyers Stimmungsverschiebungen, die als körperlich fundiert gedacht werden. Entspricht etwa den ►Affektpsychosen.
e: thymergasia. *fr:* thymergasie

Thymoanaleptika *(n, pl)*. Selten gebr. Syn. für ►Antidepressiva.

thymogen *(a)*. Durch Gemütsbewegungen veranlasst. Emotional. Gefühlsmäßig.
e: thymogenic. *fr:* thymogène

Thymolepsie *(f)* Hebung der Stimmung.
e: thymolepsy. *fr:* thymolepsie

Thymoleptika *(n, pl)*. (P. Schmidlin, 1958). Häufig gebr. Syn. für ►Antidepressiva.
e: thymoleptics. *fr:* thymoleptiques

Thymopathen *(m, pl)*. Gruppe von ►Psychopathen, deren Abnormität sich hauptsächlich auf die Stimmung bezieht: hyperthyme, stimmungslabile, depressive Psychopathen.
Syn.: Stimmungspsychopathen.

Thymopathie *(f)* 1. Abnormität des Gefühlslebens (►Thymopathen). 2. Gemütskrankheit. Syn. für manisch-depressive Erkrankung. 3. Obsol. Syn. für Neurose.
e: thymopathy. *fr:* thymopathie

thymoplastisch *(a)*. (K. Birnbaum). Gefühlsmäßig. Bezieht sich auf Gefühlsfaktoren, die das klinische Bild einer Psychose plastisch formen (►Strukturanalyse). Entspricht (nach Birnbaum) den ►katathymen Faktoren.

Thymopsyche *(f)* (E. Stransky). Die Seite des Gemüts und der Affekte in der menschlichen Psyche. Der Begriff ist gedacht als Gegensatz zu der verstandesmäßigen Seite (►Noopsyche) der Psyche. Eine Störung der Beziehungen zwischen Thymopsyche und Noopsyche ist nach Stransky die Ursache der Schizophrenie (►Ataxie, intrapsychische).
e: thymopsyche. *fr:* thymopsyché

Thymopsychose *(f)* Vorwiegend das Gemütsleben verändernde Psychose. ►Noopsyche.

Tic *(m)*. Unregelmäßig sich wiederholende, unwillentliche Bewegungsfolge in einem Muskel oder einer Muskelgruppe. Kennzeichen eines Tics sind: rasche Bewegungsfolge von Zuckungen, kurze Dauer, abrupter Beginn, Unabhängigkeit von Willkürbewegungen, Erkennbarkeit für das eigene Bewusstsein, Fehlen eines Bewegungszwecks. Tics haben oft die Eigenschaft, in einem begrenzten Muskelbezirk zu beginnen und sich dann auf weitere Gebiete auszudehnen. Während des Schlafs verschwindet der Tic. Tic tritt vorwiegend an den sichtbaren Körperteilen auf und imitiert gewöhnlich Ausdrucksbewegungen. Die Einteilung wird nach dem betroffenen Körperteil oder nach dem Ausdrucksgehalt vorgenommen: mimische Gesichtsmuskulatur (Gesichtskrampf, Fazialistic), Zukneifen der Augen (Zwinkertic, ►Blinzelkrampf), Mundbewegungen, Lippenbeißen, Schnalz- und Lutschbewegungen, Schnaufbewegungen, schnüffelnde Bewegungen (Schnüffeltic), Zucken der Schultern (Ausdruck des Nichtwissens und der Ratlosigkeit), Kratzbewegungen (Kratztic), Fußtrittsbewegungen, Räuspern (Räuspertic), unfruchtbares Husten (Hustentic), Bellen (Belltic), grüßende Bewegungen (Grußtic), Kopulationsbewegungen oder andere kombinierte Bewegungen. – Vorkommen: Häufigstes Vorkommen bei Kindern zwischen 5 und 14 Jahren und in der Pubertät, häufiger bei Buben als bei Mädchen. Hält aber oft bis ins hohe Alter an. – Verlauf: Die meisten Tics verschwinden ohne Behandlung innerhalb von Monaten bis Jahren, andere dehnen sich immer mehr aus oder treten abwechselnd mehr oder weniger in Erscheinung. – Ursachen: Ticker geben gewöhnlich eine plausibel erscheinende Erklärung, die sich bei genauer Untersuchung selten bestätigt. Der Tic kann seelisch (►Tic, psychogener) oder seltener organisch (►Tic, organischer) verursacht sein. Tic kann allein oder als Teil eines Tic-Syndroms (►Tourette-Syndrom) auftreten. – Historisch: Erste ausführliche Beschreibung erfolgte im 19. Jahrhundert in Frankreich durch Trousseau. Durch Magnan und seine Schule wurde Tic als ►Degenerationszeichen beschrieben. Psychoanalytische Bearbeitung durch Melanie Klein (1925) und W. Reich (1925) sowie durch Serge Lebovici.

Tic, organischer *(m)*. Durch Körperveränderungen, z. B. Hirnaderverkalkung, Enzephalitis, hervorgerufener ►Tic.
e: organic tic. *fr:* tic d'origine organique

Tic, psychogener *(m)*. Tic durch unbewusste seelische Vorgänge. Psychoanalytisch gesehen ist Tic die symbolische Darstellung eines Konflikts, der in eine Organsprache übersetzt wurde. Das Symptom dient außer der Darstellung zugleich der Entladung von Affekt- bzw. Triebspannung, der Triebbefriedigung und Selbstbestrafung. Auf der einen Seite ist der Tic Abwehr eines überstarken Triebimpulses, andererseits der Versuch, einen inneren Konflikt nach außen zu projizieren, wobei das Zucken als Versuch gedeutet wird, unerträgliche innere Spannungen zu entladen. Häufig ist ein Masturbationskonflikt die Ursache.
e: psychic tic. *fr:* tic psychogène

Ticker *(m)*. An einem ►Tic leidendes Individuum.
e: tiqueur. *fr:* tiqueur

Tic-Krankheit *(f)*. ►Tourette-Syndrom.

Tics, motorische *(m, pl)*. Sammelbez. in DSM-IV/V für ►Tics, welche Körperbewegungen betreffen. Aufgezählt werden z. B. Blinzeln (Zwinkertic, ►Blinzelkrampf), ruckartige Bewegungen des Halses (Fazialistic), Schulterzucken, Husten (►Hustentic). Bewegungen und Grimassen des Gesichts (►Gesichtskrampf), Spielen an Händen oder Kleidung, Sprin-

gen, Berühren und Stampfen, Riechen an Gegenständen (►Schnüffeltic). Je nachdem, ob dabei mehr einfache oder mehr zusammengesetzte Bewegungen ausgeführt werden, unterscheidet DSM-IV einfache und komplexe motorische Tics. Vgl. vokale Tics.
e: simple oder complex motor tic(s).

Tics, vokale *(m, pl).* Sammelbez. des DSM-IV/V für Tics, welche mit Sprache oder Mundbewegungen einhergehen. z. B. Sich-Räuspern (►Räuspertic), Grunzen, Schnüffeln (►Schnüffeltic), Schnarchen, Bellen (►Belltic), Wiederholen von Wörtern und Sätzen, ►Koprolalie, ►Palilalie, ►Echolalie, ►Echokinese. Je nachdem, ob dabei mehr einfache oder mehr zusammengesetzte Bewegungen ausgeführt werden, unterscheidet DSM-IV einfache und komplexe vokale Tics. Vgl. motorische Tics.
e: simple oder complex vocal tic(s).

Tic-Störung, Chronische Motorische *(f)* Über Monate und Jahre hin bestehende Tics.
e: chronic motor tic disorder. – (ICD-10: F95.1).

Ticstörungen *(f, pl).* In DSM-IV–V: Gruppe von 4 Störungen. Gemeinsames Merkmal ist das Vorhandensein von ►Tics: (1) ►Tourette-Störung, (2) ►Persistierende (Chronische) Motorische oder Vokale Ticstörung, (3) ►Vorübergehende Ticstörung, (4) Nicht Näher Bezeichnete Ticstörung.
e: Tic Disorders. – (ICD-10: F95).

Tief greifende Entwicklungsstörungen *(f, pl).* ►Entwicklungsstörungen, Tief greifende.

Tief greifende Entwicklungsstörung NNB *(f, pl).* Bez. der DSM-III-R für Atypische Massive Entwicklungsstörung des DSM-III (►Entwicklungsstörungen, massive). Soll angewendet werden, wenn die Entwicklung eines Kindes gestört ist oder die Kommunikation mit seiner mitmenschlichen Umgebung, dabei jedoch die Kriterien der autistischen Störung (►Autismus, frühkindlicher; DSM-III: Infantiler Autismus), der ►Schizophrenie, der schizotypischen Störung (DSM-III: ►Schizotypische Persönlichkeitsstörung) oder der ►Schizoiden Störung nicht erfüllt sind. In DSM-V als Unterkategorie in ►Autismus-Spektrum-Störung enthalten.
e: pervasive developmental disorder not otherwise specified.

Tiefenhypnose *(f)* ►Hypnose, tiefe; ►Hypnosestadien.

Tiefenperson *(f)* (F. Kraus). Nach einem Schichtenmodell der Persönlichkeit die Anteile des Bewusstseins und Verhaltens, die nicht der Steuerung durch das bewusste Ich unterliegen. Wird mit den phylogenetisch älteren Gehirnteilen (Hirnstamm, Althirn) in Verbindung gebracht. Entspricht den Begriffen »Es-Schicht«, »Emotionalschicht« (E. Rothacker) und »Primitivperson«. Ähnliches wird unter »Thymopsyche«, »Paläopsyche« und »Vitalperson« verstanden. Gegensatz ist die »Kortikalperson«, wobei die Steuerung des Verhaltens vom bewussten Ich ausgeht, was zu den phylogenetisch neueren Hirnteilen (besonders Cortex cerebri) in Verbindung gebracht wird.

Tiefenpsychologie *(f)* Psychiatrische und psychologische Forschungsrichtung, die sich besonders mit der Bedeutung vorbewusster seelischer Gegebenheiten und den Tiefenschichten der Persönlichkeit für Seelenleben und Verhalten befasst. Praktisch werden unter dem Begriff verstanden: 1. Alle psychotherapeutischen und psychoanalytischen Richtungen, die von S. Freud, C.G. Jung, A. Adler, ►Stekel u.a. ausgingen. 2. Alle psychotherapeutischen Richtungen, die von der ursprünglichen psychoanalytischen Lehre Freuds erheblich abweichen. Historisch: Die Bez. wurde von E. Bleuler in »Die Psychoanalyse Freuds« (1910) geprägt und von C.G. Jung (1911) und S. Freud (1912) im Sinne von (1) übernommen.
e: depth oder deep psychology. *fr:* psychologie en profondeur, psychologie abyssale

Timosis *(f)* Im spanischen Schrifttum gebräuchliche Bez. für ►Erkrankung, manisch-depressive.

Tinnitus (aurium) *(f)* Subjektiv wahrgenommene Ohrgeräusche (Pfeifen, Brummen, Rauschen, Klingeln u.a.). Stärke von ganz leise bis unerträglich laut, in der Regel wechselnd. Nachts, bei Stille, lauter wahrnehmbar. Verschwindet im Schlaf, ist nach dem vollen Erwachen wieder vorhanden. Ursache ist manchmal eine Ohrkrankheit, meistens keine organische Ursache erkennbar. Die meisten Kranken beachten die Geräusche kaum oder leiden nicht. In anderen Einzelfällen kann das ganze Denken davon eingenommen werden (scheint dieses zu behindern). Sehr lauter Tinnitus kann (evtl. ausgeprägte) Depression nach sich ziehen. Diese ähnelt im klinischen Bild keiner der bekannten Depressionsformen. Behandlung durch Entspannungsmaßnahmen (Hals, Nacken, Schulter, Rücken) und Gewöhnungstraining.
e: tinnitus, ringing in the ears.

Tissot, Simon-André geb. 20.3.1728 Grancy/Waadtland, gest. 15.6.1797 Lausanne. Berühmter Arzt in Lausanne und Pavia (1780–1783). Zahlreiche medizinische und populärwissenschaftliche Schriften. Glücklicher Therapeut. Für die Psychiatrie wichtig durch die »Abhandlung von der fallenden Sucht« (Leipzig 1771) und durch eine unvollendet gebliebene Abhandlung über Nervenkrankheiten, die eine ausführliche Darstellung der Migräne enthält (Paris und Lausanne, 1778). Sein Werk »L'onanisme« (Onanie), 1. Aufl. 1760 wurde in viele Sprachen übersetzt. Gesammelte Werke in 15 Bänden: Lausanne, 1783 bis 1795; in 8 Bänden: Paris, 1809.

Titillomanie *(f)* Unbezwingbare Neigung, sich ständig zu kratzen. ►Kratztic.
e: titillomania. *fr:* titillomanie

TM Transzendentale Meditation (s. d.).

TMS Transkranielle Magnetstimulation (s. d.)

Toben *(m).* Älteste, im Mittelhochdeutschen schon gebräuchliche Bez. für »rasen«, »von Sinnen sein«, »geistig verwirrt, betäubt sein«.
e: delirium. *fr:* délire maniaque

Tobsucht *(f)* In der alten Psychiatrie geläufige Bez. für Krankheitsbild mit stärkster Erregung. Der Zustand der Unruhe wurde als Zeichen dafür gewertet, dass man es mit einem einheitlichen Krankheitszustand zu tun habe. Entlud sich die Tobsucht nach einer Weile gespannter Ruhe in aggressiven Akten, wurde von Zorntobsucht gesprochen. Die Bez. wurde teilweise als Syn. für ►Manie (in seiner älteren Bedeutung) verwendet. Findet gegenwärtig nur noch umgangssprachlich zur Kennzeichnung von Erregung mit Neigung zur Zerstörung von Gegenständen Anwendung.
e: frenzy. *fr:* frénésie

Tobsucht, hysterische *(f)* Obsol. Bez. für Erregung bei ►Hysterie.

Tobsuchtsanfall *(m).* Alte, in der Umgangssprache noch gebräuchliche Bez. für plötzlich auftretende Erregung.

Tod, psychogener *(m).* 1. Sterben ohne Krankheit des Körpers, aus rein seelischer Ursache. Ob es dies gibt, ist umstritten, aus der Kulturgeschichte aber vielfach überliefert, z. B. durch Heimweh. 2. Syn. für ►Voodoo-Tod, Tabutod,
e: psychogenic death. *fr:* mort psychogène

Todd'sche Lähmung *(f)* (R. B. Todd, 1856). Nach einem halbseitigen ►Jackson-Anfall für einige Zeit zurückbleibende Schwäche oder Lähmung der betroffenen Muskulatur. Todd gebrauchte den Ausdruck »epileptische Hemiplegie« und glaubte, dass der epileptische Anfall eine Schwäche und Ernährungsstörung des Gehirns zurückgelassen habe.
e: Todd's paralysis.

Todd-Zeichen *(n).* (R. B. Todd, 1809–1860). Bei hysterischer Halbseitenlähmung beschreibt der gelähmte Fuß beim Gehen keinen Halbkreis (Zirkumduktion) wie bei einer organischen Lähmung, sondern wird schlapp nachgezogen.
e: Todd's sign. *fr:* démarche en draguant

Todesangst *(f)* Furcht vor dem Sterben; ständiger Preis des Menschen für das Bewusstsein vom Dasein und das Wissen um die Endlichkeit des Daseins. Todesfurcht kennzeichnet gleichzeitig das Verlöschen der Individualität in einem undurchdringlichen Nichts. In manchen Neurosen und akuten Psychosen, z. B. schwerer Depression, wird Todesangst aktualisiert und es kann bei unerträglicher Ansspannung zu Selbsttötungsversuchen kommen. Nach Freud (GW XIII, 288) ist jedoch nicht jede Angst eine Todesangst; Real- bzw. Objektangst (Angst vor einem realen Ereignis) und neurotische Libidoangst (Triebangst) sind davon zu unterscheiden. Todesangst ist nach Freud als Verarbeitung der Kastrationsangst (►Kastrationskomplex) aufzufassen. Ferner kann »der Mechanismus der Todesangst nur sein, dass das Ich seine narzisstische Libidobesetzung in reichlichem Ausmaß entlässt, also sich selbst aufgibt, wie sonst im Angstfalle ein anderes Objekt. Ich meine, dass die Todesangst sich zwischen Ich und Über-Ich abspielt.« »Die Todesangst der Melancholie lässt nur die eine Erklärung zu, dass das Ich sich aufgibt, weil es sich vom Über-Ich gehaßt und verfolgt anstatt geliebt fühlt.«
e: agony of death. *fr:* horreur de la mort

Todesfurcht, krankhafte *(f).* ►Thanatophobie.

Todestrieb *(m).* Nach S. Freud Tendenz zur Selbstzerstörung und Rückkehr zum anorganischen Zustand. Aggressivität ist der nach außen gewendete Todestrieb. Der Begriff wurde von Freud erst 1920 aufgestellt und dem Lebenstrieb gegenübergestellt. Diese dualistische Triebtheorie löste damit die ältere von Ichtrieb(en) – Lebenstrieb ab. Lebenstrieb (Eros) und Todestrieb (Thanatos) befinden sich normalerweise in einem Zustande der Fusion. Nur in pathologischen Zuständen zerfällt die Einheit, wie bei sadistischer Perversion oder bei der Selbstbestrafungstendenz von Melancholikern. Der Todestrieb spielt eine wichtige Rolle bei den ►Abwehrmechanismen und ist in gewissem Sinne den älteren Ichtrieben vergleichbar. Die Selbstliebe (primärer Narzissmus) wendet den Todestrieb vom eigenen Körper fort auf Objekte, die unabhängig vom eigenen Organismus sind. In diesem Sinne spielt der Todestrieb eine Rolle bei der Identifikation mit den Objekten in der Umgebung.
e: death-instinct. *fr:* pulsion de mort

Todeswunsch *(m).* Nach Freud gibt es einen Aggressionstrieb, der die Tötung einer anderen, bestimmten Person zum Ziel hat (insbesondere Vater, Mutter, Geschwistern und anderen geliebten Personen gegenüber), sich aber auch gegen die eigene Person (►Suizid) wenden kann, wenn er in unabgewandelter Form zum Ausdruck kommt. Deswegen vertritt ►Stekel das sog. Talisprinzip: Niemand tötet sich selbst, der nicht auch andere töten wollte bzw. einem anderen den Tod gewünscht hat.
e: death-wish.

tödliche Katatonie *(f).* ►Katatonie, akute tödliche.

Token-Verstärkungssystem *(n).* Methode der ►Verhaltenstherapie. In einem Programm werden erwünschte Verhaltensweisen mit Punkten, Münzen oder Chips (= Token) belohnt, für die man Eintauschverstärker (andere Belohnungen) erhalten kann. Unerwünschtes Verhalten wird durch Entzug der Belohnungen »bestraft«. Das Verhalten wird geändert, weil erwünschtes Verhalten durch Belohnung verstärkt wird. Bedingungen in der Praxis: 1. erwünschte Verhaltensweisen müssen bekannt und de-

finiert sein; 2. Regeln müssen festgelegt sein. – Findet in der Psychiatrie vor allem Anwendung bei Zwangsneurosen, Anorexia nervosa und bei kindlichen Verhaltensstörungen.
e: token economy system.

Tokomanie *(f)* Manische Erregung im Wochenbett.
e: tocomania. *fr:* tocomanie

Tokophobie *(f)* Syn. für ►Maieusiophobie.

Toleranz *(f)* In der Psychiatrie: die veränderte Stoffwechsellage, in die ein Organismus bei längerer Gewöhnung an einen Suchtstoff gerät und die zur körperlichen Abhängigkeit führt. Die Wirkung des Suchtstoffes nimmt bei mehrfacher Einnahme ab. Die Ausbildung einer Toleranz hängt mit den Eigenschaften des Suchtstoffes zusammen. Auch individuelle Unterschiede wirken sich aus. Bei Opiaten (►Opiatsucht) und ►Stimulanzien kann eine 10-fache Dosis erforderlich sein, um dieselbe Wirkung zu erzielen. Bei Alkohol ist die Toleranz geringer. Bei ►Haschisch ist die Toleranzentwicklung meist nicht bewusst.
e: tolerance.

toll *(Adj.)* In allen germanischen Sprachen seit der ältesten Zeit geläufiges Wort für: des Verstandes beraubt, bewusstlos, unsinnig, wahnsinnig, wütend, rasend, wirr, närrisch, töricht, stumpfsinnig u. Ä. (engl. »dull« leitet sich daraus ab). Entspricht somit der weiten Bedeutung von »psychisch krank« im heutigen Sinne. Die Bezeichnung zeigt zugleich an, dass etwas so Bezeichnetes bekannt war.

Tollhaus *(n).* Ab dem 17. Jh. entstandene Bewahranstalten für psychisch Kranke. »tollhaus ist ein gebäude, darinn gemeiniglich tolle und rasende arme aufgenommen werden, die entweder nicht so viel vermögen haben, dass sie auf eine andere Art verpfleget werden können, oder auch keine so nahe anverwandten haben, die sich ihrer annehmen können, dergleichen sonderlich in großen Städten zum gemeinen dienst gestifftet zu seyn pflegen.« (J. H. Zedler: Grosses vollständiges Universallexikon aller Wissenschaften und Künste, 1732–1750).
e: madhouse, lunatic asylum.
Syn.: domus mente captorum. *fr:* maison d'aliénés

Tollheit: *(f)* Obsol. Bez. für Zustand starker und unbeherrschter Erregung. Z. B. als »tobender Wahnsinn« im Gegensatz zum »stillen Wahnsinn« (Melancholie). Wut und die Unfähigkeit, eine starke Erregung zu bezähmen. Ist noch in einigen Wortzusammensetzungen enthalten: Liebestollheit, Mannstollheit, Tollwut, Hundstollheit, ►Tollhaus. Auch im Karneval lebendig als »seine Tollität« Prinz Kaarneval. Kein scharfer Unterschied zu ►Raserei.
e: frenzy.

Tollkoben *(m).* Tollkasten. Irrenkäfig. Irrenstall. Irrenkasten. Teilweise regional übliche Bez. für ►Tollhaus.

Tomomanie *(f)* Alte Bez. für Operationssucht. ►Münchhausen-Syndrom. ►Laparotomophilie.
e: tomomania. *fr:* tomomanie

Tonaphasie *(f)* Unfähigkeit, sich zu erinnern, welcher Ton einer geschriebenen Note entspricht.
e: tonaphasia. *fr:* tonaphasie

Tonbandhypnose *(f)* Hervorrufen einer Hypnose durch Tonaufnahmen. ►Schallplattenhypnose, ►Ablationshypnose.

tonisch *(a).* 1. Auf Tonus bezüglich. Mit tonischer Muskelspannung einhergehend (z. B. tonisches Stadium des epileptischen Anfalles). 2. In Verbindung mit anderen Worten: stärkend.
e: tonic, -tonia. *fr:* tonique

tonische Krämpfe *(m, pl).* Durch Erregung des Zentralnervensystems oder extrem gesteigerte neuromuskuläre Übererregbarkeit entstehende Krämpfe, bei denen die Muskulatur einzelner Körperabschnitte oder des ganzen Körpers in einer länger andauernden Anspannung verharrt. Teilerscheinung vieler epileptischer Anfallsformen. Im tonischen Stadium regelmäßige Erscheinung des großen epileptischen Anfalles. Tritt mit einer gewissen Selbstständigkeit bei den generalisierten tonischen Anfällen auf.
e: tonic seizures. *fr:* crises toniques

tonisches Stadium *(n).* Erstes Stadium des Grand-Mal-Anfalles mit tonischer Erstarrung der Muskulatur. ►Anfall, großer epileptischer.

Tonitrophobie *(f)* Gewitterangst.
e: tonitrophobia. *fr:* tonitrophobie

Tontaubheit *(f)* (K. Kleist). Form der ►Amusie. Tonhöhen, Tonintervalle, Zusammenhänge und Klangfarben können nicht erfasst werden. Bei Herden im Bereich des Pols der ersten Windung des linken Schläfenlappens. *fr:* surdité tonale.

Tonstummheit *(f)* Unfähigkeit, einzelne musikalische Töne hervorzubringen, ►Amusie.

Tonusverlust, affektiver *(m).* Plötzliche Erschlaffung der Körpermuskulatur bei affektiver Erregung (z. B. Zorn, Schreck, Heiterkeit), sodass die Kranken in sich zusammensinken und z. B. vom Stuhl rutschen. Das Bewusstsein bleibt hierbei erhalten. Bei ausschließlich heiterem Anlass wird auch von »Lachschlag« gesprochen. Tritt als Symptom der ►Narkolepsie auf.
e: cataplexia.
Syn.: Kataplexie. *fr:* cataplexie, adynamie affective

Topalgie *(f).* ►Topoalgie.

Topektomie *(f)* Psychochirurgischer Eingriff zur Entfernung eng umschriebener Bezirke der Hirnrinde unter Eröffnung der Schädelkalotte. Löste historisch die weniger exakt durchführbare präfrontale Lobotomie weitgehend ab. Wurde besonders häufig in den USA durchgeführt bei therapieresistenter chronischer Schizophrenie, Zwangskrankheit, Involutionsmelancholie.
e: topectomy. *fr:* topectomie

Topik, psychische *(f).* ►Topographie, psychische.

topische Hypochondrie *(f).* ►Hypochondrie, topische.

Topoagnosie *(f)* Besondere Form der Agnosie. Unfähigkeit, Örtlichkeiten (Straßen, Häuser) wiederzuerkennen. ►Alzheimer-Demenz.
e: topoagnosia. *fr:* topoagnosie

Topoalgie *(f)* Auf einen bestimmten, eng umgrenzten Bereich beschränkter Schmerz ohne organische Ursache. Z. B. im Bereich der Eierstöcke, der Brüste, des Herzens. Vorkommen bei Neurasthenie und Hysterie.
e: topalgia. *fr:* topalgie

Topographie, psychische *(f)* Einordnung psychischer Gegebenheiten in ein räumlich gedachtes metaphorisches Schema; die einzelnen Gegebenheiten treten zueinander in Beziehung wie örtlich getrennte Instanzen. In der Psychoanalyse Freuds wurde zuerst das topische System ►Unbewusstes, ►Vorbewusstes, Bewusstes eingeführt. Jedes dieser Systeme hat seine eigene Funktion, seine eigenen Gesetzlichkeiten und repräsentative Inhalte. Der Übergang von einem System zum anderen wird durch eine ►Zensur kontrolliert. Ein zweites topisches System wurde von Freud erst ab 1920 entwickelt; die Persönlichkeit baut sich aus drei vertikal angeordneten ►Instanzen auf: ►Es, ►Ich und ►Über-Ich. In diesem mehr anthropologisch gedachten System besitzen die Instanzen den Charakter relativ selbstständiger Personen, die zueinander in freundliche oder feindliche Beziehungen treten können. Der Übergang vom Es zum Ich ist für Inhalte z. B. nur nach Überschreiten von ►Ichgrenzen möglich, an denen die ►Zensur über Eintritt oder Nichteintritt entscheidet. – Beide, an sich verschieden konzipierten topischen Systeme sind miteinander verflochten. Es und Über-Ich haben ihren »Ort« in einer Schicht des Unbewussten.
e: mental topography.
Syn.: Topik. *fr:* topique

Toponeurose *(f)* ►Organneurose eines bestimmten Organs.
e: toponeurosis. *fr:* toponévrose

Topophobie *(f)* Sammelbez. für zwanghafte Angst vor bestimmten Orten: z. B. ►Agoraphobie, ►Klaustrophobie, Siderodromophobie. Vgl. Phobie.
e: topophobia. *fr:* topophobie

torpide *(a).* Im Bereich der Aktivität unternormal, träge, langsam. ►erethisch.
e: torpid. *fr:* torpide

Torpidität *(f)* Stumpfheit als Eigenschaft von Schwachsinnigen. Fehlen von Verstand oder Initiative. Dies zeigt sich in mangelhaften Interessen (nur Freude am Essen und Schlafen), mangelhafter Ausnutzung der vorhandenen Fähigkeiten, Faulheit, Vernachlässigung der äußeren Erscheinung, mangelhafter Sauberkeit. Torpide Schwachsinnige entwickeln auch keine kriminelle Aktivität, sondern werden allenfalls als Mitläufer beteiligt.
e: torpidity. *fr:* torpidité

Torpor *(m).* 1. Benommenheit. Erstarrung. Betäubung. Alte Bez. für stärkere Störung des Bewusstseins. Nur sehr starke Reize haben eine Reaktion zur Folge. 2. Syn. für ►Torpidität.
e: torpor. *fr:* torpeur, engourdissement

Torticollis mentalis ►Schiefhals in Form eines Tics. Der Kopf wird durch Zuckungen in der Muskulatur des M. sternocleidomastoideus und benachbarter Muskeln zur Seite gedreht und zur Schulter herabgezogen. Ursachen: ►Tic.
e: torticollis mentalis. *fr:* torticollis mentalis

Torticollis, psychogener *(m).* Syn. für ►Schiefhals, psychogener.

Totem *(n).* Aus der nordamerikanischen Indianersprache der Algonkin entlehnte Bez. für etwas, das als Schutzsymbol eines Clans verehrt wird; kann ein Tier, eine Pflanze, eine Naturerscheinung oder ein symbolischer Gegenstand (Totempfahl) sein. Das Totem wird als Begründer des Clans verehrt; es ist gewöhnlich verboten, sexuellen Verkehr mit Mitgliedern desselben Clans zu haben. Nach Freud (»Totem und Tabu«, 1913, GW IX) symbolisiert das Totem den patriarchalischen Vater, dessen Schutz man erwartet, aber vor dem man gleichzeitig Angst hat (►Ambivalenz). Freud entwickelt ferner die Vorstellung, dass in grauer Vorzeit der Vater der Horde von den Söhnen beseitigt wurde, welcher nun symbolisch durch das Totem vertreten wird. Im Verhalten von Kindern und Neurotikern kehre vielfach das Verhalten totemistischer Kulturen wieder.
e: totem. *fr:* totem

Totstellreaktion, hypobulische *(f).* ►Totstellreflex.

Totstellreflex *(m).* 1. Bei den Tieren in plötzlicher Gefahr auftretende »Schreckstarre« des Körpers. 2. (E. Kretschmer). Plötzliches Aufhören jeder Bewegung durch Unfähigkeit, sich zu bewegen (momentanes Erstarren). Dabei Absperrung gegen Außenreize körperlicher und psychischer Art bei hypnoidem, schlaf-traumartigem Bewusstseinszustand. Vorkommen in außergewöhnlichen Angst- und Schrecksituationen (»gelähmt vor Schreck«). ►Bewegungssturm.
e: death feigning. *fr:* réaction d'immobilisation, simulation de la mort, immobilité protectrice

Touchismus *(m).* Unterform des ►Frotteurismus. Durch Anfassen von Körperteilen einer anderen, unbekannten Person wird sexuelle Erregung gesucht.
e: touchism.

Toulouse-Epilepsiebehandlung *(f).* ►Richet-Toulouse'sche Epilepsiebehandlung.

Tourette-Störung *(f)* Bez. des DSM-III–V für ►Tourette-Syndrom.
e: Tourette's Disorder.

T

Tourette-Syndrom *(n).* (Gilles de la Tourette, 1885). Durch motorische Automatismen ausgezeichnetes klinisches Bild. Tritt fast immer schon im Kindesalter (2–15 Jahre) auf. Obligat ist ferner das unwillkürliche Ausstoßen schmutziger, obszöner, blasphemischer oder sinnloser Worte (►Koprolalie). Beginn oft mit einzelnen Tics, z. B. Blinzeln, ticartigem Herausstrecken der Zunge, Schnüffenl, Räuspern, Niederkauern oder Hüpfen. Bewegungen und Koprolalie können durch Willensanstrengung für Minuten und Stunden, jedoch nicht für dauernd unterdrückt werden. Der Verlauf ist chronisch mit wechselnder Intensität der Symptome. Als Ursache wird eher ein organischer Faktor angenommen (A. K. und E. Shapiro, ab 1971), während psychoanalytische Theorien (Margaret Schönberger Mahler, 1944–1949) mehr in den Hintergrund getreten sind. Eine Teilerscheinung, die klonischen Krämpfe der Gesichtsmuskulatur, ist auch allein als Brissaud-Syndrom bekannt. Wegen seiner eigentümlichen Symptomatik hat das Syndrom immer auch öffentliches Interesse erregt.
e: Gilles de la Tourette syndrome. – (ICD-10: F95.2).
Syn.: Brissaud-Syndrom, Erinnerungskrämpfe (Friedreich), Gilles-de-la-Tourette-Syndrom, Myospasia convulsiva, Myospasia impulsiva, generalisierter Tic. *fr:* maladie des tics, maladie de Gilles de la Tourette, tic impulsif, tic général, tics convulsifs, chorée variable des dégénérés

Toxicophobie *(f).* ►Toxikophobie.

Toxikomanie *(f)* Allgemeinste Bez. für Gewöhnung an Drogen oder Abhängigkeit von Drogen. Toxikomanie umfasst alle Schweregrade und Arten von ►Drogenabhängigkeit, ►Sucht, ►Alkoholismus und ►Gewöhnung (2) und kann anstelle jeder einzelnen dieser Bez. verwendet werden. Nach einem anderen Sprachgebrauch werden nur Zustände pathologischen Verlangens nach anderen Giften denn Alkohol als Toxikomanie bezeichnet, insbesondere Verlangen nach Beruhigungs- und Schlafmitteln, schmerzvertreibenden und stimulierenden Mitteln.
e: toxicomania. *fr:* toxicomanie

Toxikophobie *(f)* Krankhafte Angst vor Giften. Im Unterschied zur wahnhaften Vergiftungsfurcht wird jedoch keine von anderen ausgehende Vergiftungsabsicht vermutet.
e: toxicophobia. *fr:* toxicophobie

Toxiphobie *(f).* ►Toxikophobie.

toxische Demenz *(f)* Durch ein über lange Zeit hin dem Körper zugeführtes Gift (z. B. Suchtstoffe, Genussgifte, gewerbliche Gifte) verursachte ►Demenz. Die klinischen Erscheinungsbilder entsprechen im Wesentlichen den gewohnten Bildern der Demenz und lassen die Ursache nicht oder nicht sicher erkennen; z. B. bei der Demenz durch Thallium. Eine gewisse Ausnahme bildet die ►Dementia alcoholica.
e: toxic dementia. *fr:* démence toxique

toxische Psychose *(f)* Syn. für ►Intoxikationspsychose.

toxisches Delir *(n).* ►Intoxikationspsychose, die klinisch in Form eines ►Delirs in Erscheinung tritt. Häufigste Form der Intoxikationspsychose.
e: toxic delirium. *fr:* délire toxique

toxogene Demenz *(f)* Syn. für ►toxische Demenz.

Trachelismus *(m).* Im epileptischen Anfall vorkommende tonische Kontraktion der Halsmuskulatur, wodurch Atmung und Blutzirkulation behindert werden können.
e: trachelism. *fr:* trachélisme

Training, autogenes *(n).* ►autogenes Training.

Trait *(m).* 1. Allgemein: charakteristische Eigenschaft, durch welche sich jemand von anderen unterscheidet. Hinweis auf etwas. Anglizismus, im Engl. aus lat. »tractus«. 2. In psychiatrischen Texten etwa: »unter dem Gesichtspunkt einer Zeitachse«, »Aufeinanderfolge verschiedener Zustände«, »im zeitlichen Längsschnitt«, »über lange Zeit anhaltend«. Entspricht der ►Diachronie (1). Wird begrifflich dem ►State gegenübergestellt.
e: trait.

Trait-Marker *(m).* Biologische ►Marker, die ein genetisches Merkmal (e: »trait«) »markieren«. Solche Gene liegen auf einem Chromosom nahe an einem Gen, welches zu einer bestimmten Krankheit disponiert, und werden daher häufig zusammen mit diesem vererbt. Sie zeigen quasi mit dem Finger auf das krankheitdisponierende Gen. Im Gegensatz zum ►State-Marker ist der Trait-Marker auch in gesunden Zeiten vorhanden, z. B. im depressiven Intervall.

Trait-Theoretiker *(m).* Psychiatrischer Theoretiker, der sich in einer bestimmten Situation genau entsprechend den Gegebenheiten seiner Persönlichkeit verhält. Vgl. State-Theoretiker.

Trance *(f)* 1. Entrückung. Bez. für hypnoseähnlichen Zustand mit Einengung des Bewusstseinsfeldes und Einschränkung der Handlungsfreiheit, aber zugleich mit Erschließung neuer Fähigkeiten, insbesondere des Einfühlens in fremdes psychisches Erleben und Wünschen. Tritt bei besonders veranlagten oder geübten Personen (»Medien«) leichter auf als bei anderen. Werden in der Trance religiöse Inhalte belebt, wird von ►Ekstase gesprochen. 2. Ältere Bez. für alkoholbedingten Dämmerzustand.
e: trance.
Syn.: Trancezustand, dissoziativer Trancezustand.
fr: trance.

Trancezustand *(m).* Syn. für ►Trance.

Trancezustand, dissoziativer *(m).* Zustand von ►Trance, der innerhalb der jeweiligen Kultur nicht für ein normales Ereignis erachtet und in der amer. Psychiatrie durch den Vorgang der ►Dissoziation erklärt wird.
e: dissociative trance disorder.

Tranq Straßenname für ▶Phencyclidin.

Tranquilizer *(m)*. 1. Klasse von Arzneimitteln mit verschiedener chemischer Konstitution, aber gleicher entspannender Wirkung. Es wird ein Zustand von Ausgeglichenheit, Entspanntheit, Gleichmütigkeit und Freiheit von Angst erzeugt. Gleichzeitig tritt eine Erschlaffung der Muskulatur ein (oft gefühlt als Schwäche in den Beinen). Eine antipsychotische Wirkung besteht nicht. Gute Verträglichkeit und ein sehr breiter Indikationsspiegel haben zu verbreiteter Anwendung geführt. Indikationen: Neurosen, insbesondere aktuelle neurotische Konflikte (sofern eine Psychotherapie nicht möglich ist), Verstimmungszustände verschiedener Art, Angst jeder Art, Spannung, normalpsychologisch motivierte Unruhe (Examen). Obwohl die müdemachende Wirkung gering ist, kann durch Entspannung der Schlaf gefördert werden. Eine anfallshemmende (antikonvulsive) Wirkung wird vor allem beim ▶Status epilepticus genutzt. – Eine Abhängigkeit entwickelt sich vor allem bei ▶Angstneurosen. – Bei Entziehung nach Gewöhnung kann es zu schweren Angstzuständen und epileptischen Anfällen kommen. Der Bestimmungsgemäße Gebrauch ist weitverbreitet. Bis zu 90 % aller Kranken, die wegen irgendeiner Krankheit in einem Krankenhaus behandelt werden, erhalten im Laufe dieser Krankheit Tranquilizer. Auf dem illegalen Drogenmarkt werden die Substanzen hauptsächlich zur Linderung der Nebenwirkungen und Abstinenzerscheinungen von Drogen benutzt.
e: minor tranquilizers, anxiolytics.
Syn.: Anxiolytika, Ataraktika, Euhypnika. 2. Im Beginn des 19. Jahrhunderts in den USA von Benjamin Rush eingeführter, vielfach verwendeter Zwangsstuhl. Es handelte sich um einen Nachtstuhl mit Lehnen, auf dem unruhige Geisteskranke an Rumpf, Armen und Beinen gefesselt werden konnten.
fr: tranquilisant

Transaktionsanalyse *(f)* (E. Berne). 1. Aus der ▶Psychoanalyse abgeleitetes psychotherapeutisches Verfahren. Das Selbsterleben eines ▶Klienten und sein Verhalten gegenüber anderen Menschen (= Transaktion) werden analysiert. Dazu dient die ▶Strukturanalyse. Ziel ist ein Akzeptieren der eigenen Person (»Ich bin o. k.«) und eine Veränderung gewohnten Verhaltens. Die Behandlungsziele werden im Einzelnen in Form von Verträgen festgelegt. 2. Analyse der Kommunikation zwischen zwei Menschen.

Transaktionsanalytiker *(m)*. In ▶Transaktionsanalyse ausgebildeter Psychotherapeut. Die mehrjährige berufsbegleitende Ausbildung schließt mit einer Prüfung ab.

Transe(n) *(m/f)*. Sammelbez. für Transvestiten (▶Transvestismus), Transsexuelle und Transgender. Gewöhnlich eher abwertend gemeint.

Transgender *(m)*. Syn. f. ▶Transsexualismus.

Transidentität *(f)* Syn. für ▶Transsexualismus.

transiente globale Amnesie *(p)* syn. für ▶Amnesie, transitorische globale.

Transitivismus *(m)*. Überzeugung mancher psychisch Kranker, dass andere krank, sie selbst aber gesund seien (C. Wernicke). »Kranke, denen jedes psychische Krankheitsgefühl abgeht, die in ihrem ganzen Denken und Fühlen so verändert sind, dass die Voraussetzung identischer Gedankengänge, die uns zur richtigen Auffassung des Verhaltens und Benehmens anderer Menschen befähigen, für sie nicht mehr zutrifft. Vorzugsweise sind es die eigenen Angehörigen, deren Verhalten den Kranken sonderbar befremdlich und unverständlich vorkommt, sodass sie auf die Vermutung kommen, sie müssten wohl geisteskrank sein.« (C. Wernicke, 1900) In der Klinik wird die Bez. immer mehr von ▶Projektion verdrängt.
e: transitivism. *fr:* transitivisme

transitorisches Irresein *(n)*. Alte Bez. für rasch vorübergehende, wieder völlig ausheilende psychische Krankheit. In der alten Psychiatrie sah man in dem nur wenige Stunden oder Tage währenden Verlauf und im raschen Aufschießen und Verschwinden der psychotischen Symptomatik das Zeichen für etwas Einheitliches. Man unterscheidet je nach Grundkrankheit transitorische Bewusstseinsstörungen (v. Krafft, 1868), transitorische ▶Tobsucht (Schwartzer, 1880), transitorische Manie (v. Krafft, 1865) und Melancholie (Erlenmeyer, 1859) und transitorische Angstzustände. Das transitorische Irresein entspricht weitgehend der ▶Bouffée délirante der frz. Psychiatrie.
e: transitory psychosis. *fr:* troubles mentaux transitoires, folie transitoire, bouffée délirante

transkortikale Aphasie *(f)*. ▶Aphasie, transkortikale.

transkulturelle Psychiatrie *(f)*. ▶Psychiatrie, transkulturelle.

Transmission *(f)* Weitergabe von Ängsten und psychischen Störungen aller Art von einer Generation auf die nächste. Entsteht im Zusammenleben z. B. dadurch, dass eine ängstliche Mutter im Kinde dadurch Angst induziert, dass sie um das Wohl des Kindes äußerst ängstlich besorgt ist. Wird häufig mit genetischer Vererbung verwechselt.
e: transmission.

Transsexualismus *(m)*. Lebhafter Wunsch, die Geschlechtszugehörigkeit zu wechseln. Im sexuellen Verhalten sonst unauffällige Personen (häufiger Männer), die eine – meist chirurgische – Geschlechtsumwandlung wünschen, um dem anderen Geschlecht angehören zu können. Hat in der Gegenwart größeres Gewicht als in der Vergangenheit, da entsprechende Hormone unschwer erhältlich sind und dem Wunsch nach chirurgischen Eingriffen häufig entsprochen wird. Die Betroffenen können

sich dadurch in Körperstatur, Verhalten, Kleidung, Haartracht und Lebenskreis dem anderen Geschlecht weitgehend angleichen. – In DSM-III und DSM-III-R Unterform der ►Störungen der Geschlechtsidentität. Je nach ursprünglichem sexuellem Empfinden werden in DSM-III-R unterschieden: 1. asexuell (niemals sexuelle Wünsche gehabt); 2. homosexuell (sexuelle Anziehung durch das gleiche Geschlecht, was jedoch wegen des Geschlechtsumwandlungswunsches nicht als homosexuell empfunden wird); 3. heterosexuell (aktives sexuelles Leben mit dem anderen Geschlecht). – In DSM-V als Bez. nicht enthalten, der Sache nach unter Geschlechtsidentitätsstörung zu finden. – Rechtsfragen, z. B. Namensänderungen, sind für Deutschland im ►Transsexuellengesetz geregelt.
e: transsexualism. *fr:* transsexualisme

Transsexualität *(f)* Syn. für ►Transsexualismus.

Transsexuellengesetz (TSG) *(n).* »Gesetz über die Änderung der Vornamen und die Feststellung der Geschlechtszugehörigkeit in besonderen Fällen« vom 10.9.1980 (BGBl 1:1654). Gesetzliche Regelung für die Änderung des Vornamens (»kleine Lösung«, §§ 1–7) und des Personenstandes (»große Lösung«, §§ 8–12). Letzte Änderung 17.7.2009. Nach Personenstandsänderung kann in der neuen Geschlechtsrolle eine Ehe geschlossen werden. Die im Gesetz vorgesehene Altersgrenze von 25 Jahren wurde vom Bundesverfassungsericht 1982 aufgehoben. Unter bestimmten Bedingungen besteht auch für geschlechtsverändernde Operationen eine Leistungspflicht für Leistungsträger. Im Gesetz sind Forderungen etwa nach geschlechtstangleichenden Operationen (als Voraussetzung für die Personenstandsänderung) nicht enthalten.

Transvestismus *(m).* (C. F. ►Westphal, 1870; M. ►Hirschfeld). Neigung, Kleider des anderen Geschlechts zu tragen. Meistens handelt es sich um Männer, die ganz oder teilweise weibliche Kleidung tragen. Bei Frauen oft weniger auffällig, weil die westliche Kultur es ihnen eher gestattet, männliche Kleider zu tragen; der Prozess gegen Jeanne d'Arc hatte sich noch u. a. auf den Vorwurf gestützt, sie trage Männerkleider. Mit dem Kleiderwechsel brauchen keine sexuellen Anomalien verbunden zu sein. In DSM-III/V Unterform der Paraphilien, jedoch unter Betonung, dass die Bez. nur anzuwenden ist, wenn sexuelle Erregung und Befriedigung nur unter Zuhilfenahme von Verkleidung erreicht werden kann. Vgl. Transvestitischer Fetischismus.
e: transvestism, cross-dressing.
Syn.: Transvestitismus. *fr:* transvestisme

Transvestitismus *(m).* Syn. für ►Transvestismus.

Transvestitischer Fetischismus *(m).* In DSM-III/IV vom Transvestismus abgegrenzte Paraphilie, bei welcher heterosexuelle Männer Frauenkleider tragen und darin masturbieren, wobei sie sich sowohl als männliches Subjekt wie als weibliches Objekt vorstellen. Das Tragen der Kleider reicht vom gelegentlichen Tragen weiblicher Unterwäsche bis zur Teilnahme an der transvestitischen Subkultur (z. B. Transvestitenshows). In DSM-V umbenannt in transvestitische Störung.
e: Transvestitic Fetishism, Transvestitic Disorder. – (ICD-10: F65.1).

Trauer *(f)* Anhaltender seelischer Schmerz. Das seit dem 17. Jh. gebräuchliche Wort steht »Kummer« und »Gram« nahe, wird aber gegenwärtig nur noch auf die Totentrauer bezogen bzw. deren äußere Kenntlichmachung. Jedoch Freud (GW 10, 428 f.): »Trauer ist regelmäßig die Reaktion auf den Verlust einer geliebten Person oder einer an ihre Stelle gerückten Abstraktion wie Vaterland, Freiheit, ein Ideal usw.« Während der Trauer lassen das Interesse an den Ereignissen der äußeren Welt und die Fähigkeit zu lieben vorübergehend nach, die Aktivität ist gehemmt. Von Freud ausgehend hat sich eine Psychiatrie der Trauer entwickelt, in Deutschland durch Helene Deutsch (»Fehlende Trauer«, 1937), den USA durch E. Lindemann (»Symptomatology and management of acute grief«, 1945), in Frankreich durch ►Lagache.
e: grief.

Trauer, abnorme *(f)* Verstärkte Raktion auf den Tod eines nahe stehenden Menschen. In Dauer, Art und Intensität stark von der normalen menschlichen Erfahrung abweichende Trauer, z. B. Fortbestehen eines dumpf-grübelnden Insichgekehrtseins, anhaltende Freudlosigkeit, anhaltendes Niedergedrücktsein und Depressivität. Kann so extrem sein, dass lebenslang der Zustand der Trauer nicht beendet oder Erlösung im Suizid gesucht wird. Nach Helene ►Deutsch ist dies nicht auf eine zu starke libidinöse Bindung an das verlorene Liebesobjekt, sondern durch das Ausmaß weiter anhaltender Ambivalenz, Aggression und damit verbundener Schuldgefühle zurückzuführen.
e: abnormal grief.

Trauer, Einfache *(f)* In DSM-III-V: ►Kategorie für Reaktionen auf den Verlust eines geliebten Menschen, die zur Behandlung führen. Es bestehen Gefühle der Wertlosigkeit, des Versagens, der Hoffnungslosigkeit, Appetitlosigkeit, Gewichtsabnahme, Schlaflosigkeit, die Leistungsfähigkeit ist herabgesetzt. Es kann sich aber auch das volle Bild einer Major Depression herausbilden.
e: uncomplicated bereavement.

Trauer, pathologische *(f)* ►Trauer, abnorme.

Trauerarbeit *(f)* (S. Freud). Innerseelischer Vorgang, durch welchen man sich nach einem persönlichen Verlust vom Gegenstand der Trauer löst. Stellt den besonderen Fall der psychischen ►Verarbeitung eines Erlebnisses dar. Normalerweise lösen sich nach

T

kurzer Zeit ►Libido und ►Destrudo vom Objekt, und das Subjekt wird wieder frei. Die Trauerarbeit kann aber auch missglücken. (Neurotische bedingte) Depressionszustände treten dann auf.
e: work of mourning. *fr:* travail du deuil

Traum *(m)*. Besondere Form des Erlebnisses während des Schlafens, meist mit lebhaften Bildern und oft mit Gefühlen (►Angsttraum), an die auch nach dem Erwachen noch eine (meist vorübergehende) Erinnerung besteht. Physiologie: Träumen geht mit einer veränderten elektrischen Aktivität des Gehirns einher und entspricht weitgehend dem REM-Schlaf (►Schlaf, desynchronisierter), wobei man sich vorstellte, dass schnelle Augenbewegungen des Träumers anzeigen, dass er ein Traumereignis beobachtet (scanning hypothesis of dream). Auch außerhalb der Zeiten des REM-Schlafes wird geträumt, doch sind Träume während der REM-Phasen lebhafter, komplexer, mehr vom Gefühl getragen, bizarrer und besser zu erinnern. 20 % der Schlafzeit werden verträumt. Traumentzug führt zu nervösen Störungen. Die physiologische Funktion des Träumens besteht daher in einem Beitrag zur Integration des psychischen Apparates. Kinder träumen wahrscheinlich erst vom Beginn einer intellektuellen Tätigkeit an (Beginn der Sprachentwicklung und der psychischen Repräsentation der Außenwelt). Bereits bei Neugeborenen lässt sich jedoch eine Hirnaktivität wie beim Träumen nachweisen. ►Traumdeutung.
e: dream. *fr:* rêve

Trauma (psychisches) *(n)*. Seelenverletzung. 1. In der Psychoanalyse: Erlebnis, auf welches das Individuum nicht in adäquater Weise reagieren kann, das es nicht verarbeiten kann und das daher aus dem Bewusstsein verdrängt wird. Vom Unbewussten aus entfaltet das traumatische Erlebnis jedoch ständig eine Wirkung auf den psychischen Apparat in einer Weise, als wenn der Betreffende ständig mit dem Erlebnis konfrontiert würde, auf das sinnvoll zu reagieren seine dauernd ungelöste Aufgabe bleibt. Das Erlebnis kann – selten – ganz von äußeren Momenten herrühren, z. B. bei der ►Kriegsneurose. Häufiger bestimmen innere Triebspannungen das Erlebnis, z. B. für das Bewusstsein unannehmbare sexuelle Erlebnisse. Freud sah das Trauma vor allem unter seinem ökonomischen Aspekt: »Wir nennen so ein Erlebnis, welches dem Seelenleben innerhalb kurzer Zeit einen so starken Reizzuwachs bringt, dass die Erledigung oder Aufarbeitung desselben in normalgewohnter Weise missglückt, woraus dauernde Störungen im Energiebetrieb resultieren müssen.« Anna Freud (1967) definiert: »Jedes Ereignis in der Innenwelt oder Außenwelt, das imstande ist, durch seine Plötzlichkeit, durch die Quantität oder durch die Qualität der Reizzufuhr das Ich für kürzere oder längere Zeit außer Tätigkeit zu setzen.« – Historisch steht die Lehre vom psychischen Trauma am Anfang der psychoanalytischen Lehre (1890–1895). »Mit diesem Traume trat die Patientin in die psychoanalytische Behandlung ein. Ich lernte erst später verstehen, dass sie mit ihm das initiale Trauma wiederholt, von dem ihre Neurose ausging, und habe seither das gleiche Verhalten bei anderen Personen gefunden, die in ihrer Kindheit sexuellen Attentaten ausgesetzt waren und nun gleichsam deren Wiederholung im Traume herbeiwünschten« (GW II/III, 191). Die weitere Entwicklung führte von diesem einfachen Schema bald ab. Der Zeitpunkt für das entscheidende Erlebnis musste immer früher, schließlich in der frühen Kindheit gesucht werden. Die Bedeutung der Ausgangspersönlichkeit, ihrer besonderen Empfänglichkeit für ein Erlebnis und ihrer besonderen Situation beim Eintreten des Erlebnisses (►hypnoider Zustand [3] Breuers) wurden immer deutlicher herausgearbeitet. In der Therapie führte der Weg gleichzeitig von der ►Abreaktion bis zur nachträglichen psychischen Verarbeitung des Traumas. 2. Erlebnis, das so außergewöhnlich und so stark ist, dass es auch bei einem psychisch gesunden, evtl. erwachsenen Menschen psychische Folgen hinterlässt. Die Diskussion wurde durch Einführung der ►»Posttraumatischen Belastungsreaktion« in DSM-III (1980) neu entfacht. Während das Amerikanische für das belastende Erlebnis den Ausdruck ►Stress (psychischer) bevorzugt, wurde in Deutschland der Traumabegriff wieder aufgenommen. Vgl. Psychotraumatologie.
e: trauma.
Syn.: Trauma, seelisches. *fr:* trauma, traumatisme psychique

Trauma, psychosoziales *(n)*. Syn. für ►Trauma, psychisches (2), wenn betont werden soll, dass die Seelenverletzung von außen (anderen Menschen) her geschieht.

Traumarbeit *(f)* (S. Freud, 1900). Alle Vorgänge, durch welche aus dem Traummaterial (latente Traumgedanken, Erinnerungsreste des Tages, Leibreize) der manifeste Traum geformt wird. Freud bestand darauf, dass durch Traumarbeit nichts Neues erschaffen, sondern nur bereits Vorhandenes umgeformt werde, was allerdings das Wesentliche am Traum sei. Bei der Traumarbeit wird das Traummaterial durch vier wichtige Vorgänge umgewandelt: ►Verdichtung, ►Verschiebung, Rücksicht auf Darstellbarkeit und sekundäre Bearbeitung.
e: dream-work. *fr:* traivail du rêve

Traumatiker *(m)*. Im nervenärztlichen Alltag häufig gebrauchte Bez. für jemand, der durch ein Hirntrauma in Verhalten und Leistungsfähigkeit verändert ist. Symptome: ►Dementia traumatica.

traumatische Demenz *(f)*. ►Dementia traumatica.

traumatische Epilepsie *(f)*. ►Epilepsia traumatica.

traumatische Hirnleistungsschwäche *(f)*. ►postkommotionelles Syndrom.

traumatische Hysterie *(f)*. ►Hysterie, traumatische.

traumatische Neurose *(f)* Durch eine seelische Verletzung (►Psychotrauma) in Gang gesetzte Neurose. Sachlich identisch mit ►Unfallneurose. Jedoch werden außer Unfällen im Einzelfall andere Arten von Traumen als Unfall als ursächlich angesehen.
e: traumatic neurosis.

traumatische Psychose *(f)* Akute, körperlich begründbare Psychose, die durch ein Hirntrauma verursacht wird. Entspricht symptomatologisch der akuten traumatischen ►Ödempsychose. Die ältere Unterscheidung in Kommotionspsychosen (nach Commotio cerebri) und Kontusionspsychosen (nach Contusio cerebri) wird kaum noch anerkannt, da die Unterscheidung klinisch praktisch nicht zu treffen ist. Häufig werden »traumatische Psychose«, »Kommotionspsychose« und »Kontusionspsychose« syn. verwandt. ►Unfallpsychose.
e: traumatic psychosis. *fr:* psychose traumatique

Traumatisierung, psychische *(f)* Vorgang, der zu einer abnormen seelischen Reaktion oder Neurose führt. Die Bez. ist inhaltlich identisch mit dem psychischen Trauma, hebt jedoch den Prozess der Einwirkung hervor. Freud selbst sprach stets nur von »Trauma«. Vgl. Psychotraumatologie.
e: traumatic event. *fr:* traumatisme psychique

Traumatophilie *(f)* Abnorme Neigung, sich ohne Grund immer wieder operieren zu lassen. ►Münchhausen-Syndrom.
e: traumatophilia. *fr:* traumatophilie

Trauma- und belastungsbezogene Störungen *(f, pl)*. In DSM-V Gruppe von Störungen, welche durch Seelenverletzungen entstanden sind. Im Amer. bezieht sich ►Trauma eher auf Ereignisse in frühen Lebensaltern und Belastung (Stress) auf spätere Ereignisse. Eine scharfe Grenze gibt es nicht. Im Dt. besteht die Neigung, auch im Erwachsenenalter von Trauma zu sprechen. DSM-V will damit das ersetzen, was bis DSM-IV unter ►Anpassungsstörungen mit verstanden wurde. Die auf solche Weise entstandenen klinischen Erscheinungsbilder sind sehr unterschiedlich. Aufgezählt werden: (A) Reaktive Bindungsstörung; (B) Beziehungsstörung mit Enthemmung; (C) Posttraumatische Belastungsstörung (PTB, PTSD); (D) Akute Belastungsstörung; (E) Anpassungsstörungen.
e: Trauma- and Stressor-Related Disorders.

Traumbewusstsein *(n)*. Der während eines Traumes herrschende besondere Bewusstseinszustand, wobei das Bewusstsein weder völlig erloschen noch völlig wach ist. So ist sich z. B. das Ich im Traum seiner selbst bewusst, allerdings nicht in derselben Weise wie im Wachzustand.

Traumdenken *(n)*. Denken im Traum, welches sich vom Wachdenken so unterscheidet, dass sich dafür Regeln aufstellen lassen. Nach Freud kommen dabei vor: Zerreißen der Zusammenhänge, Darstellung durch Alternativen, Anspielungen, Bildersprache, Gleichheit durch Ähnlichkeit, Zusammenziehung räumlicher und zeitlicher Entfernungen (Gleichzeitigkeit), Darstellung durch das Gegenteil, Umkehrung. Vermehrung, Vervielfachung, Vertauschung, Wechsel von lebendig und tot. Bei Anwendung dieser Regeln lässt sich die »Traumsprache« in die Normalsprache übersetzen.
e: dream thought.

Traumdeutung *(f)*. 1. Erste Traumdeutungen im Gilgamensch-Epos im 18. Jh. vor Chr. Im Altertum die Deutung eines Traums z. B. eines Herrschers. Der Traum wurde aufgefasst als zukunftweisende Mitteilung durch göttliche Kräfte, die durch den Traumdeuter zu entziffern war. 2. Nach der Aufklärung, vor allem im 19. Jh., Deutung von Träumen nach feststehenden Traumsymbolen. (Z. B.: »Symbolik des Traumes« [1814] von G. v. Schubert). Wird in der heutigen Populärpsychologie mit Tausenden von Traumsymbolen fortgesetzt. 3. Der Traum als eine Art von normalem Wahninn. Beispiel: »Die Schlaf- und Traumzustände der menschlichen Seele mit besonderer Berücksichtigung ihres Verhältnisses zu den psychischen Alienationen « (1878) von H. Spitta. 4. Psychoanalytische Traumdeutung (s. d.).
e: dream interpretation

Traumdeutung, psychoanalytische *(f)*. Psychoanalyse: Besondere Bedeutung gewann der Traum in der Psychoanalyse als »Via regia zum ►Unbewussten«, nachdem Freud beobachtet hatte, dass freie ►Assoziationen zu Traumfragmenten produktiver waren als zu realen Erlebnissen. In der »Traumdeutung« (1900) legte Freud dar, dass der Traum der bewusste Ausdruck einer unbewussten Phantasie oder eines unbewussten Wunsches ist, die für das Individuum im wachen Zustand und bewusst nicht zugänglich sind. Traumbilder stellen nach Freud unbewusste Wünsche und Gedanken dar, die aber durch Symbolisierung (►Traumsymbolik) und andere Mechanismen verändert wurden. Jeder Traum stellt eine Wunscherfüllung dar. Weg vom Wunsch bis zum realen Traum: Unbewusste Triebwünsche wurden wegen ihrer nicht annehmbaren Form verdrängt. Sie werden dann jedoch durch die ►Traumarbeit so verwandelt, dass sie die ►Traumzensur passieren können. Dies wird erreicht durch Auswählen von anscheinend »harmlosen« oder unbedeutenden Bildern, welche der üblichen psychologischen Erfahrung des Schläfers entsprechen. Die Auswahl ist aber so, dass die Bilder dynamisch mit den latenten Traumgedanken zusammenhängen, denen sie in mancher Hinsicht ähnlich sind. Der Traum ermöglicht so eine zwar nur teilweise, aber sichere Be-

friedigung des verdrängten Wunsches. Nach C.G. Jung haben Träume vielfältige Funktionen. Sie können aktuelle Situationen widerspiegeln, die Zukunft vorwegnehmen, kreativ, warnend oder parapsychologisch sein. Träume sind nur zu interpretieren, wenn der Interpret die aktuelle Situation, das Leben des Träumers, Symbolsprache und Mythologie gut kennt. – Historisch wurden Träume im Altertum stark beachtet und viel gedeutet. Man kannte Träume, in denen die Gottheit erschien und Botschaften verkündete, prophetische, die Zukunft vorwegnehmende Träume und rein subjektive Träume. Später entdeckte erst die Romantik die Bedeutung des Traumes und seine Beziehung zum Unbewussten neu.
e: interpretation of dreams, dream-interpretation, analysis of dream content.

Traumentstellung *(f)*. ►Entstellung.

Traumgedanken, latente *(m, pl)*. Die durch die Traumbilder dargestellten, »hinter« ihnen stehenden Denk- und Vorstellungsinhalte (►Trauminhalt, manifester). Im engeren Sinne nur solche Vorstellungsinhalte, die durch Psychoanalyse und Interpretation des Traumes aufgedeckt wurden. Nach seiner Entzifferung stellt der Traum keine unverständliche Folge von Bildern mehr dar, sondern einen Gedankenkomplex, der durch die Traumarbeit in Bilder umgesetzt worden war. Der entschlüsselte Trauminhalt enthält Erinnerungsreste des vorangegangenen Tages, Kindheitserinnerungen, Anklänge an Leibreize und bringt einen oder mehrere Wünsche des Träumers zum Ausdruck.
e: latent dream-content.
Syn.: Trauminhalt, latenter. *fr:* contenu latent

traumhafte Halluzinationen *(f, pl)*. (C. Wernicke). Syn. für ►Halluzinationen, szenenhafte.

Traumhintergrund *(m)*. (B.D. Lewin, 1946). Leinwandartiger Hintergrund, auf den sich alle Träume projizieren. Nach Lewin symbolisiert der Hintergrund die Mutterbrust, wie sie in den Phantasievorstellungen des Säuglings im Schlaf nach der Mahlzeit auftritt. Der Traumhintergrund wird gewöhnlich nicht bewusst wahrgenommen, kann aber in besonderen (»weißen«) Träumen isoliert in Erscheinung treten.
e: dream screen. *fr:* écran du rêve

Trauminhalt, latenter *(m)* ►Traumgedanken, latente.

Trauminhalt, manifester *(m)*. (S. Freud, 1900). Im Traum auftretende Bilder und Vorstellungen, wie sie dem Träumer in der Erinnerung erscheinen bzw. wie er sie aus der Erinnerung schildert. Trauminhalt, bevor er durch Psychoanalyse hinsichtlich der latenten Traumgedanken entschlüsselt ist. Für Freud führt die Traumarbeit vom latenten Traumgedanken zum manifesten Trauminhalt, während durch die Traumdeutung der umgekehrte Weg eingeschlagen wird, die Traumarbeit wird rückgängig gemacht. In analoger Weise wird auch bei psychopathologischen Symptomen, Wahn, Halluzinationen, bei Wortkunstwerken und anderen geistigen Produktionen von einem manifesten Inhalt gesprochen, wenn sie mit psychoanalytischen Methoden analysiert werden.
e: manifest dreamcontent.
Syn.: Traumgedanken, manifeste. *fr:* contenu manifeste

Trauminterpretation *(f)* Syn. für ►Traumdeutung, psychoanalytische. Freuds Buchtitel »Die Traumdeutung« wurde 1913 mit »The interpretation of dreams« in Engl. übersetzt und kehrte als Trauminterpretation in die dt. Sprache zurück.
e: dream-interpretation, analysis of dream content. *fr:* interprétation de rêves

Traumphasenschlaf *(m)*. Syn. für ►Schlaf, desynchronisierter.

Traumsymbolik *(f)* Nach Freud (1900) stellt der Trauminhalt oft in symbolischer Weise etwas dar, was für das Wachbewusstsein des Träumers nicht akzeptabel ist (►Symbol). Diese Symbole sind mithilfe der freien Assoziation und einer Kenntnis von allgemeineren (traditionellen) Symbolbedeutungen interpretierbar. Freud betont jedoch, »dass man keine besondere symbolisierende Tätigkeit der Seele bei der Traumarbeit anzunehmen braucht, sondern dass der Traum sich solcher Symbolisierungen, welche im unbewussten Denken bereits fertig enthalten sind, bedient, weil sie wegen ihrer Darstellbarkeit, zumeist auch wegen ihrer Zensurfreiheit, den Anforderungen der Traumbildung besser genügen« (GW II/III, 354). Die Symbolübersetzung ist, wie Freud ausdrücklich betont, nur ein Hilfsmittel der Traumdeutung.
e: dream-symbolism. *fr:* symbolisme de rêves

Traumzensor *(f)* (S. Freud, 1900). Psychische Instanz, welche alle im Traum zur Darstellung drängenden Triebwünsche und Bilder darauf prüft, ob sie annehmbar sind und zum Traumbewusstsein zugelassen werden können. Viele Inhalte müssen verschlüsselt werden, um die vom Traumzensor ausgeübte Zensur passieren zu können. Die Verschlüsselung ist umso ausgeprägter, je weniger der Zensor die Inhalte zu akzeptieren vermag. Der Traumzensor ist Teil einer allgemeinen ►Zensur. Die Zensur ist jedoch nicht so streng wie im Wachzustand. Der Schlafzustand hindert die Wünsche daran, bis zur Motilität vorzudringen; sie treten in Konkurrenz mit dem Wunsch zu schlafen. Der Traumzensor sorgt dafür, dass die Wünsche in harmlos erscheinenden Bildern doch in das Bewusstsein eintreten können.
e: dream-censor. *fr:* censeur des rêves

Traumzustand *(m)*. Syn. für ►hypnoider Zustand.

Traurigkeit *(f)* Gefühlsqualität, welche subjektiv der seelische Träger und Sitz des Schmerzes um je-

manden oder etwas ist. Damit verbunden sind gewöhnlich dingliche Vorstellungen, welche traurige Erinnerungen oder Ahnungen wecken oder solchen Empfindungen Ausdruck geben, »traurig über ...«. Betrübte Niedergeschlagenheit verbunden mit dem Gefühl der Sehnsucht, Sorge oder inneren Anteilnahme. Nach überkommener Vorstellung hat Traurigkeit etwas Verzehrendes und »heckt alle Nacht einen anderen Harm aus« (Friedr. Petri, 1604). – Historisch: Lehnwort aus dem Lat. (tristitia), in der Sprachtradition keinerlei Verbindung zu ►Melancholie (bezw. ►Depression [1]). Daher Melancholie die Krankheit des »Nicht-traurig-sein-Könnens« (W. Schulte, 1961) ist. – Im Engl. gibt es kein Wort mit genau gleicher Bedeutung. Das Ersatzwort »sad«, »sadness« aus lat. »satis« bedeutet »genug, schwer, belastet, niedergedrückt, unbefriedigt, überdrüssig, müde, bedauerlich, Gefühl von Unglück«. »Sad« hat eine enge Bedeutungsbeziehung zu engl. »depression«, »From sad to glad« (Buch von N. Kline, 1975), »von schwer zu leicht«. Dieselbe Wortwurzel hat »satisfy«. – In DSM-III/IV und ICD-10 wurde bei den Depressionsdiagnosen »sadness« mit »Traurigkeit« übersetzt, was bei Schlussfolgerungen zu beachten bleibt.
e: sadness. *fr:* tristesse

Traurigkeit, vitale *(f)* (K. Schneider). Besondere Erlebnisweise des Traurigkeitsgefühls bei endogener Depression (s. d.), als »leibnahe« bezeichnet. Nähert sich mehr »einem Gefühl der Abgeschlagenheit, der Mattigkeit, der Müdigkeit und wird von den Kranken selbst als etwas ganz anderes bezeichnet als Traurigkeit über etwas«. Tritt bei einem Kranken mit endogener Depression das Phänomen der vitalen Traurigkeit auf, spricht Schneider von »vitaler Depression«.
e: vital sadness.

Treizième (arrondissement) *(n)*. Psychiatrisch-psychoanalytische Gruppe im 13. Bezirk von Paris. Wurde 1954 als Beratungsstelle für Alkoholiker gegründet. Erweiterte sich bis 1976 zu einer in Frankreich als Vorbild geltenden modernen psychiatrischen Vollversorgung eines Sektors (►Sektorisierung) mit Krankenhaus (hôpital Soisy-sur-Seine, ab 1963), Tagesklinik, beschützenden Werkstätten, Nachsorgeeinrichtungen und 15 voneinander unabhängigen psychiatrischen Therapeutengruppen für Erwachsene (Paumelle) und Kinder (Lebovici).

Trema *(n)*. In der Theatersprache der eigentümliche Spannungszustand des Schauspielers vor dem Auftritt. Nach K. Conrad (1958) Erlebnisweise in der Initialphase einer akuten Schizophrenie, die in einer »seltsamen Gestimmtheit« besteht. »Die einen umschreiben es als Druck oder Spannung, als Unruhe oder Angst, mitunter auch als freudiges Gehobensein wie in der Erwartung. Andere erleben es als Schuld und Versündigung, als stünde eine Strafe bevor und als hätten sie ein Verbrechen begangen. Wieder andere fühlen sich nur gehemmt und mutlos, willenlos, preisgegeben ohne Hoffnung. Endlich leben andere in der dumpfen Atmosphäre von Misstrauen, gegenüber einer feindselig sie umschließenden Welt.« ►Apophänie.
e: trema, stage fright.

Tremor linguae Rhythmisches Zittern der ausgestreckten Zunge bei chronischem Alkoholismus oder progressiver Paralyse.

Tremor potatorum Rhythmisches Zittern von Händen, Füßen, der Zunge und/oder des ganzen Körpers bei Alkoholismus. Tritt besonders stark am frühen Morgen, nach Beginn einer Entziehung oder im Beginn eines ►Delirium tremens auf.

Trennung, emotionale *(f)* Eindeutschung für Th. Lidz' Bez. »maritial skew«. Die Eltern Schizophrener können in ihren Beziehungen zueinander harmonisch und nach außen hin geschlossen erscheinen, während sie sich gefühlsmäßig schon lange weit voneinander entfernt haben. ►Ehespaltung.

Trennungsangst *(f)* Reaktion eines Kindes auf die Trennung von der Mutter. Gewöhnlich sich anzeigend in Erregung, Tränen, Jammern usw. Normalerweise als Zeichen gesunder emotionaler Reaktion zu werten. Tritt Trennungsangst jedoch bei jeder Trennung von ganz kurzer Dauer (Minuten) auf, zeigt sich darin eine neurotische Verhaltensstörung.
e: seperation anxiety. *fr:* névrose d'abandon

trepilante Abasie *(f)* Besondere Form der ►Aphasie (Gehunfähigkeit) aus seelischer Ursache mit starkem Zittern der Beine.

TRH-Stimulations-Test *(m)*. Neuroendokrinologisches Untersuchungsverfahren in der Psychopathologie. Es wird die Produktion von TSH auf eine Gabe von TRH (unter Berücksichtigung der Körperoberfläche) gemessen. Thyreotropin releasing hormone (TRH) ist das Hormon, welches die Freisetzung von Thyreotropin aus der Hypophyse bewirkt. Thyreoid stimulating hormone (TSH) ist das thyreotrope Hormon des Hypophysenvorderlappens, welches die Tätigkeit der Schilddrüse steuert. Der Test galt zunächst als ein schwacher (30–50 %), aber spezifischer biologischer ►Marker für unipolare ►Depression. Er ist aber z. B. auch bei Alkoholismus und ►Borderline-Persönlichkeit positiv.
e: TRH-induced TSH response, TRH test, TSH response to TRH. *fr:* test de stimulation à la TRH

Tri *(n)*. ►Trichloräthylen-Sucht.

Triade *(f)* (M. Bowen). In der Familienpsychiatrie: ein Dreipersonensystem als kleinste stabile Einheit in der Familie, z. B. Vater, Mutter, Kind. In einer Mehrpersonenfamilie bestehen gewöhnlich mehrere, einander überlappende Triaden.
e: triangle, triad.

Triade, strukturale *(f)* (H. Lang, 1978). Stabile Dreierbeziehung gemäß der Metapher eines gleich-

schenkligen Dreiecks. Prägt nicht nur die geglückte Kindheitsentwicklung, sondern schützt auch lebenslang vor einseitigen und damit gefährlichen Abhängigkeitsbeziehungen.
e: structural triad.

Triangulierung *(f)* 1. Primäre (normale) Triangulierung. In der frühen Entwicklung die Ablösung der (normalen) symbiontischen Beziehung zur Mutter durch Entdeckung des Inzestverbots und Entwicklung der Beziehung zum Vater. Dieser hilft, den symbiontischen Konflikt mit der Mutter zu lösen, bis ein ausgewogenes Dreiersystem der Beziehungen besteht. Jeder der Schritte kann missglücken. 2. In der Psychotherapie: die erstrebenswerte Verhinderung einer symbiontischen Abhängigkeitsbeziehung Therapeut-Patient durch die Einbeziehung einer dritten Beziehungsperson (oder Institution). 3. In der Familientherapie: zwei Personen (gewöhnlich Ehepartner) haben einen Konflikt miteinander, den sie aber nicht direkt austragen. Eine dritte Person (gewöhnlich ein Kind) wird zur Konfliktumleitung benutzt und dient damit den Konfliktpartnern zur Verringerung der Spannungen. Dieser ►Indexpatient erkrankt seelisch oder körperlich.
e: triangulation.

Tribadie *(f)* (griech. tribein = reiben) 1. Reiben vor allem der Clitoris (an Partner/in) als Mittel sexueller Erregung und Befriedigung. Häufige sexuelle Praktik in der weiblichen Homosexualität. e: tribbady. 2. Syn. für gleichgeschlechtliche Liebe zwischen Frauen. e: sapphism.
Syn.: Tribadismus. *fr:* tribadisme

Tribadismus *(m)*. Syn. für ►Tribadie.

Trichinophobie *(f)* Krankhafte Furcht davor, Trichinen mit der Nahrung aufzunehmen; geht bis zur Meidung von jeglichem Schweinefleisch.
e: trichinophobia. *fr:* trichinophobie

Trichloräthylen-Sucht *(f)* Drogenabhängigkeit von dem als Lösungsmittel für viele Klebstoffe verwendeten Trichloräthylen, in der Sprache der Abhängigen »Tri« genannt. Breitete sich nach 1960 besonders unter Kindern und Jugendlichen vor allem in den USA, seit 1967 auch in Europa aus. Es wird der Inhalt von bis zu 5 Tuben inhaliert. Es folgt für 30–45 Min. ein Zustand von Euphorie, Erregung, Bewusstseinsstörung und evtl. ►Koma. Als unangenehme Begleiterscheinungen treten Brechreiz, Appetitlosigkeit, Gewichtsverlust, unsicherer Gang und verwaschene Sprache auf.
e: glue sniffing.

Trichobezoar *(f)* ►Bezoar vorwiegend aus Haaren.

Trichoklastie *(f)* Syn. für ►Trichotillomanie.

Trichokryptomanie *(f)* Syn. für ►Trichorrhexomanie.

Trichomanie *(f)* (Besnier). Syn. für ►Trichotillomanie.
e: trichomania. *fr:* trichomanie

Trichopathophobie *(f)* Syn. für ►Trichophobie.

Trichophagie *(f)* Knabbern und Beißen an Haaren; auch Verzehren von Haaren.
e: trichophagy.
Syn.: Haaressen. *fr:* trichophagie

Trichophobie *(f)* 1. Zwanghafte Angst bei Frauen, durch Bartwuchs entstellt zu werden. 2. Abneigung gegen Haare. 3. Berührungsfurcht vor gewissen Stoffen (Samt).
e: trichophobia.
Syn.: Trichopathophobie. *fr:* trichophobie

Trichorrhexomanie *(f)* Krankhafte Gewohnheit, die eigenen Haare mit den Fingernägeln dicht über der Haut abzubrechen und anschließend darauf zu kauen.
e: trichorrhexomania.
Syn.: Trichokryptomanie. *fr:* trichorrhexomanie

Trichotillomanie: *(f)* (C.F. Hallopeau, 1889). Zwanghaftes und suchtartiges Ausrupfen von Kopfhaaren, Augenbrauen, Wimpern, Körperhaaren oder (seltener) Schamhaaren. Meist daran zu erkennen, dass die Haare an untypischer Stelle und in umschriebenen Arealen ausdünnen oder verschwinden. DSM-V wendet die Bez. nur auf sonst unauffällige Menschen an, die aber das Haareausrupfen nicht lassen können und zu verbergen suchen. Gehört in DSM-V zur Gruppe »Zwangsstörung und verwandte Störungen«. Zu den seelischen Zusammenhängen ist wenig bekannt. Sonstiges Vorkommen: bei Intelligenztiefstand, aggressiv gehemmten Kindern, selten auch bei Schizophrenie.
e: trichotillomania.
Syn.: Haarrupfsucht, Trichoklastie, Trichomanie (Besnier). – (ICD-10: F63.3). *fr:* trichotillomanie, manie dépilatoire

Triebabkömmling *(m)* In der Psychoanalyse das, was aus einem Trieb (►Triebe) nach einer seiner Abwandlungen geworden ist. Die Bez. kommt bei Freud selbst nicht vor, jedoch häufig bei A. Freud, M. Klein u. a. Die psychische Abwehr (s. d.) richtet sich vor allem gegen die Triebabkömmlinge, die untereinander auch widersprüchlich sein können. A. Freud betrachtete ►Affekte zum Teil als Triebabkömmlinge. M. Klein sah in starker Angst mit Vernichtungsgefühl einen Abkömmling des ►Todestriebes. Trotz des häufigen Gebrauchs der Bez. gibt es keine ausgearbeitete Lehre der Triebabkömmlinge.

Triebabweichung *(f)*. ►Homosexualität.

Triebambivalenz *(f)* Widerspiel zweier einander entgegengesetzter, jedoch gleich starker Triebe.

Triebanomalie *(f)* Seltenes Syn. für ►Perversion.

Triebdiagnostik, experimentelle *(f)* Syn. für ►Szondi-Test.

Triebdurchbruch *(m)*. Plötzlich, die rationalen und besinnungserfüllten Gegenstrebungen überspü-

lende, unmittelbar den Trieben entspringende Handlung. Deckt sich im Wesentlichen mit dem Begriff der impulsiven Handlung.
e: impulsion. *fr:* impulsion

Triebdynamik *(f)* Das sich aus dem Widerspiel verschiedener Triebe ergebende, größtenteils unbewusste seelische Geschehen. In seiner grundsätzlichen Bedeutung für das menschliche Handeln vor allem von der Psychoanalyse aufgedeckt. Eine besondere Theorie der Triebdynamik wurde von L. Szondi entwickelt (►Szondi-Test).

Triebe *(m, pl).* Angeborene, auf etwas Bestimmtes gerichtete Antriebserlebnisse. Nach K. Schneider sind zu unterscheiden: 1. Eine allgemeine Triebhaftigkeit allen Erlebens. 2. Leibliche Triebe: Nahrungs- und Geschlechtstrieb; Trieb, sich auszuruhen, sich zu bewegen, zu schlafen, zu gähnen, sich zu kratzen, sich zu entleeren u. a. 3. Seelische Triebe (»Triebe des Herzens«): Streben nach Macht, Geltung, Einfluss, Ehre, Reichtum, Erfolg, Schönheit, Pflichterfüllung, Demut, Reinheit, Heiligkeit. – Alle Triebe kommen in abnormer Weise gesteigert, herabgesetzt oder qualitativ verändert vor. Wegen des mit dem Wort »Trieb« verbundenen negativen Werturteils wird in Bezug auf die Menschen vielfach »Strebung« syn. verwandt. – Eine besondere Bedeutung erlangte die Trieblehre in der Psychoanalyse Freuds ab 1905. Vom Biologischen her ist der Trieb bei Freud ein »Grenzbegriff zwischen Seelischem und Somatischem, als psychischer Repräsentant der aus dem Körperinnern stammenden, in die Seele gelangenden Reize, als ein Maß der Arbeitsanforderung, die dem Seelischen infolge seines Zusammenhanges mit dem Körperlichen auferlegt ist« (GW X, 214). Jeder Trieb hat nach Freud seinen Ursprung in einer körperlichen Erregung, die eine Triebspannung erzeugt. »Das Ziel des Triebes ist allemal die Befriedigung, die nur durch Aufhebung des Reizzustandes an der Triebquelle erreicht werden kann.« Triebe werden außer durch Triebquelle und Ziel auch durch Objekt (►Triebobjekt) und Drang charakterisiert (die 4 Aspekte der Triebe). Von besonderer Bedeutung für die gesamte psychoanalytische Lehre ist dabei der quantitativ-ökonomische Aspekt des Triebes (Drang des Triebes), die »Summe von Kraft oder das Maß von Arbeitsanforderung, das er repräsentiert« (GW X, 214). Diese Summe ist gleichbleibend, auch wenn der Trieb sich aufsplittert und an verschiedenen Objekten gleichzeitig seine Befriedigung erreicht. – Die Trieblehre Freuds wurde am Beispiel der Sexualität erarbeitet, beschränkt sich aber nicht darauf. In der ersten Trieblehre Freuds standen die sexuellen Triebe den Ichtrieben gegenüber. Auch in der späteren Trieblehre (ab 1920) blieb der Dualismus erhalten, doch wurden jetzt die Lebenstriebe den Todestrieben gegenübergestellt. – Besondere Schwierigkeiten ergeben sich bei Übersetzung von »Trieb« ins Englische oder Französische. In der frz. psychoanalytischen Literatur ist es üblich, von »pulsion« zu sprechen, obwohl »instinct« und »tendence« sprachlich auch möglich wären. Die ►»Standard Edition« übersetzt Trieb mit »instinct«, obwohl »drive« and »urge« auch möglich wären. S. a. Aggressionstrieb, Destruktionstrieb, Bemächtigungstrieb, Lebenstrieb, Ichtriebe, Sexualtrieb.
e: instinct, drive, urge. *fr:* pulsion, instinct, tendence

Triebentmischung *(f)* ►Triebmischung und -entmischung.

Triebfixation *(f)* Besonders starke Bindung eines Triebes an ein bestimmtes ►Objekt. ►Fixierung.
fr: fixation de la pulsion.

Triebhandlung *(f)* Handlung, die nicht die Folge einer bewussten Überlegung ist, sondern ohne rationale Kontrolle unmittelbar triebhafter Motivation entspringt.
e: impulse act. *fr:* acte impulsif

Triebkonflikt *(m).* Kampf verschiedener, sich teilweise widersprechender Triebe um die Bestimmung der seelischen Haltung und des Handelns.

Triebmischung und -entmischung *(f)* Nach S. Freud sind ►Sexualtrieb und ►Todestrieb »regelmäßig und in großem Ausmaß« miteinander vermischt und können sich daher auch entmischen. »In der sadistischen Komponente des Sexualtriebes hätten wir ein klassisches Beispiel einer zweckdienlichen Triebmischung vor uns, im selbstständig gewordenen Sadismus als Perversion das Vorbild einer, allerdings nicht bis zum äußersten getriebenen Entmischung. [...] Wir erkennen, dass der Destruktionstrieb regelmäßig zu Zwecken der Abfuhr in den Dienst des Eros gestellt ist, ahnen, dass der epileptishe Anfall Produkt und Anzeichen einer Triebentmischung ist, und lernen verstehen, dass unter den Erfolgen mancher schweren Neurosen, zum Beispiel der Zwangsneurosen, die Triebentmischung und das Hervortreten des Todestriebes eine besondere Würdigung verdient.« (GW XIII, 275 f.)

Triebobjekt *(n).* In der Trieblehre Freuds dasjenige ►Objekt, »an welchem oder durch welches der Trieb sein Ziel (die Befriedigung) erreichen kann. Es ist das variabelste am Triebe, nicht ursprünglich mit ihm verknüpft, sondern ihm nur infolge seiner Eignung zur Ermöglichung der Befriedigung zugeordnet. Es ist nicht notwendig ein fremder Gegenstand, sondern ebensowohl ein Teil des eigenen Körpers. Es kann im Verlauf der Lebensschicksale des Triebes beliebig oft gewechselt werden; dieser Verschiebung des Triebes fallen die bedeutsamsten Rollen zu. Es kann der Fall vorkommen, dass dasselbe Objekt gleichzeitig mehreren Trieben zur Befriedigung dient (Triebverschränkung nach A. Adler). Eine besonders innige Bindung des Triebes an das Objekt wird als Fixierung desselben hervorgehoben (GW X, 215). ►Triebe. ►Fixierung. *fr:* object de la pulsion.

Triebrepräsentanz *(f)* (S. Freud). »Vorstellung oder Vorstellungsgruppe, welche vom Trieb her mit einem bestimmten Betrag von psychischer Energie (Libido, Interesse) besetzt ist.« (GW X, 254) Grundlage der Bez. ist die ►Annahme, dass Trieb und die ihn repräsentierende Vorstellung sich voneinander trennen können. Die Triebrepräsentanz kann verdrängt werden und entwickelt sich sogar reichhaltiger und ungestörter, wenn sie durch die Verdrängung dem bewussten Einfluss entzogen ist (GW X, 251).
e: instinctual representative. *fr:* représentant de la pulsion

Triebstörungen *(f, pl)*. Abnormität oder krankhafte Veränderung angeborener Triebe. Z.B. Fehlen des Nahrungstriebes bei manchen Geisteskranken. Die Bez. wird oft einseitig im Sinn einer Störung des Sexualtriebes verstanden.

Triebstruktur *(f)* Die einem Individuum eigentümliche Ganzheit seiner Triebe und Strebungen besonders hinsichtlich ihrer Stärke.

Triebtest *(m)*. Syn. für ►Szondi-Test.

Triebverschränkung *(f)* (A. Adler, 1908). In der Psychoanalyse Vermischung von ►Trieben, wenn dasselbe ►Objekt gleichzeitig mehreren Trieben zur Erreichung ihres Zieles, der Triebbefriedigung, dient. ►Triebobjekt. *fr:* croisement pulsionnel.

Triebziel *(n)*. In der Freud'schen Triebtheorie das Ziel, auf welches die ►Triebe vermöge des ihnen innewohnenden Dranges zusteuern: die Befriedigung. Triebziel und ►Triebobjekt sind daher nicht zu verwechseln. Die Triebe können verschiedene Wege einschlagen, um zu ihrem Endziel zu kommen, sodass sich daraus noch mannigfache nähere und intermediäre Ziele für einen Trieb ergeben können, die auch miteinander kombiniert und untereinander vertauscht werden können. Bei Vorgängen, die ein Stück weit in die Richtung der Triebbefriedigung zugelassen werden, dann aber eine Hemmung oder Ablenkung erfahren, spricht Freud auch von zielgehemmten Trieben. Auch mit solchen Vorgängen sei wahrscheinlich eine teilweise Befriedigung verbunden.
e: instinctual aim. *fr:* but de la pulsion, but pulsionnel

Trigeminusneuralgie, atypische *(f)* Syn. für ►Gesichtsschmerz, primärer autochthoner.

Trinker *(m, pl)*. An ►Alkoholsucht Leidende.
e: alcoholic. *fr:* alcoolique

Trinker, epileptoide *(m, pl)* ►epileptoide Trinker.

Trinker, exzessive *(m, pl)*. 1. An ►Alkoholsucht Leidende. 2. Personen, die alkoholische Getränke in sehr großen Mengen zu sich nehmen, aber nicht süchtig trinken und somit auch nicht trunksüchtig sind. ►Trinkertypen.
e: excessive alcoholic.

Trinkerdelirium *(n)*. Syn. für ►Delirium tremens.

Trinkerhalluzinose *(f)* Syn. für ►Alkoholhalluzinose.

Trinkerheilanstalt *(f)* Älteres Syn. für ►Trinkerheilstätte.

Trinkerheilstätte *(f)* 1. Institution, welche der Behandlung des ►Alkoholismus gewidmet ist. 2. Syn. für ►Entziehungsanstalt.
e: detoxification oder drying-out center. *fr:* maison de sevrage

Trinkerpsychose, akute *(f)* Syn. für ►Alkoholhalluzinose.

Trinkertypen *(m, pl)*. Einteilung der exzessiven Trinker nach den vorwiegenden Motiven für das Trinken. Staehelin unterscheidet ►Genusstrinker, ►Erleichterungstrinker, ►Rauschtrinker und ►Betäubungstrinker.

Triolismus *(m)*. (M. Hirschfeld). 1. Sexuelle Dreieckskonstellation. Hierbei hat jemand einen heterosexuellen Partner, der wiederum gleichzeitig und mit Einverständnis des anderen einen homosexuellen Partner hat. Der Erstere ist dabei Zuschauer des homosexuellen Geschlechtsaktes der anderen beiden. 2. Gemeinsame sexuelle Erregung und Befriedigung zu dritt, im Volksmund »Dreier« genannt. Entweder zwei Frauen und ein Mann oder (seltener) eine Frau und zwei Männer.
e: triolism. *fr:* triolisme

Trip *(m)*. Reise. Im Drogenjargon die besonderen Erlebnisse unter der Einwirkung von LSD. I. w. S. für jede Zeit unter der Einwirkung einer ►Droge (2), insbesondere wenn damit Stimmungsverbesserung und Halluzinationen verbunden sind.
e: trip.

Triskaidekaphobie *(f)* Krankhafte und abergläubische Angst vor der Zahl 13. Weitverbreitete Form des Aberglaubens, die in Psychosen in mannigfaltiger Form, oft als Ausdruck unbestimmter Angst, wiederkehrt.
e: triskaidekaphobia. *fr:* triskaidekaphobie

trisomale Idiotie *(f)* Obsol. Syn. für ►Down-Syndrom.

trisomaler dysmorpher Schwachsinn *(m)*. Obsol. Syn. für ►Down-Syndrom.

Trisomie 21, autosomale *(f)* Syn. für ►Down-Syndrom.

Tristemanie *(f)*. ►Tristimanie.

Tristimanie *(f)* Obsol. Syn. für ►Melancholie.

Tristitia post coitum Form der vorübergehenden psychischen ►Impotenz. Eigenartiges Gefühl von Niedergeschlagenheit und Lustlosigkeit, das viele Männer für kurze Zeit nach Ausführung des Geschlechtsverkehrs befällt. Nicht zu verwechseln mit der Refraktärzeit, welche jeder Ejakulation folgt. Ist bei stärkerer Ausprägung und langer Dauer gewöhnlich neurotisch bedingt.
Syn.: postcoitum triste.

Trochozephalie *(f)*. ►Turmschädel.

Trochomanie *(f)* Obsol. Syn. für ►Delirium tremens.
e: tromomania. *fr:* tromomanie

Tromophonie *(f)* Form einer Sprechstörung: Sprechen mit bebender Stimme. ►Dysphonie.
e: tromophonia. *fr:* tromophonie

Tropenkoller *(m).* In den Tropen, insbesondere auf einsamen Außenposten, vorkommende Form der Erlebnisreaktion, die wie eine Psychose aussehen kann. Symptome: Erregungszustände mit teilweiser schwerer Aggressivität, Reizbarkeit, wahnhaften Beziehungsideen, evtl. auch Halluzinationen. Der Tropenkoller ist eine Reaktion auf Mangel an sozialen Bezügen und Erlebnisreizen bei in Tropen isoliert lebenden Weißen; er verschwindet in Städten oder bei Rücktransport in die Heimat. ►Koller.

Trophoneurose *(f)* Störungen des Ernährungszustandes der Haut und ihrer Anhangsgebilde, z. B. Verdünnung der Haut mit gleichzeitigem Reliefverlust, Brüchigwerden der Nägel u. a. durch Fortfall normaler Innervation. Die Bez. geht auf eine ältere Bedeutung von ►Neurose (1) zurück und gibt deshalb Veranlassung zu Verwechslungen.
e: trophoneurosis. *fr:* trophonévrose

Trotzalter *(n).* Syn. für ►Trotzphase.

Trotzphase *(f)* (Ch. Bühler). Zur normalen Entwicklung gehörende Episode, in der ein gegen die Erziehungspersonen gerichteter Wille entwickelt wird, der sich in Gehorsamsverweigerung, Negativismus, Nörgeln, übermäßigem Kritisieren oder autistischem Verhalten äußert. Die 1. Trotzphase am Ende des 2. bis Anfang des 3. Lebensjahres ist identisch mit der ödipalen Phase. 2. Trotzphase im Beginn der Pubertät.
Syn.: Trotzalter. *fr:* âge de l'opposition, âge de l'entêtement.

Trotzverhalten *(n).* Ungehorsames provokatives und widerborstiges Verhalten von Kindern und Jugendlichen gegenüber Eltern, Lehrern und anderen Autoritätspersonen.
e: oppositional disorder.

Truax-Skala *(f)* (C. B. Truax, 1962). Schätzskala zur Beurteilung der ►Psychotherapeutenvariablen bei der klientenbezogenen Gesprächstherapie (s. d.). Auf drei Skalen (»Verbalisierung von Gefühlen des Klienten«, »positive Wertschätzung und emotionale Wärme«, »Echtheit und Selbstkongruenz«) muss in 5–12 Stufen das Verhalten des Therapeuten eingetragen werden. Therapeuten mit besonders hohen Schätzwerten haben auch größeren Erfolg bei der Behandlung ihrer Klienten.

Trübsinn *(m).* Düster umwölkte Sinne. In der Alltagssprache: zeitweilig auftretende seelische Verstimmung oder melancholische Anwandlung. Äußert sich in Form von Trauer, Niedergeschlagenheit, »sanfter Schwermut«, Kleinmut, Verzagtheit, pessimistischer Weltbetrachtung und Mangel an Selbstvertrauen. Oft in der Form, »in Trübsinn verfallen«. Der Grund können niederschlagende Eindrücke sein oder es fehlt ein Grund. – Historisch: Das Wort entstand im 18. Jh. in Analogie zu Wahnsinn, Blödsinn, Scharfsinn.
e: blues.

Trugbild *(n).* Mit den Augen wahrgenommene, aber in Wirklichkeit nicht oder in dieser Form nicht vorhandene Erscheinung, ►Illusion; ►Phantom.

Trugerinnerung *(f)* Syn. für ►Paramnesie.

Trugwahrnehmung *(f)* Syn. für ►Sinnestäuschung.

Trunkenheit *(f)* Im 17.–19. Jh. gebräuchliche Bez. für ►Alkoholsucht als Übersetzung von lat. »ebrietas«. Vielfach in der Gerichtssprache noch geläufig, z. B. Trunkenheit im Verkehr.
e: drunkenness

Trunkenheitsdelikte *(n, pl).* Strafbare Handlungen, die unter Alkoholeinfluss begangen werden, gelten als nicht vorhanden, wenn die Schuldfähigkeit durch den Alkoholeinfluss aufgehoben war. Der Täter kann jedoch eventuell nach § 323a StGB dafür bestraft werden, dass er sich in diesen Zustand versetzte: »1. Wer sich vorsätzlich oder fahrlässig durch alkoholische Getränke oder andere berauschende Mittel in einen Rausch versetzt, wird mit Freiheitsstrafe bis zu fünf Jahren oder mit Geldstrafe bestraft, wenn er in diesem Zustand eine rechtswidrige Tat begeht und ihretwegen nicht bestraft werden kann, weil er infolge des Rausches schuldunfähig war oder weil dies nicht auszuschließen ist. 2. Die Strafe darf nicht schwerer sein als die Strafe, die für die im Rausch begangene Tat angedroht ist. 3. Die Tat wird nur auf Antrag, mit Ermächtigung oder auf Strafverlangen verfolgt, wenn die Rauschtat nur auf Antrag, mit Ermächtigung oder auf Strafverlangen verfolgt werden könnte.«
e: drunkenness offences. *fr:* délits oder crimes alcooliques

trunkfällige Halluzinationen *(f, pl).* (►Krafft-Ebing). Unter der Alkoholeinwirkung besonders bei Alkoholikern auftretende Sinnestäuschungen; meist in Form von ►Akoasmen; daneben oft Affektillusionen (»vorbeihuschende Schatten«).
Syn.: Sensuum fallacia ebriosa.

Trunksucht *(f)* (C. v. Brühl-Cramer, 1819). Bez. für die spätere ►Alkoholsucht. Der Ausdruck setzte sich vor allem in Volkssprache und Gesetzessprache (►Entmündigung) durch. Bundessozialgericht 1968: »Denn auch Trunksucht in der vorliegenden Form ist eine Krankheit. Dabei ist der Kern des Suchtbegriffs die lang andauernde zwanghafte Abhängigkeit von dem Suchtmittel; dies gilt insbesondere auch für die Trunksucht.« Vgl. Alkoholkrankheit. *fr:* alcoolomanie

Trunksucht, periodische *(f)* Syn. für ►Dipsomanie.

TSG ►Transsexuellengesetz.

T-Typ *(m).* (W. Jaensch, 1926). »Tetanoider Typ«. Art von ►eidetischen Anschauungsbildern, die eine feste, sich auch bei längerem Besehen nicht verändernde Form beibehalten und durch bestimmte Reize hervorgerufen werden. Sie können dadurch lästig werden, dass sie immer wieder aufsteigen. Gegensatz: ►B-Typ.

Tuberkulomanie *(f)* Syn. für ►Phthisiomanie.

Tuberkulophobie *(f)* Syn. für ►Phthisiophobie.

Tuke, William geb. 24.1.1732 York, gest. 6.12.1822, Kaufmann und Quäker. Gründete eine Irrenanstalt »Retreat«, in der er eine menschenfreundliche Behandlung der psychisch Kranken durchsetzte, ohne die gleichzeitigen Bestrebungen auf dem europäischen Festland (►Pinel, ►Langermann) zu kennen. Stammvater einer Familie, die sich über 4 Generationen um die Pflege der psychisch Kranken verdient machte: Henry, Samuel und Daniel Hack T. Der Letztgenannte gab ein erstes Wörterbuch der Psychiatrie, »Dictionnary of Psychological Medicine« (1857), heraus.

Tumorepilepsie *(f)* Epileptische Anfälle (gewöhnlich ►Grand Mal) als Symptom eines Hirntumors. 30 % der Kranken mit Tumoren des Großhirns bekommen epileptische Anfälle. Hirntumoren sind die häufigste Ursache für das erste Auftreten von epileptischen Anfällen zwischen dem 25. und 60. Lebensjahr. Bei etwa 20 % der Fälle treten die Anfälle 5 Jahre vor dem ersten anderweitigen Zeichen eines Hirntumors auf. Häufigste Lokalisation sind Zentralregionen (80 %), Schläfenlappen (50 %), Stirn- und Scheitellappen.

Tumultus sermonis *(m).* Syn. für ►Logorrhoe.

Turmschädel *(m).* Abnorm hoher Schädel durch vorzeitigen Verschluss der Kranznaht. Gewöhnlich gleichzeitig Intelligenztiefstand. Dominant vererbt. Vorkommen auch bei konstitutioneller hämolytischer Anämie.
e: acrocephaly, oxycephaly, hypsicephaly, turricephaly, steeplehead, towerhead.
Syn.: Pyrgozephalie, Trochozephalie, Turrizephalie, Oxyzephalie (= Spitzschädel), Akrozephalie.

Turrizephalie *(f).* ►Turmschädel.

Tussis hysterica *(f)* Syn. für ►Hustentic.

Tussis nervosa *(f)* 1. Syn. für ►Husten, psychogener. 2. Syn. für ►Hustentic.

TV-Zeichen *(n).* Verkennen von szenischen Darstellungen im Fernsehen als real. Vorkommen z. B. bei Demenzen.

Tympanie, diaphragmale *(f)* Von Jamin (1919) geprägte Bez. für ►Syndrom der funktionellen Bauchauftreibung.

Tympanitis, hysterische *(f)* Von Spencer Wells (1886) geprägte Bez. für ►Syndrom der funktionellen Bauchauftreibung.
e: thympania hysterica. *fr:* tympanite hystérique

Typ, Typus *(m).* 1. In der griechischen Antike: Schlag, Gepräge, Gestalt, Muster, Modell, Vorbild, Zeichen, Schriftzug. Das Bild entstammt der Münzprägung. Der Schlag mit dem Prägestempel und das Geprägte auf der Münze hießen Typus. Daher engl. noch »type« für die Druckletter und den Druckbuchstaben. 2. In der ►Gestaltpsychologie und der dt. Psychiatrie vor allem als ►Idealtypus (Hervortreten der wesentlichen Eigenschaft, Zurücktreten der unwesentlichen) oder ►Prägnanztypus (reinste Verkörperung einer Gegebenheit) oder »reine Form« geläufig. Beschreibung von typischen Krankheitsbildern oder Persönlichkeitstypen. Typus in diesem Sinne von Idealtypus im Amer. nicht geläufig. – In der dt. Übersetzung von DSM-III/IV auch als ►Typische (major) Affektive Störung (im Original nur: major affective disorder), nach dem Modell des Prägnanztyps der Melancholie. 3. In DSM-III/IV gewöhnlich Zugehörigkeit zu einer Ober- oder Untergruppe, ohne dass typisches Gepräge gemeint ist. Beispiele: ►Körperbezogener Wahn, ►Liebeswahn; im Original als somatischer und erotomaner Typ einer Wahnstörung bezeichnet. In dieser Bedeutung auch ►Residualtyp (bei Schizophrenie und vielen anderen Störungen) und ►atypisch. 4. In der ►Typenlehre verschiedene Körperbau- und zugehörige Persönlichkeitstypen. Auch in dieser Bedeutung in der amer. Psychiatrie geläufig, was teilweise seinen Niederschlag in DSM-III-V fand.
e: type.

Typ-A-Verhalten *(n).* Verhaltensweisen, welche das Risiko, an einer koronaren Herzkrankheit zu erkranken, erhöhen. Typ-A-Menschen sind aggressiv, wettbewerbs- und arbeitsorientiert, ungeduldig, stets in Eile und wachsam. Wenn sie zu scheitern drohen, geben sie nicht auf, sondern verstärken ihre Bemühungen. »Die Kombination von Aktionismus und aggressiver Dranghaftigkeit bei Menschen, die sich unablässig in einem Dauerwettkampf befinden, um möglichst viel in möglichst wenig Zeit zu erreichen, notfalls gegen den Widerstand anderer.« (M. Friedmann und R. H. Rosenman, 1974) Die Eigenschaften werden als psychologische Indikatoren zur Einschätzung der Erkrankungswahrscheinlichkeit in Fragebogen erfasst. Die Konzeption ist umstritten. Vgl. Typ B.
e: type A behavior, coronary prone behavior.

Typ B *(m).* Gegentyp zum ►Typ-A-Verhalten. Der Typ B ist in allem das Gegenstück zum Typ A, wird aber nicht für sich selbst beschrieben.

Typ, enechetischer *(m)* ►enechetische Konstitution.

Typ, leptosomer *(m)* ►leptosomer Typ.

Typ, organisch-reaktiver *(m).* Selten gebrauchtes Syn. für ►Psychosyndrom, akutes hirnorganisches.

Typ, phlegmatischer *(m).* Einer der Typen Pawlows. ►Nerventyp nach Pawlow.

Typ, sanguinischer *(m)*. Einer der Typen Pawlows. ►Nerventyp nach Pawlow.

Typ, schwacher *(m)* ►Nerventyp nach Pawlow.

Typen, dysthymische *(m, pl)*. Syn. für ►Dysthymiker.

Typenlehre *(f)* Seit Aristoteles immer wieder unternommene Versuche, die Menschen nach bestimmten Typen einzuteilen, wobei manchmal mehr somatische, manchmal mehr psychologische Einteilungsprinzipien vorherrschen (►Taxonomie). Größere Bedeutung haben Systeme von W. Dilthey, E. Spranger und K. Jaspers erlangt. Benutzt werden gewöhnlich mehrere Systeme nebeneinander. Besonders wirksam sind die Einteilungen von E. Kretschmer (Zyklothymiker – Schizothymiker – Visköse) und C. G. Jung (Extravertierte – Introvertierte), W. H. Sheldon (Ektomorphie, Mesomorphie), H. Rorschach (koartierter, koartativer, ambiäqualer, introversiver und extratensiver Erlebnistyp; s. d.). Vgl. auch Einteilungen in verschiedene Psychopathentypen (►Psychopathie) und Typen der ►Persönlichkeitsstörungen.
e: typology.
Syn.: Typologie, Persönlichkeitstypologie *fr:* typologie

typisch *(a)* 1. Einem ►Idealtypus entsprechend. Vgl. ►Typ, Typus (2). 2. In DSM-V häufiges Adj., jedoch nicht im Sinne von (1), sondern: »einer Norm entsprechend«, »üblich«, »bezeichnend«, »kennzeichnend«.

Typische Depressive Episode *(f)* In DSM-III: Etwa entsprechend ►Depression, endogene. Zu beachten ist jedoch, dass prinzipiell keine Beschränkung auf endogene Bilder besteht, sondern die Grenzen anders gesetzt werden. S. hierzu Erklärung bei »Typische (major) Affektive Störung«. Zu der Diagnose sind 3 Zusätze möglich: 1. »in Remission«, wenn die Episode so weit abgeklungen ist, dass Depressives bei einer Untersuchung kaum noch bemerkbar ist; 2. »mit psychotischen Symptomen«, wenn stimmungskongruente oder stimmungsinkongruente psychotische Merkmale (s. d.) bestehen; 3. »mit Melancholie« (s. dort). – Die Bez. wird in DSM-III-R und -IV nicht mehr verwendet, ist in DSM-V aber als Teil der ►Bipolar-I-Störung wieder enthalten
e: major depressive episode.

Typische (major) Affektive Störung *(f)* Diagnose der dt. Übersetzung von DSM-III, die im Wesentlichen dem klinischen Bild der endogenen Depression (s. d.) der dt. Psychiatrie entspricht. Wurde in DSM-III-R in ►«Major Depression» umbenannt und von DSM-IV so beibehalten.
e: major affective disorder.

Typhuspsychose *(f)* Psychose als Begleiterscheinung von Typhus abdominalis. Meist handelt es sich um Delirien oder euphorische Bewusstseinstrübungen, die insbesondere bei Fieberanstieg oder Fieberabfall auftreten. Besonders häufig wird ►Residualwahn nach Abklingen der Psychose beobachtet. Die Typhuspsychose spielte Ende des 19. und Anfang des 20. Jahrhunderts eine bedeutende Rolle in der psychiatrischen Theorie, da in ihr der Prototyp einer Psychose bei Fieber und einer symptomatischen Psychose gesehen wurde. Man beobachtete sie bei einem Drittel aller Typhuskranken. Durch Fortschritte der Bakteriologie hat man viele andere Infektionspsychosen davon unterscheiden gelernt. Durch Fortschritte in der Behandlung des Typhus ist sie eine Seltenheit geworden.
e: typhus-psychosis. *fr:* psychose typhoide

Typologie *(f)*. ►Typenlehre.

Typologie der Manie *(f)*. ►Manie, Typologie der.

Typose *(f)* (Eisenmann). Nach einem krankheitsfreien Intervall wieder zurückkehrende Krankheitserscheinungen; z. B. bei manisch-depressiver Erkrankung.
e: typosis. *fr:* typose

Typus *(m)*. (lat.) ►Typ.

Typus, extravertierter intuitiver *(m)*. (C. G. Jung). Typ einer psychischen Grundfunktion (s. d.). zeigt Einsicht in Lebenssituationen, entdeckungsfreudig, begabt für Geschäftliches, Spekulation und Politik.

Typus, introvertierter intuitiver *(m)*. (C. G. Jung). Typ einer psychischen Grundfunktion (s. d.). Tagträumer, der seiner inneren Denkrichtung den höchsten Wert zuschreibt. Wird von anderen leicht als seltsam und exzentrisch angesehen.

Typus manicus *(m)*. (D. v. Zerssen, 1977). Persönlichkeitstyp bei Personen, die später vorwiegend manische Phasen einer manisch-depressiven Erkrankung bekommen können. Wird dem Typus melancholicus (s. d.) gegenübergestellt. Eigenschaften: unstetes Wesen, Risikofreude, Begeisterungsfähigkeit, Großzügigkeit, Vitalität, Eigenständigkeit, Originalität, unkonventionelles Denken und Verhalten, vielseitige Interessen, lebhafte Phantasie. Diese Persönlichkeitseigenschaften entsprechen – in schwächerer Form – den Symptomen einer Manie (Gegensatz zu Typus melancholicus). – Typus manicus und melancholicus haben auch gemeinsame Züge: aktiv, tüchtig, gefühlsbetont, warmherzig. – Zerssen weist darauf hin, dass Entsprechungen zur »manischen Veranlagung« (s. d.) Kraepelins bestehen.
e: manic type of personality, typus manicus.

Typus melancholicus *(m)*. (H. Tellenbach, 1961). Persönlichkeit des Depressiven. Grundzug ist ein Festgelegtsein auf Ordentlichkeit. Im Arbeitsleben herrschen Fleiß, Gewissenhaftigkeit, Beharrlichkeit, Pflichtbewusstsein und Solidität. Die persönlichen Beziehungen werden ordentlich, d. h. frei von Störungen, Reibungen, Konflikten, insbesondere von Schuldhaftem in jeglicher Form, gehalten. In den Beziehungen zu Vorgesetzten und Kollegen herrschen

Treue, Dienstwilligkeit und Hilfsbereitschaft. Weitere Eigenschaften sind: Besonnenheit, Sicherheitsbedürfnis, Mangel an Mut zur Originalität, Neigung zum Konventionellen. Es bestehen ein überdurchschnittlich hoher Anspruch an das eigene Leisten in Quantität und Qualität und eine überdurchschnittliche Empfindlichkeit des Gewissens, das auf Vermeidung von Schuld bedacht ist. Es besteht ein Sich-Einordnen, ein Sich-Einschließen in die Grenzen der Ordnung (►Inkludenz) und ein Darin-Zurückbleiben (►Remanenz). – Der Typ besteht regelmäßig bereits vor Ausbruch einer monopolarer Depression wie auch danach und zwischen den Phasen. Seine Eigenschaften haben keine Ähnlichkeit mit den Symptomen der Depression (Gegensatz zum Typus manicus).

Typus migraenicus *(m)*. (U. H. Peters, 1976). Persönlichkeit des Migränikers. Grundzug ist ein ständiges Bemühen um Ordnung, verbunden mit Höflichkeit und Freundlichkeit in den Umgangsformen. Weitere Eigenschaften sind ausgeprägte Aktivität im Tätigkeitsbereich, Zuverlässigkeit, Pünktlichkeit, Gewissenhaftigkeit, Fleiß, Hilfsbereitschaft, vorausschauendes Besorgtsein, geringe Neigung, sich selbst in den Vordergrund zu stellen, Streben nach Tadelsfreiheit, Neigung zur widerspruchslosen Übernahme immer neuer Pflichten und Leistungsbereitwilligkeit. Psychodynamisch dienen die Eigenschaften dem Ausgleich von inneren, oft kaum bewussten Ängsten und dem Schutze eines kränkbaren und empfindlichen Selbst.

U

UCR Unkonditionierte Reaktion. ►Reaktion, unbedingte.

UCS Unkonditionierter ►Stimulus.

Überaktivität *(f)* Das normale Maß weit überschreitender Überschuss an psychischer Aktivität und Bewegungsdrang. Typische Erscheinung der ►Manie.
e: psychomotor overactivity. *fr:* suractivité

Überdeterminierung *(f)* (Freud, ab 1895) Zusammenwirken mehrerer Faktoren beim Zustandekommen von hysterischen Symptomen, Fehlleistungen, Träumen, Zwangsvorstellungen oder einer Neurose. Jedes der genannten Phänomene kann gleichzeitig oder nacheinander mehrere Bedeutungsgehalte repräsentieren, obwohl einer zur Erklärung bereits ausreichen würde. »Wir haben bereits erfahren, dass ein (hysterisches) Symptom ganz regelmäßig mehreren Bedeutungen gleichzeitig entspricht; fügen wir nun hinzu, dass es auch mehreren Bedeutungen nacheinander Ausdruck geben kann. Das Symptom kann eine seiner Bedeutungen oder seine Hauptbedeutung im Laufe der Jahre ändern, oder die leitende Rolle kann von einer Bedeutung auf eine andere übergehen.« (GW V, 213).
e: over-determination.
Syn.: mehrfache Determination. *fr:* surdétermination, détermination multiple

Übereinschließung *(f)* (N. Cameron, 1938). Besondere Art einer Denk- und Sprachstörung bei Schizophrenen. Irrelevante oder weit entfernt liegende Gegenstände werden in einen Gedankengang mit eingeschlossen. Es ist die Unfähigkeit, Dinge aus dem Denkprozess auszugliedern, die in keiner engen Beziehung zum einmal angeschlagenen Thema stehen. In Darstellungen zur Schizophrenie häufig erwähnter Versuch, die schizophrenen Sprech- und Denkstörungen auf einen Begriff zu bringen. In DSM-V nicht erwähnt.
e: overinclusiveness, overinclusive thinking.

Übererregbarkeit, neuromuskuläre *(f)* »Neigung der Muskeln, sich stark zusammenzuziehen, wenn die Sehne, der Muskel oder der entsprechende Nerv berührt wird.« (Charcot) Lebhafte Auslösbarkeit der Sehnenreflexe am ganzen Körper. Vorkommen bei vegetativer Übererregbarkeit, Neurosen mit Angst, Tetanie, ►Lethargie (2).

Überforderungssyndrom *(n)*. Bei einer vom Individuum als zu schwierig und undurchführbar beurteilten Aufgabe sich einstellende unbewusste Abwehrreaktion. Kann der Form nach völlig verschieden sein: Schlafsucht, Schlaflosigkeit, Gefühl starker Erschöpfung, ►Primitivreaktion, psychogener Stupor (s. d.), depressive Verstimmung oder Körperkrankheit.

Übergangseinrichtung *(f)* Institution, welche den Übergang von der stationären zur ambulanten Behandlungsmöglichkeit weniger schroff gestalten soll: ►Tages- und Nachtklinik, Patienten-Wohnheime, Patientenclubs, Übergangsheime, beschützende Werkstätten u. a. (Vgl. Sozialpsychiatrie [2]).

Über-Ich, Überich *(n)*. (S. Freud, 1923). Höchste Instanz der Persönlichkeit in einem vertikalen Persönlichkeitsschema (►Topographie, psychische). Das Überich hat gegenüber dem ►Ich die Rolle eines ►Zensors oder Richters und lässt Wünsche des ►Es in unveränderter oder abgewandelter Form zu oder verwirft sie gemäß den ihm gegebenen Maßstäben. Es ist die »Vertretung aller moralischen Beschränkungen, der Anwalt des Strebens nach Vervollkommnung, kurz das, was uns von dem sogenannten Höheren im Menschenleben psychologisch greifbar geworden ist« (GW XV, 73). Die Tätigkeit des Über-Ich bleibt unbewusst. Es ist somit Vertreter eines moralischen Gesetzes, das zugleich die Einhaltung des Gesetzes überwacht. Das Über-Ich entsteht bei Verschwinden des ►Ödipus-Komplexes. Das Kind verzichtet auf die Befriedigung verbotener ödipaler Wünsche, identifiziert sich mit den Eltern und introjiziert die Verbote. Ferner werden durch Erziehung und Vorbild die Forderungen der Kultur, Moral usw. in das Über-Ich übernommen. Das Über-Ich der Kinder baut sich nicht nach dem Vorbild der Eltern, sondern nach deren Über-Ich auf. Dies wird so zum Träger der Tradition. Nach Melanie Klein bildet sich bereits in der ►oralen Phase ein Über-Ich, nach R. Spitz sind Vorläufer dazu noch früher erkennbar. Konflikte zwischen Über-Ich und Es spielen in manchen Neurosen, z. B. Phobien, Zwangsneurose und psychogener Depression, eine größere Rolle als z. B. in ►Konversionsneurosen. ►Ich-Ideal, ►Ideal-Ich.
e: Super-Ego, Superego.
Syn.: Superego. *fr:* Sur-Moi, Surmoi, Superego

Überkompensation *(f)* (A. Adler). Ichmechanismus, durch den ein Mensch mit einer körperlichen oder andersartigen Unzulänglichkeit sich nicht nur hierüber hinwegsetzt, sondern sie durch besondere Leistungen (evtl. auf einem anderen Gebiet) mehr als ausgleicht. Z. B., wenn ein erregbarer Mensch sich besonders ruhig und ausgeglichen gibt, ein Stotterer zum Redner wird (Demosthenes) oder jemand mit Augenfehler zum Maler wird.
e: overcompensation. *fr:* surcompensation

Überlagerung, psychogene *(f)* (Unbewusste) Verstärkung geringfügiger Beschwerden bei leichteren Organstörungen durch Wunsch- und Zweckreaktionen (z. B. Rentenwunsch). Die Bez. wird in der allgemeinen Medizin viel gebraucht, wenn eine Diskrepanz zwischen den objektiv zu erhebenden Befunden und dem Ausmaß der subjektiven Beschwerden besteht. Die Anwendung der Bez. ist oft gefährlich, da es sich um ein rein psychogenes Krankheitsbild, einen noch unentdeckten Organbefund oder nur um eine etwas ungewöhnliche Reaktionsweise handeln kann.
Syn.: psychogene Symptomverstärkung.

Überlebendensyndrom *(n).* (W. G. Niederland, 1961, 1964). Dauerhaftes psychisches Krankheitsbild bei Überlebenden des Holocaust. Zu den Besonderheiten der Verfolgungserlebnisse gehörten Ächtung, Diskriminierung, Diffamierung, Verfemung, Rechtlosigkeit, Individualitätsverlust, jahrelange Todesangst, Entwurzelung, die Tatsache der kleinen Zahl der Überlebenden, Verlust zahlreicher Angehöriger, Grablosikeit der Ermordeten, der Verlust von Sprache, Heimat und Kultur u. a. Zeichen: fortbestehende Verfolgungsangst, scheinbar unerklärliche Verstimmungen, Schwindelzustände, Gedächtnisstörungen, Konzentrationsschwäche, Mangel an Initiative, Durchschlafstörungen, Kampf gegen die leicht anregbare Erinnerung, innere Spannung, Kopfschmerzen, Grübelzwang, dauerhaft geschwächtes Selbstwertgefühl, Verstimmbarkeit, ►Überlebens-Schuld, Initiativlosigkeit, Eintrübung und Verlust sozialer Beziehungen, apathische Zurückgezogenheit, Unfähigkeit zu Frohsinn und Genuss, Wiederkehr der Verfolgung in Träumen und Albträumen, Angstgefühle am Tage, Neigung zum Weinen, Erschöpfbarkeit, Mattigkeit, vermehrtes Schwitzen, Alkoholunverträglichkeit. Das einzelne Zeichen ist kaum typisch, in der Gesamtschau ergibt sich jedoch ein charakteristisches Bild (n. U. H. Peters, 1989).
e: concentration camp syndrome, survivor syndrome.
Syn.: Verfolgungssyndrom, KZ-Neurose oder -Syndrom, Deportiertenasthenie, Überlebenssyndrom, Konzentrationslagerüberlebendensyndrom.

Überlebensschuld *(f)* Die Vorstellung, dadurch eine Schuld auf sich geladen zu haben, dass man eine Katastrophe überlebte, während nahe Angehörige oder andere sterben mussten. Vorkommen beim Überlebendensyndrom.
e: survivor's guilt.

Überlebenssyndrom *(n).* Syn. für ►Überlebendensyndrom.

Überprotektion *(f)* Übermäßig beschützende Haltung der Mutter gegenüber ihrem Kind. Kann die Ursache schwerwiegender neurotischer Fehlhaltungen im Erwachsenenalter sein. Insbesondere lernt das Kind nicht, Frustrationen zu ertragen, sodass sich später leichte Frustrationen auswirken wie normalerweise schwere. Häufig Stehenbleiben der Entwicklung, wenn die Frustrationen auftreten; Entwicklung passiver, abhängiger Verhaltensweisen in allen Lebensfragen, insbesondere in der Liebe.
e: overprotection. *fr:* surprotection

Überrumpelungsverfahren *(n).* Von Kraepelin empfohlenes Verfahren zur Behandlung hysterischer Störungen, vor allem bei Kindern und wenig intelligenten Personen. Besteht darin, »durch rücksichtslose Überwältigung aller inneren und äußeren Widerstände … die Störung zu beseitigen. Die starre Beugung des Armes wird einfach mit rascher Gewalt gelockert, der gelähmte Kranke ohne Weiteres auf die Füße gestellt … ein Lach- oder Schreikrampf durch plötzliches Übergießen mit kaltem Wasser unterdrückt.« Von E. Kretschmer in der ►Protreptik weiter ausgebaut. Gegenüber der Vorgehensweise bestehen ethische Bedenken.

Übersprungshandlung (N. Tinbergen, 1940). In der Verhaltensforschung Bez. für Handlung, die bei gegenseitiger Hemmung von zwei einander entgegengesetzten Instinktaktivierungen entsteht und zu keinem der gerade aktivierten Instinkte gehört, z. B. Pickbewegungen von sich kampfbereit gegenüberstehenden Hähnen (Konflikt: Angriff – Flucht). Kann in analoger Weise beim Menschen auftreten, z. B. Kratzen am Kopf in bestimmten Situationen.
e: displacement activity oder reaction. *fr:* réaction de remplacement

Überstieg *(m).* 1. Bei M. Heidegger ist das In-der-Welt-Sein die Transzendenz des Daseins in diese Welt, damit eine immanent bleibende Transzendenz. Heidegger sagt deshalb, das Dasein »weltet«. In diesem Sinn in die Daseinsanalyse L. Binswangers übernommen. Unter Berufung auf Binswanger von K. Conrad (1958) verwendet, bezeichnet dort jedoch 2. die (normale) Fähigkeit des Menschen, das Bezugssystem beliebig zu wechseln. Obwohl jeder einzelne der Mittelpunkt seiner »Welt« ist, vermag er sich doch durch die Fähigkeit des »Überstiegs« selbst jederzeit zugleich auch »von ›außen‹ oder von ›oben‹, aus der ›Vogelperspektive‹, als Wesen unter anderen Wesen, als Erdbewohner unter anderen Erdbewohnern […] zu erleben, seine ›Welt‹ mit der allgemeinen Welt der anderen zur Deckung zu bringen«. Diese Fähigkeit gehe z. B. in der Schizophrenie verloren. ►Apophänie.

Übertragung *(f)* 1. Während der psychoanalytischen Therapie entstehende Projektion frühkindlicher Einstellungen, Wünsche und Gefühle zu Vater, Mutter oder anderen Personen auf den Analytiker. Der Patient verhält sich dann gegenüber dem Arzt, wie er es diesen Personen gegenüber in früher Kindheit getan hat. Neben dieser »biographischen Übertragung« (Maeder) im engeren Sinne gibt es nach C. G. Jung noch die von früheren Erlebnissen unabhängige Projektion eines aus dem kollektiven ►Unbewussten stammenden ►Archetypus (z. B. »große Mutter«) auf den Arzt. 2. Je nach dem Bereich der Anwendung werden engere und weitere Bedeutungen angenommen: a) Übertragung auf einen Partner, als ob dieser die lebensgeschichtlich bedeutsame Person (z. B. Mutter) wäre; b) Übertragung von idealen Persönlichkeiten (z. B. ►Ideal-Ich, Triebwünsche) auf den Partner; c) ►Rollenerwartungen gegenüber dem Arzt; d) das Gesamt aller eigenen Gefühle, Wünsche und Vorstellungen, die in das Verhalten einer anderen gehassten oder geliebten, aber an sich beliebigen Person hineingesehen, auf sie übertragen werden. – Je nach Gefühlstönung werden positive und negative Übertragung unterschieden (s. die folgenden Stichwörter). Vgl. ►Gegenübertragung (n. U. H. Peters, 1977).
e: transference. *fr:* transfert

Übertragung, negative *(f)* (S. Freud). Übertragung feindeliger Gefühle auf eine andere Person.

Übertragung, positive *(f)* (S. Freud). Übertragung »freundlicher oder zärtlicher Gefühle, welche bewusstseinsfähig sind« und ihre »Fortsetzung ins Unbewusste« (GW VIII, 371) auf einen anderen Menschen. Die unbewussten Gefühle dieser Art gehen nach Freud auf erotische Quellen zurück, sodass »alle unsere im Leben verwertbaren Gefühlsbeziehungen von Sympathie, Freundschaft, Zutrauen und dergleichen [...] genetisch mit der Sexualität verknüpft sind (GW VIII, 371).
e: positive transference. *fr:* transfert positiv

Übertragungsneurose *(f)* 1. (S. Freud, 1914). Nur während der psychoanalytischen Behandlung auftretende, »artifizielle« Neurose. In der psychoanalytischen Beziehung werden frühkindliche Haltungen und Gewohnheiten reaktiviert, die eine Wiederbelebung unbewusster Konflikte darstellen. Es handelt sich in erster Linie um eine Reaktivierung der frühkindlichen Ödipus-Situation, wobei der Analytiker für den Patienten entweder den Vater oder die Mutter oder beide zugleich darstellt (►Übertragung), so wie sie ihm in der ursprünglichen Situation erscheinen. Die Übertragungsneurose gibt Gelegenheit, unverarbeitetes frühkindliches Erlebnismaterial neu zu durchleben und durchzuarbeiten. 2. Zur Kategorie der ►Psychoneurose gehörende Neurose, die von Freud den narzisstischen Neurosen gegenübergestellt wird. Hierzu gehören insbesondere Angsthysterie, Konversionshysterie und Zwangsneurose. Die Bez. wurde in der älteren Psychoanalyse von C. G. Jung als Gegensatz zur Psychose eingeführt. Bei Psychosen besteht nach dieser älteren Auffassung eine Unfähigkeit zur ►Übertragung und damit die Unmöglichkeit einer analytischen Behandlung, da die Analyse der Übertragungsneurose im Sinne (1) deren Kernstück bildet. Übertragungsneurosen im Sinne (2) sind somit behandlungsfähige Neurosen. 3. Bei H. Kohut (1971) Sammelbez. für Störungen, bei denen eine ►Übertragung möglich ist (im Gegensatz zu den narzisstischen Persönlichkeitsstörungen).
e: transference neurosis. *fr:* névrose de transfert

Übertragungspsychose *(f)* (M. Little, 1958/59; H. Luft, 1961). In engem Zusammenhang mit einer psychoanalytischen Behandlung bei intensiver ►Übertragung ausbrechende Psychose, meist in Form einer Wahnpsychose. Situativ hängt der Beginn der Krankheit oft mit einer Unterbrechung der Therapie (z. B. durch Urlaub des Therapeuten) zusammen.
e: transference psychosis.

Übertragungswiderstand *(m)*. In der psychoanalytischen Behandlung der ►Widerstand gegen den Behandlungserfolg durch ►Übertragung. Eine von 5 Formen des Widerstandes bei Freud. Gehört zu den 3 vom Ich ausgehenden Widerständen. Vgl. Ichwiderstände.

Übervigilanz *(f)* Syn. für ►Überwachheit.

Überwachheit *(f)* (J. Zutt, 1943). Besonders bei Intoxikationen (z. B. mit Weckmitteln wie ►Amphetaminen, Coffein) auftretender Zustand von gesteigerter Aufmerksamkeit, erhöhtem Schaffensdrang, verstärktem Zufluss an Gedanken, Einfällen und Vorstellungen, der zunächst die Kreativität erhöht, jedoch bei stärkerer Intoxikation ein zuträgliches Maß überschreitet und in rasende Ablenkbarkeit und leeren Beschäftigungsdrang übergeht.
e: hypervigilance.
Syn.: Hypervigilität (2), Übervigilanz.

überwertige Idee *(f)*. ►Idee, überwertige.

überwertige Vorstellungen *(f, pl)*. ►Ideen, überwertige.

Ufo-Psychose *(f)* Massenphänomen der Beobachtung von »unidentified flying objects« (unidentifizierbare Flugobjekte) seit 1947. Obwohl sich in mehr als 12.000 untersuchten Fällen keine konkreten Hinweise auf deren Existenz ergaben, besteht die Überzeugung weiter.
e: UFO psychosis.

Ululation *(f)* Unmäßiges und unartikuliertes Schreien von Hysterikern und psychotisch Kranken.
e: ululation.

Umdämmerung *(f)* 1. Umgangssprachliche Bez. für Unfähigkeit, am geistigen und sozialen Leben teilzunehmen. Insbesondere werden die verschiedenartigsten ►Demenzzustände damit bezeichnet. 2. Syn. für ►Dämmerzustand, deliranter.

Umnachtung, geistige *(f)* (von lat. caucus = geistig und moralisch blind, verrückt) In der Alltagssprache häufig für geisteskrank, psychisch krank. Mit der Vorstellung verbunden, dass sich die Person geistig in einer anderen Welt befindet, in welcher ewige Nacht herrscht. Der Ausdruck ist nachteilig für Geisteskranke, weil er davon abhält, mit ihnen z. B. sprachlich zu kommunizieren.
e: aberration.

Umschaltung, vegetative *(f)* (J. H. Schultz). Besondere Form der Aufmerksamkeit beim autogenen Training, mithilfe deren man die Muskelentspannung und andere Körperveränderungen hervorruft. Vgl. Wollen, passives.
e: changes in autonomic nervous activity.

Umständlichkeit *(f)* Formale Denkstörung besonders bei Epileptikern und hirnorganisch Kranken. Wird gekennzeichnet durch die Unfähigkeit, nebensächliche Details zu übergehen, sodass das eigentliche Denkziel erst nach mehrfachem und längerem Verweilen bei Nebensächlichkeiten erreicht wird. Aber es wird erreicht.
e: circumstantiality.

Umstellungsstörung *(f)* Syn. für ►Einstellungsstörung.

Umwelt *(f)* 1. Die soziale Welt von Familie, Milieu, Sprache und Kultur, in welcher ein Mensch aufwächst und/oder in welcher er lebt. Der Mensch wird von ihr beeinflusst und beeinflusst sie seinerseits. In diesem Sinne zur Erklärung vieler Verhaltensweisen und psychischer Störungen herangezogen. 2. I. w. S. Die physikalische, chemische, klimatische und biologische Natur, welche auf den Menschen einwirkt und die er selbst verändert. 3. I. e. S. die im industriellen Zeitalter und durch dieses veränderte Alltagswelt des Menschen. In psychischen ►Umweltsyndromen wird diese als Ursache für Krankheit gesehen.
e: environment.

Umweltsyndrome, psychische *(f. pl)*. Psychische Beschwerdebilder meist unbestimmter Art, als deren Ursache schädliche Einflüsse der ►Umwelt (3) behauptet werden. Zu ihnen zählen ►multiple chemische Sensitivität, ►Amalgamvergiftung, ►Müdigkeitssyndrom, ►Candida-Syndrom, ►Sick-Building-Syndrome u. a. Gemeinsamkeiten der Umweltsyndrome sind: stets subjektive Beschwerden wie bei ►Neurasthenie; ein wissenschaftlicher Beweis fehlt; die Ursache wird in der technisch geprägten Umwelt gesucht; Konzepte, Diagnosen und Behandlungen gehören zur alternativen Medizin; es verbergen sich psychische Konflikte und Probleme dahinter, deren mögliche und adäquate Behandlung abgelehnt wird.
e: (psychological) environmental syndromes.

Umzugsdepression *(f)* (J. Lange, 1928). Depressive Psychose in der 2. Lebenshälfte, bei der psychoreaktive Einflüsse – insbesondere in Form eines Wohnungswechsels – anzunehmen sind.

Unbemerktes *(n)*. (K. Jaspers). Diejenigen Inhalte des ►Unbewussten, die zwar prinzipiell bewusst gemacht werden können, aber im Augenblick im Bewusstsein nicht vorhanden sind. Entspricht etwa den Begriffen des Unbewussten und Vorbewussten bei S. Freud, wird jedoch phänomenologisch verstanden; d. h., es werden keine Aussagen darüber gemacht, auf welchem Wege die Inhalte ins Unbewusste gelangt sind.

unbewusst *(a)*. 1. Sich auf die Inhalte des Unbewussten beziehend. 2. Sich auf Vorgänge im Vegetativum oder im Zentralnervensystem beziehend, die ablaufen, ohne ins Bewusstsein zu gelangen.
e: inconscious. *fr:* inconscient

unbewusste Homosexualität *(f)* Syn. für ►Homosexualität, latente.

unbewusste Wahrnehmung *(f)* In der klientenbezogenen Psychotherapie Bez. für ein eigentümliches »Spüren«. Gefühl, dass etwas bedrohlich oder angsterregend ist, ohne dass dies mit Bewusstsein wahrgenommen wird. Das Bedrohliche kann von außen oder von innen kommen. Der ganze Organismus kann auf eine erlebte Bedrohung reagieren, ohne dass Denkinhalte vorhanden wären, die darauf hinweisen.
e: subception.

Unbewusstes *(n)*. 1. (Eduard v. Hartmann, 1869). Das Gesamt aller psychischen Inhalte, die sich nicht im Bewusstseinsfeld befinden. Es wird nach Jaspers zwischen prinzipiell nicht Bewusstseinsfähigem (Unbewusstes i. e. S., Außerbewusstes) und momentan nicht Bewusstem (►Unbemerktes) unterschieden. Die Bez. versteht sich phänomenologisch; es wird nicht topographisch zwischen ►Vorbewusstem und Unbewusstem unterschieden. Ende des 19. Jahrhunderts unterschied man vier Funktionen des Unbewussten: 1. konservierende Funktion: Festhalten zahlreicher Erinnerungen; 2. abtrennende Funktion: früher bewusste Vorgänge werden automatisch (z. B. Gewohnheiten); 3. kreative Funktion: ständiges Aufsteigen neuer Ideen; 4. mythopoietische Funktion (►Mythopoiese). 2. Entscheidende Bedeutung für die Psychiatrie hat das Unbewusste (Ubw) erst durch die Psychoanalyse Freuds gewonnen, in dessen erstem topographischem System (►Topographie, psychische) das Unbewusste das Gesamt aller verdrängten Inhalte darstellt. Die Inhalte können nur bewusst werden, wenn die Unbewusstes und Bewusstes trennende ►Zensur überwunden oder umgangen wird. Ferner sind nach Freud die Inhalte des Ubw Repräsentanten der Triebe. Die Vorgänge im Unbewussten unterliegen eigenen Gesetzlichkeiten, den ►Primärvorgängen (►Verdichtung, ►Verschiebung). Zu den

Gesetzen des Ubw gehört auch, dass die Inhalte dank der Triebenergie, mit der sie besetzt sind, immer danach streben, ins Bewusstsein zu gelangen. Sie werden aber nur in einer durch das Einwirken des Zensors umgewandelten, harmlos erscheinenden Form zum Bewusstsein zugelassen. Das Unbewusste beherbergt vor allem kindliche Triebwünsche. Freud hat ferner stets betont, dass nur Vorstellungen verdrängt werden können, sodass es unbewusste Gefühle oder Affekte nicht geben kann. Unbewusstes kann nur ins Bewusstsein gehoben und untersucht werden, wenn der ►Widerstand beseitigt worden ist. Die Grenzen werden bereits in Träumen, psychotischen Zuständen und manchen Handlungen gelockert. Im zweiten topographischen System Freuds (Es-Ich-Über-Ich) ist das Unbewusste (ab 1920) weitgehend mit dem ►Es identisch, jedoch sind auch Teile von ►Ich und ►Über-Ich unbewusst, sodass die Grenze von Ich und Über-Ich durch die Grenzen des Systems Unbewusst-Vorbewusst-Bewusst überschnitten werden. Von diesem individuellen Unbewussten hat C. G. Jung noch ein kollektives Unbewusstes und L. Szondi ein familiäres Unbewusstes unterschieden. Jungs Auffassung unterscheidet sich von der Freud'schen in drei Punkten: 1. Das Unbewusste hat eine autonome Entwicklung. 2. Es ist dem Bewusstsein komplementär. 3. Es ist der Sitz der ►Archetypen (s. die folgenden Stichwörter). Die bereits von Freud gebrauchte Abkürzung Ubw (e: UCS) wird nur verwendet, wenn die Bez. »Unbewusstes« im psychoanalytischen Sinne gebraucht wird.
e: unconscious. *fr:* inconscient

Unbewusstes, absolutes *(n)*. Nach S. Freud während der ersten 2–3 Lebensjahre aufgenommene Gedächtnisinhalte, die im Erwachsenenalter der spontanen Erinnerung nicht mehr zugänglich sind.
e: absolute unconscious. *fr:* inconscient absolu

Unbewusstes, familiäres *(n)*. (L. Szondi). Unbewusste, in der Familienvorgeschichte begründete, das Leben des Individuums bestimmende Triebstrebungen, die sich vor allem in der Wahl von Freunden, Lebenspartnern, Beruf und Krankheiten äußern. Durch das familiäre Unbewusste wird die Struktur der Familie geformt. Während das persönliche Unbewusste Freuds eine »Symptomsprache«, das kollektive Unbewusste Jungs eine Symbolsprache sprechen, äußert sich das familiäre Unbewusste nach Szondi in der »Wahlsprache«. ►Schicksalsanalyse.
e: familial unconscious. *fr:* inconscient familial

Unbewusstes, kollektives *(n)*. Dem individuellen Unbewussten gegenüberstehende Form des Unbewussten (C. G. Jung) mit überpersönlichen psychischen Inhalten, die nicht durch Erfahrung entstanden, sondern ererbt sind. Nach Jung »eine gewaltige psychische Erbmasse der Menschheitsentwicklung, wiedergeboren in jeder individuellen psychischen Struktur«. Unterscheidet sich von einem kollektiven Bewusstsein, welches sich in den herrschenden Konventionen, Gesetzen und Sitten zeigt. ►Archetypus.
e: collective unconscious. *fr:* inconscient collectif

Unbewusstheit *(f)* (C. G. Jung). Apekte der Welt und der eigenen Person, die der Mensch nicht sieht, obwohl er es könnte, wenn er es wollte. – Nicht zu verwechseln mit dem ►Unbewussten.

Uncinatusanfälle *(m, pl)* ►Unzinatus-Anfälle.

Undifferenzierte Somatoforme Störung *(f)* In DSM-IV/V: eine Restkategorie der ►somatoformen Störung für Fälle, welche nicht deren Kriterien erfüllen. Besonders erwähnte Beschwerden sind: ständige Müdigkeit, Appetitlosigkeit, Leibbeschwerden und Beschwerden der Harnausscheidungs- und Geschlechtsorgane.
e: Undifferentiated Somatoform Disorder. – (ICD-10: F45.1).

Undifferenzierter Typus *(m)*. In DSM-III-R: Unterform der Schizophrenen Störung. Hauptmerkmale sind deutliche psychotische Symptome, die nicht in eine der anderen Unterformen eingeordnet werden können oder die den Kriterien für mehr als einem Typus entsprechen. In DSM-V nicht enthalten.
e: undifferenciated type.

Undinismus *(m)*. Nach dem weiblichen Elementargeist Undine des Paracelsus: sexuelle Paraphilie mit Gedanken und Erregung durch Harn, Wasserlassen und Wasser. ►Vgl. ►Urethralerotik.
e: undinism. *fr:* undinisme

Unersättlichkeit *(f)* Eindeutschung für ►Akorie.

Unfallanfälligkeit *(f)* (K. Marbe, 1926). Vermehrte Neigung zu Unfällen. In Fabriken verursachen wenige Personen viele Unfälle (10-mal mehr als der Durchschnitt). Hier meist durch Persönlichkeitsfaktoren bedingt. Es sind hauptsächlich junge Männer, welche die Gefahr lieben und die ungern planen. – Erschöpfung und Hunger und die prämenstruelle Phase der Frauen können die Unfallanfälligkeit steigern. – Vorausgegangene Unfälle können aus Überängstlichkeit und Übervorsicht zu neuen Unfällen führen.
e: accident proneness.

Unfallneurose *(f)* 1. (H. Oppenheim, 1889). Erst einige Zeit nach einem Unfall sich entwickelndes Leiden mit reizbarer Verstimmung, Willensschwäche und verschiedenen körperlichen Beschwerden. Ferner: Beeinträchtigung von Auffassung und Gedächtnis, Gefühl der Unfähigkeit zu jeglicher Arbeit. Als Ursache nahm Oppenheim feinere organische Veränderungen des Nervengewebes durch die Erschütterung des Unfalles an. In einer historischen Diskussion wurde ihm von Schulte, Strümpel, Charcot und Kraepelin widersprochen. Seit den Erfahrungen des 1. Weltkrieges werden allgemein tendenziöse Wunsch- und Zweckreaktionen als Ursache angenommen. ►Kraepelin-Syndrom. 2. In anderer Bedeutung wird die Bez. seit Freud in der Psychoanalyse

gebraucht. Unfallneurose tritt (mit einem gewissen Intervall) nach plötzlichen Angst- und Schreckerlebnissen oder nach seelischen Dauerbelastungen auf. Symptome: Angst, Schlaflosigkeit, Zustände plötzlicher Gefühlserregung, ständige Wiederholung der traumatisierenden Situation in Gedanken, Phantasien, Erzählungen und Träumen (besondere Form des Wiederholungszwangs). Diese »Fixierung an das Trauma« verbindet sich oft mit einer sozialen Inaktivität. Die Symptome rühren nach psychoanalytischer Deutung von einer Unfähigkeit des ►Ich her, die traumatisierenden Erlebnisse entweder zu »binden« oder sie abzureagieren. Anders formuliert: Die Symptome stellen einen ständigen Versuch dar, Bindung oder ►Abreagieren nachzuholen. Eine besondere Form stellt das ►Überlebendensyndrom dar. ►Entschädigungsneurose.
e: traumatic neurosis.
Syn.: Sinistrose, traumatische Neurose, metatraumatische Neurose. *fr:* névrose traumatique

Unfallpsychose *(f)* Nicht mehr gebräuchliche Bez. für psychotische Erscheinungen. Unter der Bez. wurden sowohl die Psychosen nach Kontusion (►Ödempsychosen) als auch die Wunsch- und Zweckreaktionen nach Unfällen verstanden (►traumatische Psychose).
e: traumatic psychosis. *fr:* psychose traumatique

Unfallreaktion *(f).* ►Unfallneurose.

Ungeschehenmachen *(n).* Vor allem bei Zwangsneurosen vorkommender ►Abwehrmechanismus. Unbewusste oder bewusste Schuldgefühle werden durch eine magische Handlung, welche die verbotene Handlung aufhebt, beseitigt. Das Subjekt tut so, als ob Handlungen, Worte, Gedanken nicht geschehen wären. Zum Ungeschehenmachen gehört Wiederholungszwang, der zu immer neuen Auflagen derselben Handlungen aus dem nämlichen Motiv führt, z. B. Vermeidung von Berührung mit bestimmten Menschen, Tieren oder Gegenständen.
e: undoing. *fr:* annulation (rétroactive)

Ungezieferwahn *(m).* Syn. für ►Dermatozoenwahn (präseniler).

Unheimlichkeitsstimmung *(f)* Im Beginn einer akuten Psychose, insbesondere einer Schizophrenie gelegentlich auftretender Eindruck, dass sich die ganze Umwelt verändert habe und den Charakter des Unheimlichen, Angsterregenden, der Erwartung von etwas Außergewöhnlichem trage, ohne dass hierfür konkrete Beobachtungen angegeben werden können. Andere Hinweise auf die Erkrankung pflegen noch zu fehlen.
Syn.: Veränderungsideen (K. Leonhard), Wahnstimmung, Veränderungsgefühl. *fr:* sentiment d'étrangeté.

Unio mystica *(f)* Erlebnis der mystischen Vereinigung ekstatischer religiöser Gefühle mit Gott. Höchstes Ziel aller mystischen Versenkung. Kehrt häufiger in den subjektiven Erlebnissen bei ►Katatonie oder ►Glückspsychose wieder. In ganz ähnlicher Weise können Schizophrene sich mit Gott oder einer anderen höchsten Macht vereinigt wähnen und daraus ein Gefühl der Allmacht beziehen.
e: mystic union. *fr:* unio mystica

Universitätspsychiatrie *(f)* An den Universitäten und deren Kliniken gelehrte und betriebene Psychiatrie. Die europäische Irrenheilkunde hatte sich ca. ab 1800 zuerst als ►Anstaltspsychiatrie entwickelt, bis die Führung 1850–1860 vor allem in Deutschland an die Universitäten überging. Seit dieser Zeit nahm auch die Irrenheilkunde den Namen Psychiatrie an. Kraepelin 1918: »Heute besitzen sämtliche deutsche medizinische Fakultäten ordentliche Professuren für Psychiatrie und vielfach auch vortreffliche, reich ausgestattete Unterrichtanstalten; wir sind in dem Punkte allen Völkern der Erde weit überlegen.« Die Entwicklung der Universitätspsychiatrie ging in England (1938), den USA, Frankreich u. a. viel langsamer vonstatten.

Unkinatusanfälle *(m, pl).* ►Unzinatus-Anfälle.

Unkonzentriertheit *(f)* Syn. mit ►Zerstreutheit.
e: lack of attention, absentmindedness.

Unlust(gefühle) *(n, pl).* Primäre, nicht näher beschreibbare Gefühlstönung nach der unangenehmen Seite hin, die jedem Gefühl anhaften kann. Daneben auch eigene, als dumpf beschriebene Gefühle, die nur den Charakter der Unlust tragen. Tritt vor allem als Begleiterscheinung vieler organischer Gefühlsstörungen auf.
e: ego pain, unpleasure, anxiety, unlust. *fr:* déplaisir

unproduktive Manie *(f)* Syn. für ►Manie, gedankenarme.

Unruhe, hypermetamorphotische *(f)* Motorischer Bewegungsdrang mit rasch wechselnden Zielen und ►Hypermetamorphose.

Unruhe, psychomotorische *(f)* 1. Klinische Bez. für Verhaltensbesonderheiten. Durch eine empfundene innere Unruhe geht der Kranke ruhelos auf und ab, kann nicht ruhig sitzen oder liegen und bei keiner Beschäftigung verweilen. Bei extremer Steigerung kommt es zu Schreien, Stoßen, Beißen und Umsichschlagen. Keine einheitliche Ursache. 2. (Wieck) Syn. für ►Aufmerksamkeits-/Hyperaktivitätsstörung.
e: restlessness. *fr:* inquiétude psychomoteur

Unschuldswahn *(m).* Bei verurteilten Straftätern, insbesondere bei zu lebenslänglichen Haftstrafen Verurteilten, auftretende wahnhafte Überzeugung, unschuldig zu sein. Verbindet sich häufig mit affektiven Erinnerungstäuschungen und sehr aktiven Versuchen, das vermeintliche Recht wiederherzustellen. Richter, Staatsanwälte, Rechtsanwälte, Ärzte werden wissentlich falscher Angaben bezichtigt, nach Jahren noch neue Zeugen benannt, die ebenfalls beschuldigt werden, wenn sie nicht das Gewünschte aussagen;

Wiederaufnahmeverfahren werden angestrengt, Gerichtsbeschlüsse und Bescheide willkürlich ausgelegt. Grundlage ist der unbewusste Wunsch, für unschuldig gehalten und aus der Haft entlassen zu werden.
e: delusions of innocence.

Unterbewusstes *(n).* 1. Das nur unvollkommen oder nicht ganz klar Bewusste. 2. (M. Dessoir, 1890). Das zwar im Augenblick nicht Bewusste, das aber einen stetigen Einfluss auf die bewussten Denk- und Vorstellungsinhalte ausüben kann und jeder Zeit bewusst zu machen ist. Teilweise syn. mit dem ▸Vorbewussten Freuds. 3. In der Umgangssprache oftmals Syn. für das ▸Unbewusste.
e: subconscious, co-conscious. *fr:* subconscient, subconscience

Unterbringung *(f)* In der Psychiatrie: Einweisung von Geisteskranken und Süchtigen in eine geschlossene psychiatrische Einrichtung. Die Bez. wird gewöhnlich nur angewandt, wenn die Einweisung gegen den Willen des Betroffenen erfolgt. Dies ist rechtlich zulässig oder geboten, wenn der Kranke durch sein krankheitsbedingtes Verhalten das Leben oder die Rechtsgüter anderer oder sich selbst erheblich gefährdet (z. B. durch Selbsttötung) und hierfür konkrete Anhaltspunkte vorliegen. Vorgehensweise und Einzelheiten sind in den Unterbringungsgesetzen aller Bundesländer geregelt. – Straffällig gewordene Geisteskranke oder Süchtige können unter andersartigen gesetzlichen Regelungen untergebracht werden. Vgl. die nachfolgenden Stichwörter.
e: institutionalization. *fr:* internement, placement

Unterbringung, einstweilige *(f)* Vorläufige Unterbringung eines vermutlich geisteskranken Straftäters in einer psychiatrischen Klinik zum Schutze der Allgemeinheit. Gesetzlich geregelt in § 126a StPO: »(1) Sind dringende Gründe für die Annahme vorhanden, dass jemand eine rechtswidrige Tat im Zustand der Schuldunfähigkeit oder verminderten Schuldfähigkeit (§§ 20, 21 StGB) begangen hat und dass seine Unterbringung in einem psychiatrischen Krankenhaus oder einer Entziehungsanstalt angeordnet werden wird, so kann das Gericht durch Unterbringungsbefehl die einstweilige Unterbringung in einer dieser Anstalten anordnen, wenn die öffentliche Sicherheit es erfordert.«

Unterbringung in einer Entziehungsanstalt *(f)* Gesetzliche ▸Unterbringung nach § 64 StGB: »(1) Hat jemand den Hang, alkoholische Getränke oder andere berauschende Mittel im Übermaß zu sich zu nehmen, und wird er wegen einer rechtswidrigen Tat, die er im Rausch begangen hat oder die auf seinen Hang zurückgeht, verurteilt oder nur deshalb nicht verurteilt, weil seine Schuldunfähigkeit erwiesen oder nicht auszuschließen ist, so ordnet das Gericht die Unterbringung in einer Entziehungsanstalt an, wenn die Gefahr besteht, dass er infolge seines Hanges erhebliche rechtswidrige Taten begehen wird. (2) Die Anordnung unterbleibt, wenn eine Entziehungskur von vornherein aussichtslos erscheint.« Untergebracht werden kann jemand, der unter dem Einfluss eines Suchtmittels oder als Folge der Dauereinnahme (Alkohol, Haschisch u. a.) eine rechtswidrige Tat begangen hat. Die Unterbringung darf nicht lediglich zur Behandlung angeordnet werden, sondern muss Gesichtspunkte der Sicherheit berücksichtigen. Hierzu hat das BVerfG am 16.3.1994 entschieden, dass § 64 StGB insoweit mit dem Grundgesetz unvereinbar und nichtig ist, als er die Anordnung der Unterbringung unter den Voraussetzungen des 1. Abs. auch dann vorsieht, wenn eine hinreichend konkrete Aussicht eines Behandlungserfolgs nicht besteht.

Unterbringung in einem psychiatrischen Krankenhaus *(f)* Gesetzliche ▸Unterbringung nach § 63 StGB: »Hat jemand eine rechtswidrige Tat im Zustande der ▸Schuldunfähigkeit (§ 20) oder der verminderten Schuldfähigkeit (§ 21) begangen, so ordnet das Gericht die Unterbringung in einem psychiatrischen Krankenhaus an, wenn die Gesamtwürdigung des Täters und seiner Tat ergibt, dass von ihm infolge seines Zustandes erhebliche rechtswidrige Taten zu erwarten sind und er deshalb für die Allgemeinheit gefährlich ist.« Bei der Anordnung ist die Täterpersönlichkeit zu würdigen. Die Voraussetzungen müssen sicher festgestellt werden. Sie dürfen nicht nur »nicht ausgeschlossen« werden. In Betracht kommen Kranke mit endogenen Psychosen, Hirnkrankheiten sowie schwere Störungen des Charakters und der Intelligenz. Zum Zeitpunkt der gerichtlichen Entscheidung ist vorherzusagen, wie das Verhalten in Zukunft sein wird. Weitere krankheitsspezifische Taten müssen mit Wahrscheinlichkeit erwartet werden. Ausgeschlossen ist die gesetzliche Unterbringung bei bloßer Selbstgefährdung oder ausschließlich zur Therapie. Die Unterbringung kann nach § 67b StGB mit der Anordnung zur Bewährung ausgesetzt werden, wenn ihr Zweck auch dadurch erreicht werden kann. Die unbefristete Unterbringung ist auszusetzen, sobald erwartet werden kann, dass keine rechtswidrigen Taten mehr begangen werden.

Unterbringung in einer sozialtherapeutischen Anstalt *(f)* Gesetzliche ▸Unterbringung von Straftätern mit schwerer Persönlichkeitsstörung in gesicherten Behandlungsstätten. Die Bundesregierung hatte 1969 (§ 65 des 2. Strafrechtsreformgesetzes) eine gesetzliche Regelung verabschiedet, welche jedoch kein geltendes Recht wurde. 1984 ganz aufgehoben.

Unterbringung zur Beobachtung *(f)* Gesetzliche ▸Unterbringung eines Beschuldigten zur Untersuchung. § 81 StPO: »(1) Zur Vorbereitung eines Gutachtens über den psychischen Zustand des Beschuldigten kann das Gericht nach Anhörung eines Sachverständigen und des Verteidigers anordnen, dass der Beschuldigte in ein öffentliches psychiatrisches Krankenhaus gebracht und dort beobachtet wird. (2) Das Gericht trifft die Anordnung nach Abs. 1 nur, wenn der Beschuldigte der Tat dringend verdächtig ist. Das Gericht darf diese Anordnung nicht treffen, wenn sie zu der Bedeutung der Sache und der zu erwartenden Strafe oder Maßregel der Besserung und Sicherung außer Verhältnis steht. (3) Im vorbereitenden Verfahren entscheidet das Gericht, das für die Eröffnung des Hauptverfahrens zuständig wäre. (4) Gegen den Beschluss ist sofortige Beschwerde zulässig. Sie hat aufschiebende Wirkung. (5) Die Unterbringung in einem psychiatrischen Krankenhaus nach Abs. 1 darf die Dauer von insgesamt 6 Wochen nicht überschreiten.«

Untergrunddepression *(f)* (K. Schneider). Von einem empirisch nicht näher erfahrbaren, seelischen Untergrund freisteigender Stimmungen, Ängste, Zwänge, Entfremdungserlebnisse usw. getragene depressive Verstimmung, die nicht zur Zyklothymie (3) gerechnet wird. Die Untergrunddepression ist somit keine krankhafte Störung, sondern begleitet das Leben von sonst psychisch Gesunden oder Psychopathen. *fr:* dépression du fond affectif.

Untergrund des Erlebens *(m)*. In der phänomenologischen Theorie der Erlebnisreaktionen K. Schneiders eine stets vorhandene, aber nur bei bestimmten Anlässen bemerkbare Grundlage des Erlebens. Ist nach Schneider etwas in einer unbestimmten Tiefe der Seele Liegendes, das man nicht an sich selbst erleben oder durch Innenschau wahrnehmen kann. Der »Untergrund« ist endogen, d. h. durch Erlebnisse nicht beeinflussbar. Gleichwohl unterliegt er endogenen »Untergrundschwankungen«, deren Grund man nicht erkennen kann. Die Schwankungen der (normalen) »Durchschnittsstimmung« werden durch Schwankungen des Untergrundes erklärt. Körperliches Befinden, Schlaf, Essen, Genussmittel, Musik können ihn beeinflussen. Andererseits können Stimmungen, Gedanken, Ängste, Zwänge, Entfremdungserlebnisse, Antriebe oder Antriebshemmungen »frei« aus dem »Untergrund« »aufsteigen« ebenso wie unerklärliche ►Untergrunddepressionen. Ausdrücklich widerspricht Schneider der Vorstellung, »Untergrund« könne dem ►Unbewussten ähnlich sein.

Unterhaltungstherapie *(f)* In psychiatrischen Krankenhäusern bei langfristig untergebrachten Kranken durchgeführte Form der Behandlung. Schließt sich an die ►Arbeits- und ►Beschäftigungstherapie an, bietet aber in freier Form Unterhaltungen an: Tanznachmittage, Festveranstaltungen, Ausflüge, Spiele, Theater- und Kinobesuche, Theaterspielen, Kegel- oder Skatclubs, Chöre, Orchesterspielen, Sportveranstaltungen usw. Ziel der Behandlung ist es, ein quasinormales Milieu herzustellen, soziale Kontakte zu fördern und den Kranken auf seine Rückkehr in die Gesellschaft vorzubereiten.

Unterlassungsmanier *(f)* (K. Leonhard). Besondere Form der ►Manieriertheit. Es werden nicht manierierte Bewegungen ausgeführt, sondern Gewohnheitsbewegungen unterlassen; z. B. in Form von Nahrungsverweigerung, ►Mutismus, tage- und wochenlangem Stehen auf einem Platz, Verharren in gekrümmter oder sonst unbequemer Haltung.

unterstützende Psychotherapie *(f)*. ►Psychotherapie, unterstützende.

Unvermögen des Verstandes *(n)*. ►Oligophrenie.

Unvernunft *(f)* Falscher Gebrauch der ►Vernunft. »…nicht bloß Unordnng und Abweichung von der Regel des Gebrauchs der Vernunft, sondern auch positive Unvernunft, d. i. eine andere Regel, ein ganz verschiedener Standpunkt, worein, so zu sagen, die Seele versetzt wird, und aus dem sie alle Gegenstände anders sieht, und aus dem Sensorim commune, das zur Einheit des Lebens erfordert wird, sich in einen davon entfernten Platz versetzt findet (daher das Wort Verrrückung). (Kant: Anthropologie, 1798). – Vgl. ►Verrücktheit.

Unverricht-Lundborg-Syndrom *(n)*. Syn. für ►Myoklonusepilepsie.

Unverträglichkeiten, idiopathische umweltbezogene *(f, pl)*. (WHO 1996) Syn. für ►multiple chemische Sensitivität.
e: Idiopathic Environmental Intolerances (IEI)

Unwirklichkeitsgefühl *(n)*. Im Beginn einer Schizophrenie, aber auch bei neurotischen Zuständen auftretendes Symptom: Für den Kranken verliert die reale Welt den Charakter des »Wirklichen«, sie wirkt irreal, oder es erscheint ihm wenigstens ihre Existenz als solche fraglich.
e: unreality-feeling. *fr:* sentiment d'irréel

Unzer, Johann August geb. 29.4.1727 Halle, gest. 2.4.1799 Altona. Schüler von ►Stahl. Arzt in Hamburg (ab 1750) und dem damals dänischen Altona (einige Jahre später). Nahm an, dass äußere Sinnesempfindungen im Gehirn ohne Einwirken der Seele »reflektiert« und dann den motorischen Erfolgsorganen zugeleitet werden könnten. Damit Vorläufer der späteren Reflexlehre. Herausgeber und vielfach auch Verfasser von »Der Arzt. Eine medizinische Wochenschrift«, 12 Bde. Hamburg 1759–64. Darin z. B. »Von den psychologischen Kuren des Hypochondristen« (1764).

Unzinatus-Anfälle *(m, pl)*. Von H. Jackson (1899) geprägte Bez. für eine Form epileptischer Anfälle, die praktisch mit den psychomotorischen Anfällen identisch ist. Entgegen der Originalbeschreibung Jacksons werden Unzinatus-Anfälle vielfach nur als epileptisches Lokalsymptom mit plötzlichen Geruchs- und Geschmackshalluzinationen verstanden. Als Herd gab Jackson den Uncus gyri hippocampi (Unzinatusregion) an.

e: uncinate fits, uncinate group of epileptic fits (Jackson). *fr:* crises uncinées

Unzinatus-Krisen *(f, pl)*. Syn. für ►Unzinatus-Anfälle.

Unzucht *(f)* In allen germanischen Sprachen so ähnlich vorkommendes Wort für »Mangel an Zucht«, »Verstoß gegen gute Sitten«, »Mangel an Selbstbeherrschung« vor allem in Bezug auf einen von den sittlichen Regeln jeweils nicht zugelassenen Geschlechtsverkehr. In etwa dieser Bedeutung auch bis 1973 im StGB enthalten: Befriedigung des Geschlechtstriebes auf eine im Gesetz untersagte (und daher mit Strafe bedrohte) Weise. Hierzu gehörten ►Notzucht, Geschlechtsverkehr mit Abhängigen, mit einer »in einem willenlosen Zustand befindlichen oder einer geisteskranken Frau« oder mit Personen unter 14 Jahren, »Unzucht zwischen Männern« (Homosexualität). Soweit weiterhin entsprechende Straftatbestände bestehen, wurde im Gesetzestext »Unzucht« durch »sexuelle Handlung« ersetzt.
e: unchastity. *fr:* impudicité

Unzurechnungsfähigkeit *(f)*. ►Zurechnungsunfähigkeit.

Urangst *(f)* 1. Nach Freud (GW XIV, 167) erste, mit den Geburtsvorgängen zusammenhängende Angst. 2. Bei K. Horney (1937) Gefühl der Einsamkeit und Hilflosigkeit gegenüber einer potenziell feindseligen Welt. 3. Nach K. Schneider (1950) »Angst um die Seele, um den Leib, um die Notdurft des Lebens«. Wird normalerweise nicht sichtbar, jedoch durch eine schwere Depression bloßgelegt und aufgedeckt, aber nicht als Symptom erzeugt.
e: basic anxiety.

Uranismus *(m)*. (K.H. Ulrichs, 1862). Nach Uranos, Vater der ohne Mutter geborenen Aphrodite, benanntes Syn. für ►Homosexualität. Gewöhnlich wird aber nur die männliche Homosexualität darunter verstanden. ►Urningtum.
e: uranism. *fr:* uranisme

Urbild *(n)*. (C.G. Jung). Urtümliche, aus dem kollektiven Unbewussten hervortretende, im Laufe der Menschheitsentwicklung immer wieder aufgetretene Bilder und Vorstellungen, die im Traum, Dämmerzustand oder Delir wieder lebendig werden können. ►Archetypus.

Urerlebnis *(n)*. (A. Janov, 1967, 1970). In der ►Urschreitherapie das totale Wiedererleben einer ►Urszene (mit Erinnerungen und Gefühlen), als ob sie neu wäre. Der Patient fühlt sich und spricht, als ob er 3, 5 oder 7 Jahre alt wäre. Wird als tiefes, schwer beschreibbares Erlebnis geschildert (»bewusstes Koma«).
e: primal.

urethraler Charakter *(m)* ►Charakter, urethraler.

Urethralerotik *(f)* Nach Freud muss die Urethra als erogene Zone angesehen werden, sodass bei Triebbefriedigungen in Zusammenhang mit dem Wasserlassen von Urethralerotik gesprochen werden kann. In der kindlichen Vorstellung sind Sexualität und Urinieren noch vereint. Das Kind glaubt, »die Kinder kommen dadurch zustande, dass der Mann in den Leib des Weibes uriniert« (GW XVI, 9). Allgemein gibt es nach Freud verschiedene Gesichtspunkte: 1. Das kindliche ►Bettnässen kann als Äquivalent einer Masturbation angesehen werden. 2. Es gibt Zusammenhänge zwischen Wasserlassen und Feuer (►Pyromanie). 3. Die Urethralerotik hat Beziehungen zu bestimmten Charakterzügen (►Charakter, urethraler). – Die spätere Psychoanalyse hat vor allem die Gefühle der Allmacht herausgearbeitet (K. Abraham), die sich mit dem Akt des Harnens verbinden und die nach M. Klein wiederum Beziehungen zu aggressiven Akten erkennen lassen. In diesem Sinne lässt sich auch von einem »Urethralsadismus« sprechen.
e: urethral erotism. *fr:* érothisme uréthral oder urénaire

Urninde *(f)* (K.H. Ulrichs, 1862). Syn. für ►Lesbierin.

Urningtum *(n)*. Selten gebrauchtes Syn. für ►Homosexualität. Der Begriff wurde von K.H. Ulrichs geprägt, der unter dem Pseudonym Numa Numantius (1879) als Erster in zahlreichen Schriften soziale und staatliche Anerkennung der Urningtums und die Gestattung der Ehe unter Urningen forderte. ►Uranismus.

Urolagnie *(f)* Erzielung sexueller Lust durch Zusehen beim Urinieren anderer, durch Trinken, Schmecken oder Berühren des Urins der geliebten oder einer anderen Person. Auch der Drang, sich den warmen Urin über den eigenen Körper ergießen zu lassen. Seltene sexuelle Paraphilie, die von Krafft-Ebing und M. Hirschfeld zum ►Masochismus, von H. Giese zum ►Fetischismus gerechnet wird.
e: urolagnia.
Syn.: Ondinismus, Urophilie. *fr:* urolagnie

Urophilie *(f)* 1. Pathologisches Interesse am Harn. 2. Seltenes Syn. für ►Urolagnie.
e: urophilia. *fr:* urophilie

Urophobie *(f)* Krankhafte Angst, in ungeeigneten Augenblicken Wasser lassen zu müssen.
e: urophobia. *fr:* urophobie

Urphantasien *(f, pl)*. (S. Freud, 1915). Sexuelle Phantasien der frühen Kindheit, die nach Freud vom Kind als real genommen werden und später – unabhängig von den realen Erlebnissen – das Phantasieleben beherrschen. »Die Beobachtung des Liebesverkehrs der Eltern ist ein selten vermißtes Stück aus dem Schatz unbewusster Phantasien, die man bei allen Neurotikern, wahrscheinlich bei allen Menschenkindern, durch die Analyse auffinden kann, die der Beobachtung des elterlichen Geschlechtsver-

kehrs, die der Verführung, der Kastration und andere Urphantasien.« (GW X, 242) Die Theorie der Urphantasien spielt in der Psychoanalyse eine zentrale Rolle. Die von Freud geäußerte Ansicht, dass es sich dabei um eine erbbiologisch festgelegte »archaische Erbschaft« handelte, wird jedoch von den meisten Analytikern nicht geteilt. ▶Urszene.
e: primal fantasies. *fr:* fantasmes originaires

Urschmerz *(m)*. (A. Janov, 1967, 1970). In der Neurosentheorie Janovs aus früher Kindheit stammender seelischer Schmerz als Ursache von Neurosen. Entsteht aus der Nichtbefriedigung realer Bedürfnisse nach Nahrung, Wärme, Pflege oder Zärtlichkeit, die jedoch nicht erinnert und nicht empfunden werden. Zur Heilung (▶Urschreitherapie) muss der Urschmerz zusammen mit der Hoffnungslosigkeit zur Befreiung des realen Selbst wiederbelebt werden. Geschieht durch Sich-ins-Gefühl-Fallenlassen.
e: primal pain.

Urschmerzfundus *(m)*. (A. Janov, 1967, 1970). In der ▶Urschreitherapie die Vorstellung, dass in der frühen Kindheit häufig wiederholte ▶Urschmerzen sich zu einem Gesamt vereinigen, das sich in der Behandlung später langsam verringert, wenn der Patient jedem einzelnen Urschmerz Ausdruck verleiht.
e: primal pool of pain.

Urschreitherapie *(f)* (A. Janov, 1967, 1970). Form der Psychotherapie, die – begründet durch eine eigene Neurosentheorie – in drei Phasen durchgeführt wird. 1. Initialphase (3 Wochen): Konzentration und Einstimmung des Patienten. Er darf weder arbeiten noch Alkohol, Nikotin, Drogen oder Psychopharmaka zu sich nehmen und muss von seinen Angehörigen völlig getrennt leben. 2. Einzeltherapiephase (3 Wochen): In täglichen Sitzungen (Dauer bestimmt der Patient) wird der Patient ermuntert, in Urerlebnissen die ▶Urszenen neu zu erleben. Der Patient lässt sich von erinnerten Gefühlen überfluten und gibt auch in der Kindheit nicht zugelassenen Gefühlen Raum (in Form von Zorn, Wut, Schrecken, Kummer, Trauer, keineswegs nur durch Schreie). Dadurch werde ▶Urschmerz abgebaut. 3. Gruppentherapiephase (1–2 Jahre). Teilnahme an Sitzungen von ▶Primärgruppen, wodurch der ▶Urschmerzfundus allmählich und gänzlich abgebaut werde. – Bei vielen Leiden empfohlen, besonders bei Bluthochdruckkrankheit, Süchten und Perversionen.
e: primal scream therapy, primal therapy.
Syn.: Primärtherapie. *fr:* thérapeutique par le cri primal

Ursituation *(f)* (C. G. Jung). In der Menschheitsentwicklung sich stets wiederholende Situationen (z. B. das Vater-Sohn-, Mutter-Tochter-Verhältnis), die einen bestimmten Kreis von Erlebnismöglichkeiten bedingen. ▶Archetypus.

Urszene *(f)* (S. Freud). Szene eines sexuellen Verkehrs der Eltern, die von einem Kind im Alter von 1–2 Jahren beobachtet oder später phantasiert wird. Das Kleinkind besitzt nach Freud die Fähigkeit zum instinktiven Verständnis des an sich komplexen Vorgangs und fasst ihn als aggressives Verhalten des Vaters gegenüber der Mutter im Sinne eines sadistisch-masochistischen Vorganges auf. Die Beobachtung oder Phantasie führt zu einer sexuellen Erregung des Kindes mit gleichzeitiger Kastrationsangst. Das Motiv kehrt in vielen Träumen, Märchen und Sagen wieder. ▶Urphantasien.
e: primal scene. *fr:* scène originaire oder primitive

Urteil *(n)*. Schlussakt eines Denkvorganges, der nach Abwägen und Durchdenken aller Möglichkeiten und Nebenwege zu einer Entscheidung gelangt und das Wesentliche vom Unwesentlichen trennt (Hölderlin: „Urteil und Sein“). Auffällige Störungen des Urteilsvermögens lassen sich bei verschiedenen Demenzformen (▶Urteilsschwäche) und bei der Schizophrenie (▶Urteilsstörungen) klinisch feststellen.
e: judgement. *fr:* jugement, logique

Urteilsschwäche *(f)* Krankhaft beeinträchtigte Fähigkeit, den Denkvorgang bis zu einem richtigen Denkurteil zu vollenden. Bei geringerer Ausprägung sind die vollzogenen Urteile weniger abgewogen als gewöhnlich. Dies führt zu einer verzerrten Beurteilung der Realität. Vorkommen in erster Linie bei organischen Hirnstörungen, bei Bewusstseinstrübung, akuten psycho-organischen Syndromen, Demenz und Schwachsinn. ▶Urteil.
e: deficient judgement. *fr:* débilité mentale

Urteilsstörung *(f)* Form des krankhaft veränderten Urteilens. Die Bezeichnung wird gewöhnlich der schizophrenen Urteilsstörung vorbehalten. Dabei gelangt der Kranke im Denken nicht zum richtigen ▶Urteil, weil die Voraussetzungen für die Anwendung der Intelligenz durch den krankhaften Prozess gestört sind. Auch durch krankhafte Erlebnisse (Wahn, Sinnestäuschungen) kann das Urteil verfälscht werden.
e: impaired judgement, disturbance in judgement. *fr:* déviation du jugement

Urvertrauen *(n)*. (E. H. Erikson). In einem gesunden familiären Milieu sich in frühkindlichem Alter entwickelndes Vertrauen gegenüber der sozialen Umwelt. Ungünstiges soziales Milieu, unglückliche Ehe der Eltern, Scheidung, Mangel an affektiver und sorgender Zuwendung sowie Misshandlungen können das Ausbleiben des Urvertrauens zur Folge haben oder bereits auf der frühkindlichen Stufe zu einer »Täuschung des Urvertrauens« führen. Folgen sind vor allem Verkümmerung der affektiven Entfaltung und Mangel an emotionaler Zuwendung zu Bezugspersonen im Erwachsenenalter.

User *(m)*. Gebraucher. Im Drogenjargon: jemand, der gewohnheitsmäßig ▶Drogen (2) zu sich nimmt.
e: user.

V

Vaginismus *(m).* Unabsichtliche Zusammenkrampfung der Scheidenmuskulatur, in der Regel als Reaktion auf Penetrationsversuche mit dem Penis. Entweder ist die Muskulatur des Scheideneinganges spastisch verhärtet, sodass der Penis nicht in die Scheide eindringen kann, oder der normal eingeführte Penis wird durch Kontraktion der vorderen Anteile des M. levator ani festgehalten (oberer Vaginismus, Penis captivus). Die Fähigkeit zu sexuellen Empfindungen kann sonst in jeder Hinsicht unbeeinträchtigt sein, solange nicht die Einführung eines Penis versucht oder erwartet wird. – Die Ursachen sind stets psychogen. Psychoanalytisch kann Vaginismus als Rache für Kastration, Sadismus gegenüber dem Partner, Konzeptionsfurcht oder allgemein als Ausdruck einer ►Frigidität gedeutet werden. Die häufig als Behandlungsmaßnahme angewandte chirurgische Scheidenerweiterung ist kontraindiziert. – In DSM-V mit Dyspareunie zusammengefasst als «Genitopelvine Schmerz-Penetrationsstörung (Dyspareunie/Vaginismus)»
e: dyspareunia.
e: vaginism. – (ICD-10: F52.5). *fr:* vaginisme

vago-vasaler Anfall *(m).* (F. Broser, 1958). Syn. für ►Anfall, synkopaler.

Vakuum, existenzielles *(f)* (V. E. ►Frankl, 1955). In der ►Existenzanalyse das mit einem »Sinnlosigkeitsgefühl« einhergehende »Leere-Gefühl«. Das »Sinnlosigkeitsgefühl« wird charakterisiert durch Langeweile, Gleichgültigkeit, Apathie und Verlust an Interessen. Das »Leere-Gefühl« entsteht durch Mangel an Initiative. Ein solches Vakuum ist noch nichts Krankhaftes, sondern eventuell Ausdruck des Bestrebens, selbstständig nach dem Lebenssinn zu suchen und ihn nicht nur aus der Tradition zu übernehmen. Sofern sich das existenzielle Vakuum in Form neurotischer Symptome kundgibt, spricht Frankl von noogener Neurose (s. d.).
e: existential vacuum.

Valamin-Sucht *(f)* Drogenabhängigkeit vom Schlafmittel Valamin (1-Athynyl-Zyklohexyl-karbamat). In der Symptomatologie bestehen keine Unterschiede zu anderen Schlafmittelsüchten.

Valentinskrankheit, (Sankt-) *(f)* Obsol. Syn. für ►Epilepsie. Die Bez. wurde seit dem Mittelalter viel gebraucht. Nach der etymologischen Deutung von Luther wurde St. Valentin nur wegen der oberflächlichen Ähnlichkeit seines Namens mit der »fallenden« Sucht zum Schutzheiligen der Epileptiker.

Valenz, affektive *(f)* Affekterregende Wirkung einzelner Wahrnehmungsgegenstände. Insoweit syn. mit ►Aufforderungscharakter. Vorwiegend in der Tierpsychologie, doch analog auch in der Psychopathologie angewandt.
e: affective valence. *fr:* valence affective

Validität *(f)* Grad der Genauigkeit, mit dem ein Test tatsächlich und spezifisch diejenige Größe misst, die er messen soll. Die Überprüfung wird mithilfe der Korrelation mit einem Außenkriterium, Vergleich mit den Ergebnissen anderer Tests oder Faktorenanalyse vorgenommen.
e: validity. *fr:* validité

Valin-Leuzin-Isoleuzinurie *(f)* Synonym für ►Ahornsirupkrankheit.

Vampir *(m).* Nach einem Volksglauben ein Toter, der an seinem eigenen Leibe saugen und dann aus dem Grabe aufstehen kann. Er saugt dann schlafenden Menschen unbemerkt das Blut aus, weil er sich dadurch ernähren muss. Diese müssen dann auch Vampire werden. Vor allem in Literatur und Unterhaltungsindustrie verarbeitete Vorstellung. Bei psychisch Kranken nur gelegentlich vorkommende, nicht immer ernsthafte Vorstellung.
e: vampire. *fr:* vampire

Vampirismus *(m).* Besondere Art von Sadismus. Der Sadist bringt seinem Sexualpartner zunächst Wunden (Bisse) bei und leckt das Blut auf. Es folgt dann ein sonst unauffälliger Geschlechtsakt. Kann (selten) bis zum Lustmord führen.
e: vampirism. *fr:* vampirisme

Vapours, vapors *(m, pl).* (Richard Blackmore, 1725, »A treatise of the spleen and vapours: or, hypochondriacal and hysterical affections«). Eigentlich: Dämpfe, Dünste. Auch: Blähungen. Modeneurose vornehmer Damen im 18. Jahrhundert. Symptome: Ohnmachten, nervöse Anfälle, Misslaunen, Gefühl von Unpässlichkeit. Ersatzbegriff für ►Hypochondrie, nachdem deren Beschwerdenkatalog zu umfangreich geworden war. Wurde strikt von der Melancholie unterschieden. Zur Behandlung wurden Wasserkuren und Elektrizität verwendet.

Variable *(f)* Veränderliche Größe. Die Veränderung kann Größe und Qualität betreffen, kontinuierlich oder in Einzelschritten vor sich gehen.
e: variable. *fr:* variable

Vaskuläre Demenz *(f)* ►Demenz, vaskuläre.

vasomotorischer Anfall *(m)* ►Anfall, synkopaler.

Vaterkomplex *(m)*. (S. Freud). Allgemeine Bez. für ►ambivalente Einstellung gegenüber dem Vater. Wurde von Freud stets als ein besonderer Aspekt des ►Ödipus-Komplexes gesehen. In der psychoanalytischen Therapie ist er die Hauptquelle des ►Widerstandes. Vaterkomplex kann z. B. Ursache einer Arbeitshemmung bei Studenten sein.
e: father complex. *fr:* complexe paternel

Vecordia *(f)* 1. Obsol. Bez. für jede Art psychischer Krankheit. 2. Im nosologischen System ►Kahlbaums (1863) psychische Krankheiten, die nicht den ganzen Menschen, sondern nur einzelne Bereiche ändern, z. B. Gemüt, Willen oder Intelligenz. Die Bez. setzte sich nicht durch und kam daher nie in allgemeinen Gebrauch.
e: vecordia. *fr:* vécordie

vegetativ-dienzephaler Anfall *(m)*. Syn. für ►Anfall, dienzephal-autonomer.

vegetative Depression *(f)*. ►Depression, vegetative.

vegetative Dystonie *(f)*. ►Dystonie, vegetative.

vegetative Labilität *(f)* Weniger gebräuchliches Syn. für ►Dystonie, vegetative.

vegetative Neurose *(f)*. ►Neurose, vegetative.

vegetative Stigmatisierung *(f)*. ►Stigmatisierung, vegetative.

vegetative psychogene Symptome *(n, pl)* ►Symptome, vegetative psychogene.

vegetativer Anfall *(m)*. (Binswanger, Pette). Syn. für ►Anfall, dienzephaler, autonomer.

Veitstanz *(m)*. 1. In Spätmittelalter und Renaissance stark beachtete Tänze, die in Form einer Massenhysterie auftraten. ►Choreomanie. 2. Selten gebr. Bez. für Chorea minor (rheumatische Erkrankung Jugendlicher mit choreatischen Bewegungsstörungen).
e: Vitus dance.
Syn.: Chorea Sancti Viti. *fr:* danse de Saint-Guy

Velentins-Sucht, (Sankt-) *(f)*. ►Valentins-Krankheit, (Sankt-).

Venerophobie *(f)* Befürchtung, an einer Geschlechtskrankheit zu leiden. Dabei kann es sich insbesondere um eine Luophobie oder Gonokokkophobie handeln. Häufig stecken hinter derartigen Befürchtungen uneingestandene Schuldgefühle, insbesondere nach sexuellen Aktivitäten außerhalb der aktuellen Partnerschaft.
e: venerophobia. *fr:* vénérophobie

Venerophobie-Syndrom *(n)*. ►Venerophobie.

Veränderungsgefühl *(n)*. (K. Leonhard). Syn. für ►Unheimlichkeitsstimmung.

Veränderungsideen *(f, pl)*. (K. Leonhard). Syn. für ►Unheimlichkeitsstimmung.

Veraguth'sche Falte *(f)* (Nach O. Veraguth, Neurologin, Zürich 1870–1940). Funktionelle Veränderung im medialen Drittel des Oberlides, wobei eine kleine Lidfalte entsteht. Nach Veraguth charakteristisch für endogene Depression.
e: fold of Veraguth.

Veraguth'scher Hautreflex *(m)*. (O. Veraguth). Syn. für ►Reflex, psychogalvanischer.

Veranlagung, depressive *(f)*. (►Kraepelin, 1913). Persönlichkeitseigenschaften von Personen, die später eine von Kraepelin so genannte endogene Depression bekommen, die auch zwischen einzelnen Phasen vorhanden ist. »... gekennzeichnet durch eine andauernd trübe Gefühlsbetonung aller Lebenserfahrungen. [...] Die geistige Leistungsfähigkeit kann eine gute sein, doch haben die Kranken in der Regel mit allerlei inneren Hindernissen zu kämpfen, die sie nur mit Anstregung überwinden; sie ermüden daher leicht. Zudem fehlt ihnen die rechte Arbeitsfreudigkeit. Obgleich sie oft ehrgeizig sind und mit Erfolg vorwärts streben, finden sie doch keine volle, dauernde Befriedigung bei der Arbeit, da ihnen mehr die Fehler und Mängel ihrer Ergebnisse sowie die noch bevorstehenden Schwierigkeiten, als der Wert des Erreichten vor Augen steht. Sehr leicht drängen sich ihnen daher Bedenken und Zweifel auf, die sie in ihrer Tätigkeit unsicher machen und sie bisweilen zwingen, die gleiche Arbeit mehrfach zu wiederholen. Öfters besteht die Neigung zu unfruchtbaren, namentlich hypochondrischen Grübeleinen. [...] Sie besitzen ein gutes Verständnis für das Wesen ihres Leidens, oft auch ein äußerst peinliches Gefühl der Behinderung durch die eigene Unzulänglichkeit.«

Veranlagung, manische *(f)*. (►Kraepelin, 1913). Persönlichkeitseigenschaften von Personen, die später eine ►Manie bekommen, auch zwischen einzelnen Phasen. »Die Stimmung der Kranken ist dauernd eine gehobene, sorglose, zuversichtliche. Sie besitzen ein stark ausgeprägtes Selbstgefühl, schätzen ihre eigenen Fähigkeiten und Leistungen ungemein hoch ein, prahlen mit den handgreiflichsten Übertreibungen. Ihnen fehlt vollständig das Verständnis für die krankhafte Unvollkommenheit ihrer Veranlagung. Vielmehr sind sie sicher, ihrer Umgebung überlegen zu sein, rühmen ihre ideale Gesinnung, ihre feine Sprechweise, ihre Gemütstiefe und erwarten mit Bestimmtheit, durch ihre hervorragende Begabung ihr Glück zu machen. Gegen andere sind sie hochfahrend, rechthaberisch, reizbar, patzig, trotzig. Sie zeigen wenig Mitgefühl bei fremdem Leid, verhöhnen, necken und misshandeln gern diejenigen, denen sie sich überlegen dünken. Bei Widerspruch können sie äußerst grob und roh werden, nehmen aber unter Umständen auch schwere Vorwürfe und Beleidigungen merkwürdig gleichmütig hin, ohne die Kränkung recht zu empfinden.«

Verantwortlichkeit, strafrechtliche *(f)*. ▸Zurechnungsfähigkeit, ▸Schuldfähigkeit.

Verarbeitung, psychische *(f)* (S. Freud). Eingliederung von Erlebnissen, Reizen, Erregungen in den psychischen Apparat. Die Anverwandlung geschieht durch Assoziationsbildung, vor allem durch Verknüpfung mit früheren Erlebnissen. Psychische Verarbeitung ist ein wichtiger Vorgang, da mangelhaft oder gar nicht dem eigenen Seelenleben angegliederte Erlebnisse unvorteilhaft und pathogen wirken können. Nach der Theorie von Breuer und Freud (1895) entsteht die Hysterie z. B. dadurch, dass unverarbeitete frühkindliche Erlebnisse zu einem vom übrigen Seelenleben getrennten Erlebniskomplex werden.
e: psychical working over oder out. *fr:* élaboration psychique

Verarmungsgedanke *(m)* ▸Verarmungswahn.

Verarmungsidee *(f)*. ▸Verarmungswahn.

Verarmungswahn *(m)*. 1. Wahnhafte Vorstellung bei Depressiven, völlig verarmt zu sein, wegen Schulden verurteilt zu werden oder vor dem wirtschaftlichen Ruin der Familie zu stehen, sodass auch die Angehörigen verhungern müssen. Die Vorstellung tritt insbesondere bei Depressionen des höheren Lebensalters auf. ▸Kleinheitswahn: ▸Erkrankung, manisch-depressive. 2. Befürchtung moros-depressiver Menschen mit zerebrovaskulären Störungen, um die Früchte des Lebensfleißes gebracht zu werden.
e: delusion oder idea of impoverishment oder poverty oder ruin. *fr:* idée de ruine oder de misère

Verbalamnesie *(f)* Seltener gebr. Synonym für ▸Aphasie, amnestische.

verbale psychomotorische Halluzinationen *(f, pl)*. ▸Halluzinationen, verbale psychomotorische.

verbalhalluzinatorische Schizophrenie *(f)* Syn. für ▸Halluzinose, progressive.

Verbalhalluzinose *(f)* ▸Halluzinose, deren Symptomatik ausschließlich oder ganz überwiegend durch ▸Phoneme beherrscht wird.

Verbalsuggestion *(f)* Herbeiführung der ▸Hypnose und suggestive Beeinflussung des Hypnotisierten durch verbale Techniken, z. B. durch Sprechen eines bestimmten Textes. Sprachliche Äußerungen des Hypnotherapeuten spielen in der Hypnosetechnik die wichtigste Rolle, sodass Verbalsuggestionen gewöhnlich Bestandteil einer jeden Hypnose sind. Suggestionen mithilfe nichtverbaler Reize, z. B. Berührungsreize oder Lichtreize, spielen dagegen eine untergeordnete Rolle.
e: verbal suggestion. *fr:* suggestion verbale

Verbigeration *(f)* (K. Kahlbaum, 1874). Sprachliche Form der ▸Stereotypie. Krankhaftes Wiederholen von oft unsinnigen Wörtern und Sätzen, die oft in auffallendem, ebenfalls stereotypiertem Tonfall vorgebracht werden. Z. B. ständige Wiederholung von »betrogene Lebensernährer« (K. Kloos) ohne Bezug auf die Situation.
e: verbigeration.
Syn.: Sprachstereotypie. *fr:* verbigération, stéreotypie verbale

Verblödung *(f)* In der älteren Psychiatrie häufig verwandte Bez. für krankheitsbedingten Verlust der Einheit der Persönlichkeit durch Einbuße intellektueller Fähigkeiten oder emotionaler Ansprechbarkeit. Als Verblödungsprozesse wurden Epilepsie, Dementia praecox (Schizophrenie), progressive Paralyse, Arteriosklerose, senile Demenz angesehen. Die Bez. wird noch gelegentlich als Eindeutschung für ▸Demenz verwendet.
e: dementia. *fr:* démence

Verblödung, affektive *(f)* (Kraepelin). Verzicht auf gefühlsmäßigen Kontakt, wie er sich besonders im ▸Autismus bei Schizophrenie findet.
fr: démence affective.

Verblödung, läppische *(f)* Von Kraepelin gebrauchte Bez. für ▸Hebephrenie.

Verblödung, paranoide *(f)* Syn. für ▸Verblödung, schizophrene.

Verblödung, schizophrene *(f)* Tief greifender Verlust der Fähigkeit, die intellektuellen Kräfte zur Lebensbewältigung einsetzen zu können, sofern dies Folge einer chronischen schizophrenen Psychose ist. Wird oft auch als gleichbedeutend mit dem schizophrenen Defekt angesehen. Bereits Maeder (1910) zeigte jedoch, dass die Verblödung nur scheinbar ist und die intellektuellen Fähigkeiten auch nach jahrzehntelangem Verlauf potenziell vorhanden bleiben. Der Schizophrene wird lediglich durch Denk- und andere Störungen im Gebrauch der Intelligenz und des Gedächtnisses behindert. Diese Auffassung wird weiterhin von vielen Psychiatern vertreten. Andere meinen, dass die Störungen der Urteils- und Kritikfähigkeit bei Schizophrenen doch ein Kernstück der Intelligenz für dauernd beeinträchtigen und daher eine Verblödung anzeigen.
e: schizophrenic dementia. *fr:* démence schizophrénique

Verbomanie *(f)* Pathologische Geschwätzigkeit.
e: verbomania. *fr:* verbomanie

Verdichtung *(f)* (S. Freud). Psychische Leistung, durch die verschiedene Ereignisse, Erinnerungen und Vorstellungen, die etwas Gemeinsames haben, zu einer einzigen Vorstellung verschmelzen. Die psychische Energie, die vorher auf die einzelnen Glieder verteilt war, wird ebenfalls in dieser Vorstellung zusammengezogen. Ursprünglich beschrieb Freud (1900) die Verdichtung als Leistung der Traumarbeit, wodurch sich erklärt, dass der manifeste Traum we-

niger Inhalt hat als der latente. Verdichtung im Traum kommt dadurch zustande, »1. dass gewisse latente Elemente überhaupt ausgelassen werden, 2. dass von manchen Komplexen des latenten Traumes nur ein Brocken in den manifesten übergeht, 3. dass latente Elemente, die etwas Gemeinsames haben, für den manifesten Traum zusammengelegt, zu einer Einheit verschmolzen werden« (GW XI, 174). Verdichtung ist jedoch nicht spezifisch für den Traum, sondern stellt ein allgemeines Prinzip unbewusster Denkvorgänge dar und ist z. B. auch bei der ►Fehlleistung erkennbar.
e: condensation. *fr:* condensation

Verdoppelung der Persönlichkeit *(f)* ►doppeltes Bewusstsein.

Verdoppelung, projektive *(f)* Syn. für ►Reduplikation, projektive.

Verdrängung *(f)* (S. Freud). Besondere Form eines ►Abwehrmechanismus, durch den nicht akzeptable Triebwünsche bzw. deren Repräsentationen in Form von Gedanken, Bildern und Vorstellungen aus dem Bewusstsein abgedrängt und auch weiter daran gehindert werden, wieder ins Bewusstsein zu treten. Die Verdrängung vollzieht sich nach Freud nicht an den Erlebnissen selbst, sondern an den Erinnerungen daran. Zweck der Verdrängung ist die Vermeidung von Unlust. Gelingt es einer Verdrängung nicht, die Entstehung von Unlust oder Angst zu unterdrücken, gilt sie als missglückt, obwohl sie vielleicht ihr Ziel an dem Vorstellungsanteil erreicht hat. Mit solchen missglückten Verdrängungen hat man es bei der Neurosenbehandlung zu tun, während sich die geglückte (z. B. durch ►Sublimation) dem Erkennen meist entzieht. Verdrängung wird zwar insbesondere bei ►Hysterie beobachtet, kommt aber auch bei anderen Neurosen und normalpsychologisch vor. Der Vorgang ist von grundsätzlicher Bedeutung, weil durch ihn das ►Unbewusste als eigener seelischer Bezirk begründet wird. Im ►Schichtenmodell der Psychoanalyse stellt Verdrängung einen Abwehrvorgang im Konflikt zwischen dem ►Es und den unbewussten Anteilen des ►Ich und dem ►Über-Ich dar. Ökonomisch gesehen wird die eine ursprüngliche Vorstellung begleitende psychische Energie auf eine ursprünglich gleichgültige übertragen. Z. B. kann das Wort »Schuh« für einen Erlebniskomplex stehen und bei einer bestimmten Person eine Erregung hervorrufen, sobald es erwähnt wird. Das verdrängte Erlebnismaterial bleibt mit einer gewissen Besetzung von Triebenergie aufgeladen, die ständig nach Befriedigung drängt. Andererseits hält das Ich die Verdrängung durch ständige Aufwendung eines Teiles der ihm zugehörigen Energie aufrecht (Vorgang der ►Gegenbesetzung). – Verdrängung steht allgemein in Gegensatz zu bewusster Auseinandersetzung und Verzicht.
e: repression. *fr:* refoulement, répression

Verdrängungswiderstand *(m).* In der psychoanalytischen Behandlung der ►Widerstand gegen den Behandlungserfolg durch ►Verdrängung. Eine von 5 Formen des Widerstandes bei Freud. Zugleich eine der 3 vom Ich ausgehenden Widerstandsformen. Vgl. ►Ichwiderstände.

Vereinigung, Deutsche Psychoanalytische (DPV) Gesellschaft von Psychoanalytikern der Freud'schen Richtung. Anerkannter Zweig der Internationalen Psychoanalytischen Vereinigung. Spaltete sich 1950 von der Deutschen Psychoanalytischen Gesellschaft (s. d.) ab. Gilt als die Gesellschaft, welche in traditioneller Weise freudianisch orientiert ist.

Vereinigung, Internationale für Individualpsychologie (IVIP) Vereinigung von Psychotherapeuten der ►Individualpsychologie.

Vereinigung, Internationale Psychoanalytische (IPV) Weltverband der Psychoanalytiker, in welchem alle von der IPV anerkannten psychoanalytischen Gesellschaften der Welt vereinigt sind. Wurde 1910 in Nürnberg gegründet.
e: International Psychoanalytic Association (IPV).

Verekelungsbehandlung *(f)* Syn. für ►Aversionskur.

Vererbung, soziale *(f)* (A. Dührssen, 1960). Eigenschaften und Verhaltensweisen werden durch das Vorbild einer Generation an die nächste weitergegeben. Dadurch entsteht der (falsche) Eindruck, als handele es sich um genetische Vererbung.
e: transmission. *fr:* hérédité sociale

Verfahrensfähigkeit *(f).* Syn. für ►Prozessfähigkeit.

Verfolgungsideen, physikalische *(f, pl).* Wahnhafte Überzeugung Geisteskranker, durch physikalische Mittel (Elektrizität, Strahlen, Apparate) verfolgt und beeinträchtigt zu werden. Vorkommen bei Schizophrenie und den Psychosen des mittleren bis höheren Lebensalters.

Verfolgungssyndrom *(n).* Syn. für ►Überlebendensyndrom.

Verfolgungswahn *(m).* Häufigste klinisch vorkommende Form von Wahn. Krankhafte Überzeugung, verfolgt und im Besitz oder am Leben bedroht zu werden. Der Betreffende beklagt sich, dass er ungerechtfertigterweise in seiner Ehre verletzt werde, dass man an sein Geld heranwolle oder dass beabsichtigt sei, ihn am Leibe (z. B. durch Strahlen, Elektrizität, Hitze, Gift) zu schädigen, die Gedanken durcheinanderzubringen usw. Verfolgungswahn kann sich mit Größenwahn verbinden, wenn der Betreffende überzeugt ist, aufgrund außergewöhnlicher Kenntnisse, Fähigkeiten, außergewöhnlichen Ansehens oder zu erwartenden Besitzes Ziel der Verfolgung zu sein. Der Betreffende kann auch überzeugt sein, in berechtigter Weise Verfolgungen und Beschuldigungen ausgesetzt zu sein (►Selbstbeschuldi-

gungen). Der vermeintlich Verfolgte kann die Erlebnisse einfach hinnehmen oder durch Klagen bei der Polizei und Gerichten oder durch Angriffe auf die vermeintlichen Verfolger dagegen vorgehen. Das Vorkommen von Verfolgungswahn ist bei psychischen Krankheiten nahezu universell; insbesondere aber bei Schizophrenie, Vergiftungszuständen, Alkoholhalluzinose. – Die Beschreibung in DSM-III-R/IV entspricht nicht völlig der in der dt. Psychopathologie. Wenn Verfolgungswahn als Teilerscheinung einer anderen psychischen Krankheit auftritt, wird er nicht als solcher bezeichnet. Andererseits wird der ►Querulantenwahn zum Verfolgungswahn gerechnet. In DSM-V als »Wahnhafte Störung, Typ mit Verfolgungswahn enthalten«.
e: delusional (paranoid) disorder, persecutory type, delusion of persecution. *fr:* délire oder idée de persécution

Verführungstheorie *(f)* Frühe Theorie Freuds (1895) – allerdings von ihm selbst nicht so genannt –, nach welcher wirkliche Verführungen des kleinen Kindes durch ältere Geschwister, Väter, Mütter, Verwandte die wesentliche Ursache für die Entstehung aller ►Psychoneurosen darstellen. Die Theorie wurde 1897 als allgemeine Entstehungstheorie aufgegeben. Zugleich betonte Freud die krank machende Bedeutung solcher Verführungserlebnisse in der Kindheit, wenn sie tatsächlich stattgefunden hatten.
e: seduction theory.

Vergessen *(n).* 1. Normale Form des Verlöschens von Gedächtnisinhalten. Unlustbetonte Erlebnisse verschwinden rascher aus dem Gedächtnis als lustbetonte. Zur Erklärung wurden von Freud besondere psychische Vorgänge angenommen, insbesondere die erfolgreiche ►Verdrängung. Nach G. A. Talland (1965) wird unter normalen und pathologischen Bedingungen ein Gedächtnisinhalt umso langsamer vergessen, in je mehr Kontexten er abgelegt ist. Krankhafte Gedächtnisstörungen insbesondere bei ►Demenz können auch als pathologische Vergessensformen angesehen werden. 2. ►Lapsus memoriae.
e: forgetfulness. *fr:* oubli

Vergewaltigung *(f)* Erzwingung des Sexualverkehrs durch Anwendung von Gewalt oder deren Androhung durch einen Mann, strafbar nach § 177 StGB: »(1) Wer eine andere Person mit Gewalt, (2) durch Drohung mit gegenwärtiger Gefahr für Leib oder Leben oder (3) unter Ausnutzung einer Lage, in der das Opfer der Einwirkung des Täters schutzlos ausgeliefert ist, nötigt, sexuelle Handlungen des Täters oder eines Dritten an sich zu dulden oder an dem Täter oder einem Dritten vorzunehmen, wird mit Freiheitsstrafe nicht unter einem Jahr bestraft.« Besondere Bestimmungen gelten, wenn gefährliche Werkzeuge benutzt wurden, der Täter eine Waffe bei sich führt, bei körperlicher Misshandlung, bei Todesgefahr.
e: rape, violation. *fr:* viol

Vergewaltigungssyndrom *(n).* (A. Burgress und L. Holmstrom, 1974). Seelische Reaktionen bei Opfern von Vergewaltigung: Albträume und phobische Ängste (im Zimmer, auf der Straße, vor dem Alleinsein, vor Menschen, vor Geschlechtsverkehr) herrschen vor. Daneben eine stille Form (vergewaltigte Frauen berichten nichts, reagieren aber mit Angst) und eine Abreaktions-Form (viel Alkohol). Das Syndrom klingt gewöhnlich innerhalb weniger Monate spontan ab.
e: rape trauma syndrome.

Vergiftungsdelirien *(n, pl).* In Form eines ►Delirs auftretende ►Intoxikationspsychose. Intoxikationen führen häufig zu Delirien, jedoch sind Rückschlüsse auf eine bestimmte Ursache nicht möglich.
e: toxic deliriums. *fr:* délires oder psychoses toxiques

Vergiftungspsychose *(f)* Syn. für ►Intoxikationspsychose.

Vergiftungswahn *(m).* Krankhafte, unkorrigierbare Überzeugung, vergiftet zu werden oder zu sein. Häufigste Form eines ►Verfolgungswahns. Der Wahnkranke findet Anzeichen der Vergiftung im Geschmack der Speisen oder im Verhalten der Umgebung. Oft wird Nahrung gar nicht oder nur nach Sicherheitsvorkehrungen genossen. Vorkommen bei fast allen psychischen Krankheiten, insbesondere bei Schizophrenie und den Psychosen des höheren Lebensalters.
e: delusions of poisoning

Vergreifen *(n).* Die ►Fehlleistung beim Greifen.
fr: méprise de l'action.

Verhältnisblödsinn *(m).* Syn. für ►Verhältnisschwachsinn.

Verhältnisschwachsinn *(m).* (E. Bleuler, 1914). Eine im Verhältnis zum Anspruchsniveau zu niedrige Intelligenz. »Mißverhältnis zwischen Streben und Verstehen. Es sind Leute, deren Verstand für eine gewöhnliche Lebensstellung [...] ausreichen würde, die aber zu aktiv sind und beständig sich mehr zumuten, als sie verstehen können, deshalb viele Dummheiten machen und im Leben scheitern.« ►Pseudoschwachsinn.

Verhalten *(n).* Jede Handlung (Agieren, Reagieren), die sich zwischen einem Organismus und seiner dinglichen, biologischen und sozialen Umwelt abspielt. Eigentlich nur das mit physikalischen Mitteln von außen beobachtbare Verhalten (= offenes Verhalten). Oft sind auch indirekt erschließbare Verhaltensentwürfe (= inneres Verhalten), soweit sie zum Gegenstand der ►Lerntheorie gemacht werden, gemeint. Vgl. die folgenden Stichwörter.
e: behavio(u)r. *fr:* comportement

Verhalten, abweichendes *(n).* In der Soziologie: soziales Handeln, das durch Nichtbefolgung aner-

kannter sozialer Normen den Erwartungen der Mitmenschen zuwiderläuft. Durch ihre Absichtlichkeit bleibt die Abweichung jedoch an der Norm orientiert. Abweichendes Verhalten entsteht nach der ►Rollentheorie durch Lern- und Milieueinflüsse als ►Abwehrmechanismus gegen Angstgefühle und als zu schwer empfundene normative Forderungen. – Die Theorie des abweichenden Verhaltens wird in der Soziologie zur Erklärung z. B. von Kriminalität, Drogenabhängigkeit oder auch der normalen Krankenrolle (T. Parsons) benutzt. – Nach Th. Szasz, R. Laing, A. Esterson entsteht Irresein durch abweichendes Verhalten, wobei dem Geisteskranken Absichtlichkeit des Handelns unterstellt wird. Aus abweichendem Verhalten werde umgekehrt fälschlicherweise auf Geisteskrankheit geschlossen. Vgl. Antipsychiatrie, Labelling-Theorie.
e: deviant behavior.

Verhalten, instinktives *(n)*. In der Verhaltensforschung: angeborene Verhaltensweisen, die ein Lebewesen in stets gleicher, aber für es besonderer Weise auf innerorganische oder Umweltbedingungen reagieren lassen: 1. angeborene ►Auslösemechanismen; 2. ►Prägung.
e: instinctive behavior. *fr:* comportement instinctif

Verhalten, iteratives *(n)*. Leere Wiederholung von immer wieder denselben Handlungen in Form einer sinnlosen Scheintätigkeit. Vorkommen bei Krankheiten mit ►Demenz, insbesondere bei der ►Alzheimer-Demenz. ►Iteration.

Verhalten, repetitives *(n)*. In der amer. Psychiatrie bevorzugtes Syn. für ►Stereotypie.

Verhaltensforschung *(f)* Syn. für ►Ethologie.

Verhalten, verdecktes *(n)*. In der Verhaltenstheorie Verhalten, das nicht direkt beobachtbar ist und nur aus Äußerungen usw. erschlossen werden kann. Z. B. Denken, Vorstellen, inneres Sprechen.
e: covert behavior.

Verhaltensformung *(f)* (B. F. Skinner). Schrittweise Verhaltensmodifikation. Vorgang bei der operanten Konditionierung (s. d.). Zunächst werden kleine Schritte in Richtung auf ein erwünschtes Verhalten verstärkt, anschließend zunehmend größere Schritte. Dadurch lassen sich extreme Verhaltensänderungen schrittweise aufbauen, z. B. in der Tierdressur.
fr: shaping (of behavior).

Verhaltensmedizin *(f)* Anwendung ►verhaltenstherapeutischer Konzepte in der Behandlung von Körperkrankheiten und Funktionsstörungen mit medizinischen Folgen. Anwendungsgebiete sind vor allem: Essstörungen (Über- und Untergewicht), Herz-Kreislauf-Störungen (Beeinflussung des Risikoverhaltens), sexuelle Funktionsstörungen, Nikotinabhängigkeit. Hierfür wurden Selbstkontrollkonzepte und Programme des sozialen Lernens erfunden. ►Compliance, ►Coping.

Verhaltensmodifikation *(f)* Veränderung von unerwünschtem Verhalten durch Einsatz von Methoden, die aus der ►Lernpsychologie und dem Behaviorismus abgeleitet wurden. Anwendung in Erziehung, Heilpädagogik, Sozialarbeit u. a. Bei psychischen Störungen wird die engere Bez. ►Verhaltenstherapie bevorzugt.
e: behavior(al) modification. *fr:* modification de comportement

Verhaltensstörungen *(f, pl)*. Allgemeinste Bez. für gestörte Verhaltensmuster und psychische Auffälligkeiten. Die Bez. entstammt der Lerntheorie und wird auch in der Psychiatrie häufiger gebraucht. Außer den psychischen Störungen bei Psychosen, Psychopathien, Neurosen, Intelligenzstörungen und organischen Hirnprozessen werden auch sozial abweichende Verhaltensweisen als Verhaltensstörungen bezeichnet, was häufig zu Missverständnissen führt.
e: behavior disorders.
In DSM-III/IV: Störungen des sozialen Verhaltens bei Kindern und Jugendlichen. Entspricht etwa älteren Vorstellungen von ►Moral Insanity oder ►Psychopathie bei Jugendlichen. Die 5 Unterformen heißen: Verhaltensstörung 1. mit Sozialisierungsmängeln, aggressiv; 2. mit Sozialisierungsmängeln, nicht aggressiv; 3. ohne Sozialisierungsmängel, aggressiv; 4. ohne Sozialisierungsmängel, nicht aggressiv; 5. Atypische Verhaltensstörung.
e: conduct disorder, 1. undersocialized, aggressive bzw. 2. nonaggressive, 3. socialized, aggressive bzw. 4. nonaggressive, 5. atypical.
DSM-V hat unter ►»Disruptive, Impulskontoll- und Sozialverhaltensstörungen« eine neue Ordnung eingeführt
fr: troubles de comportement

Verhaltenstherapie *(f)* Aus der Kritik an den traditionellen Formen der Psychotherapie, insbesondere der Psychoanalyse, entstandene Psychotherapieform. Wurde ab 1950 von H. J. Eysenck und seinem Arbeitskreis am Maudsley Hospital, London, auf den Grundlagen der ►Lerntheorie entwickelt. Geht davon aus, dass bestimmte Situationen zusammen vorkommen, sodass Verhalten als eine Funktion der Situation, in der es vorkommt, verstanden werden kann. Neurose und Psychose gelten nur als verschiedene Beispiele für abnormes, gelerntes Verhalten. Im Gegensatz zur traditionellen Psychotherapie beachtet die Verhaltenstherapie nicht die Motivationen, Konflikte, Gedanken und Gefühle, die ein bestimmtes Verhalten bedingen und erklären. Nur das am Kranken offen beobachtbare gestörte Verhalten wird direkt behandelt. Klagt z. B. ein Kranker über abnorme Muskelspannungen oder Straßenangst, wird nur dies angegangen und danach die Behandlung abgeschlos-

sen. Verhaltenstherapie ist daher streng problemorientiert und behandelt bei komplexen Zuständen sukzessiv eine Störung nach der anderen. Hierzu wurden verschiedene Techniken entwickelt, z. B. ►Desensibilisierung, aktive. S. a. Behaviorismus, Aversionstherapie, Token-Verstärkungssystem, Selbstsicherheitstraining, Reizüberflutung, Gedankenstopp, EMDR.
e: behavior therapy. *fr:* thérapeutique oder thérapie de comportement, »behavior therapy«

Verhaltenstherapie, dialektische (DBT) Syn. für ►Dialektisch-Behaviorale Psychotherapie.

Verhaltenstherapie, kognitive *(f)* Syn. f. ►kognitive (Psycho-)Therapie.

Verhaltenswissenschaften *(f, pl)*. Sammelbez. für alle Wissenschaftsdisziplinen, die mit der gemeinsamen theoretischen Grundlage der ►Lerntheorie und des ►Behaviorismus arbeiten. Nicht innere Erlebnisse werden als Erkenntnismittel benutzt, sondern das von außen beobachtbare und möglichst in Experimenten reproduzierbare Verhalten. Es gibt u. a. Verhaltensphysiologie, Verhaltenssoziologie, Verhaltenspsychologie. – Die Bez. »Verhaltenspsychiatrie« ist dagegen nicht üblich, obwohl sie der Sache nach existent ist. Vgl. Verhaltenstherapie.
e: behavioral sciences. *fr:* sciences de comportement

Verhaltung, affektive *(f)* Mangelhafte Fähigkeit zur Affektverarbeitung und ►Abreaktion von Affekten. Kann zur Affektstauung führen.
e: emotional suppression.
Syn.: Affektverhaltung. *fr:* suppression émotionnable

Verhandlungsfähigkeit, strafrechtliche *(f)* Fähigkeit eines Beschuldigten, seine Interessen innerhalb und außerhalb einer Verhandlung vernünftig wahrzunehmen. Ist Voraussetzung einer rechtswirksamen Durchführung der Verhandlung (außer im Unterbringungsverfahren nach § 63 StGB). Für die psychiatrische Beurteilung dient die normale Bestimmbarkeit durch normale Motive als Leitlinie. ►Verhandlungsunfähigkeit.
e: mental ability to stand trial, fitness to plead.

Verhandlungsunfähigkeit *(f)* Im Strafrecht: die fehlende Fähigkeit, sich zu verteidigen. Besteht, wenn ein Angeklagter aufgrund körperlicher und/oder seelischer Mängel daran gehindert ist, im Strafverfahren seine Interessen vernünftig wahrzunehmen, seine Verteidigung in verständiger Weise zu führen sowie Prozesserklärungen abzugeben und entgegenzunehmen. Wird auch dann angenommen, wenn durch die Teilnahme an der Verhandlung eine unverhältnismäßige Gefahr für seine Gesundheit entstünde. Eine psychische Krankheit führt demgemäß nicht regelmäßig zur Verhandlungsunfähigkeit.
e: incompetency to stand trial.

Verinnerlichung *(f)* 1. Abwendung von den Geschehnissen der Außenwelt und Beschäftigung mit der eigenen Innenwelt. In der Sprache der Psychoanalyse: Zurückziehung der ►Libido von ihren Objekten. Oder allgemeiner: Die zwischenmenschlichen Beziehungen und Konflikte werden in innerseelische Beziehungen und Konflikte verwandelt. Z. B. kann man aus psychoanalytischer Sicht sagen, dass die Beziehung zur Autorität des Vaters im Laufe der Entwicklung verinnerlicht wird als Beziehung zwischen Über-Ich und Ich.
e: interiorization. 2. Syn. für ►Introjektion. *fr:* intériorisation

Verkehrspsychosen *(f, pl)*. (Kraepelin). Syn. für ►Homilopathien.

Verkehrung ins Gegenteil *(f)* 1. (S. Freud). Umkehrung einzelner Triebe im weiteren Verlauf ihres Schicksals oder für eine Zeitspanne. Führt manchmal zu festen Umkehrpaaren, die nicht getrennt werden können, z.B. Sadismus–Masochismus, Exhibitionismus–Voyeurismus. 2. (A. Freud). Besonderer ►Abwehrmechanismus. Wenn ein Trieb, ein Gefühl oder ein Wunsch auftritt, der für das Individuum gefährlich ist, kann er in sein Gegenteil verkehrt werden. Die Verkehrung erfüllt eine Schutzfunktion.
e: reversal into the opposite. *fr:* renversement (d'une pulsion) dans le contraire

Verkennung, illusionäre *(f)*. ►Illusion.

Verkleinerungswahn *(m)*. Seltener gebr. Syn. für ►Kleinheitswahn.

Verlaufsforschung *(f)* Forschungsrichtung der biologischen Psychiatrie (s. d.). Erforschung der Veränderung des Krankheitsprozesses im zeitlichen Ablauf, insbesondere bei Psychosen. Geht von der ►Annahme aus, dass ein psychischer Krankheitsprozess eine Entwicklung ähnlich einer Pflanze hat mit Entstehung, Entfaltung und Verblühen. Es gilt dann, deren Gesetzmäßigkeit oder regelhaften Verlauf für jede einzelne psychische Krankheit zu ermitteln.

Verlernen *(n)*. Syn. für ►Extinktion.

Verlesen *(n)*. ►Fehlleistung beim Lesen.
fr: erreur de lecture.

Verleugnen *(n)*. (S. Freud). Form eines ►Abwehrmechanismus, durch den objektive Sinneseindrücke als unwahr hingestellt werden, wenn sie traumatisierend wirken würden. Freud beobachtete dies zuerst bei Penismangel und Penisneid. Wenn die Kinder in der Entwicklung diesen Mangel feststellen, »leugnen [sie] diesen Mangel, glauben doch ein Glied zu sehen, beschönigen den Widerspruch zwischen Beobachtung und Vorurteil durch die Auskunft, es sei noch klein und werde erst wachsen, und kommen dann langsam zu dem affektiv bedeutsamen Schluss, es sei doch wenigstens vorhanden gewesen und dann weggenommen worden« (GW XIII, 296); (►Kastrationskomplex). Nach A. Freud (1936) ist Verleugnen ein Abwehrmechanismus bei äußerer Gefahr. – Verleugnen der Realität gilt ferner als ein wichtiger Mechanismus bei Wahn und Psychose allgemein.
e: denial, disavowal. *fr:* déni (de la réalité)

Verlieren *(n).* Unabsichtlicher Verlust eines Gegenstandes als ►Fehlleistung.
e: mislaying of objects. *fr:* fait d'égarer un object

Verlustdepression *(f)* (A. Lorenzer, 1959). Depression, die durch Verlust von Besitzwerten ausgeklinkt wird. Das Krankheitsbild ist bei Kranken zu finden, deren Wertwelt bereits vorher extrem auf Werte des Besitzes und Besitzens eingeengt war.

vermeidend *(a).* In ►»Persönlichkeitsstörung, Vermeidend-Selbstunsichere« eingedeutscht aus engl. avoidant in dessen Nebenbedeutung »meidend; unterlassen, etwas Bestimmtes zu tun«. Bezogen auf einen Menschen, der die Begegnung mit anderen aus Furcht vor Verletzungen des Selbstwertgefühls meidet. Bedeutet je nach Zusammenhang daher: kontaktscheu, ängstlich zurückhaltend, timide, furchtsam, befangen.
e: avoidant.

Vermeidungsverhalten *(n).* Verhaltensweisen und Gewohnheiten eines Menschen zur Vermeidung von Angst. Beispiele: Jemand, der Angst in Fahrstühlen bekommt, benutzt keinen. Jemand, der Angst beim Anblick von Friedhöfen bekommt, macht Umwege, um sich den Anblick zu ersparen. Vermeidungsverhalten kommt im normalen, neurotischen und psychotischen Leben sehr häufig vor und kann ganz unbewusst sein.

Verneinung *(f)* (S. Freud). Besonderer ►Abwehrmechanismus, durch den verdrängte Inhalte, die z. B. im Verlaufe einer Psychoanalyse ins Bewusstsein treten, wieder verharmlost werden, indem sie als unrichtig und unwahr bezeichnet werden. Auch wenn vom Analytiker eine Interpretation angeboten wird, kann diese nicht bestätigt werden, sondern es folgt die Antwort: »Daran habe ich nie gedacht.« Wiederholt sich das Phänomen, kann darin ein ►Widerstand zum Ausdruck kommen.
e: negation. *fr:* négation, nénégation

Verneinungswahn *(m).* Krankhafte Verneinung der Existenz der äußeren Welt, der eigenen Existenz oder einzelner Körperteile. Ältere Bez. für das führende Symptom beim Cotard-Syndrom. Beides heute nicht mehr gebräuchlich.
e: delusion of negation.
Syn.: Negationsdelir. *fr:* idée de dégation, délire de négation

Vernichtungslagersyndrom *(n).* (E.C. Trautmann, 1961). Bei Überlebenden von Vernichtungslagern noch Jahrzehnte nach der Befreiung anzutreffendes erlebnisreaktives Zustandsbild mit Angstzuständen, Trauerreaktionen, Schuldgefühlen des Überlebens (►Überlebensschuld), charakteristischen Wiederbelebungsträumen, vegetativen Funktionsstörungen, Störungen des Sexual- und Ehelebens. Besondere Form des ►KZ-Syndroms und ►Überlebendensyndroms.

Vernunft *(f)* Fähigkeit des Menschen, die ihn von anderen Primaten unterscheidet. Psychiatrisch bedeutsam, weil Geisteskranheiten in Deutschland seit der Aufklärung am Gebrauch der Vernunft erkannt und unterschieden werden. »Die Kunst zu schließen zeigte, dass die Wahrheiten mit einander verknüpfet sind [...]. Die Einsicht, so wir in den Zusammenhang der Wahrheit haben, oder das Vermögen den Zusammenhang der Wahrheiten einzusehen heisset Vernunft« (Chr. Wolff, »Deutsche Metaphysik«, 1720). Gegensatz amer. Psychiatrie, welche beobachtbares Verhalten zur Grundlage macht. – Vgl. ►Verrücktheit.

Verödung, affektive *(f)* Syn. für ►Verödung, schizophrene.
e: emotional blunting.

Verödung, schizophrene *(f)* (Unzureichende) Bez. für einen (anscheinend vorhandenen) Endzustand bei chronischer Schizophrenie. Gemeint sind vor allem das Verlöschen des emotionellen Mitschwingens und das Fehlen von subjektiven Werterlebnissen. Aber auch dieser Zustand kann sich auflösen und verschwinden.

Verrücktheit *(f)* 1. In der Alltagssprache: Irrereden und unverstehbares und uneinfühlbares Denken und Handeln bei einem anderen. 2. Im 17.–19. Jh. häufige ärztliche Diagnose von grundsätzlicher Bedeutung. Erstmals erwähnt in der 2. Hälfte des 17. Jh. Bei Christian Wolff (1713) als »Verrückung des Verstandes«, eine krankhafte Veränderung des Denkens. Um 1800 genaue Schilderungen, z. B. bei ►Reil: »Abentheuerliche Vorstellungen fluthen zu, blitzen auf und verschwinden ebenso schnell wieder; sie stehen isoliert und ohne Regel da, weil sie nicht gehalten und durch Assoziation in keine Verbindung gebracht werden können« (entspricht der späteren ►Zerfahrenheit Kraepelins). ►Heinroth (1818) übersetzte das Wort als »Paranoia« und unterschied viele Unterformen davon. Bei ►Kraepelin sind Verrücktheit und Paranoia zunächst noch miteinander identisch, werden 1899 aber voneinander getrennt. Aus Verrücktheit wird ►Zerfahrenheit. Paranoia steht dann allein für dauernd festgehaltene einzelne Wahnideen »bei vollkommener Erhaltung der Besonnenheit«. 3. In der gegenwärtigen Psychiatrie wird das Wort gemieden, da es als diffamierend gilt. – Vgl. auch nachfolgende Stichworte.
e: paranoia

Verrücktheit, erotische *(f)* Im 19. Jh. Form der ►Verrücktheit. Jemand glaubt, dass eine Person des anderen Geschlechts ihm gewogen sei. Aus unzähligen Zeichen, z. B. einem zugeworfenen Blick, einer Begegnung auf der Straße, einer Handbewegung, gehe dies mit Gewissheit hervor. Aus Andeutungen anderer gehe hervor, dass man allgemein davon weiß. Eventuell können vom anderen Gedanken direkt empfangen oder auf sympathischem Wege mitgeteilt werden. – aufgrund der alten Fallbeschreibungen würde man heute von einem Liebeswahn sprechen.

Verrücktheit, originäre *(f)*. ►Verrücktheit, primäre.

Verrücktheit, primäre *(f)* Im 19. Jh. Bez. für unmittelbar, d. h. nicht als Überbleibsel oder Nebenerscheinung einer körperlichen Krankheit, auftretende ►Verrücktheit. Kennzeichen ist ein Wahnsystem, welches eine »krankhaft verfälschte Auffassung des Verhältnisses der eigenen Person zur Umgebung« zur Folge hat. »Die gesunde Wahrnehmung ist durch Sinnestäuschungen aller Art, sowie durch die subjektive Interpretation der normalen Eindrücke hochgradig gestört. Die Stimmung und das Handeln wird durch den Einfluss der Wahnideen in abnorme Bahnen geleitet.« Die Wahnideen können »durch Vermittlung von Sinnestäuschungen« oder als ►Primordialdelirien auftreten. Die Prognose ist nur bei plötzlichem Beginn besser, sonst absolut schlecht. Ausgang gewöhnlich in »Schwächezustand und allgemeiner Abnahme der psychischen Leistungen« (Zitate n. Kraepelin, 1883). Die Beschreibungen entsprechen häufig heutigen schizophrenen Bildern. Man unterschied aber auch Versündigungswahn, hypochondrischen Wahn, depressiven Verfolgungswahn und Eifersuchtswahn als besondere Formen.
e: primary paranoia.
Syn.: originäre Verrücktheit.

Verrücktheit, religiöse *(f)* Im 19. Jh. Form der ►Verrücktheit. Hervorgehoben werden ekstatisch-visionäre Zustände mit Verzückung, Verklärung und Erleuchtung. Oder die Kranken geben sich aus einer Erleuchtung heraus als Apostel, Messias, Welterlöser oder Braut Christi aus. Zur Primärpersönlichkeit gehört 1. eine leicht ansprechbare sexuelle Erregbarkeit, 2. eine besonders religiöse, vor allem aber bigott-schwärmerische Erziehung durch fanatische Geistliche. Dies führe zunächst zu mystischen Grübeleien und skrupelhaften Selbstquälereien.

Verrücktheit, sekundäre *(f)* Als Endstadium aus einer anderen psychischen Erkrankung (z. B. Melancholie, Manie) hervorgegangene ►Verrücktheit. In der 2. Hälfte des 19. Jh. wurden alle fixen (= unkorrigierbar über lange Zeit festgehaltenen) Wahnideen als Überbleibsel früherer Krankheitsepisoden angesehen. Daher wurde die Abgrenzung einer sekundären Verrücktheit erst notwendig, nachdem eine primäre (s. d.) eingeführt worden war.

Verrücktsein *(n)*. ►Verrücktheit.

Versagenszustand, vorzeitiger *(m)* ►Beringer-Mallison-Syndrom.

Versagung *(f)* Eindeutschung von ►Frustration.

Versagungssituation *(f)* Situation, die für eine bestimmte Person (z. B. einen gehemmten Neurotiker) die Versagung von Triebzielen beinhaltet, z. B. Zurücksetzung in der Karriere, Abweisung durch eine geliebte Frau, Niederlagen im Rivalitätskampf. Nach H. Schultz-Hencke (1940) von besonderer Bedeutung für die Auslösung von Neurosen. ►Versuchungssituation.

Versandung, schizophrene *(f)* (Unzureichende) Bezeichnung für einen (anscheinend vorhandenen) Endzustand der chronischen Schizophrenie. Die Bez. bezieht sich vor allem auf das Verlöschen lebensgestaltender Kräfte und den allmählichen Verlust der Spontaneität. Grundsätzlich ist es möglich, dass die Störung verschwindet, obwohl dies selten ist.

versatil *(a)*. Beweglich, lebendig, munter, lebhaft, antriebsreich.
e: versatile. *fr:* versatile

versatile Idiotie *(f)* Syn. für ►Idiotie, erethische.

Verschiebung *(f)* (S. Freud). Substitution (Ersatz) einer Vorstellung durch eine andere. Das Interesse an einer Vorstellung, die Intensität seiner Vergegenwärtigung kann sich lösen und auf einen anderen Vorstellungsinhalt hinübergleiten, der mit dem ersten assoziativ verbunden ist. Das Konzept der Verschiebung wurde von Freud zuerst als Vorgang der ►Traumarbeit beschrieben, ist aber von viel allgemeinerer Bedeutung, vor allem als Erklärung für die Entstehung neurotischer Symptome und als Mechanismus bei den ►Primärvorgängen. Die Vorstellung einer Verschiebung ist eng verbunden mit Freuds ökonomischer Theorie, nach der ein Affekt relativ unabhängig von seiner psychischen Repräsentation ist. Daher kann »durch den Prozess der Verschiebung eine Vorstellung den ganzen Betrag ihrer ►Besetzung an eine andere abgeben, durch den der ►Verdichtung die ganze Besetzung mehrerer anderer an sich nehmen« (GW X, 285). Häufig dient die Verschiebung als ►Abwehrmechanismus (z. B. bei einer Phobie), wenn eine Vorstellung von der Ich-Instanz nicht zugelassen werden kann. Verschiebung kommt dann wie im Traum durch Einwirken der ►Zensur zustande.
e: displacement. *fr:* déplacement

Verschreiben *(n)*. ►Lapsus calami.

Verschrobenheit *(f)* Besonders fremd und eigentümlich wirkende Eigenart des Verhaltens und des sprachlichen Ausdrucks. Bevorzugung ausgefallener, ungewohnter, unangemessener, vor allem abstrakter Wörter und Wendungen. Bei einfachen Sachverhalten oft gespreizte, gezierte und geschraubte Redeweise. Die begleitende Mimik und Gestik wirken oft bizarr, nicht einfühlbar. Vorkommen als Kennzeichen schizophrenen Verhaltens, in schwächerer Ausprägung auch bei verschrobenen Psychopathen und Durchschnittsmenschen.

Versicherungsneurose *(f)*. ►Unfallneurose.

Versivkrämpfe *(m, pl)* ►Adversivkrämpfe.

Versprechen *(n)*. ►Lapsus linguae.

Verstärker *(m)*. (I. P. Pawlow). Alle Ereignisse, die dazu führen, dass ein Organismus ein Verhalten ändert. Wichtige Bez. der klassischen und mehr noch

der operanten Konditionierung (s. d. und die folgenden Stichwörter)
e: reinforcer, reinforcing stimulus. *fr:* stimulus renforçant

Verstärker, negativer *(m).* Bei der operanten Konditionierung (s. d.) Strafreize (aversive Reize), z. B. elektrische Schläge, die imstande sind, Verhaltensweisen zum Verschwinden zu bringen. 1. durch Unterdrückung (Vermeidungslernen), 2. Vermeidungstraining, 3. Fluchttraining.
e: negative reinforcer. *fr:* stimulus renforçant négatif

Verstärker, positiver *(m).* Bei der operanten Konditionierung (s. d.) Reize, die in der Lage sind, gewünschte Verhaltensweisen zu bekräftigen (»belohnen«).
e: positive reinforcer. *fr:* stimulus renforçant positif

Verstärker, primärer *(m).* Bei der operanten Konditionierung (s. d.) Verstärker, durch den biologische Bedürfnisse von Organismen befriedigt werden, z. B. Nahrung, Wasser, Sexualobjekte, oder ein für den Organismus unangenehmer Zustand beendet wird.
e: primary reinforcer. *fr:* stimulus renforçant primaire

Verstärker, sekundärer *(m).* Bei der operanten Konditionierung (s. d.) Dinge oder Ereignisse, die ihre verstärkende Wirkung Lernvorgängen verdanken, weil sie häufig zusammen mit primären Verstärkern aufgetreten sind; z. B. Geld, wenn man gelernt hat, dass man damit Angenehmes kaufen kann.
e: secondary reinforcer. *fr:* stimulus renforçant secondaire

Verstärkung, intermittierende *(f)* Bei der operanten Konditionierung (s. d.) die Darbietung von ►Verstärkern nicht bei jedem konditionalen Reiz, sondern entweder unregelmäßig oder in bestimmten Abständen (z. B. bei jeder 2. Reizdarbietung).
e: intermittent reinforcement. *fr:* renforcement intermittent

Verstärkungssystem *(n).* ►Token-Verstärkungssystem.

Verstehen *(n).* Erkennen eines Sinnzusammenhanges. Die Erkenntnis ist nach dem wissenschaftlichen Gebrauch des Wortes auf sinnhafte Gegenstände des seelischen oder geistigen Seins beschränkt, soweit sich dieses in irgendeiner Form äußert und zu erkennen gibt. Vorausgesetzt wird also, dass den Gegenständen des Verstehens ein solcher Sinngehalt innewohnt, der sich nur im Zusammenhang dem Erkennen erschließt. In der praktischen Verwirklichung wird davon ausgegangen, dass der Verstehende die Komplexhaftigkeit seines eigenen seelischen Erlebens als Vergleichsbasis verwendet. Hiervon ausgehend ist es mit Evidenzgefühlen verbunden. Das Verstehen ist auf das Einmalige, Individuelle und Qualitative gerichtet; es bringt einen Sinnzusammenhang in einer Systematik erläuternder Begriffe zur Repräsentation. Als wissenschaftliche Methode des Erkennens wurde das Verstehen erstmals von J. G. Droysen (1868) genannt. W. Dilthey (1883) bezeichnete das Verstehen im Sinne eines erlebenden Nachvollzugs von Seelischem als wissenschaftliche Methode der Geschichts- bzw. Geisteswissenschaften (Hermeneutik), die sich grundsätzlich vom ►Erklären der Naturwissenschaften unterscheide. K. Jaspers (1913) übertrug dies in die Methodologie der Psychiatrie, wobei er ein statisches Verstehen von einem genetischen unterschied. Nach K. Hübner (»Kritik der wissenschaftlichen Vernunft«, 1978) gibt es einen solchen Unterschied zwischen Verstehen und ►Erklären nicht. Vielmehr sei Verstehen ein »Erklären mithilfe eines Regel- oder Gesetzeszusammenhanges«. Es beruhe im Grunde auf nichts anderem »als auf einem völligen Vertrautsein mit einem umfassenden Zusammenhang von Regeln oder Gesetzen«. Vgl. nachfolgende Stichwörter.
e: intuition, comprehension. *fr:* compréhension

Verstehen, genetisches *(n).* (K. Jaspers, 1912). Nur auf Seelisches anwendbares Erkennen in Motivzusammenhängen, »für das Seelisches aus Seelischem mit Evidenz hervorgeht, für das es selbstverständlich ist, dass der Angegriffene zornig, der betrogene Liebhaber eifersüchtig wird«. »So verstehen wir Erlebnisreaktionen, die Entwicklung der Leidenschaften, ... eine abnorme Persönlichkeit in ihrem eigenen Wesenszusammenhang.« »Genetisch« heißt hierbei so viel wie: in Bezug auf die eigene Entwicklung. – Entspricht dem ►Verstehen der Geisteswissenschaft (W. Dilthey), ist in seiner Definition jedoch den psychopathologischen Bedürfnissen angepasst.
Syn.: psychologisches Erklären.

Verstehen, phänomenologisches *(n).* Syn. für ►Verstehen, statisches.

Verstehen, statisches *(n).* (K. Jaspers, 1912). Phänomenologische »Vergegenwärtigung seelischer Zustände, deren Abgrenzung und Festlegung, so dass man mit den Begriffen immer dasselbe meinen kann«. Geht im Gegensatz zum genetischen Verstehen (s. d.) rein rational vor sich. Die einzelnen seelischen Qualitäten und Zustände werden für sich erfasst, wie sie erlebt werden, doch wird von ihrer Entstehung abgesehen. »Im statischen Verstehen erfassen wir gewissermaßen den Querschnitt des Seelischen, im genetischen Verstehen den Längsschnitt.« Die seelischen Zustände werden durch deutliche Begrenzung bewusst gemacht, jedoch nicht in ihren Motivzusammenhängen verstanden. Statisches Verstehen soll nach Jaspers auf psychischem Gebiete dasselbe leisten wie die sinnliche Wahrnehmung auf naturwissenschaftlichem.
Syn.: phänomenologisches Verstehen.

Verstehen, szenisches *(n).* (A. Lorenzer, 1973). Hauptform des psychoanalytischen Verstehens im Umgang mit Neurotikern. Da der Neurotiker einem

►Wiederholungszwang unterliegt und im Umgang mit dem Analytiker (und anderen Menschen) stets gleich strukturierte Szenen wiederholt, muss der Analytiker jede »Szene« in der allgemeinen Bedeutung (»Drehbuch«) erfassen, die dem Interaktionsmuster des Patienten entspricht. Die erkannten »Bedeutungen« werden zuerst probeweise eingesetzt, durch das Evidenzerleben des Analytikers bestätigt und schließlich ihr Gehalt in Worte gefasst. Vgl. Klischee, neurotisches; Privatsprache, pseudokommunikative.

verstehende Anthropologie *(f)*. ►Psychiatrie, anthropologische.

verstehende Psychologie *(f)* In ihren Ursprüngen auf W. Dilthey zurückgehende psychologische Forschungsrichtung (►Verstehen, ►Erklären). Die Psychiatrie verdankt dieser Richtung besonders durch K. Jaspers (1913) und H. W. Gruhle (1948) wichtige Beiträge.
e: comprehensive psychology. *fr:* psychologie compréhensive

Verstimmtheit *(f)* 1. Syn. für ►Verstimmung. 2. Syn. für ►Dysphorie.

Verstimmtheit, heitere *(f)* Syn. für ►Manie.

Verstimmung *(f)* 1. Ausgehend vom Bilde der Musikinstrumente, welche unter Witterungseinflüssen verstimmt werden, übertragen als Zustand des Verstimmtseins. Psychopathologisch: eher leichte und rasch vorübergehende Stimmungsveränderung, meist in Richtung auf eine moros-gereizte, dysphorische Stimmungslage, seltener im Sinne überschwänglich-ekstatischer Stimmungslagen oder läppisch-alberner Gehobenheit der Stimmung. Vorkommen als Spielbreite des Normalen, bei Frauen vor der Menstruation, bei diffusen organischen Hirnerkrankungen, Anfallsleiden, nach Hirnerschütterungen (R. Gaupp, 1904). 2. Bei Kurt ►Schneider häufig als Ersatzwort für das, was engl. »mood« heißt (vgl. ►Mut). In diesem Sinn wird die Manie als heitere, die Depression als traurige Verstimmung bezeichnet. Nach Schneider können auch eine Untergrundverstimmung (►Untergrunddepression) und eine Hintergrundverstimmung (►Hintergrundreaktion, depressive) unterschieden werden. In dieser Bedeutung hat sich die Bez. nicht allgemein durchgesetzt.
e: moodiness, ill humor, mood swings, dysphoria.
Syn.: Verstimmtheit.

Verstimmung, chronisch-depressive *(f)* Syn. für ►Depression, konstitutionelle.

Verstimmung, depressive *(f)* 1. In sich vorübergehender Zustand von ►Trübsinn und ►Niedergeschlagenheit, welcher der normalen Erlebnisbreite des Menschen angehört. 2. Bei K. ►Schneider als Gegenpol zur heiteren Verstimmung (►Manie) Ausdruck für ►Depression.
Syn.: Depressivität.
e: low spirits, depressive moods, blues.

Verstimmung, epileptische *(f)* Bei Epileptikern häufig zu beobachtende, ohne ersichtlichen Anlass auftretende Stimmungsschwankung, meist nach der dysphorischen, reizbaren Seite hin mit Neigung zu Aggressivität in Worten und Taten. Seltener sind ekstatische oder triebhaft angstvolle Verstimmungen. Wurde früher gewöhnlich als epileptisches Äquivalent (s. d.) angesehen.

Verstimmung, reaktive *(f)* Stimmungsschwankung meist nach der depressiven Seite durch besondere Erlebnisse. Durch die Erlebnisse werden schwere Erinnerungen geweckt, oder schon bestehende Konflikte erhalten neue Nahrung. Die Stimmung gleicht sich nach kurzer Zeit wieder aus.

Verstimmungstrinken *(n)*. In gewissen zeitlichen Abständen wiederkehrender übermäßiger Alkoholgenuss durch eine vom Betreffenden nicht näher beschreibbare endothyme Verstimmung. Sonderfall der ►Dipsomanie.

Verstimmungszustand *(m)* ►Verstimmung, epileptische.

Versuchungssituation *(f)* Situation, die für eine bestimmte Person einen besonderen Aufforderungscharakter für die Befriedigung bisher latent gebliebener, gehemmter Antriebe und Bedürfnisse besitzt. Ist nach H. Schultz-Hencke (1940) neben der ►Versagungssituation von besonderer Bedeutung für das Manifestwerden neurotischer Symptome.

Versündigungsgedanke *(m)* ►Versündigungswahn.

Versündigungsideen *(f, pl)*. ►Versündigungswahn.

Versündigungswahn *(f)* Krankhafte Überzeugung, schwere (moralische) Schuld auf sich geladen zu haben und deshalb mit Recht eine entsprechende Strafe zu erwarten. Typisches Symptom bei schwerer Depression. ►Kleinheitswahn, ►Schuldgefühle.
e: delusion of guilt.
Syn.: Schuldwahn. *fr:* délire de culpabilité

Vertigo (epileptica) *(f)* Epileptischer Schwindel. Alte Bez. für jede Form epileptischer Anfälle, die nicht ►Grand Mal ist. Der Bedeutungsinhalt war jedoch unterschiedlich. Nach Aretäus schon bei den älteren Griechen als »kleine Epilepsie« im Gebrauch. Bei Soranus Kranke, die plötzlich hinfallen und rasch wieder aufstehen. Evtl. auch Beginn eines großen epileptischen Anfalls. Im 19. Jahrhundert (Esquirol, Calmeil, Trousseau) für alle kleinen epileptischen Anfälle und damit syn. mit ►Petit Mal gebraucht. Gegen Mitte des Jahrhunderts hauptsächlich für die psychischen Erscheinungen beim epileptischen Anfall gebraucht, z. B. bei Beau (1836) die »Kombination von Symptomen der Epilepsie und des Irreseins« im Anfall – mit Beschreibungen, die dem heutigen psychomotorischen Anfall entsprechen. Später von ►Petit Mal verdrängt, weil ein untergeordnetes Phänomen

– Schwindel – namensgebend war. Außerdem sind Verwechslungsmöglichkeiten mit anderen Schwindel-Formen gegeben. Gegenwärtig gelegentlich für Schwindelerscheinungen während einer epileptischen ►Aura (vestibuläre Aura) gebraucht. ►Absence.
e: epileptic vertigo, giddiness.
Syn.: epileptischer Schwindel. *fr:* vertige épileptique, étourdissement (volkstümlich)

Verwahrlosung *(f)* 1. Äußere Verwahrlosung. Vernachlässigung von Körperpflege, Kleidung, Ordnung, Selbstdisziplin, Nahrungsaufnahme u. a. 2. Innere Verwahrlosung. Analog zur äußeren Verwahrlosung, besonders bei Kindern und Jugendlichen. Äußert sich in launenhaftem Fleiß, Unzuverlässigkeit, Lügen, Stehlen, Schulschwänzen, Fortlaufen, sexueller Haltlosigkeit, Prostitution u. a. Geht gewöhnlich mit Dissozialität einher, jedoch nicht immer. Beruht meist auf ungünstigem Milieu, mangelnder Aufsicht, versagenden Vorbildern u. a. Die Bez. ist auch wichtig für die Frage, ob Kinder zwangsmäßig von ihren Eltern getrennt werden dürfen (GG Art. 6, 11). Wird in diesem Zusammenhang umrissen als ein erheblicher Mangel an denjenigen körperlichen, geistigen oder sittlichen Eigenschaften, die unter sonst gleichen Verhältnissen als Ergebnis einer ordnungsgemäßen Erziehung vorausgesetzt werden müssen.

Verwandlungsdelir *(n).* Obsol. Synonym für ►Delirium metabolicum. ►Delir bedeutet hier nach einem älteren Sprachgebrauch so viel wie Wahn.

Verwirrtheit *(f)* 1. I. w. S. jede psychische Störung stärkeren Ausmaßes. Die Bez. wurde in der älteren Psychiatrie und wird gegenwärtig noch in der Alltagssprache viel gebraucht. Wenn sie auch unbestimmt ist, zielt sie doch auf eine Störung des Denkens, das unklar, unzusammenhängend und verworren wirkt. Bei Kraepelin die gemeinsame Endstrecke einer Vielfalt von Veränderungen auf das Denken mit dem Ergebnis der Unordnung. »Das gemeinsame Resultat aller Störungen, welche den Einfluss der constanten psychischen Persönlichkeit auf den Ablauf der Vorstellungen beeinträchtigen oder vernichten, ist das Auftreten einer sehr wichtigen und häufigen Krankheitserscheinung, der Verwirrtheit. Sie bedeutet den Verlust des inneren Zusammenhanges zwischen Vorstellung und die daraus sich ergebende Unfähigkeit, dieselben zu ordnen und zu überblicken. Die Entstehungsweise dieses Symptoms ist wahrscheinlich eine vielfach verschiedene; …« (Kraepelin, Lehrbuch 4. Aufl., 1893, S. 106). Wegen ihrer Unbestimmtheit und Unverbindlichkeit wird die Bez. in der wissenschaftlichen Psychiatrie gewöhnlich gemieden. 2. Synonym für a) ►Amentia; b) für die Denkstörung bei ►Verwirrtheitspsychose; c) für das Verhalten bei nächtlichen Verwirrtheitszuständen bei zerebrovaskulären Prozessen; d) sehr selten für Denkstörung bei höheren Graden von Manie (►Verwirrtheit, ideenflüchtige).
e: Keine eindeutige Übersetzung ins Engl. Zu finden sind incoherence (zugleich für ►Inkohärenz und ►Zerfahrenheit), confusion (zugleich für ►Delir, ►Amentia, ►Dämmerzustand) und die ►confusion der frz. Psychiatrie. *fr:* incohérence

Verwirrtheit, affektive *(f)* Obsol. Bezeichnung für Störung des normalen Denkablaufs und mangelhafte Situationsbewältigung durch überstarke Affekte.

Verwirrtheit, akute *(f)* Ältere Bez. für plötzlich aufgetretene ►Amentia.

Verwirrtheit, akute halluzinatorische *(f)* Älteres Syn. für ►Amentia.

Verwirrtheit, arteriosklerotische *(f).* ►halluzinatorische Verwirrtheit.

Verwirrtheit, ideenflüchtige *(f)* Erhebliche Störung des Denkablaufs mit der Folge der Desorientiertheit, wie sie bei höheren Graden von ►Ideenflucht vorkommt.

Verwirrtheit, zerfahrene *(f)* (Kraepelin). Obsol. Bezeichnung für Desorientiertheit und Situationsverkennung durch zerfahrenes Denken bei akuter Schizophrenie (►Zerfahrenheit).

Verwirrtheitspsychose *(f)* (Kleist, Herz, Fünfgeld). Zur Gruppe der zykloiden Psychosen gehörende als endogen bezeichnete Psychose mit bipolaren Erscheinungsformen. Ausgang gewöhnlich in Heilung ohne Defekt. Zwischen den einzelnen Phasen bestehen symptomfreie Intervalle von Monaten und Jahren. Nach Leonhard ist zu unterscheiden: 1. erregter Pol: Symptome sind inkohärenter Gedankengang mit Rededrang, geringer Kontakt zur augenblicklichen Umgebung und Personenverkennungen. Die Stimmung ist labil, nicht gleichmäßig heiter wie bei verworrener Manie. 2. gehemmte Verwirrtheit: Gehemmtheit bis zur völligen Regungslosigkeit, Ratlosigkeit und allgemeine Verlangsamung als Folge starker Denkhemmung, Beziehungsideen und häufige Halluzinationen. Die Symptomatik beider Formen ist gelegentlich von der ►Amentia nicht zu unterscheiden. Die Prognose ist stets günstig, doch kann die Krankheit später wiederkehren. Typisches Beispiel ist die ►Wochenbettpsychose.
e: excited and inhibited confusional psychosis.

Verwirrtheitszustände, nächtliche *(m, pl).* Bei Hirndurchblutungstörungen vorwiegend nachts auftretende ►Verwirrtheit (des Denkens). Die Kranken wandern nachts ruhelos in einem Zustand von Halbschlaf und »Halbtraum« in ihrer Wohnung herum, öffnen Schränke und Fenster oder gehen planlosen Beschäftigungen nach. Tagsüber sind dieselben Kranken weitgehend geordnet und schläfrig; an die Vorgänge in der Nacht besitzten sie gewöhnlich keine Erinnerung.
fr: turbulence nocturne.

Verwöhnung *(f)* Umsorgen eines Menschen, vor allem eines Kindes oder Jugendlichen, mit besonderer Aufmerksamkeit; Befriedigung aller seiner Wünsche, Fernhalten aller Frustrationen und Belastungen. Kann nach H. Schultz-Hencke Ursache von Angst und Neurose werden, wenn ein verwöhntes Kind später mit der härteren, für seine Person zu harten Welt zusammenprallt.
e: pampering. *fr:* habitudes d'enfant gâté

Verworrenheit *(f)* Formale Denkstörung bei klarem Bewusstsein, soweit sie ein Zerreißen des logischen Gedankenganges erkennen lässt. Es können ein verworrenes zerfahrenes Denken (z. B. bei verworrener ►Schizophrenie) und ein verworrenes ideenflüchtiges Denken (z. B. bei verworrener ►Manie) unterschieden werden. – Es gibt keine genaue engl. Entsprechung. Am nächsten ist incoherence, das aber auch ►Zerfahrenheit und ►Inkohärenz bedeutet. Ebenfalls gebraucht werden thought derailment (»Gedankenentgleisung«, Abgleiten eines Gedankens auf eine andere assoziative Schiene), thought disorganization, knight's move (beides sehr viel weiter).

Verworrenheit, akute halluzinatorische *(f)* Syn. für ►Amentia.

verzögerte Ejakulation *(f)* ►Ejakulation, Verzögerte.

Verzweiflung *(f)* 1. Zustand der Hoffnungslosigkeit. In gleicher Bedeutung in den skandinavischen Sprachen, jedoch nicht im Engl. 2. In der dt. Fassung von ICD-10 Übersetzung von »distress« des WHO-Originals als Kriterium für Depression. »Distress« ist in der amer. und engl. Psychiatrie als Zeichen von Depression jedoch nicht geläufig. Folge einer Depression kann jedoch ein «akuter Leidenszustand« (= »distress«) sein (Anlehnung an »distress« in der Bedeutung von »in Not oder Seenot geraten«).
e: despair, hopelessness.

Vesania, Vesanie *(f)* Alte, nicht mehr gebräuchliche Bez. für psychische Krankheit. Wurde im 17. Jh. etwa im Sinne von »Wahnsinn« gebraucht. Im 18. Jh. Bez. für psychische Krankheiten ohne erkennbare Organkrankheit. Bei ►Heinroth (1818) gehört zum Begriff, dass die Krankheit chronisch verläuft und eine »dauernde Unfreiheit und Unvernunft« bedingt. Im nosologischen System ►Kahlbaums (1863) Psychose mit »polymorphem« oder zusammengesetztem Verlauf, also eine Psychose, die während ihres Verlaufs verschiedene Hauptstadien durchläuft: Beginnt mit einem depressiven Stadium und führt über Zustände von Erregtheit und Verwirrtheit zur Verblödung (Blödheit, ►Dementia vesania) (Vesania typica). Entspricht damit etwa den symptomreichen Formen der Schizophrenie heutiger Umschreibung (Vecordia, ►Dysphrenia). Kahlbaums Umschreibung setzte sich nicht dauerhaft durch.
e: vesania. *fr:* vésanie

Vesania anomala *(f)* Obsol. Bez. für psychische Krankheit, die in Heilung ausgeht. Wurde der ►Vesania typica gegenübergestellt.
e: vesania anomala. *fr:* vésanie anomale

Vesania typica *(f)* Syn. für ►Vesanie in der Umschreibung Kahlbaums (1863).

Vesania typica circularis *(f)* (K. L. Kahlbaum, 1863). Schwere Form der manisch-depressiven Erkrankung, die in einen psychischen Defekt übergeht. Wurde von Kahlbaum der leichten Zyklothymie gegenübergestellt. Nicht mehr üblich.
e: vesania typica circularis. *fr:* vésanie typique circulaire

vesanus *(a)*. Obsol. Bez. für psychisch krank, wahnsinnig.

vestibuläre Halluzination *(f)*. ►Halluzination, vestibuläre.

Vexierhalluzination *(f, pl)*. (K. Bonhoeffer). Optische Halluzinationen, die vom Kranken wiederholt gesehen werden, aber beim Zugreifen verschwinden. Vorkommen bei akuten Alkoholpsychosen, insbesondere beim Delirium tremens.

Vibrationsbehandlung *(f)* aufgrund der Erfahrung, dass Kranke mit Schüttellähmung (►Parkinsonismus) sich in schüttelnden Eisenbahnwagen oft wohler fühlen und die Besserung Tage anhalten kann, wurde im 19. Jh. eine Vibrationstherapie (manuell oder maschinell ausgeführt) angewandt. Ihr diente ein von Charcot erfundener »Zitterstuhl«. Die Behandlung wurde auch zur Beruhigung von Neurotikern angewandt. Dazu dienten ein »Zitterhelm« (Charcot), ein »Vibrationsbett« (Herz) oder die sog. Seistes (Göransson).
fr: médicine vibratoire.

Vielgeschäftigkeit *(f)* Rastloser, gewöhnlich unproduktiver Betätigungsdrang durch krankhaft gesteigerten Bewegungsdrang, Willenserregung, Heiterkeit und Flüchtigkeit des Denkens vor allem bei Manie. In milderer Ausprägung auch als Charaktereigenschaft eines Menschen.

Vigilambulismus *(m)*. Im 18. Jahrhundert häufig beobachteter Zustand nicht ordnungsgemäß beendeter ►Hypnose. Besonders bei Personen, die mehrmals hypnotisiert wurden, bei denen jedoch die Maßnahmen versäumt wurden, die den Zustand ordnungsgemäß beenden. Die Betroffenen scheinen ganz wach zu sein, neigen aber dazu, von jedem, der mit ihnen spricht, Suggestionen anzunehmen.
e: vigilambulism.
Syn.: Automatismus ambulatorius vigile. *fr:* vigilambulisme

Vigilanz *(f)* 1. Im 19. Jh. so viel wie Wachsamkeit, Fehlen von Schlaf, Schlaflosigkeit. 2. (Head). Höheres Leistungsniveau unwillkürlicher zentralnervöser Vorgänge, das auf der psychischen Seite der Aufmerksamkeit entspricht. 3. (N. H. Mackworth, 1957;

J. F. Mackworth, 1970). Bereitschaft, Umweltveränderungen zu entdecken und zu beantworten. 4. Das Gegenteil sowohl von Schlaf als auch von Koma. Diese Bestimmung geht von neurophysiologischen Theorien aus, weil nach G. Moruzzi und H. W. Magoun (1949) die Grundfunktion des aufsteigenden retikulären Systems die Steuerung der Vigilanz ist. Vigilanz wird daher oft inkorrekt als Syn. für Bewusstsein, Wachheit oder Vigilität gebraucht, am häufigsten für Wachheit. 5. Im Amerikanischen oft: Aufrechterhalten der Aufmerksamkeit über längere Zeit.
e: vigilance.

Vigilia *(f)* 1. Im Mittellatein der Mönche: nächtliches Gebet. Der Tag vor einem hohen Fest. 2. Nachtwache. Fehlen von Schlaf, Schlaflosigkeit.

Vigilität *(f)* Weckbarkeit der Aufmerksamkeit. Zustand und Grad der Wachheit, der sich z. B. in der Bereitschaft und Schnelligkeit zeigt, mit der sich jemand einem Reiz zuwenden kann. Die Bedeutung der Vigilität wird vor allem aus ihrer Pathologie verständlich, da sie in der ►Bewusstseinstrübung beeinträchtigt und in der ►Hypervigilität gesteigert sein kann. Neurophysiologisch wird die Vigilität vom aufsteigenden retikulären System (Formatio reticularis) gesteuert, indem von dort aus vigilisierende Impulse die Hirnrinde erreichen.
e: vigility (of attention). *fr:* vigilitée

Vignette, klinische *(f)* Eindeutschung von engl. »clinical vignette«. Ursprünglich für die in der alten Literatur häufigen kurzen Fallbeschreibungen von höchstens 10 Zeilen Länge. Da im Engl. Wort und Idee des klinischen Bildes (s. d.) nicht bekannt sind, häufig anstelle davon angewandt, auch als Rückübersetzung.

Viktimisierung *(f)* 1. Vorgang, durch welchen dem Opfer einer rechtswidrigen Handlung oder eines Verbrechens die Schuld daran zugeschrieben wird. 2. Gruppendynamischer Vorgang, durch welchen ein Mitglied einer Gruppe immer wieder die Rolle des Opfers bekommt. 3. Sozialer Vorgang, durch welchen psychisch Kranke häufiger Opfer von Verbrechen werden als andere. Z. B. werden Kranke, welche sowohl an Sucht wie an einer Psychose leiden, häufiger Opfer, als wenn sie nur eines von beiden hätten.
e: victimisation.

Viraginität *(f)* (R. v. Krafft-Ebing, 1886). Männliche Verhaltensweisen bei Frauen, soweit sie Ausdruck weiblicher Homosexualität sind. Die Frauen kleiden sich männlich und fühlen sich beim homosexuellen Geschlechtsakt als Mann. Wird von Krafft-Ebing als Gegenstück zur effeminierenden Verweiblichung beim homosexuellen Mann bezeichnet.
e: viraginity. *fr:* viraginité

Virago *(f)* Mannweib. In der Medizin von Altertum und Mittelalter Ausdruck für Frau mit männlichen Eigenschaften (tiefe Stimme, Bart usw.).

V

Visionen *(f, pl).* 1. Optische Wahrnehmungen in Zusammenhang mit religiös-ekstatischen Erlebnissen. Es werden leuchtende Gestalten, Gott, Christus, Engel, Verstorbene oder schreckhafte Fratzen, Teufel, wilde Tiere und dergleichen gesehen. Die Erscheinungen werden bald als übersinnliche Wahrnehmungen, bald wieder als täuschende Vorspiegelungen aufgefasst. 2. Sinnestäuschung in der Form, dass in die Wirklichkeit etwas Zusätzliches hineingesehen wird. Z. B. werden in Schatten furchterregende Gestalten erkannt. Wenn vorbeifahrende Autos nachts einen vorübergehenden Lichtschein durch ein Fenster werfen, werden herankommende Verbrecher darin erkannt. Vorkommen vor allem im Fieberdelir und in anderen Delirformen (Kraepelin)
e: visions. *fr:* vision, hallucination visuelle

Visionen, Pick'sche *(f, pl).* ►Pick'sche Visionen.

visköses Temperament *(n).* (E. Kretschmer). Besondere Art des Temperaments. Vorwiegend bei athletischem Körperbau. Kennzeichen sind Zähflüssigkeit des Gedankenganges (►Haften) und der ganzen psychischen Vorgänge, mangelnde Umstellungsfähigkeit und Wendigkeit, dabei Ausdauer, Zähigkeit, Genauigkeit und Neigung zu Affektausbrüchen. Entspricht etwa der ►Ixothymie Strömgrens.

Viskosität *(f)* Zähflüssige Verlangsamung des Denkens und der Affektivität. Etwa gleichbedeutend mit ►Haften.
e: viscosity. *fr:* viscosité mentale

viszerale Aura *(f).* ►Aura, epigastrische.

Viszerotoniker *(m).* (W. H. Sheldon) Zum endomorphem Konstitutionstypus gehörender Temperamentstypus. Hang zu Bequemlichkeit und Lebensgenuss, realistisch und sozial eingestellt, gemütlich, entspannt sich leicht, sehr auf eigene Wohlfahrt bedacht. Entspricht dem pyknischen Temperamentstyp der Kretschmer'schen Typenlehre. ►Ektomorphie; ►Endomorphie.
e: viscerotonic type. *fr:* type viscérotonique

vital *(a)* lebenskräftig, lebenstätig. Zentrales Wort in der klinischen Psychopathologie Kurt ►Schneiders. Intelligenz und Persönlichkeit des Menschen steht als Drittes ein leibliches (vitales) Gefühls- und Triebleben gegenüber. Dieses wird als leiblich oder leibnahe erlebt. – Vor allem als erklärendes Adjektiv in Wortzusammensetzungen wie vitale ►Stimmung, Verstimmung oder Traurigkeit (s. d.), vitale Depression (s. d.), vitaler Stoß (durch ein Erlebnis), vitales Darniederliegen, vitale Missgefühle, ►(Leib-)Empfindungen, Strebungen, vitale Angst (Lopez-Ibor) gebraucht. – Vgl. Vitalismus, Vitalstörungen, Vitalgefühle. »Leibliche Gefühle« finden sich umfangreich auch bei J. Ennemoser (»Der Geist des Menschen«, 1849; § 255)

vitale Depression *(f).* ►Depression, vitale.

vitale Leibempfindungen *(f, pl).* ►Leibempfindungen, vitale.

vitale Traurigkeit *(f)*. ►Traurigkeit, vitale.

vitale Unlust *(f)* Syn. für ►Traurigkeit, vitale.

Vitalgefühle *(n, pl)*. Syn. für ►Leibgefühle.

Vitalismus *(m)*. Lehre von der Lebenskraft (Lebensenergie, dem Lebenstrieb, den Vitalgefühlen). Von Aristoteles bis in die Gegenwart reichende philosophische Richtung: Das Leben könne nicht aus seinen anorganischen Bestandteilen erklärt werden und sei einer mechanistischen physikalisch-chemischen Beschreibung nicht zugänglich. Hierzu gehört jede Richtung, welche sich gegen den physikalisch-chemischen Reduktionismus als Erklärung für die Erscheinungen des Lebens wendet. In der Psychiatrie weitverbreitete Vorstellungen, oft jedoch nicht als solche erkannt oder geleugnet. Besonders betont u. a. in den Lehren von ►Stahl, Eugen ►Bleuler, Kurt ►Schneider. Meist am Gebrauch des Adj. »vital« erkennbar.
e: vitalism

Vitalität *(f)*. ►Lebensenergie.

Vitalstörungen *(f, pl)*. Erlebnis leiblichen Darniederliegens. Die leibliche Befindlichkeitsstörung als negativ getöntes Lebensgefühl i. S. Schelers.

Vitamin-B_{12}-Mangel-Psychose *(f)* Bei Mangel des Körpers an Vitamin B_{12} auftretende symptomatische Psychose. Das psychopathologische Bild kann sehr verschiedenartig sein, z. B. depressive, paranoid-halluzinatorische oder einfach-halluzinatorische Zustandsbilder. Gewöhnlich, aber nicht gesetzmäßig mit funikulärer Myelose bzw. perniziöser (megalozytärer) Anämie (Perniziosapsychose) kombiniert.

Vita sexualis *(f)* Lat.: Sexualleben. Seit R. v. Krafft-Ebing (1886) häufig gebrauchte, etwas verfremdende Umschreibung für die Entwicklung der Sexualität und das sexuelle Verhalten im Leben eines Menschen.

Vociferation *(f)* Obsol. Bez. für das laute Schreien und Jammern mancher psychisch Kranker.
e: vociferation. *fr:* vocifération

Vocigeration *(f)* Besondere, pathetisch klingende, einzelne Wörter oder Silben zu stark betonende Sprechweise mancher Geisteskranker.
e: vocigeration. *fr:* vocigération

Vodu ►Voodoo.

Vollkommenheitswahn *(m)*. Das Streben nach immer weiterer Vervollkommnung einmal begonnener Arbeiten und Vorhaben, das nie zu einem Ende gelangt. Es handelt sich somit nicht um einen ►Wahn im klinischen Sinne. Das Wort »Wahn« soll nur im volkstümlichen Sinne das Überschreiten eines vernünftigen Maßes eines Vollkommenheitsstrebens andeuten.
e: perfectionism. *fr:* perfectionnisme

Vollrausch *(m)*. Zustand vollständiger Trunkenheit, gewöhnlich durch Alkoholgenuß. Vgl. Rausch, Rauschtat.

vollschichtig *(a)*. I. e. S. Arbeit während einer ganzen Arbeitsschicht. I. w. S. Volle Arbeitszeit nach der jeweils geltenden Arbeitszeitregelung. Im Sozialversicherungsrecht häufig gebrauchter Ausdruck, der jedoch nicht genau definiert ist.

Vomitophobie *(f)* Krankhafte Angst, sich zu übergeben.
e: vomitophobia. *fr:* vomitophobie

Voodoo Aus Westafrika stammende Religion auf Haiti, in welcher afrikanische, magische und christliche Elemente miteinander verschmolzen sind. ►Besessenheit, ihre Erzeugung und ihre Kur, spielt eine große Rolle darin. ►Voodoo-Tod. Die engl. Schreibweise wird auch in der dt. Literatur gebraucht.

Voodoo-Tod *(m)*. Bei Anhängern des Wodu-Kultes vorkommender psychogener Tod. Der Betreffende stirbt innerhalb von wenigen Tagen, weil er glaubt, er sei von bösen Geistern besessen und durch einen bösen Spruch, an den er glaubt, zum Tode bestimmt (W. B. Cannon, 1942).
e: voodoo death.

Voracitas *(f)* Tierische Gefräßigkeit; ►Bulimie.
e: voracity, voraciousness. *fr:* voracité

Vorbeireden *(n)*. Falsche Beantwortung einer Frage als Symptom einer Geistesstörung. Auf bestimmte Fragen bringen die Kranken, obwohl die Frage gut verstanden wurde, Äußerungen hervor, die nur noch hier und da einen Zusammenhang mit der Frage erkennen lassen. Oft wird der Eindruck erweckt, als werde absichtlich eine sinnlose oder falsche Antwort gegeben. Sowohl bei Schizophrenie als auch bei Hysterie vorkommend. Hysterisches Vorbeireden zeichnet sich dadurch aus, dass die gegebene Antwort das Wissen um die richtige Antwort voraussetzt. Dann ist 1+1=3; die Kuh hat dann 5 Beine, die Farbe des Himmels ist grün.
e: talking past the point, beating around (amer.) oder about (engl.) the bush. *fr:* réponse (répondre) à côté

Vorbewusstes *(n)*. Wichtiger Grundbegriff der Psychoanalyse. In der psychischen Topographie (s. d.) Freuds (1900) dasjenige psychische System, welches die latenten, momentan nicht bewussten, psychischen Inhalte enthält, die jedoch mit geringer Mühe, z. B. durch Hinwendung der Aufmerksamkeit, ins Bewusstsein gehoben werden können. Als Beispiel werden von Freud die momentan nicht aktualisierten Erinnerungen genannt, die jederzeit abgerufen werden können. Ein weiteres Beispiel sind posthypnotische Aufträge, die ausgeführt werden, ohne selbst ins Bewusstsein zu treten. Allgemein beinhaltet das Vorbewusste alles, was in den Denk- und Vorstellungsprozessen implizit enthalten ist, ohne eigentlich Bewusstseinsgegenstand zu sein. Topographisch ist das Vorbewusste zwischen dem Unbewussten und dem Bewussten zu suchen. An der Grenze zum Unbewussten ist eine ►Zensur wirksam, welche den Inhal-

ten des Unbewussten den Zugang zum Vorbewussten und Bewusstsein evtl. verweigert. Aber auch zwischen Vorbewusstem und Bewusstsein findet sich eine »zweite Zensur«, deren Aufgabe aber lediglich darin besteht, störende Inhalte vom Bewusstsein fernzuhalten, um so die Aufmerksamkeit einem einzigen Gegenstand zu erhalten. Freud betonte, dass vorbewusste Vorstellungen an die Sprache gebunden sind und durch ►Sekundärvorgänge beherrscht werden. Nach anderen Anschauungen (E. Kris, 1950) ist das Vorbewusste ein komplexes System. Es kann sowohl abstrakte Gedanken wie auch primitive Phantasien enthalten. Auch kann es sowohl vom ►Lustprinzip wie vom ►Realitätsprinzip beherrscht werden. Dynamisch ist es manchmal im Sinne von ►Es und ►Über-Ich tätig, manchmal gegen sie wirksam. Mit dem Konzept des Vorbewussten griff Freud auf ältere Ansätze zurück. Bereits ►Möbius unterschied relativ unbewusste Prozesse vom absolut Unbewussten.
e: preconscious. *fr:* préconscient

Vorbild *(n)*. In der Persönlichkeitsentwicklung das Bestreben, durch ►Identifikation das eigene Ich ähnlich zu gestalten wie ein anderes (►Ich-Ideal). »Im Seelenleben des Einzelnen kommt ganz regelmäßig der andere als Vorbild, als Objekt, als Helfer und als Gegner in Betracht, und die Individualpsychologie ist daher von Anfang an auch gleichzeitig Sozialpsychologie in diesem erweiterten, aber durchaus berechtigten Sinne« (S. Freud, GW XIII, 73). In der Entwicklung dienen zuerst die Eltern als Vorbilder, der erwachsene Mensch hat vielseitige Vorbilder.
e: model, role model

Vorgestalt *(f)* (F. Sander). Gestaltpsychologischer Begriff über den Wahrnehmungsvorgang. »Alle jene Erlebnisformen, die zwischen dem ersten Auftreten eines Erlebniskeimes und seiner vollen Ausgestaltung in der Endgestalt liegen. Die Erlebnisse der Vorgestalt sind dabei keineswegs auf das optische Wahrnehmungsfeld beschränkt.« Kann nach K. Conrad bei Hirnkrankheit pathologisch verändert werden, sodass es nicht oder erschwert zur Ausbildung der Endgestalt kommt

Vorgetäuschte Störungen *(f, pl)*. In DSM-III/IV absichtliche Erzeugung oder ►Vortäuschung von körperlichen und psychischen Krankheitserscheinungen, um als krank zu gelten. Im Einzelnen können die Beschwerden *(a)* erfunden sein (z. B. Bauchschmerzen, depressive Verstimmung), (b) selbst erzeugt (z. B. Abszesse) oder tatsächlich vorhandene übertrieben (►Symptomverstärkung, ►Aggravation) sein. Wird unterschieden von ►Simulation. 3 Untergruppen: 1. Mit Vorwiegend Psychischen Zeichen und Symptomen; 2. Mit Vorwiegend Körperlichen Zeichen und Symptomen; 3. Mit sowohl Psychischen wie Körperlichen Zeichen und Symptomen. 4. NNB Vorgetäuschte Störung. – Nach K. D. Bock und F. Overkamp (1986) sind unter der Bez. 3 Gruppen vereinigt: A. ►Münchhausen-Syndrom; B. ►Vortäuschung meist chronischer Krankheit; C. ►Pathomimie. – In ICD-10 nicht enthalten. Vgl. jedoch artifizielle Störungen (ICD-10: F68.1). – DSM-V nimmt eine Zweiteilung vor in (1) ► Vorgetäuschte Störung, Sich Selbst Zugefügt und ►Vorgetäuschte Störung, Anderen Zugefügt.
e: factitious disorders.

Vorgetäuschte Störung, Anderen Zugefügt: *(f)* In DSM-V (300.19 [F68.10]) ►vorgetäuschte Störung, bei welcher eine andere Person krank erscheinen soll. Die Absicht der Täuschung muss nachgewiesen werden. Sie muss mit der Absicht verbunden sein, Vorteile zu erreichen. Der Täter bekommt die Diagnose, nicht das Opfer.
e: Factitious Disorder Imposed on Another.

Vorgetäuschte Störung mit sowohl Psychischen wie körperlichen Zeichen und Symptomen *(f)* In DSM-IV: Absichtliche ►Vortäuschung körperlicher und psychischer Krankheitserscheinungen ohne Vorwiegen des einen oder anderen.
e: Factitious Disorders with Combined Psychological and Physical Signs and Symptoms.

Vorgetäuschte Störung mit Vorwiegend körperlichen Zeichen und Symptomen *(f)* In DSM-IV: Absichtliche ►Vortäuschung oder Hervorbringung von körperlichen Krankheitserscheinungen. Die Bez. ist etwa identisch mit ►Münchhausen-Syndrom. Vgl. aber auch ►Laparotomophilie, ►Haemorrhagia hysterionica, ►Dermatitis autogenica, ►Pathomimie.
e: Factitious Disorders with Predominantly Physical Signs and Symptoms.

Vorgetäuschte Störung mit Vorwiegend Psychischen Zeichen und Symptomen *(f)* In DSM-IV: Unterform der ►Vorgetäuschten Störungen. Vorgeblich bestehen psychische Symptome: Erinnerungslücken, Depression nach dem angeblichen Tod eines Angehörigen, Suizidabsichten, Halluzinationen u. a. Der Sache nach identisch mit ►Simulation, jedoch ohne die Absicht materieller Vorteile. Vgl. ►Ganser-Syndrom, ►Pseudodemenz.
e: Factitious Disorders with Predominantly Psychological Signs and Symptoms.

Vorgetäuschte Störung, Sich Selbst Zugefügt: *(f)* In DSM-V (300.19 [F68.10]) ►vorgetäuschte Störung, bei welcher die eigene Person krank erscheinen soll.
e: Factitious Disorder Imposed on Self.

Vorlust *(f)* (S. Freud, 1905). »Lust durch Erregung erogener Zonen« (GW V, 112), z. B. Berührung der Brusthaut einer Frau, wodurch jeweils lustvolle Spannung und Lustgefühl erzielt werden. Gleichzeitig ist die Vorlust »wie nichts anderes geeignet, die sexuelle Erregung zu wecken, die nach einem Mehr an Lust verlangt«. Erst in der ►Endlust entlädt sich die Lustspannung. Zur Erzeugung von Vorlust ist bereits der

kindliche Sexualtrieb, »wenngleich in verjüngtem Maße«, fähig. Perversionen stellen vielfach ein Verweilen bei der Vorlust dar. In analoger Weise bezeichnet Freud auch durch Witztechnik und als ästhetischen Lustgewinn in der Dichtung gewonnene Lust als Vorlust, wobei der Genuss des Dichtwerkes aus der Befreiung von Spannungen hervorgeht.
e: forepleasure.

Vormundschaft *(f)* Übertragung der Rechte und Pflichten wie bei elterlicher Sorge bei einem Minderjährigen an eine andere Person. Wird unter gesetzlich festgelegten Bedingungen vom Vormundschaftsgericht angeordnet, evtl. unter Beigabe eines ►Amtsvormundes. Die Vormundschaft des Erwachsenen wurde ab 1992 ersetzt durch ►Betreuung. Das Wort wird gemieden, obwohl die zuständigen Gerichte weiterhin Vormundschaftsgerichte heißen.
e: guardianship, trusteeship

Vorstellung *(f)* In der klassischen Philosophie und Psychologie »das im Bewusstsein auftretende Bild eines früher wahrgenommenen Gegenstandes oder Vorganges der Außenwelt nach Wegfall der objektiven Gegenwart des Vorgestellten. Die meisten Vorstellungen sind Erinnerungsvorstellungen«, sie können sich aber auch auf die Zukunft beziehen (G. Schischkoff). Die Bez. wurde von Freud mit gleicher Bedeutung in die Psychoanalyse übernommen, jedoch in besonderer Weise gebraucht. Nach Freud ist jede Vorstellung mit einem ►Affektbetrag besetzt (»reine« Vorstellungen kommen selten vor). Vorstellung und Affektbetrag können sich trennen, die Vorstellungen können verdrängt werden. Bei der ►Zwangsneurose wird z. B. der Affektbetrag der einen Vorstellung entzogen und auf eine andere (dem Individuum harmlos erscheinende) übertragen. Bei der ►Hysterie wird die krank machende Vorstellung verdrängt und erscheint in Form eines Symbols wieder. Freud wendet auch den paradoxen Begriff der »unbewussten Vorstellungen« an, da eine verdrängte Vorstellung zwar momentan nicht bewusst, aber im psychischen Apparat als Gedächtnisspur latent vorhanden und wirksam ist. Freud unterscheidet ferner eine ►Sachvorstellung von einer ►Wortvorstellung. Die Psychopathologie kennt außerdem besonders lebhafte und intensive Vorstellungen in den ►eidetischen Anschauungsbildern. Bei Depressionen kann die Fähigkeit, Vorstellungen zu bilden, in subjektiv quälender Weise erlahmen.
e: presentation, idea. *fr:* représentation

Vorstellungskomplex, gefühlsbetonter *(m).* (Steinthal, 1871, G.-Th. Ziehen). Im ►Assoziationsversuch können auf verschiedene Reizwörter immer wieder Verzögerungen der Antworten auftreten, wenn sie dem Probanden unangenehm sind. Mehrere Verzögerungen, die sich auf eine gemeinsame Grundvorstellung beziehen lassen, deuten auf die Gefühlsbetonung. Der Proband ist sich des Zusammenhanges zwischen Antworten und »Komplex« nicht bewusst. Hieraus entwickelte sich die tiefenpsychologische Konzeption des ►Komplexes weiter.
Syn.: Komplex.

Vortäuschung *(f)* In DSM-III-V: Herstellung des Befundbildes meist chronischer Krankheit durch Manipulation am eigenen Körper. Zu unterscheiden von der ►Pathomimie, ►Münchhausen-Syndrom und ►Simulation. – Das Ziel besteht darin, die Patientenrolle zu erlangen, und kann aus den Lebensumständen des Betroffenen nicht anders verständlich gemacht werden. – Selbst erzeugte Symptome sind: Hypo- oder Hyperkaliämie, Blutungen (Blase, Magen, Enddarm, Lunge, Nase, Haut), niedriger oder hoher Blutdruck, rascher oder langsamer Puls, Durchfälle, Blutarmut, Fieber, Blutungsbereitschaft, Durchblutungsstörungen, Bauchkoliken, Erbrechen, niedriger Blutzucker, Gelbsucht, Hämolyse (Auflösung von roten Blutkörperchen). – Die dafür verwendeten Mittel sind: Manipulation oder Vertauschung eines Fieberthermometers, Verletzungen von Haut und Schleimhäuten, Injektion von Insulin, Einbringen von Stuhl in die Harnblase, Verschlucken von Zahnpasta, Lakritzen, Verzehr von Karotten in großen Mengen; ferner Einnahme von Medikamenten: Dicumarin, Schilddrüsenhormone, Diuretika, Abführmittel, Glibenclamid, Vitamin A, Clonidin, Betablocker, Atropin, Secale-Alkaloide, Appetitzügler, Kaliumchlorid, Calcium, Desinfektionsmittel. – Die so erzeugten Krankheitsbilder ähneln oder sind: Entzündungen des Dünn- oder Dickdarms, Harnwegsinfektionen, Nieren- oder Blasenblutung, Anämie, Tumorkachexie, Bauchspeicheldrüsenentzündung, Erkrankung der Nebennierenrinde (Conn- bzw. Bartter-Syndrom), Insulinom, Herzrhythmusstörung, Infektionskrankheiten, akute intermittierende Porphyrie, Bauchdeckenabszesse, Kollagenose.
e: feiking, pretence, feigning.

Vorübergehende Ticstörung: *(f)* DSM-IV–V: ►Tics im Kindesalter, die entweder rasch oder spätestens am Ende der Kindheit wieder verschwinden.
e: Provisional Tic Disorder.

Vorzeitiger Versagenszustand *(m).* Von ►Beringer und Mallison selbst benutzte Bez. für ►Beringer-Mallison-Syndrom.

Voyeur *(m).* Zuschauer, Spanner. ►Voyeurismus.
e: voyeur, peeper. *fr:* voyeur

Voyeurismus *(m).* Allgemeine Triebbefriedigung bzw. sexuelle Lustempfindung durch Schauen (volkstümlich: Spannen). Der verbotene oder heimliche Anblick eines unbekleideten Körpers, des Geschlechtsverkehrs oder von Liebesspielen eines Paares wird gesucht und bewirkt sexuelle Erregung. Die Befriedigung wird gewöhnlich durch Masturbation gesucht.- Nach Freud handelt es sich um einen ►Par-

tialtrieb, bei Kindern im Zusammenhang mit ihrer polymorph-perversen Disposition eine normale Erscheinung, die mit Exhibitionismus ein Triebpaar bildet ähnlich wie Sadismus-Masochismus. Da Voyeuristen und Exhibitionisten nur dann Befriedigung von ihren Akten erhalten, wenn entsprechende Handlungen verboten sind, wird außer sexuellen auch das Vorhandensein aggressiver Tendenzen angenommen. Das Zuschauen (= »peeping«) beim Entkleiden, Geschlechtsakt anderer, bei erotischen Bewegungen einer nackten Frau durch Kommerzialisierung (»peep show«) hat eine über den Rahmen der Paraphilie hinausreichende Bedeutung gewonnen.
e: scopophilia, voyeurism. – (ICD-10: F65.3).
Syn.: Schaulust, Skopophilie, Voyeurtum.

Voyeurtum *(n)*. Syn. für ►Voyeurismus.

V-Schlüssel für Zustände, die nicht einer Psychischen Störung zuzuschreiben sind, aber Anlass zur Beobachtung oder Behandlung geben *(f, pl)*. DSM-III führt 13 ►Kategorien auf, die zu ärztlicher Tätigkeit führen können, ohne dass eine Krankheit anzunehmen ist: 1. Simulation, 2. Grenzbereich der intellektuellen Leistungsfähigkeit, 3. Antisoziales Verhalten beim Erwachsenen, 4. Antisoziales Verhalten im Kindesalter oder in der Adoleszenz, 5. Schulschwierigkeiten, 6. Probleme im Beruf, 7. Einfache Trauer, 8. Nichtbefolgen der Ärztlichen Behandlungsmaßnahmen (Noncompliance), 9. Probleme Bestimmter Lebensphasen oder Andere Lebensprobleme, 10. Eheprobleme, 11. Eltern-Kind-Problem, 12. Andere Besondere Familiäre Bedingungen, 13. Andere Zwischenmenschliche Probleme.
e: V-codes for conditions not attributable to a mental disorder that are a focus of attention or treatment.

Vulnerabilität *(f)* Verletzlichkeit. ►Vulnerabilitätskonzept.
e: vulnerability.

Vulnerabilität, primäre *(f)* Verletzlichkeit der Psyche, welche nach hypothetischer Vorstellung im Zusammenwirken mit Stressfaktoren zur Schizophrenie führt. ►Vulnerabilitätskonzept (2).
e: primary vulnerability.

Vulnerabilität, sekundäre *(f)* Verletzlichkeit der Psyche, welche als Folge einer Schizophrenie in Erscheinung tritt oder betrachtet wird. ►Vulnerabilitätskonzept (2).
e: secondary vulnerability.

Vulnerabilitätskonzept *(n)*. 1. Allgemein: Theorie der Verletzlichkeit der Psyche für psychische Krankheiten als Gegenteil von ►Resilienz. 2. (Heinroth, 1818). Psychische Störungen entstehen immer aus einem Zusammenspiel zwischen »Diathese« (= Verletzlichkeit der ererbten und im Leben gewachsenen Psyche) einerseits und »gelegentlichen Ursachen« (= Stressfaktoren) andererseits. »Eigentlich entsteht [...] alle Störung des Seelenlebens langsam: denn ein ganzes kürzeres oder längeres Leben gehört dazu, dass sich der Stoff zu dem künftigen Erzeugniß sammle; und es ist absolut unmöglich, dass ein geistig und leiblich gesunder und kräftiger Mensch von Seelenstörung, welcher Art sie immer sey, ergriffen werde: denn weder besitzt er die dazu nöthige Seelenstimmung, noch auch die Empfänglichkeit für die Verletzung von irgend einem psychischen Reize.« 3. (J. Zubin und B. Spring, 1977). Entstehungstheorie der ►Schizophrenie. Die psychische Störung entstehe aufgrund einer besonderen vererbbaren Verletzlichkeit, sofern aus der mitmenschlichen Umwelt entsprechende zusätzliche Reize (= Stressfaktoren) hinzukommen. Das Konzept beinhaltet auch die ►Annahme, dass keine Beziehungen zwischen der Art der Persönlichkeit und der Psychose bestehen. Schizophrene entwickeln zur Bewältigung der Vulnerabilität oft ein besonderes ►Copingverhalten. – Nach rascher Rezeption fand die Theorie weite Verbreitung. 4. In Ausweitung der Theorie von Zubin und Spring die ►Annahme einer Vulnerabilität auch für Neurosen sowie für alle anderen psychischen Störungen.
e: concept of vulnerability.

Vulnerabilitäts-Stress-Konzept *(n)*. Syn. für ►Vulnerabilitätskonzept.

W

Wachabteilung *(f)* Durch Parchappe bzw. Paetz (1883) in psychiatrischen Krankenhäusern eingeführte Abteilung zur Pflege und Behandlung von unruhigen, ständig der Aufsicht bedürftigenden oder selbstmordgefährdeten Kranken. Alle scharfen und spitzen Gegenstände werden aus solchen Abteilungen verbannt, alle Möglichkeiten für einen Suizid unterbunden. Außer diesen Einschränkungen gleichen die Wachabteilungen völlig den üblichen klinischen Stationen. Der Gebrauch von Wachabteilungen konnte im Gefolge ►sozialpsychiatrischer Erkenntnisse immer mehr eingeschränkt, die Beschränkung der persönlichen Freiheit immer mehr gelockert werden.
fr: salle d'observation continue.

Wachanfall *(m)*. (S. Weir-Mitchell; C. Rosenthal, 1928). Anfallsartiges plötzliches Erwachen aus dem Schlaf, meistens während der Einschlafphase, selten in den frühen Morgenstunden, ganz vereinzelt mitten in der Nacht. Der Betreffende ist dann völlig bewusstseinsklar, kann sich aber nicht bewegen und auch nicht sprechen. Meist bestehen starke Angstgefühle. Auch die Ausdrucksmotorik ist unbeweglich, sodass der abnorme Zustand selbst von daneben stehenden Personen nicht bemerkt wird. Der Zustand geht gewöhnlich innerhalb von 30 Sek. bis 2 Min. vorüber. Er kann auch durch eine zweite Person oder einen geringen Reiz unterbrochen werden. Vorkommen fast ausschließlich im Rahmen der ►Narkolepsie als Gegenstück zu den Schlafanfällen am Tage, ganz selten auch während des narkoleptischen Anfalls. Selten ist er Nebenwirkung einer Psychopharmakatherapie. Eine besondere Form ist das kataplektisch-halluzinatorische Angstsyndrom.
e: sleep paralysis, matutinal cataplexy.
Syn.: Schlaflähmung. *fr:* cataplexie dur réveil

Wachbewusstsein *(n)*. Normales Bewusstsein im Wachzustand als Gegensatz zu allen anderen Bewusstseinszuständen, z. B. Traumbewusstsein oder ►Schlafbewusstsein. ►Bewusstsein.

Wachheitsgrad *(m)*. Syn. für ►Bewusstseinsgrad.
e: level of awareness.

Wachhypnose *(f)* Form der ►Hypnose, bei der kein hypnotischer Schlaf hervorgerufen, sondern Wachsein suggeriert wird.

Wachkoma *(n)*. Dt. für ►Coma vigile.

Wachsaal *(m)* ►Wachabteilung.

Wachschlaf *(m)*. Syn. für ►Hypnose.

Wachsuggestion *(f)* Im Wachzustand gesetzte Suggestion im Gegensatz zur Suggestion in Hypnose.

Wachträume *(m, pl)*. Syn. für ►Tagträumereien. Vgl. ►Imagination.
e: waking dreams.

Wagner, Ernst geb. 22.9.1874 in Egolsheim bei Ludwigsburg, gest. 27.4.1938 Winnental. Als »Hauptlehrer Wagner« in die psychiatrische Literatur eingegangener berühmter Fall von ►Paranoia. Fühlte sich im Anschluss an wirkliche oder vermeintliche sodomistische Handlungen in Mühlhausen (1901) beobachtet, belächelt und durch üble Nachrede belästigt. Hatte seit 1909 Mordpläne gegen seine Verfolger. Am Morgen des 4.9.1913 ermordete W. seine Frau und seine 4 Kinder und fuhr anschließend nach Mühlhausen, wo er mehrere Brände legte und 9 Einwohner ermordete, bis er überwältigt werden konnte. Nachdem er durch ►Gaupp begutachtet und als psychisch Kranker exkulpiert und untergebracht worden war (R. Gaupp, 1914), schrieb er in der Anstalt eine Anzahl literarisch wenig wertvoller, jedoch psychiatrisch interessanter Werke (Dramen: »Wahn«, »Nero«, »Stuttgarter Spaziergänge«). Der Wahn wurde nie korrigiert, doch entwickelte sich bis zum Lebensende auch kein schizophrener Defekt. – Erneute Bearbeitung der Problematik durch W. Janzarik (1949).

Wagner, Julius Ritter von Jauregg geb. 7.3.1857 Wels (Oberösterreich), gest. 29.9.1940 Wien. O. Prof. der Psychiatrie und Neurologie in Graz (1889–1893) und Wien (1893–1928). Führte 1917 die ►Malariatherapie zur Behandlung der progressiven Paralyse ein, wofür er 1927 den Nobelpreis erhielt. Weitere Arbeiten betreffen das Myxödem, Kretinismus, Kropfprophylaxe mit Jod und Organotherapie.

Wahlsprache *(f)* (L. Szondi). Äußerungsform des familiären Unbewussten (s. d.), das sich in der »Wahl« von Freunden, Partnern, Beruf usw. zeige. ►Schicksalsanalyse.

Wahn *(m)*. Phänomenologie: Objektiv falsche, aus krankhafter Ursache entstehende Überzeugung, die ohne entsprechende Anregung von außen entsteht und trotz vernünftiger Gegengründe aufrechterhalten

wird. Eine allgemein akzeptierte Definition gibt es nicht. Bei der Feststellung von Wahn müssen jedoch eine Reihe von phänomenologischen Kriterien beachtet werden: 1. Die wahnhafte Überzeugung wird mit einer subjektiven Gewissheit erlebt, welche die Gewissheit normaler Überzeugungen übertrifft. 2. Unbeeinflussbarkeit durch Erfahrung und durch zwingende Schlüsse (Widerspruch zur Evidenz). 3. Absolute Unkorrigierbarkeit auf dem Höhepunkt der Erkrankung. Später kann eine Distanzierung eintreten; der Wahn kann korrigiert werden oder unverändert bestehen bleiben (►Residuärwahn). 4. Entstehung aus krankhafter Ursache. Wahn kann nicht als Konstruktion angesehen werden, die einer sonst gesunden Persönlichkeit gleichsam aufgeklebt ist. 5. Zum Irrtum besteht ein Unterschied hinsichtlich der Ursachen (Krankheit) und der Konsequenzen. Ein Irrtum ist bei ausreichender Information korrigierbar, am Wahn wird trotzdem festgehalten. 6. Der Inhalt des Wahns wird innerhalb der soziokulturellen Gruppe des Betreffenden von niemandem (►folie à deux) geteilt, sondern im Gegenteil als falsch beurteilt (Unterschied zu Aberglauben, gemeinschaftlichen Irrtümern). – Wahn ist durch alle Zeiten hindurch ein Grundphänomen der Verrücktheit gewesen (Jaspers) und wird vielfach mit geistiger Erkrankung überhaupt gleichgesetzt. Häufig werden Wahn und ►Wahnideen syn. gebraucht, was jedoch nicht ganz korrekt ist. Nach Jaspers kann Wahn nach seinem Ursprung in zwei Klassen eingeteilt werden: 1. wahnhafte Ideen: für uns verständlich aus erschütternden, kränkenden oder das Schuldgefühl erweckenden Erlebnissen, Trugwahrnehmungen oder Entfremdung der Wahrnehmungswelt hervorgegangene Vorstellungen; 2. echte Wahnideen: psychologisch nicht weiter zurückzuverfolgen und daher phänomenologisch Letztes. – Nach Jaspers kann ferner jedes menschliche Erleben auch in Form eines Wahns auftreten, sodass »es kein Erleben [gibt], vor das nicht das Wort Wahn zu setzen wäre«; z. B. Wahnwahrnehmung, Wahnvorstellung, Wahnerinnerung, Wahnbewusstheit (s. die folgenden Stichwörter); ►Wahnthema. Nach der Art der Entstehung des Wahns lassen sich mehrere Formen unterscheiden: 1. An eine bestimmte Vorstellung wird ohne äußeren Anlass, sozusagen intuitiv, eine wahnhafte Überzeugung geknüpft: ►Wahneinfall K. Schneiders, wahnhafte Intuition der frz. Psychiatrie. 2. Ein an sich reales Phänomen wird falsch interpretiert und wahnhaft verfälscht: ►Wahnwahrnehmung K. Schneiders, wahnhafte Interpretation der frz. Psychiatrie. 3. An abnorme Wahrnehmungen (Halluzinationen) knüpfen sich wahnhafte Deutungen (Erklärungswahn). Vorkommen bei Schizophrenie. Kommt jedoch auch bei fast allen anderen psychopathologischen Zustandsbildern vor: Depressionen (►Wahnideen, depressive), Manie, zykloide Psychosen, körperlich begründbare Psychosen (paranoide und paranoid-halluzinatorische Syndrome), progressive Paralyse, sensitiver Beziehungswahn. Als eigentliche Wahnkrankheit galt die ►Paranoia. Deutungen: Um einen »Sinn im Wahnsinn« zu finden, sind viele Deutungen versucht worden. In anthropologischer Sicht umgreift die »Veränderung der gesamten Daseinsform« in der Psychose auch den Wahn (L. Binswanger). Im Wahn kommen verschiedene Weltentwürfe zum Ausdruck, z. B. Kategorien der Vertrautheit und Unvertrautheit (L. Binswanger). Andere deuten Wahn als ein »Zu-sich-selbst-Kommen« (A. Storch), »Selbstwertrettung« (E. Kahn), »Notwendigkeit« (H. C. Rümke), »Daseinsverweigerung i. S. der Nichtannahme des uns zugewiesenen endlichen Schicksals« (A. Storch). Ausführliche Interpretationen des Wahnhaften hat V. v. Gebsattel (1928, 1938) gegeben. In psychoanalytischer Interpretation stellt Wahn die Projektion von eigenen Gefühlen auf äußere Objekte bzw. eine Wunscherfüllung dar. Unfähig, innere narzisstische Kränkungen zu verarbeiten, wird der Kranke durch ihre Projektion nach außen befähigt, sie zu ertragen. Freud meinte im Fall ►Schreber die Projektion uneingestandener homosexueller Wunschphantasien als Grundlage eines (jeweils wieder vorübergehenden) Wahns zu erkennen. Beim Verfolgungswahn werde das Über-Ich nach außen projiziert, wodurch der Kranke sich – statt von sich selbst – von anderen beobachtet und kritisiert fühlt. Wahn werde somit wesentlich zu einer schöpferischen Leistung. »Der [wahnhafte] Weltuntergang ist die Projektion dieser innerlichen Katastrophe … Und der Paranoiker baut [die Welt] wieder auf, nicht prächtiger zwar, aber wenigstens so, dass er wieder mit ihr leben kann. Was wir für die Krankheitsproduktion halten, ist in Wirklichkeit der Heilungsversuch.« (S. Freud, GW VIII, 307) Wahn biete dem Kranken »Regression und Geborgenheit«.
e: delusion. *fr:* délire

Wahn, depressiver *(m).* Stimmungskongruenter Wahn. Unverrückbare Überzeugung von einem nahe bevorstehenden oder schon vorhandenen Unglück. Dreht sich nach K. Schneider (1950) um die Urängste des Menschen: Angst um das Seelenheil, die Gesundheit und den Besitz. Tritt daher vorwiegend in der Form von Schuld- und ►Versündigungswahn, ►hypochondrischem Wahn und ►Verarmungswahn auf.
e: depressive delusion. *fr:* délire mélancholique

Wahn, expansiver *(m)* ►Größenwahn.

Wahn, hypochondrischer *(m)* ►hypochondrischer Wahn.

Wahn, katathymer *(m)* ►katathymer Wahn.

Wahn, konformer *(m).* (W. v. Baeyer, 1932). Gemeinschaftliche Wahnbildung mit konformen Inhalten bei zwei eng zusammenlebenden Geisteskranken, z. B. Ehepartnern, Geschwistern usw. Im Gegensatz

zum induzierten Wahn sind beide Beteiligten geisteskrank bzw. wahnkrank, vermögen aber auf kommunikativem Wege einen gemeinsamen Wahninhalt aufzubauen, wodurch die prinzipielle psychogene Plastizität auch endogener Wahninhalte dokumentiert wird.
e: psychosis of association.
Syn.: gemeinschaftliches Irresein (Deventer, 1893), Gemeinschaftspsychose. *fr:* folie en foyer, délire familial

Wahn, metamorphotischer *(m).* Alte Bez. für wahnhafte Überzeugung, (durch göttliche Strafe) in ein Tier verwandelt zu sein, besonders in einen Hund (►Kynanthropie) oder in einen Wolf (►Lykanthropie).

Wahn, nihilistischer *(m)* ►nihilistischer Wahn.

Wahn, persekutorischer *(m)* ►Verfolgungswahn.

Wahn, primärer *(m).* Syn. für ►Primärwahn.

Wahn, religiöser *(m).* Wahn mit religiöser Thematik. Wahnhafte Überzeugung, mit Gott in einer Kommunikation zu stehen, die Welt erlösen zu sollen usw.
e: religious mania oder insanity. *fr:* folie religieuse oder mystique

Wahn, symbiontischer *(m)* ►Psychose, symbiontische.

Wahn, systematisierter *(m).* Durch ►Systematisierung einzelner Glieder (Wahnideen) entstandener, in sich logischer, einheitlich zusammenhängender, geistig verarbeiteter Wahn ohne gröbere innere Widersprüche. Steht den lockeren wahnhaften Phänomenen gegenüber, zwischen denen sich keine Zusammenhänge herstellen. Findet sich besonders bei reinen Wahnpsychosen (paranoide Schizophrenie, Paranoia) ohne gröbere Demenz, insbesondere, wenn der Verlauf chronisch ist. Der systematisierte Wahn ist aber unabhängig von dem zugrunde liegenden oder vermuteten krankhaften Prozess. Er wirkt oft überzeugend auf die Umgebung und eignet sich besonders dazu, als induzierter Wahn von anderen übernommen zu werden.
e: paranoia. *fr:* délire systématisé, paranoia

Wahnarbeit *(f)* Verarbeiten von verschiedenen Wahneinfällen und Wahnwahrnehmungen durch logische Verknüpfung (Denkleistung) unter Einbeziehung normaler Erlebnisse zu größeren und kleineren Wahnsystemen.

wahnartig *(a).* Wahnähnlich; unbeständiger und leichter korrigierbar als Wahn. ►Einfall, wahnartiger.

wahnartiger Einfall *(m)* ►Einfall, wahnartiger.

wahnartige Reaktion bei Schwerhörigkeit *(f)* ►Schwerhörigkeit, wahnartige Reaktion bei.

Wahnbedürfnis *(n).* Die innere Spannung, die daraus entsteht, dass Wünsche nicht eingestanden werden können und so zur produktiven Gestaltung eines Wahns das Bedürfnis abgeben.

Wahnbewusstheit *(f)* Wahnideen, bei welchen »die Kranken ein Wissen von ungeheuren Weltvorgängen besitzen, ohne dabei manchmal auch nur eine Spur sinnlich deutlicher Anschauung von den Vorgängen zu haben. Auch bei den anschaulichen Erlebnissen mischen sich solche Bewusstheiten vielfach mit unter die Formen, in denen den Kranken die Inhalte gegeben sind« (K. Jaspers, 1948).

Wahnbildung *(f)* Entstehung von Wahn und Wahnideen aus der seelischen Dynamik. ►Wahn (Deutungen).

Wahneinfall *(m).* (K. Schneider, 1938). Besondere Form des Wahns. Es treten Einfälle der religiösen oder politischen Berufung, der besonderen Fähigkeit, Verfolgung oder des Geliebtwerdens ins Bewusstsein. Beispiel: Jemandem fällt ein, der wiedererstandene Apostel Paulus zu sein. Die Bez. wurde von Schneider als Kontrast zur ►Wahnwahrnehmung geprägt. Im Unterschied zu dieser ist Wahneinfall ein eingliedriger Vorgang, »das Glied reicht vom Denkenden zum Einfall«, der erste Denkakt enthält bereits den Wahn; es muss also nicht eine (noch normale) Wahrnehmung wahnhaft verarbeitet werden. Wahneinfälle sind von der Wirklichkeit nicht immer scharf zu unterscheiden (Liebeswahn, Abstammungswahn usw. können mit der Realität verwechselt werden), deshalb darf ein Wahneinfall immer nur bei Würdigung des gesamten psychopathologischen Bildes angenommen werden. Vorkommen: bei allen Psychosen, auch mit katathymer Motivierung (sensitiver Beziehungswahn); bei Schizophrenie nach Schneider nur ►Symptom 2. Ranges.
e: autochthonous idea. *fr:* intuition délirante

Wahnerinnerung *(f)* Wahnhafte Erinnerung an ein Ereignis in der Vergangenheit, das in Wirklichkeit nicht oder nicht in der erinnerten Form stattgefunden hat.

Wahnerlebnis *(n).* Selten gebrauchte Bez. für ein besonderes Erlebnis, welches angenommen wird, wenn sich aus einer noch unbestimmten ►Wahnstimmung eine konkrete ►Wahnidee formt.

Wahnerlebnis, primäres *(n).* (K. Jaspers, 1920). Im Beginn einer akuten Schizophrenie auftretende, zu Ratlosigkeit führende Bedeutungserlebnisse. Die vertraute Wahrnehmungswelt hat bereits ihren Charakter verändert, aber (noch) keinen neuen angenommen. Der Kranke bemerkt subjektiv, »dass etwas los ist«, dass »etwas vorgeht«, weiß aber nicht, was. Alles hat eine veränderte Bedeutsamkeit. Von der Wahnstimmung unterscheidet sich das Wahnerlebnis dadurch, dass die Wahrnehmungen mit keiner wahnhaften Bedeutung verknüpft werden, sondern der Kranke ratlos seinen Erlebnissen gegenübersteht.
fr: expérience délirante primaire.

Wahnfabel *(f)* (G. Specht, 1901). Die besondere Gestaltung einer Wahngeschichte, insbesondere, wenn es sich um ein Wahnsystem handelt, das sich im Laufe der Zeit entwickelt hat und daher chronologisch erzählt werden kann.

Wahnform *(f)* (G. Specht, 1901). Äußere Form eines Wahns: systematisiert, geschlossen, zerfahren, deliriös.

Wahngebilde *(n)*. Aus mehreren Wahnideen zusammengesetzte Vorstellung. Eventuell in Form eines ►Wahnsystems.

Wahngedanke *(m)* ►Wahnidee.

Wahngewissheit *(f)* Unerschütterliche Überzeugung von der Richtigkeit eines Wahns bzw. seiner Inhalte, die durch keine logische Argumentation zu erschüttern ist; geht über die Gewissheit realer Erlebnisse hinaus.

wahnhaft *(a)*. 1. In der psychiatrischen Umgangssprache im Unterschied zu »wahnartig« als einziges Adj. zu »Wahn« verwandt. 2. Nach K. Jaspers nur bei solchen Wahnerscheinungen zu verwenden, welche »verständlich hervorgegangen [sind] aus erschütternden, kränkenden, das Schuldgefühl erweckenden und anderen Erlebnissen, aus Trugwahrnehmungen oder dem Erlebnis der Entfremdung der Wahrnehmungswelt bei verändertem Bewusstsein«. Jaspers unterscheidet diese von den »echten« Wahnerscheinungen. Nach K. Schneider ist in den von Jaspers aufgeführten Beispielen besser von »wahnähnlich« zu sprechen. In der psychiatrischen Umgangssprache werden diese Unterscheidungen nur selten beachtet. 3. In DSM-III-R-V (Original und dt. Übers.) entweder als Adjektiv zu Paranoia oder als Übersetzung von engl. delusional zu verstehen. Syn. mit ►paranoisch (2).
Syn.: paranoid.

wahnhafte Ideen *(f)*. ►Ideen, wahnhafte.

Wahnhafte (Paranoide) Störung *(f)* Bez., die in dieser Form nur in DSM-III-R vorkommt. Der Sachverhalt entspricht in DSM-III der ►Paranoiden Störung und in DSM-IV/V der ►Wahnhaften Störung. Typen: Liebeswahn, Größenwahn, Eifersuchtswahn, Verfolgungswahn, Körperbezogener Wahn, Unbestimmt.
e: delusional (paranoid) disorder. – (ICD-10: F22.0).

Wahnhafte Störung *(f)* In DSM-IV: Isolierter, in sich geschlossener Wahn. Wesentliches Unterscheidungsmerkmal zu anderen Wahnformen ist, dass der Wahn vom Untersucher nicht als ►bizarr empfunden werden darf. Subtypen: Typus mit Liebeswahn, Größenwahn, Eifersuchtswahn, Verfolgungswahn, Körperbezogenem Wahn, Gemischtem Wahn, Nicht Näher Bezeichneter Typ. Der Sachverhalt trug in DSM-III die Bez. ►Paranoide Störung, in DSM-III-R die Bez. ►wahnhafte (paranoide) Störung. – Historisch: Die Gruppe ist praktisch identisch mit der ►Paranoia in der Fassung der 4. Aufl. von ►Kraepelins Lehrbuch der Psychiatrie. Als Unterscheidungsmerkmal trat lediglich an die Stelle der Geschlossenheit des Wahns bei erhaltener Besonnenheit die Beurteilung des Wahns als nicht-bizarr. Nachdem die Paranoia als Diagnose in der dt. Psychiatrie durch K. Kolle und K. Schneider ausgeschieden war, ist sie über DSM-III/IV in dieser Form wieder eingeführt worden. Wird in DSM-V zum ►Schizophrenie-Spektrum gerechnet.
e: delusional disorder. – (ICD-10: F22.0).

Wahnhafte Störung, Typus mit Eifersuchtswahn *(f)* Subtypus der ►wahnhaften Störung mit Vorherrschen von ►Eifersuchtswahn.
e: delusional disorder, jealous type.

Wahnhafte Störung, Typus mit Größenwahn *(f)* Subtypus der ►wahnhaften Störung mit Vorherrschen von ►Größenwahn. Der bei Kraepelin unter den Formen der ►Paranoia gesondert aufgeführte ►Erfinderwahn wird in DSM-IV dem Größenwahn zugerechnet.
e: delusional disorder, grandiose type.

Wahnhafte Störung, Typus mit Körperbezogenem Wahn *(f)* Subtypus der ►wahnhaften Störung mit Vorherrschen von Körperzeichen, die wahnhaft gedeutet werden. In Kraepelins Paranoia-Formen ist diese als »hypochondrische Verrücktheit« enthalten. »Hypochondrisch« bedeutet hier nicht, dass sie sich auf unsinnige Befürchtungen beziehen, sondern dass harmlose Körpererscheinungen wahnhaft interpretiert werden. Zum Körperbezogenen Wahn rechnet DSM-IV auch den ►Dermatozoenwahn und die ►Eigengeruchsparanoia.
e: delusional disorder, somatic type.

Wahnhafte Störung, Typus mit Liebeswahn *(f)* Subtypus der ►wahnhaften Störung mit Vorherrschen von ►Liebeswahn.
e: delusional disorder, erotomanic type.

Wahnhafte Störung, Typus mit Verfolgungswahn *(f)* Subtypus der ►wahnhaften Störung mit Vorherrschen von ►Verfolgungswahn. Der bei Kraepelin unter den Formen der ►Paranoia gesondert aufgeführte ►Querulantenwahn wird in DSM-IV dem Verfolgungswahn zugerechnet.
e: delusional disorder, persecutory type.

Wahnhalluzinose, taktile *(f)* Syn. für ►Dermatozoenwahn.

Wahnidee *(f)* Kleinste geistige Einheit des Wahns. Die einzelne, im Inhalt wahnhaft verfälschte Vorstellung; z. B. ein vor dem Kranken stehender Teller Suppe sei vergiftet. Es handelt sich um eine Idee mit dem Charakter des Wahnhaften. »Idee« ist dabei sowohl im Leibniz'schen Sinn (1670) als »Vorstellung«, wie im Herder'schen (1767) und volkstümlichen Sinn als »Gedanke« zu verstehen. Es sind somit alle Vorstellungen und Gedanken als Wahnideen zu bezeichnen, welche die bei Beschreibung des ►Wahns genannten Charakteristika erfüllen. Die Wahnidee entsteht, wie jeder Wahn, durch ein pathologisch verfälschtes Urteil. – Die Bez. Wahnidee war bereits Anfang des 19. Jahrhunderts im Gebrauch. K. Jaspers (1913) unterschied echte Wahnideen von wahnhaften Ideen

(s. d.). Echte Wahnideen seien etwas phänomenologisch Letztes und psychologisch nicht weiter zurückzuverfolgen. Ein Kranker sieht z. B. einen Stein auf der Straße liegen und »weiß« sofort, dass dies etwas Wichtiges zu bedeuten hat. K. Schneider äußerte die Ansicht, die Bez. Wahnidee entstamme einer längst vergangenen Psychologie und werde am besten überhaupt nicht mehr gebraucht. Dennoch wird die Bez. weiterhin häufig angewendet, häufig auch gleichbedeutend mit »Wahnerlebnis«.
e: delusional idea.
Syn.: Wahngedanke, Wahnvorstellung. *fr:* idée délirante

Wahnidee, depressive *(f)* Bei schweren Depressionen vorkommende Wahnideen, welche stets die auch sonst bei Depressiven zu beobachtenden Vorstellungen zum Inhalt haben. Der Kranke wähnt, sich gegen eine moralische Instanz (Gott) versündigt zu haben (Versündigungswahn), oder alles Unheil gehe von ihm aus; aus den Mienen vorübergehender Passanten auf der Straße entnimmt er, dass man von seinen Schandtaten Kenntnis habe (depressive Wahnwahrnehmung, Beobachtungs- oder Beziehungswahn).
e: depressive delusion. *fr:* idée délirante mélancolique

Wahnideen, expansive *(f, pl).* ►Größenideen.

Wahnidee, katathyme *(f).* ►katathymer Wahn.

Wahnidee, paranoische *(f)* In der älteren Psychiatrie Bez. für Beobachtungs-, Beziehungs- und Verfolgungswahn. Auch der Eifersuchtswahn galt als paranoische Wahnidee. Die Bez. wurde gebraucht, um Unterschiede zu anderen Wahnformen herauszuarbeiten, insbesondere zu depressiven und expansiven Wahnideen und zum ►Verneinungswahn.

Wahnidee, primäre *(f)* In der älteren Psychiatrie viel, jetzt kaum noch gebrauchte Bezeichnung für plötzlich, ohne jede vorbereitende Stimmung oder einleitenden Gedanken auftauchende Wahnidee. Beispiel: Ein junger Mann besucht eine Galerie; beim Anblick des Bildes eines Fürsten taucht plötzlich die Wahnidee auf, selbst von diesem Fürsten abzustammen, obwohl keinerlei Ähnlichkeit besteht (Th. Ziehen). Vgl. Wahneinfall.
e: primordial delusion. *fr:* délire d'amblée

Wähnen, wähnen *(m, v).* Bedeutungshof des allen germanischen Sprachen gemeinsamen Wortes: erwarten; vermuten; falsch annehmen; befürchten; Verdacht schöpfen; beargwöhnen; bloße Vermutung ohne genügende Sicherheit; nach Wahrscheinlichkeitsgründen annehmen; zu Unrecht annehmen; fälschlich den Anschein haben; in einem Zustand sich befinden, in dem man eines richtigen Urteils nicht fähig ist, z. B. in Leidenschaft, Traum, Wahnsinn; im Wahn sein; Denken an Dinge, die in Zukunft eintreten könnten; trügerische Vorstellung. Gegensatz: fest glauben; als erwiesen ansehen. Kommt in vielen psychiatrischen Texten in einer dieser Bedeutungen vor. DSM-IV–V meint mit »paranoid ideation« (was dort nicht erklärt wird) wahrscheinlich dasselbe.

Wahninhalt *(m).* Im Unterschied zur (formalen) Tatsache des Wahns sein Thema. Die Zahl der möglichen Themen ist groß, aber nicht unbegrenzt. Einzelne Themen werden viel häufiger realisiert als andere. Häufige Themen sind: Liebe, Eifersucht, Verfolgung, Beachtung, Beobachtung, Vergiftung, Bedrohung, Beeinträchtigung, Prüfung, Größe, Abstammung, Versündigung, Schwangerschaft, Begnadigung. Die Bedeutung der einzelnen Wahninhalte für Diagnostik und Beurteilung von Krankheitsbildern wird von den meisten Untersuchern für gering erachtet. Im Gegensatz dazu sind für eine strukturale Interpretation (s. d.) und psychodynamische Behandlung vor allem der Wahninhalt ein wichtiger Ausgangspunkt. ►Beachtungswahn; ►Bedeutungserlebnis, wahnhaftes; ►Bestehlungswahn; ►Beziehungswahn; ►Eifersuchtswahn; ►Größenwahn; ►Liebeswahn; ►Unschuldswahn; ►Verarmungswahn; ►Verfolgungswahn; ►Vergiftungswahn.
fr: thème délirant.

Wahnmaterial *(n).* (G. Specht, 1901). Sammelbez. für alle ►Wahninhalte, Erinnerungen, Beobachtungen, Bestätigungen, Sinnestäuschungen, aus denen sich ein gegebener Wahn nährt. Material hier im Sinne eines geistigen Stoffes.

Wahnphänomene *(n, pl).* Alle durch phänomenologische Analyse (►Phänomenologie) einzeln beschreibbare Erscheinungen des Wahns, z. B. Wahneinfall, Wahnsystem, Systematisierung des Wahns, Beobachtungswahn.

Wahnpsychose *(f)* Übergeordnete Sammelbez. für jede mit ►Wahn einhergehende Psychose. Wird besonders bei solchen Psychosen angewandt, die ein sonst klares Bewusstsein und geringe Beeinträchtigung der intellektuellen Fähigkeiten erkennen lassen.

Wahnpsychose, ängstlich-ekstatische *(f)* Von K. Kleist gebrauchte Bez. für ►Angst-Glücks-Psychose.

Wahnpsychose, akute *(f)* In der frz. Psychiatrie geläufige Bez. für akute ätiologisch uneinheitliche Psychosen. ►Bouffée délirante.
fr: psychose délirante aigue.

Wahnrichtung *(f)* (G. Specht, 1901). Durch den Wahninhalt bestimmte Veränderung des sozialen Anspruchsniveaus des Kranken, z. B. bei Größenwahn.

Wahnsinn *(m).* In der alten Psychiatrie (Beginn des 19. Jahrhunderts) Bez. für »intellektuelle Psychosen«, psychische Krankheiten mit Beeinträchtigung der intellektuellen Fähigkeiten. Bei I. Kant eine der drei großen Psychosen, die durch »in Unordnung gebrachte Urteilskraft« gekennzeichnet wird. Hauptsächlich wurden Wahnkrankheiten, Amentia und leichtere Formen der Demenz als Wahnsinn bezeichnet, die jedenfalls keine völlige Verblödung oder Gemütsverkehrungen zeigten. Wissenschaftlich nicht mehr in Gebrauch. Umgangssprachlich weiterhin in alter Bedeutung und nicht nur zur Bez. aller Formen psychischer Krankheit in Gebrauch, sondern häufig auch zur Bezeichnung des Unwahrscheinlichen und Außergewöhnlichen. Wahnsinn ist begriffsgeschichtlich eine erst neuhochdeutsche Nachbildung des älteren ►»Wahnwitz«, das im Mittelhochdeutschen »unverständig, leer an Verstand, ohne Sinn« bedeutet (F. Kluge); keine sprachliche Verwandtschaft zu ►Wahn.

Wahnsinn, akuter *(m).* Obsol. Synonym für ►Amentia.

Wahnsinn, attonischer *(m).* Älteres Syn. für die katatone Form der Schizophrenie, die wegen des häufigen Auftretens von ►Attonität so bezeichnet wurde.

Wahn, ekstatischer *(m).* Syn. für ►Ekstase, manische.

Wahnsinn, halluzinatorischer *(m).* Syn. für ►Amentia.

Wahnsinn der Trinker, halluzinatorischer *(m).* Von Kraepelin geprägte Bez. für eine akute Psychose mit lebhaften akustischen Halluzinationen und realistischem Verfolgungswahn bei Trinkern. Die Bez. wird im Allgemeinen als gleichbedeutend mit ►Alkoholhalluzinose betrachtet, obwohl in Kraepelins Beschreibung Züge eines ►Belagerungsdelirs eingehen. Die frz. Psychiatrie unterscheidet aber weiterhin a) einen halluzinatorischen Trinkerwahnsinn mit Ausgang in einen psychischen Defekt (leichter ►Abbau bis schwere ►Demenz) oder eine Art schizophrenen Defekt von b) einer Alkoholhalluzinose mit überwiegend günstigem Ausgang.
fr: paranoïa hallucinatoire des buveurs (Kraepelin), psychose hallucinatoire alcoolique chronique.

Wahnsinn, kommunizierter *(m).* Obsol. Syn. für ►induziertes Irresein.

wahnsinnig *(a).* Psychisch krank. Von Wahnideen erfüllt. ►Wahnsinn.
e: lunatic. *fr:* lunatique

Wahnsinniger *(m).* Volkstümlich für psychisch Kranken. ►Wahnsinn.
e: mad. *fr:* fou

Wahnsinnsanfall *(m).* Obsol. Bez. für plötzlich auftretende und rasch vorübergehende psychische Krankheit. Die Bez. wird jetzt noch in halb scherzhaften Wendungen der Umgangssprache benutzt (»Das kann ich nur in einem Anfall von Wahnsinn gemacht haben«).
e: fit of insanity. *fr:* lune

Wahnsinnsdroge *(f)* Nichtwissenschaftliche Bez. für Lysergsäurediäthylamid (LSD) und andere ►Halluzinogene. ►Lysergsäurediäthylamid-Psychose; ►Psycholyse.

Wahnspannung *(f)* (P. Matussek, 1952). Der vor dem Auftreten einer Wahnwahrnehmung oder eines Wahns fast stets bestehende seelische Spannungszustand einer erlebten Wahnbereitschaft. Ist häufig, jedoch nicht immer eine ►Wahnstimmung. ►Trema.

Wahnstimmung *(f)* Besondere Form emotionaler Gespanntheit im Vorbereitungsfeld eines Wahns. Vorstufe des Wahns, bei welcher der Kranke lediglich die Gewissheit hat, »dass etwas im Gange ist«, was er im Einzelnen noch nicht kennt, sodass (noch) keine Wahnideen formuliert werden (»Wahn ohne Wahnidee«).
e: delusional mood. *fr:* état d'âme délirant oder prédélirant

Wahnsyndrom *(n).* Krankheitsbild, das vorwiegend durch Wahn gekennzeichnet ist. Die Bez. wird hauptsächlich verwendet, wenn die genauere nosologische Bestimmung eines Zustandsbildes (noch) nicht möglich ist.

Wahnsyndrom, Organisches *(n).* In DSM-III: Etwa: schizophrenieähnliche körperlich begründbare Psychose. Es handelt sich meistens um Verfolgungswahn. Kann z. B. bei ►Chorea Huntington oder in besonders systematisierter Form bei Abhängigkeit von Amphetaminen vorkommen. Ist in DSM-V nicht enthalten.
e: organic delusional syndrome.

Wahnsystem *(n).* In sich logischer, in allen Einzelteilen zusammenhängender Wahn. 1. Sofern er durch Zusammenfügung verschiedener Wahnideen entstanden ist, syn. mit ►Wahn, systematisierter. 2. Es kann jedoch auch um ein primäres Erlebnis herum ein Wahnsystem aufgebaut werden, das sich im Laufe der Zeit mehr und mehr erweitert, z. B. sensitiver Beziehungswahn (s. d.), Querulantenwahn. Hierbei ist für das einzelne Glied des Wahnsystems das Wahnhafte kaum zu erweisen, während es für das Ganze evident ist.
e: systematized delusion. *fr:* système délirant

Wahnthema *(n).* ►Wahninhalt.

Wahnurteil *(n).* Durch Wahn in irriger Weise verfälschtes Urteil. Hierbei entzündet sich am Urteilsprozess selbst der Wahn und kommt daher zu irrigen Ergebnissen. Oder aber ein Urteil ist deshalb falsch, weil bereits vorher ein Wahnsystem besteht, das zu dieser irrigen Interpretation die Veranlassung ist.

Wahnvorstellung *(f)* 1. Syn. für ►Wahnidee. 2. Nach K. Jaspers (1913) Umdeutung einer Lebenserinnerung in einen plötzlichen Einfall. Z. B., jemand gewinnt plötzlich die Vorstellung, er könnte der Sohn König Ludwigs sein, weil der König ihn vor vielen Jahren bei einer Parade zufällig anblickte, was der Betreffende damals weder beachtete noch »verstand«.

Wahnwahrnehmung *(f)* Aus der Umdeutung von Wahrnehmungen entstandene Wahnidee. Wahnhafte Zuerkennung von Bedeutungen bei an sich harm-

losen Wahrnehmungen; sie reichen nach K. Jaspers (1913) vom Erlebnis unklarer Bedeutungen bis zu klarem Beobachtungs- und Beziehungswahn. K. Schneider (1938) hat die Wahnwahrnehmung näher analysiert: danach ist sie »logisch zergliedert zweigliedrig. Das erste Glied geht vom Wahrnehmenden zum wahrgenommenen Gegenstand, das zweite Glied vom wahrgenommenen Gegenstand zur abnormen Bedeutung. Dabei besteht kein Unterschied zwischen irgendeinem optisch erfassten Gegenstand und dem sprachlich verstehbaren Sinn gehörter oder gelesener Worte.« Hierdurch wird nach K. Schneider die Wahrnehmung streng vom ►Wahneinfall unterschieden. Während Jaspers und Schneider stets davon ausgingen, dass bei der Wahnwahrnehmung die Wahrnehmung selbst noch normal sei, hat P. Matussek (1953) gezeigt, dass bereits beim Akt der Wahrnehmung durch Vorranggebung bestimmter Wesenseigenschaften, bestimmter Wahrnehmungsgegenstände und ►Lockerung des Wahrnehmungszusammenhanges Veränderungen auftreten. – Zählt zu den ►Symptomen 1. Ranges bei ►Schizophrenie.
e: interpretation-delusion, delusional percept. *fr:* interprétation délirante

Wahnwitz *(m)*. 1. Historisch ältere Bez. mit der Bedeutung ►Wahnsinn. 2. Bei I. Kant ein eigener Krankheitszustand; »eine gestörte Urteilskraft, wodurch das Gemüt durch Analogien hingehalten wird, die mit Begriffen einander ähnlicher Dinge verwechselt werden und so die Einbildungskraft ein dem Verstande ähnliches Spiel der Verknüpfung disparater Dinge als das Allgemeine vorgaukelt, worunter die letztere Vorstellungen enthalten waren.« (Anthropologie, § 51)

wahnwitzig *(a)*. Verrückt, töricht, ohne Verstand. Eine Wortbildung aus »witz« (= Verstand) und dem Adjektiv »wahn« (= mangelhaft, fehlend). Mit ►Wahn besteht eine zu Verwechslungen führende gleiche Wortgestalt trotz Wesensverschiedenheit. Gemeinbesitz der germanischen Sprachen zur Bez. von Geisteskrankheit, allerdings unter ausdrücklichem Einschluss von schwacher Geisteskraft im Alter. Kommt in dieser Bedeutung schon im Althochdeutschen vor (wanawizzi) und wird in literarischen Texten bis in die Gegenwart hinein gebraucht.

Wahrheitsserum *(n)*. Volkstümliche Bez. für Medikament (z. B. intravenös injizierbares Barbiturat) zur Herbeiführung einer leichten Narkose, in der eine ►Narkoanalyse durchgeführt werden kann.
e: true drogue.

Wahrnehmung *(f)* Vorgang, durch den mittels der Sinne Informationen aus der äußeren Welt wahrgenommen werden. Der Vorgang ist Deutungen von den verschiedensten theoretischen Standpunkten aus zugänglich. ►Perzeption, vgl. ►Apperzeption.
e: perception. *fr:* perception

Wahrnehmung, außersinnliche *(f)*. ►außersinnliche Wahrnehmung.

Wahrnehmung, soziale *(f)* 1. Wahrnehmung von Vorgängen in der Gesellschaft. 2. Wahrnehmen (und Deuten) des Verhaltens eines anderen Menschen, wobei seine Gefühle, Absichten und sein Denken erschlossen werden. Der Wahrnehmende ist dabei von Erwartungen (Hypothesen) abhängig.
e: social perception. *fr:* perception sociale

Wahrnehmungsstörungen *(f, pl)*. Veränderungen der Wahrnehmung durch krankhafte Vorgänge. Dabei kann es sich um krankhafte Störungen der Sinnesorgane oder Störungen innerhalb des zentralnervösen Organs handeln, die zu scheinbaren Veränderungen des Wahrgenommenen oder zu Sinnestäuschungen führen. Vgl. aber ►perceptual disorders.

Wahrnehmungstäuschungen *(f, pl)*. Syn. für ►Perzeptionsphantasmen.

Wahrnehmungsveränderungen, einfache *(f, pl)*. Sinnestäuschungen, bei denen »natürliche« Wahrnehmungen verändert erscheinen. Beispiele: ►Mikropsie, ►Metamorphopsie, ►Porropsie, ►Akoasmen.

Wahrtraum *(m)*. Vorwegnahme wirklicher Ereignisse im Traum (prophetischer Traum) oder gleichzeitiges Träumen eines wirklichen Vorgangs, ohne dass der Träumer von den Ereignissen weiß. Wird zu den parapsychologischen Phänomenen gerechnet.
e: prophetic dream.

Wanderdrang *(m)* ►Fugue(s).

Wandertrieb *(m)* ►Fugue(s).
e: dromomania. *fr:* dromomanie

Wartegg-Zeichentest *(m)*. (E. Wartegg, 1936). Häufig gebrauchter ►projektiver Test. Auf einem Bogen Papier sind in 8 Feldern Zeichnungsansätze erkennbar, die zu benutzen und nach freiem Belieben zu vollenden sind. Das Ergebnis wird nach einem Schema ausgewertet.
e: Wartegg drawing completion form. *fr:* test de Wartegg

Waschsucht *(f)*. ►Waschzwang.

Waschzwang *(m)*. Zwangshandlung. Unbezähmbares Verlangen, sich wieder und wieder zu waschen und von Schmutz zu befreien. Kann bis zu schwerer Schädigung der Haut gehen. Erscheinung bei ►Zwangskrankheit. Psychodynamisch kann hinter dem Waschzwang ein unbewusster Wunsch stehen, mit Schmutz und Kot zu hantieren.
e: ablutomania, compulsion to wash.
Syn.: Ablutomanie. *fr:* ablutomanie

Washington School of Psychiatry (Washingtoner Psychiatrieschule). 1936 mit Geldern der William-Allanson-White-Stiftung von Harry Stuck ►Sullivan u. a. (z. B. Clara ►Thompson) gegründetes psychiatrisch-psychoanalytisches Ausbildungsinstitut, welches die kulturelle Richtung der amerikanischen Psychiatrie vertritt.

Wechselmut *(m)*. Obsol. Syn. für ►Erkrankung, manisch-depressive.

wechselwarme Milieumenschen *(m, pl)*. (E. Bleuler). Syn. für ►Psychopathen, haltlose.

Weckamine *(n, pl)*. Syn. für ►Amphetamine.
fr: stimulants de la vigilance

Weckaminpsychose *(f)* Durch ►Amphetamine (Weckamine) hervorgerufene Psychose. Das klinische Bild ist identisch mit der (als erste beschriebenen) ►Pervitinpsychose.
e: metedrine-psychosis. *fr:* psychose amphétaminique

Weckaminschock *(m)* ►Amphetaminschock.

Weckaminsucht *(f)* Süchtige Abhängigkeit von ►Amphetaminen. Vgl. Amphetaminabhängigkeit, Amphetaminsucht, Pervitinsucht, Pervitinpsychose.
e: amphetamine addiction. *fr:* toxicomanie amphétaminique

Weckblitz *(m)*. Syn. für ►Schreckblitz.

Weckerphänomen *(n)*. Etwas ironisierende Bezeichnung für den Ausbruch einer psychotischen Episode ohne äußere Veranlassung, wenn »ihre Zeit« gekommen ist.

Wegbleiben *(n)*. Syn. für ►Affektkrämpfe, respiratorische.

Wegläufer *(m)*. Fortläufer. Den Eltern oder Aufsichtspersonen aus dranghafter Unruhe entlaufenes Kind. ►Fugue(s).

Wehrpsychiatrie *(f)* Zweig der Psychiatrie, der sich mit speziellen psychiatrischen Problemen des Heeres in Krieg und Frieden beschäftigt: Gruppenprobleme in militärischen Formationen, Kampfreaktionen, ►Kriegsneurosen, ►Katastrophenreaktionen, Angstzustände, neurotische Reaktionen, Psychosen, Drogenabhängigkeit. Spezielle Probleme sind z.B. Angst vor dem Fliegen, Dienst in kleinen isolierten Gruppen, Kriegsgefangenschaft. – Nach den Erfahrungen der letzten Kriege (Weltkriege, Korea, Vietnam, Afghanistan, Irak) in allen Heeren als sehr bedeutungsvoll erkannt.
e: military oder army psychiatry.
Syn.: Militärpsychiatrie.

Weiberfeind *(m)*. Deutsche Bez. für ►Misogynist.

Weibliche Orgasmusstörung *(f)*. In DSM-IV: Verzögerung oder Ausbleiben eines ►Orgasmus während eines sonst normal verlaufenden Geschlechtsaktes. Da die Variationsbreite der Empfindungen und Orgasmusbildung bereits sehr groß ist, ist eine genauere Angabe der Bedingungen nicht möglich. DSM-V geht davon aus, dass Ausbleiben eines Orgasmus eine krankhafte Störung ist, und differenziert weiter: verzögerter oder ganz ausbleibender oder zu schwacher Orgasmus; schon das ganze Leben über oder erst später begonnen, generell oder nur in bestimmten Situationen oder von bestimmten Partnern (Partnerinnen) abhängig.
e: Female Orgasmic Disorder. – (ICD-10: F52.3).

Weibstollheit *(f)*. ►Don-Juanismus.

Weichteilrheumatismus *(m)* Syn. für ►Fibromyalgie.

Weikard, Melchior Adam geb. 27.4.1742 Rönnershag, gest. 25.7.1803 Fulda. Ab 1770 Leibarzt des Fürstbischofs von Fulda und o. Prof. der Medizin, 1784–1789 Leibarzt der Kaiserin Katharina von Russland, ab 1791 Leibarzt des Fürstbischofs Dalberg in Mainz. Später wieder in Fulda. Bekannt durch sein Buch »Der philosophische Arzt« (4 Bände, 1773–1775) und seine Polemiken gegen den ►Brownianismus. Heinroth (1818) führt auf ihn die Bez. Psychiatrie zurück: »Der erste Deutsche, welcher, nach frühern, schwachen Versuchen: Erwähnung verdient, ist Weikard, der vielgepriesene und vielgeschmähete Verfasser des ›philosophischen Arztes‹. Der dritte Band dieses Werkes enthält bekanntlich den Entwurf zu einer, von ihm sogenannten, philosophischen Arzneykunst, oder richtiger: Psychiatrie.«

Weinen, pathologisches *(n)*. Dem pathologischen Lachen (s.d.) analoge und aus den gleichen Bedingungen entstehende Ausdrucksbewegung des Weinens.

Weinkrämpfe *(m, pl)*. Nichtwissenschaftliche Bez. für das gemeinsame Auftreten von Tränenausbrüchen und motorischer Unruhe, meist als Folge aufwühlender Emotionen.
e: crying-fit, convulsive sobbing. *fr:* crises de pleurs incoercibles, larmes spasmodiques

Weitbrecht, Hans Jörg geb. 30.5.1909 Baiersbronn, gest. 2.1.1975 Bonn. Psychiater. Nach Medizinstudium in Tübingen und Wien 1935–1937 an der Städtischen Nervenklinik in Stuttgart, 1937–1956 an der Privatklinik Christophsbad in Göppingen; 1956–1975 Ordinarius für Psychiatrie und Neurologie in Bonn. Seit 1946 Mitherausgeber der »Fortschritte der Psychiatrie und Neurologie«, seit 1964 auch des »Archivs für Psychiatrie und Nervenkrankheiten«. Bedeutende Arbeiten in der Tradition der klinischen Psychiatrie. Prägte die Bez. »endoreaktive Dysthymie« (s.d.). Hauptwerke: »Beiträge zur Religionspathologie insbesondere zur Psychopathologie der Bekehrung«, 1948; »Studie zur Psychopathologie krampfbehandelter Psychosen«, 1949; »Kritik der Psychosomatik«, 1955; »Psychiatrie im Grundriß«, 3. Aufl. 1973.

Weitschweifigkeit *(f)*. ►Denken, weitschweifiges.

Weizsäcker, Victor von geb. 21.4.1886 Stuttgart, gest. 9.1.1957 Heidelberg. Internist und Neurologe in Heidelberg. Bedeutender Vertreter einer anthropologischen Medizin (vgl. Psychiatrie, anthropologische) bzw. medizinischen Anthropologie. Definierte im ►Gestaltkreis die Zusammenhänge zwischen Organismus und Umwelt. Bemühte sich intensiv um eine Vereinigung von naturwissenschaftlicher Medizin und Psychoanalyse und versuchte eine einheitliche menschliche Heilkunde zu schaffen. ►Abstiegsneurose; ►Aufstiegsneurose; ►Neurose, soziale; ►Rechtsneurose; ►Situationstherapie. Werke: »Der Gestaltkreis«, 4. Aufl. 1949; »Diesseits und jenseits der Medizin«, 1950; »Pathosophie«, 1956; »Natur und Geist«, 2. Aufl. 1972; »Gesammelte Schriften« (10 Bde., ab 1986).

Wellentreter, Treumund Pseudonym, unter dem ►Heinroth vor allem Autobiographisches und nichtpsychiatrische Schriften publizierte.

Weltmerismus *(m).* Nach Sidney A. Weltmer (1922) benannte und von ihm begründete suggestive Behandlungsmethode, die zeitweilig in den USA größere Bedeutung erlangte.
e: weltmerism. *fr:* weltmerisme

Weltmer-System *(n).* ►Weltmerismus.

Weltuntergangserlebnis *(n).* Besonderer, gewöhnlich mit größter Intensität und dem Gefühl absoluter Gewissheit erlebter Wahn, dass der Weltuntergang unmittelbar bevorstehe. Es bestehen dabei gleichzeitig Gefühle der Angst, der Erhebung ins Großartige und der Offenbarung (A. Wetzel, 1922) Wird evtl. bei akut beginnender Schizophrenie beobachtet (►Apophänie, ►Anastrophé). In anderer Form aber auch in epileptischen Psychosen und bei nihilistischen Depressionen alter Menschen.

Weltuntergangsstimmung *(f)* ►Weltuntergangserlebnis.

Werdensstörung *(f)* (V.-E. v. Gebsattel). Nach Begriffen des »Werdens«, die sich aus der Philosophie M. Schelers und Pascals herleiten, und in Zusammenhang mit Störungen des Zeiterlebens wird das Wesen der endogenen Depression, auch der Zwangskrankheit und der Konfliktneurose in einer Störung des Werdens gesehen. Äußert sich subjektiv in einem Gefühl des Stillstehens der Zeit und Verlustes der Zukunft, objektiv in einem Verlust des Dranges nach Selbstverwirklichung.

Werkstatt für behinderte Menschen (WfbM) *(f)* Nach Sozialgesetzbuch 9 (SGB IX) allein zulässige Bez. für ►beschützende Werkstätte.

Werkstätte, beschützende *(f).* ►beschützende Werkstätte.

Werktherapie *(f)* Jede vom Kranken innerhalb einer medizinischen Institution ausgeübte Tätigkeit, die gruppenweise ausgeführt wird, auf ärztliche Anordnung erfolgt und der sozialen Förderung des Kranken, nicht jedoch dem finanziellen Interesse der psychiatrischen Institution dient. Werktherapie gliedert sich in eine Beschäftigungstherapie und eine mehr auf das Leben in der Gesellschaft vorbereitende ►Arbeitstherapie.
e: ergotherapy.
Syn.: Ergotherapie. *fr:* ergothérapie

Werkzeugstörung *(f)* Bildhafte Bez. für körperliche Funktionsstörung, die ihre Ursache nicht in einer krankhaften Veränderung des Zentralnervensystems hat, sondern in einer Störung der abhängigen Organe. Die Bez. wird vor allem bei den Sprachstörungen angewandt (►Dysarthrie).

Wernicke, Carl geb. 25.5.1848 Tarnowitz, gest. 13.6.1905. Ab 1890 o. Prof. für Psychiatrie in Breslau, ab 1904 bis zu seinem Tod durch einen Fahrradunfall o. Prof. in Halle. Bedeutende Leistungen für Neurologie und Psychiatrie. Beschrieb bereits in seiner ersten größeren Arbeit (»Der aphasische Symptomenkomplex«, Breslau, 1874) die nach ihm benannte sensorische Aphasie sowie ihre Lokalisation (Wernicke'sches Sprachzentrum) in der 1. linken Schläfenwindung. Grenzte 1881 die ►Pseudoencephalitis haemorrhagica acuta (Wernicke'sche Krankheit) ab. Mit seiner ►Sejunktionstheorie unternahm er den Versuch, alle psychopathologischen Erscheinungen aus einem einheitlichen Prinzip heraus zu erklären. Die zur Begründung dieser Theorie unternommenen eingehenden Krankenuntersuchungen führten zur Aufstellung neuer, größtenteils noch heute gültiger Krankheitseinheiten wie ►Angstpsychose, ►Halluzinose, ►Motilitätspsychose, ►Presbyophrenie. Versuchte, psychische Krankheitssymptome psychologisch zu verstehen und dieses Verstehen dann mit den Hirnbefunden in Einklang zu bringen. Verfasste ein »Lehrbuch der Gehirnkrankheiten« (1881–1883) und einen sehr bekannt gewordenen »Grundriß der Psychiatrie« (1900).

Wernicke-Aphasie *(f)* Geläufigste Bez. für ►Aphasie, kortikale sensorische.

Wernicke-Areal *(f)* Syn. für ►Sprachzentrum, sensorisches.

Wernicke'sche Demenz *(f)* Syn. für ►Presbyophrenie.

Wernicke'sche Enzephalopathie *(f)* Syn. für ►Pseudoencephalitis haemorrhagica superior.

Wernicke'sche Krankheit *(f)* Syn. für ►Pseudoencephalitis haemorrhagica superior.

Wernicke-Syndrom *(n).* Syn. für ►Presbyophrenie.

Wesensänderung *(f)* Dauerhafte Veränderung des Charakters (= Wesen) durch Krankheit oder Erlebnisse. Irreversibler Wandel der Persönlichkeitsstrukturen. Die Veränderung wird vom Betroffenen selbst oder von anderen als dauerhafte Abweichung von einem Persönlichkeitsbild, das sich seit der Kindheit gebildet hat, erlebt. Ursachen können Gehirnkrankheiten, Hormonstörungen (z. B. Akromegalie), Epilepsie, Hirnverletzungen, Schizophrenie und Erlebnisse (z. B. ►Überlebendensyndrom) sein. Vgl. Persönlichkeitsstörung und die folgenden Stichworte.
e: personality change. *fr:* troubles de la personnalité

Wesensänderung, alkoholische *(f)* Häufig verwendetes Syn. für ►Alkoholdepravation und leichtere Formen der ►Dementia alcoholica.

Wesensänderung, epileptische *(f)* Bei Epilepsie verschiedener Anfallsformen zu beobachtende Ver-

änderungen des Wesens, die nach einer im 19. Jahrhundert beginnenden Tradition in bestimmter Weise umschrieben werden: zähflüssiger (visköser) Gedankengang; mangelhafte Fähigkeit, einem Gespräch mit rasch wechselndem Inhalt zu folgen; ►Haften an einem bestimmten Gedankenkreis; Umständlichkeit; Weitschweifigkeit; Betonung des Nebensächlichen; fehlender Blick für das Ganze; Abneigung gegen alles Neue; zähes Festhalten am Althergebrachten; Vorliebe für das Formelhafte und Gleichförmige; Ausdauer bei eintönigen Arbeiten; Einengung des Gesichtskreises; fehlende Wendigkeit des Denkens; egozentrisches Verhalten; Gefühlsklebrigkeit; süßliches Wesen; naive Beschränktheit und Zutunlichkeit; Familienlobrednerei; Selbstzufriedenheit; epileptischer Optimismus; Hoffnungsfreudigkeit; kriechende Höflichkeit; Heuchelei; Lügenhaftigkeit; Frömmigkeit und Scheinheiligkeit; brutale Rücksichtslosigkeit und Hinterhältigkeit; Neigung zu Gewalttaten durch Explosivität; mäßige Gedächtnisstörung. – Der typische Epileptiker ist nach H. Delbrück (1926) »gebunden und getrieben«; sein Wesen schwankt nach F. Minkowska (1929) zwischen den Polen der Gebundenheit (►Glischroidie) und Explosivität. – Die epileptische Wesensänderung wurde von Kraepelin (1919) als typisches Zeichen der genuinen Epilepsie angesehen, kommt jedoch bei allen Formen vor; nach D. Janz besonders häufig bei ►Schlafepilepsie. Die Zusammenhänge mit Anfallshäufigkeit und eigentliche Ursache sind kaum bekannt; Epileptiker mit zahlreichen Anfällen ohne Wesensänderung kommen vor.
e: epileptic personality change. *fr:* constitution épileptique oder glischroïde

Wesensänderung, epileptoid-hypophrene *(f)* (J.E. Staehelin, 1960). Veränderungen des Wesens bei Hypnotikasucht. Die dabei zu beobachtende Verlangsamung und Schwerfälligkeit des Denkens und Handelns, die Tendenz zum Haften, Reizbarkeit, Neigung zu Impulsreaktionen erinnern an epileptoide Psychopathen. Antriebsschwäche und nörglerische Apathie werden hierbei als Hypophrenie zusammengefasst.

Wesensänderung, hirntraumatische *(f)*. ►Persönlichkeitsveränderung, (post-)traumatische.

Wesensänderung, organische *(f)* 1. I. w. S. jede Wesensänderung durch org. Hirnveränderungen. Die Bezeichnung wird gewöhnlich verwandt, wenn das Fehlen psychisch-reaktiver Momente und das Irreversible besonders betont werden sollen. 2. I. e. S. die durch Hirntrauma hervorgerufene Wesensänderung (►Persönlichkeitsveränderung, posttraumatische).

Wesensänderung, traumatische *(f)*. ►Persönlichkeitsveränderung, (post)traumatische.

Westphal, Carl Friedrich geb. 23.3.1833 Berlin, gest. 27.1.1890 Kreuzlingen. Psychiater und Neurologe in Berlin. Nach Studium in Berlin, Heidelberg und Zürich sowie Studienreisen nach Wien und Paris in Berlin wirkend. 1861 für Psychiatrie habilitiert. Verheiratet (1862) mit Clara Mendelssohn, einer Urenkelin von Moses Mendelssohn. Als Neffe ►Horns wurde er Schüler und Nachfolger (1869) ►Griesingers als Direktor der Irrenabteilung der ►Charité. Auf der Grundlage einer neurologisch-organischen Orientierung erforschte er Teile der Sexualpathologie (vgl. conträre Sexualempfindung, Transvestismus), akuter Psychosen (►Paranoia acuta, ►Boufée délirante) und Narkolepsie. Beschrieb als Erster die ►Agoraphobie (1871).

WfbM ►Werkstatt für behinderte Menschen.

WFMH Abkürzung für ►World Federation for Mental Health. ►Psychohygiene.

Widerstand *(m)*. (S. Freud). Abneigung gegen die Bewusstmachung unbewusster psychischer Inhalte und damit gegen Besserung der Symptome und Heilung. Freud formulierte als technische Regel für den Analytiker: »Was immer die Fortsetzung der Arbeit stört, ist Widerstand.« (GW II/III, 521) Der unbewusste Widerstand kann sich z. B. äußern in Kritik an den Fähigkeiten des Arztes oder an den psychoanalytischen Theorien, beharrlichem Schweigen in der Therapie oder Vergessen der Behandlungsstunde. Sein – unbewusstes – Ziel ist es, die Analyse schwerwiegender Dinge zu verhindern, welche das durch neurotische Symptome erreichte labile Gleichgewicht aufrechterhalten. Die Analyse des Widerstandes (und der ►Übertragung) betrachtete Freud daher als Kernstücke der psychoanalytischen Behandlung. Freud führte auch die Feindschaft, der die Psychoanalyse in ihren Anfängen begegnete, auf einen Widerstand zurück. – Freud (GW XIV, 191 ff.) unterschied fünf Formen des Widerstandes: 1. ►Verdrängung; 2. Übertragungswiderstand 3. Widerstand durch sekundären ►Krankheitsgewinn (diese drei Formen sind mit dem ►Ich verbunden). 4. Widerstand des ►Es, der technisch ein ►Durcharbeiten erfordert; 5. Widerstand von ►Über-Ich; hängt mit Schuldgefühl bzw. Strafbedürfnis zusammen.
e: resistance. *fr:* résistance

Widerstandsunfähigkeit *(f)* Unfähigkeit, vernünftigen Widerstand zu leisten. Bez. der Gesetzessprache, z. B. in § 179 StGB: »Wer eine andere Person, die 1. wegen einer geistigen oder seelischen Krankheit oder Behinderung einschließlich einer Suchtkrankheit oder wegen einer tief greifenden Bewusstseinsstörung oder 2. körperlich zum Widerstand unfähig ist, dadurch missbraucht, dass er unter Ausnutzung der Widerstandsunfähigkeit sexuelle Handlungen an ihr vornimmt oder an sich von ihr vornehmen lässt, wird mit Freiheitsstrafe von sechs Monaten bis zu zehn Jahren bestraft.« Das Gesetz enthält weitere Bestimmungen für schwerere Fälle usw. Die Bez. selbst wird im Gesetz nicht definiert. Da der

Wortlaut sich an den § 20 StGB anlehnt (►Schuldunfähigkeit), sind auch Gutachten- und Spruchpraxis ähnlich. Zur psychischen Störung muss etwas (Wesentliches) hinzukommen, was Widerstandsunfähigkeit begründet.

Wiedereingliederung, stufenweise *(f)* Allmähliche Rückgliederung in das Berufsleben als Teil der Rehabilitation im Sozialversicherungsrecht für psychisch und körperlich Kranke. Geregelt in § 74 SGB V: »Können arbeitsunfähige Versicherte nach ärztlicher Feststellung ihre bisherige Tätigkeit teilweise verrichten und können sie durch eine stufenweise Wiederaufnahme ihrer Tätigkeit voraussichtlich besser wieder in das Erwerbsleben eingegliedert werden, soll der Arzt auf der Bescheinigung über die Arbeitsunfähigkeit Art und Umfang der möglichen Tätigkeiten angeben und dabei in geeigneten Fällen die Stellungnahme des Betriebsarztes oder mit Zustimmung der Krankenkasse die Stellungnahme des Medizinischen Dienstes (§ 275) einholen.«

Wiedererinnerung *(f)*. ►Palinmnese (2).

Wiederholungszwang *(m)*. 1. (S. Freud). Zwanghafte Wiederholung traumatisierender Erfahrungen, die passiv erlitten wurden. Es werden die gleichen unangenehmen Situationen aktiv herbeigeführt und wiedererlebt, ohne dass man sich an die ursprüngliche Situation erinnert; die Situation wird sogar für ausgesprochen motiviert im Gegenwärtigen gehalten. Oder es wiederholen sich die gleichen angsterregenden Situationen wieder und wieder in verkleideter oder symbolischer Form (z. B. im Traum beim ►Überlebendensyndrom). Bei Kindern kann der Vorgang spielerisch auftreten, z. B., wenn nach schmerzhaften Injektionen Doktorspiele begonnen werden. Nach Freud ist der Wiederholungszwang stärker als das Lustprinzip, gegen welches er sich immer wieder durchsetzt. 2. Selten gebr. Syn. für ►Palilalie.
e: repetition-compulsion, compulsion to repeat. *fr:* compulsion de répétition

Wiener Schulen der Psychotherapie *(f, pl)*. (Soucek, 1948; P. R. Hofstätter, 1957). Sammelbez. für drei im 20. Jh. in Wien entstandene Psychotherapieformen. Erste Schule: ►Freuds ►Psychoanalyse. Zweite Schule: ►Adlers ►Individualpsychologie. Dritte Schule: ►Frankls ►Existenzanalyse und ►Logotherapie.

Wiggert-Bronzekatatonie *(f)*. ►Bronzekatatonie.

Wihtigo *(f)* Syn. für ►Windigo.

Wiitiko *(n)*. Syn. für ►Windigo.

Wille *(m)*. Menschliche Fähigkeit, unter Beteiligung der Gesamtpersönlichkeit ein bestimmtes Ziel zu intendieren und sich zwischen verschiedenen Möglichkeiten zu entscheiden. Die Bearbeitung der sich daraus ergebenden Fragestellungen gehört, soweit es sich um psychisch gesunde Menschen handelt, in den Arbeitsbereich der Philosophen und Psychologen. Sofern die Frage nach rechtlich relevanten Einschränkungen gestellt wird, gehört sie zum Arbeitsbereich der forensischen Psychiater. »Wille kann als eine Funktion beschrieben werden, die mittels kognitiver Fähigkeiten des Menschen – auf der Grundlage von Werten, getragen von affektiven, dynamischen Elementen, über Reflexion, Planung und Wahl – zunächst zielgerichtete Entscheidungen und dann auch deren Realisierung bewirkt« (E. Habermeyer, H. Saß, 2002).
e: will. *fr:* volonté

willenlose Psychopathen *(m, pl)* ►Psychopathen, haltlose.

Willenlosigkeit *(f)* Unfähigkeit, nach eigenem Willen zu handeln. Bez. der älteren Gesetzessprache, z. B. in § 176 StGB: »Mit Zuchthaus bis zu 10 Jahren wird bestraft, wer [...] eine in einem willenlosen oder bewußtlosen Zustande befindliche [...] zum außerehelichen Beischlafe mißbraucht.« Die Bez. wurde im Gesetz nicht definiert. In Rechtspraxis und wissenschaftlicher Diskussion ergaben sich keine klaren Abgrenzungen gegenüber Bewusstlosigkeit oder freier Willensentscheidung. Die Bez. wurde später durch ►Widerstandsunfähigkeit ersetzt.

Willensfreiheit *(f)* 1. Fähigkeit zu freier, unabhängiger Entscheidung zwischen gegebenen Möglichkeiten. Philosophische Problematik (Determinismus – Indeterminismus), die psychiatrisch jedoch besonders bei der Beurteilung von Straftaten abnormer Persönlichkeiten und bei der Berentung von Neurotikern eine bedeutende Rolle spielt. 2. Bei ►Neurowissenschaftlern und Neurophilosophen besteht die Tendenz, die Willensfreiheit des Menschen für eine Illusion zu erklären. In der Argumentation bezieht man sich auf die ►Libet-Experimente. 3. Demgegenüber betont der BGH die Willensfreiheit des Menschen. »Der innere Grund des Schuldvorwurfes liegt darin, dass der Mensch auf freie, verantwortliche, sittliche Selbstbestimmung angelegt ist und deshalb befähigt ist, sich für das Recht und gegen das Unrecht zu entscheiden« (BGH St 2, 194).

Willenshemmung *(f)* Beeinträchtigung der Entfaltung des Willens durch krankhafte Vorgänge. Vor allem bei schwerer Depression klagen Kranke, dass es ihnen nicht gelingt, einen Willensentschluss zu fassen (»ich kann nicht wollen«) oder ein willensmäßig intendiertes Ziel auch zu erreichen (»ich kann meinen Willen nicht durchsetzen«).

Willenspsychosen *(f, pl)*. (K. Kleist). Atypische Psychosen, die mit einer Beeinträchtigung des Willens einhergehen: episodisch-triebhafte Verstimmungen, Zwangskrankheit.

willensschwache Psychopathen *(m, pl)*. Syn. für ►Psychopathen, haltlose.

Willensschwäche *(f)* Ausweichen vor schwierigen Lebenssituationen, leichte Beeinflussbarkeit, mangel-

hafte Zielstrebigkeit als Persönlichkeitseigenschaft (►Hypobulie). Bei Straftaten wird öfter vorgetragen, wegen dieser nicht steuerbaren Charaktereigenschaft sei verminderte Schuldfähigkeit anzunehmen. Dazu jedoch: »Willensschwäche oder sonstige Charaktermängel, die nicht Folge krankhafter Störung der Geistestätigkeit sind, rechtfertigen die Annahme erheblich verminderter Schuldfähigkeit nicht« (BGH St 14, 30, 1959).
e: weakness of will, abulia.

Willenssperrung *(f)* Gefühl des plötzlichen Abbrechens einer Willenshandlung oder des Willens. Charakteristische Erlebensform bei ►Schizophrenie. ►Sperrung.
e: avolition.

Willensstörungen *(f, pl)*. Krankhafte Veränderungen im Bereich des Willens, die entweder subjektiv empfunden werden (►Willenshemmung, ►Willenssperrung) oder sich bei objektiver Beobachtung dartun (►Willensschwäche).

William Allanson White Foundation 1933 gegründete Stiftung mit der Aufgabe, Gelder für die psychiatrische und humanistische Forschung und Lehre zu sammeln. Dazu Gründung der ►Washington School of Psychiatry als Lehrinstitut der Stiftung. 1938 wurde die Zeitschrift »Psychiatry« gegündet. Besteht (2016) weiter als William Allanson White Institute of Psychiatry, Psychoanalysis & Psychology. Die Zeitschrift ist »Contemporary Psychoanalysis«. War der Wirkungskreis vor allem von Harry Stack ►Sullivan, Erich ►Fromm, Frieda ►Fromm-Reichmann, Janet und David Rioch.

Wilmanns, Karl geb. 26. 7.1873 Durango (Mexiko); gest. 25.8.1945 Wiesbaden. Nach Medizinstudium in Bonn, Göttingen und Berlin ab 1902 Asststent Kraepelins in Heidelberg. Habilitierte sich 1906 in Heidelberg mit einer Arbeit über ►Landstreicher, mit denen er z. T. lebenslang in Kontakt blieb. 1917 Direktor der Heil- und Pflegeanstalt Reichenau. Ab 1918 Direktor der psychiatrischen Univ.-Klinik Heidelberg. Haupt der ►Heidelberger Schule der Psychiatrie und Herausgeber von deren Hauptwerk (»Schizophrenie«, 1932). Begründete die ►Prinzhorn-Sammlung von Kunstwerken psychisch Kranker. 1926 Reise nach Sibierien zum Studium unbehandelter Syphilis. Hatte 1932 in einer Vorlesung Hitler als Beispiel für hysterische Blindheit genannt (fälschlicherweise, wie die heutige Geschichtsforschung meint). 1933 vorübergehend inhaftiert und aus dem Amt entfernt.

Windigo *(n)*. Psychisches Krankheitsbild kanadischer Indianer (Ojibwa, Cree-Indianer). Es treten plötzliche kannibalistiche Triebe, ein Verlangen nach menschlichem Fleisch auf. Ausführliche Beschreibungen bereits aus dem 18. Jahrh. Modernere Untersuchung durch J. M. Cooper (1933).
e: windigo, wihtico psychosis.
Syn.: Wihtigo, Wiitiko. *fr:* windigo

Winterschlaftherapie *(f)* 1. Behandlung psychotischer Zustände durch ►Psychopharmaka. Sehr selten gebrauchte Bez. aus der Anfangszeit dieser Therapie, da die gleichen Mittel anfänglich zur Unterkühlung verwendet wurden. 2. Syn. für ►Schlafkur, wenn durch höhere Dosen Psychopharmaka ein heilend wirkender künstlicher Ruhezustand hervorgerufen wird.

Wittmaack-Ekbom-Syndrom *(n)*. ►Restless-Legs-Syndrom, schlafabhängiges.

Wittmann, Blanche (eigentlich: Marie Weidemann) geb. 18.4.1859 in Paris, gest. 1913. Bekannteste Patientin ►Charcots, an der er häufig in seinen Vorlesungen die drei Stadien der Hypnose darstellte (Lethargie, Katalepsie, Somnambulismus). Wurde »Königin der Hysterikerinnen« genannt. Später im radiologischen Labor der ►Salpêtrière beschäftigt und als eines der ersten Opfer an Strahlenkrebs verstorben.

Witz *(m)*. 1. Verstand, intellektuelles Vermögen, Klugheit, List. In allen germanischen Sprachen in dieser Bedeutung enthaltenes Wort. Kant (»Anthropologie«) benutzt es zur Eindeutschung von lat. ingenium und sagt, »dass Witzlinge selten ein treues Gedächtnis haben«. In dieser Bedeutung umgangssprachlich in »gewitzt«, in der älteren Fachsprache in ►»wahnwitzig« erhalten. 2. Mit Beginn des 19. Jh. unter dem Einfluss von engl. »wit« und frz. »esprit« der kluge und zugleich scherzhafte, spöttische Einfall, dann Spott und Scherz. In dieser Bedeutung in ►Witzelsucht und in psychoanalytischen Arbeiten, z. B. »Der Witz und seine Beziehung zum Unbewußten« (S. Freud, 1905, GW 6, 1–285); »Lust und Leid im Witz« (►Reik, 1929).

Witzelsucht *(f)* Von dem russischen Psychiater M. Jastrowitz (geb. 1839) geprägte dt. Bez. für ►Moria.
e: »Witzelsucht«, jocularity, facetousness.

Wochenbettdepression *(f)* Form der ►Wochenbettpsychose. Depressives Zustandsbild, bei dem Angstgefühle und die Überzeugung, der Versorgung des Neugeborenen und den damit zusammenhängenden Aufgaben nicht gewachsen zu sein, thematisch vorherrschen. Gewöhnlich auch Schlaflosigkeit, Gefühl körperlicher Schwäche und Leistungsunfähigkeit, seltener Selbsttötungsneigung. Das Krankheitsbild klingt gewöhnlich innerhalb weniger Wochen folgenlos wieder ab. – Die häufig im Wochenbett auftretende Neigung zu Tränenausbrüchen und leichter Verletzlichkeit werden dagegen nicht als Wochenbettdepression aufgefasst.
e: puerperal depression. *fr:* dépression post-puerpérale

Wochenbettpsychose *(f)* (Fürstner, 1875). Innerhalb der ersten 6 Wochen (überwiegend innerhalb

der ersten 10–20 Tage) nach der Niederkunft auftretende Psychose. Unter den psychopathologischen Erscheinungen treten Erregtheit, Angst, Ratlosigkeit, Halluzinationen, Illusionen, Antriebsstörungen, Schuldgefühle, Stimmungslabilität und Wahnerscheinungen besonders hervor. Der Ausgang ist nach dem übereinstimmenden Urteil aller Untersucher fast stets günstig. Wiederholungen der Psychose in einem späteren Wochenbett kommen nur selten vor. Die nosologische Einordnung der beobachteten Bilder ist jedoch umstritten. Teilweise werden sie als symptomatische (►Amentia), teilweise als funktionelle Psychosen aufgefasst. Ersterkrankungen typischer Schizophrenien im Wochenbett gehören zu den Seltenheiten, ernsthafte Depressionen sind etwas häufiger (►Wochenbettdepression), am häufigsten sog. zykloide Randpsychosen. Seelischen Einflüssen, der Einstellung zum Neugeborenen, mangelhafter seelischer Reife der Mutter wird in verschiedenem Maße Bedeutung für die Verursachung beigemessen. Später als 6 Wochen nach der Niederkunft auftretende Psychosen heißen ►Laktationspsychosen.
e: puerperal psychosis, post-partum psychosis.
Syn.: Kindbettpsychose, Puerperalpsychose. *fr:* psychose post-puerpérale

Wodu ► Voodoo.

Wohngemeinschaft, psychiatrische *(f)* Wohngemeinschaft von oder mit entlassenen psychiatrischen Krankenhauspatienten mit dem Ziel der allmählichen (Wieder-)Aufnahme normaler sozialer Bezüge.

Wohnheim, psychiatrisches *(n).* Beschützende Übergangseinrichtung für psychisch Kranke, die keiner Krankenhausbehandlung mehr bedürfen, die aber nur verhältnismäßig geringe Aussicht auf (Wieder-)Eingliederung in das Berufsleben besitzen.

Wohnungsloser *(m).* Jemand, dem ein angemessener privater Wohnraum fehlt. Soziologisch definierte Gruppe von Menschen, die gewöhnlich auf der Straße leben, in der Regel ihren Lebensunterhalt nicht selbst bestreiten und vielfach angebotene soziale Hilfen ablehnen. Psychiatrisch unterscheidet sich die Gruppe von der Normalbevölkerung dadurch, dass Alkoholismus und Drogenabhängigkeit sehr viel häufiger sind. Andere psychische Störungen sind etwa gleich häufig.
e: homeless.

Wölfli, Adolf *(m).* geb. 29.2.1864 Bowil, Emmental (Schweiz); gest. 6.11.1930 Waldau b. Bern. Bedeutender Künstler sog. schizophrener Malerei. Nach dürftiger Jugend und Verurteilung wegen ►Vergewaltigung unter der (späteren) Diagnose «Schizophrenie» von 1895 bis zu seinem Tode in der psychiatrischen Klinik Waldau. Dort Entstehung eines großen erzählerischen, kompositorischen und malerischen Lebenswerkes. Wurde zuerst bekannt durch W. Morgenthalers Monographie »Ein Geisteskranker als Künstler« (1921). Seither viele Ausstellungen und eine umfangreiche Sekundärliteratur. Gesammelt in: E. Spoerri: Adolf Wölfli (1997). Adolf-Wölfli-Stiftung im Kunstmuseum Bern.

Wolfart, Karl Christian Ritter von *(m).* geb. 2.5.1778 in Hanau; gest. 18.5.1832 in Berlin. Bedeutender Vertreter der romantischen Psychiatrie. Nach Medizinstudium in Göttingen und Marburg ab 1800 zunächst Professor der Physik und Medizin in Hanau, Brunnenarzt in Wilhelmsbad, Arzt in Warschau (1804). Nach Gründung der Universität Berlin (1810) und Habilitation dort (1812) ordentlicher Professor der Berliner Medizinischen Fakultät ab 1817. Nach Besuch bei ►Mesmer 1812 erklärte er dessen Werk und Bedeutung (was Mesmer nicht tat) und wurde Hauptvertreter des ►Mesmerismus. – Hauptw.: »Über den Genius der Krankheiten« (1803). »Mesmerismus. Oder System der Wechselwirkungen, Theorie und Anwendung des thierischen Magnetismus als die allgemeine Heilkunde zur Erhaltung des Menschen« (1840). ►Lebensmagnetismus.

Wolfsmann *(m).* geb. 6.1.1887 Südrussland; gest. 7.5.1979 Wien. Deckname für Sergej Pankejeff, ein extrem reicher russischer Adliger, der Freuds Patient wurde und nach der Revolution verarmte. Lebte danach als Versicherungsangestellter in Wien. Litt an einer Zwangsneurose und machte mehrere schwere Depessionen durch. Die Bez. »Wolfsmann« rührt von einem Traum her, in dem mehrere Wölfe auf einem Baum gesehen wurden, die Freud als Wiederbelebung einer Urszene interpretierte. Lebensgeschichte und Neurose werden in mehreren Werken beschrieben. S. Freud: »Aus der Geschichte einer infantilen Neurose« (GW 12, 29); Ruth Mack Brunswick: »Ein Nachtrag zu Freuds ›Geschichte einer infantilen Neurose‹«. Beides enthalten in Muriel Gardiner (Hg.): »The Wolf Man«, 1971; dt.: »Der Wolfsmann vom Wolfsmann«, 1972. S. ferner: K. Oberholzer: »Gespräche mit dem Wolfsmann«, 1980.
e: wolf man. *fr:* homme aux loupes

Wollen, passives *(n).* Beim Training des ►Biofeedbacks erforderliche Form besonderer Aufmerksamkeit, welche erst zur Beherrschung vordem unbewusster Körperfunktionen führt. Bezeichnet eine mehr spielerische Haltung im Gegensatz zu hier unvorteilhaftem aktivem Wollen. Vgl. Umschaltung, vegetative.
e: passive volition.

World Federation for Mental Health (WFMH) 1948 gegründeter Weltbund für Psychohygiene. Zusammenschluss nationaler Einzelgesellschaften für ►Psychohygiene. Aufgabe des Verbandes ist vor allem, das Auftreten von psychischen Krankheiten zu verhindern und den Staaten entsprechende Maßnahmen vorzuschlagen.

Wortagglutination *(f)* Wortverklebung. ►Kontamination.
e: contamination. *fr:* contamination

Wortamnesie *(f)* Syn. für ►Paraphasia, verbalis.

Wort-Assoziations-Test *(m)*. Syn. für ►Assoziationsversuch.

Wortblindheit *(f)* (►Kußmaul, 1877). Dt. Bez. für verbale ►Alexie.
e: word-blindness.

Wortblindheit, kongenitale *(f)* Syn. für ►Leseschwäche.

Wortfeldstörung *(f)* (U.H. Peters, 1973, 2013). Nur bei Schizophrenie vorkommendes Sprachphänomen. Ein Wort wird anders verstanden, als es vom Sprecher gemeint und nach allgemeinem Sprachverständnis zu verstehen war, wobei eine Richtigstellung nicht möglich ist. Das »Missverständnis« bleibt unkorrigierbar bestehen. Bezieht sich jeweils nur auf einzelne Wörter, während andere Wörter sprachüblich verstanden werden. Das Entstehen der Wortfeldstörung folgt aus dem Sinn eines Textes (der Semantik) jedes Mal neu. Durch strukturale Interpretation (2) kann der verborgene Sinn entschlüsselt werden. Statt auf ein Wort kann sich das «Missverständnis» auch auf ganze Sätze (Satzfeldstsörung) oder Merkmale der Umwelt (Zeichenfeldstörung) beziehen.
e: word field disturbance

Wortfindungsstörungen *(f, pl)*. Störung der Fähigkeit, für einen innerlich »vorschwebenden« Sachverhalt das treffende Wort zu finden. Ist meist subjektiv mit dem Eindruck verbunden, das gesuchte Wort sei ganz nahe. 1. In ganz leichter Form als individuelle Eigentümlichkeit. 2. Am geläufigsten als Zeichen normalen Alterns. Ein gesuchtes Wort (Name) ist im Gedächtnis vorhanden, stellt sich nicht ein, taucht jedoch nach einer Weile entweder spontan (ungerufen) oder in einem anderen Zusammenhang auf. 3. In ausgeprägter Form durch Hirnzellenverlust als Erscheinung der amnestischen ►Aphasie.

Wortneubildung *(f)* Syn. für ►Neologismus.

Wortsalat *(m)*. (A. Forel). Höherer Grad von Zerfahrenheit, wobei die Wörter ohne grammatikalischen Zusammenhang und ohne erkennbaren Sinn so aneinandergereiht werden, dass kein sinnvoller Text mehr erkennbar ist. Auch Anhäufung von Wortneubildungen (►Neologismus).
e: word salad. *fr:* salade de mots

Wortschwall *(m)*. Umgangssprachliche Bez. für das rasche Aussprechen vieler Wörter und Sätze innerhalb einer kurzen Zeitspanne. ►Logorrhoe.

Wortstummheit *(f)* Syn. für ►Aphasie, motorische.

Wortsuggestion *(f)* Anwendung verbaler Methoden bei der ►Hypnose.

Worttaubheit *(f)* Syn. für ►Aphasie, sensorische.

Wortvermengung *(f)* Syn. für ►Kontamination.

Wortvorstellung *(f)* (S. Freud). Eine der beiden Formen einer ►Vorstellung. Entstammt im Gegensatz zur ►Sachvorstellung dem akustischen Eindruck des Wortes. Jeder Wortvorstellung entspricht aber eine Sachvorstellung; erst zusammen machen sie eine vorbewusste Vorstellung (einen Gedanken) aus. Wortvorstellungen sind Erinnerungsreste, die einmal Wahrnehmungen waren und wieder bewusst werden können (GW X, 300; XIII, 247).
e: word presentation. *fr:* représentation de mot

Wortzauber *(m)*. Vorstellung, dass durch Nennung bestimmter Namen und Wörter bestimmte Wirkungen erzielt werden können. Z.B. Vorstellung, dass durch ständige Wiederholung des Wortes »Wolke« ein Regen herbeigeführt werden könne. Spielt eine bedeutende Rolle im Denken von sog. Primitiven, Schizophrenen und im unbewussten Denken Gesunder. Auch umgangssprachlich in vielen Wendungen erhalten (z.B.: »Sag so etwas nicht!«, »Den Teufel an die Wand malen.«).

Wortzwang *(m)* ►Onomatomanie.

Würzburger Schema *(n)*. 1931 in Würzburg zusammengestellte Diagnosen-Tabelle des Deutschen Vereins für Psychiatrie. Wichtigste Gruppen: 1. Schwachsinnszustände. 2. Psychische Störungen nach Hirnverletzungen. 3. Progressive Paralyse. 4. Psychische Störungen bei Lues cerebri und Tabes. 5. Encephalitis epidemica. 6. Psychische Störungen des höheren Lebensalters. 7. Huntington'sche Chorea. 8. Psychische Störungen bei anderen Hirnkrankheiten (Tumor, multiple Sklerose usw). 9. Symptomatische Psychosen, 10. Alkoholismus. 11. Suchten. 12. Psychische Störungen bei anderen Vergiftungen. 13. Epilepsie. 14. Schizophrener Formenkreis. 15. Manisch-depressiver Formenkreis. 16. Psychopathische Persönlichkeiten. 17. Abnorme Reaktionen. 18. Psychopathische Kinder und Jugendliche. 19. Ungeklärt. 20. Nervenkrankheiten ohne psychische Störungen. 21. Nicht nervenkrank und frei von psychischen Abweichungen. – Das Schema ist nirgendwo mehr in Gebrauch.

Wundt, Wilhelm geb. 16.8.1832 in Neckarau (Mannheim), gest. 31.8.1920 in Großbothen/Leipzig. Mediziner, Philosoph und Psychologe in Heidelberg, Zürich und Leipzig. Nach Medizinstudium in Tübingen und Heidelberg 1851–1856 Promotion zum Dr. med. 1856. 1856/57 Privatdozent Physiologie und medizinische Physik in Heidelberg. Ab 1864 ao. Prof. für Anthropologie und Medizinische Psychologie in Heidelberg. Ab 1874 o. Prof. für induktive Philosophie in Zürich. Ab 1875 o. Prof. für Philosophie in Leipzig. Gründete u.a. ein erstes Institut für experimentelle Psychologie. Gilt damit als Begründer der ►Neuropsychologie. Akademischer Lehrer u.a. von Gustav ►Störring und Emil ►Kraepelin. »Grundzüge der Physiologischen Psychologie«, 1874; »Grundriß der Psychologie«, 1896.

Wunschdenken *(n)*. ►Denken, dereistisches.

Wunscherfüllung *(f)* (S. Freud). Psychologischer Vorgang, bei dem ein Wunsch von der Psyche behandelt wird, als sei er schon in Erfüllung gegangen. Freud selbst hielt seine Entdeckung, dass jeder ►Traum eine Wunscherfüllung darstelle, für die wichtigste Grundlage der Psychoanalyse. Ähnliche Wunscherfüllungen finden sich aber auch bei hysterischen Symptomen, symbolischen Handlungen und vor allem in der Phantasie. Da auch das psychische Alltagsleben von phantastischen Wunscherfüllungen besetzt ist, gewann die Bezeichnung außergewöhnliche Popularität.
e: wish-fulfilment. *fr:* accomplissement de désir

Wunscherfüllung, symbolische *(f)* (M.-A. Séchehaye, 1947, 1955). Psychotherapeutische Methode zur Behandlung einzelner Fälle von Schizophrenie. Die Bedürfnisse des Kranken werden in der gleichen Form befriedigt, wie sie zum Ausdruck gebracht werden: symbolisch. Beim berühmten Fall »Renée« der Mme. Séchehaye wurden z. B. Äpfel gereicht, als das Bedürfnis nach mütterlichen Brüsten erkennbar wurde. Der Psychotherapeut versucht, die Rolle einer »guten Mutter« zu übernehmen, und verlangt vom Schizophrenen nicht, dass er seine Konflikte überwindet (was er nicht kann), sondern versucht, die Realität zu ändern, damit der Kranke sie nach und nach erobern kann.
e: symbolic realization. *fr:* réalisation symbolique

Wunschparanoiker *(m)*. (E. Kretschmer). Jemand, der auf der Grundlage eines »phantasiegetragenen Erlebnisses« einen Beziehungswahn entwickelt hat. Nach Kretschmer eine der Formen paranoischer Einstellungen zur Welt. Der Wahn befriedigt sich in illusionärer Wunscherfüllung, z. B. Liebeswahn; Haftparanoia; ►Beziehungswahn, sensitiver; ►Kampfparanoiker.

Wunschreaktion, psychogene *(f)* Sich an ein traumatisches Ereignis (Unfall, Kriegsverletzung) anschließende seelische Fehlhaltung, in deren Hintergrund der Wunsch nach Lebensunterhalt steht. ►Unfallneurose.

Wutanfall *(m)*. Plötzlich auftretender affektiver Erregungszustand, der sich immer mehr steigert und schließlich in einem Zustande psychomotorischer Erregung zu Aggressionen, Schreien, Zerbrechen von Gegenständen u. Ä. führen kann. Als vegetative Begleiterscheinungen treten Blasswerden (Vasokonstriktion) oder Blauwerden (Vasodilatation) der Haut, Pulsbeschleunigung und Zittern auf. Tritt in besonders typischer Weise bei Kindern unter 2 Jahren auf, wo er inneres Unbehagen z. B. aufgrund von Hunger anzeigt. Verbündet sich danach mit anderen Absichten und dient dann als Mittel der Opposition gegen die Eltern, als Reaktion gegen Verbote oder – bei entsprechender Einstellung der Eltern – zu deren Beherrschung. Treten Wutanfälle noch nach dem 5. oder 6. Lj. auf, stellen sie ein ernstes pädagogisches Problem dar. In seltenen Fällen treten Wutanfälle bei Epileptikern als krankhafte Affektstörung auf.
e: fury crisis, temper tantrum (bei Kindern). *fr:* crise de colères, accès d'agitation furieuse

Wutkrämpfe *(m, pl)*. Syn. für ►Affektkrämpfe, respiratorische.

Wutreaktion *(f)*. ►Wutanfall.

X

Xenomanie *(f)* Vernarrtsein in fremde, ungewöhnliche Dinge. Abnorme Gelüste in der Schwangerschaft.
e: xenomania. *fr:* xénomanie

Xenophobie *(f)* Bezogen auf eine Person: Angst vor allem Fremdartigen. Bezogen auf die Gesellschaft: Angst vor Überfremdung der eigenen Kultur und sozialen Gemeinschaft.
e: xenophobia. *fr:* xenophobie

xerodermische Idiotie *(f)*. ►Idiotie, xerodermische.

XTC *(n)*. (Im Drogenjargon) Syn. für ►Ecstasy (2).

Xyrospasmus *(m)*. (Oppenheim). Syn. für ►Keirospasmus.

Y

Yarvis-Syndrom *(n)*. In den USA spöttische Bez. für die häufigsten Eigenschaften bevorzugter Psychoanalysepatienten: young (jung), attractive (gut aussehend), rich (wohlhabend), verbal (wortgewandt), intelligent (intelligent), sophisticated (intellektuell-spinnig).

Yoga *(n)*. Aus der indischen Philosophie abgeleitete »Kunst der leib-seelischen Selbstkontrolle«. Besteht aus einer Fülle von Körperhaltungen (Asanas), Atemübungen (Pranajamas) und Meditationsmethoden. Alle Übungen zielen auf ein unmittelbares Erlebnis kosmsischer Harmonie, auf All-Erkenntnis und Erleuchtung (Bodhi), die hinführen zu einem »eigentlichen Selbst« und zur »Selbstmeisterung«. Nach europäischen Vorstellungen handelt es sich um Methoden zur Öffnung des Unbewussten und der Entspannung. – Von den zahlreichen Yoga-Pfaden (Hatha-, Karma-, Bhakti-, Radscha-, Juana-Pfad) werden in Europa und den USA fast ausschließlich die Übungen des Körper-Yoga (Hatha-Yoga) und der ►Meditation benutzt. Hat sich in Europa zu einer erlernbaren psychischen Selbstbehandlung entwickelt. Vor allem bei nervösen Störungen wie Hast, Unrast, Leistungsangst, Aggressivität, zwanghafter Lebensgier und Todesfurcht können Entspannung und seelische Ausgeglichenheit erreicht werden.
e: yoga. *fr:* yoga

Z

Zackenbehandlung *(f)* Form der ►Fieberbehandlung bei progressiver Paralyse. Es wird gerade so viel eines fiebererzeugenden Mittels gegeben, dass eine Fieberzacke auftritt.

Zackendosis *(f)* Diejenige Dosis eines fiebererregenden Mittels, die gerade ausreicht, um eine Fieberzacke von 39–40 °C zu erreichen. ►Fieberbehandlung.

Zackentage *(m, pl)*. In der ►Fieberbehandlung diejenigen Behandlungstage, an denen eine Fieberzacke auftritt.

Zählzwang *(m)*. Zwangsphänomen bei einer ►Zwangsneurose. Der Betreffende fühlt sich entgegen bewusster Absicht unwiderstehlich dazu veranlaßt, immer wieder Zählungen vorzunehmen, z. B. Pflastersteine auf der Straße, Bücher in einem Regal, Fransen eines Teppichs. Bei Nichtausführen tritt Angst auf. Manchmal wird Zählen von Zahlenreihen von Zwangsneurotikern zunächst angewendet, um sich von Zwangsgedanken abzulenken, doch tritt dann Zwangszählen an die Stelle der ursprünglichen Zwangsgedanken.
e: arithmomania. *fr:* arithmomanie

Zahlensucht *(f)*. ►Zählzwang.

Zahlenzwang *(m)*. Syn. für ►Zählzwang.

Zahngichter *(f, pl)*. Anfallsartige Zustände beim Zahnen der Kinder. ►Gichter.

Zappert-Heller-Syndrom *(n)*. Syn. für ►Dementia infantilis.

Zar *(m)*. Ägyptischer Tanz zur Austreibung böser Geister bei neurotischen und hysterischen Frauen der unteren sozialen Schicht. In einem von einer Frau (kudya) organisierten wild-zeremoniellen Tanz geben sich die teilnehmenden Frauen Djinnen (unfreundlichen Geistern) hin und werfen mit orgastischen Bewegungen die Kleider fort. Für sein ursprüngliches Milieu werden gute Erfolge berichtet (B. Lewin, 1958).
e: zar. *fr:* zar

Zeichen, psychopathologisches *(n)*. Informationshaltiges Signal, an dem psychisch Krankes oder Abnormes erkannt werden kann. Alles am psychisch Kranken sinnlich Wahrnehmbare kann zum Zeichen werden. Vorausgesetzt, es wird als solches interpretiert. Zwischen Wahrnehmung und Zeichenerkennung ist somit ein Interpretationsvorgang zwischengeschaltet. Bis zu einem gewissen Grade geschieht bereits die Wahrnehmung durch eine vorgängige Interpretation, durch welche gerade dieses Wahrgenommene zum Zeichen für etwas erklärt wird. Mehrere bis viele psychopathologische Zeichen determinieren sich gegenseitig, sodass komplexere Superzeichen entstehen. Zwischen psychopathologischen Zeichen (Anzeichen, Indiz), ►Phänomenen, ►Symptomen und ►Kriterien wird häufig nicht genau unterschieden.
e: psychopathological sign.

Zeichenfeldstörung *(f)* (U. H. Peters, 1973, 2013). Nur bei Schizophrenie vorkommendes Phänomen. Einer (nur scheinbar) normalen Wahrnehmung in der Umwelt wird die Bedeutung eines Zeichens gegeben, welches der Person absichtlich übermittelt wird und das diese so verstehen soll. Es besteht Ähnlichkeit mit einer ►Wahnwahrnehmung. Vgl. ►Wortfeldstörung, ►Satzfeldstörung.
e: signal field disturbance.

Zeigarnik-Effekt *(m)*. (B. Zeigarnik, 1927). Psychologisches Phänomen, wonach unerledigte Aufgaben oder abgebrochene Handlungen besser erinnert werden als erledigte.
e: Zeigarnik-effect. *fr:* effet Zeigarnik

Zeigelust *(f)* Syn. für ►Exhibitionismus.

»Zeiger der Schuld« (K. Schneider; 1932, W. Scheid, 1934). Bild für die Beobachtung, dass besonders bei involutiven Depressionen häufig der Kranke sich nicht allein schuldig fühlt (Schuldwahn), sondern seiner Umwelt eine gewisse Mitschuld an seinen Verfehlungen zuweist und damit den Zeiger der Schuld nach außen dreht. Im Rahmen der paranoiden involutiven Psychosen wird diesem Phänomen prognostische Bedeutung beigemessen. Psychosen mit reiner Ich-Schuld führen eher zu einem günstigen Ausgang als solche mit Fremd-Schuld, deren Schulderleben häufig Wahnstruktur aufweist.

Zeitamnesie *(f)*. ►Amnesie, zeitliche.

Zeitbewusstseinsstörung *(f)* Krankhafte Störung des subjektiven ►Zeiterlebens. Der Zeitablauf kann für das subjektive Erleben verlangsamt und gedehnt sein (Zeitlupenphänomen), z. B. bei Depression, Vergiftungszuständen, während der ►Insulinkomabehandlung. Oder der Zeitablauf schrumpft in einer Art

»Zeitrafferphänomen« zusammen, z. B. bei Manie, katatoner Schizophrenie, Vergiftungszuständen, während der Insulinkomabehandlung. Es kann auch der Eindruck entstehen, als wenn die Zeit stillsteht, z. B. bei akuten schizophrenen Zuständen. – Detaillierte Beschreibungen von Zeitbewusstseinsstörungen finden sich vor allem in Werken der ►anthropologischen Psychiatrie (E. Straus, 1928; V. E. v. Gebsattel, Fr. Fischer, 1929).

Zeiterleben *(n)*. Subjektives Erleben der Gegenwart als durchfließendes Stadium zwischen Zukunft und Vergangenheit. Nach K. Schneider eine der »Grundeigenschaften des Erlebens«. Voraussetzungen für ein Zeiterleben ist einerseits ein funktionierendes Gedächtnis, welches die Erinnerungen mit den Wahrnehmungen und Gedanken der Gegenwart verknüpft. Andererseits muss eine vorausschauende Besinnung aus der strengen Gebundenheit an den Pflock des Augenblicks herauslösen. Mannigfache Störungen des Zeiterlebens werden als ►Zeitbewusstseinsstörung bezeichnet.

Zeitgitter *(n)*. Netz von biographischen Daten, das benutzt wird, um einzelne Erinnerungen zeitlich in ihrer Beziehung zu anderen Erlebnissen und untereinander festzulegen. Durch Hirnschädigung (Hirntrauma, organische Hirnkrankheiten) besonders leicht geschädigte Gedächtnisfunktion. ►Zeitgitterstörung.

Zeitgitterstörung *(f)* Unfähigkeit, Gedächtnisinhalte in das richtige ►Zeitgitter einzugliedern. Dadurch können unpersönliche Gegenstände besser behalten werden als persönliche Erinnerungen, die in ein biographisches Zeitgitter eingeordnet werden müssten. Der Betreffende hat viele Einzelerinnerungen, die er gut behält, weiß aber nicht, in welche Zeit sie gehören. Vorkommen als Durchgangsstadium bei der Entwicklung einer ►Demenz.

Zeitlupenphänomen *(n)*. Form der ►Zeitbewusstseinsstörung. Die Zeit scheint langsamer zu fließen.

Zeitrafferphänomen *(n)*. Form der ►Zeitbewusstseinsstörung. Die Zeit scheint rascher zu fließen.

Zeitschwelle *(f)* Kleinste Zeitdifferenz, unterhalb deren es nicht möglich ist, zwei nacheinander dargebotenen Reize voneinander zu trennen. Beträgt beim Auge ca. $^{1}/_{60}$ Sekunde, beim Ohr $^{1}/_{500}$ Sekunde. Die Zeitschwelle kann jedoch durch viele äußere und innere Faktoren beeinflusst werden.
fr: point de temps.

Zeller, Ernst Albert geb. 6.11.1804 Heibronn, gest. 24.12.1877 Winnenthal. Begründete die psychiatrische Heilanstalt Winnenthal (1833); blieb 44 Jahre lang deren Direktor. Führte die Anstalt während dieser Zeit zu hohem Ansehen. Darin bestand seine wesentliche Leistung, die ihm eine bis in die Gegenwart anhaltende Anerkennung einbrachte. Erkannte keine speziellen Krankheitsprozesse als Ursache der einzelnen Formen geistiger Störung an und zählt damit bereits zu den Vertretern der später erst begründeten Lehre einer ►Einheitspsychose.

Zelotypie *(f)* Obsol. Bez. für Übergewissenhaftigkeit.
e: zelotypia. *fr:* zélotypie

Zensur *(f)* Nach der psychoanalytischen Lehre Freuds müssen alle unbewussten psychischen Inhalte, die (aus dem Unbewussten) ins Bewusstsein drängen, von einer im Über-Ich als vorhanden gedachten ►Instanz, dem Zensor, zum Bewusstsein zugelassen werden. Sie können vom Zensor entweder in unveränderter oder auch in verschieden abgewandelter Form zugelassen werden. Der Vorgang der Zensur selbst ist ebenfalls unbewusst.
e: censorship. *fr:* censure

Zentrales Schlafapnoe-Syndrom *(n)*. Unterform des ►Schlaf-Apnoe-EDS-Syndroms (s. Nr. 1). Zur Diagnose wird der Nachweis von mindestens 5 zentralen Apnoen (frustrane Atemversuche).
e: Central Sleep Apnea.

zentrenzephale Epilepsie *(f)*. ►Epilepsie, zentrenzephale.

zephalgische Psychose *(f)*. ►Psychose, zephalgische.

zerebellare Anfälle *(m, pl)*. Syn. für ►Strecksynergismen.

Zerebralisation *(f)* Verhirnlichung. Der in der Phylogenese stattfindende Prozess der Verlagerung der Entwicklung vom Stammhirn zu den höheren Nervenzentren (Neocortex). Auch in der Ontogenese zunehmende Beherrschung des Verhaltens durch Großhirnfunktionen, was dem Wachstumsprozess des Gehirns entspricht.
e: cerebration.
Syn.: Enzephalisation, Zerebration. *fr:* cérébration

Zerebralneurasthenie *(f)* Syn. für ►Enzephalasthenie.

Zerebralparese, infantile *(f)* Syn. für ►Kinderlähmung, zerebrale.

Zerebralsklerose *(f)* Häufig gebrauchte, inkorrekte Bezeichnung für Sklerose der Blutgefäße des Gehirns. ►zerebrovaskuläre Störungen.

Zerebralarteriensklerose *(f)* Älteres Syn. für ►zerebrovaskuläre Störungen.

zerebralsklerotische Demenz *(f)* Syn. für ►Dementia arteriosclerotica.

zerebralsklerotische Depression *(f)*. ►Depression, arteriosklerotische.

Zerebrasthenie *(f)* Älteres Syn. für ►Enzephalasthenie.
e: cerebrasthenia. *fr:* cérébrasthénie

Zerebroneurasthenie *(f)* Syn. für ►Enzephalasthenie.

Zerebropathie *(f)* Von E.-J. Georget in Frankreich eingeführter Ersatzbegriff für ►Hypochondrie, setzte sich aber in dieser Bedeutung nicht allgemein durch.

Zerebropathie, psychische *(f)* Obsol. Syn. für ►Paralyse, modifizierte.

Zerebrotoniker *(m)*. (W.H. Sheldon). Temperamentstypus bei ektomorphem Körperbautypus. Zurückhaltend, gehemmt, bleibt gerne im Hintergrund, überempfindlich, unterdrückt körperliche Ausdruckserscheinungen des Gefühlslebens. Entspricht dem schizothymen Temperament Kretschmers. ►Ektomorphie.
e: cerebrotonia. *fr:* cérébrotonie

zerebrovaskuläre Sklerose *(f)* Syn. für ►zerebrovaskuläre Störungen.

zerebrovaskuläre Störungen *(f)* Sammelbez. für alle Krankheitszustände, welche auf mangelhafte Durchblutung des Gehirns zurückgeführt werden. Werden oft eher als neurologische Erkrankungen betrachtet, obwohl die psychischen Veränderungen ganz im Vordergrund stehen können. Die Bez. ersetzt oftmals unscharfe Ausdrücke wie Hirnarteriosklerose, Zerebralsklerose.
e: cerebrovascular disturbances

zerfahrene Verwirrtheit *(f)*. ►Verwirrtheit, zerfahrene.

Zerfahrenheit *(f)* (E. Kraepelin, 1893). Zerfall des Denkzusammenhanges bei Dementia praecox (Schizophrenie). »Der eigentlichen ►Ideenflucht möchten wir hier als zweite Form einer ►Lockerug des Gedankenganges die Zerfahrenheit gegenüberstellen, wie sie der Dementia praecox im weitesten Sinne eigenthümlich ist« (Kraepelin, Lehrbuch, 6. Aufl. Bd. 1, S. 155). In beschreibender Form: sprunghafter Wechsel des Themas, Auslassung von Zwischengliedern, Abbruch begonnener Gedankenketten, unvermittelter Übergang auf andere, die ebenfalls nicht zu Ende geführt werden. Trennung von Zusammengehörigem und Verbindung von Unvereinbarem. »Die verschiedensten Vorstellungen reihen sich völlig ziellos und unvermittelt an einander an.« »Fast nirgends [sind] Bindeglieder zwischen den aufeinander folgenden Vorstellungen erkennbar, so häufig sich auch die Gedankengänge längere Zeit hindurch in ähnlichen Wendungen bewegen.« (Kraepelin, 1899). Sprachliche Struktur: Dem ersten sprachlich geäußerten Gedanken, den ein Untersucher als Ganzes und Sinnvolles erfassen kann (= Text A), folgt ein zweiter sprachlich geäußerten Gedanke, den ein Untersucher ebenfalls als Ganzes und Sinnvolles erfassen kann (= Text B). Beide stehen isoliert da, es gibt keinerlei erkennbare Beziehung zwischen Text A und Text B. (U.H. Peters, 2006, 2014). Das Zeichen kommt nach Kraepelin ausschließlich bei Dementia praecox (Schizophrenie) vor und ist bei jedem Schizophrenen vorhanden. Zu den Unterschieden von (nur) ähnlichen Denkstörungen ►Ideenflucht, ►Inkohärenz, ►Verworrenheit. Historisch: Ursprünglich bedeutete »►verrückt« dasselbe, in dem Sinne, dass ein Gedanke von einem anderen fortgerückt ist. – Die Übersetzung ins Englische ist uneinheitlich. incoherence of thought (M. Barclay, 1919) führt zu Verwechslungen (►Inkohärenz). Andere: distractability (A. A, Brill, 1936), distraction (M. Quen, 1990), shattered thought (U. H. Peters, 2006). *fr:* confusion, désagrégation de la pensée *fr:* confusion, désagrégation de la pensée

Zerrüttung, (geistige) *(f)* (Paracelsus, 1616). Psychische Störung, bei welcher das Denken nicht in geordneten Bahnen verläuft. Die Bez. leitet sich vom Bild der durch Erdbeben zerrütteten Mauern eines Hauses und einer in Verwirrung geratenen Ordnung her, »zerrüttetes Gehirn« oder »zerrütteter Geist«. Gegenwärtig eher als altertümliche Bez. für ►Schizophrenie in (seltenem) Gebrauch.
e: (mental) derangement.

Zerrüttung der Ehe *(f)* Scheitern einer Ehe. Das deutsche Eherecht orientiert sich am »Zerrüttungsprinzip« (§ 1566 BGB), nicht mehr am Schuldprinzip. Die Zerrüttung einer Ehe wird nach 1 Jahr (wenn beide zustimmen) bzw. nach 3 Jahren der Trennung »unwiderlegbar vermutet«.
e: break-up, broken home.

Zerstreutheit *(f)* Unkonzentriertheit. In Gedanken verfallen, unversehens in einen anderen Gedanken geraten, dies immer wieder. Bei häufigerer Wiederholung wird der Inhalt eines Gespräches, Zeitungsartikel, Buches usw. nicht mehr vollständig oder als Ganzes erfasst. Bei höheren Graden wird eher von ►Geistesabwesenheit gesprochen. – Vorkommen bei Verliebten (Gedanken wandern zur geliebten Person) oder Forschern (Ablenkung durch Forschungsgegenstand; »der zerstreute Professor«), psychiatrisch jedoch vor allem bei aktuellen zwischenmenschlichen oder intrapsychischen Konflikten, während einer Trennungszeit, Bedrohung der wirtschaftlichen Existenz u. a. Phänomenologisch bedeutsam, weil Verwechslungen zwischen (normalpsychologischer) Unkonzentriertheit und (krankhaften) Konzentrationsstörungen naheliegen und beides ähnlich erlebt wird. Da das jeweils Gesprochene und Gelesene auch unvollständig gemerkt wird, liegen Verwechslungen mit ►Merkfähigkeitsstörungen und ►MCI ebenfalls nahe.
e: distractedness, inattentiveness

Zerstreuungskur *(f)* Im 19. Jahrhundert angewandte Behandlungsmethode, um erregte oder depressive Kranke zu beruhigen oder aufzuheitern. Es wurden Reisen gemacht, Theater, Konzerte und Gesellschaften besucht.

zerviko-linguo-mastikatorisches Syndrom *(n)*. Syn. für ►Dyskinesien, akute.

Zeugungsunfähigkeit *(f)* Dt. Bez. für ►Impotentia generandi.

Zibophobie *(f).* ►Cibophobia.

Ziegenbockattitüden *(f, pl).* Syn. für ►Zooanthropie.

Ziehen, Georg-Theodor geb. 12.11.1862 Frankfurt/M., gest. 29.12.1950 Wiesbaden. Deutscher Psychiater, Neurologe und Philosoph. War zunächst Schüler ►Kahlbaums in Görlitz. Wurde dann Oberarzt der psychiatrischen Klinik in Jena, wo er sich 1897 habilitierte. Ab 1900 o. Prof. für Psychiatrie und Neurologie in Utrecht, ab 1903 in Halle, 1904–1912 in Berlin. Zog sich dann eine Zeit lang als philosophischer Privatgelehrter zurück. 1917–1930 o. Prof. für Philosophie und Psychologie in Halle/S. Gilt als Hauptvertreter einer umfassenden Assoziations- und Vorstellungspsychologie und -psychiatrie, die in zahlreichen Büchern, insbesondere in Lehrbüchern, begründet werden. Hauptwerke: »Leitfaden der physiologischen Psychologie« (1891, 12. Aufl. 1924); »Psychiatrie für Ärzte und Studierende« (1894, 4. Aufl. 1911); »Die Erkennung der psychopathischen Konstitutionen und die öffentliche Fürsorge für psychopathisch veranlagte Kinder« (1912, 3. Aufl. 1916); »Die Geisteskrankheiten des Kindesalters einschließlich des Schwachsinns und der psychopathischen Konstitutionen«, 2 Teile (1915–1917, 2. Aufl. 1926); »Erkenntnistheorie auf psycho-physiologischer und physikalischer Grundlage« (1913); »Erkenntnistheorie«, 2 Teile (1934, 1939). – Autobiographie in R. Schmidt (Hg.): »Philosophen der Gegenwart in Selbstdarstellungen« (1923).

Zielsymptom *(n).* (F. A. Freyhan, 1957). Begriff der Psychopharmakologie. Symptom einer psychischen Krankheit, das durch Psychopharmakatherapie gezielt behandelt werden soll, z. B. Halluzinationen. Die Behandlung richtet sich somit nicht gegen einen bestimmten Morbus oder ein psychotisches Syndrom, sondern nur gegen ein Einzelsymptom. – Die Unterscheidung ergab sich vor allem aus der Wirkungsweise der ►Neuroleptika.
e: target symptom.

Zielvorstellung *(f)* Zunächst noch vage ►Vorstellung, welcher eine Gedankenkette zustrebt. Die Bedeutung einer Zielvorstellung für das Denken wurde von Freud herausgearbeitet, indem er im Gegensatz zu den ►Annahmen der Assoziationspsychologie feststellte, dass Denken immer irgendwie determiniert und gesetzmäßig verläuft, auch in Träumen und Psychosen oder in der freien ►Assoziation während der psychoanalytischen Arbeit.
e: purposive idea. *fr:* représentation-but

Zirkadiane Schlaf-wach-Rhythmus-Störungen *(f, pl).* In DSM-V Schlafstörungen durch äußere Umstände (z. B. Arbeitszeiten) mit der Folge von Müdigkeit am Tage. 3 Typen: (1) Verzögerte Schlafphase, (2) Vorverlagerte Schlafphase, (3) Freilaufender Schlaf-wach-Rhythmus. Der Schlaf ist normal, sobald der äußere Zwang entfällt.
e: Circadian Rhythm Sleep-Wake Disorders.

Zirkadianrhythmen *(m, pl).* Biologische und psychologische Rhythmen innnerhalb eines 24-Stunden-Tages. Zahlreiche Funktionen des Körpers schwanken innerhalb eines Tages erheblich. Ihr Rhythmus hält sich nicht immer an die Tagesgrenzen. Bei Zeitverschiebung z. B. durch Flugreisen, stellt sich der Rhythmus nach 1–21 Tagen wieder ein. Wurde in der Psychopathologie besonders hinsichtlich manisch-depressiver Erkrankung, Selbsttötung und Menstruationsstörungen untersucht. – DSM-IV benutzt »Zirkadianrhythmus« anstelle von »Schlaf-wach-Rhythmus«, z. B. in »Schlafstörung mit Störung des Zirkadianrhythmus«.
e: circadian rhythm.

zirkuläre Psychose *(f).* ►Psychose, zirkuläre.

zirkulärer Verlauf *(m).* Besondere Verlaufsform bei manisch-depressiver Erkrankung (s. d.). Manische und depressive Phasen wechseln in ununterbrochener Reihenfolge miteinander ab, sodass keine gesunden Intervalle vorhanden sind.

zirkuläres Irresein *(n).* Obsol. Syn. für ►Erkrankung, manisch-depressive.

Zitteranfälle, psychogene *(m, pl).* Anfallsweise auftretendes Zittern in Händen und Füßen (Tremor) in der Folge von aufwühlenden, als belastend empfundenen Erlebnissen; ►Kriegszitterer.

Zoanthropie *(f).* ►Zooanthropie.

Zönästhesie *(f)* In der engl. und frz. (Dupré und Camus) Psychiatrie häufig, im Dt. selten verwendete Bez. für Veränderungen des Allgemeinbefindens (»vitale Leibempfindungen«) oder ein mehr oder minder vorhandenes leibliches Wohlbehagen. Folgt aus der Vorstellung, dass in den Eingeweiden entstehende Empfindungen fortwährend im unbewussten Teil der Psyche registriert werden. Deutliche Störungen des Allgemeinbefindens, die sich nicht durch Veränderungen eines bestimmten Organs erklären lassen, werden als »Zönästopathie« oder »Zönästhesiopathie« bezeichnet. Dies kann sich bis zur Psychose steigern (délire cénestésique). Bei halluzinatorischen Empfindungen, innerlich verbrannt oder aus der Ferne vergewaltigt zu werden, wird von »zönasthetischen Halluzinationen« (Leibhalluzinationen) gesprochen. ►Schizophrenie, zönästhetische.
e: cenesthesia. *fr:* cénésthésie

Zönästhesiopathie *(f).* ►Zönästhesie.
e: cenesthopathie. *fr:* cénésthésiopathie

zönästhetische Schizophrenie *(f).* ►Schizophrenie, zönästhetische.

zönästhetisches Syndrom *(n).* Syn. für ►Schizophrenie, zönästhetische.

Zönästopathie *(f).* ►Zönästhesie.
e: cenesthesia. *fr:* cénésthésie

Zone, epileptogene *(f)* Obsol. Bez. für Körperregion, durch deren Reizung ein epileptischer Anfall ausgelöst werden kann.
e: epileptogenic zone. *fr:* zone épileptogène

Zone, erogene *(f)*. ►erogene Zone.

Zone, hysterogene *(f)*. ►hysterogene Punkte.

Zone, spasmogene *(f)* Syn. für ►hysterogene Punkte.

Zooanthropie *(f)* Wahnhafte Überzeugung, in ein Tier verwandelt zu sein. In der Psychiatrie des 19. Jahrhunderts häufig erwähnte psychische Krankheitserscheinung. Wird gegenwärtig eher bei debilen psychisch Kranken, chronischer Schizophrenie (Verwandlung in Fabelwesen) oder unter Einwirkung von ►Halluzinogenen (Meskalin) beobachtet. Unter der Bez. ►Lykanthropie in der amer. Psychiatrie häufig angenommenes Konzept, das aber in DSM-V nicht mehr erwähnt wird.
e: zoanthropy.
Syn.: Ziegenbockattitüden. *fr:* zoanthropie, zoopathie

Zooerastie *(f)* Von v. Krafft-Ebing gebrauchtes Syn. für ►Sodomie.
e: zooerasty. *fr:* zooerastie

Zoomanie *(f)* Syn. für ►Zoophilie (2).
e: zoomania. *fr:* zoomanie

Zoophilia erotica *(f)* (E. v. Krafft-Ebing, 1886). Sexuelle Anziehung und Erregung durch den Anblick und das Berühren von Tieren. Krafft-Ebing sah darin einen ►Fetischismus, dessen Objekt das Tierfell ist. Wenn gleichzeitig sexuelle Praktiken mit den Tieren vorgenommen wurden, verwandte Krafft-Ebing die Bez. ►Zooerastie.
e: zoophilia erotica. *fr:* zoophilie érotique

Zoophilie *(f)* 1. Syn. für ►Sodomie. 2. Übertriebene Liebe zu Tieren, die sich besonders in der Furcht äußert, es könnte ihnen irgenwie ein Leid geschehen. Kann sich auf einzelne Tierarten (Hunde, Katzen, Kanarienvögel) oder auf Tiere im Allgemeinen beziehen. Wird als Ausleben nicht befriedigter Pflegeinstinkte und Mangel an sozialen Kontakten betrachtet. 3. Kurzbez. für ►Zoophilia erotica. 4. In DSM-III–V Unterform der Paraphilien. Gleichbedeutend mit ►Zoophilie (1) im Sinne der ►Sodomie.
e: zoophilia. *fr:* zoophilie, folie des antivivisectionistes (Magnan)

Zoophobie *(f)* Angst vor dem Anblick bestimmter Tiere (Hunde, Spinnen usw.). Auch Befürchtung, Tiere in der Haut zu beherbergen. Kranke mit derartigen Vorstellungen suchen gewöhnlich zunächst einen Hautarzt, nicht einen Psychiater auf.
e: zoophobia. *fr:* zoophobie

Zoopsie *(f)* Optisch-halluzinatorische Wahrnehmung von Insekten.
e: zoöpsia. *fr:* zoopsie

Zopfabschneider *(m)*. Jemand, der einem weiblichen Wesen den Zopf abschneidet. Meist handelt es sich um junge Männer, die zur Trägerin des Zopfes enge Beziehungen besitzen. Nach Freud entspricht der Vorgang symbolisch einer Kastration am weiblichen Genitale und entspricht damit gleichzeitig den miteinander unverträglichen Behauptungen: das Weib habe seinen Penis behalten und der Vater habe das Weib kastriert. ►Penisneid.
e: braid cutting.

zornige Manie *(f)* Syn. für ►Manie, gereizte.

Zorntobsucht *(f)*. ►Tobsucht.

Zuchthausknall *(m)*. Syn. für ►Haftknall.

zudeckende Psychotherapie *(f)* Psychotherapeutische Technik, bei der die krank machenden Konflikte nicht bewusst gemacht werden. Die Hilfe wird hier durch nichtanalytische Verfahren wie Hypnose, autogenes Training, Beratung oder Führung geleistet. Aus praktischen Gründen häufiger angewandt als die ►aufdeckende Psychotherapie.
e: surface therapy, non-analytical techniques.

Zungendelirium *(n)*. Syn. für ►Logorrhoe.
e: delirium verborum.

Zungenreden *(n)*. Syn. für ►Glossolalie.

Zungen-Schlund-Syndrom *(n)*. Syn. für ►Dyskinesien, akute.

Zurechnungsfähigkeit, strafrechtliche *(f)* Fähigkeit eines Menschen, für sein Tun und dessen Folgen verantwortlich zu sein. Bez. des alteren StGB, die in dieser Form nicht mehr gültig ist. Das Gesetz definierte die Zurechnungsfähigkeit nicht positiv, sondern nur in der Form einer aufgehobenen (= Zurechnungsunfähigkeit) oder verminderten Zurechnungsfähigkeit. Vgl. nachfolgende Stichw.
e: criminal responsibility.

Zurechnungsfähigkeit, verminderte *(f)* Eingeschränkte Fähigkeit eines Menschen, für sein Tun und dessen Folgen rechtlich verantwortlich zu sein. Diese Bez. des StGB wurde mit dem 2. Strafrechtsreform-Gesetz (2. StrRG, 1969), welche das Schuldrecht einführte, durch verminderte ►Schuldfähigkeit ersetzt. Sie war geregelt in dem – nicht mehr gültigen – § 51 Abs. 2 StGB: »War die Fähigkeit, das Unerlaubte der Tat einzusehen oder nach dieser Einsicht zu handeln, zur Zeit der Tat aus einem dieser [in § 51 Abs. 1 genannten, ►Zurechnungsunfähigkeit] Gründe erheblich vermindert, so kann die Strafe nach den Vorschriften über die Bestrafung des Versuches gemildert werden.« Entspricht dem jetzigen § 21 StGB.
e: lack of criminal responsibility.

Zurechnungsunfähigkeit *(f)* Unfähigkeit eines Menschen, für sein Tun und dessen Folgen rechtlich verantwortlich zu sein. Diese Bez. des StGB wurde mit dem 2. Strafrechtsreform-Gesetz (2. StrRG, 1969), welche das Schuldrecht einführte, durch ►Schuldunfähigkeit ersetzt. Sie war geregelt in dem – nicht mehr gültigen – § 51 Abs. 1 StGB: »Eine strafbare Handlung ist nicht vorhanden, wenn der Täter zur Zeit der Tat wegen Bewusstseinsstörung, wegen krankhafter Störung der Geistestätigkeit oder wegen Geistesschwäche unfähig ist, das Unerlaubte der Tat

einzusehen oder nach dieser Einsicht zu handeln.« Entspricht dem jetzigen § 20 StGB.
e: lack of criminal responsibility, insanity defense.

Zurückbleiben, geistiges *(n).* 1. Synonym für ►Schwachsinn. 2. Syn. für ►Intelligenzstörungen.
e: mental retardation. *fr:* retard intellectuel

Zusammenschrecken *(n).* Plötzliche Beugebewegungen von Extremitäten und Rumpf auf einen unerwarteten starken Reiz hin. Gleichzeitig tritt eine plötzliche Anhebung des Bewusstseinsniveaus ein. Es handelt sich um eine reflektorische Antwort auf den plötzlichen Reiz, der bei jedem Menschen auslösbar ist. Tritt besonders leicht, in seinen Auswirkungen heftig und andauernd bei ►Angstneurosen, Angstreaktionen im Kriege, nach Katastrophen usw. auf.
e: startle reaction.

Zustand, deliranter *(m).* Syn. für ►Delir.

Zustand, dysphorischer *(m)* ►Dysphorie.

Zustand, hypnagoger *(m)* ►hypnagoger Zustand.

Zustand, hypnoider *(m)* ►hypnoider Zustand.

Zustand, hypnopomper *(m)* ►hypnopomper Zustand.

Zustand, zweiter *(m).* ►Bewusstsein, alternierendes.

Zustandsbild *(n).* (E. Kraepelin, 1909). Die jeweilige Ausprägung einer psychischen Krankheit. Psychische Krankheiten bilden nach Kraepelin »Habitualformen [...], die bei ganz verschiedenen Krankheiten in ähnlicher Weise wiederkehren und im Verlaufe derselben Krankheit vielfach wechseln können«. Unter Hinweis auf Kahlbaum benutzt Kraepelin als Beispiel die progressive Paralyse: »Man sieht sie in stark voneinander abweichenden Formen auftreten und in ihrem Verlaufe die mannigfaltigsten Bilder darbieten.« (Lehrbuch, 8. Aufl. I, 516) Dennoch sei es immer dieselbe Krankheit. Vgl. Krankheitsbild.

Zustandsgefühle *(n, pl).* (K. Schneider, 1935). Gefühle mit dem Charakter »unmittelbar erlebter Ichqualitäten oder Ichzuständlichkeiten« (Th. Lipps). Empfindungen, die im eigenen Leib und ohne Ort, aber im Ich gespürt werden: Schmerz-, Lage- und Gleichgewichts- sowie Vital-, Organ-, Allgemeinempfindungen (Frische, Kraft, Schwere, Hemmung, Müdigkeit, leibliches Behagen und Unbehagen, Anstrengung, Unruhe, Spannung, Erwartung, Hunger, Durst, Appetit, Sättigung, Übelkeit, leiblicher Ekel, Schlafbedürfnis, Verschlafenheit, Beklemmung, Erleichterung, sexuelle Spannung, Wollust, allgemeines Frieren und Erhitztsein).

Zustandsgefühle, angenehme *(n, pl).* (K. Schneider). Als angenehm erlebte Ich-Qualitäten: Freude, Behagen, Leichtigkeit, Beglücktheit, Jubel, Ruhe, Zufriedenheit, Zuversicht.

Zustandsgefühle, unangenehme *(n, pl).* (K. Schneider). Als unangenehm erlebte Ich-Qualitäten: Traurigkeit, Sorge, Angst, Furcht, Unbehagen, Unheimlichkeit, Verzagtheit, Hilflosigkeit, Heimweh, Zerrissenheit, Verzweiflung, Grauen, Schreck, Ärger, Zorn, Wut, Neid, Eifersucht, Langeweile, Leere.

Zuverlässigkeit *(f).* ►Reliabilität.

Zwang *(m).* Syn. für ►Anankasmus. S. a. Zwangserscheinungen.

Zwang, äußerer *(m).* Anwendung physischer Gewalt, um die Gesellschaft vor einem unruhigen oder gewalttätigen psychisch Kranken oder um den Kranken vor Selbstverletzungen zu schützen. Besonders das 19. Jh. hielt die Anwendung äußeren Zwanges in weitgehendem Umfang für erforderlich. Man erfand zahlreiche Methoden hierzu: ►Zwangshemd, ►Zwangsjacke, Zwangsstuhl, Zwangsstehen und vor allem ►Zwangsasylierung. Gleichzeitig entstand in der ►Non-Restraint-Bewegung eine schließlich immer erfolgreichere Gegenbewegung. Gegenwärtig wird äußerer Zwang lediglich in Form der ►Unterbringung und unter Umständen leichter Fixierung angewandt.

Zwang, innerer *(m).* Beschreibung des subjektiven Erlebnisses bei ►Zwangserscheinungen.

zwanghaft *(a).* Einem inneren Zwang folgend und Handlungen ausführend, die von der Person weder gewollt noch gebilligt werden. Kennzeichnet die subjektive Erlebnisweise beim Auftreten von ►Zwangserscheinungen bzw. ►Zwangsstörung.
e: obsessive-compulsive. *fr:* obsessionnel, compulsionnel

Zwangsängste *(f, pl).* Bei Zwangsdenken, insbesondere bei Nichteinhalten eines ►Zwangszeremoniells auftretende Ängste. Form der ►Zwangsvorstellungen.

Zwangsaffekte *(m, pl).* Sammelbez. für pathologisches Lachen (s. d.) und Weinen. Als Zwangsaffekte wurden in der älteren Psychiatrie Lachen und Weinen bezeichnet, die nicht von einem entsprechenden Gefühl getragen und daher vom Kranken als fremd und unwillentlich empfunden werden. Die Bez. ist nach K. Poeck (1969) nicht mehr vertretbar, da es sich weder um eine ►Zwangserscheinung noch um den Ausdruck affektiver Regungen handelt.
fr: affect compulsionnel.

Zwangsantriebe *(m, pl).* Zwanghaft sich gegen den Willen durchsetzen wollende Handlungsimpulse. Sie können harmloser Natur sein, z. B. einen Stuhl an eine andere Stelle zu rücken, und gehen den ►Zwangshandlungen voraus. Gegen gefährliche Zwangsantriebe, z. B. einen nahen Angehörigen zu töten, setzt sich das Individuum zur Wehr, in aller Regel mit Erfolg. Die Nichtausführung eines Zwangsantriebs hat (Zwangs-)Angst zur Folge.
Syn.: Zwangsimpulse. *fr:* obsessions impulsives, compulsions à accomplir des actes indésirables.

Zwangsasylierung *(f)* Obsol. Bez. für die ►Unterbringung von psychisch Kranken in einem psychiatrischen Krankenhaus.
e: institutionalization. *fr:* internement

Zwangsbefürchtungen *(f)* Syn. für ►Phobie.

Zwangsbewegung *(f)* Unter innerem Zwang ausgeführte Bewegung. Form der ►Zwangserscheinungen.
e: compulsive movement. *fr:* mouvement compulsionnel

Zwangscamisol *(n).* Altertümliches Syn. für ►Zwangsjacke.

Zwangscharakter *(m).* Syn. für ►Charakterneurose, zwangsneurotische.

Zwangsdenken *(n).* Sich gegen den Willen dem Bewusstsein aufdrängende Denkvorgänge. ►Zwangsvorstellungen.
e: compulsive thinking, forced thinking. *fr:* pensée obsédente

Zwangsdepression *(f)* Syn. für ►Depression, anankastische.

Zwangseinweisung *(f)* Unfreiwillige ►Unterbringung eines psychisch Kranken in einem Krankenhaus.
e: compulsory admission.

Zwangserbrechen *(n).* Gegen den bewussten Willen des Individuums und trotz Fehlens einer Organkrankheit immer wieder auftretendes Erbrechen. Meist haben die Betreffenden schon in der Kindheit einen »empfindlichen Magen« gehabt und bei emotional belastenden Situationen mit psychosomatischen Störungen vonseiten des Magen-Darm-Kanals und/oder Erbrechen reagiert. Nach B. Bergmann (1968) bedeutet das Symptom Zwangserbrechen, dass die Kranken »an einer furchtbedingten Appetitminderung leiden, die durch die Anwesenheit von Angehörigen bei Tisch bedingt ist, die infolge einer chronischen Konfliktsituation angsterregend wirken«.
e: recurrent involuntary vomiting, psychogenic vomiting.

Zwangserinnerungen *(f, pl).* Unwillentlich oder gegen den Willen sich immer wieder aufdrängende Erinnerungen. ►Zwangsvorstellungen.

Zwangserlebnisse *(n, pl)* ►Zwangserscheinungen.

Zwangsernährung *(f)* Künstliche Ernährung eines psychisch Kranken, der aus Gründen seiner Krankheit die Nahrung verweigert (z. B. bei schwerer Depression) oder nicht zu selbstständiger Nahrungsaufnahme fähig ist, z. B. bei ►Stupor. Wird gewöhnlich mithilfe von Magensonden durchgeführt, durch die eine besonders zubereitete Nahrung eingefüllt wird.

Zwangserscheinungen *(f, pl).* Sammelbez. für alle Vorstellungen und Handlungsimpulse, die sich einem Menschen aufdrängen und gegen deren Auftreten sich das Ich zugleich vergebens wehrt. Erlebnisse von sich aufdrängenden Gedanken oder einer ständigen Gefahr, von einem Handlungsantrieb bezwungen zu werden. Das Geschehen wird vom Subjekt als unberechtigt, fremdartig, unheimlich, unsinnig oder sittlich verwerflich beurteilt und erfolglos bekämpft. Das Auftreten von Zwangserscheinungen wird gewöhnlich von einem ängstlichen Gefühl der Bedrohung begleitet, gegen das sich die Person durch allerlei Gegenmaßnahmen wehrt. Die Erscheinungen werden zwar als dem eigenen Ich zugehörig, aber dennoch als fremdartig und gegen die eigene Person gekehrt empfunden. Die Einsicht in das Fremdartige und Absurde der Erscheinungen bleibt im Gegensatz z. B. zu Wahn und Sinnestäuschungen stets erhalten. Beispiele: die während einer feierlichen religiösen Zeremonie sich immer wieder aufdrängende Vorstellung, wie der Pfarrer nackt und bei der Stuhlentleerung aussieht; oder der Impuls, in einer solchen Situation laut obszöne Worte zu rufen. Die gleichen Gedanken und Vorstellungen treten immer wieder auf (►Zweifel-, ►Grübelsucht). – Einzelne Zwangserscheinungen kommen in harmloser Form in jedem normalen psychischen Leben, aber auch bei Depressionen, Schizophrenie oder symptomatischen Psychosen vor. Bei ►Zwangsneurose stellen sie jedoch die beherrschende und eine sinnvolle Aktivität evtl. lähmende Erscheinung dar. – In der frz. und amer. Psychiatrie wird bei Übersetzungen aus dem Deutschen für Vorstellungen, die sich zwanghaft dem Bewusstsein aufdrängen und alles damit Zusammenhängende die Bez. »obsession« (►Zwangsvorstellung), bei Affekten, Handlungen und Antrieben dazu die Bez. »compulsion« oder »compulse« verwendet. Wo im Dt. »Zwangerscheinungen« stehen würde, steht im Amer. »obsessions and compulsions«.

Zwangsgedanken *(m, pl).* Zwanghaft sich immer wieder aufdrängende, jedoch stets als unsinnig erkannte Denkinhalte. ►Zwangsvorstellungen.
e: dominant ideas, obsessive thoughts. *fr:* idées obsédentes

Zwangsgefühle *(n, pl).* Syn. für ►Zwangsaffekte.

Zwangshalluzinationen *(n, pl).* Halluzinationen, die in zwanghafter Weise immer wiederkehren. Es handelt sich eigentlich um Zwangs-Pseudohalluzinationen, da es lebhafte Vorstellungen sind, die immer wieder mit plastischer Anschaulichkeit vor das innere Auge treten; z. B. die Vorstellung des seinen Stuhl entleerenden Vaters. Form der ►Zwangserscheinungen.

Zwangshandlungen, primäre *(f, pl).* Zwanghaft gegen oder ohne den Willen ausgeführte Handlungen, z. B. Stühle zu verschieben, beschwörende Worte auszusprechen, ►Waschzwang, ►Zwangszeremoniell, ►Zwangsneurose.
e: primary obsessional oder obsessive acts.
Syn.: Zwangsmechanismen. *fr:* action compulsionnel

Zwangshandlungen, sekundäre *(f, pl).* Aus anderen Zwangshandlungen oder -vorstellungen hervorgegangene Zwangshandlungen. »Zum Beispiel lässt

ein Mensch, der die Vorstellung mit Zwangsgeltung hat, dass er ein unerfülltes Versprechen gegeben habe, sich ein schriftliches Zeugnis geben, dass dies nicht der Fall sei« (K. Jaspers).
e: secondary obsessional oder obsessive acts.

Zwangshemd *(n)*. Syn. für ►Zwangsjacke.

Zwangsideen *(f, pl)*. Syn. für ►Zwangsgedanken.

Zwangsimpulse *(m, pl)*. Syn. für ►Zwangsantriebe.

Zwangsirresein *(n)*. Obsol. Syn. für ►Zwangsneurose.

Zwangsjacke *(f)* Im 19. Jahrhundert in der Behandlung von unruhigen Geisteskranken viel verwendetes, vorn verschlossenes, hinten offenes Hemd aus sehr festem Leinen. Die Ärmel sind doppelt so lang wie der menschliche Arm, am Ende verschlossen und wurden am Bett, an einem »Zwangsstuhl« oder auf dem Rücken befestigt. So konnten unruhige Kranke zur Ruhe gezwungen werden, ohne dass sie sich selbst verletzen konnten. Es bestand die Vorstellung, dass die Ruhigstellung des Körpers auch den Geist beruhige. Der Erfinder der Zwangsjacke ist unbekannt. Ihr Gebrauch ist seit 1730 nachgewiesen. McBride (1727–1778) gab die erste medizinische Beschreibung. Esquirol (1838) und Kraepelin (1919) haben ihn daher fälschlicherweise als Erfinder bezeichnet.
e: straight jacket, strait waist coat.
Syn.: Zwangshemd, Zwangsweste, Zwangscamisol, englischer Kittel, spanischer Mantel, enge Weste. *fr:* corset génant, gilet de force, camisole de force

Zwangsjacke, chemische *(f)* In der klinischen Alltagssprache Bez. für den Umstand, dass unruhige psychisch Kranke mithilfe von Psychopharmaka beruhigt werden können und das Ergebnis so der früher gebrauchten ►Zwangsjacke gleichkommt.
fr: camisole chimique.

Zwangskrankheit *(f)* 1. Syn. für ►Zwangsneurose. 2. Schleichend und ohne Anlass auftretende ►Zwangserscheinungen, die in Form eines Krankheitsprozesses fortschreiten, durch Behandlung nicht zu beeinflussen sind und schließlich in einem chronischen Stadium enden. Dann gewöhnlich Berentung nötig. Im Erscheinungsbild von Zwangsneurosen nicht zu unterscheiden.
e: obsessive-compulsive neurosis, obsessional illness.
Syn.: malignes Zwangssyndrom (2). *fr:* maladie obsessionnelle

Zwangslachen *(n)*. 1. Gegen den Willen auftretendes, vom Kranken als wesensfremd empfundenes Lachen; z. B. ununterdrückbares Lachen bei einer feierlichen Zeremonie (Beerdigung). 2. Syn. für ►Lachen, pathologisches.
e: convulsive oder obsessive laughter. *fr:* rire spasmodique, accès de fou rire

zwangsmäßig *(a)* ►zwanghaft.

Zwangsmechanismus *(m)*. Syn. für ►Zwangshandlung.

Zwangsmensch *(m)*. Syn. für ►Persönlichkeit, anankastische.

Zwangsneurose *(f)* Eine der wichtigsten Kategorien der ►Neurose, die von Freud herausgestellt wurde. Die Symptomatik wird beherrscht von allen Formen der ►Zwangserscheinungen. Denken und Handeln können bei den schwersten Formen so sehr von ►Zwangsgedanken, ►Zwangshandlungen und ►Zwangsimpulsen beherrscht werden, dass auf Jahre hinaus keine berufliche Tätigkeit möglich ist. Zwangsneurose ähnelt dann einer chronischen organischen Krankheit. Der Zustand tritt oft schon in der Kindheit, meistens im jugendlichen Alter in Erscheinung und verschwindet nur in 15 % der Fälle völlig; 45 % lassen sich bessern, 40 % bleiben unverändert. Während die einzelnen Zwangserscheinungen auch schon früher bekannt waren, entwickelte Freud 1894/95 erstmalig eine in sich geschlossene Theorie dazu. Danach sind alle Zweifel, Hemmungen und Impulse die Folge eines Konfliktes, durch den die psychischen Energien des Betreffenden sowohl mobilisiert als auch blockiert werden. Die Symptome stellen Kompromisse zwischen Triebwünschen, ihren Verboten, der vom Über-Ich geforderten Sühne und verkleideten Ersatzbefriedigungen dar, zwischen denen sich das Ich nicht entscheiden kann (Ambivalenz). Thematisch dreht es sich stets um Befriedigung unedler Triebwünsche. Das Ich gebraucht die von einem sadistischen Über-Ich verhängten Strafen, um Gewissensbisse zu vermeiden. Die neuere Psychoanalyse legt mehr Wert auf eine anankastische Persönlichkeitsstruktur als auf einzelne Symptome. – Es werden eine Fixierung auf die anale Phase (►Phasenschema) und der Zusammenhang mit bestimmten Erziehungsformen und Erfahrungen des Kindes in dieser Phase angenommen; dies zeigt sich in der Ambivalenz, magischem Denken sowie der Tatsache, dass viele Zwangserscheinungen eine Verminderung von Beschmutzung und/oder Unordnung beinhalten. Im Gegensatz hierzu hat P. Janet (1903) die Hauptursache in einem krankhaften Mangel an psychischer Energie (►Psychoasthenie) gesehen, wodurch es zu einer Desintegration der psychischen Funktionen komme. – Gemäß der ►Lerntheorie sind Zwangsgedanken konditionierte ►Stimuli auf Angst. Durch Verknüpfung mit einem unkonditionierten angsterregenden Reiz bekommt der urspüngliche neutrale Gedanke die Fähigkeit, Angst hervorzurufen. Zwangshandlungen entstehen jedoch dadurch, dass das Individuum die Erfahrung macht, dass bestimmte Handlungen die mit den Zwangsgedanken verbundene Angst vermindern. Therapie: Es gibt keine spezifische medikamentöse Therapie. Antidepressiva helfen nur vorübergehend. Analytische und unterstützende Psychotherapie können von gutem Erfolg sein. Man kann eine ►Sym-

ptomzwangsneurose von einer zwangsneurotischen ►Charakterneurose unterscheiden.
e: obsessional neurosis, obsessive-compulsive (psycho) neurosis.
Syn.: Zwangskrankheit, obsessiv-kompulsive Reaktion. *fr:* névrose obsessionnelle

zwangsneurotisches Organsyndrom *(n).* (Schwidder). Bei Zwangsneurotikern häufig beobachtete funktionelle Beschwerden: Verstopfung, Schlafstörungen, Kopfschmerzen, Herzbeschwerden, Atemstörungen.

Zwangsphänomene *(n, pl).* Allgemein für ►Zwangsvorstellungen, Zwangserinnerungen, Zwangsgedanken, Zwangsantriebe und andere Zwangserscheinungen.

Zwangspsychopath *(m).* Syn. für ►Persönlichkeit, anankastische.

Zwangsreaktion *(f)* Syn. für ►Primitivreaktion.

Zwangsritual *(n).* Syn. für ►Zwangszeremoniell.
e: compulsive ritual. *fr:* rituel obsédant

Zwangsrumination *(f)* (Adolf ►Meyer). Form des Zwangsdenkens, das mit Zweifeln verbunden ist. Es werden fortwährend metaphysische Probleme durchdacht, die Kinderfragen ähneln; z. B., warum die Erde rund und nicht eckig ist, warum das Meer gerade am Strand aufhört?
e: obsessive rumination. *fr:* rumination obsessionnelle

Zwangssack *(m).* Im 19. Jh. gebräuchlicher weiter Leinensack, in den unruhige Geisteskranke gesteckt wurden, um sie durch Dunkelheit, Bewegungseinschränkung und Einschüchterung zu beruhigen. Die Methode wurde vom Erfinder ►Horn als indirekte psychische Behandlungsmethode verstanden.

Zwangsschlaf *(m).* Selten gebrauchtes Syn. für ►hypnotischer Schlaf.

Zwangsstörung *(f)* 1. In DSM-III-V: Vorkommen von Zwangsgedanken und/oder Zwangshandlungen. Ist in der Sache identisch mit ►Zwangsneurose, Zwangssyndrom oder ►Zwangskrankheit, verzichtet jedoch auf psychoanalytische oder behavioristische Erklärungen. Die Bez. lautet im Amer. immer gleich, wurde jedoch in der dt. Übersetzung von DSM-III und DSM-III-R mit »Zwangssyndrom oder Zwangsneurose« und in DSM-IV/V mit »Zwangsstörung« übersetzt. 2. In ICD-10 (F42.x) wird unterschieden, ob Zwangsvorstellungen im Vordergrund stehen (F42.0 – »vorwiegend Zwangsgedanken oder Grübelzwang«) oder Zwangshandlungen (F42.1 – »vorwiegend Zwangshandlungen [Zwangsrituale]«). Vgl. Zwangserscheinungen.
e: Obsessive Compulsive Disorder; predominantly obsessional thoughts or ruminations (F42.0); predominantly compulsive acts (obsessional rituals) (F42.1).

Zwangsstörung und verwandte Störungen (ZWAV) In DSM-V Gruppe von Störungen, welche durch die Themen Zwänge, Reinigung, Symmetrie, verbotene oder tabuisierte Gedanken und das Verursachen durch Schaden zusammengehalten wird. 1) ►Zwangsstörung; 2) ►Körperdysmorphe Störung; 3) ►Pathologisches Horten; 4) ►Trichotillomanie; 5) ►Dermatillomanie; 6) ►Substanz-/Medikamenteninduzierte ZWAV; 7) ►ZWAV aufgrund eines medizinischen Krankheitsfaktors.
e: Obsessive-Compulsive and Related Disorders.

Zwangssymptom *(n).* ►Zwangserscheinungen.

Zwangssyndrom *(n).* Bez. von DSM-III für ►Zwangsneurose.
e: Obsessive Compulsive Disorder.

Zwangsunterlassung *(f)* Zwanghafte Unterlassung einer geplanten Handlung (z. B. auf die Straße zu gehen), da sonst (phobische) Angst auftritt. Gehört zu den ►Phobien.

Zwangsvorstellung *(f)* Form der ►Zwangserscheinungen. Sich dem Bewusstsein aufdrängende Vorstellung (Zwangsgedanken, Zwangserinnerungen), Zweifel, Befürchtungen, die durch Willensanspannung nicht aus dem Bewusstsein vertrieben werden können. Vom Standpunkt der rationalen Person gelten die Zwangsvorstellungen als unvernünftig, unlogisch und unerwünscht. Es besteht ein ständiger Kampf zwischen vernunftmäßigem Denken und übermächtig sich aufdrängenden Ideen oder Antrieben, der von Angstgefühlen (Zwangsängsten) begleitet wird. ►Zwangsneurose.
e: obsessional idea. *fr:* représentation obsédante, obsession de représentation

Zwangsweinen *(n).* Unwillentlich, aus geringem oder ohne Anlass auftretendes Weinen. ►Zwangsaffekte, ►Zwangslachen, *fr:* pleurer spasmodique.

Zwangsweste *(f)* Syn. für ►Zwangsjacke.

Zwangszeremoniell *(n).* Zwanghafte Befolgung einer ganz bestimmten Reihenfolge bei häufig wiederkehrenden Verrichtungen (z. B. Ankleiden, Auskleiden), deren Unterlassung oder Unterbrechung Angst hervorruft. Es können einzelne Zwangshandlungen so zahlreich aneinandergereiht werden, dass große Teile des Tages damit ausgefüllt sind, sodass aus diesem Grunde Erwerbsunfähigkeit eintreten kann. ►Zwangsneurose.
e: obsessional rituals.
Syn.: Zwangsritual. *fr:* cérémonial obsédant

ZWAV ►Zwangsstörung und verwandte Störungen.

Zweckneurose *(f)* Syn. für ►Begehrensneurose.

Zweckreaktion, psychogene *(f)* Psychogene Erlebnisreaktion, mit der ein bestimmter, meist halb bewusster Zweck (z. B. wirtschaftliche Versorgung) erreicht werden soll. ►Wunschreaktion, psychogene.

Zweifelsucht *(f)* Sich immer wieder aufdrängende Zweifel, ob eine Sache auch wirklich richtig und gründlich erledigt ist, ob eine Arbeit korrekt ausge-

führt ist, ob eine Äußerung vom Gegenüber auch richtig verstanden wurde, ob ein Gedanke richtig gedacht wurde usw. Form der ►Zwangserscheinungen.
e: doubting mania, obsessional doubt.

Zweigeschlechtlichkeit *(f)* Syn. für ►Bisexualität.

zweigleisige Standardmethode *(f).* ►Standardmethode, zweigleisige.

zweites Gesicht *(n).* ►Gesicht, zweites.

zweites Signalsystem *(n).* ►Signalsystem, zweites.

Zweizügelabhängigkeit *(f)* Gleichzeitige ►Medikamentenabhängigkeit von ►Stimulanzien und Schlafmitteln. Der Gebrauch von Stimulanzien (1. Zügel) verleitet zum übermäßigen Schlafmittelgebrauch (2. Zügel); der durch Schlafmittel verursachte ►hangover führt zu erneuter Steigerung der Stimulanzien-Einnahme.
e: dependence on a combination of substances, dependency on both stimulants and sedatives.

Zwillingsirresein *(n).* Syn. für ►Folie à deux.

Zwinkertic *(m).* Syn. für ►Blinzelkrampf.

Zwischen-Fälle *(m, pl).* (K. Schneider). Zwischen den großen Formenkreisen Schizophrenie und manisch-depressive Erkrankung einzuordnende psychotische Krankheitsfälle. Etwa gleichartig mit ►zykloide Psychosen.

Zwischenhirndemenz *(f)* (G. Stertz, 1933). Scheinbarer Intelligenzabbau durch Läsion des Zwischenhirns, wenn durch ein ►Stertz'sches Zwischenhirnsyndrom die potenziell vorhandenen Großhirnleistungen außer Funktion gesetzt sind.

Zwischenhirnsyndrom, psychiatrisches *(n).* (Staehelin). Obsol. Bez. für ►Aufmerksamkeits-/Hyperaktivitätsstörung.

Zwischenhirnsyndrom, psychisches *(n).* Sammelbez. für psychische Erscheinungen bei Zwischenhirnerkrankungen. Beobachtet werden vor allem plötzlich auftretende, einige Tage oder Wochen anhaltende und dann wieder abklingende Stimmungsschwankungen. Die Kranken sind in einem Augenblick dranghaft, antriebsreich, lebhaft und fallen dann rasch in Handlungshemmung mit depressiver Stimmung und Minderwertigkeitsgefühlen. Der Schlaf-wach-Rhythmus ist oft gestört (Schlaf-wach-Umkehr). Das Verlangen nach Sexualverkehr kann abwechselnd fehlen oder übertrieben stark sein. Evtl. bestehen Charakterstörungen. – Die Diagnose wird erleichtert, wenn gleichzeitig körperliche Zwischenhirnsymptome bestehen (Störungen des Wasserhaushalts, des Hormongleichgewichts oder des Körpergewichts).
e: psychic diencephalosis. *fr:* diencéphalose psychique

Zwischenhirnsyndrom, Stertz'sches *(n).* ►Stertz'sches Zwischenhirnsyndrom.

zwischenmenschlicher Konflikt *(m).* Konflikt, der sich zwischen zwei Menschen (nicht innerhalb der Psyche) abspielt.
e: interpsychic conflict.

zyklisches Irresein *(n).* Obsol. Syn. für ►Erkrankung, manisch-depressive.

Zykloid *(n).* (E. Kretschmer). Abnorme Charaktervariante. Zeiten gehobener Stimmung mit Überschuss an motorischer und psychischer Aktivität wechseln mit Zeiten ab, in denen Stimmung und Aktivität gedrückt sind. Kretschmer nimmt fließende Übergänge von einer als normal gedachten zyklothymen Charaktervariante (►Zyklothymie) über das zykloid Psychopathische zum psychotischen Manisch-Depressiven an. Wird am häufigsten bei pyknischer Körperkonstitution angetroffen.

zykloide Psychopathen *(f).* Syn. für ►Psychopathen, zyklothyme.

zykloide Psychosen *(f, pl).* (K. Kleist, K. Leonhard). Gruppe von funktionellen Psychosen mit phasischem Verlauf, bei denen einer Erkrankungsphase ein gewöhnlich mehrjähriges symptomfreies Intervall folgt. Innerhalb des nosologischen Systems der Psychiatrie stehen die Psychosen zwischen der manisch-depressiven Erkrankung und der Schizophrenie. Der Verlauf ähnelt mehr dem der manisch-depressiven Erkrankung, die Prognose kann gewöhnlich günstig gestellt werden. Die Symptomatik ähnelt eher der Schizophrenie, obwohl sie hierfür nicht typisch ist. Nach Leonhard sind drei Formen zu unterscheiden, die alle wie bei manisch-depressiver Erkrankung einen erregten und einen gehemmten Pol erkennen lassen (bipolare Formen): 1. ►Angst-Glücks-Psychose, 2. (erregt-gehemmte) ►Verwirrtheitspsychose, 3. (akinetisch-hyperkinetische) ►Motilitätspsychose.
e: (atypical) cycloid psychoses.
Syn.: atypische Psychosen, (zykloide) Randpsychosen, Emotionspsychosen, Degenerationspsychosen, Mischpsychosen.

zykloide Randpsychosen *(f, pl).* Syn. für ►zykloide Psychosen.

zykloides Temperament *(n).* ►zykloid.

Zykloidie *(f).* ►Zykloid.

Zyklopath *(m).* (Luxenburger, 1937). Zusammenziehung aus »zykloider Psychopath« (►Psychopathen, zyklothyme).

Zyklophrenie *(f)* (Lenz). Selten gebr. Syn. für ►Erkrankung, manisch-depressive.

zyklothym *(a).* (E. Kretschmer). Zum zyklothymen Charaktertypus gehörig (►Zyklothymie).
e: cyclothymic. *fr:* cyclothymique

zyklothyme Depression *(f)* Syn. für ►Depression, endogene.

zyklothyme Phase *(f)* Die einzelne Erkrankungsphase (►Phase) einer manisch-depressiven Erkrankung (s. d.).

zyklothyme Psychose, atypische *(f)* Syn. für ►zykloide Psychose.

Zyklothyme Störung *(f)* In DSM-III-V Chronische Gemütsverstimmung von mindestens 2 Jahren Dauer mit zahlreichen Schwankungen nach der depressiven und/oder (hypo)manischen Seite hin. Schwere und Dauer sind jedoch jeweils nicht so, dass die Kriterien der typischen depressiven oder manischen Episode erfüllt werden, die allerdings zwischendurch auch einmal auftreten können. – Entspricht etwa der ►Zyklothymie (4).
e: cyclothymic disorder.

zyklothymes Temperament *(n).* ►Zyklothymie (1).

Zyklothymie *(f)* In der Psychiatrie häufig benutzte Bez. mit unterschiedlichen Bedeutungsinhalten. Ihnen gemeinsam ist ein Hinweis auf Schwankungen der Stimmung. Im Einzelnen werden unterschieden: 1. Nach der Typologie E. Kretschmers besondere (nicht krankhafte, nicht abnorme) Temperamentsform, die besonders oft mit pyknischem Körperbau verbunden ist. Charakteristisch sind eine sinnenfrohe Harmonie mit der sozialen Umwelt, Weltoffenheit, soziale Kontaktfähigkeit, expansiver Tätigkeitsdrang und Realismus. – In seinen Bewegungen ist der Zyklothyme weich und harmonisch. – Die Stimmung schwankt zwischen Heiterkeit (Hypomanie) und »vitaler Traurigkeit« (s. d.). – Das psychomotorische Tempo ist entweder schnell und beweglich oder langsam und behäbig. – Da die einzelnen Charakteristika sich verschieden zusammensetzen können, unterscheidet Kretschmer einen flott-hypomanischen, stillvergnügten und schwermütigen Typ. Im praktischen Leben sind sie die geschwätzig Heiteren, die ruhigen Humoristen, die stillen Gemütsmenschen, bequemen Genießer und tatkräftigen Praktiker. Bei Steigerung dieser Charakterzüge ins Abnorme entsteht die ►zykloide Charaktervariante. Es besteht ferner eine besondere Affinität zur manisch-depressiven Erkrankung. 2. Von Kahlbaum wurde der Begriff als leichte Form der manisch-depressiven Erkrankung einer schweren (Vesania typica circularis) gegenübergestellt. Dieser Gebrauch des Wortes hat sich teilweise erhalten. 3. Bei K. Schneider Syn. für manisch-depressive Erkrankung. Auch in dieser Bedeutung weiterhin teilweise üblich. 4. Manisch-depressive Erkrankung, bei welcher manische und depressive Erkrankungsphasen so rasch aufeinanderfolgen, dass kaum noch freie Intervalle entstehen. 5. In ICD-10 (F34.0): ständig bestehende Schwankungen der Stimmung, wobei es zu zahlreichen Perioden mit leicht depressiver und leicht gehobener Stimmung kommt. Vgl. ►bipolare Störung.
e: cyclothymia. *fr:* cyclothymie

Zyklothymosis *(f)* (Southard). Kaum gebr. Syn. für ►Erkrankung, manisch-depressive.
e: cyclothymosis. *fr:* cyclothymose

Zypridophobie *(f)* Krankhafte Angst vor Geschlechtskrankheiten.
e: cypridophobia. *fr:* cypridophobie

Z

Anhang

Englisch-deutsches Wörterbuch

Die deutschen Übersetzungen verweisen auf die Stichwörter im Hauptteil. Erläuterungen, auch zu evtl. bestehenden Übersetzungsproblemen, und Synonyma sind dort zu finden. In Klammern stehende Zahlen kennzeichnen die entsprechend markierte Bedeutung im Stichwortteil. Bei zusammengesetzten Begriffen ist die Einordnung nach dem ersten Wort erfolgt.

A

abasia: Abasie.
a benumbed state: Benommenheit.
ablutomania: Waschzwang.
abnormal: abnorm.
abnormal grief: Trauer, abnorme.
abnormal mental development: Entwicklung, (abnorme seelische).
abnormal psychology: Pathopsychologie (2).
abortion psychosis: Abortpsychose.
abreaction: Abreagieren.
abreaction therapy (Finesinger): Einsichtsbehandlung.
(abrupt) block of thoughts: Denksperre.
absence: Absence, Absenz.
absence of emotional bond: Bindungslosigkeit.
absence of mind: Geistesabwesenheit.
absentmindedness: Geistesabwesenheit; Unkonzentriertheit.
absolute unconscious: Unbewusstes, absolutes.
abstinence from food: Nahrungsverweigerung.
abstinence syndrome: Entziehungserscheinungen.
abstinent: Alkoholgegner.
abulia: Abulia, Abulie; Aspontaneität.
abuse liability: Gefahrenquotient.
Abyssinian tea: Kath.
academic problem: Schulschwierigkeiten.
academic skills disorders: Schulleistungsstörungen.
acalculia: Akalkulie.
acarophobia: Akarophobie; Dermatozoenwahn; Angst vor Dermatozoen.
acatamathesia: Akatamathesie.
acathisia: Akathisie.
access: Anfall.
accessory symptoms: Symptome, akzessorische.
accident proneness: Unfallanfälligkeit.
accustoming: Gewöhnung.
acetylcholine shock: Acetylcholin-Schock.
acme: Akme.
acoria: Akorie.
acousma: Akoasmen.
acousmatagnosia: Akusmatagnosie.
acoustic aura: Aura, akustische.
acrocephaly: Turmschädel.
acromegaly: Akromegalie.
acrophobia: Akrophobie.
acting out: Agieren.
action resulting from affective discharge: Affekthandlung.
active analysis: Analyse, aktive.
active analytical psychotherapy: Analyse, aktive.
active negativism: Negativismus, aktiver.
active phase: Phase, floride.
activity therapy: Aktivitätstherapie.
act of violence: Gewaltdelikt.
actography: Aktographie.
actual genesis: Aktualgenese.
actualization: Aktualisieren.
actual neurosis: Aktualneurose.
actual self: Selbst, aktuelles.
acute alcoholic intoxication: Alkoholrausch, gewöhnlicher.
acute brain disorder: Psychosyndrom, akutes hirnorganisches.
acute brain syndromes: Reaktionstypen, akute exogene.
acute delirium: Delirium acutum (idiopathicum).
acute dementia: Dementia acuta.
acute dyskinesia: Dyskinesien, akute.
acute dystonia: Dystonie, akute.
acute hallucinatory paranoia: Paranoia hallucinatoria acuta.
acute infantile epilepsy: Epilepsia acuta infantilis.
acute organic mental disorders: Reaktionstypen, akute exogene.
acute organic syndrome: Psychosyndrom, akutes hirnorganisches.
acute paranoia: Paranoia acuta.
acute paranoid disorder: Akute Paranoide Störung.
acute persecution and grandeur complex (delusion): Délire d'emblée.
acute posttraumatic epilepsy: Epilepsia posttraumatica acuta.
acute sensory paralysis: Gefühlslähmung, akute.
Acute Stress Disorder: Belastungsstörung, Akute.

acute stress reaction: Belastungsreaktion, akute.
adaptation: Adaption, Adaptation.
adapted patients: angepasste Patienten.
addict: Süchtiger.
addiction to narcotics: Betäubungsmittelsucht.
add-on therapy: Add-on-Therapie.
ademonia: Jammerdepression.
adhesitivity: Haften.
adhesiveness: Adhäsivität.
adjustment: Anpassung.
Adjustment Disorders: Anpassungsstörungen in DSM.
adjustment disorders: Anpassungsstörungen in ICD-10.
adjustment inventory: Bell'scher Fragebogen.
administrative psychiatry: Psychiatrie, administrative.
adolescent epilepsy: Pubertätsepilepsie.
adolescent insanity: Hebephrenie; Jugendirresein.
Adolescent-Onset Type: Störung des Sozialverhaltens, Typus mit Beginn in der Adoleszenz.
adult antisocial behavior: antisoziales Verhalten beim Erwachsenen.
aegophilia: Ägophilie.
aegophobia: Ägophobie.
aerophagia: Aerophagie.
aerophobia: Aerophobie.
affect: Affekt.
affect block: Affektsperre; Affektstauung.
affectionless psychopath: Psychopathen, gemütlose.
affective: affektbetont; affektiv.
affective accumulation: Affektstauung.
affective climate: Klima, affektives.
(affective) discharge: Abfuhr (der Affekte).
affective disorders: affektive Störungen.
affective epilepsy: Affektepilepsie.
affective flattening: Gefühlsverarmung.
affective incontinence: Affektinkontinenz.
affective lability: Affektlabilität.
affective memory: Gedächtnis, affektives.
affective monomania: Monomanie, affektive.
affective nodal points: affektive Knotenpunkte.
affective persons: Affektmenschen.
affective projection: Affektprojektion.
affective psychosis: Affektpsychose.
affective rapport: Kontakt, affektiver.
affective repression: Affektverdrängung.
affective respiratory spasms: Affektkrämpfe, respiratorische.
affective rigidity: Affektlahmheit; Rigidität, psychische.
affective syndrome: Affektsyndrom.
affective valence: Valenz, affektive.
affectivity: Affektivität.
affect-laden paraphrenia: Paraphrenie, affektvolle.
age: Alter.
agelia: Agelie.
agency ***(amer. Umgangssprache):*** Erziehungsberatungsstellen.
age of physical and psychological deterioration: Rückbildungsalter.
aggravation: Aggravatio(n).
aggression: Aggression.
aggressive instinct: Aggressionstrieb.
Aggressive Type: aggressiver Typus.
aggressivity: Aggressivität; Feindseligkeit, Feindlichkeit (1).
agitated amentia: Amentia agitata.
agitated depression: Depression, agitierte; Jammerdepression.
agitated melancholia: Melancholia agitata.
agitation: Agitiertheit.
agitophasia: Agitophasie.
agnosia: Agnosie.
agnosia of objects: Objektagnosie.
agnosia of the body image: Agnosie des Körperschemas.
agnosie of colours: Farbagnosie.
agony of death: Todesangst.
agoraphobia: Agoraphobie.
Agoraphobia Without History of Panic Disorder: Agoraphobie ohne Panikstörung in der Vorgeschichte.
Agoraphobia Without Panic Attacks: Agoraphobie ohne Panikattacke.
agraphia: Agraphie.
agrypnia: Agrypnie.
agyiophobia: Agyiophobie.
agyria: Agyrie.
aha experience; ah-hah: Aha-Erlebnis.
ahypnia: Ahypnia, Ahypnie.
aichmophobia: Aichmophobie.
akataphasia: Akataphasie.
akinesia: Akinese, Akinesia, Akinesie.
akinesia algera: Akinesia algera.
akinesis: Bewegungssperre.
akinetic mania: Manie, akinetische.
akinetic mutism: Mutismus, akinetischer.
akinetic seizure: Anfall, astatischer.
akoasma: Akoasmen.
alalia: Alalie.
Alcohol Abuse: Alkoholmissbrauch.
alcohol addict: Alkoholiker.
alcohol addiction; alcohol dependence. ***Älteres engl. Syn.:*** **drunkenness:** Alkoholsucht.
alcohol-Antabuse reaction: Disulfiram-Alkohol-Reaktion.
alcohol delict: Alkoholdelikt.
Alcohol Dependence: Alkoholabhängigkeit.
alcohol detoxication cure: Alkoholentziehungskur.
alcoholic: Alkoholiker; Potator; Trinker.
alcoholic anonymous (AA): Anonyme Alkoholiker (AA).

alcoholic coma: Coma alcoholicum.
alcoholic dementia: Dementia alcoholica.
alcoholic depravation: Alkoholdepravation.
alcoholic encephalopathy: Pseudoencephalitis haemorrhagica superior.
alcoholic epilepsy: Alkoholepilepsie.
alcoholic hallucinosis: Alkoholhalluzinose.
alcoholic impotency: Impotenz, alkoholische.
alcoholic jealousy mania: Eifersuchtswahn, alkoholischer.
alcoholic paranoia: Alkoholparanoia.
alcoholic (pseudo)paresis: Pseudoparalyse, alkoholische.
alcoholic senile dementia: Dementia alcoholosenilis.
alcoholic tremor: Alkoholtremor.
alcoholic twilight state: Dämmerzustand, alkoholischer.
alcoholic withdrawal syndrome: Alkoholentzugssyndrom.
Alcohol Idiosyncratic Intoxication: Alkoholintoxikation, Idiosynkratische.
alcohol idiosyncratic intoxication: Rausch, pathologischer.
Alcohol-Induced Anxiety Disorder: Alkoholinduzierte Angststörung.
Alcohol-Induced Mood Disorder: Alkoholinduzierte Affektive Störung.
Alcohol-Induced Persisting Amnestic Disorder: Persistierende Alkoholinduzierte Amnestische Störung.
Alcohol-Induced Persisting Dementia: Persistierende Alkoholinduzierte Demenz.
Alcohol-Induced Psychotic Disorder: Alkoholinduzierte Psychotische Störung.
Alcohol-Induced Sexual Dysfunction: Alkoholinduzierte Sexuelle Funktionsstörung.
Alcohol-Induced Sleep Disorder: Alkoholinduzierte Schlafstörung.
alcohol intolerance: Alkoholintoleranz.
alcohol intoxication: Alkoholintoxikation.
Alcohol Intoxication Delirium: Alkoholintoxikationsdelir.
alcoholism: Alkoholismus.
alcohol test: Alkoholtrinkversuch.
alcohol withdrawal: Alkoholentzug.
Alcohol Withdrawal Delirium: Alkoholentzugsdelir.
Alexanderism: Alexandrismus.
alexia: Alexie.
alexithymia: Alexithymie.
algesic aphagia: Aphagia algera.
algolagnia: Algolagnie.
algomania: Algomanie.
algophobia: Algophobie.
Alice in wonderland syndrome (AIWS): Alice-im-Wunderland-Syndrom.
alienatio mentalis: Irresein.
alienation: Alienation; Entfremdung (2).
alienation depression: Entfremdungsdepression.
alienist: Alienist; Irrenarzt.
alkaloidism: Alkaloidsucht.
allegorization: Allegorisation.
allergy: Allergie.
allocentrism: Allozentrismus.
alloeroticism: All(o)erotik.
allolalia: Allolalie.
allomnesia: Allomnesie.
allophasia: Allophasie.
alloplastic: alloplastisch.
alloplasty: Alloplastie.
allopsychic: allopsychisch.
allopsychosis: Allopsychosen.
alogia: Alogie; Sprachverarmung.
alogical disorder of the mental process: Denkstörung, alogische.
alpha alcoholism: Alphaalkoholismus.
alpha enhancement: Alphatraining.
alpha feedback: Alphatraining.
alpha wave training: Alphatraining.
alteration of subjective experiences: Erlebniswandel.
alternating consciousness: Bewusstsein, alternierendes.
alternating personality: Persönlichkeit, gespaltene.
alternating psychosis. circulatory psychosis: Psychose, zirkuläre.
altruism: Altruismus.
alveolar hypoventilation DIMS syndrome: alveoläres Hypoventilations-Syndrom.
alveolar hypoventilation DOES syndrome: alveoläres Hypoventilations-Syndrom.
Alzheimer's disease; A.'s dementia: Alzheimer-Demenz.
amalgam intoxication: Amalgamvergiftung.
Amalgam-Related Illness (ARI): Amalgamvergiftung.
amaurotic familial idiocy: Idiotie, amaurotische familiäre.
amaxophobia: Amaxophobie.
ambiequal: ambiäqual.
ambitendency: Ambitendenz.
ambivalence: Ambivalenz.
ambivalent: ambivalent.
ambiversion: Ambiversion.
ambulatory automatism: Automatismus ambulatorius.
ambulatory psychotherapy: Psychotherapie, ambulante.
ambulatory schizophrenia: Schizophrenie, ambulatorische.
amelarthria: Amelarthrie.
amelia: Amelie.
amelian speech (diction): Diktionsamelie.

amelophasia: Amelophasie.
amenomania: Amenomanie, Amönomanie.
ament: amentiell.
amentia: Amentia; Oligophrenie.
amimia: Amimie.
amnesia: Amnes(t)ia, Amnesie; Erinnerungsverlust.
amnesia logophonica: Amnesie, logophonische.
amnestic: amnestisch.
amnestic aphasia: Aphasie, amnestische.
amnestic-confabulatory syndrome: amnestisch-konfabulatorisches Syndrom.
Amnestic Disorder Due to a General Medical Condition: Amnestische Störung aufgrund eines Medizinischen Krankheitsfaktors.
Amnestic Disorders: Amnestische Störungen.
amnes(t)ic syndrome: amnestisches (Korsakow-) Syndrom.
amnestic vague remembrance: Erinnerungsinsel.
amok: Amok.
amorous paranoia: Liebeswahn; Eifersuchtswahn.
amorphognosia: Amorphognosie.
amotivation syndrome: Amotivations-Syndrom.
Amphetamine Abuse: Amphetaminmissbrauch.
amphetamine addiction: Weckaminsucht.
Amphetamine Dependence: Amphetaminabhängigkeit.
Amphetamine-Induced Anxiety Disorder: Amphetamininduzierte Angststörung.
Amphetamine-Induced Mood Disorder: Amphetamininduzierte Affektive Störung.
Amphetamine-Induced Psychotic Disorder: Amphetamininduzierte Psychotische Störung.
Amphetamine-Induced Sexual Dysfunction: Amphetamininduzierte Sexuelle Funktionsstörung.
Amphetamine-Induced Sleep Disorder: Amphetamininduzierte Schlafstörung.
amphetamine intoxication: Amphetaminintoxikation.
Amphetamine Intoxication Delirium: Amphetaminintoxikationsdelir.
amphetamines: Amphetamine.
amplification: Amplifikation.
amuck: Amok.
amusia: Amusie.
amychophobia: Amychophobie.
anachoresis: Anachorese.
anaclisis: Anaklise.
anaclitic depression: Depression, anaklitische.
anaclitic type of object-choice: Objektwahl, Anlehnungstyp der.
anal character: Charakter, analer.
analepsy: Analepsie.
anal-erotism: Analerotik.
anal expulsive stage: Phase, anale (1. Phase).
analgesic addiction; a. passion: Analgetikasucht.
anality: Analität.
anal phase: anale Phase.
anal retentive stage: Phase, anale (2. Phase).
anal-sadistic: anal-sadistisch.
anal-sadistic stage: anale Phase.
anal stage: Phase, anale.
analysis: Analyse.
analysis of dream content: Trauminterpretation.
analyst: Psychoanalytiker.
analytical group therapy: analytische Gruppentherapie.
analytical psychology: Psychologie, analytische.
analytical psychotherapy: Psychotherapie, analytische.
analytical situation: analytische Situation.
analytic group therapy: Gruppenanalyse.
anamnestic analysis: Analyse, anamnestische.
anamnestic interrogation: Exploration.
anancasm: Anankasmus.
anancastic depression: Depression, anankastische.
anancastic personality disorder: Persönlichkeitsstörung, anankastische.
anancastic syndrome: anankastisches Syndrom.
anatopism: Anatopismus.
androphobia: Androphobie.
androphonomania: Amok; Androphonomanie.
anecdotic(al): anekdotisch.
anemophobia: Anemophobie.
anergasia: Anergasie.
anergia: Anergie.
anergic stupor: Stupor, anergischer.
anginophobia: Anginophobie.
angophrasia: Angophrasie.
anhedonia: Anhedonie.
anhedonism: Anhedonie.
anhylognosia: Anhylognosie.
anideation: Anideation.
anilingus: Anilingus.
animal magnetism: Magnetismus, animalischer.
animism: Animismus.
animosity: Animosität.
anniversary reaction; a. syndrome; a. hypothesis: *anniversary syndrome;* Geburtstagssyndrom.
annulment of marriage: Ehenichtigkeit.
anoësis: Anoëse.
ano-genital pruritus: Pruritus ano-genitalis.
anoia: Anoia.
anomalous: abnorm.
anomia: Anomie.
anorexia: Anorexia, Anorexie.
anorgasmy: Anorgasmie.
anosognosia: Anosognosie.
antabuse-cure: Antabus-Kur.
anterograde amnesia: Amnesie, anterograde.
anthropocentrism: Anthropozentrismus.
anthropological psychiatry: anthropologische Psychiatrie.

anthropology: Anthropologie; Ethnologie.
anthropophagy: Anthropophagie.
anthropophobia: Anthropophobie.
antialcoholic: Alkoholgegner.
antialcohol movement: Anti-Alkoholbewegung.
anti-androgen: Antiandrogen.
anti-cathexis: Gegenbesetzung.
anticipative neurosis: antizipierende Neurose.
anticipatory anxiety: Erwartungsangst.
anticonvulsants: Antikonvulsiva.
anticonvulsives: Antikonvulsiva.
anticraving substance: Anticravingsubstanz.
antidepressants: Antidepressiva.
antikinesis: Antikinese.
antiklisis: Antiklise.
antinomic character: Charakter, antinomischer.
antinomic structure of character: antinomische Charakterstruktur.
antipsychiatry: Antipsychiatrie.
antipsychotic: antipsychotisch.
antisocial personality disorder: Persönlichkeitsstörung, Antisoziale.
antisocial personality: Psychopath.
anti-stigma movement: Anti-Stigma-Bewegung.
antonomasia: Antonomasie.
Anton's sign: Anton'sches Symptom.
anupography: Anupographie.
anxiety: Angst; Unlust(gefühle).
anxiety-blissfulness: Angst-Glücks-Psychose.
anxiety depression: Angstdepression.
Anxiety Disorder Due to a Medical Condition: Angststörung aufgrund eines Medizinischen Krankheitsfaktors.
Anxiety Disorders: Angststörungen.
anxiety disorders: Angstsyndrome.
Anxiety Disorders of Childhood or Adolescence: Angstsyndrome der Kindheit oder Adoleszenz (DSM-III).
Angststörung in der Kindheit oder Adoleszenz (DSM-III-R).
anxiety dream: Angsttraum.
anxiety elational psychosis: Angst-Glücks-Psychose.
anxiety equivalent: Angstäquivalent.
anxiety fit: Angstanfall.
anxiety hierarchy: Angsthierarchie.
anxiety hysteria: Angsthysterie.
anxiety neurosis: Angstneurose.
anxiety psychosis: Angstpsychose.
anxiety psychosis of reference: Beziehungspsychose, ängstliche.
anxiety regression: Angstregression.
anxiety states; a. neuroses: Angstzustände.
anxiolysis: Anxiolyse.
anxiolytic: Anxiolytika.
anxious (avoidant) personality disorder: Persönlichkeitsstörung, ängstliche (vermeidende).
anxious depression: Depression, ängstliche.
anxious mania: Manie, depressive.
apallic syndrome: apallisches Syndrom.
apandria: Apandrie.
apastia: Nahrungsverweigerung.
apathic hebephrenia: apathische Hebephrenie.
apathic oligophrenia: Oligophrenia apathica.
apathy: Apathie.
apathy syndrome: Apathie-Syndrom.
aphagopraxia: Aphagopraxie.
aphalgesia: Haphalgesie.
aphanisis: Aphanisis.
aphasia: Aphasia, Aphasie.
aphasic: aphasisch.
aphasic agraphia: Agraphie, aphasische.
aphelxia: Aphelxie.
aphemesthesia: Aphemästhesie.
aphemia: Aphemia, Aphemie.
aphemia pathematica: Aphemia pathematica.
aphemia plastica: Aphemia plastica.
aphonia spastica: Dysphonia spastica.
aphrodisiomania: Liebeszwang.
aphronesia: Aphronesie.
aphtenexia: Aphtenexie.
aphtongia: Apht(h)ongie.
apiphobia: Apiphobie.
apnea; apnoea: Apnoe.
apnoic pause: apnoische Pause.
apocalyptic phase: Apokalyptik.
apophanous phase: Apophänie.
apophany phase of delusion: Apophänie.
apoplectiform attack: Anfall, apoplektiformer.
apoplexia hysterica: Apoplexia hysteriaca.
apparition: Erscheinung.
apperception: Apperzeption.
appersonation: Appersonation.
appersonification: Appersonation.
appetence: Appetenz.
applied psychoanalysis: Psychoanalyse, angewandte.
apprehension: Apprehension; Begreifen.
approximative consciousness: Bewusstsein, approximatives.
apraxia: Apraxia, Apraxie.
apraxic agraphia: Agraphie, apraktische.
aprosexia: Aprosexia, Aprosexie.
aprosodia: Aprosodie.
apsithyria: Apsithyrie.
apsychosis: Apsychosis.
arachnophobia: Arachnophobie.
arc de cercle: Arc de cercle.
archaic-paralogical thinking: Denken, archaisches.
archetype: Archetypus.
arc of a circle: Arc de cercle.
arithmomania: Zählzwang.
army psychiatry: Wehrpsychiatrie.
arson: Brandstiftung.

arteriosclerotic confusion: Delir, arteriosklerotisches.
arteriosclerotic dementia: Dementia arteriosclerotica.
arteriosclerotic depression: Depression, arteriosklerotische.
arteriosclerotic psychosis: Psychose, arteriosklerotische.
articulation: Artikulation.
articulation disturbances: Artikulationsstörungen.
artificialism: Artifizialismus.
artificial obsession: Besessenheit, künstliche.
artificial psychosis: Psychose, künstliche.
artificial sleep: Schlaf, künstlicher.
artificial somnambulism: Somnambulismus, künstlicher.
art-therapy: Gestaltungstherapie.
asceticism: Askese.
aschematia: Körperschemastörung.
asemia: Asemia, Asemie.
asocial: asozial.
asocial behaviour: Gesinnung, asoziale.
asomatognosia: Asomatognosie.
asomnia: Asomnie.
Asperger's Disorder (DSM IV): Asperger-Syndrom.
Asperger's Syndrome: Asperger-Syndrom.
aspiration level: Anspruchsniveau.
assimilation: Assimilation.
assimilation of emotional experiences: Erlebnisverarbeitung.
association: Assoziation.
association disorder: Assoziationsstörung (schizophrene).
association-experiment: Assoziationsversuch.
Association of European Psychiatry: Arbeitsgemeinschaft Europäischer Psychiater (AEP).
association psychology: Assoziationspsychologie.
associative memory: Assoziationsgedächtnis, semantisches; Erinnerungsassoziation; Gedächtnis, assoziatives.
astasia: Astasia, Astasie.
astasia-abasia: Astasie-Abasie-Syndrom.
astasophobia: Stasobasophobie.
astatic seizure: Anfall, astatischer.
astereognosis: Astereognosie.
asterixis: Asterixis.
asthenia: Asthenia, Asthenie.
asthenic: asthenisch.
asthenic type: Astheniker.
asthma: Asthma (bronchiale).
astraphobia: Astraphobie.
asyllabia: Asyllabie.
asylum: Asyl; Heilanstalt.
asylum psychiatry: Anstaltspsychiatrie.
asymbolia: Asymbolie; Symbolagnosie.
asyntaxia: Asyntaxie.
ataractica: Ataraktika.
ataraxia: Ataraxie.
ataraxy: Ataraxie.
Atebrin psychosis: Atebrinpsychose.
athletic type: athletischer Körperbautyp.
atmosphere of maternal care and stimulation: Klima, affektives.
atonic impotence: Impotenz, atonische.
atremia: Atremie.
attachment disorder: Beziehungsstörung.
attack: Anfall.
attempted suicide: Suizidversuch.
attention: Aufmerksamkeit.
attentional problem: Aufmerksamkeitsstörung.
attention defects: Aufmerksamkeitsdefekte.
attention deficit: Aufmerksamkeitsdefizit.
Attention Deficit Disorder: Störung mit Aufmerksamkeitsdefizit.
attention deficit disorder: Störung mit Aufmerksamkeitsdefizit, Residualtyp.
Attention Deficit Disorder with Hyperactivity: Störung mit Aufmerksamkeitsdefizit bei Hyperaktivität.
attention deficit disorder without hyperactivity: Störung mit Aufmerksamkeitsdefizit ohne Hyperaktivität.
Attention-Deficit Hyperactivity Disorder (ADHD): Aufmerksamkeits- und Hyperaktivitätsstörung.
attention disorder: Aufmerksamkeitsstörung.
attention-seeking psychopath: Psychopathen, geltungssüchtige.
attitude types: Einstellungstypen.
attonity: Attonität.
atypical affective disorder: Atypische Affektive Störungen.
atypical antipsychotics: atypische Antipsychotika.
atypical anxiety disorder: Atypisches Angstsyndrom.
atypical autism: Autismus, atypischer.
atypical (class of disorder): atypisch.
(atypical) cycloid psychoses: zykloide Psychosen.
atypical depression: Atypische Depression; Depression, atypische.
Atypical Dissociative Disorder: Atypische Dissoziative Störung.
atypical facial pain: Gesichtsschmerz, primärer autochthoner.
atypical factitious disorder with physical symptoms: Atypische Vorgetäuschte Störung mit körperlichen Symptomen.
atypical gender disorder: Atypische Störung der Geschlechtsidentität.
atypical, mixed, or other personality disorders: atypisch.
atypical paranoid disorder: Atypische Paranoide Störung.
atypical paraphilia: Atypische Paraphilie.

atypical psychoses: Psychosen, atypische; atypische Psychosen.
atypical somatoform disorder: Atypische Somatoforme Störung.
atypical stereotyped movement disorder: Bewegungsstörung, Atypische Stereotype.
audition of thoughts: Gedankenlautwerden.
auditive agnosia: Agnosie, akustische.
auditory aphasia: Aphasia, auditoria (sive acustica).
auditory hallucinating: Stimmenhören.
auditory hallucination: Halluzination, akustische.
auditory visual synaesthesia: Schreckblitz.
augmentation: Augmentation.
augmentation of impulse: Antriebssteigerung.
aura: Aura.
aura cursoria: Aura cursativa.
authority conflict: Autoritätskonflikt.
autism: Autismus.
autistic: autistisch; dereistisch.
Autistic Disorder (DSM III-R/IV): Autismus, frühkindlicher.
autistic thinking: autistisch-undiszipliniertes Denken; Denken, dereistisches.
autoanalysis: Selbstanalyse.
autocannibalism: Autokannibalismus.
autochthonous delusion: Primärwahn.
autochthonous idea: autochthone Ideen; Wahneinfall.
autoecholalia: Autoecholalie.
autoeroticism: Autoerotismus.
autoerotism: Autoerotismus.
autofetishism: Autofetischismus.
autogenic training: autogenes Training.
autognosis: Autognosie.
autohypnosis: Autohypnose.
autohypnotic amnesia: Amnesie, autohypnotische.
autolesion: Selbstbeschädigung.
automasochism: Automasochismus.
automatic obedience: Befehlsautomatie.
automatic writing: Automatisches Schreiben.
automatism: Automatismus.
auto-monosexualism: Automonosexualismus.
automorphism: Automorphismus.
auto-mysophobia: Automysophobie.
autonomasia: Autonomasie.
autonomous depression: Depression, autonome.
autophilia: Autophilie.
autophobia: Autophobie.
autophonomania: Autophonomanie.
autoplastic: autoplastisch.
autoplasty: Autoplastie.
autopsychic: autopsychisch.
autopsychic neurosis: Kernneurose.
autopsychic orientation: Orientierung, autopsychische.
autopsychosis: Autopsychose.
auto-sadism: Autosadismus.
autoscopic hallucination: Halluzination, autoskopische.
autoscopic syndrome; a. phenomenon: Heautoskopie.
autoscopy: Heautoskopie.
auto-suggestion: Autosuggestion.
autotopagnosia: Autotopagnosie.
aversion: Aversion.
aversion conditioning treatment: Aversionskur.
avoidant: vermeidend.
Avoidant Disorder of Childhood or Adolescence: Angstsyndrom mit Vermeidungsverhalten; Störung mit Kontaktvermeidung.
Avoidant Personality Disorder: Persönlichkeitsstörung, Vermeidend-Selbstunsichere.
avolition: Willenssperrung.
awareness: Bewusstsein.
axial symptom: Achsensymptom.
axis: Achse.
axis I disorder: Achse-I-Störung.

B

bacillophobia: Bazillophobie.
ballistophobia: Ballistophobie.
bang: Flash.
baragnosis: Baragnosie.
barbed-wire disease: Stacheldrahtkrankheit.
barbiturate hypnosis: Narkohypnose.
barbituric acid addiction: Barbituratsucht.
barencephalia: Barenzephalie.
baresthesia: Barästhesie.
baresthetic hallucinations: Halluzinationen, propriozeptive.
barrage: Sperrung.
barylalia: Barylalie.
basedowian psychosis: Basedow-Psychose.
Basedow psychosis: Basedow-Psychose.
basic anxiety: Urangst.
basic neuroleptics: Basisneuroleptika.
basic rule: Grundregel, psychoanalytische.
basic symptoms: Grundsymptome.
batophobia: Bathophobie.
batrachophobia: Batrachophobie.
Batten-Mayou syndrome: Stock-Spielmeyer-Vogt-Syndrom.
battered-child syndrome: Kindesmisshandlung.
battle fatigue: Granatschock; Kriegsneurose.
Bayle's disease: Irrenparalyse.
Beard's disease: Neurasthenie Beard.
beastliness: Bestialität.
beating around ***(amer.) oder*** **about** ***(engl.)*** **the bush:** Vorbeireden.
bed craving: Bettsucht.

bed restraint: Fixierung.
bedwetting: Enuresis.
behavior(al) modification: Verhaltensmodifikation.
behavioral sciences: Verhaltenswissenschaften.
behavior disorders: Verhaltensstörungen (1).
behavior therapy: Verhaltenstherapie.
behavio(u)r: Verhalten.
behavio(u)rism: Behaviorismus.
being querulous: Reizbarkeit.
belemnophobia: Belemnophobie.
Bell's mania: Bell'sche Manie; Manie, akute.
belonephobia: Belonephobie.
benchmarking: Benchmarking.
benefaction psychosis: Glückspsychose.
benign stupor: Stupor, benigner.
bennies: Bambinos.
benommenheit: Benommenheit.
Benton visual retention test: Benton-Test.
bernies *(Drogenjargon)*: Kokain.
bestiality: Bestialismus (1); Bestialität; Sodomie.
beta alcoholism: Betaalkoholismus.
bezoar: Bezoar, Bezoarstein.
bezoarstone: Bezoar, Bezoarstein.
biblioklasia: Biblioklasie.
bibliokleptomania: Bibliokleptomanie.
bibliomania: Bibliomanie.
bibliophilia: Bibliophilie.
bibliophobia: Bibliophobie.
bibliotherapy: Bibliotherapie.
bifocal grouptherapy: bifokale Gruppenpsychotherapie.
bilo: Bilo.
Binet-age: Intelligenzalter.
Binet scale: Binet-Simon-Test.
Binet test scale: Binet-Simon'sche Intelligenzstaffel.
binge: Esstaumel.
Binswanger dementia: Binswanger'sche Enzephalopathie.
Binswanger treatment: Binswanger'sche Behandlung.
bioenergetics: bioenergetische Analyse.
biographical anamnesis: Anamnese, biographische.
biologic; biological: biologisch.
biological marker: Marker, biologischer.
biological memory: Gedächtnis, biologisches.
biological psychiatry: Psychiatrie, biologische.
biotonicity: Biotonus.
biotonus: Biotonus.
bipolar affective disorder: bipolare affektive Störung.
bipolar disorder: Bipolare Störung; Bipolare Störung, depressiv; Bipolare Störung, gemischt; Bipolare Störung, manisch; Depression, bipolare.
Bipolar I Disorder: Bipolar-I-Störung.
Bipolar II Disorder: Bipolar-II-Störung.
birth trauma: Geburtstrauma.
bisexual: bisexuell.
bisexuality: Bisexualität.
bismuthomania: Bismutomanie.
bizarreness: Bizarrerie.
blackmail: chantage.
»black patch psychosis«: Stardelir.
blanc recollection: Amnesie, totale.
bland: blande.
blaptophobia: Blaptophobie.
blastophthoria: Blastophthorie.
blepharospasm: Blepharospasmus.
blindfold test: Blindversuch, einfacher.
blinking: Blinzelkrampf.
blocking: Denksperre; Sperrung.
block of impulse: Antriebshemmung.
body build: Körperbau.
body image: Körperschema.
body language: Körpersprache.
body schema: Körperschema.
body therapies: Körpertherapie.
Boehnisch test: Böhnisch-Test.
Bonhoeffer's forms of exogenous reactions: Reaktionstypen, akute exogene.
boopia: Boopie.
borderline group of neuroses: Borderline-Neurose.
borderline intellectual functioning: Grenzbereich der Intellektuellen Leistungsfähigkeit.
borderline personality disorder: Borderline-Persönlichkeitsstörung.
borderline personality organization: Borderline-Persönlichkeitsstruktur.
borderline psychosis: Randpsychose.
Bourdon test: Durchstreichtest.
bovarism: Bovarismus.
boxer's dementia: Boxerdemenz.
boxer's encephalopathy: Boxerdemenz.
bradylalia: Bradylalie.
bradylexia: Bradylexie.
bradylogia: Bradylogie.
bradyphagia: Bradyphagie.
bradyphemia: Bradyphemie.
bradyph(r)asia: Bradylalie; Bradyphasie.
bradyphrenia: Bradyphrenie.
bradypragia: Bradypragie, Bradypraxie.
bradypraxia: Bradypragie, Bradypraxie.
bradypsychia: Bradypsychie.
braid cutting: Zopfabschneider.
braidism: Braidismus.
brain contusion: Contusio cerebri.
brain damage: Hirnschädigung.
brain injury: Hirnverletzung.
brain-washing: Indoktrination.
brandy addiction: Branntweinsucht.
Bravais' fits: Bravais'sche Anfälle.
Bravais-Jackson epilepsy: Bravais-Jackson-Epilepsie; Jackson-Epilepsie.

breaking of taboo: Tabuverletzung.
break-up: Zerrüttung der Ehe.
Breathing-Related Sleep Disorder: Schlafstörung, Atmungsgebundene.
Breuer method: Breuer-Verfahren.
Brief Psychotic Disorder: Kurze Psychotische Störung.
brief reactive psychosis: Psychose, Kurze reaktive.
Bright psychosis: Bright'sche Psychose.
Briquet ataxia: Briquet'sche »Ataxie«.
Briquet syndrome: Briquet-Syndrom.
Brissaud-Marie sign: Brissaud-Marie'sches Zeichen.
broadcasting of thought: Gedankenausbreitung.
broad-spectrum neuroleptics: Breitbandneuroleptika.
broken home: Zerrüttung der Ehe.
bromidrosiphobia: Brom(h)idro(si)phobie.
bromine cachexia: Bromkachexie.
brominism: Bromismus.
bromism: Bromismus.
brontophobia: Brontophobie.
bronzed catatonia: Bronzekatatonie.
brownism: Brownianismus.
brunonianism: Brownianismus.
Brunonian theory: Brownianismus.
bruxism: Bruxismus.
buffoonery psychosis: Faxensyndrom.
bulimia: Bulimie.
bulimia nervosa: Bulimia nervosa.
bulimorexia: Bulimarexie.
Bumke pupil sign: Bumke'sches Zeichen.
burnout syndrome: Burnout-Syndrom.

C

cabman's (relaxative) position: Droschkenkutscherhaltung.
cacesthesia: Kakästhesie.
cacogeusia: Kakogeusie.
cacolalia: Kakolalie.
Caffeine Intoxication: Koffeinintoxikation.
caffeine intoxication (DSM-IV): Coffeinismus.
Cain complex: Kain-Komplex.
calmatives: Ataraktika.
calming [tranquilizing] drug: Beruhigungsmittel.
camptocormia: Kamptokormie.
cancellation of marriage: Eheaufhebung.
candida syndrome: Candida-Syndrom.
candy: Kokain.
canine voraciousness: Bulimie; Fames canina.
cannabinoids: Cannabinoide.
cannabis: Cannabis.
cannabis delusional disorder: cannabisinduziertes Syndrom.
cannabis dependence: Cannabisabhängigkeit; Haschischsucht.
cannabis intoxication: Cannabisintoxikation; Haschischrausch.
cannabism: Haschischsucht.
cannabis organic mental disorders: Cannabisinduzierte Organisch Bedingte Psychische Störungen.
cannibalism: Anthropophagie; Kannibalismus.
capacity to register: Merkfähigkeit.
Capgras syndrome: Capgras-Zeichen.
captation: Kaptivation.
captativity: Kaptativität.
carbonarcosis: Karbonarkose.
carbon dioxide therapy: Karbonarkose.
cardiac neurosis: Herzangstsyndrom.
cardiac phobia: Herzangstsyndrom.
cardiazol convulsive shock therapy: Cardiazolschockbehandlung.
cardiazol diagnosis: Cardiazolprovokation.
career neurosis: Aufstiegsneurose.
carphology: Karphologia.
case history: Krankengeschichte; Krankheitsgeschichte (oft als »Fallgeschichte« übersetzt).
case study method: Einzelfallstudie.
castration: Kastration.
castration anxiety: Kastrationsangst.
castration complex: Kastrationskomplex.
catagenesis: Katagenese.
catalepsy: Comprehensio; Katalepsie.
cataphasia: Kataphasie.
cataphora: Cataphora.
cataplexia: Tonusverlust, affektiver.
cataplexy: Kataplexie (2).
cataplexy of awakening: Aufwachkataplexie.
catastrophic behavior: Katastrophenreaktion.
catathymia: Katathymie.
catathymic amnesia: Amnesie, katathyme.
catathymic delusion: katathymer Wahn.
catathymic idea: Idee, katathyme.
catathymic thinking: Denken, katathymes.
catatonia: Katatonie.
catatonic cerebral paralysis: Katatonie, akute tödliche.
catatonic schizophrenia: kataton-schizophrenes Syndrom; Schizophrenie, katatone.
catatonic stupor: Stupor, kataton(isch)er.
catatonic type: Katatoner Typus.
catatony: Katatonie.
catecholamine hypothesis (of affective disorders): Catecholamin-Hypothese.
category: Kategorie.
catharsis: Katharsis.
cathartic method; c. therapy: kathartische Methode.
cathectic discharge: Affektausbruch.
cathexis: Besetzung.
cathisophobia: Kathisophobie.

causal complex of endogenous psychoses: Endon.
ceirophobia: Keirophobie.
ceirospasm: Keirospasmus.
cenesthesia: Zönästhesie; Zönästopathie.
cenesthesic hallucinations: Leibhalluzinationen.
cenesthesic schizophrenia: Schizophrenie, zönästhetische.
cenesthopathy: Zönästhesiopathie.
censorship: Zensur.
central self: Selbst, zentrales.
centrencephalic epilepsy: Epilepsie, zentrenzephale.
cerebellar epilepsy: Epilepsie, zerebelläre.
cerebellar fit: Kleinhirnanfall.
cerebral arteriosclerosis: Hirnarteriosklerose.
cerebral concussion: Contusio cerebri.
cerebral dysfunction syndrome: Hirnleistungsschwäche.
cerebral dystrophy: Dystrophie, zerebrale.
cerebral gigantism: Sotos-Syndrom.
cerebral palsy: Kinderlähmung, zerebrale.
cerebral pneumotherapy: Pneumotherapie, zerebrale.
cerebral seizure: Anfall, zerebraler.
cerebrasthenia: Zerebrasthenie.
cerebration: Zerebralisation.
cerebrotonia: Zerebrotoniker.
changes in autonomic nervous activity: Umschaltung, vegetative.
chantage: chantage.
character: Charakter.
character armor: Charakterpanzerung.
character defense: Charakterabwehr.
character disorder: Charakterstörung; Charakterveränderung.
character neurosis: Charakterneurose.
characterogenic neurosis: Kernneurose.
characterogramm: Charakterogramm.
characterological depression: Charakterdepression.
characterology: Charakterkunde.
characteropathy: Charakteropathie.
character structure: Charakterstruktur.
Charcot pressure point: Charcot'scher Punkt.
Charcot sign: Charcot'sches Zeichen.
charged with emotion: affektgeladen.
Charles Bonnet syndrome: Halluzination, ophthalmopathische.
charley: Kokain.
chatterbox effect: Cocktailparty-Syndrom.
child abuse: Kindsmissbrauch.
child analysis: Kinderanalyse.
child and adolescent psychotherapist: Kinder- und Jugendlichenpsychotherapeut(in).
child guidance clinic: Erziehungsberatungsstellen.
childhood neurosis: Kindheitsneurose.
Childhood-Onset Type: Störung des Sozialverhaltens, Typus mit Beginn in der Kindheit.
childhood psychosis: Psychose, kindliche.
childhood schizophrenia: Schizophrenie, kindliche.
childish: pueril.
childishness: Puerilismus.
child molestation: Kindsmissbrauch.
child murder: Kindstötung.
child psychiatrist and psychotherapist: Kinder- und Jugendpsychiater und -psychotherapeut.
child psychiatry: Jugendpsychiatrie; Kinderpsychiatrie; Pädopsychiatrie.
chionophobia: Chionophobie.
chloralism: Chloralismus.
chloralomania: Chloralomanie.
chloroformism: Chloroformomanie.
choice of a neurosis: Neurosenwahl; Symptomwahl.
choleric: cholerisch.
choleric type: Choleriker.
chorea insaniens: Choreapsychose.
chorea mutans: Salaam-Krämpfe.
chorea psychosis: Choreapsychose.
chorea scriptorum: Chorea scriptorum.
choreatic dementia: Dementia choreatica.
choreatic paraphasia: Paraphasie, choreatische.
choreophrasia: Choreophrasia, Choreophrasie.
chromotherapy: Chromotherapie.
chronic: chronisch.
chronic alcoholism: Alkoholismus, chronischer.
chronic fatigue syndrome (CFS): Müdigkeitssyndrom, chronisches; Neurasthenie (1).
chronic mania: Manie, chronische.
Chronic Motor or Vocal Tic Disorder: Chronische motorische oder vokale Tic-Störung.
chronic motor tic disorder: Tic-Störung, Chronische Motorische.
chronic progressive hereditary chorea: Chorea Huntington.
chronognosis: Chronognosie.
cibophobia: Cibophobia.
circadian rhythm: Zirkadianrhythmen.
Circadian Rhythm Sleep Disorder: Schlafstörung mit Störung des Zirkadianen Rhythmus.
circular depression: Depression, zirkuläre.
circular insanity: Irresein, zirkuläres.
circulatory psychosis: Psychose, zirkulatorische.
circumscribed amnesia: Amnesie, lakunäre.
circumstantiality: Umständlichkeit.
citophobia: Cibophobia.
clairvoyance: Hellsehen.
clang association: Klangassoziationen.
clarify: klarifizieren.
classical conditioning: Konditionierung, klassische.
classical psychiatry: Psychiatrie, klassische (deutsche).
classification: Klassifikation.
clastomania: Klastomanie.
claustromania: Klaustrophilie.

claustrophilia: Klaustrophilie.
claustrophobia: Klaustrophobie.
clavus: Klavusgefühl.
clavus hystericus: Clavus hystericus.
cleptolagnia: Kleptolagnie.
cleptophobia: Kleptophobie.
Clérambault-Kandinsky complex: Clérambault-Kandinsky-Komplex.
client: Klient.
client-centered play therapy: Spieltherapie, klientzentrierte.
client-centered therapy: Gesprächspsychotherapie (1); Psychotherapie, klientbezogene.
climacteric insanity: Involutionspsychose.
climacteric psychosis: Psychose, klimakterische.
climacterium virile: Climacterium virile.
clinical psychology: Psychologie, klinische (2).
clinical psychotherapy: Psychotherapie, klinische.
clinomania: Klinomanie.
clitoromania: Klitoromanie.
clitrophobia: Klitrophilie.
cloacal ***oder*** **cloaca theory:** Kloakentheorie.
clonic fits: klonische Krämpfe.
clonic tremor: klonischer Tremor.
closed group: Gruppe, geschlossene.
clouding of consciousness: Bewusstseinstrübung.
clownism: Clownismus.
cluster headache: Cluster-Kopfschmerz.
cluttering: Poltern.
Clytemnestra complex: Klytämnestra-Komplex.
cocaine: Kokain.
Cocaine Abuse: Kokainmissbrauch.
Cocaine Dependence: Kokainabhängigkeit.
Cocaine Intoxication: Kokainintoxikation.
Cocaine Withdrawal: Kokainentzug.
cocainism: Kokainismus.
cocktail-party conversationalism: Cocktailparty-Syndrom.
co-conscious: Unterbewusstes.
co-consciousness: Mitbewusstes.
codeinomania: Kodeinismus.
coffeine organic disorder: Koffeininduzierte Organisch Bedingte Psychische Störung.
coffeinism: Coffeinismus.
cognition: Kognition.
cognitive behavior therapy: Erkenntnistherapie.
cognitive (behavior) therapy: kognitive (Psycho-) Therapie.
cognitive neurosciences: Neurowissenschaften, kognitive.
cognitive therapy: Erkenntnistherapie.
coinoniphobia: Koinoniphobie.
coition: Beischlaf.
coitophobia: Koitophobie.
coitus: Beischlaf.
coitus a tergo: Coitus à la vache.
coitus condomatus: Coitus condomatus.
coitus hispanicus: Coitus hispanicus.
coitus interfemora: Coitus inter femora.
coitus interruptus; c. incompletus: Coitus interruptus.
coitus per anum: Coitus per anum.
coitus prolongatus: Coitus prolongatus.
coitus reservatus: Coitus reservatus.
coitus saxonicus: Coitus saxonicus.
coitus suspectus: Coitus suspectus.
coke: Kokain.
cokie ***(Drogenjargon)*****:** Kokainismus.
collapse delirium: Kollapsdelir.
collecting mania: Sammelsucht.
collectionism: Sammeltrieb.
collective consciousness: Bewusstsein, kollektives.
collective neurosis: Massenneurose.
collective psychotherapy: kollektive Psychotherapie.
collective suicide: Suizid, erweiterter.
collective unconscious: Unbewusstes, kollektives.
collector's mania: Sammelsucht.
coloured gustation: Gustatio colorica.
colour taste: Pseudogeuästhesie.
coma: Koma.
comatose: komatös.
combat exhaustion: Granatschock; Kampfreaktion, akute.
combat fatigue: Granatschock.
combat neurosis: Kriegsneurose.
combined defective constitutions: Defektkonstitutionen, kombinierte.
command automatism: Befehlsautomatie.
communicated insanity: Kontaktwahn.
communication: Kommunikation.
Communication Disorders: Kommunikationsstörungen.
comorbidity: Komorbidität.
comparative psychiatry: Psychiatrie, vergleichende.
compelling urge of overactivity: Beschäftigungszwang.
compensating neurosis: Begehrensneurose, Begehrungsneurose.
compensation: Kompensation.
compensation neurosis: Entschädigungsneurose; Rentenneurose; Assekurose.
complex: Komplex; komplexhaft.
compliance: Compliance; Hörigkeit.
complicance dream: Gefälligkeitstraum.
component instincts: Partialtriebe.
composure: Besonnenheit.
comprehension: Auffassung; Verstehen.
comprehensive psychology: verstehende Psychologie.
compromise formation: Kompromissbildung.
compulsion: Impulsivhandlung; Obsession.
compulsion to repeat: Wiederholungszwang.

compulsion to wash: Waschzwang.
compulsion to write: Hypergraphie.
compulsive movement: Zwangsbewegung.
compulsive psychopath: Persönlichkeit, anankastische.
compulsive ritual: Zwangsritual.
compulsive thinking: Zwangsdenken.
compulsory admission: Zwangseinweisung.
conation: Konation.
concentration: Konzentration.
concentration camp syndrome: Überlebendensyndrom.
concept of vulnerability: Vulnerabilitätskonzept.
concomitant effects: Begleiterscheinungen.
concrete thinking: Denken, konkretes.
concussion: Concussio cerebri.
concussion (of the brain): Commotio cerebri.
condensation: Verdichtung.
condition: Befinden.
conditional dismissal: bedingte Entlassung.
conditional stimulus (CS): Stimulus, konditionaler.
conditioned reaction: Reflex, bedingter.
conditioning: Konditionierung.
conduct disorder: Verhaltensstörungen (2).
conduction aphasia: Leitungsaphasie.
confabulate: Fabulieren.
confabulation: Konfabulation.
confidentiality: Schweigepflicht.
conflict: Konflikt.
conflict-centered analysis: Psychoanalyse, gezielte.
conflict situation: Konfliktsituation.
conflict-solving psychotherapy: Psychotherapie, aufdeckende.
confusion: Denken, verworrenes; Zerfahrenheit.
confusional thinking: Denken, verworrenes.
confusion: Verwirrtheit (zugleich für »Delir«, »Amentia«, »Dämmerzustand« und die »confusion« der frz. Psychiatrie).
congenital universal asthenia: Asthenia universalis congenita.
congruence: Kongruenz.
conjoint family therapy (Satir): Kommunikationstherapie.
conjoint marital treatment: Ehepaartherapie.
Conolly-system: Conolly-System.
conscience: Gewissen.
conscientious mental conflict: Gewissenskonflikt.
conscious attitude: Bewusstseinslage.
consciousness: Besinnung; Bewusstsein; Gewissen.
constance principle: Konstanzprinzip.
constitution: Konstitution.
constitutional depression: Depression, konstitutionelle.
constitutional depressive disposition: Depression, konstitutionelle.
constitutional mania: Manie, konstitutionelle.
constitutional manic disposition: Manie, konstitutionelle.
constitutional theory of personality: Konstitutionslehre.
constitutional typology: Konstitutionslehre.
constraint of thought: Gedankenbeeinflussung.
constructional apraxia: Apraxie, konstruktive.
constructive agraphia: Agraphie, konstruktive.
constructive apraxia: Apraxie, konstruktive.
consultation psychiatry: Konsiliarpsychiatrie.
contagion: Gefühlsansteckung.
contamination: Kontamination; Wortagglutination.
content-thought disorder: Denkstörungen, inhaltliche.
continuous sleep (treatment): Dauerschlaf; Schlafkur.
continuous water bed: Dauerbad.
contractual capacity (bei Verträgen): Testierfähigkeit.
control analysis: Kontrollanalyse.
controlled association: Assoziation, gerichtete.
convergent delirium: Delirium convergens.
conversation: Gesprächstherapie.
Conversion Disorder: Konversionsstörung.
conversion disorders: Ausdruckskrankheiten.
conversion hysteria: Konversionshysterie.
conversion neurosis: Konversionsneurose.
conversion reaction: Konversionsreaktion.
conversion type: Ausdruckskrankheiten.
convexity syndrome: Konvexitätssyndrom des Stirnhirns.
convulsion: Konvulsion.
convulsion therapy: Krampfbehandlung.
convulsive: konvulsiv.
convulsive laughter: Zwangslachen.
convulsive sobbing: Weinkrämpfe.
cooperative urban house (group): Hausgruppe.
coprolagnia: Koprolagnie.
coprolalia: Koprolalie.
copromania: Kopromanie.
coprophagia: Koprophagie.
coprophemia: Koprophemie.
coprophilia: Koprophilie.
coprophobia: Koprophobie.
copropraxia: Kopropraxie.
cor nervosum: Cor nervosum.
coronary prone behavior: Typ-A-Verhalten.
corpus callosum degeneration syndrome: Marchiafava-Bignami'sche Krankheit.
correctional education: Fürsorgeerziehung (FE).
cortical epilepsy: Jackson-Epilepsie.
corticalization: Kortikalisierung.
Cotard's syndrome: Cotard'sches Syndrom.
couéism: Coué'sche Methode.
counseling: Beratung.
counter-cathexis: Gegenbesetzung.

countercompulsion: Gegenzwang.
counterimagination: Gegenzwang.
counter-investment: Gegenbesetzung.
counter-phobic (counterphobia, counter-phobic activity): kontraphobisch.
counter-transference: Gegenübertragung.
couples therapy: Ehepaartherapie.
cover memory: Deckerinnerung.
covert behavior: Verhalten, verdecktes.
coxalgia hysterica: Coxalgia hysterica.
cramp: Crampus; Krampf.
craving: Drang.
creative activity of mentally diseased: Bildnerei der Geisteskranken.
cremnophobia: Kremnophobie.
cretin: Kretin.
cretinism: Kretinismus.
cretinoid: kretinoid.
Creutzfeldt-Jakob disease: Creutzfeldt-Jakob'sche Krankheit.
criminal by instinct: Hangtäter.
criminal responsibility: Zurechnungsfähigkeit, strafrechtliche.
crisis: Krise.
crisis intervention: Krisenintervention.
crisis of identity: Identitätskrise.
criteriology: Kriteriologie.
criterion: Kriterion, Kriterium.
criterion of exclusion: Ausschlusskriterien.
criterion of inclusion: Einschlusskriterien.
critical faculty: Kritikfähigkeit.
Crohn's disease: Crohn'sche Krankheit.
crying-fit: Weinkrämpfe.
cryotherapy: Kryotherapie.
cryptesthesia: außersinnliche Wahrnehmung.
cryptomnesia: Kryptomnesie.
crystallophobia: Kristallophobie.
crystal-vision: Kristallvisionen.
cunnilingus: Cunnilingus.
cursive epilepsy: Epilepsia cursiva.
custodial hospital: geschlossene Anstalt.
cyclic depression: Depression, zirkuläre.
(cycloid) emotional psychosis: Emotionspsychose (1).
(cycloid) marginal *oder* borderline psychosis: Randpsychose.
cyclothymia: Zyklothymie.
cyclothymic: zyklothym.
cyclothymic disorder: Zyklothyme Störung.
cyclothymosis: Zyklothymosis.
cynanthropia: Kynanthropie.
cynophilia: Kynophilie.
cynophobia: Kynophobie.
cypridophobia: Zypridophobie.
cytheromania: Kytheromanie.

D

dacnomania: Daknomanie.
dacryogelosis: Dakryogelose.
dacryuria: Dakryurie.
daemonophobia: Dämonophobie.
damning up of libido: Libidostauung.
dancing mania: Choreomanie.
danger to the public: Gemeingefährlichkeit.
Dasein analysis: Daseinsanalyse.
day-dream: Tagträumereien.
day-hospital: Tagesklinik.
day residues: Tagesreste.
daytime terror: Tagangst.
day-unit: Tagesklinik.
daze: Hebetudo sensuum.
D.-B. syndrome: Dollinger-Bielschowsky-Syndrom.
deaf-muteness: Taubstummheit.
death feigning: Totstellreflex.
death-instinct: Todestrieb.
death-wish: Todeswunsch.
debility of mobility: Debilität, motorische.
Decentan syndrome: Decentan-Syndrom.
declarative memory: Gedächtnis, deklaratives.
decompensation neurosis: Dekompensationsneurose.
deconditioning (according to Pavlov method): Dekonditionierung.
deep psychology: Tiefenpsychologie.
defect: Defekt.
defective action: Defekthandlungen.
defective catatonia: Defektkatatonie.
defemination: Defeminatio.
defeminization: Defeminatio (1).
defense-hysteria: Abwehrhysterie.
defense mechanism: Abwehrmechanismen.
defense-neurosis: Abwehrneurose.
defense operotropism: Abwehroperotropismus.
defense psychism: Abwehrpsychismus.
defense strategies: Abwehrmechanismen.
deficient judgement: Debilitas (mentalis); Urteilsschwäche.
definition: Definition.
deflation: Deflation.
defusion: Entmischung.
degenerate: Dégénéré.
degeneration: Degeneration.
degenerative catatonia: Defektkatatonie.
degenerative hebephrenia: Defekthebephrenie.
degenerative psychosis: Defektpsychose (1).
»dégénéré inférieur«: Dégénéré inférieur.
degenerescence: Degenereszenz.
»dégénéré supérieur«: Dégénéré supérieur.
degree of consciousness: Bewusstseinsgrad, (-helligkeit).
dehumanization: Dehumanisation.

dehypnotization: Dehypnotisation.
déjà-entendu phenomenon: Déjà-entendu-Erlebnis.
déjà-éprouvé phenomenon: Déjà-éprouvé-Erlebnis.
déjà-pensé phenomenon: Déjà-pensé-Erlebnis.
déjà-raconté phenomenon: Déjà-raconté-Erlebnis.
déjà-vécu phenomenon: Déjà-vécu-Erlebnis.
déjà-vu phenomenon: Déjà-vu-Erlebnis (-Phänomen).
dejection: Niedergeschlagenheit.
delayed epilepsy: Epilepsia tardiva.
delegation: Delegation.
delirant twilight state: Dämmerzustand, deliranter.
délire d'emblée: Délire d'emblée.
délire d'énormité: Délire d'énormité.
délire d'interprétation: Délire d'interprétation.
délire de ruine: Délire de ruine.
délire systématisé: Délire systématisé.
delirious: delirant.
delirious mania: Manie, gereizte.
delirium: Delir; Toben.
Delirium Due to a General Medical Condition: Delir aufgrund eines Medizinischen Krankheitsfaktors.
Delirium Due to Multiple Etiologies: Delir aufgrund Multipler Ätiologien.
delirium from abstinence: Entziehungsdelir(ium).
delirium metabolicum: Delirium metabolicum.
delirium mussitans: Delirium blandum; Delirium mussitans.
delirium of negation: nihilistischer Wahn.
delirium of metamorphosis: Lykanthropie.
delirium tremens: Delirium tremens.
delirium verborum: Zungendelirium.
delirium with hallucinations: Delirium hallucinatorium.
delta alcoholism: Deltaalkoholismus.
delusion: Delusion; Wahn.
delusional disorder: Wahnhafte Störung.
delusional idea: Wahnidee.
delusional jealousy: Eifersuchtswahn.
delusional misidentification: Personenverkennung.
delusional mood: Wahnstimmung.
delusional (paranoid) disorder: Größenwahn; körperbezogener Wahn; Verfolgungswahn; Wahnhafte (Paranoide) Störung.
delusional percept: Wahnwahrnehmung.
delusional perception: Primärerlebnis, schizophrenes.
delusion of being influenced: Beeinflussungsgefühl.
delusion of belittlement: Kleinheitswahn.
delusion of grandeur: Größenideen; Größenwahn.
delusion of guilt: Versündigungswahn.
delusion of impoverishment *oder* poverty *oder* ruin: Verarmungswahn.
delusion of inferiority: Minderwertigkeitsidee.
delusion of negation: Verneinungswahn.
delusion of pardon: Begnadigungswahn, präseniler.
delusion of persecution: Verfolgungswahn.
delusion of reference: Beziehungswahn.
delusion of remembrance: Erinnerungstäuschung.
delusion of revelation: Offenbarungswahn.
delusion of robbery: Bestehlungswahn.
delusions of infestation: Dermatozoenwahn, (präseniler).
delusions of innocence: Unschuldswahn.
delusions of observation: Beachtungswahn.
delusions of reference: Delirium convergens.
delusive manufacture of thoughts: Gedanken, gemachte.
demedicalization: Demedikalisation.
demented: dement.
demented disintegration of thoughts: Gedankenzerfall.
dementia: Blödsinn; Demenz; Verblödung.
dementia apoplectica: Dementia apoplectica.
dementia arising in the presenium: Demenz im Präsenium.
dementia arising in the senium: Demenz im Senium.
Dementia Arising in the Senium and Presenium: Demenz mit Beginn im Senium und Präsenium.
Dementia Due to Creutzfeldt-Jakob Disease: Demenz aufgrund einer Creutzfeldt-Jakob'schen Erkrankung.
Dementia Due to Head Trauma: Demenz aufgrund eines Schädel-Hirn-Traumas (SHT).
Dementia Due to HIV Disease: Demenz aufgrund einer HIV-Erkrankung.
Dementia Due to Huntington's Disease: Demenz aufgrund einer Huntington'schen Chorea.
Dementia Due to Multiple Etiologies: Demenz aufgrund Multipler Ätiologien.
Dementia Due to Other General Medical Conditions: Demenz aufgrund Anderer Medizinischer Krankheitsfaktoren.
Dementia Due to Parkinson's Disease: Demenz aufgrund einer Parkinson'schen Erkrankung.
Dementia Due to Pick's Disease: Demenz aufgrund einer Pick'schen Erkrankung.
dementia myoclonica: Dementia myoclonica.
dementia paranoides: Dementia paranoides.
dementia phantastica: Dementia phantastica.
dementia polysclerotica: Dementia polysclerotica.
dementia praecocissima: Dementia praecocissima.
dementia praecox: Dementia praecox.
dementia traumatica laeta (sive puerilis): Dementia traumatica laeta (sive puerilis).
dementia traumatica seria: Dementia traumatica seria.
dementia vesanica: Dementia vesanica.
demoniacal possession: Dämonenwahn.
demonism: Dämonenglaube; Geisterglaube.

demonomania: Dämonomanie.
demono-melancholia: Dämonomelancholie.
demonopathy: Dämonopathie.
demonstrative reaction: demonstrative Reaktion.
Demoor's sign: Demoor'sches Zeichen.
demophobia: Demophobie.
demotion reaction: Abstiegsneurose.
denial: Verleugnen.
dependence: Abhängigkeit.
dependence on a combination of substances: Zweizügelabhängigkeit.
dependency on both stimulants and sedatives: Zweizügelabhängigkeit.
dependent personality disorder: Persönlichkeitsstörung, abhängige (asthenische); Persönlichkeitsstörung, Dependente.
Depersonalisation Disorder: Depersonalisationsstörung.
depersonalization: Depersonalisation.
depersonalization disorder: Depersonalisationssyndrom.
depravation: Depravation.
depressed: bipolare Störung, depressiv; deprimiert.
depression: Depression; Niedergeschlagenheit.
depression of late onset: Depression, involutive.
depression-pain syndrome: Depressions-Schmerz-Syndrom.
depression spectrum: Spektrumdepression.
depressio sine depressione: Depressio sine depressione.
depressive: depressiv.
depressive character: Charakter, depressiver.
depressive delusion: Wahn, depressiver; Wahnidee, depressive.
depressive disorders: depressive Störungen.
depressive enormity delirium: Délire d'énormité.
depressive headache: Kopfschmerz, depressiver.
depressive mania: Manie, depressive.
depressive moods: Depressivität.
depressive personality: Psychopathen, depressive (traurige).
depressive phase: depressive Phase.
depressive progressive paralysis: depressive progressive Paralyse.
depressive reaction: depressive Reaktion; Erschütterung, seelische.
depressive stupor: Stupor, depressiver.
depressive syndrome: depressiv-zyklothymes Syndrom; depressives Syndrom.
deprivation of individuality: Deprivatisierung.
deprivation of personal freedom: Freiheitsberaubung; Freiheitsentziehung, Freiheitsentzug.
depth psychology: Tiefenpsychologie.
depth therapy: Psychotherapie, analytisch orientierte.
deranged working out: Fehlverarbeitung, (psychische, psychologische oder psychosomatische).
(organic, epileptic, hysterical) derangement: Ausnahmezustand.
derangement of task set: Einstellungsstörung.
derangement of the capacity to register: Merkfähigkeitsstörung.
derealization: Derealisation.
dereism: Dereismus.
dereistic: dereistisch.
dereistic thinking: Denken, dereistisches.
dermatitis artefacta: Dermatitis autogenica.
dermatomania: Dermatomanie.
dermatophobia: Dermatophobie.
dermatosiophobia: Dermatosiophobie.
dermatothlasia: Dermatothlasie.
dermatozoic delusion: Dermatozoenwahn, (präseniler).
descent delusion: Abstammungswahn.
desensitization: Desensibilisierung, aktive.
»déséquilibre caractériel«: Déséquilibre caractériel.
desire: Appetenz.
desocialization: Desozialisation.
despair: Verzweiflung.
despondency: Niedergeschlagenheit.
destiny neurosis: Schicksalsneurose.
destructive instinct: Destruktionstrieb.
destrudo: Destrudo.
desuggestion: Desuggestion.
desultory (alogical) thinking: Denken, sprunghaftes.
deteriorative psychosis: Defektpsychose (2).
deteriorative psychosis of reference: Beziehungspsychose, progressive.
determining experience: Erlebnis, determinierendes.
detoxification: Entwöhnungskur.
detoxification center: Trinkerheilstätte.
detumescence impulse: Detumeszenztrieb.
development: Entwicklung.
developmental arithmetic disorder: Entwicklungsbezogene Rechenstörung.
Developmental Articulation Disorder: Entwicklungsbezogene Artikulationsstörung.
Developmental Coordination Disorder: Entwicklungsbezogene Koordinationsstörung; Entwicklungsbezogene Störung der Koordination.
developmental disorders: Entwicklungsstörungen.
developmental expressive writing disorder: entwicklungsbezogene Schreibstörung.
developmental masturbation: Entwicklungsonanie.
developmental paranoia: Entwicklungsparanoia.
developmental reading disorder: Entwicklungsbezogene Lesestörung.
developmental receptive language disorder: Sprachentwicklungsstörung, rezeptive.
deviant behavior: Verhalten, abweichendes.
dexamethason suppression test (DST): Dexamethason-Suppressions-Test (DST).

dextrophobia: Dextrophobie.
diabetic encephalopathy: Encephalopathia diabetica.
diabetic psychosis: Diabetespsychose (1, 2).
diabetophobia: Diabetophobie.
diabolepsia: Diabolepsie.
diachronia: Diachronie.
diacoptic fit: Anfall, diakoptischer.
diacoptic reaction: diakoptische Reaktion.
diagnosis: Diagnose.
dialectic-behavioral therapy (DBT): Dialektisch-Behaviorale Psychotherapie.
diaschisis: Diaschisis.
diastrephia: Diastrephia.
diathesis: Diathese.
diathetic ratio: diathetische Proportion.
dibenamin psychosis: Dibenamin-Psychose.
diction: Diktion.
diencephalic epilepsy: Epilepsie, dienzephale.
diencephalo-autonomic attacks: Anfall, dienzephal-autonomer.
differential psychology: Psychologie, differentielle.
differential typology: Differentialtypologie.
differentiation: Differenzieren.
diffuse epilepsy: Epilepsie, diffuse (1, 2).
diffuse thinking: Denken, weitschweifiges.
dikemania: Dikemanie.
dikephobia: Dikephobie.
dimension: Dimension.
DIMS syndrome: Restless-Legs-Syndrom, schlafabhängiges.
dinomania: Dinomanie.
dinophobia: Dinophobie.
dippoldism: Dippoldismus.
dipsomania: Dipsomanie.
dipsopathy: Dipsopathie.
dipsorexia: Dipsorexis.
dipsychism: Dipsychismus.
direct analysis: Analyse, direkte.
direct analytic therapy: Analyse, direkte.
directive group psychotherapy: Gruppenpsychotherapie, direktiv-suggestive.
disagreeable gustative sensation: Gustus depravatus.
disaster syndrome: Gefühlslähmung, akute.
disavowal: Verleugnen.
discerning ability: Einsichtsfähigkeit.
discharge of affect: Affektkrise.
discharge psychosis: Freiheitspsychose.
»discordance«: discordance.
discourse: Gesprächstherapie.
disease: Krankheit.
disergastic reaction: disergastische Reaktion.
disgregation phobia: Disgregationsangst.
disgressive thinking: Denken, weitschweifiges.
Disinhibited Type: Persönlichkeitsveränderung aufgrund eines Medizinischen Krankheitsfaktors, Enthemmter Typus.
disinhibition: Enthemmung (1, 2).
disjection: Disjektion.
dislike: Aversion.
dismissal on probation: Entlassung, bedingte.
disordered condition of consciousness: Bewusstseinsstörung.
disorder of articulation: Sprachstörung, artikulatorische.
disorder of speech development: Sprachentwicklungsstörung.
Disorder of Written Expression: Störung des Schriftlichen Ausdrucks.
disorders of excessive somnolence (DOES): Störungen mit exzessiver Schläfrigkeit (SES).
disorders of initiating or maintaining sleep (DIMS): Einschlaf- und Durchschlafstörungen.
disorders of the disposition of emotions: Bereitstellungskrankheiten.
Disorders Usually First Diagnosed in Infancy, Childhood, or Adolescence: Störungen, die Gewöhnlich Zuerst im Kleinkindesalter, in der Kindheit oder Adoleszenz Diagnostiziert werden.
disorganized behavior: desorganisiertes Verhalten.
disorganized speech: desorganisierte Sprache.
disorganized type: Desorganisierter Typus.
disorientation: Desorientiertheit.
displacement: Verschiebung.
displacement activity; d. reaction: Übersprungshandlung.
displacement impulse: Bewegungsdrang.
disposal: Abfuhr (der Affekte).
disposition: Disposition.
disruption of the sleep-wake cycle: Schlaf-wach-Störung.
disruptive behavior disorders: Expansive Verhaltensstörungen.
dissimulation: Dissimulation.
dissocial personality disorder: Persönlichkeitsstörung, dissoziale.
dissociated affect: Affekt, inadäquater.
dissociated awakening: Erwachen, dissoziiertes.
dissociation: Dissoziation; Ich-Spaltung (2).
dissociation amnesia: Dissoziationsamnesie.
dissociation of ideas: Ideendissoziation.
dissociation of thought: Denkdissoziation.
dissociative: dissoziativ.
dissociative amnesia: Amnesie, dissoziative.
Dissociative Disorders: Dissoziative Störungen.
dissociative frenzy: Delirium hystericum.
Dissociative Fugue: Fugue, Dissoziative.
Dissociative Identity Disorder: Identitätsstörung, Dissoziative.
dissociative phenomena: dissoziative Phänomene.
dissociative symptoms: dissoziative Symptome.
distortion: Entstellung.
distractedness: Zerstreutheit.

distractibility: Ablenkbarkeit.
distrust: Misstrauen.
disturbance in judgement: Urteilsstörung.
disturbance of consciousness: Bewusstseinsstörung.
disturbance of intellectual functioning: Denkstörung.
disturbance of orientation: Orientierungsstörung.
disturbance psychism: Störungspsychismus.
disturbances in states of preparedness: Bereitstellungskrankheiten.
disturbances of psychomotility: Erregung, psychomotorische.
dittography: Dittographie.
diurnal epilepsy: Epilepsia diurna.
diurnal variation: Tagesschwankungen.
divagation: Divagation.
divergent delirium: Delirium divergens.
divorce: Ehescheidung.
domatophobia: Domatophobie.
domestication: Domestizieren, Domestikation.
dominant ideas: Zwangsgedanken.
Don-Juanism: Don-Juanismus.
dopamine: Dopamin.
dopamine hypothesis: Dopaminhypothese.
doppelganger phenomenon: Doppelgängererlebnis.
doraphobia: Doraphobie.
doromania: Doromanie.
dotage: Altersschwachsinn.
dotard *(= kindischer Greis)*: Altersschwachsinn.
double: Doppelgänger.
double bind: double bind.
double-blind trial: Blindversuch, doppelter.
double consciousness: doppeltes Bewusstsein.
double insanity: Folie à deux.
double orientation: Orientierung, doppelte.
double personality: Persönlichkeit, gespaltene.
double suicide: Doppelselbstmord.
double-track standard-method of Kretschmer: Standardmethode, zweigleisige.
doubting mania: Folie du doute; Zweifelsucht.
drapetomania: Drapetomanie.
dream: Traum.
dream by nocturnal sensory stimuli: Leibreiztraum.
dream-censor: Traumzensor.
dream-interpretation: Trauminterpretation.
dream-like: oneiroid.
dream-like state: oneiroider Zustand.
dream screen: Traumhintergrund.
dream-symbolism: Traumsymbolik.
dream thought: Traumdenken.
dream-work: Traumarbeit.
drive: Strebung; Triebe.
drivel: Faseln.
dromolepsy: Dromolepsie.
dromomania: Wandertrieb.
dromophobia: Dromophobie.
drop attacks: Drop-Anfälle.
drop seizure: Sturzanfall.
drowsiness: Benommenheit; Schlaftrunkenheit; Somnolenz (2).
drug: Droge.
(drug) abuse: Missbrauch (von Drogen).
drug addiction: Arzneimittelsucht; Rauschgiftsucht.
(drug) addiction: Sucht.
drug dependence: Arzneimittelsucht; Drogenabhängigkeit; Medikamentenabusus.
drug »doctor«: »Droge Arzt«.
drug psychosis: Rauschgiftpsychose.
drunkenness: Alkoholrausch, gewöhnlicher.
drunkenness offences: Trunkenheitsdelikte.
»drying out«: Entwöhnungskur.
drying-out center: Trinkerheilstätte.
dual analysis *oder* method: Psychoanalyse, duale.
dual personality: doppelte Persönlichkeit; Persönlichkeitsspaltung (2).
dual sexuality: dualer Liebesmodus.
dullness: Dumpfheit.
duplicated ego: Doppel-Ich.
duration: Gegenwartsdauer.
Durham decision *oder* rule: Durham-Entscheidung.
dynamic: Dynamik, dynamisch.
dynamic amnesia: Amnesie, dynamische.
dynamic depletion: Entleerung, dynamische.
dynamic psychiatry: Psychiatrie, dynamische.
dysanagnosia: Dysanagnosie.
dysantigraphia: Dysantigraphie.
dysapocatastasis: Dysapokatastasie.
dysbasia: Dysbasia, Dysbasie.
dysb(o)ulia: Dysbulie.
dyscalculia: Rechenschwäche.
dyschesia: Dyschezie.
dysdacnic syndrome: dysdaknisches Syndrom.
dysergasia: Dysergasie.
dysesthesia: Dysästhesie.
dysexecutive syndrome: Konvexitätssyndrom des Stirnhirns.
dysgnosia: Dysgnosie.
dysgraphia: Dysgraphie.
dyskinesia algera: Dyskinesia algera.
dyslalia: Dyslalie.
dyslexia: Dyslexie.
dyslogia: Dyslogia, Dyslogie (1).
dyslogia graphica: Dyslogia graphica.
dysmimia: Dysmimie.
dysmnesia: Dysmnesie; Gedächtnisstörung.
dysmnesic syndrome: dysmnestisches Syndrom.
dysmorphophobia: Dysmorphophobie.
dysnoesis: Dysnoesie.
dysnoia: Dysnoia.
dysnusia: Dysnusie.
dysnystaxis: Dysnystaxis.
dysopsia algera: Dysopsia algera.

dysorexia: Disorexie; Dysorexie.
dysorthographia: Schreibschwäche.
dyspareunia: Dyspareunie.
dysphagia: Dysphagia, Dysphagie.
dysphagia globosa: Dysphagia globosa.
dysphasia: Aphasia, Aphasie; Dysphasie.
dysphemia: Stottern.
dysphonia: Dysphonia, Dysphonie.
dysphoria: Dysphorie; Verstimmung.
dysphoric personality: Psychopathen, dysphorische.
dysphoric state: dysphorischer Zustand.
dysphrasia: Dysphrasie.
dysphrenia: Dysphrenia, Dysphrenie.
dysphthongia: Dysphthongie.
dysphylaxia: Dysphylaxia.
dysplastic type: Dysplastiker, dysplastischer Typ.
dyspneumia: Dyspneumie.
dysprosodia: Dysprosodie.
dyssocial behavio(u)r *oder* reaction: Dissozialität.
dyssomatognosia: Dyssomatognosie.
dyssomnia: Dyssomnie.
dyssymbolia: Dyssymbolie.
dysthymia: Dysthymia, Dysthymie.
dysthymia neuralgica: Dysthymia neuralgica.
dysthymic: dysthym.
Dysthymic Disorder: Dysthyme Störung.
dysthymic person: Dysthymiker (2).
dysthymic personality: Psychopathen, dysthyme.
dysthymic schizophrenia: Schizophrenie, dysthyme.
dystropy: Dystropie.

E

early disturbance: Störung, frühe.
early infantile autism: Autismus, frühkindlicher.
early-onset schizophrenia: Schizophrenie, kindliche.
eating disorders: Essstörungen.
ebololalia: Ebololalie.
ebolophrasia: Ebolophrasie.
ebriety: Ebrietas.
ecdemomania: Ekdemomanie.
ecdemonomania: Ekdemonomanie.
ecdysiasm: Ekdysiasmus.
echoesthesia: Echoästhesie.
echographia: Echographie.
echokinesis: Echokinese.
echolalia: Echolalie.
echomatism: Echoerscheinungen.
echomimia: Echomimie.
echomnesia: Echomnesie.
echopalilalia: Echopalilalie.
echophenomena: Echoerscheinungen.
echophototony: Echophototonie.
echopraxia: Echopraxie.
eclampsia: Eklampsie.
eclampsia saturnina: Eclampsia saturnina.
eclamptic psychosis: eklamptische Psychose.
ecmnesia: Ekmnesie.
ecnoea: Eknoia.
ecnoic states: eknoische Zustände.
economic: ökonomisch.
ecphorizing: Ekphorieren.
ecstasy: Ekstase.
ecstatic benefit psychosis: ekstatische Eingebungspsychose.
ecstatic vision: ekstatische Visionen.
ECT: Elektrokonvulsionsbehandlung.
ectomorphic type: Ektomorphie.
edemoniomania: Edemoniomanie.
education: Erziehung.
educatory sadism (Dippold): Dippoldismus.
effort syndrome: Effort-Syndrom.
ego: Ich.
ego-alien: ichfremd.
ego analysis: Ich-Analyse.
ego boundary: Ichgrenzen.
ego-complex: Ich-Komplex.
ego consciousness: Ichbewusstsein.
ego defense mechanisms: Abwehrmechanismen.
ego-dystonic: ich-dyston; ichfremd.
ego ideal: Ich-Ideal.
ego identity: Ich-Identität.
ego-instincts: Ichtriebe.
egokym: Egokym.
ego-libido: Ichlibido.
ego pain: Unlust(gefühle).
egopathy: Egopathie.
ego psychology: Ich-Psychologie.
ego strength: Ichstärke.
ego structure: Ich-Struktur.
egotropy: Egotropie.
Ehret syndrome: Ehret-Syndrom.
eidetic: eidetisch.
eidetic disposition: eidetische Anlage.
eidetic images: eidetische Anschauungsbilder.
eidetic individual: Eidetiker.
eidetics: Eidetik.
eisophobia: Eisophobia.
eisoptrophobia: Eisoptrophobia.
ejaculatio deficiens: Ejaculatio deficiens.
ejaculation: Ejaculatio, Ejakulation.
ejaculatio praecox: Ejaculatio praecox.
ejaculatio retardata: Ejaculatio retarda.
Ekbom's syndrome: Dermatozoenwahn, (präseniler).
Electra complex: Elektra-Komplex.
electric convulsion therapy: Elektrokonvulsionsbehandlung.
electrocoma therapy: Elektroschlaf.

electroconvulsive therapy: Elektrokonvulsionsbehandlung.
electronarcosis: Elektronarkose.
electrophobia: Elektrophobie.
electroshock: Elektrokrampf; Elektroschock.
electroshock treatment: Elektrokonvulsionsbehandlung.
electrosuggestion therapy: Elektrosuggestivbehandlung.
elementary hallucination: Halluzination, elementare.
elimination disorders: Störungen der Ausscheidung.
ellipsis: Ellipse.
Elpenor syndrome: Elpenor-Syndrom.
elutheromania: Eleutheromanie.
emaciation: Magersucht.
embol(ol)alia: Embololalie.
emetine treatment: Emetinkur.
emetomania: Emetomanie.
emetophobia: Emetophobie.
emotion: Affekt; Emotion.
emotional: emotional; gefühlsbetont.
emotional blunting: Verödung, affektive.
emotional characteristics: Erlebnischarakter.
emotional choc: Emotionsschock.
emotional constitution: Konstitution, emotionale.
emotional debility: Debilität, emotionale.
emotional deprivation: emotionale Mangelsituation.
emotional disorder: Geisteskrankheit (2).
emotional disposition: Gefühlslage.
emotional disturbance: Affektstörung; Gefühlsstörung.
emotional flatness: Gefühlsflachheit.
emotional flattening: Gemütsverödung; Gefühlsverarmung.
emotional-hyper(a)esthesic hyposthenia (Bonhoeffer): Schwächezustand, hyperästhetisch-emotionaler.
emotional inarticulateness: emotionaler Analphabetismus.
emotional intelligence: emotionale Intelligenz.
emotional inversion: Affektinversion.
emotional irradiation: Affektirradiation.
emotionality: Emotionalität.
emotional life: Gefühlsleben.
emotionally unstable personalities: Psychopathen, emotive.
emotionally unstable personality disorder: Persönlichkeitsstörung, emotional-instabile.
emotional overreaction: Rührseligkeit.
emotional reaction: Erlebnisreaktion.
emotional response: Affektaustausch; Gefühlserregbarkeit.
emotional state: Befinden.
emotional stupor: Emotionsstupor.
emotional suppression: Verhaltung, affektive.
emotional surrender: Hörigkeit, geschlechtliche.
emotional transference: Gefühlsansteckung.
emotional type: Erlebnistypus.
emotion psychosis: Emotionspsychose (2).
emotion stupidity: Emotionsstupidität.
emotivity: Emotivität (1, 2); Gefühlserregbarkeit.
empathy: Empathie.
empiric knowledge: Erfahrungswissen.
empirics: Empirismus.
empresiomania: Empresiomanie.
emprosthotonos: Emprosthotonus.
enantiodromie: Enantiodromie.
encephalasthenia: Enzephalasthenie.
encephalitis lethargica: Encephalitis lethargica.
encephalopathy: Enzephalopathie.
encephalopsy: Enzephalopsie.
encopresis: Enkopresis.
Encopresis With Constipation and Overflow Incontinence: Enkopresis Mit Verstopfung und Überlaufinkontinenz.
Encopresis Without Constipation and Overflow Incontinence: Enkopresis Ohne Verstopfung und Überlaufinkontinenz.
encoprose: Enkopresis.
encounter group: Encounter-Gruppe.
endangering constituents: Gefährdungsstrukturen.
endocrine psychosyndrome: Psychosyndrom, endokrines.
endocrinologic psychiatry: endokrinologische Psychiatrie.
endocrinopathic type: Endokrinopath.
endogenetic: endogen.
endogenic: endogen.
endogenomorphic: endogenomorph.
endogenous: endogen.
endogenous depression: Depression, endogene.
endogenous mania: Manie, endogene.
endogenous psychoses: endogene Psychosen.
endogenous-reactive depression: Depression, endoreaktive.
endon: Endon.
endophasia: Endophasie; Stimme, innere.
endoreactive dysthymia: Dysthymie, endoreaktive.
endothymics: Endothymie.
endothymic sphere: endothymer Grund.
endpleasure: Endlust.
engram: Engramm; Erinnerungsspur.
enomania: Önomanie.
enophobia: Enophobie.
enosimania: Enosimanie.
entelechy: Entelechie.
entemophobia: Entomophobie.
enteroneurosis: Enteroneurose.
entheomania: Entheomanie.
enuresis: Enuresis.
environment: Umwelt.

eonism: Eonismus.
eosophobia: Eosophobie.
ephebophilia: Ephebophilie.
epidemic chorea: Choreomanie.
epidemic encephalitis: Encephalitis lethargica.
epidemic neuromyasthenia: Neuromyasthenie, epidemische.
epilepsia congenita: Epilepsia congenita.
epilepsia erotica: Epilepsia erotica.
epilepsia partialis continua Kozhevnikoff, mild continuous epilepsy: Epilepsia partialis continua corticalis.
epilepsia procursiva: Epilepsia procursiva.
epilepsia uterina: Epilepsia uterina.
epilepsy: Epilepsia, Epilepsie.
epilepsy syndrome: Epilepsiesyndrom.
epileptic: Epileptiker; epileptisch, epilepticus.
epileptic attack: Anfall, epileptischer.
epileptic automatism: Dämmerzustand, epileptischer; Dämmerzustand, postparoxysmaler.
epileptic coma: Coma epilepticum.
epileptic constitution: enechetische Konstitution.
epileptic cry: Initialschrei.
epileptic delirium: Delirium epilepticum.
epileptic dementia: Dementia epileptica.
epileptic equivalent: Äquivalent, epileptisches.
epileptic fits of laughter: Lachen, epileptisches.
epileptic fraud: Schwindler, epileptische.
epileptic insanity: Irresein, epileptisches.
epileptic laughter: Lachen, epileptisches.
epileptic mania: Manie, epileptische.
epileptic personality change: Wesensänderung, epileptische.
epileptic psychosis: Psychose, epileptische.
epileptic seizure: epileptische Krise.
epileptic stupor: Stupor, epileptischer.
epileptic three-phase crisis: Dreiphasenkrise, epileptische.
epileptic twilight state: Dämmerzustand, epileptischer.
epileptic type: Enechetiker.
epileptic vertigo: Vertigo (epileptica).
epileptiform: epileptiform.
epileptiform excitation: Erregung, epileptiforme.
epileptogenic: epileptogen.
epileptogenic zone: Zone, epileptogene.
epileptoid: epileptiform; epileptoid.
epileptoid alcoholic: epileptoider Trinker.
epileptoid alcoholic intoxication: Rausch, epileptoider.
epileptoid convulsion: Krampf, epileptiformer.
epileptoid personality: epileptoide Psychopathie.
epileptology: Epileptologie.
epileptosis: Epileptose.
epinosis: Epinosis; Krankheitsgewinn, primärer.
episode: Episode.
episodic twilight state: Dämmerzustand, episodischer.
epochal amnesia: Amnesie, epochale.
»épongeur«: épongeur.
epsilon alcoholism: Epsilonalkoholismus.
erection: Erektion.
erective impotence: Impotenz, erektive.
eremiophobia: Eremophobie.
erethism: Erethismus.
erethism ebriosorum: Erethismus ebriosorum.
erethismic: erethisch.
erethistic: erethisch.
erethitic: erethisch.
erethizophrenia: Erethisophrenie.
ergasia: Ergasie.
ergasiatry: Ergasiatrie.
ergasiology: Ergasiologie.
ergasiomania: Ergasiomanie.
ergasiophobia: Ergasiophobie.
ergodialeipsis: Ergodialeipsis.
ergotherapy: Werktherapie.
»Erlebnis«: Erlebnisreaktion, akute.
erogenetic zone: erogene Zone.
erogenous: erogen.
Eros: Eros.
eroticism: Erotik.
erotism: Erotik; Erotismus.
erotization: Erotisierung (2).
erotodromomania: Erotodromomanie.
erotogenic masochism: Masochismus, primärer.
erotographomania: Erotographomanie.
erotomania: Ero(to)manie; Liebeswahn.
erotomanic type: Wahnhafte Störung, Typus mit Liebeswahn.
erotopath: Erotopath.
erotophobia: Erotophobie.
erotopsychic: erotopsychisch.
Erysichthon syndrome: Erysichthon-Syndrom.
erythrophobia: Errötungsfurcht.
Esau Jacobus (birthright) complex: Esau-Jakob-Komplex.
escape drinker: Betäubungstrinker.
escape into illness: Flucht in die Krankheit.
eshromythesis: Eschromythese.
essential blepharospasm: Blepharospasmus, essentieller.
essential epilepsy: Epilepsie, essentielle.
establishment artefact: Anstaltsartefakt.
esthesia: Ästhesie.
estrangement: Entfremdung (1).
estromania: Östromanie.
etherism: Ätherismus, Ätheromanie.
etheromania: Ätherismus, Ätheromanie.
ethnocentrism: Ethnozentrismus.
ethology: Ethologie.
ethoplastic: ethoplastisch.

euergasia: Euergasie.
euexia: Euexie.
eunuchoidism: Eunuchoidismus.
eupathia: Eupathie (1, 2).
euphoria: Euphorie.
eupraxia: Eupraxie.
euthymia: Euthymie.
evenly suspended attention: Aufmerksamkeit, gleichschwebende.
eviration: Eviratio.
exaltation: Exaltation.
exalted reaction: exaltative Reaktion.
examination anxiety: Examensangst.
examination stupor: Examensstupor.
exanthropia: Exanthropie.
excessive alcoholic: Trinker, exzessive.
excitability: Gefühlserregbarkeit; Reizbarkeit.
excitation: Excitation.
excited and inhibited confusional psychosis: Verwirrtheitspsychose, erregter Pol, gehemmte Verwirrtheit.
excited depression: Depression, agitierte.
excitement: Erregung.
exhaustion: Erschöpfung.
exhaustion delirium: Delirium ex inanitione.
exhaustion depression: Erschöpfungsdepression.
exhaustion psychosis: Erschöpfungspsychose.
exhibitionism: Exhibitionismus.
existential analysis: Daseinsanalyse; Existenzanalyse.
existential anxiety: Lebensangst.
existential crisis: Existenzangst.
existential depression: Depression, existentielle.
existential guilt: existentielle Schuld.
existential neurosis: Neurose, existentielle.
existential order: Daseinsordnung.
existential orientation: Befindlichkeit.
existential psychiatry: Psychiatrie, existentielle.
existential psychotherapy: Psychotherapie, existentielle; anthropologische Psychiatrie.
existential vacuum: Vakuum, existentielles.
exogenetic: exogen.
exogenic: exogen.
exogenic neurosis: Fremdneurose.
exogenous: exogen.
exogenous dementia: Demenz, exogene.
exogenous depression: Depression, exogene.
exogenous reactions: Reaktionstypen, akute exogene.
exorcism: Exorzismus.
exoticomania: Exotikomanie.
expansive: expansiv.
expansive delusion: Größenwahn; Megalomanie.
expansive nihilism: Nihilismus, expansiver.
expansive (querulous) paranoia: Expansivparanoia.
expansive syndrome(s): expansives Syndrom.
expectation anxiety: Erwartungsangst.
expectation neurosis: Erwartungsneurose.
experience: Erfahrungswissen.
experience of conversion: Bekehrungserlebnis.
experience of enlightenment: Erleuchtungserlebnis.
experimental hallucination: Halluzination, experimentelle.
experimental neurosis: Neurose, experimentelle.
experimental psychiatry: Psychiatrie, experimentelle.
experimental psychosis: Modellpsychose.
expert witness testimony: Gutachten, psychiatrisches (Darlegung des Gutachtens vor Gericht).
explanation: Erklären.
explanatory delusion: Erklärungswahn.
exploration: Exploration.
explosion readiness: Explosivität.
explosive laughing: Lachen, explosives.
explosive personality: Psychopathen, explosible.
explosive reaction: Explosivreaktion.
expression: Ausdruck; Expression.
expression deficiency: Ausdrucksverarmung.
expressive: expressiv.
Expressive Language Disorder: Expressive Sprachstörung.
expressive slips: Ausdruckshader.
exteriorization: Exteriorisation.
external welfare: Außenfürsorge.
extinction: Extinktion (2).
extracampine hallucination: Halluzination, extrakampine.
extra-muros therapy: Extramuros-Behandlung.
extra(o)verted sensation type: Empfindungstypus, extravertierter.
extra-sensory perception: außersinnliche Wahrnehmung.
extratensive: extratensiv.
extraversion: Extraversion.
extraverted: extravertiert.
extreme form of ego withdrawal: Ich-Anachorese.
extrovert: extravertiert.
eye contact: Blickkontakt.

F

fabrication: Konfabulation.
fabulation: Fabulieren.
facetousness: Moria; Witzelsucht.
facies paralytica: Facies paralytica.
factitious disorder: artifizielle Störungen.
factitious disorders: vorgetäuschte Störungen.
Factitious Disorders with Combined Psychological and Physical Signs and Symptoms: Vorgetäuschte Störungen mit sowohl Psychischen wie körperlichen Zeichen und Symptomen.

Factitious Disorder with Predominantly Physical Signs and Symptoms: Vorgetäuschte Störung mit Vorwiegend körperlichen Zeichen und Symptomen.
Factitious Disorder with Predominantly Psychological Signs and Symptoms: Vorgetäuschte Störung mit Vorwiegend Psychischen Zeichen und Symptomen.
factitious hypoglycaemia: Hypoglycaemia factitia.
failing empathy: Nichteinfühlbarkeit.
faint: Anfall, synkopaler.
fainting: Synkope; Anfall, synkopaler.
fakir hand: Fakirhand.
fallings: Anfall, astatischer.
falling sickness: Fallsucht.
falls: Anfall, astatischer.
Falret type: Falret'scher Verfolgungswahn.
false angina: Pseudoangina pectoris.
false pregnancy: Schwangerschaft, eingebildete.
famelic: famelicus.
familial centrolobar sclerosis: Pelizaeus-Merzbacher'sche Krankheit.
familial psychoplasm: Psychoplasma, familiäres.
familial unconscious: Unbewusstes, familiäres.
family history: Familienanamnese.
family neurosis: Familienneurose.
family psychotherapy: Familienpsychotherapie.
family romance: Familienroman.
family social work: Familientherapie (1).
family therapy: Familientherapie.
fanatic psychopath: Psychopathen, fanatische.
fareaway feeling: Entfremdungserlebnis.
fate analysis: Schicksalsanalyse.
fate neurosis: Schicksalsneurose.
father complex: Vaterkomplex, Elektra-Komplex.
father-fixation: Elektra-Komplex.
fatigue: Ermüdung.
fatuity: Fatuität.
faulty attitude: Fehlhaltung.
fear: Angst; Furcht.
fear for one's life: Lebensangst.
fear of blushing: Errötungsfurcht.
fear of cancer: Karzinophobie.
febrile convulsion: Fieberkrampf.
febrile delirium: Fieberdelir.
febriphobia: Febriphobie.
feebleminded: debil; schwachsinnig.
feeblemindedness: Geistesschwäche (1); Oligophrenie.
feebleness of mind in old age: Altersschwachsinn.
Feeding and Eating Disorders of Infancy or Early Childhood: Fütter- und Essstörungen im Säuglings- oder Kleinkindalter.
Feeding Disorder of Infancy or Early Childhood: Fütterstörung im Säuglings- oder Kleinkindalter.
feel: Gefühlsempfindung.
feeling: Gefühle.
feeling of elation: Beglückungserlebnis.
feeling of indifference: Gefühl der Gefühllosigkeit.
feeling of inferiority: Minderwertigkeitsgefühl.
feeling of insufficiency: Insuffizienzgefühl.
feeling of the day before: Kater.
feigning: Simulation; Vortäuschung.
feiking: Vortäuschung.
fellatio(n): Fellatio.
female edipus complex: Elektra-Komplex.
female homosexuality: Homosexualität, weibliche.
female masochism: Masochismus, weiblicher.
Female Orgasmic Disorder: Weibliche Orgasmusstörung.
Female Sexual Arousal Disorder: Störung der Sexuellen Erregung bei der Frau.
feminine masochism: Masochismus, femininer.
feminisation: Effeminatio(n).
fetish: Fetisch.
fetishism: Fetischismus.
fibromyalgia: Fibromyalgie.
fibrositis: Fibrositis.
field: Feld.
field of consciousness: Bewusstseinsfeld.
field of experience: Erlebnisfeld.
final tendency: Tendenz, finale.
finger agnosia: Fingeragnosie.
first order symptoms: Symptome 1. Ranges.
fit: Anfall.
fitness for arrest: Haftfähigkeit.
fitness to plead: Verhandlungsfähigkeit, strafrechtliche.
fit of insanity: Wahnsinnsanfall.
fix: Fixen.
fixation: Fixierung.
fixed idea: Idee, fixe.
flagellant: Flagellant.
flagellantism: Flagellantismus; Flagellantentum.
flagellation: Flagellation.
flash: Flash.
flatness of emotional response: Gefühlsverarmung.
flight into illness *oder* disease: Flucht in die Krankheit.
flight of ideas: Ideenflucht.
floccillation: Karphologia.
flooding: Reizüberflutung.
flow of consciousness: Bewusstseinsstrom.
fluctuating attention: Aufmerksamkeit, distributive.
fluctuations of consciousness: Bewusstsein, fluktuierendes.
flush: Flush.
focal analysis: Fokalanalyse.
focal epilepsy: Jackson-Epilepsie.
focussed analysis: Analyse, gezielte; Psychoanalyse, gezielte.
fold of Veraguth: Veraguth'sche Falte.

folie à deux: Folie à deux.
folie du doute: Folie du doute.
forced thinking: Gedankendrängen; Zwangsdenken.
forensic psychiatry: Psychiatrie, forensische.
forensic psychotherapy: Psychotherapie, forensische.
forepleasure: Vorlust.
forgetfulness: Vergessen.
formal thought disorder: Denkstörungen, formale.
formication: Dermatozoenwahn, (präseniler).
fragile X syndrome: Marker-X-Syndrom.
Franklian Psychotherapy: Frankl'sche Psychotherapie.
free association: Assoziation, freie; Einfall, freier.
freedom: Freiheit.
free-floating anxiety: Angst, frei flottierende.
free will: Freiheit.
frenzied business: Beschäftigungsdelir.
frenzy: Erregungszustand; Raserei; Tobsucht.
Freudian slip: Freud'scher Versprecher.
friar: Flagellant.
Friedmann's disease: Narkolepsie.
Friedmann-complex: Friedmann-Syndrom.
Friedmann-Roy syndrome: Friedmann-Roy-Syndrom.
fright: Erschrecken; Schreck.
fright-psychosis: Schreckpsychose.
frigidity: Defeminatio (2).
fringe of consciousness: Randbewusstsein.
frontal adversive area epilepsy: Adversivkrämpfe.
frontal lobe syndrome: Stirnhirnsyndrom.
frotteurism: Frotteurismus.
FRS: Symptome 1. Ranges.
frustration: Frustration.
frustration tolerance: Frustrationstoleranz.
fugue: Fugue, Fugues.
functional aphonia: Aphonie, funktionelle.
functional circle: Funktionskreis.
functional complaints: funktionelle Beschwerden.
Functional Encopresis: Enkopresis, funktionelle.
Functional Enuresis: Enuresis, funktionelle.
functional hallucination: Halluzination, funktionelle.
functional magnetic resonance imaging (fMRI): Magnetresonanztomographie, funktionelle (fMRT).
functional psychosis: Psychose, funktionelle.
fundamental (character) traits: Charakterradikale.
fundamental function: Fundamental-Funktion.
fundamental rule: Grundregel, psychoanalytische.
fundamental symptoms: Grundsymptome.
Funkenstein test: Funkenstein-Test.
furor: Furor.
furor amatorius: Furor amatorius.
furor epilepticus: Furor epilepticus.
fury crisis: Wutanfall.

G

gage *(Drogenjargon)*: Marihuana.
gain from illness: Krankheitsgewinn.
galeanthropy: Galeanthropie.
galeati: Galeati.
galeophilia: Galeophilie.
galeophobia: Galeophobie.
galvanic skin response (GSR): Reflex, psychogalvanischer.
gambling: Spielleidenschaft.
gambrinism: Gambrinismus.
gamenomania: Heiratswut.
gamma alcoholism: Gammaalkoholismus.
gammacism: Gammazismus.
gamomania: Gamomanie.
gamophobia: Gamophobie.
gangliosidosis: Gangliosidose.
Ganser syndrome: Ganser-Syndrom.
Ganzheit psychology: Ganzheitspsychologie, genetische.
gap of consciousness: Bewusstseinslücke.
gap of memory: Gedächtnislücke.
gargolism: Gargoylismus.
gargoylism: Pfaundler-Hurler-Syndrom.
garrulous epilepsy: Epilepsia marmotans.
gasoline sniffing *(amer.)*: Benzinismus.
gastroxynsis: Gastroxynsis.
gate-control theory: Gate-Theorie.
gaze spasm: Blickkrampf.
gelasmus: Gelasma.
gelastic *oder* laughter epilepsy: Epilepsie, gelastische.
gelastic laughter: Lachen, epileptisches.
Gender Identity Disorder: Geschlechtsidentitätsstörung.
gender identity disorder of childhood: Störung der Geschlechtsidentität in der Kindheit.
gender identity disorders: Störungen der Geschlechtsidentität.
generalized anxiety disorder: Generalisiertes Angstsyndrom.
generalized fit: Anfall, generalisierter.
(general) medical conditions: Krankheitsfaktoren, medizinische.
general medical conditions: medizinische Krankheitsfaktoren.
general paralysis of the insane (GPI): Paralyse, progressive.
general paresis: Paralyse, progressive.
general paresis of the insane: Paresie, allgemeine.
general sensation: Allgemeingefühl.
general sense of condition: Allgemeingefühl.
general system theory: Systemtheorie, allgemeine.
genetic psychology: Entwicklungspsychologie.
genital character: Charakter, genitaler.

genital love: Liebe, genitale.
genital phase: genitale Phase.
genocatachresia: Genokatachresie.
genophobia: Genophobie.
genuine epilepsy: Epilepsie, genuine.
geophagia: Geophagie.
gephyrophobia: Brückenangst.
gerontophilia: Gerontophilie.
gerontopsychiatry: Gerontopsychiatrie.
Gestalt: Gestalt.
Gestalt psychology: Gestaltpsychologie.
gestalt-theory: Strukturtheorie.
Gestalt therapy: Gestalttherapie.
gestational depression: Schwangerschaftsdepression.
gestational psychosis: Schwangerschaftspsychose.
geumaphobia: Geumaphobie.
giddiness: Vertigo (epileptica).
gigantomania: Gigantomanie.
gigantosomia primordialis: Gigantosomia primordialis.
Gilles de la Tourette syndrome: Tourette-Syndrom.
girl: Kokain.
glischroida: Glischroidie.
global amnesia: Amnesie, totale.
globus abdominalis: Globus abdominalis.
globus hystericus: Globus hystericus.
globus pharyngis feeling: Globusgefühl.
glossolalia: Glossolalie.
glossomania: Glossomanie.
glossospasm: Glossospasmus.
glue sniffing: Leim-Schnüffeln, Trichloräthylen-Sucht.
gnoseologia: Gnoseologie.
grading of consciousness: Bewusstseinsstufung.
graduated active hypnosis: Aktivhypnose, gestufte.
grafted hebephrenia: Pfropfhebephrenie.
grafted schizophrenia: Pfropfschizophrenie.
grandfather complex: Großvater-Komplex.
grandiose self: Größen-Selbst; Selbst, grandioses.
grandiosity: Grandiosität.
grand mal: Anfall, großer epileptischer.
graphomania: Graphomanie.
graphophobia: Graphophobie.
graphorrh(o)ea: Graphorrhö.
grasshopper mind: Denken, sprunghaftes.
gravidophobia: Gravidophobie.
grief: Trauer.
griffs *(Drogenjargon)*: Marihuana.
grimacing: Grimassieren.
Griselda complex: Griselda-Komplex.
group: Gruppe.
group dynamics: Gruppendynamik.
group neurosis: Massenneurose.
group of schizophrenias: Schizophrenien, Gruppe der.
group psychotherapy: Gruppenpsychotherapie.
Group Type: Gruppentyp.
guardianship: Vormundschaft.
guided affective imaginary (GAI): katathymes Bilderleben (KB).
guilt: Schuld.
guilt feeling: Schuldgefühle.
gustatory aura: Aura, gustatorische.
gustatory hallucination: Geschmackshalluzination.
gymnophobia: Gymnophobie.
gynandrophrenia: Gynandrophrenie.
gynecomania: Gynäkomanie.
gynecrotia: Gynäkrotie.
gynephobia: Gynäphobie.
gyratory epilepsy: Epilepsia rotatoria.

H

habentude: Stumpfheit.
habit hierarchies: Gewohnheitshierarchien.
habit tic: Gewohnheitstic.
habituation: Gewöhnung.
habituation drinker: Gewohnheitstrinker.
hadephobia: Hadephobie.
h(a)ematophobia: Häm(at)ophobie (2).
hallation: Stammeln.
hallucinated: halluziniert.
hallucination: Halluzination.
hallucinatory: halluzinatorisch.
hallucinatory confusion: halluzinatorische Verwirrtheit.
hallucinatory delirium: Halluzinose.
hallucinatory epilepsy: Epilepsie, halluzinatorische.
hallucinatory psychosis: Psychose, halluzinatorische.
Hallucinogen Abuse: Halluzinogenmissbrauch.
Hallucinogen Dependence: Halluzinogenabhängigkeit.
hallucinogenes: Halluzinogene.
Hallucinogen-Induced Anxiety Disorder: Halluzinogeninduzierte Angststörung.
Hallucinogen-Induced Mood Disorder: Halluzinogeninduzierte Affektive Störung.
Hallucinogen-Induced Psychotic Disorder: Halluzinogeninduzierte Psychotische Störung.
Hallucinogen Intoxication: Halluzinogenintoxikation.
hallucinogen intoxication: Halluzinogenrausch.
Hallucinogen Intoxication Delirium: Halluzinogen-intoxikationsdelir.
hallucinogen organic mental disorders: Halluzinogeninduzierte Organisch Bedingte Psychische Störungen.
Hallucinogen Persisting Perception Disorder: Persistierende Wahrnehmungsstörung im Zusammenhang mit Halluzinogenen.
hallucinosis: Halluzinose.

hamartophobia: Hamartophobie.
hanging perversion: Strangulation.
haphephobia: Haphephobie.
haptephobia: Haptophobie.
haptic: haptisch.
haptic hallucination: Halluzination, haptische.
haptic hallucinosis: Halluzinose, haptische.
haptodysphoria: Haptodysphorie.
hard drinker: Potator strenuus.
harpaxophobia: Harpaxophobie.
hashish: Haschisch.
hashish intoxication: Haschischrausch.
hashish psychosis: Haschischpsychose.
Hauptmann treatment: Hauptmann-Behandlung.
hawking: Räuspertic.
Hawthorne effect: Hawthorne-Effekt.
head rolling: Jactatio capitis (nocturna).
head trauma: Schädel-Hirn-Trauma (SHT).
hearing of voices: Stimmenhören.
heavy drinker: Potator strenuus.
hebephrenia: Hebephrenie.
hebephrenic dementia: Dementia hebetica.
hebetude: Hebetudo sensuum.
heboidia: Heboidie.
heboidophrenia: Heboid.
heboid paranoia: Hebephrenokatatonie.
heboid-paranoid: Heboid-Paranoid.
hedonia: Hedonie, Hedonismus.
hedonism: Hedonie, Hedonismus.
hedonophobia: Hedonophobie.
Heilbronner sign: Heilbronner'sches Zeichen.
heliophobia: Heliophobie.
Heller dementia: Dementia infantilis Heller.
helminthophobia: Helminthophobie.
hemiepilepsia: Hemiepilepsie.
hemisomatagnosia: Hemisomatagnosie.
hemisomnambulism: Hemisomnambulismus.
hemosialemesis: Haemosialemesis.
hemothymia: Hämothymie.
hepatocerebral syndrome: hepato-zerebrales Syndrom.
heraisme: Heraismus.
herd instinct: Herdentrieb.
heroinism: Heroinsucht.
herostratism: Herostratismus.
Herpes Simplex Encephalitis: Herpesenzephalitis.
hesitation: Häsitieren.
heterolalia: Heterolalie.
heteroneurosis: Fremdneurose.
heterophasia: Heterophasie.
heterophemia: Heterophemie.
heterosexuality: Heterosexualität.
heterosuggestion: Heterosuggestion.
hidden twilight state: Dämmerzustand, besonnener.
hidrodipsomania: Hydrodipsomanie.
hieromania: Hieromanie.
hierophobia: Hierophobie.
hippanthropy: Hippanthropie.
hippophilia: Hippophilie.
histopsychology: Histopsychologie.
histrionicism: Histrionismus.
histrionic personality disorder: Persönlichkeitsstörung, histrionische.
histrionism: Histrionismus.
holergasia: Holergasie.
holism: Holismus.
Holmes Rahe scale: Holmes-Rahe-Skala.
holopsychosis: Holopsychose.
homeless: Wohnungsloser.
homeostasis: Homöostase.
homesickness: Heimweh.
homicidal insanity: Phonomanie.
homicidal mania: Amok; Homizidomanie.
homicidology: Homizidologie.
homicidomania: Homizidomanie.
homilophobia: Homilophobia.
homisuicide: Homisuizid.
homo-eroticism: Homoerotik.
homosexual: homosexuell.
homosexuality: Homosexualität.
homosexual panic: Panik, homosexuelle.
homosexual tendencies during the late latency stage: Entwicklungshomosexualität.
hooked: Drogenabhängigkeit.
hopelessness: Verzweiflung.
horme: Horme.
hormism: Hormismus.
hormogenous: hormogen.
hospital artefact: Anstaltsartefakt.
hospital-bound work group: Hausgruppe.
hospitalism: Hospitalismus.
hostility: Feindseligkeit, Feindlichkeit.
human ecology: Ökologie, menschliche.
humanistic psychology: Psychologie, humanistische.
human relations group: Human-Relations-Gruppe.
humiliating experience: Schlüsselerlebnis.
humour: Humor.
Hunter's syndrome: Pfaundler-Hurler-Syndrom.
Hunter-Hurler disease: Pfaundler-Hurler-Syndrom.
Huntington's chorea: Chorea Huntington.
Hurler's syndrome: Pfaundler-Hurler-Syndrom.
Hurler-Pfaundler syndrome: Pfaundler-Hurler-Syndrom.
hyalophagia: Hyalophagie.
hyalophobia: Hyalophobie.
hydrophobia: Hydrophobie.
hydrophobophobia: Hydrophobophobie.
hydrotherapy: Hydrotherapie.
hyelophobia: Hyalophobie.
hylemorphism: Hylemorphismus.
hyperactive child syndrome: Hyperkinesesyndrom, kindliches.

hyperactivity: Hyperaktivität.
hyperbolic misinterpretation: Fehlleistung (Ansprechen mit falschem Namen).
hyperbulia: Hyperbulie.
hyperedism: Hyperedismus.
hyperemotivity: Hyperemotivität.
hyperendophasia: Hyperendophasie.
hyperergasia: Hyperergasie.
hyperesthesia: Hyperästhesie.
hypergraphia: Hypergraphie.
hyperkinetic panic reactions: Erregungssturm.
hyperkinetic reaction of childhood: Reaktion, hyperkinetische, im Kindesalter.
hyperkinetic syndrome: erethisches Syndrom; Hyperkinese, dranghafte.
hyperlogia: Hyperlogie.
hypermania: Hypermanie.
hypermetamorphosis: Hypermetamorphose.
hypermimia: Hypermimie.
hypermnesia: Hypermnesie.
hypernea: Hypernoia.
hypernoia: Hypernoia.
hyperphasia: Hyperphasie.
hyperphrenia: Hyperphrenie.
hyperprosexia: Hyperprosexie.
hypersensitive emotional debility: Schwächezustand, hyperästhetisch-emotionaler.
hypersexuality: Hypersexualismus.
hypersomnia: Hypersomnie.
hypersomnia-bulimia syndrome: Kleine-Levin-Syndrom.
hypertensive encephalopathy: Hochdruckenzephalopathie.
hyperthymergasia: Hyperthymergasie.
hyperthymia: Hyperthymie.
hypervigilance: Hypervigilanz; Überwachheit.
hyphephilia: Hyphephilie.
hypnagogic hallucinations; h. visions: Halluzinationen, hypnagoge.
hypnagogic state: hypnagoger Zustand.
hypniatrist: Hypniater.
hypnoanesthesia: Hypnoanästhesie.
hypnocatharsis: Hypnokatharsis.
hypnodrasia: Hypnodrasie.
hypnogenesis: Hypnogenese.
hypnoid: hypnoid.
hypnoidal state: hypnoider Zustand.
hypnoide: hyponoisch.
hypnoid hysteria: Hypnoidhysterie.
hypnoidization: Hypnoidisation.
hypnology: Hypnologie.
hypnomania: Schlafsucht.
hypno-narcoanalysis: Hypnonarkoanalyse.
hypnonarcosis: Hypnonarkose.
hypnopathy: Hypnopathie.
hypnophobia: Hypnophobie.
hypnopompic hallucinations: Halluzinationen, hypnopompe.
hypnopompic state: hypnopomper Zustand.
hypnosis: Hypnose.
hypnotherapeusis: Hypnotherapie.
hypnotherapist: Hypnotherapeut.
hypnotherapy: Heilschlaf; Hypnotherapie; Schlafkur.
hypnotic: hypnotisch.
hypnotic an(a)esthesia: Anästhesie, hypnotische.
hypnotic drug-psychotherapy: Hypnoanalyse; Narkoanalyse.
hypnotic imagery: Bildstreifendenken.
hypnotics: Hypnotika.
hypnotic situation: hypnotische Situation.
hypnotism: Hypnotismus.
Hypoactive Sexual Desire Disorder: Störung mit Verminderter Sexueller Appetenz.
hypoaffective: hypoaffektiv.
hypobulia: Hypobulie.
hypobulic: hypobulisch.
hypochondriac(al): hypochondrisch.
hypochondriacal neurosis: hypochondrische Neurose.
hypochondriac delusion: hypochondrischer Wahn.
hypochondriac euphoria: Euphorie, hypochondrische.
hypochondriac hallucination: Halluzination, hypochondrische.
hypochondriac idea: hypochondrische Idee.
hypochondriac language: Organsprache.
hypochondria of adolescents: Adoleszentenhypochondrie.
hypochondria(sis): Hypochondrie.
hypochondrical melancholia: Depression, hypochondrische.
hypochondric reaction: Reaktion, hypochondrische.
hypochondrism: Hypochondrismus.
hypoglycemic shock: Insulinschock.
hypokinesis: Hypokinese.
hypologia: Hypologie.
hypomania: Hypomanie.
hypomanic: hypomanisch.
hypomimia: Hypomimie.
hypomnesia: Hypomnesie.
hypophobia: Hypophobie.
hypophrasia: Hypophrasie.
hypophrenia: Hypophrenie.
hypophrenosis: Hypophrenose.
hypopraxia: Hypopraxie.
hypoprosexia: Hypoprosexie.
hypopsychosis: Hypopsychose.
hyposemia: Hyposemie.
hypotaxis: Hypotaxie.
hypothymergasia: Hypothymergasie.
hypothymia: Hypothymie; Lypothymie.
hypothymic: hypothym.

hypoxyphilia: Hypoxyphilie.
hypsicephaly: Turmschädel.
hypsophobia: Hypsiphobie.
hysteria: Hysteria, Hysterie.
hysteric(al): hysterisch.
hysterical abdominal proptosis: Syndrom der funktionellen Bauchauftreibung.
hysterical asthma: Asthma hystericum.
hysterical blindness: Blindheit, psychogene.
hysterical character: hysterischer Charakter.
hysterical chorea: Chorea hysterica.
hysterical delirium: Delirium hystericum.
hysterical depression: Depression, hysterische.
hysterical dysbasia: Dysbasia hysterica.
hysterical dysphagia: Dysphagia hysterica.
hysterical epilepsia: Epilepsia hysterica.
hysterical hemorrhagia: Haemorrhagia hysterionica (sive hystrionica).
hysterical (juvenile) twilight state: Dämmerzustand, läppischer.
hysterical laughing fit: Lachkrampf, hysterischer.
hysterical mania: Manie, hysterische.
hysterical mutism: Mutismus, neurotischer.
hysterical myodynia: Myodynia hysterica.
hysterical neuroses: Ausdruckskrankheiten.
hysterical paralysis: Lähmung, psychogene.
hysterical pregnancy: Schwangerschaft, eingebildete.
hysterical pseudodementia: Pseudodemenz.
hysterical reaction: hysterische Reaktion.
hysterical stricture: Strictura hysterica.
hysterical type of nongaseous abdominal bloating: Syndrom der funktionellen Bauchauftreibung.
hysteric aura: Aura, hysterische.
hysteric headache: Kopfschmerz, hysterischer.
hysteric insanity: Irresein, hysterisches.
hysteriform: hysteriform; hysteroid.
hysterocatalepsia: Hysterokatalepsie.
hystero-epilepsy: Hysteroepilepsie.
hysterofrenetory: hysterofren.
hysterofrenic: hysterofren.
hysterogenic zone: hysterogene Punkte.
hysteroid cough: Husten, psychogener.
hystero-neurasthenia: Hysteroneurasthenie.
hysterosaturnism: Hysterosaturnismus.

I

iatrogenic: Iatrogenie.
iatrogenic neurosis: Neurose, iatrogene.
iatromania: Jatromanie.
iatropathy: Iatropathie.
ichthyophobia: Ichthyophobie.
iconolagny: Ikonolagnie.
ictal automatism: Anfall, psychomotorischer.
ictus (epilepticus): Ictus.
ictus epilepticus: Ictus epilepticus.
ictus laryngis: Kehlkopfschlag.
id: Es.
idea: Vorstellung.
idea of impoverishment: Verarmungswahn.
ideachase: Ideenflucht.
ideal ego: Ich-Ideal; Ideal-Ich.
idealization: Idealisierung.
idealized self: Selbst, idealisiertes.
idea of reference: Beziehungsidee.
ideation: Ideation.
ideational apraxia: Apraxie, ideatorische.
ideation miosis: Aufmerksamkeitsreflex.
ideation mydriasis: Aufmerksamkeitsreflex.
identification: Identifikation.
identification with the aggressor: Identifizierung mit dem Angreifer.
identity: Identität.
identity disorder: Identitätsstörung.
ideokinetic apraxia: Apraxie, ideokinetische.
ideomotoric apraxia: Apraxie, ideomotorische.
ideophrenia: Ideophrenie.
ideoplasty: Ideoplas(t)ie.
idiocy: Idiotie.
idiogamia: Idiogam.
idioglossia: Idioglossie.
idiolalia: Idiolalie.
Idiopathic Environmental Intolerances (IEI): Unverträglichkeiten, idiopathische umweltbezogene.
idiopathic epilepsy: Epilepsie, idiopathische.
idiopathic narcolepsy: Narkolepsie, genuine.
idiophrasia: Idiophrasie.
idiophrenia: Idiophrenie.
idiophrenic psychosis: Psychose, organische.
idiot: idiotisch.
idiotism: Idiotie; Idiotismus.
idolatria: Idolatrie.
ill humor: Verstimmung.
illogical action: Defekthandlungen.
illusion: Illusion; Sinnestäuschung.
illusion des sosies: Doppelgänger.
illusion of being robbed: Bestehlungswahn.
illusion of doubles: Capgras-Zeichen.
image: Imago.
image agglutination: Bildagglutination.
imaginary sensation: Pseudästhesie.
imagination: Einbildung; Einbildungskraft; Imagination.
imago: Imago.
imbecile: imbezill.
imbecility: Imbezillität.
immediate memory: Merkfähigkeit.
immobilization: Immobilisation.
impaired cerebral function: Hirnleistungsschwäche.
impaired judgement: Urteilsstörung.

imperative hallucination: Halluzinationen, imperative.
impotence: Impotenz.
impotency: Impotenz.
impotentia coeundi: Impotentia coeundi.
impotentia generandi: Impotentia generandi.
impotentia paralytica: Impotenz, paralytische.
imprinting: Prägung.
impulse: Impuls.
impulse: Drang; Strebung.
impulse act: Triebhandlung.
impulse control: Impulskontrolle.
Impulse-Control Disorders Not Elsewhere Classified: Störungen der Impulskontrolle.
impulse debilitation: Antriebsverarmung.
impulse insanity: impulsives Irresein.
impulsion: Triebdurchbruch.
impulsive: impulsiv.
impulsive act(ion): Impulsivhandlung.
impulsive behavio(u)r: Dranghandlung.
impulsivity: Impulsivität.
imputability: Imputabilität.
inability to relate to other people: Kontaktschwäche.
inattentiveness: Zerstreutheit.
inborn releasing mechanism: Auslösemechanismen, angeborene (AAM).
incest: Blutschande.
incest barrier: Inzestschranke.
incestuous wish: Inzestwunsch.
incidence: Inzidenz.
incoherence: Inkohärenz; Verwirrtheit.
incoherence of thoughts: Zerfahrenheit.
incompetence: Geschäftsunfähigkeit.
incompetency: Geschäftsunfähigkeit.
incompetency to stand trial: Verhandlungsunfähigkeit.
inconscious: unbewusst.
incorporative phase: orale Phase.
incubation: Inkubation.
incubism: Inkubismus.
indecent assault; i. exposure: Sittlichkeitsdelikt.
indemnity neurosis: Assekurose.
independent anamnesis: Fremdanamnese.
Independent Order *oder* International Organisation of Good Templars (I.O.G.T.): Guttemplerorden.
index of deterioration: Abbauindex.
individual-psychological psychotherapy: Psychotherapie, individualpsychologische.
individual psychology: Individualpsychologie.
individual therapy: Individualtherapie.
induced (communicated) insanity: induziertes Irresein.
induced delusion: induzierter Wahn.
induced hallucinations: Halluzinationen, psychogene.
induced insanity: Kontaktwahn.
induced reaction: induzierte Reaktion.
industrial neurosis: Betriebsneurose.
industrial psychiatrist: Betriebspsychiater.
inebriety: Alkoholismus, chronischer.
infanticide: Kindstötung.
infantile amnesia: Amnesie, infantile.
infantile autism: Asperger-Syndrom.
Infantile Autism (DSM III): Autismus, frühkindlicher.
infantile brain-damage syndrome: Psychosyndrom, infantiles bzw. juveniles organisches.
infantile cerebral palsy: Hirnschädigung, frühkindliche.
infantile convulsion: Fieberkrampf.
infantile convulsions: Gelegenheitskrämpfe, kindliche.
infantile dementia: Dementia infantilis.
infantile neuro-psychiatry: Jugendpsychiatrie.
infantile neurosis: Neurose, infantile.
infantile psychosis: Kinderpsychose.
infantile spasms: Blitz-Nick-Salaam-Krämpfe.
infection psychosis: Infektionspsychose.
infectious twilight state: Dämmerzustand, infektiöser.
inferiority-complex: Minderwertigkeitskomplex.
inflation: Inflation.
inguinodynia: Inguinodynie.
Inhalant Abuse: Inhalanzienmissbrauch.
Inhalant Dependence: Inhalanzienabhängigkeit.
Inhalant Intoxication: Inhalanzienintoxikation.
inhalants: Inhalanzien.
inhibited depression: Depression, gehemmte.
inhibited mania: Manie, gehemmte.
inhibited type: gehemmter Typus.
inhibition: Gehemmtheit; Hemmung.
inhibition of the mental process: Denkhemmung.
inhibitory gymnastics: Hemmungsgymnastik.
initial cramp: Initialkrämpfe.
initial cry: Initialschrei.
initial delirium: Initialdelir.
initial depression: Depression, initiale.
initial insomnia: Einschlafstörung.
insane: Psychotiker.
insane asylum: Nervenheilanstalt.
insania: Insania.
insanity: Folie; Irresein; Seelenstörung; Geisteskrankheit (2).
insanity defense: Zurechnungsunfähigkeit.
insecure psychopath: Psychopathen, selbstunsichere.
insensibility: Besinnungslosigkeit.
insight: Krankheitseinsicht.

insight-directed psychotherapy: Psychotherapie, aufdeckende.
instance: Instanz.
instinct: Instinkt; Strebung; Triebe.
instinctive: instinktiv.
instinctive behavior: Verhalten, instinktives.
instinctive monomania: Monomanie, instinktive.
instincts of self-preservation: Selbsterhaltungstriebe.
instinct to master; i. for mastery: Bemächtigungstrieb.
instinctual aim: Triebziel.
instinctual drive; i. impulse: Instinkt.
instinctual representative: Triebrepräsentanz.
institutionalization: Unterbringung; Zwangsasylierung.
insufficiency neurotic: Insuffizienzneurotiker.
insulin-coma-therapy: Insulinkomabehandlung.
insulin therapy: Insulinkur.
integration: Integration.
intellectual debility: Intelligenzstörungen.
intellectualization: Intellektualisierung.
intellectual monomania: Monomanie, intellektuelle.
intellectual type: Denkertyp.
intelligence: Intelligenz.
intelligence quotient: Intelligenzquotient (IQ) (2).
intelligence structure test: Intelligenzstrukturtest (IST).
intelligence test: Intelligenztest.
intensity of consciousness: Bewusstseinsgrad, (-helligkeit).
intensive coercive persuasion: Indoktrination.
intensive psychotherapy: Psychotherapie, intensive.
intensive short-term dynamic psychotherapy (ISTDP): Kurztherapie, intensive psychodynamische (IPK).
interaction: Interaktion.
interactional psychotherapy: Interaktionspsychologie.
interdict: Entmündigung.
interdiction: Entmündigung.
interiorization: Verinnerlichung (1).
interior speech: Halluzinationen, verbale psychomotorische.
intermediary attack: Anfall, intermediärer.
Intermittent Explosive Disorder: Intermittierende Explosive Störung (DSM III-R), Intermittierende Explosible Störung (DSM IV).
intermittent explosive disorder: Kurzschlusshandlung.
intermittent insomnia: Durchschlafstörung.
intermittent psychosis: intermittierende Psychose.
intermittent reinforcement: Verstärkung, intermittierende.
internalisation: Internalisierung.
international psychiatry: Psychiatrie, internationale.
International Psychoanalytic Association (I.P.A.): Gesellschaft, internationale psychoanalytische.
interpretation: Interpretation.
interpretation-delusion: Wahnwahrnehmung.
interpsychic conflict: zwischenmenschlicher Konflikt.
intervention: Intervention.
interview: Interview.
interview therapy: Gesprächspsychotherapie (2).
Intoxication: Intoxikation.
intrapsychic(al): intrapsychisch.
intrapsychic ataxia: Ataxie, intrapsychische.
intrapsychic conflict: Konflikt, psychischer.
introjection: Introjektion.
introjective identification: Identifikation, introjektive.
introspection: Erlebnisbeobachtung; Selbstbeobachtung.
introversion: Introversion.
introversion-extraversion: Introversion-Extraversion.
introvert(ed): introvertiert.
introverted type: Empfindungstypus, introvertierter.
intrusion: Intrusion.
intuition: Intuition; Verstehen.
inventive mania: Erfinderwahn.
involution: Involution.
involutional depression: Depression, involutive.
involutional melancholia: Depression, involutive; Involutionsmelancholie.
involutional paranoia: Involutionsparanoia.
involutional paraphrenia: Involutionsparaphrenie.
involutional psychosis: Involutionspsychose.
involutional psychotic reaction: Involutionsmelancholie.
iophobia: Iophobie.
ipsation: Ipsation.
IQ: Intelligenzquotient (IQ) (2).
irreversible defective state: Defektzustand.
irritability: Feindseligkeit, Feindlichkeit (2); Gereiztheit; Reizbarkeit.
irritable bowel syndrome (IBS): Colon irritabile.
irritable colon: Colon irritabile.
irritable depression: Depression, reizbare.
irritable stomach: Reizmagen.
island of memory: Erinnerungsinsel.
isolated explosive disorder: Affektreaktion, primitive.
Isolated Explosive Disorder: Isolierte Explosive Störung.
isolation: Isolierung.
isolation room: Isolierzelle.
isolophobia: Isolophobie.
IST (insulin shock therapy): ISB.

iteration: Iteration.
ixophrenia: Ixophrenie.
ixothymia: Ixothymie.

J

Jacksonian epilepsy: Bravais-Jackson-Epilepsie; Jackson-Epilepsie.
Jacksonian fit: Anfall, fokaler.
jactatio capatis: Jactatio capitis (nocturna).
jactation: Jactatio capitis (nocturna).
James-Lange-Sutherland theory: Gefühlstheorie.
jargonagraphia: Jargonagraphie.
jargonaphasia: Jargonaphasie.
jargonapraxia: Jargonapraxie.
jealous type: wahnhafte Störung, Typus mit Eifersuchtswahn.
jealousy: Eifersucht.
Jocasta complex: Jokaste-Komplex.
jocularity: Witzelsucht.
journey: Reise.
judgement: Urteil.
juvenile delinquency: Jugendkriminalität.
juvenile dementia: Jugendschwachsinn.
juvenile paresis: jugendliche Paralyse.
juvenile psychosis: Psychose, juvenile.
juvenilism: Juvenilismus.

K

kainophobia: Kainophobie.
kairophobia: Kairophobie.
kakergasia: Kakergasie.
kakesthesia: Kakästhesie.
kalopsia: Kalopsie.
Kanner's early autism: Autismus, frühkindlicher.
katathymic image perception: katathymes Bilderleben (KB).
katatonia: Katatonie.
kath: Kath.
Kaufmann-Kehrer method: Kaufmann-Kehrer-Methode.
keeping house for himself: eigenbrötlerisch.
Kempf's disease: Panik, homosexuelle.
kenophobia: Kenophobie.
kentomania: Kentomanie.
keraunoneurosis: Keraunoneurose.
keraunophobia: Keraunophobie.
key event: Schlüsselerlebnis.
key scene: Primärszene.
kin(a)esthetic hallucinations: Halluzinationen, kinästhetische.
kin(a)esthesic memory: Gedächtnis, kinästhetisches.
kinesineurosis: Kinesineurose.
kinesioneurosis: Motilitätsneurose.
kinesophobia: Kinesophobie.
kinetic apraxia: Apraxie, gliedkinetische; Apraxie, kinetische; Apraxie, melokinetische.
Kleine-Levin syndrome: Kleine-Levin-Syndrom.
kleptomania: Kleptomanie.
Klüver-Bucy-Terzian syndrome: Klüver-Bucy-Syndrom.
Kojevnikoff disease: Kojewnikow'sche Krankheit.
kolyphrenia: Kolyphrenie.
kolytic: kolytisch.
kopophobia: Kopophobie.
koro: Koro.
korophilia: Korophilie.
Korsakoff's disorder: amnestisches (Korsakow-) Syndrom.
Kraepelin's syndrome: Kraepelin-Syndrom.
krauomania: Krauomanie.
Kufs' disease: Kufs-Syndrom.
Kussmaul aphasia: Kußmaul'sche Aphasie.
kynorexia: Kynorexie.

L

labile psychopath: Psychopathen, stimmungslabile.
lability of affect: Affektlabilität.
lachschlag-anfall: Lachschlag.
lack of (affiliative bonding): Bindungslosigkeit.
lack of attention: Unkonzentriertheit.
lack of criminal responsibility: Zurechnungsfähigkeit, verminderte; Zurechnungsunfähigkeit.
lack of discrimination: Kritikschwäche.
lack of emotional response: Gemütsarmut.
lactation psychosis: Laktationspsychose.
lacunar amnesia: Amnesie, lakunäre.
lacunar dementia: Dementia lacunaris.
laden with affect: affektgeladen.
laevophobia: Lävophobie.
lagnea: Lagnea.
lagnesis: Lagnesis.
lalopathy: Lalopathie.
lalophobia: Lalophobie.
lambdacism: Lambdazismus.
lambitus: Lambitus.
Landau syndrome: Landau-Kleffner-Syndrom (LKS).
language and speech disorders: Sprach- und Sprechstörungen.
language disturbance: Dyslalie.
lapsus calami: Lapsus calami.
lapsus linguae: Lapsus linguae.
lapsus memoriae: Lapsus memoriae.
larval epilepsy: Epilepsie, larvierte.
larvate depression: Depression, larvierte.
laryngeal tic: Räuspertic.

Lasègue delirium: Lasègue-Delirium.
Lasègue syndrome: Lasègue-Syndrom.
lata: Lata.
latah: Lata.
late catatony: Spätkatatonie.
late epilepsia: Spätepilepsie.
latency period: Latenzperiode.
latent dream-content: Traumgedanken, latente.
latent epilepsy: Epilepsie, latente.
latent homosexuality: Homosexualität, latente.
latent obsession: Besessenheit, latente.
latent schizophrenia: Schizophrenie, latente.
late-onset and persistent dystonia: Dystonie, tardive.
late schizophrenia: Spätschizophrenie.
lattah: Lata.
laughing seizure: Lachen, epileptisches.
laughter: Lachen.
law of constancy: Konstanzprinzip.
lay analysis: Laienanalyse.
lead delirium: Bleidelirium.
lead epilepsy: Epilepsia saturnina.
lead prisoning encephalopathy: Encephalopathia saturnina.
learning: Lernen.
learning disabilities: Lernstörungen (1).
Learning Disorder: Lernstörungen (2).
Learning Disorders Not Otherwise Specified: Lernstörung, Nicht Näher Bezeichnete.
learning theory: Lernforschung.
lecantomantia: Lekantomantie.
legal psychiatry: Psychiatrie, forensische.
leptosomal type: leptosomer Typ.
leptosomic type: leptosomer Typ.
lesbian: Lesbierin.
lesbian homosexuality: Homosexualität, weibliche.
lesbianism: lesbische Liebe.
lethargy: Lethargie.
letheomania: Letheomania, Letheomanie.
lethomania: Schlafmittelsucht.
Leuner's symboldrama: katathymes Bilderleben (KB).
level of aspiration: Anspruchsniveau.
level of awareness: Wachheitsgrad.
level of consciousness: Bewusstseinsgrad, (-helligkeit).
levitation: Levitation.
liaison psychiatry: Liaisonpsychiatrie.
liberty: Freiheit.
Libet's experiment: Libet-Experimente.
libidinal: libidinös.
libidinization: Erotisierung (1).
libidinous: libidinös.
libido: Libido (2).
libido-cathexis: Libidobesetzung.
Lichtheim sign: Lichtheim'sches Zeichen.
life event: Schlüsselerlebnis.
life instinct: Lebenstrieb.
life lie: Lebenslüge.
life panorama: Lebensbilderschau.
life-plan: Lebensplan.
like-dislike: Appetenz-Aversions-Verhalten.
liliputian hallucination: Liliputhalluzination.
limited consciousness: Bewusstseinseinengung.
limoctonia: Limoctonia.
lipochondrodystrophy: Pfaundler-Hurler-Syndrom.
lisping: Sigmatismus; Stottern.
Lissauer's dementia paralytica: Lissauer'sche Herdparalyse.
Lissauer's type of paresis: Lissauer'sche Herdparalyse.
listlessness: Teilnahmslosigkeit.
lithium prophylaxis: Lithium-Prophylaxe.
lithium therapy: Lithium-Therapie.
litigious paranoia: Querulantenwahn.
litigous paranoia: Paranoia litiginosa.
lobar atrophy: Pick'sche Krankheit.
lobotomy: Leukotomie.
localized amnesia: Amnesie, lakunäre.
logoclonia: Logoklonie.
logoclony: Logoklonie.
logomania: Logomonomanie.
logopathia: Logopathie.
logopedics: Logopädie.
logophasia: Logophasie.
logorrhea: Logorrhö.
logorrhoic aura: Aura logorrhoica.
logosemiotic amnesia: Amnesie, logosemantische.
logotherapy: Logotherapie.
lonesomeness: Einsamkeit.
long-term diabetes syndrome: Diabetespsychose (2); Encephalopathia diabetica.
long-term neuroleptics: Langzeitneuroleptika.
loosening (of associations): Lockerung.
loquacity: Furor loquendi; Loquacitas.
loss of consciousness: Bewusstlosigkeit.
loss of memory: Gedächtnisschwund.
loss of thoughts: Gedankenleere.
love sickness: Liebeskrankheit.
low muttering delirium: Delirium blandum; Delirium mussitans.
low spirits: Depressivität; Kater; Niedergeschlagenheit.
lucid interval: lucidum intervallum.
lucidity: Luzidität.
lucid obsession: Besessenheit, luzide.
luetic hallucinosis: Lueshalluzinose.
lunacy: Irrsinn.
lunambulism: Mondsucht.
lunatic: Lunatikus; wahnsinnig.
lunatic asylum: geschlossene Anstalt; Tollhaus.
lunatism: Lunatismus.

Lungwitz's cognition therapy: Lungwitz-Erkenntnistherapie.
lycanthrop: Lykanthrop.
lycanthropy: Lykanthropie.
lycorexia: Lykorexie.
lying: Lüge.
lymphatism: Lymphatismus.
lypemania: Lypemanie.
lyssophobia: Lyssophobie.
lytic cocktail: Cocktail, lytischer.

M

M.A.: Intelligenzalter.
macroesthesia: Makroästhesie.
macromania: Makromanie.
macropsia: Makro(o)psie.
macropsy: Makro(o)psie.
macroptic hallucination: Gulliverhalluzination.
macrosomatagnosia: Makrosomatagnosie.
mad: irre; Irrer; Wahnsinniger.
mad fit: Koller.
made-to-order dream: Gefälligkeitstraum.
madhouse: Irrenhaus; Tollhaus.
madness: Irresein; Irrsinn.
magic thinking: Denken, magisches.
maieusiphobia: Maieusiophobie.
major affective disorder: Typische (major) Affektive Störung.
major depression: Major Depression.
Major Depressive Episode: Episode einer Major Depression.
major depressive episode: Melancholia, Melancholie; Typische Depressive Episode.
major epilepsy: Grand-Mal-Epilepsie.
major hysteria: Hystérie grande.
major tranquilizer *(amer.)*: Neuroleptika.
make faces: Grimassieren.
malacia: Malacia.
maladjustment: Fehlhaltung.
malariatherapy: Malariatherapie.
male climacterium: Climacterium virile.
Male Erectile Disorder: Erektionsstörung beim Mann.
male erectile disorder: Dysfunktion, erektile.
male homosexuality: Homosexualität, männliche.
Male Orgasmic Disorder: Männliche Orgasmusstörung.
malingering: Simulation.
mandrake: Mandragora.
mania: Manie.
mania à potu: Rausch, pathologischer.
maniac: Maniacus.
maniacal chorea: Chorea maniacalis.
maniacal delirium: Delirium manicum.
maniacal fury: Delirium furibundum sive furiosum.
mania furiosa: Mania furiosa.
mania of business: Beschäftigungsdelir.
mania of unmotivated relationship: Bedeutungserlebnis, wahnhaftes.
maniaphobia: Maniaphobie.
mania simplex: Mania simplex.
mania transitoria: Mania transitoria.
mania with poverty of thought: Manie, gedankenarme.
manic: Bipolare Störung, manisch; maniakalisch; manisch; süchtig.
manic defense mechanisms: Abwehrmechanismen, manische.
manic-depressive illness; m.-d. psychosis: Erkrankung, manisch-depressive.
manic-depressive insanity: Irresein, manisch-depressives.
manic-depressive psychosis – depressive type: Depression, endogene.
(manic) drive to write: Hypergraphie.
manic ecstasy: Ekstase, manische.
Manic Episode: Manische Episode.
manic psychosis: Manie; Psychose, manische.
manic stupor: Stupor, manischer.
manic type of personality: Typus manicus.
manifest dreamcontent: Trauminhalt, manifester.
manifest obsession: Besessenheit, manifeste.
manigraphy: Manigraphie.
mannerism: Bizarrerie; Manieriertheit.
mantra: Mantra.
manustupratio: Manustupratio.
MAO inhibitor: MAOH.
maple syrup urine disease: Ahornsirupkrankheit.
Marchiafava's disease: Marchiafava-Bignami'sche Krankheit.
marginal consciousness: Randbewusstsein.
marginal psychosis: Randpsychose.
marihuana; marijuana: Marihuana.
marital problem: Eheprobleme.
marital schism: Ehespaltung.
marital skew: Strukturverschiebung.
marriage advising: Eheberatung.
marriage therapy; marital therapy: Ehepaartherapie.
masculine protest: Protest, männlicher.
masked depression: Depression, maskierte.
masked epilepsy: Epilepsie, larvierte.
masked twilight state: Dämmerzustand, besonnener.
masochism: Masochismus.
masochist: Masochist.
masturbation: Masturbation.
material disorder of the mental process: Denkstörungen, inhaltliche.
Mathematics Disorder: Rechenstörung.

maturation: Reifung.
matutinal cataplexy: Wachanfall.
matutinal epilepsy on awakening: Aufwachepilepsie.
meconophagism: Mekonophagismus.
Medea complex: Medea-Komplex.
medical authority therapy: Autoritätstherapie.
medical depression: Depression, medizinische.
medically supervised workshop: beschützende Werkstätte.
medical model: Krankheitsmodell, medizinisches.
medical psychology: Psychologie, medizinische (3).
medicine: Medizin.
medium: Medium.
megalographia: Megalographie.
megalomania: Größenwahn; Megalomanie.
megavitamin treatment: Megavitaminbehandlung.
melancholia: Depression, endogene; Melancholia, Melancholie.
melancholia simplex: Melancholia simplex.
melancholic: melancholisch.
melancholic delirium: Délire de ruine.
melancholic stupor: Stupor, depressiver.
melancholy: Depression, endogene.
melatonin test: Melatonin-Test.
melissophobia: Melissophobie.
melodiotherapy: Melodiotherapie.
melomania: Melomanie.
melophobia: Melophobie.
memoration: Memoration (1, 2).
memory: Gedächtnis.
memory distortion: Erinnerungsfälschung.
memory falsification: Erinnerungsfälschung, einfache.
memory hallucination: Erinnerungshalluzination.
memory span: Gegenwartsdauer; Kurzzeitgedächtnis.
memory trace: Engramm; Erinnerungsspur.
menopausal depression: Depression, klimakterische.
menophobia: Menophobie.
menstrual epilepsy: Epilepsia menstrualis.
menstrual psychosis: Menstruationspsychose.
mental: mental; mentalis.
mental aberration: Geistesstörung; Zerfahrenheit.
mental ability to stand trial: Verhandlungsfähigkeit, strafrechtliche.
mental age: Intelligenzalter.
mental apparatus: Apparat, psychischer.
mental asthenia: Asthenia mentalis.
mental automatism: Automatismus mentalis.
mental block: Denksperre.
mental capacity: Geisteszustand.
mental clock: Kopfuhr.
mental competence: Geschäftsfähigkeit.
mental content: Bewusstseinsinhalt.
mental deficiency: Debilität; Geistesschwäche (2); Oligophrenie; Schwachsinn.
(mental) derangement: Zerrüttung, (geistige).
mental deterioration: Abbau.
mental disaggregation: Disaggregation.
mental disorders: Psychische Störungen; Geisteskrankheit.
mental disturbance: Störung, psychische.
mental eclipse: Psycholepsie.
mental focusing: Konzentration.
mental fog: Bewusstseinstrübung.
mental handicap: Behinderung, geistige.
mental healing: Psychotherapie.
mental home: Heilanstalt.
mental hygiene: Psychohygiene.
mental insanity; m. illness: Geisteskrankheit.
mental medicine: Irrenheilkunde.
mental pathology: Pathopsychologie (1); Psychopathologie.
Mental Retardation: Behinderung, Geistige mit Unspezifischem Schweregrad.
mental retardation: Intelligenzschwäche; Oligophrenie; Zurückbleiben, geistiges.
Mental Retardation (DSM III/IV): Behinderung, geistige.
mental state ***(engl.)*****:** Befund, psychischer.
mental status ***(amer.)*****:** Befund, psychischer.
mental structure: Struktur, seelische.
mental topography: Topographie, psychische.
menticide: Indoktrination.
mentism: Mentismus.
merinthophobia: Merinthophobie.
Merzbacher-Pelizaeus disease: Pelizaeus-Merzbacher'sche Krankheit.
mescaline: Meskalin.
mesmerism: Mesmerismus.
mesmerization: mesmerische Therapie.
messianic delusion: Berufungswahn, Erlöseridee.
metabolism psychosis: Stoffwechselpsychosen.
metallophobia: Metallophobie.
metalloscopia: Metalloskopie.
metamorphopsia: Metamorphopsie.
metapsychical: metapsychisch.
metapsychology: Metapsychologie.
metedrine-addiction: Pervitinsucht.
metedrine-psychosis: Pervitinpsychose; Weckaminpsychose.
methadone maintenance: Methadon-Behandlung.
methomania: Methomanie.
methylepsia: Methylepsia, Methylepsie.
metonymy: Metonymie.
metrazol treatment: Cardiazolschockbehandlung.
metromania: Metromanie (2).
Meynert's incoherence syndrome: Amentia.
micromania: Mikromanie.
micropsia: Mikropsie.

micropsy: Mikropsie.
microptic hallucination: Liliputhalluzination.
microsomatagnosia: Mikrosomatagnosie.
microstereognosia: Mikrostereognosie.
microteleopsia: Mikroteleopsie.
Midas syndrome: Midas-Syndrom.
midlife crisis: Midlifecrisis.
Mignon delusion: Abstammungswahn.
migraine: Migräne.
mild: blande.
mild depression: Depression, milde.
mild depressive episode: mild-depressive Episode.
Mild Mental Retardation: Behinderung, Leichte Geistige.
milieu therapy: Milieugestaltung.
military psychiatry: Wehrpsychiatrie.
mimic tic: Gesichtskrampf.
minimal brain damage: Hirnschaden, minimaler.
minimal brain dysfunction: Dysfunktion, minimale zerebrale (MCD); Hirndysfunktion, minimale.
minimal brain dysfunction in children (MBD): Psychosyndrom, frühkindliches exogenes.
minimal cerebral dysfunction: Dysfunktion, minimale zerebrale (MCD).
minor contusion syndrome: postkommotionelles Syndrom.
minor epilepsy: Petit-Mal-Epilepsie.
minor hysteria: Hystérie mineure.
minor motor epilepsy: Blitz-Nick-Salaam-Krämpfe.
minor tranquilizers: Tranquilizer (1).
mirror sign: Spiegelzeichen.
misandria: Misandrie.
misanthrope: Misanthrop.
misanthropy: Misanthropie.
misidentification: Illusion.
mislaying of objects: Verlieren.
misocainia: Misoneismus.
misogamist: Misogamist.
misogamy: Misogamie.
misogyny: Misogynie.
misoneism: Misoneismus.
misopedy: Misopädie.
mixed: gemischt.
mixed clinical picture: Mischzustände, manisch-depressive.
Mixed Episode: Episode, Gemischte.
mixed psychoses: Mischpsychosen.
Mixed Receptive-Expressive Language Disorder: Kombinierte Rezeptiv-Expressive Sprachstörung.
mixed schizophrenia: Schizophrenie, gemischte.
mixoscopia: Mixoskopie.
M'Naghten rule: M'Naghten-Gesetz.
mneme: Erinnerungsspur; Mneme.
mnemic delusion: Erinnerungsillusion.
mnemic hypnosis: Erinnerungshypnose.
mnemo-illusion: Gedächtnisillusion.
mnemonic trace: Erinnerungsspur.
mnestic: mnestisch.
mnestic dementia: mnestische Demenz.
mobbing: Mobbing.
mode of contact (Szondi): Dualunion.
moderate depressive episode without somatic syndrome: mäßig-depressive Episode ohne somatisches Syndrom.
moderate depressive episode with somatic syndrome: mäßig-depressive Episode mit somatischem Syndrom.
Moderate Mental Retardation: Behinderung, Mittelschwere Geistige.
mongol: Mongo.
mongolism: Mongolismus.
mongoloid: mongoloid.
mongoloid facies: Facies mongolica (sive mongoloides).
monoamine oxidase inhibitors: Monoaminooxidasehemmer.
monoideism: Monideismus.
monomania: Monomanie.
monomoria: Monomorie.
monopathophobia: Monopathophobie.
monophobia: Monophobie.
monopsychosis: Monopsychose.
mood: Humor; Stimmung.
mood-congruent psychotic features: stimmungskongruente psychotische Merkmale.
Mood Disorder Due to a General Medical Condition: Affektive Störung aufgrund eines Medizinischen Krankheitsfaktors.
mood-incongruent psychotic features: Stimmungsinkongruente psychotische Merkmale.
moodiness: Verstimmung.
mood stabilizer: Phasenprophylaktika.
mood swing: Stimmungsschwankung.
mood swings: Verstimmung.
moonwalking: Somnambulismus.
moral defect: Defekt, moralischer.
moral depression on the morrow of a carousal: Kater.
moral insanity: Moral Insanity.
moral masochism: Masochismus, moralischer.
moral treatment: moralische Behandlung.
moramentia: Moramentie.
morbid: morbide.
morbid gain: Krankheitsgewinn.
morbidity: Morbidität.
morbid recluse person: Einzelgänger.
morbid sleepiness: Bettsucht.
morbus caducus: Morbus caducus.
morbus comitalis: Morbus comitalis.
moria: Moria.
Morita therapy: Morita-Therapie.
morning exacerbation: Tagesschwankungen.

morning glory: Ololinqui.
morning »worst time of day«: Tagesschwankungen.
moron ***(amer.)*****:** debil.
morphinism: Morphinismus.
morphinomania: Morphinismus.
morphinophagy: Morphinophagia, Morphinophagie.
morpho-analysis: Gestaltanalyse.
morpholysis: Gestaltzerfall.
morphomania: Morphinismus.
morpho-psycho-psychological circle: Gestaltkreis.
motivation: Motivation.
motivation achievement: Leistungsmotivation.
motivational structure: Motivationsstruktur.
motor agraphia: Agraphie, motorische.
motor aphasia: Aphasie, kortikale motorische; Aphasie, motorische.
motor epilepsy: Epilepsia motorica.
motor hallucinations: Halluzinationen, kinästhetische.
motor skills disorder: Störung der motorischen Fertigkeiten.
motor tics: Tics, motorische.
motor unrest: Bewegungsdrang.
Much-Holzmann reaction: Psychoreaktion.
mucopolysaccharidosis: Pfaundler-Hurler-Syndrom.
mucous colic: Colica mucosa.
multidimensional diagnosis: Diagnostik, mehrdimensionale.
Multi-infarct Dementia: Multiinfarkt-Demenz (MID).
multimodal: multimodal.
multiple chemical sensitivities: multiple chemische Sensitivität, Neurasthenie (1).
multiple orgasm: Orgasmen, multiple.
multiple personality: Persönlichkeit, multiple.
multiple personality disorder: Persönlichkeitsstörung, multiple.
Munchhausen's syndrome: Münchhausen-Syndrom.
Munchhausen-by-proxy syndrome: Münchhausen-Syndrom der Angehörigen.
murder preceded by rape: Lustmord.
muscular weakness: Muskelschwäche.
muselman stage: Muselman-Stadium.
musicogenic epilepsy: Epilepsie, musikogene.
musicomania: Melomanie.
musicotherapy: Musiktherapie.
musophobia: Musophobie.
mussitation: Mussitation (2).
mutism: Mutazismus; Mutismus.
mutual: mutuell.
myoclonic epilepsy: Epilepsie, myoklonische.
myoclonic fit: Myoklonie.
myoclonus epilepsy: Myoklonusepilepsie.
myopsychopathy: Myopsychose.
mysophobia: Mysophobie.
mystic union: Unio mystica.
mythomania: Mythomanie.
mythophoby: Mythophobie.
mythopoiesis: Mythopoiese.
myxedema madness: Myxödempsychose.
myxoneurosis: Myxoneurosis intestinalis membranacea.

N

nail biting: Nägelkauen, Nägelbeißen.
naphtomania: Naphthomanie.
narcissism: Narzissmus; Narzissmus, maligner.
narcissistic libido: Libido, narzisstische.
narcissistic mortification: narzisstische Kränkung.
narcissistic neurosis: Neurose, narzisstische.
narcissistic object choice: Objektwahl, narzisstische.
narcissistic personality disorder: Persönlichkeitsstörung, narzisstische.
narcoanalysis: Narkoanalyse.
narco-catharsis: Narkokatharsis.
narcohypnosis: Narkohypnose.
narcolepsy: Narkolepsie.
narcolysis: Narkolyse.
narcomania: Betäubungsmittelsucht; Narkomanie; Schlafmittelmissbrauch.
narcopsychoanalysis: Narko-Psychoanalyse.
narcosomania: Narkosomanie.
narcosynthesis: Narkosynthese.
narcotherapy: Narkotherapie.
narcotics: Betäubungsmittel.
narcotism: Narkotismus.
nasal aprosexia: Aprosexia nasalis.
natural homosexual period: Entwicklungshomosexualität.
nauseant treatment: Ekelkur.
necromania: Nekromanie.
necrophilia: Nekrophilie.
necrophobia: Nekrophobie.
necrosadism: Nekrosadismus.
need: Bedürfnis.
need for punishment: Strafbedürfnis.
needsatisfying therapy: Psychotherapie, unterstützende.
negation: Verneinung.
negative hallucination: Halluzinationen, negative.
negative/positive symptoms: Symptome, negative/positive.
negative reinforcer: Verstärker, negativer.
negative schizophrenia: Schizophrenie, negative.
negativism: Negativismus.
neglect (unilateral): Neglect (unilateraler).
nekyia: Nekyia.

neojacksonism: Neo-Jacksonismus.
neolalia: Neolalie.
neologism: Neologismus.
neologistic jargon: Kunstsprache.
neophasia: Neophasie.
neophrenia: Neophrenie.
neopsychoanalysis: Neopsychoanalyse.
nepenthes: Nepenthes.
nervosism: Nervosität.
nervous affection: Nervenleiden.
nervous breakdown: Nervenzusammenbruch.
nervous diarrhea: Colon irritabile.
nervous exhaustion: Nervenschwäche.
nervous headache: Spannungskopfschmerz, psychisch bedingter.
nervousness: Nervosität.
nervous stomach: Reizmagen.
network therapy: Systemtherapie.
neurasthenia: Nervenschwäche; Neurasthenie (1).
neurasthenic: neurasthenisch.
neuremia: Neuremie.
neurocirculatory asthenia (NCA): Herzangstsyndrom.
neurocirculatory dystonia: Dystonie, neurozirkulatorische.
neuroinduction: Neuroinduktion.
neurokym: Neurokym.
neurolepsia: Neurolepsie.
neuroleptic drugs: Neuroleptika.
neuroleptic-induced acute akathisia: Akathisie, neuroleptikainduzierte akute.
neuroleptic-induced parkinsonism: Parkinsonismus, neuroleptikainduzierter.
neuroleptic-induced supersensitivity psychosis: Supersensitivitätspsychose.
neuroleptic malignant syndrome (NMS): Syndrom, malignes neuroleptisches.
neurologist: Nervenarzt.
neurology: Nervenheilkunde; Neurologie.
neuromimesis: Neuromimesis.
neuromimetic: neuromimetisch.
neuropath: Neuropath.
neuropathic: neuropathisch.
neuropathic diathesis: Diathese, neuropathische.
neuropathy: Neuropathie.
neurophilosophy: Neurophilosophie.
neurophonia: Neurophonie.
neuropsychiatric syndrome of hepatic cirrhosis: hepato-zerebrales Syndrom.
neuropsychiatry: Neuropsychiatrie.
neuropsychologic: neuropsychologisch.
neuropsychology: Neuropsychologie.
neuropsychopathy: Neuropsychopathie.
neuropsychosis: Neuropsychose.
neuro-psychosis: Psychoneurose.
neurosciences: Neurowissenschaften.
neurosis: Neurose.
neurothymoleptics: Neurothymoleptika.
neurotic: Neurotiker; neurotisch.
neurotic arrangement: Arrangement, neurotisches.
neurotic character: Charakter, neurotischer.
neurotic development: Entwicklung, neurotische.
neuroticism: Neurotizismus.
neurotic mechanisms: Mechanismen, neurotische.
neurovegetative dystonia: Dystonie, vegetative.
neutrality: Neutralität.
neutralization: Neutralisierung.
neutral stimulus: Stimulus, neutraler.
Newcastle system: Newcastle-System.
New Haven Schizophrenic Index (NHSI): New-Haven-Index.
nicotine dependence: Nikotinabusus.
nicotine withdrawal: Nikotinentzug.
nicotinism: Nikotinabusus.
night-eater: Nachtesser.
night-eating syndrome: Nachtesser-Syndrom.
night hospital: Nachtklinik, psychiatrische.
nightmare: Alptraum (oder Alp).
Nightmare Disorder: Schlafstörung mit Alpträumen.
night terror: Pavor nocturnus.
nihilism: Nihilismus.
nihilistic delusion: nihilistischer Wahn.
Nirvana principle: Nirwanaprinzip.
noctambulism: Noctambulismus.
nocturnal emission: Pollution.
nocturnal epilepsy: Schlafepilepsie.
nocturnal hyperphagia: Nachtesser-Syndrom.
nocturnal paralysis; n. hemiplegia: Aufwachkataplexie.
nodding spasm: Spasmus nutans.
nodding spasms: Blitz-Nick-Salaam-Krämpfe.
noematic: noetisch.
non-analytical techniques: zudeckende Psychotherapie.
noncompliance with medical treatment: Nichtbefolgen der Ärztlichen Behandlungsmaßnahmen (Noncompliance).
non-convulsive epilepsy: Epilepsie, nichtkonvulsive.
nonconvulsive status epilepticus: Status epilepticus, nichtkonvulsiver.
non-declarative memory: Gedächtnis, non-deklaratives.
nondirective therapy: Beratung, nichtdirektive.
non-REM sleep: Schlaf, orthodoxer.
noopsyche: Noopsyche.
noopsychosis: Noopsychose.
normoptic hallucination: Halluzination, normoptische.
nosology: Nosologie.
nosomania: Nosomanie.
nosophilia: Nosophilie.

nosophobia: Nosophobie.
nostalgia: Nostalgie.
nostalgic depression: Heimwehdepression.
nostomania: Nostomanie.
Not Otherwise Specified: Nicht Näher Bezeichnet.
nuclear group of schizophrenia: Kerngruppe (der Schizophrenie).
nuclear schizophrenia: Prozessschizophrenie.
nuclear syndrome (NS): Kernsyndrom (der Schizophrenie).
nudism: Nudismus.
nudophobia: Nudophobie.
nutmeg: Muskatnuss.
nyctophobia: Nyktophobie.
nyctophonia: Nyktophonie.
nygmatomania: Nygmatomanie.
nymphomania: Nymphomanie.

O

object: Objekt.
object choice: Objektwahl.
object content of consciousness: Bewusstseinsinhalt.
objective of thinking: Denkziel.
objective psychology: Psychologie, objektive.
object-libido: Objektlibido.
object loss: Objektverlust.
object relations theory: Objektbeziehungstheorie.
oblativity: Oblativität.
obnubilation: Benommenheit; Somnolenz (1).
obsession: Obsession.
obsessional depression: Depression, anankastische.
obsessional doubt: Zweifelsucht.
obsessional idea: Zwangsvorstellung.
obsessional illness: Zwangskrankheit.
obsessional neurosis: Zwangsneurose.
obsessional rituals: Zwangszeremoniell.
obsessive-compulsive: obsessiv-impulsiv; zwanghaft.
Obsessive Compulsive Disorder: Zwangsstörung; Zwangssyndrom.
obsessive-compulsive neurosis: Zwangskrankheit.
Obsessive-Compulsive Personality Disorder: Persönlichkeitsstörung, Zwanghafte.
obsessive-compulsive (psycho)neurosis: Zwangsneurose.
obsessive-compulsive reaction: obsessiv-kompulsive Reaktion.
obsessive doubt: Kontrollzwang.
obsessive laughter: Zwangslachen.
obsessive neurotic: Persönlichkeit, anankastische.
obsessive rumination: Zwangsrumination.
obsessive thoughts: Zwangsgedanken.
occasional convulsions: Gelegenheitskrämpfe.
occasional drinker: Gelegenheitstrinker.
occasional innervation scheme: Gelegenheitsapparat.
occultism: Okkultismus.
occupational delirium: Beschäftigungsdelir.
occupational neurosis: Beschäftigungsneurose.
occupational problem: Probleme im Beruf.
occupational therapist: Beschäftigungstherapeut.
occupational therapy: Beschäftigungstherapie.
ocnophile: Oknophiler.
oculogyric crisis (with obsessive thoughts): Denkschaukrämpfe.
odontophobia: Odontophobie.
odynophobia: Odynophobie.
Oedipus complex: Ödipus-Komplex.
oenomania: Önomanie.
oestromania: Östromanie.
official guardianship: Amtsvormundschaft.
official welfare education: Fürsorgeerziehung (FE).
oikiophobia: Oikophobie.
oikophobia: Oikophobie.
oinomania: Önomanie.
olfactory aura: Aura, olfaktorische.
olfactory fetishism: Geruchsfetischismus.
olfactory hallucinations: Geruchshalluzinationen.
olfactory illusion: Geruchsillusion.
oligergasia: Oligergasie.
oligoepilepisa: Oligoepilepsie.
oligomania: Oligomanie.
oligophrenia: Oligophrenie.
oligoria: Oligopsychie.
omnipotence of thought: »Allmacht der Gedanken«.
onanism: Onanie.
oneiric hallucination: Halluzinationen, szenenhafte.
oneiric state of mind: Erlebnisform, oneiroide.
oneiro-delirium: Delir, oneiroides.
oneirodynia: Oneirodynia, Oneirodynie.
oneiroid hallucinations: Halluzinationen, oneiroide.
oneiroid psychosis: oneiroide Psychosen.
oneirology: Oneirologie.
oneirophrenia: Oneirophrenie.
one-minute-memory: Minutengedächtnis.
oniomania: Oniomanie.
onirism: Oneirismus.
onomatolalia: Onomatolalie.
onomatomania: Onomatomanie.
onomatophobia: Onomatophobie.
onomatopoesis; onomatopoiesis: Onomatopoie, Onomatopoesie.
ontoanalysis: Daseinsanalyse.
onychophagy: Nägelkauen, Nägelbeißen.
onychotillomania: Onychotillomanie.
oophoromania: Oophoromanie.
open group: Gruppe, offene.
operant conditioning: Konditionierung, operante.
operational fatigue: Granatschock.

operation mania: Furor secandi.
operative thinking: Denken, operatives.
ophiophobia: Ophiophobie.
opioid abuse: Opiatmissbrauch.
opioid addiction: Opiatsucht.
opioid dependence: Opiatabhängigkeit.
opioid intoxication: Opiatintoxikation.
opioid withdrawal: Opiatentzug.
opiomania: Opiumsucht.
opiophagia: Opiophagie.
opisthotonus: Opisthotonus.
opium: Opium.
opportune confabulation: Konfabulationen, blühende.
Oppositional Defiant Disorder: Störung mit oppositionellem Trotzverhalten.
oppositional disorder: Trotzverhalten.
oppression: Oppressionsgefühle.
opsiphonia: Opsiphonie.
opsomania: Opsomanie.
Optalidon-addiction: Optalidonsucht.
optic agraphia: Agraphie, optische.
optical aura: Aura, optische.
optical illusion: Deceptio visus.
optical illusion(s): Gesichtstäuschung.
oral character: Charakter, oraler.
oral phase; o. stage: orale Phase.
oral-sadistic stage: oralsadistische Phase.
Orestes complex: Orestes-Komplex.
-orexia: -orexie.
oreximania: Oreximanie.
organic: organisch bedingt.
organic amnesia: Amnesie, organische.
Organic Anxiety Syndrome: Organisch Bedingtes Angstsyndrom.
organic brain syndromes: Psychosyndrome, hirnorganische.
Organic Delusional Syndrome: Organisch Bedingtes Wahnsyndrom.
organic delusional syndrome: Wahnsyndrom, organisches.
organic dementia: Demenz, organische.
Organic Hallucinosis: Organisch Bedingte Halluzinose.
organicism: Organizismus.
organic mental disorders: Organisch Bedingte Psychische Störungen.
organic mental syndromes: Organisch Bedingte Psychische Syndrome.
Organic Mental Syndromes and Disorders: Organisch Bedingte Psychische Syndrome und Störungen.
Organic Mood Syndrome: Organisch Bedingtes Affektives Syndrom.
organic personality disorders *oder* syndrome: Persönlichkeitsveränderung, organische.
Organic Personality Syndrome: Organisch Bedingtes Persönlichkeitssyndrom.
organic psychosis: Psychose, organische; Psychosyndrom, hirnorganisches.
organic reaction type: Psychosyndrom, akutes hirnorganisches.
organic syndrome: Psychosyndrom, organisches (1).
organic tic: Tic, organischer.
organic twilight state: Dämmerzustand, organischer.
organ inferiority: Organminderwertigkeit.
organ-jargon: Organsprache.
organ language: Organsprache.
organ neurosis: Organneurosen.
organ psychosis: Organpsychose.
orgasm: Orgasmus.
orgasmic platform: orgastische Manschette.
orientation: Orientierung.
orientation in person: Orientierung, autopsychische.
orientation in time: Orientierung, zeitliche.
orientation of place: Orientierung, örtliche.
orthodox analysis: Analyse, orthodoxe.
orthodox sleep: Schlaf, orthodoxer.
orthomolecular psychiatry: Orthomolekularpsychiatrie.
orthophrenia: Orthophrenie.
orthopsychiatry: Orthopsychiatrie.
orthopsychopedia: Orthopsychopädie.
orthothymia: Orthothymie.
Othello syndrome: Othello-Syndrom.
other specific affective disorders: Andere Spezifische Affektive Störungen.
outburst of (manic) reactions: Bewegungssturm.
ovaralgia: Charcot-Schmerz.
ovarian tenderness: Charcot'scher Punkt.
Overanxious Disorder: Störung mit Überängstlichkeit.
overcharged idea: Idee, überwertige.
overcompensation: Überkompensation.
over-determination: Überdeterminierung.
overinclusiveness: Übereinschließung.
overinclusive thinking: Übereinschließung.
overprotection: Überprotektion.
oversensitiveness to emotional stimuli: Rührseligkeit.
overtalkativeness: Rededrang.
oxycephaly: Turmschädel.
oxyphonia: Oxyphonie.

P

pain disorder: Schmerzstörung.
Pain Disorder Associated with a General Medical Condition: Schmerzstörung in Verbindung mit einem Medizinischen Krankheitsfaktor.

Pain Disorder Associated with Both Psychological Factors and a General Medical Condition: Schmerzstörung in Verbindung mit sowohl Psychischen Faktoren wie einem Medizinischen Krankheitsfaktor.
Pain Disorder Associated with Psychological Factors: Schmerzstörung in Verbindung mit Psychischen Faktoren.
painful phantom: Phantomschmerz.
paleopsychology: Paläopsychologie.
palicinesia: Palikinesie.
paligraphia: Paligraphie.
palikinesia: Palikinesie.
palilalia: Palilalie.
palilexia: Palilexie.
palimnestic awareness: Erinnerungsbild.
palimpsest: Palimpsest.
palinacusis: Palinacusis.
palingnostic delirium: Delirium palingnosticum.
palinmnesis: Palinmnese.
palinopsia: Palinopsie.
palinphrasia: Palinphrasie.
paliphemia: Paliphemie.
palipraxia: Palipraxie.
palsy: Paralyse (1).
pampering: Verwöhnung.
panic: Panik.
panic attacks: Panikattacken.
panic disorder: Panikstörung; Paniksyndrom.
Panic Disorder With Agoraphobia: Panikstörung mit Agoraphobie.
Panic Disorder Without Agoraphobia: Panikstörung ohne Agoraphobie.
panic reaction: Panikreaktion.
pan-neurosis: Panneurose.
panphagia: Panphagie.
panphobia: Panphobie.
panphobic melancholia: Melancholie, panphobische.
pansexualism: Pansexualismus.
pantophobia: Pantophobia.
pantoponism: Pantoponismus.
parabulia: Parabulie.
paradoxia sexualis: Paradoxia sexualis.
paradoxical sleep: REM-Schlaf.
parageusia: Parageusie.
paragnosia: Paragnosie.
paragrammatism: Paragrammatismus.
paragraphia: Paragraphie.
paralalia: Paralalie.
paralalia literalis: Stammeln.
paralexia: Paralexie.
paralgesia: Paralgesie; Paralgie.
paralipophobia: Paralipophobie.
paralogia: Paralogie.
paralogism: Paralogismus.
paralogy: Paralogie.
paralysis: Paralyse (1).
paralytical attack: Anfall, paralytischer.
paralytic dementia: Dementia paralytica.
paramimia: Paramimie.
paramnesia: Erinnerungsfälschung; Paramnesie.
paramusia: Paramusie.
paranoia: Délire d'interprétation; Paranoia; Verrücktheit; Wahn, systematisierter.
paranoiac: paranoisch.
paranoiac aphasia: Aphasia paranoica.
paranoïa completa: Magnan'sche Krankheit.
paranoia originaria: Paranoia originaria.
paranoia religiosa: Paranoia religiosa.
paranoia simplex acuta: Paranoia simplex acuta.
paranoia simplex chronica: Paranoia simplex chronica.
paranoic: paranoisch.
paranoic development: Entwicklung, paranoische.
paranoic reaction: Reaktion, paranoide.
paranoic syndrome: paranoides Syndrom.
paranoid(al): paranoid.
paranoid amentia: Amentia paranoides.
paranoid character: Charakter, paranoischer.
paranoid disorder: paranoide Störung.
paranoid litigious state: Querulantenwahn.
paranoid melancholia: Melancholia paranoides.
paranoid personality: Psychopathen, paranoide.
paranoid personality disorder: Persönlichkeitsstörung, Paranoide.
paranoid psychosis: Psychose, paranoide.
paranoid type: paranoider Typus.
paranoid (type of) schizophrenia: Schizophrenie, paranoide.
paranomia: Paranomie.
parapathy: Parapathie.
paraphasia: Paraphasie.
paraphasia literalis: Paraphasie, literale.
paraphasia verbalis: Paraphasie, verbale.
paraphemia: Danebenreden; Paraphemie.
paraphilias: Paraphilie(n).
paraphonia: Paraphonie.
paraphrasia: Paraphrasie.
paraphrenia: Paraphrenia, Paraphrenie.
paraphrenia confabulans: Paraphrenia confabulans.
paraphrenia expansiva: Paraphrenia expansiva.
paraphrenia phantastica: Paraphrenia phantastica.
paraphrenia systematica: Paraphrenia systematica.
parapraxis: Fehlleistung; Parapraxie.
pararthria: Pararthrie.
parasemia: Parasemie.
parasexuality: Parasexualität.
parasigmatism: Parasigmatismus.
parasitophobia: Parasitophobie.
parasomnia: Parasomnie.
parasuicide: Parasuizid.

parataxic distortion: parataktische Verzerrungen.
parataxis: Parataxie.
parathymia: Parathymie.
pareidolia: Pareidolie.
parepithymia: Parepithymie.
parergasia: Parergasie.
paresis: Paralyse (2).
paretic melancholia: Melancholie, paretische.
parkinesia: Parakinese.
parkinsonism: Parkinsonismus.
paroniria: Paroniria.
parosmia: Parosmie (2).
paroxysmal diathesis: Diathese, iktaffine.
paroxysmal dystonic choreoathetosis: Choreoathetose, paroxysmale dystone.
paroxysmal kinesigenic choreoathetosis: Choreoathetose, paroxysmale kinesogene.
paroxysmal pain: Moore'sches Syndrom.
paroxysmal sleep: Schlafanfall, (imperativer).
partial automatism: Automatismus, partieller.
partial epileptic fit: Elementaranfall, epileptischer.
partial hypnosis: Hypnose, partielle.
partial instincts: Partialtriebe.
part-instincts: Partialtriebe.
passion: Leidenschaft.
passional attitudes: attitudes passionelles.
passive-aggressive personality disorder: Persönlichkeitsstörung, Passiv-Aggressive.
passive analysis: Analyse, passive.
passive melancholia: Melancholia passiva.
passive negativism: Negativismus, passiver.
passive volition: Wollen, passives.
pathogenetic: pathogenetisch.
pathography: Pathographie.
pathological alcoholism: Alkoholismus, chronischer.
pathologic alcoholic-intoxication: Rausch, pathologischer.
pathological drunkenness: Rausch, pathologischer.
pathological gambling: Spielen, Pathologisches.
(pathological) loss of weight: Magersucht.
pathological psychology: Psychologie, pathologische.
pathologic ego-structure: Ich-Struktur, pathologische.
pathologic laughing: Lachen, pathologisches.
pathologic lying: Pseudomanie (2).
pathomania: Pathomanie.
pathomimia: Pathomimie.
pathoneurosis: Pathoneurose.
pathophobia: Krankheitsfurcht; Pathophobie.
pathoplastic: pathoplastisch.
pathopsychology: Pathopsychologie (1).
patho-psychology: Psychopathologie.
pavor diurnus: Tagangst.
pederasty: Päderastie.
pederosis: Päderosis.
pediculophobia: Pedikulophobie.
pediophobia: Pädiophobie.
pedologia: Pädologie.
pedophilia: Pädophilie.
pedophilia erotica: Paedophilia erotica.
peduncular hallucinosis: Halluzinose, pedunkuläre.
peeper: Voyeur.
pellagra-psychosis: Pellagrapsychose.
pelvopathia dolorosa: Pelvopathia dolorosa.
penis-envy: Penisneid.
pension neurosis: Entschädigungsneurose.
peotillomania: Peotillomanie.
pep pills *(Drogenjargon)*: Amphetamine.
perception: Perzeption; Wahrnehmung.
perception-hallucination: Perzeptionsphantasmen.
perceptual isolation: Deprivation, sensorielle.
perfectionism: Vollkommenheitswahn.
periblepsis: Periblepsis.
periodic depression: Depression, periodische.
periodic hallucinosis: Halluzinose, periodische.
periodic insanity: Irresein, periodisches.
periodic movements in sleep (PMS): Restless-Legs-Syndrom, schlafabhängiges.
periodic psychosis: Psychose, periodische.
periodic schizophrenia: Schizophrenie, periodische.
periodic somnolence and morbid hunger syndrome: Kleine-Levin-Syndrom.
period of voracious eating: Esstaumel.
permanent depression: Dauerverstimmung.
permanent (forced) collectivization: Dauerkollektivierung.
perplexity: Ratlosigkeit.
persecutory type: Verfolgungswahn; Wahnhafte Störung, Typus mit Verfolgungswahn.
Persephone syndrome: Persephone-Syndrom.
perseveration: Perseveration.
persona: Persona.
personality: Persönlichkeit.
personality change: Persönlichkeitsveränderung; Wesensänderung.
Personality Change Due to a General Medical Condition: Persönlichkeitsveränderung aufgrund eines Medizinischen Krankheitsfaktors.
personality deterioration: Entkernung der Persönlichkeit.
personality disorder: Persönlichkeitsstörung.
personality profile: Persönlichkeitsbild.
personality split: Doppel-Ich.
personality tests: Persönlichkeitstests.
person cholérique: Choleriker.
person of reference: Bezugsperson.
person to be analysed: Analysand.
persuasion: Persuasion.
pervasive developmental disorder not otherwise specified: Tief greifende Entwicklungsstörung NNB.

Pervasive Developmental Disorders: Tief greifende Entwicklungsstörungen.
perverse: pervers.
perversion: Perversion.
perversity: Perversität.
perverted: pervers.
perverted appetite: Pica.
Peter Pan Syndrome: Peter-Pan-Syndrom (PPS).
petit mal: Petit-Mal(-Anfall).
petit mal epilepsy: Petit-Mal-Epilepsie.
petit mal variants: Petits-maux-variantes.
petrol sniffing: Benzinismus.
pfropfhebephrenia: Pfropfhebephrenie.
pfropfschizophrenia: Pfropfschizophrenie.
phaedra complex: Phädra-Komplex.
phagomania: Phagomanie.
phagophobia: Phagophobie; Schluckangst.
phallic character: Charakter, phallischer.
phallic stage: phallisches Stadium.
phallic woman: phallische Frau.
phallus: Phallus.
phantasm: Phantasma.
phantom: Phantom.
phantom limb: Phantomglied.
pharmacomania: Pharmakomanie.
pharmacopsychiatry: Pharmakopsychiatrie.
pharmacopsychology: Pharmakopsychologie.
pharmakopsychosis: Pharmakopsychose.
phase: Phase.
phase of life problem or other life circumstance problem: Probleme bestimmter Lebensphasen oder andere Lebensprobleme.
phases of sleep: Schlafstadien.
phencyclidine: Phencyclidin.
phencyclidine abuse: Phencyclidinmissbrauch.
phencyclidine dependence: Phencyclidinabhängigkeit; Phencyclidinintoxikation; Phencyclidinpsychose.
pheniloquence: Logorrhö.
phenomenology: Phänomenologie.
phenomenon of duplicated personality: Doppelgängererlebnis.
phenothiazine death: Phenothiazin-Tod.
phenylpyruvic oligophrenia: Oligophrenia phenylpyruvica.
philobate: Philobat.
phlegmatic personality: Psychopathen, phlegmatische.
phobia: Phobie.
phobic: phobisch.
phobic disorders: Phobische Störungen.
phobic neurosis: Neurose, phobische.
phobophobia: Phobophobie.
phonematic paraphasia: Paraphasie, phonematische.
phoneme: Phoneme.
phonetics: Phonetik.
phoniatry: Phoniatrie.
phonism: Phonismus.
Phonological Disorder: Phonologische Störung.
phonology: Phonologie.
phonomania: Phonomanie.
phonophobia: Phonophobie.
photic epilepsy: Epilepsie, photogene.
photism: Photismus; Photopsie.
photomania: Photomanie.
photophobia: Photophobie.
photosensitive epilepsy: Epilepsie, photogene.
photoshock: Photoschock.
phrenatrophia: Phrenatrophie.
phrenesia: Phrenesie.
phrenolepsia: Phrenolepsie.
phrenopathia: Phrenopathie.
phrenopathy: Phrenopathie.
phthisiomania: Phthisiomanie.
phthisiophobia: Phthisiophobie.
physiognomic: physiognomisch.
physiognomy: Physiognomie; Physiognomik.
physiopsychic neurosis: Randneurose.
piblocto: Piblokto.
pica: Pica.
picacism: Pikazismus.
Pick's disease: Pick'sche Krankheit.
Pick's disease with frontal involvement: Stirnhirn-Pick.
Pick's disease with temporal involvement: Schläfenlappen-Pick.
Pick's vision: Pick'sche Visionen.
Pickwickian syndrome: Pickwick-Syndrom.
Pierret-Rougier syndrome: Tabespsychose.
pithiatic: pithiatisch.
pithiatism: Pithiatismus.
placebo: Placebo.
placebo response; p. effect: Placebo-Effekt.
placebo therapy: Placebo-Therapie.
plasticity: Plastizität, (neuronale).
play therapy: Spieltherapie.
pleasure principle: Lustprinzip.
plethory type: plethorischer Typ.
pneumoshock: Pneumoschock.
poikilothymia: Poikilothymie.
poikilothymic personality: Psychopathen, poikilothyme.
poison dependence: Gifthunger.
pollution: Pollution.
pollutionism: Pollutionismus.
polyacousia: Polyakusie.
polymorph perverse: pervers, polymorph-.
polyneuritic psychosis: Psychose, polyneuritische.
polyopsia: Polyopsie.
polyparesis: Polyparese.
polyphagia: Polyphagie.

polyphrasia: Polyphrasie.
polypsychism: Polypsychismus.
polytoxicomania: Polytoxikomanie.
ponopathia: Ponopathien.
porencephaly: Porenzephalie.
poriomania: Fugue, Fugues.
pornography: Pornographie.
porphyria psychosis: Porphyriepsychose.
porphyria-schizophrenia: Porphyrie-Schizophrenie.
porropsia: Porropsie.
portal systemic encephalopathic syndrome: hepato-zerebrales Syndrom.
positive psychotherapy: Psychotherapie, positive.
positive reinforcer: Verstärker, positiver.
positive schizophrenia: Schizophrenie, positive.
positive transference: Übertragung, positive.
positron emission computer-assisted tomography: Positronenemissionstopographie (PET).
postapoplectic dementia: postapoplektische Demenz.
postconcussion syndrome: postkommotionelles Syndrom.
postconvulsive stupor: Stupor, postepileptischer.
postdormital chalastic fits: Aufwachkataplexie.
postdormitium: Postdormitium.
postencephalitic erethism: Erethismus postencephaliticus.
post-encephalitis: Postenzephalitis.
post-hypnotic: posthypnotisch.
posthypnotic amnesia: Amnesie, posthypnotische.
post-hypnotic command: Auftrag, posthypnotischer.
postictal confusion: Dämmerzustand, epileptischer.
post-ictal sleep: Schlafphase, epileptische; Terminalschlaf.
post-infective depression: Depression, postinfektiöse.
post-infective neurasthenia: Neurasthenie, postinfektiöse.
postoperative cataract patients: Stardelir.
post-partum psychosis: Wochenbettpsychose.
posttraumatic amnesia: Amnesie, posttraumatische.
posttraumatic personality disorder: Persönlichkeitsveränderung, (post)traumatische.
Post-Traumatic Stress Disorder (PTSD): Belastungsstörung, Posttraumatische.
post-work epilepsy: Feierabendepilepsie.
potator strenuus: Potator strenuus.
potomania: Potomanie.
poverty of speech: Sprachverarmung.
poverty of thought: Schwerbesinnlichkeit.
practicing period: Praktizieren.
praecox: praecox.
praecox feeling: Praecox-Gefühl.
pragmatagnosia: Agnosie, pragmatische.
pragmatamnesia: Pragmatamnesie.
precipitating event: Schlüsselerlebnis.
precocious: altklug.
precoma: Präkoma.
preconscious: Vorbewusstes.
predicament intervention: Krisenintervention.
predisposition: Anlage.
predominantly compulsive acts (obsessional rituals): Zwangsstörung.
predominantly obsessional thoughts or ruminations: Zwangsstörung.
predormition thoughts: Einschlafdenken.
predormitium: Praedormitium.
pregenital: prägenital.
pregnancy phobia: Schwangerschaftsphobie.
prelogical thinking: Denken, prälogisches.
premature ejaculation: Ejaculatio praecox.
premature senility: Senilitas praecox.
premedicated suicide: Bilanzselbstmord.
premorbid personality: Primärpersönlichkeit.
preoedipal: präödipal.
presbyophrenia: Presbyophrenie (2).
presence of mind: Besonnenheit.
presenile delusion of injury: Beeinträchtigungswahn, präseniler.
presenile dementia: Binswanger'sche Enzephalopathie; Demenz, präsenile.
presenile dementia not otherwise specified: Präsenile Demenz NNB.
pre-senile paraphrenia: Paraphrenie, präsenile.
pre-senile psychosis: Psychose, präsenile.
presentation: Vorstellung.
pretence: Vortäuschung.
prevalence: Prävalenz.
prevention of suicide: Suizidprophylaxe.
preventive mental health: Gesundheitsfürsorge (präventive), psychiatrische.
priapism: Priapismus.
primal: Urerlebnis.
primal fantasies: Urphantasien.
primal group: Primärgruppe (2).
primal pain: Urschmerz.
primal pool of pain: Urschmerzfundus.
primal sadism: Sadismus, primärer.
primal scene: Urszene.
primal scream therapy: Urschreitherapie.
primal therapy: Urschreitherapie.
primary acalculia: Akalkulie, primäre.
primary degeneration of corpus callosum: Marchiafava-Bignami'sche Krankheit.
primary degenerative dementia: Demenz, Primär Degenerative.
primary degenerative dementia of the Alzheimer type: Primär Degenerative Demenz vom Alzheimer-Typus (PDDAT).
primary delusion: Primärwahn.
primary dementia: Dementia simplex; Demenz, primäre.

primary depression: Depression, primäre.
primary gain from illness: Krankheitsgewinn, primärer.
primary group: Primärgruppe (1).
Primary Hypersomnia: Hypersomnie, primäre.
Primary Insomnia: Insomnie, primäre.
primary masochism: Masochismus, primärer.
primary memory images: eidetische Anschauungsbilder.
primary mental disorder: Störung, primäre psychische.
primary need: Bedürfnis, primäres.
primary obsessional *oder* obsessive acts: Zwangshandlungen, primäre.
primary onanism: Säuglingsonanie.
primary prevention: Prävention, primäre.
primary process: Primärvorgänge.
primary reading retardation: Leseschwäche.
primary reinforcer: Verstärker, primärer.
Primary Sleep Disorders: Schlafstörungen, primäre.
primary socialization: Sozialisation, primäre.
primary symptoms: Grundsymptome; Primärsymptome.
primary vulnerability: Vulnerabilität, primäre.
primordial delusion: Wahnidee, primäre.
principle of Prägnanz: Prägnanztendenz.
principle of reality: Realitätsprinzip.
prison depression: Haftdepression.
prisoner's (fit of) rage: Haftknall.
prisoners' neurasthenia: Gefangenen-Neurasthenie.
prison psychosis: Haftpsychose.
process psychosis: Prozessschizophrenie.
proctophobia: Proktophobie.
procursive aura: Aura procursiva.
Profound Mental Retardation: Behinderung, Schwerste Geistige.
progressive autopsychosis: Autopsychose, progressive.
progressive hallucinosis: Halluzinose, progressive.
progressive paranoid schizophrenia: Eingebungspsychose, progressive.
progressive psychosis of reference: Beziehungspsychose, progressive.
progressive relaxation: Relaxation, progressive.
prohibition: Entmündigung.
prohibitionist: Alkoholgegner.
projection: Projektion.
projective identification: Identifikation, projektive.
projective reduplication: Reduplikation, projektive.
projective test: projektiver Test.
propensity: Hang; Neigung.
prophetic dream: Wahrtraum.
»proposed symptom«: Präsentiersymptom.
propositus: Indexpatient.
prosody: Prosodie, Prosodik.
prosopagnosia: Prosopagnosie.
protomasochism: Protomasochismus.
protopathic: protopathisch.
prototaxic: prototaktisch.
pseudo-angina: Pseudoangina pectoris.
pseudoconfusion: Dämmerzustand, psychogener.
pseudocyesis: Schwangerschaft, eingebildete.
pseudo-debility: Pseudo-Debilität.
pseudo-esthesia: Pseudästhesie.
pseudoflexibilitas: Pseudoflexibilitas cerea.
pseudogeuesthesia: Pseudogeuästhesie.
pseudogeusia: Pseudogeusie.
pseudo-intelligence: Pseudointelligenz.
pseudologia fantastica: Pseudologia phantastica.
pseudomania: Pseudomanie (3).
pseudomemory: Pseudomnesie.
pseudo-mental deficiency: Pseudoschwachsinn.
pseudoneurasthenic syndrome: pseudoneurasthenisches Syndrom.
pseudoneurosis: Pseudoneurose.
pseudoneurotic schizophrenia: Schizophrenie, pseudoneurotische.
pseudonormality: Pseudonormalität.
pseudo-paresis: Pseudodementia paralytica.
pseudopregnancy: Schwangerschaft, eingebildete.
pseudopsy: Sehen, illusionäres.
pseudo-querulent: Pseudoquerulant.
pseudoschizophrenia: Pseudoschizophrenie.
pseudo-stupor: Pseudostupor.
psittacism: Psittazismus.
psychagogy: Psychagogik.
psychalgia: Psychalgie.
psychalia: Psychalia.
psychasthenia: Psychasthenie.
psychasthenic: Psychastheniker; psychasthenisch.
psychasthenic personality: Psychopathen, asthenische.
psychataxia: Psychataxie.
psyche: Psyche.
psycheclampsia: Psycheklampsie.
psychedelic (drugs): psychedelisch(e Drogen; Psychedelika; Halluzinogene).
psychedelic therapy: psychedelische Behandlung.
psychesthesia: Psychästhesie.
psychiatric [expert] opinion: Gutachten, psychiatrisches.
psychiatric criminology: Kriminalpsychopathologie.
psychiatric disease: Krankheit, psychiatrische; Krankheit, psychische.
psychiatric epidemiology: Epidemiologie, psychiatrische.
psychiatric hospital: Heil- und Pflegeanstalt.
psychiatric social work: Außenfürsorge; Sozialarbeit, psychiatrische.
psychiatrist: Nervenarzt; Psychiater.
psychiatry: Nervenheilkunde; Psychiatrie (Sache).
psychic(al): psychisch.

psychical defense: Abwehr, psychische.
psychical energy: Energie, psychische.
psychical epidemia: Epidemie, psychische.
psychical equivalent: psychisches Äquivalent.
psychical reality: Realität, psychische.
psychical working over *oder* out: Verarbeitung, psychische.
psychic apparatus: Apparat, psychischer.
psychic asthenia: Anideation.
psychic automatism: Automatismus, psychischer.
psychic diencephalosis: Zwischenhirnsyndrom, psychisches.
psychic dysuria: Dysuria psychica.
psychic energizer: Psychoenergizer.
psychic energizers *(amer.)*: Antidepressiva.
psychic epilepsy: Epilepsie, psychische.
psychic equivalent: psychisches Äquivalent.
psychic hallucinations: Halluzination, psychische.
psychic impotence: Impotenz, psychische.
psychic infantilism: Infantilismus, psychischer.
psychic norm: Norm, psychische.
psychic stress: Stress, psychischer.
psychic tic: Tic, psychogener.
psychism: Psychismus (2).
psycho-active character (Künkel): Charakter, psychoaktiver.
psychoanalysis: Psychoanalyse.
psychoanalyst: Psychoanalytiker.
psychoanalytically oriented psychotherapy: Psychotherapie, tiefenpsychologisch fundierte.
psychoanalytical method: Methode, psychoanalytische.
psychoanalytic group therapy: Gruppentherapie, psychoanalytische.
psychobiogram: Psychobiogramm.
psychobiology: Psychobiologie.
psychodiagnostics: Psychodiagnostik.
psychodometer: Psychodometer.
psychodometry: Psychodometrie.
psychodrama: Psychodrama.
psychodynamics: Psychodynamik.
psychoeducation: Psychoedukation.
psycho-energizers *(amer.)*: Antidepressiva.
psychogalvanic reflex (PGR): Reflex, psychogalvanischer.
psychogenesis: Psychogenese.
psychogenetic: psychogen.
psychogenetic (hysterical) attack: Anfall, psychogener.
psychogenic: psychogen.
psychogenic amnesia: Amnesie, psychogene.
psychogenic cough: Husten, psychogener.
psychogenic deafness: Taubheit, psychogene.
psychogenic death: Tod, psychogener.
psychogenic depression: Depression, psychogene.
psychogenic dysarthria: Dysarthrie, psychogene.
psychogenic fever: Fieber, psychogenes.
psychogenic fugue: Psychogenes Weglaufen.
psychogenic headache: Spannungskopfschmerz, psychisch bedingter.
psychogenic icterus: Ikterus, psychogener.
psychogenic pain disorder: psychogenes Schmerzsyndrom.
psychogenic speech disorder: Sprachstörungen, psychogene.
psychogenic tetany: Tetanie, psychogene.
psychogenic twilight state: Dämmerzustand, psychogener.
psychogenic vomiting: Zwangserbrechen.
psychogenic wakefulness: Schlaflosigkeit, psychogene.
psychogenous: psychogen.
psychogenous psychotic episode: Episode, psychogene psychotische.
psychogeny: Psychogenie.
psychogeriatry: Psychogeriatrie.
psychogram: Psychogramm.
psychography: Psychographie.
psychohistory: Psychohistorie.
psycho-hygiene: Psychohygiene.
psychoid: Psychoid (1).
psychokinesia: Impuls, psychopathischer.
psychokym(e): Psychokym.
psycholagny: Psycholagnie.
psycholepsia: Psycholepsie.
psycholeptica: Psycholeptika.
psychological: psychisch.
psychological autopsy: Autopsie, psychische.
(psychological) environmental syndromes: Umweltsyndrome, psychische.
psychological factors affecting physical condition: Psychische Faktoren mit Einfluss auf den körperlichen Zustand.
psychological induction: Induktion (psychische).
psycholysis: Psycholyse.
psycholytic drugs: Halluzinogene.
psychomedicine: Psychomedizin.
psychometry: Psychometrie.
psychomotility: Psychomotorik.
psychomotor: psychomotorisch.
psychomotor excitement: Erregung, psychomotorische.
psychomotor hallucinations: Halluzination, psychomotorische.
psychomotor overactivity: Überaktivität.
psychomotor seizure: Anfall, psychomotorischer.
psychomotor state: psychomotorischer Status.
psychoneuroid: Pseudoneurose.
psychoneurosis: Psychoneurose.
(psycho)neurotic depression: Depression, neurotische.

psycho-passive character (Künkel): Charakter, psychopassiver.
psychopathia sexualis: Psychopathia sexualis.
psychopathic: psychopathisch.
psychopathic diathesis: Diathese, psychopathische.
psychopathic personality: abnorme Persönlichkeit; Psychopath.
psychopathologic: psychopathologisch.
psychopathological phenomenon: Phänomen, psychopathologisches.
psychopathological sign: Zeichen, psychopathologisches.
psychopathology: Psychopathologie.
psychopathometric methods: Psychopathometrie.
psychopathy: Psychopathie.
psychopharmacology: Psychopharmakologie.
psychophobia: Psychophobie; Psychrophobie.
psychophysics: Psychophysik.
psychophysiology: Psychophysiologie.
psycho-reaction: Psychoreaktion.
psychoreactive: psychoreaktiv.
psychoscopy: Psychoskopie.
psychosensory attack: psychosensorische Anfälle.
psychosexual: psychosexuell.
psychosexual dysfunctions: psychosexuelle Dysfunktionen.
psychosexuality: Psychosexualität.
psychosis: Geisteskrankheit (1); Psychose.
psychosis in pregnancy: Schwangerschaftspsychose.
psychosis of association: Wahn, konformer.
psychosis of degeneration: Degenerationspsychose.
psychosis of depersonalization: Entfremdungspsychose.
psychosis with infectious disease: Infektionspsychose.
psycho-social defense: Abwehr, psychosoziale.
psychosomatic disease; p. illness: psychosomatische Krankheit.
psychosomatic disturbance; p. disorder: psychosomatische Störung.
psychosomatic medicine: psychosomatische Medizin.
psychosomatic structure: Struktur, psychosomatische.
psychosomatic training: psychosomatisches Training.
psychosurgery: Psychochirurgie.
psychosyndrome: Psychosyndrom.
psycho syndrome (Bonhoeffer): expansiv-konfabulatorisches Syndrom.
psychosynthesis: Psychosynthese.
psychotherapeusis: Psychotherapie.
psychotherapeutic: psychotherapeutisch.
psychotherapeutic medicine: Medizin, psychotherapeutische.
psychotherapeutics: Psychotherapeutik; Psychotherapie.
psychotherapy: Psychotherapie.
psychotic: psychotisch.
psychotic depression: Depression, psychotische.
Psychotic Disorder Due to a General Medical Condition: Psychotische Störung aufgrund eines Medizinischen Krankheitsfaktors.
psychotic disorder not otherwise specified (atypical psychosis): Psychotische Störung NNB.
psychotic prison reaction: Haftreaktion.
psychotogenic drugs: Halluzinogene.
psychotophobia: Psychotophobie.
psychotropic: psychotrop.
psychotropic drug: Psychopharmaka.
psychotropic drugs: psychotrope Stoffe.
psychrotherapy: Psychrotherapie.
puberal: puberal.
pubertal: puberal.
puerilistic (behavior): läppisch.
puerility: Puerilismus.
puerperal depression: Wochenbettdepression.
puerperal mania: Mania puerperalis.
puerperal psychosis: Generationspsychosen; Wochenbettpsychose.
Puerto Rican syndrome: Puerto-Rico-Syndrom.
pure agraphia: Agraphie, reine.
pure word-dumbness: Aphasie, subkortikale motorische.
purging-gorging syndrome: Bulimarexie.
purple hearts *(Drogenjargon)*: Amphetamine.
purposive idea: Zielvorstellung.
purposive psycho-analysis: gezielte Analyse.
pychiatric: psychiatrisch.
pycnic type: Pykniker.
pycnolepsy: Pyknolepsie.
pyknolepsy: Pyknolepsie.
pyretotherapy: Fieberbehandlung.
pyrexeophobia: Infektionsfurcht.
pyrolagnia: Pyrolagnie.
pyromania: Pyromanie.
pyrophobia: Pyrophobie.

Q

quality assurance: Qualitätssicherung.
quality of configuration: Gestaltqualität.
quality of life: Lebensqualität.
queer man: Sonderling.
querulent: Querulant.
querulous paranoia: Paranoia querulans; Querulantenwahn.
questionnaire method: Fragebogenmethode.
quiet room: Isolierzelle.
quota of affect: Affektbetrag.

R

railwayphobia: Eisenbahn-Phobie.
rambling: Faseln.
Ranschburg inhibition: Ranschburg'sche Hemmung.
rape: Notzucht; Vergewaltigung.
rape trauma syndrome: Vergewaltigungssyndrom.
rapid cycler: Rapidzykler.
rapport: Rapport.
rapprochement: Rapprochement.
raptus hystericus: Raptus hystericus.
raptus (impulsive): Raptus.
raptus maniacus: Raptus maniacus.
raptus melancholicus: Raptus melancholicus.
rating scale: Schätzskala.
rational: rational.
rational-emotive therapy (RET): rational-emotive Therapie (RET).
rationalization: Rationalisierung.
rational suicide: Bilanzselbstmord.
rat man: Rattenmann.
raving madness: Raserei.
Ray's mania: Irresein, moralisches.
reaction: Reaktion.
reaction formation: Reaktionsbildung.
reaction time: Schrecksekunde.
reactive ... (e.g. depression): Reaktion, abnorme seelische.
reactive attachment disorder of infancy: Beziehungsstörung, Reaktive, im Säuglingsalter.
Reactive Attachment Disorder of Infancy or Early Childhood: Reaktive Bindungsstörung im Säuglingsalter oder in der Frühen Kindheit.
reactive depression: Depression, reaktive.
reactive excitement: Erregung, reaktive.
reactive mania: Manie, reaktive.
reactive psychosis: Psychose, reaktive.
Read (delivery) method: Read'sches (Entbindungs-) Verfahren.
reading disability: Leseschwäche.
Reading Disorder: Lesestörung.
reading epilepsy: Leseepilepsie.
real anxiety: Realangst.
reality control: Realitätskontrolle.
reality-principle: Realitätsprinzip.
reality-testing: Realitätsprüfung.
reality therapy: Realitätstherapie.
real self: Selbst, reales.
reasoning mania; r. insanity: Räsoniermanie.
rebuff: Abfuhr (der Affekte).
recall: Abruf; Reproduktionsfähigkeit.
recent memory: Merkfähigkeit.
recollection: Besinnung; Erinnerung.
recollection ability: Erinnerungsfähigkeit.
rectophobia: Rektophobie.
recurrent: rezidivierend.
recurrent involuntary vomiting: Zwangserbrechen.
recurrent mania: Manie, periodische.
recurrent melancholia: Melancholia recurrens.
Redlich sign: Redlich'sches Zeichen.
reflection: Reflexion.
reflex epilepsy: Reflexepilepsie.
reflex hallucination: Reflexhalluzination.
refugee paranoia: Flüchtlingsparanoid.
refusal to eat: Nahrungsverweigerung.
regression: Regression.
regressive electroshock therapy: Elektrokrampfbehandlung, regressive.
rehabilitation: Entwöhnungskur; Rehabilitation.
reinforcer: Verstärker.
reinforcing stimulus: Verstärker.
relation of dependence: Abhängigkeitsbeziehung.
relative impotence: Impotenz, relative.
relaxation: Entspannung (1); Relaxatio.
relaxation therapy: Entspannungstherapie.
relaxation training: Entspannungstherapie; Entspannungsübungen.
release: Freisetzung; Befreiung; Abfuhr (der Affekte).
reliability: Reliabilität.
relief depression: Entlastungsdepression.
religious delusion: Offenbarungswahn.
religious mania: Mania religiosa.
religious mania; r. insanity: Wahn, religiöser.
religious melancholia: Melancholia religiosa.
remembrance hallucination: Erinnerungshalluzination.
remote memory: Altgedächtnis.
removal: Abfuhr (der Affekte).
REM sleep: REM-Schlaf.
renifleur: Renifleur.
reperception: Reperzeption.
repetition-compulsion: Wiederholungszwang.
representation: Repräsentation.
repression: Repression; Verdrängung.
requirement: Bedürfnis.
Research Diagnostic Criteria (RDC): Forschungskriterien, diagnostische.
residual delusion: Residualwahn.
residual epilepsia: Residualepilepsie.
residual type: Residualer Typus; Störung mit Aufmerksamkeitsdefizit, Residualtyp.
resilience: Resilienz.
resistance: Widerstand.
resolution: Entspannung (2).
resource: Ressource.
resource-oriented psychotherapy: ressourcenorientierte Psychotherapie.
respiratory depression: Atemdepression.
responder: Responder.
rest cure: Ruhekur.
»restless-legs«: Restless-Legs-Syndrom.
restlessness: Unruhe, psychomotorische.

restriction of personal freedom: Freiheitsbeschränkung.
rest treatment: Ruhekur.
retardation: Hemmung.
retarded depression: Depression, gehemmte.
retention: Retentionsfähigkeit.
retention hysteria: Retentionshysterie.
retinal epilepsy: Epilepsia retinae.
retrieval: Abruf; Rückholen aus dem Gedächtnis.
retroantero-amnesia: Retroanteroamnesie.
retrocursive epilepsy: Epilepsia retrocursiva.
retrograde amnesia: Amnesie, retrograde (retroaktive).
retrospective falsification: Erinnerungsfälschung.
Rett's Disorder: Rett-Störung.
Rett's syndrome: Rett-Syndrom.
reversal into the opposite: Verkehrung ins Gegenteil.
revolving bed: Drehbett.
revolving chair: Drehstuhl.
revolving-door phenomenon: Drehtürpsychiatrie.
rhabdophobia: Rhabdophobie.
rhinolalia: Rhinolalia.
rhypophagia: Rhypophagie.
Ribot's law of regression: Ribot'sches Gesetz.
rigid catalepsy: kataleptische Starre.
rigidity: Bewegungssperre.
(affective) rigidity: Rigidität, psychische.
ringing in the ears: Tinnitus (aurium).
rising fits: Aufwachepilepsie.
risk factor: Risikofaktor.
roentgenophoby: Röntgenophobie.
Rogers therapy: Rogers-Therapie.
role behaviour; r. enactment: Rollenverhalten.
role-conflict: Rollenkonflikt.
role obligations; r. duties: Rollenerwartungen.
role theory: Rollentheorie.
role therapy: Rollen-Therapie.
Rorschach-Behn test: Behn-Rorschach-Test.
Rorschach test: Rorschach-Formdeuteversuch.
Rosenthal effect: Rosenthal-Effekt.
Rosenthal's syndrome: kataplektisch-halluzinatorisches Angstsyndrom.
rotacism: Rhotazismus.
round letters: Rundbriefe.
rule of abstinence: Abstinenzregel.
rumination: Rumination, psychische.
Rumination Disorder: Ruminationsstörung.
Rumination Disorder of Infancy: Rumination im Kleinkindalter.
run amuck: Amok.
running fits: Dromolepsie.

S

sadism: Sadismus.
sadistic personality: Sadist.
sadness: Traurigkeit.
sadomasochism: Sadomasochismus.
Saint Louis group: Saint-Louis-Gruppe.
salaam convulsion: Salaam-Krämpfe.
salaam spasm: Salaam-Krämpfe.
salaam spasms: Blitz-Nick-Salaam-Krämpfe.
salivomania: Salivomanie.
saltatory chorea: Chorea saltatoria.
saltatory spasm: Bamberger'sche Krankheit.
sanatorium: Heilanstalt.
sanatorium for withdrawal treatment: Entziehungsanstalt.
sapphic homosexuality: Homosexualität, weibliche.
sapphism: Tribadie.
saturnine delirium: Bleidelirium.
saturnine epilepsy: Epilepsia saturnina.
saturnine neurasthenia: Bleineurasthenie.
satyriasis: Satyriasis.
scabiophobia: Skabiophobie.
scaevolism: Skaevolismus.
scale of feelings: Gefühlsskala.
scatophagy: Skatophagie.
scatophilia: Skatophilie.
scattered speech: Sprachzerfall.
Schicksal-analysis: Schicksalsanalyse.
schizi: phren.
schizoaffective disorder: Schizoaffektive Störung.
schizo-affective psychosis: Psychose, schizoaffektive; schizoaffektive Psychose.
schizoboulia: Schizobulie.
schizodepression: Schizodepression.
schizographia: Schizographie.
schizoid: schizoid.
schizoid defense mechanisms: Abwehrmechanismen, schizoide.
schizoid disorder of childhood or adolescence: Schizoide Störung im Kindes- und Jugendalter.
schizoidia: Schizoidie.
schizoidism: Schizoidie.
schizoid personality: Psychopathen, schizoide.
schizoid personality disorder: Persönlichkeitsstörung, Schizoide.
schizomania: Schizomanie.
schizoneurosis: Schizoneurose.
schizophasia: Schizophasie.
schizophrenia: Schizophrenie.
schizophrenic: Schizophrener.
schizophrenic defect: Defekt, schizophrener.
schizophrenic dementia: Verblödung, schizophrene.
schizophrenic disorders: schizophrene Störungen.
schizophrenic reaction: Reaktion, schizophrene (2).
schizophrenic spectrum: Spektrum, schizophrenes.
schizophrenic thinking: Denken, schizophrenes.
schizophreniform disorder: schizophreniforme Störung.

schizophreniform psychosis: Psychose, schizophreniforme.
schizophrenization: Schizophrenisierung.
schizophrenogenic mother: schizophrenogene Mutter.
schizothemia: Schizothemie.
schizothymia: Schizothymie.
schizotypal personality disorder: Persönlichkeitsstörung, schizotypische.
Schneiderian first rank symptoms: Symptome 1. Ranges.
school for backward children: Hilfsschule.
school phobia: Schulangst.
schoolsickness: Schulangst.
scopophilia: Voyeurismus.
scopophobia: Skopophobie.
scotomisation: Skotomisation.
scotomization: Realitätsleugnung.
scotophobia: Nyktophobie.
scourging: Flagellant.
screen memory: Deckerinnerung.
scribomania: Graphorrhö.
scruples of confession: Beichtskrupel.
scrupulosity: Scrupulositas.
seclusion room: Isolierzelle.
secondary acalculia: Akalkulie, sekundäre.
secondary delusion: Sekundärwahn.
secondary dementia: Sekundärdemenz.
secondary depression: Depression, sekundäre.
secondary (epinosic) gain: Krankheitsgewinn, sekundärer.
secondary gain from illness: Krankheitsgewinn, sekundärer.
secondary group: Sekundärgruppe.
secondary need: Bedürfnis, reaktives.
secondary obsessional *oder* obsessive acts: Zwangshandlungen, sekundäre.
secondary prevention: Prävention, sekundäre.
secondary (psychic) processes: Sekundärvorgänge.
secondary reinforcer: Verstärker, sekundärer.
secondary socialization: Sozialisation, sekundäre.
secondary symptoms: Sekundärsymptome.
secondary vulnerability: Vulnerabilität, sekundäre.
second order symptoms: Symptome 2. Ranges.
second self: Doppelgänger.
sector: Sektor.
sectorization: Sektorisierung.
sedation: Sedierung, Sedation.
sedative: Beruhigungsmittel; Sedativa.
Ségal's type: Ségal-Typ.
seizure: Anfall.
selective analysis: gezielte Analyse.
Selective Mutism: Mutismus, (s)elektiver.
selenogamia: Selenogamia.
self: Selbst.
self accusation: Selbstbeschuldigungen.
self-analysis: Selbstanalyse.
self assertive training: Selbstsicherheitstraining.
self-conceit: Selbstwertgefühl.
self doubting: Selbstzweifel.
self-dynamism: Selbstdynamik.
self-esteem: Selbstwertgefühl.
self help groups: Selbsthilfegruppen.
self mutilation: Selbstbeschädigung.
self-preservative instincts: Selbsterhaltungstriebe.
self-punishment: Selbstbestrafung.
self rating scale: Selbstbestimmungsskala.
self-realization: Selbstverwirklichung.
self-reproach: Selbstvorwürfe.
self-suggestibility: Autosuggestion.
self-system: Selbstsystem.
self transcendence: Selbst-Transzendenz.
semantic agnosia: Agnosie, semantische taktile.
semantic aphasia: Aphasie, semantische.
semantic dementia: semantische Demenz.
semantic differential: Polaritätsprofil.
semi-cretinism: Semikretinismus.
semimutism: Mussitation (1).
semiology: Semiologie.
semiotic: Semiotik, Semeiotik.
senile dementia: Demenz, senile.
senile depression: Depression, senile.
senile epilepsia: Epilepsie, senile.
senile loquacity: Loquacitas senilis.
senile mania: Altersmanie.
senile onset: Beginn im (hohen) Alter.
senile psychosis: Alterspsychose; Psychose, senile.
senile schizophrenia: Altersschizophrenie; Spätschizophrenie.
senility: Altersschwachsinn; Senilität; Senium.
sensation: Gefühlsempfindung.
sense: Gefühle.
senselessness: Besinnungslosigkeit.
sense of guilt: Schuldgefühle.
sensibility: Gefühlserregbarkeit.
sensible aura: Aura, sensible.
sensitive delusion of reference: Beziehungswahn, sensitiver.
sensitive personality: Sensitive.
sensorium: Sensorium (commune).
sensory alexia: Alexie.
sensory aphasia: Aphasie, kortikale sensorische; Aphasie, sensorische.
sensory deprivation: Deprivation, sensorielle.
sensory isolation: Isolation, experimentelle.
sentiment: Gefühle; Sentiment.
sentimentality: Empfindsamkeit.
sentiments: Gesinnung.
separation: Abgrenzung.
separation anxiety: Trennungsangst.
Separation Anxiety Disorder: Angstsyndrom mit Trennungsangst; Störung mit Trennungsangst.

separation-individuation: Separation-Individuation.
severe depressive episode without psychotic symptoms: ernsthaft-depressive Episode ohne psychotische Symptome.
severe depressive episode with psychotic symptoms: ernsthaft-depressive Episode mit psychotischen Symptomen.
Severe Mental Retardation: Behinderung, Schwere Geistige.
Severity Unspecified: Unspezifischer Schweregrad.
sexology: Sexologie.
sexual abstinence: Abstinentia sexualis.
Sexual Aversion Disorder: Störung mit Sexueller Aversion.
sexual cannibalism: Kannibalismus, sexueller.
sexual debility: Debilitas sexualis.
Sexual Disorders: Funktionsstörungen, sexuelle.
sexual dysfunction: Potenzstörung.
Sexual Dysfunction Due to a Medical Condition: Funktionsstörungen, sexuelle, aufgrund eines Medizinischen Krankheitsfaktors.
sexual excitement: Erregung, sexuelle.
sexual frigidity: Frigidität.
sexual harassment: Missbrauch, sexueller.
sexual hypesthesia: Hypästhesie, sexuelle.
sexual instinct: Geschlechtstrieb; Sexualtrieb.
sexual intercourse: Beischlaf.
sexual inversion: Homosexualität.
sexual libido: Libido (sexualis).
sexual masochism: Masochismus, sexueller; sexueller Masochismus.
sexual neurasthenia: Neurasthenia sexualis.
sexual neurosis: Sexualneurose.
sexual offence: Sittlichkeitsdelikt.
sexual offender: Sittlichkeitsverbrecher.
sexual pervert: pervers.
(sexual) potency: Beischlaffähigkeit.
sexual psychopathology: Sexualpsychopathologie.
sexual psychopathy: Sexualpsychopathie.
Sexual Sadism: Sadismus, sexueller.
sexual sadism: sexueller Sadismus.
sexual symbols: Sexualsymbole.
sexual union: Beischlaf.
shadow: Schatten.
shallowness: Affektlabilität.
shamanism: Schamanismus.
shame: Scham.
shared paranoid disorder: Induzierte Paranoide Störung.
shared paranoid disorder (DSM III): Folie à deux; Kontaktwahn.
shared psychotic disorder (DSM IV): Folie à deux.
Sheldon endomorphic type: Endomorphie.
shell shock: Granatschock.
sheltered workshop: beschützende Werkstätte.
shift in polarity: Polaritätswechsel.
shinkeishitsou: Shinkeishitsu.
shock: Nervenschock; Schock, psychischer.
shock-psychosis: Schockpsychose.
shock reaction: Gefühlslähmung, akute.
shock-therapy: Schockbehandlung.
shock-treatment: Schockbehandlung.
short-term analysis: Kurzanalyse.
short term memory: Fluoreszenzgedächtnis, Kurzzeitgedächtnis.
shot *(Drogenjargon)*: schießen; Schuss.
shy: menschenscheu, Menschenscheu.
shyness: menschenscheu, Menschenscheu; Schüchternheit.
sick individual family member: Indexpatient.
side effects: Nebenwirkungen.
siderodromophobia: Eisenbahn-Phobie.
sideromorphophobia: Siderodromophobie.
siege delirium: Belagerungsdelir.
sigmatism: Sigmatismus.
simple dementia praecox: Dementia simplex.
Simple Phobia: Phobie, einfache.
simple schizophrenia: Schizophrenia simplex.
simulation: Simulation.
simulator: Simulant.
single episode: Major Depression, Einzelepisode.
sinistrosis: Entschädigungsneurose.
sitieirgia: Sitieirgie.
sitiomania: Sitiomanie.
situation: Situation.
situational folly: Salonblödsinn.
situational orientation: Orientierung, situative.
situation anxiety: Situationsangst.
situation neurosis: Situationsneurose.
situation therapy: Situationstherapie.
Sjögren-Larsson syndrome: Sjögren-Larsson-Syndrom.
sleep: Schlaf.
sleep apnea DIMS syndrome: Schlaf-Apnoe-EDS-Syndrom.
sleep apnea DOES syndrome: Schlaf-Apnoe-EDS-Syndrom.
sleep disorder: Schlafstörung.
sleepdisorder: Somnipathie (1).
sleep disorders: Schlafstörungen in DSM IV.
sleep disorders medicine: Schlafstörungsmedizin.
sleep-drunkenness: Schlaftrunkenheit.
sleep epilepsy: Narkolepsie.
sleep numbness: Aufwachkataplexie.
sleep paralysis: Aufwachkataplexie; Wachanfall.
sleep restriction: Schlafrestriktion.
sleep rituals: Einschlafzeremoniell.
sleep terror: Pavor nocturnus.
Sleep Terror Disorder (DSM IV): Pavor nocturnus.
sleep treatment: Schlafkur.
sleepwalking: Somnambulismus.

Sleepwalking Disorder: Schlafstörung mit Schlafwandeln.
slip of memory: Lapsus memoriae.
slip of the pen: Lapsus calami.
slip of the tongue: Fehlsprechen; Lapsus linguae.
slow-wave sleep: Schlaf, orthodoxer.
sniffing: Schnüffeln.
snow: Kokain; Schnee.
sobriety: Besonnenheit.
sociability: Soziabilität.
social agnosia: Agnosie, soziale.
social cognition: Kognition, soziale.
social conflict: Konflikt, sozialer.
social group work: Gruppenarbeit.
social hygiene: Sozialhygiene.
social instinct: Gesellschaftstrieb.
socialization: Sozialisation.
social neurosis: Neurose, soziale.
social norm: Norm, soziale.
social perception: Wahrnehmung, soziale.
social phobia: Phobie, soziale.
social position: Status.
social psychiatry: Sozialpsychiatrie.
social psychology: Sozialpsychologie.
(social) role: Rolle (soziale).
social withdrawal: Rückzug, sozialer.
social worker: Sozialarbeiter.
sociatry: Soziatrie.
sociodrama: Soziodrama.
sociogenesis: Soziogenese.
sociogram: Soziogramm.
sociometry: Soziometrie.
sociopathic personality disturbance: Soziopathie (1).
sociopathology: Soziopathologie.
sociotherapy: Soziotherapie, psychiatrische.
sodomy: Bestialismus (2); Sodomie.
soldier's heart: Herzangstsyndrom.
Solitary Aggressive Type: Aggressiver Einzelgängertyp.
somatic: somatisch.
somatic compliance: Entgegenkommen, somatisches.
somatic hallucination: Beeinflussungserlebnis, leibliches.
somatic schizophrenia: Körperschizophrenie.
somatic-stimuli-dream: Leibreiztraum.
somatic syndrome: somatisches Syndrom (nur in ICD-10 F31.-).
somatization: Somatisierung.
Somatization Disorder: Somatisierungsstörung.
somatizing disorder: somatisierende Störung.
somatoform disorders: Somatoforme Störungen.
somatoform pain disorder: Somatoforme Schmerzstörung.
somatogenic: physiogen; somatogen.
somatognosis: Leibbewusstsein.
somatoneurosis: Somatoneurose.
somatopathia: Somatopathie.
somatophrenia: Somatophrenie.
somatopsyche: Somatopsyche.
somatopsychic: somatopsychisch.
somatopsychic early development: Frühentwicklung, somatopsychische.
somatopsychosis: Somatopsychose.
somatotherapy: Somatotherapie.
somatotonia: Somatotoniker.
somnambulic: somnambul.
somnambulic obsession: Besessenheit, somnambule.
somnambulism: Somnambulismus.
somniloquism: Somniloquie.
somnipathist: Somnipath.
somnipathy: Somnipathie.
somnolence: Somnolenz (3).
somnolism: Somnolismus.
soothing: blande.
sophomania: Sophomanie.
sophrologia: Sophrologie.
sophrosyne: Sophrosyne.
soporous: soporös.
spasm: Spasmus.
spasmodic laughing: Lachen, krampfhaftes; Lachkrampf, hysterischer.
spasmogenous: spasmogen.
spasmus nutans: Spasmus nutans.
spastic colitis: Colon irritabile.
spatial orientation: Orientierung, räumliche.
special education: Heilpädagogik.
special educator: Heilpädagoge.
specific developmental disorder not otherwise specified: Entwicklungsstörungen, Umschriebene, NNB.
specific developmental disorders: Entwicklungsstörungen, Umschriebene.
specific phobia: Phobie, spezifische.
spectrophobia: Eisoptrophobia; Spektrophobie.
speech correction: Logopädie.
speech-pathologist: Logopäde.
speech-therapist: Sprachheillehrer.
speed: Speed.
spermatorrheophobia: Spermatorrhöophobie.
sphere: Sphäre.
sphere of feelings: Gefühlssphäre.
Spielmeyer-Vogt's disease: Stock-Spielmeyer-Vogt-Syndrom.
spiritism: Spiritismus.
spleen: Spleen.
split in the ego: Ich-Spaltung (1).
split personality: Persönlichkeitsspaltung (1).
split personality delusion: Doppelgängerwahn.
splitting: Spaltung.

splitting of the ego: Ich-Spaltung (1).
spontaneous obsession: Besessenheit, spontane.
spontaneous somnambulism: Somnambulismus, spontaner.
spreading of one's thoughts to others: Gedankenausbreitung.
spurious pregnancy: Schwangerschaft, eingebildete.
stable hallucination: Halluzination, stabile.
stage fright: Trema; Lampenfieber.
stalking: Stalking.
Stanford-Binet test: Binet-Simon-Test.
startle reaction: Zusammenschrecken.
stasibasiphobia: Basostasophobie.
stasophobia: Stasophobie.
state: State.
state of mind: Geisteszustand.
state of (uncontrollable) impulsion: Drangzustand.
»static seizure«: Anfall, astatischer.
status epilepticus: Status epilepticus.
status-reduction reaction: Abstiegsneurose.
Stauder's lethal catatonia: Katatonie, akute tödliche.
Stearn's alcoholic amentia: Amentia, alkoholische.
steeplehead: Turmschädel.
stercoraire: Stercoraire.
Stereotyped Movement Disorders: Bewegungsstörungen, Stereotype.
Stereotypic Movement Disorder: Stereotype Bewegungsstörung.
stereotypy: Stereotypie.
Stereotypy/Habit Disorder: Bewegungsstörung, Stereotype, mit Autoaggressivem Charakter.
stereotypy of attitude: Haltungsstereotypie.
stereotypy of language: Sprachstereotypie.
stereotypy (of movements): Bewegungsstereotypie.
sterilization: Sterilisation.
sthenic: sthenisch.
stigma: Stigma.
stigma of degeneracy: Degenerationszeichen.
stigmata: Stigmata.
stigmata hysterica: Stigmata, hysterische.
stigmata vegetativa: Stigmata, vegetative.
stigmatization: Stigmatisation.
stimulants: Amphetamine.
stimulus generalization: Reizgeneralisierung.
STP: STP.
straight jacket: Zwangsjacke.
strait waist coat: Zwangsjacke.
strangulation psychosis: Strangulationspsychose.
strategic therapy (Haley): Kommunikationstherapie.
stratifunctional endopsychic neurosis: Schichtneurose.
strephosymbolia: Strephosymbolie.
stress-convulsions: Gelegenheitskrämpfe.
stressful event: Schlüsselerlebnis.
striving for recognition: Geltungstrieb.
strivings to power: Machtstreben.
stroudolimia: Stroudolimie.
structural disorder: Störung, strukturelle.
structural family therapy (Minuchin): Kommunikationstherapie.
structural psychology: Strukturpsychologie.
structural triad: Triade, strukturale.
structure: Struktur.
structured interview: Interview, strukturiertes.
stuff: Stoff.
stummering: Stottern.
stupidity: Stupidität.
stupor: Bewegungssperre; Sopor; Stupor.
stuporous melancholia: Melancholia attonita.
stuttering: Stottern.
subacute delirious state: Amentia.
subception: unbewusste Wahrnehmung.
subconscious: Unterbewusstes.
subcortical motor aphasia: Aphasie, subkortikale motorische.
subcortical sensory aphasia: Aphasie, subkortikale sensorische.
subdelirious state: Praedelirium tremens.
subdelirium: Subdelir(ium).
sublimation: Sublimierung.
subnormal: subnormal.
subnormality: Subnormalität.
substance: Substanz.
Substance Abuse: Substanzmissbrauch.
substance dependence: Substanzabhängigkeit.
Substance-Induced Anxiety Disorder: Substanzinduzierte Angststörung.
Substance-Induced Delirium: Substanzinduziertes Delir.
Substance-Induced Mood Disorder: Substanzinduzierte Affektive Störung.
Substance-Induced Persisting Amnestic Disorder: Persistierende Substanzinduzierte Amnestische Störung.
Substance-Induced Persisting Dementia: Persistierende Substanzinduzierte Demenz.
Substance-Induced Psychotic Disorder: Substanzinduzierte psychotische Störung.
Substance-Induced Sexual Dysfunction: Funktionsstörungen, Substanzinduzierte Sexuelle.
Substance-Induced Sleep Disorder: Schlafstörungen, substanzinduzierte.
Substance Intoxication: Substanzintoxikation.
Substance Intoxication Delirium: Substanzintoxikationsdelir.
substance use disorders: Störungen durch psychotrope Substanzen; Substanzinduzierte organisch bedingte psychische Störungen.
Substance Withdrawal: Substanzentzug.

Substance Withdrawal Delirium: Substanzentzugsdelir.
substitutional satisfaction: Ersatzbefriedigung.
substitutive formation: Ersatzbildung.
sub-stupor: Substupor.
subwaking: Halbschlaf.
(sudden) catathymic ideas: Einfall, wahnartiger.
(sudden) explosiveness: Explosivität.
sudden idea: Einfall, freier.
suggestibility: Suggestibilität.
suggestion: Suggestion.
suggestion therapy: Suggestionstherapie.
suggestive: suggestiv.
suicidal ideation: Suizidalität, latente.
suicidal mania: Selbstmordmanie.
suicidal tendency; s. potential: Suizidalität.
suicide: Suizid.
suicidology: Suizidologie.
Superego: Über-Ich, Überich.
Super-Ego: Über-Ich, Überich.
superstition: Aberglaube.
supervalent idea: Idee, überwertige.
supervised analysis: Kontrollanalyse.
supervision: Supervision.
supervisory analysis: Kontrollanalyse.
supportive (psycho)therapy: Psychotherapie, unterstützende.
surface therapy: zudeckende Psychotherapie.
survivor's guilt: Überlebensschuld.
survivor syndrome: Überlebendensyndrom.
switch risk: Switschrisiko.
swoon: Synkope.
Sydenham's chorea: Chorea minor.
syllable stumbling: Silbenstolpern.
syllogomania: Syllogomanie.
symbiontic psychosis: Psychose, symbiontische.
symbiosis: Symbiose.
symbiotic infantile psychosis: symbiotische kindliche Psychose.
symbiotic psychosis: Psychose, symbiotische.
symbol: Symbol.
symbolic action: Symbolhandlung.
symbolic realization: Wunscherfüllung, symbolische.
symbolism: Symbolik.
symbolization: Symbolisation.
symbolophobia: Symbolophobie.
symbol thinking: Symboldenken.
sympathetic epilepsy: Epilepsie, sympath(et)ische.
sympathetic psychosis: sympathische Psychose.
sympathic anorexia: Anorexia sympathica.
sympathy: Sympathie.
symphonallaxis: Symphonallaxis.
symptom: Symptom.
symptom analysis: Symptomanalyse.
symptom anamnesis: Symptomanamnese.
symptomatic act: Fehlleistung.
symptomatic blepharospasm: Blepharospasmus, symptomatischer.
symptomatic delirium: Delirium symptomaticum.
symptomatic depression: Depression, symptomatische.
symptomatic epilepsy: Epilepsie, symptomatische.
symptomatic impotence: Impotenz, symptomatische.
symptomatic mania: Manie, symptomatische.
symptomatic narcolepsy: Narkolepsie, symptomatische.
symptomatic psychopathic personality: Psychopath, symptomatischer.
symptomatic psychoses: Psychosen, symptomatische.
symptom choice: Symptomwahl.
symptom-formation: Symptombildung.
symptom neurosis: Symptomneurose.
symptom-provocation: Symptomprovokation, gezielte.
synchronicity: Synchronizität.
synchronism: Synchronie.
syncretic thinking: Denken, synkretes.
syndrome: Syndrom.
syndrome of acquired aphasia with convulsive disorder: Landau-Kleffner-Syndrom (LKS).
syndrome of Alice in wonderland: Depersonalisationssyndrom.
syndrome of de Sanctis and Cacchione: (De-) Sanctis-Cacchione-Syndrom.
syndrome of reference: Beziehungssyndrom.
syndrome-shift: Syndrom-Shift.
synesthesia: Synästhesie.
syntone: synton.
syntonic character: Charakter, syntoner.
syphilomania: Syphilomanie.
syphilophobic: syphilophob.
syphilopsychosis: Syphilopsychose.
systematized delusion: Wahnsystem.
Szondi test: Szondi-Test.

T

tabagism: Nikotinabusus.
tabetic dementia: Dementia tabetica.
tabetic psychosis: Tabespsychose.
taboo: Tabu.
taboparesis: Taboparalyse.
tabophobia: Tabophobie.
tabu: Tabu.
tachylalia: Tachylalie.
tachylogia: Logorrhö; Tachylogie.
tachyphemia: Tachyphemie.
tachyphrasia: Tachyphrasie.

tachypsychia: Tachypsychie.
tactlessness: Taktlosigkeit.
t(a)eniophobia: Täniophobie.
talking cure: Redekur.
talking cure: Gesprächstherapie; »Redekur«.
talking past the point: Vorbeireden.
tangentiality: Danebenreden.
taphephobia: Tafephobie.
taphophilia: Taphophilie.
tarantism: Tarentismus.
taraxein: Taraxein.
tardive dyskinesia: Dyskinesien, tardive.
tardive dystonia: Dystonie, tardive.
tardy epilepsy: Epilepsia tardiva.
target symptom: Zielsymptom.
tasicinesia: Tasikinesie.
taurophobia: Taurophobie.
tautologism: Tautologie.
taxonomy: Taxonomie.
Tay-Sachs' disease: Tay-Sachs-Syndrom.
telecinesis: Telekinese.
teleologic hallucinations: Halluzinationen, teleologische.
telepathy: Gedankenübertragung; Telepathie.
telephonophobia: Telephonophobia.
telergia: Telergie.
television epilepsy: Fernsehepilepsie.
temper: Stimmung.
temperament: Temperament.
temper tantrum: Wutanfall (bei Kindern).
temporal lobectomy behavior syndrome: Klüver-Bucy-Syndrom.
temporal lobe epilepsy: Temporallappenepilepsie.
temporal lobe seizure: Anfall, psychomotorischer; Schläfenlappenanfall.
temporary loss of consciousness: Absence, Absenz.
tenacity: Tenazität.
tendency to lose the thread: Fadenverlieren.
tendentious apperception: Apperzeption, tendenziöse.
tension: Spannungszustand.
tension headache: Spannungskopfschmerz.
tentigo: Tentigo.
teratophobia: Teratophobie.
tertiary prevention: Prävention, tertiäre.
testamentary capacity: Testierfähigkeit (bei Testamenten).
tetanophobia: Tetanophobie.
thalassophoby: Thalassophobie.
thanatomania: Selbstmordmanie; Thanatomanie.
thanatophobia: Thanatophobie.
Thanatos: Thanatos.
thaumatism: Thaumatismus.
the drug doctor: »Droge Arzt«.
the international pilot study of schizophrenia: Pilotstudie, internationale.
thematic apperception test: Thematischer Apperzeptions-Test (TAT).
theomania: Theomanie.
theopathy: Theopathie.
theophobia: Theophobie.
theories about aphasia: Aphasielehren, klassische.
theory of atavism: Atavismustheorie.
theory of psychical field of behavio(u)r: Feldtheorie des Verhaltens.
the presenting family member: Indexpatient.
therapeutic community: Gemeinschaft, therapeutische.
therapeutic group: Gruppe, therapeutische.
therapeutic hypnosis: Heilhypnose.
therapeutic individuation: Individuation, therapeutische.
thing presentation: Sachvorstellung.
thinner addiction; th. sniffing: Thinner-Sucht.
Thompson's syndrome: Pfaundler-Hurler-Syndrom.
thought block: Denkhemmung.
thought blocking: Gedankenabreißen.
thought deprivation; th. obstruction: Sperrung.
thought disorder: Denkstörung.
thought-echoing: Gedankenlautwerden.
thought hearing: Gedankenlautwerden.
thought insertion; th. pressure: Gedankeneingebung.
thought reform: Indoktrination.
thought stopping: Gedankenstopp.
thought withdrawal: Gedankenentzug.
threshold of consciousness: Bewusstseinsschwelle.
throat clearing tic: Räuspertic.
thumb sucking: Daumenlutschen.
thymergasia: Thymergasie.
thymogenic: thymogen.
thymolepsy: Thymolepsie.
thymoleptics: Thymoleptika.
thymopathy: Thymopathie.
thymopsyche: Thymopsyche.
thympania hysterica: Tympanitis, hysterische.
Tic Disorders: Ticstörungen.
timidity: Schüchternheit.
tinnitus: Tinnitus (aurium).
tiqueur: Ticker.
titillomania: Titillomanie.
tobacco organic mental disorder: Tabakinduzierte Organisch Bedingte Psychische Störung.
tobacco withdrawal: Tabakentzug.
to be in thrall to (*oder* with) someone (*oder* something): Hörigkeit.
tocomania: Tokomanie.
Todd's paralysis: Todd'sche Lähmung.
Todd's sign: Todd-Zeichen.
token economy system: Token-Verstärkungssystem.
tolerance: Toleranz.
tomomania: Tomomanie.

tonaphasia: Notenblindheit; Tonaphasie.
tone-deafness: Amusie.
tongue jabbering: Glossolalie.
-tonia: -tone.
tonic: tonisch.
tonic epilepsy: Epilepsia tonica.
tonic fit: Hirnstammanfall, tonischer.
tonic seizures: tonische Krämpfe.
tonitrophobia: Tonitrophobie.
topalgia: Topoalgie.
topectomy: Topektomie.
topical flight: Ideenflucht.
topoagnosia: Topoagnosie.
toponeurosis: Toponeurose.
topophobia: Topophobie.
torpid: torpide.
torpidity: Apathie; Torpidität.
torpor: Bewegungssperre; Dumpfheit; Torpor.
torticollis: Schiefhals, psychogener.
torticollis mentalis: Torticollis mentalis.
total automatism: Automatismus, totaler.
totem: Totem.
touchism: Touchismus.
Tourette's Disorder: Tourette-Störung.
towerhead: Turmschädel.
toxic delirium: toxisches Delir.
toxic deliriums: Vergiftungsdelirien.
toxic dementia: toxische Demenz.
toxicomania: Rauschgiftsucht; Sucht; Toxikomanie.
toxicophobia: Toxikophobie.
toxic psychosis: Intoxikationspsychose.
trachelism: Trachelismus.
training: Erziehung.
training analysis: Lehranalyse.
trait: Trait.
trance: Lethargie; Trance.
transcendental meditation (TM): Meditation, transzendentale.
transcortical aphasia: Aphasie, transkortikale.
transcortical apraxia: Apraxie, transkortikale.
transcranial magnet stimulation: Magnetstimulation, transkranielle.
transcultural psychiatry: Psychiatrie, transkulturelle.
transference: Übertragung.
transference neurosis: Übertragungsneurose.
transference psychosis: Übertragungspsychose.
transient amnesia: Erinnerungsausfall, inselförmiger.
transient global amnesia: Amnesie, transitorische globale.
transient organic psychotic condition: Funktionspsychose (1).
»transitional« syndrome (psychosis): Durchgangssyndrom.
transitivism: Transitivismus.
transitory psychosis: transitorisches Irresein.
transitory state of agitation: Furor transitorius.
transit syndrome: Durchgangssyndrom.
transmission: Transmission; Vererbung, soziale.
transsexualism: Transsexualismus.
transvestism: Transvestismus.
Transvestitic Fetishism: Transvestitischer Fetischismus.
trauma: Trauma (psychisches).
traumatic dementia: Dementia traumatica.
traumatic epilepsy: Epilepsia traumatica.
traumatic event: Traumatisierung, psychische.
traumatic hysteria: Hysterie, traumatische.
traumatic neurosis: traumatische Neurose; Unfallneurose.
traumatic psychosis: traumatische Psychose; Unfallpsychose.
traumatic schizophrenia: Schizophrenie, traumatische.
traumatic twilight state: Dämmerzustand, traumatischer.
traumatic war neurosis: Granatschock.
traumatophilia: Münchhausen-Syndrom; Traumatophilie.
treatment of abreaction: Abreaktionsbehandlung.
treatment of schizophrenia: Schizophreniebehandlung.
tree test: Baum-Zeichentest.
trema: Trema.
TRH-induced TSH response: TRH-Stimulations-Test.
TRH test: TRH-Stimulations-Test.
triad: Triade.
triangle: Triade.
triangulation: Triangulierung.
trichinophobia: Trichinophobie.
trichomania: Trichomanie.
trichophagy: Trichophagie.
trichophobia: Trichophobie.
trichorrhexomania: Trichorrhexomanie.
trichotillomania: Trichotillomanie.
tricyclic antidepressants: Antidepressiva, trizyklische.
triolism: Triolismus.
trip: Trip.
triskaidekaphobia: Triskaidekaphobie.
trisomic dysmorph mongolianism: Entwicklungsstörung, trisomal dysmorphe.
tromomania: Trochomanie.
tromophonia: Tromophonie.
trophoneurosis: Trophoneurose.
true drogue: Wahrheitsserum.
trusteeship: Vormundschaft.
TSH response to TRH: TRH-Stimulations-Test.
tuberculomania: Phthisiomanie.
turricephaly: Turmschädel.
twilight-attack: Dämmerattacke.

twilight sleep: Dämmerschlaf.
twilight state: Dämmerzustand.
type: Typ, Typus.
type A behavior: Typ-A-Verhalten.
type-token ratio: Diversifikations-Quotient.
typewriter's cramp: Daktylographenkrampf.
typhus-psychosis: Typhuspsychose.
typology: Typenlehre.
typology of Pavlov: Nerventyp nach Pawlow.
typosis: Typose.
typus manicus: Typus manicus.
tyrannical ulcer-patients: Soziopathie (2).

U

UFO psychosis: Ufo-Psychose.
ulcerative colitis: Colitis ulcerosa.
ululation: Ululation.
unchastity: Unzucht.
uncinate fits: Unzinatus-Anfälle.
uncinate group of epileptic fits (Jackson): Unzinatus-Anfälle.
uncomplicated bereavement: Trauer, Einfache.
unconditioned response (UCR): Reaktion, unbedingte.
unconditioned stimulus (UCS): Stimulus, unkonditionierter.
unconscious: Unbewusstes.
unconsciousness: Bewusstlosigkeit.
uncovering psychotherapy: aufdeckende Psychotherapie.
uncovering techniques: Psychotherapie, analytisch orientierte.
Undifferentiated Somatoform Disorder: Undifferenzierte Somatoforme Störung.
undifferentiated type: Undifferenzierter Typus.
undinism: Undinismus.
undoing: Ungeschehenmachen.
unemployment neurosis: Arbeitslosigkeitsneurose.
unilateral electroconvulsive therapy (ECT): Elektrokonvulsionsbehandlung, unilaterale.
unilateral hallucination: Halluzination, unilaterale.
»unitary« psychosis: Einheitspsychose.
unlust: Unlust(gefühle).
unpleasure: Unlust(gefühle).
unreality-feeling: Unwirklichkeitsgefühl.
unsociable: menschenscheu.
unsociableness: Menschenscheu.
unspecified mental retardation: Behinderung, Unbestimmte Geistige.
Unverricht's disease: Myoklonusepilepsie.
uprooting neurosis: Entwurzelungsdepression; Entwurzelungsneurose.
uprooting psychosis: Entwurzelungspsychose.
uprooting reaction: Entwurzelungsreaktion.
uranism: Homosexualität, männliche; Uranismus.
urethral character: Charakter, urethraler.
urethral erotism: Urethralerotik.
urge: Drang; Triebe.
urolagnia: Urolagnie.
urophilia: Urophilie.
urophobia: Urophobie.
user: User.

V

vaginism: Vaginismus.
vagrant: Landstreicher.
valence: Aufforderungscharakter.
validity: Validität.
vampire: Vampir.
vampirism: Vampirismus.
vapors: Vapeurs.
variable: Variable.
Vascular Dementia: Demenz, vaskuläre.
vasomotor aura: Aura, vasomotorische.
V-codes for conditions not attributable to a mental disorder that are a focus of attention or treatment: V-Schlüssel für Zustände, die nicht einer Psychischen Störung zuzuschreiben sind, aber Anlass zur Beobachtung oder Behandlung geben.
vecordia: Vecordia.
vegetative depression: Depression, vegetative.
vegetative epilepsy: Epilepsie, vegetative.
vegetative neurosis: Neurose, vegetative.
vegetative stigmatization: Stigmatisation, vegetative.
vehicle phobia: Eisenbahn-Phobie.
venerophobia: Venerophobie.
verbal perseveration: Kataphasie.
verbal suggestion: Verbalsuggestion.
verbigeration: Verbigeration.
verbomania: Verbomanie.
vernal depression: Frühjahrsdepression.
versatile: versatil.
vertiginous aura: Aura vertiginosa.
vesania: Vesania, Vesanie.
vesania anomala: Vesania anomala.
vesania typica circularis: Vesania typica circularis.
vestibular epilepsy: Epilepsie, vestibuläre.
vestibular hallucination: Halluzination, vestibuläre.
victimisation: Viktimisierung.
vigil ambulatory automatism: Automatismus ambulatorius vigile.
vigilambulism: Vigilambulismus.
vigilance: Vigilanz.
vigility (of attention): Vigilität.
violation: Notzucht; Vergewaltigung.
viraginity: Viraginität.
visceral aura: Aura, viszerale.

viscerotonic type: Viszerotoniker.
viscosity: Haften; Viskosität.
visions: Visionen.
visual agnosia: Agnosie, optische.
visual alexia: Alexie.
visual hallucination: Halluzination, optische.
visual hallucinosis: Halluzinose, optische.
visual memory: Gedächtnis, visuelles.
visual-spatial agnosia: Agnosie, räumliche.
vital depression: Depression, vitale.
vital energy: Lebensenergie.
vital sadness: Traurigkeit, vitale.
Vitus dance: Veitstanz.
vocal tics: Tics, vokale.
vociferation: Vociferation.
vocigeration: Vocigeration.
voices commenting: Begleitstimmen.
voices conversing: Dialogstimmen.
vomitophobia: Vomitophobie.
voodoo death: Voodoo-Tod; Wodu-Tod.
voracious appetite: Bulimie.
voraciousness: Voracitas.
voracity: Voracitas.
voyeur: Voyeur.
voyeurism: Voyeurismus.
vulnerability: Vulnerabilität.

W

WAIS: HAWIE.
wakefulness: Schlaflosigkeit.
wane state: Dämmerzustand.
want: Bedürfnis.
want of tact: Taktlosigkeit.
war neurosis: Kriegsneurose.
Wartegg drawing completion form: Wartegg-Zeichentest.
waxy flexibility: Flexibilitas cerea.
weakened memory: Gedächtnisschwäche.
weakness of comprehension: Auffassungsstörung.
weakness of mental grasp: Auffassungsstörung.
weaning: Entwöhnung.
weaning cure: Entwöhnungskur.
wear and tear syndrome: Abnützungssyndrom.
weariness of life: Lebensunlust.
Wechsler-Bellevue test: Hamburg-Wechsler-Intelligenztest für Erwachsene.
weltmerism: Weltmerismus.
Wernicke's encephalopathy: Pseudoencephalitis haemorrhagica superior.
wihtico psychosis: Windigo.
wild analysis: Psychoanalyse, wilde.
will: Wille.
will to power: Machtstreben.
windigo: Windigo.
winking tic: Blinzelkrampf.
wish-fulfilment: Wunscherfüllung.
withdrawal: Entziehung; Entzug.
withdrawal delirium: Entziehungsdelir(ium).
withdrawal programs: Entwöhnungskur.
withdrawal psychosis: Entziehungspsychose.
withdrawal symptoms: Entziehungserscheinungen.
withdrawal treatment: Entziehungskur.
with emotional overtones: gefühlsbetont.
»Witzelsucht«: Witzelsucht.
wolf man: Wolfsmann.
word-blindness: Wortblindheit.
word-deafness: Aphasie, kortikale sensorische.
word presentation: Wortvorstellung.
word salad: Wortsalat.
working alliance: Arbeitsbündnis.
working curve: Arbeitskurve.
working mania: Furor operandi.
working memory: Arbeitsgedächtnis.
working through: Durcharbeiten.
work of mourning: Trauerarbeit.
work psychiatry: Arbeitspsychiatrie.
work therapy: Arbeitstherapie.
worry: Besorgnis.
WPPSI: HAWIVA.
writer's block: Schreibkrampf.
writer's cramp: Chorea scriptorum; Schreibkrampf.
writing and reading disability: Schreib-Lese-Schwäche.
wryneck: Schiefhals, psychogener.

X

xenomania: Xenomanie.
xenophobia: Xenophobie.
x factor: Faktor X.

Y

yoga: Yoga.

Z

zar: Zar.
Zeigarnik effect: Zeigarnik-Effekt.
zelotypia: Zelotypie.
zoanthropy: Zooanthropie.
zoopsia: Zoopsie.
zooerasty: Zooerastie.
zoomania: Zoomanie.
zoophilia: Zoophilie.
zoophilia erotica: Zoophilia erotica.
zoophobia: Zoophobie.

Phobien

Angst vor ...
Angst davor, zu ...
Furcht vor ...
Befürchtung ...

A

Alkoholgenuss ►Enophobie
Alleinsein ►Agoraphobie (3), ►Autophobie, ►Monophobie
allein im Haus zu bleiben ►Oikophobie
Alleinsein ►Agoraphobie
allem ►Panphobie
angenehmen Empfindungen ►Hedo(no)phobie
Ansteckung ►Mysophobie

B

Bandwürmern ►Täniophobie
Bartwuchs (bei Frauen) ►Trichophobie
Berührung (allgemein) ►Haptophobie
Berührung mit Ansteckungsangst ►Haptophobie, ►Mysophobie
Berührung mit Fäkalien ►Koprophobie
bestohlen zu werden ►Kleptophobie
Bewegung, sich zu bewegen ►Ergasiophobie, ►Kinesophobie
Bienen ►Apiphobie, ►Melissophobie
Blamage, Bloßstellung ►Skopophobie
Blut ►Häm(at)ophobie
bösen Geistern ►Dämonophobie
Brücken zu überqueren ►Gephyrophobie
Brustenge, anfallsweises Auftreten von ►Anginophobie
Büchern, Abneigung gegen ►Bibliophobie

D

Dämmerung ►Eosophobie
Dämonen ►Dämonophobie
Dieben ►Harpaxophobie
dreizehn als Zahl ►Triskaidekaphobie
Dunkelheit ►Nykt(al)ophobie

E

Ehe einzugehen ►Gamophobie
Eingeweidewürmer ►Helminthophobie
Einkoten, Versagen des Schließmuskels ►Proktophobie, ►Rektophobie
Einschlafen ►Hypnophobie
Eisenbahnreisen ►Siderodromophobie
Elektrizität, elektrischem Strom ►Elektrophobie
erbrechen, sich zu ►Emetophobie, ►Vomitophobie
Erröten ►Erythrophobie
erwachsen zu werden ►Peter-Pan-Syndrom

F

Fahrzeug, sich darin zu befinden ►Amaxophobie
Fäkalien zu berühren ►Koprophobie
Feuer ►Pyrophobie
Fieber ►Febriphobie
Fisch(gericht)e ►Ichthyophobie
Fliegen (Flugzeug) ►Aerophobie
Frauen, Abneigung gegen ►Gynäphobie
Fremdartigem ►Xenophobie

G

Gefahr für Angehörige durch Unterlassen von etw. ►Paralipophobie
geisteskrank zu werden ►Maniaphobie, ►Psychotophobie
Geräuschen, lauten Stimmen ►Phonophobie
Gericht (jur.) ►Dikephobie
Geschlechtskrankheit ►Venerophobie, ►Zypridophobie
geschlossenen Räumen ►Klaustrophobie
Geschmacksreizen, bestimmten ►Geumaphobie
Gewitter ►Brontophobie, ►Tonitrophobie
Gift ►Iophobie, ►Toxi(ko)phobie
Glas ►Kristallophobie
Glas(splitter) ►Hyalophobie
göttlicher Gewalt ►Theophobie

H

Haareschneiden ►Keirophobie
Haus mit unangenehmen Erinnerungen ►Oikophobie
Häusern (darin zu leben) ►Domatophobie
Hautkrankheiten ► Dermato(sio)phobie, ►Epidermozoophobie
Höhen (Hinunterblicken von) ►Dinophobie, ►Hypsiphobie, ►Kremnophobie
Hölle ►Hadephobie
Hunden ►Kynophobie

I

Insekten ►Akarophobie, ►Entomophobie, ►Epidermozoophobie

K

Katzen ►Galeophobie
Koitus ►Koitophobie
Körperfehlern ►Dysmorphophobie
Krankheit ►Hypochondrie, ►Nosophobie, ►Pathophobie
Krebs ►Karzinophobie

L

Läusen ►Pedikulophobie
lauten Stimmen ►Phonophobie
lebendig begraben werden ►Tafephobie
leeren Plätzen und Straßen ►Agoraphobie
leeren Räumen ► Keno(to)phobie
Leichen ► Nekrophobie
linke Seite ►Lävophobie
Lungentuberkulose ►Phthisiophobie
Lues ►Luophobie

M

Männern ►Androphobie
Mäusen ►Musophobie
Meeren ►Thalassophobie
Menschenansammlungen ►Demophobie, ►Koinoniphobie
Menschengruppen (vor ihnen zu stehen) ►Anthropophobie
Menstruation ►Menophobie
Metall (berühren) ►Metallophobie
Missbildungen ►Dysmorphophobie, ►Homilophobia
Müdigkeit, müde zu werden ►Kopophobie
Musik, allgemein ►Melophobie

N

Nacht ►Nykt(al)ophobie
nackten Körpern ►Gymnophobie
Nacktheit ►Nudophobie
Nadeln ►Aichmophobie, ►Akarophobie, ►Belemnophobie, ►Belonephobie
Namen, bestimmten ►Onomatophobie
Neuem ►Kainophobie, ►Misoneismus, ►Neophobie, ►Novophobie
Niederkunft ►Maieusiophobie

P

Plätzen ►Agoraphobie, ►Eremophobie, ►Keno(to).phobie
Puppen (menschenähnlichen) ►Pädiophobie

R

Reden zu halten ►Logophobie
rechte Seite ►Dextrophobie
religiöse, geweihte Gegenstände ►Hierophobie, ►Theophobie
Röntgenstrahlen ►Röntgenophobie
Ruten (Stöcken) ►Rhabdophobie

S

Samenverlust ►Spermatorrhöophobie
Samt (Berührung) ►Trichophobie
Schaden zuzufügen ►Blaptophobie
scharfen Gegenständen ►Aichmophobie
Schlaf ►Hypnophobie
Schlangen ►Ophiophobie
schlechter Luft ►Aerophobie
schlechtem Eigengeruch ►Automysophobie
Schließmuskelkontrolle, Verlust der ►Proktophobie, ►Rektophobie
Schlucken ►Phagophobie
Schmerzen ►Algophobie, ►Odynophobie
Schmutz ►Mysophobie
Schnee ►Chionophobie
schreiben, sich schriftlich zu äußern ►Graphophobie
Schwangerschaft ►Gravidophobie
Schweinefleisch ►Trichinophobie
sexuellen Beziehungen ►Erotophobie
Sexualakt, jeglichem ►Koitophobie
Sexualität, allgemeine Ablehnung ►Genophobie
Situationen, bestimmte individuelle ►Kairophobie
Sonne(nlicht) ►Heliophobie
Speisen ►Cibophobie, ►Geumaphobie
Spiegeln (eigenes Gesicht, Gestalt im Sp.) ►Eisoptrophobia, ►Spektrophobie
Spinnen ►Arachnophobie
spitze Gegenstände ►Aichmophobie, ►Akarophobie, ►Belemnophobie, ►Belonephobie
Sprechen, bei Stotterern ►Lalophobie, ►Phonophobie
sprechen ►Phonophobie
Stichen ►Akarophobie, ►Belemnophobie, ►Belonephobie
Stieren ►Taurophobie
Stillsitzen ►Kathisophobie
Stoffen (bestimmte Gewebe) ►Trichophobie
Straßen ►Agyiophobie
Straßen zu überqueren ►Dromophobie

Liste der über Buchhandel oder von den Verlagen beziehbaren Bücher von Uwe Henrik Peters nebst Festschriften

1. Peters, U. H.: Boltens Verhaltenstherapie, 1751. Gedanken zu psychologischen Behandlungen. Neu herausgegeben und vielfältig erläutert. ANA-Publishers, Köln 2016. ISBN 978-3-931906-38-2
2. Peters, U. H.: Schizophrenie – Denken, Fühlen und Empfinden Schizophrener. Die Psyche der Schizophrenen Bd. 2. ANA-Publishers, Köln 2015. ISBN 978-3-931906-34-4
3. Peters, U. H.: Heinz Kohut – Über das Selbst und sich selbst. ANA-Publishers, Köln 2014. ISBN 978-3-931906-33-7
4. Peters, U. H.: Was dachte Nietzsche als er kein Denker mehr war. – Nietzsches Demenz. ANA-Publishers, Köln 2013. ISBN 978-3-931906-27-6
5. Peters, U. H.: Schizophrenie – Denken, Fühlen und Empfinden Schizophrener. Die Psyche der Schizophrenen Bd. 1. ANA-Publishers, Köln 2013. ISBN 978-3-931906-29-0
6. Peters, U. H.: Karsten Jaspersen – 1940 ... der einzige deutsche Psychiater, der alles riskierte, um den Krankenmord zu verhindern. ANA-Publishers, Köln 2013. ISBN 978-3-931906-25-2
7. Peters, U. H.: Robert, Clara und Johannes. Schumanns letzte Jahre. ANA-Publishers, Köln 2013. ISBN 978-3-931906-23-8
8. Peters, U. H.: Nazipsychiatrie - Aufstieg und Fall. ANA Publishers, Köln 2011. ISBN 978-3-931906-16-0
9. Peters, U. H.: Gefangen im Irrenhaus. Robert Schumann. ANA Publishers, Köln 2010. ISBN 978-3-931906-07-8
10. Peters, U. H.: O' könnt' ich Euch noch einmal sehen. Robert und Clara Schumann. Anfang und Ende einer Ehe. Zus. mit Caroline Peters. ANA Publishers, Köln 2009. ISBN 978-3-931906-12-2
11. Peters, U. H.: Psychopathologie im 21. Jahrhundert. ANA Publishers, Köln 2009. ISBN 978-3-931906-11-5